मानव शरीर-रचना
और
शरीर-क्रिया विज्ञान
(HUMAN ANATOMY AND PHYSIOLOGY)

मानव शरीर-रचना
और
शरीर-क्रिया विज्ञान
(HUMAN ANATOMY AND PHYSIOLOGY)

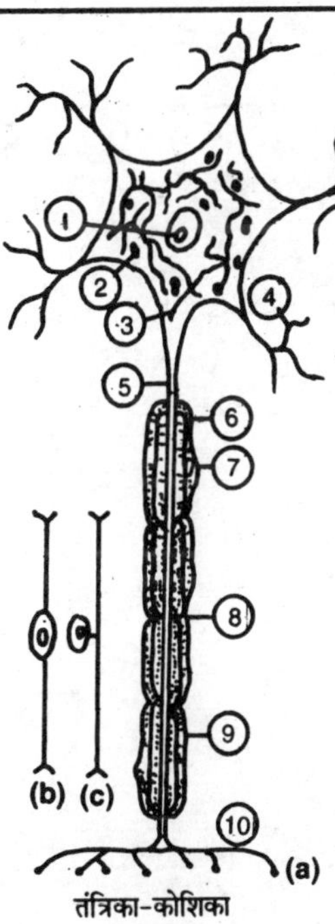

तंत्रिका-कोशिका
Neurone

बहुध्रुवीय	द्विध्रुवीय	एक ध्रुवीय
(a) Multipolar	(b) Bipolar	(c) Unipolar

1. Nucleus केन्द्रक
2. Nissl granules कणिकाएँ
3. Neurofibrilla तंत्रिका-रेशक
4. Dendrite द्रुमाश्क
5. Axon अक्षतंतु
6. Myelin sheath मज्जावरण
7. Schwann cell nucleus स्वान कोशिका केन्द्रक
8. Node of Ranvier रैन्विएर की ग्रन्थि
9. Neurilemma तंत्रिकाच्छद
10. Terminal branch अंत्य शाखा

लेखक

विजय कुमार
एम.एस.सी. एम.एड. पी.एच.डी
पूर्व प्रोफेसर इंचार्ज
करीम कॉलेज ऑफ एजुकेशन, जमशेदपुर

साहचर्य लेखक

महेन्द्र प्रसाद
एम.बी.बी.एस.एम.डी.
सहायक प्राध्यापक
राजकीय चिकित्सा महाविद्यालय, धनवाद

पी.सी. हेम्ब्रम
एम.बी.बी.एस.एम.डी.
झारखण्ड राज्य स्वास्थ्य सेवा वर्ग I,
चाइबासा (प. सिंहभूमि)

परिशोधक

त्रिभुवन प्रसाद बरनवाल
एम.बी.बी.एस
झारखण्ड राज्य स्वास्थ्य सेवा, डी. एम.ओ. राँची

अशोक कुमार बरनवाल
एम.बी.बी.एस.एम.एस.
एम.जी.एम. मेडिकल कालेज, जमशेदपुर

जे० पी० ब्रॉदर्स
मेडिकल पब्लिशर्स (प्रा०) लि०
नई दिल्ली

Published by
Jitendar P Vij
Jaypee Brothers Medical Publishers (P) Ltd

Corporate Office
4838/24 Ansari Road, Daryaganj, **New Delhi** - 110002, India.
Phone: +91-11-43574357, Fax: +91-11-43574314

Registered Office
B-3 EMCA House, 23/23B Ansari Road, Daryaganj, **New Delhi** - 110 002, India
Phones: +91-11-23272143, +91-11-23272703, +91-11-23282021
+91-11-23245672, Rel: +91-11-32558559, Fax: +91-11-23276490, +91-11-23245683
e-mail: jaypee@jaypeebrothers.com, Website: www.jaypeebrothers.com

Offices in India
- **Ahmedabad**, Phone: Rel: +91-79-32988717, e-mail: ahmedabad@jaypeebrothers.com
- **Bengaluru**, Phone: Rel: +91-80-32714073, e-mail: bangalore@jaypeebrothers.com
- **Chennai**, Phone: Rel: +91-44-32972089, e-mail: chennai@jaypeebrothers.com
- **Hyderabad**, Phone: Rel:+91-40-32940929, e-mail: hyderabad@jaypeebrothers.com
- **Kochi**, Phone: +91-484-2395740, e-mail: kochi@jaypeebrothers.com
- **Kolkata**, Phone: +91-33-22276415, e-mail: kolkata@jaypeebrothers.com
- **Lucknow**, Phone: +91-522-3040554, e-mail: lucknow@jaypeebrothers.com
- **Mumbai**, Phone: Rel: +91-22-32926896, e-mail: mumbai@jaypeebrothers.com
- **Nagpur**, Phone: Rel: +91-712-3245220, e-mail: nagpur@jaypeebrothers.com

Overseas Offices
- **North America Office, USA,** Ph: 001-636-6279734, e-mail: jaypee@jaypeebrothers.com, anjulav@jaypeebrothers.com
- **Central America Office, Panama City, Panama,** Ph: 001-507-317-0160, e-mail: cservice@jphmedical.com Website: www.jphmedical.com
- **Europe Office, UK,** Ph: +44 (0) 2031708910, e-mail: info@jpmedpub.com

Human Anatomy and Physiology (Hindi)

First Edition: 2004

ISBN 81-8061-293-7

Typeset at JPBMP typesetting unit

Printed at Rajkamal Electric Press

Foreword

While going through the Book of *Anatomy and Physiology* written by Dr Vijay et al. in Hindi, I have come to the conclusion that India is mostly dominated by Hindi speaking people and it is our National Language. Medical books in Hindi are very few in number. So, I must praise the writers for their sincre efforts for bringing out such type of book in our National Language for Medical, Paramedical, Ayurvedic, Homoeopathic and Unani students.

I, highly recommend and appreciate that this book must be kept in Library of All Medical Colleges and Health Institutions.

MW Hameed

प्रस्तावना

इस पुस्तक ''*मानव शरीर-रचना और शरीर-क्रिया विज्ञान*'' का आमुख लिखने के पहले मैं उस पुण्यात्मा का स्मरण कर लूँ जो मुझे चिकित्सक बनाना चाहते थे। मैं चिकित्सक तो नहीं बन सका, परन्तु चिकित्सा शास्त्र की इस पुस्तक को लिखने में सफल हुआ, अर्थात् मैं चिकित्सा शास्त्र की पुस्तक का लेखक बन गया। जब मैं I.Sc. में प्रवेश लेने जा रहा था तो मेरे पूज्य पिताजी (जो पुण्यात्मा थे) ने जीव-विज्ञान विषय लेने को कहा। जीव-विज्ञान में मेरी रुचि नहीं थी, अतः विज्ञान (रसायन और भौतिकी) के साथ मैंने गणित लिया जिसके कारण मैं चिकित्सक नहीं बना। मेरे जो प्रिय साथी जीव-विज्ञान लेकर पढ़े, वे चिकित्सक बन गये। यद्यपि उनके अंक मुझसे कम थे और उस समय अंक (Marks) के आधार पर ही चिकित्सा महाविद्यालय में प्रवेश होता था।

विधि के विधान को कोई टाल नहीं सकता। जो होना होता है, वह होकर ही रहता है। मनुष्य जो स्वप्न में भी नहीं सोच सकता, वह वास्तविकता बनकर उसके जीवन में आ जाता है और वह जीवन का अभिन्न अंग बन जाता है। लगभग दो दशक तक शिक्षक प्रशिक्षण महाविद्यालय में प्राध्यापक रहने के बाद मैं उस परिस्थिति में पहुँच गया जो मेरे लिए कष्टदायक सिद्ध हुआ। इस कष्ट में ही मुझे अनुभूति हुई कि कुछ ऐसा कार्य करूँ जो समाज और शिक्षा-जगत के लिए एक नयी चीज हो। मैंने बी.एड. के लिए कुछ पुस्तकों की रचना की और इसी के अंतर्गत स्वास्थ्य, पर्यावरण और शिक्षा पर एक पुस्तक भी लिखी। इस पुस्तक को लिखने के दौरान मुझे शरीर की रचना और तंत्र का अध्ययन करना पड़ा। यह पुस्तक प्रकाशाधीन है। इसकी फोटोकॉपी को जब मेरे मित्र डा. महेन्द्र प्रसाद (जो इस पुस्तक के साहचर्य लेखक भी हैं) न देखा और पढ़ा तो उन्होंने मुझसे कहा कि मैं चिकित्सा-शास्त्र की पुस्तक लिखने की मानसिकता बनाऊँ जो वर्तमान युग की नितांत आवश्यकता है क्योंकि हिन्दी के राष्ट्रीय भाषा होने के बाद भी हिन्दी में चिकित्सा शास्त्र की पुस्तकें नहीं हैं। डा. महेन्द्र का कहना था कि मैं यदि गम्भीर प्रयास करूँ तो पुस्तक लिखना सम्भव हो सकता है। मैंने उनको पर्याप्त सहयोग और मदद करने को कहा तथा साहचर्य लेखक के रूप में योगदान करने को कहा तो वे तैयार हो गये। दोनों के सहयोग से कार्य का श्रीगणेश हुआ तथा निरंतर लेखन कार्य होने लगा। इसी बीच डा. पी. सी. हेम्ब्रम से मुलाकात हुई तथा वे भी सहयोगी लेखक बनने को तैयार हो गये। इस प्रकार तीन व्यक्तियों के अथक प्रयास से इस पुस्तक को लिखना सम्भव हो सका।

इस पुस्तक का परिशोधन करना भी आवश्यक था तथा विस्तृत (Voluminous) पुस्तक बन जाने के कारण यह कार्य एक व्यक्ति के लिए करना संभव नहीं था, और वह भी जब वह चिकित्सक हो। इसमें दो चिकित्सकों डा. त्रिभुवन प्रसाद बरनवाल तथा डा. अशोक कुमार बरनवाल को शामिल किया गया।

यह पुस्तक चिकित्सा शास्त्र के विभिन्न पाठ्यक्रमों, जैसे—फार्मेसी, नर्सिंग, डेन्टल सर्जरी, होमियोपैथी, आयुर्वेद, एम. बी. बी. एस. (प्रारम्भिक) तथा अन्य सहायक चिकित्सा पाठ्यक्रमों (Paramedical courses) को ध्यान में रखकर लिखी गयी है।

चिकित्सा शास्त्र के क्षेत्र में यह प्रथम पुस्तक है जिसमें चिकित्सा शास्त्र की अँग्रेजी शब्दावली का उच्चारण हिन्दी में लिखा गया है। अँग्रेजी शब्द के उच्चारण की समस्या हिन्दी भाषी शिक्षार्थियों के लिए गम्भीर है। वे कक्षा में चिकित्सा शास्त्र के अनेक शब्दों का उच्चारण तो सुनते हैं, परन्तु कक्षा के बाहर आते ही भूल जाते हैं और यह पुस्तक में नहीं मिलता। इसके साथ ही लगभग 3500 शब्दों का एक शब्दकोष (उच्चारण के साथ) भी दिया गया है। इस पुस्तक में अठारह अध्याय तथा दो परिशिष्ट हैं।

मैं उन सभी जाने-अनजाने व्यक्तियों को धन्यवाद देता हूँ जो प्रत्यक्ष और परोक्ष रूप में इस पुस्तक के लेखन में मदद देने का कष्ट उठाये।

मैं प्रकाशक "Jaypee Brothers" को सादर धन्यवाद देता हूँ और उनके प्रति आभार प्रकट करता हूँ। जो इस पुस्तक का प्रकाशन करने के लिए तैयार हो गये। इनसे सम्पर्क का माध्यम बना सरकार बिल्डिंग में मेडिकल पुस्तक बिक्रेता, साकची, जमशेदपुर। मैंने उनसे किसी मेडिकल प्रकाशक का पता बताने को कहा जो मेडिकल पुस्तक को हिन्दी में प्रकाशित कर सकते हैं तो "Jaypee Brothers" का पता मिला। इस पता पर पत्र लिखने के बाद मुझे यह उत्तर मिला कि वे पुस्तक का प्रकाशन कर सकते हैं।

मैं यह अपेक्षा करता हूँ कि यदि कोई गलती हो तो इसके पाठक (शिक्षार्थी, शिक्षक या अन्य कोई भी) प्रकाशक को सूचित करें ताकि भावी संस्करण में इसे उपयोगी बनाया जा सके।

मेरा यह अथक प्रयास रहा है कि कोई भूल नहीं हो, विशेषकर उच्चारण को लिखने में या विषय को यथार्थ रूप में लिखने में परन्तु भूल व्यक्ति से ही होती है। मैं भी व्यक्ति हूँ और यदि कोई भूल हो तो मैं उसके लिए खेद व्यक्त करता हूँ।

अंत में स्वर्गीय पुण्यात्मा लक्ष्मीनारायण लाल तथा सुदामा देवी (जो मेरे पिता और माता हैं) को मैं श्रद्धांजलि देता हूँ और उनसे आशीष का आकांक्षी हूँ कि यह पुस्तक मुझे प्रेरित करें कि चिकित्सा शास्त्र के अन्य विषयों पर भी हिन्दी में पुस्तक लिख सकूँ।

मैं यह आशा करता हूँ कि यह पुस्तक चिकित्सा-शास्त्र के शिक्षार्थियों के लिए जो हिन्दी भाषी हैं, अत्यधिक उपयोगी सिद्ध होगी।

मैं डा. (प्रोफेसर) एम. डब्ल्यू. हमीद, एम. एस. का शुक्रिया अदा करना कैसे भूल सकता हूँ जो इस पुस्तक के लिए अग्रप्रेषण टिप्पणी (Foreword Note) लिखने को सहमत हो गये। मैं अंत में पत्नी मल्लिका डे और बेटी श्वेता के प्रति आभार व्यक्त करता हूँ जिन्होंने घरेलू परिवेश को अनुकूल बनाने में मदद दी जिसके कारण इस पुस्तक को लिखना सम्भव हो सका।

डा. विजय

विषय-सूची

1. शरीर-रचना और शरीर-क्रिया विज्ञान का क्षेत्र (SCOPE OF ANATOMY AND PHYSIOLOGY)

प्रस्तावना (Introduction)

प्रत्येक मानव-शरीर की एक संरचना (Structure) होती है जिसमें विभिन्न अंग (Organs) होते हैं जैसे-हाथ (Hands), पैर (Legs), सिर (Head), उदर या पेट (Abdomen), धड़ (Trunk), मुँह (Mouth) आदि। इन अंगों में भी कई उपअंग (Suborgans) या अवयव होते हैं जो उनको एक उचित रूप और आकार देते हैं। जैसे-अस्थि (Bones), पेशियाँ (Muscles), हृदय (Heart), फुफ्फुस या फेफड़ा या लंग (Lung), वृक्क या किडनी (Kidney), त्वचा (Skin), मेरुरज्जु (Spinal cord), तंतु या ऊतक (Tissues) आदि। शरीर की सबसे छोटी (या सूक्ष्म) इकाई को कोशिका या सेल (Cell) कहते हैं। [The cell is the basic and smallest unit of human body]

वह शास्त्र या विज्ञान जो मानव-शरीर की संरचना तथा उसके विविध अंगों के संबंध का अध्ययन करता है उसे हम एनाटॉमि या शरीर या शरीर-रचना विज्ञान (Anatomy) कहते हैं। शरीर के एक अंग या भाग की अवस्थिति (Position) और संबंध के अध्ययन को अन्य अंगों के साथ संबंध और उपयोग को हम पृथक रूप में विचार नहीं कर सकते। वे संरचनात्मक रूप में कार्य करते हैं। इसके कारण एक नये शब्द का आविर्भाव हुआ जिसे हम कार्यात्मक शरीर (Functional anatomy) कहते हैं। शरीर के विभिन्न अंगों तथा प्रणालियों (Organs and Systems) की क्रियाओं का जो शास्त्र या विज्ञान अध्ययन करता है उसे फिजिओलॉजि या शरीर-क्रिया विज्ञान (Physiology) के नाम से हम जानते हैं।

एनाटॉमि (या शरीर-रचना) तथा फिजिओलॉजि (या शरीर-क्रिया) विज्ञान में पारस्परिक घनिष्ठ संबंध होता है। जीवित प्राणी के शरीर की संरचना और उसके कार्य को पृथक रूप में देखने की अपेक्षा एकीकृत रूप में देखा जाना चाहिए, विशेषकर आरम्भिक ज्ञान के संदर्भ में। जैसे-जब हम पाचन क्रिया का अध्ययन करते हैं तो इसमें शरीर के उन अंगों का भी अध्ययन करते हैं जो इस क्रिया में अपनी भूमिका निभाते हैं। जैसे- जीभ, दाँत, आमाशय आदि (Tongue, teeth, stomach)। वृक्क (या किडनी) की संरचना का संबंध मूत्र बनाने के साथ होता है जिसमें यह अध्ययन किया जाता है कि इसकी संरचना में विकृति आने से मूत्र निर्माण की क्रिया बाधित हो जाती है जिसके कारण अनेक रोगों के होने की स्थिति पैदा हो जाती है। इसका अध्ययन रोग-विज्ञान (Pathology) में किया जाता है। एनाटॉमि तथा फिजिओलॉजी का संबंध अनेक विज्ञानों से भी होता है जो अंगों की रचना के संबंध में अध्ययन करते हैं। जैसे ऊतक या तंतु विज्ञान या हिस्टोलॉजि (Histology) जिसमें तंतु संबंधी विषय का अध्ययन किया जाता है। इसी प्रकार भ्रूण विज्ञान या एमब्रिऑलाजि (Embryology) भ्रूण (Embryo) के विकास का अध्ययन करता है जो निषेचन क्रिया (Fertilization) का एक परिमाण है। निषेचन तो जनन प्रणाली (System of reproduction) का एक भाग है जिसका अध्ययन फिजिओलॉजि करता है।

ऐनाटॉमि (शरीर-रचना) तथा फिजिओलॉजि (शरीर-क्रिया) विज्ञान का क्षेत्र (Scope of Anatomy and Physiology)

ऐनाटॅमि (शरीर-रचना) तथा फिजिओलॉजि (शरीर-क्रिया) विज्ञान के क्षेत्र को जानने के लिए हमें उसकी परिभाषाओं का अवलोकन करना होगा। ऐनाटॅमि (शरीर-रचना विज्ञान) वह विज्ञान है जो सजीव प्राणी के शरीर की संरचना का अध्ययन करता है। इस संरचना में उसके विभिन्न अंग (Organs), ऊतक (Tissues) तथा कोशिकाएँ (Cells) शामिल होते हैं जो आपस में मिलकर एक शरीर का निर्माण करते हैं। [Anatomy is the science which deals with the structure of the body consisting of various organs, tissues, cells etc. these are related and composed to a definite shope which we may call it a body.]

फिजिओलॉजि (शरीर-क्रिया विज्ञान) वह विज्ञान है जो सजीव प्राणी के शरीर की क्रियाओं का अध्ययन करता है। शरीर के विभिन्न अंग, ऊतक और कोशिकाएँ मिलकर कुछ तंत्रों (Systems) का निर्माण करते हैं जो शरीर के अंदर क्रियाएँ करते हैं। ये क्रियाएँ बाह्य वातावरण से प्रभावित होते हैं तथा शरीर को जीवित रखने में मदद करती हैं। [Physiology is the science which studies the functions of living human body. This human body makes some systems by getting together some organs, tissues and many cells. These systems get influenced from external environment and help the body to be alive and function in certain ways.]

इस प्रकार एनाटॉमि (शरीर-रचना विज्ञान) तथा फिजिओलॉजि (शरीर-क्रिया विज्ञान) का अध्ययन क्षेत्र जीव की सम्पूर्णता और उसका बाहरी वातावरण के साथ एकता के नियम से संबंध रखता है। इसमें मनुष्य

की उत्पत्ति से लेकर उसका सम्पूर्ण शरीर के रूप में विकास का अध्ययन किया जाता है। शरीर की सबसे छोटी और सूक्ष्म इकाई कोशिका (Cell) से लेकर उसके सभी ऊतकों (Tissues), अंगों (Organs), तंत्रों (Systems) आदि का भी इसमें अध्ययन किया जाता है। इन कोशिकाओं, ऊतकों तथा अंगों में पारस्परिक संबंध होता हैं तथा वे निरंतर परस्पर क्रियाएं करते हैं। इन क्रियाओं का अस्तित्व बाहरी वातावरण पर निर्भर होता है जो शरीर को स्वस्थ और रोगी बनाता है। वैज्ञानिक पावलोव (Povlov-1849-1936) का कहना है कि प्राणी और उसके बाह्य वातावरण के बीच निरंतर समायोजन होता रहता है और इसके कारण इन दोनों के बीच संतुलन की स्थिति बन जाती है। चिकित्सा-विज्ञान (Medical Sciences) के पाठ्यक्रम का ये दोनों (ऐनाटॅमि और फिजिओलॉजि) मुख्य विषय माने जाते हैं। इनके ज्ञान का परिचय प्राप्त करना चिकित्सा विज्ञान के प्रत्येक शिक्षार्थी के लिए आवश्यक है। शिक्षार्थी चाहे नर्स (परिचारिका) हो या कम्पाउन्डर या चिकित्सक या कोई कोई स्वास्थ्य कर्मचारी, इन सभी के लिए शरीर-रचना तथा शरीर-क्रिया विज्ञान का अध्ययन आवश्यक माना जाता है क्योंकि इससे रोग-निरोधक के उपायों को जानने का अवसर मिलता है।

इस प्रकार हम कह सकते हैं कि ऐनाटॅमि और फिजिओलॉजि का क्षेत्र अत्यधिक व्यापक है जिसमें शरीर की रचना से लेकर उसकी सभी क्रियाओं को शामिल किया जाता है। शरीर की संरचना में जहाँ एक ओर जटिलता है, वहीं दूसरी ओर उसकी क्रियाओं में भी विविधता होती हैं आयुर्विज्ञान (Medical Sciences) में व्यापक अनुसंधान और प्रयोग कार्य के कारण ऐनाटॅमि और फिजिओलॉजि के क्षेत्र का अत्यधिक प्रसार हुआ है जिसके कारण ये दोनों का ही एक पृथक विषय (या विज्ञान) के रूप में अस्तित्व का आविर्भाव हुआ है।

ऐनाटॅमि (शरीर-रचना विज्ञान) तथा फिजिओलॉजि (शरीर-क्रिया विज्ञान) में उपयोग में आने वाली कुछ शब्दावली तथा उनके अर्थ (Terms Used in Anatomy and Physiology and Their Meaning)

ऐनाटॅमि या शरीर-रचना का अध्ययन करने के लिए एक शिक्षार्थी को उन शब्दों से परिचित होना चाहिए जो शरीर-संरचना के वर्णन में सामान्य रूप से उपयोग किये जाते हैं। इन शब्दों या पदों (Terms) का सार्विक रूप में (Universally) शरीर की विभिन्न संरचनाओं की स्थिति और उनके अंतर्सम्बंधों का वर्णन करने में उपयोग होता है जब मानव-शरीर संरचनात्मक स्थिति (Anatomical position) में होता है। संरचनात्मक या ऐनाटॅमिकल स्थितिं में शरीर सीधा और खड़ा (Upright and erect) होता है, नेत्र सीधा और आगे की ओर देखे, हथेली और हाथ सीधा नीचे की ओर हो तथा पैर की उँगलियाँ भी आगे की ओर सीधी जमीन पर पड़ी हों। जब शरीर इस स्थिति में होता है तो पदों या शब्दों को निम्न भागों द्वारा व्यक्त किया जाता है जिसका अर्थ भी दिया गया है-(इसका चित्र निचे दिया गया है)

1. **मध्यम तल (Median plane) या मीड्यन प्लेन** - यह उदग्र (Vertical) तल होता है जो धड़ (Trunk) से होकर गुजरता है तथा शरीर को दो बराबर (या संतुलित) अर्धभागों (Halves) में विभक्त (या विभाजित) करता है।

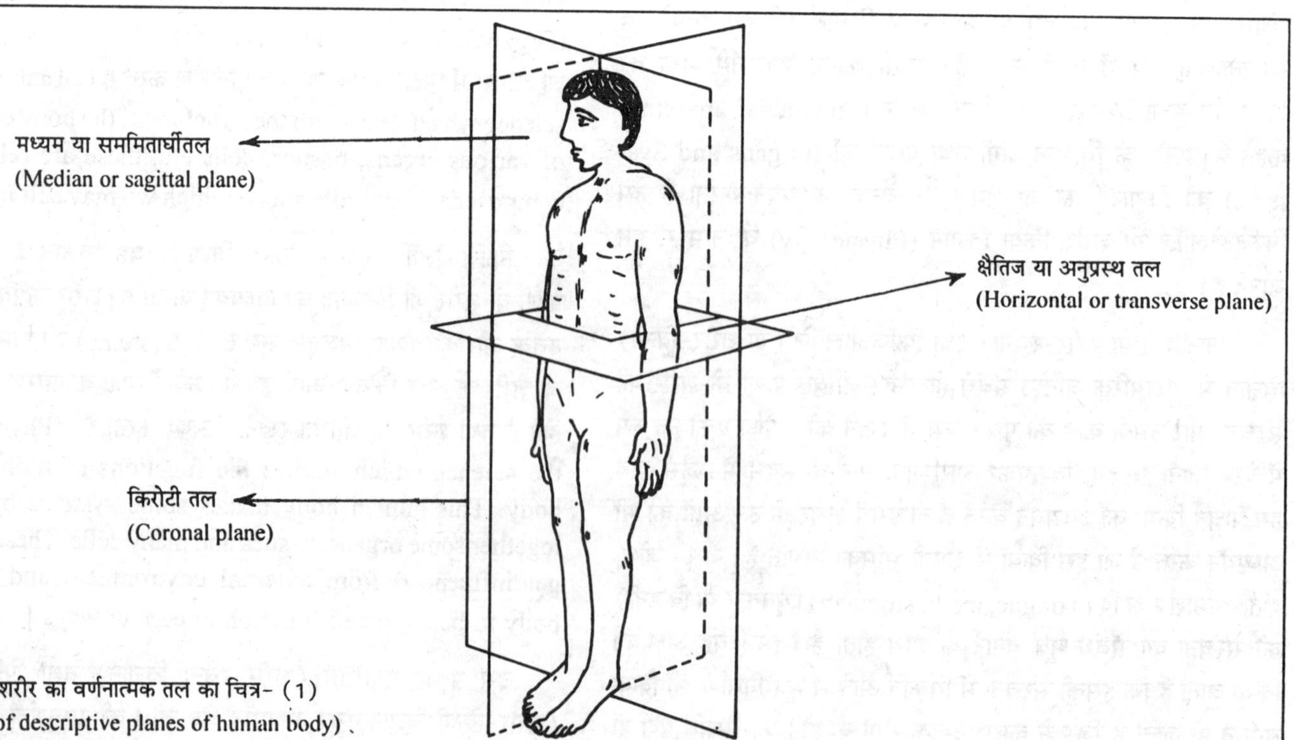

मानव-शरीर का वर्णनात्मक तल का चित्र- (1)
(Figure of descriptive planes of human body)

2. **सममितार्धी तल या सैजिटल प्लेन (Sagittal plane)** - यह कोई उदग्र तल होता है जो मध्यम तल के समानान्तर होता है। सिर-क्षेत्र में यह तल कपाल या खोपड़ी के सममितार्धी या सजिटल संधि (Sagittal suture of the skull) के समानान्तर होता है।

3. **किरोटी तल या कॉरोनल प्लेन (Coronal plane)** - कोई उदग्र तल ज़ो मध्यम तल पर एक समकोण बनाता है तथा कपाल (या खोपड़ी) की किरोटी संधि के केन्द्रीय भाग (Central part of the coronal suture of the skull) के समानान्तर होता है उसे किरोटी तल या कॉरोनल प्लेन कहा जाता है।

4. **क्षैतिज तल (Horizontal plane)** - एक तल जो मध्यम तथा किरोटी (या कॉरोनल) तल से एक समकोण होता है उसे क्षितिज तल कहाजाता है।

5. **अग्र अधर या ऐन्टिरिअर वेन्ट्रल (Anterior ventral or anterior)** - यह सिर और गर्दन, धड़ और हाथ-पैर (लिम्बस) के अग्र रूप के लिए व्यक्त किया जाता है। इस पद या शब्द का उपयोग शरीर के अग्र भाग के संदर्भ में आंतरिक संरचनाओं के अंतर्सम्बन्ध का वर्णन करने में होता है। इसके अतिरिक्त शरीर के अग्र रूप के समीप अंगों की सतहों का वर्णन करने में भी इसका उपयोग किया जाता है।

6. **पश्च (या पिछला) या पृष्ठीय (या पीठ का) या पॉस्टिरिअर डॉर्सल (Posterior dorsal or posterior) या पॉस्टिरिअर** - पॉस्टिरिअर को हम शरीर (सिर, गर्दन, धड़, हाथ-पैर) के पिछले भाग के लिए उपयोग में लाते हैं या शरीर के पिछले भाग के समीप जो आंतरिक अंगों की सतहें होती हैं उसके लिए पॉस्टिरिअर शब्द को उपयोग में लाया जाता है। इसी प्रकार शरीर के पिछले भाग के संबंध में आंतरिक संरचनाओं के परस्पर संबंध को व्यक्त करने में भी इसका उपयोग होता है।

7. **मध्यवर्ती या मीड्यल (Medial)** - इस शब्द को एक अंग (Organ) की एक तरफ (या एक किनारा) या संरचना की एक सतह जो शरीर की मध्य-रेखा के समीप होती है, को व्यक्त करने में उपयोग किया जाता है।

8. **पार्श्वीय या लैटरल (Lateral)** - शरीर की मध्य रेखा से बहुत दूर के एक अंग या संरचना (Organ or structure) का किनारा (Side) को व्यक्त करने के लिए लैटरल या पार्श्व शब्द का उपयोग होता है।

9. **उर्ध्ववर्ती या ऊपरी या सुपिरियर (Superior)** - किसी निर्दिष्ट (या उल्लिखित) बिन्दु के तल के ऊपरी तल को सूचित करने में सुपीरियर शब्द को उपयोग में लाया जाता है।

10. **अधर या इनफिरियर (Inferior)** - यह सुपिरियर का विलोम होता है जो किसी निर्दिष्ट बिन्दु के तल (या सतह) के निचले तल को सूचित करने में उपयोग होता है।

11. **कपालीय या क्रेनयल (Cranial)** - इसका अभिप्राय है सिर के समीप अर्थात् सिर के नजदीक वाले क्षेत्र के लिए क्रेनयल शब्द का उपयोग होता है। इसका मूल शब्द है-क्रेनियम (Cranium) जो ग्रीक भाषा का एक शब्द है जिसका अँग्रेजी शब्द स्कल (Skull) है और हिन्दी में इसे कपाल या खोपड़ी कहते हैं।

12. **कॉडल या पुच्छीय (Caudal)**- यह क्रेन्यल (या कपालीय) के विरुद्ध (Opposite) या विपरित के लिए व्यक्त करने में उपयोग होता है। इसका अर्थ होता है-शरीर के निचले भाग के समीप का क्षेत्र। क्रेन्यल तथा कॉडल का अधिक उपयोग भ्रूण-विज्ञान या एमब्रिओलॉजि (Embryology) में होता है।

13. **समीपस्थ या प्रॉक्सिमल (Proximal)** - हाथ या पैर (लिम्ब) में संरचना की ऊपरी छोर के लिए प्रॉक्सिमल शब्द का उपयोग होता है।

14. **दूरस्थ या डिस्टल (Distal)** - यह प्रॉक्सिमल का विलोम के लिए उपयोग में आता है जो लिम्ब (हाथ या पैर) की निचली छोर (या सिरा) के लिए सूचक बनता है।

15. **सतही और गहराई या सुपरफिशॅल तथा डीप (Superficial and deep)** - तल से विविध संरचनाओं की सापेक्षिक (या अनुपाती) गहराई को सूचित करने में सुपरफिशल तथा डीप शब्दों का उपयोग होता है। जैसे-सुपरफिशल फैशिया में नसें या वेन्स जो सतह (त्वचा) के समीप होते हैं वे सुपरफिशल वेन्स कहलाते हैं जबकि सतह से दूर की नसों (या वेन्स) को डीप वेन्स कहा जाता है। अर्थात् सुपरफिशल फैशिया (Superficial fascia) तथा डीप फैशिया (Deep fascia)।

16. **इन्टर्नल और एक्सटर्नल या आंतरिक तथा बाह्य (Internal and external)** - इन शब्दों का उपयोग कोटरिका (या कैविटि) की दीवारों या खोखली आँतें (Walls of cavities or hollow viscera) के आंतरिक और बाह्य आकृति के लिए किया जाता है।

17. **करतल या पैलमर (Palmar)** - इस शब्द को हथेली के अग्र भाग (ऐन्टिरियर या मेन्ट्रल क्षेत्र) के लिए व्यक्त किया जाता है।

18. **प्लैन्टर या पाद-तल (Plantar)** - यह पैर के तलवा (Sole of foot) के लिए उपयोग में आता है।

19. **पेरोनियल या तलवा (Peroneal)** - पेरोनियल को पैर के पार्श्व भाग (या तलवा) के लिए उपयोग में लाया जाता है।

20. **पोलैक्स या अंगूठा (Polax)** - इसका उपयोग अँगूठा के लिए किया जाता है।

21. **फैरिन्क्स या ग्रसनी (Pharynx)** - मुँह और नाक के पीछे कोटरिका (या कैविटि) को फैरिन्क्स कहा जाता है जिसे हिन्दी में ग्रसनी कहा जाता है।

22. **ऐलविअलस (Alveolus)** या वर्त्स या दंत उलूखल-यह दाँतों की रीढ़ के लिए उपयोग किया जाता है। इसे अँग्रेजी में टूथ-ब्रिज (Tooth-bridge) कहा जाता है।

शरीर के विभिन्न अंगों की गति के लिए शब्द या पद (Terms Used for Different Movements of the Body)

1. **फ्लेक्शन या नमन या आकुंचन (Flexion)** - फ्लेक्शन का अर्थ है-नमन या आकुंचन। इसमें शरीर का एक भाग झुकता है और इसके कारण उसमें गति आती है।

2. **एक्सटेन्शन या विस्तार (Extension)** - शरीर के एक भाग को सीधा होने या करने की गति को विस्तार या एक्सटेन्शन कहा जाता है। जैसे-फ्लेक्शन या विस्तार कोहनी की संधि पर होता है। (Flexion or extension takes place at the joint of elbow)

3. **ऐडक्शन या अभिवर्तन (Adduction)** - ऐडक्शन (या अभिवर्तन) वह गति है जिसमें शरीर का एक भाग (या अंग) मध्यम तल की ओर मध्यत: आगे बढ़ता है। जैसे हाथ या पैर के लिए अभिदेशन की रेखा मध्य अंगुली से तथा दूसरी पादांगुली से होकर क्रमश: गुजरती है। यह गति पेशीय (Muscle) द्वारा उत्पन्न होती है।

4. **ऐब्डक्शन या अपावर्तन (Abduction)** - यह ऐडक्शन (या अभिवर्तन) की विपरीत क्रिया है। इसमें शरीर का भाग शरीर के मध्यम तल से परवर्ती (या बाद में) दूर जाती है। फ्लेक्शन, एक्सटेन्शन, ऐडक्शन तथा ऐब्डक्शन कलाई की संधि पर घटित होता है।

   हाथ की अक्षीय रेखा (Axial line) मध्य अंगुली से गुजरती है तथा पैर की अक्षीय रेखा दूसरी पादांगुली से गुजरती है। अत: अंगुलियों का ऐडक्शन और ऐब्डक्शन (अंगूठा अपवाद है) इन अक्षीय रेखाओं से क्रमश: उसकी ओर या उससे दूर जाने की क्रिया है।

   अँगूठा (Thumb) की सभी क्रियाएँ या गतियाँ उन तलों पर होती हैं जो तलों से एक समकोण पर होती हैं जिस पर अन्य अंगुलियों में समान गति होती हैं। जैसे-फ्लैक्शन तथा एक्सटेन्शन अग्र-पश्च तल (Antero-posterior plane) में दूसरी अंगुली से लेकर पाँचवीं अंगुली में होता है जबकि अंगूठा में फ्लेक्शन और एक्सटेन्शन मध्य-पार्श्विक तल (Medio-lateral plane) में घटित होता है।

5. **सर्कमडक्शन (Circumduction)** - इसमें फ्लेक्शन, ऐब्डक्शन, एक्सटेंशन तथा ऐडक्शन की क्रिया एक ऐसी शृंखला में होती हैं कि वह एक शंकु (Cone) का रूप ले लेती हैं। इस प्रकार की गति (या क्रिया) कंधा (Shoulder), कूल्हा या नितम्ब (Hip), कलाई (Wrist) तथा करमास्थि-अंगुल्यस्थि संधियों (Metacarpophalangeal joints) में होती है।

6. **रोटेशन या परिक्रमण (Rotation)** - यह शरीर के एक भाग की वह गति है जब वह अपने लम्बे अक्ष पर घूमता (या परिक्रमा करता) है, जैसे-बाहु का कंधा की संधि पर घूमना।

7. **प्रोनेशन या अधोवर्तन (Pronation)** - यह वह गति है जहाँ प्रबाहु (Fore-arm) मध्यवर्ती रूप में घूमता है जिससे कि हथेली (Palm) पीछे या नीचे की ओर अभिमुख होता है यानि खड़ी या पड़ी (या उर्ध्व या क्षैतिज) स्थिति में होती है।

8. **सुपिनेशन या उत्तानन (Supination)** - यह प्रोनेशन की विपरीत स्थिति होती है जहाँ प्रबाहु (Forearm) पार्श्विक रूप से (Laterally) घूमती है जिससे कि हथेली (Palm) आगे या ऊपर की ओर अभिमुख होती है।

9. **प्रोट्रैक्शन या प्रवर्धन (Protraction)** - यह आगे की ओर की गति होती है।

10. **रिट्रैक्शन या प्रत्याहार या पीछे की गति (Retraction)** - यह पीछे की ओर की गति होती है।

प्रोट्रैक्शन और रिट्रैक्शन की गति जबड़ा (Mandible) तथा कंधा की मेखला या घेरा में होती है।

शरीर के तंत्र (The Systems of the Body)

शरीर में विभिन्न तंत्र कार्य करते हैं जो इस प्रकार व्यवस्थित रहते हैं कि मनुष्य स्वस्थ रहकर विविध प्रकार के कार्यों का निष्पादन करता है। ये तंत्र विभिन्न अंगों के साथ नियोजित रहते हैं। इन तंत्रों को निम्न शीर्षकों (Headlines or headings) में व्यक्त किया जा सकता है जिससे नव-शिक्षार्थी (या प्रशिक्षणार्थी) को परिचित होना अत्यावश्यक है —

1. लोकोमोटर सिस्टम या चलन-तंत्र (Locomotor System)

इसमें शरीर के उन भागों को शामिल किया जाता है जो उसे गति प्रदान करते हैं। जैसे-स्केलिटल सिस्टम या अस्थि-पंजर तंत्र (Skeletal system) जो अस्थियों (Bones) तथा निश्चित उपास्थियों या कार्टिलिजों (Cartilages) और झिल्लियों (Membranes) से संघटित होता है, आर्टिकुलेटरि सिस्टम (या संधियोजन तंत्र) जो संधियों के बारे में अध्ययन करता है। इसी प्रकार मसक्यूलर सिस्टम या पेशी-तंत्र (Muscular system) है जिसमें पेशियों (Muscles), प्रावरणी या फैशिया (Fascia) तथा नस-आवरण (या टेन्डन शीथ - Tendon sheath) को शामिल किया जाता है।

2. रक्त-संवहनी तंत्र या ब्लड-वैसक्यूलर सिस्टम (Blood-Vascular System)

इसमें परिसंचारी (परिवहन) तंत्र या सर्क्यूलेटरि सिस्टम (Circulatory system) तथा लसीका-तंत्र या लिम्फैटिक सिस्टम (Lymphatic system) को शामिल किया जाता है। रक्त एक मुख्य परिवहन तंत्र होता है। यह हृदय द्वारा शरीर के चारों ओर भेजा जाता है, ऑक्सीजन को फुफ्फुस या लंग (Lungs) द्वारा लाया जाता है तथा कार्बन डाइ ऑक्साइड को ऊतकों (Tissues) से जमा किया जाता है। भोजन यकृ त (Liver) से जाता है और वहाँ से सामान्य परिवहन (Circulation) होता है। अपशिष्ट पदार्थ (Waste products) वृक्क (Kidneys) से होकर शरीर के बाहर (मल-मूत्र के रूप में) निकल जाता है। इस प्रकार शरीर में परिसंचारी तंत्र व्यवस्थित बना रहता है।

3. पाचन तंत्र या डाइजेस्टिव सिस्टम (Digestive System)

इस तंत्र (या प्रणाली) भोजन में एन्जाइम (Enzymes) द्वारा टुकड़ों में खंडित होकर शरीर के अंदर जाता है तथा वह शरीर के विभिन्न अंगों द्वारा अवशोषित होकर पच जाता है। इसमें पोषण-नाल या ऐलिमेन्टरी केनैल (Alimentary canal), ग्रन्थियाँ (Glands) तथा अंगों (Organs) का साहचर्य होता है। भोजन रक्त द्वारा अवशोषित होकर यकृत (Liver) में जाता है और अंत में ऊतक (Tissue) को प्राप्त होता है।

4. श्वसन तंत्र या रेस्पिरेटरि सिस्टम (Respiratory System)

इसका संबंध श्वसन (Breathing) से होता है जिसमें कुछ अंग (Organs) नलिकाएँ (Passages) शामिल होती है। वायु से ऑक्सीजन रक्त में ले जाया जाता है जहाँ से वह ऊतकों (Tissues) में पहुँचता है। अपशिष्ट पदार्थ, जैसे-कार्बनडायक्साइड (CO_2) रक्त द्वारा फुफ्फुस या फेफड़ा (Lungs) में जाता है जहाँ से वह बाहर निकालकर वायु में मिल जाता है।

5. मूत्र-जननिक तंत्र या यूरोजेनिटल सिस्टम (Urogenital System)

इसमें प्रजनन तंत्र या रिप्रोडक्टिव सिस्टम (Reproductive system) तथा मूत्र तंत्र या यूरिनरि सिस्टम (Urinary system) तथा उससे सम्बद्ध अंगों (Organs) को शामिल किया जाता है। कार्बनडायक्साइड (CO_2) को छोड़कर (Excepting CO_2) शेष अपशिष्ट पदार्थों को वृक्क (Kidneys) के द्वारा बाहर निकाल दिया जाता है (या उत्सर्जित किया जाता है।) प्रजनन तंत्र में निषेचन (Fertilization) तथा भ्रूण का विकास (Development of embryo) तथा शिशु का जन्म (Birth of the child) आदि का अध्ययन किया जाता है। इसमें कुछ सम्बद्ध अंग, जैसे-गर्भाशय (Uterus), योनि (Vagina), शिश्न (Penis) आदि को भी शामिल किया जाता है जिनकी रचना और क्रिया के बारे में अध्ययन किया जाता है।

6. तंत्रिका तंत्र या स्नायु तंत्र या नर्वस सिस्टम (Nervous System)

केन्द्रीय तंत्रिका तंत्र (Central nervous system), परिधीय तंत्रिका तंत्र (Peripheral nervous system) तथा स्वचालित तंत्रिका तंत्र (Automatic nervous system) के संयोजन से तंत्रिका तंत्र (या नर्वस सिस्टम) का निर्माण होता है। केन्द्रीय और परिधीय तंत्रों के मेल से प्रमस्तिष्कीय-मेरुदण्डीय तंत्रिका तंत्र (Cerebospinal nervous system) का निर्माण होता है। केन्द्रीय तंत्रिका तंत्र में मस्तिष्क (Brain) सुषम्ना या स्पाइनल कॉर्ड (Spinal cord) शामिल होता है जबकि परिधीय तंत्रिका तंत्र में में मस्तिष्क और रज्जु या कॉर्ड तथा स्वचालित तंत्रिका तंत्र से प्राप्त तंत्रिकाएँ (Nerves given off from brain, chord and the automatic nervous system) शामिल होती हैं। स्वचालित तंत्रिका तंत्र में अनुकम्पी तथा सहानुकम्पी तंत्रिकाओं (Sympathetic and parasympathetic nerves) को शामिल किया जाता है। इसे अनैच्छिक तंत्रिका तंत्र (Involuntary nervous system) भी कहा जाता है।

7. उत्सर्जन तंत्र या एक्सक्रीटरि सिस्टम (Excretory System)

उत्सर्जन तंत्र में अंगों का सामूहिक रूप में शरीर से अपशिष्ट पदार्थों (Waste products) को बाहर निकालने की क्रिया का वर्णन किया जाता है। इसमें मूत्र तंत्र (Urinary system), कार्बनडायक्साइड को निकालने में फुफ्फुस या लंग (Lungs) के कार्य तथा वृहदांत्र या

कोलन (Colon) जो मल या फीसीज (Faeces) से कुछ अघुलनशील पदार्थों को निकालता है।

8. वाहिनीहीन ग्रन्थि या डक्टलिस ग्लैण्ड्स (Ductless Glands)

वाहिनीहीन ग्रन्थियाँ आंतरिक श्राव (Internal secretion) उत्पन्न करने के कारण आपस में समूह बनाती हैं। इस समूह में प्लीहा या स्पलीन (Spleen) को कभी-कभी शामिल किया जाता है क्योंकि इसमें कोई नलिका या डक्ट (Duct) नहीं होती, यद्यपि इससे कोई आंतरिक श्राव नहीं होता है। इसका संबंध लाल रक्त कोशिका (लोहिताणु) के निर्माण के साथ होता है।

9. कुछ विशेष संवेदी इंद्रियाँ (Some Special Sense Organs)

इसमें स्वाद (Taste), गंध (Smell), दृष्टि (Sight) तथा श्रवण (Hearing) की इन्द्रियों तथा त्वचा के स्पर्श कार्य (Tactile function of the skin) को शामिल किया जाता है। इन इन्द्रियों के द्वारा ही मनुष्य बाहरी शक्ति के प्रतिबोध की अनुभूति करता है और इस प्रकार इससे अपनी रक्षा करता है। जैसे-एक व्यक्ति रोड पर चलते समय मोटर को देखकर या उसके भोंपू की आवाज सुनकर अपने को बचाता है तथा रोड के किनारे हो जाता है या फिर किसी वस्तु को जीभ पर रखने से तीखा लगने पर उसे बाहर फेंक देता है या फिर गैस के गंध से अपने को दूर कर लेता है या फिर त्वचा को ठंड या ताप से बचाता है।

शरीर द्रव (Body Fluids)

शरीर को स्वस्थ रखने के लिए जल की आवश्यकता होती है। शरीर की कोशिका (Cells) जल के साथ विलायक पदार्थ (Solvents) में जाकर मिलते हैं तो यह शरीर का द्रव या फ्लुइड कहलाता है। यह तरल पदार्थ आंशिक रूप में कोशिकाओं के अंदर तथा अंशतः बाहर रहता है। अंतः कोशिकीय द्रव या इन्ट्रासेल्युलर फ्लुइड (Intracellular fluid) शरीर के वजन का 50% होता है जो कोशिकाओं के अंदर स्थित होता है। इसमें एलेक्ट्रोलाइट या विद्युत-अपघट्य (Electrolytes), पोटाशियम और फॉस्फेट शामिल होता है। इसके अतिरिक्त खाद्य पदार्थ, जैसे-ग्लूकोस या द्राक्षा-शर्करा (Glucose), अमीनो-एसिड (Amino acids) आदि भी होते हैं। कोशिका के अंदर एन्जाइम क्रिया स्थिर होती है। कोशिका के बनने और टूटने में एक संतुलन होता है जिसे हम चयापचय या मेटाबॉलिज्म (Metabolism) कहते हैं।

कोशिका-बाह्य द्रव या एक्स्ट्रासेल्युलर (या इन्टरस्टिशल) फ्लुइड (Extracellular or interstitial fluid) शरीर के जल में 30% होता है (लगभग 12 लीटर)। यह वह माध्यम होता है जिसमें कोशिकाएँ रहती हैं जो लवण, भोजन और ऑक्सीजन से प्राप्त करते हैं तथा अपने अपशिष्ट पदार्थ (Waste products) के साथ चले जाते हैं।

रक्त प्लाविका या ब्लड प्लैज्मा (Blood plasma) शरीर के वजन का 5% होता है (लगभग 3 लीटर) और यह परिवहन व्यवस्था है जो कोशिकाओं को कोशिका-बाह्य द्रव के माध्यम से लाभ पहुँचाता है।

ऊतक द्रव विनियम या टिशू फ्लूइड (Tissue Fluid Exchange)

अंतरालीय दबाव (Interstitial pressure) की अपेक्षा प्लैज्मा (या प्लाविका) का द्रव अधिक यांत्रिक द्रव स्थैतिक दबाव (Mechanical hydrostatic pressure) के अधीन होता है। इसके कारण वह द्रव केशिका या कैपिलरी (Capillaries) को छोड़ने की प्रवृत्ति रखता है। फिर भी प्लैज्मा में प्रोटीन होता है जो परासरणी दबाव (Osmotic pressure) को काम में लाकर केशिका (Capillaries) में द्रव को सोख लेता है।

केशिका के धमनीय सिरा पर यांत्रिक द्रव-स्थैतिक दबाव परासरणी दबाव से अधिक होता है जिसके कारण द्रव ऊतक में पहुँचता है। शिरीय (वीनस) सिरा पर द्रव स्थैतिक दबाव कम होता है तथा परासरणी दबाव उस पर हाबी हो जाता है जिसके कारण द्रव पुनः कोशिका (Capillaries) में आ जाता है। इस अतिरिक्त द्रव को लसीका या लिम्फैटिक (Lymphatic) द्वारा निकाल दिया जाता है।

कोशिका-बाह्य (एक्स्ट्रासेल्युलर) तथा अतः कोशिकी (इन्ट्रासेल्युलर) द्रव के बीच जो आदान-प्रदान (विनियम) होता है, वह परासरणी दबाव पर निर्भर करता है। परन्तु कोशिका झिल्ली (Cell membrane) में भी पारगम्यता (Permeability) की क्षमता होती है जिसके कारण कुछ पदार्थ जैसे-ऑक्सीजन, कार्बनडायक्साइड तथा यूरिया को स्वेच्छा से पार करने की अनुमति मिल जाती है। इसमें अन्य को बाहर जाने या अन्दर आने दिया जाता है जिससे कि कोशिका के अंदर और बाहर के द्रव की विभिन्न सान्द्रता को बनाये रखी जा सके। जैसे-पोटाशियम अंतः कोशिकीय द्रव में सान्द्र होता है जबकि सोडियम को बाहर निकाल दिया जाता है।

शोथ या इडीमा (Oedema)

शोथ या इडीमा ऊतकों की जलाक्रांति (Waterlossing of tissues) है जो संवेदनशील संतुलन के बाधित होने का एक परिणाम है। यह निम्नलिखित चार कारणों के जन्म होने से होता है-

(i) केशिका में अत्यधिक यांत्रिक द्रव स्थैतिक दबाव से यह घटित होता है। (It happens due to excess mechanical hydrostatic pressure in the capillaries) जैसे-यदि शिरीय अपवहन या निकास (Venous drainage) बाधित होता है।

(ii) प्लाविका (या प्लैज्मा) प्रोटीन, विशेषकर ऐल्ब्युमिन (Albumin) की कमी के कारण परासरणी दबाव में भारी कमी आ जाती है। (Osmotic pressure becomes too low due to insufficient plasma proteins viz. albumin)

(iii) लसीका (या लिम्फैटिक) का अवरोध होता है। (Lymphatics are blocked)

(iv) केशिका की दिवाल में क्षति होती है जिससे कि प्लाविका (प्लैज्मा) प्रोटीन का रिसाव होता है और वह ऊतक (टिशू) में चला जाता है। इसके कारण एक परासरणी दबाव का जन्म होता है जो रक्त प्रवाह में प्रोटीन के परासरणी दबाव का विरोध करता है। (There is damage in capillary walls due to which plasma proteins leak out into the tissue causing an osmotic pressure which opposes the osmotic pressure of the protein in the bloodstream)

इडीमा (या शोथ) एक यूनानी (Greek) शब्द है जिसका अर्थ है-सूजन (Swelling) जैसे-इडीमाग्लोटिडिस (Oedema glottidis) का अर्थ है-वाक्-तंतु में सूजन (Swelling up vocal cords) जो कण्ठद्वार के मार्ग को संकरा करता है। इसके कारण सांस लेने में कठिनाई होती है या हवा का आना या जाना बंद हो जाता है जिससे पीड़ित व्यक्ति की मौत भी हो सकती है।

हृदय शोथ या कार्डिऐक इडीमा (Cardiac Oedema)

हृदय शोथ (कार्डिऐक इडीमा) संकुलित हृदय की खराबी के कारण होता है। शिरीय दबाव और इसके फलस्वरूप केशिकीय दबाव (Venous pressure and consequently capillary pressure) में वृद्धि होती है। पैर में यह उन लोगों को होता है जो आदतन खड़े होते हैं या चलते हैं या वे आदतन बैठे रहते हैं तो उनकी त्रिकास्थि या सेक्रम (Sacrum) पर यह दबाव होता है या जब वे पड़े रहते हैं तो यह पीठ के निचले भाग और नितम्ब (Buttock) पर होता है। इसमें वृक्क (या किडनी) भी शामिल होता है तथा सोडियम का श्राव (Secretion) कम हो जाता है। इडीमा होने का एक महत्वपूर्ण कारण वृक्क (Kidney) का सोडियम को उत्सर्जित करने की असमर्थता है।

लसिका अवरोध (Lymphatic obstruction) के कारण भी बाहु (Arm) में इडीमा को विशेष रूप से देखा जा सकता है। इडीमा (या शोथ) का रूप एलिफन्टयसिस (Elephantiasis) में भी होता है जो तंतुशोथ (Fibrosis) के कारण होता है।

इडीमा को पैर के गहरे नसों के घनास्त्रता या थ्रोम्बोसिस (Thrombosis) में भी देखा जा सकता है जो विछावन पर दीर्घ समय तक पड़े रहने के कारण होता है। यह संक्रमण (Infection) के परिणाम से भी हो सकता है।

शरीर के लिए नैदानिक विवरण (Clinical Notes for the Body)

ऐनाटॅमि और फिजिओलॉजि के शिक्षार्थियों के लिए कुछ महत्वपूर्ण बातों को सर्वदा ध्यान में रखनी चाहिए जो नैदानिक रूप से उपयोगी सिद्ध हो सकती हैं। वे हैं —

1. शरीर द्रव और विद्युत-अपघटनी संतुलन (Body Fluid and Electrolytic Balance)

सामान्यत: शरीर में समान परिमाण में द्रव लिया जाता है जितना कि इससे उत्सर्जन होता है या बाहर निकलता है। जल और विद्युत-अपघटय (Electrolyte) को जल के रूप में तथा भोजन में अन्य द्रवों के रूप में शरीर में ग्रहण किया जाता है। (सोडियम और पोटाशियम को विद्युत-अपघटय या इलेक्ट्रोलाइट कहा जाता है।) जल सामान्यत: वृक्क (या किडनी) से पेशाब के रूप में, त्वचा से पसीना के रूप में, मल के रूप में, फेफड़ा (या लन्ग) से संतृप्त वायु के रूप में सांस द्वारा शरीर से बाहर निकलता है। इलेक्ट्रोलाइट पेशाब में गवाँ देता है। त्वचा से तथा आहार क्षेत्र (Alimentary tract) में भी इसकी क्षति होती है। शरीर द्वारा विद्युत-अपघटय संतुलन को अनुकूल बनाया जाता है। वृक्क की क्रिया में जब वृद्धि होती है तो उसकी अनुक्रिया (Respond) के लिए अधिक द्रव लेने की आवश्यकता होती हैं। इसी प्रकार एक प्यासा व्यक्ति जो पसीना में अधिक जल की क्षति कर देता है, वह यह सूचित करता है कि उसे द्रव की अधिक आवश्यकता है।

2. व्यक्ति (या रोगी) के द्रव तथा विद्युत-अपघटय संतुलन का प्रबंधन (Management of Individual Fluid and Electrolyte Balance)

शरीर में द्रव तथा विद्युत-अपघटय के संतुलन की व्यवस्था का विशेष महत्व होता है। शरीर में द्रव की कमी होने या अत्यधिक होने से एक गंभीर परिणाम की संभावना हो सकती है। शरीर में जब द्रव की कमी होती है तो इससे डिहाइड्रेशन या निर्जलन (Dehydration) हो जाता है। डिहाइड्रेशन के कारण व्यक्ति को प्यास लगती है, मानसिक रूप से व्याकुलता आती है तथा बुखार भी आता है। यह शिशुओं को, असहाय लोगों को (बूढ़े या बूढ़ी) तथा बेहोश रोगियों को होता है जिन्हें पर्याप्त जल नहीं दिया जाता है। शरीर में लवण (सोडियम) की कमी का भी विशेष महत्व होता है। यह कमी शरीर

में अधिक द्रव की क्षति के कारण होती है जैसा कि पेचिश (Diarrhoea) तथा वमन (Vomit) के मामले में देखने को मिलता है। इसके कारण उत्तकों में संकुचन (Shrinkage of the tissues), बेहोशी (Faintness), रक्त-चाप में कमी तथा पेशी (हष्ट-पुष्ट) की कमी होती है। इसमें प्यास नहीं लगती है। सोडियम क्षीणता (Sodium depletion or dehydration) तब होती है जब शरीर से अधिक पसीना निकलता है और यह केवल पानी पीने से दूर नहीं हो सकता। जब क्षीणता की स्थिति होती है तो इसमें शक्ति का क्षय होता है, थकान आती है, बेहोशी (Faintness) भी हो सकती है तथा पेशियों में ऐंठन (Cramp in muscles) होती है। जब एक व्यक्ति ठंडे भू-भाग से गर्म जलवायु में आता है तो इस स्थिति का उसमें अवलोकन किया जा सकता है। या फिर जब एक व्यक्ति अत्यधिक ताप में (जैसे-भट्टी के पास) कार्य करता है तो यह स्थिति बन सकती है। इस स्थिति को दूर करने के लिए तनु लवणीय पेय पदार्थ लिया जाता है या फिर लवण को जल में घोलकर पिया जा सकता है। सोडियम की अधिकता (Sodium excess) से वृक्क (किडनी) के कार्य में बाधा आती है। जब अधिक लवणीय जल (सेलाइन) शरीर में (अंत:शिरा या इन्ट्रावीनस के द्वारा) जाता है तो यह स्थिति आती है।

पोटाशियम (Potassium) एक दूसरा अनिवार्य विद्युत-अपघटय (या इलेक्ट्रोलाइट) है। इसकी क्षति भी भिन्न कारणों से होती है। जैसे-शरीर से अधिक उल्टी (या वमन) के कारण द्रव का निकलना, इलिओस्टॅमि (Ileostomy) से द्रव की कमी, मूत्रल द्वारा इलाज (Treatment by diuretics) के दौरान द्रव की कमी होना आदि। इस क्षति को दूर करने के लिए पीड़ित व्यक्तियों को मुँह के द्वारा पोटाशियम दिया जाता है।

जल उन्मादन (Water Intoxication)

जब एक व्यक्ति (या रोगी) सोडियम रहित जल अधिक मात्रा में ग्रहण करता है (जैसे-ग्लुकोस) और वह इसे उत्सर्जित (Excrete) करने में समर्थ नहीं होता तो वह जल उन्मादन (इनट्रॉक्सिकेशन) से पीड़ित हो जाता है। इसमें रक्त-सोडियम की सान्द्रता में कमी आती है (इसे सोडियम क्षीणता समझने का भ्रम होता है) जिससे रोगी में घबराहट (या बेचैनी) होती है तथा शरीर में ऐंठन या मरोड़ (Convulsion) होती है।

द्रव संतुलन सारणी या चार्ट (Chart of Fluid-Electrolyte Balance)

शरीर में द्रव तथा विद्युत-अपघटय में एक संतुलन बनाये रखने की आवश्यकता होती है। द्रव को एक व्यक्ति विविध रूपों (जैसे-भोजन, पेय, जल, रस आदि) में ग्रहण करता है। प्रत्येक व्यक्ति अलग-अलग परिस्थिति में रहता है और कार्य करता है। ऐसी स्थिति में उसे यह जानना आवश्यक है कि उसे कितनी मात्रा में द्रव को ग्रहण करना चाहिए। उसे इसमें यह भी ध्यान में रखना चाहिए कि उसके शरीर में पर्याप्त इलेक्ट्रोलाइट (या विद्युत-अपघटय) रहे। इसके लिए अत्याधुनिक चिकित्सा विज्ञान में द्रव-संतुलन का एक चार्ट बनाया गया है। इस चार्ट को अवश्य पढ़ना चाहिए ताकि इसका उपयोग व्यावहारिक जीवन और इलाज (निदानात्मक-उपचारात्मक) में किया जा सके। थोड़ी सी सावधानी (Care) से अनेक रोगों से बचा जा सकता है जबकि असावधानी से अनेकों रोगों का जन्म हो जाता है। ऐनाटॅमि और फिजिओलॉजि के शिक्षार्थियों को इस संबंध में विशेष सचेत रहना चाहिए।

2. कोशिका
(THE CELL)

प्रस्तावना (Introduction)

जीवों की सूक्ष्म संरचना जिसे नग्न आँखों से देखना संभव नहीं था, उसके बारे में प्राचीन काल में लोगों को कोई जानकारी नहीं थी। परन्तु 17वीं सदी में सूक्ष्मदर्शी या माइक्रोस्कोप (Microscope) के आविष्कार के कारण इसका अध्ययन आरम्भ हुआ। इस अध्ययन से यह पता चला कि पौधे (Plants) अनेक अलग-अलग कोशों या कोशिकाओं से निर्मित होते हैं। यहीं से इसका नाम कोशिका रखा गया। बाद में जीव-वैज्ञानिकों ने जीव-जंतुओं (Creatures) का अध्ययन करके यह पता लगाया कि इनमें भी कोशिका (Cells) होती हैं। लगभग दो सौ वर्षों तक इसके संबंध में तथ्यों का संग्रह किया गया। इसके आधार पर 19वीं सदी में (सन् 1831 ई. में) जर्मन वैज्ञानिक टी. शवानी ने कोशिका सिद्धान्त की खोज की और दुनिया के समक्ष इस सिद्धान्त को प्रस्तुत किया। इसके अनुसार "सभी पौधों और जीवों के लिए कोशिका संरचना एक सामान्य क्रिया है।"

["Cell structure in all plants and animals is a general phenomenon."]

प्रकृति विज्ञान के क्षेत्र में जीवों की कोशिका-संरचना की खोज एक महत्वपूर्ण उपलब्धि है। इससे डार्विन के विकास-सिद्धान्त (Darwin's theory of evolution) को मजबूत आधारशिला बनाने में मदद मिली। इससे जीव विज्ञान तथा चिकित्सा शास्त्र को एक नया आयाम मिला तथा प्रगति का मार्ग प्रशस्त हुआ। इसकी मदद से चिकित्सकों के लिए उन परिवर्तनों को समझना संभव हुआ जो जीवों में रोगों की अवस्था में होते हैं। इसके बिना उपचार को सरल बनाना असंभव था जो आज के युग में इसे सरल बनाया गया है।

यहाँ यह उल्लेख करना आवश्यक है कि कोशिका क्या है? (What is the cell ?)

कोशिका की परिभाषा (Definition of the Cell) - कोशिका जीवित प्राणी की एक मौलिक संरचनात्मक तथा कार्यात्मक इकाई है। (Cell is the fundamental structural and functional unit of all living organisms.) यह एक अतिसूक्ष्म जेली के समान जीव-द्रव्य (प्रोटोप्लैज्म) है जिसमें एक केन्द्रक होता है जो एक कोशिका-झिल्ली के द्वारा एक साथ संलग्न रहता है। यह प्राणी की एक सर्वाधिक सूक्ष्म इकाई है जो उसके सभी गुणों से युक्त होता है जिसमें स्व-संरक्षण तथा जनन भी शामिल होता है।

[It is a minute jelly type of mass of protoplasm which contains a nucleus and is held together by a cell membrane. It is the smallest unit of living organism possessing all its properties including those of self-preservation and reproduction.]

वनस्पति की कोशिका (Cell of the plant) लगभग नियमित और समानाकार (प्राय: चतुर्भुजी) होती है। यह विशेष पदार्थ से बनी झिल्ली (Membrane) के कारण होता है। इस झिल्ली के अंदर कोशिका-द्रव्य (Cytoplasm) होता है। कोशिका के केन्द्र में न्यूक्लिअस या केन्द्रक (Nucleus) होता है। कोशिका में रस के कुछ बुलबुले होते हैं जिसे रसधानी या वैक्यूओल (Vacuoles) कहते हैं।

प्राणियों की कोशिकाओं (Cells of creatures or animals or humans) के आकार में भिन्नता होती है। ये गोलाकार, शंक्वाकार (क्रॉनिकल), प्रिज्मी (समपार्श्वीय) तथा स्पोकीय (नुकीला) होते हैं।

कोशिका की संरचना (Structure of the Cell)

प्राणी की कोशिका के मुख्यत: दो भाग या संघटक (Components or Constituents) होते हैं-

(i) केन्द्रक या न्यूक्लिअस (Nucleus) तथा
(ii) कोशिका-द्रव्य या साइटोप्लाज्म (Cytoplasm)

केन्द्रक (Nucleus) कोशिका के केन्द्र में होता है जिसके चारों ओर कोशिका द्रव्य (या साइटोप्लाज्म) विद्यमान (या मौजूद) होता है। इन दोनों के बीच एक छिद्रिल झिल्ली (Porous membrane) होती है जो दोनों को एक-दूसरे से अलग रखती है। इस झिल्ली को केन्द्रक झिल्ली (Nuclear membrane) कहते हैं।

(i) केन्द्रक या न्यूक्लिअस (Nucleus)

कोशिका का केन्द्रक (या न्यूक्लिअस) सामान्यत: कोशिका के केन्द्र पर स्थित होता है। यह लगभग अंडाकार (या गोलाकार) आकृति का होता है। इस कोशिका में संघनित रूप में जीव-द्रव्य या प्रोटोप्लाज्म (Protoplasm) होता है जिसे कोशिका-द्रव्य या साइटोप्लाज्म (Cytoplasm) से अलग रखने के लिए एक केन्द्रक झिल्ली या

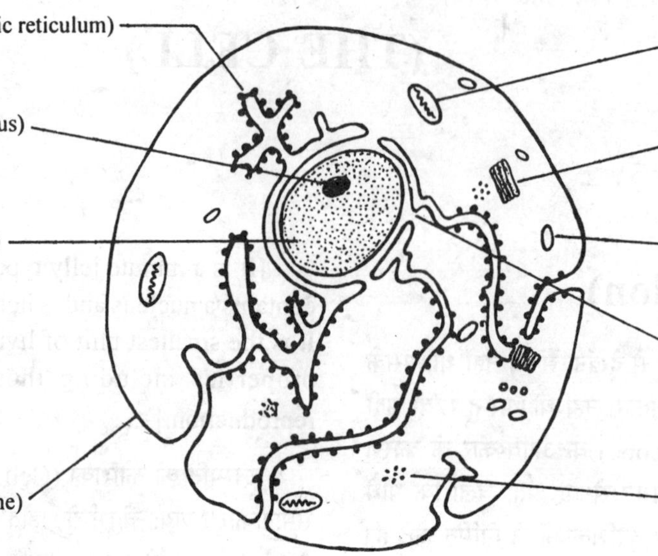

चित्र (2) - कोशिका और उसकी संरचना (A cell and its detailed structure)

न्यूक्लिअर मेम्ब्रेन (Nuclear membrane) होती है। यह झिल्ली छिद्रमय होती है जिससे कि केन्द्रक से पदार्थ निकलकर कोशिका-द्रव्य में जा सके (या उसमें पदार्थ जा सके)। केन्द्रक (या न्यूक्लिअस) ही कोशिका (या सेल) और उसकी सभी क्रियाओं को नियंत्रित करता है। इसके बिना कोशिका अपने अस्तित्व को बचा नहीं सकती।

प्रत्येक केन्द्रक (न्यूक्लिअस) में एक या दो केन्द्रिका (Nucleolus) होती हैं जिनमें न्यूक्लिक अम्ल (DNA) या "डीएनए" का संश्लेषण (या निर्माण) होता है। केन्द्रक (न्यूक्लिअस) में अनेक प्रोटीन युक्त धागे या रेशे (Protein-rich threads) होते हैं जो एक जीव-रस (Nuclear sap) में पड़े रहते हैं। इन्हें सामूहिक रूप में क्रोमेटिन (Chromatin) कहा जाता है। इन धागों या रेशों को गुण-सूत्र या क्रोमोसोम (Chromosomes) कहते हैं। यह गुणसूत्र (क्रोमोसोम) कोशिका के क्रियाशीलन के लिए अत्यावश्यक हैं जो मानव शरीर की आनुवांशिक विशेषताओं का निर्धारण करते हैं। गुणसूत्र (Chromosome) पर रैखिक व्यवस्था में आनुवांशिक निर्धारक (Genetic or hereditary determinants) स्थित होते हैं जिसे जीन (Genes) कहा जाता है। किसी एक प्राणी के लिए शरीर-कोशिका (Body cell) में गुणसूत्रों की संख्या 46 (या तेईस जोड़े) होती है। गुणसूत्र (क्रोमोसोम), क्षार (Base), अम्ल तथा शर्करा (Deoxyribonucleic acid or DNA) से बनते हैं जो आनुवांशिक गुण के वाहक (Carrier of hereditary traits) होते हैं। चयापचय या मेटाबॉलिज्म (Metabolism), उत्तेजनशीलता (Irritability) तथा जनन (Reproduction) प्रत्येक कोशिका के मौलिक और अनिवार्य गुण होते हैं।

कोशिका की संरचना (Structure of the Cell)

1. **केन्द्रक या न्यूक्लिअस (Nucleus)**
   - (i) केन्द्रिका (Nucleolus)
   - (ii) क्रोमेटिन (Chromatin)
   - (iv) केन्द्रक झिल्ली (Nuclear membrane)
   - (iii) जीव-रस (Nuclear sap)
   - (iii) आंतरिक जालीय तंत्र या एन्डोप्लैज्मिक रिटिक्यूलम (Endoplasmic reticulum)
2. **कोशिका-द्रव्य (Cytoplasm)**
   - (i) गोल्गी तंत्र (Golgi apparatus)
   - (ii) सूत्रकणिका या माइटोकोन्ड्रिया (Mitochondria)
   - (iv) राइबोसोम (Ribosomes)
   - (v) लाइसोसोम (Lysosomes)
   - (vi) तारककाय या सेन्ट्रोसोम (Centrosomes)
   - (vii) कोशिका झिल्ली (Cell membrane)
   - (viii) आधारभूत कोशिका द्रव्य (Ground cytoplasm)

(ii) कोशिका-द्रव्य या साइटोप्लाज्म (Cytoplasm)

इलेक्ट्रानिक सूक्ष्मदर्शी (Electronic microscope) से देखने पर यह पता चलता है कि कोशिका-द्रव्य (या साइटोप्लाज्म) में अनेक सूक्ष्म संरचनाओं का मिश्रित तंत्र होता है। यह केन्द्रक (न्यूक्लिअर) के चारों ओर स्थित होता है तथा इन दोनों के बीच एक झिल्ली

(Membrane) होती है जो दोनों को पृथक रखती है। इसके चारों ओर भी एक कोशिका झिल्ली (Cell membrane) होती है जो उसे एक सीमा क्षेत्र में रखती है। यह झिल्ली जीव-द्रव्य (Protoplasm) से ही निर्मित होती है। इस झिल्ली (कोशिका की दीवार) में अनेक सूक्ष्म छिद्र होते हैं जिसके द्वारा आवश्यक पदार्थ का ग्रहण तथा अनावश्यक (या अपशिष्ट) पदार्थ का परित्याग होता है। कोशिका-द्रव्य (साइटोप्लाज्म) वास्तव में जीव द्रव्य (प्रोटोप्लाज्म) का एक शेष (Remainder) है जिसमें कार्बोहाइड्रेट (Carbohydrate), वसा (Fat), राइबोन्यूक्लिइक अम्ल (Ribonucleic acid or RNA), लवण (Salt), प्रोटीन (Protein) तथा जल (H_2O) उपस्थित रहते हैं। इसमें सामान्यत: पदार्थ होते हैं। साइटोप्लाज्म या कोशिका द्रव्य में अनेक संरचनाएँ शामिल होती हैं जिन्हें कोशिकांग या ऑरगनील (Organelles) कहा जाता है। ये कोशिकांग निम्नलिखित हैं —

(i) **सूत्र-कणिका या माइटोकोन्ड्रिया (Mitochondria)** - यह लघु दानेदार या छड़ी के आकार का होता है जिसमें किण्वक (Enzyme - एन्जाइम) जो पोषक आहार (Nutrients) तथा ऑक्सीजन से ऊर्जा (Energy) प्राप्त करते हैं। यह ऊर्जा ATP [एडिनोसिन ट्राइफॉस्फेट (Adenosine triphosphate)] रूप में होती है तथा कोशिकीय क्रिया के लिए सुलभ होती है। कोशिका में इसकी संख्या अधिक होती है तथा इसमें अत्यधिक चयापचय (Metabolism) करने की शक्ति होती है। इसकी लम्बाई 3μm तथा चौड़ाई 1μm होती है। (μ म्यू = 10^{-6} m = मीटर)

(ii) **आंतरिक जालीय तंत्र या एन्डोप्लाज्मिक रिटिक्यूलम (Endoplasmic reticulum)** - यह कोशिका झिल्ली तथा केन्द्रक से जुड़ी नलिकाओं [या टयूब्यूल्स (Tubules)] तथा पुटीकाओं [या वेसिकल्स (Vesicles)] का जालीय तंत्र होता है। यह कोशिका के एक भाग से दूसरे भाग में द्रव्य या पदार्थ को स्थानान्तरित करता है। इसके बाहरी सतह पर राइबोसोम (Ribosomes) होते हैं।

(iii) **राइबोसोम (Ribosomes)** - ये कणिका (Granule) के समान होते हैं जिसमें राइबोन्यूक्लीइक अम्ल या RNA (Ribonucleic acid) रहता है। ये कणिकाएं कोशिका में प्रोटीन का संश्लेषण (या निर्माण) करने के लिए जिम्मेवार होती हैं।

(iv) **लाइसोसोम (Lysosomes)** - यह कोशिका झिल्ली के पास की एक संरचना है जिसमें किण्वक (या एंजाइम्स) जैसे-फास्फैटेस (Phosphatase), प्रोटिएस (Protease), ग्लाइकोसाइडेस (Glycosidase), लाइपेस (Lipase) होते हैं। ये किण्वक (Enzymes) भोजन को पचाते हैं तथा व्यर्थ या हानिकारक कणों को बाहर निकालते हैं। लाइसोसोम किण्वक के साथ मिलकर क्षतिग्रत कोशिका को ध्वस्त करने में भी मदद करते हैं। थे किण्वक (एंजाइम्स) अंत: द्रव्यीय जालिका (एन्डोप्लाज्मिक रिटिक्यूलम) में संश्लेषित (या निर्मित) होते हैं।

(v) **गोल्गी पिण्ड या गोल्गी तंत्र (Golgi body or Golgi apparatus)** - यह नली आकार का पिण्ड होता है जिसमें पुटिकाओं की शृंखला (Series of vesicles) होती है। इसे केन्द्रक (Nucleus) तथा कोशिका के अग्र भाग (Apical part of the cell) के बीच देखा जा सकता है। यह श्रावी उत्पाद के निर्माण (Formation of secretory products) में शामिल होता है। यह श्राव कणिका (Secretion granules) तथा कोशिका-झिल्ली की पुन: पूर्ति के लिए झिल्लीमय आवरण (Membranous coverage for secretion granules and splenishment of cell membrane) प्रदान करता है।

(vi) **तारककाय या सेन्ट्रोसोम (Centrosome)** - कोशिका-द्रव्य (या साइटोप्लाज्मा) का यह एक अतिलघु घनीभूत भाग है जो दो केन्द्रिका या सेन्ट्रिओल्स (Centrioles) से निर्मित होता है। यह कोशिका विभाजन (या जनन) क्रिया में भाग लेता है।

(vii) **कोशिका झिल्ली (Cell membrane)** - कोशिका-द्रव्य (या साइट्रोप्लाज्म) के चारों ओर एक झिल्ली होती है जिसे कोशिका झिल्ली कहते हैं चयनात्मक छन्नी (Selective sieve) के रूप में यह झिल्ली कार्य करती है जिसके द्वारा निश्चित पदार्थों को कोशिका में जाने की अनुमति मिलती है या जो अन्य पदार्थों को आने से रोकती है। अत: यह जीवद्रव्य (या प्रोटोप्लाज्म) के उचित रासायनिक संघटन को बनाये रखने के लिए यह झिल्ली महत्वपूर्ण होती है।

(viii) **आधारभूत कोशिका-द्रव्य (Ground cytoplasm)**- यह एक अत्यधिक जटिल कलिलीय (या कोलाडीय) पदार्थ हैं जिसमें अन्य संरचनाएं सन्निहित होती हैं। इसका अधिक संबंध संश्लेषण (Synthesis) या उपचय (Anabolism) क्रिया से होता है।

कोशिका के कार्य (Functions or Physiology of the Cell)

मानव शरीर की सभी कोशिकाओं का निर्माण जीव-द्रव्य या प्रोटोप्लाज्म (Protoplasm) से होता है जो एक लसीली कणिकामय पदार्थ (Viscid granular substance) होता है। यह पदार्थ अंडा की सफेदी के समान होता है जिसमें जल, विद्युत-अपघटय या इलेक्ट्रोलाइट (Electrolyte), प्रोटीन, लिपिड (Lipids), और कार्बोहाइड्रेट आदि होते हैं।

एक कोशिका में विभिन्न प्रकार के पदार्थ झिल्ली से अंदर जाते हैं। ये विभिन्न प्रकार से अंदर पहुँचते हैं जो इस प्रकार हैं-

(i) **विसरण या डिफ्यूजन द्वारा (By diffusion)** - गैस और द्रव के अणु (Molecules) निरंतर गति में रहते हैं तथा उच्च सांद्रता (High concentration) से निम्न सांद्रता (Low concentration) की ओर प्रसारित होने की प्रवृत्ति रखते हैं। यह स्थिति तब तक रहती है जब तक कि मिश्रण में एकरूपता (Uniformity) नहीं आती है। यह विसरण (या प्रसारण) पारगम्य झिल्ली (Membrane) में से होता है तथा पदार्थ कोशिका में पहुँचते हैं।

(ii) **परासरण या औजमोसिस द्वारा (By osmosis)** - परासरण (या ऑजमोसिस) जल की गति है जो अर्धपारगम्य झिल्ली (Semipermeable membrane) के द्वारा निम्न सान्द्रता के घोल से उच्च सांद्रता की ओर (यह विसरण का विपरीत है) होती है। घोल के अणु जल को आकर्षित करता है या धारण करने की ओर प्रवृत्त होता है। धारण या आकर्षित करने की इस क्षमता को ऑजमेटिक या परासरणीय दबाव कहते हैं।

परासरणी दबाव (Osmotic pressure) को किसी घोल में विलीन हुए अणुओं की संख्या के द्वारा ज्ञात किया जाता है। इस प्रकार घोल में अणुओं की संख्या जितनी अधिक होगी उतना अधिक उसकी आकर्षण शक्ति (या क्षमता) होगी।

(iii) **सक्रिय परिवहन द्वारा (By active transport)** - कुछ अणु ऐसे होते हैं जो स्वयं कोशिका झिल्ली को पार नहीं कर पाते। ये अणु कोशिका झिल्ली में विशेष वाहक पदार्थ के साथ जुड़ जाते हैं, प्रायः किण्वक (एन्जाइम्स) के नियंत्रण में वे इसके साथ कोशिका झिल्ली से पार करके दूसरी ओर जाकर उससे मुक्त हो जाते हैं जो प्रायः एक प्रकार के अणु के लिए अनुक्रिया करते हैं।

(iv) **पिनोसाइटोसिस द्वारा (By pinocytosis)** - यह एक प्रक्रिया है जिसमें कोशिका झिल्ली अपने को दंतुरित बनाती है जो द्रव्य (या पदार्थ) को ग्रहण कर लेती है या निगल लेती है और अणु कोशिका में चला जाता है।

(v) **फैगोसाइटोसिस द्वारा (By phagocytosis)** - यह प्रक्रिया पिनोसाइटोसिस के समान है। परन्तु इसमें मुख्य अंतर यह है कि कोशिका अपने स्यूडोपोडिया (Pseudopodia) या कूटपाद को विस्तारित करके उसमें द्रव्य को समा लेता है एवं कोशिका में द्रव्य चला जाता है।

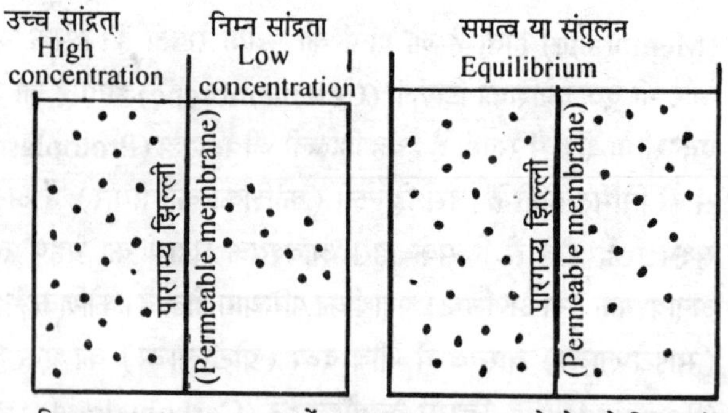

विसरण (Diffusion) - इसमें अणु उच्च सान्द्रता वाले क्षेत्र से निम्न सांद्र क्षेत्र की ओर बढ़ता या जाता है।

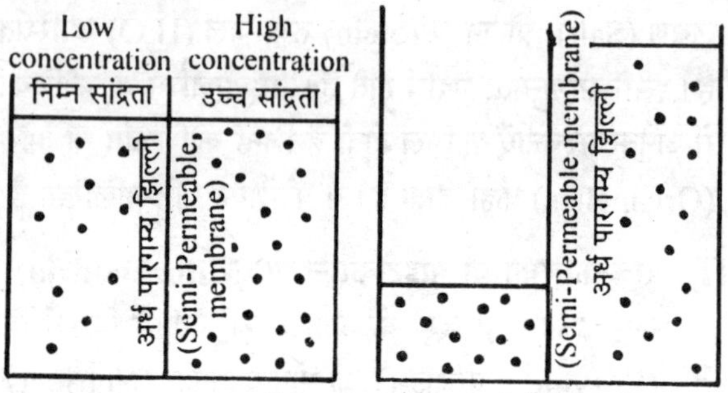

परासरण (Osmosis) - इसमें जल निम्न सान्द्रता वाले क्षेत्र से उच्च सान्द्रता के क्षेत्र की ओर जाता है।

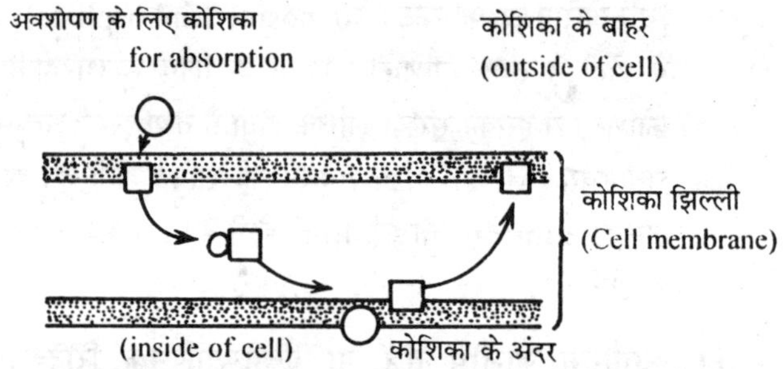

सक्रिय परिवहन (Active transport) - एक अणु अवशोषण से एक वाहक के साथ संलग्न हो जाता है।

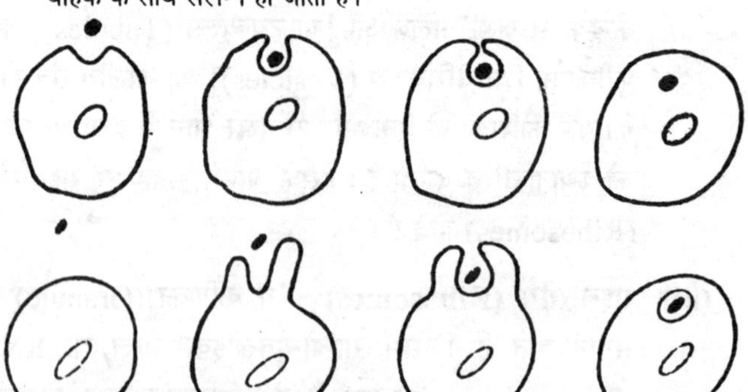

चित्र (3) - का (i), (ii), (iii) तथा (iv)

पिनोसाइटोसिस (Pinocytosis) - इसमें कोशिका एक अणु को निगल जाती है।

फैगोसाइटोसिस (Phagocytosis) - इसमें कोशिका अपने स्यूडोपोडिया को फैलाकर उसमें अणु को समा लेता है।

कोशिका जनन
(Cell Division or Reproduction)

जीवित प्राणी में कोशिका प्रजनन करती हैं। यह एक प्राणी के विकास के लिए आवश्यक होता है। जब कोशिकाओं का क्षय होता है तो इसमें नयी कोशिकाओं की भी आवश्यकता होती है तथापि कोशिका का जनन और वृद्धि का व्यवस्थापन अभी तक अधिकांशत: एक रहस्य (Mystery) बना हुआ है। कुछ कोशिकाएँ, जैसे अस्थि-मज्जा के रक्त निर्मित ऊतक कोशिकाएँ (Cells of the blood forming tissues of the bone marrow) निरंतर उत्पन्न होती हैं जबकि अन्य कोशिकाएँ, जैसे-पेशीय-कोशिकाएँ (Muscle cells) अनेक वर्षों तक प्रजनन नहीं करती हैं। कुछ कोशिकाएँ, जैसे-तंत्रिका कोशिका (Nerve cells) उन कोशिकाओं को प्रतिस्थापित (Replace) करने में समर्थ नहीं होती हैं जो मर जाती हैं।

कोशिका जनन की दो विधियाँ हैं-

(i) माइटोसिस या कार्योकाइनीसिस या सूत्री विभाजन (Mitosis or karyokinesis)

(ii) ऐमाइटोसिस या असूत्री विभाजन (Amitosis)

माइटोसिस (या सूत्री विभाजन) में केन्द्रक तथा कोशिका-द्रव्य के अंदर मिश्रित परिवर्तन विभाजन से पूर्व अवलोकन किया जा सकता है। परन्तु ऐमाइटोसिस (या असूत्री विभाजन) में कोशिका के केन्द्रक और कोशिका द्रव्य का विभाजन किसी प्रकार के प्रकट परिवर्तन (Visible change) के बिना ही हो जाता है।

माइटोसिस या सूत्री विभाजन (Mitosis) - कोशिका विभाजन (या जनन) की प्रक्रिया जिसमें माता या पिता की कोशिका के समान दो नवीन अनुजात कोशिकाएँ उत्पन्न होती हैं, को माइटोसिस (या सूत्री विभाजन) कहा जाता है। ["The process of cell division which produces two new daughter cells identical to the parent cell is called mitosis."]

इस प्रक्रिया में परिवर्तनों की शृंखला होती है जिसमें केन्द्रिका (सेन्ट्रिओल्स) तथा क्रोमोसोम का पुनर्गठन होता है ताकि दो नवीन कोशिकाओं में प्रत्येक में केन्द्रक (Nucleus) बन जाय जहाँ 23 जोड़े गुणसूत्र (क्रोमोसोम्स) हों। माइटोसिस में चार अवस्थाएँ (Four phases) होती है जो निम्नलिखित हैं-(चित्र-3)

1. **पूर्वावस्था या प्रोफेज (Prophase)** - कोशिका विभाजन की यह प्रथम अवस्था है। इसमें सेन्ट्रोसोम (या तारककाय) अनेक कणिकाओं में विभाजित होते हैं तथा केन्द्रिका (सेन्ट्रिओल्स) कोशिका के विपरीत छोरों (Opposite poles) में चले जाते हैं लेकिन वे पतले रेशे (Spindle fibres) के साथ जुड़े रहते हैं।

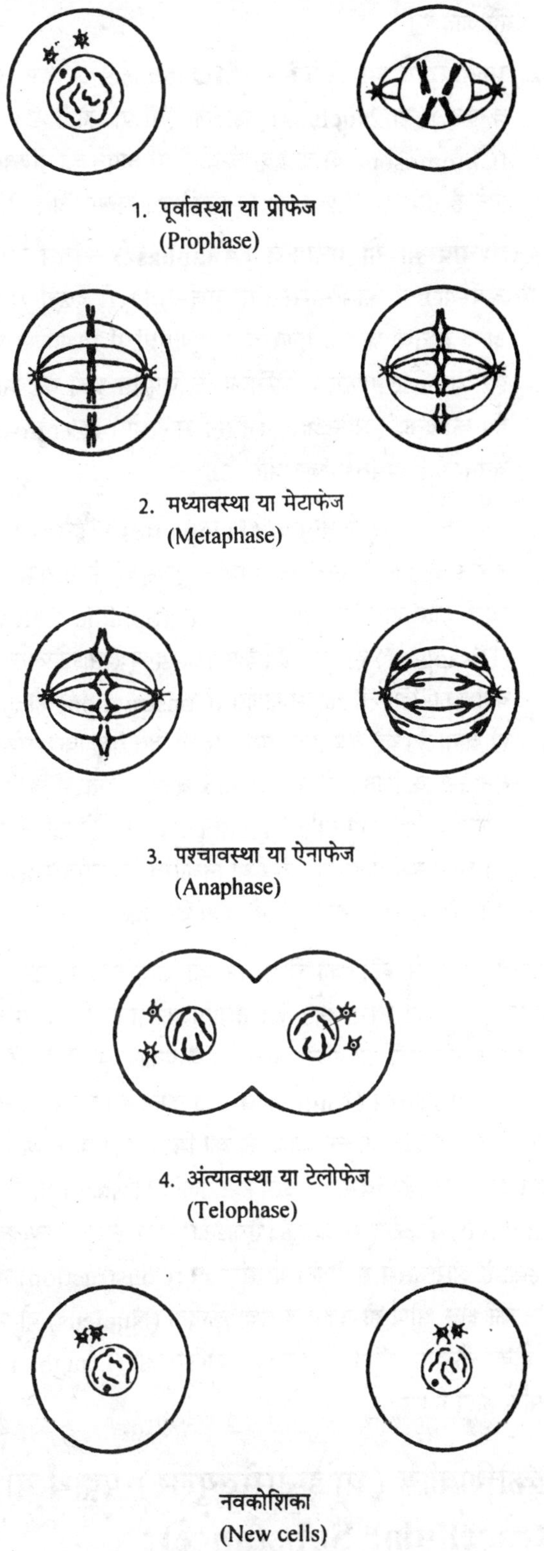

1. पूर्वावस्था या प्रोफेज (Prophase)

2. मध्यावस्था या मेटाफेज (Metaphase)

3. पश्चावस्था या ऐनाफेज (Anaphase)

4. अंत्यावस्था या टेलोफेज (Telophase)

नवकोशिका (New cells)

चित्र (4) - कोशिका जनन या विभाजन (Cell division)

क्रोमेटिन पदार्थ इसमें सुस्पष्ट गुण-सूत्रों (क्रोमोसोम्स) में परिवर्तित हो जाते हैं।

2. **मध्यावस्था या मेटाफेज (Metaphase)** – इस चरण में केन्द्रक (या Nucleus) झिल्ली खंडित होती है। गुणसूत्र (Chromosomes) केन्द्रक के केन्द्र पर अपने को पंक्तिबद्ध कर लेते हैं तथा रेशे (या तंतु) से अपने को संलग्न कर लेते हैं।
3. **पश्चावस्था या ऐनाफेज (Anaphase)** – इस चरण (या अवस्था) में क्रोमोसोम्स (या गुण-सूत्र) में दृढ़ता से खिंचाव आता है तथा प्रत्येक गुणसूत्र दो गुणसूत्रों में विभाजित हो जाता है। विभाजित गुणसूत्र कोशिका के विपरीत ध्रुवों की ओर बढ़ते हैं। केन्द्रिका (सेन्ट्रिओल) नवीन सेन्ट्रोसोम (Centrosomes) बनने के लिए विभाजित होते हैं।
4. **अंत्यावस्था या टेलोफेज (Telophase)** – इस चरण में एक नवीन केन्द्रक-झिल्ली का निर्माण गुणसूत्रों के प्रत्येक समूह के चारों ओर होता है तथा पतले रेशे (Spindle fibres) लुप्त (Disappear) हो जाते हैं। कोशिका-द्रव्य (साइटोप्लाज्म) तथा कोशिका-झिल्ली का संकीर्णन (Construction) होना आरम्भ हो जाता है। यह तब तक जारी रहता है जब तक कि कोशिका एक बनावटी कोशिका के समान नहीं बनता। अंत में कोशिका दो समान कोशिकाओं (Two identical cells) में खंडित हो जाती है। स्पष्ट रूप में सीमांकित (या निर्धारित) गुणसूत्र मुरझा जाते हैं तथा बिखरे रेशे (या तंतु) के द्रव्य बन जाते हैं।

मानव-शरीर में कोशिका विभाजन की सर्वाधिक सामान्य प्रक्रिया माइटोसिस (या सूत्री विभाजन) है। तथापि कोशिका विभाजन की यह केवल एक प्रकार नहीं है बल्कि एक अन्य प्रकार भी है जिसे असूत्री विभाजन या ऐमाइटोसिस (Amitosis) कहा जाता है। इसमें विभाजन के विभिन्न चरण नहीं होते बल्कि कोशिका का विभाजन एक चरण में ही हो जाता है। इस प्रकार का विभाजन अनेक उत्तकों (Tissues) में, विशेषकर भ्रूण (Embryo) के उत्तक में होता है। ऐमाइटोसिस में केन्द्रक (न्यूक्लिअस) लम्बा होता है और उसमें संकीर्णन या संकुचन (Construction) होता है। संकीर्णन का क्षेत्र क्षीण हो जाता है तथा केन्द्रक (Nucleus) दो भागों में खंडित होकर केन्द्रक सहित दो अनुजात कोशिकाओं (Daughter cells) का निर्माण होता है।

अंत:कोशिकीय (या इन्ट्रासेल्युलर) पदार्थ या द्रव्य (Intracellular Substance)

प्रत्येक जीवित प्राणी के शरीर में कोशिकाओं (Cells) के अतिरिक्त अंत:कोशिकीय पदार्थ होता है जिसकी कोई कोशिकीय-संरचना (Cellular structure) नहीं होती। यह पदार्थ कोशिका के बीच होता है। यह पदार्थ अत्यधिक विकसित होता है तथा इसमें चयापचय (Metabolism) भी होता है। इसका अस्तित्व कोशिका के साथ होता है और मिलकर जीवित तंत्र (Living Organism) बनाता है।

कोशिका-बाह्य (एक्स्ट्रा-सेल्युलर) द्रव्य (Extracellular Substance or Fluid)

कोशिकाओं के बाहर एक द्रव (या द्रव्य) होता है जो उनके चारों ओर होता है। इसमें रक्त प्लाविका (Blood plasma) तथा ऊतक द्रव (Tissue fluid) होता है। कोशिका के कार्य अपेक्षाकृत इसके स्थायी वातावरण पर निर्भर करता है। यह द्रव मध्यस्त (Middle man) के रूप में कोशिका को भोजन और ऑक्सीजन की आपूर्ति करता है तथा कोशिका से अपशिष्ट पदार्थ (Waste products) को बाहर निकालता है।

माइओसिस या अर्धसूत्रण (Meiosis)

कोशिका विभाजन की एक अन्य क्रिया (या प्रक्रिया) है जिसे अर्धसूत्रण या माइओसिस (Meiosis) कहा जाता है। इस प्रक्रिया का परिणाम अगुणित कोशिकाओं के दो जोड़े में होता है। (क्रोमोसोम्स या गुणसूत्रों के केवल एक समूह के साथ कोशिकाएँ)

["Meiosis is the process of cell division which results in two pairs of haploid cells." (cells with only one set of chromosomes)]

यौन कोशिकाओं यानि युग्मकों (Sex cells or gametes) के निर्माण के दौरान क्रोमोसोम्स (या गुणसूत्रों) की संख्या का अर्धजोड़ लगता है जिससे कि शुक्राणु [या स्पर्मैटोजोआन (Spermatozoon)] में केवल 23 गुणसूत्र तथा अण्डाणु [या ओवम (Ovum)] में 23 गुणसूत्र धारित रह सके। जब निषेचन (Fertilization) क्रिया होती है या शुक्राणु (Sperm) तथा अण्डाणु (Ovum) में मेल होता है तो कोशिका (युग्मनज या जाइगोट) का निर्माण होता है जो एक नवीन शिशु के रूप में विकसित होता है। इस प्रकार सामान्य 46 (यानि तेईस जोड़े) गुणसूत्रों का पुन: स्थापन होता है। इस क्रिया (या उपाय) के द्वारा पुरुष और महिला से जीन्स (Genes) के मिलन को निष्पादित किया जाता है। ये जीन्स आनुवांशिक निर्धारक होते हैं अर्थात् वंश (माता-पिता या नाना-नानी, दादा-दादी आदि) के गुण शिशु में जीन्स के द्वारा ही प्राप्त होते हैं।

जीव-द्रव्य [या प्रोटोप्लाज्म (Protoplasm)] में निम्नलिखित रासायनिक अवयवों का अनुपात होता है–

1. जल (Water)-85%. 2. प्रोटीन (Protein)-10%. 3. लिपिड (Lipid)-1.3%. 4. कार्बोहाइड्रेट (Carbohydrates)-1.2%. 5. डी.एन.ए. (Deoxyribonucleic acid or DNA)-0.4%. 6. आर.एन.ए. (Ribonucleic acid or RNA)-0.7%. 7. अन्य कार्बनिक पदार्थ (Other organic materials)-0.4%. 8. अकार्बनिक पदार्थ (Inorganic substances)-1.5%.

3. शरीर के मूल ऊतक
(ELEMENTARY TISSUES OF THE BODY)

ऊतक (Tissue) एक द्रव्य (Substance) है जो एक समान कोशिकाओं के समूहों से निर्मित होता है। यह कोशिका की तरह कार्यों का निष्पादन करता है तथा ऊतकों द्वारा ही शरीर के अंगों का निर्माण होता है। शरीर का अधिकांश भाग कोमल ऊतकों से ही बनता है जिसका अपवाद अस्थि तथा उपास्थि [अर्थात् बोन और कार्टिलेज (Bones and cartilage)] है। ["Tissue is a material made up of the groups of similar cells performing the same functions. The parts of the body are formed by tissues and most of the human body is made up of soft tissues with the exception of the bones and cartilage."].

ऊतक के प्रकार (Types of Tissues)

मानव शरीर में चार मुख्य ऊतकों (टिशू)की पहचान की गयी है। प्रत्येक ऊतक विशेष प्रकार की कोशिकाओं (Cells) से बनता है जिसे एक इलेक्ट्रानी सूक्ष्मदर्शी (Electronic microscope) यंत्र से देखा जा सकता है। ये ऊतक निम्नलिखित हैं-

1. **उपकला ऊतक या एपिथीलियल टिशू (Epithelial tissue)**
2. **संयोजी ऊतक या कनेक्टिव टिशू (Connective tissue)**
3. **पेशी ऊतक या मसक्यूलर टिशू (Muscular tissue)**
4. **तंत्रिका ऊतक या नर्वस टिशू (Nervous tissue)**

उपरोक्त चार ऊतक (टिशूज) शरीर के मूल ऊतक कहे जाते हैं इसके अतिरिक्त कुछ अन्य ऊतक (Tissues) भी होते हैं। जैसे-

(i) अस्थि ऊतक या बोनि टिशू (Bony tissue)
(ii) वसा ऊतक या ऐडिपोस टिशू (Adipose tissue)
(iii) रुधिर (या रक्त) ऊतक या ब्लड टिशू (Blood tissue)
(iv) ग्रन्थीय ऊतक या ग्लैन्डयूलर टिशू (Glandular tissue)
(v) वर्त्स्य ऊतक या ऐल्विओलर टिशू (Alveolar tissue)
(vi) लसीकाभ ऊतक या लिम्फॉइड टिशू (Lymphoid tissue)

1. उपकला ऊतक या एपिथीलियल टिशू या एपिथीलियम (Epithelial Tissue or Epithelium)

एपिथीलियम (या उपकला ऊतक) कोशिकाओं से संघटित एक टिशू या ऊतक) है जो सामान्यत: इस प्रकार व्यवस्थित (Arranged) रहता है कि उनसे एक मेम्ब्रेन (या झिल्ली) या लाइनिंग (अस्तर) बन जाता है जो शरीर के बाहरी या आंतरिक स्तर को ढके रहता है। जैसे-त्वचा (Skin), खोखला अंग, नलिका या कोटरिका का अस्तर (Lining an hollow organs, tubes or cavities), रक्तवाहिका तथा वायु-कोशिका का आवरण (Lining or cover on blood-vessel and air cell) आदि। यह शरीर की प्रत्येक नलिका के भीतरी भाग में रहता है तथा शरीर के बाहरी भाग को भी ढके रखता है। प्रत्येक स्थान के कार्य के अनुसार इसकी संरचना (Structure) में अंतर होता है। शरीर की विभिन्न ग्रंथियों (Glands) के निर्माण हेतु श्रावी कार्य (Secretory functions) के लिए यह ऊतक विशेषज्ञता (Specialization) प्राप्त करता है। सभी उपकला कोशिकाएँ (Epithelial cells) एक समांगी द्रव्य (Homogenous substance) पर स्थित होते हैं तथा उससे एक साथ जुड़े होते हैं जिसे आधारिक-झिल्ली या बेसमेन्ट मेम्ब्रेन (Basement membrane) कहते हैं।

एपिथीलियल टिशू (या उपकला ऊतक) संवहनी (Vascular) होता है तथा ऊतक का पोषण आधारिक झिल्ली के द्वारा केशिका (Capillaries) के नीचे से विसरण (Diffusion) विधि से होता है। यह ऊतक सभी तीन जीवाणु स्तरों -

(i) बहिर्जनस्तर या एक्टोडर्म (Ectoderm)
(ii) मध्यजनस्तर या मेसोडर्म (Mesoderm)
(iii) अंत:त्वचा स्तर या एन्डोडर्म (Endoderm)

में विकसित होते हैं। बहिर्जनस्तर (एक्टोडर्म) से त्वचा का अधिचर्म या एपिडर्मिस (Epidermis), मध्यजनस्तर (मेसोडर्म) से गर्भाशय (यूटरस) या मूत्राशय (यूरिनरि ब्लैडर) आदि की श्लेष्मिक कोशिकाओं का अस्तर (Lining cells of mucosa of uterus) तथा अंत:त्वचा (एन्डोडर्म) से उदर (पेट), अंतड़ी आदि की श्लेष्मिक कोशिकाओं का अस्तर (Lining cells of the mucosa of stomach, intestine etc.) बनता है।

एपिथीलियल टिशू (या उपकला ऊतक) के कार्यों में विविधता होती है, जैसे-

(i) संवेदी उद्दीपक को ग्रहण करना (To receive sensory stimuli)
(ii) द्रव्यों को अवशोषित करना (To absorb substances)
(iii) विभिन्न किण्वकों (एन्जाइम्स) को श्रावित करना (To secrete different enzymes)

(iv) अपशिष्ट पदार्थों को बहाना या श्रावित करना (To secrete waste products)

(v) विभिन्न आंतरिक या बाह्य संरचनाओं की सुरक्षा करना (To protect underlying structures) उपकला ऊतक एक स्तरीय या सरल ऊतक (Simple epithelium) या अनेक संयुक्त स्तरीय (Many layered or stratified epithelium) होते हैं।

सरल एपिथीलियम (Simple Epithelium) या सरल उपकला ऊतक

सरल उपकला ऊतक (एपिथीलियम) तीन प्रकार या आकार के होते हैं जिन्हें मानव शरीर में देखा जा सकता है। ये निम्नलिखित हैं—

(i) सरल शल्की उपकला ऊतक या सरल स्क्वेमस एपिथीलियम (Simple squamous epithelium) - सरल शल्की उपकला ऊतक एक स्तरीय पतला छिलका कोशिकाओं से निर्मित होता है जिसका केन्द्रक (न्यूक्लिअस) चिपटा होता है। इस प्रकार की उपकला को शरीर के निम्न भागों में देखा जा सकता है -

⇛ फेफड़ों की कूपिका (Alveoli of lungs) में,

⇛ हृदय प्रकोष्ठ के अस्तर में (In lining of heart chambers)

⇛ रक्त वाहिका तथा लसीका के अस्तर में (In lining of blood-vessels and lymphatics)

⇛ वृक्क नलिकाओं तथा आंतरिक कान के कुछ हिस्सों में (In some parts of renal tubules and internal ears)

⇛ उदर के आवरण, हृदय के आवरण, फेफड़ा के आवरण की कोटरिकाओं कें अस्तर में (In lining of peritoneal, pericardinal and pleural cavities)

(ii) सरल घनाकार उपकला या सरल क्यूबॉइडल एपिथीलियम (Simple cuboidal epithelium)

यह उपकला (एपिथीलियम) कोशिकाओं का एक स्तरीय क्षेत्र है जिसे किनारा से देखने पर घनाकार जैसा लगता है तथा जिसकी प्रत्येक कोशिका में गोलीय केन्द्रक होता है। यह उपकला निम्नलिखित के अस्तर में होती है-

⇛ अवटु-ग्रंथि की पुटिका में (Follicles of thyroid glands)

⇛ अनेक ग्रंथियों की नलिकाओं तथा कूपिकाओं में (In ducts and alveoli of many glands)

⇛ अंडाशय की सतह (Surface of ovary)

⇛ रक्त जालिका या कौरॉइड प्लेक्सस (Choroid plexus)

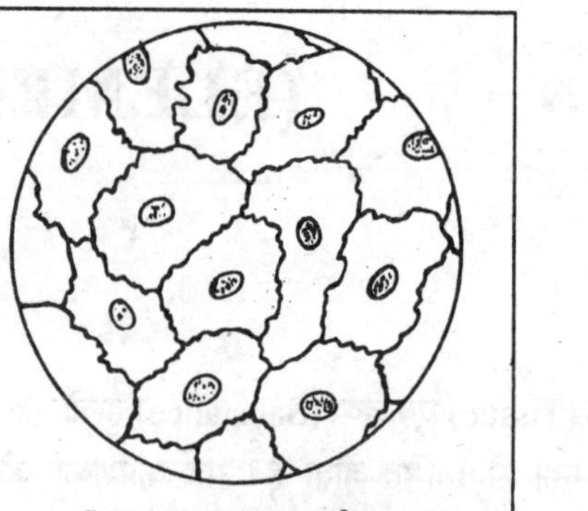

चित्र 5(i) - सरल शल्की उपकला (Simple squamous epithelium)

(iii) सरल स्तम्भाकार उपकला या कॉलमनर एपिथीलियम (Simple columnar epithelium)

इस उपकला में कोशिकाएँ लम्बी और आयताकार होती है। इसमें केन्द्रक (न्यूक्लिअस) लम्बा बनता है तथा अपने को आधार पर रखता है। इसे निम्न के अस्तर (Lining) में देखा जा सकता है-

⇛ उदर और वृहदांत्र - (Stomach and large intestine)- इसमें ल्यूमेन की सतह (कोशिका की) समतल होती है।

⇛ लघ्वांत्र (लघु अंत्र) तथा पित्ताशय (Small intestine and gallbladder)- यहाँ पुटीय सतह (कोशिकाओं की) (या ल्यूमेन सर्फेस) सूक्ष्म अंगुली की तरह प्रक्षेपित होता है (Projected like minute finger) जिसे सूक्ष्म अंकुर [या माइक्रोविली (Microvilli)] कहा जाता है। यह अवशोषण करने के लिए सतही क्षेत्र की वृद्धि करता है।

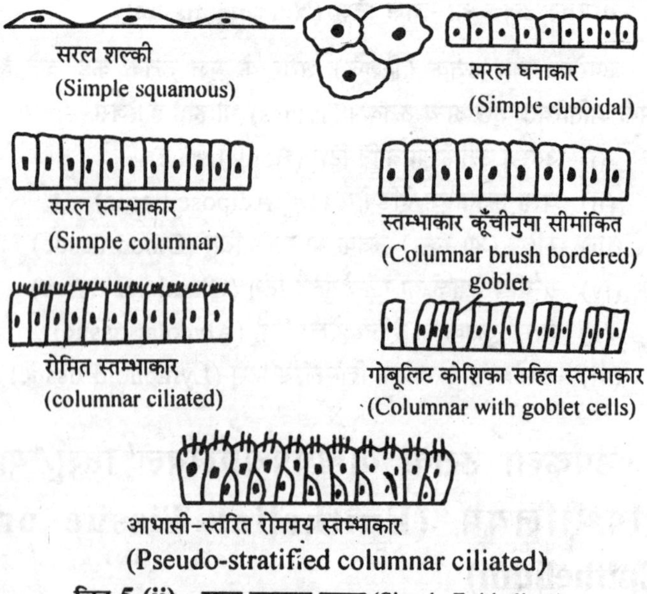

चित्र 5 (ii) - सरल उपकला ऊतक (Simple Epithelium)

⇒ श्वसन क्षेत्र (Respiratory tract), डिम्बवाही नली (Fallopian tube), गर्भाशय (Uterus) सुषम्ना (या स्पाइनल कॉर्ड) की केन्द्रीय नली (Central canal of spinal cord) मस्तिष्क का निलय या वेन्ट्रिकल्स (Ventricles of brain) आदि। यहाँ कोशिकाओं की पुटीय सतह में रोमिका (या सिलिया (Cillia) की उपस्थिति होती है।

⇒ स्तम्भाकार कोशिकाओं (Columnar cells) का रूपान्तर होकर श्रावी कोशिकाओं (Secretory cells) का निर्माण होता है जैसा कि उदर या आंत्र की श्लेष्मी ग्रन्थियों (Glands of mucosa of stomach and intestines) में होता है।

स्तम्भाकार उपकला का एक अन्य प्रकार (या रूप) भी होता है जिसे "आभासी स्तरित रोममय स्तम्भाकार उपकला" [या "स्यूडो-स्ट्रेटिफाइड कालमनर सिलिएटेड एपिथीलयम" (Pseudostratified columnar cilliated epithelium)] कहा जाता है। इसमें भी कोशिकाओं का एक स्तर होता है। परन्तु कुछ कोशिकाएँ लम्बी होती हैं जबकि अन्य छोटी। इससे केन्द्रकों को किनारे से देखने पर ऐसा आभास होता है कि इसमें दो पृथक सतह या स्तर हैं। इससे उपकला (या एपिथीलियम) में स्तरीकरण (Stratification) होने का गलत विचार का जन्म होता है। इसे निम्न में देखा जा सकता है-

⇒ श्रवण नली (Auditory tube), शुक्रवाहक [या वैसडीफरेन्स (Vas deferens)], पुरुष मूत्रमार्ग के झिल्लीमय तथा शिश्नीय भाग (Membranous and penile parts of male urethra) तथा

⇒ श्वास नली या ट्रेकिआ (Trachea) तथा श्वसनी या ब्रोन्कि (Bronchi) सरल उपकला ऊतक (Simple epithelium) के भिन्न प्रकारों का चित्र 5 (ii) देखें।

मिश्रित या स्तरित उपकला (Stratified or Compound Epithelium)

स्तरित उपकला (या स्ट्रेटिफाइड एपिथीलयम) के भी चार प्रकार होते हैं-

1. स्तरित (स्ट्रेटिफाइड) शल्की (एस्क्वेमस) किरेटी-नीकृत उपकला (एपिथीलियम)/शृंगी स्तरित शल्की उपकला (Stratified squamous keratinised epithelium)

यहाँ आधारिक झिल्ली (Basement membrane) के साथ स्तम्भाकार कोशिकाओं का एक आधारीय स्तर (Basal layer of columnar cells) संलग्न होता है। इस स्तर की कोशिकाएँ सूत्री विभाजन (या मिटोसिस) द्वारा स्तरों की वृद्धि करती हैं जिसे स्तर अंकुरण [या स्ट्रैटम जर्मिनेटीवम (Stratum germinativum)] कहा जाता है। इस स्तर के ऊपर बहुतलीय कोशिकाओं (Polyhedral cells) के दो या तीन स्तर होते हैं। इन कोशिकाओं की सतहें काँटेदार (स्पाइनि) होती हैं। अत: इसे स्ट्रैटम स्पाइनोसम (Stratum spinosum) कहा जाता है। कोशिकाओं की अगली दो या तीन परतों में कणिकाएँ (Keratohyaline granules) उनकी कोशिका द्रव्य में उपस्थित रहती हैं। इसमें कोशिका की सीमा तथा केन्द्रक पृथक नहीं होते जिसे स्ट्रैटम लूसिडम (Stratum lucidum) कहा जाता है। इस स्तर की कोशिकाओं में एलीडिन (Eleidin) होता है जो कैरैटोहयालिन (Keratohyaline) से प्राप्त होता है। इस उपकला (एपिथीलयम) की कोशिकाओं के अधिकांश बाहरी सतहें समाप्त हो जाती हैं। वे अत्यधिक चपटे (Flattened) होते हैं तथा जिनके केन्द्रक (Nucleus) या कोशिकांग (Organalles) नहीं होते। उनमें प्रोटीन होता है जिसे केराटिन (Keratin) कहा जाता है। यह केराटिन एक अन्य पदार्थ एलीडिन (Eleidin) से प्राप्त होता है। यह उपकला स्वभाव से जलसह या वाटरप्रूफ (Waterproof) होती है तथा अन्दर स्थित अधिचर्म (Epidermis of skin) को सुरक्षा प्रदान करती है। इसे शृंगामी स्तर [या स्ट्रैटम कार्निअम (Stratum corneum)] भी कहा जाता है। देखें चित्र (6)।

2. अशृंगी स्तरित शल्की उपकला या स्ट्रेटिफाइड स्क्वैमस नॉनकेरैटिनाइज्ड एपिथीलियम (Stratified squamous non-keratinised epithelium)

आंतरिक अंग के पुटीय अस्तर में एक अल्प परिष्कृत प्रकार की उपकला (Slightly modified type of epithelium) पायी जाती हैं। इसमें स्ट्रैटम कार्निअम तथा कैरैटिन नहीं होते। इस उपकला (एपिथीलियम) में कोशिकाओं की ऊपरी सतहें जीवित (Living) होती हैं तथा वे गीली (Moist) बनी रहती हैं। परन्तु यह उपकला रोगात्मक स्थितियों में शृंगी प्रकार में परिवर्तित हो जाती है। इस उपकला के अस्तर को जीभ (Tongue) कार्निया (Cornea), ग्रसनी (Pharynx), योनि (Vegina), ग्रासनली (Oesophagus), कपोल-कोटरिका (Buccal cavity) में देखा जा सकता है।

3. परिवर्ती उपकला या ट्रैन्जिशनल एपिथीलियम (Transitional epithelium)

इस उपकला में आधारिक झिल्ली (Basement membrane) से संलग्न स्तम्भाकार कोशिकाओं का एक आधारीय स्तर होता है जिसके ऊपर बहुतलीय कोशिकाओं (Polyhedral cells) के दो या तीन स्तर हैं। इसके ऊपर छातानुमा बड़ी कोशिकाओं का एक स्तर होता है। अंत में इस स्तर के

ऊपर ग्लाइकोप्रोटीन (क्यूटिकल या उपत्वचा) की एक परत (Layer of glycoproteins, *i.e.* cuticles) होती है जो अंदर की कोशिकाओं को पेशाब के विषैले प्रभाव से सुरक्षा प्रदान करती हैं। यह उपकला अपनी संघटक कोशिकाओं को चपटी बनाकर तनन [या स्ट्रेचिंग (Stretching)] होने देती है। इस उपकला के अस्तर को श्रोणि प्रदेश या पेल्विस (Pelvis) या वृक्कद्रोणि, मूत्रवाहिनी यूरीटर (Ureter) मूत्राशय [या यूरिनरिब्लाडर (Urinary bladder)] मूत्र-मार्ग का सबसे ऊपरी भाग (Upper most part of urethra) में देखा जा सकता है।

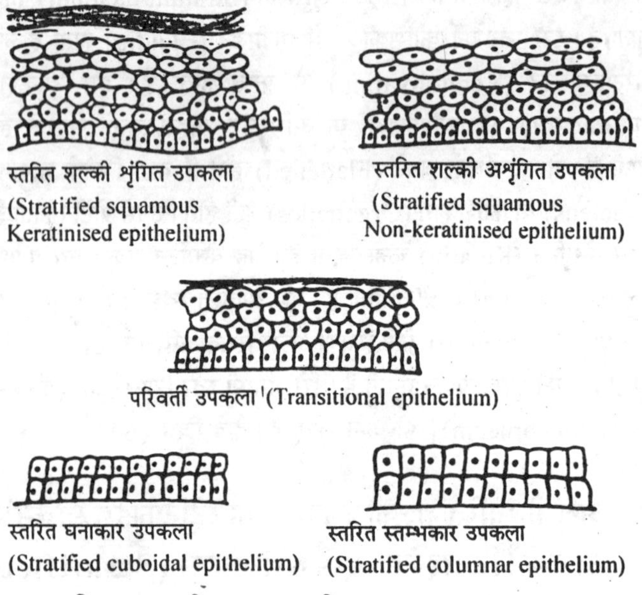

चित्र (6) - स्तरित उपकला का चित्र (Stratified epithelium)

4. स्तरित स्तम्भाकार या घनाकार उपकला या स्ट्रेटिफाइड कॉलमनर या क्यूवाइडल एपिथीलियम (Stratified columnar or cuboidal epithelium)

इस उपकला में आधारिक झिल्ली के साथ संलग्न घनाकार कोशिकाओं का एक आधारिक स्तर होता है। इसके ऊपरी भाग में स्तम्भाकार या घनाकार कोशिकाओं की एक परत (Layer) होती है। इस प्रकार की उपकला (एपीथीलियम) का अस्तर कुछ ग्रन्थियों की नलिकाओं (Ducts of some glands) में होता है। देखें चित्र 6 (4)।

उपकला ऊतक (या एपिथीलियल टिशू) के कार्य (Functions of Epithelial Tissue)

उपकला ऊतक जो शरीर के आवरण (त्वचा) तथा कोटरिका के अस्तर का निर्माण करता है, वह मुख्यत: सुरक्षा प्रदान करता है। यह अपने नीचे पड़े ऊतकों को क्षतिग्रस्त होने से बचाता है तथा इन ऊतकों से द्रव को क्षय होने से रोकता है। इसके अतिरिक्त उन संरचनाओं (Structures) में द्रव के गमन को भी रोकता है जो त्वचा से ढके होते हैं। सूक्ष्म जीव स्वस्थ त्वचा से पार नहीं होते परन्तु वे घिसी त्वचा (Abraded skin) से पार कर जाते हैं तथा शरीर को हानि पहुँचाने में सफल हो जाते हैं। इसके कार्य को निम्न शीर्षकों में उल्लेख किया जा सकता है-

श्रावक (Secretory) - अधिकतर श्रावी ग्रन्थियाँ और उनकी वाहिनियाँ (या नलिकाएँ) स्तम्भाकार उपकला से ही बनती हैं। प्राय: उपकला ग्रन्थियों और उनकी वाहिनियों पर स्तर बनाते हुए वह सतह से ही सरल नलिकाकार और पुटाकार ग्रन्थियों (Simple tubular and simple sacular glands) का प्रत्यावर्तन (Involutions) होता है। जैसे आंत्र की सरल नलिकाकार ग्रन्थियाँ (Simple tubular glands of intestines)। इन प्रत्यावर्तन (या इनवॉलूशन) से जो शाखाएँ निकलती हैं उससे संरचना अधिक जटिल हो जाती हैं तथा संयुक्त नलिकाकार ग्रन्थियों (Compound tubular glands) का निर्माण होता है। जैसे-किडनी (Kidney)। इसी प्रकार संरचना की जटिलता से संयुक्त पुटाकार ग्रन्थियों (Compound racemose or sacular glands) का निर्माण होता है। जैसे-लारा ग्रन्थि (Salivary glands), अग्न्याशय या पैन्क्रिअस (Pancreas)। देखें चित्र-7 (iii)।

अंत:श्रावी ग्रन्थियों (Endocrine glands) का निर्माण भी उपकला कोशिकाओं (Epithelial cells) से होता है। जो एक साथ एकत्र होकर खाली पुटिकाओं (Hollow vesicles) पर स्तरण करती हैं जैसा कि अवट् ग्रन्थि (Thyroid gland) में होता है। यहाँ स्तम्भाकार कोशिकाओं द्वारा जो घनाकार होती हैं, स्तरण होता है। इन कोशिकाओं द्वारा श्राव (Secretion) उत्पन्न होता है जिसे कलिल या कोलाइड (Colloid) कहा जाता है। परन्तु इसमें कोई वाहिनी या डक्ट (Duct) नहीं होता, अत: श्राव प्रत्यक्ष रीति से या लसीका (या लिम्फैटिक) द्वारा (Through lymphatics) रक्तधारा में पहुँचता है।

ग्रन्थि (Glands) - ग्रन्थि एक श्रावी अंग (Secretory organ) है जो एक पृथक अंग (Organ) हैं, जैसे-यकृत या लिवर (Liver), अग्न्याशय या पैन्क्रिअस (Pancreas), प्लीहा या स्प्लीन (Spleen)। सभी ग्रन्थियों में रक्त आपूर्ति की क्षमता रखती है। उनका विशेष कार्य रक्त-धारा से पदार्थों को ग्रहण करना तथा उन्हें मुख्य श्रावों या रसों में विस्तारित करना है। शरीर में अनेक ग्रन्थियाँ होती हैं जिनके कार्य भी भिन्न प्रकार के होते हैं जिनका सामूहिक रूप से वर्णन और वर्गीकरण करना अत्यधिक कठिन है। यहाँ कुछ का सरल वर्गीकरण किया जाता है।

(i) ग्रन्थियाँ जो परोक्ष रूप से अपने श्राव को बाहिकाओं (Ducts) द्वारा बहा देती हैं। (Glands which pour their secretion indirectly) - जैसे-लाला-ग्रन्थि (Salivary glands), अग्न्याशय (Pancreas), यकृत या जिगर (Liver) आदि।

(ii) ग्रन्थियाँ जो प्रत्यक्ष रूप से सतह पर श्राव उत्पन्न करते हैं

(Glands which pour their secretion directly), जैसे आंत्र ग्रंथियाँ (Intestinal glands), स्वेद ग्रन्थि (Sweat glands), जठर ग्रन्थि (Gastric glands), वसामय ग्रन्थि (Sebaceous glands) आदि।

(iii) वाहिनीहीन ग्रन्थियाँ (Ductless glands) - ये ग्रन्थियाँ आंतरिक श्राव की होती है। शरीर की तंदुरुस्ती (स्वस्थता) के लिए इन ग्रन्थियों की भूमिका महत्वपूर्ण होती है। इसके श्राव शरीर के कार्यों पर महत्वपूर्ण रासायनिक नियंत्रण का प्रयास करता है।

झिल्लि (Membranes) - शरीर की कोटरिकाओं (Cavities) पर विशेष प्रकार की कोशिकाओं द्वारा विभिन्न परतों (Layers) का जो स्तर बनता है, उसे झिल्ली कही जाती है। तीन मुख्य झिल्लियाँ निम्नलिखित हैं-

(i) श्लेष्मल (या म्यूकस) झिल्ली (Mucous membrane)
(ii) सीरमी झिल्ली (Serous membrane) तथा
(iii) स्नेहक (या सिनोवियल) झिल्ली (Synovial membrane)

ये सभी झिल्लियाँ एक द्रव का श्राव करती हैं जो कोटरिका के अस्तर (Lining on the cavity) को चिकना या नम कर देता है। देखें चित्र (7)।

(i) श्लेष्मल या म्यूकस झिल्ली (Mucous membrane) - श्लेष्मल (या म्यूकस) झिल्ली को आहार-क्षेत्र (Alimentary tract), श्वसन क्षेत्र (Respiratory tract) तथा जनन-मूत्रीय क्षेत्र (Genito-urinary tract) पर अस्तर बनाते हुए पाया जाता है। इसके कार्य या प्रकृति विभिन्न क्षेत्रों के अनुसार बदलती है। जैसे पाचन-क्षेत्र (Digestive tract) में एक साथ जुड़ी कोशिकाओं की स्तम्भाकार उपकला (कालमनर पिथीलयम) होती है। इनमें से कुछ कोशिकाएँ श्लेष्मल श्राव के साथ फैल जाती हैं और तब वह चषक कोशिका या गॉबलिट सेल (Goblet cells) कहलाती हैं। कोशिका अधिकाधिक फैलती रहती हैं तथा अंत में फुटकर (By rupturing) अपने श्राव (Secretion) को सतह पर छोड़ देती हैं। झिल्ली का एक श्राव श्लेष्मा (Mucus) है जिसमें जल, लवण और प्रोटीन, श्लेष्मरस या म्यूसिन (Mucin) होते हैं जो श्राव को लसीला बनाते हैं।

(ii) सीरमी झिल्ली या सीरस मेम्ब्रेन (Serous membrane)- यह झिल्ली वक्ष (Chest) तथा उदर (Abdomen) में पायी जाती है जिसके अंगों (Organs) पर यह आवरण के रूप में होती है तथा इनकी कोटरिकाओं (Cavities) पर इस झिल्ली का अस्तर होता है। प्लूरा (Pleura) जो फेफड़ा को ढकता है तथा वक्ष पर अस्तर लगाता है। उदरावण [पेरिकार्डयम (Pericardium)] दो हरी परत से ह्रदय को ढकता है। पेरिटोनीयम या उदरावण (Peritoneum) उदरीय अंगों को ढकता है तथा उदर पर अस्तर लगाता है। इन तीन सीरमी झिल्लियों (Serous membranes) की एक सामान्य विशेषता यह है कि प्रत्येक में दोहरी परत होती है तथा इसमें अंतस्थ कोटरिका (Intervening potential cavity) होती है जो झिल्ली द्वारा श्रवित द्रव (Liquid secreted by the membrane) को ग्रहण करती है। यह सीरमी द्रव

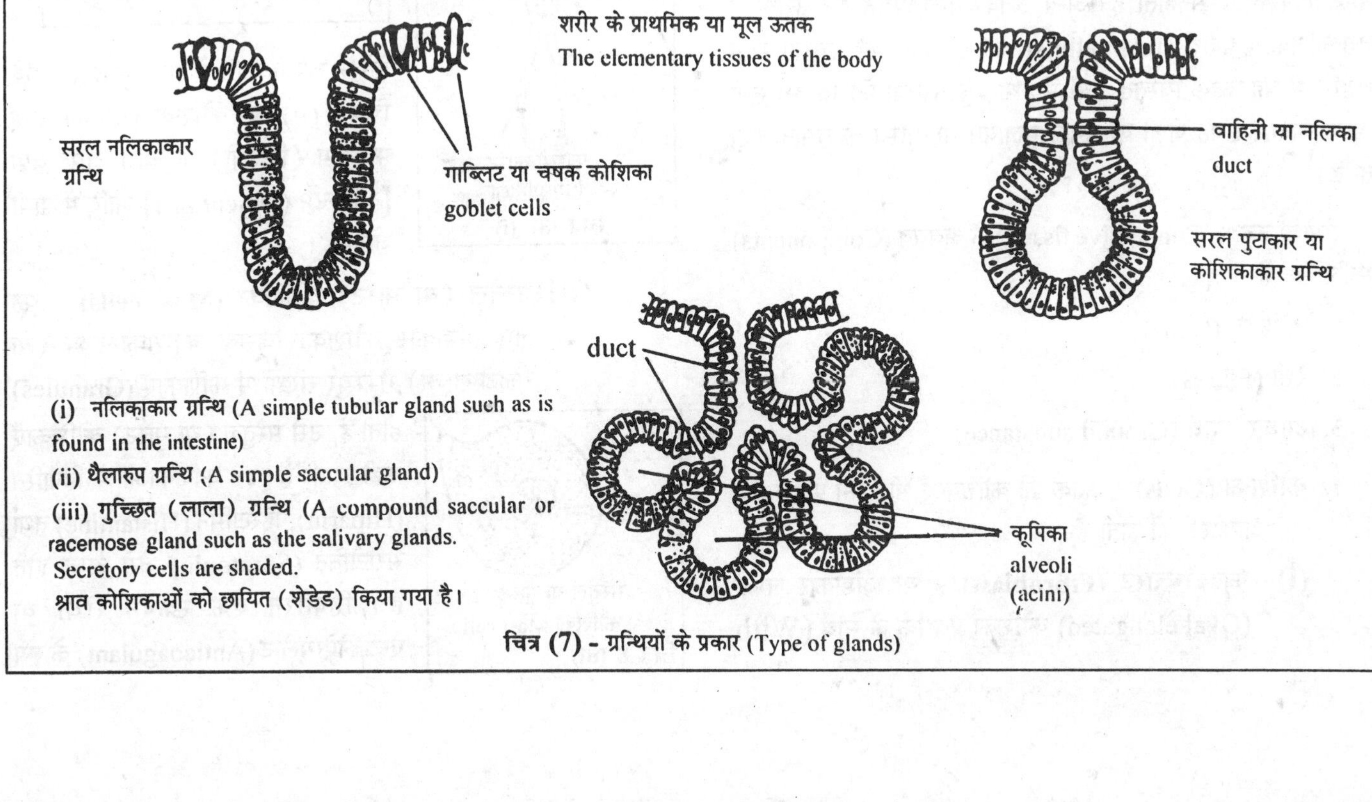

(i) नलिकाकार ग्रन्थि (A simple tubular gland such as is found in the intestine)
(ii) थैलारुप ग्रन्थि (A simple saccular gland)
(iii) गुच्छित (लाला) ग्रन्थि (A compound saccular or racemose gland such as the salivary glands.
Secretory cells are shaded.
श्राव कोशिकाओं को छायित (शेडेड) किया गया है।

चित्र (7) - ग्रन्थियों के प्रकार (Type of glands)

(Serous fluid) रक्त सीरम या लसीका (Lymph) के समान होता है। यह एक चिकनाई (Lubricant) के रूप में कार्य करता है। इसके अतिरिक्त इसमें सुरक्षात्मक पदार्थ भी होते हैं। अपशिष्ट पदार्थों (Waste products) को यह बाहर निकालता है तथा इनको लसीका तंत्र में निपटारा करने के लिए भेजा जाता है।

(iii) स्नेहक (या सिनोवियल) झिल्ली (Synovial membrane)- यह झिल्ली संधियों की कोटरिकाओं (Cavities of joints) पर अस्तर लगाती है। इस प्रकार की झिल्ली कोमल संयोजी ऊतक (Fine connective tissue) में होती है। इस ऊतक पर शल्की उपकला कोशिकाओं (स्क्वैमस एपिथीलयम सेल्स) की एक परत होती है। इस झिल्ली का श्राव सफेद और गाढ़ा (Glairy and thick) होता है।

इस प्रकार उपकला ऊतक (एपिथीलियल टिशू) के कार्यों में विविधता होती है तथा क्षेत्र के अनुसार इसकी प्रकृति (Nature) में भी विविधता आती है। यह एक श्राव (या द्रव) उत्पन्न करता है जिसमें पदार्थों के कण अवशोषित होकर शरीर के विभिन्न अंगों में फैल जाते हैं। इससे शरीर के आंतरिक अंगों का पोषण और संरक्षण होता है। यह विविध प्रकार की ग्रन्थियों तथा झिल्लियों और अंगों का भी निर्माण करता है।

2. संयोजी ऊतक या कनेक्टिव टिशू (Connective Tissue)

संयोजी ऊतक विविध ऊतकों को जोड़ता है तथा उनको सहारा देता है। इसका निर्माण मध्यजनस्तर या मेसोडर्म (Mesoderm) या मेसेनकाइम (Mesenchyme) से होता है। अन्य ऊतकों के विपरीत इस ऊतक में अंतराकोशिकीय पदार्थ (Intercellular substance) की प्रचुरता होती है। शरीर में यह ऊतक विस्तृत क्षेत्रों में (या प्रचुर संख्या में) विविध रूपों में पाया जाता है। यह जेली के समान मुलायम या अस्थि के समान कड़ा होता है।

संयोजी ऊतक (Connective tissue) के अवयव (Components) निम्नलिखित हैं-

1. कोशिका (Cells)
2. रेशा (Fibres)
3. आधार पदार्थ (Ground substance)

1. कोशिका (Cells) - ऊतक की कोशिकाएँ भी भिन्न प्रकार (या आकार) की होती हैं-

(i) फाइब्रोब्लास्ट (Fibroblast) - यह अंडाकार लम्बी (Oval elongated) कोशिका प्रवर्धक के साथ (With processes) होती है। इसका कोशिका-द्रव्य (या साइटोप्लाज्म) रिक्तिकायुक्त (Vacuolated) तथा बैसोफिलिक (Basophilic) होता है। इसका केन्द्रक (न्यूक्लिअस) प्रमुख केन्द्रिका (Nucleolus) के साथ यूक्रोमेटिक (Euchromatic) होता है। यह कोलाजेन (Collagen), जालीनुमा रेशे (Reticular fibres) तथा तल-द्रव्य (Ground substance) का निर्माण करती है तथा चोट या घाव को ठीक करने में इसे सक्रिय देखा जाता है। देखें चित्र 8 (i)

(ii) वसा (या फैट) कोशिका (Fat cells) या ऐडिपोस कोशिका (Adipose cells) - यह कोशिका वसा (Fat) का संग्रह करने में विशेषज्ञ होती है। संग्रहित वसा द्वारा कोशिका द्रव्य तथा केन्द्रक (साइटोप्लाज्म तथा न्यूक्लिअर) को बाह्य सतह (Periphery) पर स्थानान्तरित किया जाता है। इस कोशिका को तापक्षति के विरुद्ध ऊर्जा भण्डोर तथा ताप-रोधी (Energy reservoir and insulator) के रूप में, अंगों (जैसे-किडनी) के सहारा के रूप में तथा शरीर (विशेषकर महिला) को उचित आकार (या शक्ल)

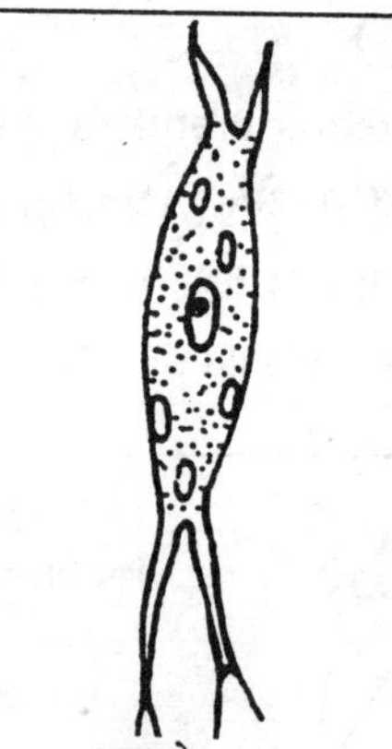

चित्र (8) (i)

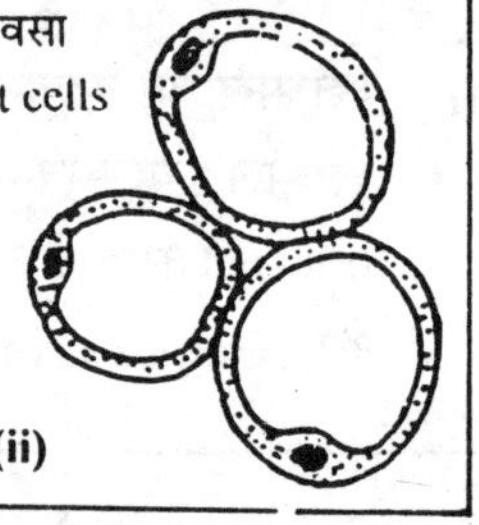

चित्र (8) (ii)

देने के रूप में काम में लाया जाता है। देखें चित्र 8 (ii)। यह कोशिका हृदय की सतह पर अंग (किडनी) के चारों ओर, वप्रा [ओमेन्टम (Omentum)] आदि में पायी जाती है।

(iii) मस्तुल (या मास्ट) कोशिका (Mast cells) - यह लघु अंडाकार कोशिका जिसके कोशिका-द्रव्य (या साइटोप्लाज्म) में प्रचुर संख्या में कणिकाएँ (Granules) होती हैं, उसे मस्तुल (या मास्ट) कोशिकाएँ कही जाती हैं। इन कणिकाओं में हिपारिन (Hiparin), हिस्टमिन (Histamine) तथा सेरोटोनिन (Serotonin) जैसे अम्ल होते हैं। हिपारिन एक स्कंदन रोधी या ऐन्टीकोऐग्युलेन्ट (Anticoagulant) के रूप

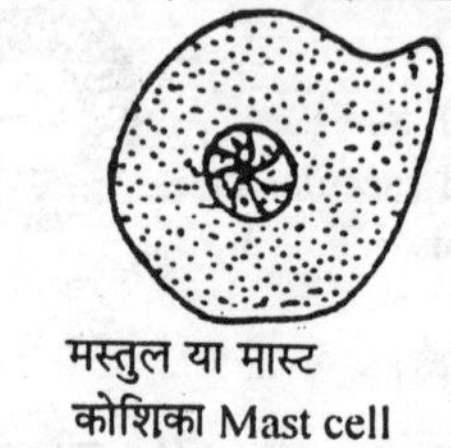

चित्र 8 (iii)

में, कार्य करता है। हिस्टामिन तथा सेरोटेनिन इन कोशिकाओं से एलर्जिक तथा प्रदाहक (Allergic or Inflammatory) प्रतिक्रियाओं के दौरान मुक्त होते हैं। इन कोशिकाओं को रक्त नलिका (Blood vessels) के चारों ओर तथा सामान्य संयोजी ऊतक में देखा जा सकता है।

(iv) प्लाविका कोशिका या प्लैज्मा सेल (Plasma cells) - यह अण्डाकार कोशिका है जिसमें उत्केन्द्रीय केन्द्रक या इकसेन्ट्रिक न्यूक्लिअस (Eccentric nucleus) होता है। यह गाड़ी के चक्का की तरह दिखती है। इसका कोशिका-द्रव्य (या साइटोप्लाज्म) बैसोफिलिक (Basophilic) होता है। यह कोशिका घूमते हुए रोग प्रतिकारक या ऐन्टिबॉडि (Antibodies) उत्पन्न करती हैं जो शरीर को रोगों से प्रतिरोध करने में मदद करता है या प्रतिरोध की शक्ति देता है। देखें चित्र 8 (iv)।

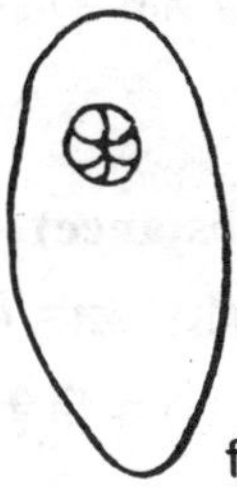

प्लाविका या प्लैज्मा कोशिका Plasma cell

चित्र (8) - (iv)

(v) रंजक कोशिका या क्रोमोफोर (Chromophore) - यह कोशिका तंत्रिका-शिखा या न्यूरल-चेस्ट (Neural chest) से उत्पन्न (या प्राप्त) होती हैं। यह तारा के समान प्रवर्धक के साथ होती हैं। उसके कोशिका-द्रव्य में एक भूरा रंजक होता है जिसे मेलानिन (Melanin) कहते हैं। यह कोशिका त्वचा, नेत्र-गोलक की परितारिका (या आइरिस) तथा रंजित पटल (Choroid of eye) में पायी जाती है।

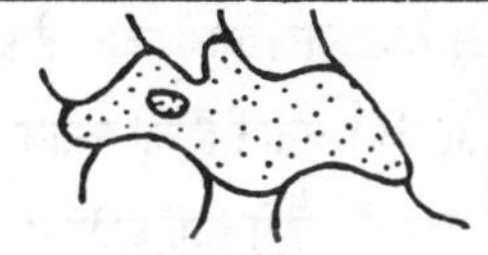

रंजक कोशिका
Pigment cell
चित्र (8) - (v)

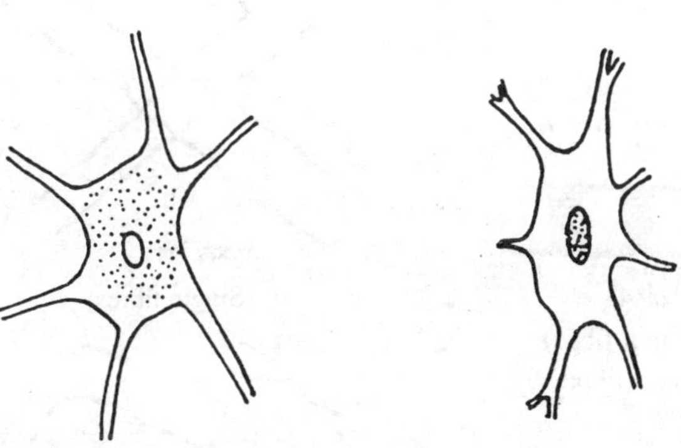

चित्र (8)-(vi) मेसेनकाइमल कोशिका (Mesenchymal cells)

(vi) समरूप मेसेनकाइमल कोशिका (Undifferentiated mesenchymal cells) - इन कोशिकाओं के द्वारा भ्रूणीय (या एम्ब्रिओनल) संयोजी ऊतकों का निर्माण होता है। ये प्लुरिपोटेन्शल कोशिकाएँ (Pleuripotential cells) होती हैं जिसमें किसी प्रकार की कोशिका में विशिष्टता की पहचान करने की क्षमता होती है। इनमें वर्धक शाखाएँ (Branching process) होती हैं। इन कोशिकाओं के बीच आधार पदार्थ में म्यूसिन या श्लेमरस (Mucin) होता है और इसके कारण इससे बने ऊतक को म्यूकस या श्लेष्मीय संयोजी ऊतक (Mucous connective tissue) कहते हैं। इसे वार्टन-जेली (Warten Jelly) भी कहा जाता है।

(vii) श्वेत कोशिका या श्वेताणु या लुकोसाइट (Leukocytes) - कुछ कोशिकाएँ, जैसे-लिम्फोसाइट (Lymphocyte), इओसिनोफिल (Eosinophil), न्यूट्रोफिल (Neutrophil), मोनोसाइट (Monocyte) आदि रक्त-परिवहन (ब्लड सर्कुलेशन) से पलायन करके संयोजी ऊतक में पहुँचते हैं। इन्हें श्वेताणु (Leukocytes) कहते हैं।

(viii) दीर्घाणु या भक्षकाणु मैक्रोफेज या हिस्टिओसाइट (Macrophages or histiocytes) - यह कोशिका रेशा (Fibres) के साथ जुड़ी होती हैं। या स्वतंत्र भी रहती है। इसका आकार अनियमित या गोलाकार होता है। इसके केन्द्रक (न्यूक्लिअस) वृक्क (किडनी) के आकार की तरह होता है तथा इसके कोशिका-द्रव्य (साइटोप्लाज्म) रिक्तिकायुक्त या वैक्यूओलिटेड तथा लाइसोसोम से सम्पन्न (Vacuolated Cytoplasm rich in lysosomes) होते हैं। यह कोशिका बाहरी वस्तुओं (Foreign bodies) को ग्रहण करती (या खा जाती) हैं तथा इसके लाइसोसोम्स इन्हें पचा देते हैं। अत: इसे भक्षकाणु (Phagocyte) भी कहा जाता है।

2. रेशा (Fibres) या फाइबर - रेशे (या फाइबर) तीन प्रकार के होते हैं-

(i) कोलाजेन फाइबर या रेशा (Collagen Fibres) - ये रेशे सीधा और लहरदार (Straight and wavy) होते हैं। ये लम्बाई में वृद्धि किये बिना तनन बल (Tensile force) को सहन (या मुकाबला) कर सकता है। प्रत्येक रेशा (या फाइबर) कोमल तन्तुक या रेशक (Finer fibril) से बनता है जो उच्च आवर्धन या मैग्नीफिकेशन (Magnification) के अधीन तिरछा रेखांकण (Cross striation) प्रदर्शित करता है। प्रत्येक रेशक या फाइब्रिल ट्रोपोकोलाजेन इकाइयों (Tropocollagen units) से निर्मित होता है तथा तिरछा रेखांकण के लिए जिम्मेदार होता है। फाइब्रोब्लास्ट (Fibroblast) के द्वारा कोलाजेन रेशे का निर्माण होता है। अस्थि (Bone), उपास्थि (Cartilage), नस या टेन्डन (Tendon),

स्नायु या लिगामेंट (Ligaments), रक्तवाहिका की दिवाल (Blood vessel walls), आधार-झिल्ली (Basement membrane) तथा अन्य झिल्लियों, [जैसे-पेरिटोनियम या उदरावण (Peritoneum), प्लुअरा या फुफ्फुसावरण (Pleura) आदि] में कोलाजेन फाइबर या रेशे में पाये जाते हैं। ये रेशे हिमाटॉक्सिलिन के साथ गुलाबी (Pink with haematoxylin), वैनिगएसन के साथ लाल (Red with vangieṣon) तथा मैसन के ट्राइकोम (या त्वचां रोम) रंग के साथ नीला (Blue with masson's trichome stains) धब्बा (Stain) लगाते हैं। देखें चित्र 9 (i)।

(ii) लचीला रेशे (Elastic fibres) - ये रेशे कोलाजेन रेशे से पतले (Thinner) होते हैं। ये स्वभाव से लचीले होते हैं। ये शाखाएं (Branch) बनाते हैं तथा शाखाओं को मिलाते (Anastomose) हैं। इनका निर्माण एक प्रोटीन से होता है जिसे एलैस्टिन (Elastin) कहा जाता है और यह रासायनिक पाचन का अत्यधिक विरोधी होता है। इसकी संख्या कोलाजेन रेशे की अपेक्षा कम होती है। ये एकल या समूह में उपस्थित रहते हैं। ये विशेश अभिरंजकों (Special stains), जैसे ऑर्सीन (Orcein) द्वारा गहरे भूरे रंग से रंगे होते हैं। ये रेशे लचीला उपास्थि (Elastic cartilage), निश्चित स्नायुओं (Certain ligaments), झिल्लियों (Membranes) लचीले धमनी की दिवाल (Wall of elastic artery) आदि में पाये जाते हैं। देखें चित्र 9 (ii)।

(iii) जालमय रेशे या रेटिक्यूलर फाइबर (Reticular fibres) - ये रेशे अत्यधिक पतले होते (Thinnest type of fibres) हैं। ये भी कोलाजेन रेशे की तरह फाइब्रोब्लास्ट (Fibroblast) द्वारा उत्पन्न होते हैं। ये जाल का निर्माण करते हैं और उसके द्वारा विभिन्न अंगों (Organs), जैसे-वृक्क या किडनी (Kidney), लसीका ग्रन्थि या लिम्फ नोड (Lymph nodes), प्लीहा या स्पलीन (Spleen) आदि के लिए ढाँचा (Framework) का निर्माण करते हैं। इनका प्रदर्शन सिल्वर इम्प्रिग्नेशन मेथड या "रजजित संसेचन विधि" (Silver impregnation method) द्वारा किया जा सकता है। इसमें रेशे काले रंग के हो जाते हैं। इन रेशों के लिए देखें चित्र 9 (iii)।

3. **आधारी पदार्थ या तलीय द्रव्य (Ground substance)** - कोशिकाओं (Cells) तथा रेशों (Fibres) के बीच संयोजी ऊतक में आधार द्रव्य होता है जिसे मेट्रिक्स या आधात्री (Matrix) कहते हैं। इस द्रव्य (या पदार्थ) में सल्फेटेड या नानसल्फेटेड म्यूकोपोलिसैकराइड्स (Sulphated and non-sulphated mucopolysaccharides), प्रोटीन, जैसे-कोन्ड्रोइटिन सल्फेट (Chondroitin sulphate), हायाल्यूरोनिक अम्ल (Hyaluronic acid) तथा जल पाये जाते हैं। वे एक लचीला मुलायम अवलेह या जेली (Jelly) बनाते हैं जो ऊतक द्रव को अपने में थामे रखता है तथा घुले हुए पदार्थों (जैसे-ऑक्सीजन, ग्लूकोस आदि) को कोशिकाओं तथा केशिकाओं के बीच (Betweem capillaries and cells) प्रसारित होने की अनुमति देते हैं।

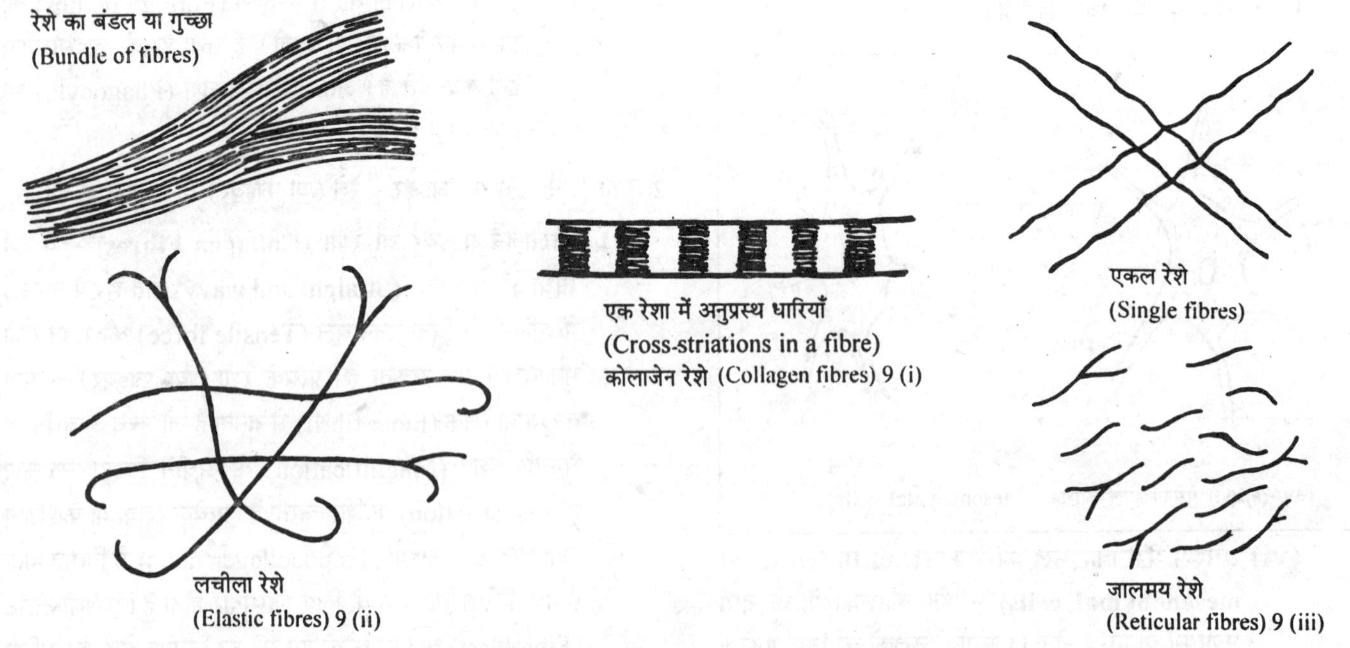

चित्र (9) - संयोजी ऊतक रेशे (Connective tissue fibres)

संयोजी ऊतक का वर्गीकरण या प्रकार
(Classification or Types of Connective Tissue)

संयोजी ऊतक के वर्गीकरण को निम्न लेखाचित्र (Graph) द्वारा प्रदर्शित किया जा सकता है।

संयोजी ऊतक
Connective Tissue

भ्रूणिक या प्रारम्भिक या अविकसित ऊतक (Embryonal connective tissue)

वयस्क या विकसित ऊतक (Adult connective tissue)

A. अबद्ध संयोजी ऊतक (Loose connective tissue)
- (i) क्षेत्रिका ऊतक या ऐरिओलर टिशू (Areolar tissue)
- (ii) ऐडिपोस टिशू या वसामय ऊतक (Adipose tissue)
- (iii) म्यूकस टिशू या श्लेष्मल ऊतक (Mucous tissue)
- (iv) लिक्विड कनेक्टिव टिशू या द्रव संयोजी ऊतक (Liquid connective tissue)

B. घनीभूत संयोजी ऊतक (Dense connective tissue)
- (i) नस या टेन्डन (Tendon)
- (ii) उपास्थि या कार्टिलेज (Cartilage)
- (iii) अस्थि (Bone)

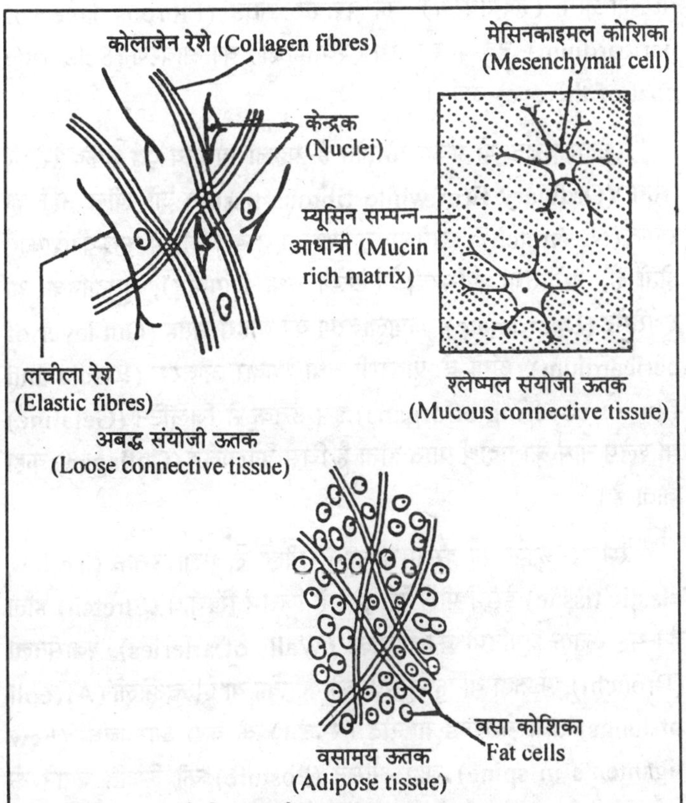

चित्र (10) - संयोजी ऊतक के प्रकार (Types of connective tissue)

यहाँ संयोजी ऊतक के कुछ प्रकारों का संक्षिप्त वर्णन करेंगे।

1. एरिओलर टिशू या क्षेत्रिका ऊतक (Areolar Tissue)

एरिओलर टिशू या क्षेत्रिका ऊतक एक असंगठित या ढीला बुना हुआ ऊतक (Loosely waver tissue) है जो शरीर के सर्वत्र भागों में व्यापक रूप से वितरित होता है। इसे शरीर के सामान्य भराई तथा पोषक ऊतक के रूप में उल्लेख किया जा सकता है। त्वचा तथा श्लेष्मल झिल्लियों के नीचे (Below skin and mucous membranes) तथा रक्तवाहिकाओं तथा तंत्रिकाओं के चारों ओर (Surrounding blood-vessels and nerves) यह ऊतक पाया जाता है। इसमें सफेद रेशे या फाइबर (White fibres), विविध कोशिकाएँ (Various cells) तथा कोशिकाओं के बीच श्लेषी (या जिलेटिनस) द्रव्य (Gelatinous substance between the cells) होते हैं। ये सभी आधात्री या मेटरिक्स (Matrix) के द्वारा प्रत्येक दिशा में इस प्रकार गतिमान रहते हैं कि वे एक नेटवर्क बनाते हैं। सफेद रेशे में एक श्लेषी द्रव्य-कोलाजेन (Collagen) होता है और वे रेशे म्यूसिन (Mucin) या श्लेष्मरस के द्वारा एक साथ जुड़े होते हैं। इसकी संरचना में पीले और लचीले रेशे (Yellow elastic fibres) भी शामिल होते हैं जो एलास्टिन (Elastin) से बनते हैं। ये रेशे बारीक और कोमल होते हैं।

ऊतक के बीच के स्थानों में जहाँ लसीका या लिम्फ (Lymph) जमा होता है, वे वृहत (Large) होते हैं। इसी लसीका (या लिम्फ) के द्वारा

क्षेत्रिका ऊतक (ऐरिओलर टिशू) का पोषण होता है। लसीका के ये स्थान एक-दूसरे के साथ संसर्ग (या संपर्क) में रहते हैं। यहीं अनेक रोग निरोधक पदार्थ (Immunizing substances) रहते हैं जो शरीर को रोग से सुरक्षा करते हैं।

2. ऐडिपोस टिशू या वसामय ऊतक (Adipose Tissue)

ऐडिपोस (वसामय) टिशू (या ऊतक) शरीर के अधिकांश भागों में पाया जाता है। यह ऊतक क्षेत्रिका (ऐरिओलर) ऊतक के साथ वसा कोशिकाओं (Fat cells) की परत (Deposit) द्वारा जुड़े होते हैं। यह वसा के बिन्दुक (ड्रोपलेट) को जमा करने के लिए अपने को योग्य बनाता है। यह ऊतक क्षेत्रिका ऊतक का एक प्रकार है। यह वसा की गोलिकाओं (Globules of fats) से निर्मित होता है जो पतले झिल्लीमय आवरण में होती है। यह नेत्र-पलक या आइ-लिड (Eye-lid), शिश्न (Penis), तथा कपालीय कोटरिका (या क्रेनियल कैविटी) के आंतरिक भाग (Inside the cranial cavity) को छोड़कर सभी उप त्वचीय ऊतकों में (In all subcutaneous tissues) में पाया जाता है। देखें चित्र 10।

वसामय (ऐडिपोस) ऊतक के कार्य (Functions) निम्नलिखित हैं-

(i) शरीर के अंगों को सहारा देने तथा उन्हें उनकी अवस्था में बनाए रखने में यह मदद करता है। (It helps in supporting and retaining the position of organs of the body.) जैसे-वृक्क (या किडनी) वसा में गहराई तक अंतस्थापित होते हैं।

(ii) शरीर के लिए सुरक्षात्मक आवरण का निर्माण यह ऊतक करता है। (It forms a protective covering for the body.)

(iii) यह वसा और जल के भण्डार के रूप में कार्य करता है जिसकी जब आवश्यकता होती है उसे यह वसा या जल प्रदान करता है। (It acts as a store of water and fat which when required can be reabsorbed.)

(iv) चयापचय (मेटाबॉलिज्म) के दौरान ऊतक के दहन (या कम्बसचन) द्वारा शरीर के उपयोग के लिए यह ताप और ऊर्जा का स्रोत बनता है। (It provides a source of heat and energy for the use of the body during metabolism by combustion in the tissues.)

3. म्यूकस टिशू या श्लेष्मल ऊतक (Mucous Tissue)

म्यूकस टिशु (श्लेष्मक ऊतक) को ह्वार्टनजेली (Wharton's jelly) भी कहा जाता है। इसके आधारी द्रव्य (Ground substance) म्यूसिन (Mucin) या श्लेष्मरस से भरपूर होते हैं। इसमें मेसेनकाइमल कोशिकाएँ (Mesenchymal cells) उपस्थित रहती हैं। यह ऊतक (या टिशू) जन्म के समय शिशु की नाभि-नाड़ी या अम्बिलिकल कॉर्ड (Umbilical Chord at birth) में तथा वयस्कों में आँखों के काचाभ द्रव या विट्रिअस ह्यूमर (Vetreous humour of the eyes in adults) में पाया जाता है। देखें चित्र 10।

4. फाइब्रस टिशू या रेशेदार ऊतक (Fibrous Tissue)

फाइब्रस टिशू को प्रायः सफेद रेशेमय ऊतक कहा जाता है क्योंकि यह मुख्यतः सफेद कोलाजेन रेशें द्वारा निश्चित पंक्तियों में व्यवस्थित होने से बनता है। यह व्यवस्था शरीर को अधिक शक्ति प्रदान करती है। यह ऊतक वहाँ पाया जाता है जहाँ प्रतिरोध (Resistance) की आवश्यकता होती है। सफेद रेशे के निश्चित पुंजों या बंडलों के बीच कुछ क्षेत्रिका (ऐरिओलर) ऊतक स्थित होते हैं जिसमें ऊतक की संरचना को आपूर्ति करने के लिए तंत्रिकाएं (Nerves), लसीकाएँ (Lymphatics) तथा रक्तवाहिकाएँ (Blood vessels) होते हैं। रेशेमय ऊतक मजबूत और सख्त (Strong and tough) होता है जो अस्थिबंध या लिगामेंट बनाता है। इसके अपवाद हैं-नस (Tendons) तथा लचीले ऊतक। इस ऊतक के उदाहरण (Examples) हैं-कपाल तथा तंत्रिका नली की दृढ़तानिका का अस्तर (Dura mater lining the skull and neural canal), अस्थि का आवरण-पर्यस्थिकला या पेरिऑस्टिअम (Periosteum covering bone), पेशीय आवरणों को अलग रखने वाले फैशिया (प्रावरणी) की कठोर सतहें (Strongest layers of fascia separating muscular sheaths), पेरिकार्डियम (हृदयावरण) की रेशेदार सतह (Fibrous layer of pericardium), नेत्र के स्क्लीरा (श्वेतपटल) का आवरण (Scleoritic coat of the eye) आदि।

रेशेदार ऊतक दो प्रकार के होते हैं-पहला सामान्य दृढ़ सफेद रेशेदार ऊतक (Ordinary firm white fibrous tissue) जो खींचे नहीं जा सकते (No stretch)। इसमें सफेद रेशों का बन्डल जिसमें कुछ कोशिकाएँ होती हैं, नसें तथा अस्थिबंध (टेन्डन तथा लिगामेंट), दृढ़तानिका या ड्यूरोमेट (Deuromate), कपालावरण की बाहरी सतह (Out layer of pericardium), अंगों के प्रावरणी तथा रेशेदार आवरण (Fascia and fibrous covering of organs) इस ऊतक से जिलेटिन (Gelatine) या श्लेष नाम का पदार्थ प्राप्त होता है जिसे कोलाजेन (Collagen) कहा जाता है।

रेशेदार ऊतक का दूसरा प्रकार है-पीला लचीला ऊतक (Yellow elastic tissue) इसमें पीले रेशे होते हैं जिसमें खिंचाव (Stretch) होता है। यह ऊतक धमनियों की दिवालों (Walls of arteries), श्वासनली (Bronchi), फेफड़ा या फुफ्फुसक की कूपिका या ऐल्विओली (Alveoli of lungs) तथा मेरुदण्ड या रीढ़ (स्पाइन) के कुछ अस्थिबंधों (Few ligaments in spine) जहाँ आसन (Posture) की स्थिति बनाने के लिए लचीलापन की आवश्यकता होती है, में रहता है।

5. भ्रूणिक संयोजी ऊतक या एम्ब्रिओनल कनेक्टिव टिशू (Embryonal Connective Tissue)

भ्रूण या एम्ब्रिओ (Embryo) में इस ऊतक की प्रचुरता होती है। इसमें एक लसीला अंतरा कोशिकी आघात्री (Viscous intercellular matrix) तथा मेसिमकाइमल कोशिकाएँ (Mesenchymal cells) शाखयन क्रिया (ब्रांचिन्ग प्रोसेस) के साथ होते हैं। भ्रूणिक ऊतक जिसमें आधारी द्रव्य म्यूसिन से सम्पन्न होता है, को श्लेष्मल (म्यूकस) संयोजी ऊतक (Mucous connective tissue) कहा जाता है, देखें चित्र-10। इसे नेत्र की काचाभ-काया या विट्रिअस बॉडी (Vitreous body of eye) तथा नाभि-नाड़ी या अम्बिलिकल कॉर्ड (Umbilical cord) में देखा जा सकता है।

6. द्रव संयोजी ऊतक (Liquid Connective Tissue)

यह एक रक्त द्रव संयोजी ऊतक है जिसका वर्णन अध्याय-VII (रक्त) में किया जायेगा।

घनीभूत संयोजी ऊतक या डेन्स कनेक्टिव टिशू (Dense Connective Tissue)

इसमें नस या टेन्डन (Tendon), उपास्थि या कार्टिलेज (Cartilage) तथा अस्थि या बोन (Bone) को शामिल किया जाता है।

1. **नस या टेन्डन (Tendon)** - टेन्डम में कोलाजेन रेशों का पुंज (या बंडल) होता है जो सघन रूप में बंधे होते हैं। रेशों के बीच में फाइब्रोब्लास्ट (Fibroblasts) उपस्थित रहता है। टेन्डम को हिन्दी में नस कहते हैं जिससे सभी व्यक्ति परिचित हैं।

2. **उपास्थि या कार्टिलेज (Cartilage)** - उपास्थि (या कार्टिलेज) एक दृढ़ लचीला ऊतक होता है जो मुख्यत: अस्थि-पंजर या स्केलिटन के संयोजन (Connection with the skeleton) में पाया जाता है। यह उपास्थि (कार्टिलेज) शरीर के कुछ अंगों को सहारा देकर उन्हें एक आकार (Shape) देता है, जैसे-वाह्य कान (External ear) या पिना या कर्णपाली (Pinna), नाक (Nose) कंठ (Larynx), ट्रेकिया या श्वासनली (Trachea), अंतरा कशेरुक पिण्ड या इन्टरवर्टिब्रल बॉडी (Intervertebral body), लम्बी अस्थियों में उनके कड़ा या कठोर बनने के पहले (Long bones before ossification) आदि।

भ्रूण [(Embryo) या एम्ब्रिओ] की अस्थियों को प्रथम (या प्राथमिक) उपास्थि (या फर्स्ट कार्टिलेज) कहा जाता है। उसके बाद बढ़ते केन्द्र उपास्थि के रूप में दृढ़ होते हैं और जब वयस्कावस्था में आते हैं तो अस्थि छोरों के आवरण के रूप में उपस्थित बन जाती है। उपास्थि में रक्त वाहिका (Blood vessels) नहीं होती बल्कि यह एक झिल्ली द्वारा आच्छादित (Covered) होती है जिसे पर्युपस्थि या पेरिकॉन्ड्रियम (Perichondrium) कहते हैं। इसी पर्युपास्थि से रक्त की आपूर्ति होती है।

उपास्थि (Cartilage) की वृद्धि या उत्पादन (Growth) उसके अंदर से [अर्थात् अंतराली वृद्धि (Interstitial growth)] तथा बाह्य सतह (From periphery) से [अर्थात् स्तराधानीय वृद्धि (Appositional growth)] होती है। प्रारम्भिक जीवन में बालक उपास्थि कोशिकाएँ (Young cartilage cells) द्वारा अंतराकोशिकी पदार्थ (Intercellular substance) तथा कोलाजेन रेशों की उत्पत्ति होती है। जैसे ही उपास्थि वयस्क या परिपक्व बनती है, उसमें ये कोशिकाएँ अंतराकोशिकी पदार्थ की रिक्तियों (Lacunae) में फँस जाती है। ये फँसी हुई कोशिकाएँ दो या तीन या चार कोशिकाओं का जाल बनाती हैं। जैसे ही उपास्थि (या कार्टिलेज) विकसित (या परिपक्व या वयस्क) होती है, उसके अंतराकोशिकी पदार्थ (Intercellular substance) अधिक दृढ़ हो जाता है तथा उसके अंदर की वृद्धि कम से कम होता है। इसके बजाय उसकी बाहरी वृद्धि (Apposition growth) अहम भूमिका निभाती है। सतह पर एक पेरिकॉन्ड्रिअम या पर्युपास्थि (Perichondrium) होती है जिसमें एक बाह्य रेशेदार परत (Outer fibrous layer) तथा एक आंतरिक कोशिकीय परत (Inner cellular layer) होती है। कोशिकीय परत सूत्री-विभाजन [या माइटोसिस (Mitosis)] द्वारा उपास्थि (कार्टिलेज) की कोशिका जनसंख्या में वृद्धि करती है।

हमारे शरीर में तीन प्रकार की उपास्थियाँ (Three types of cartilages) होती हैं, जो निम्नलिखित हैं - (चित्र-11) देखें। ये अनुरूपता (Fitness), नम्यता या लचीलापन (Flexibility) तथा कठोरता (Rigidity) का परिचय देती हैं।

(i) **काचाभ उपास्थि या हायलिन कार्टिलेज (Hyaline cartilage)**
(ii) **रेशेदार उपास्थि या फाइब्रोकार्टिलेज (Fibro-cartilage) तथा**
(iii) **लचीली (या प्रत्यास्थ) उपास्थि या एलास्टिक कार्टिलेज (Elastic cartilage)**

(i) काचाभ उपास्थि या हायलिन कार्टिलेज (Hyaline cartilage)

काचाभ (हायलिन) उपास्थि एक चिकना तथा कांच के समान सतह के साथ एक हल्का नीला सफेद ऊतक (Bluish-white tissue) है। इसमें कोलाजेन रेशे होते हैं जो एक स्पष्ट काचमय मजबूत आधारी पदार्थ (अर्थात् मैटरिक्स या अधात्री) से जड़े (Embedded) होते हैं। यह उपास्थि दृढ़ और लचीला (Firm and elastic) होता है जो

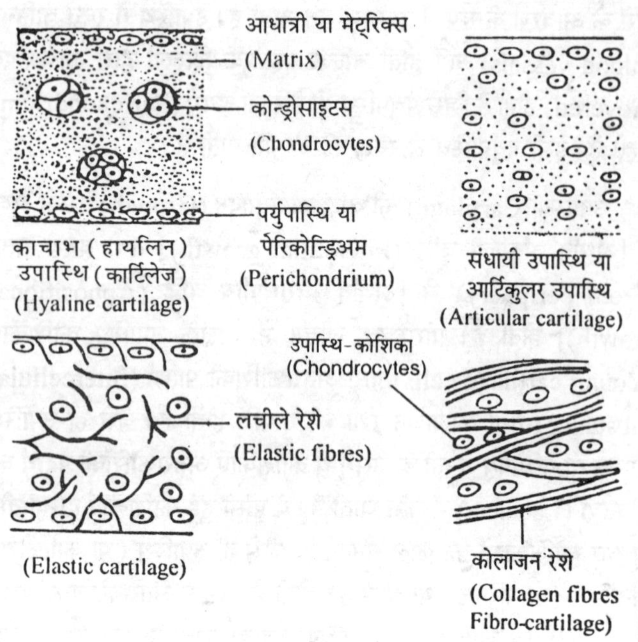

चित्र (11) - उपास्थि के प्रकार (Types of cartilage)

लम्बी अस्थिओं के छोरों को आच्छादित (Covering the ends of the long bones) करते हुए एक संधि-उपास्थि (Articular cartilage) के रूप में, कोस्टल (या पर्शुकी) कार्टिलेजों (उपास्थियों) में (In costal cartilages), नाक में, कंठ (Larynx) में, ट्रेकिया या श्वास प्रणाल (Trachea) में, श्वास नली (Bronchial tubes) में पायी जाती है जहाँ छिद्रों (Orifices) के मुँह को खुला रखती हैं। यह एक अस्थायी उपास्थि (Temporary cartilage) होती है जिससे अस्थि (Bone) का निर्माण होता है। विकासशील भ्रूण (Embryo) तथा फेट्स (Fetus) में यह एक अस्थायी पाड़ या स्कैफोल्डिंग (Scaffolding) के रूप में कार्य करती है तथा अन्य ऊतकों को सहारा देने का कार्य करती है जब तक कि अस्थि स्थापित होकर इसे हटा नहीं देती। इसकी कोशिकाएँ दो या तीन के समूहों में व्यवस्थित होते हैं जिसे उपास्थि-कोशिका या कोन्ड्रोसाइट्स (Chondrocytes) कहते हैं और ये रिक्तियों या लक्यूनी (Lacunae) में रहते हैं। इसकी दोनों सतहों पर पेरिकोन्ड्रियम या पर्युपास्थि (Perichondrium) होती है। ये सभी कोन्ड्रोसाइटस तथा पेरिकोन्ड्रियम एक मजबूत आधात्रि या मेटरिक्स (Tough matrix) में स्थित होते हैं।

एक अन्य प्रकार की काचाभ उपास्थि (Hyaline cartilage) होती है जिसमें पेरिकोन्ड्रियम (या पर्युपास्थि) नहीं होता। इस प्रकार की उपास्थि (या कार्टिलेज) लम्बी अस्थियों की संघायी सतहों (Articular surfaces) को आच्छादित किये (या ढके हुए) देखा जाता है। इस उपास्थि को संधि उपास्थि या आर्टिकुलर कार्टिलेज (Articular cartilage) कहते हैं। देखें चित्र-11 ।

(ii) रेशेदार उपास्थि या फाइब्रोकार्टिलेज (Fibrocartilage)

इसमें रेशे के पुंज (Bundles of fibres) होते हैं जिसमें उपास्थि की कोशिकाएँ (Cartilage cells) पुंजों के बीच क्रमबद्ध रूप में उपस्थित रहती हैं। ये रेशेदार उपास्थि (फाइब्रोकार्टिलेज) सफेद होती हैं और वहाँ पायी जाती हैं जहाँ अधिक ताकत तथा कुछ लचीलापन की आवश्यकता होती है। जैसे-अंतरा कशेरुक चकती या डिस्क में (In intervertebrate disc), घुटना संधि की अर्धचन्द्राकार उपास्थि में (In semilunar cartilage of the knee joint)।

उपास्थि (या कार्टिलेज) बहुत निम्न गति से पुनर्जनन करती है और कुछ उदाहरणों में तो ये पुनर्जनन नहीं भी कर सकती है। उपास्थि का क्षतिग्रस्त भाग रेशेदार ऊतकों से भर जाते हैं और पुनः सामान्य बन जाती है। इसमें पेरिकोन्ड्रियम या पर्युपास्थि नहीं होती।

(iii) लचीला (या नम्य या प्रत्यास्थ) उपास्थि या एलास्टिक कार्टिलेज (Elastic cartilage)

इसे पीली लचीली उपास्थि (Yellow elastic cartilage) भी कह सकते हैं। इसमें पीले रंग के लचीले रेशे होते हैं। इसकी दोनों सतहों पर पेरिकोन्ड्रियम या पर्युपास्थि होती है। इसकी आधात्री (या मेट्रिक्स) में अत्यधिक नम्य रेशे होते हैं। उपास्थि-कोशिका या कोन्ड्रोसाइट्स (Chondrocytes) बड़े होते हैं तथा वे रिक्तियों (Lacunae) में स्थित होते हैं। यह उपास्थि कर्ण के अस्तर (Lining of the ear) या कर्णपाली या पिंना (Pinna), एपिग्लोगिस या कण्ठच्छद (Epiglottis), श्रवणनली की उपास्थि (Cartilage of auditory tubes), कंठ-कर्ण नली या यूस्टेश्यन ट्यूब (Eustachian Tubes)। इसे जब झुकाया या दबाया जाता है तो वह नम्य होकर झुक जाता है परन्तु छोड़ने पर वह पुनः अपनी स्थिति में आ जाती है।

3. अस्थि या बोन (Bone)

यह सघन संयोजी ऊतक का एक प्रकार है जो सर्वाधिक कड़ा होता है (Hardest of connective tissue)। इसमें जो अल्पवयस्क कोशिकाएँ (Young cells) होती है उसे ओस्टिओब्लास्ट या अस्थिकोशिका (Osteocytes) कहते हैं। इसमें आघात्री या मेट्रिक्स (Matrix) कैल्सियम हाइड्रॉक्सीएपाटाइट क्रिस्टल (Calcium hydroxyapatite crystals) से परिमार्जित (Modified) होती है। अस्थि कोशिकाएँ रिक्तियों (Lacunae) में फँस जाती हैं। आधात्रि (मेटरिक्स) के द्वारा पोषण का प्रसार (Diffusion of nutrients) संभव नहीं होता। परन्तु अस्थि में नलियों का एक तंत्र (System of canals) जो रक्त-वाहिका, लसीका तथा तंत्रिकाओं (Blood vessels, lymphatics and nerves) को ओस्टिओसाइटस में पहुँचने की अनुमति देता है। लम्बवत बंधी नलियों को "हैवरसियन नली"

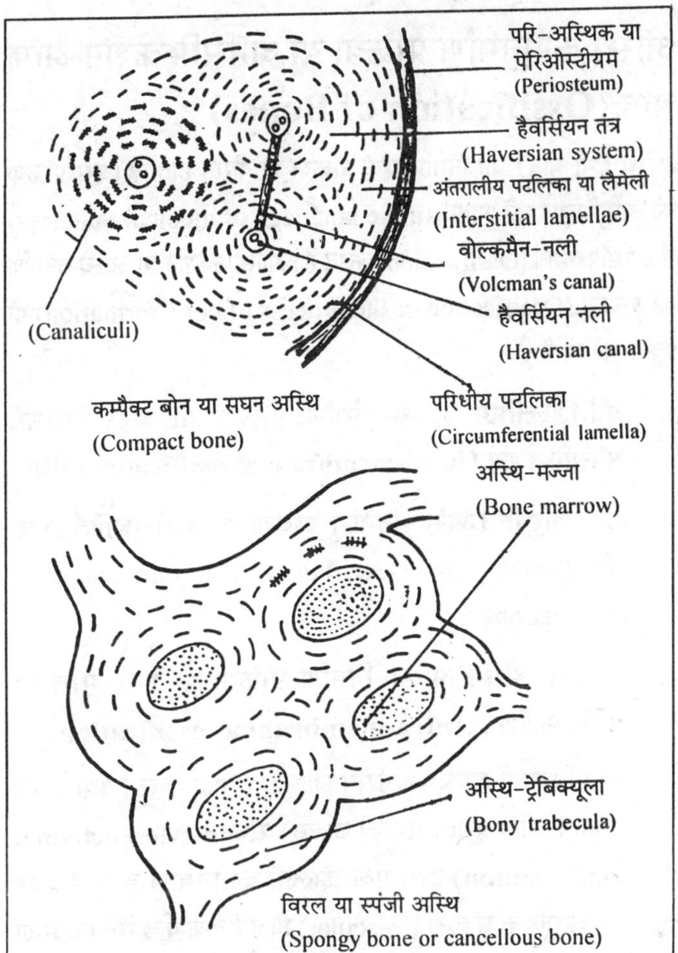

चित्र (12) : अस्थि के प्रकार (Types of bones)

(Haversian canals) तथा क्रॉस संचारण नलियों को "वोल्कमैन नली" (Volkmann canals) कहते हैं। अस्थि अत्यधिक संवहनी ऊतक (Highly vascular tissue) होती है जिसमें लगभग 50% जल तथा शेष खनिज पदार्थ ठोस हिस्से होते हैं जिसमें मुख्यत: 67% कैल्सियम लवण तथा 33% कोशिकीय पदार्थ होते हैं। अस्थि की सम्पूर्ण संरचना को सामान्य नेत्र से देखी जा सकती है लेकिन सूक्ष्म संरचना को देखने के लिए माइक्रोस्कोप या सूक्ष्मदर्शी (Microscope) की आवश्यकता होती है।

अस्थियों के प्रकार (Types of bones)

अस्थि के मुख्यत: दो प्रकार होते हैं-

(i) सघन अस्थि या कम्पैक्ट बोन (Compact bone) तथा

(ii) स्पंजी या विरल अस्थि या कैन्सिलस बोन (Cancellous bone)

(i) सघन या सुसम्बद्ध अस्थि या कम्पैक्ट बोन (Compact bone)

यह अस्थि कड़ी त्वचा तथा सघन होती है। यह चिपटी अस्थियों (Flat bones) में, लम्बी अस्थियों के काण्ड या शाफ्ट (Shafts of long bone) में तथा सभी अस्थियों के पतले आवरण के रूप में यह अस्थि पायी जाती है। इसकी सूक्ष्म संरचना में अनेक इकाइयाँ होती है जिसे हैवर्सियन नली (Haversian canals) कहते हैं। हैवर्सियन नली चारों ओर से अस्थि की संकेन्द्रित पटलिकाओं [या कान्सेन्ट्रिक लैमेली (Concentric lamellae of bone)] से घिरी होती है जिसे हैवर्सियन तंत्र (Haversian system) कहा जाता है। प्रत्येक लैमेला या पटलिका (Lamella) में अनेक रिक्तियाँ (Lacunae) होती हैं जिसमें अस्थि कोशिका (Osteocytes) रहती है। एक पटलिका (या लैमेली) की रिक्तियाँ (Lacunae) एक निकटवर्ती पटलिका (लैमेली) की रिक्ति (Lacuna) के साथ सूक्ष्म नलियों के तंत्र (System of minute of canals) के द्वारा सम्बद्ध रहती है। इन सूक्ष्म नलियों को कैनलिक्यूलि (Canaliculi) कहते हैं। जो सभी अस्थि कोशिकाओं (ओस्टिओसाइटस) की रक्त आपूर्ति को सुनिश्चित रखता है। निकटवर्ती हैवर्सियन तंत्रों के बीच स्थानों को अंतरालीय पटलिका (या इन्टरस्टिशल लैमेला) भरती है। ये सभी परिधीय पटलिका या सर्कम फेरेन्शल लैमेला (Circumferential lamella) द्वारा घिरे रहते हैं। सघन अस्थि (Compact bone) की सतह पेरिओस्टिअम या परि-अस्थिक (Periosteum) द्वारा आच्छादित रहता है जिसके कारण यह सतह चिकनी होती है। पेरिओस्टिअम की बाहरी सतह रेशेदार (Fibrous) तथा आंतरिक सतह कोशिकामय (Cellular) होती है। इस अस्थि का उदाहरण है-लम्बी अस्थि के केन्द्रीय भाग (डायफिसिस) का परिधीय (पेरिफेरल) हिस्सा (Peripheral part of diaphysis of long bone)।

(ii) स्पंजी या विरल अस्थि या कैन्सिलस बोन (Spongy or cancellous bone)

स्पंजी (या कैनसिलस) अस्थि भी सघन (कम्पैक्ट) अस्थि के समान सूक्ष्म संरचना होती है। परन्तु यह सूक्ष्म छिद्रिल (Porous) ऊतक के जैसी लगती है। इसमें लाल या पीला अस्थि-मज्जा (Bone-marrow) होती है। यह रक्त कोशिकाओं से भरी होती है जिसका माध्यम विरल होता है। इसमें हैवर्सियन तंत्र नहीं होता है। इस अस्थि के बाहरी सतह पेरिओस्टियम या परिअस्थिक (Periosteum) ढका रहता है जो एक रेशेदार ऊतक की कठोर झिल्ली (Tough membrane of fibrous tissue) होती है जिसमें रक्त वाहिकाएँ (Blood vessels) होती हैं। इसका अपवाद है-वह अस्थि जो संधि के निर्माण में हायलिन उपास्थि (Hyaline cartilage) से आच्छादित (या ढकी) रहती है। उन स्थानों को जिनमें रक्त कोशिकाएँ तथा लाल अस्थि-मज्जा से भरी होती है, उन्हें अनियमित अस्थिमय बंधक या ट्रेबिक्यूला (Irregular bony trabecula) घेरे रखते हैं। इन बंधकों (ट्रेबिक्यूली) में अस्थि-कोशिका (ओस्टिओसाइट्स) होती

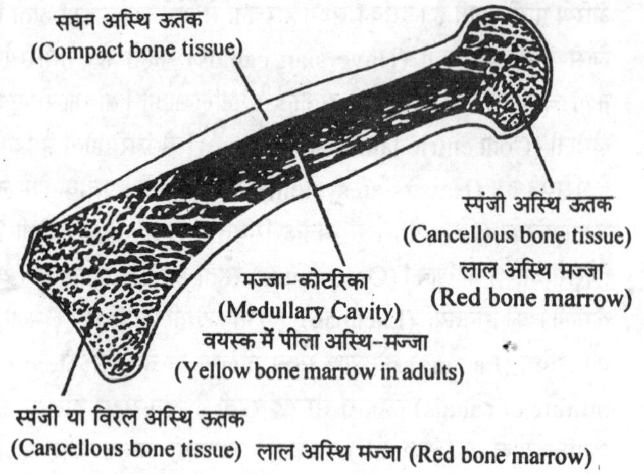

चित्र (13) A long bone cut longitudinally

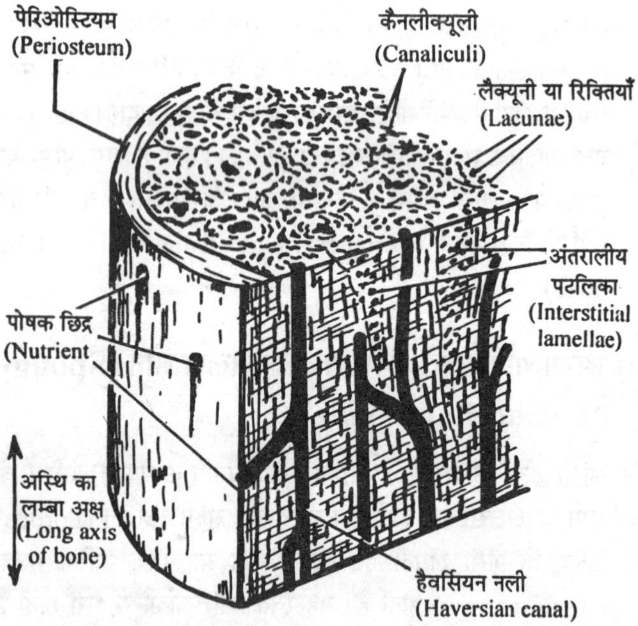

चित्र 13 (i) सघन अस्थि का सूक्ष्म अवलोकन (या संरचना) (Microscopic view of compact bone showing Haversian system of lamellae and canals, also the interstitial arrangement of bone structure between the Haversian systems)

है जो रिक्तियों (Lacunae) में स्थित होता है। [यह अस्थि मुख्यत: लम्बी अस्थि के छोरों में, स्कैपुला या स्कंधास्थि (Scapula), पसली या रिब (Rib) कपाल या क्रेनियम (Cranium), स्टर्नम या उरोस्थि (Sternum) में पायी जाती है] देखें चित्र 13।

अस्थि की निर्माण प्रक्रिया या ऑसिफिकेशन ऑफ बोन (Ossification of Bones)

अस्थि (या बोन) का निर्माण एक प्रक्रिया के दौरान होता है। इस प्रक्रिया को आयुर्विज्ञान की भाषा (In the language of medical Sciences) में ऑसिफिकेशन (Ossification) कहते हैं। ऑसिफिकेशन या अस्थि-निर्माण की प्रक्रिया (Ossification or the process of bone formation) दो प्रकार की होती है-

1. **अंत:झिल्लीमय अस्थि-निर्माण प्रक्रिया या इन्ट्रा-मेम्ब्रेनस ऑसिफिकेशन (Intra-membranous ossification) तथा**
2. **अंत:उपास्थीय अस्थि-निर्माण प्रक्रिया या इन्ट्रा-कार्टिलैजिनस ऑसिफिकेशन (Intra-cartilaginous or endochondral ossification)**

1. अंत:झिल्लीमय अस्थि-निर्माण प्रक्रिया या इन्ट्रा-मेम्ब्रेनस ऑसिफिकेशन (Intra-membranous ossification)

इस प्रक्रिया में सर्वप्रथम मेसेनकाइमल (बाह्य-त्वचा तथा अन्त: त्वचा के बीच भ्रूणीय संयोजी ऊतक) संघनन (Mesenchymal condensation) द्वारा एक झिल्ली का निर्माण होता है। यह क्षेत्र अत्यधिक संवहनी (Vascular) होता है तथा कुछ मेसेनकाइमल कोशिकाएँ (Cells) अस्थिकोशिका (Osteoblasts) के रूप में अपने को अलग या विशेषीकृत कर लेती हैं। ये कोलाजेन रेशे तथा अंतराकोशिकी आधार-पदार्थ (Collagen fibres and intercellular ground substance) उत्पन्न करती हैं जिसे अस्थिकल्प ऑस्टिओइड (Osteoid) कहते हैं। [आस्टिओइड का अर्थ है-अस्थि का आकार।]। दूसरे चरण में हाइड्रॉक्सी ऐपेटाइट के रवे (Hydroxy apatite crystals) अस्थिकल्प ऑस्टिओइड में जमा होते हैं और इसे अस्थि-पटलिका (या बोनि लैमेला) में परिवर्तित करते हैं। अस्थि-कोशिकाप्रसू (Osteoblasts) नवीन अस्थि-पटलिका उत्पन्न करते या बनाते हैं। इस अस्थि निर्माण के दौरान कुछ ऑस्टिओब्लास्ट एक भ्रूण में कोशिका जो अस्थि बनाती है) अस्थि में फँस जाते हैं और तब उन्हें अस्थि-कोशिका ऑस्टिओसाइट्स (Osteocytes) कहते हैं। इन अस्थि-कंटिकाओं या बोनि स्पिक्यूल्स (Bony spicules) के बीच जो स्थान होते हैं उनमें अस्थि-मज्जा या बोन मैरो (Bone marrow) होता है। इस प्रकार स्पंजी या विरल या कैनुसिलस अस्थि (Spongy or cancellous bone) का निर्माण होता है। देखें चित्र (14)।

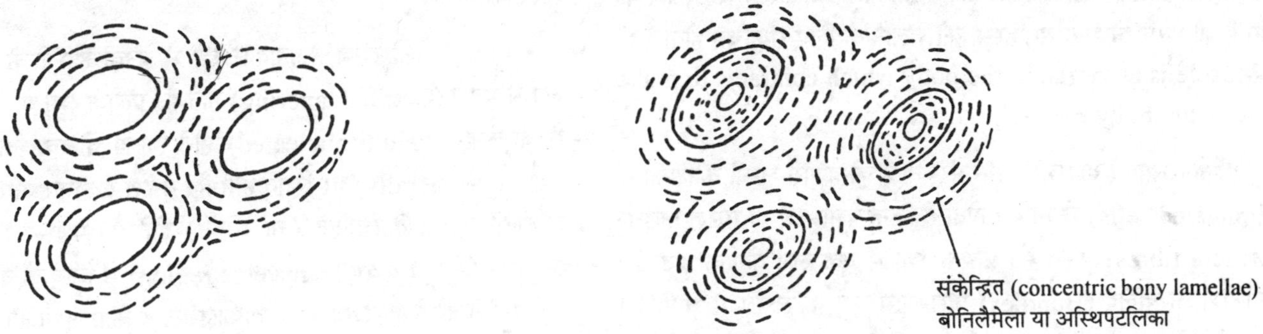

चित्र (14) : अंत:झिल्लीमय अस्थि-निर्माण प्रकिया (Stages of intramembranous ossification)

2. अंत:उपास्थीय अस्थि-निर्माण प्रक्रिया या इन्ट्राकार्टिलैजिनस ऑसिफिकेशन या एन्डोकोन्ड्रल ओसिफिकेशन (Intra-cartilaginous or endochondral ossification)

इस प्रकार की प्रक्रिया (Ossification) लम्बी अस्थियों के निर्माण में होती है। इसमें निम्न बातें घटित होती हैं -

(i) मेसेनकाइम का घनीकरण (Condensation of mesenchyme) होता है।

(ii) कुछ मेसेनकाइम-कोशिकाओं का उपास्थि कोशिकाप्रसू (कोन्ड्रोब्लास्ट) में रूपान्तरण होता है। (Conversion of some mesenchymal cells into chondroblasts.)

(iii) कोन्ड्रोब्लास्ट द्वारा कोलाजेन रेशक तथा आधारीपदार्थ का श्राव होता है और इस प्रकार पेरिकोन्ड्रियम (पर्युपास्थि) की सतह स्तर के साथ एक उपास्थि प्रतिमान (या कार्टिलेज मॉडेल) का निर्माण होता है। (Secretion of collagen fibres and ground substance and forming a model of cartilage with a surface layer of perichondrium)

(iv) उपास्थि-कोशिकाप्रसू (कोन्ड्रोब्लास्ट) द्वारा क्षारीय फास्फैटेस का श्राव होता है जिसके कारण उपास्थि (कार्टिलेज) में कैल्सियम लवणों के जमा होने के कारण वह कड़ी हो जाती है अर्थात् उपास्थि का कैल्सिफिकेशन होता है। इससे उपास्थि में रक्त-आपूर्ति बंद हो जाती है तथा उपास्थि के अंदर की कोशिकाएँ मर जाती हैं। (Secretion of alkaline phosphatase by chondroblasts causing calcification of the cartilage. This cuts off blood supply to cartilage thereby killing the cells within it.)

(v) पेरिकोन्ड्रियम (पर्युपास्थि) से ऑस्टिओजेनिक कोशिकाओं का समूह उपास्थि के अंदर प्रवेश करके उसके कैल्सियम के लवणों को खाकर उसमें खाली जगहें बनाता है। इन जगहों पर ऑस्टिओब्लास्ट का अस्तर चढ़ाता है जो ऑस्टिओजेनिक कोशिकाओं से प्राप्त होता है। (A group of osteogenic cells migrate from perichondrium to inside and eats away the calcified matrix creating spaces in it. These spaces are lined by osteoblast derived from osteogenic cells.)

(vi) आस्टिओब्लास्ट (अस्थिकोशिकाप्रसू) द्वारा रेशक (फाइब्रिल्स) तथा अस्थिकल्प (ऑस्टिऑइड-एक आधारी पदार्थ) का स्राव होता है। (Secretion of fibrils and osteoid a ground substance by osteoblasts.)

(vii) अस्थिकल्प (या ऑस्टिऑइड) अस्थि (बोन) में परिवर्तित होता है और यह कैल्सियम हाइड्रॉक्सी ऐपाटाइट रवे के जमा होने से होता है और इस प्रकार अस्थि पटलिका (या बोनि लैमेली) का निर्माण होता है। (Osteoid is converted into bone by deposition of calcium hydroxy apatite crystals and thus forming boney lamellae.)

(viii) स्पंजी अस्थि जो बनती है वह फिर सघन अस्थि में रूपान्तरित होती है, ठीक उसी प्रकार जैसा कि अंत:झिल्लीमय अस्थि-निर्माण प्रक्रिया में होता है। (Spongy bone thus formed is then converted into compact bone exactly in the same way as in infra-membranous ossification.) सतह की झिल्ली को अब पेरिओस्टिअम (परिअस्थिक) - (Periosteum) कहा जाता है।

3. पेशी ऊतक या मस्क्यूलर टिशू (Muscular Tissue)

मानव शरीर में अनेक पेशियाँ (या मांसपेशियाँ) या मसल्स (Muscles) होते हैं जिन्हें पेशी ऊतक या मस्क्यूलर टिशू (Muscular tissue) कहा जाता है। आयुर्विज्ञान शब्द-कोश (Medical dictionary) में पेशी या

मसल (Muscle) को इस प्रकार परिभाषित किया जाता है-"यह शरीर का अंग है जो शरीर के भाग या हिस्सा को चलाने के लिए संकुचित होता है।" ["Muscle is an organ in the body which contracts to make part of the body move."]

पेशी-ऊतक (या पेशी) एक संरचना है जो हजारों लम्बी कोशिकाओं (Elongated cells) से निर्मित होती हैं जिन्हें पेशी-रेशे या मसल फाइबर (Muscle fibres) कहते हैं। प्रत्येक रेशा में एक लघु केन्द्रक होता है। पेशी-रेशे के पुलिंदे (Bundles) पास-पास ऊन के लच्छा में धागों की तरह संयोजी-ऊत्तक की एक पतली झिल्ली से एक साथ बंधे रहते हैं। इन कोशिकाओं या रेशे की विशेषताएँ हैं-उत्तेजनशीलता (Excitability), सकुंचनशीलता (Contractity), वितान्यता या तानने की क्षमता (Extensibility), लचीलापन या नम्यता (Elasticity)। अस्थियों के साथ पेशियाँ एक प्रावरणी [या फैशिया-(Fascia)] के द्वारा संलग्न होता है। पेशी-कोशिका संकुचन द्वारा अपने को छोटा करती हैं और इससे शरीर के अंगों में गति उत्पन्न होती है। शरीर का लगभग आधा वजन पेशियों का होता है।

पेशी ऊतक का वर्गीकरण या पेशियों के प्रकार (Classification of Muscular Tissues)

मानव शरीर में तीन प्रकार के पेशी-ऊतक (Three types of muscular tissue) पाये जाते हैं जो निम्नलिखित हैं-

(1) ऐच्छिक या रेखित (वोलन्टरि या स्ट्राइएटिड) पेशी (या मसल) **(Voluntary or striated muscle)**

(2) अनैच्छिक या अरेखित (इनवोलन्टरि या अनस्ट्राइएटिड) पेशी (या मसल) **(Involuntary or unstriated or plain muscle)**

(3) ह्रदय-पेशी या कार्डिऐक मसल **(Cardiac muscle)**

(1) ऐच्छिक या रेखित पेशी (Voluntary or striated muscle)

यह पेशी वहाँ पायी जाती है जहाँ पेशियाँ अस्थि-पंजर या कंकाल (Skeleton) के साथ संलग्न होती हैं। अत: इसे कंकाल पेशी (Skeletal muscle) भी कहते हैं। ऐच्छिक पेशी के नाम से यह स्पष्ट होता है कि यह मनुष्य की इच्छा के नियंत्रण के अधीन है। इसकी सूक्ष्म संरचना से यह पता चलता है कि यह पेशी रेखित (या धारीदार) होती है। यह पेशी चूँकि अस्थि (Bones) के साथ संलग्न होती है, अत: इसका कार्य अस्थियों को उनकी संधि (या जोड़) पर चालित (Move) करना है तथा शरीर के अंगों तथा सम्पूर्ण शरीर की स्थिति (या आसन) को बनाये रखने में मदद करना है।

ऐच्छिक पेशी लम्बे बेलनाकार रेशे से बनती है जिनके छोर क्रमिक रूप से पतले (Gradual tapering) होते हैं। प्रत्येक रेशा या तंतु (Fibre) में बहुकेन्द्रक (Multi nucleated) होते हैं। ये केन्द्रक किनारे (बाह्य सतह-Peripherally) पर स्थित होते हैं। ये रेशे एकान्तर और तिर्यक रूप से हल्के और गाढ़े चिन्हित (या रेखित) होते हैं। पेशी-रेशे के चिन्हित अनुप्रस्थ (आड़े) क्षेत्र (Transverse region) में बिन्दुओं के समूहें होते हैं। इस रेशे को पेशी-रेशक या मायोफाइब्रिल < कहा जाता है। इन बिन्दुओं के क्षेत्र को "कॉनहीम क्षेत्र" (Conheims areas) कहते हैं। पेशी-रेशा में कोशिका-द्रव्य (साइटोप्लाज्म) को सार्कोलिमा (Sarcolemma) कहा जाता है। अनेक रेशे एक साथ मिलकर पुलिन्दे (Bundles) बनाते हैं। इनमें से बहुत पुलिंदे एक संयोजी ऊतक के एक साथ बंधकर बड़ी और छोटी पेशियों का निर्माण करते हैं।

माइओफाइब्रिल अत्यधिक कोमल और सूक्ष्म तंतुओं (Filaments) से बनता है जिसे पेशी-रेशा या पेशी-तन्तु मायोफिलामेंट (Myofilament) कहा जाता है। मायोफिलामेंट दो प्रकार के होते हैं-

(i) मोटा प्रकार जिसे माइओसिन (Myosin) कहते हैं तथा

(ii) पतला प्रकार जिसे ऐक्टिन फिलामेंट (Actin filament) कहते हैं। देखें चित्र-16.

एक गाढ़ी रेखा I-बैंड या पट्टी (Band) के मध्य से आड़े-तिरछे गुजरती है जिसे 'Z' बैन्ड कहते हैं। दो क्रमिक Z बैन्डों के बीच माइओफाइब्रिल के हिस्से को सार्कोमीर (Sarcomere) कहा जाता है। 'A' बैन्ड में माइयोसिन तथा ऐक्टिन तन्तु के हिस्से (Myosin and parts of action filament) रहते हैं। जबकि "I" बैन्ड में केवल ऐक्टिन तन्तु रहते हैं। "A" बैन्ड के मध्य में जहाँ ऐक्टिन तथा माइओसिन एक-दूसरे को छादित (Overlapping) नहीं करता, वहाँ एक क्षेत्र (Zone) होता है जिसे "H" बैन्ड कहते हैं। "H" बैन्ड के मध्य में एक गाढ़ी रेखा होती है जो "M"- रेखा कहलाती है। माइओसिन क्षेत्र सभी दिशाओं में समान रूप से प्रकाश की किरणों को नहीं मोड़ता (Refract) जब इससे प्रकाश का गमन होता है, अत: इसे ऐनिसोट्रॉपिक (A) बैन्ड ("Anisotropic band or A-band") कहा जाता है। फाइब्रिल का ऐक्टिन क्षेत्र (Actin area of fibrils) जब इसमें प्रकाश का गमन होता है तो वह प्रकाश को सभी दिशाओं में समान रूप से मोड़ता (Refract) है, अत: इसे आइसोट्रोपिक बैन्ड (Isotropic band) या "I"- बैन्ड के नाम से जाना जाता है।

तंत्रिका (Nerve) में उत्तेजना के अधीन जब संकुचन (Contraction) होता है तो ऐक्टिन फिलामेंट (या तंतु) "A"- बैन्ड में आगे खिसक जाता है तथा "H"-बैन्ड की चौड़ाई कम हो जाती है। इससे "Z"-बैन्ड को

"A" बैन्ड की ओर लाता है जिसके द्वारा I-बैन्डों को छोटा किया जाता है। चालक तंत्रिका कोशिका के अक्षतंतु (Axon of a motor neuron) से शाखाएँ (Branhes) निकलती हैं तथा अनेक पेशी-रेशे (Muscles fibres) की आपूर्ति करती हैं। जब अक्षतंतु या ऐक्सॉन (Axon) और पेशी-रेशे एक साथ मिलकर आपूर्ति होते हैं तो उसे चालक की इकाई या "मोटर यूनिट" (Motor unit) कहते हैं।

(2) अनैच्छिक या अरेखित पेशी (Involuntary or unstriated muscle)

अनैच्छिक पेशी की कोशिकाएँ दिखावट में ऐच्छिक पेशियों से इस रूप में भिन्न होती है कि इसमें रेखित चिन्ह नहीं होते। इस पेशी में तंत्रिका उत्तेजना के बिना ही सकुंचन (Contraction without nervous stimulation) होता है। यद्यपि शरीर के अधिकतर अंगों में इसकी क्रिया स्वतंत्र (या अनैच्छिक) तंत्रिका-तंत्र (Autonic nervous system) के नियंत्रण के अधीन होता है। यह पेशी हमारी चेतना या इच्छा के अधीन नहीं होती। यह पेशी चिकनी (Smooth) तथा तकलीनुमा (Splindle-shaped) होती है। इसका निर्माण लम्बी तकली के आकार की पेशी-कोशिकाओं से होती है। इसकी कोशिका में भी केन्द्रक तथा कोशिका द्रव्य (सार्कोप्लैज्म) होता है। इस कोशिका द्रव्य (Sarcoplasm) में कोशिकांग (Organelle) तथा पेशी-रेशक (मायोफाइब्रिल्स) होते हैं। मायोफाइब्रिल (रेशे) में कोई धारी (रेखित) चिन्ह नहीं होते।

अनैच्छिक पेशी रक्त तथा लसीका के वाहिका की परतों में (In the coats of blood and lymphatic vessels), पाचन क्षेत्र की दिवालों में (In walls of digestive tract), उदर, आंत्र, मूत्रवाहिका, मूत्राशय, परितारिका या आइरिस, जनन-क्षेत्र, श्वासनली, श्वसनी की दिवालों (Walls of stomach, intestines ureter, urinary bladder, Iris, genital tract, trachea, bronchi, etc.) में पायी जाती है। देखें चित्र 15। इस पेशी को कभी-कभी आंत्रिक-पेशी (Visceral muscle) भी कहा जाता है। यह सतहों की शृंखला (गोलाकार, लम्बवत) में सज्जित होती है।

(3) हृदय पेशी या कार्डिऐक मसल (Cardiac muscle)

यह एक विशेष प्रकार की पेशी (Special type of muscle) है जो केवल हृदय (Heart) में पायी जाती है। यद्यपि यह एक अनैच्छिक (या अरेखित) पेशी है, फिर भी इसमें ऐच्छिक पेशी की तरह रेखित (या धारीदार) रूप देखने को मिलता है। इसका विशेष गुण यह है कि तंत्रिका-आपूर्ति से स्वतंत्र होकर इसमें स्वचालित स्पंद संकुचन (Automatic rhythmic contraction) की घटना होती है। इस पेशी के रेशे (Cardiac muscle fibres) बेलनाकार होते हैं जिसके केन्द्रक (Nuclei) केन्द्र पर स्थित (Centrally placed) होते हैं। रेशों की शाखाएँ बनती हैं तथा पास

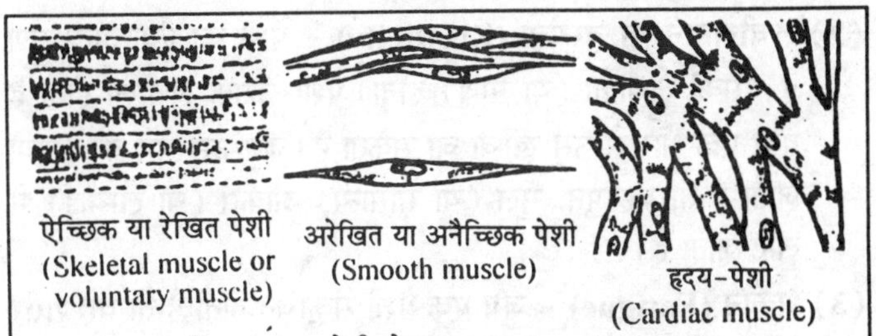

चित्र (15) : पेशी के प्रकार (Types of muscle)

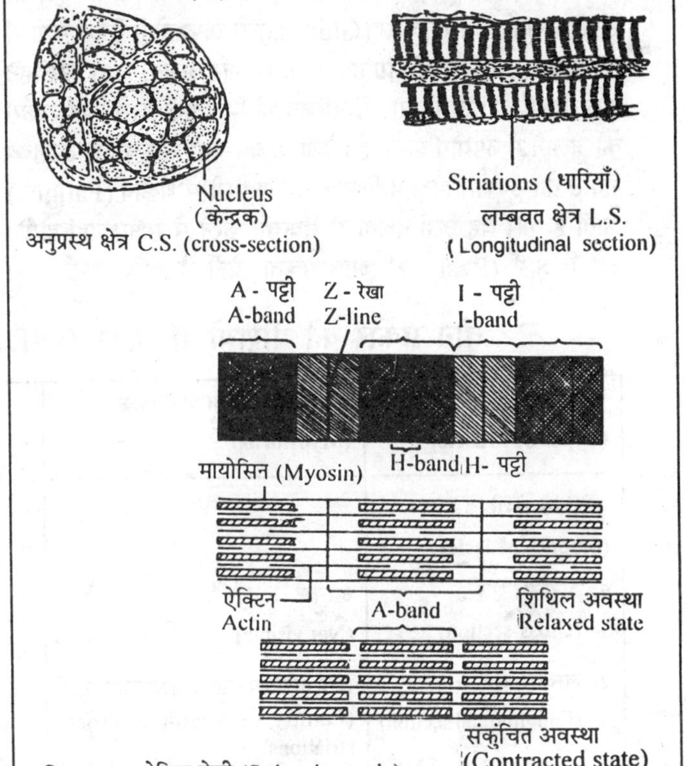

चित्र (16) : रेखित पेशी (Striated muscle)

के रेशे अंतर्विष्ट डिस्क पर जुड़ जाते हैं जिसके कारण एक रेशा से दूसरे में आवेग का स्थानान्तर हो जाता है। देखें चित्र-(17)।

पेशी के गुण (Properties of Muscle)

पेशी के मुख्यत: चार गुण (Properties) या विशेषताएँ (Characteristics) होती हैं जो निम्नलिखित हैं -

(1) **संकुचन की क्षमता (Power of contraction)** - पेशी (विशेषकर ऐच्छिक) की एक मुख्य विशेषता है कि यह उत्तेजना के फलस्वरूप संकुचित (Contract) होती है। यह उत्तेजना उसे तंत्रिका-तंत्र (Nervous system) से मिलती है। अनेक तंत्रिकाओं के छोर (Endings) तो पेशियों में होते हैं। अन्य उत्तेजना, जैसे-विद्युत (Electricity) प्रत्यक्ष रूप से पेशी या इसके तंत्रिकाओं (Nerves) पर प्रयुक्त होकर पेशी के संकुचन का कारण बनता है। इस प्रतिक्रिया (Response) का उपयोग चिकित्साशास्त्र (Medical science) में उन तंत्रिकाओं की जाँच करने में किया जाता है जो रोग से ग्रस्त होते हैं।

(2) लचीलापन या नम्यता (Elasticity) - पेशी का एक अन्य गुण है-उसका लचीला (या नम्य) होना। पेशी-ऊतक लचीला होता है तथा एक भार से उसे खींचा जा सकता है। जब उस भार को हटाया जाता है तो वह पुनः मूल (या सामान्य) आकार (या लम्बाई) में लौट जाता है।

(3) थकान (Fatigue) - जब एक पेशी संकुचित होती है तो वह शरीर की ऊर्जा (Energy) का उपयोग करती है। यह ऊर्जा मुख्यतः संग्रहित शर्करा या ग्लूकोस (Glucose) से प्राप्त होती है जो पेशी में ग्लाइकोजेन के रूप में संग्रहित रहता है और अंशतः रक्त परिवहन द्वारा मिलती है। रक्त द्वारा ऑक्सीजन भी मिलता है जिसे पेशी शर्करा को जलाने में उपयोग करती है। पेशी के बार-बार संकुचन से उपलब्ध शर्करा का उपयोग होता है जिसके कारण पेशी में थकान (Fatigue) आती है और वह उसी दक्षता से संकुचन करने में सक्षम नहीं होती। उसे विश्राम (Rest) की आवश्यकता होती है ताकि शर्करा की आपूर्ति पुनः हो सके। इससे संग्रहित लैक्टिक अम्ल (Lactic acid) को हटाने में भी मदद मिलती है। लैक्टिक अम्ल शर्करा के जलने से बनता है।

(4) पेशी का अल्प-तान या मस्क्यूलर टोन (Muscular tone) - जब एक पेशी विश्राम की अवस्था में होती है तो वह आंशिक रूप से सर्वदा संकुचित होती है। अतः वह संकुचन के लिए तत्काल तैयार रहती है। पेशी की इस आंशिक संकुचन अवस्था को मस्क्यूलर टोन या अल्प-तान (Muscular tone) कहते हैं। यह शरीर की स्थिति (Posture) बनाये रखने के लिए आवश्यक है। यदि एक पेशी अपना टोन (अल्प-तान) को खो देती (या गवाँ देती) है तो वह उत्तेजना पाकर भी शिथिल रहती है जिसके कारण उसकी गति मंद हो जाती है तथा कार्य की दक्षता में भी भारी कमी आती है। यही कारण है कि जब मनुष्य थक जाता है तो वह कार्य नहीं कर पाता एवं उसे विश्राम की आवश्यकता होती है। अनैच्छिक पेशी फिर भी अपने तान या टोन

तीन प्रकार की पेशियों में अंतर (Differences in three types of muscles)

पेशी के प्रकार (Types of Muscle)	मायोफाइब्रिल्स या पेशी रेशक (Myofibrils)	केन्द्रक (Nucleus)	पेशी-झिल्ली (Sarcolemma)	आकार (Shape)
अरेखित पेशी (Smooth Muscle)				
1. अनुप्रस्थ क्षेत्र (Cross-section)	अस्पष्ट (Not visible)	केन्द्र पर (Central)	अस्पष्ट (Not clearly seen)	गोलाकार (Circular)
2. लम्बवत् क्षेत्र (Longitudinal section)	बिना अनुप्रस्थ रेखाओं का हल्का दिखना (Faintly seen without cross-striations)	केन्द्र पर (Central)	स्पष्ट नहीं दिखना (Not clearly seen)	तकलीनुमा (Spindle-shaped)
रेखित पेशी (Skeletal muscle)				
1. अनुप्रस्थ क्षेत्र (Cross-section)	बिन्दुओं के समूहों के रूप में (कॉनहीम क्षेत्र) प्रकट होना (Visible as groups of dots) अनुप्रस्थ रेखाओं के साथ सुस्पष्ट (Prominent with cross striations)	परिधीय या बाह्य (Peripheral)	स्पष्ट रूप से दिखना (Clearly seen)	गोलाकार (Circular)
2. लम्बवत् क्षेत्र (Longitudinal section)		परिधीय या बाह्य (Peripheral)	स्पष्ट रूप से दिखना (Clearly seen)	बेलनाकार लम्बी नली (Cylindrical long tubes)
हृदय पेशी (Cardiac muscle)				
1. अनुप्रस्थ क्षेत्र (Cross-section)	बिन्दु के जैसा हल्का दिखना (Faintly seen as dotts)	केन्द्र पर (Central)	पतला और हल्का दिखना (Thin and faint visibility)	गोल (Round)
2. लम्बवत् क्षेत्र (Longitudinal section)	अनुप्रस्थ रेखाओं का हल्का दिखना (Faint visibility of cross striations)	केन्द्र पर (Central)	पतला और हल्का दिखना (Thin and faintly seen)	शाखन रेशे (Branching fibres)

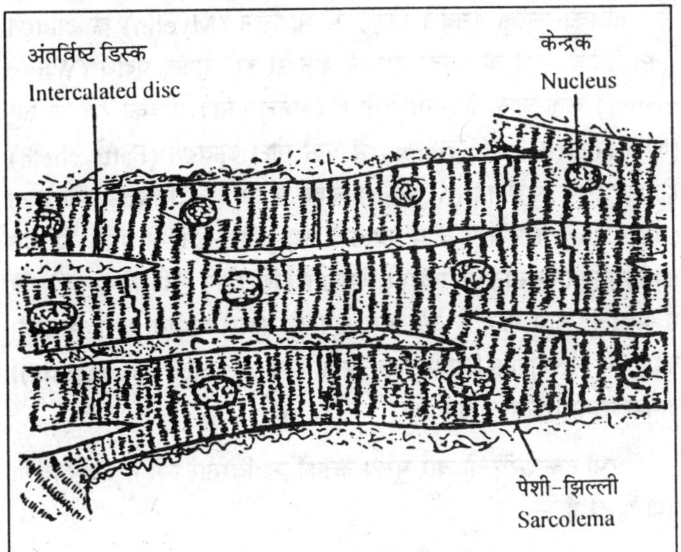

चित्र (17) – हृदय-पेशी का आवर्धित दृश्य
(Magnified view of cardiac muscle)

को बनाये रखती है जब केन्द्रीय तंत्रिका-तंत्र के साथ सभी संबंध (Connection) टूट जाते हैं।

4. तंत्रिका ऊतक या नर्वस टिशू (Nervous Tissue)

यह ऊतक सभी ऊतकों से अधिक विशिष्ट होता है। इसका एक संरचनात्मक संगठन होता है जो उत्तेजनाओं (Stimuli) को ग्रहण करता है तथा उनको शरीर के विभिन्न अंगों या भागों को संचारित करता है। इस ऊतक (या टिशू) में तंत्रिका-कोशिकाएँ (Nerve cells or neurons) उनके प्रवर्धक-ऐक्सॉन या अक्षतंतु (Axons) तथा डेन्ड्राइट या द्रुमाश्य (Dendrites) के साथ उनकी समर्थक (या संयोजी) कोशिकाएँ जिसे न्यूरोजलिआ (Neurolgia) कहते हैं, होते हैं। केन्द्रीय तंत्रिका तंत्र क्षेत्र (Central nervous system areas) जहाँ अधिक संख्या में तंत्रिका-कोशिकाएँ होती हैं उन्हें घूसर पदार्थ (Grey matter) कहते हैं और वे क्षेत्र जहाँ केवल ऐक्सॉन (या अक्षतंतु) तथा डेन्ड्राइट्स (या द्रुमाश्य) उपस्थित होते हैं उन्हें सफेद पदार्थ (White matter) कहा जाता है। तंत्रिका-कोशिकाओं के समूह पिण्डों को गैंग्लिआ (Ganglia) कहते हैं जो काला या गहरा रंग (Dark) का होता है। [Ganglion गैन्गलिऑन-गुच्छिका जिसका बहुवचन Ganglia है।]

प्रत्येक तंत्रिका-कोशिका (Nrve cell) में केन्द्रक (Nucleus) तथा अत्यधिक विशेषीकृत कोशिका-द्रव्य (Highly specialized cytoplasm) होता है।

न्यूरॉन या तंत्रिका कोशिका (Neuron) – न्यूरॉन के कोशिका-पिंड को पेरिकरयोन (Perikaryon) कहा जाता है जिसका आकार (Size) 5 μm से लेकर 120 μm के बीच व्यास में (In diameter) परिवर्तित होता है। इसके केन्द्रक केन्द्र से परिधि की ओर थोड़ा हटा हुआ होता है जिसमें स्पष्ट केन्द्रिका [या न्यूक्लिओलस (Nucleolus)] होती है। इसके कोशिका-द्रव्य (Cytoplasm) में खुरदरा आंतरिक जालीय तंत्र (Rough endoplasmic reticulum) या निसल पदार्थ (Nissle substance) होता है। तंत्रिका कोशिकाओं में छोटे और बड़े प्रवर्धक (Short and long processes) होते हैं। लम्बा प्रवर्धक केवल एक होता है जिसे अक्ष-तंतु या ऐक्सॉन (Axon) कहते हैं जबकि अन्य प्रवर्धकों को डेन्ड्राइट या द्रुमाश्क (Dendrites) कहा जाता है। अधिकतर द्रुमाश्क या डेन्ड्राइट छोटे होते हैं और शाखन [या ब्राचिंग (Branching)] का प्रदर्शन करते हैं। निसल पदार्थ (Nissle substance) को डेन्ड्राइट में देखा जाता है लेकिन ऐक्सॉन में उसे नहीं देखा जा सकता। तंत्रिका कोशिका पिंड का वह हिस्सा जहाँ से ऐक्सॉन आरम्भ होता है उसे ऐक्सॉन हिलॉक (Axon Hillock) कहते हैं तथा इस क्षेत्र की कोशिका-द्रव्य (या साइटोप्लाज्म) में निसल कणिकाएँ (Nissle granules) नहीं होती। कोशिका द्रव्य में धागा की तरह तंत्रिका-रेशकों या न्यूरोफाइब्रिल्स (Neurofibrils) को देखा जा सकता है। कोशिका-द्रव्य में अन्य कोशिकांगों (Organelles), जैसे-माइटोकोन्ड्रिया (Mitochondria), गोल्गी (Golgi), राइबोसोम (Ribosomes) भी होते हैं। तंत्रिका (न्यूरॉन) को एक विद्युत बैटरी से तुलना की जा सकती है। तंत्रिका-कोशिका उत्तेजना को उत्पन्न करती है तथा ऐक्सान (अक्षतंतु) उसी प्रकार उसे संचारित करता है जिस प्रकार विद्युत के तार (Electric wires) में विद्युत प्रवाहित (या संचारित) होती है। न्यूरॉन तीन प्रकार के होते हैं-

(i) **एकध्रुवी तंत्रिकाणु या यूनिपोलर न्यूरॉन (Unipolar neurons)**
(ii) **द्विध्रुवी तंत्रिकाणु या न्यूरॉन (Bipolar neurons)**
(iii) **बहुध्रुवी तंत्रिकाणु या न्यूरॉन (Multipolar neurons)**

एक ध्रुवीय तंत्रिकाणु (न्यूरॉन) में केवल एक ऐक्सॉन (अक्षतंतु) होता है। इस प्रकार का न्यूरॉन केवल प्रारम्भिक भ्रूणीय अवस्था में देखा जाता है।

यहाँ तंत्रिकाणु (न्यूरॉन) से उत्पन्न होकर ऐक्सॉन (अक्ष तंतु) द्विशाखित (Bifurecate) हो जाता है। एक शाखा कोशिका पिण्ड (Cell body) में सूचना लाती है (ड्रेन्डाइट) तथा दूसरी शाखा इससे उत्तेजना (Impulses) लेती हैं। इसे आभासी एक ध्रुवी तंत्रिकाणु (Pseudo-unipolar neurons) कहा जाता है। एक ध्रुवीय न्यूरॉन का एक संशोधित रूप वयस्कों की "प्रमस्तकीय मेरुदण्ड की गण्डिका" (Cerebro-spinal ganglia) में पाया जाता है। देखें चित्र-18.

द्विध्रुवीय तंत्रिकाणु (न्यूरॉन) में एक ध्रुव से ऐक्सॉन (अक्षतंतु) तथा दूसरे ध्रुव से डेन्ड्राइट (द्रुमाश्क) उदित होता है। इस प्रकार का तंत्रिकाणु (न्यूरॉन) सर्पिल (स्पाइरल) तथा प्रघाणीय (वेस्टिब्यूलर) केन्द्रक

(Spiral and vestibular nuclei) तथा रेटिना या दृष्टिपटल (Retina) में देखा जा सकता है। देखें चित्र-18.

बहुध्रुवीय तंत्रिकाणु (न्यूरॉन) में अनेक ध्रुव (Many poles) होते हैं। इसके एक ध्रुव से ऐक्सॉन (अक्षतंतु) तथा अन्य ध्रुवों से डेन्ड्राइट (द्रुमाश्क) उत्पन्न होते हैं। जैसे-स्पाइरल कॉर्ड के धूसर पदार्थ (Grey matter) में चालक तंत्रिकाणु या मोटर न्यूरॉन (Motor neurons.)

अक्षतंतु या ऐक्सॉन (Axon) - प्रत्येक तंत्रिका-कोशिका के पिंड से (From the body of each nerve cell) एक मुख्य रेशा (Fibre) अक्षतंतु आगे बढ़ता है जिसे अक्षतंतु या ऐक्सॉन (Axon) कहा जाता है। इसी तंतु से होकर उत्तेजना (Impulses) तंत्रिका-कोशिका से आगे केवल एक दिशा में आगे बढ़ती है। एक अक्षतंतु की लम्बाई पर्याप्त हो सकती है। जैसे-सुषम्ना (स्पाइनल कॉर्ड) के निचले भाग से कुछ कोशिकाओं के अक्षतंतु (ऐक्सॉन) तो तंत्रिकाओं में पैर तक विस्तारित होते हैं।

डेन्ड्राइट (Dendrite) - तंत्रिका-कोशिका के लम्बे और छोटे प्रवर्धकों (Processes) को डेन्ड्राइट (या द्रुमाश्क) कहा जाता है। एक पेड़ के समान डेन्ड्राइट अनेक शाखाएँ बनाता है। जब उत्तेजना एक न्यूरॉन से दूसरे न्यूरॉन में जाती है तो वह प्रथम के अक्षतंतु (ऐक्सॉन) से दूसरे डेन्ड्राइट (द्रुमाश्क) में जाती है। जिस बिन्दु पर ऐक्सॉन तथा डेन्ड्राइट मिलते हैं, उसे सूत्र युग्मन या सिनैप्स (Synapse) कहा जाता है।

तंत्रिका-ऊतक (नर्वस टिशू) में माइलिन (Myelin) के आवरण युक्त तंत्रिका-रेशे के हल्का रंग के होने से इसे सफेद पदार्थ (White matter) कहा जाता है। माइलिनेटेड (मज्जायुक्त) तंत्रिका रेशे या तंतु (Myelinated nerve fibres) में एक मोटा आवरण (Fatty sheth) होता है जिसे माइलिन (Myelin) कहते हैं जो एक विद्युत-उष्मारोधक (Insulator) के रूप में कार्य करता है तथा उत्तेजनाओं के गमन की गति को अक्षतंतु (ऐक्सॉन) के पथ पर बढ़ाता है। विटामिन B^{12} की अनुपस्थिति में माइलिन क्षय होता है और इस क्षय के कारण सुषम्ना (या स्पाइनल कॉर्ड) में रक्तक्षीणता [या पर्निशस अनीमिआ (Pernicious anaemia)] नामक बीमारी उत्पन्न होती है।

अभी तक शरीर के चार मुख्य ऊतकों का विस्तार रूप में वर्णन किया गया है, वे हैं —

1. उपकला ऊतक या एपिथीलियल टिशू या एपिथीलयम (Epithelial tissue or epithelium)
2. संयोजी ऊतक या कनेक्टिव टिशू (Connective tissue)
3. पेशी ऊतक या पेशी या मसक्यूलर टिशू (Muscular tissue or tuscle)
4. तंत्रिका ऊतक या नर्वस टिशू (Nervous tissue) यहाँ इनका वर्णन निम्नलिखित तालिका (Table) में किया जाता है।

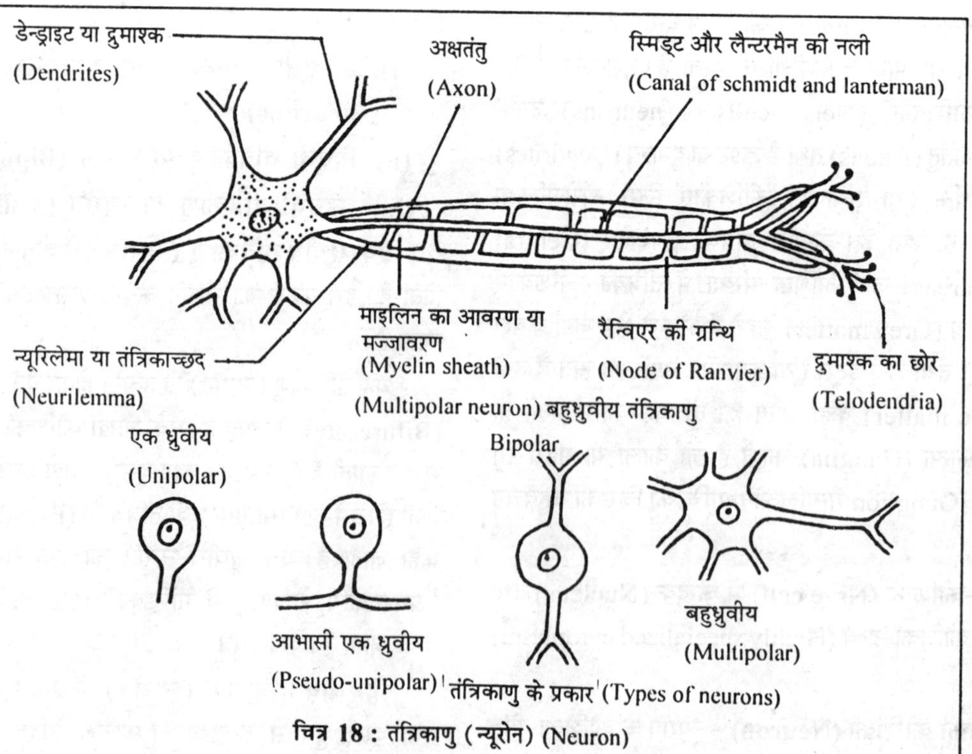

चित्र 18 : तंत्रिकाणु (न्यूरोन) (Neuron)

ऊतक का सारणीबद्ध विवरण (Tabular note on Tissues)

ऊतक (Tissue)	आकार (Size)	प्रकृति (Nature)	कार्य और स्थिति (Functions and locations)
I. उपकला ऊतक (Epithelial)	वर्गाकार (Squamous)	सरल स्तरित परिवर्ती (Simple strafied transitional)	अंगों का अस्तर जैसे-हृदय का अंत:स्तर (Linings of organs, viz. endothelium of heart) त्वचा का आवरण (Coverings of skin, etc.)
	स्तम्भाकार (Columnar)	ग्रन्थीय (Glandular)	श्राव, जैसे-आमाशय रस (Secretion viz. gastric juice) अवशोषण, जैसे-आंत्र की दिवालें (Absorption, viz. walls of intestine)
		रोमिकामय (Cilliated)	श्लेष्मा को गतिमान करना जैसे-श्वसन तंत्र (Movement of mucus viz. respiratory system)
		सफेद (White)	सहारा देना, जैसे-अस्थिबंध या लिगामेंट (Supporting viz. ligaments) अंग का बाहरी आवरण की सुरक्षा, जैसे-किडनी (Protecting the outer coverage of organs)
II. संयोजी ऊतक (Connective tissue)	रेशेदार (Fibrous)	पीला लचीला (Yellow elastic)	धमनियों तथा फुफ्फुस (या लंग) की श्वास नली की दिवालों में पैकिंग तथा सहारा देना जैसे-त्वचा के नीचे (Packing and supporting viz. under the skin)
	क्षेत्रिका (Areolar)	वसा (Fat)	अंग के चारों ओर सुरक्षा, जैसे-आँख, वृक्क या किडनी (Protection around organs viz. eye, kidney.)
	मांसल या वसामय (Adipose)	भूरा वसा (Brown fat)	सुरक्षा जैसे-संधि सतहों का आवरण (Protection, viz. covering articular surfaces)
	उपास्थि (Cartilage)	काचाभ (Hyaline)	सहारा, जैसे-अंतराकशेरुक डिस्क (Supporting, viz. intervertebral disc)
		रेशा-उपास्थि (Fibro-cartilage)	सहारा, जैसे-कण्ठच्छद, कर्णपाली (Supporting, viz epiglottis, pinna of ear)
		लचीला (Elastic)	सहारा और सुरक्षा, जैसे-अस्थि की कठोर सतह (Support and protection, viz. hard surface of bone.)
		सघन (Compact) विरल या स्पंजी	शक्ति के साथ कोमलता देना, जैसे-स्पंजी अस्थि, लाल अस्थि मज्जा (Providing lightness with strength viz spongy bone, red bone-marrow)
	अस्थि (Bone)	लाल कोशिकाएँ (Red cells)	ऑक्सीजन और कार्बनडाइआक्साइड का वाहक (Carriage of oxygen and carbon dioxide)
	रक्त (Blood)	सफेद कोशिकाएँ (White cells)	संक्रमण से शरीर की सुरक्षा (Protection of body from infection)
		बिम्बाणु (Platelets)	रक्त का जमाव (Coagulation of blood)
III. पेशी-ऊतक या पेशी (Muscular tissue or muscle)	ऐच्छिक (रेखित) (Voluntary or striated)	रेखित (Striated)	गति की क्षमता, जैसे-अस्थि पंजर से सम्बद्ध पेशियाँ (Power of movement viz. muscles attached to skeleton)
	अनैच्छिक (Involuntary)	अरेखित (Plane)	आंतरिक अंगों में उपस्थित, जैसे-वृहदान्त्र या कोलन (Present in internal organs viz. colon)
	हृदय या कार्डिएक (Cardiac)	रेखित और अरेखित (Striated and plane)	हृदय का विशेषीकृत पेशी (Specialized muscle of heart)
IV. तंत्रिका-ऊतक या तंत्रिका (Nervous tissue or nerves)	तंत्रिका कोशिकाएँ न्यूरॉन (Nerve cells neurons) न्यूरोग्लिआ (Neuroglia)		उत्तेजना की उत्पत्ति (Generation of impulses) उत्तेजना का संचारण (Transmission of impulses) तंत्रिका कोशिकाओं का सहारा (Support for nerve cells)

4. कंकाल (THE SKELETON)

प्रस्तावना (Introduction)

मानव शरीर का आंतरिक ढाँचा (Internal framework) अस्थिमय कंकाल का होता है जो शरीर को सहारा और सुरक्षा प्रदान करता है तथा शरीर को गति देने में उत्तोलक या लीवर (Lever) के रूप में कार्य करता है। जैसे-सामान लेना या देना, चलना तथा भोजन करना आदि। कुछ जीव (Animals) ऐसे होते हैं जिनमें रीढ़ की हड्डी (Backbone) नहीं होती और उनमें कोई कड़ा कंकाल भी नहीं होता। परन्तु वे वातावरण से अपने को समायोजित करके अपने अस्तित्व की रक्षा करने में सफल होते हैं।

मनुष्य के अतिरिक्त अन्य जीव भी हैं जिन्हें रीढ़दार प्राणी (Vertebrate animals) कहा जाता है, परन्तु मनुष्य ही केवल ऐसा प्राणी है जिसमें पूर्ण सीधा (या लम्बवत्) कशेरुका या रीढ़ (Upright vertebra) होती है। सीधा या खड़ा होने के कारण तथा एक स्थान या स्थिति से दूसरे स्थान या स्थिति में चलने या आने की आवश्यकता होने से मनुष्यों को विशेष समस्याओं का सामना करना पड़ता है, विशेषकर गुरुत्व (Gravity) के संबंध में यदि उनकी गुरुत्व-रोधी तंत्र (Antigravity mechanisms) काम करने में समर्थ नहीं होते।

मानव शरीर के आसन-स्थिति को बनाये रखने तथा गति को निष्पादित करने के लिए चाहे वे सरल हों या जटिल, यह आवश्यक है कि पेशियाँ (Muscles) तथा तंत्रिका-तंत्र (Nervous system) क्रियाशील रहे। यही पेशियाँ तथा तंत्रिका-तंत्र हैं जो गति की पहल, नियंत्रण तथा समन्वय करते हैं। प्राय: गति को ज्ञानेन्द्रियाँ (Organs of senses) विशेषकर नेत्र (Eyes) समन्वित करते हैं। गतिशीलता (Mobility) अस्थि-संधियों (Bones joints) द्वारा दी जाती है, विशेषकर हाथ या पैर (Limbs) में जहाँ संधि (Joints) एक लीवर या उत्तोलक (Lever) के समान कार्य करती है। अस्थियों में गति देने की क्षमता तो पेशियों में ही होती है जो केन्द्रीय तंत्रिका-तंत्र (Central nervous system or CNS) के निर्देशन और नियंत्रण के अधीन होती है। मस्तिष्क में गति देने की इच्छा होती है तथा यह सूचना उचित पेशियों को चालक तंत्रिका रेशे (Motor nerve fibres) द्वारा भेजी जाती है। इससे पेशियाँ सक्रिय हो जाती हैं। सक्रिय पेशी संकुचित (Contract) होती है जबकि विरोधी शिथिल (Relaxed) होती हैं। जैसे-हाथ को झुकाने तथा भोजन को मुँह में ले जाने के लिए बाइसेप्स या "द्विशिर पेशी" (Biceps) संकुचित होती हैं तथा ट्राइसेप्स या त्रिशिरस्क (Triceps) अपने को उचित परिमाण में शिथिल तथा लम्बा बनाता है (Relaxes and elongates) ताकि ऐच्छिक कार्य किया जा सके। शरीर के अंगों में गति को घटाने, बढ़ाने, अनुकूल बनाने आदि को निर्देशित करने का कार्य मस्तिष्क के एक्स्ट्रापिरामिडिल केन्द्रक (Extrapyramidal nuclei of the brain) द्वारा होता है जबकि समन्वयन (Coordination) अनुमस्तिष्क या सेरिबेलम (Cerebellum) द्वारा होता है।

यहाँ पाठक को यह समझ लेना चाहिए कि अस्थि (Bone) तथा अस्थियों (Bones) में क्या अंतर है। अस्थियाँ अंग होती हैं (Bones are organs) तथा प्रत्येक अपने को विशेष कार्य के लिए अनुकूल बनाती हैं। अस्थि एक ऊतक है (Bone is the tissue) जिससे वह निर्मित होती हैं। (देखें पृष्ठ-31)। अस्थियाँ और पेशियाँ भ्रूण की मध्य सतह (Middle layer of the embryo) - मेसोडर्म (Mesoderm) से प्राप्त होती है। अधिकतर अस्थियाँ (Bones) दो अवस्थाओं से गुजरती हैं। पहली अवस्था में ऊतक का संघनन (Condensation of tissue) होता है तथा दूसरी में उपास्थीय अवस्था (Cartilaginous stage) होती है। कुछ अस्थियाँ, जैसे-कपाल के शिखर और किनारे (Roof and sides of the skull), दूसरी अवस्था (उपास्थीय) में कभी नहीं जाती है बल्कि रेशक कोशिकी झिल्ली (Fibro-cellular membrane) में सीधा कैल्सियम लवण जमा होने की घटना (Calcification) होती है जिससे अस्थि बन जाती है। अधिकतर अस्थियाँ उपास्थि (या कार्टिलेज) में ही प्रतिरूप (या मॉडेल) बनाती हैं। इस प्रकार "अस्थि-विकास क्रिया" या ओसिफिकेशन (Ossification) अंत:झिल्लीमय (Intramembranous) या सामान्यत: अंत:उपास्थीय (Intracartilaginous) होती है।

अस्थियों का विकास (Development and Growth of Bones)

अधिकतर अस्थियों को अपने पूर्ण आकार में आने के लिए न्यूनतम 20 वर्ष लगता है। प्रारम्भिक भ्रूणीय जीवन (Fetal life) में कोई वास्तविक अस्थि नहीं होती। लेकिन मानव-कंकाल की अस्थियों की रूपरेखा संयोजी ऊतक के अन्य रूपों (जैसे-उपास्थि या झिल्ली) द्वारा बनती है। बाद में अधिकतर अस्थियों को लम्बी अस्थियों (Long bones) में बदलती है जबकि कुछ

अस्थियाँ चिपटी (Flat Bones) में परिणत होती हैं, जैसे-कपाल की अस्थियाँ (Bones of skull)। अत: सर्वप्रथम अस्थियाँ उपास्थि की शलाकों ओर पिंडकों द्वारा (By rods and blocks of cartilage of sheets) या झिल्ली की परत द्वारा (By sheets of membrane) प्रस्तुत होती है जो आकार में परिपक्व अस्थि के समान होती है। दूसरी अवस्था में कैल्सियम लवणों का इनमें संग्रहण होता है (कैल्सिफिकेशन)। बाद में अस्थि-कोशिकाएँ (ऑस्टिओब्लास्ट्स) अन्य कोशिकाओं के साथ कैल्सिफाइड उपास्थि में प्रवेश करती है जो उपास्थि (कार्टिलेज) को हटा देते हैं। अस्थि-कोशिकाएँ आगे बढ़कर उपास्थि के स्थान पर स्थित हो जाती हैं। वह क्षेत्र जिसमें यह क्रिया पूरी होती है उसे ओसिफिकेशन केन्द्र (Center of ossification) कहा जाता है।

जन्म के समय कंकाल का एक अनुपात ही वास्तविक अस्थि में प्रस्तुत होती है। शेष अस्थियाँ उपास्थि या झिल्ली में ओसिफिकेशन द्वारा निर्मित होती हैं जिसे परिपक्व बनने में वर्षों का समय लगता है। इसके अतिरिक्त समय-समय पर नयी अस्थि का भी निर्माण होता है जो अस्थि-भंग (Bone fractures) की क्षति-पूर्ति करती है।

बच्चों में अस्थियों के विकास (या वृद्धि) को मुख्यत: तीन कारक (Factors) प्रभावित करते हैं -

(i) यौन अन्त:श्राव या सेक्स हार्मोन (Sex harmones)

(ii) पीयूष ग्रन्थि का श्राव (Pituitary grow harmone)

(iii) अवटु ग्रन्थि का श्राव (Thyroid harmone)

इनके श्राव में किसी भी प्रकार की कमी से अस्थि के विकास बाधित होते हैं।

अस्थियों के मुख्य कार्य (Important Functions of Bone)

अस्थि या अस्थियों के मुख्य तीन कार्य हैं - (Three main functions)

1. शरीर के ढाँचा के लिए यह एक सहारा ऊतक है।

   (Bone is the support tissue for the framework of the body.)

2. यह एक खनिज भण्डार है जिसमें 97% कैल्सियम लवण होते हैं।

   (Bone is a mineral store in which 97% of the contents is calcium salts.)

3. रक्त निर्माण करने वाली अस्थि-मज्जा का यह घर भी है।

   (Bone houses the blood-forming bone marrow.)

अस्थियों का व्यावहारिक विचार या महत्व (Practical Consideration or Importance of Bones)

अस्थियों का व्यावहारिक महत्व भी है। बच्चों-बच्चियों (Children) की अस्थियों में वयस्क की तरह अधिक कैल्सियम लवण नहीं होते। इसके कारण बच्चों की अस्थियाँ वयस्क की तुलना में अधिक लचीली होती हैं तथा उनकी अस्थियाँ चोट लगने से (From injury) पूर्ण भंजित (Complete fracture) होने के बजाय आंशिक भंजित (Partial fracture) होती हैं। इस आंशिक अस्थि-भंजन को ग्रीनस्टिक (Greenstick) कहते हैं। इसमें अस्थि टूटने (या भंजित होने) के बजाय मुड़ जाती है। अस्थियों के छोरों (Ends of bones) में जब चोट (Injury) लगती है तो इससे प्राय: अधिप्रबर्ध या एपिफिजिस (Epiphysis) में क्षति होती है। एपिफिजिस अस्थिवृद्धि का केन्द्र होता है जो उपास्थि (या कार्टिलेज) द्वारा अस्थि के मुख्य भाग से अलग किया जाता है।

रिकेट्स या सुखण्डी (Rickets) में कैल्सियम लवणों की कमी से अस्थियाँ असामान्य रूप से कोमल (Soft) हो जाती हैं जिससे कि अंगों (हाथ या पैर) में विकलांगता (Deformity) आ जाती है। एपिफिजिस में भी परिवर्तन होते हैं। जब किसी अस्थि में भंजन (या फ्रैक्चर) होता है तो प्राकृतिक रूप में इसके सुधार (Repair) का प्रयास होता है तथा यह सुधार अत्यधिक खर्चीला होता है तो जब कोई सर्जन या शल्य-चिकित्सक (Surgeon) टूटे खंडों को उनके उचित स्थान पर स्थित कर देते हैं।

इसमें निम्नलिखित क्रिया (Process) होती है —

(i) टूटे छोरों के बीच रक्त-थक्का या ब्लड क्लौट (Blood clot) भर जाता है जिसमें रेशेदार ऊतक (Fibrous tissue) विकसित होता है।

(ii) ओस्टिओब्लास्ट्स (Osteoblasts) या अस्थि-कोशिका प्रसू क्षतिग्रस्त (या टूटे हुए) छोरों से तथा परिअस्थिक [या पेरिऑस्टिअम (Periosteum)] से पलायन (Migrate) करती हैं और क्रमश: नयी अस्थि से दरार (Gap) भर जाती है। इस नयी अस्थि को कैलस (Callus) कहा जाता है।

(iii) आखिरकार (या अंतत:) अस्थि की अविच्छिनता (Continuity) पुन: स्थापित हो जाती है तथा क्षतिग्रस्त क्षेत्र में कैल्सियम लवणों के जमा होने से कैलस (Callus) कड़ा (Hard) हो जाता है। [कैलस=दो अस्थि के छोरों के बीच निर्मित ऊतक।

एक स्वस्थ व्यक्ति में टूटी अस्थि के मरम्मत या सुधार होने में सामान्यत: एक से लेकर तीन महीने का समय लगता है।

मानव-कंकाल की संरचना (Structure of Human Skeleton)

कंकाल (या अस्थि-पंजर या स्केलिटन) शरीर का एक ढाँचा (Framework) होता है जो अस्थियों से बनता है। इसमें उपास्थियाँ [या कार्टिलेजेज (Cartilages)] तथा अस्थिबंध [या लिगामेन्ट्स (Ligaments)] होते है जो अस्थियों को बांधे रखते हैं। यह कोमल संरचनाओं को सहारा (Support) देता है जो इसके चारों ओर समूहित (Grouped) होते हैं। यह शरीर के अंगों की रक्षा करता है। कंकाल इस प्रकार संधित (Jointed) होता है कि शरीर के विभिन्न अंगों को एक-दूसरे पर खिसकाया जा सकता है। इसकी अनेक अस्थियाँ [पेशियों के लिए जो इनसे सम्बद्ध होती हैं,] उत्तोलक या लीवर (Levers) का कार्य करती हैं।

कंकाल (Skeleton) के मुख्य कार्य (Main functions) निम्नलिखित हैं-

(i) एक ढाँचा के रूप में कार्य करना (To act as a framework)

(ii) कोमल ऊतकों (टिशूज) को सहारा देना (To support the soft tissues)

(iii) पेशियों की क्रिया से स्वतंत्र रूप से अंगों को गतिमान होने में समर्थ बनाना (To enable the free movement of organs by the action of muscles) अर्थात् स्थायित्व के साथ गतिशीलता को मिलाना (To combine stability with mobility)

(iv) कोमल अंगों और संरचनाओं को सुरक्षा प्रदान करना (To protect delicate organs and structures)

(v) कैल्सियम लवणों के लिए भण्डार का निर्माण करना (To make a store of calcium salts)

(vi) अस्थि-मज्जा में रक्त-कोशिकाओं के निर्माण की व्यवस्था करना (To provide the arrangement for the formation of blood cells in bone marrow.)

मानव कंकाल में लगभग 200 पृथक अस्थियाँ (Individual bones) होती हैं जिनके निम्नलिखित खंड (Parts) होते हैं-

(1) कपाल या खोपड़ी [(Skull) स्कल] - करोटी (क्रेनिअम) की अस्थियाँ (Bones of cranium), चेहरा (Face) तथा निचला जबड़ा (Lower jaw)

(2) धड़ की अस्थियाँ (Bones of trunk) - जैसे-रीढ़ (Spinal column) या स्पाइनल कॉलम, पसली या रिब (Rib) तथा उरोस्थि या स्टर्नम (Sternum)

(3) हाथ-पैर (या लिम्बस) की अस्थियाँ (Bones of limbs) तथा इसके साथ कंधा (या स्कंध) या शोल्डर (Shoulder) तथा श्रोणि-मेखला या पेल्विक गर्डल (Pelvic girdles) की अस्थियाँ भी शामिल होती हैं।

इसके अतिरिक्त प्रत्येक कर्ण (Middle of ear) में भी लघु अस्थियाँ (3) होती हैं। देखें कंकाल का चित्र-19.

आयुविज्ञान के शब्दकोश में मानव-कंकाल को दो वर्गों में समूहित किया जाता है-

1. **उपबंध कंकाल या अपेन्डिकुलर स्केलिटन (Appendicular skeleton)** - इसमें लिम्बस् (Limbs-upper and lower) या पैर - हाथ तथा लिम्ब-गर्डल या मेखला (Limb girdles) की अस्थियों को शामिल किया जाता है।

2. **अक्षीय-कंकाल या ऐक्सिअल स्केलिटन (Axial skeleton)** - सिर (कपाल) या स्कल (Skull), उरोस्थि (स्टर्नम), पसली (रिब), रीढ़ की अस्थि (वर्टिवल कॉलम) आदि। पृष्ठ 42-43 भी देखें।

अस्थि के प्रकार (Types of Bone) या अस्थियों का वर्गीकरण (Classification of Bones)

कंकाल की अस्थियों को उनके आकार (Shape) और बनावट (Structure) के अनुसार वर्गीकृत किया जाता है, जैसे-लम्बी (Long), छोटी (Short), चिपटी (Flat) तथा अनियमित (Irregular) अस्थियाँ। इनका विवरण इस प्रकार है -

(i) लम्बी अस्थि (Long bones)

लम्बी अस्थियाँ भुजाओं और पैरों (Upper and lower limbs) में पायी जाती हैं। प्रत्येक लम्बी अस्थि में काण्ड या शाफ्ट (Shaft) तथा दो सिरे (Two extremities) होते हैं। दण्ड (शाफ्ट) में सघन अस्थि का एक बेलन (Cylinder of compact bone) होता है जिसमें पीली अस्थि-मज्जा (Yellow bone marrow) होती है। दो सिरों (या छोरों) का निर्माण सघन ऊतक के एक पतले आवरण से होता है जिसके आंतरिक जाल (नेटवर्क) विरल या स्पंजी अस्थि (Spongy or cancellous bone) की होती है तथा जिसमें लाल अस्थि-मज्जा (Red bone marrow) होती है। ये शरीर में लीवर की तरह कार्य करते हैं तथा उसे गतिमान बनाते हैं।

(ii) छोटी अस्थि (Short bones)

इसमें कोई काण्ड या शाफ्ट नहीं होता परन्तु इसमें स्पंजी अस्थि के छोटे-छोटे पुंज या ढेर (Smaller masses of spongy bone) होते हैं तथा सघन अस्थि के आवरण से ढके हाते हैं। ये अस्थियाँ लगभग बक्स की आकृति के समान होती हैं। इन अस्थियों को

मणिबंध या कार्पस (Carpus) तथा टखना या टार्सस (Tartus or Ankle) में देखा जा सकता है। छोटी अस्थियाँ सहारा के लिए शक्ति (Strength) प्रदान करती हैं जैसा कि कलाई (Wrist) शक्ति का प्रदर्शन होता है।

(iii) चपटी अस्थि (Flat bones)

इन अस्थियों में सघन अस्थि की दो सतहें (Two layers) होती हैं जिनके बीच स्पंजी अस्थि की एक सतह (या परत) होती है। इसके उदाहरण हैं-स्कंधास्थि या स्कैपुला (Scapula), कपाल या खोपड़ी की अस्थियाँ (Bones of skull), पसली या रिब (Ribs), इनॉमिनेट अस्थि (Innominate bone) आदि। ये अस्थियाँ वहाँ पायी जाती है जहाँ सुरक्षा की आवश्यकता होती है। चिपटी अस्थियाँ लम्बी सतह को पेशियों के साथ सम्बद्ध करने में भी समर्थ होती हैं जैसे-स्कंधास्थि (Scapula)

(iv) अनियमित या मिश्रित अस्थि (Irregular bones)

इन अस्थियों का कोई निश्चित आकार नहीं होता जो उपरोक्त तीन श्रेणियों में शामिल नहीं की जा सकती है। इसके उदाहरण हैं-कशेरुका या रीढ़ या वर्टिबरा (Vertebra) तथा चेहरा की अधिकतर अस्थियाँ (Most of the bones of face)। देखें चित्र 20।

(iv) वर्तुलिका (सेसमायड) अस्थि या वर्तुलिकास्थि (Sesamoid bones)

ये अस्थियाँ एक अन्य श्रेणी या समूह की होती है जो नसों की पेशियों में विकसित होती हैं तथा संधि (Joint) के आस-पास पायी जाती हैं। घुटना-संधि (Knee joint) के सामने चपनी या पटेला (Patella) सर्वाधिक बड़ी और महत्वपूर्ण वर्तुलिकास्थि (सेसमायड बोन) होती है।

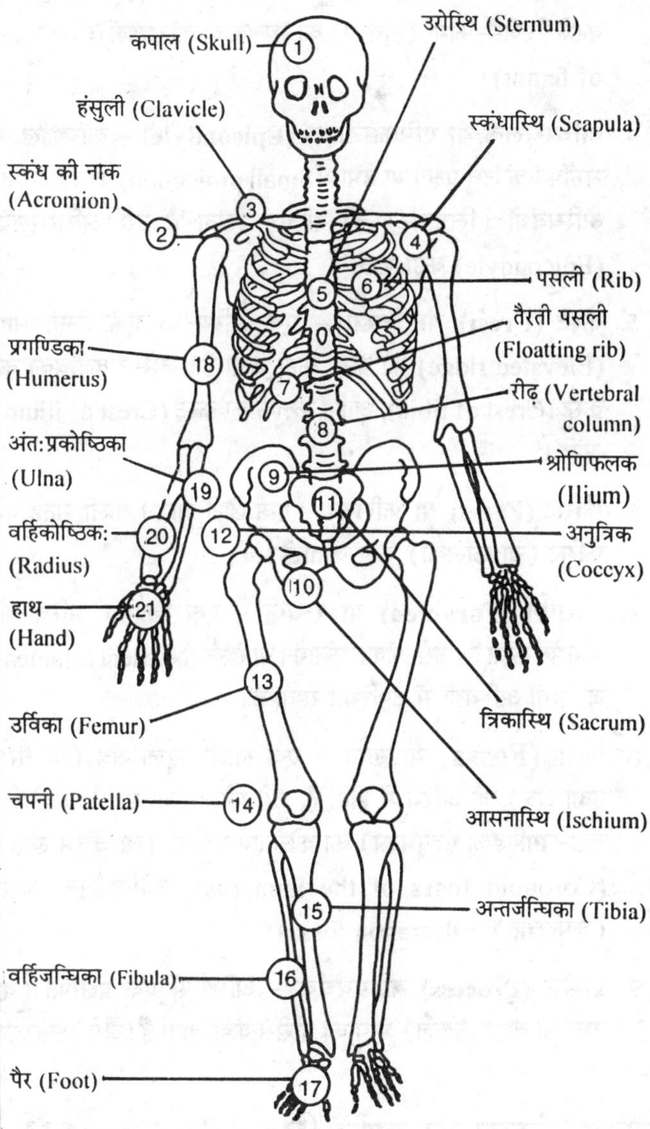

चित्र (19) : मानव कंकाल (Human skeleton)

अस्थियों के वर्णन में आने वाली शब्दावली (Terms Used for the Description of Bones)

अस्थियों का वर्णन करने में कुछ विशेष पारिभाषिक शब्दावली (Terminology) का उपयोग किया जाता है जिससे पाठक को परिचित होना चाहिए। ये शब्दावली हैं —

1. **संधियोजन या आर्टिकुलेशन (Articulation)** - दो अस्थियों के बीच संधि को संधियोजन या आर्टिकुलेशन कहा जाता है। जैसे-स्कंधास्थि (Scapula) और प्रगण्डिका (Humerus) के बीच संधि होना (Humerus articulates with scapula) तथा उर्विका [या फेमुर (Femur)] और अंतर्जंघिका [या टिबिया (Tibia)] के बीच संधियोजन (Articulation of femur with tibia.)
2. **सीमा या बोर्डर (Border)** - दो सतहों (Two surfaces) को अलग करने वाली सीमा रेखा या किनारे को बोर्डर कहा जाता है। जैसे-स्कंधास्थि (स्कैपुला) के कशेरुकी (Vertebral) तथा कक्षीय (Axillary) बोर्डर जो अग्र और पश्च सतहों को अलग करते हैं।
3. **कॉन्डाइल (Condyle) या स्थूलक** - अस्थि के सिरा पर एक

गोलाकार उँगली की गाँठ के आकार की संधि सतह जो सामान्यत: उपास्थि (कार्टिलेज) द्वारा ढकी रहती है, को कॉनडाइल (या स्थूलक) कहते हैं। जैसे-फीमर (उर्विका) का स्थूलक या कॉनडाइल (Condyles of femur)।

4. **अधिस्थूलक या एपिकॉन्डाइल (Epicondyle)** - कॉन्डाइल के समीप एक लघु प्रक्षेप या उभार (Small projection) जो सामान्यत: अस्थिबंधों (लिगामेंट) को संलग्न रखता है उसे अधिस्थूलक (Epicondyle) कहा जाता हैं

5. **क्रेस्ट (Crest) या शिखा** - एक अस्थि पर एक उन्नत भाग (Elevated ridge) को क्रेस्ट कहा जाता है। जैसे-अंतर्जंघिका का क्रेस्ट (Crest of tibia), श्रोणि फलक का क्रेस्ट (Crest of ilium) आदि।

6. **फैसिट (Facet) या फलिका** - एक छोटी जोड़ने वाली सतह को फैसिट (या फलिका) कहा जाता है।

7. **फोरामेन (Foramen) या रन्ध्रक** - एक छिद्रमय अस्थि को फोरामेन कहते हैं। जैसे-पोषक फोरामेन या रंध्रक (Nutrient foramen) जो सभी अस्थियों में उपस्थित रहता है।

8. **फोसा (Fossa) या खात** - एक खाली-खुला क्षेत्र (या धसा हुआ क्षेत्र) जो अस्थि में होता है, उसे फोसा (या खात) कहते हैं। जैसे-प्रगण्डिका (ह्यूमरस) का कोरोनायड कोसा (या चुर्चुम खात) (Coronoid fossa of the humerus), ओलिक्रैनन फोसा (कर्पूरखात) (Olecranon fossa)।

9. **प्रोसेस (Process) या प्रवर्धक** - अस्थि से एक प्रक्षेपित (या उभरे या बाहर निकले) भाग को प्रोसेस कहा जाता है। जैसे-कशेरुका (बर्टिब्रा) का स्पाइनस प्रोसेस (काँटेदारवर्धक)।

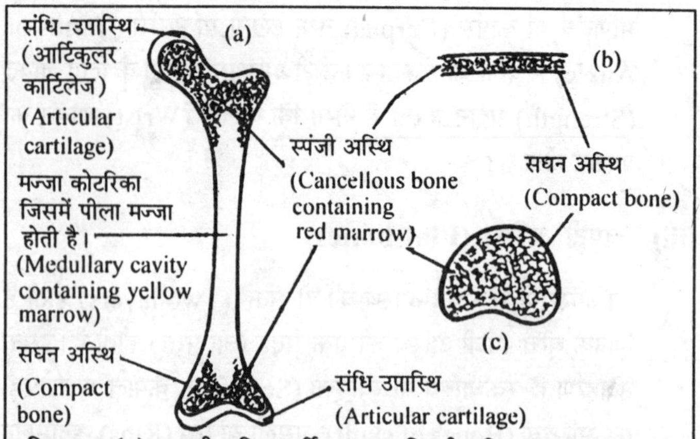

चित्र: 20 **(a)** : लम्बी अस्थि (उर्विका), (b) चिपटी अस्थि (कपाल) तथा (c) अनियमित अस्थि (कशेरुकी) की संरचना का उदाहरण (a) Diagram illustrating the structure of (a) a long bone (femur), (b) a flat bone (skull) and (c) an irregular bone (body of vertebral)

10. **गुलिका (ट्यूबर्कल), गण्डक (ट्यूबरोसिटि), शिखरक (ट्रोकैन्टर), शिखरक (Tubercle, tuberosity, trochanter)** - विभिन्न प्रकार के प्रवर्धकों (Processes) के लिए इन शब्दों का उपयोग होता है। ट्यूबर्कल एक छोटा और गोलाकार प्रक्षेप (उभार) होता है। जैसे-टिबिआ (अंतर्जंघिका) का ट्यूबर्कल। ट्यूबरोसिटि अस्थि का एक बड़ा प्रक्षेप होता है। जैसे-ह्यूमरस का ट्यूबरोसिटि यानि प्रगण्डिका का गण्डक (Tuberosities of humerus)।

एक ट्रोकैन्टर अस्थि का एक बड़ा, गोल टीला (या ऊँचा स्थान) होता है जिसे हिन्दी में शिखरक कहा जाता है। जैसे-फीमर (उर्विका) का ट्रोकैन्टर (Trochanter of femur)।

मानव कंकाल का वर्णन (Description of Human Skeleton)

मानव-कंकाल में कुल 206 अस्थियाँ (Bones) पायी जाती हैं जिनका विस्तृत विवरण निम्न तालिका में उल्लिखित हैं-

क्षेत्र (Region)	अस्थि का नाम (Name of bone)	स्थान या अवस्थिति (Location)	संख्या Number	कुल संख्या Total No.
1. सिर (Head)				
(A) कपाल (Ganium)	(i) फ्रन्टल या ललाट (Frontal)	ललाट या कपाल-टोपी का अग्रभाग (Anterior part of skull cap or forehead)	1	
	(ii) पराइटल (Parietal)	कपाल-टोपी का मध्य (या शीर्ष) भाग (Middle part or crown part of skull cap)	2	
	(iii) आक्सिपिटल या पश्च कपाल -अस्थि (Occipital)	कपाल का पश्च भाग तथा कपाल का आधार (Posterior part of skull and base of skull)	1	

अस्थि के प्रकार - 7

क्षेत्र (Region)	अस्थि का नाम (Name of bone)	स्थान या अवस्थिति (Location)	संख्या Number	कुल संख्या Total No.
	(iv) टेम्पोरल (शंखास्थि) (Temporal)	कपाल का पार्श्वीय भाग या कर्ण क्षेत्र (Lateral part of skull or ear region)	2	
	(v) इथमॉइड (झर्झरास्थि) (Ethmoid)	नासिका-कोटरिका का पट, पार्श्वीय दिवालें तथा छत (Septum, lateral walls and roof of nasal cavity)	1	
	(vi) स्फीनॉइड (जातूकास्थि) (Sphenoid)	कपाल का आधार तथा नेत्र-कोटर का पिछला भाग (Base of skull and back part of orbits)	1	
	(vii) कर्ण अस्थिका (या इअर ओसिकल) मैलिअस (मुद्गरास्थि), इनकस, स्टेपीज या रकाव (Ear ossicles malleus, incus, stapes)	मध्य कर्ण (Middle ear)	प्रत्येक तरफ (each side) 3	=8 =6 =14
(B) चेहरा (Face)	(i) नेजल (नासास्थि) (Nasal)	नाक की पार्श्व दिवाल (Lateral wall of nose)	2	अस्थि के प्रकार = 8
	(ii) इन्फिरिअर नेजल या निम्न नासास्थि (Inferior nasal) कोन्का (Concha)	नाक की पार्श्व-दिवाल (Lateral wall of nose)	2	
	(iii) वोमर (सीरिकास्थि) (Vomer)	नाक का पट (Septum of nose)	1	
	(iv) लैक्रिमल (अश्रु अस्थि) (Lacrimal)	नेत्र-कोटर का मध्य दिवाल (Medial wall of orbit)	2	
	(v) पैलेटाइन (तालुअस्थि) (Palatine)	कठोर तालु या हार्ड पैलिट (Hard palate)	2	
	(vi) जाइगोमा (गण्डास्थि) (Zygoma)	गाल की अस्थि (Cheeck bone)	2	
	(vii) मैक्सिला (जंभिकास्थि) (Maxilla)	ऊपरी जबड़ा (Upper Jaw)	2	=14
	(viii) मैन्डिबल (अघोहनु-अस्थि) (Mandible)	निचला जबड़ा (Lower Jaw)	1	
(2) गर्दन या ग्रीवा (Neck)	हाइऑइड या कण्ठिका (Hyoid)	गर्दन का अग्र भाग जबड़ा के नीचे परन्तु अवटु उपास्थि के ऊपर (In the anterior part of neck below mandible but above thyroid cartilage)	1	अस्थि के प्रकार = 3
	सर्विकल बर्टिब्रा या ग्रीवा-कशेरुक (Cervical vertebrae) (i) एटलस या शीर्षधरास्थि (Atlas) =1 (ii) ऐक्सिस या अक्षास्थि (Axis) =1 (iii) अन्य ग्रीवा कशेरुक (Other cervical vertebrae) =5	रीढ़ की अस्थियों का ग्रीवा भाग (Cervical part of vertebral column)	7	= 8
(3) थोरैक्स या वक्ष या छाती (Thorax)	(i) पर्शुका या रिब = 12 जोड़े (Ribs) = 24 (ii) उरोस्थि या स्टर्नम (Sternum) =1 (iii) वक्ष-कशेरुक या थोरैसिक वर्टिब्रा =12 (Thoracic vertebrae)	वक्ष-पिंजरा या थोरैसिक केज (Thoracic cage) ये सभी अस्थियाँ मिलकर केज बनाती हैं जो वक्ष तथा ऊपरी उदरांत्र की रक्षा करती हैं तथा श्वसन में मदद करती हैं।	24 01 12	अस्थि के प्रकार = 3 = 37

क्षेत्र (Region)	अस्थि का नाम (Name of bone)	स्थान या अवस्थिति (Location)	संख्या Number	कुल संख्या Total No.
(4) ऐबडोमेन या उदर (Abdomen)	लम्बर वर्टिब्रा या कटि-कशेरुका (Lumbar vertebrae)	पश्च उदर दिवाल का मध्य भाग (Median part of posterior abdominal wall)	5	= 5 अस्थि के प्रकार = 1
(5) पेल्विस या श्रोणि (Pelvis)	(i) सैक्रम (त्रिकास्थि) (Sacrum)	श्रोणि के पश्च दिवाल (Posterior wall of pelvis)	1	
	(ii) कॉक्सिक्स (अनुत्रिक) (Coecyx)	श्रोणि के पश्च दिवाल (Posterior wall of pelvis)	1	= 2 अस्थि के प्रकार = 2
(6) अपर लिम्ब या हाथ की भुजा (Upper limb)	(i) क्लैविकल (हँसुली) (Clavicle)	स्कंध या कंधा (Shoulder)	दोनों तरफ 1 = 2	
	(ii) स्कैपुला (स्कंधास्थि) (Scapula)	गर्डल या मेखला (Girdle)	दोनों तरफ 1 = 2	
	(iii) ह्यूमरस (प्रगण्डिकास्थि) (Humerus)	बाँह (Arm)	दोनों तरफ 1 = 2	
	(iv) रेडियस (वहि:प्रकोष्ठास्थि) (Radius)	प्रबाहु या प्रकोष्ठ या फोरआर्म (Forearm)	दोनों तरफ 1 = 2	
	(v) अलना (अंत:प्रकोष्ठास्थि) (Ulna)	प्रबाहु (Forearm)	दोनों तरफ 1 = 2	=10
	(vi) कारपल बोन्स (मणिबंध की अस्थियाँ) (Carpal bones) (1) स्कैफॉइड (नौकाभास्थि) (Scaphoid) (2) लुनेट (चन्द्रास्थि) (Lunate) (3) ट्रिक्विट्रल (त्रिकोरास्थि) (Triquitral) (4) पिसिफार्म (बर्तुलकास्थि) (Pisiform) (5) ट्रैपिजियम (समलम्बास्थि) (Trapezium) (6) ट्रेपजॉइड (विषमभुजास्थि) (Trapezoid) (7) कैपिटेट (शीर्षाभास्थि) (Capitate) (8) हैमेट (पुट्टास्थि) (Hamate)	कलाई या रिस्ट (Wrist)	दोनों तरफ 8 = 16	=16 अस्थि के प्रकार = 8
	(vii) मेटाकार्पल (करभास्थि) (Metacarpals)	हाथ (Hand)	प्रत्येक हाथ में 5	=10
	(viii) फैलेंज (अंगुल्यस्थि) (Phalanges) (अंगूठा (Thumb) में दो तथा शेष चार अंगुलियों में प्रत्येक में तीन=2+3×4=14)	अंगुलियाँ (Fingers)	प्रत्येक हाथ में 14	=28
(7) लोअर लिम्ब या पैर (Lower limb)	(i) हिपबोन (नितम्बास्थि) (Hip bone)	श्रोणि-मेखला या पेल्विक गर्डल (Pelvic girdle)	प्रत्येक तरफ 1	= 2
	(ii) फीमर (उर्वस्थि) (Femur)		प्रत्येक तरफ 1	= 2
	(iii) पटेला (जामुका) (Patella)	जाँघ या थाइ (Thigh)	प्रत्येक तरफ 1	= 2
	(iv) टिबिआ (अंतर्जंघिकास्थि) (Tibia)	घुटना या नी (Knee)	प्रत्येक तरफ 1	= 2
	(v) फिब्यूला (वहिर्जंघिकास्थि) (Fibula)	पैर या लेग (Leg) पैर या लेग (Leg)	प्रत्येक तरफ 1	= 2
	(vi) टर्सल बोन (टखनास्थि) (Tarsal bones)	पैर का निचला भाग (Foot)	प्रत्येक तरफ 7	= 14 कुल = 24

क्षेत्र (Region)	अस्थि का नाम (Name of bone)	स्थान या अवस्थिति (Location)	संख्या Number	कुल संख्या Total No.
	(vii) मेटाटर्सल (प्रपदास्थि) (Metatarsals)	पैर का निचला भाग (Foot)	प्रत्येक तरफ 5	= 10
	(viii) फैलेंज (अंगुल्यास्थि) (Phalanges) अंगूठा में 2 तथा शेष 4 अंगुलियों में 3=14	पादांगुली या टो (Toes)	प्रत्येक तरफ 14	= 28

संक्षिप्त विवरण (Precise) -

1.	सिर (Head) में-कपाल में 7 प्रकार की अस्थियाँ	=	14
	चेहरा में 8 प्रकार की अस्थियाँ	=	14
2.	ग्रीवा या गर्दन (Neck) में 3 प्रकार की अस्थियाँ	=	08
3.	वक्ष (Thorax) में 3 प्रकार की अस्थियाँ	=	37
4.	उदर (Abdomen) में 1 प्रकार की अस्थियाँ	=	05
5.	श्रोणि (Pelvis) में 2 प्रकार की अस्थियाँ	=	02
6.	हाथ (Upper limb) में 8 प्रकार की अस्थियाँ	=	64
7.	पैर (Lower limb) में 8 प्रकार की अस्थियाँ	=	62
			206

कपाल (Skull or Cranium) या क्रेनियम या खोपड़ी

कपाल सिर का अस्थि-ढाँचा (Bony framework) है जो दो हिस्सों में व्यवस्थित रहते हैं। पहला हिस्सा (या भाग) है-क्रेनियम या करोटि (Cranium) जिसमें 8 अस्थियाँ होती हैं तथा दूसरा भाग चेहरा-कंकाल (Facial skeleton) है जिसमें 14 अस्थियाँ होती हैं। क्रेनियम को कैलवेरिआ (Calvaria) भी कहा जाता है। कपाल या खोपड़ी (Skull) का मुख्य प्रत्यक्ष कार्य सुरक्षात्मक है। जैसे-क्रेनियम (या कपाल) मस्तिष्क को बाहरी आघात या चोट (External enjury) या किसी प्रकार के नुकसान से रक्षा करता है। इसी प्रकार विशेष ज्ञानेन्द्रियों (Special sense organs) को भी पर्याप्त रक्षा करने में वह समर्थ बनाता है। तथापि कपाल (Skull) अन्य विविध प्रकार के कार्यों में भी शामिल होता है। जैसे-भोजन को सुनिश्चित करना (Securing), और निगलना (Devouring) तथा "प्रमस्तिकीय परिवहन" या "सेरिब्रल सर्कुलेशन" (Cerebral circulation) को नियंत्रित करना। अस्थि-कोटर (Bony sockets) जो नेत्र का घर होता है उसे अन्य अंगों से स्थिर दूरी को भी निरापद (या सुनिश्चित) करता है जो द्विनेत्री दृष्टि (Binocular vision) के लिए आवश्यक पूर्व शर्त होती है। कोटर (Sockets) नेत्रों को घूमने के लिए भी प्रबंध करता है जिसके लिए उनकी दिवालों से सम्बद्ध पेशियों (Muscles) का उपयोग किया जाता है। अंगों में संतुलन स्थापित करने के लिए लेबिरिन्थ (Labyrinth) - (आंतरिक कानों में अंत:संबंध नलियाँ)-कपाल (या खोपड़ी) के अंदर 6 अर्धगोलाकार नलियों (प्रत्येक तरफ 3) के बीच तथा सिर से स्थिर संबंध को सुनिश्चित करता है। इसके कारण ज्ञानेन्द्रियों के बीच क्रमबद्ध सहसंबंध स्थापित होने के लिए आधार मिलता है तथा उनसे केन्द्रीय तंत्रिका तंत्र का संबंध स्थापित होता है।

वास्तव में कपाल (Skull) में क्रेनियम या करोटि (Cranium) तथा जबड़ा या मैन्डिलबल (Mandible) होता है, फिर भी इन दोनों के लिए क्रेनियम शब्द का उपयोग होता है। अत: कपाल या स्कल (Skull) के लिए क्रेनियम का भी प्रयोग होता है और इसमें पाठक को किसी प्रकार का भ्रम नहीं होना चाहिए। क्रेनियम (कपाल) के ऊपरी भाग में एक ब्रेनबॉक्स या मस्तिष्क-कक्ष (Brain box) होता है जिसे कैलवेरिया (Calvaria) कहा जाता है। कपाल (स्कल) के शेष में चेहरा-कंकाल (Facial skeleton) होता है।

कपाल की अस्थियाँ (Bones of the Skull)

कपाल या खोपड़ी की अस्थियों को दो निम्न समूहों में विभाजित किया जाता है-

(1) मस्तिष्क-कक्ष या कैलवेरिया (Brain box or calvaria) तथा (2) चेहरा (Face)

मस्तिष्क कक्ष या कैलवेरिया (Calvaria) में 8 अस्थियाँ (Eight bones) होती हैं जिसका विवरण निम्नलिखित है-

ललाटास्थि (Frontal bone)	= 1	= 8
भित्तिकास्थि या पेराइटल (Parietal)	= 2	
शंखास्थि या टेम्पोरल (Temporal)	= 2	
झर्झरास्थि या इथमॉइड (Ethmoid)	= 1	
जातूकास्थि या स्फीनॉइड (Sphenoid)	= 1	
पश्चकपालास्थि या आक्सिपिटल (Occipital)	= 1	

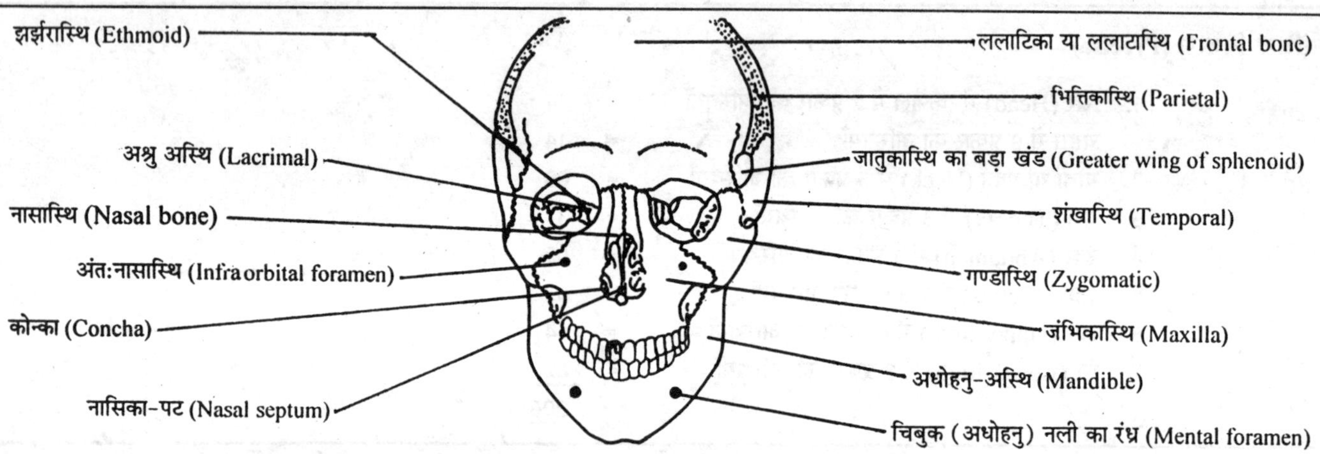

चित्र 21 (i) - कपाल का अग्र अवलोकन [Skull : norma frontalis (anterior aspect)]

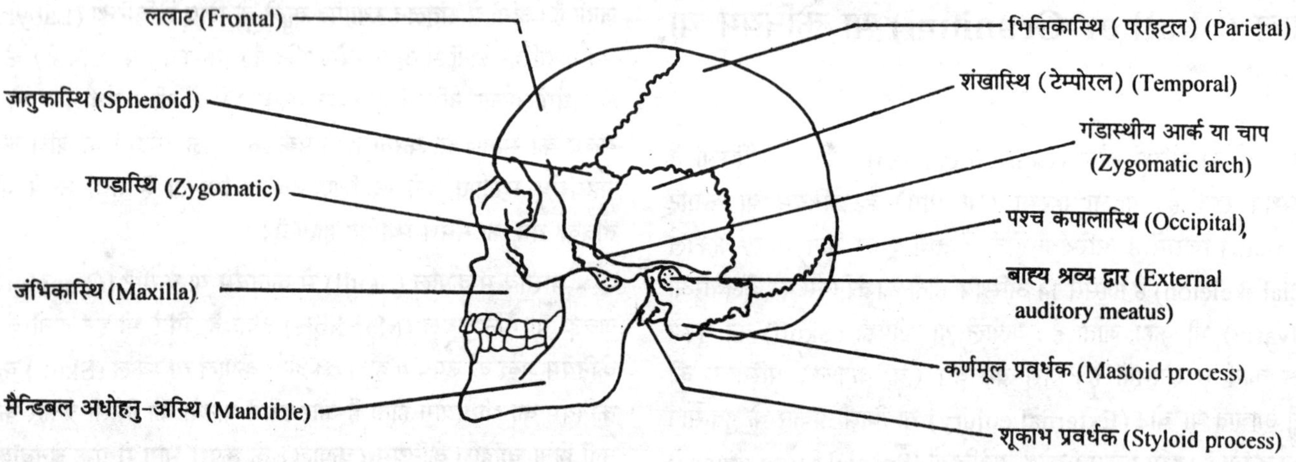

चित्र 21(ii) - कपाल का पार्श्व-भाग (Lateral aspect of skull)

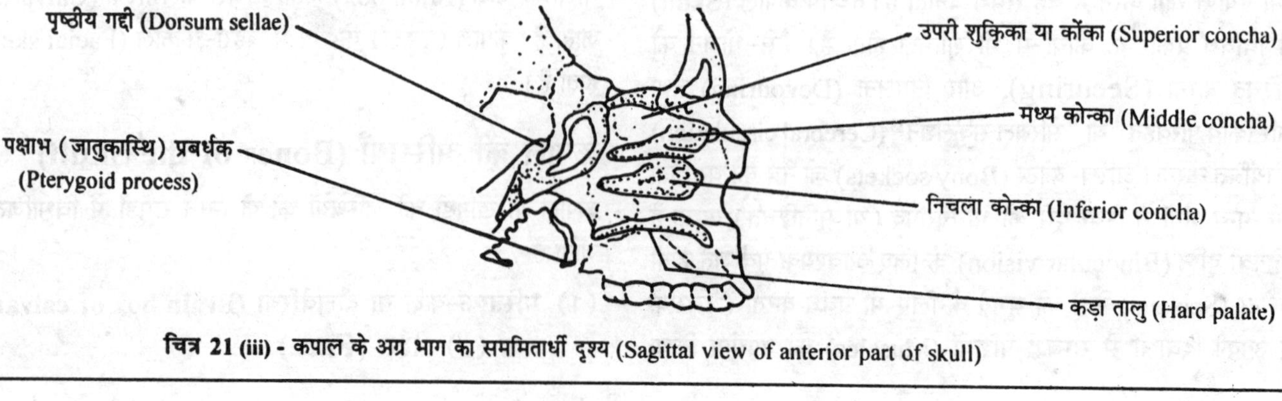

चित्र 21 (iii) - कपाल के अग्र भाग का सममितार्धी दृश्य (Sagittal view of anterior part of skull)

चेहरा (Face) में अस्थियों की संख्या 14 (Fourteen) होती है -

जंभिकास्थि या मैक्सिला (ऊपरी जबड़ा) [Maxillae (upper jaw)]	= 2
गण्डास्थि या जाइगोमेटिक बोन (कपोल या गाल) [Zygomatic (cheek) bones]	= 2
नासास्थि या नजल बोन (Nasal bones)	= 2
अश्रु-अस्थि या लैक्रिमल (Lacrimal)	= 2
तालु-अस्थि या पैलेटाइन (Palatine)	= 2
अंत: नासास्थि या इन्फिरियर टर्बिनेट बोन (Inferior turbinate bone)	= 2
सीरिकास्थि या बोमर (Vomer)	= 1
अधोहनु-अस्थि (निचला जबड़ा) [Mandible (lower jaw)]	= 1
कुल (Total)	**= 14** (Fourteen)

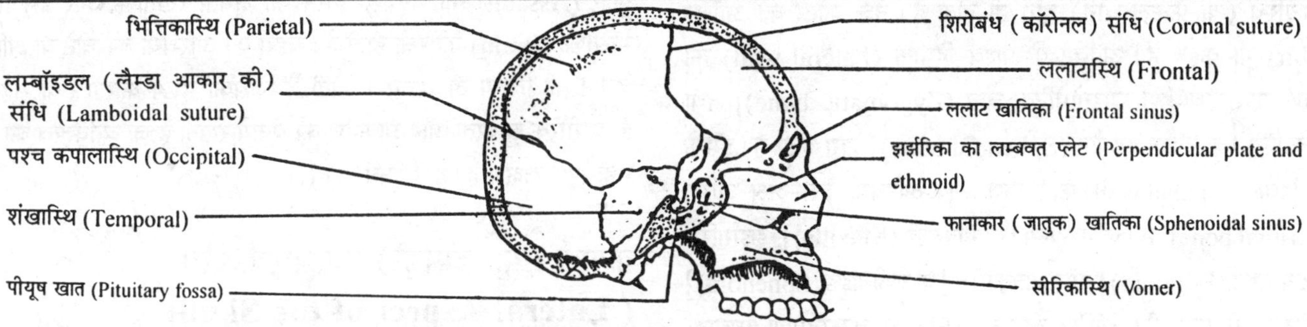

चित्र 22 (i) - कपाल का सममितार्धी खण्ड (Skull : Sagittal sectional view)

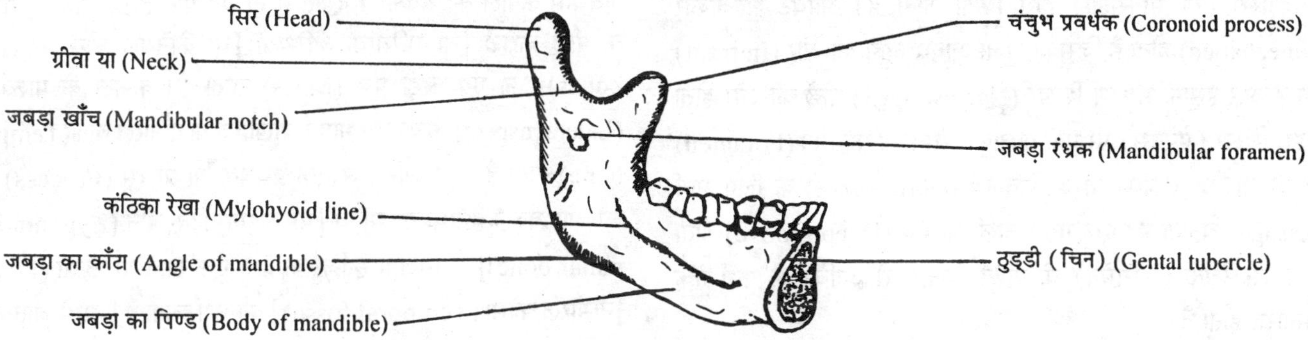

चित्र 22 (ii) - बायां जबड़ा के मध्य भाग का दृश्य (Medial view of left mandible)

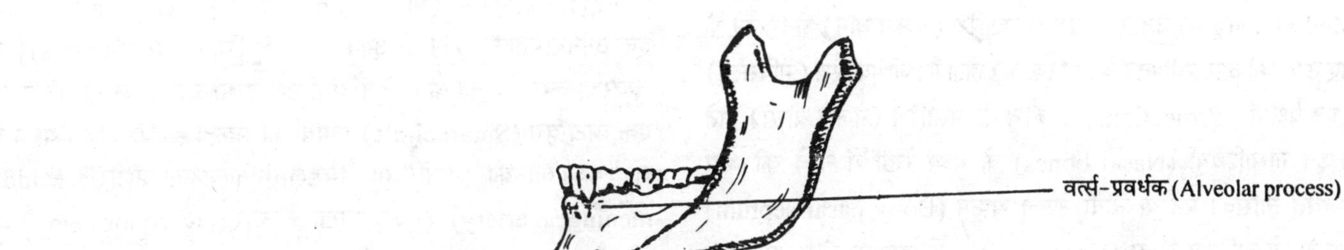

चित्र 22 (iii) - बायां अधोहनु (या जबड़ा) का पार्श्व दृश्य (Lateral viewing left mandible)

कपाल या खोपड़ी (Skull) की सभी अस्थियाँ (निचला जबड़ा इसका अपवाद है) स्यूचर्स या अचल संधियों (Sutures or immovable joints) से एक साथ जुड़ी रहती हैं। निचला जबड़ा एक स्थूल-संधि या कॉन्डिलॉइड ज्वाइन्ट (Condyloid joint) है जो कब्जे पर घूमना या पास-पास चलने की अनुमति देता है। कपाल की अलग-अलग अस्थियों का वर्णन करने के पहले कपाल को सम्पूर्ण रूप में अवलोकन (या निरीक्षण) किया जाना चाहिए।

कपाल का अग्रवर्ती क्षेत्र
(Anterior Aspect or Norma Frontalis)

कपाल (या खोपड़ी) के अग्रभाग को देखने पर यह पता चलता है कि उसके ऊपरी भाग (Upper part) का निर्माण ललाटिका या ललाटास्थि (Frontal bone of the forehead) द्वारा होता है तथा शेष (Remainder) का निर्माण चेहरा की अस्थियों जिसमें निचला जबड़ा भी शामिल है, द्वारा होता है। नेत्र-कोटर [या आइ सॉकिट (Eye socket)] के छत तथा ऊपरी किनारे और भौहें (Eyebrows) के नीचे रिज (Ridge) का निर्माण भी ललाटास्थि (या फ्रन्टल बोन) द्वारा ही होता है। नेत्र-कोटर को ऑर्बिट (Orbit) भी कहते हैं। ऑर्विट के पार्श्व-दिवाल (Lateral wall) का निर्माण गण्डास्थि [या जाइगोमेटिक बोन (Zygomatic bone)] तथा जातुकास्थि [या स्फीनॉइडबोन (Sphenoid bone)] द्वारा होता है। इसके मध्य दिवाल (Medial wall) का निर्माण अनेक अस्थियों, जैसे-अश्रु-अस्थि (Lacrimal bone) तथा जंभिकास्थि [या मैक्सिला (Maxilla)], झर्झरास्थि [या इथमॉइड (Ethmoid)] और जातूकास्थि [या स्फीनॉइड (Sphenoid)] के हिस्सों से होता है। ऑर्विट के फर्श (Floor) का निर्माण मुख्यत: जंभिकास्थि (या मैक्सिला) द्वारा किया जाता है। ऑर्विट शंक्वाकार (Coneshaped) होता है जिसका खुला आधार आगे की ओर (In front) होता है और इसका संकीर्ण शिखर (Narrow apex) पीछे की ओर होता है। इस शिखर (ऐपेक्स) पर एक गोलाकार रंध्रक या फोरामेन (Foramen) होता है जो नेत्र-तंत्रिका या ऑप्टिकनर्व (Optic nerve) के लिए मार्ग (Passage) बनाता है। एक गहरी नाली या ग्रूव (Deep groove) होता है जो इस रंध्रक (फोरामेन) के पार्श्व किनारा से आर्बिट के फर्श तक विस्तारित होता है।

जंभिकास्थि (मैक्सिला) का वह हिस्सा जो ऑर्बिट का मध्य किनारा (Medial margin) बनता है, वह ललाटास्थि (फ्रंटल बोन) से मिलने के लिए ऊपर की ओर प्रक्षेपित (बाहर निकला) होता है। जंभिकास्थि (मैक्सिला) के इन प्रक्षेपों (Projections) के बीच दो नासास्थि (नेजल बोन्स) होते हैं। इन नासास्थियों (Nasal bones) के मध्य रेखा में नीचे की ओर लम्बवत् नासिका पट या बोनी नेजल सेप्ट्रम (Bony nasal septum) होता है जो नासिका विवर (Nasal cavity) को दाहिना और बायाँ अर्ध (Right and left halves) में विभाजित करता है।

नासिका-विवर (नेजल कैविटी) के किनारे दिवालों पर तीन अस्थि-प्रक्षेपक (Bony projections) होते हैं जिनके नाम हैं-"निचली नासीय शुक्तिका" या "इन्फिरियर नेजल कोन्का" (Inferior nasal concha), "मध्य नासिका शुक्तिका" या "मिड्ल नेजल कोन्का" (Middle nasal concha) तथा "ऊपरीनासिका शुक्तिका" या सुपिरियर नेजल कोन्का (Superior nasal concha)।

नासिका-पुट के द्वार के चारों ओर इसके नीचे मध्य रेखा को मिलते हुए दाहिनी और बायीं जंभिकास्थि (मैक्सिला) [या ऊपरी जबड़ा] होती है जो ऊपर के दाँतों को रखता है।

जंभिकास्थि-चेहरा की क्षति (Maxillofacial injury) सामान्य सड़क दुर्घटना, हिंसक कार्य, औद्योगिक दुर्घटना, खेल-कूद और घर की घटनाओं में होती है। जबड़ा (Mandible) की तुलना में जंभिकास्थि (मैक्सिला) में भंजन (या फ्रैक्चर) की बारम्बारता कम होती है क्योंकि यह (मैक्सिला) अन्य अस्थियों के साथ पुंज क्षेत्र (Mass of bones region) बनाता है तथा प्रहार (Assault) को बरदाश्त करने की क्षमता रखता है और इस प्रकार मस्तिष्क (Brain) की रक्षा होती है। चेहरा की अस्थियों को चोट या क्षति से बचाने की विशेष आवश्यकता होती है जिसका मुख्य कारण (या महत्व) है-शारीरिक सुन्दरता और आकर्षण को बनाये रखना है जो व्यक्तित्व का एक महत्वपूर्ण लक्षण है। देखें चित्र-21 (i)

कपाल (या खोपड़ी) का पार्श्व-क्षेत्र
(Lateral Aspect of the Skull)

जब हम कपाल को बगल से देखते हैं तो यह पाते हैं कि चेहरा-अस्थियों के पीछे करोटी [या मस्तिष्क अस्थियों [या क्रेनियल बोन्स (Cranial bones)] का एक बड़ा पुंज (Mass) रहता है। कपाल के पार्श्व क्षेत्र (Lateral aspect) के केन्द्रीय भाग में शंखास्थि या टेम्पोरल बोन (Temporal bone) होता है। इस अस्थि से एक प्रवर्धक या प्रोसेस (Process) आगे की ओर बढ़ता है तथा गण्डास्थि [या जाइगोमेटिक बोन (Zygomatic or malar bone)] से मिलता है जिसके द्वारा एक खात या फोसा (Fossa - [टेम्पोरल फोसा (Temporal fossa)] को घेरा जाता है जिसमें जातुकास्थि (या स्फीनॉइड बोन) का एक हिस्सा देखा जा सकता है। यह ललाटास्थि (फ्रन्टल), भित्तिकास्थि (पैरियेटल) तथा शंखास्थि (Temporal) से जुड़कर एक अनियमिताकार (H के आकार) संधि [या स्यूचर (Sutures)] की व्यवस्था करता है। H के क्षैतिज अंगों तथा सभी चार अस्थियों को घेरकर एक छोटा वृत्त (Small circle) बनाया जा सकता है। यह क्षेत्र (या वृत्त) जो "मध्य तानिका-धमनी" या "मिड्ल मिनिन्जिअल आर्टरि" (Middle meningeal artery) की अग्र शाखा के ऊपर (Overlying) होता है उसे टेरिऑन (Pterion) कहा जाता है। इसका केन्द्र (Centre) शल्य चिकित्सक (Surgeon) के लिए महत्वपूर्ण निशान (Landmark) माना जाता है। कपाल के पार्श्व क्षेत्र की स्पष्ट आकृति हैं-बाह्य श्रवण-नली [(External acoustic meatus) या "एक्सटर्नल एकस्टिक मिएटस"] तथा उसके पीछे शंखास्थि (टेम्पोरल बोन) का उदग्र स्तनाकार प्रवर्धक [या "प्रोमिनेंट मैस्टॉइड प्रोसेस" (Prominent mastoid process)]। पश्च (या पिछला भाग) कपालास्थि को पीछे से देखा जा सकता है। (Occipital bone can be seen posteriorly)। देखें चित्र 21(ii).

कपाल का उदग्र या उर्ध्वाकार क्षेत्र
(Superior Aspect or Norma Verticalis)

कपाल को जब ऊपर से देखा जाता है तो ललाटास्थि (फ्रन्टल बोन) कपाल के मेहराबी छत (Vault of cranium) के सामने स्थित होती है और यह दो भित्तिकास्थिओं (पेरिएटल बोन्स) की एक संधि या स्यूचर (Suture) से अलग हो जाती है। यह संधि (स्यूचर) अनुप्रस्थ रूप से (Tranversely) चलती है जिसे शिरोबंध संधि [या कॉरोनल स्यूचर (Coronal suture)] कहा जाता है। दो भित्तिकास्थियाँ (पेरिटल बोन्स) आपस में मिलकर शीर्ष या वर्टेक्स (Vertex) के अधिकतम भाग का निर्माण करते हैं तथा एक-दूसरे से एक मध्य-रेखा में शिरोबंध संधि (कॉरोनल सूचर) से एक समकोण पर स्थित एक संधि द्वारा अलग होती है। इसे सजिटल स्यूचर या सममितार्धी संधि (Sagittal suture) कहते हैं। कॉरोनल सूचर (शिरोबंध संधि) तथा सजिटल सूचर (सममितार्धी संधि) के मिलन बिन्दु को ब्रेग्मा या ब्रह्म-बिन्दु (Bregma) कहा जाता है।

भित्तिकास्थि (पैरिएटल बोन्स) को पश्च कपालास्थि (ऑक्सिपिटल बोन) को जोड़ने वाली संधि को लैम्बॉइड सूचर या संधि (Lamboid suture) कहते हैं। देखें चित्र 22(i)

कपाल का पश्च (पिछला) क्षेत्र
(Posterior Aspect or Norma Occipitalis)

इस क्षेत्र में सम्पूर्ण लम्बॉइड संधि (Lamboid suture) को देखा जा सकता हैं। यह कभी-कभी अनेक छोटी (अनियमिताकार) अस्थियों के द्वारा उलझनदार (Complicated) बन जाती हैं जिसे शुद्ध रूप से संधि-अस्थि (या स्यूचर बोन) कहते हैं। कपाल के पश्च क्षेत्र की सर्वाधिक महत्वपूर्ण आकृति है-ब्राह्य पश्च कपाल प्रबर्धक [एक्सटर्नल ऑक्सिपिटल प्रोटयूबरेंस (External occipital protuberance)] अर्थात् कपाल की अस्थि का उभार जो गर्दन के पिछले भाग के ऊपर होता है। इस उभार को व्यक्ति स्वयं में अनुभव करता है। इस प्रबर्ध या उभार (Protuberance) से पार्श्विक रूप में (Laterally) रिज (Ridges) निकलते हैं जो सिर की खाल या स्कैल्प (Scalp) तथा गर्दन (Neck) के बीच सीमा को व्यक्त करते हैं तथा जिन्हें ऊपरी गुद्दीय रेखा [स्यूपिरिअर न्यूकल लाइन्स (Superior nuchal lines)] कहते हैं।

कपाल का आधारीय क्षेत्र
(Inferior Aspect or Norma Basalis or Base of the Skull)

यहाँ कपाल के आधारीय क्षेत्र के अध्ययन में निचला जबड़ा (Lower jaw) को शामिल नहीं किया गया है। जबड़ा के अग्रवर्ती हिस्सा (Anterior part) का निर्माण कड़ा (अस्थिल या बोनि) तालु (Hard palate) तथा वर्त्स-मेहराबों [(Aveolar arches) या ऐविओलर आर्क्स] द्वारा होता है। कड़ा तालु (या पैलिट) का अग्रभाग दो जंभिकास्थियों (मैक्सिला)से तथा पिछला भाग दो तालु-अस्थियों (या पैलेटाइन बोन्स) से निर्मित होता है और ये सभी एक साथ एक स्वस्तिकार संधि [या क्रूसिफार्म स्यूचर (Cruciform suture)] से जुड़े होते हैं। कड़ा तालु के पीछे के निकट नासिका-विवर (नेजल कैविटिज) के अनेक पश्च द्वार (या पॉस्टिरियर ओपेनिंग्स) होते हैं जिन्हें पश्चनासा-छिद्र [या पॉस्टिरियर नेयर्स (Posterior Nares)] कहा जाता है। जंभिकास्थि (मैक्सिला) तालु (पैलेट) के पार्श्व (लैटरल) में फोसा (गोलाकार खोखला) को देखा जा सकता है जो गंडास्थि (जाइगोमेटिक बोन) तथा शंखास्थि (टेम्पोरल बोन) के द्वारा बंधा होता है। पार्श्विक रूप में इसे टेम्पोरल बोन के रूप में वर्णित किया जाता है। यहाँ पर जातुकास्थि (स्फीनॉइड बोन) का एक हिस्सा भी होता है। इसके पीछे और पार्श्व में जबड़ा खात (Mandibular fossa) होता है जो निचला जबड़ा के संधि योजन या आर्टिकुलेशन (Articulation) के लिए होता है।

इसके अतिरिक्त मध्य रेखा में पीछे की खुलने वाला एक बड़ा अंडाकार (Large oval) होता है जिसे महारंध्र [फोरामेन मैग्नम या (Foramen Magnum)] कहते हैं। इससे सुषम्ना [या स्पाइनल कॉर्ड (Spinal cord)] गुजरता है। यह पश्च कपालास्थि (ऑक्सीपिटल बोन) में स्थित होता है और जिसका एक हिस्सा आगे की ओर जातुकास्थि (स्फीनॉइड बोन) से मिलने के लिए प्रक्षेपित होता है। यह पश्च नासा-छिद्र (Posterior nares) की सतह के समीप होता है। रंध्रक बोतल (फोरामेन मैग्नम) के दोनों तरफ एक-एक चिकना स्थूलक या कॉन्डाइल (Condyle) होता है जो शीर्षधर कशेरुका [या एटलस वर्टिब्रा (Atlas Vertebra)] के साथ जुड़ा होता है। महारंध्र बोतल (फोरामेन मैग्नम) के पीछे पश्च कपालास्थि (Occipital bone) का मुख्य हिस्सा होता है।

पश्च कपालास्थिओं (ऑक्सिपिटल बोन्स) के प्रत्येक तरफ शंखास्थि (टेम्पोरल बोन) के हिस्से होते हैं जिसमें स्तनाकार प्रवर्धक (मैसटॅाइडप्रोसेस) तथा अनियमिताकार पथरीला हिस्सा (Petrous portion) शामिल होते हैं जो मध्य रेखा (Midline) की ओर आगे मध्यत: प्रक्षेपित रहता है। शंखास्थि (टेम्पोरल बोन) के पथरीला हिस्सा (पेट्रस पोर्शन) में एक बड़ा वृत्ताकार रंध्रक (फोरामेन) होता है जो अस्थि में ऊपर की ओर जाता है और उसे ग्रीवा-धमनी नली [या कैरोटिड कैनल (Carotid canal) कहते हैं। इससे होकर ग्रीवा-धमनी कपाल-गुहिका (Cranial cavity) में जाती है। इसके थोड़ा पीछे कण्ठ-रंध्रक [या जग्यूलर फोरामेन (Jugular foramen)] होता है, वह आंतरिक कण्ठ शिरा (Internal jugular vein) को संचारित करता है जो मस्तिष्क से तथा अन्य संरचनाओं से (जिसमें तीन कपाल-तंत्रिकाएं भी होती हैं) रक्त वापस लौटाता है। देखें चित्र 3.

कपाल का आंतरिक क्षेत्र
(Interior Aspect of the Skull)

कपाल टोपी [या कैप-कैल्वा या कपाल का शिखर (Calva)], कपाल की मेहराबी छत [या क्रेनियम वॉल्ट या वर्टेक्स (Cranium vault)] को छोड़कर यह समझा जा सकता है कि कपाल-गुहिका (या क्रेनिअल कैविटी) दिवालें मोटाई में क्षेत्र के अनुसार परिवर्तित होती हैं। अधिकतर अस्थियाँ में सघन अस्थि के कंड़े बाह्य फलक होते हैं जो एक पतला और भुरभुरा आंतरिक फलक से द्वि-सतह या डिप्लो (Diplo) द्वारा अलग किया जाता है। यह एक स्पंजी अस्थि (Cancellous bone) होती है जो अपनी दरार या इन्टर्स्टिस (Interstice) में लाल अस्थि-मज्जा (Red bone marrow) को रखती है।

कपाल टोपी (Skull cap) में ललाटास्थि, भित्तिकास्थि तथा पश्चकपालास्थि के हिस्सों (Portions of frontal, parietal and occipital bones) को शामिल किया जाता है। इसके आंतरिक सतह में अनेक संवहनी चिन्ह (Vascular markings) होते हैं। पहले ललाट-शिखर [या फ्रन्टल क्रेस्ट (Frontal crest)] मध्य रेखा में पीछे की ओर प्रक्षेपित होता है। यह दृढ़तानिका [या डयुरामेटर (Duramater)] की मोटी परत को सम्बद्ध करता है जिसे टैल्क्स सेरिब्री (Talx cerebri) कहा जाता है। टैल्क्स सेरिब्री दो प्रमस्तिकीय गोलार्धों [या सेरिब्रल हेमिस्फिअर्स (Cerebral hemispheres)] को पृथक करता है। इसमें सममितसर्धी विदर [सजिटल सल्कस (Sagittal sulcus)] द्वारा खाँचे (Grooves) या नालियाँ बनायी जाती हैं जो मध्य सतह में पीछे की ओर जाती हैं तथा सममिताधीं खातिका [सजिटल साइनस (Sagittal sinus)] को समायोजित करता है। सममिताधीं विदर [सजिटल सल्कस] के प्रत्येक तरफ अनेक अनियमिताकार गड्ढे (Irregular pits) होते हैं जो "लूताभ कणिकायन" [या अरकनॉइड ग्रैनुलेशन (Arachnoid granulation)] के कारण बनते हैं। ये सूक्ष्म प्रक्षेप (Minute projections) होते हैं जो मस्तिष्क का एक झिल्लीमय आवरण (तानिका) (या मिनीन्जीज) बनता है। लूताभ कणिकायन (आर्कनॉइड ग्रैनुलेशन) के साथ सम्बद्ध कैल्सीभूत अश्मपिण्ड (कैल्सिफिक नोडयूल्स) को कपाल के एक्स-रे द्वारा कभी-कभी बूढ़े लोगों में देखा जाता है। यह रोगात्मक (Pathological) या रोग के कारण नहीं होता।

कपाल के आधार के आंतरिक सतह तीन स्पष्ट कक्षों (Compartments) में विभक्त होती है -

(i) "अग्र कपाल खात" या ऐन्टिरियर क्रेनिअल फोसा (Anterior cranial fossa)

(ii) मध्य कपाल खात या मिडल क्रेनिअल फोसा (Middle cranial fossa)

(iii) पश्च कपाल खत या पौस्टिरिअर क्रेनिअल फोसा (Posterior cranial fossa)

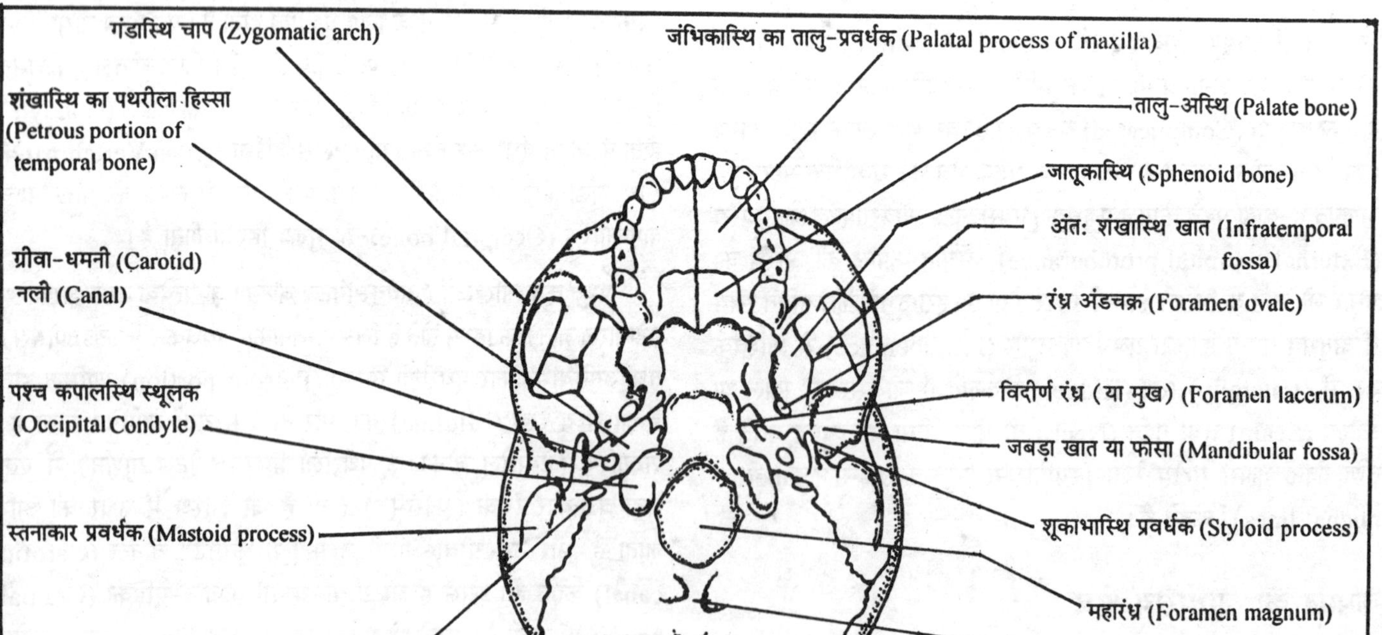

चित्र (23) - कपाल को नीचे से देखने पर (Outline of skull as seen from below)

(i) "अग्र कपाल-खात" या ऐन्टिरिअर क्रेनिअल फोसा (Anterior cranial fossa)

आगे की मध्य रेखा में एक उदग्र प्रक्षेप होता है जिसे क्रिस्टा गैली (Crista galli) कहते हैं जो फैल्कस सेरिब्री को जोड़ने के लिए होता है। इसके प्रत्येक तरफ अस्थि की एक संकीर्ण पट्टिका (Narrow palate) होती है जिसमें अनेक सूक्ष्म छिद्र होते हैं तथा वह नासिका-विवर (नेजल कैविटी) के छत का एक भाग बन जाती है। इसे झर्झरास्थि (या इथमॉइड) का क्रिब्रिफार्म (या चालनीरूप) प्लेट (Cibriform plate of ethmoid) कहा जाता है तथा छिद्रें ओलफैक्टरि नर्व या घ्राण (सुँघना) तंत्रिका (Olfactory nerves) के मार्ग के लिए होते हैं। अग्रखात (ऐन्टिरिअर फोसा) के पश्च किनारा (पॉस्टिरिअर मार्जिन) का निर्माण अस्थि की एक तीक्ष्णधार (Sharp edge of bone) द्वारा होता है जो जातूकास्थि (स्फीनॉइड) के लघु भाग का हिस्सा होता है। क्रिब्रिफार्म प्लेट के प्रत्येक तरफ ललाटास्थि का एक हिस्सा ऑर्बिट (नेत्रकोटर) का छत बनाता है। जातुकास्थि के लघु भाग का हिस्सा के मध्य छोर पर एक-एक उभार या प्रवर्धक (Process) होता है जिसे ऐन्टिरिअर क्लिनॉइड प्रोसेस (Anterior clinoid) कहा जाता है जिससे टेन्टोरियम सेरिबेली की स्वतंत्र सीमा (Free border of the tentorium cerebelli) सम्बद्ध रहती है। टेन्टोरियम सेरिबेली दृढ़तानिका (ड्यूरामेटर) की दोहरी परत हाती है जो अनुमस्तिष्क (सेरिबेलम) को आच्छादित करती (या ढकती) है।

(ii) "मध्य कपाल खात" या मिड्ल क्रेनिअल फोसा (Middle cranial fossa)

इसके मध्य रेखा में सेला टर्सिका (Sella turcica) होता है। यह तुर्की-जीन (Turkish saddle) के समान होता है। सेला टर्सिका एक श्लेष्मीय खात (Pituitary fossa) है जो जातूकास्थि (स्फीनॉइड बोन) की ऊपरी सतह में एक खोखला (Hollow) होता है जिसमें पियूष-ग्रन्थि (Pituitary gland) रहती है। इस खात (फोसा) के बर्धित रूप को एक्स-रे चित्रों में देखने से यह पता चलता है कि इसमें श्लेष्मा-अर्बुद (या पिटयूटरि ट्यूमर) होता है। सेला टर्सिका जातूकास्थि (स्फीनॉइड बोन) के पिण्ड का एक हिस्सा है जो एक नली या ग्रूव (Groove) द्वारा आगे की ओर तिरछे एक दिक् नाली से दूसरी दिक् में जाती है। इस ग्रूव को सल्कस काइजमेटिस (Sulcus chiasmatis) कहा जाता है। खोखला या खात (Hypophyseal fossa) के अस्थि की एक पट्टी होती है जिसे डोर्सम सेली (Dorsum sellae) कहा जाता है जो ऊपर और आगे की ओर प्रक्षेपित होता है तथा प्रत्येक तरफ एक पोस्टिरिअर क्लिनॉइड प्रोसेस पर अंत होता है। इन प्रबर्धकों

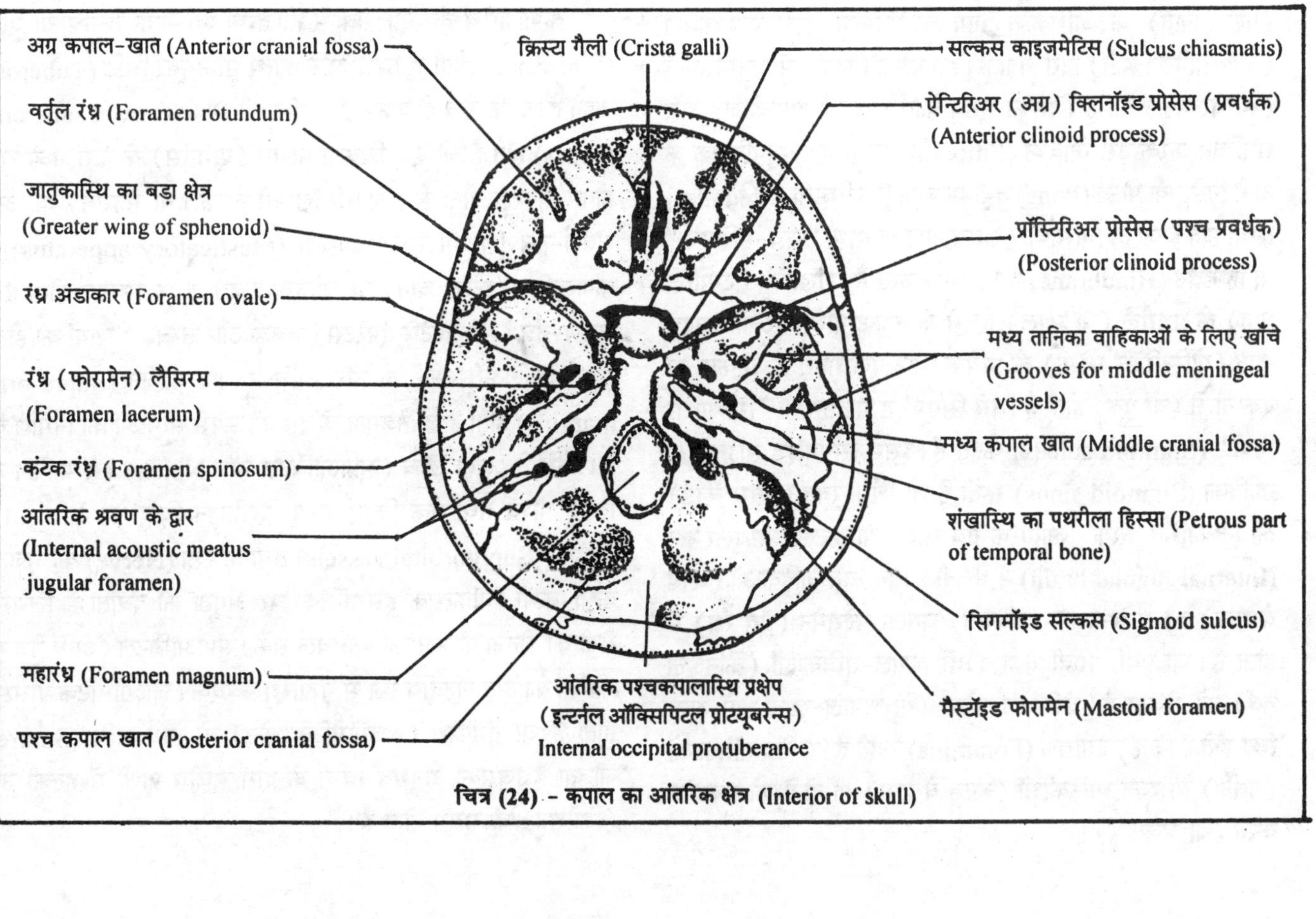

चित्र (24) - कपाल का आंतरिक क्षेत्र (Interior of skull)

प्रोसेसों (Processes) के कटाव (Erosion) को कपाट के एक्सरे द्वारा देखा जा सकता है और इसे एक उत्थित अंत:कपालीय दबाव का एक चिन्ह (Sign of raised intracranial pressure) माना जाता है। मध्य कपाल-खात (मिड्ल क्रेनिअल फोसा) पार्श्वीय रूप में (Laterally) प्रत्येक तरफ गहराई में एक अनियमिताकार खोखला की तरह खुलता है जो मस्तिष्क के पार्थिव खण्ड (Temporal lobe) को सहारा देती है। यह आगे से जातूकास्थि (स्फीनॉइड बोन) के बड़े हिस्से से बंधा होता है तथा पीछे से शंखास्थि (टेम्पोरल बोन) के पथरीले हिस्से (Petrous Part) से बंधा होता है जिसमें आंतरिक कर्ण (Internal ear) होता है।

(iii) "पश्च कपाल-खात" या पोस्टिरिअर क्रेनिअल फोसा (Posterior cranial fossa)

पश्च खात (पोस्टिरिअर फोसा) आगे से शंखास्थि (टेम्पोरल बोन) के पथरीले (पेट्रस) हिस्से से बद्ध (Bounded) होता है तथा मध्य रेखा में पश्च कपालास्थि (ऑक्सिपिटल बोन) के एक हिस्सा से बंधा होता है। इसका मुँह (Opening) बड़ा होता है जिसे महारंध्र [या फोरामेन मैगनम (Foramen magnum)] कहा जाता है। इससे होकर मस्तिष्क नली (Brainstem) नीचे सुषम्ना (स्पाइन कॉर्ड) में जाती है। इस मस्तिष्क-नली को मेडुला ऑबलोन्गटा या "मज्जका नाली" (Medulla oblongata) भी कह सकते हैं। पोस्टिरियर फोसा (पश्च खात) के अधिकांश भाग का निर्माण पश्च कपालास्थि (ऑक्सिपिटल बोन) द्वारा होता है। इस फोसा (खात) में अनुमस्तिष्क (सेरिबेलम) रहता है जिसका मुख्य कार्य गति को समायोजित और समन्वित करके उसे निर्विघ्न (Smooth) बनाना है। अनुमस्तिष्क के आगे निसेतु या पोन्ज (Pons) तथा मज्जका [या मिडुला (Medulla)] स्थित होते हैं जो अनुमस्तिष्क (सेरिबेलम) के साथ "पश्च-मस्तिष्क" या हिन्डब्रेन (Hindbrane) का निर्माण करते हैं। शंखास्थि (टेम्पोरल बोन) के पथरीले (या स्थूल) हिस्से के निकट पीछे और नीचे पश्च खात (पोस्टिरिअर फोसा) के प्रत्येक तरफ एक गहरा S आकार की एक नाली (या ग्रूव) होती है जिसे सिगमॉइड सल्कस या "सिग्माकार विदर" (Sigmoid sulcus) कहते हैं। इसमें सिगमॉइड साइनस या खातिका (Sigmoid sinus) रहती है जो शिरा-रक्त (वेनस ब्लड) को निष्कासित करके "आंतरिक ग्रैव शिरा" या इन्टर्नल जग्युलर ब्रेन (Internal Jugular brain) में भेजती है। इन रक्त वाहिकाओं (ब्लड वेसेल्स) का संधि-स्थान (जंक्शन) जगलर फोरामेन (ग्रैव रंध्र) में होता है। जो 9वीं, 10वीं तथा 11वीं कपाल-तंत्रिकाओं (क्रेनिअल नर्व) को भेजता है। क्रेनिअल फोसा (या कपाल-खातों) में अन्य छिद्र होते हैं जिन्हें फोरामिना (Foramina) कहते हैं। ये छिद्र तंत्रिकाओं (नर्वज) या रक्त वाहिकाओं (ब्लड वेसल्स) या दोनों को संचारित करते (या भेजते हैं)।

पश्च कपाल खात (पोस्टिरिअर फोसा) के पीछे आंतरिक पश्चकपालास्थि प्रक्षेप (Internal occipital protuberance) तथा आगे खातिकाओं का सम्मिलन (Confluence of sinuses) होता हैं। इसके प्रत्येक तरफ एक नली (ग्रूव) होती है जो अनुप्रस्थ खातिका (Transverse sinus) के आरम्भ से जुड़ी होती है।

ललाटिका या ललाटास्थि या फ्रन्टल बोन (Frontal Bone)

ललाटिका (फ्रन्टल बोन) एक अनियमित चिपटी अस्थि है जो ललाट क्षेत्र (Forehead region) तथा आर्बिट के छतों के अधिकांश हिस्सों (Most of the anterior fossa and roofs of orbits) का निर्माण करता है। यह अस्थि मोटी होती है जिसके बीच [ललाट-खातिका (फ्रन्टल साइनस) को छोड़कर] दो सघन परत (Compact laminae) होते हैं जिसके बीच स्पंजी अस्थि (Spongy or cancellus bone) होती है। ललाट-खातिका (Frontal sinuses) में इसके स्थान पर वायु होती है जो नासिका-निदर (नेजल कैविटी) के साथ सामने की नासिका-नली (Front nasal canal) से होकर निरंतरता में होती है। कपालास्थि के नेत्रगुहा-भाग (Orbital part) में केवल (या सम्पूर्णत:) सघन अस्थि होती है।

कपालास्थि के अग्र क्षेत्र में दो तरफ एक-एक उत्सेघ या एमिनेंस (Eminence) होता है जिसे अस्थिप्रोत्थ या टयूबरोसिटि (Tuberosity) कहते हैं। इनके नीचे दो वक्र स्यूपरसिलिअरी आर्क (Curved superciliary arches) होते हैं जो एक चिकना उत्सेध (एमिनेंस) के द्वारा मध्य रेखा से होकर सम्बद्ध होता है। स्यूपरसिलिअरी आर्क (या मेहराब) का आरम्भ चर्वण-तंत्र [या मैस्टिकेटरिएपरेटस (Masticatory apparatus)] द्वारा कपालास्थि (फ्रंटल बोन) पर यांत्रिक दबाव के फलस्वरूप होता है। यह चर्वण-तंत्र (मैस्टिकेटरि ऐपरेटस) जबड़ा और सम्बद्ध पेशियों का होता है। स्यूपर सिलिअरी आर्के के नीचे अधि नेत्रगुहा मार्जिन (Supra orbital margins) होता है जो नेत्रगुहा के द्वार की ऊपरी सीमाओं का निर्माण करती है। अधि नेत्र गुहा खाँच (सुप्राआर्बिटल नॉच Notch) इस मार्जिन के दो तिहाई पार्श्व तथा एक तिहाई मध्य के मिलन बिन्दु पर अधि नेत्र गुहा वाहिका (Supraorbital vessels) तथा तंत्रिका (Nerve) को भेजता है। कभी-कभी चिकित्सक इस तंत्रिका पर अँगूठा को दबाता है जिससे कि रोगी की चेतना के स्तर का पता चल सके। सुप्राऑर्बिटल (अधि नेत्र गुहा) मार्जिन का अंत पाश्वीय रूप से गंडास्थि प्रवर्धक (जाइगोमेटिक प्रोसेस) में होता है जो गंडास्थि (जाइगोमेटिक बोन) के साथ संधि (Suture) में जोड़ता है जिसका अनुभव त्वचा के द्वारा सजीव प्राणी में हल्की उदासी (डिप्रेशन) के समय होता है।

कपालास्थि का एक हिस्सा जो नीचे की ओर सुप्राआर्बिटल मार्जिन तथा नुकीला नासिका-रीढ़ (Sharp nasal spine) के छोरों के बीच प्रक्षेपित होता है उसे नेजल पार्ट प्रोजेक्ट (Nasal part projects) कहा जाता है। नासिका (Nasal) का प्रत्येक हिस्सा एक या दो नासास्थि (Nasal bone) के साथ जुड़ता है जो नासिका के सेतु (Bridge of nose) को सहारा देता है।

भित्तिकास्थि या पैरिएटल बोन (Parietal Bone)

दाहिनी और बायीं भित्तिकास्थि उदग्र रूप से (Superiorly) मध्य रेखा में सममितार्धी संधि (सैजिटल स्यूचर) द्वारा जुड़ते हैं तथा कपाल (Cranium) के किनारों तथा छत के अधिकांश भाग का निर्माण करते हैं। प्रत्येक भित्तिकास्थि (पैरिएटल बोन) चार विषम भुजाओं (या चतुर्भुज) वाली अस्थि होती है। प्रत्येक भित्तिकास्थि की अग्र-सीमा कोरोनल स्यूचर (Coronal suture) या शिरोबन्ध संधि पर ललाटास्थि (फ्रन्टल बोन) के साथ जुड़ती है। इसका पश्च (या पिछला) किनारा (Posterior margin) लैम्बॉइड स्यूचर पर पश्च कपालास्थि (या पिछला) किनारा (Posterior margin) लम्बॉइड स्यूचर पर पश्च कपालास्थि (या ऑक्सिपिटल बोन) के साथ जुड़ती है। इसका आंतरिक किनारा (Inferior margin) शंखास्थि (टेम्पोरल बोन) के साथ मिलता है। जन्म के समय कपाल में इसके चार कोणों पर झिल्लीमय अंतरालें (Membranous intervals) होती हैं जिन्हें फ्रंटैनिल (Frontanelle) कहा जाता है। इस अस्थि की आंतरिक सतह पर मस्तिष्क के कुण्डल के समान चिन्ह अंकित होते हैं तथा मध्य तानिकामय रक्त वाहिका (Middle meningeal blood vessels) के लिए खाँच बनाते हैं। उदग्र सैजिटल साइनस (विवर) के लिए अस्थि की एक उथली नली सैजिटल सीमा के पथ पर आगे बढ़ती है।

पश्च कपालास्थि या ऑक्सिपिटल बोन (Occipital Bone)

पश्च कपालास्थि (ऑक्सिपिटल बोन) कपाल के पीछे और आधार पर स्थित होती है तथा पश्च कपाल-खात (पोस्टिरिअर क्रेनिअल फोसा) के अधिकांश हिस्सा का निर्माण करती है। यह आगे से दो भित्तिकास्थियों (पैरिएटल बोन) को लैम्बॉइड स्यूचर पर तथा प्रत्येक तरफ शंखास्थि (टेम्पोरल बोन) के साथ जोड़ती है। इसकी मुख्य विशेषता है-बड़ा अंडाकार द्वार (Oval opening) जिसे महारंध्र या फोरामेन मैग्नम (Foramen magnum) कहा जाता है। इस महारंध्र से होकर मेडुला ऑबलॉन्गटा (दीर्घवत अंतस्था) का निचला छोर गुजरता है।

महारंध्र (फोरमेन मैग्नम) के पीछे एक प्रसारित प्लेट होता है जिसे पश्च कपालास्थि (ऑक्सिपिटल बोन) का शल्की (स्क्वैमस) हिस्सा कहा जाता है। इसके आंतरिक सतह पर चार खातें (Fossae) होती हैं जिनमें दो अनुमस्तिष्क के गोलार्ध (Hemispheres of cerebellum) तथा दो मस्तिष्क के दो पश्चकपालास्थि-लोलक (Occipital lobes of cerebrum) के आकार बनाती हैं। चार खातों [या फोसी (Fossae) के मिलन बिन्दु पर आंतरिक "पश्चकपालास्थि-प्रक्षेप" या इन्टर्नल ऑक्सिपिटल प्रोट्यूबरेन्स (Internal occipital protuberance) होता है। ऊपरी सममितार्धी (Superior sagittal) का विदर [या सल्कस (Sulcus)] ऊपर की ओर इसी प्रक्षेप (Protuberance) से चलती है तथा अनुप्रस्थ

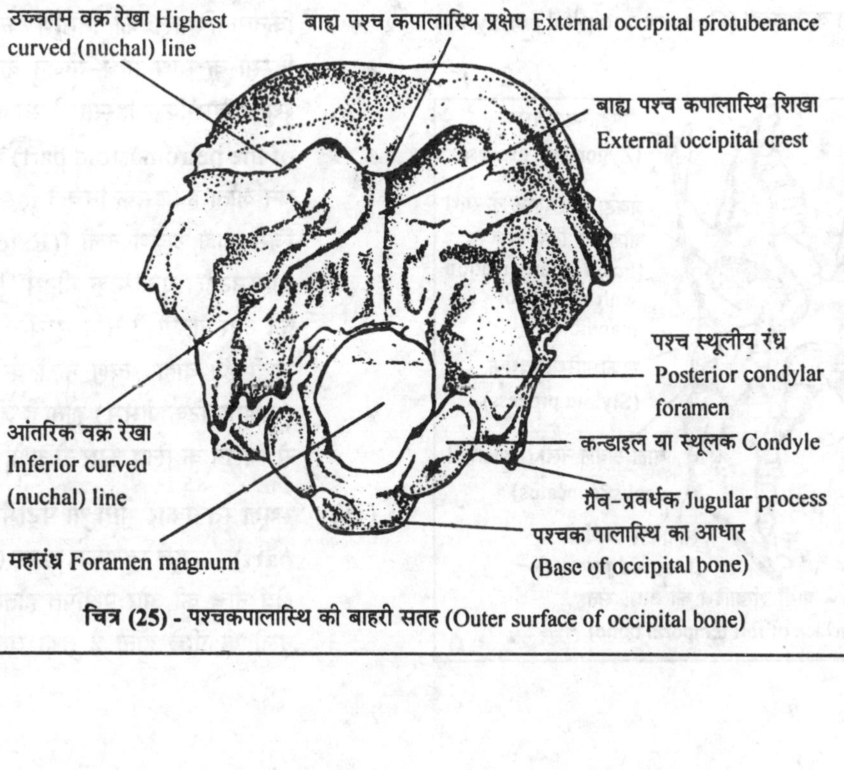

चित्र (25) - पश्चकपालास्थि की बाहरी सतह (Outer surface of occipital bone)

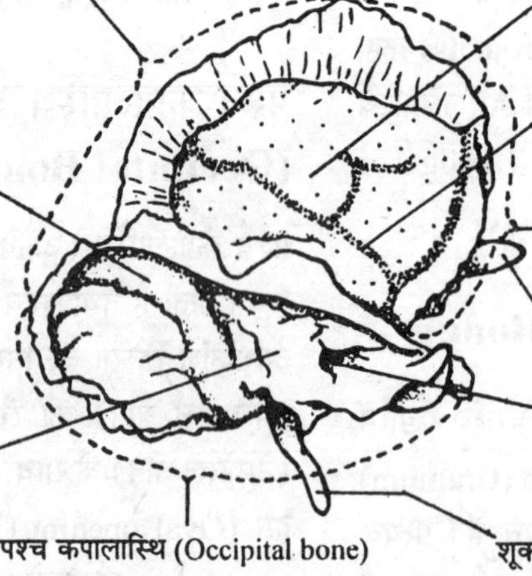

चित्र 26(i) - बार्यी शंखास्थि का आंतरिक क्षेत्र (Internal aspect of left temporal bone)

खातिका के विदरें (Sulci of transverse sinuses) पार्श्व रूप से इसी से प्रसारित होते हैं। आंतरिक पश्चकपालास्थि-शिखा नीचे की ओर इस प्रक्षेप से चलती है तथा अनुमस्तिष्कों की हँसिया [(Falx cerebelli) या फैल्कस सेरिबेली] से सम्बद्ध हो जाती है। इस हँसिया (फैल्कस सेरिबेली) में दृढ़तानिका (ड्यूरामेटर) का एक प्रवर्धक (Process) होता है जिसमें पश्चकपालास्थि का विदर (ऑक्सिपिटल साइनस) रहता है। देखें चित्र 25

महारंध्र (फोरामेन मैग्नम) के आगे अस्थि का आधारीय भाग (Basilar part) होता है जो जातूकास्थि (स्फीनॉइड बोन) से जुड़ा होता है। अस्थि का पार्श्वीय (या स्थूली हिस्से) (Lateral or condylar parts) महारंध्र के किसी तरफ पड़ते हैं। उनकी आंतरिक सतहें शीर्षधर कशेरुका (एटलस बर्टिब्रा) के साथ जुड़ने के लिए उत्तल होती हैं जिन्हें उत्तल पश्चकपाल स्थूलक कन्वेक्स ऑक्सीपिटल कन्डाइल्स (Convex occipital condyles) कहा जाता है।

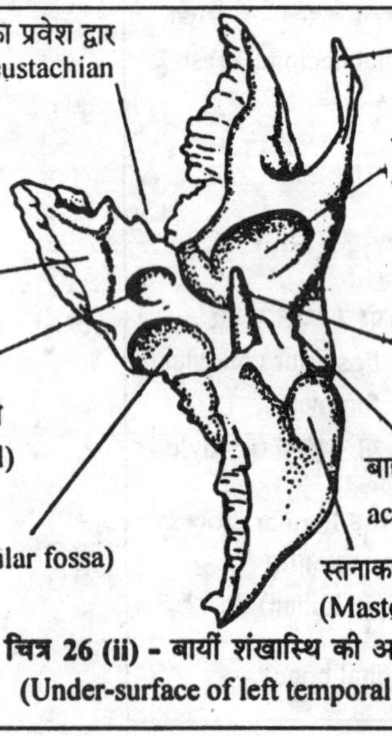

चित्र 26 (ii) - बार्यी शंखास्थि की अध: सतह
(Under-surface of left temporal bone)

शंखास्थि या टेम्पोरल बोन (Temporal Bone)

शंखास्थि में चार खण्ड होते हैं-

(i) **शल्की या स्क्वैमस खण्ड (Squamous part)**
(ii) **स्थूल स्तनाकार (या पेट्रोमस्टॉइड) खण्ड (Petromastoid part)**
(iii) **कर्णपटही (या टिम्पैनिक) खण्ड (Tympanic part)**
(iv) **शुकाभास्थि प्रवर्धक या स्टाइलॉइड प्रौसेस (Styloid process)**

(i) **शल्की भाग या स्क्वैमस पार्ट (Squamous part)** - शंखास्थि (टेम्पोरल बोन) का शल्की खण्ड कपाल के किनारा-दिवाल का निर्माण करता है। यह ऊपर से मुख्यत: हिस्सा के साथ संधि-योजन करता है। पीछे और नीचे से यह स्थूल स्तम्भाकार हिस्सा के स्तनाकार क्षेत्र (Mastoid portion of the petromastoid part) के साथ निरंतर (Continuous) बन जाता है। इसके निचले हिस्से में एक वृत्ताकार द्वार होता है जिसे बाह्य श्रवण नली [(External acoustic meatus) या "एक्सटर्नल एकस्टिक मीटस"] कहा जाता है। यह नली आगे की ओर बढ़ती है तथा मध्य कान की कोटरिका (Cavity) में जाती है। बाह्य श्रवण नली के सीधा ऊपर गण्डास्थि प्रवर्धक (जाइगोमेटिक प्रोसेस) होता है जो गण्डास्थि (जाइगोमेटिक बोन) से मिलने के लिए ऊपर से प्रक्षेपित रहता है।

(ii) **स्थूल स्तनाकार भाग या पेट्रोमैस्टॉइड पार्ट (Petromastoid part)** - स्थूल स्तनाकार खण्ड (प्रेट्रोमस्टॉइड पार्ट) का स्तनाकार क्षेत्र नीचे की ओर प्रक्षेपित होता है यह प्रक्षेप ठीक बाह्य श्रवण नली के पीछे होता है तथा वह एक सघन प्रवर्धक (Dense process) होता है जिसे मस्टॉइड प्रोसेस या "स्तनाकार प्रवर्धक" (Mastoid process) कहा जाता है। इस प्रवर्धक में स्तनाकार वायु कोशिकाएँ (Mastoid air cells) होती हैं। मध्य कान में रोग संचार (Infection) समय-समय पर इन्हीं कोशिकाओं से होती हैं जिसके कारण स्तनाकार प्रवर्धक में सूजन (या कर्णमूलशोथ) या मैस्टॉइडाइटिस या मस्टॉइडिटिस (Mastoiditis) होता है तथा कभी-कभी इसके प्रसार से ब्रेन ऐब्सिस या मस्तिष्क-फोड़ा (Brain abscess) भी हो सकता है। स्तनाकार प्रवर्धक (मस्टॉइड प्रोसेस) तथा इसकी वायु-कोशिकाएँ "पश्च कपाल खात" (पोस्टरिअर क्रेनिअल फोसा) में सिग्माकार खातिका (सिगमॉइड साइनस) के लिए खाँचा (ग्रूव) के निकट से सम्बद्ध होती हैं। स्तनाकार प्रवर्धक की पार्श्व-सतह (Lateral surface) स्तनास्थि की पेशी (Sternomastoid muscle) को अन्य के बीच सम्बद्धता (Attachment) प्रदान करती हैं।

इसका पथरीला क्षेत्र अन्दर और बाहर की ओर एक कोण पर प्रक्षेपित होता है तथा जातुकास्थि (स्फीनॉइड) और पश्चकपालास्थि (ऑक्सिपिटल बोन) के बीच पच्चर (Wedge) लगाता है।

इसे कपाल (Skull) के आधार पर नीचे से या आगे से देखा जा सकता है। जैसे ही पथरीले क्षेत्रों के छोर (Ends) एक-दूसरे के पास आती हैं, वे मध्य रेखा में पश्च कपालास्थि (ऑक्सिपिटल बोन) के आधार द्वारा अलग कर दिये जाते हैं। अग्र छोर के निकट एक श्रवण-नली (Auditory canal) या कंठ कर्ण नली होती है जो नासिका-ग्रसनी (Eustachian tube nasopharynx) को मध्य कर्ण कोटरिका (कैविटी) के साथ जोड़ती है।

शंखास्थि (टेम्पोरल बोन) के पथरीले क्षेत्र की पिछली सतह द्वारा पश्च कपाल खात की अग्र-दिवाल का निर्माण होता है और यहाँ सिग्मॉइड खात (सिगमॉइडसाइनस) द्वारा खाँच (ग्रूव्ड) किया जाता है। एक पर्याप्त चिन्हित रंध्र जो आंतरिक श्रवण नली (Internal acoustic meatus या इन्टर्नल एकाउस्टिक मीटस) का मुख होता है, को पश्च सतह के केन्द्र के निकट देखा जाता है। यह 8वीं कपाल तंत्रिका (क्रेनिअल नर्व) को संचारित करता है जिसे वेस्टिब्यूलोकोकलिअर नर्व या तंत्रिका (Vestibulocochlear nerve) कहते हैं। यह श्रवण तथा संतुलन के लिए उपयोग होता है। शंखास्थि के पथरीला क्षेत्र (Petrous portion) में कोकलिआ या कर्णावर्त (Cochlea), वेस्टिब्यूल या प्रघाण (Vestibule) तथा अर्धवृत्ताकार (Semicircular) नलियाँ होती हैं।

(iii) **कर्णपटही खण्ड या टिम्पैनिक पार्ट (Tympanic Part)** - शंखास्थि (टेम्पोरल बोन) द्वारा बाह्य श्रवण नली (या एक्सटर्नल एकाउस्टिक मीटस) के आगे की दिवाल, फर्श तथा पीछे की दिवाल के निचला हिस्सा का निर्माण होता है। शेष हिस्सा शंखास्थि के शल्की खण्ड द्वारा होता है। कर्णपटही खण्ड आंतरिक रूप से पथरीले (पेट्रस) क्षेत्र के साथ पीछे से शल्की (स्क्वैमस) खण्ड तथा स्तनाकार प्रवर्धक (मैस्टॉइड प्रोसेस) के साथ मिलता है। सतह के नीचे से शूकाभास्थि प्रवर्धक (स्टाइमॉइड प्रोसेस) प्रक्षेपित होता है। यह एक लम्बा और पतला प्रवर्धक (प्रोसेस) होता है जो पेशियों (Muscles) तथा अस्थिबंध या लिगामेंट (Ligaments) को जोड़ता है। देखें चित्र 26(i) तथा 26(ii)

जातूकास्थि या स्फीनॉइड बोन (Sphenoid Bone)

जातूकास्थि (स्फीनॉइड बोन) चमगादड़ (Bat) की आकृति के समान होती है। वह अस्थि मध्य कपाल-खात (मिड्ल क्रेनिअल फोसा) के निर्माण में हिस्सा लेती है। इसका एक पिण्ड (Body) होता है जो मध्य रेखा पर स्थित होता है जिससे दो बड़े पंख (Two greater wings) तथा दो छोटे पंख (Two lesser wings) बाहर की ओर प्रक्षेपित होते हैं। देखें चित्र 27.

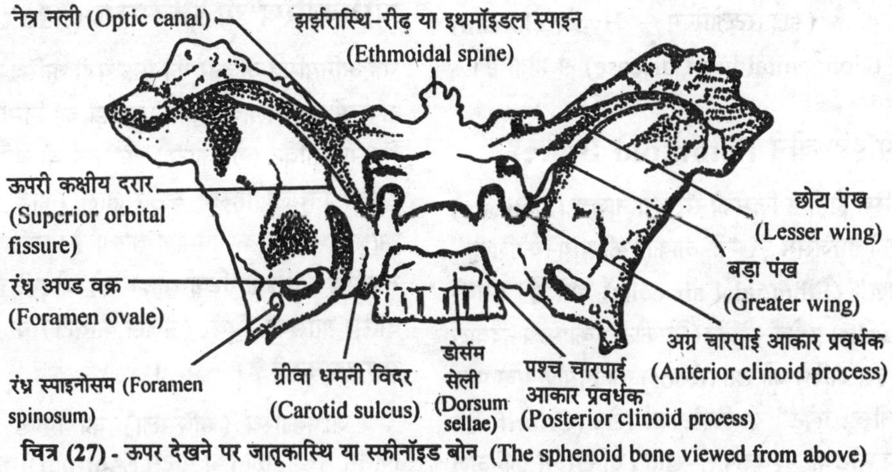

चित्र (27) - ऊपर देखने पर जातूकास्थि या स्फीनॉइड बोन (The sphenoid bone viewed from above)

इस अस्थि में नीचे की ओर दो पंखे के आकार के प्रवर्धक होते हैं जिसे टेरिगॉइड प्रोसेस या प्रवर्धक (Pterygoid process) कहा जाता है। ये दोनों प्रवर्धक शरीर के अंगों को बड़े (दो) पंखों के साथ जोड़ते हैं। इस अस्थि का पिण्ड (Body) खोखला होता है जिसमें दो बड़ी वायु-खातिकाएँ [(Air sinuses) या एअर साइनस] होते हैं। इसकी ऊपरी सतह तुर्की गद्दी या सैडल (Turkish saddle) के आकार का होता है और इसीलिए इसे सेला टर्सिका (Sella turcica) कहा जाता है। खोखला की गहराई में एक हाइपोफिजीअल फोसा या खात (Hypophyseal fossa) होता है जिसमें हाइपोफिजिस सेरिब्री [(या प्रमस्तिष्क) या पिट्यूटरि ग्लैण्ड (पीयूष ग्रन्थि) - (Hypophysis cerebri or pituitary gland)] रहता है। सेला टर्सिका के पीछे पृष्ठीय (या डोर्सम) सेला (Dorsum sella) जिसके ऊपरी कोणों से दो पोस्टिरिअर क्लिनॉइड प्रोसेस या "पश्च चारपाई-आकार के प्रवर्धक" (Posterior clinoid processes) प्रक्षेपित होते हैं ये दोनों प्रवर्धक दो तरफ होते हैं तथा टेन्टोरियम सेरिबली या "तम्बू समान प्रमस्तिष्क" (Tentorium cerebelli) को जोड़ते हैं।

पिण्ड के अग्र हिस्सा से दो छोटे पंख दोनों तरफ अग्र कपाल खात (ऐन्टिरिअर क्रेनिअल फोसा) के पिछले किनारे (पोस्टिरिअर मार्जिन) बनाने के लिए फैल जाते हैं। पिण्ड के किनारे से बड़े पंख आगे की ओर कपालास्थि (फ्रंटल बोन) तथा शंखास्थि (टेम्पोरल बोन) के बीच फैल ज़ाते हैं। उनके आरम्भ के निकट एक सुचिन्हित रंध्र होता है जिसे फोरामेन ओवल (Foramen ovale) या "रंध्र अण्ड वक्र" कहा जाता है और जो 5वीं कपाल-तंत्रिका (Cranial nerve) को संचारित करता है इस तंत्रिका को ट्राइजिनिमल (तीन का एक समय में जन्म) की जबड़ा-शाखा (Mandibular branch of trigeminal) भी कहते हैं।

भ्रूण या फीटस (Fetus) में जातूकास्थि (स्फीनॉइड बोन) के असामान्य विकास से बाँसा (Bridge of nose) विरुपित (Deformed) होती है जिसके कारण डिप्रेशन होता है जैसा कि ऐकॉन्ड्रोप्लाजिआ या बौनापन (Achondroplasia) में होता है। या फिर वह नेत्र-कोटर (आर्बिट) से अत्यधिक पृथक्करण होता है (हाइपरटेलोरिज्म - Hypertelorism) जिसका संबंध हृदय रोग (Congenital heart disease) से होता है।

झर्झरास्थि या इथमॉइड बोन (Ethmoid Bone)

यह बक्स आकार की अस्थि होती है जिसकी संरचना नाजुक (Delicate) होती है। यह खोखली होती है जिसमें "छन्नी-आकार की वायु-कोशिका" या "इथमॉइडल एअरसेल" (Ethmoidal air cells) होते हैं। इसकी पार्श्व-दिवालें (Lateral walls) प्रत्येक ऑर्बिट (नेत्रकोटर) की मध्य-दिवाल बनाने में मदद करती हैं। इस अस्थि की छत (Roof) का निर्माण एक प्लेट से होता है जिसे "चालनीरूप प्लेट" या क्रिब्रिफार्म प्लेट (Cribriform plate) कहा जाता है। इस प्लेट को पश्चकपाल-खात (ऐन्टिरिअर क्रेनिअल फोसा) में कपालास्थि के दो हिस्सों (Two portions) के बीच देखा जा सकता है। यह प्लेट घ्राण-तंत्रिका [या ओलफैक्टरि नर्व (Olfactory nerves)] द्वारा छेदित किये जाते हैं। इसकी आंतरिक सतह से नाक की छत का निर्माण होता है।

चालनी-रूप प्लेट (क्रिब्रिफार्म प्लेट) से एक उदग्र प्लेट नीचे की ओर प्रक्षेपित होता है जिससे नासिका-पट या नेजल सेप्टम (Nasal septum) के ऊपरी भाग का निर्माण होता है जो नाक की कोटरिका (Cavity of nose) को दाहिनी और बायीं ओर समान अर्धक (Right and left halves) में विभक्त करता है। "पटीय उपास्थि" या सेप्टल कार्टिलेज (Septal cartilage) लम्ब प्लेट के निचली सीमा से जुड़ी होती है जिससे कि नासिका-पट का ऊपरी भाग अस्थिमय (Bony) हो सके तथा उसका निचला अग्र हिस्सा उपास्थीय (Cartilaginous) बन सके। नासिका पट (नेजल सेप्टम) सामान्यतः थोड़ा सा एक ओर झुकता है। इसके अत्यधिक झुकाव से नाक में रुकावट पैदा हो जाती है जिसको दूर करने के लिए शल्य चिकित्सा (Surgical operation) की आवश्यकता होती है जिसे उपास्थि-पट का उपश्लेष्मा-उच्छेदन [सबम्यूकस रिसेक्शन ऑफ कार्टिलेजिनस सेप्टम (Submucous resection *i.e.* SMR of the cartilaginous septum)] के नाम से जाना जाता है। यह प्राय: कान नाक या गला (Ear, nose and throat i.e. ENT) में होता है जो शल्य-चिकित्सक की शल्य-सूची (Operating list) में शामिल होता है।

लम्ब प्लेट से पार्श्विक रूप में ऊपरी और मध्य नासिका शुक्तिका या नजल कोंका (Nasal concha) किनारे की दिवालों से प्रक्षेपित होते हैं। छन्नी आकार की वायु-कोशिकाएँ नाक की ऊपरी और मध्य नलियों (Superior and middle meali) में फैलती हैं जो शुक्तिका (कोंका) के नीचे होती है। "आंतरिक नासिका शुक्तिका" [या "इन्फिरिअर नेजल कोंका" (Inferior nasal concha)] का अस्थियों के रूप में पृथक अस्तित्व होता है तथा वे झर्झरास्थि (इथमॉइडल बोन) या अन्य किसी अस्थि का हिस्सा नहीं होती।

जंभिकास्थि या मैक्सिला (Maxilla)

यह अनियमित आकार की एक बड़ी अस्थि होती है जो मध्य रेखा में अपने सदस्यों को मिलाकर ऊपरी जबड़ा का निर्माण करती है। अस्थि का ऊपरी हिस्सा ऑर्बिट (नेत्रकोटर) के फर्श के बड़े हिस्से का निर्माण करता हैं। इसका निचला हिस्सा कठोर तालु (हार्ड पैलेट - Hard palate) के अधिकांश क्षेत्र का निर्माण करता है। पार्श्विक रूप में (Laterally) यह गंडास्थि (जाइगोमेटिक बोन) को जोड़ती है। मध्यतः (Medially) यह अस्थि नासिका-विवर (नेजल कैविटी) के किनारे की दिवालों के निर्माण में मदद करती है।

जंभिकास्थि (मैक्सिला) का पिण्ड (Body) खोखला होता है जिसमें मुख्य गुहा [या ऐन्ट्रम (Antrum)] होता है जिसे जंभिका-खातिका

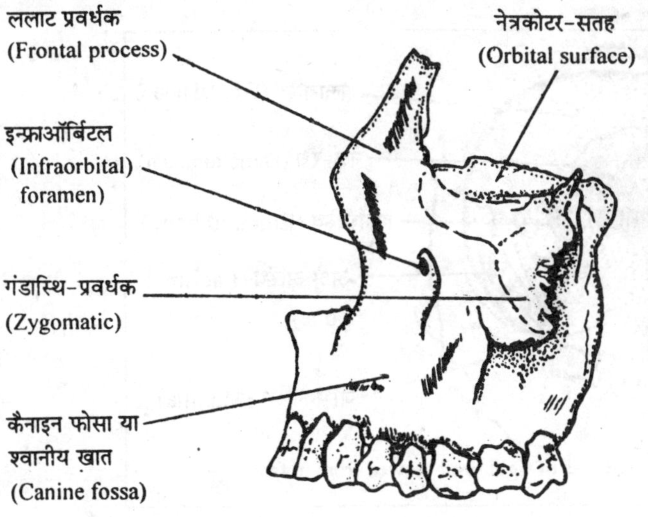

चित्र 28(i) - बायाँ जंभिकास्थि-बाह्य या पार्श्विय दृश्य क्षेत्र
(Left maxilla-external or lateral view)

(Maxillary sinus) कहते हैं। यह खातिका (साइनस) नाक की मध्य नली के साथ एक लघु छिद्र [या ऐपर्चर (Aperture)] द्वारा सम्पर्क रखता है। प्रत्येक जंभिकास्थि (मैक्सिला) में एक ऐल्विओलर प्रोसेस या वर्त्स प्रवर्धक (Aveolar process) होता है जिसमें आठ दाँतों का सॉकेट [या गर्तिका (Sockets)] होता है। इसमें प्रथम तथा द्वितीय चर्वण दाँतों (Molar teeth) की जड़ें जंभिकास्थि खातिका (मैक्सिलरि साइनस) के फर्श के निकट से सम्बद्ध होती हैं। नाक के अंदर सूजन से (जो सर्दी के कारण होती है,) वह इस खातिका (साइनस) तक फैल जाती है जिससे कि कोटरिका (कैविटी) श्लेष्मा या म्यूकस (Mucus) से भर जाता है जिसके कारण इस क्षेत्र में कष्ट होता है। यदि स्वाभाविक रूप से इसका निष्कासन (Drain) नहीं होता है तो इससे खातिका (साइनस) की मध्य-दिवाल छिद्रिल हो जाती है और बह जाती है। इसे ऐन्ट्रल वाश आउट (Antral wash out) या कोटरीय बहाव कहा जाता है। समान सूजन (या शोथ) जिसे साइनुसाइटिस या नासुर शोथ (Sinusitis) कहा जाता है, से ललाट खातिका (फ्रंटल साइनस) प्रभावित होता है जिसके कारण सिर दर्द (Headache) होता है।

गण्डास्थि या जाइगोमेटिक बोन (Zygomatic Bone)

गण्डास्थि (जाइगोमेटिक बोन) को कपोलास्थि (चीक बोन-Cheek bone) भी कहते हैं। यह गाल के ऊँचे स्थान, नेत्र कोटर (ऑर्बिट) के फर्श हिस्से, पार्श्विक दिवाल तथा शंखास्थि (टेम्पोरल बोन) और निचला कनपटी-खात (इन्फ्राटेम्पोरल फोसा) का निर्माण करती है। यह मध्यतः (Medially) जंभिकास्थि (मैक्सिला) के साथ जुड़ती है तथा पीछे से शंखास्थि (टेम्पोरल बोन) के प्रवर्धक (प्रोसेस) से अपने को जोड़ती है।

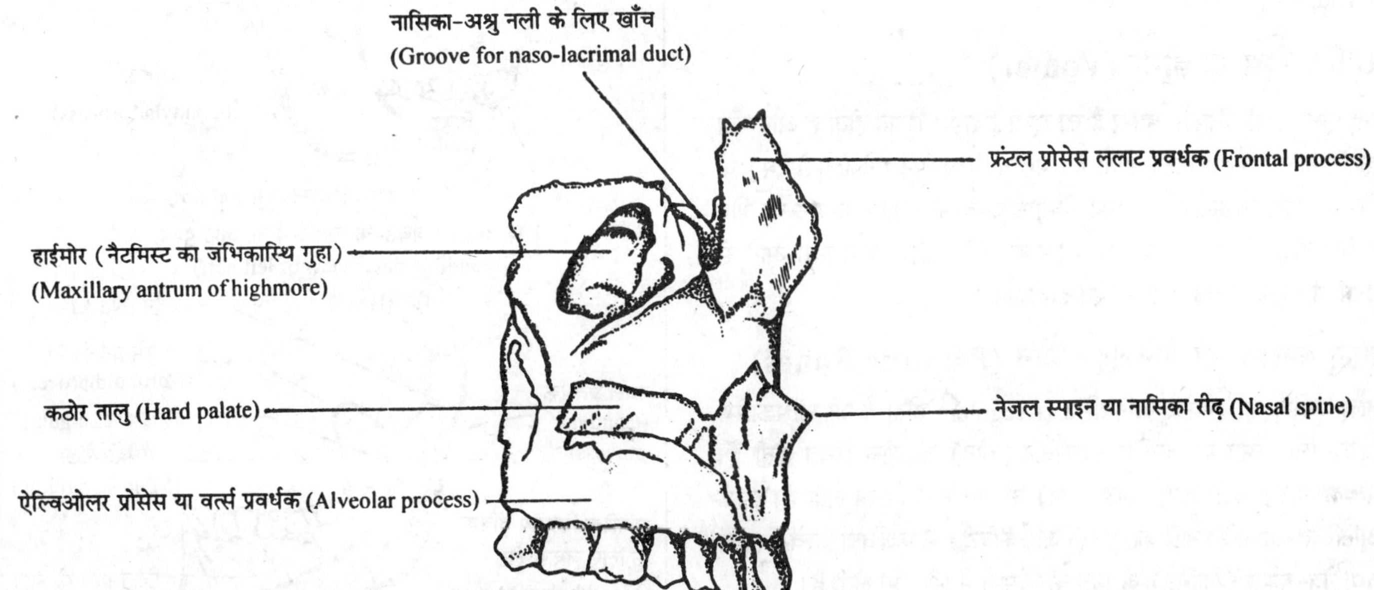

चित्र 28 (ii) - बायाँ जंभिकास्थि-मध्य क्षेत्र
Left maxilla-medial aspect

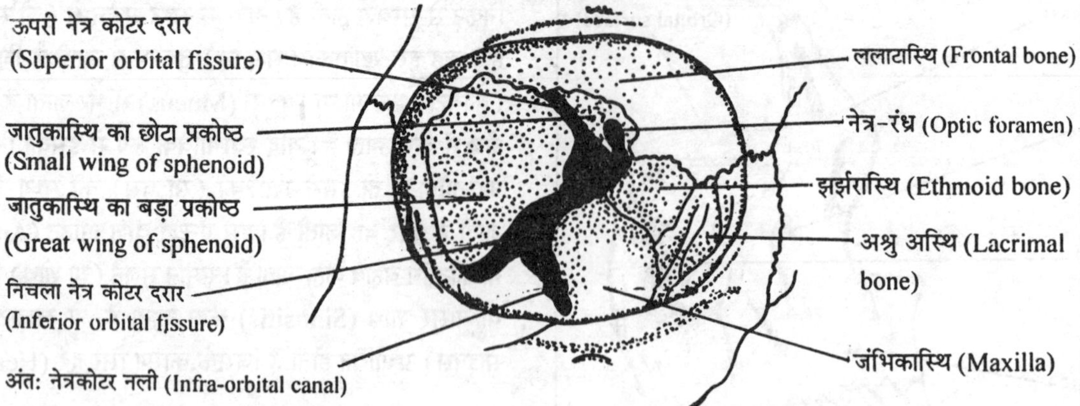

चित्र 29 - दाहिना नेत्र-कोटर के आगे से देखने पर उसकी सीमाएँ (Boundaries of right orbit viewed from in front)

अश्रु-अस्थि या लैक्रिमल बोन (Lacrimal Bones)

इसकी दो छोटी अस्थियाँ होती हैं जो नेत्र-कोटर (ऑर्बिट) की मध्य दिवाल का निर्माण करती हैं। देखें चित्र-29।

नासास्थि या नेजल बोन (Nasal Bones)

ललाट प्रवर्धकों (फ्रंटल प्रोसेसेज) के बीच अगल बगल पड़ी इसकी दो अस्थियाँ होती हैं जो नाक के सेतु का निर्माण करती हैं। इस सेनु को बांसा (Bridge of nose) कहते हैं।

सीरिकास्थि या वोमर (Vomer)

यह एक पतली-चिपटी अस्थि है जो मध्य रेखा पर स्थित होती है और जहाँ कठोर तालु (हार्ड पैलेट) होता है। यह नासिका-पट (नेजल सेप्टम) के निचला और पिछला हिस्सा का निर्माण करती है। नासिका-पट का शेष हिस्सा ऊपर से झर्झरास्थि (इथमॉइड बोन) के उदग्र-प्लेट द्वारा आगे से उपास्थि (कार्टिलेज) द्वारा निर्मित होता है।

तालु-अस्थि या पैलेटाइन बोन (Palatine Bones)

तालु-अस्थि का आकार अनियमित (Irregular) होता है जो जंभिकास्थि (मैक्सिला) और जातुकास्थि (स्फीनॉइड बोन) के बीच स्थित होती हैं। प्रत्येक अस्थि कठोर तालु (हार्ड पैलेट) के निर्माण में हिस्सा लेती हैं। इसके अतिरिक्त यह अस्थि नासिका-पुट (नेजल कैविटी) के फर्श तथा पार्श्व-दिवाल तथा नेत्र-कोटर (आर्बिट) के फर्श के निर्माण में भी भाग लेती है।

निचला जबड़ा या मैन्डिबल (Lower Jaw or Mandible)

कपाल (स्कल) में जबड़ा (मैन्डिबल) एक मात्र चल अस्थि (Moving bone) है। इसमें एक वक्र क्षैतिज पिण्ड (Curved horizontal) जो

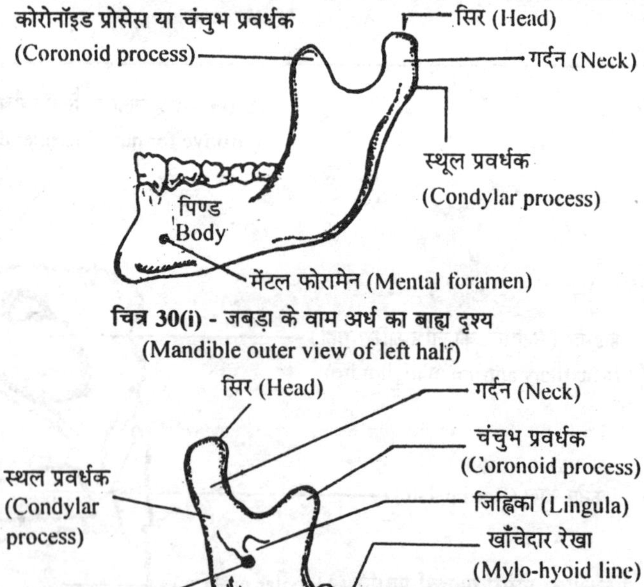

चित्र 30(i) - जबड़ा के वाम अर्ध का बाह्य दृश्य (Mandible outer view of left half)

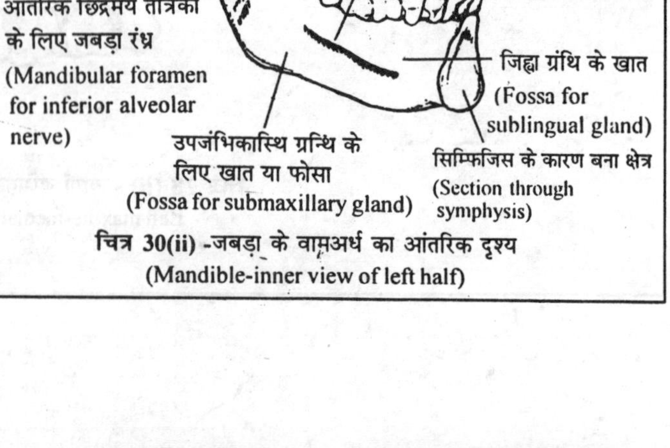

चित्र 30(ii) -जबड़ा के वामअर्ध का आंतरिक दृश्य (Mandible-inner view of left half)

निचला जबड़ा के दाँतों को ले चलता है, में दो चौड़ी शाखाएँ [या रेमि (Rami- इसका एकवचन रैमस (Ramus)] होती हैं जो ऊपर की ओर (प्राय: लम्बवत्) प्रत्येक तरफ की पीठ पर प्रक्षेपित होते हैं। शाखा या रैमस (Ramus) के निचला पश्च कोना को जबड़ा कोण कहा जाता है। शाखा (रेमस) के आंतरिक सतह पर एक रंध्र (फोरामेन) होता है जो आंतरिक छिद्रमय तंत्रिका तथा वाहिकाओं (Inferior alveolar nerves and vessels) को जबड़ा-नली में प्रवेश के लिए होता है। यह पुन: अस्थि के पार्श्वीय क्षेत्र में मेन्टल फोरामेन (Mental forament) पर प्रकट होता है। शाखा (रेमस) ऊपर की ओर दो प्रवर्धकों (प्रोसेसेज) में मिलकर अपने को समाप्त कर देती हैं। पहला तिकोना चंचुभ प्रवर्धक [या कोरोनॉइड प्रोसेस (Coronoid process)] आगे होता है तथा दूसरा उत्तल (कन्वेक्स) "स्थूल प्रवर्धक" या कन्डाइलर प्रोसेस (Condylar process) पीछे होता है।

चंचुभ प्रवर्धक (कोरोनॉइड प्रोसेस) टेम्पोरलिस पेशी (Temporalis muscle) के लिए संयोजन (Attachment) प्रदान करता है जबकि स्थूल प्रवर्धक (कन्डाइलर प्रोसेस) का सिर शंखास्थि (टेम्पोरल बोन) के साथ जुड़कर टेम्पोरोमैन्डिबुलर संधि या "शंखास्थि जबड़ा जोड़" (Temporomandibular joint) का निर्माण करता है। जबड़ा छोटा हो जाता है तथा बुढ़ापे में दाँतों की क्षति (या टूट कर गिरने) के फलस्वरूप जबड़ा के आकार में परिवर्तन होता है। विशेषकर दाँतों के टूटने से तथा निकटवर्ती अस्थि के मिल जाने से जबड़ा की चौड़ाई में कमी आ जाती है। ये दंतहीन क्षीण जबड़े [या इडेन्टुलस ऐट्रोफाइड मैन्डिबल्स (Edentulous atrophied mandibles)] प्राय: हल्की चोट (Trauma) से भंजित (या फ्रैक्चर्ड) हो जाते हैं। दूसरी ओर जबड़ा-भंजन बच्चों में दाँतों के टूटने से विरले ही होता है।

सामान्यत: जबड़ा का भंजन (या फ्रैक्चर) तीव्र चोट से होता है। इसमें भंजन से जबड़ा में विरुपता (Deformity) आती है तथा इसके कार्य, जैसे-भोजन करना, बोलना, में कठिनाई होती है। देखें चित्र 22(ii), 22(iii), 30(i), 30(ii).

ठुड्डी (Chin) के स्थान पर प्रहार से न केवल जबड़ा का भंजन होता है बल्कि स्थूल सिरा [(Condylar heads) या कन्डाइलर हेड्स] भी ऊपर या नीचे की ओर हट जाता है तथा मध्य कपाल-खात (मिड्ल क्रेनिअल फोसा) में प्रवेश करता है जिसके कारण प्रमस्तिकीय-मेरुद्रव [या सेरिब्रोस्पाइनल फ्लुइड (Cerebrospinal fluid)] का रिसाव (Leakage) कान से होने लगता है जिसे सी एस एफ ओटोरीआ (CSF Otorrhoea) कहते हैं।

कोमल उपास्थि (सॉफ्ट कार्टिलेज) या फॉन्टैनीलस (Fontanelles)

शिशु के जन्म के समय वास्तव में अस्थियाँ जुड़ी नहीं रहती (या एक दूसरे को स्पर्श नहीं करती)। यह अस्थि हीरा के आकार का स्थान होता है जो केवल रेशेदार ऊतक झिल्ली [(फाइब्रस टिशू मेम्ब्रेन (Fibrous tissue membrane)] द्वारा ढकी रहती है। यह झिल्ली कपालास्थि (फ्रंटल बोन) में दो भित्तिकास्थियों (पैरिअटल बोन) के बीच मध्य रेखा पर होती है। इसे अग्र कोमल उपास्थि [या ऐन्टिरियर फॉन्टैनील (Anterior fontanelles)] कहा जाता है।

पोस्टिरिअर फॉन्टैनील या "अग्र कोमल उपास्थि" (Posterior fontanelle) सैजिटल (सममितार्घी) और लैम्बॉइड (क्षितिज) संधियों (Sagittal and lamboidal sutures) के मिलन-बिन्दु (जंक्शन) पर स्थित होती है। यह फॉन्टैनील ऐन्टिरिअर फॉन्टैनील से इस रूप से अंतर है कि यह छोटा और त्रिकोनाकार होता है तथा अधिक समीप में घिरा रहता है।

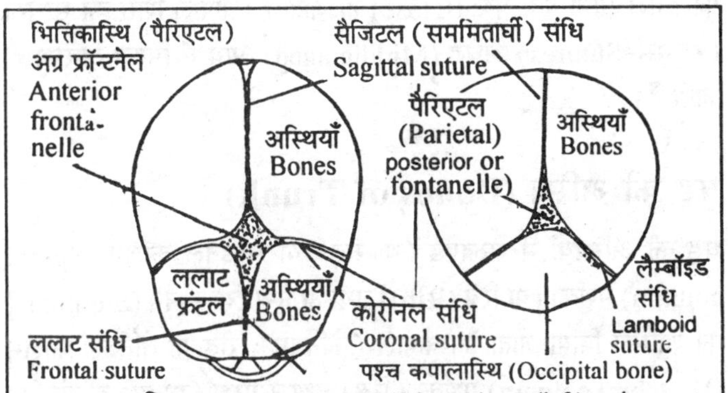

चित्र 31(i) - The fetal skull from above (left) and from behind

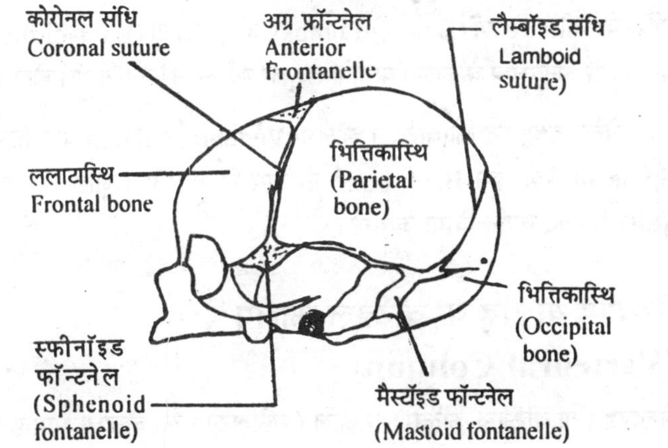

चित्र 31(ii) - भ्रूण-कपाल-पार्श्विक पक्ष The Fetal skull-lateral aspect

चार अन्य फॉन्टैनील होते हैं जो छोटे और अनियमित आकार के होते हैं। ये भित्तिकास्थिओं (पैरिएटल बोन्स) के जातूक कोण (स्फीनॉइडल ऐंगल) तथा स्तनाकार कोण (मैस्टॉइडल ऐन्गल) होते हैं और इसीलिए इन्हें स्फीनॉइल और मैस्टॉइड फॉन्टैनीलस (Sphenoid and mastoidal fontanelles) कहा जाता है। इन दोनों में प्रत्येक का एक जोड़ा (One pair of each) होता है।

फॉन्टैनील तथा संधियों (स्यूचर्स) की चौड़ाई की उपस्थिति से कपाल शीर्ष (केनिअल वर्टेक्स) की अस्थिओं को थोड़ा सा आच्छादित (ओवरलैप) होने का अवसर मिलता है और इससे जन्म प्रक्रिया आसान हो जाती है। इस प्रक्रिया में कपाल (स्कल) धीरे-धीरे संपीड़न (कम्प्रेशन) द्वारा भिन्न आकारों में आता है या बनता है। इस प्रक्रिया के दौरान सिर की खाल [या स्कैल्प (Scalp)] का हिस्सा जो अधिक केन्द्रीय रूप से संतति-नली (वर्थ कैनल) में स्थित होता है, वह अस्थायी रूप से शिरा-निकास में बाधा तथा शोथ [या इडिमा (Impeded venous drainage and oedema)] के कारण सूज (Swollen) जाता है। इस सूजन को कैपुट सक्सिडेनियम या सिर-अनुकल्प (Caput succeedaneum) कहा जाता है।

शिशु के जन्म के बाद कोमल उपास्थि (फॉन्टैनील) का आकार क्रमश: घटता जाता है तथा 18 महीने (या डेढ़ वर्ष) तक अग्र (ऐन्टिरिअर) फॉन्टैनील सामान्यत: पुष्ट (Close) हो जाता है। कपाल शिरा की संधियाँ (स्यूचर्स-Sutures) अधेड़ (Middle aged) आयु में मिटना आरम्भ हो जाती हैं।

धड़ की अस्थि (Bones of Trunk)

धड़ की अस्थियों में मेरुदण्ड (या रीढ़) या स्पाइनल कॉलम (Spinal column) पर्शुका [या रिब (Rib)] तथा उरोस्थि [या स्टर्नम (Sternum)] को शामिल किया जाता है। कपाल (क्रेनियम), रीढ़ या वर्टिब्रल कॉलम (Vertebral column) पर्शुका (रिब) तथा उरोस्थि (स्टर्नम) के संघटित होने से अक्षीय-कंकाल [या ऐक्सिअल स्केलिटन] का निर्माण होता है। हाथ-पैर की अस्थियाँ (Bones of limbs), अंग-मेखला (Limb cirdles) के मेले से अनुबंधीय कंकाल [या ऐपेन्डिकुलर स्केलिटन] का निर्माण होता है।

मेरुदण्ड या रीढ़ को वर्टिब्रल कॉलम-Vertebral column या स्पाइन-Spine या वैक बोन-Back bone के नाम से भी जाना जाता है। यहाँ इसका विस्तृत वर्णन किया जायेगा।

मेरुदण्ड या रीढ़ या वर्टिब्रल कालम (Vertebral Column)

मेरुदण्ड (या वर्टिब्रल कॉलम) कंकाल (स्केलिटन) का केन्द्रीय भाग होता है जो सिर को सहारा देता है तथा सुषम्ना [या स्पाइन कॉर्ड (Spinal cord)] को घेरता है। इसके निर्माण से सामान स्तर की गतिशीलता (Mobility) के साथ शरीर को अधिक शक्ति (Strength) मिलती है। इसकी इन विशेषता स्पाइन या मेरुदण्ड (Spine) पर उसकी अलग अस्थिओं की संख्या (Number) पर निर्भर करती है जो अस्थि बंधों [या लिगार्मेंट्स (Ligaments)] द्वारा तथा रेशेदार उपास्थि (Fibrocartilage-फाइब्रोकार्टिलेज) के डिस्क (या चकती) द्वारा संयुक्त रहते हैं। यह संगठन द्रवस्थैतिक (Hydrostatic-हाइड्रोस्टैटिक) धक्का-सह (शॉक ऐबजॉर्बर-Shock absorber) के जैसा अनिवार्य रूप से कार्य करता है। डिस्क (चकती) का केन्द्रक (न्यूक्लिअस) 85^0 जल होता है तथा एक रेशेदार वलय (Fibrous ring) से घिरा रहता है। इस रेशेदार वलय को ऐन्युलस (Annulus) कहते हैं। इसकी अस्थियाँ अनेक पेशियों (मसल्स) का उद्गम स्थान होते हैं। मेरुदण्ड (वर्टिब्रल कॉलम) में 33 कशेरुकाएँ या वर्टिब्रा (Vertebrae) होते हैं जिन्हें निम्न रूप में क्षेत्र के अनुसार समूहित (Grouped) या वर्गीकृत किया जाता है-

7 ग्रीवा कशेरुकाएँ-गर्दन से या गर्दन क्षेत्र (From neck or cervical region) [(cervical vertebrae) सर्विकल वर्टिब्रा]

12 वक्ष-कशेरुका [(Thoracic vertebrae) थोरैसिक वर्टिब्रा]

5 कटि कशेरुका या लम्बर वर्टिब्रा [(Lumber vertibrae) - वक्षीय क्षेत्र]
- कटि क्षेत्र (Lumbar region)

5 त्रिक कशेरुका या त्रिकास्थि [(Sacral vertibrae सैक्रल वर्टिब्रा या Sacral bones सैक्रल बोन्स)] त्रिक क्षेत्र (Sacral area)

4 अनुत्रिक कशेरुका या अनुत्रिकास्थि [(Coccygeal vertebra or tail bones) कॉक्सिजिअल वर्टिब्रा या टेल बोन्स]
- पूँछ क्षेत्र (Tail region)

= 33 कुल (Total)

इनमें से 7+12 (ग्रीवा और वक्ष) = 19

कशेरुका (बर्टिब्रा) पृथक और सर्पी (Discrete and movable) होती हैं। शेष 5+5+4 (कटि, त्रिक तथा अनुत्रिक) कशेरुका (वर्टिब्रा) मिली हुई (Fused) तथा अचर (Fixed) होती हैं।

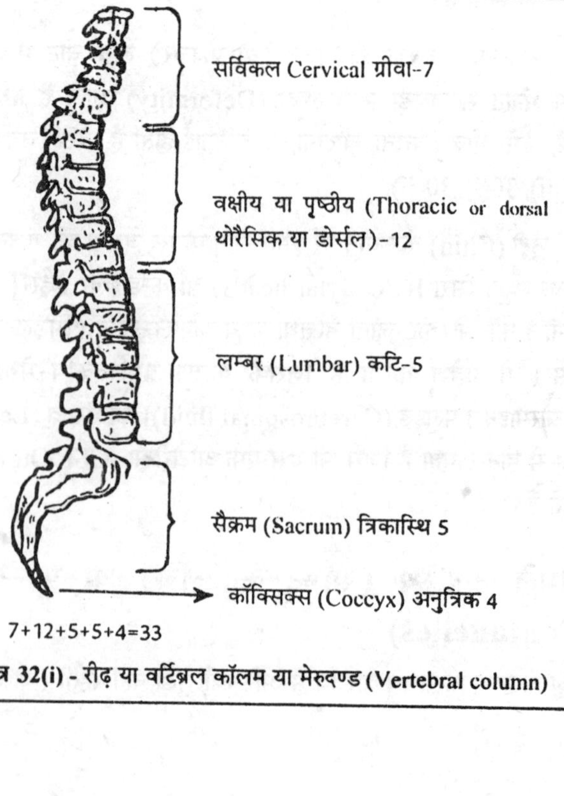

चित्र 32(i) - रीढ़ या वर्टिब्रल कॉलम या मेरुदण्ड (Vertebral column)

अखण्ड या सम्पूर्ण रीढ़ या मेरुदण्ड या स्पाइन (Spine as a whole)

ऐसा देखा जाता है कि जब दण्ड (कॉलम-Column) नीचे की ओर फैलता है तो वह और अधिक वृहदाकार (Larger) बनता है, उसकी चौड़ाई त्रिक (सैक्रम) के ऊपरी भाग पर अधिकतम (Maximum) हो जाती है। यह अपने आकार को इतना छोटा कर लेता है कि वह अनुत्रिक (कॉक्सिक्स) में परिवर्तित हो जाय।

जब रीढ़ (या स्पाइन) को बगल से (From the side) हम देखते हैं तो इसमें अनेक वक्र या घुमाव (Curves) होते हैं। जैसे-

(i) ग्रीवा-क्षेत्र (Neck or cervical region) में यह उत्तल या कन्वेक्स (Convex) होता है।

(ii) वक्ष-क्षेत्र (Thoracic region) में यह उल्टा उत्तल (Reversed convex) होता है। अत्यधिक घुमाव या मोड़ को काइफोसिस (Kyphosis) या कूबड़ (Humpback-हम्पबैक) कहते हैं।

(iii) कटि-क्षेत्र (Lumbar region) में झुकाव आगे की ओर चिन्हित उत्तल (Forward marked convex) होता है। जब यह उत्तल अत्यधिक होता है तो इसे लॉर्डोसिस या अग्रकुब्जत (Lordosis) कहते हैं। इस शब्द (लॉर्डोसिस) का प्रायः अभिलम्ब ग्रीवा वक्र तथा कटि-वक्र के लिए उपयोग किया जाता है। जैसे-एक गर्भवती महिला का अभिलम्ब कटि-अग्रकुब्जना (Normal lumbar lordosis of a pregnant woman) संकुचनशील गर्भाशय (यूटरस) के लिए सहारा देने का कार्य करता है। (Acts as a support for contracting uterus)

(iv) त्रिकास्थि (सैक्रम) और अनुत्रिक (कॉक्सिक्स) द्वारा आगे की ओर चिन्हित अग्र अवतलता [मार्कर्ड फारवर्ड कॉनकैविटी-Marked forward concavity)] का निर्माण किया जाता है।

मेरुदण्ड (स्पाइन) में तीन मुख्य वक्रों (Curves) का निर्माण शिशु (Infant) में एक अस्थि द्वारा होता है जो चलने और सीधा खड़ा होने के साथ होता है। यह भी अवलोकन किया जाता है कि अंतिम कटि-कशेरुका (Last lumbar vertebra) त्रिकास्थि के साथ एक कोण पर जुड़ती है और इस कोण को लम्ब्रोसैक्रल (या कटि-त्रिकास्थि) कोण (Lambo-sacral angle) कहा जाता है। देखें चित्र 31(i)

मेरुदण्ड (स्पाइन) की पार्श्व-वक्रता (Lateral curvature) को पार्श्व-कुब्जता या स्कोलिऔसिस (Scoliosis) कहते हैं।

मेरुदण्ड (Spine or vertebral column) में 11 अंगों या अवयवों (Components) का उल्लेख आयुर्विज्ञान के शब्दकोश (Medical dictionary) में किया गया है जो इस प्रकार हैं –

1. त्रिकास्थि या सैक्रम (Sacrum)
2. अनुत्रिक या कॉक्सिक्स (Coccyx)
3. ग्रीवा-कशेरुका या सर्विकल वर्टिब्रा (Cervical vertebrae)
4. थोरैसिक वर्टिब्रा या वक्ष कशेरुका (Thoracic vertebrae)
5. कटि-कशेरुका या लम्बर वर्टिब्रा (Lumbar vertebrae)
6. अंतर-कशेरुका तश्तरी या इन्टरवर्टिब्रल डिस्क (Intervertebral disc)
7. शीर्षधर या एटलस (Atlas)
8. अक्ष या ऐक्सिस (Axis)
9. अन्तर-कशेरुका रंध्र या इन्टरवर्टिब्रल फोरामेन (Intervertebral foramen)
10. काँटेदार प्रवर्धक या स्पाइनस प्रोसेस (Spinous process)
11. कशेरुका या वर्टिब्रा (Vertebrae) देखें चित्र 31 (ii)

N.B.-Vertebra एकवचन तथा Vertebrae बहुवचन है। यहाँ इन अवयवों का वर्णन किया जा रहा है।

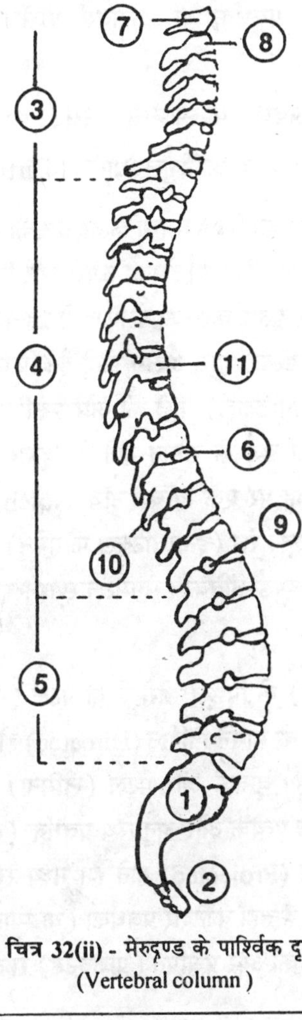

चित्र 32(ii) - मेरुदण्ड के पार्श्विक दृश्य
(Vertebral column)

कशेरुका या वर्टिब्रा (Vertebrae)

कशेरुका (वर्टिब्रा) सामान्यत: एक तरह की योजना से ही निर्मित होती है, यद्यपि मेरुदण्ड (स्पाइनल कॉलम) के भिन्न क्षेत्रों (या हिस्सों) में निश्चित विभिन्नताएं होती हैं। यहाँ विशेष कशेरुका (वर्टिब्रा), जैसे-शीर्षधर (एटलस), अक्ष (ऐक्सिस), त्रिकास्थि (सैक्रम) तथा अनुत्रिक (कॉक्सिक्स) का अलग वर्णन करने की आवश्यकता है।

एक विशिष्ट कशेरुका (Typical vertebra) में निम्न अवयव (Components) होते हैं -

1. एक पिण्ड या बॉडी (Body),
2. "कशेरुका चाप या मेहराब" या "वर्टिब्रल या न्यूट्रल आर्क" (Vertebral or neutral arch)

- कशेरुका चाप (आर्क) में निम्नलिखित अवयव शामिल होते हैं -

(i) दो वृंतल या पेडिकल (2 pedicles)

(ii) दो पटल या लैमिना (2 laminae)

(iii) दो अनुप्रस्थ प्रवर्धक या ट्रान्सवर्स प्रोसेस (2 transvers processes)

(iv) एक काँटेदार प्रवर्धक या स्पाइनस प्रोसेस (1 spinous process)

(v) चार संधि प्रवर्धक या आर्टिकुलर प्रोसेस (4 articular process)

कशेरुका (वर्टिब्रा) का पिण्ड बक्सा के आकार की एक ठोस-संरचना है जो आगे की ओर स्थित होता है। इसकी ऊपरी और निचली सतह थोड़ा नतोदर (Concave) होती है तथा कशेरुका के पिण्ड से यह कड़ा अंतर-कशेरुकी तश्तरी (इन्टर वर्टिवा डिस्क) द्वारा अलग होती है। पिण्ड के अग्र पक्ष के दोनों तरफ दो वृन्तक (पेडिकल) पीछे की ओर प्रक्षेपित होते हैं जो छोटी और मजबूत अस्थि की छड़ के समान होते है। वृन्तक (पेडिकल) की ऊपरी और निचली सतह पर एक खाँच (नॉच-Notch) होता है जिसके निकट एक अंतर-कशेरुका रंध्र (इन्टरवर्टिबल फोरामेन) रहता है। यह रंध्र (फोरामेन) खण्डीय मेरुदण्ड-तंत्रिका (सेगमेंटल स्पाइनल नर्व) को संचारित करता है।

वृन्तक (पेडिकल) के पिछले छोरों से दो पटल (लैमिना) पीछे की ओर तथा दो एक-दूसरे के सामने निर्दिष्ट (Directed) होते हैं तथा वे मध्य रेखा के पीछे मिलते हैं। वृन्तक और पटल (लैमिना) के मिलन-बिन्दु (जंक्शन) से अस्थि के प्रत्येक ओर अनुप्रस्थ प्रवर्धक (ट्रान्सवर्स प्रोसेस) बाहर की ओर प्रक्षेपित (Projected) होते हैं। मध्य रेखा के पीछे जहाँ पटल (लैमिना) मिलते हैं वहाँ काँटेदार प्रवर्धका (या स्पाइनल प्रोसेस) का निर्माण होता है जो पीछे की ओर प्रक्षेपित (प्रोजेक्टेड) रहते हैं तथा मेरुदण्ड के कुछ हिस्सों में यह नीचे की ओर प्रक्षेपित रहता है।

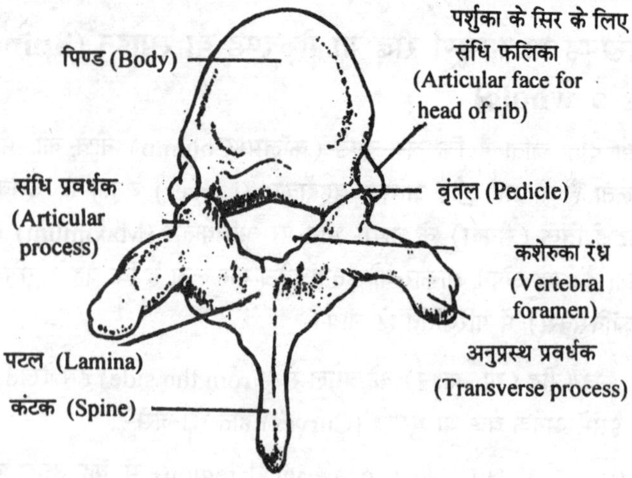

चित्र 33(i) - वक्ष-कशेरुका ऊपर से देखने पर
(A thoracic or dorsal vertebra seen from above.)

प्रत्येक कशेरुका (वर्टिब्रा) के ऊपरी और निचली सतह पर दो-दो संधि प्रवर्धक (आर्टिकुलर प्रोसेसेज) होते हैं जिसे जाइगैपोफिजिस (Zygapophyses) कहते हैं। यह अनुप्रस्थ प्रवर्धक के आरंभ के निकट पटल (लैमिना) के साथ वृन्तक (पेडिकल) के मिलन बिन्दु (जंक्शन) पर स्थित होता है।

वृंतल (पेडिकल) के दोनों ओर दो वृत्ताकार खुरदरा मुख (Two rough openings) होता है जो पटल (लैमिना) के पीछे होता है तथा आगे से पिण्ड द्वारा घिरा होता है। यह सुषम्ना (स्पाइनल कॉर्ड) से गुजरता है जिसे कशेरुका रंध्र (वर्टिब्रल फोरामेन-Vertebral foramen) कहा जाता है। यह कशेरुकी नली (वर्टिबल कैनल) के एक खण्ड का निर्माण करता है। यह अस्थि-नली सुषम्ना (स्पाइन कॉर्ड) को चोट या क्षति से सुरक्षा प्रदान करती है।

ग्रीवा कशेरुका या सर्विकल वर्टिब्रा (Cervical Vertebrae)

मेरुदण्ड (स्पाइन) की निचली पाँच-ग्रीवा कशेरुका एक समान सामान्य रूप में होती हैं। परन्तु 7वीं (Seventh) कशेरुका में एक विशेष लम्बा काँटेदार प्रवर्धक (स्पाइनल प्रोसेस) होता है जिसका अंत एक गुलिका या ट्यूबर्कल (Tubercle) में होता है। इसमें एक बड़ा अनुप्रस्थ प्रवर्धक (ट्रान्सवर्स प्रोसेस) भी होता है जिसके साथ कभी-कभी ग्रीवा पर्शुका (सर्विकल रिब्स) संलग्न होता है। ऊपर की दो कशेरुका (बर्टिब्री-Vertebrae)-शीर्षधर (एटलस) और अक्ष (ऐक्सिस) के लिए विशेष वर्णन की आवश्यकता है जो आगे किया जायेगा।

एक विशिष्ट ग्रीवा-कशेरुका अन्य कशेरुकाओं से इस रूप में अंतर होता है कि

(i) इसका पिण्ड छोटा होता है। (Body is smaller)

(ii) भुजा से भुजा तक दीर्घायत (दीर्घ+आयत) का आकार (ऑबलॉन्ग शेप) अत्यधिक चौड़ा होता है।

(iii) इसमें एक बड़ा और खुरदरा त्रिकोनाकार कशेरुका-रंध्र (वर्टिबल फोरामेन) होता है।

(iv) इसमें एक द्विशाखी या बाइफिड (Bifid) काँटेदार प्रवर्धक (स्पाइनल प्रोसेस) होता है।

(iv) इसमें एक सुचिन्हित रंध्र अनुप्रस्थ प्रवर्धक होता है जो कशेरुकी धमनी (वर्टिब्रल आर्टरि) के लिए मार्ग होता है या बनता है। देखें चित्र 32(i) और 32(ii), 33(viii)।

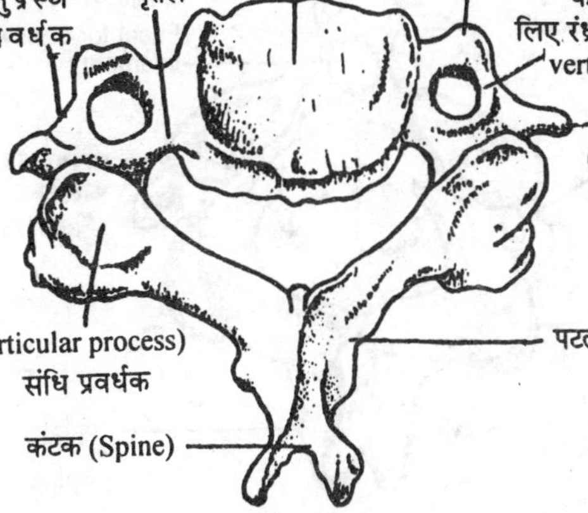

चित्र 33(ii) - एक विशिष्ट ग्रीवा कशेरुका का चित्र ऊपर से
(A Typical cervical vertebra viewed from above)

शीर्षधर या एटलस (Atlas)

प्रथम ग्रीवा-कशेरुका (फर्स्ट सर्विकल वर्टिब्रा) को एटलस या शीर्षधर कहा जाता है। इस कशेरुका (एटलस) को विशेष रूप से अक्ष (ऐक्सिस) के साथ मिलने के लिए अनुकूल बनाया जाता है जिससे कि सिर के बोझ का वहन किया जा सके तथा उसे गति के लिए आसान बनाया जा सके। शिरोधर (एटलस) को आसानी से पहचाना जाता है क्योंकि इसका कोई पिण्ड (बॉडी-Body) नहीं होता। इसके बजाय इसमें अस्थि का छल्ला (रिंग) होता है जो बहुत बड़ी कशेरुकी-नली (वर्टिब्रल कैनल) को घेरे रखता है जिसका अग्र क्षेत्र एक छोटी फलिका (फैसिट-Facet) होती है जो अक्ष (ऐक्सिस) के दन्ताभ प्रवर्धक (ओडोन्टॉइड प्रोसेस-Odontoid process) के साथ संधियोजन करने के लिए होती है।

शीर्षधर (एटलस) के ऊपरी सतह के दोनों ओर एक ऊपरी संधि-फलिका (स्यूपिरिअर आर्टिकुलर फैसिट) होती है जो मोटा पार्श्व पिण्ड (लैटरल मैस) पर कपाल के पश्चक कपालास्थि-स्थूलक (ऑक्सिपिटल कन्डाइल) के साथ जुड़ने के लिए होती है। इससे बने एटलान्टोऑक्सिपिटल संधियों पर सिर हिलाना तथा पार्श्विक झुकाना प्रभावित होते हैं। जब व्यक्ति सिर घुमाता है तो शीर्षधर (या एटलस) एटलान्टो अक्षीय संधि पर धूरी (Pivot) के चारों ओर घूमता है। अन्य ग्रीवा-कशेरुकाओं (Cervical vertebrae) की तरह इनमें काँटेदार प्रवर्धक (स्पाइसप्रोसेस) नहीं होता। देखें चित्र 33(iii)।

अक्ष या ऐक्सिस (Axis)

द्वितीय ग्रीवा-कशेरुका (सेकण्ड सर्विकल वर्टिवा) को अक्ष या ऐक्सिस (Axis) कहा जाता है। इसमें दाँत के समान एक दंताभ प्रवर्धक या ओडोनटॉइड प्रोसेस (Odontoid process) होता है जो अपने पिण्ड से ऊपर की ओर प्रक्षेपित होता है। यह प्रवर्धक वास्तव में गुप्त शिरोधर (मिसिंग एटलस) के बदले में कार्य करता है और उसका प्रतिनिधित्व करता है। इसकी अग्र सतह पर एक छोटी फलिका [या फैसिट (Facet)] होती है जो शिरोधर (एटलस) के अग्र चाप (ऐन्टिरिअर आर्क) के साथ संधि-योजन करता है। इससे एक व्यवस्था बनती है जिसमें सिर (Head) घूमता है।

अक्ष (ऐक्सिस) में एक काँटेदार प्रवर्धक या स्पाइनस प्रोसेस (Spinous process) होता है जो बड़ा और मजबूत होता है एवं पेशियों (मसल्स) की खिंचाई (या pull कर्षण) को ग्रहण करता है जो सिर को आगे, पीछे या ऊपर, नीचे या घूमने की अनुमति देता है।

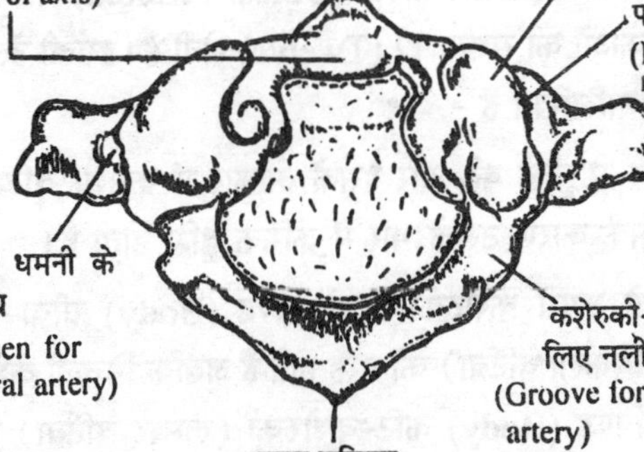

चित्र 33(iii) - ऊपर से देखने पर शीर्षधर या एटलस
The atlas viewed from above

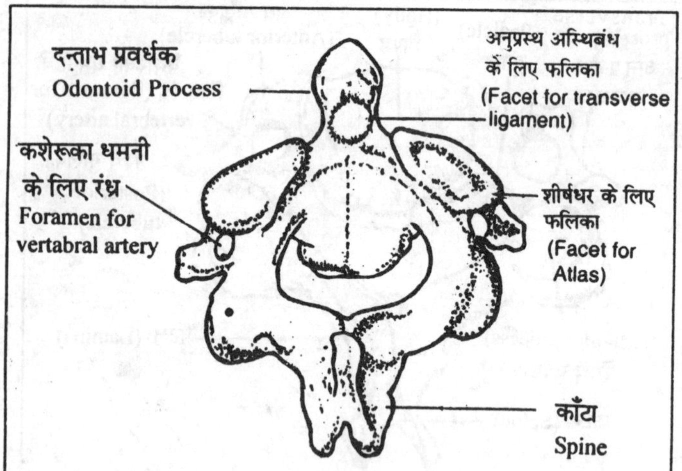

चित्र 33(iv) - उपर और नीचे से देखने पर अक्ष या ऐक्सिस (The axis viewed from above and behind)

ग्रीवा-कशेरुका (सर्विकल वर्टिब्रा) का स्थान परिवर्तन (डिस्लोकेशन) या अल्प सामान्य भंजन (फ्रैक्चर) सिर पर चोट लगने या मोटर या गाड़ी या जहाज में झटका लगने के कारण होता है। इसके अंतर कशेरुकी फलिका (इन्टरवर्टिवल फैसिट्स) अपेक्षाकृत क्षैतिज (हॉरिजन्टल) होती हैं। ग्रीवा-कशेरुका में स्थान परिवर्तन (Dislocation) बिना अस्थि-भंजन (फ्रैक्चर) के भी हो सकता है। इसके विपरीत वक्ष-कशेरुका (थोरैसिक वर्टिब्रा) तथा कटि-कशेरुका (लम्बर वर्टिब्रा) में जब आगे की ओर स्थान परिवर्तन (डिस्लोकेशन) होता है तो प्राय: हमेशा अस्थि-भंजन (फ्रैक्चर) होता है क्योंकि अंतर-कशेरुकी फलिकाएँ (Inter-vertebral facets) उदग्र (वर्टिकल-Vertical) होती हैं।

वक्ष-कशेरुका या थोरैसिक वर्टिब्रा (Thoracic Vertebrae)

इसे पृष्ठ कशेरुका या डॉर्सल वर्टिब्रा (Dorsal vertebra) भी कहा जाता है। इन कशेरुकाओं की संख्या 12 (Twelve) होती है। इसकी उल्लेखनीय विशेषताएँ निम्नलिखित हैं -

(i) ऊपर से नीचे की ओर इसके आकार में क्रमश: वृद्धि होती है जिसके कारण उसके भार में क्रमिक वृद्धि होती है।

(ii) इनके ऊपरी कशेरुकाओं के पिण्ड (Body) ग्रीवा-कशेरुका (सर्विकला वर्टिब्रा) की तरह होते हैं जबकि निचली कशेरुकाओं के पिण्ड (Body) कटि-कशेरुका (लम्बर वर्टिब्रा) की तरह होते हैं। इसकी चौथी कशेरुका (Fourth vertebra) हृदय (Heart) के आकार की तरह होती है। पाँचवीं से आठवीं वक्ष-कशेरुका के पिण्ड (Bodies of 5th to 8th thoracic vertebrae) बायीं तरफ नीचे की ओर आती महाधमनी (एओर्टा-Aorta) के दबाव के कारण थोड़ा चपटा होता है। इस क्षेत्र में महाधमनी-नाड़ी अर्बुद (एओर्टिक ऐन्युरिज्म Aortic aneurysm) चारों कशेरुका-पिण्डों को क्षतिग्रस्त (Erode) करता है, परन्तु अंतर-कशेरुका तश्तरी (इन्टरवर्टिब्रल डिस्क) अप्रभावित रहती है।

(iii) कोस्टल फैसिट या पर्शुकी फलिका **(Costal facets)** - पिण्ड के दोनों तरफ प्रत्येक में दो पर्शुकी फलिका (कॉस्टल फैसिट) होती हैं जो पर्शुका (रिब्स) के सिरों के लिए होती हैं। प्रत्येक अनुप्रस्थ प्रवर्धक (ट्रान्सवर्स प्रोसेस) के अग्र भाग पर भी एक पर्शुकी फलिका (कॉस्टल फैसिट) होती है जो पसलियों की गुलिका (ट्यूबर्कल) को जोड़ती हैं।

(iv) इसमें नीचे की ओर ढलान पर एक काँटेदार प्रवर्धक (स्पाइनल प्रोसेस) चिन्हित रूप में होता है। देखें चित्र 33(v)।

कटि-कशेरुका या लम्बर बर्टिब्रा (Lumbar Vertebrae)

कटि कशेरुका में निम्नलिखित विशेषताएँ (Characteristics) होती हैं-

1. यह सर्वाधिक लम्बी कशेरुका (वर्टिब्रा) होती हैं जिसकी संख्या 5 (Five) होती हैं।
2. इसके पिण्ड (Bodies) वृक्काकार (किडनी शेप्ड) होते हैं।

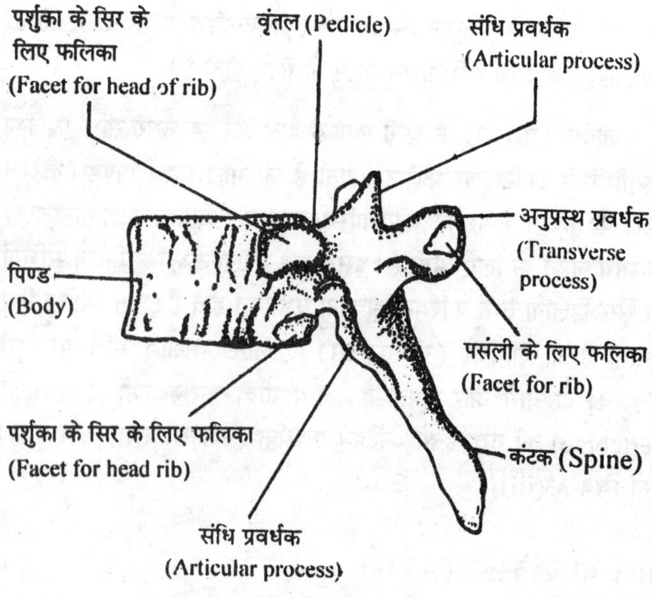

चित्र 33 (v) - किनारे से देखने पर वक्ष-कशेरुका (Thoracic vertebra - view from the side)

3. इसमें पर्शुकी-फलिका (कॉस्टल फलिका) नहीं होती।
4. इसके काँटेदार प्रवर्धक (स्पाइनस प्रोसेस) मजबूत होते हैं। ये चतुर्भुजीय (Quadrangular), चौड़े और चपटे (Broad and flat) और प्राय: क्षैतिज (Horizontal) होते हैं
5. पाँचवीं कटि-कशेरुका (5वीं लम्बर वर्टिब्रा) का अनुप्रस्थ प्रवर्धक (ट्रान्सवर्स प्रोसेस)
   (i) स्थूल या महाकाय (Massive-मैसिब) होता है तथा
   (ii) वृंतक (Pedicle-पेडिकल) के सम्पूर्ण पार्श्विक क्षेत्र को जोड़ता है तथा कशेरुका के पिण्ड (वर्टिब्रा बॉडी) का अतिक्रमण (इन्क्रोच) करता है। अन्य कटि-कशेरुका (Lumbar vertebra) के अनुप्रस्थ प्रवर्धक (Transverse processes) पतले होते हैं तथा वृंतक और पटल की संधि (Junction of pedicle with lamina) के साथ जुड़ते हैं। देखें चित्र 33 (viii)

त्रिकास्थि या सैक्रम (Sacrum)

यह एक बड़ी त्रिकोणाकार अस्थि (Triangular bone) होती है जिसमें पाँच जुड़ी कशेरुका (फ्यूज्ड वर्टिब्रा) होती हैं जिनको अलग-अलग देखा जा सकता है। यह ऊपर की पाँचवीं कटि-कशेरुका (लम्बर वर्टिब्रा) के साथ जुड़कर एक कोण बनाती हैं। जिसे कटि-त्रिक कोण या लैम्बोसेक्रल ऐन्गल (Lambosacral angle) कहा जाता है। यह नीचे से अनुत्रिक (कॉक्सिक्स) के साथ तथा किनारों पर इनॉमिनेट अस्थि (Innominate bones) के साथ जुड़ती है। त्रिकास्थि (सैक्रम) की पृष्ठ-सतह (डॉर्सल सरफेस) उत्तल (Convex) होती है तथा श्रोणि-सतह (पैल्विक सरफेस) अवतल (Concave) होती है।

त्रिकास्थि (सैक्रम) का आधार चौड़ा होता है जो पाँचवीं कटि कशेरुका (लुम्बर वर्टिब्रा) के साथ तथा अनुत्रिक (कॉक्सिक्स) के साथ आंतरिक रूप से एक संकीर्ण ओथर सिरा (Blunted apex) से जुड़ा होता है। इसके केन्द्रीय पिण्ड से अनुप्रस्थ प्रवर्धक (ट्रान्सवर्स प्रोसेसेज) प्रक्षेपित होते हैं तथा प्रत्येक किनारा से वे आपस में मिलकर त्रिकास्थि (सैक्रम) के पार्श्वीय भाग का निर्माण करते हैं। पिण्ड और पार्श्वीय भाग के बीच चार अग्र त्रिक रंध्र (ऐन्टिरिअर सेक्रल फोरैमेन-Anterior sacral foramen) होते हैं जो तंत्रिकाओं का मार्ग बनते हैं। (Foramen फोरैमेन का बहुवचन Foramina फोरैमिना होता है।)

पिण्ड का ऊपरी किनारा (मार्जिन) आगे की ओर प्रक्षेपित होता है जिसे त्रिकास्थि का प्रोतुंग या प्रोमोन्टरि (Promontory of the sacrum) कहा जाता है। त्रिकास्थि के पार्श्विक भाग के ऊपरी क्षेत्र में कान के आकार की एक सतह होती है जो इनौमिनेट अस्थि के श्रोणीय (Iliac इलिएक) हिस्सा के साथ जुड़ती है और इसके साथ त्रिक श्रोणीय संधियों (Sacro-iliac joints सैक्रो-इलिएक ज्वाइन्ट्स) का निर्माण करती है। सतह के पीछे अत्यधिक रुखड़ा क्षेत्र होता है जो मजबूत अस्थि बंध से सम्बद्ध करने के लिए होता है। त्रिकास्थि (सैक्रम) के उत्तल पश्च सतह पर मध्य त्रिक-शिखर (मीडयल सैक्रल क्रेस्ट) होता है जो तीन या चार अल्पविकसित काँटेदार गुलिकाओं (रुडिमेन्टरि स्पाइनल ट्यूबर्कलस) से घिरा होता है। शिखर के प्रत्येक तरफ तंत्रिका के लिए 4 पृष्ठीय त्रिकास्थि रंध्र (डोर्सल सेक्रल फोरैमिना) होते हैं।

तंत्रिका-नली (न्युअरल कैनल) त्रिकास्थि तक जाती है तथा वह त्रिकास्थि नली (सैक्रल कैनल) बन जाती है जिसका निचला छोर त्रिकास्थि रिक्ति (सैक्रल हाइएटस Sacral hiatus) पर अस्थि की सतह पर तीसरी या चौथी काँटेदार गुलिका (स्पाइनस टयूबर्कल) के नीचे खुलती है। त्रिकास्थि नली में तंत्रिकाओं का समूह होता है जिसे कॉडा इक्विना (Cauda equina) कहते हैं। सुषम्ना की मृदु-तंत्रिका [फाइलम टर्मिनली (Filum terminale)] तथा 5वीं त्रिकास्थि तंत्रिका (सैक्रल नर्व) त्रिकास्थि रिक्ति (Hiatus) पर प्रकट होते हैं। त्रिकास्थि के शिखर या आंतरिक भाग अनुत्रिक (कॉक्सिक्स) के साथ जुड़ता है।

विशिष्ट रूप से महिला में त्रिकास्थि (सेक्रम) पुरुष की अपेक्षा चौड़ी होती है तथा "उदर की आंतरिक कोटरिका" [या वेन्ट्रल कॉनकैबिटी (Ventral concavity)] अधिक गहरी होती है। अस्थि की श्रोणि-सतह (पेल्विक सतह) भी महिला में नीचे की ओर अधिक अभिमुख होती है जिसके कारण श्रोणि-कोटरिका (पेल्विक कैविटी) का आकार भी अधिक बड़ा

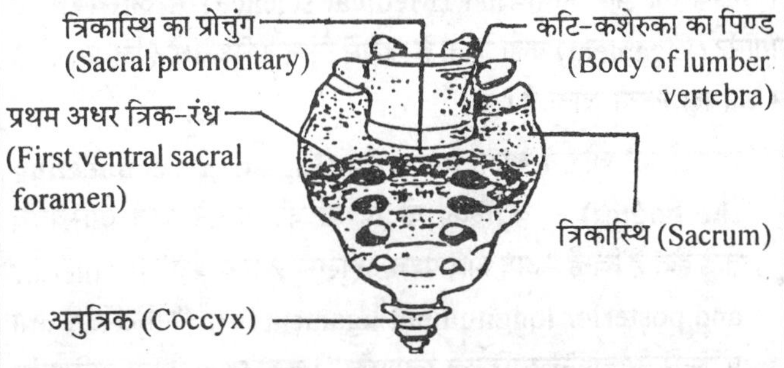

चित्र 33(vi) - त्रिकास्थि और अनुत्रिक (Sacrum and coccyx)

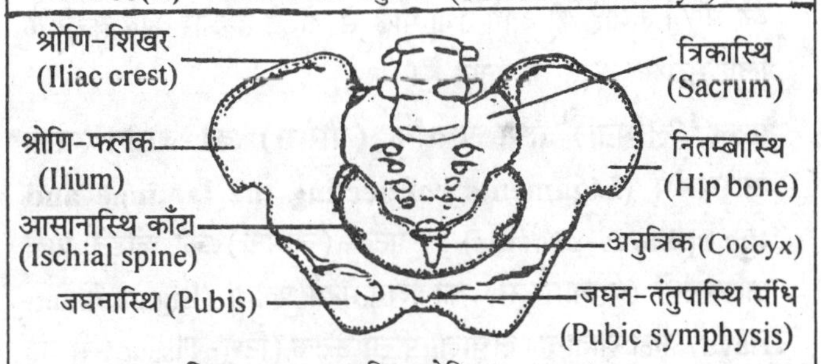

चित्र 33(vii) - अस्थि-श्रोणि (Bony pelvis)

होता है। इससे त्रिकास्थि-कशेरुका (सेक्रोवर्टिब्रा) या कटि-त्रिकास्थि (लम्बो-सेक्रल) कोण भी अधिक उदग्र (Prominent) हो जाता है। देखें चित्र 33(vi) तथा 33(vii).

अनुत्रिक या पुच्छास्थि (कॉक्सिक्स या टेलबोन) (Coccyx or Tailbone)

इस अनुत्रिक (कॉक्सिक्स) में चार (और कभी-कभी तीन या पाँच) कशेरुका (वर्टिब्रा) होती है जो प्राय: एक साथ जुड़ी होती है जिससे कि उनकी अलग विशेषताएँ प्रकट (या आभासी) न हो सके। यद्यपि प्रथम अनुत्रिक कशेरुका (कॉक्सिजीअल वर्टिब्रा) अलग रह सकती है। यह अस्थि त्रिकोण आकार की होती है जो अपने आधार को त्रिकास्थि (सेक्रम) के साथ जोड़ती है तथा अपने शिखर (ऐपेक्स) को नीचे से पतली करती है। अनुत्रिक को पुछास्थि (टेलबोन) भी कहते हैं जिसका शिखर बाह्य गुदा-अवरोधिनी (Anal sphincter-ऐनल स्फिन्क्टर) का आरम्भ बनाता है। अनुत्रिक (कॉक्सिक्स) की पृष्ठीय सतह (डॉर्सल सर्फेस) तथा त्रिकास्थि (सेक्रम) का निचला हिस्सा नितम्ब (Buttock-बटक) की पेशी का उद्भव स्थान बनता है। इस पेशी को दीर्घतम नितम्बिका [ग्लुटिअस मैक्सिमस मसल (Gluteus maximus muscle)] कहते हैं। देखें चित्र 33(vi).

मेरुदण्ड का अस्थिबंध (वर्टिब्रल कॉलम का लिगामेंट) (Ligaments of Vertebral Column)

मेरुदण्ड की कशेरुकाएँ (वर्टिब्रा) एक साथ मजबूत बंधनों से बंधी रहती हैं। इन बंधनों को आयुर्विज्ञान (Medical science) में अस्थिबंध या लिगामेंट (Ligament) कहा जाता है। इसमें निम्न अस्थिबंधों (लिगामेन्ट्स) को शामिल किया जाता है।

1. **पिण्डों को जोड़ने वाला अस्थिबंध (Ligaments connecting the bodies)** - कशेरुका के पिण्डों को जोड़ने वाले अस्थिबंध कड़े होते हैं जिन्हें "अग्र और पश्च अनुलम्ब अस्थि बंध" [(Anterior and posterior longitudinal ligaments) या "ऐन्टिरिअर तथा पॉस्टिरिअर लॉन्जिटयूडिनल लिगामेंट"] कहा जाता है। ये अस्थिबंध की संपूर्ण लंबाई को आगे तथा पीछे से जोड़ते हैं और कार्य करने के लिए सुरक्षित करते या बनाते हैं।

2. **पटल (लैमिना) तथा प्रवर्धक (प्रोसेस) को जोड़ने वाला अस्थिबंध (Ligaments connecting the laminae and the spinous process)** - पटल (लैमिना) को जोड़ने वाले अस्थिबंधों (लिगामेन्ट्स) को लिगामेंटम फ्लेवा (Ligamentum flava) कहा जाता है। लचीला पीला ऊतक (टिशू-Tissue) से यह बनाया जाता है।

काँटेदार (या शूलमय) प्रवर्धकों (स्पाइनस प्रोसेसेज) को जोड़ने वाले अस्थिबंध मजबूत या कड़े (Tough) होते हैं जिन्हें सुप्रास्पाइनस लिगामेंट (Supraspinous ligament) कहा जाता है। वे अपनी सुई द्वारा प्रवर्धक (प्रोसेस) में छेद करके उसे अन्य से जोड़ते हैं। तथा अल्प सीमा तक अन्य अस्थिबंध भी मेरुदण्ड (स्पाइन या वर्टिब्रल कॉलम) के लिए सहारा देते है जब वह पूर्णत: संकुचित अवस्था (Flexed position) में होता है।

3. **अंतर-कशेरुकी तश्तरी या इन्टरवर्टिबल डिस्क (Intervertebral disc)** - कशेरुका-पिण्डों (वर्टिब्रल बॉडीज) को जोड़ने के लिए एक रेशेदार उपास्थि (Fibro-cartilage-फाइब्रो-कार्टिलेज) की तश्तरी (डिस्क) होती है जिसे अंतर-कशेरुकी तश्तरी [या इन्टरवर्टिब्रल डिस्क (Intervertebral disc)] कही जाती है। यह डिस्क अत्यधिक मजबूत होता है तथा मेरुदण्ड (स्पाइन) की लम्बाई के चौथाई भाग के लिए जिम्मेवार होता है। बुढ़ापा में इसकी क्षीणता या ऐट्रोफि (Atrophy) के कारण इसकी ऊँचाई सिकुड़ती हैं प्रत्येक डिस्क में अंगुली की तरह

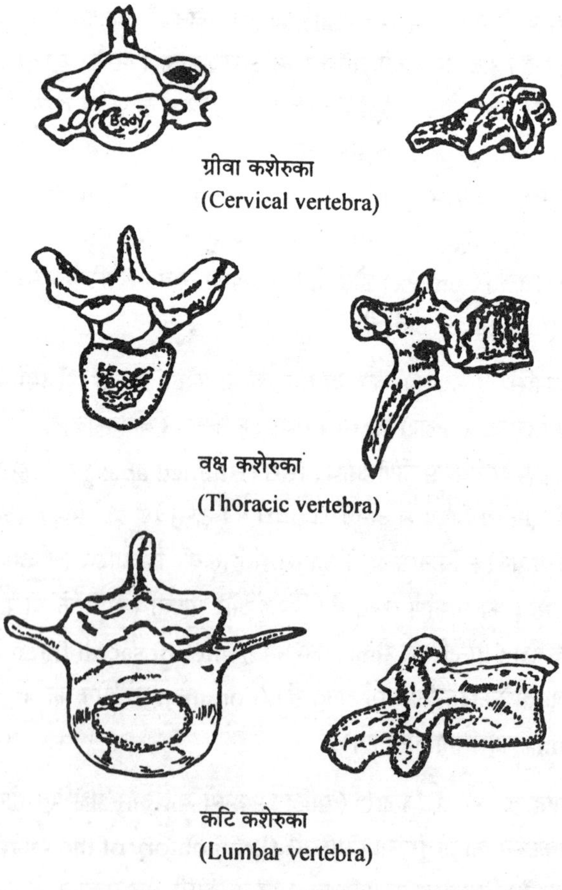

चित्र 33 (viii) - कशेरुकाएँ (Vertebrae)

रेशेदार छल्ला [या ऐनुलस फाइब्रस (Annulus fibrous)] होता है जो चारों ओर से एक "श्लेषी केन्द्रक गुदा" [या "जिलेटिनस न्यूक्लिअस पल्पोसस" (Gelatinous neucleus pulposus)] को घेरे रखता है। यह रेशेदार छल्ला (ऐनुलस फाइब्रस) पीछे से फट सकता (Rupture) है जिसके फलस्वरूप सदमा या मानसिक आघात (Trauma ट्रॉमा) होता है। इसमें केन्द्रक गुदा (न्यूक्लिअ पल्पॉसस) कशेरुका नली (वर्टिब्रल कॉलम) में पीछे से बाहर निकल जाती है। इसे "प्रोलैप्स इन्टरवर्टिबल डिस्क" या ["भ्रंशित अन्तर-कशेरुका तश्तरी" (Prolapsed intervertebral disc)] कहा जाता है। ऐसा चौथी या पाँचवीं कटि-कशेरुका(लम्बर वर्टिब्रा) तथा प्रथम त्रिकास्थि-कशेरुका (सेक्रल वर्टिब्रा)- (L 4 or 5/51) के बीच होता है। इन स्थलों (या स्थानों) पर भ्रंश (या टूट-फूट) से पाँचवीं कटि-तंत्रिका (लम्बर नर्व) तथा प्रथम त्रिकास्थि-तंत्रिका (सेक्रल नर्व) की जड़ों पर दबाव पड़ता है तब ऐसी घटना होती है। इसमें निचले लिम्ब (पैर) के पीछे नितम्ब फैलाव के समीप दर्द होता है जिसे ग्रध्रसी या साइऐटिका (Sciatica) कहा जाता है। इसमें सीधा पैर को उठाने में दर्द होता है तथा पहले से तने और उत्तेजित तंत्रिका (नर्व) पर कर्षण (Traction) होने से यह सीमित हो जाता है। इसमें टखना झटका (ऐन्कल जर्क) अनुपस्थित रहता है यदि प्रथम त्रिकास्थि तंत्रिका या फर्स्ट सैक्रल नर्व (SI) प्रभावित हो। देखें चित्र 33(ix).

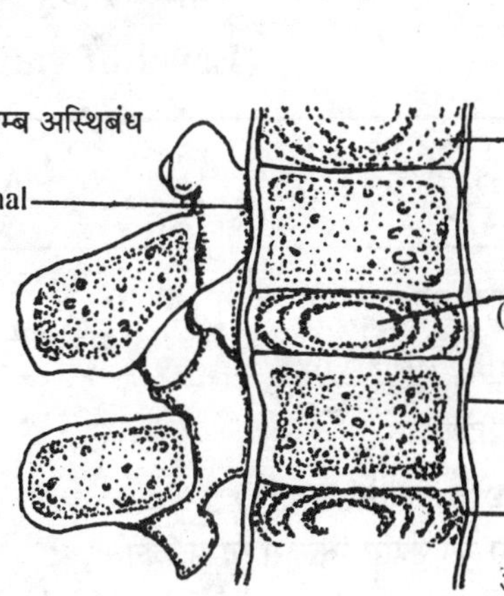

चित्र 33 (ix) - मेरुदण्ड का खण्ड जिसमें अस्थिबंध तथा अंतर-कशेरुकी तश्तरी दिखाया गया है।
(Section of vertebral column showing ligaments & intervertebral disc)

मेरुदण्ड (स्पाइनल कॉलम) का चलन (या गति या क्रिया या मुवमेन्ट्स) (Movements of the Spinal or Vertebral Column)

मेरुदण्ड (स्पाइनल कॉलम) में कशेरुकाओं (वर्टिब्री) का एक से दूसरे के बीच गति होती है, यद्यपि यह गति (या चलन) अल्प (या कम) परिमाण में होती है। इस गति के रूपों में भिन्नता होती है जिसका वर्णन निम्नलिखित है-

(i) **नमन या आकुंचन या फ्लेक्शन (Flexion)** – इसमें आगे की ओर या पीछे की ओर झुकना होता है तथा ग्रीवा-क्षेत्र (सर्विकल रिजिअन) तथा कटि-क्षेत्र (लम्बर रिजिअन) में अधिकतम गति आती है।

(ii) **पार्श्वीय गति लैटरल मुवमेंट (Lateral movement)** - इसमें एक या दूसरी तरफ झुकाव (Bending) होता है। यह झुकाव गर्दन क्षेत्र में देखने को मिलता है। यह पृष्ठीय क्षेत्र (डोर्सल रिजिअन) में भी होता है।

(iii) **घूर्णन या रोटेशन (Rotation)** - मेरुदण्ड (स्पाइनल कॉलम) अपने लम्बे अक्ष (Axis) के चारों ओर सम्पूर्ण रूप में घूमता है जिसे उसकी गति कहते हैं।

यह अंतर-कशेरुकी तश्तरी (इन्टरवर्टिब्रल डिस्क) का लचीलापन है जिसके कारण ये गतियाँ (या चलन) संभव हो पाती हैं। मनुष्य के चलने के दौरान श्रोणि (पेल्विस) का एक किनारा से दूसरे किनारा तक झूलना (Swing) घूर्ण-गति (Rotatory movement) कटि-त्रिकास्थि संधियोजन (लम्बो सैक्रल आर्टिकुलेशन) पर होता है। इस प्रकार की गति कटि-अंतर कशेरुका संधियों पर भी होती है। इससे एक रोगी अपने अचर नितम्ब संधियों (Fixed hip joints) के साथ भी ठीक तरह से चल सकने में समर्थ हो जाता है।

श्रोणि-शिखरों (इलियक क्रेस्ट्स) के उच्चतम बिन्दुओं को मिलाने वाली रेखा चौथी और पाँचवीं कटि-कशेरुकाओं (लम्बर बर्टिब्रा) के कंटक के बीच से गुजरती है। यह कटि-छेदन (लम्बर पंक्चर) के लिए विशेष महत्व रखता है। कशेरुका (स्पाइन) के भंजन (फ्रैक्चर) से मेरुदण्ड (स्पाइन कॉर्ड) भी क्षतिग्रस्त हो जाता है। मेरुदण्ड की क्षति के रोगी पेशाब-अवरोध से पीड़ित होता है। यदि नाल-शलाका या कैथिटर (Catheter) संक्रमित होता है तो इसके कारण वृक्क तथा उसकी श्रोणि में सूजन (Inflammation in kidney and its pelvis) होती है जिसे गोणिका वृक्क-शोथ या पेलोनेफ्राइटिस (Pyelo-nephritis) कहा जाता है। यह रोग घातक (Fatal) हो सकता है जिससे पीड़ित व्यक्ति की मृत्यु हो सकती है।

कशेरुकाओं के साथ विभिन्न संरचनाओं का तल
(Level of various structures with vertebrae)

	संरचना (Structures)	तल पर के साथ कशेरुका (On a level with vertebra)
1.	मुख-ग्रसनी (Oral pharynx)	अक्ष कशेरुका (Axis vertebra)
2.	कंठ द्वार (Opening of larynx)	चौथी ग्रीवा कशेरुका (4th cervical vertebra)
3.	ग्रीवा धमनी का द्विशाखन (Bifurcation of carotid artery)	तीसरी ग्रीवा कशेरुका (3rd cervical vertebra)
4.	उरोस्थि या स्टर्नम का ऊपरी किनारा या मार्जिन (Upper margin of sternum)	दूसरी वक्ष कशेरुका (2nd thoracic vertebra)
5.	श्वासनली या ट्रेकिया का द्विशाखन (Bifurcation of trachea)	चौथी वक्ष कशेरुका (4th thoracic vertebra)
6.	हृदय (Heart) या हार्ट	छठी सातवीं और आठवीं वक्ष कशेरुका (6th, 7th and 8th thoracic vertebra)
7.	वृक्क या किडनी (Kidney)	बारहवीं वक्ष कशेरुका (12th thoracic vertebra)
8.	अग्न्याशय या पैन्क्रिस (Pancreas)	प्रथम और द्वितीय कटि कशेरुका (Ist and 2nd lumbar vertebrae)
9.	महाधमनी (एओर्टा) का द्विशाखन (Bifurcation of aorta)	चौथी कटि कशेरुका (4th lumbar vertebra)

वक्षास्थि या थोरैक्स बोन्स (Thorax Bones)

वक्ष के कंकाली-ढाँचा (Skeletal framework of thorax) का निर्माण

(i) पीछे से वक्ष-कशेरुका (या थोरैसिक बर्टिब्रा) द्वारा,

(ii) आगे से उरोस्थि [या स्टर्नम (Sternum)] तथा पर्शुकी (पसली) उपास्थि [या कोस्टल कार्टिलेज (Costal cartilage)] तथा

(iii) परिधि का शेष (Remainder of the circumference) पर्शुका (Ribs) द्वारा निर्मित होता है।

इससे जो पिंजरा (cage) बनता है वह ऊपरी गर्दन (ग्रीवा) की जड़ से वक्ष-अंतर्गम [या "थोरैसिक इनलेट" (Thoracic inlet)] द्वारा संपर्क रखता है तथा नीचे उदर-कोटरिका [या "ऐबडॉमिनल कैविटी" (Abdominal cavity)] से मध्यच्छद या "डायाफ्राम" (Diaphragm)] द्वारा अलग होता है।

वक्ष-कशेरुका (थोरैसिक वर्टिब्रा) का वर्णन किया जा चुका है।

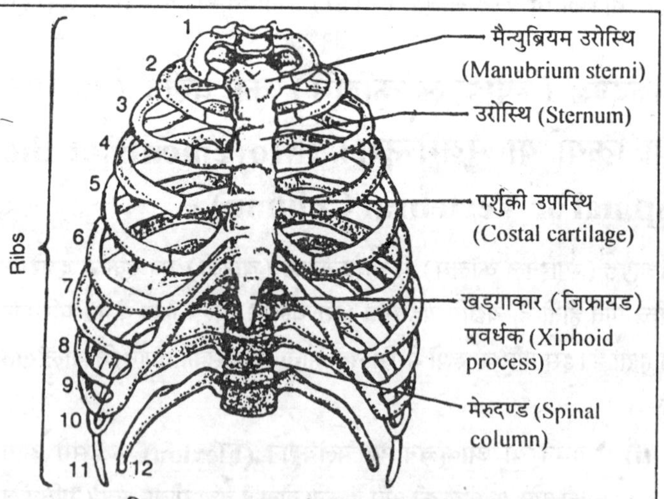

चित्र 33(x) : वक्ष (सीना या छाती) का कंकाल (Skeleton of the thorax)

उरोस्थि या स्टर्नम (Sternum)

उरोस्थि (स्टर्नम) लगभग चपटी तथा कटार के आकर की एक अस्थि होती है जो आगे से थोड़ा उत्तल (Convex) तथा पिछली सतह थोड़ी अवतल (Concave) होती है। यह अत्यधिक "संवहनी कड़ी ऊत्तक-पट्टी की अस्थि" [या "वैस्क्यूलर ट्रेबिक्यूलर बोन" (Vascular trabecular bone)] से बनती है जो सघन अस्थि की एक परत द्वारा ढकी होती है। इसके स्पंजी आंतरिक स्थानों में लाल अस्थि मज्जा (Red bone marrow - रेड बोन मेरो) होती है। इस मज्जा का नमूना सुई द्वारा प्राप्त की जा सकती है जो कुछ रोगों, जैसे-रक्तक्षीणता [या ऐनीमिआ (Anaemia)], श्वेतरक्ता [या ल्यूकीमिआ (Leukaemia)] तथा अन्य रोगों के निदान (Diagnosis डायगनोसिस) में उपयोग में किया जाता है।

उरोस्थि (स्टर्नम) के प्रत्येक ओर सात दंतीकरण (Indentations इन्डेन्टेशन्स) होते हैं जिनके साथ पर्शुकी उपास्थि (Costal cartilage - कोस्टल कार्टिलेज) संलग्न होते हैं। उरोस्थि (स्टर्नम) तीन खण्डों में विभाजित होता है -

(i) ऊपरी खण्ड में उरोस्थिमुष्टि [मैन्युब्रिअम (Manubrium)]

(ii) मध्य खण्ड में पिण्ड (Body) या मध्यउपास्थि [मेसोस्टर्नम (Mesosternum)]

(iii) निचलेखण्ड में खड्गाकार प्रवर्धक [जिफॉइड प्रोसेस (Xiphoid process)]

मैन्युब्रिअम स्थूल रूप से त्रिकोण आकार (Triangular) का होता है तथा यह जत्रुक या हँसुली (Clavicle - क्लैविकल) के साथ प्रत्येक ओर उरोस्थि-जत्रुक संधि (Sterno-clavicular joint) पर जुड़ता है। यह प्रथम, द्वितीय पर्शुकी (पसली) उपास्थि (कोस्टल कार्टिलेज) के साथ भी जुड़ा रहता है। 3री, 4थी तथा 5वीं पसली (Rib) की उपास्थियाँ (कार्टिलेज) अंतरालों (At intervals) पर संबद्ध होते हैं जबकि 7वीं उपास्थि खड्गाकार प्रवर्धक के साथ अपने संधि स्थान (जंक्शन) पर सम्बद्ध होती है। खड्गाकार प्रवर्धक (Xiphoid process) उरोस्थि (स्टर्नम) के निचले छोर का निर्माण करता है। कभी-कभी यह प्रवर्धक उपास्थीय (कार्टिलैजिनस) बना रहता है, परन्तु सामान्यतः यह वयस्कों में अपने ऊपरी खण्ड में अस्थिमय (Ossified ओसिफाइड) ही होता है। यह एक छोटा तथा लगभग त्रिकोणाकार प्लेट होता है जिससे लाइनीआ आल्बा (नस) के रेशे (Fibres of linea alba) तथा लम्बी सीधी पेशी [(जिसे रेक्टस ऐब्डॉमिनिस मसल-Rectus abdominis muscle कहते हैं)] जुड़ी होती हैं। मध्यच्छद (डायाफ्राम) का एक हिस्सा इसके पिछली सतह से जुड़ा होता है। देखें चित्र 33(x).

उरोस्थि (स्टर्नम) को उदग्र रूप से उसकी मध्य रेखा से काटी जाती है। इस रेखा को मध्य उरोस्थि उच्छेदन [मीडियम स्टर्नोटोमि (Median sternotomy)] कहते हैं। इस काट से हृदय के शल्य क्रिया (सर्जरी) करना संभव होता है। बाल्य ग्रन्थि [थाइमस ग्रन्थि (Thymus gland)] पर शल्य क्रिया में भी उरोस्थि की यह काट की जाती है।

पसली या पर्शुका या रिब (Ribs)

यह अस्थि का चाप या मेहराब (Arch) होता है जो आगे और सामने की ओर मेरुदण्ड (स्पाइन) से तिर्यक (या तिरछे) रूप में निर्देशित रहती है। इस मेरुदण्ड (स्पाइन) से जुड़कर पर्शुका वक्ष-पिंजरा (थोरैसिक केज) के बड़े भाग का निर्माण करती है। सामान्यतः उनके 12 जोड़े (वक्षस्थल के 12 बायें तथा 12 दाहिने) होते हैं जिन्हें दो समूहों में वर्गीकृत किया जाता है, वे हैं-

1. **पूर्ण पर्शुका या ट्रू रिब (True ribs)** - इस पर्शुका की संख्या 7 जोड़े (=14) होती है जो उरोस्थि (स्टर्नम) के साथ पर्शुकी उपास्थि (कोस्टल कार्टिलेजेज) द्वारा जुड़ी रहती हैं। ये पर्शुका ऊपर की ओर होती हैं।

2. **अपूर्ण पर्शुका या फॉल्स रिब (False ribs)** - इस पर्शुका की संख्या 5 जोड़े (=10) होती है। जो नीचे की ओर होती है। ये पर्शुका उरोस्थि (स्टर्नम) के साथ प्रत्यक्ष रूप में संलग्न नहीं होती हैं। 8वीं, 9वीं और 10वीं पर्शुका की उपास्थियाँ 7वीं पर्शुका के साथ मिल जाती हैं। 11वीं और 12वीं पर्शुका जिन्हें प्लावी पसली (Floating rib) कहा जाता है, अंशतः वक्ष (थोरैक्स) को घेरती हैं तथा आगे से असम्बद्ध (Unattached) होती हैं। देखें चित्र 33 (x)

प्रथम दो पर्शुका (Ribs) तथा अंतिम तीन पर्शुका में विशेष गुण होते हैं। परन्तु शेष 7 मध्यवर्ती पर्शुका एक-दूसरे के समान होती हैं जिसे प्रारुपिक (या टिपिकल) पर्शुका कही जाती है। प्रत्येक प्रारुपिक पर्शुका (Typical rib) में एक लम्बी अस्थि होती है जिसमें एक सिर (Head), पीछे से एक गर्दन (Neck) तथा एक गुलिका [या ट्यूबर्कल (Tubercle)] होती है। सिर में दो फलिका [या फैसेट्स (Facets)] होते हैं जो अनुरूप पृष्ठीय कशेरुका (करेसपॉन्डिंग डोर्सल वर्टिब्रा) तथा ऊपर की कशेरुका (वर्टिवा) के साथ संधियोजन के लिए होती है। गर्दन (जिसे ग्रीवा भी कहा जाता है) मजबूत (Stout) होता है तथा अनुरूप कशेरुका (Corresponding vertebra) के अनुप्रस्थ प्रवर्धक [(ट्रान्सवर्स प्रोसेस - Transverse process)] के सामने स्थित होती है। पर्शुका के बाहरी सतह पर सुस्पष्ट चिंहित गुलिका (Tubercle-ट्यूबर्कल) होती है। गुलिका में फलिका (Facet) होती है जो अनुरूप कशेरुका के अनुप्रस्थ प्रवर्धक के साथ संधियोजन के लिए (For articulation with the transverse process of corresponding vertebra) होती है।

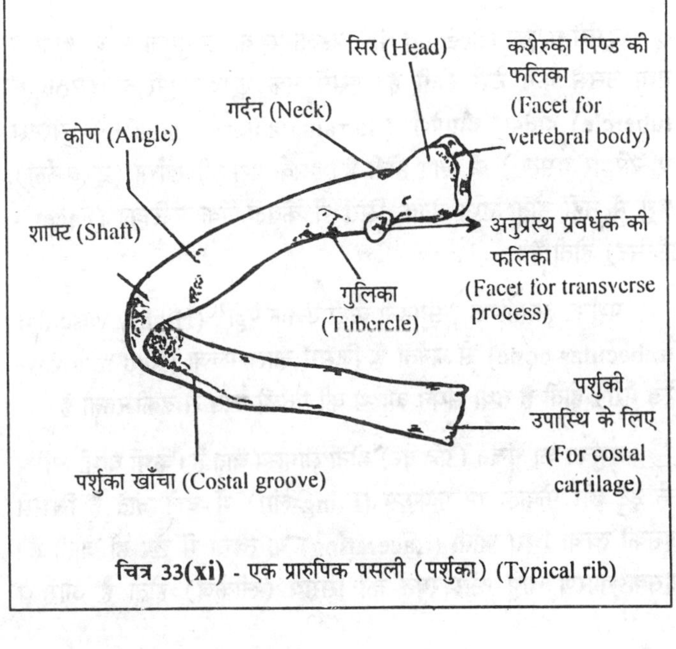

चित्र 33(xi) - एक प्रारुपिक पसली (पर्शुका) (Typical rib)

पर्शुका (रिब) के मध्य भाग में एक टेढ़ी, चपटी, संकरी तथा लम्बी अस्थि होती है जिसे शाफ्ट (Shaft) या काण्ड कहा जाता है। इस काण्ड (शाफ्ट) की बाहरी सतह चिकनी तथा उत्तल (कन्वेक्स) होती है जबकि आंतरिक सतह चिकनी और खाँचेदार (Grooved-ग्रूव्ड) होती है जिस पर अंतर-पर्शुकी तंत्रिका तथा अंतर-पर्शुकी धमनी (Intercostal nerve and intercostal artery) रहती है। इस काण्ड (शाफ्ट) की सीमा-रेखाएँ उर्ध्ववर्ती (Superior) तथा अधोवर्ती (Inferior) होती हैं। इन रेखाओं से अंतर-पर्शुकी पेशियाँ (इन्टरकोस्टल मसल्स) संलग्न रहती हैं जो पर्शुका में ऊपर और नीचे से गुजरती हैं। पर्शुका की आंतरिक सतह भित्तिकास्थि (पेराइटल बोन-Parietal bone) से स्तरित होता है जो मजबूती से परिअस्थिक (पेरिऑस्टिअम-Periosteum) से चिपका होता है।

प्रारुपिक (टिपिकल) अस्थिओं में विविध प्रकार की विशेषताएँ होती हैं। पहली पर्शुका (First rib) चौड़ी तथा सामान्यत: सबसे छोटी और सर्वाधिक चिपटी होती है। तथा सर्वाधिक टेढ़ी (Curved) होती है परन्तु अन्य के समान यह मुड़ी हुई (Twisted) नहीं होती है। इसकी सतहें ऊपर और नीचे की ओर अभिमुख होती हैं। ऊपरी सतह की आंतरिक सीमा के केन्द्र के निकट एक त्रिकोण गुलिका (Scalene tubercle स्कैलीन टयूबर्कल) होती है। यह गुलिका (टयूबर्कल) एक छोटा प्रक्षेप (प्रोजेक्शन) होता है जिससे त्रिकोण अग्रपेशी (स्केलिनस ऐन्टिरिअर मसल) जुड़ी होती है। जत्रुक के निचले भाग का शिरा (Subclavian vein) पर्शुका के खाँच (Groove in ribe) से इस गुलिका (ट्यूबर्कल) के सामने से गुजरती है। इस गुलिका के पीछे भी एक खाँच (या नली) होता है जिसमें शाखीय जाल (Brachial plexus) का निम्नतम तना (Lowest trunk) भरा होता है। इस क्षेत्र पर ही निश्चेतक या ऐनिस्थेटिस्ट (Anaesthetist) स्थानीय संवेदनाहारी (लोकल ऐनिस्थेटिक) के साथ इस जाल में प्रवेश कर सकता है।

दूसरी पर्शुका (Second rib) पहली पर्शुका से दुगुनी लम्बी होती है तथा उससे कम टेढ़ी होती है। इसमें एक खुरदरा गुलिका (Rough tubercle) दाँतेदार अग्रपेशी (Serratus anterior muscle - सेरेटस ऐन्टिरिअर मसल) के लिए होती है। इसके पशु की खाँचा (ट्यूबर्कल) पशु में नहीं होती तथा उनके सिरों में केवल एक फलिका (Facet - फैसिट) होती है।

पर्शुका अत्यधिक "संवहनी कड़ी ऊत्तक पट्टी" (Highly vascular trabecular bone) से बनती है जिसमें लाल मज्जा (Red marrow-रेड मैरो) होती है तथा सघन अस्थि की पतली परत से ढकी रहती है।

पर्शुका का भंजन (फ्रेक्चर) होना सामान्य बात है। कभी कभी अस्थि के टूटे छोर फेफड़ा या फूफ्फुस (Lung-लंग) में चले जाते है जिससे इसकी त्वचा चिरा जाती (Lacerating) या त्वचा में छेद हो जाती है। इसके कारण वायु और रक्त का सिराव (लीकेज) होता है और वे

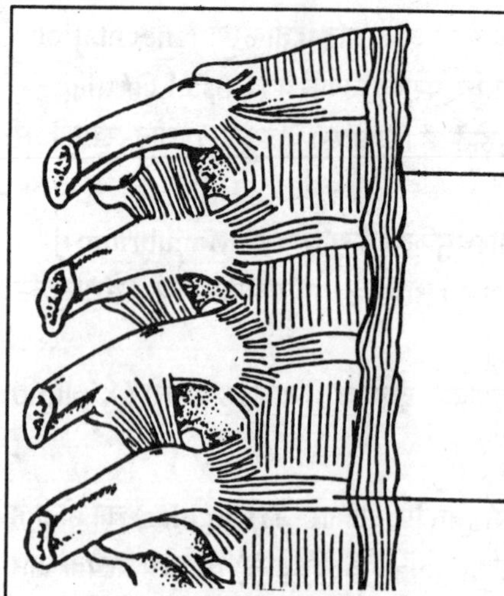

चित्र 33(xii) - अस्थिबंध तथा संधियोजन के साथ वक्ष-कशेरुका
(Thoracic vertebrae with ligaments and articulations)

फुफ्फुसावरण की गुहिका (Pleural cavity - प्लुअरल कैविटी) में चले जाते हैं। इस स्थिति या अवस्था को हेमोन्यूमोथोरैक्स या रक्तवातवक्ष (Haemo-pneumo-thorax) कहते हैं। एक तीव्र चोट से कुछ पर्शुका के अगले और पिछले भागों में अस्थि-भंग (फ्रैक्चर) हो सकता है। इससे वक्ष-पिंजरा (Thorax cage) बंधन रहित (Loose) हो जाता है जिसे स्टोव इन चेस्ट (Stove-in-chest) कहा जाता है। यह पिंजरा श्वसन के साथ विरोधाभासी रूप में चलता है अर्थात् जब मनुष्य साँस छोड़ता है (Expiration) तब यह पिंजरा उभरता (Bulging out) है और जब मनुष्य साँस लेता है (Inspiration) तो यह पिंजरा उसे चूस लेता (Suck in) है। मध्यस्थानिका या मीडिऐस्टाइनम (Mediastinum) असामान्य गति से झूलता है जिसके कारण तीव्र सदमा (Severe shock) होता है। इसमें तत्काल इलाज की आवश्यकता होती है। इसमें एक नली (Drain) वक्ष (सीना या छाती) में प्रवेश करती है तथा जल के नीचे सील (Seal) के साथ सम्बद्ध हो जाती है तथा "श्वास नलीच्छेदन" या ट्रैकिओटॅमि (Tracheotomy) द्वारा सकारात्मक दबाव का संवातन (बेन्टिलेशन) दिया जाता है।

ग्रीवा - पर्शुका (गर्दन की पसली) (Cervical rib) कुछ लोगों में ही पायी जाती है। यह पर्शुका 7वीं ग्रीवा - प्रवर्धक (सर्विकल प्रोसेस) के अनुप्रस्थ प्रवर्धक (ट्रैन्सवर्स प्रोसेस) के साथ जुड़ी होती है। इसके अग्र छोर या तो मुक्त (Free) होते हैं यदि पर्शुका छोटी होती है या फिर यह प्रथम वक्ष-पर्शुका के साथ संधि योजन करता है। यह आंशिक रूप में रेशेदार रज्जु (Fibrous cord) का एक हिस्सा होता है

शाखीय जालक (Brachial plexus ब्रेकिअल प्लेक्सस) के निचले क्षेत्र पर गर्दन की पर्शुका [जो आंशिक रूप से रेशेदार रज्जु (कॉर्ड) का आंशिक हिस्सा है] के दबाव से प्रबाहु (फोरआर्म) के अंत:प्रकोष्ठ - क्षेत्र

(Ulnar aspect) में अपसंवेदन (Paresthesia - पैरेस्थीजया) होता है तथा हाथ की लघु पेशियों की क्षति होती है। कभी कभी हाथ (Upper limb) में संवहनी (वैस्क्यूलर) समस्याओं का जन्म अवजत्रुक धमनी (Subclavian artery) पर दबाव से भी होता है। इसे इस्कीमिआ [(Ischaemia)-(शरीर के अंग में अपर्याप्त रक्त-आपूर्ति होना)] - कहते हैं। इससे हृदयरोग होता है। इसमें ऊत्तकों का क्षय होता है जिसमें अंग निष्क्रिय (या कोथ) हो जाता है। इस रोग को गैन्ग्रीन (Gangrene) या कोथ कहा जाता है। यह रोग घातक होता है जिसमें रोगी की मृत्यु हो सकती है। रोगी को बचाने के लिए प्रभावित अंग काटकर शरीर से बाहर निकाल दिया जाता है और उसके बाद उसका उचित इलाज किया जाता है।

पर्शुकी-उपास्थि या कोस्टल कार्टिलेज (Costal Cartilage)

काचोभ उपास्थि (Hyaline cartilage या हायालिन कार्टिलेज) की पट्टियाँ चिपटी होती हैं जो ऊपर के सात पर्शुका (Ribs) को उरोस्थि (स्टर्नम) के साथ जोड़ती हैं तथा 8वीं, 9वीं, और 10वीं पर्शुका को निकट के ऊपर की उ्पास्थियों से जुड़ती हैं। इसे पर्शुकी उपास्थि [या पसली की उपास्थि (Costal cartilage)] कहते हैं। 11वीं और 12वीं पर्शुका की उपास्थियाँ क्रमश: पतली होती जाती है तथा उसका छोर उदर-दिवाल के पेशी-समूह (मैस्क्यूलेचर Masculature) में मिल जाती है। यह उपास्थि गतिशीलता (Mobility), नम्यता (Elasticity) तथा लोच (Resilience) में मदद करती है। यदि पर्शुका और उरोस्थि (Ribs and sternum) में ऐसा नहीं हो तो इसमें अस्थि-भंग (फ्रैक्चर) होने की संभावना बढ़ जाती है।

बुढ़ापे में पर्शुकी-उपास्थि अस्थि बनने की ओर प्रवृत्त होता है तथा कम अनम्य (Less pliable) होती है। इससे हृदय की मालिश (Cardiac massage) अधिक कठिन हो जाता है तथा इसके कारण पर्शुका और उरोस्थि में अस्थि-भंग (फ्रैक्चर) होता है।

स्कंध-मेखला (या शोल्डर गर्डल) श्रोणि-मेखला (या पेल्विक गर्डल) तथा हाथ-पैर (लिम्ब) की अस्थियाँ (बोन्स) (Bones of Shoulder and Pelvic Girdles and Limbs)

इनमें निम्नलिखित अस्थियों (Bones) को सम्मिलित किया जाता है -

(i) **स्कंधास्थि या स्कैप्युला (Scapula)**
(ii) **हँसुली या क्लैविकल (Clavicle) या जत्रुक**
(iii) **प्रगण्डिका या ह्यूमरस (Humerus)**
(iv) **वहि: प्रकोष्ठिका या रेडियस (Radius)**
(v) **अन्त:प्रकोष्ठिका या अलना (Ulna)**
(vi) **कलाई (रिस्ट) तथा हथेली (पाम) की अस्थियाँ (Bones of the wrist and palm)**
(vii) **अनाम (इनॉमिनेट) अस्थियाँ (या बोन्स) (Innominate bones)**
(viii) **श्रोणिफलक या इलियम (Ilium)**
(ix) **जघनास्थि या प्यूबिस (Pubis)**
(x) **आसनास्थि या इस्किअम (Ischium)**
(xi) **उर्वस्थि या फीमर (Femur)**
(xii) **चपनी या पैटेला या नीकैप (Patella or knee-cap)**
(xiii) **अन्तर्जंघिका या टिबिआ (Tibia) या शिनबोन (Shin bone)**
(xiv) **वहिर्जंघिका या फिब्यूला (Fibula)**
(xv) **चरमास्थि या बोन्स ऑफ फूट्स (Bones of foot)**

(i) स्कंधास्थि या स्कैप्युला (Scapula)

स्कंघास्थि (स्कैप्युला) को शोल्डर ब्लेड (Shoulder blade) भी कहा जाता है। यह अस्थि लम्बी और चपटी होती है जो स्कंध-मेखला (Shoulder girdle) का एक हिस्सा बनती है। यह हाथ की गति में व्यापक स्तर पर सहयोग देती है जैसे कि वक्ष (थोरैक्स) के पश्च क्षेत्र के आरपार में यह कार्य करती है। जीवित प्राणी में त्वचा के नीचे इसके खुरदरे त्रिकोणकार हिस्से को देखा या अनुभव किया जा सकता है। स्कंधास्थि (स्कैप्युला) के मोटे हिस्से तथा प्रवर्धकों (प्रोसेसेज) में स्पंजी अस्थि (कैनसिलस बोन) होती है तथा शेष

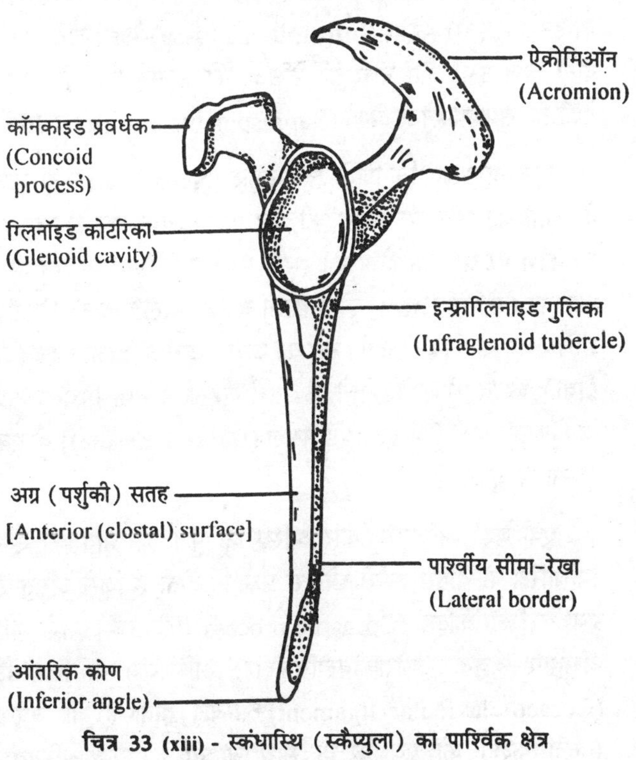

चित्र 33 (xiii) - स्कंधास्थि (स्कैप्युला) का पार्श्विक क्षेत्र
(Lateral aspect of left scapula)

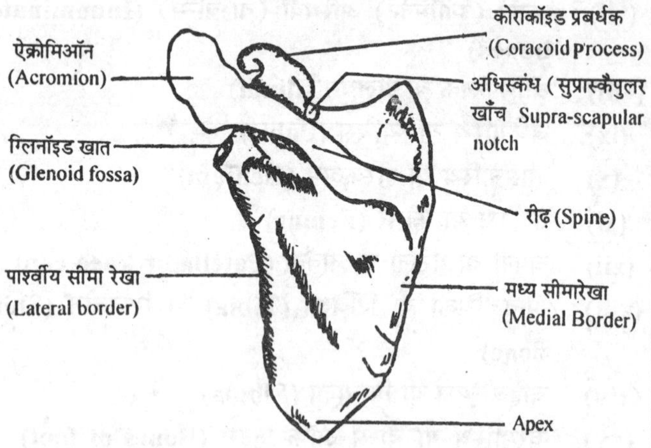

चित्र 33 (xiv) - स्कंधास्थि के पश्च क्षेत्र Scapula स्कैप्युला या स्कंधास्थि

क्षेत्र में सघन अस्थि (कम्पैक्ट बोन) की एक हल्की परत होती है। स्कंधास्थि की अग्र (कॉस्टल) सतह पर्शुका के साथ अनुरूपता में थोड़ा अवतल (कॉनकेव) होती है। इसके पृष्ठीय सतह (डॉर्सल सतह) थोड़ा उत्तल (कॉनवेक्स) होती है जो दो असमान हिस्सों में एक बड़ी रिज (Ridge) द्वारा विभाजित होता है जिसे स्कैप्युला का स्पाइन या रीढ़ (Spine) कहते हैं। इसके कम छोटे ऊपरी भाग को "ऊपरी काँटेदार खात" या सुप्रास्पाइनस फोसा (Supraspinous fossa) कहा जाता है। इसके नीचे बड़े क्षेत्र को निचला काँटेदार खात या इन्फ्रास्पाइनस फोसा (Infraspinous fossa) कहा जाता है। ये दोनों खात ऊपर और नीचे की पेशिओं को संलग्न करते हैं। ऊपरी पेशी को सुप्रास्पाइनेटस पेशी (Supraspinatus muscle) कहते हैं।

एक चौड़ा प्रवर्धक जिसे ऐक्रोमिओन (Acromion) कहा जाता है, आगे की ओर स्कंधास्थि की रीढ़ के पार्श्विक छोर से लगभग समकोण पर प्रक्षेपित होता है। इसके मध्य सीमारेखा पर एक छोटी फलिका (फेसिट Facet) होती है जो जत्रुक (क्लैविकल) के साथ संधियोजन के लिए होती है। रीढ़ का ऊपरी प्रवर्धक हिस्सा गर्दन (या ग्रीवा) के चतुर्भुजाकार पेशी के साथ जुड़ता है तथा निचला क्षेत्र त्रिकोणकार पेशी [या डेल्टयड मसल (Deltoid muscle)] के एक हिस्सा से जुड़ता है।

एक बड़ी अनियमिताकार अस्थि का पुंज जो आगे की ओर स्कंधास्थि के बाहरी ऊपरी छोर से प्रक्षेपित होता है जिसे अंसतुण्ड प्रवर्धक [कॉराकॉइड (Coracoid process)] कहते हैं। इसके साथ अंसतुण्ड-जत्रुक (कोराकोक्लेविकुलर) अस्थिबंध या लिगामेंट (Coraco-clavicular ligament) सम्बद्ध होता है जो जत्रुक (क्लैविकल) को प्रवर्धक के साथ जोड़ता है। यह अस्थिबंध (Ligament) द्विशिरस्क (Biceps) तथा पेक्टोरलिस माइनर (Pectoralis minor) का छोटा सिर होता है। ये दो बाद की अस्थियाँ क्रमशः प्रवाहु (Forearm) की नम्यता तथा स्कंधास्थि को आगे की ओर वक्ष-दिवाल के चारों ओर खींचने से सम्बंध रखती हैं।

स्कंधास्थि के ऊपरी सीमारेखा में एक छोटा खाँच होता है जिसे सुप्रास्कैपुलर खाँच (Supra-scapular notch) कहा जाता है जो सुप्रास्कैपुलर को सुप्रास्पाइनस खात में संचारित करता है। प्रगण्डिका (ह्यूमरस) का सिर स्कंधास्थि (स्कैप्युला) के साथ ग्लिनॉइड कोटरिका (Glenoid cavity) पर जुड़ जाती है और स्कंध-संधि (शोल्डर ज्वांइट) का निर्माण करता है। ग्लिनॉइड कोटरिका चिकनी, उथली तथा नाशपाती के आकार की होती है। यह स्कंधास्थि के पार्श्वीय कोण (Lateral angle) पर स्थित होती है।

द्विशिरस्क (या द्विशिर पेशी या बाइसेप्स) का लम्बा सिर ऊपर निकट के त्रिशिरस्क (Triceps ट्राइसेप्स) के साथ तथा त्रिशिस्क अपने नीचे निकट के ग्लिनॉइड कोटरिका (कैविटी) से संलग्न होता है। ये दोनों पेशियाँ कोहनी (एलबो-Elbow) को झुकाने तथा सीधा करने में एक साथ कार्य करती हैं। ये संकुचन (Contraction) तथा लम्बा करने (Lengthening) में भी समान रूप से कार्य करती हैं।

स्कंधास्थि (स्कैप्युला) पेशियों के साथ इस प्रकार सम्बद्ध (या संलग्न) होती है कि यह वक्ष (थौरेक्स) की सतह पर आर-पार सरक (या फिसल) सकती है। यदि स्कंध (या कंधा) पीछे और आगे की ओर उचकता (Shrug) है तो अनुप्रस्थ गति होती है यदि हाथ की भुजा सिर के ऊपर उठायी जाती है तो यह देखा जाता है कि आंतरिक कोण (Inferior angle - इन्फिरिअर ऐन्गल) बाहर की ओर काँख (Axilla ऐक्सिला) के निचले हिस्से की ओर चलता है।

स्कंधास्थि (Scapula) पेशियों से आच्छादित या ढकी रहती है तथा वक्ष की दिवाल के विपरीत चिपटी पड़ी होती है। यह प्राय: क्षतिग्रस्त नहीं होती, परन्तु एक प्रध्यक्ष प्रहार से इसमें अस्थि-भंग (फ्रैक्चर) हो सकता है। देखें चित्र 33 (xiii), और 33 (xiv).

(ii) हँसुली या कण्ठास्थि या जत्रुक (Clavicle क्लैविकल)

हँसुली (क्लैविकल) को कॉलर बोन (Collar bone जत्रुक) भी कहा जाता है। हँसुली एक लम्बी अस्थि होती है जिसमें मज्जा कोटरिका (मैरो कैविटी) नहीं होती। इसमें अंदर से स्पंजी अस्थि (कैन्सेलस बोन) होती है तथा बाहर से सघन अस्थि (कम्पैक्ट बोन) की एक परत होती है। यह एक्रोमिअन के साथ जुड़ता है। तथा इसके मध्य छोर उरोस्थि के ऊपरी भाग (Manubrium sterni मैनुब्रिअमस्टर्नी) के साथ जुड़ा होता है। यह स्कंध (कंधा) के लिए भार-सहन टेक (Weight bearing strut वेट बिअरिंग स्ट्रट) के रूप में कार्य करती

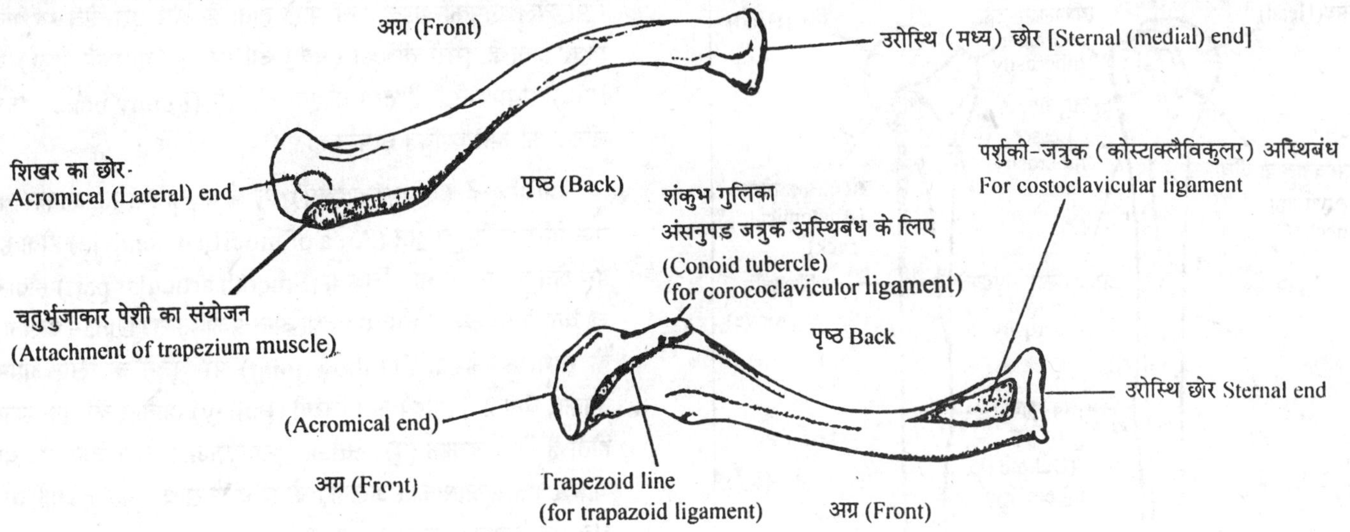

चित्र 33 (xv) - ऊपर तथा नीचे से बायी पर्शुका (Left clavicle from above (top) and from below.)

है। यह बाहु (आर्म) को धड़ (ट्रंक - Trunck) से मुक्त झूलने की अनुमति भी देती है। यह हाथ के कुछ भार को अक्षीय कंकाल (ऐक्सिल स्कैलिटन) में हस्तांतरित करती है। हँसुली में एक कम टेढ़ा काण्ड (साफ्ट-Shaft) होता है। इसके मध्य भाग का दो तिहाई हिस्सा आगे की ओर तथा पार्श्व एक तिहाई पीछे की ओर टेढा होता है। दो टेढ़ी रेखाओं की संधि पर यह अस्थि सर्वाधिक कमजोर होती है। हँसुली इसी संधि पर टूटती है। इस प्रकार का अस्थिभंग (फ्रैक्चर) सामान्य होता है परन्तु विरले ही इससे सदमा (Trauma ट्रौमा) होता है। सामान्यतः अस्थिभंग परोक्षरूप में चोट लगने से होता है, जैसे-अधिक खींचे हाथ या कंधा पर गिरने से चोट लगने पर बल हँसुली में हस्तांतरित हो जाता है। हँसुली के पार्श्विक खण्डन से यह नीचे की ओर बाहु (आर्म) के भार के कारण खींचा जाता है जिसके कारण शरीर विकलांग हो जाता है। देखें चित्र 33 (xv)

(iii) प्रगण्डिका या ह्यूमरस (Humerus) या प्रगण्डास्थि

प्रगण्डिका (ह्यूमरस) बाहु (आर्म) की एक लम्बी अस्थि होती है जिसमें तीन भाग होते हैं - ऊपरी भाग या ऊपरी छोर (Upper extremity, अपर एक्सट्रेमिटि) दण्ड (Shaft - साफ्ट), निचला भाग निचला छोर (Lower extremity - लोअर एक्सट्रेमिटि) मध्यतः ऊपरी छोर में मूंठ की तरह एक गोल सिर (Head) होता है जिस पर काचाभ संघायी उपास्थि (Hyaline articular cartilage - हायालिन आर्टिकुलर कार्टिलेज) का आवरण होता है जो एक बॉल तथा गर्तिका या स्कंध संधि (Ball and socket or shoulder joint) का निर्माण करता है। इस संधि में एक गर्तिका या कूप (सॉकिट) होता है जिसमें प्रगण्डिका का सिर फिट हो जाता है। इस सॉकिट को उलेनॉइड कैविटी या स्कंध-संधि गर्तिका (Glenoid cavity) कहते हैं। प्रगण्डिका (ह्यूमरस) के सिर को पतला खाँच चारों ओर से घेरता है जिसे प्रगण्डिका की संरचनात्मक ग्रीवा (Anatomical neck एनाटॉमिकल नेक) कहते हैं। यह स्कंध संधि के संपुटीय अस्थिबंध (Capsular ligament of the shoulder joint) को आंशिक रूप से जोड़ती है। पार्श्विक रूप से ऊपरी छोर में एक उभार (Prominence) होता है जिसे विशाल गण्डक (Greater tuberosity ग्रेटर टयूबरोसिटि) कहा जाता है। इसके सामने जो उभार होता है उसे लघु गण्डक (Lesser tuberosity - लेसर टयूबरोसिटि) कहते हैं। गण्डकों (Tuberocities) और ऊपरी दण्ड (Shaft - साफ्ट) के नीचे की ओर फैली अग्र सतह के बीच एक गहरा खाँच (Groove) स्थित होता है जिसे अंतर-गुलिकीय विदर (Intertubercular sulcus - इन्टर टयूबरकुलर सल्कस) कहा जाता है। यह लगभग 8 सेंटीमीटर लम्बा होता है और इसमें द्विशिस्क (बाइसेप्स) पेशी की लम्बी नस (Tendon) होती है। पतला होता क्षेत्र (Tapering region) जहाँ प्रगण्डिका का ऊपरी छोर दण्ड (शाफ्ट) से मिलता है, उसे शल्य ग्रीवा (Surgical neck सर्जिकल नेक) कहते हैं, क्योंकि अस्थि-भंग होने की घटना का यह सामान्य स्थान होता है।

कक्षीय तंत्रिका (ऐक्सिलरि नर्व) तथा पश्चस्कंध परिवेष्टक (Posterior humeral circumflex - पोस्टिरिअर ह्यूमरल सर्कमफ्लेक्स) 71 धमनी (आर्टरि) मध्यतः इस स्थान के निकट होती है।

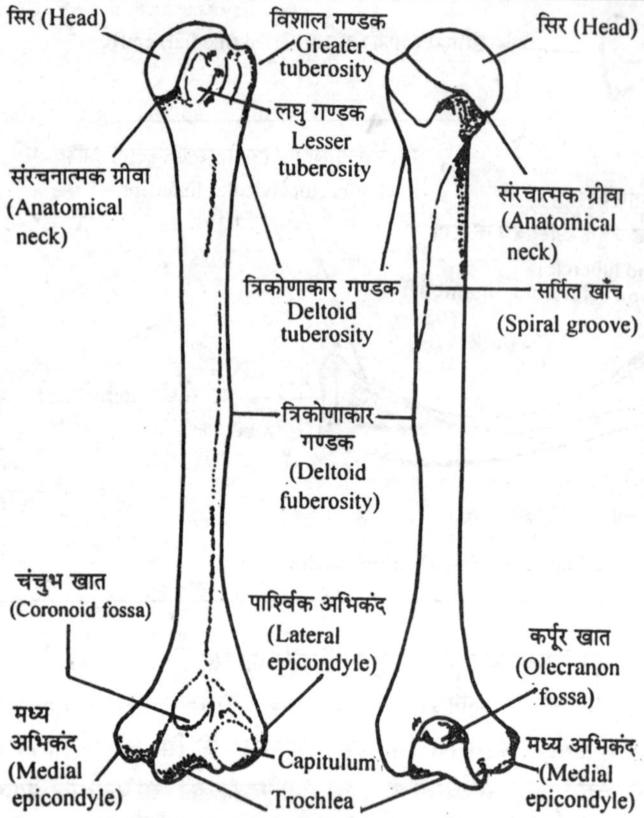

चित्र 33(xvi) - बायीं प्रगण्डिका का अग्र और पश्च क्षेत्र
(Anterior and posterior aspects of the left humerus)

दण्ड (शाफ्ट) के बाहरी सतह के बीचो-बीच नीचे एक खुरदरा उत्तल क्षेत्र होता है जो त्रिकोणकार पेशी (डेल्ऑइड मसल) को जोड़ने के लिए होता है जिसे त्रिकोणकार गण्डक (Deltoid tuberosity - डेल्टाइड ट्यूबरोसिटि) कहा जाता है। दण्ड के बाहरी सतह पर जो ऊपर से नीचे की ओर तथा बाहर की ओर जाते हुए निचला छोर त्रिकोण गुलिका (डेल्टॉइड ट्यूबर्कल) के ठीक नीचे होता है, एक उथला खाँच होता है जिसे सर्पिल खाँच (Spiral groove - स्पाइरल ग्रूव) कहा जाता है। यह वहि:प्रकोष्ठिक तंत्रिका (Radial nerve - रेडिअल नर्व) के लिए होता है।

दण्ड (Shaft) का ऊपरी अर्ध भाग बेलनाकार होता है, परन्तु निचला अर्ध भाग चपटा होता है। अस्थि के निचले छोर के मध्य और पार्श्विक सीमाओं पर उभारें (Protruberances - प्रोट्रुबरेन्सेज) होते हैं जिन्हें क्रमश: मध्य अधिस्थूल (Medial epicondyle - मीड्यल एपिकॉन्डाइल) तथा पार्श्विक अधिस्थूल (Lateral epicondyle - लैटरल एपिकॉन्डाइल) कहा जाता है।

अंत:प्रकोष्ठक तंत्रिका (Ulnar nerve - उलनर नर्व) अपने पथ पर चलकर प्रवाहु (Forearm) के एक उथला विवर (Shallow sulcus - शैलो सलकस) पर पहुँचती है। यह विवर मध्य अधिस्थूल (मीड्यल एपिकॉन्डाइल) के पीछे होता है और इस क्षेत्र पर एक प्रहार होता है इससे तंत्रिका (नर्व) अधिस्थूल (एपिकॉन्डाइल) के विरुद्ध संघर्ष करती है तथा कोहनी की नस (Funny bone - फनी बोन) की अभिव्यक्ति उत्पन्न होती है।

अधिस्थूलों (एपिकॉन्डाइल्स) के बीच अनियमित आकार का एक परिष्कृत स्थूल क्षेत्र (Area of modified condyle) होता है। इस क्षेत्र का संधाई भाग चिकना (Smooth articular part) होता है जो वहि:प्रकोष्ठिका (रेडियस) तथा अन्त:प्रकोष्ठिका (Ulna- अलना) के साथ कोहनी संधि (Elbow joint) पर जुड़ने के लिए अपना आकार बनाता है। मध्य क्षेत्र घिरनी (Pulley) आकार की एक सतह होती है जिसे चक्रक (Trochlea - ट्राकलिआ) कहा जाता है। यह चक्रक अंत:प्रकोष्ठिका (अलना) के खाँच के साथ जुड़ता है। पार्श्विक क्षेत्र एक वृत्ताकार उत्तल प्रक्षेप (Rounded convex projection) होता है जिसके कैपिटुलम या वृत्ताकार छोर (Capitulum) कहा जाता है। यह छोर वहि:प्रकोष्ठिका (रेडियस) के सिर के साथ जुड़ता है।

संधि-सतह के ठीक ऊपर गहरे गड्ढे (Depressions) होते है। ये गड्ढे अस्थि के अग्र और पश्च दोनों सतहों पर होते हैं। अग्र सतह पर चंचुभ खात (Coronoid fossa कॉरोनाइड फोसा) होता है जिसमें अंत: प्रकोष्ठिका (Ulna) के चंचुभ प्रवर्धक (कॉरोनाइड प्रोसेस) के लिए कर्पूर खात (Olecranon fossa-ओलिक्रेनन फोसा) होता है जब कोहनी विस्तारित होती है।

शरीर के किनारे जब बाहु (Arm) स्थिर रहता है तो प्रगण्डिका (ह्यूमरस) का सिर नीचे की ओर तथा मध्यत: (Medially) ग्लेनॉइड कैविटी या "स्कंधसंधि गर्तिका" की ओर रहता है। यह सिर आगे की ओर पार्श्विक रूप में अभिमुख होता है। बाहु (या भुजा) तथा प्रबाहु (Anmand forearm) की गतियों पर विचार करते समय इस स्थिति को ध्यान में रखनी चाहिए।

प्रगण्डिका (ह्यूमरस) में प्राय: किसी तल या स्तर पर अस्थि-भंग (फ्रैक्चर) हो सकता है, परन्तु सामान्यत: तीन क्षेत्रों (i) शल्य ग्रीवा (Surgical neck) (ii) मध्य-दण्ड (Mid-shaft) त्रिकोणाकार (Deltoid) पेशी संधि के नीचे वहि:प्रकोष्ठिक तंत्रिका (Radial nerve) के खाँच (Groove) पर तथा (iii) निचला छोर पर जब अस्थि-भंग का विस्तार कोहनी-संधि तक में होता है- में से किसी एक क्षेत्र पर अस्थि-भंग होता है। एक भंजित मध्य अधिस्थूल (Fractured medial epicondyle) के कारण अंत:प्रकोष्ठिक तंत्रिका (Ulnar nerve) की भी क्षति हो सकती है।

प्रगण्डिका के दण्ड (Shaft of humerus) के साथ मध्य अधिस्थूल (Medial epicondyle) का अस्थि-विकास (Ossification - ओसिफिकेशन) अपेक्षाकृत देर से होता है (20वाँ वर्ष की आयु

में)-अत:प्रगण्डिका का जब बाल्यावस्था में एक्स-किरण ('X'-ray) द्वारा चित्र लिया जाता है तो ऐसा लगता है कि मध्य अधिस्थूल (मीड्यल एपिकॉन्डाइल) भंजित है, परन्तु वास्तव में ऐसा नहीं होता है।

प्रबाहु की अस्थि (Bones of Forearm)

प्रबाहु (फोरआर्म) में दो लम्बी अस्थियाँ होती है - बहि:प्रकोष्ठिका (Radius-रेडियस) जो बाह्य (या पार्श्वीय) सतह पर होती है तथा अंत:प्रकोष्ठिका (Ulna-अलना) जो आंतरिक या मध्य सतह पर होती है। जब बाहु (या भुजा) संरचनात्मक वर्णन (Anatomical description) के लिए हम रखते हैं जिसमें हथेली (Palm) आगे की ओर रहती है तो इस स्थिति में बहि:प्रकोष्ठिका (रेडियस) तथा अंत:प्रकोष्ठिका (अलना) समानान्तर होती है तथा प्रबाहु और बाहु (भुजा) को उत्तानन (Supination) की स्थिति में कही जाती है। तथापि प्रबाहु (फोरआर्म) को घुमाया जा सकता है जिससे कि हाथ का पृष्ठ (Back) आगे की ओर अभिमुख होता है। इस स्थिति को अधोवर्तन (Pronation) कहते है जिसमें बहि:प्रकोष्ठिका अंशत: अंत:प्रकोष्ठिका के पार होती है। यहाँ इन दोनों अस्थियाँ का वर्णन किया जा रहा है।

(iv) बहि:प्रकोष्ठिका (Radius - रेडियस)

बहि:प्रकोष्ठिका (रेडियस) प्रबाहु (फोरआर्म) की पार्श्विक अस्थि होती है जिसमें दण्ड (शाफ्ट) और विस्तारित छोरों (Expanded extremities- एक्सपैन्डेड एक्सट्रिमिटीज) के साथ एक लम्बी अस्थि होती है। इसका निचला छोर दोनों छोरों से अधिक चौड़ा होता है।

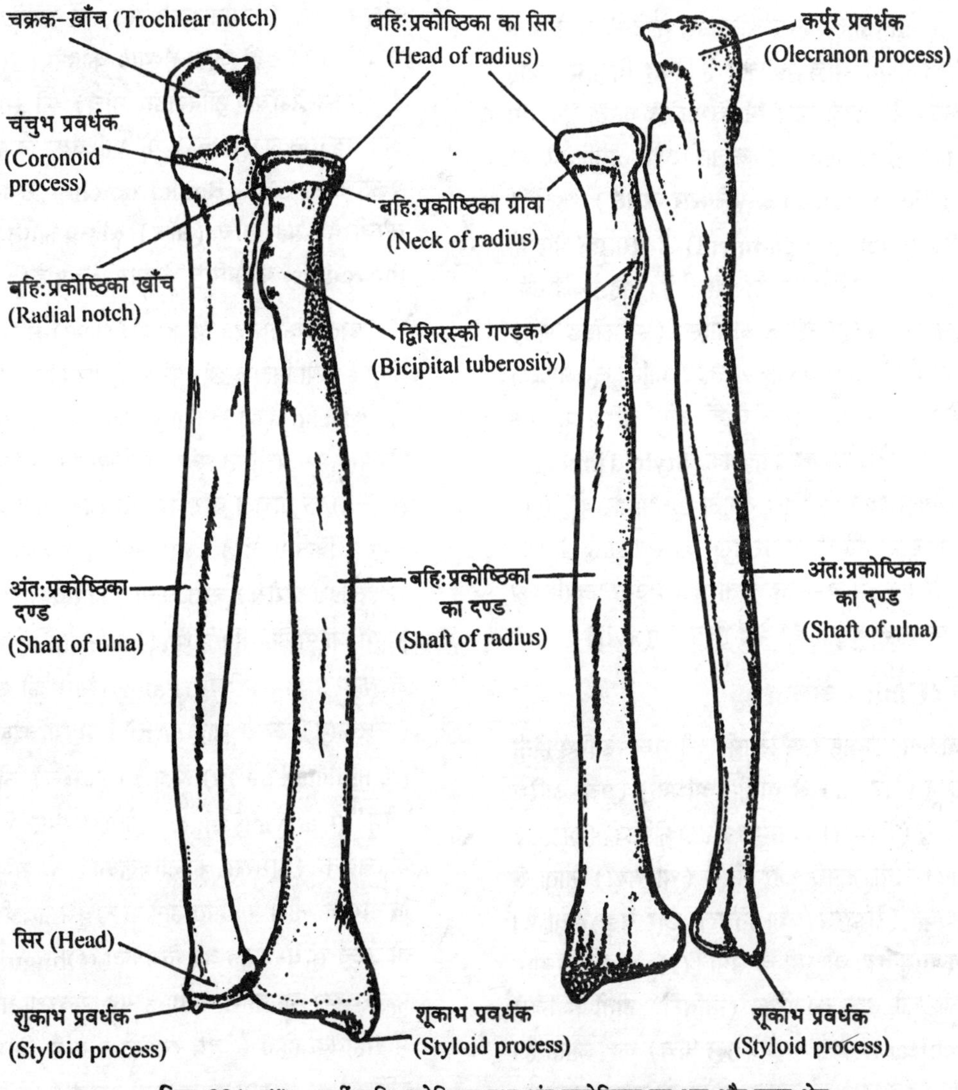

चित्र 33(xvii) - बायीं बहि:प्रकोष्ठिका तथा अंत:प्रकोष्ठिका का अग्र और पश्च क्षेत्र
(Anterior and posterior aspects of left radius and ulna)

बहि:प्रकोष्ठिका के लघु ऊपरी छोर पर (1) एक वृत्ताकार सिर (Head हेड) होता है जो प्रगण्डिका (ह्यूमरस) के सिर (कैपिटुलम) तथा प्रकोष्ठिका खाँच (रेडियल नॉच) के साथ जुड़ता है, (2) एक गर्दन (नेक) तथा (3) मध्यत:एक गण्डक (Tuberosity ट्यूबरॉसिटि) होता है जो द्विशिरस्क पेशी (बाइसेप्स मसल) की नस (टेन्डन) में प्रवेश करता है, होते हैं। इसके सिर की संधायी परिधि (आर्टिक्युलर सर्कमफरेन्स) एक छल्लेदार अस्थिबंध (एनुलर लिगामेंट) के द्वारा अंत:प्रकोष्ठिका (अलना) के साथ जुड़ती है जिसके अंतर्गत यह सिर प्रबाहु के अधोवर्तन (प्रोनेशन) तथा उत्तानन (स्यूपिनेशन) गतियों के दौरान घूमती है।

इसके दण्ड (शाफ्ट) में एक तीव्र धार का मध्य किनारा (या सीमा रेखा-बोर्डर) होता है जो अंत:प्रकोष्ठिका (अलना) की ओर अभिमुख (Facing) होता है। इस किनारा से एक अंतरास्थि-झिल्ली (Inter-osseous membrane- इन्टर ऑसिअस मेम्ब्रेन) लगी रहती है जो बहि: प्रकोष्ठिका के बीच खींचती है। यह किनारा प्रबाहु (फोरआर्म) को अग्र और पश्च कक्षों में विभाजित करता है। अग्र कक्ष (Anterior compartment) में कलाई और अंगुलियों की आकुंचनी पेशियाँ (Flexor muscles-फ्लेक्सर मसल) रहती हैं तथा पश्च कक्ष (Posterior compartment) में प्रसारक पेशियाँ (Extensor muscles- एक्सटेन्सर मसल) रहती हैं। बहि:प्रकोष्ठिका (रेडियस) का निचला छोर कलाई की नौकाभास्थि (स्कैफॉइड बोन) तथा चन्द्रास्थि (लुनेट बोन) के लिए संधि-सतह (आर्टिकुलर सर्फेस) बनाता है। सतह के पार्श्विक छोर पर नीचे की ओर अस्थि का एक प्रक्षेप (प्रोजेक्शन) होता है जिसे शूकाभ प्रवर्धक (Styloid process-स्टाइलॉइड प्रोसेस) कहा जाता है जिसे अँगूठा के आधार के समीप कलाई के पार्श्विक क्षेत्र पर की त्वचा पर देखा जा सकता है। निचले छोर के मध्य क्षेत्र पर एक संधि-संतह होती है जो अंत:प्रकोष्ठिका (Ulna - अलना) के साथ जुड़ती है। देखें चित्र 33(xvii)।

(v) अन्त:प्रकोष्ठिका (Ulna - अलना)

अंत:प्रकोष्ठिका (अलना) प्रबाहु (फोरआर्म) की मध्य-अस्थि होती है जो बहि:प्रकोष्ठिका (रेडियस) से थोड़ी (अधिक) लम्बी अस्थि होती है। बहि:प्रकोष्ठिका (रेडियस) के समान अंत:प्रकोष्ठिका (अलना) में भी दण्ड (शाफ्ट) तथा ऊपरी छोर फैला (या बड़ा) होता है जबकि बहि:प्रकोष्ठिका (रेडियस) का निचला छोर बड़ा होता है। इसका ऊपरी छोर मजबूत तथा अँकुसी के समान (Hook like) होता है। इसमें C आकार की एक कोटरिका (कैविटी) होती है जिसे चक्रक खाँच (Trochlear notch - ट्रॉक्लिअ नॉच) कहा जाता है। यह खाँच प्रगण्डिका (ह्यूमरस) के चक्रक सतह के साथ जुड़ता है। अस्थि की बड़ी मात्रा जो चक्रक खाँच के पश्च दिवाल का निर्माण करती है और अपने ऊपरी हिस्सा को चंचु (Beak) के समान बनाने की अपेक्षा उसे लटकाती (Overhanging) है जिसे कर्पूर प्रवर्धक (Olecranon process - ओलिक्रेनन प्रोसेस) कहा जाता है। यह प्रवर्धक प्रगण्डिका के कर्पूर खात (ओलिक्रेनन फोसा) में पूरी तरह बैठ जाता है। कर्पूर प्रवर्धक की पश्च-सतह को त्वचा के द्वारा अनुभव किया जा सकता है। इस तरह की ऊपरी सीमा कोहनी (Elbow) की चोटी (या शिखर) का निर्माण करती है। कर्पूर श्लेषपुटी (Olecranon bursa - ओलिक्रेनन बर्स) अस्थि को त्वचा से अलग करती है तथा अधिक तरल (Excessive fluid) से सूजन (Swelling) आ सकती है यदि पट्ट प्रदाही (Inflamed) है। इसे श्लेष-पुटी शोध या बर्साइटिस (Bursitis) कहा जाता है। चक्रक खाँच (ट्रौक्लिअर नॉच) आगे की ओर एक प्रवर्धक रूप में प्रक्षेपित होता है जिसे कॉरनॉइड प्रोसेस या "चंचुभ प्रवर्धक" (Coronoid Process) कहा जाता है। यह प्रवर्धक चंचुभ खात (कॉरोनॉइड फोसा) में प्रगण्डिका के सामने ठीक से बैठता या फिट हो जाता है यदि कोहनी (Elbow) आकुंचित करती है। चक्रक खाँच (ट्रॉक्लिअर नॉच) की संधि-सतह नीचे की ओर अंत:प्रकोष्ठिका (Ulna) के पार्श्विक किनारा तक जाती है और प्रकोष्ठिका खाँच (Radial notch - रेडियल नॉच) का निर्माण करती है। यह खाँच (नॉच) बहि:प्रकोष्ठिका के सिर (Head of the radius) की परिधि के साथ जुड़ता है।

अंत:प्रकोष्ठिका का दण्ड (शाफ्ट) नीचे की ओर क्रमश:संकीर्ण होता है तथा निचले छोर पर थोड़ा प्रसारित होकर अंत:प्रकोष्ठिका का सिर (Head हेड) बनाता है जिसे कलाई के पश्च क्षेत्र के पार्श्विक किनारा पर प्रक्षेपित रूप में देखा जा सकता है। अंत:प्रकोष्ठिका (Ulna) के निचले छोर पर एक छोटा नीचे की ओर प्रवर्धक होता है (मध्य किनारा पर) जिसे शूकाभ प्रवर्धक (Styloid process-स्टाइलॉइड प्रोसेस) कहा जाता है। इसके छोर को त्वचा में से अनुभव किया जा सकता है। हाथ (Upper limb) का सीधा नीचे की ओर लटकने से जब हथेली (Palm) आगे की ओर रहती है तब प्रबाहु (फोरआर्म) ऊपरी बाहु (Arm) से पार्श्विक रूप में संकोणिक दूर (Angulated away) होता है। इसमें जो कोण बनता है उसे "वहन कोण" (Carrying angle - कैरिइंग ऐनाल) कहा जाता है। प्रगण्डिका के चक्रक (ह्यूमरस के ट्रॉक्लिआ) के मध्य किनारा से पार्श्विक किनारा के नीचे प्रक्षेपित होने से चंचुभ प्रवर्धक (कोरोनॉइड प्रोसेस) के उच्च संधि-सतह की तिर्यकता (Obliguity) से प्रक्षेपित होने के फलस्वरूप यह कोण बनता है यह व्यवस्था परिशुद्धता (Precision) में सहायक होती है जब व्यक्ति हाथ से किसी उपकरण या यंत्र या हथियार का उपयोग करता है तो उसका नियंत्रण कोहनी (Elbow) के विस्तार के दौरान या विस्तार के बाद किया जा सकता है।

प्रबाहु (फोरआर्म) की अस्थियाँ भंजन (फ्रैक्चर) का सामान्य क्षेत्र होता है। यह भंजन कोहनी (Elbow - एल्बो) के क्षेत्र में होता है। कभी-कभी कर्पूर प्रवर्धक (ओलिक्रेनन प्रोसेस) अंत:प्रकोष्ठिका (Ulna) के शेष भाग से अलग हो जाता है। इसमें एक या दोनों अस्थियाँ दण्ड (शाफ्ट) में से भंजित हो जाती हैं। एक बहुत ही सामान्य भंजन बहि:प्रकोष्ठिका (रेडियस) के निचले छोर से एक इंच (या ढाई सेंटीमीटर) ऊपर होता है जिसे कोलिस [NB - (Colles) - इब्राह्म कोलिस एक इरिश सर्जन (1773 - 1843) था उसने बहि:प्रकोष्ठिका (रेडियस) के अस्थि-भंग का विस्तृत वर्णन किया था। अत: उसके नाम से ही अस्थि-भंग का नामकरण कोलिस फ्रैक्चर हुआ है।] फ्रैक्चर [या अस्थि-भंजन (Colles' fracture)] कहा जाता है। इसमें अंत:प्रकोष्ठिका का शुकाभ प्रवर्धक (स्टाइलॉइड प्रोसेस) भी उसी समय खण्डित हो जाता है या टूट जाता है। यह अस्थि-भंजन सामान्यत: तने हाथ (Outstretched-hand) पर गिरने के कारण होता है।

(vi) कलाई (रिस्ट) तथा हाथ (पाम) की अस्थि (Bones of the Wrist and Palm)

हाथ के अग्र भाग में कलाई (Wrist or carpus - रिस्ट या कारपस) तथा हथेली (Palm- पाम) होती है। कलाई (रिस्ट या कारपस) में आठ (8) अस्थियाँ होती है जो दो पंक्तियों - निकटस्थ (Proximal प्रॉक्सिमल) तथा दूरस्थ (Distal - डिस्टल) में सजायी जाती हैं। प्रत्येक पंक्ति में चार अस्थियाँ (4 Bones) होती है।

प्रथम पंक्ति में नौकाभास्थि, चन्द्रास्थि, त्रिकोरास्थि तथा वर्तुलिकास्थि होती है जबकि दूसरी पंक्ति में समलम्बास्थि (Trabezium), विषमलम्बास्थि (Trapezoid), शीर्षाभास्थि (Capitate), अंकुशास्थि (Hamate) होती हैं।

	पार्श्विक Lateral				Medial मध्यस्थ
निकटस्थ (Proximal) प्रथम पंक्ति (Ist Row)	नौकाभास्थि Scaphoid	चंद्रास्थि Lunate	त्रिकोरास्थि Triquetral	वर्तुलिकास्थि Pisiform	
दूरस्थ (Distal) दूसरी पंक्ति (IInd Row)	Trapezium समलम्बास्थि	Trapezoid विषमलम्बास्थि	Capitate शीर्षाभास्थि	Hamate अंकुशास्थि	

कलाई की अस्थियाँ (Carpal bones कार्पल बोन्स) अनियमित आकार की होती हैं जो एक दूसरे से जुड़कर अस्थिबंध (Ligament- लिगामेंट) की स्थिति का निर्माण करती हैं। वर्तुलिकास्थि (Pisiform- पिसिफॉर्म) को छोड़कर प्रथम पंक्ति (निकटस्थ पंक्ति) की अस्थियाँ बहि:प्रकोष्ठिका (रेडियस) तथा निचला रेडियो-अंत:प्रकोष्ठिकाय संधि (Inferior radio-ulnar joint) एक डिस्क संधि (Articular disc) के साथ जुड़ती हैं।

कलाई सतह पर एक गहरी अवतलता (Deep concavity - डिप कॉनकैविटी) होती है जिसे "कलाई-खाँच" कार्पल ग्रूव (Carpal groove) कहा जाता है। खाँच (ग्रुव) के अस्थिमय किनारों को एक मजबूत रेशेदार पट्टा (बैन्ड) जिसे "ऊतक-पट्टी सेतु" रेटिना क्यूलम ब्रिज (Retinaculum bridge) कहते हैं, उन्हें एक सुरंग (Tunnel) में परिवर्तित करता है। इस सुरंग को "कारपल टनेल" या "कलाई सुरंग" (Carpal tunnel) कहा जाता है। इस सुरंग से आकुंचनी नसें (फ्लेक्सर टेन्डन) तथा मध्यस्थ तंत्रिकाएं (मीड्यन नर्व) हाथ को हस्तांतरित होते हैं। इस व्यवस्था से कलाई की शक्ति तथा नसों की दक्षता में वृद्धि होती है।

तथापि यदि गर्भावस्था (Pregnancy) या रोग या चोट (Injury) के कारण सूजन या विकृति होने से सुरंग का स्थान संकट में पड़ता है तो अस्थियाँ तथा ऊत्तक पट्टी (रेटिक्यूलम) हस्तान्तरित करने में समर्थ नहीं होते। मध्यस्त तंत्रिका पर जो दबाव पड़ता है, वह सुरंग में ही रुक जाता है और वह नष्ट हो जाता है। इसका एक सामान्य उदाहरण (Example) है -"जालीय तंत्रिका - रोग" या "इनट्रैपमेंट न्यूरोपैथि" (Entrapment neuropathy) इस रोग के कारण हाथ में दर्द होता है (विशेषकर रात में), संवेदिक क्षति (Sensory loss) होती है, कमजोरी (Weakness) का अनुभव होता है तथा अँगूठा का लघु अपावर्तन पेशी (Short abduction muscle of the thumb) नष्ट हो जाती है जिसे "कलाई सुरंग संलक्षण" या "कार्पल टनेल सिन्ड्रोम" (Carpal tunnel syndrome) कहा जाता है।

हथेली की अस्थियों को मेटाकार्पल बोन्स या करभास्थि (Metacarpal bones) कहते हैं। ये अस्थियाँ लम्बी होती हैं। प्रत्येक अस्थि में एक आधार (Base बेस), एक दण्ड (Shaft - शाफ्ट) तथा एक सिर (Head - हेड) होता है। इनके आधार (Bases) दूरस्थ पंक्ति में स्थित अस्थियों के साथ जुड़े रहते हैं जबकि सिरे (Heads) पहली (या दूरस्थ) पंक्ति के अंगुल्यस्थियों (Phalanges - फैलेन्जेज) के साथ जुड़ते हैं। प्रथम करभास्थि (मेटाकार्पल बोन)

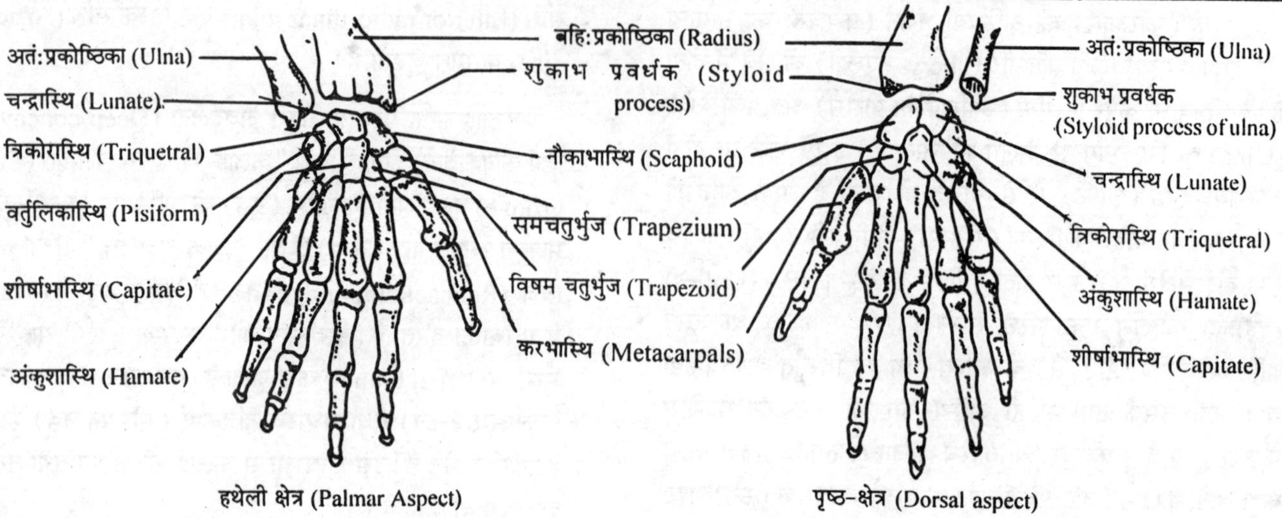

चित्र 33(xviii) - बायाँ हाथ की हथेली और पृष्ठीय क्षेत्र (Palmar and dorsal aspects of the left hand)

अन्य अस्थियों के आगे होती है तथा इस प्रकार घूमती है कि इसकी हथेली सतह (Palmar surface - पालमर सर्फेस) मध्यत: की ओर अभिमुख होती है। इससे यह सम्भव होता है कि अंगूठा को अंगुलियों के सम्मुख रखा जा सके तथा अंगुलियों के साथ एक अच्छी पकड़ (Grip) एक तरफ से प्राप्त की जा सकें तथा वस्तु के दूसरी तरफ अंगूठा उसे पकड़े रह सके।

अंगुल्यस्थियाँ (फैलेन्जेज) लम्बी होती हैं। अंगूठा (Thumb) में केवल दो अस्थियाँ (Two phalanges) जबकि अन्य अंगुलियों में तीन अस्थियाँ - निकटस्थ (Proximal - प्रॉक्सिमल), मध्यस्थ (Medial-मीड्यल) तथा दूरस्थ (Distal - डिस्टल) होती है। निकटस्थ अस्थि (Proximal bone) सर्वाधिक लम्बी होती है। ऐक्रोमिगली (Acromegaly) से पीड़ित रोगी के एक्स किरणों में एक उपयोगी नैदानिक संकेत यह मिलता है कि उसकी दूरस्थ अस्थि पत्थर के समान कड़ी (Tuffed) होती है। {ऐक्रोमिगली - Acromegaly एक रोग है जो पीयूषग्रन्थि या पिटयूटरिग्लैन्ड द्वारा उत्पादित हारमोन की अत्यधिक परिमाण के कारण होता है। इसके कारण वयस्क में हाथ, पैर तथा जबड़ा में मंदवर्धन होता है।} देखें चित्र 33(xviii) तथा 33(xix)।

करभास्थियों (मेटाकार्पल्स) तथा अंगुल्यस्थियों (फैलेन्जेज) के बीच संधियों को "मेटाकार्पोफैलेन्जिअल ज्वाइंट्स" या "करभास्थि - अगुल्यस्थि संधि" (Metacarpophalangeal joints) कहते हैं। अंगुल्यस्थियों के बीच की संधि को "अंतर-अंगुल्यस्थि संधि" इन्टरफैलेन्जिअल ज्वाइंट्स (Interphalangeal joints) कहते हैं। निकटस्थ अंतर-अगुल्यस्थि संधि (प्रॉक्सिमल इन्टरफैलेन्जिअल ज्वाइंट्स) प्राय: रोगियों में सूजी रहती (Swellen) है जो गठिया (Rheumatoid arthritis - रुमैटॉइड अर्थराइटिस) से पीड़ित होता है। इस रोग के कारण रोगी की अंगुलियाँ तर्कुरूप हो जाती हैं। (Fingers of the patient becomes spindle shaped)

श्रोणी-मेखला (पेल्विक गर्डल) की अस्थियाँ (बोन) (Bones of Pelvic Girdle)

श्रोणी-मेखला की अस्थियों में इनॉमिनेट या अनाम अस्थि (Innominate bone), श्रोणी-फलक या इलिअम (Ilium), जघनास्थि (Pubis), आसनास्थि (Ischium) को शामिल किया जाता है जिनका वर्णन निचे किया गया है।

(vii) अनामास्थि अर्थात् अनाम (इनॉमिनेट) अस्थियाँ (या बोन्स) (Innominate Bones)

अनामास्थि (इनॉमिनेट बोन) नितम्बास्थि (Hip bone - हिप बोन) का ही एक नया नाम है। दो अनामास्थियाँ एक साथ आगे से जघन-संधि (Pubic-Symphysis - प्यूबिक सिम्फिसिस) पर जुड़ती है तथा पीछे से एक त्रिकास्थि (सेक्रम) उन पर सेतु (Bridge) बनाती है ये सभी मिलकर एक अस्थिमय श्रोणि क्षेत्र का निर्माण करते हैं जिसे श्रोणि-मेखला (Pelvic girdle - पेल्विक गर्डल) कहते हैं। प्रत्येक अनामास्थि (इनॉमिनेट बोन) लम्बी और अनियमित आकार की होती है। बाल्यावस्था में यह अस्थि तीन भागों में एक उपास्थि (कार्टिलेज) द्वारा पृथक होती है, परन्तुं वयस्क में तीनों मिलकर एक अस्थि बन जाती है। वह हिस्सा जो सबसे ऊपर होता है उसे श्रोणि-फलक या इलियम (Ilium) कहा जाता है। वह हिस्सा जो आगे की ओर स्थित होता है, उसे जघनास्थि या प्यूबिस (Pubis)

तथा जो हिस्सा पीछे की ओर होता है उसे आसनास्थि या इसकियम (Ischium) कहा जाता है। ये तीनों अस्थियाँ मिलकर बाहरी सतह पर प्याला (Cup) आकार की बड़ी कोटरिका (कैविटी) का निर्माण करती हैं जिसे उलूखल या एसिटाबुलम (Acetabulum) कहते हैं। इस उलूखल में उर्वस्थि (Femur - फिमर) का सिर पूरी तरह बैठ जाता है और नितम्ब-संधि या श्रोणि-संधि (Hip joint - हिप ज्वाइंट) का निर्माण करता है। देखे चित्र 33(xx)।

(viii) श्रोणिफलक या इलियम (Ilium)

श्रोणि (नितम्ब) फलक (इलियम) पार्श्व-भाग (फ्लैंक) को सहारा देता है। यह अनामास्थि (इनॉमिनेट बोन) का ऊपरी फैला हुआ चिपटा भाग का निर्माण करता है। इसकी बाहरी सतह (नितम्बीय Gluteal) आंतरिक सतह से एक खुरदरा श्रोणीय शिखर के ऊपरी किनारा द्वारा अलग होती है। इसे कमर (Waist - वेस्ट) के निचली सीमा के पास त्वचा में अनुभव किया (या देखा) जा सकता है। यही वह क्षेत्र है जहाँ से अस्थि-मज्जा (बोन मैरो) जीवोति परीक्षा (Biopsy बायोप्सि) के लिए निकाली जाती है। बाहरी (नितम्बीय) सतह तीन विषम श्रोणियों में चिन्हित होती है पश्च (पोस्टिरिअर), अग्र (ऐन्टिरिअर) तथा आंतरिक (Interior)। नितम्बीय पेशियाँ (Gluteal muscles - ग्लुटिअल मसल्स) अस्थि की सतह से प्रकट होती है। ये पेशियाँ है -

1. नितम्बपेशी-मैक्सिमस (Gluteal maximus ग्लुटिअल मैक्सिमस) जो पश्च श्रेणी के चिन्ह के पीछे होता है। या नितम्ब की पश्च पेशी।

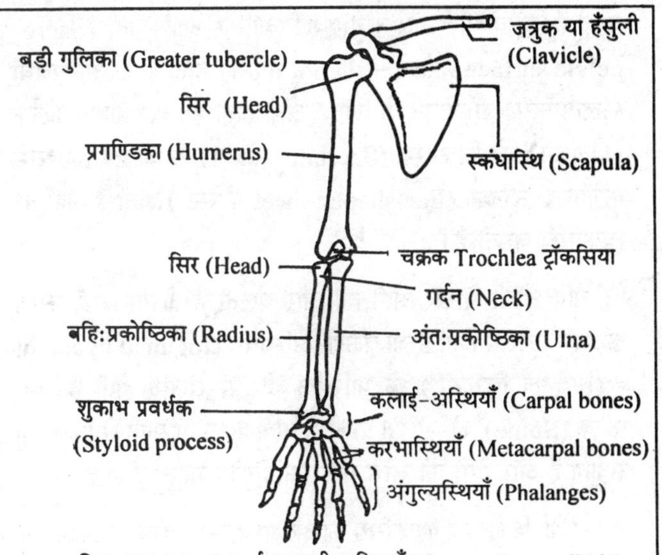

चित्र 33(xix) - सम्पूर्ण हाथ की अस्थियाँ (Bones of upper limb)

2. नितम्ब पेशी-मीड्यस (Gluteas medius - ग्लुटिअस मीड्यस) या नितम्ब की मध्य-पेशी - यह पश्च और अग्र चिन्हों के बीच होती है।
3. नितम्ब पेशी - मिनिमस (Gluteas minimus - ग्लुटिअस मिनिमस) या नितम्बीय अन्तर-अग्रपश्च पेशी जो अग्र और पश्च चिन्हों के बीच होती है।

श्रोणी-फलक (इलियम) की आंतरिक सतह चिकनी और खोखली होती है। इस सतह को श्रोणि-खात (Iliac fossa - इलिऐक फोसा)

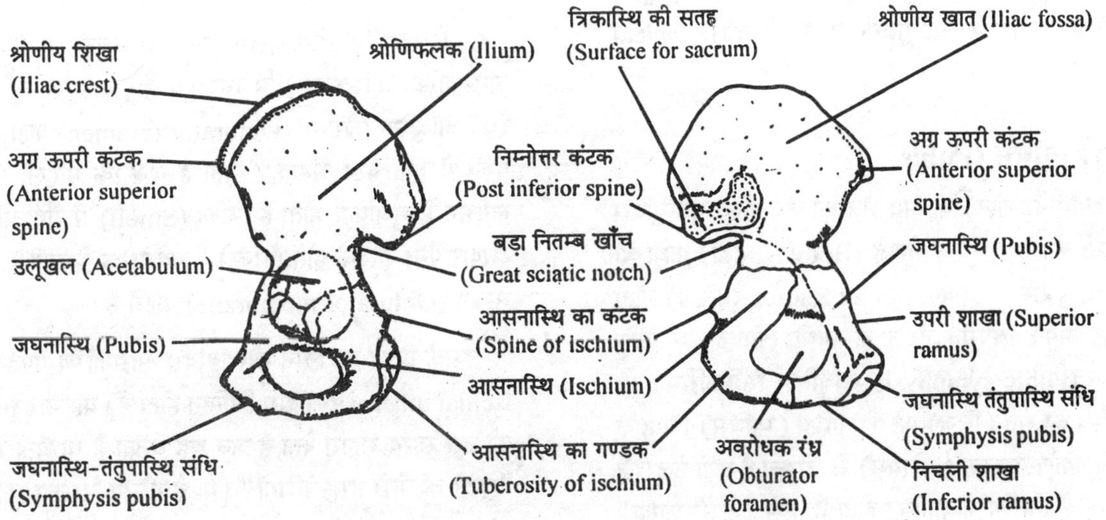

चित्र 33(xx) - बायाँ अनाम अस्थि (The left innominate bone)
बाह्य (बायाँ) तथा आंतरिक सतहें (External (left) and internal surfaces)

कहते हैं। इसके पीछे और नीचे एक त्रिकास्थि-श्रोणि सतह (Sacro-pelvic surface - सेक्रो - पेल्विक सर्फेस) होती है जो अस्थिबंधों (लिगामेंट्स) से जोड़ने के लिए रुखड़ी होती है। यह श्रोणि-फलक (इलियम) को त्रिकास्थि (Sacrum - सेक्रम) से जोड़ती है। इसमें कर्णाकार फलिका (Ear-shaped facet फैसिट्) होती है जहाँ पर त्रिकास्थि जुड़ती है।

यदि श्रोणी शिखर आगे की ओर चलती है तो यह अग्र-ऊपरी कंटक के छोर में होती है जो वंक्षण-अस्थिवंध (Inguinal ligament - इन्विनल लिगामेंट) के पार्श्विक छोर से संलग्न होती है। इस कंटक (Spine) को जीवित प्राणी में अवलोकन आसानी से किया जा सकता है और रोगी की जाँच में इसका विशेष महत्व होता है।

श्रोणि-शिखर का पश्च सिरा का अंत पश्च ऊपरी कंटक (Posterior superior spine - पोस्टिरिअर सुपिरिअर स्पाइन) में होता है जिसे देखा या अनुभव नहीं किया जा सकता, परन्तु इसे एक गुल या डिम्पल (Dimple) द्वारा चिन्हित किया जा सकता है।

श्रोणि-फलक (इलिअम) के अग्र निम्न कंटक (ऐन्टिरिअर इन्फिरिअर स्पाइन) तथा पश्च निम्न कंटक (पॉस्टिरिअर इन्फिरिअर स्पाइन) अनुरूप (या सदृश) ऊपरी कंटकों के थोड़ा नीचे होते हैं। पश्च निम्न कंटक के ठीक नीचे एक बड़ा खाँच होता है जिसे "विशाल नितम्ब खाँच" [या ग्रेटर साइऐटिक नॉच (Greater sciatic notch)] कहा जाता है। सामान्यत: यह खाँच (नॉच) पुरुष की अपेक्षा महिला में अधिक चौड़ा होता है। इसी खाँच से एक नितम्ब तंत्रिका (Sciatic nerve साइऐटिक नर्व) गुजरती है जो नीचे की ओर पैर के पीछे तक जाती है या विस्तारित होती है। यह तंत्रिका महत्वपूर्ण होती है जिसकी क्षति (Damage) होने से कष्टकर स्थिति का निर्माण होता है। इस स्थिति को "गृध्रसी" या साइऐटिका (Sciatica) कहते हैं।

(ix) जघनास्थि या प्यूबिस (Pubis)

अनामास्थि (इनॉमिनेट बोन) के अग्र क्षेत्र को जघनास्थि या प्यूबिस (Pubis) कहते हैं। इसमें एक पिण्ड (Body - बॉडी) तथा दो शाखाएँ (Rami - रैमि - इसका एकवचन Ramus रैमस है) होती हैं। यह पिण्ड अपने विपरीत तरफ के साथी (पिण्ड) के साथ जघन-संघानक (Pubic symphysis - प्यूबिल सिम्फिसिस) पर जुड़ता है। अस्थि का सेतु (ब्रिज) जो जघनास्थि (प्यूबिस) पिण्ड के ऊपरी भाग को श्रोणि-फलक (इलियम) से जोड़ता है तथा उलूखल (एसिटबुलम) के निर्माण में शामिल होता है, उसे "ऊपरी शाखा" या सुपिरिअर रैमस (Superior ramus) कहा जाता है। वह सेतु (ब्रिज) जो पिण्ड के निचला हिस्सा (या भाग) को आसनास्थि (Ischium-इस्किअम) की शाखा (Ramus- रैमस) के साथ जोड़ता है, वह जघनास्थि की "निम्न शाखा" या इन्फिरिअर रेमस (Inferior ramus) के नाम से जाना जाता है।

जघनास्थि (प्यूबिस) के पिण्ड का स्वतंत्र ऊपरी किनारा को "जघन-शिखा" या प्यूबिक क्रेस्ट (Pubic crest) कहते हैं। ऊपरी शाखा (सुपिरिअर रैमस) के साथ संधि पर एक प्रवर्धक (प्रोसेस) होता है जिसे "जघन-गुलिका" या प्यूबिक ट्यूबर्कल (Pubic tubercle) कहा जाता है। इस गुलिका (ट्यूबर्कल) से "वंक्षण अस्थिबंध" (इनग्विनल लिगामेंट - Inguinal ligament) का मध्य छोर जुड़ा रहता है।

मूत्राशय (Urinary bladder - यूरिनरि ब्लैडर) जघन-संघानक (प्यूबिक सिम्फिसिस) और जघनास्थियों के पिण्डों के पीछे स्थित होता है। अत: इनके अस्थि भंग (फ्रैक्चर) होने से मूत्राशय भी क्षतिग्रस्त हो सकता है। जघन-क्षति (पेल्विक इन्ज्युरि) के कारण यदि बाह्य मूत्र-नली से रक्त निकलता है तो इसमें यह संभावना होती है कि पुरुष का मूत्र-मार्ग (Urethra - युरीथ्रा) क्षतिग्रस्त (Rupture - रप्चर) हो गया है।

(x) आसनास्थि या इस्किअम (Ischium)

अनामास्थि (इनॉमिनेट बोन) के पश्च भाग पर ठोस और चौड़ा क्षेत्र को आसनास्थि या इस्कियम (Ischium) कहा जाता है। इसमें एक पिण्ड (Body) तथा एक शाखा (Ramus रैमस) होती है। इसका पिण्ड उलूखल (एसिटाबुलम) के निर्माण में हिस्सा लेता है। इसकी शाखा (रैमस) आगे की ओर निकलती है तथा जघनास्थि (प्यूबिस) की निम्न शाखा (इतिन्फरिअर रैमस) के साथ जुड़ती है।

"उलूखल" (एसिटाबुलम) के नीचे जघनास्थि (प्यूबिस) तथा आसनास्थि (इस्किअम) से घिरे हुए द्वार या मुख को "अवरोधक रंध्र" ऑब्टुरेटर फोरामेन (Obturator foramen) कहा जाता है। यह पुरुष में एक बड़ा अंडाकार होता है जब कि महिला में छोटा और लगभग त्रिभुजाकार होता है। घ्राण (Smell) में यह अधिकांश एक रेशेदार परत से ढके होते हैं जिसे "अवरोधक झिल्ली" या आब्टुरेटर मेम्ब्रेन (Obturator membrane) कहते हैं।

इसके पिण्ड का निम्न छोर खुरदरा आसनास्थि गण्डक (Rough ischial tuberosity) द्वारा चिन्हित होता है। यह छोर शरीर के वजन को उस समय सहारा देता है जब वह बैठता है या बैठा रहता है और "घुटने के पीछे नस-पेशियों" [या हैमस्ट्रिंग मसल्स (Hamstring muscles)] को संलग्न (Attachment) प्रदान करता है। जीवित प्राणी में यही छोर नितम्ब - मैक्सिमस पेशी (Gluteus maximus muscle - ग्लुटियस मैक्सिमस मसल) द्वारा ढका रहता है जब

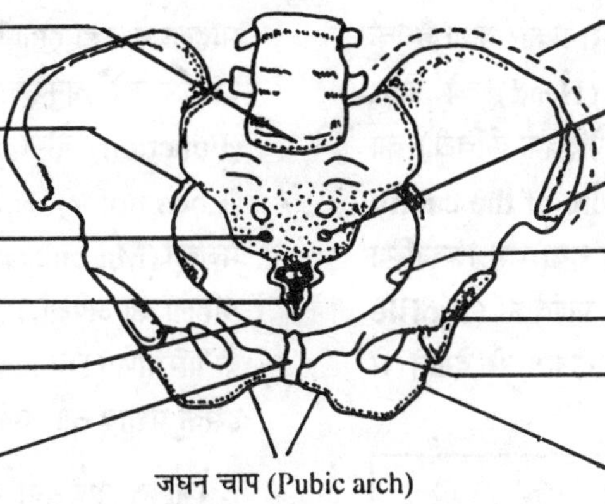

चित्र 33(xxi) - श्रोणि (नितम्ब या जघन) क्षेत्र (The pelvis)

नितम्ब (हिप) विस्तारित होता है जैसा कि खड़ा रहने की स्थिति होती है। इसे आसानी से "स्पर्श परीक्षण" या पैल्पेशन (Palpation) द्वारा पहचाना जा सकता है जब कि संधि आकुंरित रहती है। (When the joint is flexed.)।

श्रोणी-क्षेत्र (Pelvis) को दो खण्डों में विभाजित किया जा सकता है- पहला ऊपरी भाग तथा दूसरा निचला भाग। ऊपरी भाग मुख्यत: दो श्रोणि-अस्थियों (इलियक बोन्स) के कोरदार हिस्सों से बनता है जिसे "विशाल श्रोणि" (Greater pelvis - ग्रेटर पेल्विस) या "अपूर्ण श्रोणि" या फॉल्स पेल्विस (False pelvis) कहा जाता है। विशाल श्रोणि (ग्रेटर पेल्विस) की कोटरिका (कैविटी) उदर (Abdomen - ऐब्डोमेन) का एक हिस्सा होती है। निचला भाग छोटा होता है, अत: इसे लघु श्रोणि (Lesser pelvis - लेजर पेल्विस) कहते हैं। इसे पूर्ण श्रोणि (True pelvis - ट्रू पेल्विस) भी कहा जाता है। इस लघु श्रोणि में आगे से प्रत्येक तरफ अनामास्थि या इनॉमिनेट बोन (आसनास्थि तथा जघनास्थि) का शेष भाग होता है तथा पीछे से त्रिकास्थि (सेक्रम) रहती है। यह (लघु श्रोणि) श्रोणि-नली (पेल्विक कैविटी या कैनल) को घेरे रखती है जिसका प्रसूति-महत्व (Obsteric importance - ऑब्सटेरिक इम्पॉरटेन्स) होता है। लघु-श्रोणि का ऊपरी मुख या छिद्र (Aperture - ऐपर्चर) आँत (Viscera - विसरा) द्वारा भरा होता है जबकि आंतरिक छिद्र अधिकांशत: पेशी श्रोणि-फर्श और उसकी अवरोधिनी [या स्फिंटर्स (Sphincters)] द्वारा बंद रहते हैं।

ऊपरी श्रोणि-छिद्र की सीमा (Boundary) को श्रोणि-किनारा (पेल्विक ब्रिम - Pelvic brim) या श्रोणि-प्रवेश मार्ग (Pelvic inlet - पेल्विक इनलेट) कहा जाता है। इसका अग्र-पश्च, अनुप्रस्थ (Transverse) तथा तिर्यक (Oblique) व्यासों (Diameters) की माप मानव शास्त्रीय कारणों (Anthropological reasons) से होती है। ये तीनों माप महिलाओं में पुरुष की अपेक्षा बड़ी होती है। सर्वाधिक अंतर अग्र-पश्च व्यास में ही देखने को मिलता है।

लघु-श्रोणी (लेसर पेल्विस) की कोटरिका (कैविटी) पीछे से आगे की अपेक्षा अधिक गहरी होती है। पीछे से यह त्रिकास्थि (सेक्रम) और अनुत्रिक (कॉक्सिक्स) के अवतल (Concave) द्वारा परिबद्ध (या घिरे हुए) होता है जबकि आगे से श्रोणि-पिण्ड (पेल्विक बॉडी), श्रोणि-शाखा (पेल्विक रैमस) तथा श्रोणि-संघानक (पेल्विक सिम्फिसिस) द्वारा परिबद्ध (Bounded) होते हैं।

श्रोणि कोटरिका (पेल्विक कैविटी) का प्रत्येक किनारा एक चिकना चौकोर क्षेत्र से घिरा होता है। इस किनारा का निर्माण श्रोणि-फलक (इलिअम) तथा आसनास्थि (इस्किअम) के संयोजन से होता है। इस प्रकार श्रोणि-कोटरिका जो परिबद्ध या बंद (Enclosed) हो जाती है, उसमें आगे से मूत्राशय (Bladder), पीछे से मलाशय (Rectum - रेक्टम) तथा बीच में गर्भाशय (Uterus - यूटेरस) होता है। मध्य कोटरिका की माप होती है तथा यह देखा गया है कि यह महिला में पुरुष की अपेक्षा बड़ी होती है। इस माप का उपयोग प्रसूति विज्ञान या ऑब्स्टेट्रिक्स (Obstetrics) में भी होता है। माता और उसके भ्रूण (Fetus) के लिए जिस बात का महत्व है, वह है माता की श्रोणि-माप (Pelvimetry - पेल्विमेट्री) तथा भ्रूण-सिर की माप (Cephalometry - सिफैलोमेट्री)। इसका अध्ययन अत्यधिक महत्वपूर्ण होता है, विशेषकर चिकित्सा के क्षेत्र में।

पुरुष और महिला की श्रोणि (Pelvis) आकार में अंतर देखने को मिलता है। महिला की श्रोणि का आकार इस प्रकार होता है कि शिशु के जन्म होने के समय शिशु के सिर (Head) को बाहर निकलने का मार्ग बन सके। श्रोणि-कोटरिका (पेल्विक कैविटी) का अक्ष (Axis) कोटरिका की गोलाई (Curvature of the cavity - करवेचर ऑफ द कैविटी) के पीछे होता है तथा वह त्रिकास्थि (सेक्रम) और अनुत्रिक (कॉक्सिक्स) के पार्श्वक (Profile -प्रोफाइल) के समानान्तर होता है, जैसाकि किनारा से देखने से

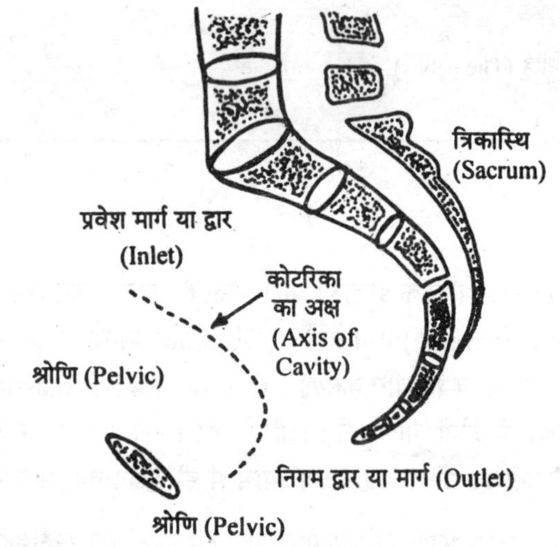

चित्र 33(xxii) - महिला श्रोणि-क्षेत्र (पार्श्विक दृश्य)
(Sagittal section through the female pelvis)

मालूम होता है। देखें चित्र 33 (xxii).

महिला में पुरुष की अपेक्षा त्रिकास्थि का पिछला झुकाव तथा श्रोणि कोटरिका का अग्र-पश्च व्यास (Anteroposterior diameter of the pelvic cavity) बड़ा होता है। श्रोणि-अक्ष (पेल्विक ऐक्सिस) तथा श्रोणि-कोटरिका के अग्र और पश्च क्षेत्र की गहराई में अंतर भ्रूण के मार्ग (श्रोणि-नली होकर) के लिए महत्त्वपूर्ण होता है।

वयस्क में लिंगों (पुरुष और महिला) के बीच श्रोणि (पेल्विस) के विभिन्न अंगों के रैखिक माप (Linear measurement), कोण (Angles), आकारों (Shapes) में अंतर होता है। औरत के नितम्ब (Hip-हिप) में जो अधिक प्रक्षेप (Prominence) होता है, वह श्रोणि-फलक (इलियम) में अंतर के कारण ही होता है।

यह देखा गया है कि भ्रूण-जीवन (Fetal life) में भी पुरुष और महिला की श्रोणियाँ [Pelves - Pelvis का बहुवचन Pelves होता है।] भी एक दूसरे से भिन्न होती हैं, विशेषकर ऊपरी जघन मेहराब या कोण में (In supra pubic arch or angle), निम्न जघन शाखाओं के बीच (Between the inferior pubic rami) जो महिला में बड़ा होता है। यद्यपि महिला-श्रोणि शिशु के जन्म के लिए आकार को अनुकूल बनाती है, फिर भी श्रोणि का मुख्य कार्य (Function) दोनों लिंगों (पुरुष और महिला) में प्रेरक चालक (Locomotor) का है। पुरुष जो सामान्यत: अधिक हट्टा-कट्टा और मजबूत (Muscular and heavily built) होता है, उसमें श्रोणि-संरचना महिला की अपेक्षा अधिक मजबूत होती है। सम्पूर्ण रूप में पुरुष-श्रोणि के परिमाण (Dimension of male-pelvis) अधिक होता है तथा इसके पेशीय और अस्थिबंधीय चिन्ह अधिक स्पष्ट होते हैं।

मानव अवशेषों की पहचान के लिए फोरेन्सिक (Forensic) कार्य में उसके लिंग का निर्धारण श्रोणि की जाँच द्वारा ही होता है। इसकी कुछ विशेषताओं (Features) विशेषकर श्रोणि-शिखा (Iliac crest) तथा विशाल नितम्ब खाँच (Greater sciatic notch - ग्रेटर साइऐटिक नॉच) से अस्थि-आयु का भी पता लगाया जा सकता है, विशेषकर नौजवानों (Young adults) में।

पैर (लोअर लिम्ब) की अस्थियाँ (Bones of Lower Limb)

पैर की अस्थियाँ हैं - उर्वस्थि (Femur - फीमर), चपनी या पैटेला या नीकैप (Patella or knee-cap), अंतर्जंघिका या टिबिआ (Tibia), बहिर्जंघिका या फिब्यूला (Fibula) तथा चरणास्थियाँ (Bones of foot)। यहाँ प्रत्येक अस्थि का अलग अलग वर्णन किया जाएगा।

(xi) उर्वस्थि या फीमर (Femur)

मानव-कंकाल में उर्वस्थि (फीमर) सर्वाधिक लम्बी और मजबूत अस्थि होती है। इसकी लम्बाई मानव का एक लम्बा कदम (Long step) के बराबर होता है तथा इसका बल (Strength) उसके अधीन बजन और पेशीय शक्तियों के बराबर होता है। इसमें आगे की ओर झुका हुआ एक बेलनाकार काण्ड (Sylindrical shaft - सिलिन्ड्रिकल शाफ्ट) होता है। इसमें दो छोर (Two extremities) होते हैं। ऊपरी छोर में एक गोलाकार सिर, एक ग्रीवा (गर्दन) तथा दो शिखरक (Trochanters - ट्रोकैन्टर) होते हैं जबकि निचला छोर स्थूल द्विगाँठ (Massive double knuckle or condyle - कन्डाइल) के समान होता है। उर्वस्थि का सिर (Head - हेड) अर्धगोला होता है जिसकी सतह पर काचाभ संधि-उपास्थि (Hyaline articular cartilage) की होती है। सतह का छोटा रुखड़ा गड्ढा इस आवरण से मुक्त होता है जो अस्थिबंध-स्कंधपेशी (Ligamentum teres - लिगामेन्टम् टेरिस) के साथ संलग्न होने के लिए होता है। इसके ठीक नीचे और पीछे इसका केन्द्र (Centre) होता है। यह सिर पूरी तरह अनामस्थि

(इनॉमिनेट बोन) के उलूखल (एसिटब्यूलम) में पूरी तरह बैठ जाता है तथा नितम्ब-संधि (हिपज्वाइंट) का निर्माण करता है।

इसकी ग्रीवा (Neck - नेक) ऊपर की ओर विस्तारित होती है तथा मध्यत: काण्ड (शाफ्ट) से यह लगभग 125° का कोण बनाती है और सिर में इसकी सीमा का अंत हो जाता है। (Terminates in the head)। कोणीकरण (Angulation) के कारण पैर (लोअर लिम्ब) श्रोणि से लटकाने या झूलने में समर्थ होता है। उर्वस्थि की ग्रीवा में उछल-कूद के कारण अस्थिभंग की संभावना बनी रहती है, विशेषकर प्रौढ़ लोगों में या महिलाओं में। इसी प्रकार जाँघ की मरोड़ (Twisting) जब 16 वर्ष से नीचे के बच्चों में समान दुर्घटना (उछल-कूद) के कारण होती है तो उर्वस्थि के काण्ड में कुंडलीय अस्थि भंग (Spiral fracture) की संभावना होती है।

"विशाल-शिखरक" या ग्रेटर ट्रॉकैन्टर (Greater Trochanter) एक बड़ा प्रवर्धक (प्रोसेस) होता है जो ऊपर की ओर शिखर से

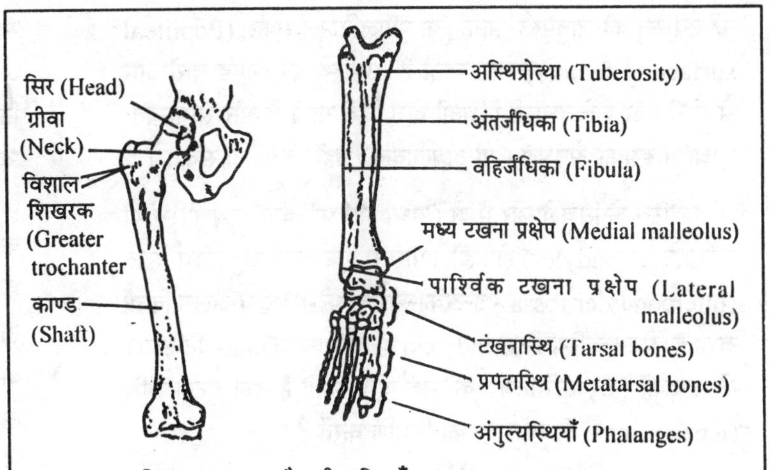

चित्र 33(xxiv) - पैर की अस्थियाँ (Bones of lower limb)

प्रक्षेपित होता है और यह ग्रीवा से पार्श्विक होता है। इस पर लटकने के कारण इसमें छोटा खोखला हो जाता है जिसे शिखरक-खात [या ट्रॉकैंटेरिक फोसा (Trochanteric fossa)] कहा जाता है। इस खात में "अवरोधक बाह्य पेशी" (Obturator external muscle - ऑब्टुरेटर एक्सटर्नल मसल) रहती है। विशाल शिखरक की बाहरी सतह तथा काण्ड के ऊपरी भाग की पश्च-सतह ये दोनों ही नितम्ब-पेशियों (Gluteal muscles - ग्लुटिअल मसल्स) के लिए निवेशन (Insertion) प्रदान करती है। "लघु-शिखरक" या लेसर ट्रॉकैन्टर (Lesser trochanter) ग्रीवा के नीचे काण्ड (शाफ्ट) से मध्यत: प्रक्षेपित होता है जिससे एक "कटि क्षेत्र की पेशी" संलग्न होती है जिसे कटिलम्बिनी पेशी [सोअस मसल (Psoas muscle)] कहते हैं। उर्वस्थि (फीमर) के पश्च क्षेत्र पर विशाल और लघु शिखरकों के बीच जोड़ने वाली अस्थि का एक लम्बा उभरा हिस्सा होता है जिसे "अंतर शिखरीय चोटी" [या इन्टरट्रॉकैन्टरिक क्रेस्ट (Intertrochanteric crest)] कही जाती है।

उर्वस्थि (फीमर) प्राय: बेलनाकार होती है जिसका अपवाद है उसका निचला छोर जो चिपटा और फैला हुआ होता है। काण्ड (शाफ्ट) का अग्र और पार्श्विक भाग चिकना होता है। परन्तु इसके पिछले भाग से एक चौड़ा और रुखड़ा उभार (रिज) होता है जिसे लाइनिया ऐस्परा या "रुखड़ी पतली रेखा" (Linea aspera) कहते हैं। यह रेखा उदग्र रूप में चलती है तथा अनेक पेशिओं को जोड़ती है।

अस्थि के एक तिहाई निचला क्षेत्र को "रुखड़ी पतली रेखा" (लाइनिआ ऐस्परा) दो लघु उभारों में (In two smaller ridges) विभाजित करती हैं जिनमें से प्रत्येक स्थूल-अस्थियों (Condyles) से गुजरता है। इन दो उभारों (Ridges) द्वारा घेरे गये त्रिकोणाकार क्षेत्र

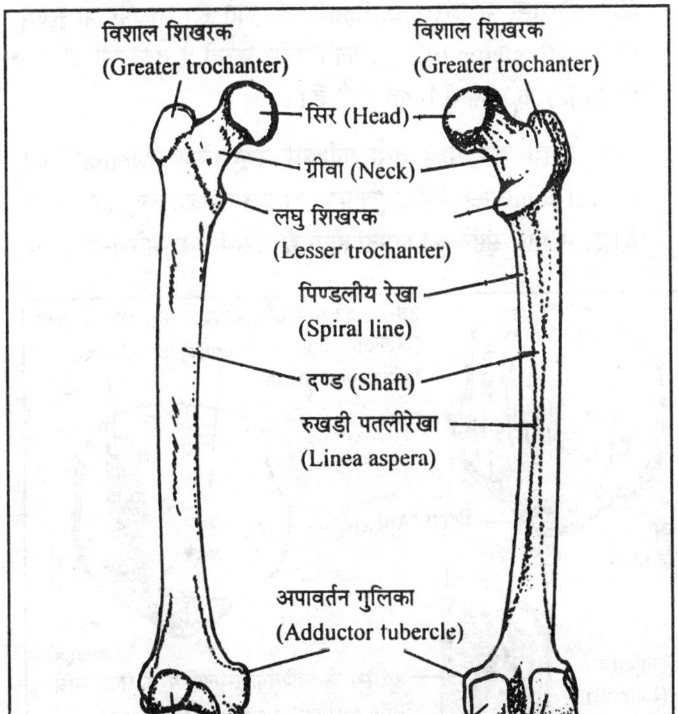

चित्र 33(xxiii) - दाहिनी उर्वस्थि का बायाँ अग्र और पृष्ठ दृश्य (Anterior left and posterior views of right femur)

को उर्वस्थि की जानुपृष्ठ-सतह [या पॉप्लिटिअल सर्फेस (Popliteal surface of femar)] कही जाती है। उर्वस्थि का काण्ड चारों ओर से मोटी और शक्तिशाली पेशिओं द्वारा घिरी रहती है और सामान्यत: त्वचा में इसका अनुभव (या अवलोकन) नहीं किया जा सकता।

उर्वस्थि के निचले छोर में दो (मध्य और पार्श्विक) स्थूलास्थि या कॉन्डाइल (Condyles) होते हैं जो पीछे से एक अंतर-स्थूलास्थि-खात (Intercondyler fossa - इन्टरकॉन्डाइलर फोसा) द्वारा अलग किया जाता है। ये स्थूलास्थियाँ (Condyles) अंतर्जंघिका (Tibia - टिबिआ) के गण्डकों (ट्यूबरसिटिज) के साथ जुड़ी रहती हैं तथा घुटना संधि (Knee joint - नी ज्वाइंट) का निर्माण करते हैं।

संघायी उपास्थि (आर्टिकुलर कार्टिलेज) जो स्थूलास्थियों (कॉन्डाइल्स) को ढके रखती है, वह अस्थि के अग्र सतह तक जाती है तथा चपनी (पटेला) के साथ संधियोजन के लिए एक सतह का निर्माण करती है। मध्य स्थूलास्थि (Medial condyle) के ठीक ऊपर एक छोटी गुलिका (ट्यूबर्कल) होती है जिसे "अभिवर्तनी" गुलिका [या ऐडक्टर ट्यूबर्कल (Adductor tubercle)] कहते हैं जिसके साथ मैग्नस पेशी (Magnus muscle) संलग्न रहती है। [यहाँ यह उल्लेख करना प्रासंगिक होगा कि रुडोल्फ मैग्नस (Rudolph Magnus) एक जर्मन शरीर वैज्ञानिक (German physiologist) - (1873-1927) था जिसने इस पेशी की खोज की थी, अत: उसके नाम से ही इस पेशी का नामकरण हुआ। आज इस पेशी को मैग्नस पेशी के नाम से ही जाना जाता है ओर इसे अंतर्राष्ट्रीय मान्यता भी मिली है।] देखें चित्र 33(xxiii) तथा 33(xxiv)।

(xii) चपनी या पैटेला या नीकैप (Patella or Knee-cap)

चपनी (या पैटेला) तिल के समान एक अस्थि [(Sesamoid bone - सेसमॉइड बोन, Sesame का हिन्दी अनुवाद तिल है)] है जो जंघा (Thigh) के चतुषशिरस्क पेशी (Quadriceps muscle - क्वाड्रिसेप्स मसल) के कंडरा (Tendon - टेन्डन) में विकसित होती है। इस अस्थि की शिखा (Apex - ऐपेक्स) नीचे की ओर अभिमुख होती है। इस अस्थि की अग्र-सतह रुखड़ी होती है। इसकी पश्च-सतह चिकनी होती है जो उर्वस्थि (Femur - फीमर) के निचला छोर की चपनी-सतह (Patellar surface) से जुड़ती है तथा घुटना-संधि (Knee-joint) के निर्माण में हिस्सा लेती है।

चतुष्शिरस्क कंडरा (Quadriceps tendon) का वह क्षेत्र जो चपनी की शिखा को अंतर्जंघिका (Tibia) के गण्डक (Tuberosity) से जोड़ता है, चपनी अस्थि-बंध (Patellar ligament - पैटेलर लिगामेंट) कहलाता है। इस स्थान पर चिकित्सक चपनी-हथौड़ा (Patellar hammer) द्वारा ठोकर मारकर घुटना के टूटना या "अपने स्थान से हटना" आदि का पता लगाता है। चपनी में सामान्यत: अस्थि-भंग (फ्रैक्चर) होता है। यह अस्थि-भंग चपनी के ऊपरी या निचले क्षेत्रों में तिर्यक रूप में (Transversely) होता है या फिर प्रत्यक्ष प्रहार से होता है जिसमें अस्थि-भंग तारा के समान (Star like or stellate fracture) होता है। चपनी का स्थान-परिवर्तन या टूटना कठोर प्रहार से होता है। इससे उसके आंतरिक सतह में भी क्षति होती है। इसे "गम्भीर अभिघातज स्थान-भ्रंश" (Acute traumatic dislocation - ऐक्यूट ट्रौमेटिक डिस्लोकेशन) कहा जाता है। दूसरी ओर शरीर-रचना में असामान्यताएँ (Anatomical abnormalities) आने से भी चपनी में आवृत्ति स्थान-भ्रंश (Recurrent dislocation) होने की संभावना रहती है। आंशिक संधि-भ्रंश (Partial dislocation or subluxation) भी असामान्य नहीं होता, विशेषकर लड़कियों में।

(xiii) अन्तर्जंघिका या टिबिआ या शिन-बोन (Tibia or Shin Bone)

अंतर्जंघिका शरीर की दूसरी सबसे लम्बी अस्थि (प्रथम है - उर्वस्थि या फीमर) होती है। यह पैर (Leg) की दो अस्थियों में अधिक मजबूत और मध्यवर्ती अस्थि होती है। इस अस्थि में एक काण्ड (Shaft) तथा दो छोर (Extremities) होते हैं। यह पैर के मुख्य कंकाल (Skeleton of leg) का निर्माण करती है तथा वहिर्जंघिका (Fibula) के मध्य में स्थित होती है।

इसके ऊपरी छोर मध्य तथा पार्श्विक स्थूलास्थि (Medial and lateral condyles - मीड्यूल एण्ड लैटरल कॉन्डाइल्स) द्वारा बनता है। इसमें भार-सहने की क्षमता होती है। इसमें एक अस्थि-प्रोत्थ या

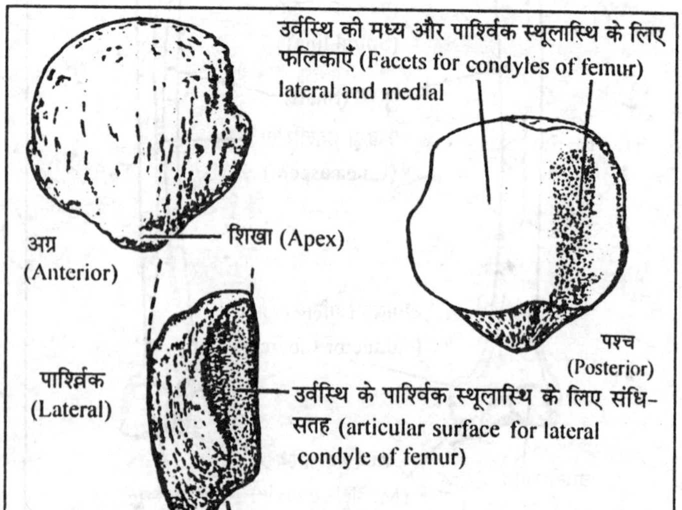

चित्र 33 (xxv) - बायीं चपनी का अग्र, पश्च और पार्श्विक क्षेत्र
(The anterior posterior and latertal aspects of the left patella)

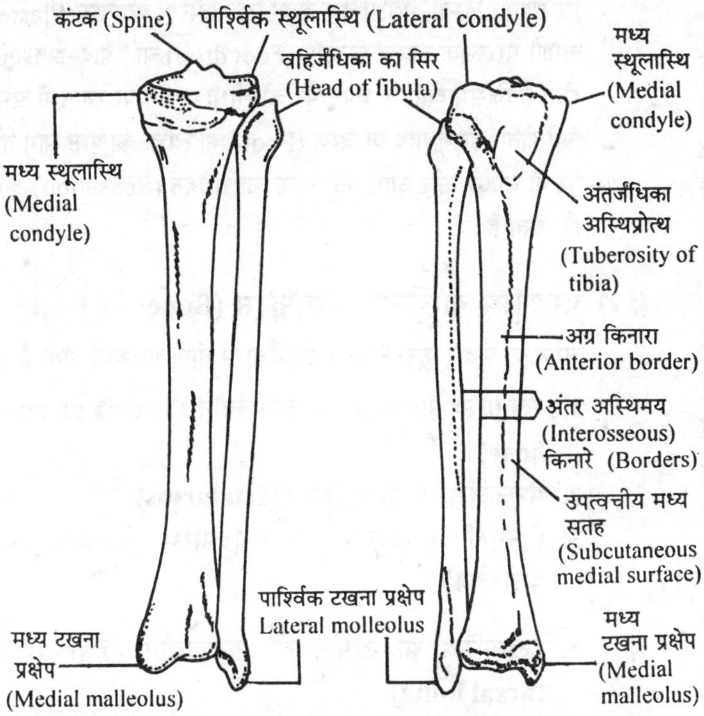

चित्र 33(xxvi) - बायाँ अंतर्जंधिका और वहिर्जंधिका का पश्च (बायाँ) और अग्र दृश्य (Posterior left and anterior views of right tibia and fibula)

गण्डक (Tuberosity - ट्यूबरोसिटी) होता है। प्रत्येक स्थूलास्थि (कॉन्डाइल) में एक संधि सतह होती है जिसके साथ उर्वस्थि (Femur) के समान स्थूलास्थि जुड़ती है। स्थूलास्थियों के साथ जीवन में मध्य और पार्श्विक अर्धचन्द्राकार उपास्थि (Menisci - मनिस्की - इसका एकवचन Meniscus मेनिस्कस है) समृद्ध होती है। दो स्थूलास्थियों (Two condyles) के संधि सतहों के बीच जो क्षेत्र होता है उससे अर्धचन्द्राकार उपाथि के सींग (Horns) तथा स्वस्तिक अस्थि-बंध (Cruciate ligaments - क्रूसिएट लिगामेंट्स) जुड़े रहते हैं।

पार्श्विक स्थूलास्थि (Lateral condyle) के अन्दर की सतह पर एक छोटा संधि फलिका (Articular facet - आर्टिकुलर फैसिट) होती है जो बहिर्जंधिका (Fibula) के सिर से जुड़ती है। अंतर्जंघिका की स्थूलास्थियों (Tibial condyles) के अग्र किनारों का अनुभव (या अवलोकन) आसानी से किया जा सकता है जबकि घुटना (Knee- नी) आकुंचित (Flexed) होता है। प्रत्येक अग्र किनारा चपनी (Patella) के प्रत्येक ओर के गर्त (Depression) के निचले किनारे का निर्माण करता है। अंतर्जंघिका-अस्थिप्रोत्थ (Tibial tuberosity) का निचला हिस्सा उपत्वची (Subcutaneous - सबक्यूटैनियस) होता है जिसे आसानी से स्पर्श या महसूस किया जा सकता है।

अंतर्जंघिका (टिबिया) का काण्ड (शाफ्ट) अनुप्रस्थ क्षेत्र (Cross-section - क्रॉस सेक्शन) में त्रिकोणाकार होता है जिसके तीन किनारे तथा तीन सतहें होती हैं। अग्र किनारा अंतर्जंघिका-अस्थिप्रोत्थ (टिबिअल ट्यूबरोसिटि) से मध्य टखना प्रक्षेप (मीड्यल मैलिओस) तक नीचे की ओर जाता है। यह त्वचा में स्पर्श करके अनुभव किया जा सकता है जिसका एक अपवाद है - नीचे का चौथाई हिस्सा जो गोल और अस्पष्ट होता है और यह तीक्ष्णशिखा (Sharp ridge or shin) का निर्माण करता है। पैर के गहरे प्रावरणी (Fascia-फैशिया) को यह जोड़ती है। अंतर-अस्थिमय किनारा से अंतर-अस्थिमय झिल्ली जुड़ती है जो अन्तर्जंघिका (टिबिआ) तथा बर्हिजंघिका (फिब्यूला) के बीच खिंचती है। काण्ड का मध्य किनारा बीच में तीक्ष्ण (Sharp) तथा अलग होता है तथा ऊपरी और निचली चौथाई में गोल तथा अनिश्चित (Rounded and ill-defined) होता है।

अंतर्जंघिका (टिबिआ) की मध्य-सतह अग्र और मध्य किनारों के बीच स्थित होती है। यह सतह चिकनी होती है तथा आरम्भ से अंत तक की सम्पूर्ण लम्बाई त्वचा के ठीक नीचे स्थित होती है। अत: कभी-कभी इसे उपत्वचीय सतह (Subcutaneous surface - सबक्यूटैनिअस सर्फेस) कहते हैं। जब यह नीचे की ओर खींचती है तो यह मध्य टखना-प्रक्षेप (Medial malleolus - मीड्यल मैलिओलस) के छोर में पायी जाती है। मध्य सतह का निचला हिस्सा एक बड़ा आभासी नस (Great saphenous vein) द्वारा तिरछे रूप में रेखित रहता है जिसकी रूपरेखा (Profile) कुछ लोगों में हम देख सकते हैं, विशेषकर स्फीत शिराओं (Varicose veins) के साथ।

अंतर्जंघिका (टिबिआ) की पश्च-सतह अंतर-अस्थिमय तथा मध्य किनारों से चारों ओर से घिरे रहते हैं। यह जानुष्ठ (Popliteus - पाप्लिटिअस), परिनालिका (Soleus) तथा पश्च अंतर्जंघिका (Tebialis posterior) पेशियों को संलग्न करती है। इसके अतिरिक्त इस सतह से पदांगुलियों की लम्बी आकुंचनी पेशी (Long flexor muscle of the toes), आकुंचनी लम्बी अंगुलियों (Flexor digitorum longus) को भी सम्बद्धता (Attachment) मिलती है।

अंतर्जंघिका (टिबिआ) का निचला छोर थोड़ा फैला हुआ रहता है। मध्यत: यह नीचे की ओर प्रक्षेपित होता है (जैसा कि मध्य टखना प्रक्षेप)। पार्श्विक रूप में एक बहिर्जंघिका-खाँच (Fibular notch) होता है जो बहिर्जंघिका (Fibula - फिब्यूला) के निचली सतह से अस्थिबंधों (लिगामेंट्स) द्वारा बंधी रहती है। अंतर्जंघिका के निचले छोर की निम्न-सतह (Interior surface) चिकनी होती तथा टखना-संधि (Ankle joint) पर टखनास्थि (Ankle joint or Talus टेलस) के साथ जुड़ती है। देखें चित्र 33(xxvi)

(xiv) बहिर्जंघिकास्थि या फिब्यूला (Fibula)

बहिर्जंघिकास्थि (फिब्यूला) पैर की दो अस्थियों की पार्श्विक अस्थि (Lateral) होती है। इसमें भार-सहन की क्षमता नहीं होती है तथा यह एक लम्बी-पतली अस्थि होती है। इस अस्थि में एक काण्ड (Shaft-शाफ्ट) तथा दो छोर (ऊपरी तथा निचली) होते हैं। ऊपरी छोर को सिर (Head - हेड) तथा निचले छोर को पार्श्विक टखना प्रक्षेप (Lateral malleolus-लैटरल मैलिओलस) कहा जाता है।

घुटना (Knee) के पश्च-पार्श्विक क्षेत्र पर उभार का अवलोकन त्वचा को स्पर्श करके किया जा सकता है। बहिर्जंघिकास्थि (फिब्यूला) के सिर में एक फलिका (Facet - फैसिट) होती है जो अंतर्जंघिका (टिबिंआ) के पार्श्विक स्थूलास्थि (कॉन्डाइल) के अंदर की सतह के साथ होती है। [N.B. - यह संधियोजन घुटना संधि के निर्माण में हिस्सा नहीं लेता है।]

बहिर्जंघिका (फिब्यूला) का निचला छोर फैलता है तथा पार्श्विक टखना-प्रक्षेप (Lateral malleolus-लैटरल मैलिओलस) का निर्माण करता है। यह नीचे की ओर अंतर्जंघिका (टिबिआ) से एक निचला तल पर प्रक्षेपित होता है। पार्श्विक टखना प्रक्षेप की मध्य सतह पर एक फलिका (Facet) होती है जो टखना-संधि (Ankle joint) में घुटिकास्थि (Talus - टेलस या Ankle bone) के पार्श्विक सतह के साथ संधियोजन के लिए होती है। अंतर्जंघिका (टिबिया) तथा बहिर्जंघिका (फिब्यूला) के निचले छोर दृढ़ता से आपस में अस्थिबंधों (Ligaments) द्वारा बंधे रहते हैं। इनके काण्ड (Shafts) भी पूर्णतः अंतर-अस्थिमय झिल्ली द्वारा जुड़े रहते हैं जो पैर को अग्र और पश्च कक्षों में विभाजित करती है।

अंतर्जंघिका या बहिर्जंघिका या दोनों के निचले छोरों का अस्थि-भंग (फ्रैक्चर) होना सामान्य बात है जिसे पोट्स फ्रैक्चर (Pott's fracture) कहा जाता है। {पॉट, पेर्किवल Pott, Percival एक अंग्रेजी शल्य चिकित्सक, 1733-1788 था जिसने इस प्रकार के अस्थि-भंग का पता लगाया था और बाद में उसी के नाम से इस अस्थि-भंग को जाना जाने लगा।} बहिर्जंघिका (टिबिआ) के काण्ड (शाफ्ट) में भी अस्थि-भंग होता है। ऊपरी छोर पर स्थूलास्थि (Condyle - कॉन्डाइल) के अस्थि-भंग प्रसारित होकर घुटना-संधि (Knee joint) तक पहुँच सकता है।

सामान्य बहिर्जंघिका तंत्रिका (Peroneal nerve - पेरोनिअल नर्व) बहिर्जंघिका के सिर के ठीक नीचे अस्थि के गर्दन को पार करती है। यह स्थिति क्षति या चोट के लिए आसान होती है। इसमें प्रत्यक्ष आघात (Trauma - ट्रॉमा) होता है जो तंत्रिका के दबने से होता है। जैसे-घुटना पर कसकर पट्टी बाँधने से या पैर को एक दूसरे पर रखकर लम्बी अवधि तक बैठने पर या पैर में पलस्तर (Plaster) लगाने पर इसके कारण फुटड्रॉप (Foot drop) या "पाद-झनझनी" होती है जिसमें व्यक्ति अपने पैर को सीधा जमीन पर रखने में समर्थ नहीं होता। इसमें पाद या चरण (Foot) की त्वचा का पृष्ठ भाग तथा पैर के बाहरी ओर आगे की त्वचा का संवेदन (Sensation) क्षीण हो जाता है।

(xv) चरणास्थि या बोन्स ऑफ फुट्स (Bones of Foot)

चरण या पाद (फुट-Foot) के ढाँचा में तीन अस्थियाँ होती हैं -

1. **टखनास्थि या टार्सस या टार्सलबोन (Tarsus or tarsal bone)**
2. **मेटाटार्सस या प्रपादास्थि (Metatarsus)**
3. **(अंगुली + अस्थि =) अंगुल्यस्थि (Phalanges - फैलेन्जेज)**

1. टखनास्थि या टार्सस या टार्सलबोन (Tarsus or tarsal bone)

टखनास्थि में मध्यस्थ और पार्श्विक श्रेणी की अस्थियाँ (Medial and lateral series of bones) होती हैं। मध्यस्त श्रेणी (Medial series) में घुटिकास्थि (Talus - टेलस), नौकाभास्थि (Cuneiform bones - क्यूनीफार्म बोंन्स) शामिल होती हैं।

पार्श्विक श्रेणी (Lateral series) की अस्थियों में एड्यस्थि (Calcaneus - कैल्केनिअस) तथा घनास्थि (Cuboid - क्यूबॉइड) होती हैं।

पाद (या चरण) की सामान्य संरचना का अवलोकन करने पर यह पता चलता है कि इसमें दो चाप [या मेहराब (Two arches)] होते है - पहला है अनुदैर्ध्यचाप (Longitudinal arch) तथा दूसरा अनुप्रस्थ चाप (Transverse arch)। अनुदैर्ध्य चाप पाद के मध्य क्षेत्र पर अधिक स्पष्ट होता है ओर इससे यह परिणाम निकलता है कि घुटिकास्थि (Talus-टेलस) शिखर पर होती है और इसलिए वह एड्यस्थि की सतह (Level of calcaneus) से ऊपर रहती है।

अनुप्रस्थ चाप (ट्रॉन्सवर्सल आर्क) प्रपादास्थि (Metatarsus) (निकटस्थ छोर- Proximal end) की सतह पर अधिक स्पष्ट होता है। ये दोनों चाप चलने में अत्यधिक महत्वपूर्ण होते हैं तथा पेशियों (Muscles) की मदद से मजबूत अस्थिबंधों (Ligaments) द्वारा इनका अनुरक्षण (Maintenance) होता है। एक वयस्क द्वारा कुछ मीटरों की ऊँचाई से कूदने के कारण जो पर्याप्त दबाव पड़ता है उसे ये चाप सहन कर सकते हैं। यदि

ये चाप कमजोर या बीमार हो जाते हैं तो इस स्थिति को सपाट पाद (Flat foot) या पेस प्लेनस (Pes planus) कहते हैं। असामान्यरूप से ऊँचा-चापाकार पाद (High arched foot) को चाप पाद (Claw foot) या पेस केवस (Pes cavus) कहा जाता है।

घुटिकास्थि (टेलस) अनियमित आकार की अस्थि होती है जिसमें तीन संधायी सतहें (Articular surfaces) होती हैं - (क) ऊपरी (Above) सतह अंतर्जंघिका (टिबिआ) के लिए सतह के दोनों ओर मध्यस्थ और पार्श्विक गुल्फिकाओं (Malleoli-मलिओली-इसका एकबचन Malleolus -मलिओलस है।) के लिए जो टखना संधि (Ankle joint) का निर्माण करते हैं।

(क) निचली (Below) सतह एड्यस्थि (Calcaneus) के लिए तथा

(ख) सामने (Front) की सतह नौकाभास्थि (Navicular) के लिए।

एड्यस्थि (कैल्केनिअस) भी अनियमित आकार की अस्थि होती है जो टखनास्थियों (Tarsal bones) की सर्वाधिक लम्बी अस्थि है। यह अस्थि घुटिकास्थि (टेलस Talus) के नीचे रहती है तथा घुटिकास्थि (टेलस) के पीछे की ओर प्रक्षेपित होती है और एड़ी (Heel) का निर्माण करती है। इसका पश्च किनारा कंडरा-एड्यस्थि (Tendo-caclaneus - टेन्डो-कैल्केनिअस) से संलग्न होता है। इसे ऐकिलिस टेन्डन (Achilles tendon) भी कहा जाता है। यह अस्थि पीछे की ओर प्रक्षेपित होते हुए पैर की अस्थियों से आगे बढ़ जाती है तथा पिण्डली की पेशियों (Calf muscles) के लिए उत्तोलक (Lever लीवर) का कार्य करती है। कंडरास्थि (Tendon) का भंजन (टूट-फूट) एक गम्भीर बात या घटना है जिसमें शल्य-चिकित्सा (टखना क्षेत्र का पैरिस प्लास्टर या अस्थि-स्थापन आदि) की आवश्यकता होती है। एड्यस्थि (Calcaneus) सामने में घनास्थि (Cuboid) से जुड़ती है।

घुटिकास्थि (टेलस) तथा एड्यस्थि (कैल्केनिअस) दोनों ही मजबूत अस्थि होती हैं तथा इनके भंजन (Breaking) के लिए अधिक बल की आवश्यकता होती है। यह भंजन सामान्यत: एक ऊँचाई से गिरने से होता है।

नौकाभास्थि (Navicular bone) एक तश्तरी (डिस्क) आकार की अस्थि होती है जिसमें एक अवतल निकटस्थ सतह (Concave proximal surface - कॉनकव प्रॉक्सिमल सर्फेस) होती है जहाँ से घुटिकास्थि (Talus) और एक उत्तल दूरस्थ सतह (Convex distal surface) जुड़ती है। इस उत्तल दूरस्थ सतह से तीन कीलास्थि (Coneiform bones) संलग्न रहती हैं। नौकाभास्थि के मध्य क्षेत्र पर एक अस्थिप्रोत्थ (Tuberosity) होता है जो अंतर्जंघिका-पाद की पश्च-पेशी के लिए सम्बद्धता (Attachment) प्रदान करता है। घनास्थि (Cuboid bone) एड्यस्थि (कैल्केनिअस) के साथ पीछे से जुड़ती है तथा आगे से चौथी और पाँचवीं प्रपादास्थि (Metatarsals) के साथ जुड़ती है। मध्यत: यह नौकाभास्थि (नेविक्यूलर बोन) तथा पार्श्विक कीलास्थियों के साथ सम्बद्ध रहती है।

तीन कीलास्थि (Cuneiform bones)-मध्यवर्ती (Medial), अंतर्वर्ती (Intermediate) तथा पार्श्विक (Lateral) - "नौकाभास्थि के पीछे" तथा "तीन मध्य प्रपादास्थि के आगे" के बीच होती हैं। कीलास्थि की क्रमबद्धता तथा उनको बांधे अस्थिबंध पैर (पाद) के अनुप्रस्थ चाप को बनाये रखने के महत्वपूर्ण कारक (Factors) होते हैं। देखें चित्र 33(xxvii), 33(xxviii)।

2. प्रपादास्थि या मेटाटार्सस (Metatarsus)

पाद में प्रपादास्थि (Metatarsal bones) की संख्या 5 होती है और जो टखना (Tarsus टार्सस) से पाँच पदज की अगुल्यास्थि (Five toes of phalanges) को जोड़ती है। (Metatarsal मेटाटर्सल बहुवचन है जिसका एकबचन मेटाटर्सस Metatarsus है)। प्रपादास्थि (Metatarsus) लम्बी अस्थि होती है जिसमें एक निकटस्थ आधार (Proximal bone), एक काण्ड (Shaft) तथा एक दूरस्थ सिर (Distal head) होता है। प्रथम तीन प्रपादास्थि के आधार कीलास्थिओं (Cuneiform bones) के साथ तथा उनके दो पार्श्विक (प्रपादास्थियाँ) घनास्थि (Cuboid) के साथ जुड़ते हैं। प्रथम प्रपादास्थि (First metatarsal of the great toe), छोटा, मोटा और मजबूत होता है। पाँचवीं प्रपादास्थि (Little toe) एक उखड़ा उत्सेघ (Rough eminence रफ इमिनेंस) होता है। जिसे शूकाभ प्रवर्धक (Styloid process) या अस्थिप्रोत्थ (Tuberosity - ट्यूबरोसिटि) कहा जाता है। यह प्रवर्धक आधार के पार्श्विक किनारा पर होता है जिसे पाद के पार्श्विक किनारा के अर्धपथ के पास देखा जा सकता है। जब पाद को जोर से उल्टा करते हैं तो इस प्रवर्धक का अस्थि-भंग हो जाता है। तीन मध्य प्रपादास्थि के सिर के नीचे दर्द होने की स्थिति को ऐन्टिरिअर मेटाटार्सलजिआ (Anterior metatarsalgia) या "अग्र प्रपादास्थि-सिरदर्द" कहा जाता है। प्रपादास्थि में अस्थि भंग के निम्नलिखित कारण हो सकते हैं

एक अप्रशिक्षित व्यक्ति द्वारा दीर्घ-अभियान (Long march by an untrained individual), दौड़ना (Running), पैदल-सैर (Hiking) आदि। पैदल सैर के कारण जब अस्थि-भंजन होता है तो इसे मार्च फ्रैक्चर या "अभियान-भंजन" (March fracture) कहा जाता है। देखें चित्र 33(xxvii) तथा 33(xxviii)।

3. **अंगुल्यस्थियाँ या फैलेन्जेज (Phalanges)**

पाद की अंगुल्यस्थियाँ (फैलेन्जेज) भी लम्बी होती है और हाथ की अंगुल्यस्थियाँ की तरह सामान्य क्रमबद्ध तथा समान संख्या में होती है। पैर का अँगूठा (Big toe) हाथ के अंगूठा की तरह इसमें एक निकटस्थ (Proximal) तथा एक दूरस्थ अंगुल्यस्थि (Distal phalanx) होती है। अन्य प्रत्येक अंगुल्यस्थि में तीन अस्थियाँ होती हैं। एक अतिरिक्त अस्थि बीच में होती है। देखें चित्र 33(xxvii), 33(xxviii) तथा चित्र 33(xxix)।

पर्शुकी (पसली) उपास्थि या कॉस्टल कार्टिलेजेज (Costal Cartilages)

ये उपास्थियाँ काचाभ उपास्थि के चपटे काण्ड (Bars of hyaline cartilage) होते हैं जो ऊपर के सात पसलियों (Ribs) को उरोस्थि (Sternum स्टर्नम) के साथ जोड़ती है तथा 8वीं,9वीं तथा 10वीं पर्शुका को अपने ऊपर निकटतम उपास्थियों के साथ जोड़ती है। 11वीं और 12वीं पर्शुका की उपास्थियां क्रमशः पतली होती जाती हैं तथा उदरीय दिवाल के पेशी समूह में उसका अंत हो जाता है।

पर्शुकी उपास्थियों का योगदान गतिशीलता (Mobility), लचीलापन (Elasticity) तथा वक्ष-पिंजरा के प्रतिस्कंदन (Risilience of thoracic cage - रिजिलिएन्स ऑफ थोरैसिक केज) में होता है। यदि ये उनके लिए नहीं हों तो पर्शुका तथा उरोस्थि का अस्थि-भंग बार-बार होगा। बुढ़ापा में ये उपास्थियाँ अस्थि बनने की ओर अग्रसर होती हैं और कम नम्य होती हैं। इसमें हृदय की मालिश कठिन हो जाती है। इसके कारण उनकी पर्शुका तथा उरोस्थि (Ribs and sternum) का अस्थि-भंग (फ्रैक्चर) होना आसान बन जाता है।

अन्तर-पर्शुका स्थान या इन्टरकोस्टल स्पेसेज

(Intercostal spaces)

प्रत्येक अंतर-पर्शुका स्थान में तीन पेशियाँ (Three muscles) तथा एक तंत्रिका संवहनी समूह (Neurovascular bundle of intercostal nerve artery and vein) होता है। वक्ष की रीढ़ (Thoracic spine) में रोगों (जैसे - मेरुदण्डीय यक्ष्मा - Spinal tuberculosis) द्वारा तंत्रिकाओं में

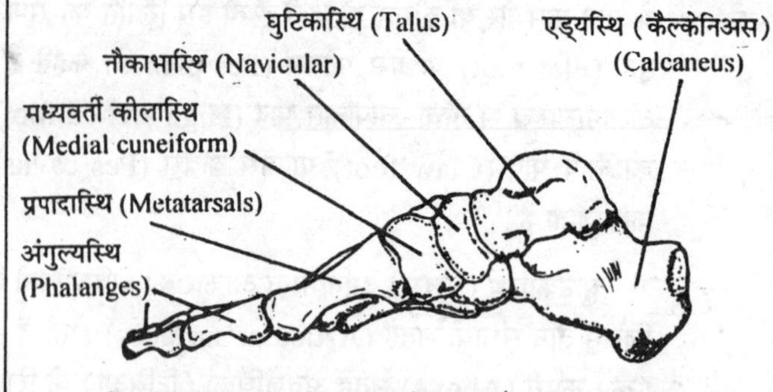

चित्र 33(xxvii) - दाहिना पाद की अस्थियाँ - मध्यवर्ती दृश्य
(Bones of the right foot - medial view)

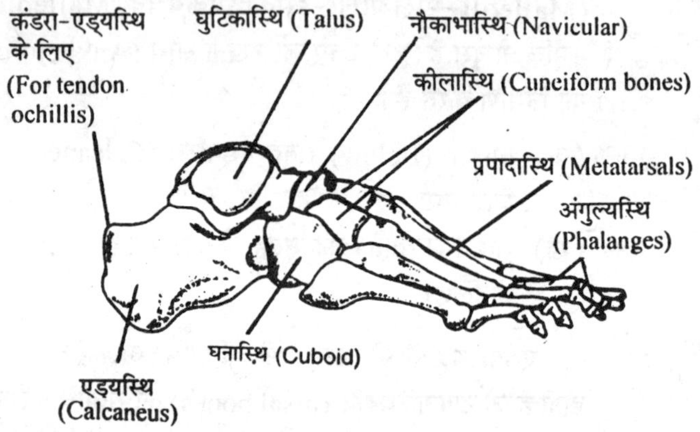

चित्र 33(xxviii) - दाहिना पाद की अस्थियाँ - पार्श्विक दृश्य
(Bones of the right foot - lateral view)

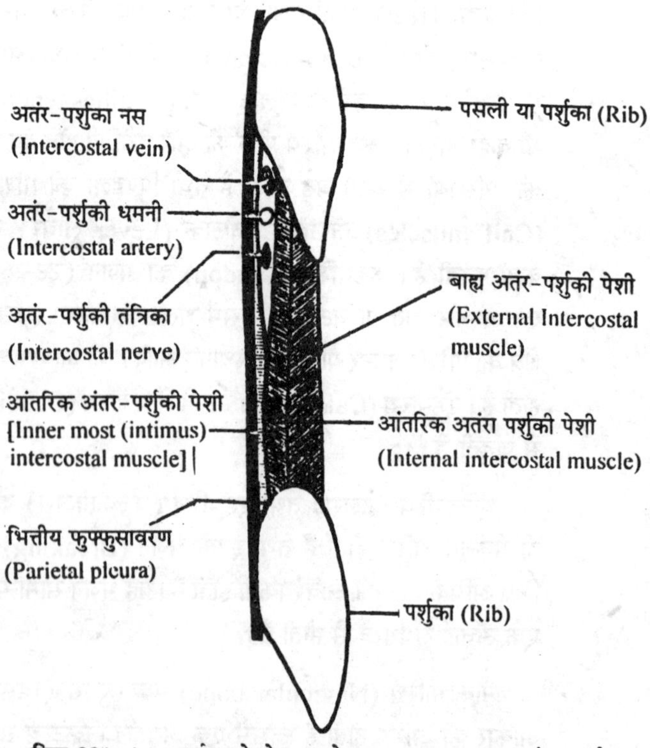

चित्र 33(xxix) - पशुंका से होकर जाने वाला खण्ड तथा एक अंतर-पर्शुका स्थान (Section through ribs and an intercostal space)

जलन या उत्तेजना होती है। इसके कारण वक्ष (या सीना) के अग्र भाग में दर्द होता है जहाँ तंत्रिका की सीमा समाप्त होती है। यक्ष्मा (T.B.) के रोगी की कशेरुका (Vertebra) से जो पीब (Pus) बहती है, वह तंत्रिका संवहनी समूह के पथ पर चली जाती है तथा अंतर-पर्शुकी तंत्रिकाओं की त्वचीय शाखाओं (Cutaneous branches) के तीन बिन्दुओं में से एक बिन्दु पर एक एक फोड़ा (Abscess - ऐब्सिस) के रूप में निकल आती है। यह फोड़ा उरोस्थि (स्टर्नम) के ठीक पार्श्व (Just lateral) में होता है।

अंतर-पर्शुका स्थानों पर कोमल ऊत्तक (Soft tissue) होता है जो हृदय परीक्षण "हृदय-चित्रण शास्त्र" - (By cardiography) के लिए "वातायन या खिड़की" का कार्य करता है। रोगग्रस्त फेफड़ा या फुफ्फुस ऊत्तक (Lung tissue) के उन्मूलन के लिए एक पारम्परिक शल्य चिकित्सा यह है कि वक्ष की दिवाल में एक छेद करके पाँचवीं या छठी पर्शुका के अंश का उच्छेदन (Resecting) किया जाता है। इसमें ऐसी प्रविधि (Technique) का उपयोग किया जाता है कि तंत्रिका-संवहनी समूह (न्यूरोवैसक्यूलर बन्डल) का संरक्षण हो सके। वक्ष-पिंजरा में लचीलापन होने के कारण अंतर-पर्शुका स्थान का निर्माण होता है जिसे खोलकर शल्य क्रिया होती है। देखें चित्र (xxix)।

5. कंकाल की संधियाँ
(JOINTS OF THE SKELETON)

संधि (Joint)

कंकाल की दो या दो से अधिक अस्थियों के मिलन स्थान को संधि या ज्वाइंट या आर्टिक्युलेशन (Joint or articulation) कहा जाता है। इसका संबंध या महत्व वृद्धि (Growth), दृढ़ता (Rigidity) तथा गति (Movement) से होता है। संधियों (Joints) का अध्ययन जो विषय करता है उसे संधि शास्त्र या संधि विज्ञान (Arthrology - आर्थोलॉजि) कहा जाता है। अस्थियों के बीच वह सतह जो संधि का निर्माण करती है उसे संधि योजन सतह (Articulating or jointing surface - आर्टिक्युलेटिंग या ज्वाइन्टिंग सर्फेस) कहते हैं।

संधि का वर्गीकरण या प्रकार (Classification or Types of Joints)

कंकाल (या शरीर) की संधि को तीन समूहों में वर्गीकृत किया जाता है अर्थात् संधियों के तीन प्रकार (Types) होते हैं जो इस प्रकार है -

1. अचल संधि या रेशेदार या तंतुमय संधि या सिनार्थ्रोसिस **(Immovable or fibrous joint or synarthrosis)**
2. अल्पचल संधि या उपास्थीय संधि या ऐम्फिआर्थ्रोसिस **(Slightly movable or cartilaginous joints or amphiarthrosis)**
3. मुक्त चल संधि या श्लेषक संधि या डायआर्थ्रोसिस **(Freely movable or synovial joints or diarthrosis)**

1. अचल संधि या रेशेदार या तंतुमय संधि या सिनार्थ्रोसिस (Immovable or Fibrous Joint or Synarthrosis)

जैसा कि नाम से स्पष्ट होता है कि ये संधियाँ अचल (या स्थिर) होती है। जब दो अस्थि इस संधि द्वारा जुड़ती है तो इस अस्थि संधि पर कोई गति नहीं होती। इस प्रकार की संधियाँ कपाल (Skull) अस्थियों के बीच होती हैं।

अचल संधि तीन प्रकार की होती हैं जो निम्नलिखित हैं -

(i) धारीदार संधि या स्यूचर **(Suture)** - धारीदार संधि (Sutures) को कपाल-अस्थियों (Cranial bones) के बीच हम अवलोकन कर सकते हैं। यहाँ मध्यवर्ती तन्तुमय (या रेशेदार) ऊतक (Intervening fibrous tissue) शामिल होने वाली अस्थियों के परिअस्थिक (Periosteum - पेरिऑस्टिअम) के साथ अनवरत रहता है। देखें चित्र 34(i) धारीदार संधि भी कई प्रकार की होती हैं, वे हैं -

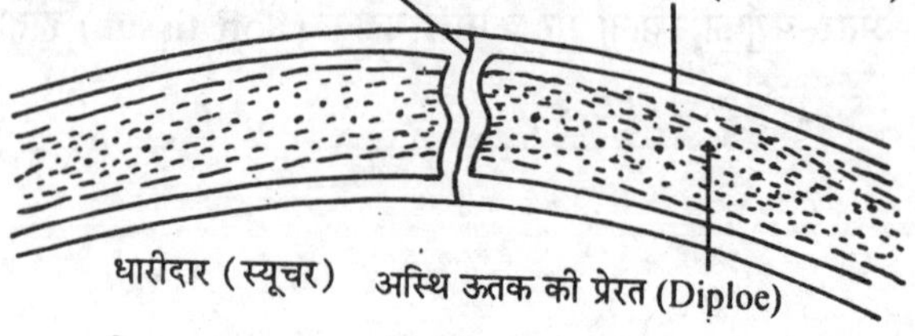

चित्र 34(i) - अचल संधि (Suture or immovable joint)

(क) **समतल धारीदार संधि या प्लेन स्यूचर (Plane suture)** - यह संधि तालु-अस्थियों (Palatine bones) के क्षैतिज पट्टिकाओं (Horizontal plates) के बीच पायी जाती है। यहाँ जोड़ने वाली सतहें (Articulating surfaces) समतल (Plane) होती हैं।

(ख) **दंतुर धारीदार संधि या सेरेट स्यूचर (Serrate suture)** - इसमें जोड़ने वाली सतहें दंतुर होती हैं। इसका उदाहरण है - कपाल (या सिर) के शिखर के पास की संधि जहाँ दो भित्तिकास्थियाँ (Parietal bones) मिलती हैं अर्थात् कपाल की सममितार्धी संधि [(Sagittal suture of skull सैजिटल स्यूचर ऑफ स्कल]

(ग) **शल्की धारीदार संधि या स्क्वैमस स्यूचर (Squamous suture)** - इसमें हिस्सा लेने वाली अस्थियों के किनारे एक दूसरे को कुछ अंश तक ढकती (Overlap) है। जैसे शंखास्थि (Temporal bone) तथा भित्तिकास्थि (Parietal bone) के बीच का शल्की (Squamous) हिस्सा।

(घ) **सीमांत धारीदार संधि या लिम्बस स्यूचर (Limbous suture)** - इसमें हिस्सा लेने वाली अस्थियों की संधि-सतहें एक दूसरे के क्षेत्र को अंशतः

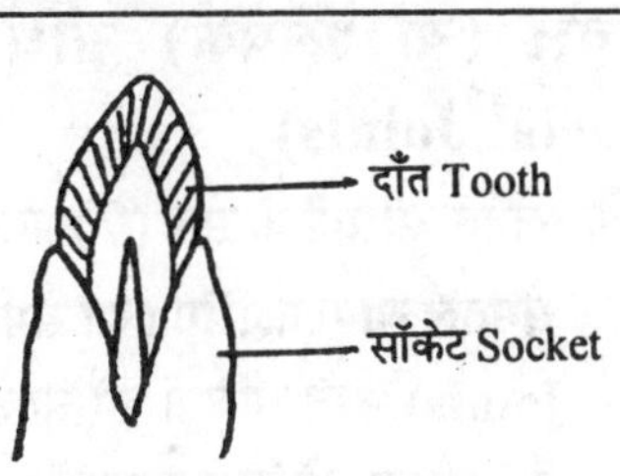

चित्र 34(ii):फनाकार कील (Gomphosis)

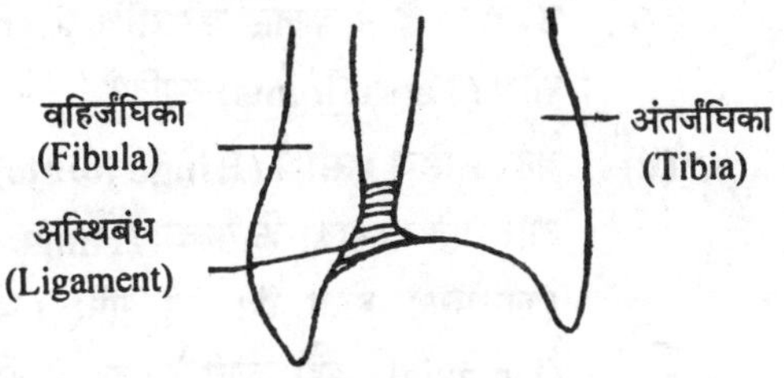

चित्र 34(iii) - पट्टी या फिता (Syndesmosis)

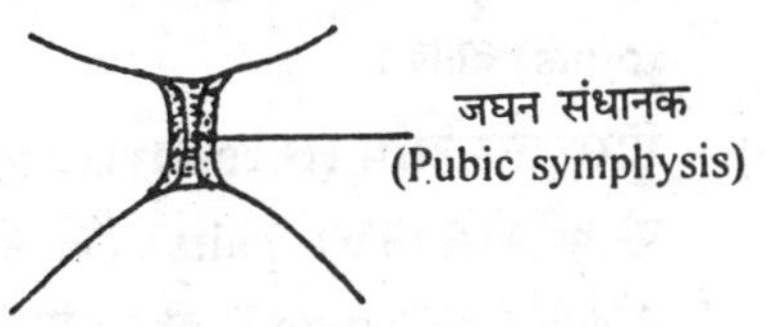

चित्र 34(iv):उपास्थीय संधानक (Symphysis)

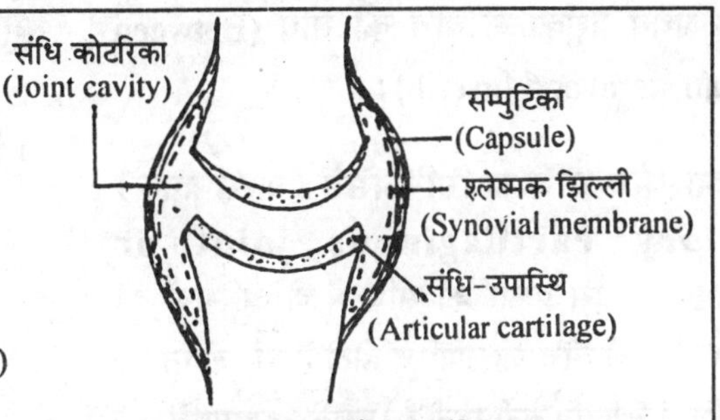

चित्र 34(v) - श्लेष्मक संधि (सरल प्रकार)
[Synovial joint (simple type)]

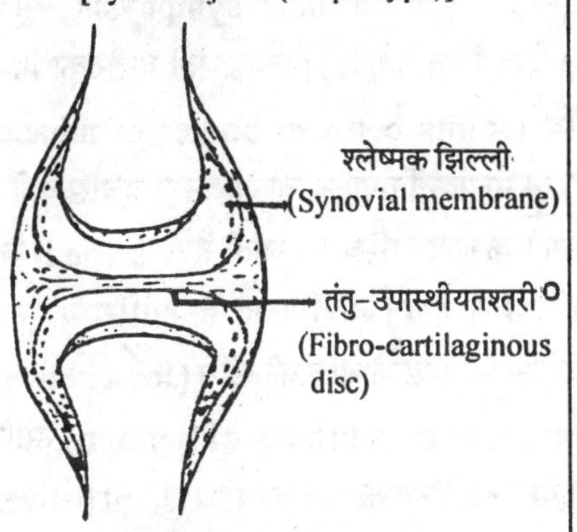

चित्र 34(vi):श्लेष्मक संधि (जटिल प्रकार)
[Synovial joint (complex type)]

ढकती हैं। इसका उदाहरण है - ललाटास्थि और भित्तिकास्थि के बीच की संधि (Suture between frontal and parietal bones)।

(ङ) **दंत-वयन संधि या डेन्टिक्यूलेट स्यूचर (Denticulate suture)** - इसमें दाँत के आकार के किनारे होते हैं जिनमें जुड़ने वाली अस्थियाँ गुथ जाती हैं। जैसे सममितार्धी संधि (Sagittal bone)।

(च) **खाँचेदार फान (पच्चर संधि) या स्किनडिलेसिस (Schindylesis)** - यहाँ अस्थि का एक फानाकार प्रवर्धक (Wedge=shaped process) दूसरी अस्थि के खाली जगह में धारित हो जाती है।

(ii) फानाकार संधि या गॉम्फोसिस (Gomphosis) - यहाँ एक खूँटी और कूप (Peg and socket - पेग और सॉकेट) की व्यवस्था होती है। जैसे-दाँत और जबड़ा का कप के बीच की संधि (Joint between tooth and socket of jaw) देखें चित्र 34(ii)।

(iii) फीताकार या सिन्डेस्मोसिस (Syndesmosis) - इसमें जुड़ने वाली अस्थियाँ रेशेदार (या तंतुमय) अस्थिबंध (Fibrous ligaments) द्वारा संयुक्त होता है। जैसे - अंतर्जंघिका और वहिर्जंघिका के निचले छोरों के बीच की संधि (Joint between lower ends of tibia and fibula) देखें चित्र 34(iii)।

2. अल्पलच संधि या उपास्थीय संधि या ऐम्फिआर्थ्रोसिस (Slightly Movable Joints or Cartilaginous Joints or Amphiarthrosis)

संधि (Joint) में जुड़ने वाली अस्थियों के बीच कुछ उपास्थि (Cartilage) रहती है जिसके कारण संधि में थोड़ी गति (Movability) आ जाती है। इस प्रकार की संधि को ही "अल्पचल संधि" या "उपास्थीय संधि" कहते हैं। अल्पचल (या उपास्थीय) संधि दो प्रकार की होती हैं -

(क) **प्रारम्भिक उपास्थीय संधि या सिन्कोन्ड्रॉसिस (Primary cartilaginous joint or synchondrosis)** - इसमें दो अस्थियों के बीच संधि में सामान्य जीवन की अवधि की प्रथम चतुर्थांश आयु में उपास्थि (Cartilage) रहती है और उसके बाद उपास्थि का परिवर्तन अस्थि में हो जाता है। इसके उदाहरण हैं - बढ़ती लम्बी अस्थि के केन्द्र (एपिफिसिस) तथा अस्थि दण्ड (डायफिसिस) के बीच की संधि (Joint between diaphysis and epiphysis of growing long bones), उरोस्थि का

शिखर तथा प्रथम पर्शुका के बीच की संधि (Between manubrium sterni and first rib)।

(ख) द्वितीयक उपास्थीय संधि या सिम्फिसिस (या संघानक) **(Secondary cartilaginous joint or symphysis)** - इस प्रकार की संधि में दो अस्थियों को जोड़ने वाली संधि के बीच जो उपास्थि होती है वह जीवन की सम्पूर्ण अवधि में यथावत बनी रहती है। इसके उदाहरण हैं -

जघन (नितम्ब) संघानक (Pubic symphysis प्यूबिक सिम्फिसिस) देखें चित्र 34(iv)। निकटवर्ती कशेरुका पिण्डों के बीच संधि (Joints between bodies of adjacent vertebrae) या मध्यवर्ती उपास्थि जो जीवन के पचास वर्षों की आयु (लगभग) के बाद अस्थि बन जाती है (Ossified) जैसा कि निम्न संधियों में देखने को मिलता है-उरोस्थि का उपरी हिस्सा तथा उरोस्थि-पिण्ड के बीच की संधि (Joint between the manubrium sterni and body of sternum) उरोस्थि के पिण्ड तथा पश्च-उरोस्थि के बीच की संधि (Joint between body of sternum and xiphisternum जिफिस्टर्नम)।

3. मुक्तचल संधि या श्लेषक संधि डायर्थोसिस (Freely movable joints or synovial joints or diarthrosis)

शरीर या कंकाल की अस्थियों को जोड़ने वाली संधि अपने स्थान पर स्वतंत्र रूप से आस पास खिसकती हैं जिन्हें "मुक्तचल संधि" (Freely movable joints) कहते हैं। इन्हें श्लेषक संधि या सिनोविअल ज्वाइंट्स (Synovial joints) या डायथ्रोसिस (Diarthrosis) भी कहा जाता है। इस संधि की सतह काचाभ उपास्थि (Hyaline cartilage) द्वारा रेखित (या स्तरित) होती है तथा संधि एक रेशेदार सम्पुटिका (Fibrous capsule) में बंद (Enclosed) रहती है। संधि कोटरिका (Joint cavity) की असंधायी सतहें (Non-articular surfaces) श्लेष्मिक झिल्ली (Synovial membrane) द्वारा रेखित (या अस्तरित) होती हैं। इस झिल्ली के द्वारा जो तरल पदार्थ (Synovial fluid) उत्पन्न होता है, उससे संधि चिकनी (Lubricated) रहती है। रेशेदार सम्पुटिका (फाइब्रस-कैप्स्यूल) में उपस्थित संधियों को मजबूती प्रदान करतने में अस्थिबंध (लिगामेंट्स) तथा पेशियाँ (मसल्स) सहायता देती हैं। श्लेषक संधि के आकारों में भिन्नता होती है और इसके कारण उनके विभिन्न नाम (या प्रकार) होते हैं देखें चित्र 34(v), तथा 34(vi)। मानव शरीर में लगभग 300 चल संधियाँ (Movable joints) पायी जाती हैं।

मुक्तचल (या श्लेषक) संधि के प्रकार (Types of Synovial Joints)

मुक्त या श्लेषक संधियों के सात (7) प्रकार होते हैं -

(i) **समतल या ग्लाइडिंग (या सर्पण) संधि (Plane or gliding joints)** - इन संधियों की सतहें समतल होती है जिसमें संधियाँ एक समतल से दूसरे समतल पर सरकती (फिसलती) है। इसके उदाहरण है - कलाई की संधि (Carpal joints), टखना की संधि (Tarsal joints) आदि।

(ii) **कोर (हिंज) संधि (Hinge joints)** - इन संधियों का आकार और गति दरबाजा के कब्जा (Hinge of the door) के समान (लगभग) होती है। यह गति (या चालक) एक सतही (Uniaxial) कही जाती है। इसके उदाहरण हैं - कोहनी संधि (Elbow joint), अंतर-अंगुल्यस्थि संधि (Interphalangeal joints) आदि।

(iii) **द्विस्थूलक संधि (Bicondylar joints)** - इसमें संधि सतहों के दो जोड़े (Two pairs) होते हैं। पहला जोड़ा उत्तल [या उन्नतोदर (Convex)] तथा दूसरा जोड़ा अवतल [या नतोदर (Concave)] होता है। ये सभी एक सम्पुटिका (Capsule - कैप्सुल) में बंद रहते हैं, जैसा कि घुटना-संधि (Knee joint) में देखने को मिलता है या फिर पृथक कोटरिकाओं (Cavities) तथा सम्पुटिकाओं (Capsules) में रहते हैं जैसा कि शंखास्थि-अघोहनु संधि (Temporo-mandibular joints) में होता है। यह संधि कोर-संधि (Hing joint) के समान होती है, परन्तु यह अपने को इस अनुकूल बनाती है कि इसकी गति दो समतलों में पार्श्विक, आगे और पीछे की ओर जाने में समर्थ हो जाती है। इसमें संकुंचन (Flexion), प्रसारण (Extention), अपावर्तन = (अप+आवर्तन) (Abduction) तथा अभिवर्तन (Adduction) होता है। इसमें आंशिक चक्रीय (Slight circumduction) गति भी होती है जैसा कि कलाई-संधि (Wrist joint) में देखने को मिलता है।

(iv) **धुरी संधि (Pivot joints)** - यह संधि एक ही तल पर चलती है, अत: इसे एक अक्षीय संधि (Uniaxial joint) भी कहते हैं। यह एकमात्र संधि है जो अपनी धुरी पर घूमा (Rotation) करती है। यह एक अँगूठी आकार की संधियोजन सतह होती है जो छड़ समान अस्थीय प्रवर्धक (Bony process) के चारों ओर सीधा या उल्ट्य घुमती है। इसके उदाहरण हैं - सिर की गति जहाँ अँगूठी समान शीर्षधर (Atlas) अक्ष की खूँटी आकार प्रवर्धक (Peg-shaped process of the axis) के चारों ओर घूमती है, निकटस्थ वहि:प्रकोष्ठिका - अंत:प्रकोष्ठिका संधि (Proximal radio-ulnar joint)।

(v) दीर्घवृत्तज (या एलिप्सॉइड) संधि (Ellipsoid joints) - इसका निर्माण एक अंडवक्र (Oval) द्वारा होता है। इसमें एक अस्थि की उत्तल (या उन्नतोदर) सतह दूसरी अस्थि के अंडाकार अवतल (Concavity) में ठीक बैठ जाती (या फिट हो जाती) है। यहं एक द्विअक्षीय संधि (Biaxial joint) है। इसमें दो अक्षें समकोण पर होते हैं और इसमें संधि गतिमान होती है। इसमें संकुचन (Flexion), प्रसारण (Extension), अपावर्तन (Abduction) तथा अभिवर्तन (Adduction) तथा आंशिक चक्रन (Circumduction) होते हैं। इसका उत्तम उदाहरण हैं - कलाई संधि (Wrist joint), करभास्थि-अंगुल्यस्थि संधि (Metacarpophalangeal joint) आदि।

(vi) जीनाकार या सैडल संधि (Saddle or sellar joints) - इस संधि को जोड़ने वाली सतहें नतोदर-उन्नतोदर (Concavo-convex) होती हैं। यह द्विअक्षीय संधि (Biaxial joint) होती है। इसंकी प्रत्येक सतह अधिकतम उन्नतोदर (Maximally convex) होती है। और इसके समकोण (Right angle) पर दूसरी सतह अधिकतम नतोदर (Maximally concave) होती है। इसकी गति में भी संकुचल, प्रसारण, अपावर्तन, अभिवर्तन आंशिक और पूर्ण चक्रन होता है। इसके उदाहरण हैं - अँगूठा की कलाई-करभास्थि संधि (Carpo-metacarpal joint of thumb), उरोस्थि-जत्रुक संधि (Sternum-clavicular joint) आदि।

(vii) गोलाभ (गोला-कोटर) या स्फिरॉइडल या बॉल और सॉकेट संधि (Spheroidal joints or ball and socket joints) - इसमें एक अस्थि का गोलाकार सिर (Globular head of one bone) दूसरी अस्थि के कोटर अवतल (Cup like concavity of another bone) मिलकर एक संधि बनती है। यह संधि सभी दिशाओं में स्वतंत्रपूर्वक चलती है। इसकी गति में भी संकुचल (Flexion), प्रसारण (Extention), पिण्ड की मध्यरेखा से अलग दूर होना या अपावर्तन (Abduction), पिण्ड की मध्यरेखा की ओर चलना (Adduction), अंग के अक्ष पर परिक्रमा करना (Rotation) तथा आंशिक परिक्रमा करना (Circumduction) होता है। कुछ सीमा (या अंश) तक इसमें सभी गतियों का संयोजन देखने को मिलता है। इसके उदाहरण हैं - श्रोणिसंधि (Hip joint) या नितम्ब संधि स्कंध संधि (Shoulder joint)।

संधि का वर्गीकरण (Classification of Joints)

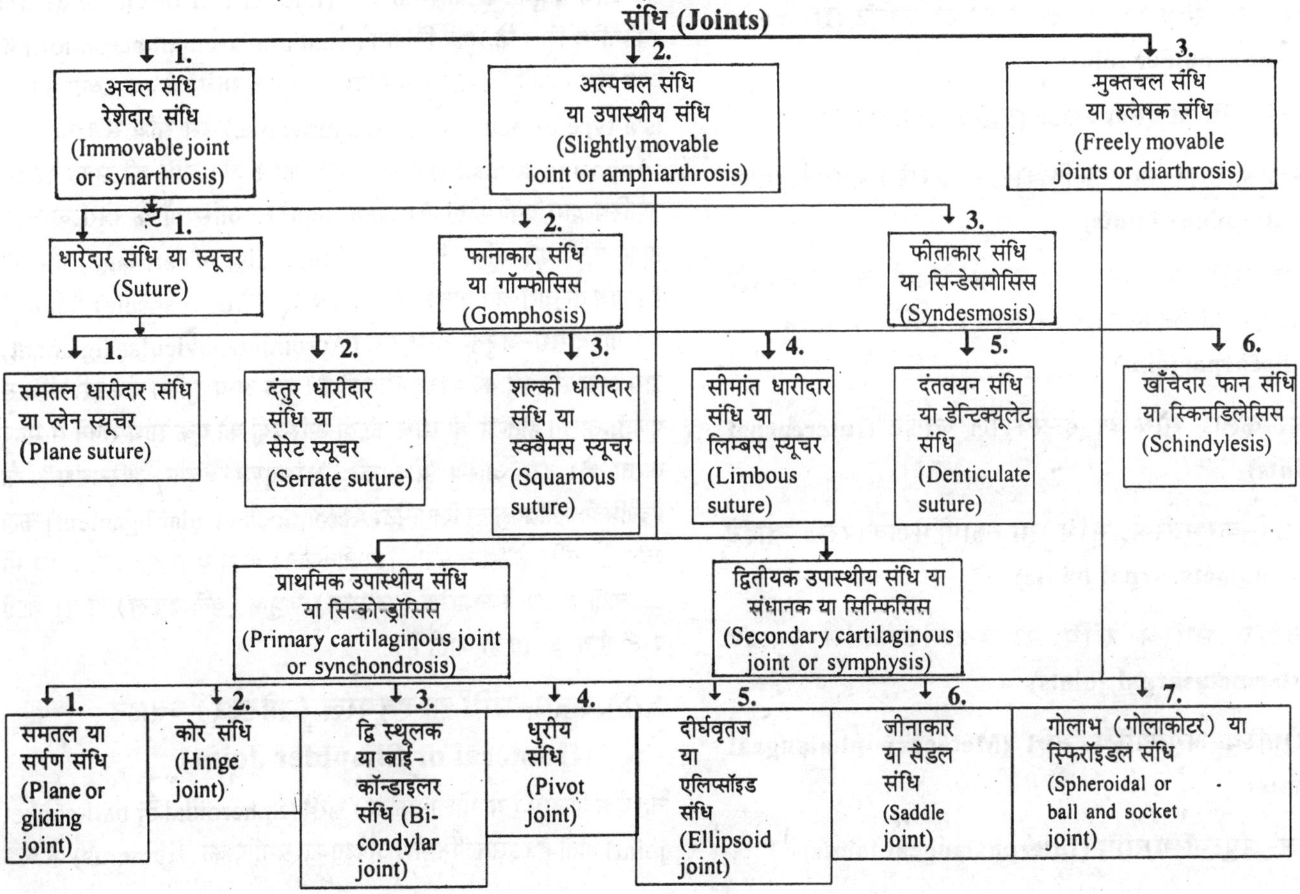

संधियों को एक अन्य तरह से दो समूहों में वर्गीकृत किया जाता है। जो इस प्रकार है - (I) सरल संधि (Simple joints) - इसमें दो अस्थि की सतहें मिलती हैं। (II) संयुक्त संधि (Compound or complex joints) - इसमें दो से अधिक अस्थिमय संधि शामिल होती है। (III) जटिल संधि (Complex joints) - जटिल संधि वह संधि हैं जहाँ एक से अधिक संधि-कोटरिका (Joint cavity) होती है तथा इस कोटरिका का विभाजन उपास्थि की तश्तरी (Cartilaginous disc) द्वारा होता है। देखें चित्र 34(v) तथा 34(vi)

स्कंध मेखला (शोल्डर गर्डल) तथा बाहु (अपर लिम्ब) की संधि (Joints of Shoulder Girdle and Upper Limb)

स्कंध मेखला (शोल्डर गर्डल) तथा बाहु (अपर लिम्ब) में निम्नलिखित मुख्य संधियाँ (ज्वाइंट्स) पायी जाती हैं -

1. उरोस्थि-जत्रुक संधि या स्टर्नोक्लैविक्युलर ज्वाइंट (Sternoclavicular joints)
2. स्कंधास्थि सिरा - (Scapula) में दो संधियाँ होती हैं-
   (a) स्कंधाअस्थि सिरा - जत्रुक संधि या ऐक्रोमिओक्लैविकुलर ज्वाइंट (Acromioclavicular joint)
   (b) स्कंध-संधि या ह्यूमरल (शोल्डर) ज्वाइंट (Humeral or shoulder joint)
3. कोहनी संधि या एल्बो ज्वाइंट (Elbow joint)
4. बहि:प्रकोष्ठिका-अंत:प्रकोष्ठिका संधि या रेडियो-अलनर ज्वाइंट (Radio-ulnar joints)
5. कलाई संधि या रिस्ट ज्वाइंट या रेडियो कार्पल ज्वाइंट (बहि:प्रकोष्ठिक-कलाई संधि) (Wrist joint or radiocarpal joint)
6. अंतर-कलाई संधि या इन्टरकार्पल ज्वाइंट (Intercarpal joints)
7. कलाई-करभास्थि संधि या कार्पोमेटाकार्पल ज्वाइंट (Carpometacarpal joints)
8. अंतर-करभास्थि संधि या इन्टरमेटाकार्पल ज्वाइंट (Intermetacarpal joints)
9. करभास्थि-अंगुल्यस्थि संधि (Metacarpophalangeal joints)
10. अंतर-अंगुल्यस्थि संधि (Interphalangeal joints)

1. उरोस्थि-जत्रुक संधि या स्टर्नोक्लैविकुलर ज्वाइंट (Sternoclavicular Joints)

यह संधि जीनाकार (सैडल) संधि का एक प्रकार है जिसका निर्माण जत्रुक के मध्यवर्ती छोर (Medial end of clavicle), उरोस्थि शिखर पर के ऊपरी और पार्श्विक कोण (Upper and lateral angle of the manubrium sterni) तथा प्रथम पसली की उपास्थि (Cartilage of the first rib) के बीच होता है। उरोस्थि (स्टर्नम) तथा जत्रुक (क्लैविकल) की संधि-सतहों के बीच एक संधि-तश्तरी (Articular disc) होती है। एक रेशेदार (या तन्तुमय) संपुटिका (कैप्सूल) जो ऊपर और नीचे पतली होती है, वह संधि को चारों ओर से घेरे रखती है। संपुटिका के अग्र और पार्श्विक भाग की मोटाई तथा चार अन्य अस्थिबंधों (लिगामेंट्स) - विशेषकर संधि तस्तरी के कारण संधि में शक्ति (Strength) होती है। इसी शक्ति के कारण संधि का स्थान-भ्रंश (Dislocation - डिस्लोकेशन) विरले (Rare) ही होता है तथा उरोस्थि (स्टर्नम) से स्थान-भ्रंश की अपेक्षा जत्रुक ही टूट जाती है।

2.(a) स्कंधाअस्थि सिरा-जत्रुक संधि या ऐक्रोमिओ-क्लैविक्युलर ज्वाइंट (Acromioclavicular Joint)

यह संधि जत्रुक के पार्श्विक छोर (Lateral end of clavicle) तथा स्कंधास्थि सिरा के मध्य किनारा (Medial margin of acromion) के बीच स्थित होती है। यह संधि लगभग समतल संधि का एक प्रकार है। (It is a type of plane joint free movable.) इस संधि से लगी सतहें (Apposing surfaces) पूर्ण चिपटी नहीं होती। संधि की सतहें रेशेदार उपास्थि द्वारा ढकी होती है। इसके अतिरिक्त अस्थियों के छोरों के बीच उपास्थि की एक संधि-तश्तरी (Articular disc of cartilage) भी होती है। संधि के चारों ओर एक रेशेदार संपुटिका (Fibrous capsule) होती है जो स्कंधास्थिसिरा-जत्रुक अस्थिबंध (Acrominoclavicular ligament) द्वारा ऊपर से संधि को शक्ति मिलती है। एक अन्य अस्थि बंध इस संधि से पूर्णत: अलग होता है जो संधि की दो अस्थियों को एक साथ रखने में मदद करता है। इस अस्थि बंध को "अंसतुण्ड-जत्रुक अस्थिबंध" या ऐक्रोमिओक्लेविक्युलर लिगामेंट (Acromioclavicular ligament) कहा जाता है। संधि के स्थान भ्रंश (डिस्लोकेशन) के साथ ही यह अस्थि बंध भी टूट जाता है तथा स्कंधास्थि (स्कैपुला) जत्रुक (क्लैविकल) से दूर चली जाती है या अलग हो जाती है।

2.(b) स्कंध-संधि या ह्यूमरल (शोल्डर) ज्वाइंट (Humeral or Shoulder Joint)

यह एक गोलाभ (या गोला-कोटर) संधि (Spheroidal or ball-socket joint) होती है। इसका निर्माण अपेक्षाकृत प्रगण्डिका (Humerus) के बड़ा

अर्धगोल सिर तथा सकंधास्थि (Scapula) की छोटी उथली कोटरिका (Small shallow cavity) द्वारा होता है। इस कोटरिका (Glenoid cavity) को एक रेशेदार उपास्थि का एक छल्ला इसे और अधिक गहरा बनाता है जिसे "कूपाकार ओष्ठ" या ग्लिनॉइड लैब्रम (Glenoid labrum) कहा जाता है। यह ओष्ठ (लैब्रम) कोटरिका के घेरा से जुड़ा रहता है। स्कंध संधि की रेशेदार सम्पुटिका (Fibrous capsule) ढीली (Lax) होती है जिसके कारण इसकी गति स्वतंत्र (या मुक्त) होती है। संधि की दृढ़ता (या मजबूती) पूर्णत: अपने चारों ओर से घिरी पेशियों (Surrounding muscles) पर निर्भर करती है। इन पेशियों में एक द्विशिरपेशी का लम्बा सिर (Long head of biceps) होता है जो वास्तव में श्लेषक आवरण (Synovial sheath) में संधि के अंदर ही स्थित होता है जिसके साथ यह संपुटिका (कैप्सुल) में एक द्वार के द्वारा गुजरता (या आगे बढ़ता) है।

स्कंध संधि की गति (Movements of Shoulder Joint)

स्कंध संधि में अनेक प्रकार की झूलने तथा घूमने की गतियाँ होती हैं जो इस प्रकार हैं:-

(A) **आकुंचल (Flexion)** - इसमें बाहु (Arm) बक्ष (Chest) के आर पार आगे की ओर तथा मध्यत: चलती है या प्रसारित होती या पीछे की ओर तथा पार्श्वत: (Laterally) चलती है।

(B) **अपावर्तन (Abduction) तथा अभिवर्तन (Adduction)** - इस गति में संधि धड़ (Trunk) से अग्र-पार्श्व रूप से दूर जाती है तथा धड़ की ओर चलती है।

(C) **आंशिक चक्रन (Circumduction)** - संधि मध्यत: तथा पार्श्विक रूप में अंशत: घूमती है अर्थात् संधि का आंशिक चक्रन होता है।

इसके अतिरिक्त विस्तृत रूप में स्कंध-संधि पर उप-गति (Accessory movements) होती हैं जिसके कारण हैं- संपुटिका का ढीलापन (Laxily of its capsule) तथा स्कंध-कोटरिका का छिछलापन (Shattowness of glenoid cavity) होना। जैसे प्रगण्डिका (Humerus) का सिर आगे और पीछे तथा ऊपर और नीचे स्कंध-कोटरिका के सापेक्ष में चलती है।

संधि में अधिक गतिशीलता के कारण इसकी दृढ़ता (Stability) में कमी आती है और अन्य की अपेक्षा इसमें स्थान-भ्रंश (डिस्लोकेशन) प्राय: होता है। संपुटिका (कैप्सुल) का निचला और आगे का हिस्सा पतला होता है तथा इसे पेशियों की शक्ति भी नहीं मिलती जिसके कारण इसकी क्षति (टूट-फूट) होने की संभावना अधिक होती है जैसे- झटका या घात लगने से। प्राय: परिवेष्ठक तंत्रिका (Circumflex nerve) जो प्रगण्डिका (ह्यूमरस) की शल्यक ग्रीवा (Surgical neck) के सापेक्ष में स्थित होती है, यह स्कंध के स्थान-भ्रंश होने के दौरान क्षतिग्रस्त हो जाती है। इसके अतिरिक्त प्रगण्डिका का सिर आंतरिक रूप से उप-स्कंधास्थि पेशी (Subscapularis muscle) द्वारा भी गतिशील होता है।

स्कंध-संधि पर की गति सम्पूर्ण स्कंध-मेखला (Shoulder girdle) की गतियों का केवल एक हिस्सा है। जैसे-प्रगण्डिका का अपावर्तन (Abduction of humerus) की पहल अधिमेरुदण्डीय पेशी (Supraspinatus muscle) करती है तथा त्रिकोणकार पेशी (Deltoid muscle) द्वारा उसे एक समकोण पर ले जाती है और इसे पुन: चौकोर तथा दंतुर पेशियों (Trapezium and serrate muscles) द्वारा स्कंधास्थि के ऊपरी चक्रक्रम द्वारा 180° कोण तक ऊपर उठाती है। यहाँ तक कि यदि स्कंध-संधिग्रह (Ankylosis) के दौरान भी उत्थापन (Elevation) तथा अवनति (Depression) द्वारा स्कंध-गति प्रभावित होती है। इसमें उरोस्थि-जत्रुक संधि तथा स्कंधास्थिसिरा-हँसुली संधि (Sternoclavicular and acromioclavicular joints) की घूमने की गतियाँ भी शामिल होती हैं। देखें चित्र 35(i)

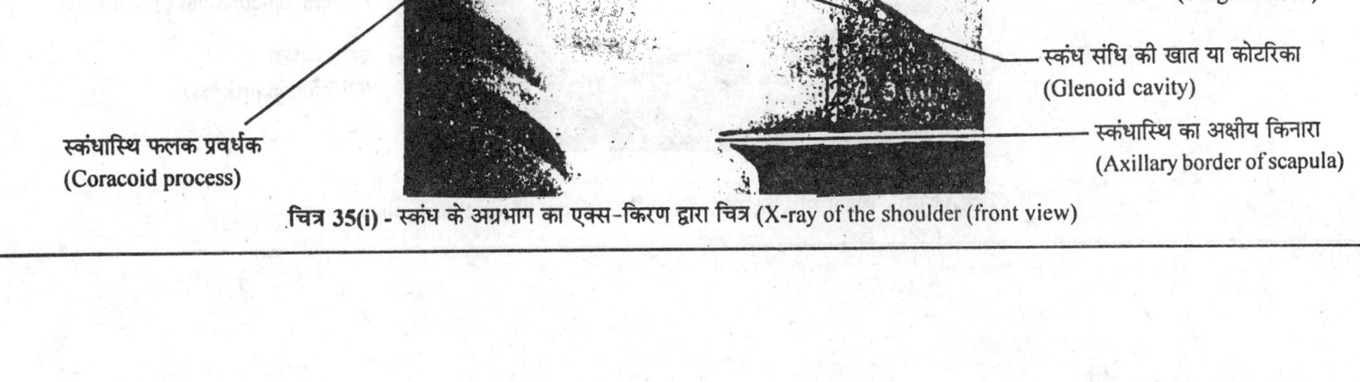

चित्र 35(i) - स्कंध के अग्रभाग का एक्स-किरण द्वारा चित्र (X-ray of the shoulder (front view)

3. कोहनी संधि या एल्बो ज्वाइंट (Elbow Joint)

यह एक कोर संधि (Hinge joint) है। इसे एक संयुक्त संधि (Compound joint) भी कहते है क्योंकि इसमें दो संधियाँ होती हैं जिसमें तीन अस्थियाँ शामिल होती हैं - ऊपर प्रगण्डिका (Humerus) तथा नीचे अंत:प्रकोष्ठास्थि (Ulna) और बहि:प्रकोष्ठास्थि (Radius)। प्रगण्डिका का चक्रक (Trochlear of humerus) अंत:प्रकोष्ठास्थि के चक्रीय खाँच (Tochlear notch of the ulna) के साथ जुड़ता है। इसके साथ ही प्रगण्डिका का छोर (Capitulum of humerus) बहि:प्रकोष्ठास्थि के सिर (Head of radius) के साथ जुड़ता है। एक रेशेदार संपुटिका (कैप्सूल) संधि को ढकती है और यह ऊपरी बहि:प्रकोष्ठिका-अंत:प्रकोष्ठिका संधि (Superior radioulnar joint) के साथ मिल जाती है। संधि-सम्पुटिका (आर्टिकुलर कैप्सुल) क्लोम पेशी (Branchial muscle) के अग्र भाग से तथा त्रिशिरस्क पेशी के कंडरा (Tendon of triceps muscles) के पश्च भाग से सम्बद्ध होती है। देखें चित्र 35(ii) तथा 35(iii)

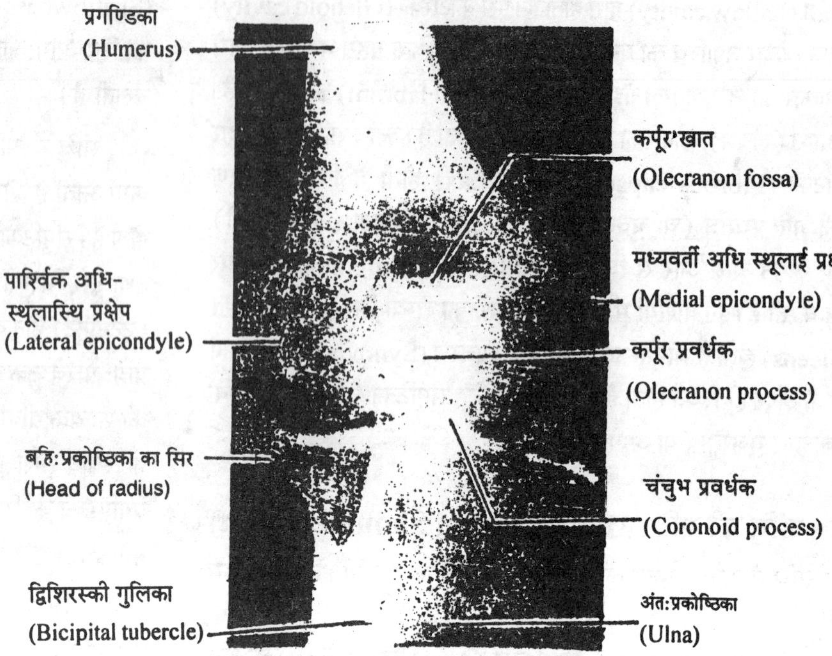

चित्र 35(ii) - कोहनी का एक्स-किरण चित्र
(X-ray of the elbow)

कोहनी संधि की गतियाँ (Movements of Elbow Joint)

इसकी गतियों के प्रकार निम्नलिखित हैं :-

(i) **आकुंचन (Flexion)** - इसमें प्रबाहु प्रगंडिका (Humerus - ह्यूमरस) की ओर झूलती है।

(ii) **प्रसारण (Extension)** - इसमें अंग का प्रसार होकर सीधा होता है।

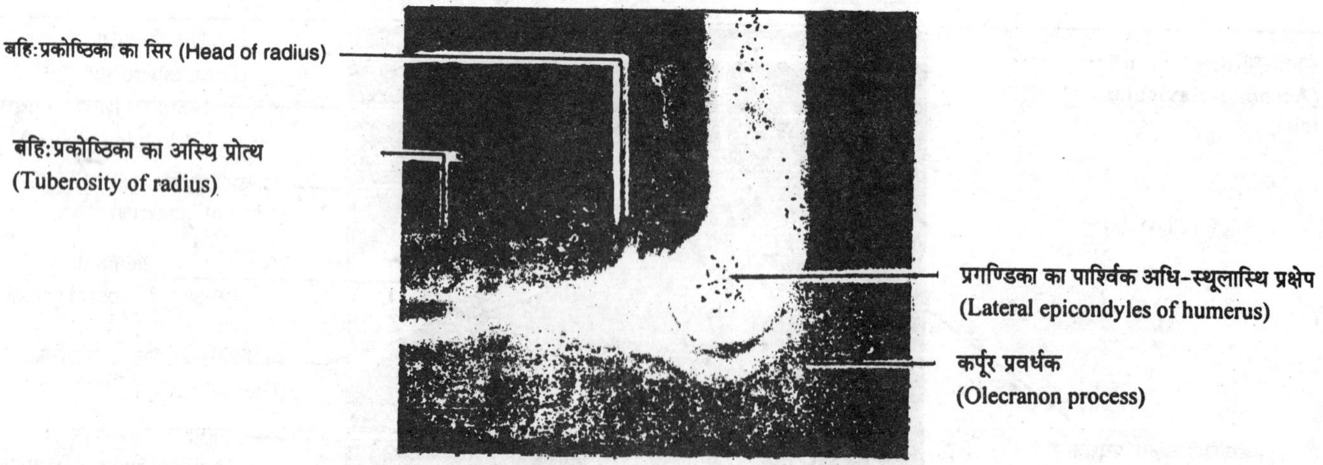

चित्र 35(iii) - कोहनी संधि का एक्स-किरण चित्र (X-ray of the elbow joint)

आकुंचन के दौरान चंचुभ प्रर्वधक (Coronoid fossa of humerus) में पूरी तरह बैठ जाता है (या फिट हो जाता है) प्रसारण में कर्पूर प्रर्वर्धक (Olecranon process) प्रगण्डिका के कर्पूर खात (Olecranon fossa of humerus) में अपना स्थान ग्रहण करता है।

हाथ पर गिरने से परोक्ष प्रहार के कारण कोहनी संधि के पश्च भाग का स्थान-भ्रंश (डिस्लोकेशन) होता है। इसमें कभी-कभी अंत:प्रकोष्ठिका (Ulna) के चंचुभ प्रवर्धक (Coronoid process) का भी अस्थि-भंग (फ्रैक्चर) हो जाता है।

4. बहि:प्रकोष्ठिका-अंत:प्रकोष्ठिका संधि या रेडियोअलनर ज्वाइंट्स (Radioulnar Joints)

बहि:प्रकोष्ठिका (Radius) तथा अंत:प्रकोष्ठिका (Ulna) अपने ऊपरी तथा निचले छोरों पर संधियोजन करते हैं। उनके काण्ड (Shaft) भी अंतर-अस्थिमय झिल्ली द्वारा जुड़ते हैं जो प्रबाहु (फोरआर्म) को अग्र और पश्च कक्षों में विभाजित करता है। इनकी निकटस्थ और दूरस्थ (Proximal and distal joints) संधियाँ एक अक्षीय धूरी संधि (Unaxial pivot joints) होती है। निकटस्थ बहि:प्रकोष्ठिका-अंत:प्रकोष्ठिका संधि (Proximal radioulnar joint) के छल्लेदार अस्थि बंध (जो एक मजबूत रेशेदार फीता होता है) के साथ बहि:प्रकोष्ठिक खाँच (Radial notch) के अग्र और पश्च किनारे से सम्बद्ध होते हैं। यह पट्टी (Band) अस्थिमय रेशेदार छल्ले का लगभग 80% क्षेत्र का निर्माण करती है जिसमें बहि:प्रकोष्ठिका के सिर का घेरा घूमता है। छल्लेदार अस्थिबंध (Annular ligament) की उस आंतरिक-सतह पर उपास्थि की पतली परत (Thin coating of cartilage) होती है जो बहि:प्रकोष्ठिका (रेडियस) के सिर के सम्पर्क में आती है।

दूरस्थ बहि:प्रकोष्ठिका-अंत:प्रकोष्ठिका संधि (Distal Radioulnar joint) में एक त्रिकोर संधि तश्तरी (Triangular articular disc) होती है जो संधि-संपुटिका (Articular capsule) के साथ मिलकर बहि: प्रकोष्ठिका और अंत: प्रकोष्ठिका को एक साथ उनके निचले छोरों पर पकड़े रहते हैं।

गतियाँ (Movements) - बहि:प्रकोष्ठिका (रेडियस) तथा अंत:प्रकोष्ठिका (अलना) के बीच संधियों (Radio-ulnar joints) पर जो गतियाँ होती हैं उसके कारण अधोवर्तन (Pronation - प्रोनेशन) तथा उत्तानन (Supination- सुपिनेशन) होता है। जब हाथ की हथेली आगे की ओर होती है तथा अस्थियाँ समानान्तर होती हैं तो इस स्थिति या अवस्था को उत्तानन (Supinated position) कहते हैं। उत्तानन (सुपिनेशन) अधिक प्रभावशाली गति होती है जो नट, बोल्ट तथा पेंच (स्क्रू) के निर्माण में भूमिका निभाती है। इसी के कारण अधिकतम लोग दक्षिणहस्तिक (Righthanded) होते हैं।

5. कलाई संधि या रिस्ट ज्वाइंट या रेडियो कार्पल ज्वाइंट (बहि:प्रकोष्ठिका-कलाई संधि) (Wrist Joint or Radiocarpal Joint)

यह एक दीर्घवृतज या एलिप्साइड संधि (Ellipsoid joint) होती है। इसका निर्माण बहि:प्रकोष्ठिका के दूरस्थ छोर (Distal end of the radius), ऊपर की संधि-तश्तरी की निचली सतह (Lower surface of the articular disc above) तथा निचली कलाई-अस्थियों की निकटस्थ पंक्ति (Proximal row of carpal bones below) द्वारा होता है। संधि की रेशेदार संधि-संपुटिका (Fibrous articular capsule of the joint) श्लेष्मक झिल्ली द्वारा स्तरित होती है तथा अस्थिबंध (Ligaments) इसे शक्ति प्रदान करता है। इसी संधि पर आकुंचन, प्रसारण, अपावर्तन तथा अभिवर्तन की गतियाँ (Movements of flexion, extension, abducton and adduction) होती हैं। देखें चित्र 35(iv)

6. अंतरकलाई संधि या इन्टरकार्पल ज्वाइंट (Intercarpal Joints)

ये कलाई (Wrist or carpus) की आठ अस्थियों की संधियाँ होती हैं जो एक साथ अस्थि बंधों की एक विस्तृत प्रणाली द्वारा जुड़ी रहती हैं। देखें चित्र 35(iv)

गति **(Movement)** - कलाई संधि (Wrist joint) की गति का घनिष्ठ संबंध अंतर-कलाई संधियों (Intercarpal joints) के साथ होता है। ये सभी समान क्रियाविधि (Mechanism) का निर्माण करते हैं तथा समान पेशी-समूहों द्वारा चालित होते हैं। इनकी गतियां निम्नलिखित होती हैं :-

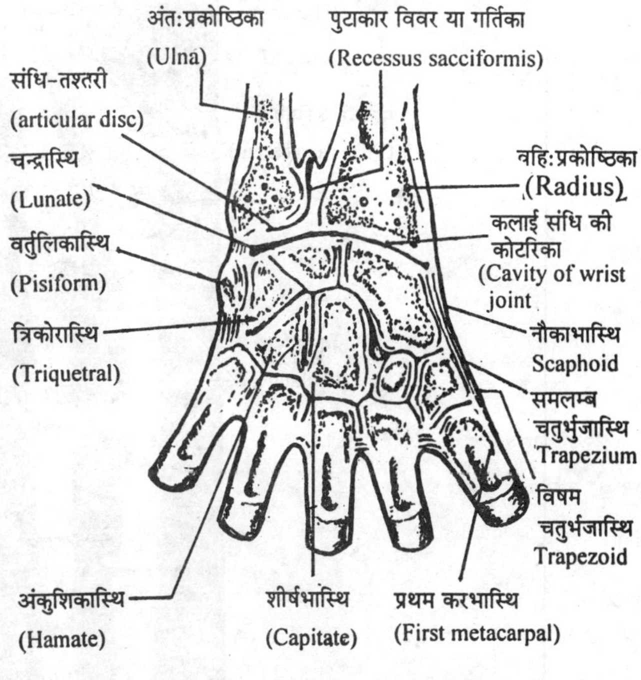

चित्र 35(iv) - कलाई, हथेली तथा अंगुल्यस्थि की संधियों का क्षेत्र
(Section showing wrist, carpal and carpophalangeal)

आकुंचल (Flexion) - इसमें कलाई आगे की ओर मुड़ती (या झुकती) है।

प्रसारण (Extension) - इसमें कलाई पीछे की ओर मुड़ती या झुकती है जिसके कारण उसका प्रसार (या फैलाव) होता है।

अपावर्तन (Abduction) - इसमें अंत:प्रकोष्ठिका की ओर गति होती है तथा अपावर्तन बहि:प्रकोष्ठिका की ओर होता है। ये गतियाँ उपकरणों के साथ शुद्धता से कौशल कार्य करने के लिए महत्वपूर्ण होती हैं।

आंशिक चक्रन (Circumduction) - इसमें आकुंचन, प्रसारण तथा अपावर्तन की श्रृंखला होती है या फिर समान गतियाँ विपरीत रूप में (या दिशा में) होती हैं।

7. कलाई-करभास्थि संधि या कार्पोमेटाकार्पल ज्वाइंट्स (Carpometacarpal Bones)

ये संधि कलाई अस्थियों की दूरस्थ पंक्ति तथा करभास्थियों के आधारों के बीच (Between the distal row of carpal bones and the base of metacarpals) की संधियाँ होती हैं। अँगूठा (Thumb) की कलाई-करभास्थि संधि जीनाकार (Saddle-shaped) होती है, अत: यह जीनाकार संधि (Saddle or sellar joint) की श्रेणी में होती है। इसकी गति का क्षेत्र (या विस्तार) वृहत (Large) होता है क्योंकि इसकी संधि-सतहों की बनावट ही वैसी होती है। देखें चित्र 35(iv) तथा 35(v)।

8. अंतर-करभास्थि संधि या इन्टरमेटाकार्पल ज्वाइंट्स (Intermetacarpal Joints)

ये छोटी श्लेषक संधियाँ (Synovial joints or synarthrosis) होती हैं जो दूसरी से लेकर पाँचवीं करभास्थियों के आधारों के बीच (Between the bases of 2nd to 5th metacarpal bones) होती है। अंगुलियों की कलाई-करभास्थि संधियाँ (Carpometacarpal joints) तथा अंतर-करभास्थि संधियाँ (Intermetacarpal joints) में संधि सतहों में

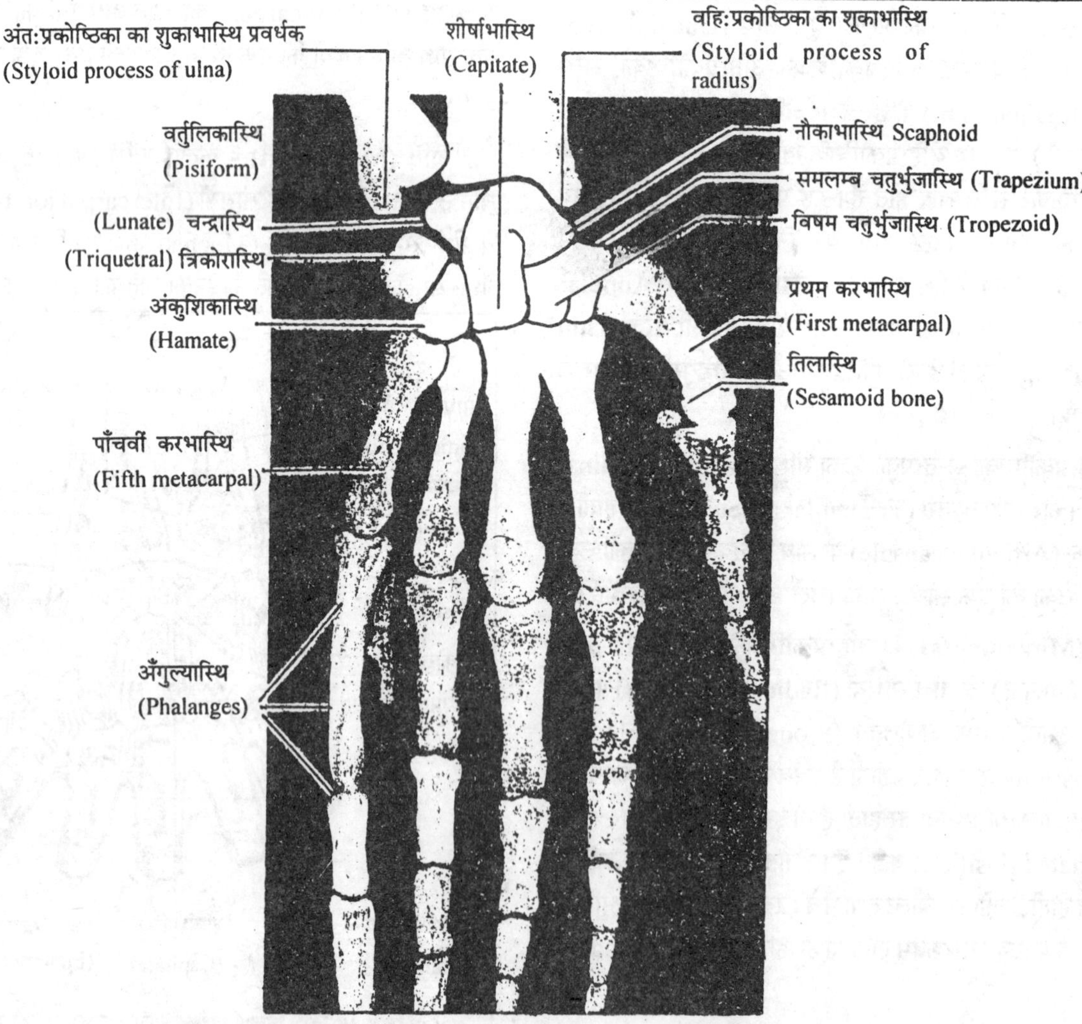

चित्र 35(v) - कलाई और हाथ का एक्स-किरण चित्र (X-ray of wrist and hand)

एक दूसरे पर सरकने (या फिसलने) की अल्प गति होती है। इसका उपयोग हथेली को प्यालाकार बनाने में होता है।

9. करभास्थि-अंगुल्यस्थि संधि (Metacarpophalangeal Joints)

ये संधियाँ दीर्घवृतज (Ellipsoid) प्रकार की होती हैं। पाँच करभास्थियों (मेटाकार्पल बोन्स) के सिरे (Heads) निकटस्थ अंगुल्यस्थियों के आधारों पर (On the bases of proximal phalanges) संधि सतहों पर मिलते हैं। इन संधियों पर संकुचन, प्रसारण, अपावर्तन तथा अभिवर्तन की गतियाँ (Movements of flexion, extension, abduction and adduction) होती हैं (अंगुलियों के फैलाने में)। इसके अतिरिक्त आंशिक चक्रन (Circumduction) तथा कुछ सीमा तक घूमना (Rotation) भी होता है।

10. अंतर-अंगुल्यस्थि संधि इन्टरफैलेन्जिअल ज्वाइंट्स (Interphalangeal Joints)

ये अस्थियाँ कोर (Hinge) संधि की श्रेणी में आती हैं। इन संधियों का निर्माण - निकटस्थ अंगुल्यस्थियों के सिर (Heads of the proximal phalanges) दूरस्थ अंगुल्यस्थियों (Distal phalanges) के आधारों पर की संधि सतह से जुड़ते हैं। इन संधियों पर आकुंचन और प्रसारण की गतियाँ (Movements of flexion and extension) होती हैं।

अंगूठा के सिरा को अन्य आकुंचित अंगुलियों के सिरों पर लगाने की गति को प्रतिकूलता या ऑपोजिशन (Opposition) कहते हैं। यह गति कलाई-करभास्थि संधि (Carpometacarpal joint) तथा अंतर-कलाई संधि (Intercarpal joint) की गतियों पर निर्भर करती है। इस गति में किसी वस्तु को पकड़े रहने की स्थिति बनती है। अर्थात् दोनों अँगुलियों के सिर के बीच किसी वस्तु को हम पकड़कर रखते हैं। देखें चित्र 35(iv) तथा 35(v)

श्रोणि-मेखला (पेल्विक गर्डल) तथा पैर (लोअर लिम्ब) की संधि (ज्वाइंट्स) (Joints of the Pelvic Girdle and Lower Limb or Leg)

श्रोणि-मेखला (पेल्विक गर्डल) तथा पैर (लोअर लिम्ब) में निम्नलिखित संधियाँ (ज्वाइंट्स) पायी जाती हैं -

1. **अनाम अस्थि (इनॉमिनेट बोन) की संधि (ज्वाइंट्स) (Joints of innominate bone)**

   प्रत्येक अनाम संधि (इनॉमिनेट बोन) का सम्बंध तीन संधियों के निर्माण से होता है जो इस प्रकार हैं :-

   (A) **त्रिकास्थि-श्रोणि संधि सैक्रो-इलिअक ज्वाइंट (Sacro-iliac joint)**

   (B) **जघन-उपास्थीय संधि या प्यूबिक सिम्फिसिस (Pubic symphysis)**

   (C) **श्रोणि-संधि या हिप ज्वाइंट (Hip joint)**

2. **जानु-संधि या नी ज्वाइंट (Knee joint)**
3. **अंतर्जंघिका-बहिर्जंघिका संधि या टिबिओ-फिब्यूलर ज्वाइंट (Tibiofibular joints)**
4. **गुल्फ संधि या ऐन्कल ज्वाइंट (Ankle joint)**
5. **पाद संधि (फुट ज्वाइंट) (Foot joints)**

1(A). त्रिकास्थि-श्रोणि संधि या सैक्रो-इलिऐक ज्वाइंट (Sacroiliac joint)

यह एक महत्वपूर्ण संधि है जो शरीर के भार (Weight) को श्रोणि (Pelvis) से होकर मेरुदण्ड (Vertebral column) तक पैर को हस्तांतरित करती है। इसका निर्माण त्रिकास्थि (Sacrum) के पार्श्विक पिण्ड पर कर्णाकार क्षेत्र (Ear- shaped area) का श्रोणिफलक (Ilium) की आंतरिक सतह के पश्च भाग पर समान क्षेत्र के साथ जुड़ने से होता है। संधि-सतहों पर उभारें (Ridges) तथा गर्तें (Depressions) प्रकट होते हैं जो एक दूसरे में ठीक बैठ (या फिट हो) जाते हैं तथा संधि की गति को सीमित करते हैं। परन्तु इसकी शक्तिवृद्धि में योगदान करते हैं। मजबूत अस्थिबंध (Ligaments) अस्थियों को उचित रूप में पकड़े रहते हैं। यह श्लेषक (मुक्तचल) संधि (Synovial joint) होती है जो रोग में प्रदाहक परिवर्तन (Inflammatory changes), [जैसे-सूजन] में सबसे पहले प्रभावित होती है। इस रोग को संधिग्रह कशेरुका शोथ (Ankylosing spondylitis-ऐन्किलोसिंग स्पॉन्डिलाइटिस) कहा जाता है।

1(B). जघन-उपास्थीय संधि या प्यूबिक सिम्फिसिस (Pubic Symphysis)

दो जघनास्थियों (Public bones) के बीच यह एक उपास्थीय संधि (Cartilaginous joint) है जहाँ दो अस्थियाँ मध्यरेखा में आगे से मिलती हैं। इन दोनों अस्थियाँ को अस्थिबंधों (Ligaments) तथा रेशेदार उपास्थि की एक तश्तरी (डिस्क) एक साथ थामें रहते हैं। इस संधि में अल्पगति होती है। परन्तु गर्भावस्था के उत्तर काल (Late pregnancy) में तथा शिशु-जन्म के दौरान इस संधि तथा त्रिकास्थि-श्रोणि संधि (सैक्रो-इलिअक ज्वाइंट) दोनों में ही गतिशीलता बढ़ जाती है।

1(C). श्रोणि-संधि हिप ज्वाइंट (Hip Joint)

स्कंध संधि (Shoulder joint) की अनिवार्य विशेषता उसकी गतिशीलता (Mobility) तथा श्रोणि (नितम्ब) संधि (Hip joint) का गुण उसकी दृढ़ता

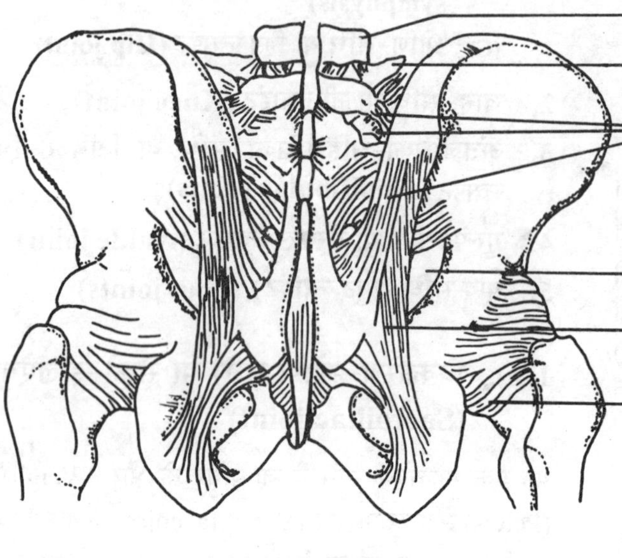

चित्र 35(vi) - श्रोणि-प्रदेश का अस्थिबंध (पीछे से)(Ligaments of the pelvis viewed from behind)

(Stability) है जिसमें उचित अंश में गति भी होती है। यह गोला-कोटर (या स्फिरॉइडल) संधि (Ball and socket or spheroidal joint) का ही एक प्रकार है। इसका निर्माण अनाम संधि उलूखल (Acetabulum of the annominate bone) तथा उर्वस्थि के सिर (Head of the femur) के बीच होता है। उलूखल की गर्तिका या सॉकेट (Socket of acetabulum) रेशेदार उपास्थि के घेरेदार छल्ला (Ring) द्वारा गहरा होता है। इस छल्ला को उलूखल ओष्ठ (Acetabular labrum - एसिटाबुलर लैब्रम) कहा जाता है जिससे सतह की ग्रहणशीलता में वृद्धि होती है ताकि उर्वस्थि के सिर (Head of femur) को अपने में समा सके। श्रोणि संधि (Hip joint) की मजबूत रेशेदार संपुटिका (Capsule - कैप्स्यूल) को शक्ति (Strength) तीन अस्थिबंधों (लिगामेंट्स) द्वारा मिलती है, वे हैं —

(i) **श्रोणि-उर्वस्थि अस्थिबंध (Iliofemoral ligament - इलिओफीमोरेल लिगामेंट)** - यह शरीर में आगे और ऊपर होता है तथा सर्वाधिक मजबूत (Strongest) होता है।

(ii) **जघन-उर्वस्थि अस्थिबंध (Pubofemoral ligament - प्यूबोफीमोरल लिगामेंट)** - यह नीचे होता है। तथा

(iii) **आसनास्थि-उर्वस्थि अस्थिबंध (Ischiofemoral ligament - इस्किओफीमोरेल लिगामेंट)** - यह पीछे होता है।

उर्वस्थि (Femor-फीमर) के सिर का अस्थिबंध त्रिकोर (Triangular) होता है तथा थोड़ी चिपटी (Flattened) पट्टी होती है जो उर्वस्थि के सिर में एक गर्त (या गड्ढा) से लेकर उलूखल के घेरा में खाँच तक (From a pit in the head of femor to the notch in the rim of acetabulum) प्रसारित होता है जहाँ यह उलूखल के अनुप्रस्थ अस्थिबंध (Transverse ligament of the acetabulum) के साथ मुड़ता है।

गति (Movements) - श्रोणि-संधि (Hip joint) की निम्नलिखित गतियाँ हैं -

आकुंचन (Flexion) - इसमें जाँघ (Thigh) ऊपर धड़ (Trunk) की ओर मुड़ता है।

प्रसारण (Extension) - इसमें जाँघ की गति पीछे की ओर होती है। इसमें खड़ा होने की सही स्थिति बनती है।

अपावर्तन (Abduction) - इसमें जाँघ मध्यरेखा से दूर जाता है।

अभिवर्तन (Adduction) - इसमें जाँघ मध्यरेखा की ओर जाता है।

आंशिक चक्रन (Circumduction) - इसमें पूर्ववर्ती गतियों का संयोजन होता है।

चक्रन (Rotation) - इसमें जाँघ का चारों ओर घूमना होता है।

श्रोणि (या नितम्ब) का आकुंचन तथा प्रसारण आगे की ओर 90° (एक समकोण) तथा उदग्र से पीछे की ओर 10° से 20° तक होता है। तथापि इन गतियों का विस्तार मेरुदंड के कोणीकरण (Angulation of vertebral column) द्वारा होता है, श्रोणि के झुकने या घूमने से होता है, घुटना (Knee) के आकुंचन द्वारा तथा श्रोणि-संधि (Hip joint) पर सहवर्ती मध्य तथा पार्श्व घूमने (Concommitant medial or lateral rotation) से होता है। इन समायोजनों से जाँघ (Thigh) में प्रसार होने के कारण चलने, दौड़ने तथा नृत्य

करने में वृद्धि होती है। इसी प्रकार अपावर्तन और अभिवर्तन में भी वृद्धि होती है। एक संधि शोध का रोगी (Arthrodesis - आर्थोडिसिस) अपना पैर झूलाकर चलता है जिसमें वह श्रोणि-झुकाव (Pelvic tilt) तथा मेरुदंड कोणीकरण (Spinal angulation) का उपयोग करता है

कभी कभी भ्रूण (Fetus) में उलूखल (Acetabulum) के निर्माण में दोष होता है जिसके कारण उर्वस्थि (Femur) का सिर कोटरिका (Cavity) में धारित नहीं रहता है। इस स्थिति को जन्मजात श्रोणि-स्थानभ्रंश (Congenital dislocation of the hip - कान्जेनिटल डिस्लोकेशन ऑफ हिप) कहते हैं। इसका पता तब चलता है जब बालक खड़ा होना अरम्भ करता है। इस दोष को दूर करने के लिए विशेष प्रकार की शल्य-चिकित्सा की आवश्यकता होती है।

प्रोढ़ावस्था तथा बुढ़ापा में श्रोणि-संधि में ह्रासी परिवर्तन (Degenerative changes) होता हैं। इस स्थिति को संधिशोथ (गठिया रोग) (Osteoarthritis- ऑस्टिओआर्थराइटिस) कहा जाता है जिसमें

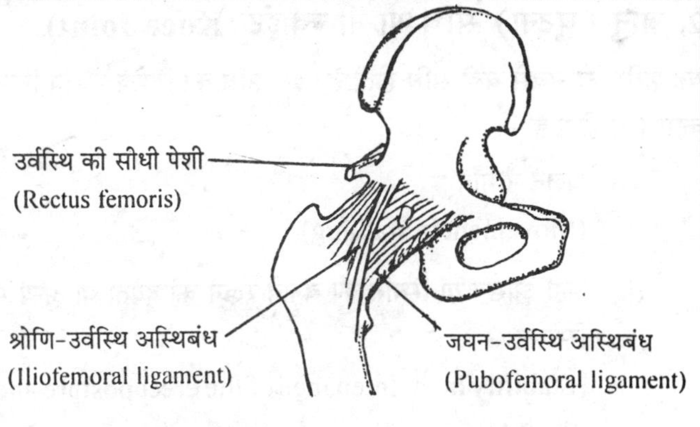

चित्र **35(vi)** - श्रोणि-संधिका अग्र अस्थिबंध
(The anterior ligaments of the hip joint)

गतिशीलता सीमित होती है और दर्द (Pain) होता है। इस दोष को दूर करने के लिए सम्पूर्ण नितम्ब (या श्रोणि) को कृत्रिम श्रोणि संधि (धातुक कृत्रिम अंग) - (Metallic prostheses) द्वारा बदला जाता है।

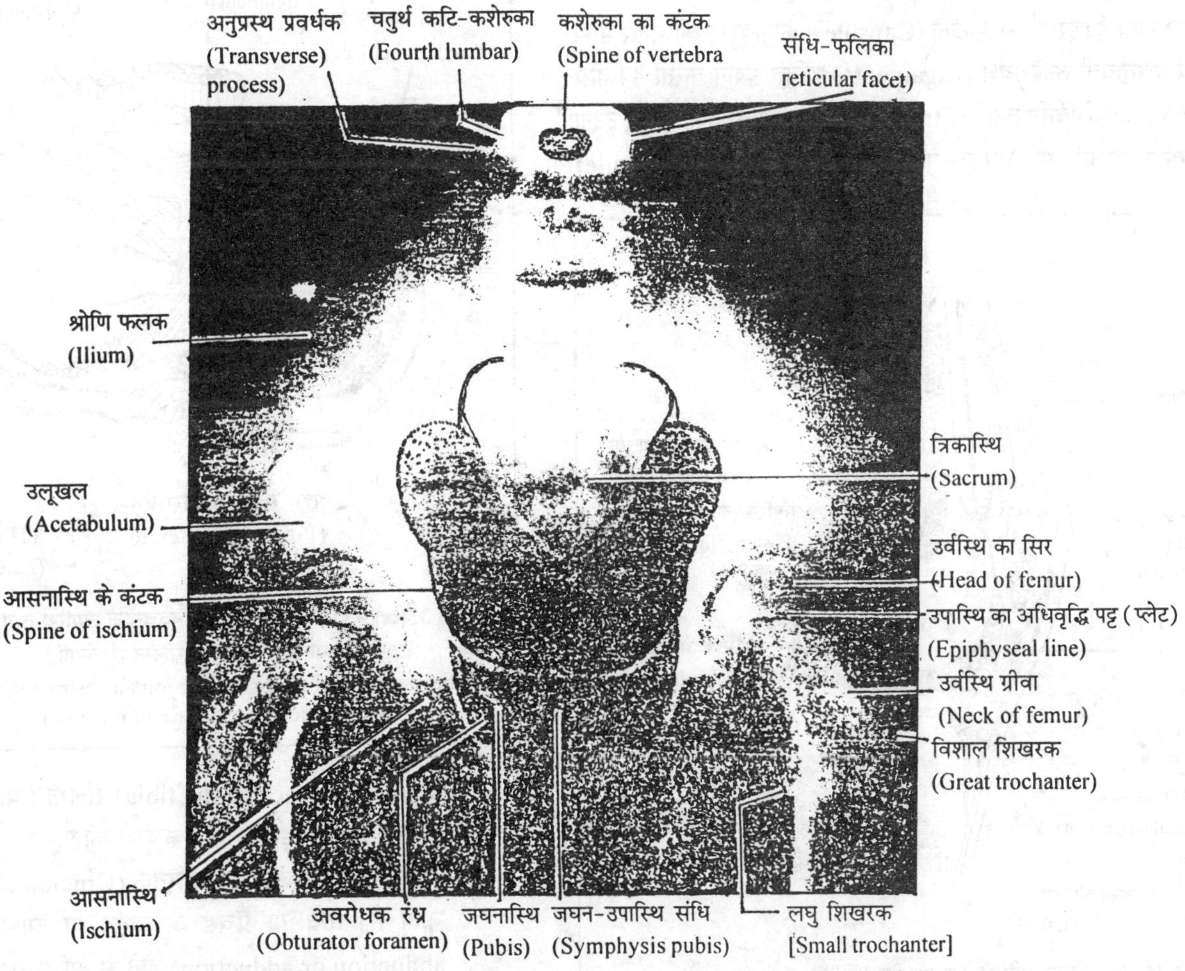

चित्र 35(vii) - श्रोणिमेखला का एक्स-किरण (X-ray of the pelvic girdle)

2. जानु (घुटना) संधि या नी ज्वाइंट (Knee Joint)

यह शरीर की सबसे बड़ी संधि होती है। इस संधि का विशेष महत्व निम्न कारणों से होता है -

(i) चलने में गति
(Movement in walking)

(ii) सही आसन या स्थिति को बनाये रखने की दृढ़ता या अन्य में स्थिरता
(Stability in maintenance of the erect posture and others)

(iii) शरीर के भार को पैर में हस्तांतरण करना
(Transmission of the body weight to feet)

यह संधि एक संशोधित कोर संधि (Modified hinge joint) है। इसका निर्माण उर्वस्थि (Femur) के दो गोलोत्सेधों (Condyles - कन्डाइल) का अंतर्जंघिका (Tibia) के गोलोत्सेधों (Condyles) के साथ जुड़ने से होता है। इस निर्माण में जानुका या चपनी (Patella या नी कैप) भी शामिल होती है। इसकी सम्पुटिका (Capsule - कैप्स्यूल) को मुख्य मध्य पार्श्विक सहवर्ती अस्थिबंध (Ligaments) शक्ति प्रदान करता है। तीव्र अपावर्तन या अभिवर्तन तनाव (Strains) से इन अस्थिबंधों को क्षति (टूटना या दरार या मंजन आदि) पहुँच सकती है। आगे से संपुटिका (Capsule)

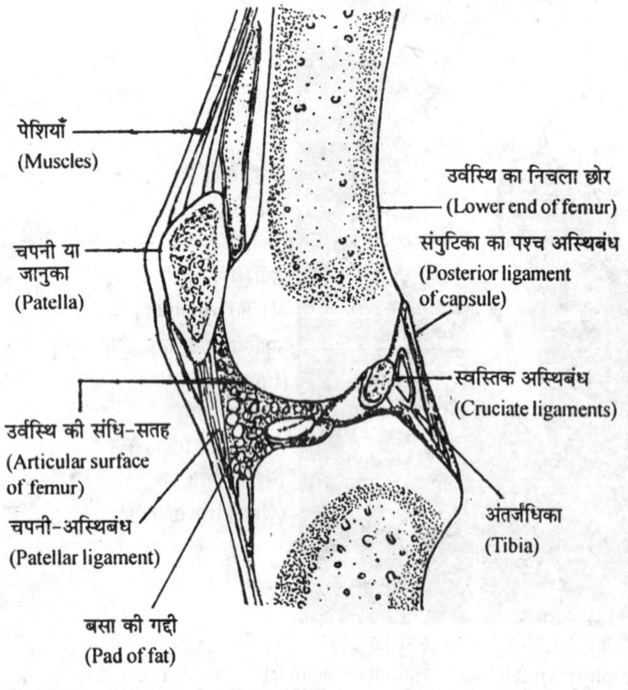

चित्र 35(viii) - जानु-संधि के आर पार क्षेत्र (Section through the knee joint)

जानुकी अस्थिबंध (Patellar ligament) शक्ति प्रदान करता है। संपुटिका जानुका (Patella) के ऊपर प्रसारित नहीं होती। इस क्षेत्र पर इसकी अनुपस्थिति के कारण जानु-संधि की कोटरिका (Cavity of knee joint) तथा अधिजानुका श्लेषपुटी (Suprapatellar bursa) के बीच मुक्त आवागमन होता है। जब जानुसंधि में शोथ (या सूजन) होता है तो श्लेषपुटी (Bursa वर्सा) में द्रव (Fluid) फैल जाता है जिससे जानुका [चपनी (नीकैप)] की सतह के ऊपर सूजन आ जाती है।

जानु-संधि की संरचना में निम्नलिखित मुख्य अवयव होते हैं -

(i) स्वस्तिक अस्थिबंध या क्रुसिएट लिगामेन्ट (Cruciate ligaments) - यह अस्थिबंध ऊपर से उर्वस्थि के अन्तर-गोलोत्सेध खाँच के साथ (Above to the intercondyler notch of the femur) तथा नीचे से अंतर्जंघिका के ऊपरी सतह के साथ (Below

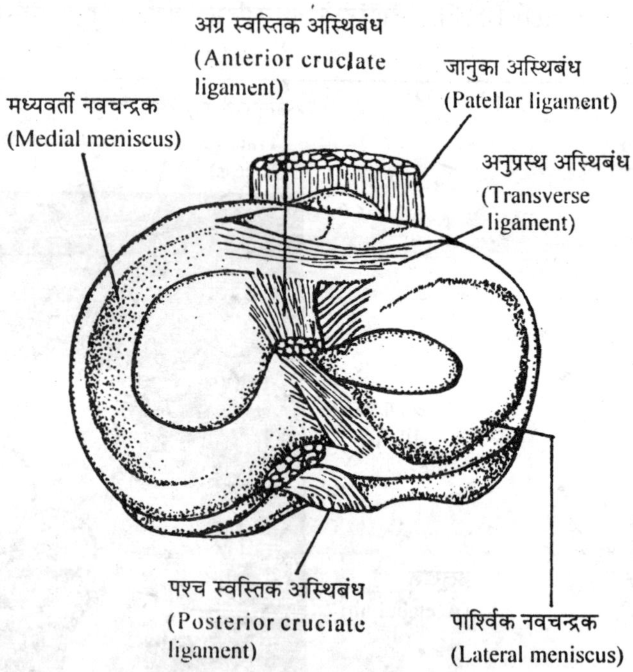

चित्र 35(ix) - दाहिना जानुसंधि की नवचन्द्रक उपास्थि तथा अंतर्जंघिका के ऊपरी संतह से संलग्न संरचनाएं
(The meniscus of the right knee joint and structures attached to the upper surface of the tibia)

to upper surface of the tibia) संलग्न (या जुड़े) रहता है। यह इस प्रकार जुड़ता है कि एक दूसरे को पार करता है। यही कारण है कि इन अस्थिबंधों को स्वस्तिक (Cruciate) के नाम से जाना जाता है। तीव्र या प्रचंड अपावर्तन या अभिवर्तन (Severe abduction or adduction) होने से अस्थिबंध के टूट जाने की स्थिति आ जाती है।

(ii) मध्यवर्ती और पार्श्विक नवचन्द्रक (या अर्धचन्द्र) उपास्थि (Medial and Lateral Menisci - मीड्यल एण्ड लैटरल मिनिस्की) - (Menisci शब्द Meniscus का बहुवचन है) या (Semilunar cartilages - सेमिलूनर कार्टिलेजेज) - ये उपास्थियाँ अर्धचन्द्रकार या C - आकार की गद्दियाँ (Pads) होती हैं जो अंतर्जंघिका (Tibia) के ऊपरी छोर से संलग्न (जुड़ी) होती हैं तथा संधि को गहरी बनाने में मदद करती हैं। वे खेलकूद (जैसे-फुटबाल) में क्षतिग्रस्त हो जाती हैं जिसमें शल्य चिकित्सा (घुटना या जानु से उपास्थि का शल्य-निष्कासन या मिनिस्केक्टौमि - Miniscectomy) की जाती है। शल्योपचार के

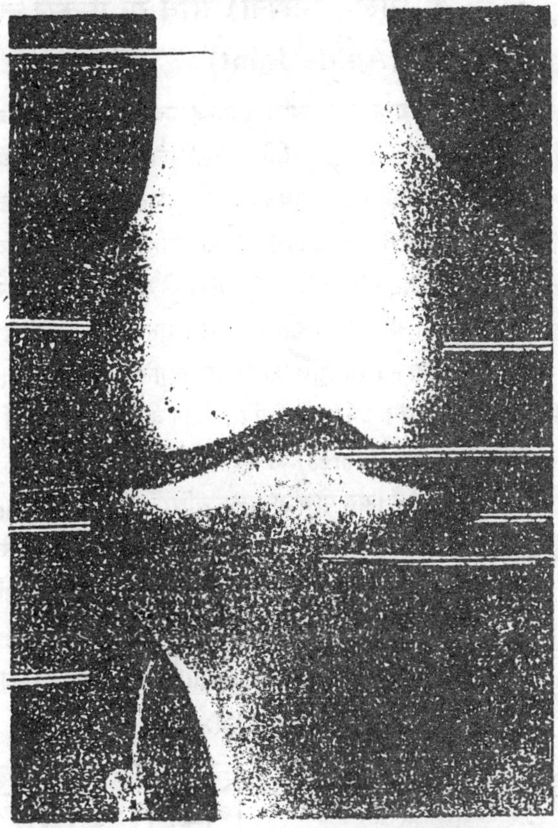

चित्र 35(x) - जानुसंधि का एक्स-किरण चित्र (अग्र भाग) (X-ray view of anterior aspect of knee joint)

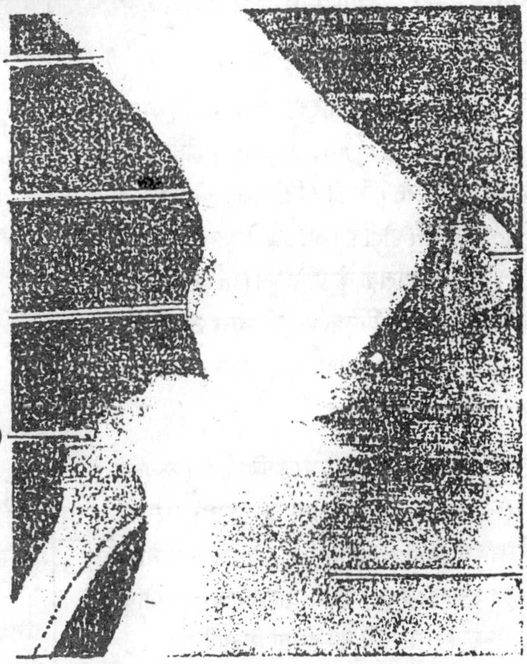

चित्र 35(xi) - जानु संधि का एक्स-किरण चित्र, (पार्श्विक भाग) (X-ray view of lateral aspect of knee joint)

बाद अर्धचन्द्र उपास्थि का पुनर्जनन (Regeneration) होता है, परन्तु वह स्थायी रूप से क्षतिग्रस्त हो सकता है यदि जानु (Knee) के पुनर्जनन काल में निरंतर और कठिन अभ्यास किया जाता है।

जानुका (Patella) उर्वस्थि के अग्र क्षेत्र में (Anterior aspect of the femur) दो गोलोत्सेघों (Two condyles) के बीच जुड़ती है।

जानु संधि (Knee joint) मिश्रित (या संयुक्त) प्रकार की संधि (Compound type of joint) होती है। इसमें आकुंचन और प्रसारण (Flexion and extension) की गतियाँ परिवर्तनशील अक्ष के चारों ओर होती है और इसके साथ ही कुछ चक्रानुक्रम गति (Rotation) भी होती है। इस संधि की दृढ़ता (Stability) इसके चारों ओर से घिरे शक्तिशाली अस्थिबंधों (Ligaments) पर निर्भर करती है। परन्तु इससे भी अधिक परिमाण में इसे शक्ति (या दृढ़ता) पास की पेशियों (Neighbouring muscles) से मिलती है। अत: जानु या घुटना (Knee) की क्षति और शल्य क्रिया के बाद स्वास्थ्य लाभ (Convalescence - कॉनवेलेसन्स) तथा पुनर्स्थापना के दौरान चतुर्शिर पेशी (Quadriceps) की भूमिका अधिक महत्वपूर्ण होती है। देखें चित्र 35(viii), 35(ix), 35(x), तथा 35(xi)।

3. अंतर्जंघिका-बहिर्जंघिका संधि या टिबिओ-फिब्यूलर ज्वाइंट (Tibio-Fibular Joints)

पैर की दो अस्थियों के ऊपरी और निचले छोरों (Extremities) के बीच ये संधियाँ होती हैं। ऊपरी छोर की संधि को उच्च अंतर्जंघिका-वहिर्जंघिका संधि (Superior tibio-fibular joint - स्यूपिरियर टिबिओ-फिब्यूलर ज्वाइंट) कहते हैं तथा निचले छोर की संधि को निम्न अंतर्जंघिका-वहिर्जंघिका संधि (Inferior tibio-fibular joint - इनफिरिअर टिबिओ-फिब्यूलर ज्वाइंट) कहते हैं।

उच्च अंतर्जंघिका-वहिर्जंघिका संधि (स्यूपिरिअर टिबिओ-फिब्यूलर ज्वाइंट) एक समतल श्लेषक संधि (Plane synovial joint) होती है जो वहिर्जंघिका (फिब्यूला) के सिर तथा अंतर्जंघिका (टिबिआ) के पार्श्विक गोलोत्सेघ (Lateral condyle) के बीच होती है। अंत:प्रकोष्ठिका (Ulna) पर बहि:प्रकोष्ठिका (Radius) की गतिशीलता के प्रतिकूल (In contrast) अंतर्जंघिका (टिबिआ) तथा बहिर्जंघिका (फिब्यूला) के बीच अल्प गति होती है क्योंकि पैर का मुख्य कार्य चलने की अपेक्षा भार-सहन (Weight bearing) करना होता है।

निम्न अंतर्जंघिका-वहिर्जंघिका संधि (इन्फिरिअर टिबिओ - फिब्यूलर ज्वाइंट) एक रेशेदार संधि (Fibrous joint) होती है जिसमें पैर की अस्थियों के निचले छोर अस्थिबंध (Ligaments) से एक साथ कसकर बंधे होते हैं। इस बंधन का दृढ (या मजबूत) होना आवश्यक है क्योंकि इससे इसके नीचे की गुल्फ (ऐन्कल) से संधि को दृढ़ता मिलती है।

अस्थि (Bones) के काण्ड (Shafts) के बीच फैली एक अंतर-अस्थिमय झिल्ली (Inter-asscous membrane) होती है जो पैर को अग्र और पश्च कक्षों में विभाजित करती है जैसाकि प्रबाहु (Forearm) में देखने को मिलता है। देखें चित्र 33(xxvi)।

4. गुल्फ (टखना) संधि या ऐन्कल ज्वाइंट (Ankle Joint)

यह एक कोर संधि (हिन्ज ज्वाइंट)होती है जिसे गुल्फ जंघीय संधि (Talocrular joint - टैलोक्रुलर ज्वाइंट) भी कहते हैं। इसका निर्माण अंतर्जंघिका (टिबिआ) के निचले छोर तथा उसके मध्यत: गुल्फिका (Medial malleolus) और वहिर्जंघिका के पार्श्विक गुल्फिका (Lateral malleolus of the fibula) के बीच होता है। ये सभी मिलकर एक कोटर (या सॉकेट) बनाते हैं जिसमें गुल्फ (Talus) के पिण्ड को धारित किया जाता है। इस संधि की रेशेदार संपुटिका (Fibrous capsule) को मध्य और पार्श्विक अस्थिबंध शक्ति प्रदान करते हैं। मध्यवर्ती अस्थिबंध के कुछ तंतुएँ या रेशे (Fibres) अपावर्तन मोच (Abduction sprain) में क्षतिग्रस्त हो जाती हैं। यह मोच उपगुल्फ संधियों (Subtalar joints) में होती है। सामान्य मोचों जिसका प्राय: उल्लेख किया जाता है उसे मोचदार गुल्फ (Sprained ankle) के नाम से जाना जाता है। गुल्फ में वास्तविक मोच पादतल (या तलवा) के बलात् आकुंचन (Forced plantar flexion) से होता है जिससे संपुटिका-अस्थिबंध (Capsular ligament) का अग्रभाग टूट जाता है। देखें चित्र 35(xii) तथा 35(xiii)।

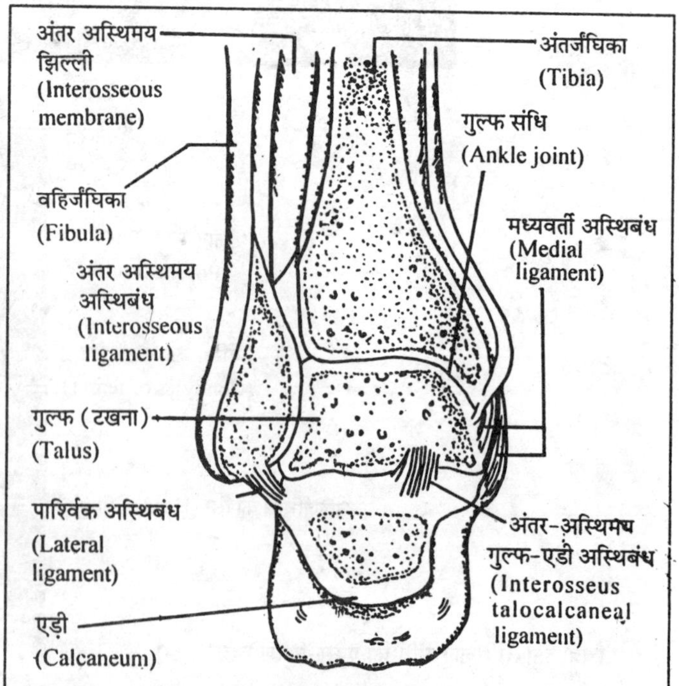

चित्र 35(xii) - गुल्फ (टखना) संधिका बाहर से चित्र (Section through the ankle joint)

गुल्फ संधि पर पेशियों की गति होती है जो निम्नलिखित हैं :

पृष्ठीय आकुंचन (Dorsiflexion) - अग्र अंतर्जंघिका के साथ पादांगुलि (Toes) के लम्बे प्रसारको द्वारा पृष्ठीय आकुंचन होता है। अपने गुल्फ (टखन) को झुकाने (Flex) से इनके कंडरा (Tendons) में आकुंचन का अवलोकन किया जा सकता है।

पादतल (या तलवा) आकुंचन (Plantar flexion) - पश्च अंतर्जंघिका तथा पादांगुलि के लम्बे प्रसारक की सहायता से जठर-गुदवस्ति (Gastroenemius) द्वारा तलवा (Plantar) का आकुंचन होता है।

5. पाद-संधि (Foot Joints - फुट ज्वाइंट)

टखनास्थि (Tarsal bones) के बीच जो संधियाँ (Joints) होती हैं, वे सर्पण संधियाँ (Gliding joints) होती हैं। यह अस्थि पृष्ठीय (Dorsal), पादतल (Plantar) तथा अन्तर-अस्थिमय (Interosseus) अस्थिबंधों (Ligaments) द्वारा संयुक्त होती हैं।

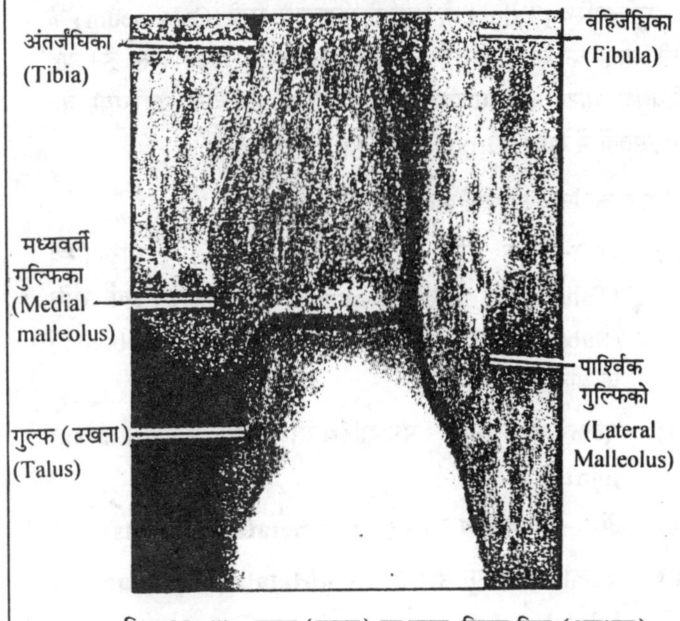

चित्र 35(xiii) - गुल्फ (टखना) का एक्स-किरण चित्र (अग्रभाग)
(X-ray of the ankle-anterior view)

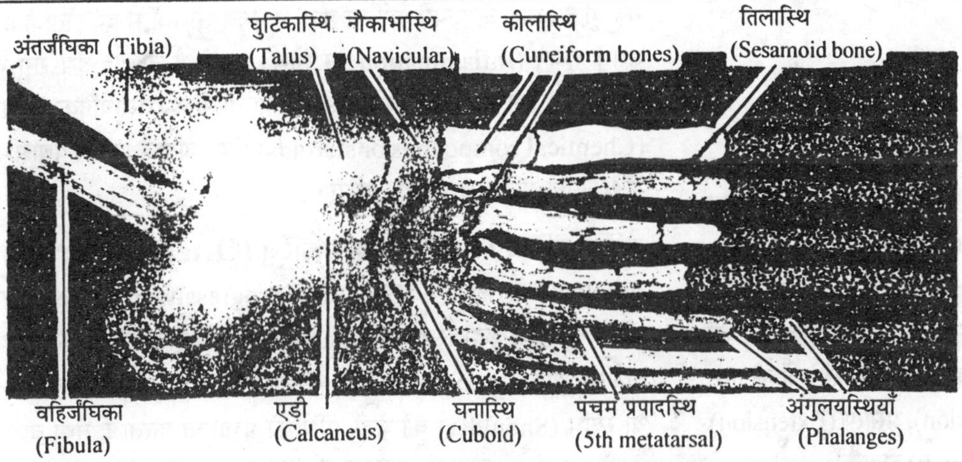

चित्र 35(xiv) - पाद का ऊपर से एक्स-किरण का चित्र (X-ray of the foot from above)

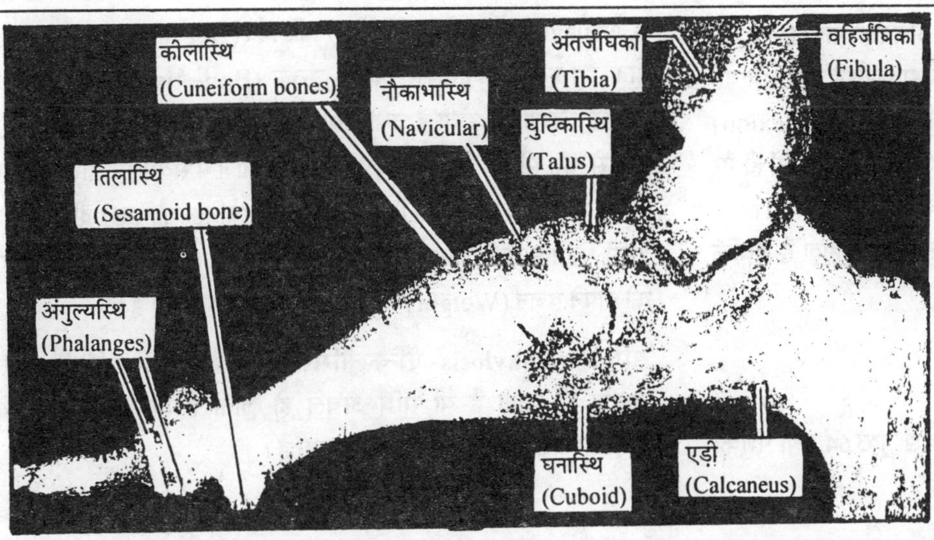

चित्र 35(xv) - एक्स-किरण का पाद का पार्श्विक (X-ray of the foot, lateral view)

घुटिकास्थि (Talus) के निचली सतह तथा एड़ी (Calcaneum) के ऊपरी सतह के बीच अन्तर-अस्थिमय अस्थिबंध स्थित होता है। यह अस्थिबंध मोटा और मजबूत होता है तथा इन दोनों अस्थियों की संधि-सतहों में खाँच (Grooves) बनाता है।

पाद की निम्न संधियाँ होती हैं -

(i) **अंतर-गुल्फ संधि (Intertarsal joints)** - घुटिकास्थि (Talus) और एड़ी (Calcaneus) के बीच उपगुल्फ संधि (Subtalar joint) तथा अन्य टखनास्थियों (Tarsal bones) के बीच की संधि।

(ii) **गुल्फ (या टखना) - प्रपादास्थि संधि (Tarso-metatarsal joints)**

(iii) **अंतर-प्रपादास्थि संधि (Inter-metatarsal joints)**

(iv) **प्रपादास्थि-अंगुल्यस्थि संधि (Metatarso-phalangeal joints)**

(iii) और (iv) की संधियाँ हाथ और उसकी अंगुलियों की संधियों के समान होती हैं।

पाद और पादांगुलियों की गतियाँ (Movements of Foot and Toes)

अंतर-गुल्फ संधियों (Intertarsal bones) पर गतियों के कारण ही पाद में चाल आती हैं। इससे तलवा मध्यत: की ओर अभिमुख होता है (Sale faces medially) जिसे उत्क्रमण (Inversion - इनवर्सन) की स्थिति कहते हैं तथा तलवा (Sole of the foot) पार्श्विक रूप में अभिमुख होता है जिसे बहिर्वर्तन (Eversion - इवर्सन) की स्थिति कहते हैं हाथ की संधियों की तरह प्रपादस्थि-अंगुल्यस्थि संधियों में आकुंचन (Flexion), प्रसारण (Extension) अपावर्तन (Abduction), अभिवर्तन (Adduction) होता है।

पादांगुल्यिों (Toes) की गति जब ऊपर की ओर तथा पाद (Foot) के पृष्ठ की ओर होती है तो प्रसारण (Extention) कहा जाता है तथा जब यह गति नीचे की ओर तथा तलवा की ओर होती है तो इसे आकुंचन (Flexion) कहा जाता है। जब गुल्फ या टखना (Ankle) तथा पादांगुलियाँ दोनों ही पैर की ओर जाती हैं तो गुल्फ आकुंचित होता है जब कि पादांगुलि (Toes) प्रसारित होती है। इसके विपरीत की गति में गुल्फ प्रसारित होता है जबकि पादांगुलि आकुंचित होती है।

धड़ की संधि (Joints of Trunk)

इसमें मेरुदंड की संधि (Vertebral Joints) - देखें पृष्ठ 64 तथा पर्शुकी संधि (Jounts of Ribs) - देखें पृष्ठ 84 को शामिल की जाती है।

प्रायोगिक या उपयोगी टिप्पणी (Practical or Useful Notes)

जब संधि या संधियों (Joints) में सूजन (या शोथ) होती है जिसे "गठिया" या संधि-शोथ (Arthritis - आर्थ्राइटिस) कहा जाता है। ये संधियाँ अपने आस पास की अस्थियों के भंजन (फ्रैक्चर) से प्रभावित होती हैं तथा क्षतिग्रस्त हो जाती हैं। अस्थिबंध (Ligaments) में भी आंशिक रूप में मोच (Sprain) आती है या पूर्णत: भंजित (Torn) हो सकती हैं। ऐसा होने से अस्थियाँ अपने मूल स्थान से हट सकती हैं जिसे स्थान-भ्रंश (या डिस्लोकेशन - Dislocation) कहा जाता है।

बहुसंधि शोथ (Rheumatoid arthritis - रिमेटॉयड आर्थ्राइटिस) - संधियों में बहुशोथ होता है जो द्विपार्श्व (Bilateral) तथा समान (Symmetrical) रूप में वितरित होती हैं। यह पहले हाथों और अंगुलियों की छोटी संधियों को प्रभावित करता है जिसे अस्थिमय वृद्धि (Osteophyte - ऑस्टिओफाइट या Herberden's nodes - हर्बर्डन की गाँठ) कहते हैं। यह वृद्धि अंतर-अंगुल्यस्थियों पर होती है। जब संधियों में दर्द होता है तथा उसमें सूजन (Inflammation या शोथ) आती है तो यह इस रोग का लक्षण है। इस रोग को फैलने से रोकने के लिए रासायनिक यौगिकें (Chemical compounds or steroids) दिया जाता है। इसमें यथासंभव संधियों को गतिशील रखना चाहिए।

अस्थि-गठिया या ऑस्टिरों आर्थ्राइटिस (Ostero-arthritis) - यह भी गठिया का एक प्रगामी रोग (Progressive disease) है जो प्रौढ़ावस्था तथा वृद्धावस्था (Advancing age) में होता है। सामान्यत: यह एक संधिशोथ (Mono-arthritis) से आरम्भ होता है। जैसे नितम्ब (Hip) या स्कंध (Shoulder) की बड़ी संधि को प्रभावित करता है तथा बाद में घुटनों (Knee) तथा अन्य संधियों में फैल जाता है। संधियों की उपास्थियों (Cartilages) में ह्रासी (अपकर्षक) परिवर्तन (Degenerative change) होता है। इसमें किनारों पर अस्थि-ऊत्तक (Bone tissue) बढ़ जाता है जिसके कारण दर्द होता है तथा उसमें कठोरता (Stiffness) आ जाती है जिससे गति सीमित हो जाता है। इस रोग के इलाज में सर्वप्रथम शोथ के प्रसार को नियंत्रित किया जाता है जिसमें दवा (रासायनिक यौगिक) दी जाती है। इसमें भौतिक चिकित्सा (Physiotherapy) भी की जाती है। इसमें रोगी को अपने वजन (Weight) पर भी नियंत्रण रखना पड़ता है।

संधिग्रह (Ankylosis- ऐन्किलोसिस) - जब एक संधि की गतिशीलता समाप्त हो जाती है या संधि अचल हो जाती है तो इसे संधिग्रह या ऐन्किलोसिस (Ankylosis) कहा जाता है।

6. कंकाल की पेशियाँ (MUSCLES OF THE SKELETON)

भूमिका (Introduction)

मनुष्य की अनेक महत्वपूर्ण विशेषताओं में एक मुख्य विशेषता है - वातावरण में परिवर्तनों के अनुसार अपने को समायोजित करने की क्षमता (Ability to adjust with changing environment)। इस समायोजन (Adjustment) का एक अनिवार्य लक्षण है-गति या चलन (Movement)। कंकाल मानव के शरीर के लिए एक आधारिक (या समर्थक) ढाँचा (Supportive framework) बनाता है जिसमें अस्थिल उत्तोलकों (Body levers) की एक श्रृंखला होती है। यह श्रृंखला संधियों और पेशियों (Joints and muscles) के बल पर एक दूसरे पर गतिशील (Moving) होती है। पेशियाँ (Muscles) जो कंकाल को गतिशील बनाती है उसे कंकाली पेशियाँ (Skeletal muscles - स्केलिटल मसल्स) कहते हैं। इसे स्वैच्छिक या रेखित पेशियाँ (Voluntary or striated muscles) भी कहतें है। मानव शरीर में छोटी और बड़ी पेशियों की कुल संख्या 519 है। शरीर के कुल वजन (या भार) का लगभग 40 प्रतिशत कंकाली पेशियाँ होती हैं।

कंकाल की पेशियाँ प्रारम्भिक ऊतकों (Elementary tissues) के चार समूहों -

(i) उपकला ऊतक (Epithelial tissue)

(ii) पेशीय ऊतक (Muscle tissue)

(iii) तंत्रिका ऊतक (Nervous tissue) तथा

(iv) संयोजी ऊतक (Connective tissue)

का एक खण्ड (या हिस्सा) है। पेशियों के अध्ययन का वर्णन करने वाले शास्त्र को पेशीविज्ञान (Myology - माइऑलजि) कहा जाता है। अस्थि (Bone), उपास्थि (Cartilage), अस्थिबंध (Ligaments), संधि (Joints) तथा त्वचा (Skin) के साथ पेशियाँ संलग्न रहती हैं। पेशियाँ जो त्वचा के नीचे होती हैं वे चिपटी (Flat) होती हैं, जो धड़ (Trunk) के चारों ओर होती हैं वे चौड़ी (Broad) और चिपटी (Flat) होती हैं तथा जो हाथ-पैर (Limbs) की होती हैं वे लम्बी (Long) होती हैं।

पेशी-ऊतक (Muscle tissue) का विशेषीकृत कार्य (Specialized fuction) संकुचन (Contraction) है अर्थात् छोटा करना तथा मोटा बनाने की क्षमता है। इसके कारण शरीर के विभिन्न अंगों में गति उत्पन्न होती है। पेशी-ऊतक लचीला (Elastic) भी होता है जिसके कारण उसे एक भार द्वारा खींचा जा सकता है, परन्तु इस भार के हटने से वह पुनः अपने मूल आकार (या लम्बाई) में लौट जाता है। मनुष्य के सीधा खड़ा रहने की स्थिति (Upright posture) का अर्थ है कि वह निरंतर गुरुत्व के आकर्षण या खिंचाई (Pull of gravity) के विरुद्ध लड़ाई (या संघर्ष) कर रहा है। वह बल जो गुरुत्वाकर्षण के विरुद्ध कार्य कर रहा है तथा शरीर को सीधा खड़ा रखे हुए है, उसे कंकाली पेशियाँ (Skeletal muscles) प्रदान (या मुहैय्या) करती हैं। पेशियाँ निरंतर आंशिक संकुचन की अवस्था में रहती हैं जो शरीर को स्थिर स्थिति (जैसे - बैठना, खड़ा रहना आदि) में रखने में समर्थ बनाती है।

कंकाली पेशी की कोशिकाएँ (Cells of skeletal muscle) अत्यधिक सक्रिय रहती हैं जो संकुंचन के दौरान क्रिया करती है। इसमें ताप (Heat) उत्पन्न होता है। अतः पेशीय क्रियाशीलन शरीर के सामान्य तापमान (Normal temperature) को स्थिर रखने में (बाहरी वातावरण की स्थिति में प्रतिकूलता के बावजूद) महत्वपूर्ण भूमिका निभाता है। इस स्थिति को **"शारीरिक क्रिया-रसायन स्थिरीकरण"** या (Homeostatis - होमिओस्टैसिस) कहते हैं।

कंकाली पेशी की संरचना (Structure of Skeletal Muscle)

कंकाली पेशी की रचना अनेक लम्बी कोशिकाओं (Elongated cells) के मिलने से होती है जिन्हें पेशी रेशे या तन्तुएँ (Muscle fibres) कहा जाता है। ये रेशे समूह (या पुलिंदा) में बंधे रहकर संघटित रहते हैं जिन्हें पुलिका (Fasciculus - फैसिक्यूलस - इसका बहुवचन Fasciculi- फैसिक्यूली है।) कहते हैं। पुलिका में रेशे (या तन्तुएँ) के बीच जो स्थानें (Spaces) होते हैं वे अत्यंत कोमल संयोजी ऊतक (Delicate connective tissue) से भरे रहते हैं। इस ऊतक को "पेशी-रेशे का अंतः आवरण" (Endomysium- एन्डोमाइजिअम) कहा जाता है। प्रत्येक पुलिका (फैसिक्यूलस) एक मजबूत संयोजी ऊतक आवरण से घिरा रहता है जिसे "पेशी-रेशे का वहिःआवरण" (Perimysium - पेरेमिजिअम) कहते हैं। वहिःआवरण (पेरेमिजिअम) पुलिकाओं (Fasciculi) के बीच भी विस्तारित होता है तथा मजबूत रेशेदार आवरण के साथ निरंतर विस्तारित होता है और सम्पूर्ण पेशी एक आवरण से ढक जाती है। इस रेशेदार आवरण को अधि-आवरण

(Epimysium - एपिमिजिअम) कहा जाता है। इस विस्तार से सम्पूर्ण पेशी एक आवरण (एपिमिजिअम) के घेरे में आ जाती है।

पेशी रेशा (Muscle Fibre - मसल फाइबर)

पेशी रेशा लम्बी कोशिकाएँ हैं जिनके व्यास (Diameters) 10 से लेकर 100 माइक्रोन (Microns) के बीच होते है। (1 माइक्रोन=10^{-6} मीटर) रेशे की लम्बाई पेशी के आकार के अनुसार परिवर्तित होती है अधिकतर रेशे पेशी की सम्पूर्ण लम्बाई तक प्रसारित होते हैं जबकि कुछ रेशे पेशी के अंदर अंतरखण्डों के संयोजी ऊत्तक तक लम्बे होते हैं। प्रत्येक रेशा एक कोशिका-झिल्ली (Cell membrane) से घिरा होता है। इस झिल्ली को पेशी-रेशा की प्रतिवेशी झिल्ली या सार्कोलेमा (Sarcolemma) कहा जाता है। इस झिल्ली के ठीक नीचे चपटे केन्द्रक (Flattened Nuclei) होते हैं। पेशी रेशे के कोशिका द्रव्य (साइटेप्लाज्म) को पेशी-जीवद्रव्य या सार्कोप्लाज्म (Sarcoplasm) कहा जाता हैं। इस रेशा-जीवद्रव्य (सार्कोप्लाज्म) में अनेक सूत्रकणिकाएँ (Mitochondria - माईटोकोन्ड्रिआ) होती हैं जो मायोफाइब्रिल्स या "सूक्ष्म पेशी-रेशकों" (Mylofibrosis) के बीच स्थित होती हैं।

सूक्ष्मपेशी-रेशकों (मायोफाइब्रिल्स) के व्यास (Diameter) लगभग एक (1) माइक्रोन के होते हैं तथा वे पेशी रेशों (Muscle fibres) की

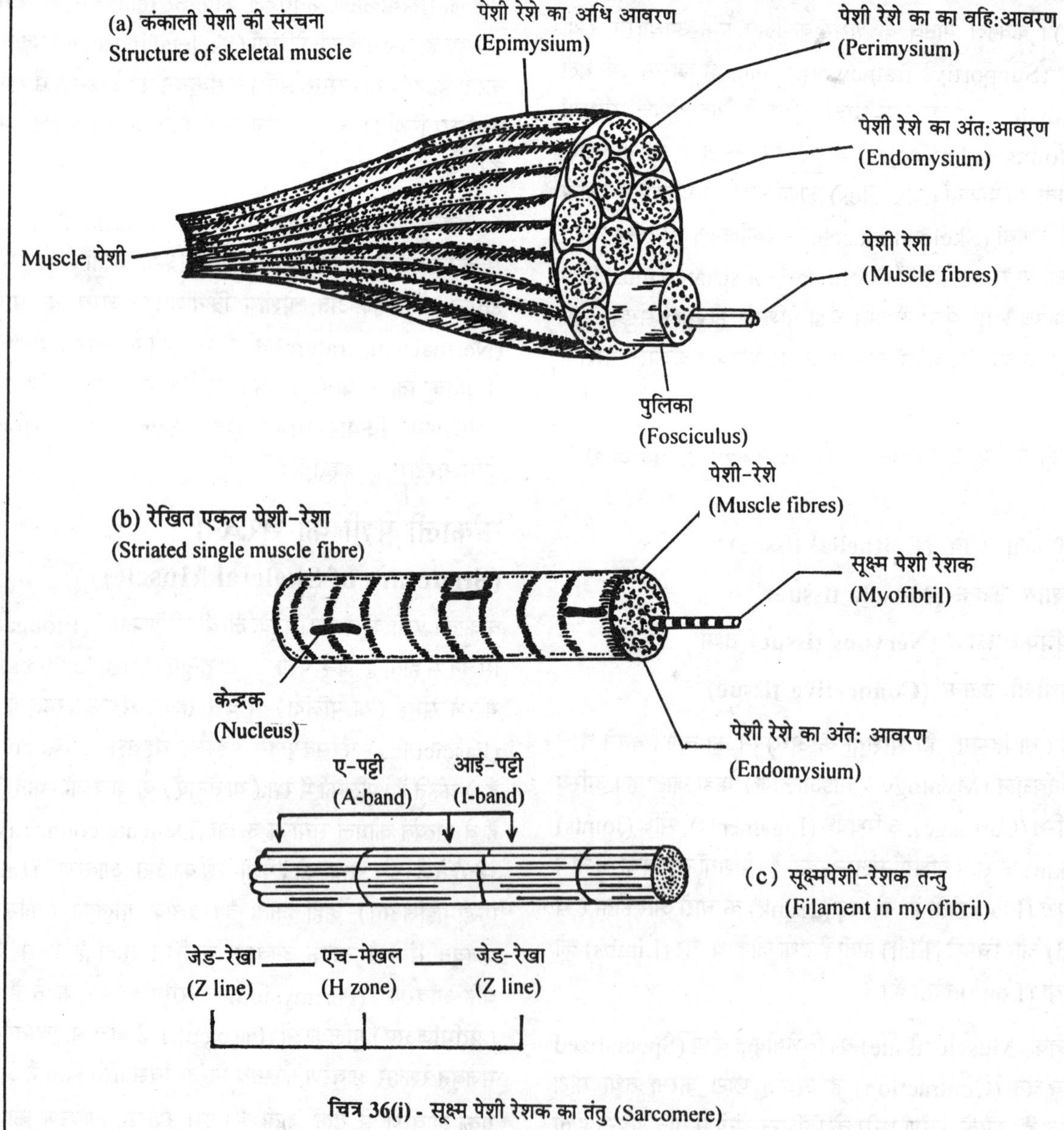

चित्र 36(i) - सूक्ष्म पेशी रेशक का तंतु (Sarcomere)

संकुचनीय इकाई होते हैं। ये सूक्ष्म पेशी-रेशक कंकाली-पेशी को रेखांकित (Striated) करते हैं। इलेक्ट्रानिक सूक्ष्मदर्शी (माइक्रोस्कोप) द्वारा यह अवलोकन किया जा सकता है कि प्रत्येक सूक्ष्म पेशी-रेशक में भी मोटे और पतले सूक्ष्म पेशी-तन्तुएँ (Myofilaments) होते हैं।

मोटे सूक्ष्म पेशी-तन्तुओं (मायोफिलार्मेंट्स) के समूह आशिंक रूप में पतले सूक्ष्म पेशी-तन्तुओं के समूहों पर अतिछादित (Overlapping) रहते हैं। इसके कारण सूक्ष्म पेशी-रेशकों (मायोफ़ाइब्रिल्स) के हल्की और गाढी पट्टियों (Bands) एकान्तर समूहें दिखाई पड़ता है। गाढ़ी पट्टी में मोटे और पतले सूक्ष्म पेशा-तंतुएँ (मायोफिलामेन्ट्स) अतिछादित (ओवरलैपिंग) रहते हैं जिसे A - बैन्ड (पट्टी) कहा जाता है। हल्की पट्टियाँ (Lighter bands) जिसमें केवल पतले सूक्ष्म पेशी-तन्तुएँ (मायोफिलामेन्ट्स) होते हैं उसे I - बैन्ड (पट्टी) कहते है। I - बैन्ड की लम्बाई में अर्धमार्ग पर सूक्ष्म पेशी तन्तुएँ (मायोफिलामेन्ट्स) एक संकीर्ण मेखला (Narrow zone) के साथ संलग्न (Attached) रहते हैं जिसे Z - लाइन (रेखा) कहा जाता है। A - बैन्ड (पट्टी) के केन्द्र पर H - मेखला (जोन - Zone) होती है जिसमें केवल मोटे सूक्ष्म पेशी-तन्तुएँ (मायोफिलामेन्ट्स) होते हैं। सूक्ष्मपेशी-रेशकों (मायोफाइब्रिल्स) का वह हिस्सा जो दो Z - रेखाओं (Lines) के बीच स्थित होता है उसे "सूक्ष्म पेशी-रेशक का तन्तु" या सार्कोमीयर (Sarcomere) कहा जाता है। प्रत्येक सूक्ष्म पेशी-रेशक (मायोफाइब्रिल्स) में तन्तुओं की शृंखला होती है जो एक क्षेत्र में रहती है। इस क्षेत्र को सार्कोमीयर (Sarcomere) कहते हैं। देखें चित्र 36(i)।

एक पेशी रेशा (Muscle fibre) की प्रतिवेशी झिल्ली (सार्कोलेमा - Sarcolemma) बंद छोरों की थैलियों (Sacs) का निर्माण करती है जिसे T-नलिका (Tubules - ट्यूब्यूल्स) कहते है। ये नलिकाएँ (ट्यूब्यूल्स) कोशिका (Cell) में प्रवेश करती हैं तथा सूक्ष्म पेशी-रेशकों (मायोफाइब्रिल्स) की बीच स्थानों में रहती हैं। नलिकाओं में अंतरालीय द्रव (Interstitial fluid - इन्टरस्टिशल फ्लुइड) होता है तथा ये पेशी रेशा के अंतस्थ (Interior of the muscle fibre) में नहीं खुलती हैं। पेशी जीव-द्रव्य (सार्कोप्लाज्म) के अंदर शाखन (Branching) तथा शाखा मिलन (Anastomosing) मार्गों की एक विस्तृत कार्यजाल (नेटवर्क) होता है जो पेशी जीव-द्रव्य जालिका (Sacroplasmic recticulum) का निर्माण करता है (इस संरचना को जीव-द्रव्य के आंतरिक जालतंत्र - Endoplasmic reticulum - से तुलना की जा सकती है।) पेशी जीव-द्रव्य जालिका के मार्ग (या वाहिकाएँ Channels) T- नलिकाओं के छोरों के चारों ओर के सम्पर्क में रहते हैं।

पेशी रेशे का संकुचन (Contraction of Muscle Fibres)

मोटा सूक्ष्म पेशी-तन्तु (थिक मायोफिलामेंट) प्रोटीन से बनती है जिसे मायोसिन (Myosin) कहा जाता है। प्रत्येक मायोसिन तंतु (Myosin filament) में छोटे नियमित प्रक्षेप (Projections) होते हैं जिन्हें क्रूसाकार-सेतु (Crossbridge) कहा जाता है। ये क्रॉस-सेतुएँ सूक्ष्म पेशी-तंतु के लम्बे अक्ष के चारों ओर अरीय आकार (Radial fashion) में स्थित रहते हैं। इन सेतुओं के गोल सिरें पतले सूक्ष्म पेशी तन्तुओं के पास-पास (सान्निध्य) में रहते हैं।

पतला सूक्ष्म पेशी तन्तु (थिन मायोफिलामेंट) एक मिश्रित प्रोटीन (Complex protein) से निर्मित होता है जिसे एक्टिन (Actin) कहते हैं। यह एक्टिन दोहरी लड़ी की कुण्डली (Coil) में व्यवस्थित रहता है। एक्टिन-तन्तु (Actin filament) में भी दो अतिरिक्त प्रोटीन होते हैं जिन्हें ट्रोपोनिन (Troponin) तथा ट्रोपोमाइसिन (Tropomysin) के नाम से जाना जाता है।

पेशी-रेशा की विरामावस्था में मायोसिन (Myosin) को एक्टिन (Actin) के साथ मिलन को रोकने के लिए ट्रोपोनिन (Troponin) तथा ट्रोपोमाइसिन (Tropomysin) विद्यमान रहता है। जब एक तंत्रिका-प्रणोद (Nerve impulse) एक पेशी-रेशा में पहुँचता है तो यह पेशी-रेशा की झिल्ली पर तथा T-नलिका में संचालित होता है और तब फिर पेशी-जीवद्रव्य जालिका (Sarcoplasmic recticulum) में जाता है। इस जालिका से कैल्सियम आयन (Ions) पेशी-जीवद्रव्य (Sarcoplasm) में मुक्त हो जाता है। ये आयन ट्रोपोनिन के साथ मिलकर ट्रोपोमाइसिन को एक्टिन तन्तुओं के ग्राही क्षेत्रों से अलग कर देते हैं। मायोसिन क्रॉस-सेतु एक्टिन ग्राही क्षेत्रों के साथ अंतर्क्रिया करता है तथा एक्टिन सूक्ष्म पेशी-तन्तुओं को केन्द्र (H-जोन) की ओर खींचता है। ऐक्टिन तथा मायोसिन क्रॉससेतुओं के बीच बंधन किण्वक (एन्जाइम) के प्रभाव के कारण टूट जाते हैं तथा क्रॉस सेतु अन्य एक्टिन ग्राही क्षेत्रों में शामिल होने के लिए स्वतंत्र हो जाता है। एक्टिन तंतुएँ छोटे नहीं होते बल्कि मायोसिन तंतुओं पर थोड़ा खिसकते हैं तथा उन पर अंश छादित (ओवरलैपिंग) होते है ताकि Z-रेखाएँ एक दूसरे की ओर आ जा सकें और इस प्रकार Z रेखाओं के बीच का क्षेत्र (Sarcomere सार्कोमीयर) छोटा हो जाता है। इस क्षेत्र के छोटा होने से सम्पूर्ण पेशी संकुंचित होती (या सिकुड़ती) है।

पेशी-रेशों में शिथिलता (Relaxation of the muscle fibres) तब आती है जब कैल्सियम आयन का पुन:अवशोषण पेशी जीव-द्रव्य जालिका (Sarcoplasmic reticulum) द्वारा होता है। इसमें ट्रोपोनिन तथा ट्रोपोमाइसिन को अवसर मिलता है कि वे ऐक्टिन तथा मायोसिन तन्तुओं (फिलामेंट्स) के बीच पुन: अन्तर्क्रिया होने से रोकें।

कंकालीय पेशी का तंत्रिकायन (या इनर्वेशन) (Innervation of Skeletal Muscle)

प्रत्येक कंकाली पेशी में एक या एक से अधिक तंत्रिका (Nerves) की आपूर्ति होती है जिसमें दोनों संवेदक और चालक तंत्रिका रेशे (Sensory and motor nerve fibres) होते है। पेशी में प्रवेश करने के बाद तंत्रिका (नर्व) शाखाओं में विभक्त हो जाती है जो संयोजी ऊतक (टिशू) से होकर पेशी-रेशों में पहुँचती है। एक चालक तंत्रिकाणु (Motor neuron) तथा पेशी-रेशे (Muscle fibres) इन तंत्रिका-शाखाओं को उत्तेजित (या अनुप्राणित) करते (Innervates) हैं जिसे "चालक इकाई" या मोटर यूनिट (Motor unit) कहते हैं। प्रत्येक चालक इकाई में अनेक पेशी रेशे होते हैं जिनकी संख्या एक विशेष पेशी के कार्य के अनुसार परिवर्तित होती है। नेत्रों की बाहरी पेशियों में एक चालक इकाई में कुछ पेशी-रेशे होते हैं जो सुनिश्चित गतियाँ उत्पन्न करते हैं जब कि बाहुओं-पैरों (Limbs) की एक चालक इकाई में लगभग 500 या इससे अधिक पेशी-रेशे होते है।

जैसे ही चालक तंत्रिकाणु (मोटर न्यूरॉन) एक पेशी-रेशा (मसल फाइबर) के पास आता है, वह अपना मज्जा-आवरण (Myelin sheath) खो देता है तथा शाखाएँ निकलकर तंत्रिका सिराओं का एक संकुल (Complex of nerve terminals) बनाता है जिसे "चालक छोर पट्ट" या मोटर एण्ड प्लेट (Motor end plate) भी कहा जाता है। यह पट्ट (या प्लेट) पेशी-रेशा की प्रतिवेशी झिल्ली के एक अन्तर्वलन (Invagination of sarcolemma) में स्थित होता है जिसे अंतर्ग्रंथनी नाली (Synaptic gutter - सिनैप्टिक गटर) कहते हैं। वह स्थान जो इसे घेरता है उसे अंतर्ग्रंथनी विदर (Synaptic cleft - सिनैप्टिक क्लेफ्ट) कहा जाता है। अंतर्ग्रंथनी नली (सिनैप्टिक गटर) के आधार पर अनेक तहों में पेशी-रेशों की झिल्ली को फेंका जाता है। "चालक छोर पट्ट" तथा पेशी-रेशों के बीच सम्पर्क क्षेत्र को तंत्रिका-पेशी मिलन स्थान (Neuromuscular junction - न्यूरोमस्क्यूलर जंक्शन) कहा जाता है।

"चालक छोर पट्ट" में तंत्रिका के छोर (Nerve terminals) में अनेक छोटी पुटिकाएँ (Vesicles) संग्रहित होती हैं। इन पुटिकाओं में तंत्रिका-प्रेषित्र (न्यूरोट्रान्समीटर) होता है जिसे ऐसीटिलकोलीन (Acetylcholine) कहा जाता है। ऐसीटिलकोलीन (न्यूरोट्रांसमीटर) तंत्रिका छोरों (Nerve terminals) के साथ संश्लेषित होता (या मिलता) है। जब एक तंत्रिका प्रणोद (Nerve impulse) चालक छोर पट्ट (प्लेट) में पहुँचता है तो कोशिका-बाह्य द्रव (Extracellular fluid) से कैल्सियम आयन तंत्रिका छोरों में विसरित होती (या Diffuse फैलती) है जिसके कारण पुटिकाएँ (Vesicles) भंजित होती हैं तथा अंतर्ग्रंथनी विदर (Synaptic cleft) ऐसीटिलकोलीन मुक्त होता है। यह विशेष ग्राही स्थानों पर पेशी-झिल्ली में

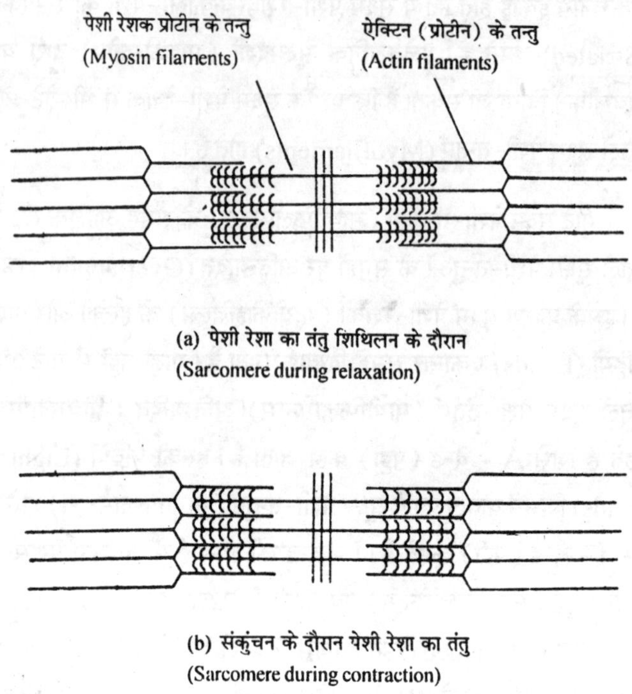

चित्र 36(ii) - पेशी-रेशा तंतु का (a) शिथिलन, (b) संकुंचन

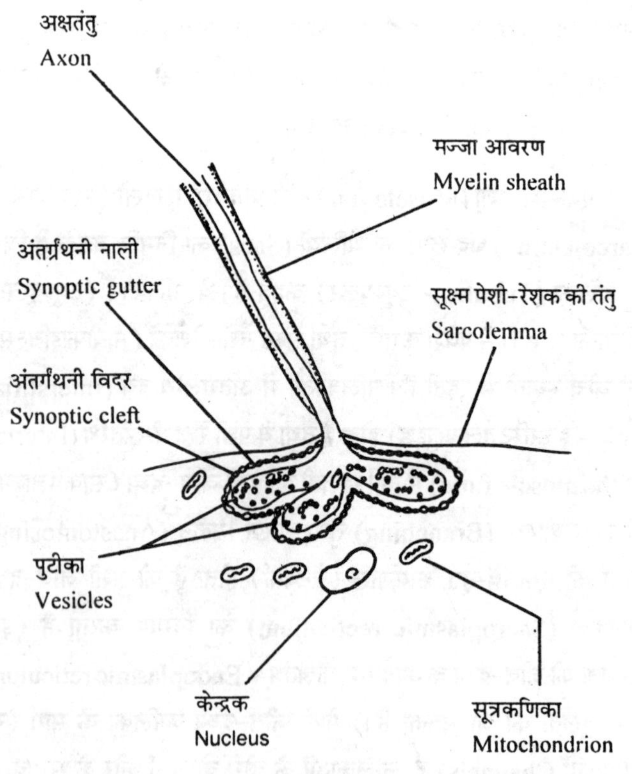

चित्र 36(iii) - चालक और पट्ट या प्लेट (Motor end plate)

कार्य करता है जिसके कारण नीचे पड़ी पेशी-रेशा झिल्ली को विद्युत-रसायन प्रतिक्रिया (Depolarization या विध्रुवण) होती है तथा पेशी-रेशों का संकुचन (Contraction) आरम्भ हो जाता है। विध्रुवण के तत्काल बाद ऐसीटिलकोलीन किण्वक (एन्जाइम) द्वारा नष्ट कर दिया जाता है। इस किण्वक को कोलीन (Choline-sterase) कहते हैं।

अन्य उत्तेजनाएँ (Stimuli) जैसे-विद्युत आघात (Electric shock) जब पेशी या इसकी तंत्रिकाओं पर होता है तो इससे भी पेशी संकुचित होती है। इस अनुक्रिया का उपयोग चिकित्सा में तंत्रिकाओं के परीक्षण करने में किया जाता है कि क्या वह रोग या चोट से प्रभावित हुआ है।

तंत्रिका प्रणोद (Nerve imulses) का तंत्रिका-पेशी मिलन-स्थान के पारगमन को मंदकों के समूह (Group of drugs) द्वारा अवरुद्ध किया जाता है। इन मंदकों के समूह को पेशी-शिथिलकारक (Muscle relaxants-मशल रिलैक्सेन्ट) कहा जाता है। जैसे - टयूबोकुरेरिन (Tubocurarine), पैन्कुरोनियम (Pancuronium) आदि। ये मंदक या औषध (ड्रग्स) ऐसीटिलकोलीन (Acetylcholine) के साथ पेशी-झिल्ली में ग्राहीस्थानों के लिए स्पर्धा (Complete) करते हैं तथा ऐसीटिलकोलीन की क्रिया को निष्क्रिय बना देते हैं। इसके कारण सभी कंकाली पेशियाँ गतिहीन (Paralyse) हो जाती हैं।

पेशी-संकुचन के सभी या कोई भी नियम नहीं (All or None Law of Muscle Contraction)

पेशी-रेशे का संकुचन तंत्रिका की उत्तेजनाओं के कारण होता है। सबसे कमजोर उत्तेजना (Weakest stimulus) जो संकुचन की पहल (या शुरूआत) कर सकती है उसे अल्पतम (Liminal) या न्यूनतम (Threshold) उत्तेजना (Stimulus) कहते हैं।

जब पेशी रेशे पर्याप्त सशक्त उत्तेजना ग्रहण करते हैं तथा इससे रेशे की अनुक्रिया उत्पन्न होने से अधिकतम शक्ति के साथ उसमें संकुचन होता है या फिर उसमें कोई संकुचन नहीं होता है। इसे "सभी या कोई भी नियम नहीं" (All or none law) कहा जाता है। तथापि सम्पूर्ण रूप में सभी पेशियों के लिए यह सत्य (True) (या सही) नहीं है। एक सम्पूर्ण पेशी के संकुचन का श्रेणीकरण (Grading) होता है। जैसे-संकुचन का कम या अधिक होना जो एक उत्तेजना की अनुक्रिया करने वाले पेशी-रेशे की संख्या पर निर्भर करता है।

एक पेशी के संकुचन करने की शक्ति पर आक्सीजन और पोषक की कमी या थकान (Fatigue) का प्रभाव होता है।

एक पेशी-रेशा के संकुचन की घटनाओं का संक्षिप्त विवरण (Summary of events in the contraction of a muscle fibre)

1. तंत्रिका प्रणोद का संचार चालक तंत्रिका से होकर चालक छोर पट्ट में होता है।
   (Nerve impulse is transmitted via a motor nerve to motor end.)

2. तंत्रिका प्रणोद तंत्रिका-पेशीय जंक्शन को पार करता है जिसके कारण ऐसीटिलकोलीन मुक्त होता है। ऐसीटिकोलीन पेशी रेशा के तंतु (सार्कोमीयर) का विध्रुवण करता है।
   (Nerve impulse crosses neuromuscular junction and causing release of acetylcholine. Acetylcoline depolarizes sarcolemma.)

3. तंत्रिका प्रणोद T-नलिकाओं तथा पेशी-जीव द्रव्य जाल में चालित होते हैं।
   (Impulse is conducted into T-tubules and to sarcoplasmic reticulum.)

4. पेशी-जीवद्रव्य जाल द्वारा कैल्सियम आयन मुक्त होता है तथा वह पेशी-जीवद्रव्य में पहुँचता है।
   (Sarcoplasmic reticulum releases calcium ions into the sarcoplasm.)

5. ट्रौपोनिन के साथ मिलकर कैल्सियम आयन ट्रोपामाइसिन को ऐक्टिन ग्राही क्षेत्रों से दूर ठेलता है।
   (Calcium ions combining with troponin push tropomysin away from actin receptor sites.)

6. मायोसिन (पेशी प्रोटीन) क्रूसाकार-सेतु ऐक्टिन ग्राही क्षेत्रों तथा पतले पेशी-तंतुओं के साथ अंतर्क्रिया करते हैं तथा प्रत्येक पेशी-रेशा के तंतुओं के केन्द्र की ओर आकर्षित होते हैं।
   (Myosin crossbridges interact with actin receptor sites and thin myofilaments are drawn towards the centre of each sarcomere)

7. किण्वकीय क्रिया से मायोसिन क्रूसाकार सेतु तथा ऐक्टिन ग्राही क्षेत्रों के बीच बंधन टूट जाता है। मायोसिन क्रूसाकार सेतु पुनः अन्य ऐक्टिन ग्राही क्षेत्रों के साथ मिल जाते हैं तथा प्रत्येक पुनर्मिलन के कारण पतले तंतुएँ सार्कोमीयर (सूक्ष्म पेशी रेशक तंतु) के केन्द्र की ओर आकर्षित होते हैं।)
(Enzymic action breaks the bond between myosin crossbridges and actin receptor sites. Myosin crossbridges rejoin other actin receptor sites each rejoining drawing the thin ligaments closer to the centre of sarcomere.)

8. ज्योंही प्रत्येक सूक्ष्म पेशी रेशक तंतु छोटा होता है, सम्पूर्ण पेशी संकुचित होता है।
(As each sarcomere shortens, the whole muscle contracts.)

9. कैल्सियम आयन का पेशी-जीवद्रव्य जालिका द्वारा पुनःअवशोषण होता है ट्रोपोनिन तथा ट्रोपोमाइसिन पुनः मायोसिन तथा ऐक्टिन पेशी तंतुओं की अंतर्क्रिया को रोकते हैं जिससे पेशी रेशा शिथिल हो जाता है।
(Calcium ions are reabsorbed by the sarcoplasmic reticulum. Tropenin and tropomycin again inhibit the interaction of myosin and actin filaments, and the muscle fiber relaxes.)

पेशीय संकुचन (या सिकुड़न) के लिए ऊर्जा (Energy for Muscular Contraction)

जब एक पेशी विश्रामावस्था में होती है तो वह अल्पतम ऊर्जा (Very little energy) का उपयोग करती है तथा पेशी का चयापचय (Metabolism) को बनाये रखने के लिए रक्त प्रवाह से पोषक का अंतर्ग्रहण या उद्ग्रहण (Uptake of nutrients from bloodstream) किया जाता है। विश्राम काल में पेशी-रेशे (Muscle fibres) ATP (Adenosine triphosphate ऐडिनोसिन ट्राइफॉस्फेट), क्रिएटिन फॉस्फेट (Creatine phosphate) तथा ग्लाइकोजेन (Glycogen) के रूप में ऊर्जा का संचय (या संग्रह) करते हैं।

जब एक पेशी-रेशा संकुचित होने के लिए उत्तेजित होता है तो मायोसिन (पेशी-प्रोटीन) युक्त सूक्ष्मपेशी-रेशक (Myofibrils) एक किण्वक (इन्जाइम) के रूप में कार्य करते हैं। इसके कारण ATP टूटकर ADP (Adenosine diphosphate ऐडिनोसिन डाईफॉस्फेट) में परिवर्तित हो जाता है तथा ऊर्जा प्राप्त होती है। तथापि चूँकि ATP का सीमित संचय होता है, अतः ATP निरंतर पेशी-रेशा के अंदर पुनःसंश्लेषित होता है तथा क्रिएटिन फॉस्फेट द्वारा ATP के पुनः संश्लेषण के लिए ऊर्जा की आपूर्ति की जाती है।

ये रासायनिक प्रतिक्रियाएँ कुछ सेकण्डों के लिए पेशी-संकुंचन हेतु ऊर्जा को बनाये रखने में सक्षम होती हैं तथा सामान्य व्यवहार में आक्सीजन (O_2) के उपयोग से ग्लुकोस के आक्सीकरण में वृद्धि होती है जिसके कारण पर्याप्त ऊर्जा की आपूर्ति होती है। जब पेशी के अधिकतम निरंतर संकुंचन की आवश्यकता होती है, जैसे कठिन बल-परीक्षण का अभ्यास-तब इस स्थिति में पेशी-रेशा पर्याप्त आक्सीजन प्राप्त करने में समर्थ नहीं होता है तथा अतिरिक्त ऊर्जा की प्राप्ति संचित ग्लाइकोजेन के अवायुजीवी ग्लूकोय-अपक्षय (अनेरोबिक ग्लाइकोलिसिस) (Anaerobic glycolysis of stored glycogen) से होती है। इस प्रक्रिया में लैक्टिक अम्ल का निर्माण होता है जो पेशी से रक्त प्रवाह में चला जाता है।

जब ऊर्जा की आपूर्ति अवायुजीवी चयापचय (Anaerobic metabolism) द्वारा होती है तो एक ऑक्सीजन कर्ज (Oxygen-debt) अपने ऊपर लेता है। कठिन अभ्यास (व्यायाम) के तत्काल बाद इस कर्ज को अवश्य चुकाना है। लैक्टिक अम्ल का संचयन श्वसन प्रयास को उत्तेजित करके उसे बढ़ा देता है जिसके कारण सांस से अधिक ऑक्सीजन लेकर कर्ज (कमी) को लौटा दिया (या पूरा किया) जाता है। अतिरिक्त ऑक्सीजन का उपयोग लैक्टिक अम्ल (Lactic acid) को पाइरूविक अम्ल (Pyruvic acid) तथा ग्लुकोस (Glucose) में पुनः परिवर्तित करने में तथा ATP और क्रिएटिन फास्फेट के पेशी-भंडार को पुनः भरने में किया जाता है।

कंकाली पेशी में रक्त की आपूर्ति (Blood Supply of Skeletal Muscles)

धमनी (Arteries) द्वारा पेशियों में रक्त की आपूर्ति होती है। ये धमनियाँ पेशी-रेशे के वहिःआवरण (Perimysium - पेरिमिजिअम) में छोटे और सूक्ष्म धमनियों (Small arteries and arterioles) में शाखित हो जाती हैं। ये पुनः विभाजित होकर पेशी के अंतःआवरण (Endomysium - एन्डोमिजिअम) में केशिकाओं का कार्यजाल (Capillary network) बनाती हैं। जब पेशियाँ शिथिल होती तो केशिका-कार्यजाल द्वारा आक्सीजन तथा पोषक को पेशी-रेशे में पहुँचाया जाता है। जब पेशियाँ संकुंचित होने लगती है तो पोषक केशिका तल (Nutritive capillary bed) द्वारा रक्त प्रवाह बाधित होता है तथा रक्त पेशी-रेशे के वहिःआवरण के धमनी-शिरा

(या नस) की दो संलग्न नलियों (Arteriovenous anastomoses - आर्टरिओवेनस अनस्टोमोसेज) में चला जाता है। व्यायाम (अभ्यास) के दौरान पेशी-रेशे बारी-बारी से सिकुड़ते और शिथिल होते हैं तथा शिथिलल के अल्प समय में ही केशिकाएँ (Capillaries) पेशी-रेशे को पोषक पहुँचाने में सफल हो जाती हैं। तथापि (या फिर भी) पेशी के बार-बार सिकुड़न (या संकुचित) होने से केशिकाओं पर दबाव बना रहता है तथा रक्त का प्रवाह धमनी-शिरा की दो संलग्न नलियों द्वारा होता रहता है (केशिकाओं में बिना गये ही)। इससे पेशी-थकान की अवस्था बनती है क्योंकि इसमें पोषण की कमी होती है तथा अपशिष्ट (या व्यर्थ) पदार्थों (Waste products - उत्सृष्टों) का संचय होता है। ये अपशिष्ट पदार्थ (उत्सृष्ट) हैं - लैक्टिक अम्ल, कार्बन डाइऑक्साइड आदि। संकुचन करने की शक्ति और गति में क्रमश: कमी आने लगती है। ज्योंही थकान (Fatigue) में वृद्धि होने लगती है, त्योंही पेशी प्रत्येक संकुचन (Contraction) के बाद पूर्ण रूप में शिथिल होने में सफल नहीं हो पाती। इसके कारण पेशी में ऐंठन (Spasm) और दर्द (Pain) होता है।

पैर की पेशियों में जब रक्त की आपूर्ति धमनियों के परागकोश (Anthoroma of the arteries) द्वारा कम हो जाती है तो इस स्थिति को आंतरायिक (या विरामी) लंगड़ी चाल (Intermittent claudication - इन्टरमिटेन्ट क्लाउडिकेशन) कहते हैं। रक्त प्रवाह की कमी से पेशी-रेशे में ऑक्सीजन की आपूर्ति में भी कमी होती है तथा अपशिष्ट (या व्यर्थ) पदार्थों का भी संचय होता है। व्यायाम (या अभ्यास या कार्य) करने की व्यक्तिगत सहन शक्ति भी सीमित हो जाती है। इसके कारण पिण्डली पेशी (Calf muscle) में दर्द और ऐंठन (Pain and spasm) होने लगता है।

पेशी तान या मसल टोन (Muscle Tone)

जब एक पेशी विश्राम की अवस्था में रहती है तो उसमें आंशिक संकुचन (या सिकुड़न) होता है। अत: यह क्रिया के लिए तैयार रहती है। किसी भी समय में एक पेशी में छोटी संख्या में चालक इकाइयाँ (Motor units) उत्तेजित होती हैं और पेशी में संकुचन या गति की अपेक्षा तनन (Tauntness) आता है। चालक इकाइयों के समूहें अपना कार्य करते हुए समय समय पर इस प्रकार परिवर्तित करते है ताकि तान (टोन) को बिना किसी थकान के ही बनाया रखा जा सके। आंशिक संकुचन की इस अवस्था (या स्थिति) को पेशी-तान (Muscle tone) कहते हैं। शरीर की संस्थिति (Posture of the body) को बनाये रखने में पेशी-तान की विशेष महत्ता है। जब व्यक्ति सोया रहता है या जब वह आपकी चेतना खो देता है तो पेशी-तान अनुपस्थित होती है।

पेशियों की अवस्था और स्थिति (State and position) के संबंध में सूचना को संवेदी ग्राही (Sensory receptors) द्वारा केन्द्रीय तंत्रिका तंत्र (Central nervous system) में भेजी जाती है। यह ग्राही रेखित पेशी-रेशे के साथ रहती है जिसे "पेशी तर्कु" या मसल स्पिन्डल (Muscle spindles) कहा जाता है। यह ग्राही एक पेशी में तान (या तनाव) के अंश (Degree of stretch) को पता लगाने में सक्षम होता है। एक दूसरे प्रकार का संवेदी ग्राही भी पेशी-कंडरा (Muscle tendon) होती है जो यह बताती है कि कंडरा या पेशी पर किस परिमाण में (In what amount) तनाव लग रहा है। इस दूसरे प्रकार की ग्राही को "कंडरा तंत्र" (Tendon apparatus - टेन्डन ऐपरेटस) कहते हैं। पेशी-तान में परिवर्तनों का समायोजन उस सूचना के अनुसार होता है जिसे संवेदी ग्राही प्राप्त करते हैं।

जब पेशियों की तान सामान्य अंश (या परिमाण) से कम होती है तो इसे "श्लथू" (या "शिथिल") या फ्लैक्सिड (Flaccid) कहा जाता है। जब पेशी-तान सामान्य से अधिक होती है तो पेशियाँ "अतितान" [या स्पैस्टिक Spastic] हो जाती हैं [(पेशी-रेशे अतिसंकुंचित हो जाते हैं परन्तु पेशी दृढ़ बन (या जकड़ी) रहती है)]।

एक संकुचन (Contraction) जो पेशी के तनाव (या तान) में वृद्धि करता है, परन्तु पेशी की लम्बाई में कोई परिवर्तन नहीं होता है, उसे "सममितीय संकुचन" [या आइसोमेट्रिक कॉन्ट्रैक्शन (Isometric contraction)] कहा जाता है। एक समतानिक संकुचन [(Isotonic contraction - आइसोटोनिक कॉन्ट्रैक्शन)] वह संकुचन है जिसमें तनाव समान बना रहता है परन्तु पेशी की लम्बाई कम हो जाती है तथा वह गति उत्पन्न करती है। शरीर की संस्थिति (Body posture) को सममितीय संकुचन ही बनाये रखता है। कंकाली पेशियों (Skeletal muscles) की अधिकतर पेशियों में दोनों संकुचन (सममितीय संकुचन तथा समतानिक संकुंचन) होते हैं [Both contractions-isometric and isotonic- are found in most of skeletal muscles.]।

शारीरिक क्रिया, जैसे - चलना (Walking), दौड़ना (Running) आदि में दोनों प्रकार के संकुचन शामिल होते हैं। अर्थात् ये दोनों संकुचन मनुष्य के चलने या दौड़ने के लिए आवश्यक होते हैं।

द्रुत (फास्ट) और मंद (स्लो) पेशी (मसल) (Fast and Slow Muscles)

कंकाली पेशी के संकुचनों की गति और अवधि में व्यापक विविधता होती है। संकुचन की अवधि एक विशेष प्रकार की पेशी के कार्य के अनुकूल होती है। जैसे - एक नेत्र की पेशी का संकुचन सेकण्ड के शतांश (1/100 second) से भी कम अवधि तक होता है। पैर की पेशियों का संकुचन लगभग सेकण्ड के तीसवाँ भाग (1/30 second) तक रहता है। यह सामान्य गति चलने और दौड़ने के लिए आवश्यक होती है। जिन पेशियों का मुख्य

संबंध शरीर की संस्थिति (Body posture) को बनाये रखने से होता है, जैसे कि तलवा की पेशी (Soleus muscle - सोलिअस मसल), उनमें संकुचन की अवधि लम्बी होती है।

द्रुत पेशी या फास्ट मसल (Fast Muscle)

द्रुत पेशी-रेशे में एक विस्तृत पेशी-जीवद्रव्य जालिका (Sarcoplasmic reticulum) होती है जो अत्यधिक तीव्र (या द्रुत) गति से संकुचन करने के लिए आवश्यक कैल्सियम आयन (Calcium ions) को तेजी से मुक्त (Release) करती है तथा पुन: अवशोषण (Reabsorption) करती है। द्रुत पेशी रंग में मंद गति से अधिक फीकी (धुंधली) होती है।

मंद पेशी या स्लो मसल (Slow Muscle)

सामान्यत: मंदपेशी आकार में छोटी होती है जिसमें द्रुत पेशी से अधिक संख्या में सूत्रकणिका (Mitochondria - मिटोकोन्ड्रिया) होती हैं। इसमें रक्त की आपूर्ति भी अधिक होती है। मंद पेशी रेशों के पेशी-जीवद्रव्य (Sarcoplasm) में अधिक मात्रा में पेशी-रुधिरवर्णिका मायोग्लोबिन (Myoglobin) होता है, एक द्रव्य जो लालरक्त कोशिका (R.B.C.) के हीमोग्लोबिन (Haemoglobin) के समान होता है, अत: इसे पेशी का हीमोग्लोबिन (Muscle haemoglobin) भी कहा जाता है। मायोग्लोबिन ऑक्सीजन से मिलकर कोशिका में तब तक संग्रहित रहता है जब तक कि सूत्रकणिका (मिटोकान्ड्रिया) को ऑक्सीजन की आवश्यकता नहीं होती। इस मायोग्लोबिन की उपस्थिति के कारण ही मंद पेशी का रंग गहरालाल (Dark red colour) होता है। इस पेशी के रेशे थकान के अधिक प्रतिरोधी (More resistant to fatigue) भी होते हैं।

सशक्त पेशीय व्यायाम के कारण पेशी-अतिवृद्धि (Muscular hypertropy - मस्क्यूलर हाइपरट्रौफी) होती है पेशी का वर्धन (Enlargement) पेशी के रेश के व्यास में वृद्धि के कारण होता है न कि पेशी-कोशिका (Muscle cells) की संख्या की वृद्धि से।

यदि पेशियों का उपयोग किसी कारण से (जैसे - दीर्घकालीन शय्याग्रस्त होना किसी रोग या चोट से पीड़ित होना, या अंग के बाहर पलस्तर होने से गतिहीन होना) नहीं होता है तो इसके फलस्वरूप पेशी-अपक्षय (Muscle atrophy - मसल ऐट्रॉफि) होता है। पेशी-रेशे का अपभ्रंशन (Degeneration) होता है तथा दीर्घ काल तक उपयोग नहीं होने से यह रेशेदार ऊतक (Fibrous tissue) द्वारा बदल दिया जाता (या प्रतिस्थापित होता) है।

कंकाली पेशी (या स्केलिटल मसल्स) के अवयव, कार्य और प्रकार (Components, Functions and Types of Skeletal Muscles)

अस्थियों (Bones) को दृढ़उत्तोलकों की शृंखला (Series of rigid levers) के रूप में समझी जाती है जो निश्चित बिन्दुओं (या संधियों) के चारों ओर स्वतंत्र रूप से घूमती (या चलती) है तथा अवलम्बों या सहारों (Fulcrums) के रूप में कार्य करती है। पेशियों और तंत्रिकाओं के एकीकरण तथा उनके अस्थियों के साहचर्य से एक प्रभावी तंत्र का निर्माण होता है जो जटिल कार्यों को विस्तृत क्षेत्रों तक करने में सक्षम होता है।

प्रत्येक पेशी एक पृथक अवयव (Organ) होता है जिसकी अपनी रक्त-आपूर्ति (Blood supply), लसीका (Lymphatics) तथा तंत्रिकाएं (Nerves) करती हैं। पेशियों में मुख्यत: पेशी-रेशे (Muscle fibres) होते हैं जिनको सहारा और शक्ति संयोजी ऊतक (Connective tissue) से मिलती है। ये पेशी-रेशे एक दूसरे से तथा उनके चारों ओर के ऊतकों से संलग्न होते हैं। इन सभी को एक संयोजी ऊतक सम्बद्ध रखता है। इस संयोजी ऊतक के अवयव हैं - प्रावरणी (Fascia - फैशिआ), कंडरा (Tendon - टेन्डन) तथा कंडरा-कला (Aponeurosis - ऐपोन्यूरेसिस)।

फैशिआ (Fascia - इसका बहुवचन Fasiae फैशिई है) या प्रावरणी

सम्पूर्ण शरीर रेशेदार संयोजी ऊतक एक आवरण (Envelope) में संलग्न (या परिबद्ध या बंद) रहता है जिसे प्रावरणी या फैशिआ (Fascia) कहते हैं। इस प्रावरणी (फैशिया) में दो सतह (Layers) होती हैं - [या प्रावरणी दो प्रकार की होती है -]

(i) सतही प्रावरणी (Superficial fascia -सुपरफिशल फैशिआ)

(ii) गहरी प्रावरणी (Deep fascia - डीप फैशिआ)

(i) सतही प्रावरणी (Superficial fascia - सुपरफिशल फैशिआ)

सतही प्रावरणी (सुपरफिशल फैशिआ) त्वचा की सतह के ठीक नीचे रहती है तथा वह अंत:त्वचा (Dermis - डर्मिस) के साथ अविच्छिन्न (या अनवरत) होती है। यह एक बंधनमुक्त परत (Loose layer) होती है जो रेशेदार क्षेत्रिका उतक (Fibrous areolar tissue) से संघटित (या निर्मित) होती है तथा वसा-ऊतक (Adipose tissue - ऐडिपोस टिशू) द्वारा संसेचित (Impregnated) होती है। वसा-ऊतक का वितरण दो लिंगों (पुरुष और महिला) में असमान होता है। महिला में यह अधिक होता है। वसा-ऊतक एक तापीय रोधी (Thermal Insulator) के रूप में कार्य करता है तथा शरीर से ताप की क्षति को रोकता है। सतही प्रावरणी (सुपरफिशल

फैशिया) मोटाई में भिन्न होती है। यह निम्न अग्र उदरीय दिवाल पर सर्वाधिक मोटी (Thickest) होती है जबकि चेहरा, गर्दन तथा हाथ-पैर के पृष्ठीय क्षेत्रों पर सर्वाधिक पतली (Thinest) होती है।

(ii) गहरी प्रावरणी (Deep Fascia - डीप फैशिआ)

गहरी प्रावरणी की रचना सघन रेशेदार उत्तक द्वारा होती है जो ऊपरी परत (प्रावरणी) के ठीक नीचे होती है। यह प्रावरणी पेशियों (मसल्स) को घेरे रहती है, अस्थिबंधों (लिगामेंट्स) के साथ मिल जाती है तथा अस्थिमय सतहों (बोनि सर्फेसेज) को संलग्न करती है। इस प्रावरणी (फैशिया) के विस्तारों से पेशियाँ कार्यात्मक समूहों में पृथक हो जाती हैं, आँतें (Viscera - विसरा) घेरे में रहती हैं, रक्त वाहिकाएँ (Blood vessels) तथा तंत्रिकाएँ (Nerves) परिबद्ध (Enclosed) होते हैं। इनको तथा इनकी संरचनाओं को अपनी-अपनी स्थिति (Position) में बनाये रखने में भी प्रावरणी के विस्तारों से मदद मिलती है। शरीर के कुछ हिस्सों में यह प्रावरणी मोटी और मजबूत होती है, जैसे-श्रोणि-प्रावरणी (Pelvic fascia), जंघा (उरु) की पेशियों को घेरने वाली प्रावरणी जिसे फैशिया लैटा या उरु प्रावरणी (Fascia lata) कहते हैं, हथेली की प्रावरणी (Palmar fascia), तलवा की प्रावरणी (Plantar fascia) आदि।

कंडरा या टेन्डन (Tendon)

पेशियों के छोरों पर पेशी-रेशे के अंत:आवरण (Endomysium), वहि:आवरण (Perimysium) तथा अधिआवरण (Epimysium) का संयोजी उत्तक (टिशू) मिलकर एक मजबूत, रेशेदार तथा अनम्य रज्जु (Cord) या रस्सी का निर्माण करता है जिसे कंडरा या टेन्डन (Tendon) कहा जाता है। कंडरा द्वारा अस्थि के परिअस्थिक (Periosteum of the bone) को पेशी से जोड़ा जाता है। इसकी लम्बाई एक इंच (2.5 सें०मी०) के खंड से लेकर एक फुट (30 सें०मी०) से अधिक होती है।

कंडरा-कला या ऐपोन्यूरोसिस (Aponeurosis)

सामान्यतः कन्डरा एक लम्बी रज्जु के रूप में होता है। कभी-कभी वह एक चौड़ा और चिपटा प्रसरण (Expansion) के रूप में बनता है तो इस प्रसारण को कंडरा-कला या ऐपोन्यूरोसिस (Aponeurosis) कहा जाता है। (Aponeurosis का बहुवचन Aponeuroses है।)

अधिकतर पेशियाँ अस्थियों के साथ संलग्न रहती हैं। कुछ पेशियाँ जैसे-चेहरा-कोमल उत्तकों से सम्बद्ध (Attached) होता हैं तथा अन्य पेशियाँ उपास्थि (Cartilage) या अस्थिबंधों (Ligaments) से जुड़ी रहती हैं।

कुछ कंडराएँ (Tendons), जैसे- कलाई (Wrist) और टखना (Ankle), जो अस्थिबंध पट्टियों या अस्थिमय नलिकाओं से गुजरती हैं, वे श्लेष्मीय झिल्ली (Synovial membrane) के आवरणों में परिबद्ध होते हैं। इस आवरण को कंडरा-आवरण या टेन्डन-शीथ (Tendon sheath) कहा जाता है। इससे कंडरा को चिकना तथा घर्षण रहित गति देने में मदद मिलती है। जहाँ एक पेशी या कंडरा को अस्थि-प्रक्षेप से मिलने या उस पर चलने की स्थितियाँ आती हैं, या जहाँ त्वचा अस्थि पर सीधे चलती है, उनके दबाव (या घर्षण) को एक छोटा श्लेष्मिक पुट (Synovial sac) कम करता है, जिसे प्रपुटी या बर्सा (Bursa) कहते हैं। ये प्रपुटियाँ (Bursae) सामान्यत: संधियों (Joints) के निकट रहती हैं। जैसे - अंत:प्रकोष्ठिका के कर्पूर प्रवर्धक के ऊपर कर्पूर-प्रपुटी (Olecranon bursa over the olecranon process of the ulna), पूर्व जानु-प्रपुटी (Prepatellar bursa) जहाँ त्वचा जानुका (या चपनी - Patella) के अग्रभाग पर चलती है। प्रपुटी (Bursac) में सूजन हो सकती है जिसका कारण हल्की चोट या मोच हो सकती है। इस सूजन (या शोथ) को पूर्व जानु प्रपुटी शोथ या प्रिपटेलर बर्साइटिस या हाउसमेड नी (Prepatellar bursitis or "Housemaid's knee") कहा जाता है।

पेशियों के कार्य (Actions of Muscles)

पेशी का मुख्य पिण्ड (Mass) - अस्थि के काण्ड (Shaft) के साथ रहता है न कि संधि (Joint) के ऊपर। इस पिण्ड को तुंद या बेलि (Belly) कहा जाता है। विभिन्न अस्थियों के प्रत्येक छोर से पेशियाँ दृढ़ता से संलग्न रहती है

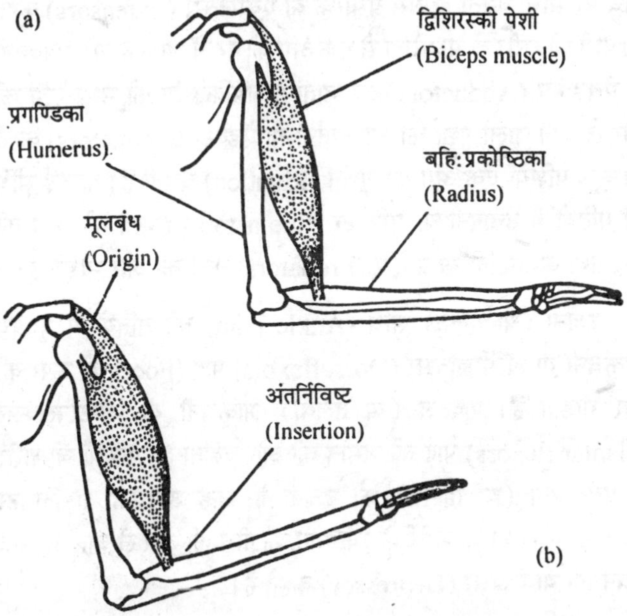

चित्र 36(iv) - (a) and (b) एक संधि के आरपार दो अस्थियों से पेशियाँ जुड़ी है। पेशी का संकुचन अस्थि को खींचती है जिसमें पेशी उसके अंदर प्रवेश करती है जिसके कारण गति पैदा होती है। ((a), (b) Muscles are attached to two bones across a joint. Contraction of the muscle pulls on the bone into which the muscle is inserted, producing movement.)

और यह कंडरा (Tendons) ही है जो संधि को पार करता है। जब एक पेशी संकुंचित होती है तो दोनों अस्थियों पर कर्षण (Pull) लगता हैं। परन्तु एक अस्थि अन्य पेशियों के सममितीय संकुंचन (Isometric contractions) द्वारा दृढ़ (या स्थिर) रहती है तथा संकुंचन दूसरी अस्थि को पेशी अपनी ओर खींचती है। जैसे-द्विशिरस्क पेशी के तंदु (Belly of biceps muscle) ऊपर बाहु की प्रगण्डि के काण्ड (Shaft of the humerus in the upper arm) के समानान्तर स्थित होता है। द्विशिरस्क के ऊपरी छोर पर दो कंडराएँ (Two tendons) स्कंधास्थि (स्कैप्यूला) से संलग्न होते हैं, जबकि निचले छोर पर कंडरा कोहनी (Elbow) संधि को पार करता है तथा बहि:प्रकोष्ठिका (Radius) से संलग्न होता है। द्विशिरस्क पेशी का संकुंचन निचली बाहु को ऊपर की ओर खींचता है देखें चित्र 36।

पेशी संयोजन के स्थिर बिन्दु को मूलबंध (Origin - ऑरिजिन) कहा जाता है जब कि संयोजन के चलबिन्दु (Movable point) को निवेशन (Insertion - इन्सर्शन) कहा जाता है। ऊपर के उदाहरणों में स्कंधास्थि (स्कैप्यूला) में पेशी के संयोजन से द्विशिरस्क पेशी के मूलबंध (ऑरिजिन) का निर्माण होता है तथा बहि:प्रकोष्ठिका (रेडियस) के साथ संयोजन से निवेशन (इन्सर्शन) बनता है। पेशियाँ जो अस्थि को दृढ़ करती हैं तथा मूलबंध प्रदान करती हैं, उन्हें बंधन पेशियाँ (Fixation muscles) कहते हैं।

पेशी (Muscles) जो एक अंग (Limb) को संधि पर मोड़ती हैं, उसे आकुंचनी या फ्लेक्सर (Flexors) कहा जाता है। पेशी जो एक अंग को संधि पर सीधा करती हैं, उसे प्रसारक या एक्सटेन्सर (Extensors) कहते हैं। पेशी जो शरीर के मध्यरेखा से एक अंग को दूर ले जाती है उसे अपवर्तनी या ऐबडक्टर (Abductor) कहा जाता है जबकि अंग को मध्य रेखा की ओर ले जाने वाली पेशी को अभिवर्तनी या ऐडक्टर (Adductors) कहते हैं। कुछ पेशियाँ एक अंग का घूर्णन (Rotation) करती हैं। कलाई संधि की गतियों में उत्ताननी या सुपिनेटर (Supinators) हथेली को ऊपर की ओर तथा अवताननी या प्रोनेटर (Pronators) नीचे की ओर मोड़ते हैं।

टखना (या गुल्फ) संधि (Ankle joint) की गतियों में पृष्ठीय आकुंचनी या डॉर्सिफ्लेक्सर (Dorseflexors) पाद (Foot) को ऊपर की ओर मोड़ता है। पादतल (या तलवा) आकुंचनी या प्लैन्टरफ्लेक्सर (Plantar flexors) पाद को जमीन की ओर बढ़ाता है। पेशियाँ जो शरीर के एक भाग (या हिस्सा) को उठाती हैं; उन्हें उन्नयनी या लिवेटर (Levators) तथा जो शरीर के एक भाग को नीचे की ओर ले जाती है, उन्हें अवनमनी या डिप्रेसर (Depressor) कहते हैं।

गतियों में जटिलता होती है तथा एक प्रदत्त (Provided) गति के निष्पादन, [जैसे-कोहनी (Elbow) का आकुंचन] में अनेक पेशियों को समन्वयन करने की आवश्यकता होती है। पेशियाँ जो गति को आरम्भ करती है तथा उन्हें बनाये रखती हैं, उन्हें चालक या एगोनिस्ट (Agonists) कहते हैं। जो पेशियाँ गति का विरोध करती हैं या उन्हें विपरीत कर देती हैं, उन्हें प्रतिचालक या ऐन्टागोनिस्ट (Antagonists) कहते हैं। इस प्रकार जब द्विशिरस्की पेशी (Biceps muscle) निचली बाहु को स्कंध की ओर उठाने के लिए संकुंचित होती है तो यह चालक या एगोनिस्ट (Agonist or prime mover) हुआ। जब त्रिशिरस्की पेशी (Triceps muscle) इस कार्य को रोकती है तथा कोहनी को सीधा करती है तो इसे प्रतिचालक (ऐन्टागोनिस्ट) कहेंगे। तथापि (या फिर भी) एक संधि (Joint) को दृढ़ (या स्थिर) रखने के लिए जिन क्रियाओं की आवश्यकता होती हैं, उनके कारण दोनों पेशियों-चालक और प्रतिचालक में एक समय में ही संकुंचन (Simultaneous contraction) होता है।

वे पेशियाँ जो एक चालक (एगोनिस्ट या प्राइम मूवर) के संधि-स्थिरीकरण में सहायक होती हैं जिसे चालक का कंडरा पार करता है जिससे इसमें अधिक प्रभावी गति पैदा होती है उन्हें सहकारी या सिनर्जिस्ट (Synergists) कहते हैं।

मानव शरीर की पेशियों को मुख्यत: दो क्रियात्मक समूहों में विभाजित कर सकते हैं -

(i) ऐच्छिक पेशी (Voluntary muscles)

(ii) अनैच्छिक पेशी (Non-voluntary muscles)

ऐच्छिक पेशियाँ (Voluntary muscles) उन पेशियों को कहते हैं जो पराधीन होती हैं तथा मनुष्य की इच्छा के अनुसार कार्य करती हैं। उनको काम (या प्रयोग) में लाना या न लाना मनुष्य की इच्छा पर निर्भर करता है। जैसे-हाथ और पैर की पेशियाँ (Muscles of limbs)।

अनैच्छिक पेशियाँ (Non-voluntary muscles) उन पेशियों को कहते हैं जो स्वाधीन होती हैं एवं वे स्वतंत्र रूप से अपना कार्य करती हैं। इन पर मनुष्य की इच्छा का नियंत्रण नहीं होता, अर्थात् मनुष्य अपनी इच्छा के अनुसार इसका प्रयोग नहीं कर सकते। ये पेशियाँ निरंतर दिन के 24 घंटे अपना कार्य करती रहती हैं। जैसे - हृदय की पेशियाँ (Heart muscles), श्वसन-तंत्र की पेशियाँ (Muscles of respiratory system), आंत्र की पेशियाँ (Muscles of intestines), अग्न्याशक की पेशियाँ (Muscles of pancreas) आदि।

पेशियों का नामकरण उनके कार्य, आकार, सम्बद्धता, स्थिति या दिशा तथा संघटन के अनुसार होता हैं।

(1) कार्य **(Function)** - आकुंचनी पेशी (Flexor muscle), प्रसारक (Extensors), अपार्वतनी (Abductors), अभिवर्तनी (Adductors)।

(2) आकार **(Shape)** - कंधे की त्रिकोणाकार-पेशी या अंसच्छद पेशी (Deltoid muscle)।

(3) **सम्बद्धता (Attachments)** - उरोस्थि-स्कंधास्थि पेशी (Sterno-mastoid muscle)।

(4) **स्थिति और दिशा (Position and direction)** - वक्ष (पुरुष) तथा स्तन (महिला) की पेशियाँ (Large breast muscle or pectoralis major and pectoralis minor - दीर्घ अंसपेशी तथा लघु अंसपेशी), उदरीय पेशी (Rectus abdominus or straight abdominal muscles), नेत्र की सीधी और तिर्यक पेशियाँ (Oblique and straight muscles of eye) आदि।

(5) **संघठन (Formation)** - जैसे - द्विशिरस्क = दो सिर (Biceps = Two heads), त्रिशिरस्क = तीन सिर (Triceps = Three heads), चतुर्शिरस्क = चार सिर (Four heads)

1. हथेली की दीर्घ पेशी (Palmaris longus)
2. उपरिस्थ आंगुलिक आकुंचनी (Digitorum sublimis)
3. कलाई-अंतर्प्रकोष्ठिका आकुंचनी (Flexor carpi ulnaris)
4. बाहु (या प्रगण्ड) आकुंचनी (Flexor brachi)
5. स्कंध-बाहु पेशी (Coracobrachialis)
6. स्कंध की दीर्घ बेलनाकार पेशी (Teres major)
7. कटि-वृक्ष की चपटी त्रिकोर पेशी (Latissimus dorsi)
8. अग्रदंतुक पेशी (Serratus anterior)
9. उदर की बाह्य तिर्यक पेशी (Obliques externus abdominis)
10. श्रोणि-कटि लंबिनी पेशी (Ilio-psoas)

11.and 13. चतुर्शिरस्क उरुपेशी (Quadriceps femoris)

12. दीर्घतम (मेरु-श्रोणि-उरु-अंतर्जंघिका) पेशी (Sartorius=spine+thigh+tibia) muscle - सार्टोरिअस मसल
14. अग्र अंतर्जंघिका पेशी (Tibialis anterior)
15. घुटना (या जानु) पश्च कंडरा (Tendo-calcaneus)
16. परापिण्डिका (Gastro-enemius)
17. (पैर-शीर्ष से अंतर्जंघिका-शीर्ष तक की) पतली पेशी (Gracilis - ग्रेसिलिस)
18. प्रसरिणी को पकड़े निम्न अस्थिबंध (Inferior ligament holding extensors)
19. अग्र अंतर्जंघिक पेशी (Tibialis anterior)
20. बहिर्जंघिक पेशी (Peroneal muscle)
21. कलाई-बहिर्प्रकोष्ठिक पेशी (Flexor carpi radialis)
22. प्रगण्ड (या बाहु) बहिर्प्रकोष्ठिक पेशी (Brachioradialis)
23. रेशेदार (या तंतुमय) प्लेट (Fibrous plate)

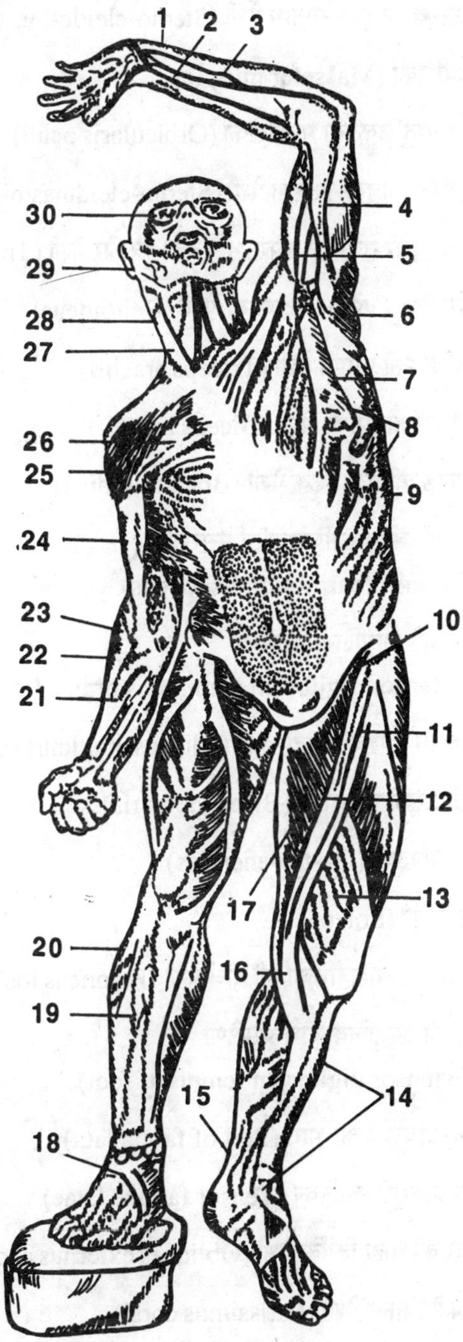

चित्र 36(v) - मानव शरीर (अग्रभाग) की पेशियाँ
Muscles of human body (anterior aspect)

24. द्विशिरस्क प्रगण्ड पेशी (Biceps brachii)
25. अंसच्छद (कंधे की त्रिकोणी) पेशी (Deltoideus)
26. वक्ष की दीर्घ पेशी (Pectoralis major)
27. उरु-कण्ठिका पेशी (Sternohyoid muscle)
28. उरोस्थि-जत्रुक-स्तनाभ पेशी (Sterno-cleido-mastoid)
29. चर्वणिका (Masseter muscle)
30. नेत्र-वर्तुलिका या मण्डलिका (Orbicularis oculi)

1. उर्वस्थि-जत्रुक-स्तनाभ पेशी (Sterno-cleidmastoid muscle)
2. (पीठ और गर्दन के ऊपरी भाग की) त्रिकोर पेशी (Trapezius)
3. अंसच्छद (कंधे की त्रिकोर) पेशी (Deltoideus)
4. त्रिशिरस्की प्रगण्ड पेशी (Triceps brachii)
5. द्विशिरस्की प्रगण्ड पेशी (Biceps brachii)
6. प्रगण्ड वहिर्प्रकोष्ठिक पेशी (Brachio-radius)
7. कलाई-बहिर्प्रकोष्ठिक दीर्घ प्रसरणी (Extensor carpi-radialis longus)
8. हाथ की आंगुलिक प्रसरिणी (Extensor digitorum communis of hand)
9. दीर्घतम (पश्च) नितम्बिका (Gluteus maximus)
10. द्विशिरस्की उरु-पेशी (Biceps femoris)
11. परापिण्डिका (Gastro-enemius)
12. पिण्डिका (Soleus)
13. and 15. बहिर्जंघिका की दीर्घ पेशी (Peroneus longus)
14. पैर की आंगुलिक दीर्घ प्रसरिणी (Extensor digitorum longus of foot)
16. उरु-प्रावरणी का भाग (Part of fascia lata)
17. उरु प्रावरणी-तानिका (Tensor fasciae latae)
18. उदर की बाह्य तिर्यक पेशी (Obliques externus abdominis)
19. चपटी त्रिकोर पेशी (Latissimus dorsi)
20. पीठ के ऊपरी भाग की (दो पेशियों में एक) पेशी (Rhomoideus)
21. स्कंध की दीर्घ बेलनाकार पेशी (Teres major)
22. अधोकंटक (या अधोमेरु) पेशी (Infra spinatus)
23. त्रिशिरस्की प्रगण्ड पेशी (Triceps brachii)
24. प्रगण्ड (या बाहु) पेशी (Brachialis)
25. द्विशिरस्की प्रगण्ड पेशी (Biceps brachii)

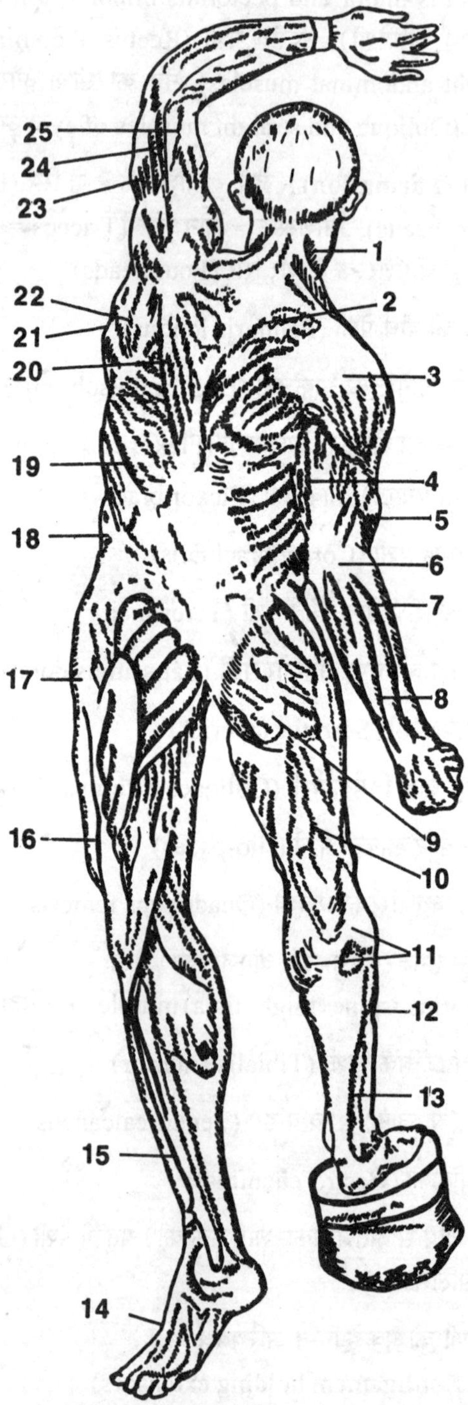

चित्र 36(vi) - मानव शरीर (पश्चभाग) की पेशियाँ
(Muscles of human body (posterior aspect))

पेशियों (मसल्स) के प्रमुख समूह (Principal Groups of Muscles)

मानव-शरीर में 400 से अधिक पेशियाँ हैं जिन्हें कुछ प्रमुख समूहों में वर्गीकृत किया जाता है जो निम्नलिखित हैं -

I. सिर और ग्रीवा की पेशियाँ (**Muscles of head and neck**)

II. स्कंध-मेखला तथा बाहु की पेशियाँ (**Muscles of shoulder girdle and upper limb**)

III. धड़ (या रुण्ड) की पेशियाँ (**Muscles of the trunk**)

IV. "निचला सिरा" (या श्रोणि-मेखला और पैर) की पेशियाँ (**Muscles of lower extremity or pelvic girdle and lower limb**)

I. सिर और ग्रीवा की पेशियाँ (Muscles of head and neck)

सिर, चेहरा तथा ग्रीवा की अनेक्र पेशियाँ हैं जिनका विस्तृत वर्णन करना कठिन है। फिर भी इन पेशियों को कुछ मुख्य समूहों में विभाजित किया जा सकता है, वे हैं -

(1) शिरोवल्क (पश्चकपाल-ललाटिका) तथा कर्ण और नेत्र की पेशियाँ (Muscles of scalp or occipito frontalis and ear and eye)

शिरोवल्क (Scalp- स्कैल्प) में निम्नलिखित पेशियाँ होती हैं-

(i) ललाटिका पेशी (Frontalis)

(ii) पश्चकपाल पेशी (Occipitalis)

(iii) शंख (या कनपटी) की पेशी-प्रत्येक तरफ (Temporal muscle on each side)

(iv) कर्ण से सम्बद्ध छोटी पेशियाँ (Small muscles attached to the ears)

कर्ण (Ear) में दो छोटी पेशियाँ होती हैं -

(i) कर्ण पटह तानिका (Tensor tympeni - टेन्सर टिम्पैनी) जो अस्थिका के मुठ (Handle of the malleus) में अंदर (Inserted) होती है।

(ii) रकाबिका पेशी (Stapedius muscle - स्टेपीडियस मसल) जो रकाब की ग्रीवा में (Neck of the stapes) अंदर होती है।

कर्ण की उपरोक्त दो पेशियाँ अधिक शोरगुल की प्रतिक्रिया में अस्थिका (Ossicles) को अत्यधिक गतिशील होने से रोकने के लिए अवमंदक (Dampers) के रूप में कार्य करती हैं। वे ध्वनि के निम्न बारम्बारता अवयवों (Low frequency components) को भी क्षीण (या कम) करती हैं ताकि कमजोर उच्च बारम्बारता अवयवों (Weaker high frequency components) को छिपाया नहीं जा सके। यह ध्वनि के बोध को भी सुधारती है जो पृष्ठिका शोर द्वारा अस्पष्ट (या बाधित) होता है।

नेत्रगोलक (Eyeball) पेशियों द्वारा ही चलता है। इसमें चार सीधी तथा दो तिर्यक पेशियाँ होती हैं। इसके अतिरिक्त ऊपरी पलक (Upper eyelid) को ऊपर उठाने वाली एक पेशी होती है जिसे ऊपरी उन्नायक नेत्रच्छद (Levator palpebrae superioris) कहते हैं।

सीधी पेशियों की संख्या 4 है जो निम्नलिखित हैं -

(i) ऊपरी ऋजुपेशी या सुपिरिअर रेक्ट्स (Superior rectus)

(ii) निचली ऋजुपेशी या इन्फिरिअर रेक्ट्स (Inferior rectus)

(iii) मध्य ऋजुपेशी या मीड्यल रेक्ट्स (Medial rectus)

(iv) पार्श्विक ऋजुपेशी या लैटरल रेक्ट्स (Lateral rectus)

दो तिर्यक पेशियाँ निम्नलिखित हैं -

(i) ऊपर तिर्यक पेशी (Superior oblique muscle)

(ii) निचली तिर्यक पेशी (Inferior oblique muscle)

इन दो तिर्यक पेशियों में ऊपरी तिर्यक पेशी इस प्रकार व्यवस्थित होती है कि वह नेत्र को नीचे की ओर तथा बाहर की ओर चलाती है तथा निचली तिर्यक पेशी ऊपर की ओर बाहर की ओर नेत्र को चलाती है। नेत्रों की पेशियों को तीसरी, चौथी तथा छठी कपाल-तंत्रिकाएँ उपलब्ध कराती है। पार्श्विक ऋजुपेशी (Lateral rectus) को छठी अपवर्तक (Abducens) तंत्रिका तथा ऊपरी तिर्यक (Superior oblique) को चौथी (चक्रक - Trochlear) तंत्रिका उपलब्ध कराती है। सभी अन्य- (उन्नायक नेत्रच्छद - Levator palpebra, ऊपरी मध्य तथा निचली ऋजुपेशी- Superior, medial and inferior rectus, निचला तिर्यक - Inferior oblique) को तीसरी (नेत्रचालक - Oculomotor) तंत्रिका उपलब्ध कराती है। ये अतिरिक्त नेत्र पेशियों को कभी-कभी नेत्र की बाध्य पेशी (Extrinsic muscle) के रूप में भी उल्लेख किया जाता है। देखें चित्र 36(viii) और 36(ix)।

(2) मुख-मुद्रा की पेशियाँ (Muscles of Facial Expression)

इन पेशियों को 7वीं कपालीय तंत्रिका उपलब्ध कराती हैं।

प्रत्येक नेत्र के चारों ओर वृत्ताकार पेशियाँ होती हैं जो जब संकुचित होती है तो वे अवरोधनी (Sphincters) के रूप में कार्य करती हैं तथा नेत्र को कसकर बंद करती हैं। इन्हें बर्तुल नेत्रिका (Orbicularis oculi -

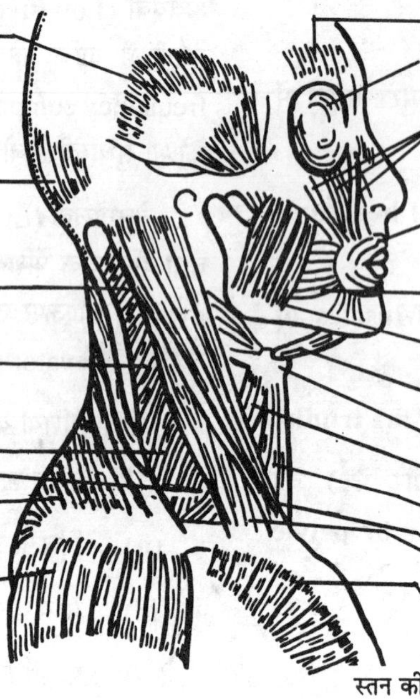

चित्र 36(viii) - चेहरा (मुख) और ग्रीवा की पेशियाँ (Muscles of the face and neck.)

ऑर्बिम्यूलरिस ओक्यूलि) कहते हैं। ओष्ठों (Lips) में त्वचा तथा मुँह की श्लेष्म-झिल्ली के बीच एक वृत्ताकार पेशी होती है जो ओष्ठों (याँ होठों) को बंद करती तथा खोलती है जिसे वर्तुल ओष्ठिका (Orbicularis oris - ऑर्बिक्यूलरिस ओरिस) कहते हैं। कपोल (Cheek) की मुख्य पेशी को कपोल-संपीडनी (Buccinator-बक्सिनेटर) कहते हैं जो मुँह की पार्श्विक दिवाल का निर्माण करती है। इसका उपयोग चर्वण (Chewing) तथा चूषण (Sacking) में किया जाता है।

(3) चर्वण की पेशियाँ (Muscles of Mastication - मैस्टिकेशन)

ये पेशियाँ निचला जबड़ा को चलाती हैं। इन पेशियों को 5वीं कपाल-तंत्रिका (Cranial nerve) उपलब्ध कराती हैं। शंख (या कनपटी की) पेशी (Temporal muscle) शंख-खात (Temporal fossa) से उत्पन्न होती है। इसके रेशे (Fibres) दृढ़ कंडरा (Tendon) में मिल जाते हैं तथा जबड़ा (या अधोहनु) के चंचुभ प्रवर्धक (Coronoid process) में अन्तर्विष्ट हो जाते हैं। शंखास्थि के गंडचाप (Zygomatic arch) के ऊपर से एक चतुर्भुजाकार पेशी उत्पन्न होती है जिसे चर्वणिका (Masseter - मैसीटर) कहते हैं। यह पेशी निचला जबड़ा के बाहरी सतह के अग्रवर्ती कोण से मिलती है।

(4) ग्रीवा (या गर्दन) की पेशियाँ (Muscles of Neck)

ये पेशियाँ सिर को धड़ से सम्बद्ध करती हैं। देखें चित्र 36(vii) तथा 36(xi)।

ग्रीवा की पेशियों को दो समूहों - सतही पेशियों (Superficial muscles) तथा गहरी पेशियों (Deep muscles) में वर्गीकृत किया जाता है।

सतही पेशियाँ (Superficial muscles) - ये पेशियाँ हैं -

(i) गलपार्श्वच्छदा या प्लैटिज्मा (Platysma) - यह पेशी निचला जबड़ा से एक पतला चिपटा फलक में गहरी प्रावरणी (Deep fascia) तक वक्ष के अग्रभाग तक प्रसारित होती है।

(ii) उरोस्थि-स्तनाभ पेशी (Sternomastoid) - यह एक महत्वपूर्ण पेशी है जो उरोस्थि के शिखर पर ऊपर की ओर से लेकर शंखास्थि (Temporal bone) के शिखर-प्रवर्धक के जत्रुक (Clavicle) के मध्य छोर तक प्रसारित रहती है। यह जब अकेला कार्य करती है तो सिर (Head) को विरोधी दिशा में घूमाती है और जब एक साथ कार्य करती है तो यह ग्रीवा (Neck) को झुकाती या मोड़ती है।

(iii) टोपाकार पेशी (Prapezius) - यह एक बड़ी टोपाकार पेशी होती है जो ग्रीवा के पिछले भाग पर रहती है। यह कपाल (Skull) की

पृष्ठास्थि (Occipital bone) से आरम्भ होती है तथा सभी जत्रुक और वक्ष कशेरुकाओं (Clavical and thorasic vertebrae) के कंटक (Spines) से आरम्भ होती है। इसके ऊपरी रेशे (Upper fibres) जत्रुक (या हंसुली) के तृतीय पार्श्व में सन्निहित होते है, मध्य रेशे (Lower fibres) स्कंधास्थि के कंटक (Spines of scapula) से मिलते हैं। इसे स्कंध-मेखला (Shoulder girdle) की पेशियों में एक पेशी मानी जाती है। यह पेशी धड़ से स्कंधास्थि को जोड़ती है।

ग्रीवा के अग्रभाग में अनेक पेशियाँ होती है जो

(i) निचला जबड़ा से कण्ठिकास्थि तक (From lower jaw to the hyoid bone) तथा

(ii) कण्ठिकास्थि और अवुट उपास्थि से लेकर उरोस्थि तक (From thyroid bone and thyroid cartilage to the sternum) प्रसारित रहती है।

गहरी पेशियाँ (Deep muscles) - इसके उदाहरण हैं - त्रिकोणाकार पेशी (Scabone muscles) जो जत्रुक कशेरुकाओं से लेकर पहली और दूसरी पर्शुका तक (From cervical vertebrae to first and second ribs) प्रसारित होती है।

(5) ग्रसनी तथा कंठ की पेशियाँ (Muscles of pharynx and larynx)

ग्रसनी (Pharynx) पेशी के उदाहरण है - संकीर्णिका पेशी (Constrictor muscles) जो निगलने के कार्य में हिस्सा लेती है। जिह्वा (Tongue) तथा मुँह के तल (Floor of mouth) की पेशियाँ भी इसके उदाहरण हैं। देखें चित्र 36(x)।

कंठ (Larynx) पेशी - बाहरी पेशियाँ जो कंठ को सम्पूर्ण रूप में चलाती या घुमाती हैं तथा आंतरिक पेशियाँ जो स्वर-रज्जु (Vocal cords) के तनन (Tension) को प्रभावित करती हैं तथा ध्वनि पैदा करने में उपयोगी होती हैं।

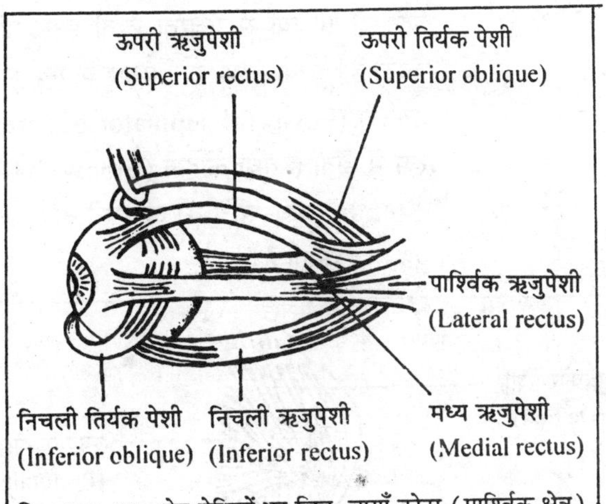

चित्र 36(viii) - नेत्र पेशियों का चित्र, बायाँ कोटर (पार्श्विक क्षेत्र)
[Diagram of eye muscles. Left orbit (lateral aspect)]

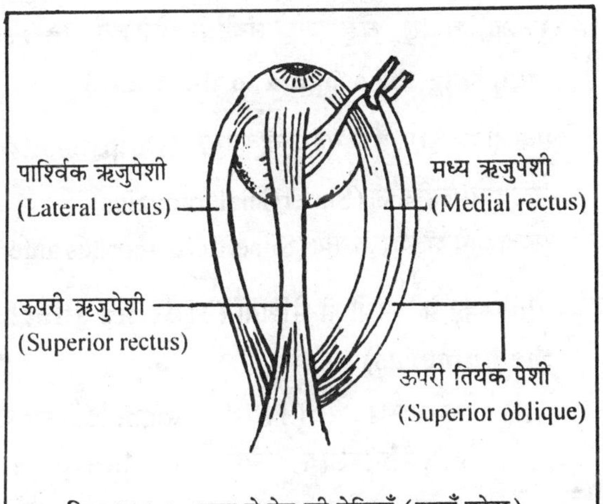

चित्र 36(ix) - ऊपर से नेत्र की पेशियाँ (बायाँ कोटर)
[Diagram of eye muscles. Left orbit (from above)]

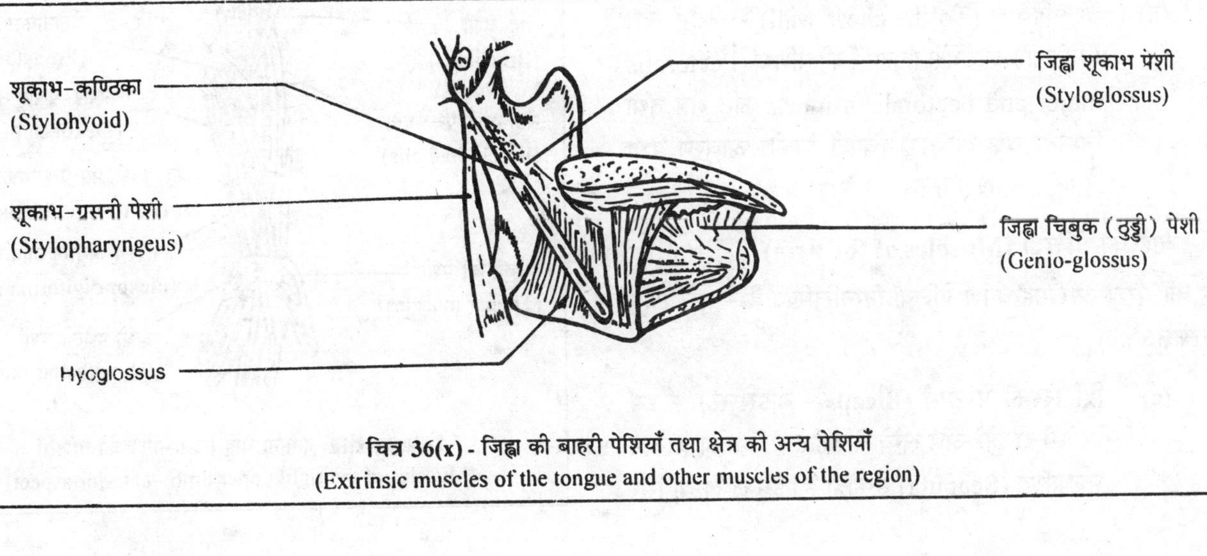

चित्र 36(x) - जिह्वा की बाहरी पेशियाँ तथा क्षेत्र की अन्य पेशियाँ
(Extrinsic muscles of the tongue and other muscles of the region)

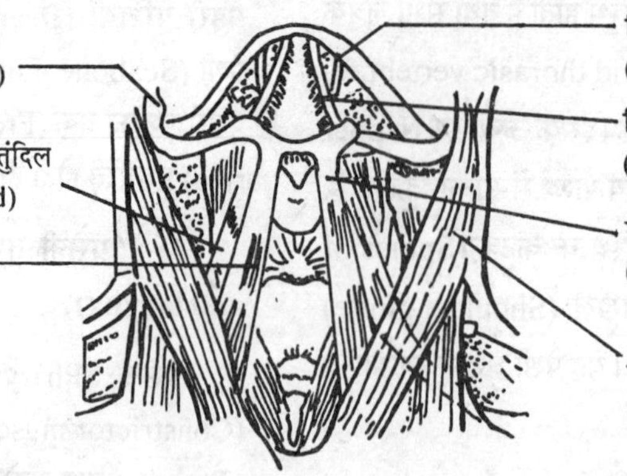

चित्र 36(xi) - ग्रीवा के अग्रभाग की पेशियाँ (Muscles of anterior side of neck)

II. स्कंध (या अंस) मेखला तथा बाहु की पेशियाँ (Muscles of Shoulder Girdle and Upper Limb)

स्कंध (या अंस) मेखला तथा बाहु में निम्न मुख्य पेशियाँ होती हैं-

(1) **स्कंधास्थि से धड़ की संयोजी पेशियाँ (Muscles attaching the scapula to the trunk)**

इसके दो उदाहरण हैं - गहरी चौकोरिका (Deep rhomboids)
सतही समलम्बिका (Superficial trapezius)
सतही अग्र दाँतेदार पेशियाँ (Superficial serratus anterior)

(2) **प्रगण्डिका की संयोजी पेशियाँ (Muscles attaching the humerus)**

(i) स्कंधास्थि से (To the scapula) - जैसे- अधिमेरुदण्डीय पेशी (Supraspinatus) अधोमेरुदण्डीय पेशी (Infraspinatus), उपस्कंधास्थि पेशी (Subscepularis), त्रिकोर पेशी (Deltoid)।

(ii) वक्ष-दिवाल (To the chest wall) - जैसे- स्तन (महिला) और वक्ष (पुरुष) की पेशियाँ (Pectoralis major and pectoralis minor), कटि क्षेत्र तथा निम्नतर वक्ष की बड़ी चिपटी त्रिकोर आवरण पेशी (Latissinus dorsi)

(3) **बाहु की पेशियाँ (Muscles of the arm)**

बाहु की मुख्य और महत्वपूर्ण पेशियाँ निम्नलिखित हैं - देखें चित्र 36(xii) तथा 36(xiii)

(a) **द्विशिरस्की पेशियाँ (Biceps - बाइसेप्स)** - इस पेशी में दो छोटे और लम्बे सिर होते हैं जिसका आरम्भ स्कंधास्थि (Scapula) से होता है। इसका लम्बा सिर स्कंध-संधि की कोटरिका (Glenoid cavity) के शिखर से निकलता है। यह पेशी बहि:प्रकोष्ठिका (Radius) के सिर के नीचे द्विशिरस्की गुलिका (Bicipital tubercle) से जाकर मिलती है। यह जिन दो संधियों से गुजरती है तो इनमें गति उत्पन्न करती है। इसके मुख्य कार्य प्रबाहु के एक शक्तिशाली उत्तननी (Powerful supinator of forearm) के रूप में होता है तथा कोहनी (Elbow) को आकुंचित करना है। स्कंध-संधि को आगे की ओर चलाने में भी यह मदद करती है।

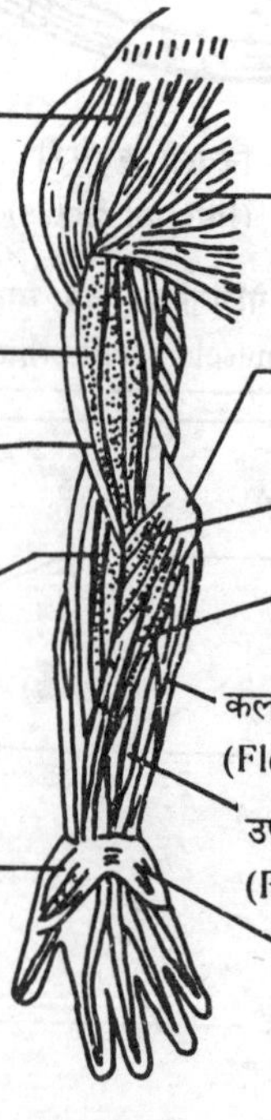

चित्र 36(xii) - दाहिना बाहु (अग्रभाग) की पेशियाँ
(Muscles of the right upper limb - anterior aspect)

(b) **क्लोम पेशियाँ या ब्रांकिअलिस (Branchialis)** - यह पेशी प्रगण्डिका (Humerus) काण्ड (शाफ्ट) के अग्र भाग से आरम्भ होती है तथा अंत:प्रकोष्ठिका (Ulna) में जाकर मिलती है।

(c) **त्रिशिरस्की पेशियाँ या ट्राइसेप्स (Triceps)** - ये पेशियाँ बाहु (Arm) के पीछे से गुजरती हैं जो स्कंधास्थि (Scapula) से आरम्भ होती हैं तथा अंत:प्रकोष्ठिका के कर्पूर प्रवर्धक (Olecranon process of Ulna) से जाकर मिलती हैं। ये पेशियाँ कोहनी संधि (Elbow joint) का प्रसार करती हैं तथा बाहु को पीछे की ओर खींचती हैं।

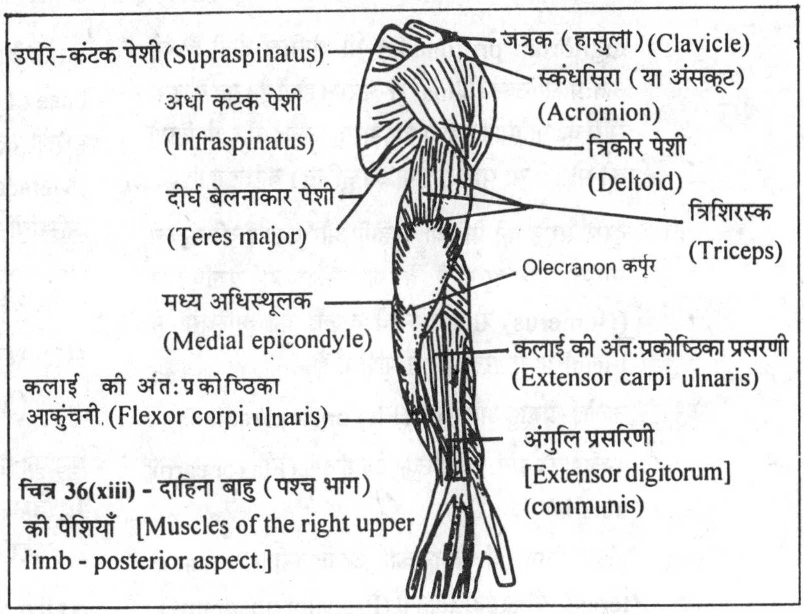

चित्र 36(xiii) - दाहिना बाहु (पश्च भाग) की पेशियाँ [Muscles of the right upper limb - posterior aspect.]

(4) प्रबाहु की पेशियाँ (Muscles of forearm)

प्रबाहु के अग्र क्षेत्र की पेशियों को निम्न तीन समूहों में वर्गीकृत किया जाता है -

(i) पहला मुख्य समूह में सतही और गहरी पेशियों (Superficial and deep muscles) को शामिल किया जाता है। सतही (या सुपरफिशल) पेशियाँ ऊपर में प्रगण्डिका के मध्य अधिस्थूलक (Medial epicondyle of humerus) से सम्बद्ध होती है और अंगुलियों तक जाती हैं। इसमें सतही अंगुलि आकुंचनी (Flexor digitorum sublimis) भी शामिल होती है जो न केवल अंगुलियों को मोड़ती या झुकाती हैं बल्कि कलाई और कोहनी संधियों को भी झुकाती हैं या आकुंचित करती हैं।

गहरी पेशियों (Deep muscles) में अंगुली रक्त वाहिका प्रसरणी (Flexor

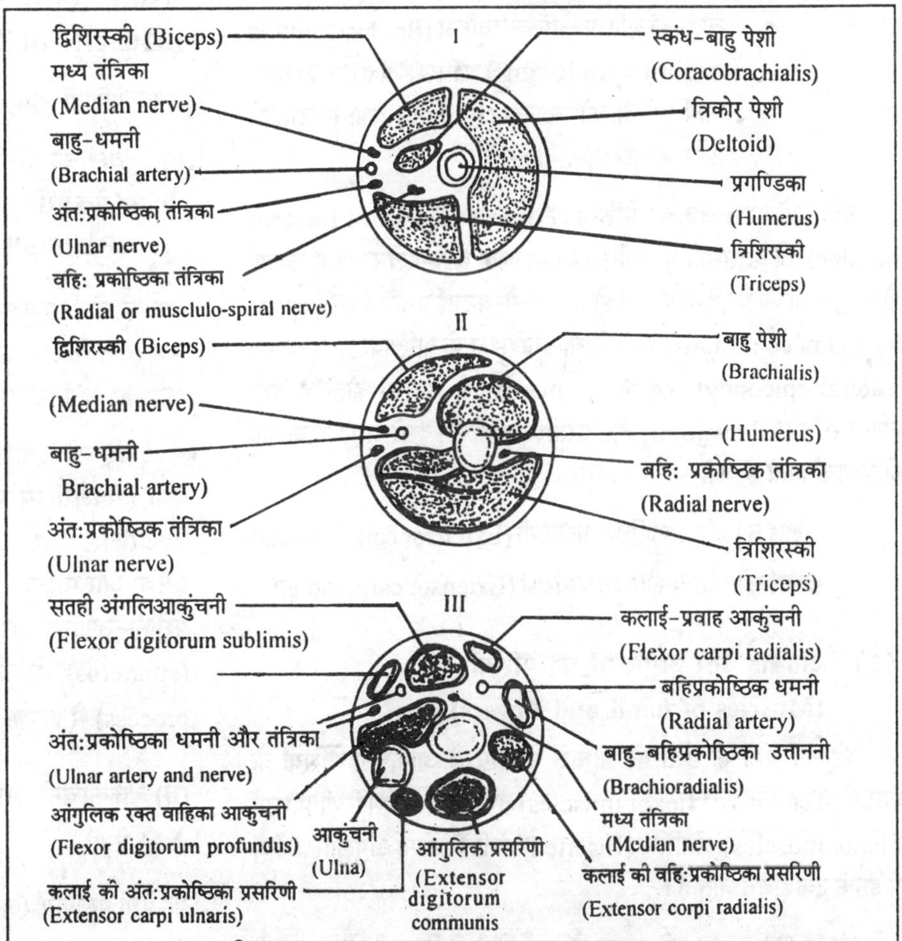

चित्र 36(xiv) - Diagram illustrating the position of the most important structures in the upper limb,. (Top) in Upper third of arm. (Middle) in lower third of arm. (Bottom) Middle of forearm.
बाहु की मुख्य संरचना स्थिति का चित्र-
(i) - बाहु का ऊपरी तीसरा भाग (ii) - बाहु का निचला तीसरा भाग तथा
(iii) - प्रबाहु का मध्य भाग

digitorum profundus) भी शामिल होती है जो अंत:प्रकोष्ठिका (Ulna) से आरम्भ होती है। यह कोहनी संधि को गतिमान नहीं करती, परन्तु कलाई और अंगुलियों को मोड़ती या घुमाती (या आकुंचित) करती है।

(ii) दूसरे समूह की पेशियाँ कोहनी और कलाई को केवल मोड़ती या झुकाती है जो ऊपर से प्रगण्डिका (Humerus) से तथा नीचे कलाई की अस्थियों में मिलती या गुजरती हैं। ये पेशियाँ हैं -

कलाई-प्रबाहु आकुंचनी (Flexor carpi radialis)

कलाई की अंत:प्रकोष्ठिका आकुंचनी (Flexor carpi ulnaris)

(iii) तीसरे समूह में बेलनाकार अवतानन्नी (Pronator teres), चौकार अवतानन्नी (Pronator quadratus), बाहु-की बहि:प्रकोष्ठिक उत्ताननी (Brachio-radialis or supinator longus) शामिल होती है। इनका मुख्य कार्य हथेली को उलटना (Pronab) तथा हथेली को ऊपर करना (Supinate) है।

प्रबाहु के पश्च क्षेत्र की पेशियों (Posterior aspect of forearm muscles) को दो समूहों में वर्गीकृत किया जाता है- पहले समूह में कलाई और अंगुलियों की प्रसरिणी पेशियाँ होती हैं। जैसे-कलाई प्रसरिणी (Extensor digitorum communis)। ये पेशियाँ प्रगण्डिका के पार्श्विक अधिस्थूलक (Lateral epicondyle of the humerus) से आरम्भ होती है तथा कोहनी संधि (Elbow joint) तक प्रसारित रहती हैं। दूसरे समूह में कलाई की पेशियाँ होती हैं जैसे -

कलाई की अंत:प्रकोष्ठिक प्रसरिणी (Extensor carpi ulnaris)

कलाई की वहि:प्रकोष्ठिक प्रसरिणी (Extensor carpi radialis)

(5) अग्रबाहु और अंगुलियों की पेशियाँ (Muscles of hand and fingers)

अंगुलास्थियों के छोरों के आधारों में आगे से आकुंचनी पेशियों के कंडराएँ (Tendons of flexor muscles) तथा पीछे से प्रसारिणी पेशियाँ (Flexor muscles) अंतर्विष्ट (Inserted) होती हैं। अन्य अंगुलास्थियों में भी इनके टुकड़े बैठ जाते हैं।

अंगूठा (Thumb) की अलग पेशियाँ होती हैं फिर भी वे प्रबाहु की मुख्य आकुंचनी तथा प्रसरिणी समूहों (Main flexor and extensor groups in the forearm) से सामंजस्य स्थापित करती हैं। कुछ छोटी विशेष पेशियाँ हथेली में स्थित होती हैं जो अंगूठा को गतिमान करती हैं तथा अंगूठा के आधार पर हथेली-उत्सेघ (Thenar eminence) का निर्माण करती हैं। छोटी अंगुली के अंत:प्रकोष्ठिक भाग के आधार पर (At the base of little finger on the ulnar side) के प्रक्षेप या उभार को अधो हथेली उत्सेघ (Hypothenar eminence) कहा जाता है। करभास्थियों (Metacarpal bones) के बीच से अंगुल्यस्थिों में प्रविष्ट करने वाली अस्थियों को अनुकंडरिका (Limbricat muscle) तथा अंतरअस्थि पेशी (Interosseous muscle) कहते हैं। देखें चित्र 36(xiv).

III. धड़ (ट्रंक) की पेशी (Muscles of the Trunk)

धड़ की पेशी को दो समूहों में विभक्त किया जाता है -

1. वक्ष-पेशी **(Thoracic muscles)**
2. उदर-पेशी **(Abdominal muscles)**

वक्षीय दिवाल की पेशी (Muscles of Thoracic Wall)

सतही पेशियों (Superficial muscles) में निम्नलिखित पेशियाँ होती हैं-

(i) वक्ष की दीर्घ पंखाकार (पेक्टोरलिस मेजर) तथा लघु त्रिकोर (पेक्टोरलिस माइनर) पेशियाँ (Pectoralis Major and Pectoralis Minor)

वक्ष की दीर्घ पंखाकर पेशी (पेक्टोरलिस मेजर) एक बड़ी पेशी होती है जो वक्ष (Chest) के ऊपरी अग्र भाग पर होती है तथा काँख (Axilla) के अग्रभाग का निर्माण करती है।

वक्ष की दिवाल पर एक छोटी त्रिकोर पेशी होती है जिसे लघु त्रिकोर पेशी (पेक्टोरलिस माइनर) कहते हैं। यह पेशी दीर्घ पंखाकार पेशी (या पेक्टोरलिस मेजर) के नीचे की गहराई में स्थित होती है। ये दोनों पेशियाँ (मेजर और माइनर पेक्टोरलिस) उरोस्थि (Sternum), पर्शुका (Ribs) तथा पर्शुकी-उपास्थि (Costal cartilage) से निकलती है तथा प्रगण्डिका (Humerus) के ऊपरी छोर तथा स्कंधास्थि के प्रबर्धक (Cocacoid process) में क्रमश: प्रवेश करती है।

(ii) क्रकचिनी अग्र (Serratus anterior - सेरैटस ऐन्टिरिअर) पेशी

यह पेशी पसलियों (पर्शुकाओं) से आरम्भ होती है तथा स्कंधास्थि (स्कैप्यूला) के कशेरुका किनारा (Vertebral border) के पीछे से गुजरती है।

(iii) अंतर-पर्शुकी पेशियाँ (Intercostal muscles - इन्टरकोस्टल मसल्स)

इन पेशियों के ग्यारह युग्म (11 pairs) होते हैं जो पर्शुका (Clavicle) के

निचला किनारा से नीचे के जत्रुक (Rib) के ऊपरी किनारा तक जाती है। वे दो पृथक परतों द्वारा निर्मित होती हैं जिनके रेशे (Fibres) विपरीत दिशाओं में जाते हैं। अंतर-पर्शुकी पेशियाँ नीचे तथा पीछे की ओर चालित होती हैं तथा अधिक सतही बाह्य अंतर-पर्शुकी पेशियाँ (More superficial external intercostals) नीचे तथा आगे की ओर जाती हैं। श्वसन (Respiration) के लिए ये पेशियाँ महत्वपूर्ण मानी जाती हैं।

मध्यच्छद पेशी या डायाफ्राम (Diaphragm)

मध्यच्छद पेशी (डायाफ्राम) एक गुम्बदाकार (Dome-shaped) और पेशी-कंडरीय संरचना (Musculo-tendinous structure) होती है। यह एक विभाजन पेशी है जो वक्ष-कोटरिका (Thoracic cavity) को उदर कोटरिका (Abdominal cavity) से अलग करती है। इसका निर्माण अंशतः परिधि के चारों ओर की पेशी द्वारा तथा अंशतः चिपटी कंडरा (Tendon) द्वारा होता है। यह वक्ष-कोटरिका का तल (Floor) तथा उदर-कोटरिका की छत (Roof) का निर्माण करती है।

मध्यच्छद पेशी (डायाफ्राम) वक्ष-कोटकरिका की परिधि के नीचे से संलग्न (या जुड़ी) रहती है - (i) उरोस्थि के निचले छोर में आगे से (Attached to the lower end of sternum in front), (ii) निचली छः पर्शुका के प्रत्येक तरफ (On either side to lower six ribs) तथा (iii) पीछे से प्रथम दो कटि-कशेरुकाओं के साथ दो पट्टी (स्लिप) द्वारा, जिन्हें मध्यच्छद पेशी का पैर या क्रुरा कहा जाता है। (Attached to first two lumbar vertebrae posteriorly by two slips are called crura (legs) of the diaphragm) - (Crus का बहुवचन Crura होता है।)

हृदय (Heart) तथा हृदयावरण (Pericardium - पेरिकार्डियम) इस पेशी की ऊपरी सतह के केन्द्रीय भाग से सम्बद्ध होते हैं। ये प्रत्येक तरफ फुफ्फुस के आवरण (Pleura) से ढका रहता है, तथा वह फुफ्फुस (Lungs)

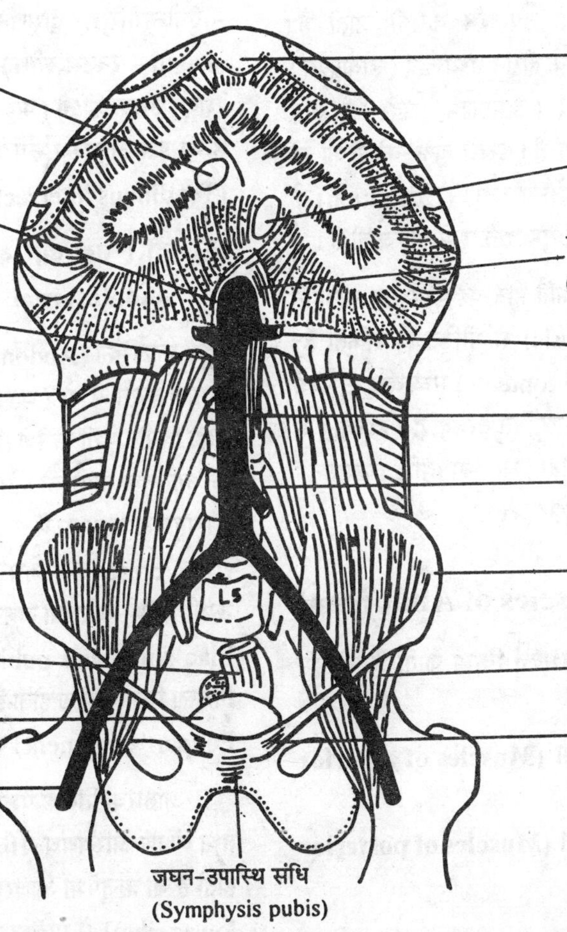

चित्र 36(xv) - मध्यच्छद के अधोतल का आरेख जिसमें धमनियों तथा महाधमनी तथा संधियों को दिखायी गयी है। (Diagram showing : under surface of diaphragm; muscles of posterior abdominal aorta dividing into common iliac arteries which give off internal and external iliac arteries.)

के आधारों से सम्बद्ध रहती है। इसकी निचली नतोदर सतह वृहत रूप से उदरावरण (Peritonium) द्वारा ढका रहता है जिससे इसका दाहिना किनारा सम्बद्ध रहता है तथा केन्द्रीय रूप से यकृत (Liver) की ऊपरी सतह से सम्बद्ध रहती है। बायीं तरफ यह उदर या पेट (Stomach) के ऊपरी खण्ड (Fundus- फन्डस) तथा प्लीहा (Spleen) के साथ सम्पर्क में रहती है।

मध्यच्छद पेशी (डायाफ्राम) के पश्च भाग में कटि-केशेरुकाओं (Lumbar vertebrae) से अपने उद्गम (Origin) के निकट अनेक मुख (Openings) होते हैं जो निम्न संरचना (या अवयव) के गमन के लिए मार्ग बनते हैं - {इस मुख को ह्यटस (Hiatus) कहा जाता है।} - 1. मध्यरेखा में महाधमनी (The aorta, in midline), 2. ग्रसिका के, थोड़ा बायाँ (Oesophagus, slightly to the left) तथा 3. निम्न महाशिरा के थोड़ा दाहिना (Inferior vena cava, slightly to the right)

मध्यच्छद पेशी (डायाफ्राम) श्वसन की एक अत्यधिक महत्वपूर्ण पेशी है जिसे मध्यच्छद तंत्रिका (Phrenic nerve - फेनिक नर्व) द्वारा ग्रीवा-जालिका (Cervical plexus) से उपलब्ध करायी जाती है। अंत:श्वसन (साँस लेना) (Inspiration) के दौरान मध्यच्छद (डायाफ्राम) पेशी संकुचित होती है जिससे मध्यच्छद (डायाफ्राम) उदर की ओर (Towards abdomen) चपटा हो जाता है। इससे वक्ष-कोटरिका के विस्तार में मदद मिलती है। नि:श्वसन (साँस छोड़ना) (Expiration) के दौरान मध्यच्छद पेशी शिथिल होकर अपने गुम्बदाकार में आ जाती है।

मध्यच्छद (डायाफ्राम) तंत्रिका की क्षति होने पर मध्यच्छद गतिहीन हो जाता है और व्यक्ति लकवा (Paralysis) से पीड़ित हो सकता है। कभी-कभी उदर की वस्तुएँ (Abdominal contents) मध्यच्छद के मुखों (Openings) द्वारा वक्ष में जाती हैं। इससे व्यक्ति अंत्रवृद्धि (हर्निया) से पीड़ित हो जाता है। इस रोग को हायटल हर्निया या "अंत्रवृद्धि व्यवधान" (Hiatal hernia) कहा जाता है। देखें चित्र 36(xv).

उदर (ऐब्डोमेन) की पेशी (Muscles of Abdomen)

उदर की पेशियों को भी दो समूहों में विभक्त किया जाता है जो इस प्रकार है -

1. **अग्र उदरीय दिवाल की पेशी (Muscles of anterior abdominal wall)**
2. **पश्च उदरीय दिवाल की पेशी (Muscles of posterior abdominal wall)**

1. अग्र उदरीय दिवाल की पेशी (Muscles of Anterior Abdominal Wall)

उदर के आगे की दिवाल में पेशियाँ परतों (या चादरों) में सज्जित रहती हैं जो कोमल उदर-अंगों को सुरक्षा प्रदान करती हैं। उदर-पेशियों के संकुंचन (Contraction) से मलोत्सर्ग (या मल-त्याग) करने में मदद मिलती हैं। इसमें निम्न पेशियाँ होती हैं -

(i) मोटी ऋजु पेशी या रेक्टस ऐब्डॉमिनिस (Rectus Abdominis)

उदर की अग्र-दिवाल की यह एक सीधी पेशी होती है। यह अपने सम्मुख साथी के समानान्तर चलती है तथा उससे रेशेदार ऊत्तक की पतली पट्टी द्वारा अलग होती है। इस पट्टी को पतली कंडरा या लाइनिआ ऐल्वा (Linea alba) कहते हैं। यह पेशी उरोस्थि (स्टर्नम) का खड्गाकार प्रबर्धक (Xiphoid process - जिफायड प्रोसेस) से लेकर जघन-उपास्थि संधि (Symphysis pubis) तक विस्तारित होती है। पेशी जघनास्थि (Pubic bone) से आरम्भ होती है तथा खड्गाकार (जिफायड) प्रवर्धक तथा निकटवर्ती पर्शुकी उपास्थियों (Adjacent costal cartilages) में प्रविष्ट होती है यह पेशी रेशेदार ऊत्तक की एक सघन आवरण द्वारा परिबद्ध (Enclosed) होती है जो दो तिर्यक पेशियों की कंडराकला (Aponeurosis - ऐपोन्यूरोसिस) द्वारा निर्मित होती है जिसे ऋजुपेशी आवरण (Rectus sheath - रेक्टस शीथ) कहा जाता है। ऋजु पेशी (रेक्टस मसल) की रेशेदार ऊत्तक की तीन पट्टियाँ (Bands of fibrous tissue) क्रमभंग करती हैं जो इसे अनुप्रस्थ रूप में पार करती हैं। इन पट्टियों को कंडरा-प्रतिछेदन (Tendinous intersections - टेन्डिनस इन्टरसेक्सन) कहते हैं।

(ii) दो (बाह्य और आंतरिक) तिर्यक पेशियाँ (Two, External and Internal Oblique Muscles)

उदर-कोटरिका (Abdominal cavity) के अग्र दिवालों और किनारा का निर्माण करने में दो (बाह्य और आंतरिक) तिर्यक पेशियाँ मदद करती है। बाह्य तिर्यक पेशी के रेशे (Fibres of external oblique muscle) नीचे की ओर तथा आगे की ओर बढ़ती है जो निचली आठ पसलियों से उदित होती है। यह पंखाकार रूप में ऋजु पेशी आवरण (Rectus sheath), श्रोणि-शिखर (Iliac crest) तथा जघनास्थि (Pubic bone) में प्रविष्ट होती है। अग्र ऊपरी श्रोणि-रीढ़ तथा जघन-रीढ़ के बीच (Between anterior superior iliac spine and pubic bone) कंडरा-कला (Aponcurosis) का निचला किनारा मोटा होता है जो वंक्षण अस्थिबंध (Inguinal ligament or Poupart's ligament) का निर्माण करता है।

आंतरिक तिर्यक पेशी (Internal oblique muscle) श्रोणि-शिखर तथा वंक्षण अस्थिबंध (Iliac crest and inguinal ligament) से उदित होती है जो ऋजुपेशी आवरण तथा निचली पर्शुका [(Rectus sheath) and lower ribs)] में प्रविष्ट होती है। इसके रेशे ऊपर की ओर मध्यत: बाह्य तिर्यक पेशी के रेशे को पार करते हैं।

(iii) अनुप्रस्थ पेशी (Transversus Muscle - ट्रान्सवर्सस मसल)

यह पेशी निचली पर्शुका (Lower ribs), श्रोणि-शिखर (Iliac crest)

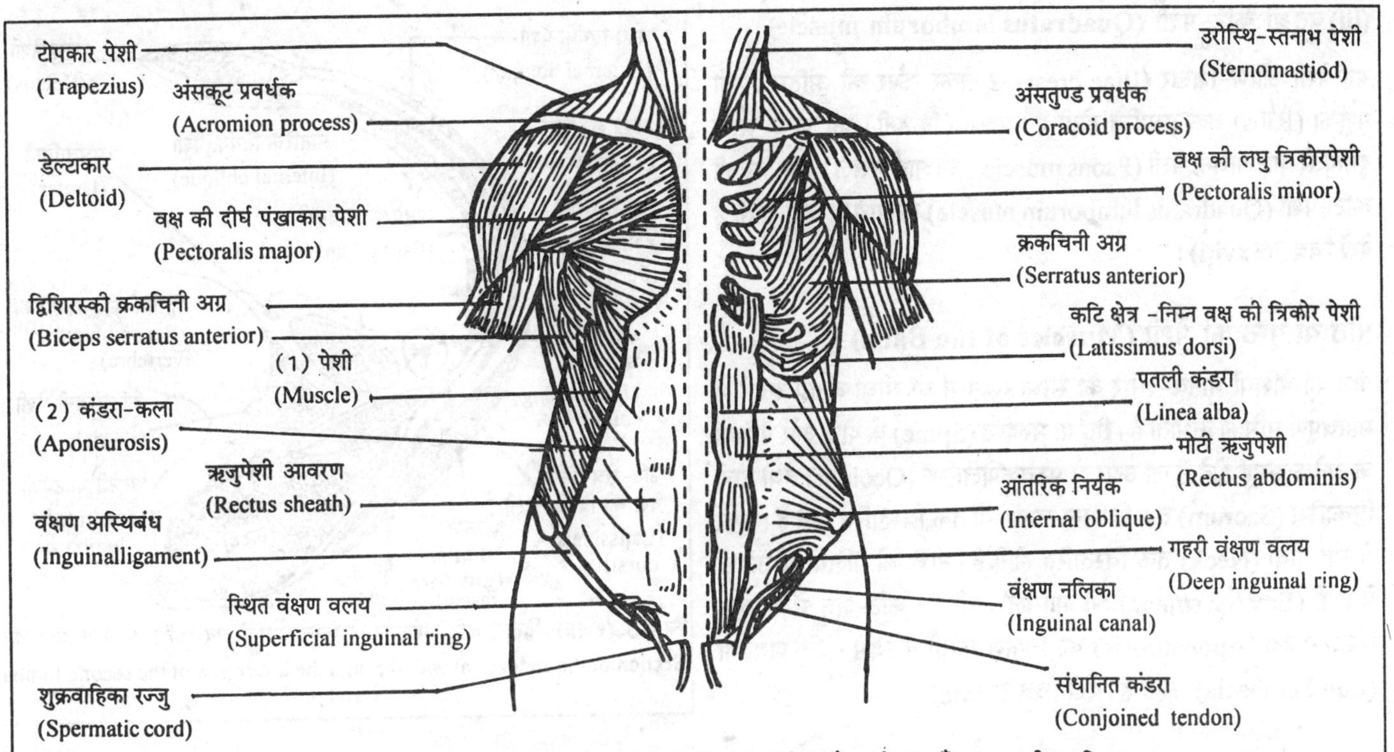

चित्र 36(xvi) - वक्ष के अग्रभाग तथा अग्रउदरीय दिवाल की पेशियाँ सतही (बायाँ) तथा गहरी (दाहिना)
(Muscles of the front of the thorax and anterior abdominal wall, (Left) superficial, (Right) Deep)

तथा वंक्षण अस्थिबंध (Inguinal ligament) से उदित होती है तथा पतली कंडरा (Linea alba) तथा जघनास्थि (Public bone) में प्रविष्ट (या अंतर्विष्ट) होती है।

जिस बिन्दु पर अग्र उदर-दिवाल तथा कंडरा-कलाएँ (ऐपोन्यूरोसेस - Aponeuroses - यह Aponeurosis - का बहुवचन है) मिलती है उसे संघानित कंडरा (Conjoined tendon - कनज्वाइन्ड टेन्डन) कहा जाता है। वंक्षण क्षेत्र (Inguinal area) में इन पेशियों की कंडर-कलाओं में वंक्षण नलिकाओं द्वारा वेधन किया (Pierced) जाता है। देखें चित्र 36(xviii).

2. पश्च उदरीय दिवाल की पेशी (Muscles of Posterior Abdominal Wall)

उदर के पश्च दिवाल में निम्न पेशियाँ होती हैं -

(i) कटिलंबिनी पेशी (Psoas muscle- सोआस मसल)

यह पेशी कटिकशेरुका से निकलती (Arises from lumber vertebrae) है।

(ii) कटिलंबिनी कंडरा पेशी (Iliacus muscle)

यह पेशी श्रोणि-फलक के आंतरिक सतह से निकलती है और उर्वस्थि (Femur) के छोटा शिखर (Tesser brochanter) में अन्तर्विष्ट होती है।

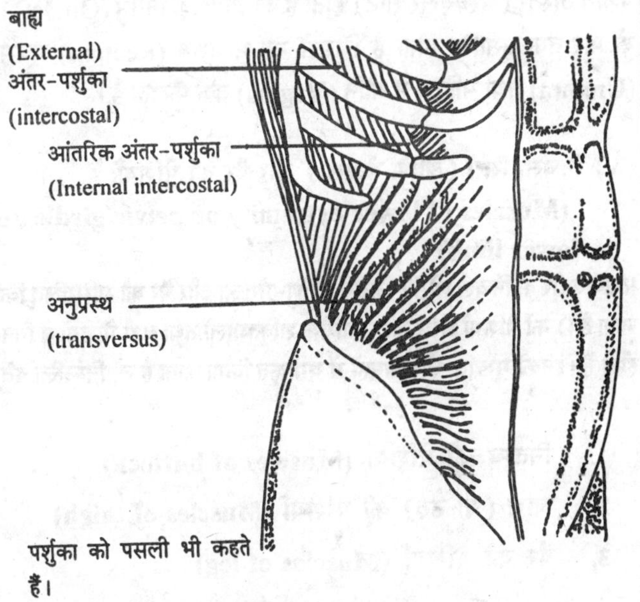

चित्र 36(xvii) - अनुप्रस्थ पेशी (The transversus muscle.)

(iii) चतुश्री कटि-पेशी (Quadratus lamborum muscle)

यह पेशी श्रोणि-शिखर (Iliac crest) से लेकर ऊपर की अंतिम 12वीं पर्शुका (Ribs) तक प्रसारित होती है। वृक्क (किडनी) की पश्च-सतह दृढ़ता से कटिलंबिनी पेशी (Psoas muscle - सोआस मसल) तथा चतुश्री कटि-पेशी (Quadratus lumborum muscle) के साथ सम्बद्ध रहती है देखें चित्र 36(xviii)।

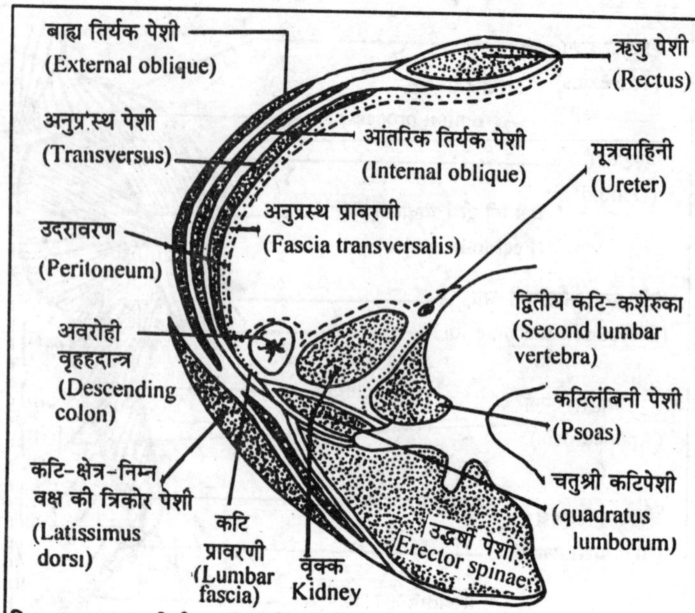

चित्र 36(xviii) -द्वितीय कटि कशेरुका के निम्न भाग से उदरभित्ति का कटा हुआ भाग
Section of the abdominal wall through the lower part of the second lumbar vertebra

पीठ या पृष्ठ की पेशी (Muscles of the Back)

पीठ की पेशियाँ मानव-शरीर को सीधा रखने में या सीधा बनाये रखने में महत्वपूर्ण भूमिका निभाती है। रीढ़ या मेरुदण्ड (Spine) के दोनों ओर पेशियों के अनेक समूहें होते हैं जो ऊपर से पश्चकपालास्थि (Occiput) तथा नीचे त्रिकास्थि (Sacrum) तक विभिन्न लम्बाइयों तक विस्तारित रहते हैं। ऊपर में यह ग्रीवा (Neck) तक विस्तारित होती है। नीचे की पेशियों में उद्धर्षी पेशियाँ (Erector spinae) भी शामिल रहती हैं। कटि-क्षेत्र में वे बड़ी कंडरा-कला (Aponeurosis) का निर्माण करती हैं जिसे कटि-प्रावरणी (Lumbar fascia) कहते हैं। देखें चित्र 36(xix).

श्रोणि की पेशी (Muscles of the Pelvis)

श्रोणि (या पेल्विस) की पेशियाँ संयुक्तरूप में मिलकर श्रोणि-कोटरिका (Pelvic cavity) के तल (या फर्श-Floor) का निर्माण करती हैं। इन पेशियों में सर्वाधिक महत्वपूर्ण पेशी है-उन्नायलन वलय (Levator ani - लिवेटर एनाई) जो मनुष्य को मलत्याग करने में मदद करती है। यह एक पेशीय अस्तर (मस्क्यूलर शीट) होता है जो श्रोणि के निर्गम (Out let) द्वार के पार तक प्रसारित होता है जिससे यह मलाशय (Rectum) मूत्रमार्ग (Urethra) तथा महिला में योनि (Vagina) तक फैलता है।

(iv) निचला सिरा (श्रोणि मेखला) और पैर की पेशियाँ (Muscles of lower extremity or pelvic girdle and lower limb)

मानव शरीर के निचले छोरों (जिसमें श्रोणि-मेखला और पैर को सम्मिलित किया जाता है।) की पेशियाँ शरीर की सर्वाधिक शक्तिशाली तथा बड़ी पेशियों में गिनती होती हैं। इनको मुख्यतः तीन समूहों में वर्गीकृत किया जाता है जो निम्नलिखित हैं

1. नितम्ब की पेशियाँ (Muscles of buttock)
2. जांघ (या उरु) की पेशियाँ (Muscles of thigh)
3. पैर की पेशियाँ (Muscles of leg)

1. नितम्ब की पेशियाँ (Muscles of Buttock)

नितम्ब का वर्तुल (गोलाकार) उत्सेघ या उभार (Rounded eminence) का अवलोकरन शरीर में किया जा सकता है जिसका निर्माण नितम्बिका (Gluteus muscles) द्वारा होता है। नितम्बिका (या नितम्ब पेशियाँ) समूह की सर्वाधिक बड़ी और सतही पेशी को ग्लुटीअस मैक्सिमस या दीर्घतम नितम्ब पेशी (Gluteus maximus) कहते हैं। इस दीर्घतम पेशी का आरम्भ श्रोणि-फलक (Ilium-इलियम) से होता है जो उर्वस्थि के नितम्ब-अस्थिप्रोत्थ (Gluteal tuberosity of femur) में तथा श्रोणि-अंतर्जन्घिका क्षेत्र (Iliotibial tract) में प्रविष्ट होती है। जाँघ की सभी पेशियों को यह ढक देती है। नितम्ब की दो अन्य पेशियाँ श्रोणिफलक (Ilium) से प्रकट (Arise) होती है तथा उर्वस्थि (Femur) की बड़ी शिखर में प्रविष्ट करती है। इन दो पेशियों को मध्यमिका नितम्ब पेशी (Gluteus medius - ग्लुटीअस मीड्यस) तथा अल्पतम नितम्ब पेशी (Gluteus minimus - ग्लुटीअस मीनिमस) कहते हैं। इनका मुख्य कार्य जाँघ को तानना तथा अपावर्तन करना (Extend and abduct the thigh) है।

2. जाँघ (या उरु या जंघा) की पेशी (Muscles of the Thigh)

मानव-शरीर के जाँघ (उरु) में अनेक पेशियाँ होती हैं जिन्हें तीन समूहों में विभक्त किया जाता है -

(i) अग्र समूह (Anterior group)
(ii) पश्च समूह (Posterior group)
(iii) मध्य समूह (Medial group)

(i) अग्र समूह (Anterior group)

इस समूह की मुख्य पेशी-चतुर्शिरस्क प्रसरणी (Quadriceps extensor - क्वाड्रिसेप्स एक्सटेन्सर) है जिसका निर्माण उरु-ऋजुपेशी रेक्टस फेमोरिस), विशाल मध्यमिका (Vastus medialis - वास्टस मीड्यलिस), विशाल पार्श्विक तथा विशाल अंतर्वर्तिका (Vastus intermedius - वास्टस इन्टरमीडिअस) द्वारा होता है। यह पेशी एक एकल कंडरा (Single tendon) में मिल जाती (Terminate) है। इस कंडरा को जानुका अस्थिबंध (Ligamēntum patellae) कहा जाता है। इसमें ही जानुका (चपनी) (पैटेला) का विकास एक वर्तुलिकास्थि (Sesamoid bone) के रूप में होता है। यह पेशी अंतर्जंघिका के अस्थि-प्रोथ्य (Tuberosity of the tibia) में अन्तर्विष्ट होती है। इस पेशी का मुख्य कार्य जानु-संधि (Knee joint) का प्रसार करना या सीधा करना होता है।

इस समूह की एक अन्य पेशी - दीर्घतम पेशी (Sartorius muscle- सार्टोरिअस मसल) है जो श्रोणि-फलक के अग्र ऊपरी कंटक (Anterior superior spine of the ilium) से उत्पन्न (या प्रकट) होती है तथा तिर्यक रूप में आगे बढ़कर अंतर्जंघिका अस्थि प्रोत्थ के मध्य भुजा (Medial side of the tibial tuberosity) में प्रविष्ट होती है। देखें चित्र 36(xxi)।

(ii) पश्च समूह (Posterior Group)

इस समूह को पश्च जानु पेशी समूह या हैमस्ट्रिंग समूह (Hamstring group) भी कहा जाता है। इस समूह की पेशियों का निर्माण तीन पेशियों-उर्वस्थि की द्विशिरस्की (Biceps femoris- बाइसेप्स फेमोरिस) अनु झिल्ली या सेमिमेम्ब्रेनोसस (Semimembranosus) तथा अनुकंडरा या सेमिटेन्डिनोसस (Semitendinosus) द्वारा होता है।

ये पेशियाँ आसनास्थि (Ischium - इस्किअम) के अस्थिप्रोस्थ (ट्यूबरोसिटी) से निकलती है तथा अन्तर्जंघिका (Tibia) और वहिर्जंघिका (Fibula) के ऊपरी छोरों में प्रविष्ट करती हैं। उर्वस्थि की द्विशिरस्की (Biceps femoris) पैर पार्श्विक किनारा (या भुजा) से गुजरती है। इसका एक छोटा सिर भी होता है जो उर्वस्थि के खुरदरी पतली रेखा से उत्पन्न होता है। अन्य दो पेशियाँ पैर के मध्य भुजा से गुजरती है। अत: द्विशिरस्की (Biceps) द्वारा जानु पश्च स्थान की पार्श्विक सीमा (Lateral boundary of popliteal space) का निर्माण होता है तथा अनुझिल्ली (सेमिमेम्ब्रेनोसस) और अनुकंडरा (सेमिटेन्डिनोसस) द्वारा मध्यवर्ती सीमा का निर्माण होता है।

इस समूह (हैमस्ट्रिंग) की पेशियों की उत्पत्ति नितम्ब संधि (Hip joint) के ऊपर से होती है और उनका निवेशन (Insertion) जानु-संधि के नीचे होती है। ये पेशियाँ जानु (Knee-नी या घुटना) को सीधा (प्रसार) करने तथा संकुचित करने में सक्षम होती हैं अर्थात् ये संकुचन और प्रसार (Flexion and extension) दोनों गतियाँ उत्पन्न करती हैं।

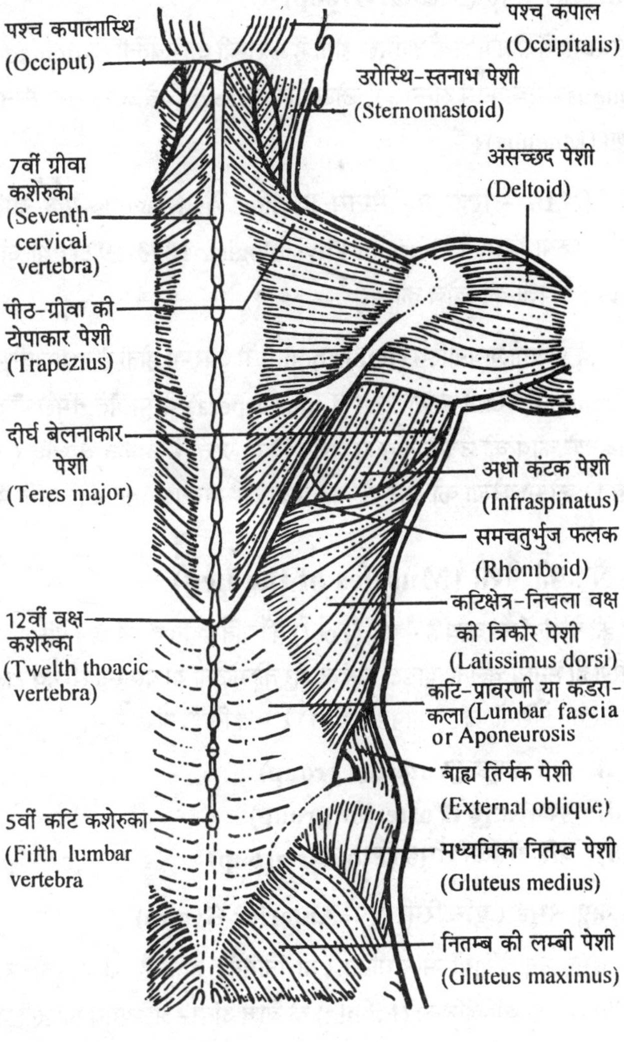

चित्र 36(xix) - पीठ की पेशी (Muscles of the back.)

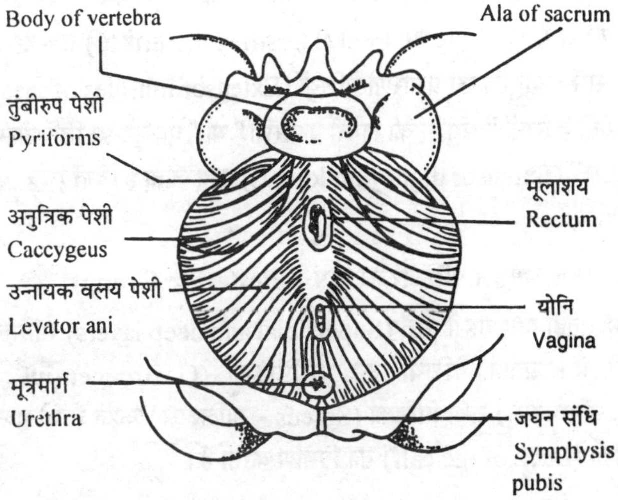

चित्र 36(xx) - महिला के श्रोणि तल की पेशियों का चित्र
(Diagram of the muscles of the female pelvic floor)

(iii) मध्य समूह (Medial Group)

इस समूह में तीन पेशियाँ शामिल होती हैं – लम्बी अभिवर्तनी (Adductors longus - ऐब्डक्टर्स लॉन्गस), छोटी पेशी (Brevis - ब्रेविस) तथा मैग्नस पेशी (Magnus)।

{N.B. - रिचर ए० मैग्नस Richter A. Magnus–एक जर्मन शरीर-क्रिया विज्ञानी German Physiologist, 1873-1927. था और उसने इस पेशी की खोज की थी}

ये पेशियाँ जघनास्थि (Pubic bone) से आरम्भ होती है तथा उर्वस्थि (Femur) में रुखड़ी पतली रेखा (Linea aspera) में मुख्यत: मिल जाती है। इनके कार्य को उनके नाम से वर्णन किया जाता है अर्थात् वे जाँघ (या जघन) को मध्यरेखा की ओर ले जाते हैं या अभिवर्तन (Adduct) करते हैं।

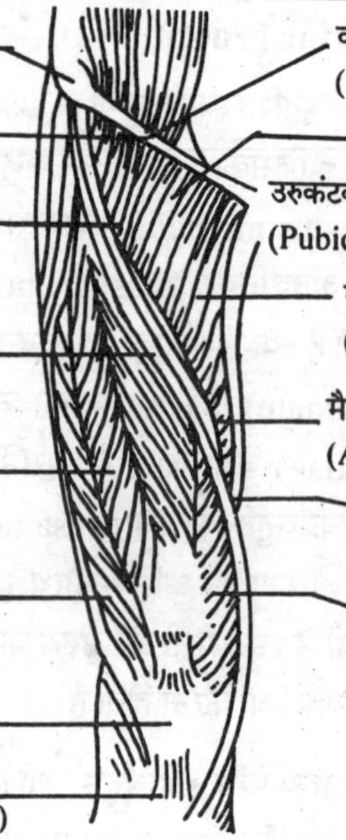

चित्र 36(xxi) - जाँघ के अग्रभाग की पेशियाँ
(Muscles of the front of the thigh.)

3. पैर की पेशी (Muscles of the Leg)

पैर की पेशियों का कार्य है – पाद (Foot) को गति प्रदान करना। इन पेशियों के कारण ही मनुष्य चलना, दौड़ना, कूदना, पैर को मोड़ना या पसारना सम्भव होता है। पैर की पेशियों को भी तीन समूहों में विभक्त किया जाता है –

- **(i) अग्र समूह (Anterior group)**
- **(ii) पश्च समूह (Posterior group)**
- **(iii) वहिर्जंघिका समूह (Fibular group)**

(i) अग्र समूह (ऐन्टिरियर ग्रुप–Anterior Group)

यह समूह उन पेशियों से संघटित (या निर्मित) होता है जो अंतर्जंघिका (Tibia) तथा वहिर्जंघिका (Fibula) के बीच अंतर-अस्थिमय झिल्ली के आगे स्थित होती है। इसमें अंतर्जंघिका की अग्रपेशी (Tibialis anterior - टिबिआलिस ऐन्टिरिअर) होती है जो अंतर्जंघिका से गुल्फास्थि (Tarsal bone) से गुल्फ के पृष्ठ आकुंचनी (Dorsiflex the ankle) तक रहती है। इसमें पादांगुलि की प्रसरिणी पेशियाँ (Extensor muscles of toes) भी होती हैं जिन्हें "अंगुलि की लम्बी प्रसरिणी" या "एक्सटेन्सर डिजिटोरम लॉन्गस" (Extensor digitorum longus) कहा जाता है। देखें चित्र 36 (xxiv).

(ii) पश्च समूह (पॉस्टिरिअर ग्रुप - Posterior Group)

इसमें सतही और गहरी परतें (Superficial and deep layers) शामिल होती हैं। सतही पेशियों को परापिंडिका (Gastroenemius - गैस्ट्रोसनिमिअस) तथा पिंडिका (Soleus - सॉलिअस) कहते हैं जो पृष्ठ पिंडली (Back of the calf) का निर्माण करता हैं।

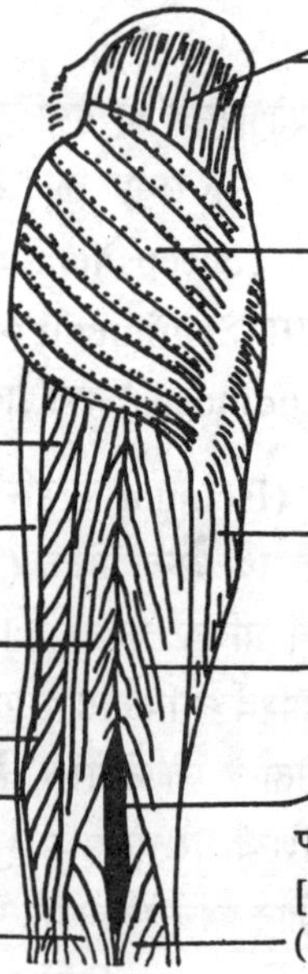

चित्र 36(xxii) - जाँघ के पिछले भाग की पेशियाँ
(Muscles of the back of the thigh.)

परापिंडिका (Gastroenemius) का ऊपरी छोर उरु (या जाँघ) के स्थलकों (Condyles of femur) से आरम्भ होती है जबकि पिंडिका (Soleus) अंतर्जंघिका और वहिर्जंघिका के पश्च क्षेत्र से निकलती (या आरम्भ Arises from) है। ये दोनों पेशियाँ पार्ष्णिका या कैल्केनियम (Calcaneum) में पार्ष्णिका कंडरा (Tendo- Achilles) तथा गुल्फ (घुटना) संधि के पादतल (तलवा) आकुंचनी (Plantar flex) द्वारा निविष्ट किये जाते हैं।

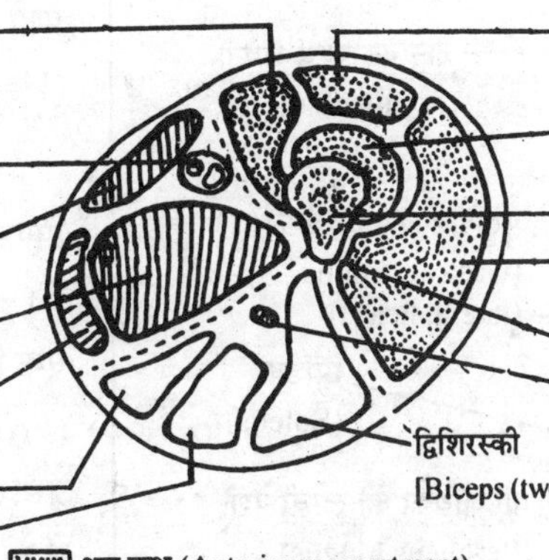

चित्र 36(xxiii) - जाँघ के मध्य का अनुप्रस्थ खण्ड (Transverse section of the middle of the thigh.)

गहरी (Deep) पेशियों में अंतर्जंघिका की पश्च पेशी (Tibialis posterior) को शामिल किया जाता है जो अंतर्जंघिका और बहिर्जंघिका (Tibia and fibula) से निकलती (या उत्पन्न) है। ये पेशियाँ गुल्फ संधि (Ankle joint) को संकुचित करती है जब गुल्फास्थि (Tarsal bone) में अंतर्विष्ट (Insertion) होती है। इस पेशी को अंगुली की लम्बी आकुंचनी (Flexor digitorum longus - फ्लेक्सर डिजिटोरम लॉन्गस) कहते हैं।

हथेली और प्रबाहु (Hand and forearm) के पेशियों के विपरीत (तुलना में) पादांगुलियों के आकुंचनी पेशियाँ (Flexor muscles) पैर के पिछले क्षेत्र में स्थित होती हैं तथा प्रसरिणी पेशियाँ (Extensor muscle) आगे की सतह पर होती हैं। यहाँ इसे ध्यान में रखना चाहिए कि हथेली और तलवा (पादतल) की पेशियों में समानता (या सदृश) होती हैं।

(iii) बहिर्जंघिका समूह (Fibular Group - फिबुलर ग्रुप)

इस समूह की पेशियों को बहिर्जंघिका की पेशियाँ (Peroneal muscles - पेरोनिअल मसल) कहते हैं। ये पेशियाँ बहिर्जंघिका की पार्श्विक सतह से निकलती (या उत्पन्न) हैं तथा पाद तथा गुल्फ (या टखना) की अस्थियों (Tarsal and metatarsal bones) में जाकर मिल जाती (या समाप्त हा जाती) हैं। इनका मुख्य कार्य पाद को बाहर की ओर से उलटना (या बहिर्वलित करना या बाहर से उलटना- Evert) है।

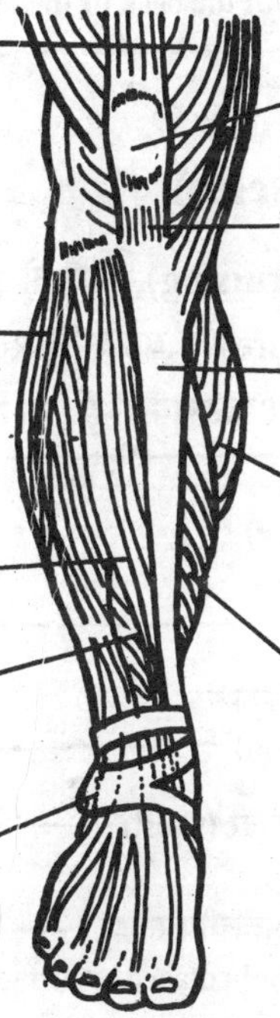

चित्र 36(xxiv) - पैर के अग्र भाग की पेशियाँ (Muscles of the front of the leg.)

पाद (Foot) में हथेली (Hand) की तरह अनेक छोटी पेशियाँ होती हैं। जैसे - तलवा की छोटी पेशियाँ (Short muscles in the sole) जो बड़ी पादांगुलि (Big toe) से सम्बद्ध रहती हैं, तथा पादांगुलियों के लिए अंतर-अस्थिमय तथा अनुकण्डरिका पेशियाँ (Interosseous and lumbrical muscles for the toes)।

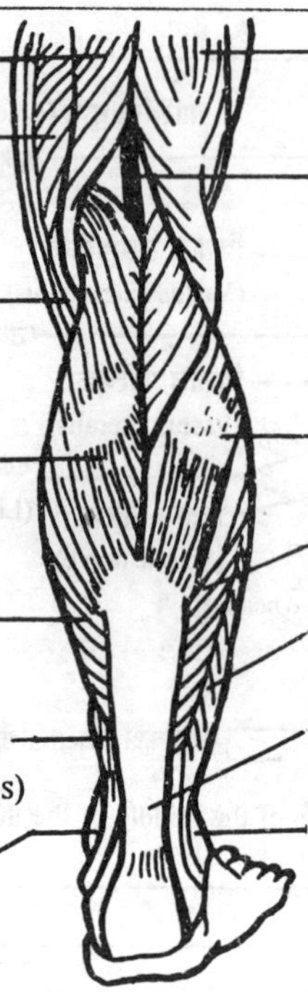

चित्र 36(xxv) - पैर के पिछले भाग की पेशियाँ
(Muscles of the back of the leg.)

पेशियों की नैदानिक टिप्पणी (Clinical Notes on Muscles)

शरीर की पेशियों में चोट लगने (Bruising), चीरानो (Laceration), मुचड़ने (Sprain) या फटने (Rupture) से वह क्षतिग्रस्त (Injured) हो सकती है। एक पेशी पूरी तरह आर पार फट सकती है। या फिर आंशिक रूप में चीरा सकती है या उसमें चोट लग सकती है। एक क्षतिग्रस्त पेशी (Injured muscle) में अधोचर्म रक्त-पिंड या हिमेटोमा (Haematoma) का निर्माण हो सकता है।

पेशी-भंजित पैर (टेनिस पैर) (Tennis leg) की पिण्डली (Calf) में पेशी के रेश भंग (Ruptured) हो जाते हैं। टेनिस (पेशी-भंजित) कोहनी (Tennis elbow) भी एक स्थिति है जिसमें प्रगण्डिका के पार्श्विक अधिस्थूलक से (From lateral epicondyle of humerus) सामान्य प्रसरिणी पेशी का मूल से तानने के कारण कंडरा (Tendon) में सूजन आती है। इसमें प्रसरिणी पेशियों में जब गति आती है तो व्यक्ति दर्द का अनुभव करता है।

किसी भी प्रकार की क्षति के बाद पेशियों का संकुंचन (Contraction) होता है, विशेषत: जलने के बाद जब तक कि ग्रस्त पेशियों को पर्याप्त खपच्ची बंधन (Splinting) द्वारा उनके सामान्य क्रियात्मक स्थिति में नहीं लायी जाती है। संकुंचन अन्य कारणों से भी होता है। जैसे- मन्यास्तंभ (टॉर्टिकोलिस-Torticollis) में उरोस्थि-स्तनाभ पेशी की एक तरफ से अवकुंचन (Contracture) के कारण सिर आकुंचित (Flexed) होता है तथा चेहरा (या मुख) विपरीत दिशा में घूमता है। यह एक जन्मजात स्थिति हो सकती है या फिर पेशी के ऐंठन (या अतिसंकुंचन) के कारण (Due to spasm of the muscle) जो प्रकोपन या उत्तेजना (Irritation) के कारण उत्पन्न होती हैं।

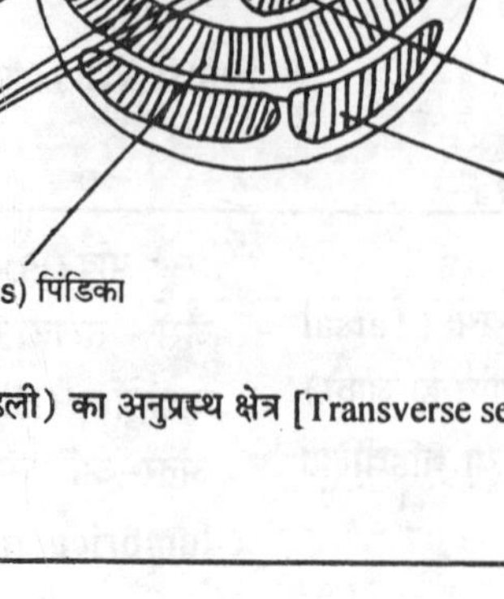

चित्र 36(xxvi) - पैर (मध्यपिंडली) का अनुप्रस्थ क्षेत्र [Transverse section of the leg (middle of calf).]

बोकमैन रक्तावरोध (Volkmann's ischaemia - इस्किमिआ) एक स्थिति (रोग) है जो पेशी या पेशियों के समूह में रक्त की आपूर्ति में बाधा के कारण उत्पन्न होती है, जैसे कि प्रबाहु (Forearm) में। इसमें पेशी के रेशे (Fibres) की रेशामयता (Fibrosis - फाइब्रोसिस) होती है और वे संकुंचित हो जाते हैं। पलस्तर के कसकर बांधने (Tight plastering) से प्राय: ऐसा होता है।

कंडरा (Tendons) भी तनने (Stretching), फटने या टूटने या अन्य किसी कारण से क्षतिग्रस्त हो सकते हैं। यदि एक क्षतिग्रस्त कंडरा संक्रमित होता है तो इससे कंडरा के बाह्य तथा आंतरिक क्षेत्रों में सूजन आ जाती है। इस स्थिति को (या रोग को) टेनोसिनोवाइटिस या "कंडरा-श्लेषकला शोथ" (Tenosynovitis) कहा जाता है। किसी दुर्घटना में या लड़ाई में या अस्तुरा (Razor) या पत्ती (Blade) की धार से एक कंडरा आरपार कट जाती है। कंडरा संकुंचित हो जाती है या उसमें ऐंठन आ जाती है जिसका एक उत्तम उदाहरण है - मध्य अंगुलियों का आगे की ओर मुड़ना जिसे डुपुयट्रेन-संकुंचन (Dupuytrens contracture) कहा जाता है। इसमें जो अँगुलियाँ आगे की ओर मुड़ जाती है वे सीधी नहीं होती या उसका प्रसरण (Extension) नहीं होता। जैसे-जैसे संकुंचन का विस्तार होता है, अन्य अंगुलियाँ भी इससे प्रभावित होने लगती है तथा वे भी टेढ़ी हो जाती है। इसके इलाज के लिए शल्यक्रिया (Surgical operation) करने और अन्य प्रकार की चिकित्सा (जैसे - दवा का सेवन, तेल का लेप तथा मालिश करना आदि) की आवश्यकता होती है।

मध्यच्छद (या डायाफ्राम) भी एक पेशी है जो दुर्घटना में वक्ष या उदर (Chest or abdomen) में किसी प्रकार की चोट लगने से यह क्षतिग्रस्त हो सकता है। रीढ़ (या मेरुदण्ड) के टूटने या किसी प्रकार की चोट लगने से यह पक्षाघात (Paralysis - पैरालिसिस) का शिकार होता है या उसमें लकवा मार देता है। इसके कारण व्यक्ति की मृत्यु भी हो सकती है, यदि समय पर उसकी उचित चिकित्सा नहीं होती।

इसी प्रकार एक स्थिति पोलियो (Poliomyelitis - पोलियोमायलाइटिस) की होती है जिसमें मध्यच्छद तंत्रिकाएँ (Phrenic nerves) प्रभावित होती हैं। इसमें श्वसन बाधित होता है। अत: श्वसन को बनाये रखने के लिए कृत्रिम श्वास-यंत्र (Artificial reshirator) को काम में लाया जाता है। मध्यच्छद (डायाफ्राम) में जन्मजात अंत्रवृद्धि (या हर्निया) के कारण भी कुछ दोष होते हैं जिसे कॉनजेनिटल (जन्मजात) हर्निया (Congenitia harnia) कहा जाता है। पेशियों की दुर्बलता के कारण "ग्रसिका-व्यवधान अन्त्रवृद्धि" (Oesophageal hernia - इसोफैजिअल हर्निया) इसका सामान्य प्रकार है। अधेड़ व्यक्तियों (Middle-aged persons) में प्रांतराल़ (या हायटस) अंत्रवृद्धि (Hiatus hernia) होती है जिसमें ग्रसिका (या ग्रासनली) का मुख (Oesophageal opening) चौड़ा और कमजोर हो जाता है। सर्पी प्रान्तराल अंत्रवृद्धि (Sliding hiatus hernia - स्लाइडिंग हायटस हर्निया) में उदर की निचली ग्रासनली तथा ऊपरी भाग वक्ष में ऊपर की ओर सरकता है जब रोगी अपने को झुकाता है (Stooping) या विस्तार करता या तानता (Stretching) या अपने को ऊपर उठाता है (Lifting)। इस समय में ग्रास-नली में सूजन आ जाती है जिसे ग्रसिका-शोथ (Oesophagitis - इसोफैजिटिस) कहते हैं। इसमें थोड़ा लेकिन बिना रुके रक्त निकलता (या रिसता) है (Slight but consistent bleeding)। इसका पता तब चलता है जब व्यक्ति अरक्तक (Anaemic) हो जाता है। यह एक लौह-न्यूनता रक्तक्षीणता (Iron deficiency anaemia - आयरन डिफिसिएन्सि अनीमिआ) की स्थिति है जिसका इलाज किया जाना चाहिए।

सर्पी व्यवधान अंत्रवृद्धि (स्लाइडिंग हायटस हार्निया) का एक अन्य प्रकार है - जब उदर का बुघ्न (Fundus - फन्डस) ग्रासनली के सामने के मुख से ऊपर की ओर जाता है। इसके लक्षण हैं - वातस्फीति या उदरवायु के कारण पेट का फूलना (Flatulence - फ्लैटुलेन्स) तथा अधिजठरीय असुविधा (Epigastric discomfort - एपिगैस्ट्रिक डिसकम्फर्ट)।

***

7. रक्त और रक्त-निर्माण तंत्र (BLOOD AND HAEMOPOIETIC SYSTEM)

भूमिका (Introduction)

मानव शरीर के अंदर लाल रंग का एक तरल पदार्थ होता है जो वाहिकाओं (Vessels) द्वारा शरीर के सभी अंगों में प्रवाहित होता है। इसमें विविध प्रकार के अवयव (Components) होते हैं तथा इसके कार्यों में भी विविधता होती है। इस लाल द्रव पदार्थ को रक्त या रुधिर कहते हैं तथा अंग्रेजी में इसे ब्लड (Blood) कहा जाता है। यह मनुष्य के जीवन को बनाये रखने तथा उसे स्वस्थ रखने में अत्यधिक महत्वपूर्ण भूमिका निभाता है। यह भी कहा जा सकता है कि यह मानव-शरीर को जीवित रखने का एक अनिवार्य पदार्थ है एवं इसके बिना शरीर मृत (Dead) हो जाता है। यही कारण है कि इसे जीवन का रस (Life fluid) भी कहा जाता है। शरीर के अंदर यह अनवरत परिवहन करता रहता है। इसे एक द्रव ऊतक (Fluid tissue) भी कहा जाता है। मानव-शरीर में लगभग 6 लिटर (Six litres) या 10 पिन्ट (Ten pints) रक्त होता है। एक अन्य विचार (या तथ्यात्मक अनुमान) से शरीर के कुल भार या वजन का 5% भार (5% of total weight of the body) रक्त का होता है।

रक्त में विविध अवयवों में संतुलन बनाये रखना भी आवश्यक होता है। ऐसा नहीं होने से शरीर के विभिन्न अंग और तंत्र (Various organs and systems) प्रभावित होते हैं तथा वे अपेक्षित कार्य करने में सफल नहीं होते। इसके कारण शरीर में अनेक प्रकार के रोग (Diseases), जैसे - रक्तक्षीणता (Anaemia), अतिरक्त चाप (Hypertension - हाइपरटेन्सन), अल्प रक्त चाप (Hypotension-हाइपोटेन्सन) आदि, हो जाते हैं। रक्त में संतुलन बनाये रखने के लिए विटामिन, खनिज लवण, लौह की गोलियाँ या शीरा (Tablets or syrup) लिया जाता है और यह चिकित्सक की सलाह पर होता है।

रक्त के अनेक समूह (Various groups) होते हैं। जैसे -

रक्त समूह (Blood groups) AB, A, तथा O आदि।

यहाँ यह उल्लेख करना प्रासंगिक होगा कि रक्त समूह जाति, धर्म या सम्प्रदाय या क्षेत्र के अनुसार वर्गीकरण नहीं होता। एक जाति या वंश या परिवार के दो सदस्यों का रक्त समूह एक नहीं होता। जैसे-एक ब्राह्मण या क्षत्रिय या हिन्दू परिवार के दो संबंधी का रक्त समूह एक नहीं होता। एक हिन्दू और एक मुस्लिम का समान रक्त समूह हो सकता है। यहाँ तक कि पिता और पुत्र का रक्त समूह समान नहीं होता। इस अध्याय में रक्त और रक्त-निर्माण तंत्र के बारे में आयुर्विज्ञानी परिप्रेक्ष्य में उल्लेख किया गया है।

रक्त का संघटन या बनावट (Composition of Blood)

रक्त एक तरल (या द्रव) ऊतक (Fluid tissue) है जिसमें दो भाग (या खण्ड) होते हैं। यह एक गाढ़ा लाल तरल पदार्थ होता है जिसका आपेक्षिक घनत्व (Specific gravity) 1.055 होता है। इसका सूक्ष्मदर्शी (Microscope) यंत्र से अवलोकन करने पर यह ज्ञात होता है कि इसमें अनेक कोशिकाएँ (Cells) या कणिकाएँ (Corpuscles - कार्पसल्स) एक पीला जैसा द्रव (या तरल) में तैरती हैं। इस पीला द्रव को रक्त प्लाविका (Blood plasma - ब्लड प्लाज्मा) कहते हैं। एक सामान्य रक्त में निम्न अवयवों का मिश्रण देखने को मिलता है -

लाल कणिका (Red corpuscles) या लोहिताणु	- **5×10^{12} प्रति लीटर (litre)**
श्वेत कणिका (White corpuscles) या श्वेताणु	- **8×10^{9} प्रति लीटर (litre)**
रंगहीन बिम्बाणु (Platelets)	- **250×10^{9} प्रति लीटर (l)**
जल (Water)	- **91.0% (प्रतिशत)**
प्रोटीन (Proteins)	- **8.0% (प्रतिशत)** - ऐल्बूमिन - Albumin, ग्लोबुलिन - Globuline, प्रोथ्रोम्बिन - Prothrombin फाइब्रिनोजन - Fibrinogen
लवण (Salts)	- **0.9% (प्रतिशत)**

{लवणों के नाम हैं - सोडियम क्लोराइड - Sodium chloride, सोडियम बाइकार्बोनेट - Sodium bicarbonate कैल्सियम, फॉस्फोरस, मैग्नीशियम तथा लौह आदि के लवण (Salts of calcium, phosphorus, magnesium and iron, etc.}

संरचनात्मकता (या संघटन) के दृष्टिकोण से रक्त को दो खंडों में विभक्त किया जा सकता है जो इस प्रकार है -

I. प्लाविका या प्लैज्मा (Plasma)

II. रक्त कोशिकाएँ (Blood cells) या रक्ताणु

I. रक्त प्लाविका या ब्लड प्लाज्मा (Blood Plasma)

यह हल्का पीला रंग का तरल (द्रव) पदार्थ है जो थोड़ा क्षारीय (Alkaline) होता है। इस तरल पदार्थ में रक्त की कणिकाएँ तैरती रहती हैं। इसका आपेक्षिक घनत्व (Specific density) 1.026 से लेकर 1.029 होता है।

रक्त प्लाविका में विभिन्न प्रकार के अवयव होते हैं जिनका विवरण निम्नलिखित है -

(1) **जल (Water) - 91 से लेकर 92 प्रतिशत (From 91to 92%)**

(2) **ठोस पदार्थ (Solids)** - प्लाविका (प्लाज्मा) में विद्यमान ठोस पदार्थों को चार समूहों में वर्गीकृत किया जाता है जिसका प्रतिशत 7 से लेकर 9 तक (From 7 to 9%) होता है। इनका विभाजन निम्नलिखित है -

(i) प्रोटीन (Protein) - प्लाविका (Plasma) में प्रोटीन का प्रतिशत 7 होता है।

प्रति लिटर प्लाविका (प्लाज्मा) में प्रोटीन 60 से लेकर 80 ग्राम तक होता है। प्लाविका में तीन प्रकार के प्रोटीन पाये जाते हैं। -

ऐल्बूमिन (Albumin) - 30 से लेकर 50 ग्राम प्रति लीटर

ग्लोबुलिन (Globulin) - 17 से लेकर 39 ग्राम प्रति लीटर

फाइब्रिनोजन (Fibrinogen) - 3 ग्राम प्रति लीटर होता है।

(ii) अकार्बनिक अवयव (Inorganic constituents) - प्लाविका (प्लाज्मा) में अकार्बनिक अवयवों (या लवणों) का प्रतिशत 0.9 होता है। इसमें सोडियम (Sodium), कैल्सियम (Calcium), पोटाशियम (Potassium), मैग्नीशियम (Magnesium), फॉस्फोरस (Phosphorus), आयोडीन (Iodine), लौह (Iron), ताम्र (Copper) के लवण होते हैं।

(iii) कार्बनिक अवयव (Organic constituents) - (i) और (ii) को छोड़कर - इसमें अप्रोटीन नाइट्रोजनी पदार्थ (Nonprotein nitrogenous substances) विद्यमान रहते हैं। जैसे -

यूरिया (Urea) - 15 से लेकर 40 मिलिग्राम (mg) प्रति 100 मिलीलीटर (ml.)

क्रिएटिनिन (Creatinine) - 0.7 से लेकर 1.4 मि०ग्रा० (mg.) प्रति 100 मि० ली० (ml.)

ग्लुकोस (Glucose-fasting) - 94 से 95 मि०ग्रा० (mg.) प्रति 100 मि० ली० (ml.)

यूरिक अम्ल (Uric acid), जैन्थाइन (Xanthine), हाइपोजैन्थाइन (Hypoxanthine), क्रिएटिन (Creatine), अप्रोटीन नाइट्रोजन-ऐमिनो अम्ल (Nitrogen-amino acids), उदासीन (या निष्क्रिय) वसा (Neutral fats), फास्फोलिपिड (Phospholipids), कोलेस्ट्रॉल (Cholesterol), ग्लूकोस (Glucose)।

(iv) आंतरिक श्राव (Internal secretions)- शरीर रोधी (Antibodies) तथा विविध प्रकार के किण्वक (Various enzymes) तथा विटामिन (Vitamins)।

रक्त प्लाविका (Blood plasma) में तीन प्रकार के प्रोटीन (ऐल्बूमिन, ग्लोबुलिन तथा फाइब्रिनोजन) पाये जाते हैं। विभिन्न उपायों या साधनों की मदद से इससे फाइब्रिनोजन अलग किया जाता है तो उस प्लाविका (प्लाज्मा) को "रक्तोद" या सीरम (Serum) कहा जाता है।

अर्थात् प्लाविका (Plasma) = रक्तोद (Serum) + फाइब्रिनोजन (Fibrinogen)

यानि रक्तोद या सीरम (Serum) = प्लाविका (Plasma) - फाइब्रिनोजन (Fibrinogen)

प्लाविका (प्लाज्मा) के फाइब्रिनोजन के निष्कासन के बाद भी रक्तोद (सीरम) में उपयोगी शरीर-रोधी शक्ति रहती है जो रोगाणु से शरीर की रक्षा करती है। इस द्रव में जो विशेष प्रोटीन बचता है उसे प्रतिरक्षित ग्लोबुलिन (Immunoglobulins - इम्यूनोग्लोबुलिन) कहा जाता है।

प्लाविका (प्लाज्मा) में प्रोटीन की कुल सांद्रता (Total concentration) व्यक्तियों में उनके उत्तम स्वास्थ्य के दौरान परिवर्तित होती रहती है। प्लाज्मा के प्रत्येक प्रोटीन के अलग कार्य होते हैं, फिर भी उनके कार्यों का समन्वित रूप में उल्लेख किया जा सकता है।

प्लाविक (प्लाज्मा) प्रोटीन के मुख्य कार्य (Major functions of plasma proteins)

प्लाविक (या प्लाज्मा) के मुख्य कार्य निम्नलिखित हैं -

1. कलिल (कोलॉइड) परासरणी (ऑज्मोटिक) दबाव तथा pH और विद्युत-अपघट्य (इलेक्ट्रोलाइट) संतुलन को बनाये रखना (To maintain the colloid osmotic pressure, pH and electrolyte balance)

2. धातु आयन, वसीय अम्ल, हार्मोन (अंत:श्राव), सान्द्राभ (स्टेरॉइड) तथा औषधि (ड्रग) के वहन का अनुरक्षण करना (To maintain the transport of metal ions, fatty acids, steroids, hormones and drugs.)
3. संक्रमण से सुरक्षा प्रदान करना (To defend againts infection)
4. तंत्र (सिस्टम) को आवश्यकतानुसार सक्रिय और निष्क्रिय (या अवरोध) करना (To activate and inhibit the systems or to turn the systems on and off as required).

प्लाविका (प्लाज्मा) के प्रोटीन की कुल मात्रा कुछ रोगों के कारण कम हो सकती है। यह विशेषत: वृक्क (किडनी) संबंधी दोष (Nephrotic syadrome) के समय होता है। जब मूत्र में अधिक मात्रा में ऐल्बूमिन बह जाती है। इस क्रिया में ऐल्बूमिन सीरम की सान्द्रता में कमी आती है। रक्त में प्रोटीन की कमी से शोथ का जन्म (Production of oedema) होता है, अर्थात् शरीर के किसी अंग के बाहरी भाग में सूजन होती है या फिर सूजन संबंधित रोग हो जाते हैं।

II. रक्त कोशिका (Blood Cells)

रक्त कोशिकाएँ तीन प्रकार की होती हैं -

(1) लाल रक्त कणिका (या रेड ब्लड कार्पसल) या एरिथ्रोसाइट या लोहिताणु

(Red Blood Corpuscles *i.e.* R.B.C. or Erythrocytes)

(2) श्वेत रक्त कणिका या ह्वाइट ब्लड कार्पसल्स या ल्यूकोसाइट या श्वेताणु

(White Blood Corpuscles *i.e.* W.B.C. or Leukocytes)

(3) रक्त बिम्बाणु या प्लेटलेट्स या थ्रोम्बोसाइट्स **(Blood Platelets or Thrombocytes)**

(1) लाल रक्त कणिका (या रेड ब्लड कार्पसल्स) या एरिथ्रोसाइट या लोहिताणु (Red Blood Corpuscles *i.e.* R.B.C. or Erythrocytes)

लाल रक्त कणिका (लोहिताणु) को आयुर्विज्ञान में एरिथ्रोसाइट (Erythrocyte) कहा जाता है। यह कणिका उभयावतल (Biconcave) चक्रिका (या डिस्क) होती है। इसे कोशिका कहने की अपेक्षा कणिका कहना अधिक सही है क्योंकि इसमें केन्द्रक (Neucleus) नहीं होता। इसका व्यास (Diameter) 7.5 μm अर्थात् 1/3200 इंच अर्थात् 1 मिलीमीटर (mm) का 7.5 हजारवाँ भाग (7.5 thousandths of a millimetre) होता है। यह लचीली होती है। इसकी चौड़ाई 2.2 μm होती है। इसमें एक पदार्थ हीमोग्लोबिन (Haemoglobin) होता है जिसके कारण इसका रंग लाल (Red) होता है। इसका आकार (उभयावतल चक्रिका) आक्सीजन का वहन करने के लिए सर्वाधिक उपयुक्त होता है। इसका कार्य आक्सीजन और कार्बन डईऑक्साइड गैस का वहन करना है। देखें चित्र 37(i) तथा 37(ii) [$\mu = 10^{-6}$ म्यू-Myu]

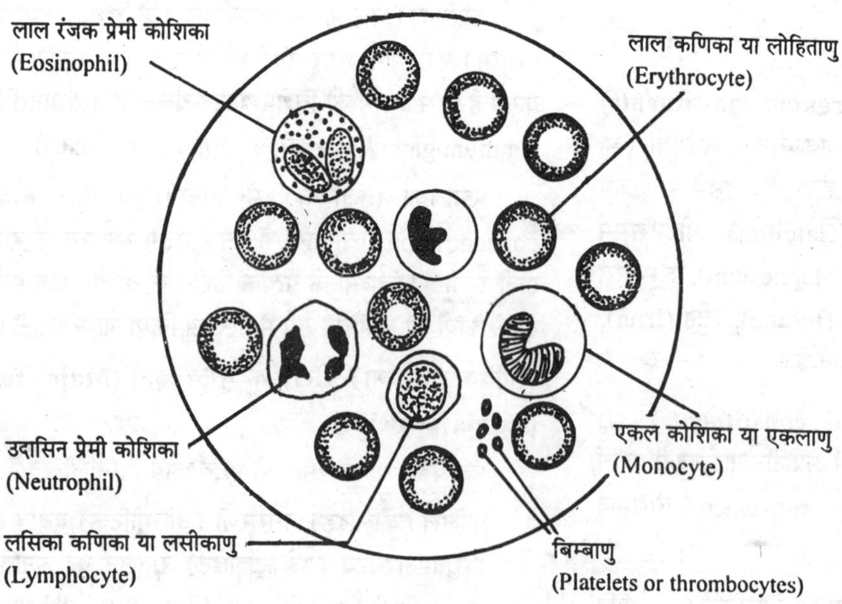

चित्र 37 (iA) - रक्त की कोशिका (Cell of the blood)

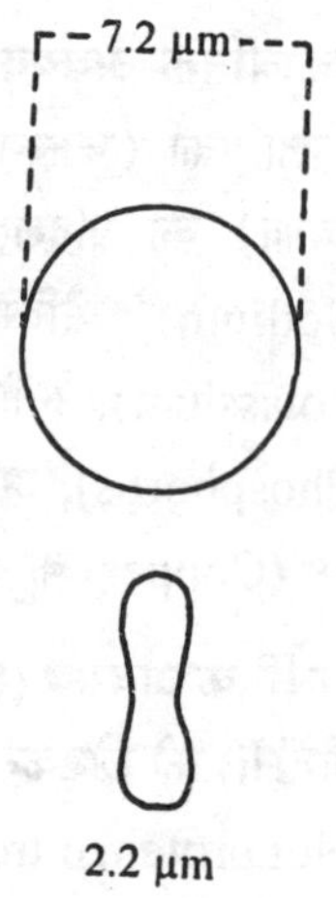

चित्र 37 (iB)

एकल कणिका को देखने पर इसका रंग धुंधला (Pale) लगता है, परन्तु समूह में देखने पर इसका रंग लाल लगता है। इसके अभयावतल आकृति (Biconcave form) से रक्त कोशिका को एक यांत्रिक लाभ यह मिलता है कि अपने आयतन (Volume) में समय समय पर परिवर्तनों के निष्पादन में कोशिका झिल्ली पर न्यूनतम तनाव (या उत्तेजना) होता है।

लाल कणिका में 71% जल, 28% हीमोग्लोबिन (Haemoglobin), 7% लिपिड या वसा (Lipid) - (लिपिड में कोलेस्ट्रॉल - Cholesterol, लैसिथिन- Lecithin तथा अन्य रासायनिक पदार्थ होते हैं।) तथा 3% शर्करा, लवण, किन्वक (एन्जाइम), प्रोटीन तथा ग्लूटाथिओन (Glutathione) होते हैं।

रुधिरवर्णिका या हीमोग्लोबिन (Haemoglobin)

हीमोग्लोबिन एक जटिल प्रोटीन (Complex protein) है जो रक्त कणिका (एरिथ्रोसाइट्स) को लाल रंग प्रदान करता है। इसमें प्रोटीन, ग्लोबिन तथा लौह युक्त रंजक (Haem) होता है। अत: हीमोग्लोबिन निर्माण के लिए लौह (Iron) का होना अनिवार्य है।

पश्चिमी देशों (जैसे-अमेरिका, फ्रांस, जर्मनी, इंगलैण्ड आदि) में सामान्य आहार (Average diet) में प्रतिदिन अंतर्ग्रहण (Daily intake) में 10-25 मि०ग्रा०(mgm.) लौह तत्व होता है। परन्तु सभी लोगों (विशेषकर विकासशील देशों में, जैसे- भारत, पाकिस्तान, श्रीलंका, बंगलादेश) के आहार में इसकी उपलब्धता नहीं होती। माँस (या गोश्त) तथा हरी सब्जियों में पर्याप्त लौह उपलब्ध होता है। यह ग्रहणी (या लघ्वांत्राग्र=लघु+आंत्र+अग्र) (Duodenum-ड्यूओडेनम) तथा ऊपरी मध्यान्त्र (Upper Jejunum - अपर जिजूनम) द्वारा अवशोषित होता है। पुरुष प्रतिदिन {लाल कोशिकाओं तथा उपकला-कोशिकाओं में जठयंत्र पथ पर- In red cells and epithelial cell on the tract of gastrointestine} केवल 1 (एक) मि०ग्रा० (लगभग) गँवा देता है तथा समान परिणाम (या मात्रा) में ग्रहण भी करता है। परन्तु महिला प्रत्येक सामान्य मासिक (रजोधर्म) काल (Menstrual period) में 20 मि०ग्रा० गँवा देती है महिला को गर्भकाल (Pregnancy) के दौरान लौह की अधिक आवश्यकता होती है क्योंकि उसके रक्त-आयतन तथा लाल कोशिका-पुंज में वृद्धि होने के कारण गर्भ भ्रूण (Fetus) में अपरा (Placenta-प्लेसेन्टा) से होकर लौह का स्थानान्तरण हो जाता है। सामान्य भोजन में महिला को पर्याप्त लौह तत्व नहीं मिलता, अत: उसे विशेष आहार या गोली (Tablets) या शीरा (Syrup) या लौह वर्धक दवा सेवन करने की आवश्यकता होती है।

शरीर में अधिकांश लौह का उपयोग यद्यपि हीमोग्लोबिन संश्लेषण (Haemoglobin synthesis) के लिए होता है, फिर भी यह पेशीग्लोबिन या मायोग्लोबिन (एक यौगिक कंकाली पेशी में जो होमोग्लोबिन के सदृश होता है) के संश्लेषण के लिए तथा अनेक ऊतक किण्वकों (Tissue enzymes) के लिए -आवश्यक होता है। लौह को ऊतकों में ले जाया जाता है तथा एक प्रोटीन-ट्रैन्सफेरिन (Transferrin) को परिबद्ध करता है जो प्लाविका (प्लैज्मा) तथा रक्तोद (सीरम) में पाया जाता है। रक्तोद (सीरम) ट्रैन्सफेरिन की माप बंधन लौह के लिए उसकी क्षमता द्वारा होती है। इस माप को "कुल लौह बंधन क्षमता" (Total iron binding capacity or TIBC) कहते हैं। कुछ प्रकार की रक्तक्षीणता (अनीमिया - Anaemia) को समझाने में ये माप -

रक्तोद (सीरम) लौह (Serum iron) - औसत विस्तार (Normal range)-12-26 म्यू मोल प्रति लीटर (μmol/L)

कुल लौह बंधन क्षमता (TIBC)-औसत विस्तार-45-70 μmol/l)

उपयोगी होते हैं। सामान्यत: ट्रैन्सफेरिन लगभग 35% लौह-संतृप्त (Iron saturated) होता है।

ऊतकों (Tissues) में लौह की उपस्थिति फेरीटिन (Ferritin) तथा हीमोसिडरिन (Haemosiderin) के रूप में होती है। लौह की प्रचुर मात्रा (फेरीटिन + होमोसिडरिन रूप में) ऊतक में जमा होती है तथा ऊतक के कार्यों में (दीर्घकालिक अतिभारित लौह स्थितियों में) हस्तक्षेप करती है। इन स्थितियों को "अतिलौह ऊतक विकार" या हीमोसिडरोसिस (Haemosiderosis) तथा अतिलौह यकृत विकार या होमोक्रोमैटोसिस (Haemochromatosis) कहा जाता है। रोगियों को अधिक रक्तधान (Numerous blood transfusion) के बाद थैलेसेमिया (Thallassaemia)-(एक प्रकार की आनुवंशिक रक्तक्षीणता) के साथ हीमोसिडरोसिस होता है।

रक्त में हीमोग्लोबिन की सामान्य उपस्थिति (मात्रा) - (Normal level of haemoglobin)

पुरुष में - 13 से लेकर 18 ग्राम प्रति डेसीलीटर (gm./dl) [dl - लीटर का दसवाँ भाग = 1/10]

महिला में - 11.5 से लेकर 16.5 ग्राम प्रति डेसीलीटर होती है।

रक्त में सामान्य औसत कणिका-हीमोग्लोबिन सान्द्रता (Normal mean corpuscular haemoglobin concentration-MCHC) पुरुष और महिला में 27 से लेकर 32 पिकोग्राम (pgm.)-[1 पिकोग्राम = $1/10^{12}$ ग्राम = 10^{-12} ग्राम] रहती है।

हीमोग्लोबिन की चाह आक्सीजन के प्रति अत्यधिक होती है और जब यह आक्सीजन के सम्पर्क में आता है तो वह अपने में आक्सीजन को सोखकर आक्सीहीमोग्लोबिन (Oxyhaemoglobin) का निर्माण करता है। यह क्रिया सामान्यत: फुफ्फस (Lungs) में होती है जहाँ शिरीय रक्त

(Venous blood) जिसमें आक्सीजन की कमी होती है, वह वायु से कूपिकाओं [(Alveoli - इसका एकवचन Alveolus - ऐल्विओलस है।] में आक्सीजन को अवशोषित करता तथा बाँधकर रखता हैं। वह धमनीय रक्त के रूप में फुफ्फुस-शिराओं (Pulmonary veins) द्वारा फुफ्फुस (Lungs) में छोड़ देता है।

आक्सीजनी धमनीय रक्त (Oxygenated arterial blood) का रंग दीप्त लाल (Bright red) होता है जबकि शिराओं (Veins) में जब अपना आक्सीजन गँवा देता है तो उस रक्त का रंग हल्का नीला-बैंगनी होता है।

हीमोग्लोबिन की चाह विषैले गैस के प्रति भी अधिक रहती है। जैसे-कार्बनमोनोक्साइड (Carbon monoxide)। इस गैस के साथ मिलकर वह कार्बोक्सि हीमोग्लोबिन (Carboxy haemoglobin) बनाता है जो आक्सीजन का वहन (Carry on) नहीं कर सकता और इससे पीड़ित व्यक्ति की मौत हो जाती है। यह मौत ऊतकों में आक्सीजन क्षीणता (Anoxia-एनौक्सिआ) के कारण होती है। कार्बोक्सि हीमोग्लोबिन के कारण व्यक्ति का रंग एनौक्सिआ की नीलिमा के विपरीत सूर्खलाल (Cherry red) हो जाता है।

लाल रक्त कणिका (कोशिका) या लोहिताणु का विकास (Development of Red Blood Cells or Erythrocytes)

लोहिताणु (एरिथ्रोसाइट्स) का निर्माण लाल अस्थि-मज्जा (Red bone marrow) में होता है। प्रारम्भिक अवस्था (या काल) में सभी अस्थियों की कोटरिकाओं (Cavities) में लाल मज्जा होती है। प्रौढ़ावस्था में इनमें से अधिक का पीली मज्जा (Yellow marrow) द्वारा स्थानापन्न (Replacement) हो जाता है तथा लाल कोशिका (एरिथ्रोसाइट्स) का मुख्यत: निर्माण उरोस्थि (Sternum) पसली या पर्शुकी (Ribs), कशेरुका (Vertebrae), कपालास्थि (Cranial bones) तथा उर्वस्थि और प्रगण्डिका के निकटस्थ अधिवर्ध (Proximal epiphyses of femur and humerus) की लाल-मज्जा में होता है। वे बड़ी कोशिका के रूप में निकलती (या उत्पन्न होती) हैं जिसके केन्द्रक (Nucleus) होते हैं। प्राक् लोहिताणु या प्रोएरिथ्रोब्लास्ट्स (Proerythroblasts) कहा जाता है। उनकी दूसरी अवस्था में छोटी कोशिका होती है इसमें भी एक केन्द्रक (Neucleus) होता है तथा रंग में यह लाल होता है क्योंकि इसके द्रव्य में हीमोग्लोबिन की उपस्थिति होती है। प्रारम्भिक कोशिका (नॉर्मोब्लास्ट Normoblast) अपना केन्द्रक गँवा देती है तथा एक परिपक्व लोहिताणु (Mature erythrocyte) के रूप में रक्त-परिवहन (Circulation) में फैल जाती है। यह परिवर्तन ठीक क्रम में हों, इसके लिए निम्नलिखित की आवश्यकता होती है - {देखें चित्र 37(ii) तथा 37(iii)}

(i) विटामिन (Vitamin) B_{12} तथा फोलिक अम्ल (Folic Acid)-इस विटामिन को सायनोकोबालालैमिन (Cyanocobalamin-नीला कोबाल्ट - टेट्रापाइरोल युक्त यौगिक) कहा जाता है। इसे परिपक्वन घटक (Erythrocyte - maturing factor) भी कहते हैं। इसे लोहिताणु प्राक् लोहिताणु (Proerythroblast) से प्रारम्भिक लोहिताणु या नॉर्मोब्लास्ट (Normoblast) में परिवर्तित करने के लिए विटामिन B_{12} तथा फोलिक अम्ल की आवश्यकता होती है।

(ii) लौह (Iron) - प्रारम्भिक लोहिताणु (नॉर्मोब्लास्ट) से परिपक्व लोहिताणु में परिवर्तन में हीमोग्लोबिन का संश्लेषण (Synthesis) होता है और इस संश्लेषण के लिए लौह की आवश्यकता होती है। आहार में लौह की कमी होने से या रक्तश्राव (Bleeding) होने के कारण लौह की क्षति से ऐनीमिया या रक्तक्षीणता (Anaemia) नामक रोग हो जाता है।

लोहिताणु (या लाल कणिका - Red corpuscle) की आयु सीमित लगभग 4 महीने की होती है। इसके बाद लोहिताणु प्लीहा (Spleen) द्वारा नष्ट कर दिया जाता है। फिर भी इसके लौह की रक्षा होती है तथा उसके संग्रह से नवीन हीमोग्लोबिन का निर्माण करने में उपयोग होता है।

विटामिन (Vitamin) B_{12}

विटामिन B_{12} एक द्रव्य है जो मुख्यत: पशु के प्रोटीन (Animal proteins) में पाया जाता है। वनस्पतियों या सब्जियों में इसकी उपस्थिति नहीं होती। यह लोहिताणुओं (Erythrocytes) के निर्माण के लिए अत्यावश्यक होता है। शरीर में इसकी कमी से घातक रक्तक्षीणता (या

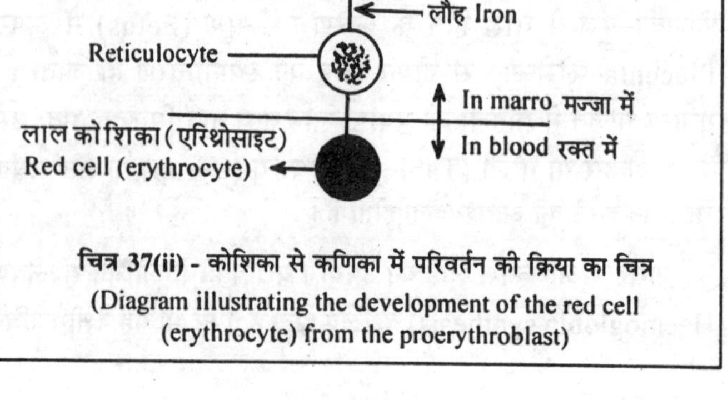

चित्र 37(ii) - कोशिका से कणिका में परिवर्तन की क्रिया का चित्र
(Diagram illustrating the development of the red cell (erythrocyte) from the proerythroblast)

पर्निशस ऐनीमिआ) का विकास होता है। इस विटामिन का अध्ययन करने से लोहिताणु के निर्माण प्रक्रिया को समझने में मदद मिलती है।

सर्वप्रथम लगभग सौ वर्ष पहले ऐडिसन (Addison) ने ही इस प्रकार की रक्तक्षीणता (Anaemia) की खोज की थी, फिर भी इसके कारण का तब तक पता नहीं चला था जब तक कि **मिनोट (Minot) और मर्फी (Murphy)** ने सन् 1926 ई० में यह नहीं बताया कि इसका उपचार कच्चा (या अनपका यकृत (Uncooked liver) द्वारा होता है। इसके बाद कारणों को जाना गया। दस वर्षों के बाद कैसल (Castle) ने यह बताया कि प्राक् लोहिताणु (प्रोएरिथ्रोब्लास्ट) से प्रारम्भिक लोहिताणु (नॉमोब्लास्ट) में परिपक्व (या परिवर्तित) करने के लिए एक विशेष रक्त निर्माण कारक (Blood forming factor) होता है जो इसके लिए अत्यावश्यक है। इस कारक को विटामिन B_{12} कहा गया। उसने यह भी बताया कि इसका (विटामिन B_{12}) उपयोग होने के पहले एक और कारक (Factor) की आवश्यकता होती है जो उदर की श्लेष्मल झिल्ली (Mucous membrane) द्वारा श्रावित होता है। अत: विटामिन B_{12} को बाह्य कारक (Extrinsic factor) कहा गया क्योंकि यह आहार में उपस्थित था। इसमें श्रावित द्रव्य को आंतरिक कारक (Intrinsic factor) कहा गया क्योंकि यह शरीर के अंदर झिल्ली द्वारा श्रावित होता है।

अब यह पता चला है कि आंतरिक कारक की अनुपस्थिति में लघ्वांत्र (Small intestine) के निम्नतम भाग से विटामिन B_{12} का अवशोषण नहीं हो सकता है जिसके साथ यह सम्भवत: अस्थायी रूप में संयोजन करता है। सन् 1948 ई० में यह भी पता चला कि एक टन यकृत (One ton of liver) में से लगभग एक ग्राम छोटे लाल रवे (One gram of minute red crystals) प्राप्त किया जा सकता था जिसका प्रभाव वहीं होता है जो सम्पूर्ण (1 टन) यकृत का होता था। बाद में इसकी खोज हुई कि इस द्रव्य का निर्माण अन्य विधियों से व्यापारिक रूप में किया जा सकता है। इसे विटामिन B_{12} के रूप में पहचान की गयी जिसमें कोबाल्ट (Cobalt) होने का पता चला जिसका उपयोग घातक रक्तक्षीणता (Pernicious anaemia) का इलाज करने के लिए होने लगा।

घातक रक्तक्षीणता में यह स्पष्ट है कि जठर-रस (Gastric juice) से आंतरिक कारक की अनुपस्थिति के कारण विटामिन B_{12} को प्राप्त करने में सफलता नहीं मिलती जो यकृत में अवशोषित और संग्रहित होता है और इसे अस्थिमज्जा (Bone marrow) में पहुँचाया जाता है। इसकी अनुपस्थिति से अस्थि मज्जा में लाल कोशिका (या लोहिताणु) का निर्माण दोषपूर्ण (या अपूर्ण) होता है तथा पाक्लोहिताणु (प्रोएरिथ्रोब्लास्ट) का प्रारम्भिक लोहिताणु (नॉर्मोब्लास्ट) में परिवर्तन नहीं होता है जिसके कारण रक्तक्षीणता (Anaemia) होती है। इसमें

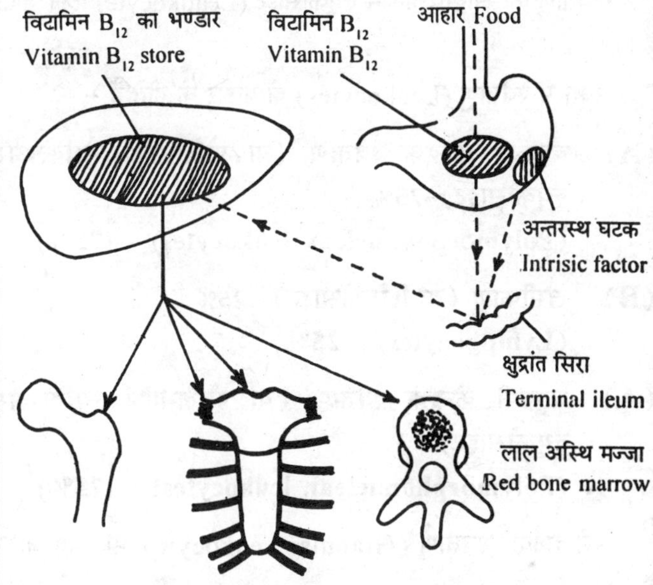

चित्र 37(iii) - विटामिन B_{12} का अवशोषण, यकृत में उसका संग्रहण तथा लाल अस्थि मज्जा में उसका वितरण
The absorption of vitamin B_{12}, its storage in the liver, and its distribution to red bone marrow.

लोहिताणुओं की संख्या भी कम हो जाती है (प्रति लीटर 1×10^9 से लेकर 2×10^9 जबकि सामान्य रक्त में इसकी संख्या 5×10^9 प्रति लीटर होती है)।

फोलिक अम्ल (Folic acid) भी लोहिताणु (Erythrocytes) के उत्पादन (या रचना) के लिए आवश्यक है यह हरी सब्जियों, पशु के जिगर (Liver), गुर्दा (Kindney) तथा खमीर (Yeast) में पाया जाता है।

2. श्वेत रक्त कणिका या कोशिका (ह्वाइट ब्लड कार्पसल्स) या ल्यूकोसाइट या श्वेताणु (White Blood Corpuscles or Cells - (WBC) or Leukocytes)

इसे कणिका की अपेक्षा कोशिका कहना अधिक सही है क्योंकि इसमें केन्द्रक (Neucleus) होता है। यह रंगहीन और पारदर्शक होती है जिसका आकार लोहिताणु (Erythrocyte) की अपेक्षा. थोड़ा बड़ा होता है (10 μm या 1/2500 इंच जबकि लोहिताणु का आकार 1/3200 इंच है)। इसकी संख्या लोहिताणु से कम होती है। [$\mu=10^{-6}$, m = मीटर]

500 लोहिताणु (RBC) पर 1 श्वेताणु (WBC)

इसकी संख्या सामान्यत: प्रति लीटर में 4×10^9 से लेकर 11×10^9 तक होती है लेकिन 8×10^9 सामान्य औसत है।

श्वेताणु को आयुर्विज्ञान में ल्यूकोसाइट (Leaukocyte) कहा जाता हैं।

रक्त में श्वेताणु (Leukocytes) दो प्रकार के होते हैं -

(A) **बहुरूपी केन्द्रक श्वेताणु (या पोलिमार्फो न्यूक्लिअर ल्यूकोसाइट)-75%**
(Polymorphonuclear leukocytes) - (75%)

(B) **लसीकाणु (या लिम्फोसाइट)- 25%**
(Lymphocytes) - (25%)

(A) **बहुरुपी केन्द्रक श्वेताणु (या पोलिमार्फो न्यूक्लिअर ल्यूकोसाइट)**
(Polymorphonuclear leukocytes) - (75%)

इसे दानेदार श्वेताणु (Granular Leukocyte) भी कहा जाता है।

इसे बहुरूपी केन्द्र श्वेताणु इसलिए कहा जाता है क्योंकि इसके केन्द्र आकार में अनियमित तथा परिवर्तनशील (Granular and Variable) होते हैं तथा उसके कोशिका-द्रव्य (Cytoplasm) में दाने (Granules) होते हैं। यह श्वेताणु के 75% भाग का निर्माण करता है। इनके श्वेताणुओं की विशेषता उनकी स्वतंत्र गति की क्षमता है और इस प्रकार यह अमीबा (Amoeba) से मेल खाता है। इन श्वेताणुओं के दो महत्वपूर्ण कार्य हैं —

(i) जीवाणु के आक्रमण से शरीर की रक्षा करना तथा
(To product the body against the invasion of bacteria)

(ii) मृत या क्षतिग्रस्त ऊतक को अलग करना
(To remove dead or infected tissue)

यदि जीवाणु (बैक्टिरिया) ऊतक (टिशू) में प्रवेश करते हैं तो दानेदार श्वेताणु उन्हें चारों ओर से तत्काल घेरने लगता है तथा अवयवों को अपनी काया (Bodies) में ग्रहण कर लेते हैं। कभी-कभी जीवाणुओं के विष (Toxins) इतने शक्तिशाली होते हैं कि वे श्वेताणुओं को मार डालते हैं और इस प्रकार श्वेताणुओं का समूह नष्ट हो जाता है तथा वे द्रवित मृत ऊतक (Liquefied dead tissue) के साथ मिलकर पीप (Pas-पस) का निर्माण करते हैं।

जीवाणु (Bacteria) के मरने के बाद ये श्वेताणु ही हैं जो मृत या क्षतिग्रस्त ऊतक को अलग करते हैं जो विष की क्रिया से मर चुके या क्षतिग्रस्त होते हैं। इस प्रकार श्वेताणु स्वस्थ करने (Healing) के प्रथम चरणों में अपनी भूमिका निभाते हैं।

दानेदार श्वेताणु की इस क्षमता-जीवाणु और कचरा को परिग्रहण करने तथा विविध किण्वकों (Enzymes) के द्वारा उन्हें अपने में पचा लेने के कारण उसे कभी-कभी भक्षकाणु (Phagocytosis फैगोसाइटोसिस) कहते हैं। यह उसके समान है जिसमें अमीबा (Amoeba) भोजन को ग्रहण करता है।

विकास या निर्माण (Development)

बहुरूपी केन्द्रक श्वेताणु (पोलिमॉर्फोन्यूक्लिअर ल्यूकोसाइट्स) की उत्पत्ति अस्थि-मज्जा (Bone marrow) की विशेष कोशिकाओं से होती है। इस अस्थि-मज्जा की कोशिका को प्राक श्वेताणु या माइलोब्लास्ट (Myeloblast) कहा जाता है।

प्रकार (Varieties) - यदि विशेष रंजकों (Dyes) का प्रयोग किया जाए तो इनके अनेक प्रकारों का पता चलता है। ये प्रकार वास्तविक रंजनों (Stains) के अनुसार होते हैं जिन्हें दाने या कणिकाएं (Granules) स्वीकार करते हैं। कुछ रंजन एक जैसे होते हैं जिन्हें उदासीन या न्यूट्रोफिल (Neutrophil) श्वेताणु कहा जाता है। अन्य लाल, अम्ल रंजन ग्रहण करते है जिन्हें लाल रंजक प्रेमी या इओसिनोफिल (Eosinophil) श्वेताणु कहते हैं। कुछ क्षारीय रंजक (Alkaline dye) को स्वीकार करते हैं जिन्हें क्षार-प्रेमी या बैसोफिल (Basophil) श्वेताणु कहा जाता है। जब व्यक्ति प्रत्यूर्ज (Allergy-ऐलर्जी) की अवस्था में होता है, जैसे - दमा (Asthma - ऐस्थमा), चर्मरोग (Skin diseases), आंत्र-परजीवज रोग (Infections with intestinal parasites - इन्टेस्टिनल पैरासाइट इन्फेक्सन) - तो इस अवस्था में लालरंजक प्रेमी (इओसिनोफिल्स) की संख्या में वृद्धि हो सकती हैं।

B. लसिकाणु या लिम्फोसाइट या लसिका श्वेताणु (Lymphocytes)

ये अदानेदार श्वेताणु (Non-granular cells) होते हैं तथा सम्पूर्ण श्वेताणु (ल्यूकोसाइट्स) का 25% भाग की रचना करते हैं। बहुरूपी केन्द्रक श्वेताणु (पोलिमॉर्फोन्यूक्लि अरल्यूकोसाइट्स) से इसका अंतर यह है कि इसमें एक बड़ा गोल केन्द्रक होता है। इसमें दो प्रकार (बड़ा और छोटा) के केन्द्रकों की पहचान की गयी है। ये श्वेताणु शरीर को संक्रमण से रक्षा करने में अत्यावश्यक भूमिका निभाते हैं। परन्तु इसमें भक्षण-क्रिया (Phagocytosis) की शक्ति नहीं होती जैसाकि बहुरूपी केन्द्रक श्वेताणु में देखने को मिलता है।

लसिकाणु (लिम्फोसाइट्स) का संबंध शरीर की असंक्रामय (या रोधक्षमता) यंत्रावली (Immunity mechanism) से होता है। अत: अंगप्रतिरोपन शल्य क्रिया (Organ transplantation operation) में बाहरी ऊतकों की अस्वीकृति को रोकने के लिए प्रतिलसिकाणु रक्तोद या सीरम (Antilymphocytic serum - ALS) का उपयोग किया जाता है।

लसिकाणु का विकास या निर्माण (Development of Lymphocytes)

लसिकाणु की उत्पत्ति अस्थि मज्जा (Bone-marrow), लसिका-ग्रन्थि (Lymphglands), बाल्यग्रन्थि या थाइमस (Thymus), प्लीहा (Spleen) तथा लसिकाभ ऊतक के अन्य पिण्डों (Other masses of lymphoid tissue) से होती है। इसकी संख्या बाल्यावस्था में अधिक होती है।

श्वेताणु बहुलता (ल्यूकोसाइटोसिस) तथा श्वेताणु अल्पता (ल्यूकोपेनिआ) (Leukocytosis and Leukopenia)

अधिकतर जीवाणु संक्रमण में मानव-शरीर अनुक्रिया करके दानेदार श्वेताणुओं की संख्या में वृद्धि करता है जो रक्त-परिवहन (Blood circulation) में फैल जाते हैं। इस वृद्धि की क्रिया को श्वेताणु बहुलता या ल्यूकोसाइटोसिस (Leukocytosis) कहा जाता है। इसमें श्वेताणु की संख्या बढ़कर 20.0-30.0×10^9 प्रति लीटर हो जाती है, विशेषत: जब पीप या फोड़ा (Pus or abscess - ऐब्सेस) की उपस्थिति होती है।

कुछ अवस्थाओं में, जैसे-जीवाणुज फुफ्फुसदाह (Bacterial pneumonia - बैटिरिअल न्यूमोनिया), यदि श्वेताणु को उत्पन्न करने में शरीर सफल नहीं होता तो इसमें परिस्थिति गम्भीर हो जाती है। इसमें रोगाणु संक्रमण (Virus infection - वायरस इन्फेक्सन) से प्राय: श्वेताणुअल्पता या ल्यूकोपेनिआ (Leukopenia) की संभावना रहती है। इस शब्द (ल्यूकोपेनिआ) का उपयोग तब होता है जब श्वेताणु की संख्या कम होती है। यह उस स्थिति में भी होती है जब किसी दवा या संवेदक (Drug) या विष या विकिरण (Poison or radiation) के उपयोग से अस्थि-मज्जा (बोन-मेरो) मंदित या अवनमित (Depressed) होती है। श्वेत रक्तता या लयूकीमिआ (Leukaemia) में अपसामान्य श्वेताणुओं का प्रचुर संख्या में जन्म होता है तथा सामान्य श्वेताणुओं की कमी रक्त में होती है। (There is profiteration of abnormal leukocytes and deficiency of normal white blood cells)।

रक्त बिम्बाणु या ब्लड प्लेटलिट या थ्रोम्बोसाइट (Blood Platelets or Thrombocytes)

ये सूक्ष्म गोलाकार संरचनाएँ हैं जो रक्त में उपस्थित रहती है। प्रति लीटर रक्त में बिम्बाणुओं की संख्या 150-400×10^9 होती है। अस्थि-मज्जा में उपस्थित बड़ी कोशिका जिसे "महाकेन्द्रक कोशिका" या मेगाकार्योसाइट (Megakaryocyte) कहते हैं, से इस बिम्बाणु (थ्रोम्बोसाइट) की उत्पत्ति होती है। यह लोहिताणु (एरिथ्रोसाइट) से छोटा होता है। इसका मुख्य कार्य रक्त-स्कंदन (Blood clotting) में मदद करना है। कुछ रोगों में इन बिम्बाणुओं की संख्या अत्यधिक घट जाती है जिसका परिणाम होता है - रोगियों में रक्त बहने की प्रवृत्ति होना। रक्त में संख्या घटने की इस स्थिति को बिम्बाणु अल्पता या थ्रोम्बोसाइटोपेनिया (Thrombocytopenia) कहा जाता है। श्लेषमल झिल्ली (Mucous membrane) से भी प्राय: रक्त बहने की घटना होती है।

रक्त का स्कंदन या जमाव (कोऐगुलेशन या क्लॉटिंग ऑफ ब्लड) (Coagulation or Clotting of Blood)

व्यक्ति को चोट लगती है या उसके अंग या चर्म किसी दुर्घटना में कट जाता है या छिल जाता है या किसी वस्तु को ब्लेड या चाकू से काटने में चर्म छिल या कट जाता है तो इन अवस्थाओं में रक्त का बहाव (Shedding of blood) होता है। जब रक्त का बहाव शरीर के किसी अंग या त्वचा से होता है तो शीघ्रता से यह लसलसा (Sticky) होने लगता है तथा लाल अवलेह या जेली (Red jelly) के रूप में जमा देता है। यह अवलेह (जेली) या जमाव संकुचित होता है तथा इससे एक पीला रंग का द्रव निकलता है जिसे रक्तोद या सीरम (Serum) कहा जाता है।

रक्त स्कंदन (या थकाव) में जो मुख्य परिवर्तन होता है वह है प्रोटीन फाइब्रिनोजन का एक द्रव्य तांत्विन या फाइब्रिन में रुपान्तरण होना। (Conversion of the protein fibrinogen into a substance called fibrin)। फाइब्रिन कोमल और पतले रेशे का निर्माण करता है जो रक्त कोशिकाओं (Blood cells) को अपने जाल में फँसा लेता है और तब संकुचित होता है। फाईब्रिन के इसी संकुचन के कारण रक्त का थक्का या स्कंद बन जाता है तथा उसका बहना बंद हो जाता है अर्थात् रक्त वाहिकाओं (Blood vessels) के खुले मुख बंद हो जाते हैं और उसका बाहर निकलना रुक जाता है।

रक्त स्कंदन (Coagulation of blood) में प्रतिक्रियाओं के विभिन्न सोपान (Cascade) होते हैं जिसके फलस्वरूप-कारक (Factor) I-फाइब्रिनोजन का फाइब्रिन में रूपान्तर होना तथा कारक (Factor) II - प्राक्थ्रॉम्बिन (थ्रॉम्बिन की पूर्वावस्था) से थ्रॉम्बिन (एक द्रव्य) में रूपान्तर (या परिवर्तन) होना है। (Coversion of prothrombin into thrombin)।

रक्त स्कंदन (या थक्का बनना) के लिए विभिन्न परिस्थितियों के अधीन कुछ कारक (Factors) होते हैं, वे हैं -

(1) थ्रोम्बोप्लास्टिन (Thromboplastin)

(2) बिम्बाणु कारक (Platelet factors)

(3) कैल्सियम (Calcium)-कारक (Factor) IV

(4) अधिरक्तस्राव (Haemophilic- हीमोफिलिक) कारक - कारक (Factor) VIII

(5) क्रिस्टमस कारक (Christmas factor) - कारक (Factor) IX

अंतर्राष्ट्रीय नामावली की सूची में तेरह कारक (I to XIII तक) होते हैं।

रक्त-स्कंदन के निर्माण (Producing a blood-clot) के लिए चार कारक अनिवार्य होते हैं, वे हैं —

1. कैल्सियम लवण (Calcium salts)-जो सामान्यत: रक्त में उपस्थित रहते हैं -
2. कोशिका का क्षतिग्रस्त होना (Cell injury)
3. थ्रोम्बिन (Thrombin)
4. फाइब्रिन (Fibrin)

रक्त-स्कंदन की प्रक्रिया का सूत्र (Formula of the process of blood-clotting)

प्रोथ्रॉम्बिन + कैल्सियम + थ्रॉम्बोप्लास्टिन = थ्रॉम्बिन

(Prothrombin + calcium + thromboplastin = thrombin)

थ्रॉम्बिन + फाइब्रिनोजन = फाइब्रिन

(Thrombin + fibrinogen = fibrin)

फाइब्रिन + रक्त कोशिका = थक्का या स्कंद

(Fibrin + Blood cells = clot)

प्रोथ्रॉम्बिन का निर्माण यक्त् (Liver) में होता है तथा इसके निर्माण के लिए विटामिन K का होना अनिवार्य है। देखे चित्र 37(iv).

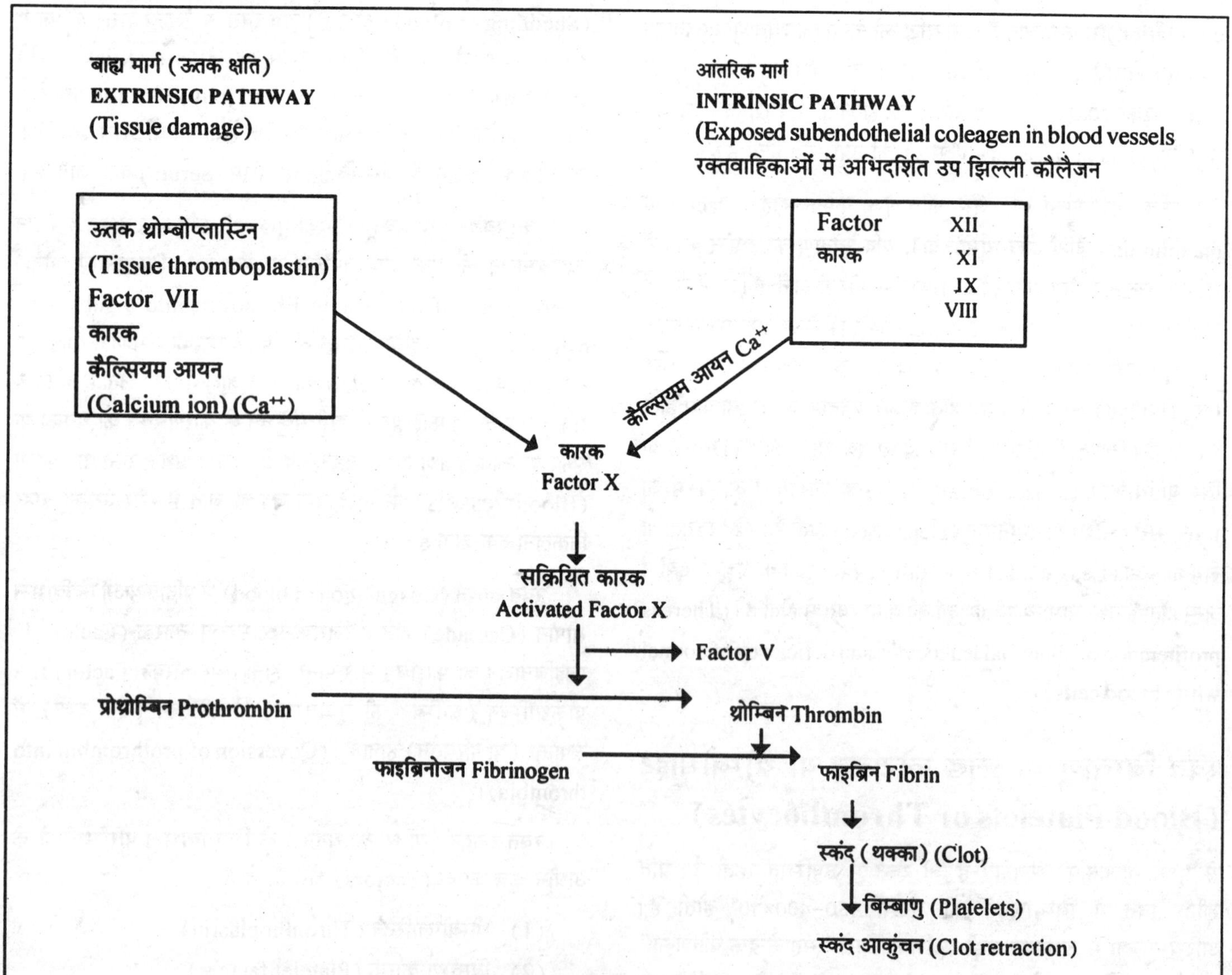

चित्र 37(iv) - रक्त-स्कंद (थक्का) के सोपान (The blood coagulation cascade.)

रक्त स्कंदन (या थक्का बनने) को त्वरित करने वाले कारक (Factors for Hastening the Clotting or Coagulation of Blood)

रक्त के थक्का बनने के लिए शीघ्रता प्रदान करने के कुछ कारक होते हैं जिनसे पाठक को परिचित होना आवश्यक है। ये कारक (Factors) निम्नलिखित हैं -

(1) उत्तकों की क्षति (**Injury to the tissue**) - एक तेज धार का चाकू (या छुरा या उस्तरा) की स्पष्ट काट से रक्त का बहना अधिक होता है, बजाय चोट लगने या कुचलने से। इसमें घिरे ऊत्तकों में पर्याप्त क्षति होती है और रक्त का बहना अधिक स्पष्ट और तीव्र होता है।

(2) **बाहरी गोल और रुखड़ा पिण्ड या उपादान (External rounded rough material)** - शल्य मरहम पट्टी (Surgical dressing), गोलाकार दवायुक्त पट्टी (Band-aid) आदि से रक्त के थक्का बनने तथा रक्त-स्राव को रोकने को त्वरित करने (शीघ्रता प्रदान करने) में मदद मिलती है।

(3) **शरीर के तापमान से थोड़ा अधिक तापमान (Slight higher temperature than that of the body)** - इसका कभी-कभी शल्य क्रिया के दौरान प्रयोग होता है जब रक्त-स्राव की सतह पर 40°C (120°F) तापमान पर गर्म लवण-घोल (Saline) में भिंगोकर फाहा (Swab) को रखा जाता है या उसे बाँध दिया जाता है। ऐसा करने से रक्त का थक्का (या स्कंदन) शीघ्रता से बनने लगता है जिसके कारण रक्त का स्राव (या बहना) रुक जाता है।

रक्त के स्कंदन (या थक्का बनने) को मंदित करने वाले कारक (Factors for Retarding the Clotting or Coagulation of Blood)

चिकित्सा में रक्त को थक्का बनने से रोकने की भी आवश्यकता कभी-कभी होती है जिसमें कई अभिकर्त्ता या कारकों (Factors) का उपयोग किया जाता है। ये अभिकर्त्ता निम्नलिखित हैं -

(1) सोडियम या पोटैशियम साइट्रेट का संयोजन (Addition of Sodium or Potassium Citrate)

रक्त को थक्का बनने से रोकने के लिए कैल्सियम लवणों की क्रिया को रोकने की आवश्यकता होती है क्योंकि थक्का बनने का एक मुख्य कारक कैल्सियम लवण है। इसको रोकने के लिए रक्त के साथ सोडियम या पोटैशियम साइट्रैट को मिलाया जाता है। रक्तधान (Blood transfusion) में रक्त को थक्का बनने से रोकने में इसका उपयोग किया जाता है। रक्तदाता (Blood donor) से प्राप्त रक्त को सोडियम या पोटैशियम साइट्रैट के घोल (3.8%) में डाला जाता है। इससे रक्त को थक्का बनने के खतरा के बिना उसे लम्बी अवधि तक सुरक्षित रखा जा सकता है।

(2) तेल या चिकनाई (ग्रीस) या पैराफिन मोम के साथ सम्पर्क (Contact with Oil, Grease, or Paraffin Wax)

किसी रक्त बहते स्थान या सतह पर किसी चिकनाई सामग्री, जैसे-तेल या मरहम आदि-का उपयोग नहीं करना चाहिए। जब तक कि रक्त का बहना बंद नहीं हो जाय। अर्थात् चिकनाई पदार्थ के सम्पर्क से रक्त का थक्का बनने में बाधा होती है। रक्ताधान का एक पुराना तरीका यह था कि इसे पैराफिन मोम से लेपित बोतल या शीशी में रखा जाता था क्योंकि रक्त का थक्का बनने के लिए जल से भींगी सतह की आवश्यकता होती है।

(3) निम्न तापमान या ठंडक या शीत (Low Temperature or Cold)

रक्त को थक्का बनने से रोकने का एक महत्वपूर्ण कारण शीत या ठंड़ (Cold) है। यही कारण है कि रक्त-कोश (ब्लड बैंक) को शीत कक्ष (Cold room) में रखा जाता है।

रक्त के कार्य (Functions of Blood)

रक्त में विभिन्न अवयव होते हैं जिनके अलग-अलग कार्य होते हैं। तथापि ये सभी अवयव मिलकर संयुक्त रूप में भी कार्य करते हैं जिन्हें रक्त के कार्य कहे जाते हैं। ये कार्य निम्नलिखित हैं -

(1) लाल कोशिका (या लोहिताणु) में हीमोग्लोबिन के द्वारा ऊतक में आक्सीजन पहुँचाना,
(To convey oxygen to the tissue by means of the haemoglobin in red cells.)

(2) शरीर के सभी अंगों के लिए पोषक तत्वों को पहुँचाना,
(To carry out nutrients to all parts of the body)

(3) शरीर के हार्मोन्स (अंत:स्राव) या रासायनिक पदार्थों को ले जाना, जैसे अग्न्याशय से इन्सुलिन,
(To carry the harmones or chemical substances of the body, i.e. the internal secretions of endocrine glands, viz. insulin from pancreas)

(4) ऊतकों से अपशिष्ट पदार्थों को अलग करना तथा उनके उत्सर्जन के लिए उपयुक्त अंगों में पहुँचाना,
(To remove waste products from the tissues and convey them to suitable organs for excretion.)

जैसे (viz.)- (i) कार्बनडायऑक्साइड को फुफ्फुस (या फेफड़ा) में पहुँचाना (Carbon dioxide, *i.e.* CO_2 is carried to the lungs)

(ii) उत्सर्जन के लिए यूरिया को यकृत (लिवर) से वृक्क (किड़नी) में भेजना (To send urea from liver to kidneys for excretion.)

(iii) जल को किड़नी (वृक्क) में पहुँचाना जहाँ कोई भी अतिरेक अलग होता है। (Water is carried to the kidneys, where any excess is removed.)

(5) शरीर को जीवाणु के आक्रमण से रक्षा करने में मदद करना, (To protect the body from bacterial attack.)

जैसे - बहुरूपी केन्द्रक श्वेताणु की भक्षकाणु क्रिया।

(Phagocytic action of the polymorphonuclear leukocytes.)

(6) संक्रमित क्षेत्रों में प्रतिरक्षी कारकों, जैसे - असंक्राम्य ग्लोबुलिन्स, को पहुँचाना, (To carry antibodies, viz. immunoglobulins, to sites of infections.)

(7) असंक्राम्य अनुक्रिया के लिए आवश्यक लसिकाणुओं के परिवहन में हिस्सा लेना। (To participate in the circulation of lymphocytes required for the immune response.)

(8) ऊतक निर्माण के लिए आवश्यक प्रोटीन का वितरण करना; यह कार्य रक्त-प्लाविका करती है। (To distribute proteins required for tissue formation viz. blood plasma does this work.)

(9) परासरणी दबाव (ऑजमोटिक प्रेसर) के प्रति उत्तरदायी होना, जैसे-प्लाविका प्रोटीन। (Responsible for osmotic pressure viz. plasma protein)

रक्त समूह या रक्त का वर्गीकरण (Blood Groups)

किसी भी व्यक्ति के शरीर में रक्त-आधान (Blood transfusion) करने (या रक्त देने) के पहले पर्याप्त सुरक्षा प्रदान करने के लिए रक्त का समूहीकरण तथा अनुरूपता का परीक्षण किया जाता है। इसमें यह आवश्यक है कि प्रत्येक रक्त-आधान में उचित प्रकार के रक्त का उपयोग हो। इसके लिए रक्त का समूहीकरण (Grouping of blood) किया जाता है। रक्त को चार मुख्य समूहों में वर्गीकृत किया जाता है। नीचे की तालिका में इन चार समूहों के नाम तथा लोगों में पाये जाने वाले रक्त-समूहों का प्रतिशत दिया गया है।

ABO रक्त समूहें (Blood groups ABO)

नाम (Name)	व्यक्तियों का प्रतिशत (% of persons)
समूह AB	5
समूह A	40
समूह B	10
समूह O	45

इसके अतिरिक्त रक्त के अनेक उपसमूह तथा Rh (Rhesus - रीसस अर्थात् लघुपुच्छ बानर) कारक (Factor) होते हैं।

व्यक्तियों में इन चार समूहों में वर्गीकरण निम्नलिखित तथ्यों (Facts) पर आधारित किया जाता है -

(1) **समूहनिन (या समूहिका) या ऐग्लुटिनिन (Agglutinin)** -मानव रक्तोद (Blood serum - रक्त सीरम) में द्रव्य होते हैं जिसमें यह शक्ति (या क्षमता) होती है कि यदि इसमें दूसरे समूह के व्यक्तियों के लोहिताणुओं (Red cells) को मिलाया जाये तो उन्हें अपने में चिपका ले। ऐसे द्रव्य को "समूहनिन" या ऐग्लुटिनिन (Agglutinin) कहा जाता है।

(2) **समूहजन या एग्लूटिनोजन (Agglutinogen)** - मानव के लोहिताणुओं (Red cells) में कुछ द्रव्य ऐसे होते हैं जिसमें समूहनिन (एग्लुटिनिन) की उत्पत्ति को उत्तेजित करने की शक्ति होती है। ऐसे द्रव्य (Substance) को समूहजन या एग्लूटिनोजन (Agglutinogen) कहा जाता है।

समूहनिनों (एग्लुटिनिन) को α (ऐल्फा-Alpha) तथा β (बीटा- Beta) कहा जाता है। अनुरूप (Corresponding) समूहजनों (एग्लूटिनोजन) को A और B कहा जाता है।

मानव रक्तोद (सीरम) में α या β या दोनों (α+β) हो सकते हैं।

मानव लोहिताणु (Red Cells) में A या B या दोनों (A+B) होते हैं या कोई भी समूहजन (एग्लूटिनोजन) नहीं होते।

इससे यह निष्कर्ष निकलता है कि यदि एक व्यक्ति के लोहिताणु (Red cells) समूह AB के होते हैं तो उसके रक्तोद (सीरम) में α या β समूहनिन (एग्लुटिनिन्स) नहीं हो सकते, अन्यथा उसके अपने लोहिताणु समूहित (Agglutinate) होंगे और जीवन (या जीना) असम्भव हो जायगा। समूह A के व्यक्ति के लोहिताणु (Red cells) में समूहजन (एग्लूटिनोजन) A तथा उसके रक्तोद (सीरम) में समूहनिन (एग्लुटिनिन्स) β होते हैं तो उसका कोई प्रभाव नहीं होगा। यदि रक्तोद (Serum) में दोनों समूहनिन (एग्लूटिनिन्स) रहते हैं तथा लोहिताणु में समूहजन (एग्लूटिनोजन) नहीं होता तो व्यक्ति O समूह का होता है।

ABO रक्त समूह के कारकों की तालिका (Table of ABO blood group factors)

समूह (Group)	समूहजन कोशिकाएँ (Agglutinogens cells)	समूहनिन रक्तोद (Agglutinins serum)
AB	A और B	कोई भी नहीं
A	A	β
B	B	α
O	कोई भी नहीं	α और β

रक्त-आधान (Blood transfusion) की मुख्य बात यह है कि रक्तदाता (Donors) की कोशिका को ग्राही (Receptor) के रक्तोद (सीरम) के अनुकूल होना चाहिए। {व्यावहारिक दृष्टि से रक्तदाता के सीरम का प्रभाव ग्राही या प्रापक (Recipient or receptor) की कोशिकाओं की उपेक्षा की जा सकती है क्योंकि रक्ताधान की क्रिया में यह तनु (Diluted) बन जाती है तथा अधिक से अधिक यह गौण दुष्प्रभाव पैदा कर सकती है।} नीचे की तालिका द्वारा रक्ताधान की नियमावली का निर्धारण किया जाता है -

रक्त समूह के प्रतिमिलान की नियमावली (या सिद्धांत) (Principles of blood group cross-matching)

प्रापक का रक्तोद (Recipient's serum)		रक्तदाता की कोशिकाएँ (समूहजन) Donor's cells (Agglutinogens)			
समूह (Group)	समूहनिन या ऐग्लूटिनिन (Agglutinins)	AB	A	B	O
AB	शून्य (Nil)	—	—	—	—
A	β	+	—	+	—
B	α	+	+	—	—
O	α और β	+	+	+	—

\+ का अर्थ है - प्रापक के रक्तोद (सीरम) द्वारा रक्तदाता की कोशिकाओं का संश्लेषण (या चिपकाव)

(+ sign implies the agglutination of donor's cells by recipient's serum.)

\- चिन्ह का अर्थ है - प्रापक के रक्तोद (सीरम) द्वारा रक्तदाता की कोशिकाओं का अभिश्लेषण नहीं होना।

(- sing implies no agglutination of donor's cells by recipient's serum.)

यह देखा जाता है कि यदि समूह AB के व्यक्तियों के रक्तोद (सीरम) में कोई समूहनिन (एग्लुटिनिन) नहीं होता तो वे रक्ताधान द्वारा (By transfusion) कोई भी अन्य समूह की कोशिकाओं (या रक्ताणुओं) को ग्रहण कर सकते हैं। अत: उनको सर्वनिष्ठ प्रापक (Universal recipient) कहा जाता है।

दूसरी ओर यदि ग्रुप O के लोहिताणु (Red cells) जिनमें कोई भी समूहनिन (एग्लुटिनिन) नहीं होता तो वे अन्य समूहों के सदस्यों के साथ कोई भी अनुक्रिया उत्पन्न नहीं करते हैं। जिन व्यक्तियों में समूह O का रक्त होता है उन्हें सर्वनिष्ठ रक्तदाता (Universal donor) कहा जाता है।

समूहें A और B के व्यक्ति अपने समूहों या समूह O के रक्त को ग्रहण करते है।

समूह O के रोगी केवल अपने समूह O के रक्त को ग्रहण करते हैं, क्योंकि दाता के रक्त में A और B समूहजनें (एग्लूटिनोजन्स) को प्रापक (ग्राही) के α और β समूहनिनें (एग्लूटिनिन्स) संश्लिष्ट या संयोजित (Agglutinated) करते हैं।

व्यवहार (या प्रयोग) में एक व्यक्ति के रक्त के समूह की जाँच करके यह पता लगाया जाता है कि उसके रक्ताणु किस समूह के रक्तोद (सीरम) को ग्रहण करने की क्षमता रखते हैं। प्रापक (प्राप्तकर्ता) तथा रक्तदाता-दोनों के रक्त समूहों को उचित तरीके से वर्गीकरण किया जाता है तथा उनमें प्रतिमिलान (Crossmatching) करके रक्त दाता से प्रापक को रक्त दिया जाता है।

यदि परस्पर विरोधी रक्त आधान (Transfusion) होता है तो उससे गम्भीर लक्षणों का जन्म होता है। बाहर के लोहिताणु (Red cells) सबसे पहले पुंजों (Clumps) से संश्लिष्ट होते हैं जो शरीर के विभिन्न अंगों की केशिकाओं (Capillaries) को अवरुद्ध करते हैं। बाद में ये पुंजे खंडित हो जाते हैं तथा रक्त की धारा में स्वतंत्र हीमोग्लोबिन मुक्त हो जाता है। इस क्रिया को रक्तसंलयन या हीमोलिसिस (Haemolysis) कहते हैं। यह अंशत: यकृत (Liver) द्वारा "रक्तयुक्त पित्त" या बिलिरुबिन (Bilirubin) में रूपान्तरित किया जाता है जिसके कारण पीलिया (या पाण्डु) रोग (Jaundice - जॉन्डिस) का जन्म होता है। इसका कुछ भाग फिर भी वृक्क (किड्नी) द्वारा उत्सर्जित होता है तथा वृक्क-नलिका (Renal tubules) अवरुद्ध हो जाती है, विशेषकर यदि मूत्र (Urine) अम्लीय (Acid) होता है। इसके फलस्वरूप पेशाब का निकलना बंद हो जाता है तथा वृक्क-क्रिया की असफलता घातक या प्राणहर (Fatal) सिद्ध हो सकता है। रक्त-आधान की प्रारम्भिक अवस्था में व्यक्ति को बुखार (Fever) आता है तथा उसमें उदासीनता (Depression) परिलक्षित होती है। इस

लक्षण को देखकर रक्त-आधान रोक देना चाहिए, अन्यथा इसमें प्रापक (Recipient) को भारी हानि हो सकती है।

रक्त-समूहों की एक रोचक विशेषता यह है कि यह वंश (माता-पिता) से मिलता है जिसका महत्वपूर्ण कारक A और B समूहजन (एग्लूटिनोजन्स) होते हैं। यह कभी कभी महत्वपूर्ण हो जाता है जब यह सिद्ध करना होता है कि शिशु या बालक कथित पिता की संतान नहीं है।

आर एच {(Rh) – रीसस (Rhesus) = लघुपुच्छबानर} कारक (Rh - Factor)

आर एच (Rh) तत्व (या पदार्थ) की खोज सर्वप्रथम लघुपुच्छबानर (Rhesus monkey) पर प्रयोगों के दोरान उसके रक्त से हुई थी और बाद में इसका नाम रीसस (Rhesus) कारक रखा गया जिसे संक्षेप में आर एच (Rh) कारक कहा जाता है। यह लोहिताणु (Red cells) का एक प्रतिजन (Antigen) है जो मनुष्य के रक्त में भी पाया जाता है। प्रयोगों से यह पता चला है कि 85% (Eighty-five percent) व्यक्तियों के लोहिताणुओं (Red cells) में यह समूहजन (एग्लूटिनोजन) विद्यमान (या उपस्थित) रहता है। Rh कारक को दो समूहों में विभक्त किया जाता है जो निम्नलिखित हैं –

(i) आर एच धनात्मक (Rh positive) = 85%

(ii) आर एच ऋणात्मक (Rh negative) = 15%

एक व्यक्ति के रक्त में कुछ निश्चित परिस्थितियों में रोग प्रतिकारक (Antibodies) का विकास (या निर्माण) होता है जो संश्लेषण (Agglutination) करने की क्षमता रखते हैं तथा Rh धनात्मक कोशिकाओं के विनाश का कारण बनते हैं। इन प्रतिकारकों आर एच रोधी (Anti Rh) कहा जाता है। यदि दो माता-पिता के दोनों Rh धनात्मक होते हैं तो उनकी संतानों के Rh भी धनात्मक होते हैं। यदि माता और पिता में से एक में Rh धनात्मक हों तो उनकी संतानों का Rh भी सम्भवत: धनात्मक होते हैं। परन्तु यदि माता के रक्त में Rh ऋणात्मक रहता है और उसके शिशु में भी Rh धनात्मक रहता है तो माता द्वारा शिशु के रक्त में Rh कारक के लिए रोग प्रतिकारक (Agglutinins - समूहनिन) का निर्माण हो सकता है। इसे निम्न रूप में समझा जा सकता है –

पिता का Rh धनात्मक + माता का Rh ऋणात्मक = शिशु का Rh धनात्मक (Rh positive of father plus Rh negative of mother = Rh positive of child)

माता का Rh ऋणात्मक + शिशु का Rh धनात्मक = माता का Rh ऋणात्मक [के साथ Rh रोधी] (Mother Rh negative plus child Rh positive = Mother Rh negative (with anti Rh)

महिला की किसी भावी गर्भाधान (Future pregnancy) में यह आर एच रोधी (Anti Rh) प्रतिकारक (Antibody) भ्रूण (Fetus) के Rh धनात्मक और ऋणात्मक लोहिताणुओं (± red cells) पर प्रभाव डाल सकता है। इसके कारण उनका संश्लेषण तथा नाशक (Agglutination and destruction) होता है यदि अपरा (Placenta - प्लैसेन्टा) से होकर आगे बढ़ता है तथा गर्भ (या भ्रूण) परिवहन (Fetal circulation) में प्रवेश करता हैं। इस अवस्था (या स्थिति) को भ्रूण रक्तक्षीणता या एरिथ्रोब्लास्टोसिस फीटलिस (Erythroblastosis fetalis) कहते हैं। इसके कारण जानलेवा पीलिया रोग होता है जिसे आयुर्विज्ञान (Medical science) में इक्टरस ग्रैविस निओनेटोरम या "गंभीर श्वसन रोध पीलिया" (Icterus gravis neonatorum) कहा जाता है। इसके कारण कुछ मामले में गर्भपात हो जाता है। इस रोग के कारण "भ्रूणजलशोथ" या हाइड्रॉप्स फीटलिस (Hydrops fetalis) भी हो सकता है।

पिता, माता और संतान के Rh कारक की तालिका इस प्रकार है –

	पिता (Father)	माता (Mother)	संतान (Child)	परिणाम (Result)
1.	धनात्मक आर एच (Rh + ve)	धनात्मक आर एच (Rh + ve)	धनात्मक आर एच (Rh + ve)	= सामान्य (= Normal)
2.	ऋणात्मक आर एच (Rh - ve)	धनात्मक आर एच (Rh + ve)	धनात्मक आर एच (Rh + ve)	= सामान्य (= Normal)
3.	ऋणात्मक आर एच (Rh - ve)	ऋणात्मक आर एच (Rh - ve)	ऋणात्मक आर एच (Rh - ve)	= सामान्य (= Normal)
4.	धनात्मक आर एच (Rh + ve)	ऋणात्मक आर एच (Rh - ve)	धनात्मक आर एच (Rh + ve)	= प्रथम शिशु में अपसामान्यता का 4% खतरा = 4% risk of abnormality in first child)

मातृक रक्त में रक्त-आधान (Transfusion) में भी समान प्रकार की अवस्थाओं की उत्पत्ति होती है। जैसे- यदि कोई महिला Rh ऋणात्मक होती है तथा उसके रक्त में ABO समूह का सही रक्त का आधान किया जाता है जो Rh धनात्मक है तो उस महिला (प्रापक) के रक्त में Rh रोधी प्रतिकारक (Anti Rh antibodies) का विकास होता है। बाद में जब उसकी संतान में Rh धनात्मक हो (Rh धनात्मक पिता से) तो शिशु भ्रूण रक्तक्षीणता से पीड़ित होता है।

दूसरे शब्दों में शिशु में रक्तक्षीणता रोग का सर्वसामान्य कारण है-

Rh धनात्मक भ्रूण के लोहिताणुओं के विरुद्ध प्रतिकारक के Rh ऋणात्मक का महिला द्वारा निर्माण या अधिग्रहण करना (Formation or possession by Rh negative women of antibodies against the red cells of an Rh-positive fetus)

इससे यह निष्कर्ष निकलता है कि Rh ऋणात्मक महिलाओं को केवल Rh ऋणात्मक रक्त का ही आधान (Blood transfusion) करना चाहिए, यदि वह शिशु जन्म देने की उम्र की होती (या युवती होती) है।

ये Rh कारक की सामान्य नियमावली (General principle) है जिसका उपयोग किया जाना चाहिए। परन्तु इसके साथ ही अनेक उपसमूहों (Subgroups) के होने से यह जटिल हो जाता है जिसका विस्तार से अध्ययन करने की आवश्यकता हो सकती है।

रक्त और उसके निर्माण की नैदानिक टिप्पणी (Clinical Notes on Blood and its Formation)

रक्त और उसके निर्माण की क्रिया में दोष होने से मानव शरीर में अनेक रोगों का जन्म होता है जिनमें सर्वाधिक महत्वपूर्ण रोग है - रक्तक्षीणता या ऐनीमिया (Anaemia)। रक्त में लोहिताणुओं (Red blood cells) की संख्या में कमी होती है तो मनुष्य रक्तक्षीणता (ऐनीमिया) से पीड़ित हो जाता है। यह रोग रक्त में हीमोग्लोबिन (लौह और प्रोटीन का मिश्रित रूप) की मात्रा में कमी से होता है। रक्तक्षीणता (ऐनीमिया) के अनेक प्रकार होते हैं तथा रक्त के इस विकार का जटिल वर्गीकरण किया जाता है। परन्तु यहाँ संक्षिप्त टिप्पणी के लिए दो मुख्य प्रकारों का उल्लेख किया जा सकता है -

(1) लौहहीन रक्तक्षीणता (Iron Deficiency Anaemia - आयरन डिफिशियन्सि ऐनीमिया)

किसी व्यक्ति के घायल होने या निरन्तर अल्प रक्त की क्षति {जैसे - पेप्टिक अल्सर या "पेप्सिनी व्रण - Peptic ulcer", प्रांतरात वर्ध्म या हायटस हर्निया - Hiatus hernia} या तीव्र रक्तस्राव [या सिविअर हैमरिज (Severe haemorrhage)], पौषण का आभाव (Nutritional deficiency - न्यूट्रिशन डिफिशियन्सि), भोजन करने की मनमौजी (या अनियमित) आदत (Eccentric habit of eating), परिवार में खनपान के बजट के प्रति उपेक्षा (Negligence in budgeting for the family), गरीबी के कारण भोजन का अभाव (Lack of food due to proverty) के कारण लौह-हीन रक्तक्षीणता (आयरन डिफिशियन्सि ऐनीमिया) का विकास होता है।

(2) प्रणाशी (या घातक) रक्तक्षीणता (Pernicious Anaemia - परनिशस ऐनीमिया)

इसे ऐडिसन रक्त क्षीणता (Addison anaemia) भी कहते हैं। जब शरीर में B_{12} का अवशोषण नहीं होता तो घातक रक्तक्षीणता (या परनिशस एनीमिया) का जन्म होता है। यह उदर में दोष के कारण होता (B_{12} का अवशोषन नहीं होना) है जो एक विशेष पदार्थ को श्रावित (Secrete) नहीं कर पाता। सामान्यत: उदर की दिवाल से एक पदार्थ-आंतरिक कारक (Intrinsic factor of castle) का श्राव होता है जो शरीर में विटामिन B_{12} के अवशोषण (Absorption) के लिए आवश्यक माना जाता है।

रक्तक्षीणता (ऐनीमिया) का मूल लक्षण है - श्वसनाभाव (Breathlessness) या दम फूलना या हाँफना, साँस उखड़ना क्योंकि इसमें ऑक्सीजन का पर्याप्त रूप में शरीर के अंदर पहुँचाने वाली कोशिकाओं की कमी हो जाती है। इसमें थकान का अनुभव होता है, भूख नहीं लगती तथा त्वचा में पीलापन (Pallor पैलर) आता है। लौहहीन रक्तक्षीणता में नियमित रूप में लौह-औषधि का सेवन किया जाता है। परन्तु घातक रक्तक्षीणता में विटामिन B_{12} की अन्त:पेशीय सूई लगायी जाती है।

***

8. परिसंचरण या परिवहन तंत्र
(CIRCULATORY SYSTEM)

परिभाषा और क्रिया
(Definition and Function)

मनुष्य मुँह से जो भी पदार्थ, जैसे - भोज्य या पेय पदार्थ ग्रहण करता है तथा नासिका (नाक) से जो हवा की साँस लेता है, वे सभी शरीर के अंदर ऊतकों (Tissues) तथा, फुफ्फुसों (Lungs) में पहुँचाये जाते हैं तथा अपशिष्ट पदार्थ (Waste products) को उत्सर्जन (Excretion) के लिए वृक्कों (Kidneys) में ले जाया जाता है। इसके लिए शरीर के अंदर एक परिवहन तंत्र (Transport system) होता है जिसमें रक्त (Blood), रक्त-वाहिका (Blood vessels), धमनी (Arteries), शिरा या नस (Veins), केशिका (Capillaries), महाधमनी (Aorta-एओटा), शिरिका (Venules), हृदय (Heart) आदि मिलकर कार्य करते हैं। इस परिवहन तंत्र को आयुर्विज्ञान (Medical science) में परिवहन-तंत्र (Circulatory system) कहा जाता है। संक्षेप में यह कहा जा सकता है कि परिवहन-तंत्र (सर्कुलेटरि सिस्टम) एक परिवहन की एक क्रिया है जो शरीर में विविध स्थानों और अंगों में वायु, पोषक, हार्मोन तथा अन्य पदार्थों को पहुँचाती है एवं समन्वित रूप में संयुक्त तंत्र (Joint systems) के रूप में कार्य करके शरीर को जीवन प्रदान करता है। यह ऊतक (टिशुज) को ऑक्सीजन, पोषक, हार्मोन तथा अन्य द्रव्यों (या पदार्थों) को पहुँचाता है, फुफ्फुस (लंग्स) में कार्बनडाईऑक्साइड को संचारित करता है तथा वृक्क (किडनी) में अपशिष्ट (व्यर्थ) पदार्थों को भेजता है।

परिवहन तंत्र (सर्कुलेटरि सिस्टम) में रक्त एक वाहक (Carrier) के रूप में कार्य करता है जिसका पथ रक्त-नलिकाएँ या वाहिकाएँ (Blood Vessels) होती हैं जिससे चलकर रक्त शरीर के विभिन्न अंगों में पहुँचता है। इसकी चालक शक्ति की आपूर्ति हृदय (Heart) करता है जो पेशीय पम्प (Muscular pump) द्वारा होता है। तथापि हृदय को रक्त की शिरीय-वापसी में गुरुत्व शक्ति (जो हृदय से अधिक होती है) मदद करती है। पेशियों की क्रिया से शिराएँ (Veins) संकुंचित होती हैं तथा अन्तःश्वसन (Inspiration) की क्रिया से रक्त का चूषण वक्ष (Thorax - थोरैक्स) की ओर होता है। रक्त के परिवहन के अतिरिक्त लसीका का भी परिवहन (Lymphatic circulation) होता है जिसकी चर्चा अगले अध्याय में की जायगी।

रक्त को हृदय (Left ventricle - बायाँ निलय) द्वारा महाधमनी (Aorta) में भेजा जाता है जिससें रक्त धमनियों (Arteries) द्वारा शरीर के विभिन्न अंगों में जाता है। धमनी (Artery) की विभिन्न शाखाएँ बनती हैं जिन्हें धमनिका (Arterioles - आर्टिरिओल्स) कही जाती हैं ये धमनिका पुनः सूक्ष्म होकर केशिका (Capillaries) में परिवर्तित होती हैं जो पूर्णतया ऊतकों (Throughout tissues) की विभिन्न शाखाओं में निकलती (या फैल जाती) हैं। एक केशिका (कैपिलरी) का व्यास लोहिताणु (Red blood cells) के बराबर होता है। केशिकाओं की दिवालें में कोशिका की एक सतह (One layer) होती हैं जो आपस में मिल जाती है। इन सतहों के बीच अल्प स्थान रिक्त रहते हैं जिनसे अमीबाभ गति (Amoeboid movement) की शक्ति द्वारा श्वेताणु (White blood cells) चलती है। इन केशिकाओं (Capillaries) में ही रक्त अन्तरालीय द्रव (Interstitial fluid - इन्टरस्टिशल फ्लुइड) के साथ ऊतकों, पोषकों, जल, आक्सीजन, कार्बनडाइऑक्साइड तथा अन्य अपशिष्ट पदार्थों (जो कोशिकाओं के चयापचयी या मेटाबॉलिक क्रिया से उत्पन्न होती है) में संतुलन स्थापित करता है तथा उनमें आदन-प्रदान होता है।

केशिकाएँ (कैपिलरीज) बहकर शिरिका (Venules - वेन्यूल्स) में मिल जाती हैं एवं ये दोनों मिलकर शिरा (Veins - वेन्स) का निर्माण करते हैं जो विआक्सीकृत रक्त (Deoxygenated blood) को वापस हृदय (दाहिना अलिन्द - Right atrium) में पहुँचा देती हैं और इस प्रकार एक सर्वांगी परिवहन (Systemic circulation) पूरा हो जाता है। कभी-कभी इसे महापरिवहन (Greater circulation) भी कहा जाता है। लघु परिवहन (Lesser circulation) जो आकार में छोटा है, परन्तु महत्व में नहीं, उसे फुफ्फुस परिवहन (Pulmonary circulation) कहा जाता है। इसमें शिरीय या विऑक्सीकृत रक्त (Venous or deoxygenated blood) को हृदय के दाहिना निलय (Right ventricle) से फुफ्फुस धमनी ({Pulmonary artery - पलमोनरि आर्टरि) और इसकी शाखाओं में भेजा (या पम्प किया) जाता है। फिर धमनिकाओं (आर्टिरिओल्स Arterioles) में तिरछा चलने के बाद यह फुफ्फुस की केशिकाओं (Capillaries of lung) में पहुँचता है इन केशिकाओं के रक्त तथा वत्सों (Alveoli - इसका एकवचन Alveolus - ऐल्विओलस है।) की हवा के बीच गैसीय आदान-प्रदान (Exchange) होता है। इन दोनों के आर पार की झिल्ली को वत्स्य-केशिका झिल्ली (Aveolar capillary membrane) कहते हैं। इसके द्वारा रक्त अपना अतिरिक्त कार्बन डाईऑक्साइड खो देता है तथा अपने

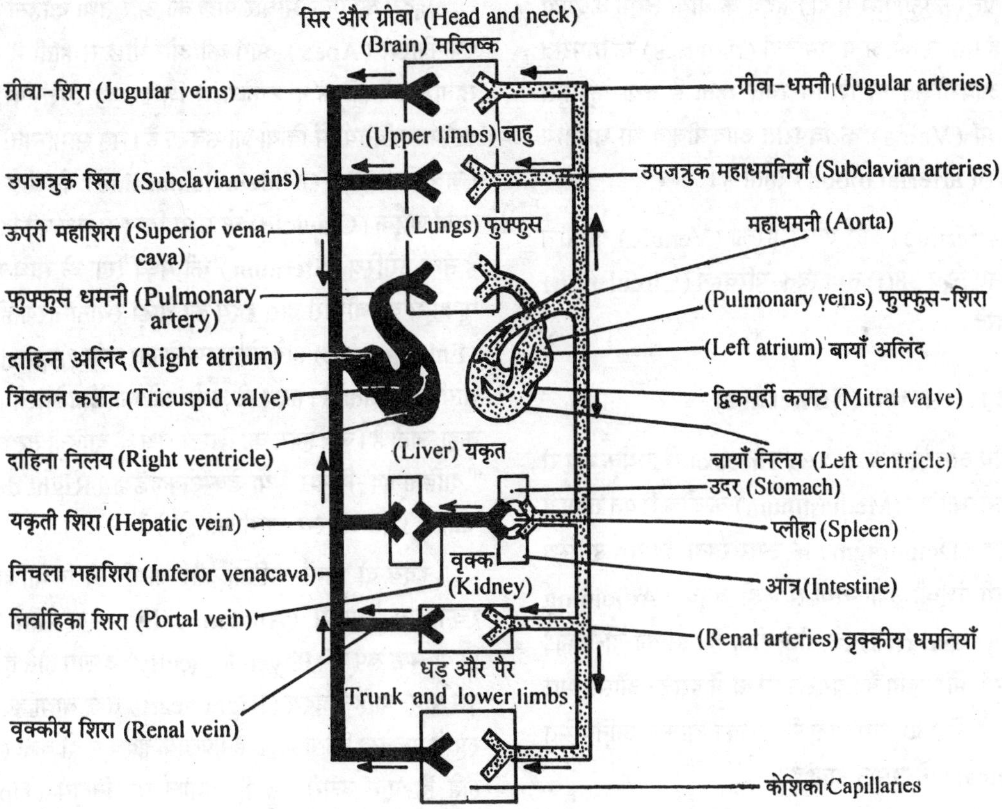

चित्र 38(ii) - रक्त-परिवहन (Diagram of the circulation.)

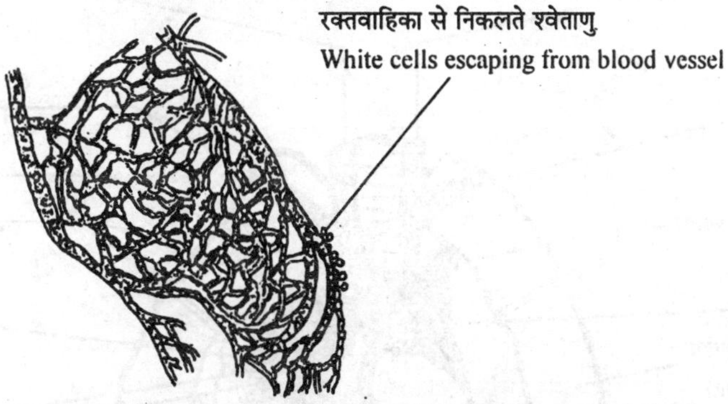

चित्र 38(i) - केशिकाओं तथा शिरिकाओं का कार्य-जाल या नेटवर्क
(Network of capillaries between an arteriole and a venule)

को आक्सीजन से सम्पन्न कर लेता है। तथापि वत्स्य केशिका झिल्ली किसी रोग की क्रियां [जैसे-फुफ्फुस शोथ (Pulmonary oedema-पलमोनरिडिमा) से मोटी हो जाती है। तब ऑक्सीजन आर पार विसरित (Diffuse) होने के लिए तैयार नहीं रहता और इसमें रक्त ऑक्सीकृत नहीं हो पाता जिसके कारण रोगी में नीलिया (Cyanosis-सायनोसिस) रोग प्रकट होता है। ऑक्सीजन की अपेक्षा कार्बनडाइऑक्साइड गैस अधिक विसरणशील होता है, अत: ऑक्सीजन रक्त में धारित (Retained) नहीं रहता। इस स्थिति को वत्स्य-केशिका अवरोध (Alveolar-capillary block) कहा जाता है।

आक्सीकृत रक्त फुफ्फुस (Lungs) की केशिकाओं को छोड़कर हृदय में शिरिका से होकर (Via venules) लौट आता है। ये शिरिकाएँ (Venules) मिलकर फुफ्फुस शिराओं (Pulmonary veins) का निर्माण करते हैं। चार

बड़ी फुफ्फुस शिराएँ (प्रत्येक फुफ्फुस में दो) हृदय के बायीं तरफ के ग्राह्य अलिंद में प्रवेश करती हैं। शरीर की अन्य धमनियों (Arteries) के विपरीत फुफ्फुस धमनी में विआक्सीकृत या शिरीय रक्त रहता है तथा फुफ्फुस शिराओं में अन्य शिराओं (Veins) के विपरीत आक्सीकृत या धमनीय रक्त (Oxygenated or arterial blood) रहता है।

एक धमनिका (Arteriole) और एक शिरिका (Venule) के बीच केशिकाओं के तंत्र के लिए चित्र 38(i) तथा रक्त-परिवहन (Circulation) के लिए चित्र 38(ii) देखें।

हृदय (Heart - हार्ट) - संरचना (Structure)

हृदय एक खोखला पेशीय अंग होता है जो वक्ष (Thorax) में तिर्यक रूप से फुफ्फुस के बीच की मध्यस्थानिक (Mediastinum) के बीच स्थित रहता है तथा निकट के मध्यच्छद (Diaphragm) के ऊपर रहता है। यह उरोस्थि (Sternum) तथा बायीं पर्शुकी उपास्थियों से जुड़ी जत्रुक (Adjoining left costal cartilages and ribs) के पीछे होता है। इसका दो-तिहाई हिस्सा मध्य तल के बायीं ओर रहता है। वयस्क पुरुषों में इसका औसत भार 300 ग्राम तथा महिलाओं में 250 ग्राम होता है। इसका आकार अनियमित शंकु (Irregular conical) के समान होता है।

हृदय का एक आधार पीछे की ओर तथा दाहिनी तरफ होता है। इसका एक शिखर (Apex) आगे की ओर पीछे से होती है जो इसके बायीं तरफ रहता है। नैदानिक दृष्टिकोण से शिखर का स्पर्श-परीक्षण (Palpation) अनेक व्यक्तियों में किया जा सकता है। यह सामान्यत: बायाँ मध्य अक्षकीय (जत्रुकीय) रेखा (Midclavicular line) के अंदर होता है, वह रेखा जो बायाँ जत्रुक (Clavicle) के मध्य बिन्दु से वक्ष की दिवाल पर खींची जाती है तथा उरोस्थि (Sternum) की मध्य रेखा के साथ समानान्तर चलती है। फुफ्फुस की बीमारी द्वारा हृदय का थोड़ा स्थानान्तरण होने या हृदय का वर्धन (Enlargement) होने के कारण शिखर स्पंद (Apexbeat) का स्थानांतरण बायीं ओर होता है। हृदय के वर्धन को कार्डियोमेगली (Cardiomegaly) कहा जाता है। जब हृदय का शिखर वक्ष के दाहिनी तरफ स्थित होता है तो इसे "दाहिना हृद्-शिखर" या डेक्स्ट्रोकार्डिया (Right dextrocardia) कहा जाता है। यह अवस्था जन्मजात होती है।

हृदय दो भागों-दाहिना और बायाँ- में विभाजित होता है जो यद्यपि रचनात्मक रूप से (Anatomically) एक साथ जुड़े होते हैं लेकिन क्रियात्मक रूप से (Physiologically) अलग होते हैं। चिकित्सा विज्ञान में इसे प्राय: दाहिना हृदय (Right heart) तथा बायाँ हृदय (Left heart) के रुप में उल्लेख किया जाता है। प्रत्येक हृदय में दो कक्ष (Two chambers) होते हैं, एक ऊपरी पतली दिवाल का निलय (Upper thin walled

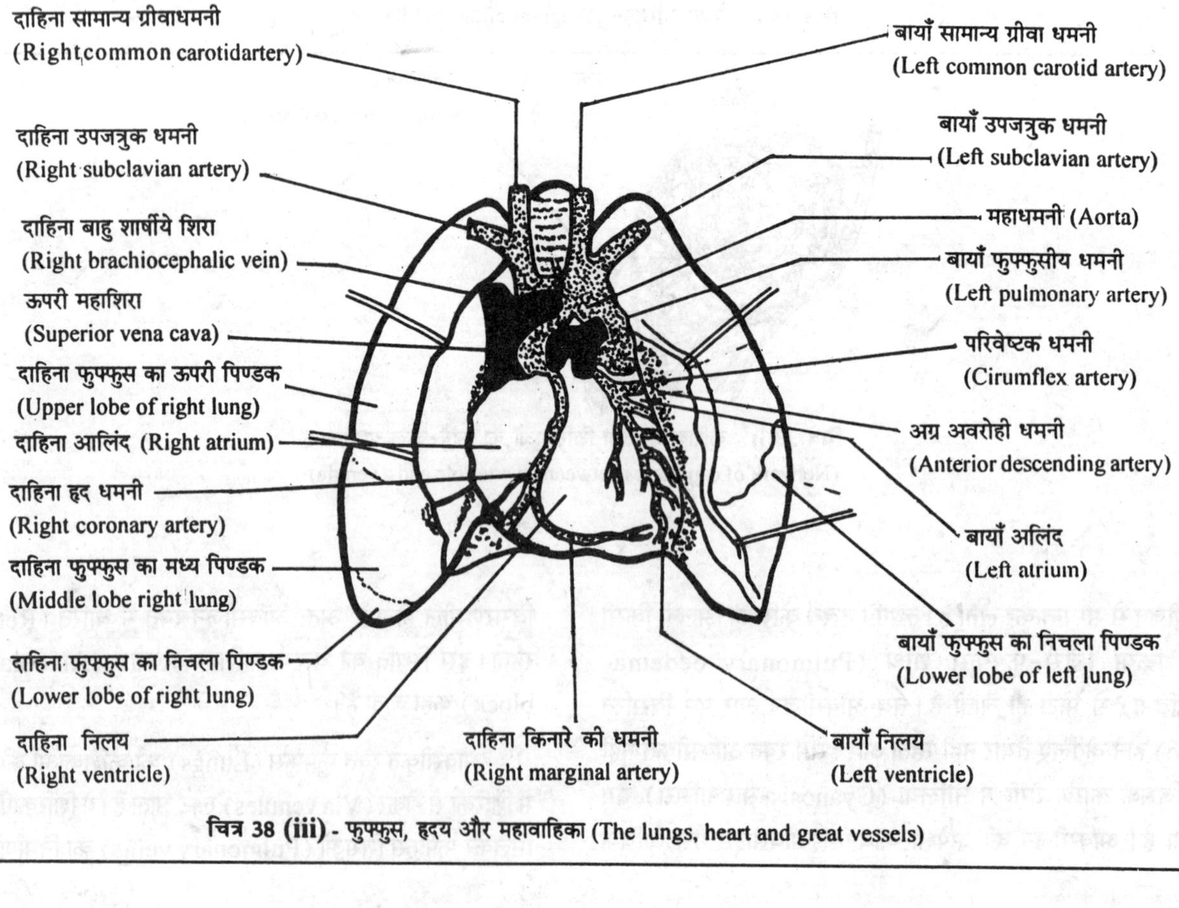

चित्र 38 (iii) - फुफ्फुस, हृदय और महावाहिका (The lungs, heart and great vessels)

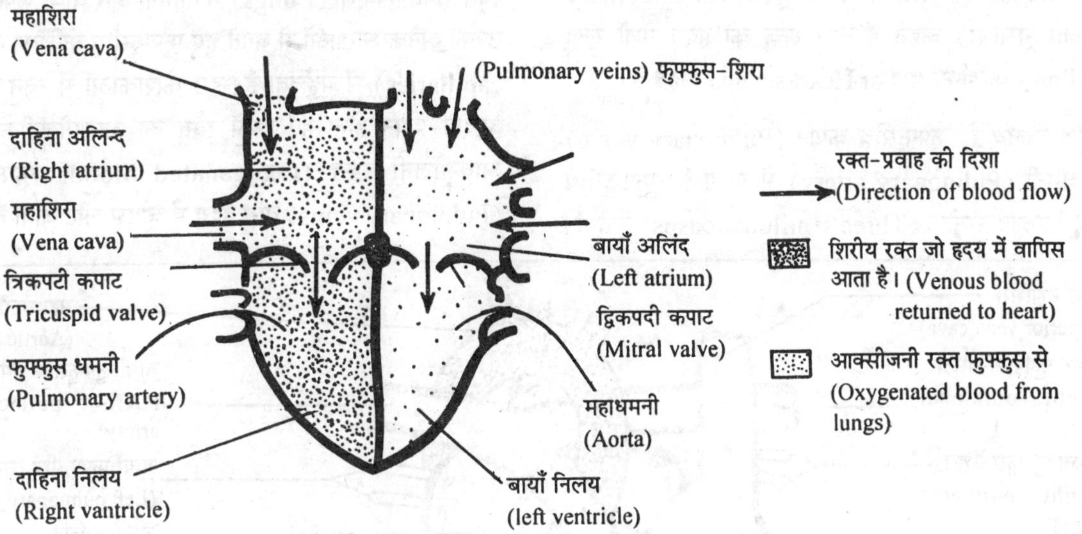

चित्र 38(iv) - हृदय का चित्र [The heart (diagrammatic)]

atrium) तथा दूसरा निचली मोटी दिवाल का निलय (Lower thick walled ventricles)।

अलिंद (Atria) ऐट्रिया-इसका एकवचन Atrium है ग्राह्य कक्षों के रूप में तथा निलय (Ventricles) भरने (या पम्प करने) वाले कक्षों के रूप में कार्य करते हैं। दाहिना हृदय रक्त को फुफ्फुसीय परिवहन (Pulmonary circulation) में पम्प करता (या भेजता) है तथा बायाँ हृदय सर्वांगी परिवहन (Systemic circulation) के लिए कार्य करता है। महापरिवहन (Greater circulation) वृहत होता है जिसमें अधिक दबाव की आवश्यकता होती है। बायाँ निलय (Left ventricle) की दिवाल अधिक घनी (Thicker) होती है, अत: यह दाहिना निलय (Right ventricle) से अधिक मजबूत होता है। प्रत्येक अलिन्द (ऐट्रिअम) तथा निलय (वेन्ट्रिकल) के बीच द्वार की रक्षा के लिए एक कपाट (Valve) होता है जो अलिंद से निलय में रक्त को जाने की अनुमति देता है, परन्तु इसके विपरीत की अनुमति नहीं मिलती।

अत: वास्तव में हृदय के परिवहनों (Circulations) के दो पम्प होते हैं प्रत्येक रचनात्मक रूप से एक अंग के साथ सम्बद्ध होता है। बायाँ निलय (वेन्ट्रिकल) सामान्यत: दाहिना से थोड़ा आगे संकुचित होता है, और इसके रक्त-उत्क्षेपण (Blood ejection) की अवधि कम होती है। अत: हृदय की ध्वनियाँ भी दोहरी (Double) होती हैं। पहली तथा दूसरी हृदय ध्वनियों में प्रत्येक के दो मुख्य अवयव (Components) होते हैं जिसे परिश्रावक या स्टेथॉस्कोप (Stethoscope) द्वारा सुना जा सकता है। सर्वप्रथम चिकित्सा का एक शिक्षार्थी प्रशिक्षण में सामान्यत: दो ध्वनियों को सुनता है जो प्रत्येक हृदय-स्पंदन के साथ "लुब्ब डुपप" (Lubb dupp) शब्दों से मिलता स्वर होता है। जल्दी ही शिक्षार्थी में यह बोध हो जाता है कि इनमें का प्रत्येक स्वर स्वयं ही दोहरा है। ये स्वर वास्तव में "लुर्र् ब्बडुर्र्, उप" के अधिक समान होते हैं। प्रथम हृदय-स्वर का जन्म अलिन्द-निलय कपाटों के बंद होने से होता है। इसी प्रकार द्वितीय हृदय स्वर का जन्म हृदय के निर्गम कपाट (Exit valve) के बंद होने से होता है।

अलिंदें (Atria - इसका एकवचन Atrium होता है) एक दूसरे से अन्तर-अलिन्दीय पट (Inter-atrial septum) द्वारा अलग होते हैं। इस पट (Septum) में एक जन्मजात दोष पर्याप्त रूप में पाया जाता है जिसका एक प्रकार है - "हृदय में एक छिद्र होना" (A hole in the heart)। इस छिद्र के कारण हृदय में रक्त एक तरफ से दूसरी तरफ (सामान्यत: बायाँ से दाहिनी तरफ क्योंकि बायीं तरफ रक्त का दबाव अधिक होता है) जाता है। इससे रोगी के चेहरे पर कोई प्रभाव नहीं होता परन्तु यदि विऑक्सीजनी रक्त (Deoxygenated blood) विपरीत दिशा की ओर जाता है तो इससे केन्दीय नीलिया (Central cyanosis - सेन्ट्रल सायनोसिस) नामक रोग हो जाता है।

दो लम्बी शिरायें दाहिना अलिंद (Right atrium) में प्रवेश करती हैं। इन शिराओं को महाशिरा या बेना कावा (Vena cava) कहा जाता है। सिर, ग्रीवा तथा बाहु (Head, neck and upper limb) की शिराओं से रक्त एक ऊपरी महाशिरा द्वारा दाहिना अलिंद में प्रवेश करता है। निचली महाशिरा द्वारा रक्त शरीर के शेष भागों तथा पैरों में जाता है। परिहृद् शिरा या कोरोनरि साइनस (Coronary sinus) जो हृदय-पेशी से शिरीय रक्त को निकालता है, उसका मुख भी दाहिना अलिन्द में ही खुलता है।

दाहिना अलिंद से रक्त त्रिकपर्दी कपाट (Tricuspid valve) द्वारा दाहिना निलय (Right ventricle) में पहुँचता है। कपाट कोमल महीन रज्जुओं द्वारा दो या तीन लघु पेशियों के साथ बंधा रहता है जो निलय की

दिवालों से निकलती है। इन पेशिओं को अंकुरक पेशी (Pupillary muscles-पुपिलरि मसल्स) कहते हैं तथा रज्जु को हृदय पेशी रज्जु (Chorda tendina - कॉर्डा टेन्डिना or Heart string) कहते हैं।

रक्त दाहिना निलय से फुफ्फुसीय कपाट (Pulmonary valve) होकर फुफ्फुस धमनी (Pulmonary artery) में जाता है। फुफ्फुसीय कपाट में तीन अर्धचन्द्राकार नोक (Three semilunar cusps) होते हैं। रक्त दोनों फुफ्फुसों (Lungs) में दाहिना और बायाँ फुफ्फुसीय धमनी और उनकी अनेक शाखाओं से बहते हुए फुफ्फुसीय केशिकाओं (Pulmonary capillaries) में पहुँचता है। इस केशिकाओं में रक्त का गैसों के साथ आदान-प्रदान होता है। इसमें रक्त का आक्सीजनीकरण होता है तथा आक्सीजनी रक्त (Oxygenated blood) फुफ्फुसीय शिराओं (Pulmonary veins) द्वारा हृदय में वापस लौट जाता है। सामान्यतः चार

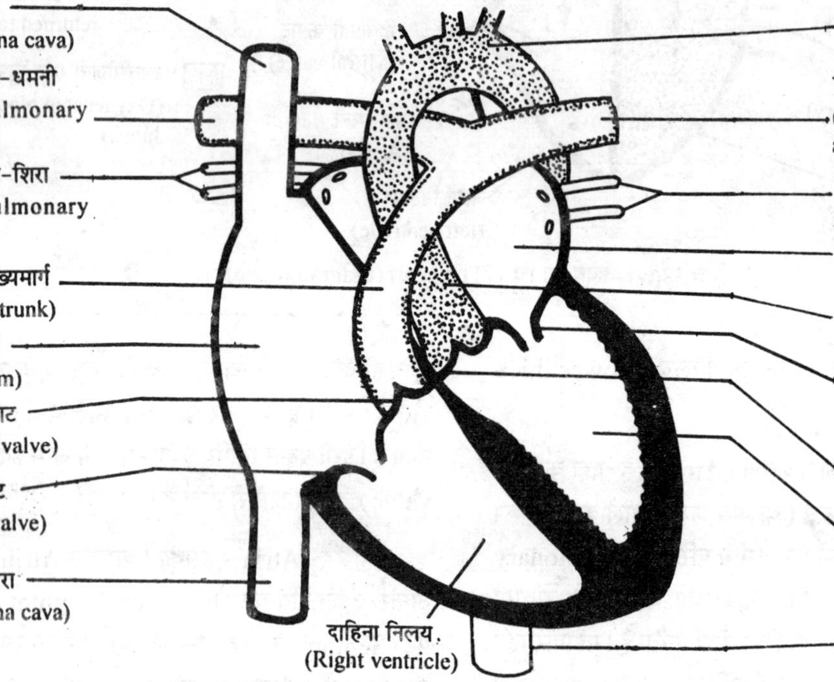

चित्र 38(v) - {हृदय और महावाहिकाएँ। हृदय पेशी के रज्जुओं तथा अंकुरक पेशियों को पर्याप्त रूप में एकल तल में प्रस्तुत नहीं किया जा सकता, अतः इसे छोड़ दिया गया है। पाठक को विविध कक्षों और वाहिकाओं में रक्त प्रवाह की दिशा पर कार्य करके उसके परिणाम को चित्र 38(iv) के संदर्भ में देखें।} (The heart and great vessels. The chordae tendineae and papillary muscles cannot be adequately represented in a single plane and have therefore been omitted. The reader shoud workout the direction of blood flow in the various chambers and vessels and check the result by reference to Fig. 38(v).

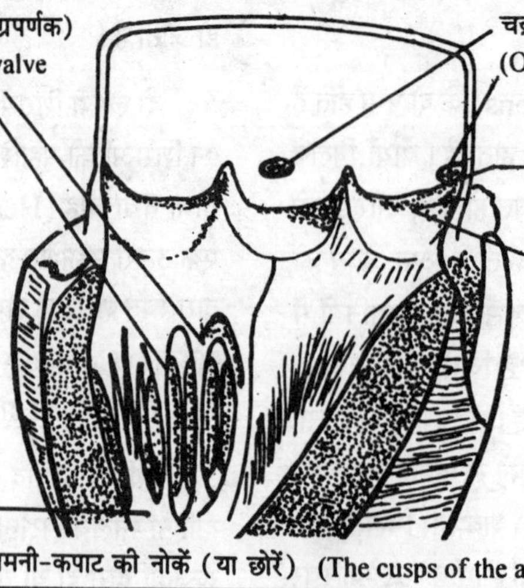

चित्र 38(vi) - महाधमनी-कपाट की नोकें (या छोरें) (The cusps of the aortic valve)

बड़ी फुफ्फुसीय शिराएँ (प्रत्येक, फुफ्फुस दो शिराएँ) बायाँ अलिंद (Left atrium) में प्रवेश करती हैं। बायां अलिंद (Left atrium) अपने रक्त को द्विकपर्दी कपाट (Bicuspid or mitral valve) द्वारा खाली करके बायाँ निलय (Left ventricle) में भेजता है। यह कपाट भी त्रिकपर्दीकपाट (Tricuspid valve) के समान बायाँ निलय-दिवाल से रेशेदार पेशी रज्जु (Chordae tendineae-कॉर्डि टेन्डिनी) से तथा अंकुरक पेशियों (Papillary muscles) से बंधा रहता है ये पेशियाँ आगे और पीछे से होती हैं। हृदय-पेशी रज्जु के फूटने या फटने (Rupture) के कारण द्विकपर्दी कपाट की कार्यकुशलता में अत्यधिक कमी आती है तथा रक्त का प्रत्यावहन (या उल्टा बहना) (Regurgitation of blood - रिगर्जिटेशन) होता है। इस अवस्था में रक्त बायाँ निलय से बायाँ अलिंद में आता है जिसे गम्भीर द्विकपर्दी प्रत्यावहन (Acute mitral regurgitation-ऐक्यूट मिट्रल रिगर्जिटेशन) कहा जाता है।

निलय (Ventricles) की आंतरिक सतहें उभरी रेखाओं से अंकित रहती है तथा दाहिने निलय की अपेक्षा बायें निलय में इन उभरी रेखाओं की अधिकता (या अनेकता) होती है। दोनों निलयों के पथ क्षेत्रों का बहिर्गमन फिर भी चिकना होता है। बायाँ अलिन्द तथा निलय की दिवालें दाहिने अलिंद तथा निलय की अपेक्षा अधिक मोटी होती हैं जिसके कारण हृदय के बायीं तरफ अधिक दबाव होता है तथा परिवहन (Circulation) भी अधिक होता है।

रक्त बायाँ निलय में शरीर की बड़ी और मुख्य धमनी (Artery) द्वारा छोड़ा जाता है। इस धमनी को महाधमनी (Aorta - ऐआर्टा) कहते हैं। इसका ब्यास मुख्य फुफ्फुस धमनी के समान लगभग 3 सेंटीमीटर होता है। बायाँ निलय (Ventricle) से महाधमनी (Aorta) में जाने के द्वार को एक महाधमनी-कपाट (Aortic valve) रक्षा करता है जिसमें फुफ्फुसीय कपाट (Pulmonary valve) की तरह तीन अर्धचन्द्राकार नोक या छोर (Cusps) होते हैं। महाधमनी-कपाट सामान्यतः फुफ्फुसीय कपाट से अधिक मजबूत होता हैं जो प्रत्येक नोक (Cusp) के संलग्न किनारा के ठीक ऊपर रहता है तथा धमनी की दिवाल का एक विस्तारण (Dilation) होता है जिसे महाधमनी-खातिका (Aortic sinus - एओर्टिक सायनस) कहते हैं। इसी प्रकार की खातिकाएँ (Sinuses) फुफ्फुसीय धमनी के आधार (Root) पर भी होती हैं, परन्तु ये कम उभरी होती हैं।

दाहिनी और बायीं चक्रीय (या हृदय) धमनियाँ (Coronary arteries) महाधमनी खातिकाओं में से निकलती हैं तथा तीसरी या दाहिनी पश्च महाधमनी-खातिका (Aortic sinus) को अहृद् खातिका (Noncoronary sinus) कहते हैं।

हृदय में भी शरीर के अन्य अंगों की तरह ऑक्सीजन (O_2) तथा पोषक (Nutrients) की आवश्यकता होती है और इसीलिए इसकी अपनी रक्त-आपूर्ति होती है। चिकित्सक इसे हृद-धमनी वृक्ष (Coronary arterial tree) कहते हैं। इसमें दो मुख्यमार्ग (Two trunks) दाहिनी और बायीं चक्रीय धमनियाँ होती हैं जो महाधमनी (Aorta) की प्रथम शाखाएँ हैं।

दाहिनी हृद्-धमनी (Right coronary artery) - यह अग्र महाधमनी खातिका से निकलती है। यह आगे की ओर फुफ्फुस-धमनी (Pulmonary

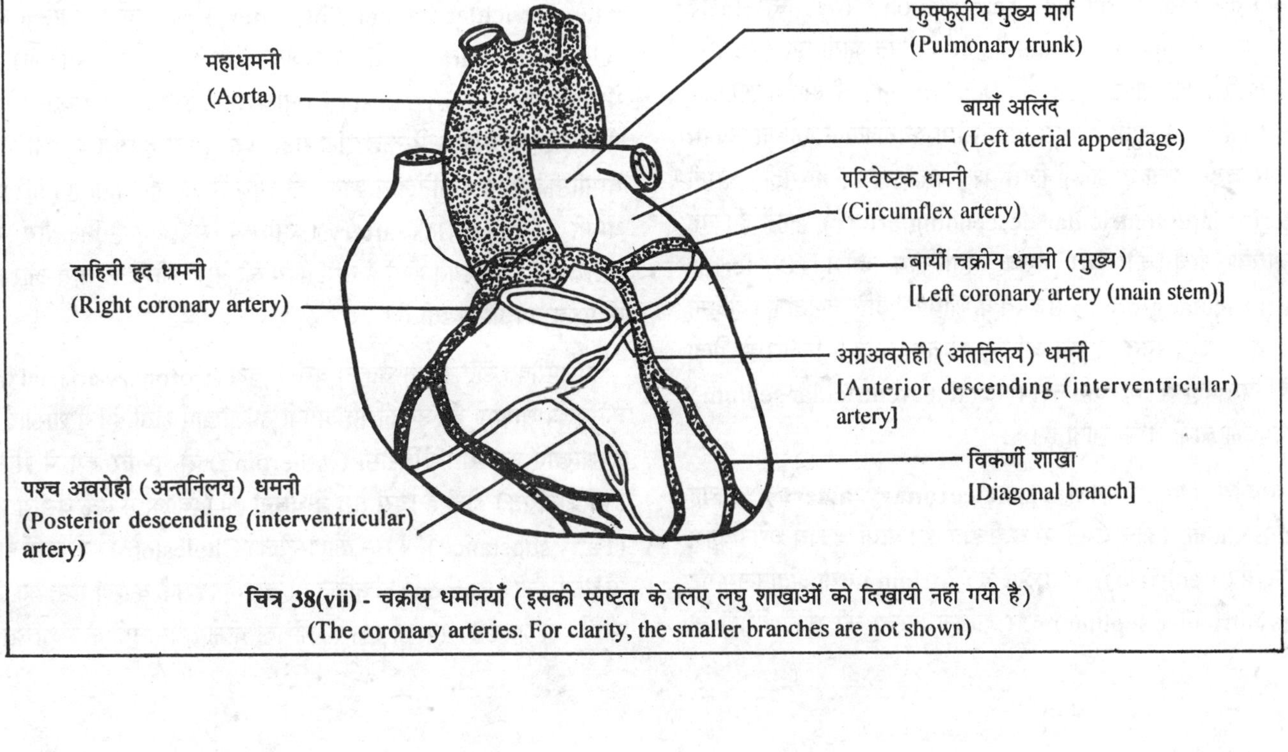

चित्र 38(vii) - चक्रीय धमनियाँ (इसकी स्पष्टता के लिए लघु शाखाओं को दिखायी नहीं गयी है)
(The coronary arteries. For clarity, the smaller branches are not shown)

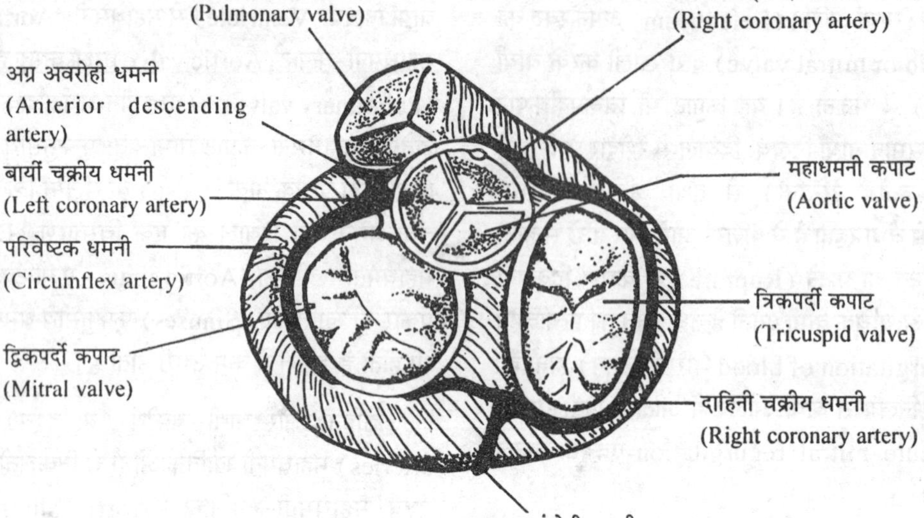

चित्र 38(viii) - ऊपर से देखने पर निलयों के आधार जिसमें कपाटों तथा चक्रीय धमनियों की मार्गों के सापेक्षिक स्थितियों को दिखायी गयी है। (इसमें अलिन्दों को हटा दिया गया है।) [Base of the ventricles seen from above showing the relative positions of the valves and the courses of the coronary arteries (Note that the atria have been removed.)

artery) तथा दाहिना अलिन्द (Right atrium) के बीच से तब तक आगे बढ़ती है जब तक कि हृदय के सामने अलिंद-निलय खाँचा या नली (Atrioventricular groove) में नहीं आ जाती। यह खाँचा या नली (Groove) दाहिना अलिंद और दाहिना निलय के बीच में होती है। यह खाँचा हृदय के दाहिना किनारा के चारों ओर वक्राकार बनाता है तथा पीछे से इसके अंत तक रहता है। यह अंत (Termination) पश्च अन्तर-निलय खाँचा के बायें से थोड़ा हटकर होता है। इसका अंत बार्यी हृद (चक्रीय) धमनी की परिवेष्टक-शाखा (Circumflex branch) की अंतिम शाखाओं के साथ मिलकर हो जाता है। इस अंत-सीमा के नजदीक दाहिनी चक्रीय धमनी एक बड़ी शाखा छोड़ती है जिसे पश्च अंतर्निलय (अवरोही) धमनी (Posterior interventricular descending artery) कहते हैं। यह बड़ी शाखा नीचे की ओर पश्च अंतर्निलय खाँच (Posterior interventricular groove) में हृदय के शीर्ष की ओर चलती है। दाहिनी चक्रीय धमनी द्वारा रक्त दाहिना अलिन्द में तथा दाहिना निलय में भेजा जाता है। फिर यहाँ से रक्त अंतर्निलय पट (Interventricular septum) तथा हृदय की बार्यी तरफ जाता है।

बार्यी चक्रीय (हृद्) धमनी (Left coronary artery) - यह सामान्यत: दाहिनी चक्रीय धमनी से बड़ी होती है। बार्यी चक्रीय धमनी द्वारा बायाँ निलय (Ventricle), बायाँ अलिंद (Atrium) तथा अंतर्निलय पट (Interventricular septum) और दाहिना निलय की संकीर्ण पट्टी के अधिकांश भागों में रक्त की आपूर्ति होती है। यह धमनी बार्यी पश्च महाधमनी-खातिका (Left posterior aortic sinus) से निकलती (या आरम्भ) होती है तथा पहले पीछे और तब फुफ्फुसीय धमनी के बायें से गुजरती है। यह हृदय के बार्यी सतह पर अलिंद-निलीय खाँच (Groove) में पहुँचती है तथा उसे एक अग्र अन्तर्निलय (अवरोही) धमनी {Anterior interventricular (descending) artery} तथा एक परिवेष्टक धमनी (Circumflex artery) में विभाजित करती है। "अग्र अन्तर्निलय खाँच में चोटी तक (Groove to apex) नीचे आती है तथा सामान्यत: चोटी के चारों ओर पश्चखाँच में कुछ सेंटीमीटर तक घुमती है तथा दाहिनी चक्रीय धमनी की पश्च अंतर्निलीय शाखा के साथ मिलन हो जाता है। परिवेष्टक धमनी (Circumflex artery) अग्ररूप से अलिंद-निलयीय खाँच (Groove) में स्थित होती है तथा हृदय की बार्यी सीमा के चारों और खाँच के पश्चभाग पर मुड़ती है।

उपरोक्त उल्लिखित चक्रीय धमनी-वृक्ष (Coronary arterial tree) की मुख्य शाखाएँ हैं। उनकी भी अपनी उपशाखाएँ होती हैं। ये शाखाएँ तथा उपशाखाएँ एक रोग ऐथिरोमा (Atheroma) से गम्भीर रूप में संक्रमित (या प्रभावित) होती हैं। इस रोग में धमनी की दिवालों में एक वसीय पदार्थ (Fatty substance), जैसे- कोलेस्ट्रोल (Cholesterol) के जमा होने से अवकाशिका (Lumen) संकुचित हो जाते हैं। इसके कारण रक्त का प्रवाह सीमित हो जाता है। एक या एक से अधिक चक्रीय धमनियों के संकुचित (या

संकीर्ण) होने की क्रिया को स्टेनोसिस या संकीर्णता (Stenosis) या कब्ज (रोग) कहा जाता है। इसका लक्षण है - वक्ष में दर्द होना जिसे आयुर्विज्ञान (Medical Sciences) में हृद्शूल या ऐन्जाइनपेक्टोरिस (Angina pectoris) कहा जाता है। यह सामान्यत: अधिक काम करने या भावुक होने से होता है। यदि धमनी (Artery) पूर्णत: अवरुद्ध हो जाती है जिसे हृद्-शिरावरोध या कॉरोनरि थ्रॉम्बोसिस (Coronary thrombosis) कहते हैं, तब हृदय की पेशी रक्त पाने से वंचित हो जाती है तथा इसमें ऊतकक्षय या नेक्रोसिस (Necrosis) होता है। इस क्रिया को हृद्-पेशी व्यतिक्रम या मायोकार्डियल इन्फ्रैक्शन (Myocardial infraction) कहते हैं।

चक्रीय धमनियों (Coronary arteries) की अवस्था (या स्थिति) को जानने के लिए हृद-धमनी चित्रण (Coronary arteriography) का उपयोग किया जाता है। इसमें हृद धमनियों को रेडियो-अपारदर्शी माध्यम तथा एक्स किरण से अंत:क्षेपित किया जाता है। (The coronary arteries are injected with a radio-opaque medium and X-rayed)।

हृदय का शिरीय निकास (Venous- वीनस drainage) मुख्यत: शिराओं (Veins) के मार्ग से होता है जिसमें चक्रीय धमनियों की शाखाएँ शामिल होती हैं। इनका अधिकांश निकास हृद्-खातिका (Coronary sinus) में होती है जो अलिंद-निलयीय खाँच (Atrioventricular groove) के पश्चभाग पर स्थित होती है तथा दाहिना अलिंद (Atrium) में खुलती है। अग्र हृद्-शिराएँ (Anterior cardiac veins) जो दाहिना निलय (Ventricle) के अग्र भाग का निकास करती हैं, वे दाहिना अलिंद में स्वतंत्र रूप से खुलती हैं। कुछ शिरीय रक्त हृदय के कक्षों से सीधे छोटी शिराओं की दिवालों से भी निकलती है। इन शिराओं को थिबेसियन शिरा (Thebasian vein) कहते हैं। [इन शिराओं (Veins) की खोज सर्वप्रथम जर्मन शरीर विज्ञानी (German physician)-ऐडम०सि० थिबेसियस (Adam C. Thebesius)-(1686-1732) ने की थी, अत: इन शिराओं का नामकरण उनके नाम से ही हुआ।]

हृदय एक रेशेदार रक्तोदी (Fibroserous-फाइब्रोसीरस) थैली के अंदर बंद होता है। इस थैली को परिहृद या हृदयावरण (पेरिकार्डियम - Pericardium) कहा जाता है। थैली की बाहरी रेशेदार सतह ही महावाहिकाओं की बाहरी परत तथा पूर्वश्वासनली प्रावरणी (Pretracheal fascia - प्रिट्रेकिअल फैशिआ) के साथ ऊपर तक लगातार रहती है। नीचे में यह मध्यच्छद (डायाफ्राम-Diaphragm) के केन्द्रीय कंडरा (Tendon) के साथ मिलती है। इसके अतिरिक्त यह उरोस्थि (Sternum-स्टर्नम) की पश्च सतह से सम्बद्ध रहती है। इस प्रकार रेशेदार परिहृद (हृदयावरण) वक्ष (Thorax) के अंदर बंधी रहती है जिसके कारण हृदय की सामान्य स्थिति बनी रहती है। रेशेदार परिहृद (पेरिकार्डियम) हृदय के अतिफुलाव (Over-distension) को रोकने में भी कार्य करता है जो महत्वपूर्ण होता है।

रेशेदार हृदयावरण (पेरिकार्डियम) के अंदर रक्तोदी (सीरमी) हृदयावरण की कोमल दोहरी परत की एक थैली (Delicate double layered sac) होती है जिसे भित्तीय सतह या पेराइटल लेयर (Parietal layer) कहते हैं। इससे रेशेदार थैली का स्तरण होता है जो महावाहिकाओं के आधारों (या जड़ों - Roots) के चारों ओर रहती है तथा हृदय की सतह पर हृदयावरण के साथ लगातार सम्बद्ध रहती है। द्रव (Fluid) की परत से सीरमी (रक्तोदी) हृदयावरण की दो परतें चिकनी बनती है ताकि वे एक दूसरे पर स्वतंत्र रूप से प्रत्येक हृदय-स्पंद (Heart-beat) के साथ फिसल (या सरक) सकें। हृदयावरण की थैली में द्रव के असामान्य संग्रह को परिहृद-स्पंदन (पेरिकार्डियन-एफ्यूजन-Pericardian effusion) कहा जाता है। इसके कारण हृदयावरथ शोथ या पेरिकार्डिटिस (Pericarditis) रोग का जन्म होता है। यह शोथ अन्य क्रियाओं, जैसे - मिक्सिडीमा (Myxoedema) के कारण {इसमें अवटु या थाइरॉइड ग्रंथि की अल्पक्रियता (Hypothy-roidism) होती है।} भी होता है।

हृदय की पेशी को मायोकार्डियम (Myocardium) कहा जाता है। यह पेशी कंकाल-पेशी (Skeletal muscles) से कुछ मिलती-जुलती (या साम्य) होती है, जैसे - तिर्यक धारीदार या रेखित होना (Cross strilted)। लेकिन चिकनी पेशी के समान यह पेशी ऐच्छिक नियंत्रण (Voluntary control) के अधीन नहीं होती। हृदपेशी (Cardial muscle) तो अन्तर्निहित, स्वचालित (Automatic) तथा अंत:श्रावीय नियंत्रण (Hormonal control) के अधीन होती है। हृदपेशी कोशिकाओं (Cells) के बीच एक कोमल संयोजी ऊतक (Tissue) होता है जो रक्त केशिकाओं (Blood capillaries) से अत्यधिक सम्पन्न होता है। इसमें निरंतर लयात्मक संकुचनशीलता (Rhythmic contractility) के कारण अत्यधिक चयापचय की क्रिया होती है जिसमें इससे मदद मिलती है।

अलिंदों (Atria - इसका एकवचन Atrium है।) में जो रक्त होता है वह अपेक्षाकृत चौड़ा अलिंद-निलयीय कपाट मुखों के द्वारा निलयों (Ventricles) में जाता है। उनका कार्य इसलिए हल्का रहता है और इस कारण से उनकी दिवालें अपेक्षाकृत पतली होती हैं। दाहिना निलय को अधिक कार्य करना होता है, जैसे - फुफ्फुसों (Lungs) से होकर रक्त भेजना, अत: उसकी दिवालें मोटी होती हैं। बायाँ निलय (Left ventricle) को तो शरीर के सभी अंगों में रक्त भेजना होता है, अत: उसकी दिवाल को अत्यधिक मजबूत होने की आवश्यकता होती है तथा उसकी दिवाल दाहिना निलय की दिवाल से तीन गुनी अधिक मोटी होती है। एक केन्द्रीय बिन्दु को छोड़कर संयोजी ऊतक (Connective tissue) अलिन्दीय तथा निलयीय हृद्पेशी (Atrial and ventricular myocardium) को अलग करता है। यही वह केन्द्रीय बिन्दु है जहाँ अलिंद-निलयीय पुंज (Atrioventricular bundle) के विशेषीकृत रेशे उसकी निरंतरता प्रदान करते हैं।

हृदय के सर्वाधिक आंतरिक अस्तर या अन्त: हृदस्तर (Endocardium - एन्डोकार्डियम) में चिपटी उपकला कोशिकाओं (Epithelial cells) की एक एकल परत होती है जो सुकोमल अंतराल संयोजी ऊत्तक (Fine areolar connective tissue) के तल पर स्थित होती है तथा लचीला रेशे से सम्पन्न होती है। संयोजी ऊत्तक की यह समर्थक परत हृद्पेशी की गतियों (Movements of myocardium) को अनुकूल बनाती (या समायोजित करती) है, अन्यथा यह अन्त:स्तर (Endothelium - एन्डोथिलयम) को क्षतिग्रस्त कर सकती है। हृदय के अंत:स्तरण रक्तवाहिकाओं के प्रवेश और निर्गम मार्ग तक निरंतर होता है। हृदय के सम्पूर्ण कोटरिकाओं (Cavities) का अस्तर भी हृदपेशी बनाती है। कपाट के मुख (Valvular openings) अपने स्वयं पर मुड़कर वे कपाट के छोर (Cusps of the valves) के रूप में परिणत हो जाते हैं। इस प्रकार अंत:हृद स्तर (Endocardium) में दो परतें होती है जो अपने बीच में एक छोटा रेशेदार ऊतक रखती हैं जिसके कारण उनको अतिरिक्त शक्ति मिलती है।

हृदय के कार्य (Functioning of Heart)

एक सामान्यजन कभी-कभी सोचने या यह जानने को उत्सुक होता है कि किस प्रकार हृदय दिन-रात (निरंतर) वर्षों तक (जन्म से मृत्यु तक) पम्प (कार्य) करता रहता है। कभी न वह आराम करता है और न ही थकता है, ऐसा क्यों होता है। इसका उत्तर यह है कि हृदय विश्राम लेता (या आराम करता) है। यह कब करता है? हृदय प्रत्येक स्पन्दन या धड़कन (Beat) के बाद तथा दूसरे स्पंदन के पहले कुछ क्षण (समय) के लिए विश्राम करता है। इस विश्राम के समय को अनुशिथिलन (Diastole-डाइऐस्टोल) कहा जाता है। हृदय के स्पंदनों की गति प्रतिमिनट 65 स्पंदन (Beats) होती है। यह अवधि प्रकुंचन (Systole- सिस्टोल)-की अवधि से दुगुनी होती है। जो पेशीय संकुचन (Muscular contraction) की अवधि होती है। जब महाधमनी तथा फुफ्फुस के कपाट (Aortic and pulmonary valves) बंद हो जाते हैं तो निलयों (Ventricles) में अनुशिथिलन (Diastole) के निश्क्रिय के दौरान रक्त भरने क्रिया होती है। निलयों में इस प्रकार 70% रक्त भरा जाता है, परन्तु निलय चूँकि फूलता (या प्रसारित होता) है, अत: भरने की गति में कमी आती है तथा इसका पूरा भरना अलिन्दीय प्रकुंचन (Atrial systole - एट्रिअल सिस्टोल) कहलाता है। यहाँ शिक्षार्थी को यह ध्यान रखना चाहिए कि जब भी अनुशिथिलन (डाइऐस्टोली) तथा प्रकुंचन (सिस्टोल) शब्दों का अविशिष्ट रूप में (Unqualified) उपयोग होता है तो उसे निलयों के लिए ही प्रयुक्त माना जाता है। अलिंद-प्रकुंचन (एट्रिअल सिस्टोल) की घटना निलय-अनुशिथिलन (वेन्टिकुलर डाइऐस्टोल) के अंत के आसपास होती है और इसके बाद अलिंद-निलय के कपाट बंद हो जाते हैं। समन्वित अलिंद-संकुचन (Atrial contraction) या अलिंदीय परिवहन तंत्र (Mechanism) में बाधा या क्षति होने से हृदय के रोगी का हृद्पात (Cardiac failure) हो सकता है। इस क्षति का कारण हृदय का अवरुद्ध होना है या फिर निलंद का रेशकीकरण होना है। (The loss may be from heart block or from atrial fibrillation) बाद में हृद-क्षिप्रता (Tachycardia-ट्रैकिकार्डिया) अधिक महत्वपूर्ण कारक बन जाता है क्योंकि यह निलय को भरने के लिए उपलब्ध समय को कम करता है। यह प्रकुंचन (सिस्टोलि) की अपेक्षा अनुशिथिलन (डाइऐस्टोल) को अधिक छोटा करता है।

प्रकुंचन (सिस्टोल) के आरंभ में निलय (Ventricle) के अंतर्गम और निर्गम कपाट (Inlet and oulet valves) बंद रहते हैं। जब अर्धचन्द्रकार कपाट (Semilunar valves) खुलते हैं तो महाधमनी और फुफ्फुसीय धमनी (Aorta and pulmonary artery) में रक्त चला जाता है। एक एकल हृदय-स्पंदन के दौरान रक्त का जो परिमाण निकलता है उसे प्रघात आयतन (Stroke volume-स्ट्रोक वॉल्यूम - SV) कहा जाता है। एक मिनट (या 60 सेकण्ड) में रक्त का कुल परिमाण निकलता (या जाता) है उसे हृद-बहिर्वेश (Cardiac output - कार्डियक आउटपुट - CO) कहते हैं। अत: प्रघात आयतन (SV) तथा हृद्-गति दर (Heart rate - HR) का गुणनफल (Product) हृद-बहिर्वेश (CO) के बराबर होता है। अर्थात्

CO = SV × HR

अर्थात् हृद्-बहिर्वेश = प्रघात आयतन × हृद्-गतिदर

विरामावस्था में हृद-बहिर्वेष (Cardiac output) सामान्यत: 4.01 से लेकर 8.0 लीटर प्रति मिनट होता है जो व्यायाम (Exercise) के साथ बढ़ता है। सामान्य वयस्कों में 72 स्पंदन (Beats) प्रति मिनट विराम हृदय की गति होती है परन्तु कुछ लोगों में, विशेष कर खिलाड़ियों में कम होती है।

हृदय का वैद्युत उत्प्रेरण (Electrical Activation of Heart)

अलिंद (Atria) तथा निलय (Ventricle) के संकुचन के लिए जो उद्दीपन (Stimulus) होता है, वह वैद्युत (Electrical) होता है। हृद्पेशी (Myocardium - मायोकार्डियम) के विविध अवयव स्वत: श्राव करने की क्षमता रखते हैं, लेकिन सामान्यत: खातिका - अलिन्दीय गाँठ (Sinoatrial node - साइनोऐट्रिअल नोड - SA नोड) की यह क्षमता अत्यधिक तीव्र होती है और यह हृदय का सामान्य गति निर्धारक (Cardiac pacemaker) होता है। SA गाँठ (नोड) ऊपरी महाशिरा (Superior vana cava) के प्रवेश मार्ग के नजदीक दाहिना अलिन्द में स्थित रहती है। SA गाँठ (नोड) में जो उद्दीपन उत्पन्न होता है वह अलिंद के द्वारा प्रसारित होता है तथा अलिंद-निलयीय गाँठ (Atrioventricular node या AV नोड) में पहुँचता है। AV नोड (गाँठ) दाहिना अलिन्द

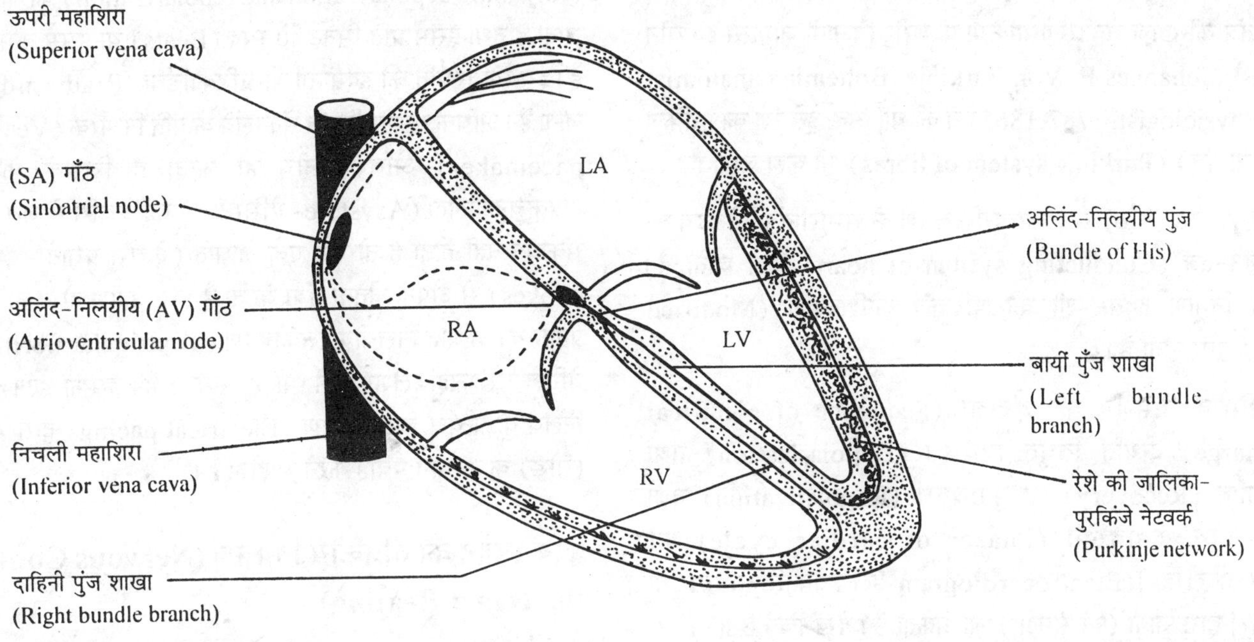

चित्र 38(ix) - {हृदय का संचालन तंत्र RA = दाहिना अलिन्द, RV = दाहिना निलय, LA = बायाँ अलिंद, LV = बायाँ निलय। बाधित पंक्तियों से गाँठों (नोडों) के बीच तथा खातिका गाँठ (SA गाँठ) और बायाँ निलंय के बीच मार्गों को दिखाया गया है। इनकी भूमिकाएँ विवादास्पद है, तथापि खातिका (SA) गाँठ से उत्तेजना सामान्य अलिंद पेशी-रेशे द्वारा प्रसारित होती है।}
(The conducting system of the heart, RA = right atrium; RV = right ventricle; LA = Left atrium; LV = right ventricle. The interrupted line indicate specialized pathways between the nodes and between the sinus node and the left atrium their roles are disputed however, and the impulses from the sinus node may spread by direct excitation of ordinary atrial muscle fibres)

(Ventricle) की पटीय दिवाल (Septic wall) के अंत:हृद्-स्तर के नीचे त्रिकपर्दी कपाट के बंधन के समीप रहता है। स्पंदन (या तंत्रिका वेग) का संचालन - AV गाँठ में बाधित होता है जब तक अलिंद की उत्तेजना और संकुचन पूर्ण हो जाता है। स्पंदन का उसके बाद निलय (Ventricles) के विविध भागों में संचालन होता है। यह संचालन क्रमबद्ध रूप में होता है जिससे कि अंकुरक (पैपिला) पेशी संकुचन अलिंद-निलयीय कपाट को नियंत्रित रखने में सक्षम हो सके जब तक कि उत्तेजना और संकुचन का एक तरंग निलयों के शिखरों से बाहर के मार्गों में पहुँच नहीं जाता। इसके कारण रक्त का प्रवाह होता है।

AV नोड से उत्तेजना या प्रणोद (Impulse) आगे बढ़ने के बाद वह अलिंद - निलयीय पुंज (Atrioventricular bundle) में पहुँचता है जो अलिंद और निलय के बीच पेशीय संचार का एकमात्र माध्यम है। अन्तर्निलय पट (Interventricular septum) के ऊपरी भाग में यह पुंज (Bundle) दो-दाहिनी और बायीं पुंज-शाखाओं (Right and left bundle branches) में विभक्त हो जाता है जो क्रमश: दाहिना और बायाँ निलय में वितरित हो जाते हैं। समूह की शाखाएँ संयोजी ऊतक के आवरण (Sheaths) द्वारा प्रतिवेशी हृदपेशी (Surrounding myocardium) से विद्युतरोधी की जाती है और प्रणोद (Impulse) निलय-पेशी में रेशा

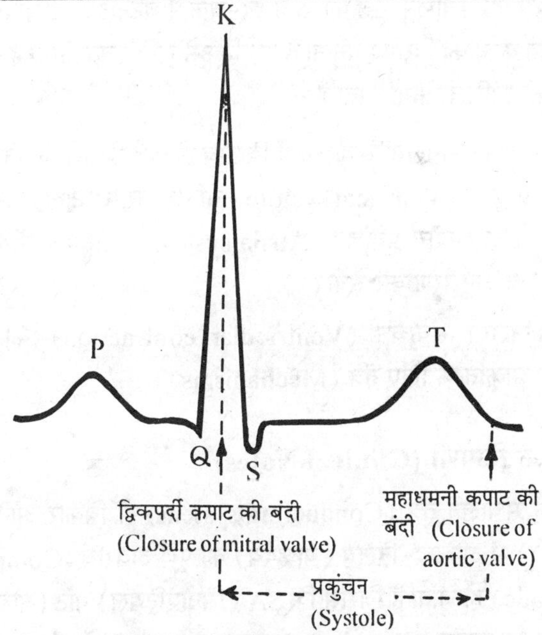

चित्र 38(x)- विद्युत-हृदलेख (एक हृद्-स्पंद)
(The electrocardiogram (of one heart beat).

तंत्र से होकर पहुँचता है जहाँ पुंज की शाखाओं का अंत होता है। इस रेशा-तंत्र की खोज चेकोस्लोवाकिया के शरीर विज्ञानी जोहान्स इ० वोन पुरकिंजे (Johannes E. Von Purkinje, Bohemian anatomist and Physiologist, 1787-1865) ने की थी, अत: इसे रेशे का पुरकिंजे तंत्र (या तंत्र) (Purkinje system of fibres) भी कहा जाता है।

SA नोड (गाँठ) से लेकर पुरकिंजे रेशे के सम्पूर्ण तंत्र को हृदय का संचालन-तंत्र (Conducting system of heart) कहा जाता है। इसका निर्माण हृदय-पेशी की परिष्कृत कोशिकाओं (Modified cells) द्वारा होता है।

विद्युत विसर्जन की शृंखला (Sequence of electrical discharge) अर्थात् विधुत् विध्रुवण (Depolarization) तथा पुनःप्राप्ति (Recovery) या पुन:ध्रुवण (Repolarization) तथा हृद्-चक्रीय क्रमावस्था (Phases of cardiac cycle) को विद्युत-हृदलेख [(Electrocardiogram-इलेक्ट्रोकार्डिओग्राम या ECG)] द्वारा जाना (या समझा) जा सकता है। देखें चित्र 38(x)

P तरंग (Wave) की उत्पत्ति अलिन्दीय विध्रुवण (Atrial depolarization) द्वारा तथा QRS संकुल (Complex) की उत्पत्ति निलयीय विध्रुवण (Ventricular depolarization) द्वारां होती है। ST खण्ड तथा T तरंग निलयीय पुन:ध्रुवण (Ventricular repolarization) का परिणाम है। निलयीय पुन:ध्रुवण के संकेत QRS संकुल में निमग्न (Submerged) हो जाते हैं या प्लावित करते हैं।

हृदय के संचालन-तंत्र का कार्य हृद्-चक्र में घटनाओं की शृंखला को समन्वित करने को निरापद बनाना है अर्थात् उसे सुनिश्चित करना है। इसमें निम्न को शामिल किया जाता है -

(1) अलिन्द-निलयी संचालन में विलम्ब होता है जिससे कि निलयीय प्रकुंचन (Ventrical systole - वेन्ट्रिकुलर सिस्टोल) सही रूप में अलिन्दीय प्रकुंचन (Atrila systole - एट्रियल सिस्टोल) का अनुसरण कर सके।

(2) निलयी संकुचन (Ventricular contraction) की सही आकृति के लिए तंत्र (Mechanisms)।

नैदानिक टिप्पणी (Clinical Notes)

हृदय के संचालन तंत्र (Conducting system) में विकार आने (या रोग होने) से अलिन्द-निलय (या हृदय) का पूर्ण अवरोध (Complete blockade) हो जाता है जिससे कि SA (सिनोऐट्रियल) गाँठ (नोड) की उत्तेजना या प्रणोद (Impulse) निलय (वेन्ट्रिकल) में संचारित नहीं होता। निलयों के एक की कोशिकाएँ (Cells) गति निर्धारक का कार्य भार अपने ऊपर ले लेती हैं। परन्तु लयात्मक विध्रुवण और पुन:ध्रुवण (Rhythmic depolarization and repolarization) की गति मन्द हो जाती है तथा इसमें प्रति मिनट 40 स्पंद (Beats) या इससे कम हो जाता है। इस मंद स्थिति को हृदमंदता या ब्रेडिकार्डिया (Bradycardia) कहा जाता है। अधिक गम्भीर स्थिति में निलय के गति निर्धारक (Ventricular pacemaker) अविश्वसनीय हो जाता है जिसके फलस्वरूप अप्रकुंचनशीलता (Asystole- ऐसिस्टॉल) की अवधि में जब निलयीय संकुचन नहीं होता है तो रोग एक आघात (ऐडम्स प्रघात - Adams strokes) से अपनी चेतना गँवा बैठता है (या बेहोश हो जाता है)। इस प्रकार का आघात निलयीय रेशकीकरण (Ventricular fibrillation - वेन्ट्रिकुलर फाइब्रिलेशन) से भी हो सकता है। इसका इलाज दाहिना निलय के प्रत्यक्ष विद्युत-प्रेरण (Electrical pacing) द्वारा AV गाँठ (नोड) के उपमार्ग प्रवाह करने से होता है।

हृदय स्पंदन का तंत्रिकीय नियंत्रण (Nervous Control of the Heart Beating)

हृद्पेशी के संकुंचन के लिए विद्युत-प्रणोद (Electrical stimulus) की उत्पत्ति हृदय के अंदर स्वत: होती है। यह संकुचन जारी रहता है यदि हृदय में तंत्रिका (Nerve) की आपूर्ति बंद हो जाय। दूसरे शब्दों में, हृदय का स्पंदन स्वत: होता है और यह वितंत्रिकायन हृदय (Denervated heart - डिनर्वेटेड हार्ट) में भी बना रहता है। तथपि स्वचालित तंत्रिका-तंत्र (Automatic nervous system) हृदय स्पंदन की गति को नियंत्रित करता है। प्रणोद (Impulses) जो वेगस (या परिभ्रमी) तंत्रिका (Vagus nerve) - (10 वीं कपालीय तंत्रिका को वेगस तंत्रिका कहते हैं) - के परानुकंपी रेशे (Parasympathetic fibres) से हस्तांतरित होते हैं, वे हृदय के निरोधी (Inhibitory) होते हैं, अत: उसकी गति को मंद करते हैं। हृदय में भी एक अनुकंपी तंत्रिका आपूर्ति (Sympathetic nerve supply-सिम्पैथेटिक नर्व सप्लाई) होती है। फिर भी ग्रीवा और ऊपरी अनुकंपी रेशा-गुच्छिका (Cervical and upper sympathetic ganglia) तथा अनुकंपी तंत्रिका प्रणोद (Sympathetic nerve impulses) मिलकर हृदय की गति को तेज बनाते हैं। यदि इनके प्रभावों में संतुलन बना रहता है तो इससे हृदय की सामान्य गति अनुरक्षित (Maintained) होती है।

मनुष्य का सम्भवत: अधिक सोचने या चिन्तित होने की अवस्था में अनुकंपी (Sympathetic) सक्रियता में अत्यधिक वृद्धि होती है जिसके कारण हृदक्षिप्तता (Tachycardia - टैकिकार्डिया) का जन्म होता है। दूसरी ओर परानुकंपी स्वर (Parasympathetic tone) में वृद्धि होने से हृदमंदता या ब्रैडिकार्डिया (Bradycardia) का जन्म होता है। वेगस तंत्रिका में अधिक उत्तेजना होने से गाँठ (नोड) का श्राव (Nodal discharge) अस्थायी रूप से रुक जाता है जिसके कारण बेहोशी

(Fainting) की घटना होती है जिसे मूर्च्छा (Syncope - सिन्कॉप) कहते हैं। एक व्यक्ति जो एक सरतल बेहोशी (या मूर्च्छा) से चंगा (या स्वस्थ) हो रहा है, उसकी नाड़ी-स्पंद (Pulse) मंद हो जाती है।

स्वचालित तंत्रिका रेशे (Nerve fibres) हृद्-कोशिकाओं (Cardiac cells) पर अपना प्रभाव तंत्रिका-संचारी या रासायनिक वाहक (Neurotransmitters-न्यूरोट्रैन्समिटर्स or chemical messengers) के द्वारा डालते हैं। इन प्रभावों को कोशिका सतह पर कुछ निश्चित प्रोटीन ग्रहण करते हैं। वेगस तंत्रिका के परानुकंपी रेशे (Parasympathetic fibres) ऐसीटिलकोलीन (Acetylcholine) को मुक्त करते हैं जिसे हृद्-कोशिका की सतह पर ऐसीटिलकोलीन ग्राही (Receptors) सोख लेते हैं। इस ग्राही को मस्कैरिनिक ग्राही (Muscarinic receptor) कहते हैं। मस्कैरिन (Muscarine) एक रवेदार क्षारभ (Crystalline alkoid) है जो विषाक्त मात्रा में छत्रक (Toadstool-टोडस्टूल) में विद्यमान (उपस्थित) रहता है। कोशिकाओं पर अनुकंपी तंत्रिका तंत्र की क्रिया के लिए रासायनिक मध्यस्थों को ऐड्रिनलिन (Adrenaline) या अधिवृक्क ग्रंथि तथा नौरऐड्रनलिन या "अधिवृक्क अन्त:श्राव" (Noradrenaline) कहा जाता है। ग्राही (Receptors) को "अधिवृक्क ग्रंथि तंत्रिका" या ऐड्रिनर्जिक ग्राही (Adrenergic receptor) कहते हैं। प्रत्येक के दो प्रकार के होते हैं - α (अल्फा - Alpha) तथा β (बीटा - Beta) प्रत्येक के दो उपप्रकार (Subtypes) होते हैं। हृदय के ऐड्रिनर्जिक ग्राहियों को β_1 कहते हैं। औषध (Drugs) जो इन ग्राहियों (Receptors) को अवरुद्ध करते हैं, उनका उपयोग अनेक हृद्-संवहनी रोगों (Cardiovascular diseases) के इलाज में किया जाता है, विशेषकर चक्रीय हृदय रोग (Coronary heart disease) जिसमें वे हृदय के संकुचन का गति (Rate) तथा शक्ति (Force) को कम करते हैं तथा तनाव (Stress) के प्रभाव से हृदय को बचाते (या रक्षा करते) हैं जिसके फलस्वरूप अनुकंपी तंत्रिका छोरों (Sympathetic nerve endings) तथा अधिवृक्क ग्रंथियों से कैटिकोलैमीन (Catecholamines, i.e. adrinalin and noradrenalin) मुक्त होता है।

हृदय की जाँच (Cardiac Investigation)

हृदय की वैद्युत घटनाओं को विद्युत-हृदलेख (इलेक्ट्रोकार्डिओग्राम) पर लिपिबद्ध (या चित्रित) किया जाता है जो रोग के कारण विविध रुप में परिवर्तित हो सकते हैं। कुछ स्थितियों में निदान सूचक परिवर्तन (Diagnostic changes) भी होते हैं, जैसे कि गम्भीर हृदपेशी व्यतिक्रम (Acute myocardial infraction)। विद्युत-हृद्लेख (इलेक्ट्रोकार्डियोग्राम) हृद्-स्पंदलय (Cardiac rhythm) में बाधाओं का पता लगाने में सक्षम नहीं है जिसके लिए प्रतिध्वनिहृदगति लेखी (Echocardiography - इकोकार्डियोग्राफी) का उपयोग होता है। प्रतिध्वनि हृदगति लेखी में अतिस्वन (Ultrasound) के द्वारा हृदय की जाँच होती है। इसमें अतिस्वन (अल्ट्रासाउन्ड) को त्वचा पर ट्रैन्सडॅयूसर पराक्रमण यंत्र (Transducer) को रखकर हृदय में संचालित किया जाता है जो संरचनाओं (Structures) द्वारा वापस प्रतिध्वनित (Echoed) होता है जिससे इसका मिलन होता है। इसके द्वारा हृदय के चार कक्षों (Chambers) तथा कपाटों (Valves) का चित्र लिया जाता है। हृदय के कपाटों और दिवालों की गतियों का अध्ययन किया जाता है। हृदय के कक्षों के आकार तथा उनकी दिवालों की मोटाई की माप भी की जा सकती है। इससे अलिन्द और निलय के पटीय दोषों (Atrial and ventricular septal defects) तथा अन्य जन्मजात अपसामान्यता (Congenital abnormality) के रोग का निदान किया जा सकता है। हृदय के अंदर परिहृद् निस्सरण (Pericardial effusion) तथा अर्बुद (Tumour-ट्यूमर) या घनास्त्र (Thrombi - इसका एकवचन Thrombus-थ्रॉम्बस है) का पता लगाया जा सकता है। हृदय के रोगों में परिवर्तनों का अध्ययन करने के लिए अन्य प्रकार की जाँच भी होती है।

रक्त वाहिका (Blood Vessels - ब्लड वेसल्स)

रक्तवाहिका के अनेक प्रकार होते हैं। धमनी (Arteries - आर्टरिज) तथा धमनिका (Arterioles - आर्टिरिओल्स) जो रक्त को हृदय से बाहर ले जाती हैं। वे सदैव आक्सीजनी रक्त (Oxygenated blood) का परिवहन करती हैं। इसका अपवाद है - फुफ्फुसीय धमनी (Pulmonary arteries)।

शिरिका (Venules - वेन्यूल्स) तथा शिरा (Veins - वेन्स) रक्त को हृदय की ओर ले जाती हैं तथा सदैव विआक्सीजनी रक्त (Deoxygenated blood) का परिवहन करती हैं। इसका भी अपवाद है - फुफ्फुसीय शिरा (Pulmonary veins)।

केशिका (Capillaries) सूक्ष्म रक्त वाहिका होती है जिसमें धमनिका (आर्टिरिओल्स) मिल जाती हैं और उसमें से शिरिका (Verules) जन्म (या उद्गमित) लेती हैं। वह वाहिका का एक कोमल जाल (Delicate network of vessels) बनाती है जो शरीर के ऊतकों (Tissues) के अधिकांश भागों की शाखाओं में फैल जाते हैं।

कुछ निश्चित धमनियाँ (Arteries) मस्तिष्क में रक्त को ले जाती है तथा फुफ्फुस (Lungs), यकृत (Liver) तथा प्लीहा (Spleen) की कुछ वाहिकाएँ सामान्य केशिकाओं में नहीं मिलती हैं।

रक्तवाहिका की संरचना (Structure of Blood Vessels)

धमनी (Arteries - आर्टरिज)

धमनी जो रक्त को हृदय से केशिकाओं (Capillaries) में ले जाती हैं, वे मोटी दिवाल की नलियाँ (Tubes) होती हैं। इसमें तीन परतें या तहें

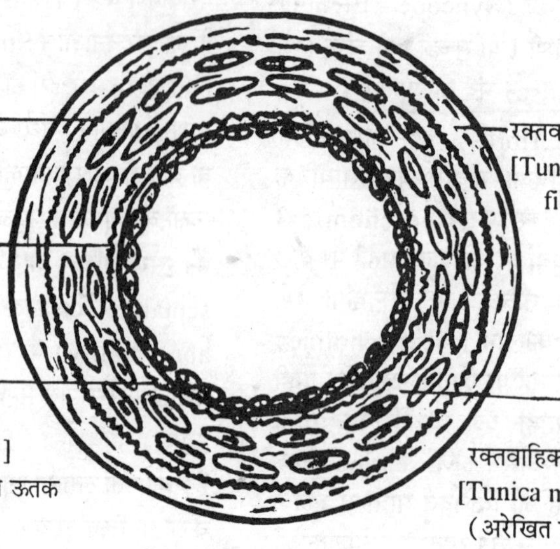

चित्र 38(xi) - एक धमनी का अनुप्रस्थ (Cross section of an artery)

(Three coats - कोट्स) - बाहरी (Outer), मध्य (Middle) तथा आंतरिक (Inner) होती हैं।

बाहरी परत (Outer coat) रेशेदार ऊतक (Fibrous tissue) द्वारा निर्मित होती है जो वाहिका को सुरक्षा और शक्ति प्रदान करती है जिसे "बाह्य धमनिक सतह" या टयूनिका ऐडवेन्टिसिआ (Tunica adventitia) कहते हैं। मध्य परत (Middle coat) चिकनी अरेखित पेशीय रेशे (Smooth unstriated muscle fibres) द्वारा निर्मित होती है जिसमें कुछ पीले लचीले रेशे भी होते हैं। इसे "मध्य धमनिक सतह" या टयूनिका मीडिया (Tunica media) कहा जाता है। पेशीय रेशे वृत्ताकार रूप में सजे रहते हैं जिनके संकुचन (Contraction) तथा शिथिलन (Relaxation) द्वारा वाहिका के बल (Calibre) या क्षमता में परिवर्तन होते हैं। यह कार्य स्वचालित तंत्रिकातंत्र (Autonomic nervous system) द्वारा नियंत्रित होता है जो एक अंग में रक्त आपूर्ति के परिमाण का निर्धारण करने तथा रक्त-चाप को बनाये रखने में महत्वपूर्ण भूमिका निभाता है।

आंतरिक परत (Inner coat) कोशिकाओं की एक चपटी अंत:स्तरीय परत (Layer of flattened endothelial cells) होती है जो धमनी का अस्तर बनाती है। यह परत मध्य पेशीय परत से एक लचीले रेशे की सतह से अलग की जाती है। इस आंतरिक परत को "अन्त: धमनिक सतह" या टयूनिका इन्टिमा (Tunica intima) कहते हैं।

बड़ी धमनियों में, विशेषकर महाधमनी (Aorta) में लचीले ऊतक की मात्रा (Amount) अधिकतम होती है जब कि छोटी धमनियों और धमनिकाओं (Small arteries and arterioles) में पेशीय ऊतक (Muscular tissue) की सर्वाधिकता होती है। इन संरचनाओं की विशेषता यह है कि छोटी धमनियों और धमनिकाओं की क्षमता के परिवर्तन के अनुसार शरीर के अंगों में रक्त आपूर्ति का मुख्यत: नियंत्रण होता है। परन्तु ऐसी स्थिति बड़ी धमनी और महाधमनी में नहीं रहती क्योंकि उसका आकार स्थिर (Constant) रहता है।

बड़ी धमनियों की दीवालों की रक्त-आपूर्ति का अपना एक तंत्र होता है जिसमें अनेक लघु वाहिकाएँ (Tiny vessels) होती हैं। इस तंत्र को आयुर्विज्ञान में वैसा वैसोरम या "सूक्ष्म नलिकातंत्र" (Vasa vasorum) कहते हैं। इसमें पतला तंत्रिका तंतुओं (Slander nerve filaments) की तंत्रिका-आपूर्ति भी वाहिकाओं की दिवालों में समाविष्ट (या सम्मिलित) हो जाती है।

शिरा (Veins वेन्स)

धमनी की तरह शिराओं में भी तीन परत्तें (Coats) होती हैं। परन्तु इसकी परतें अधिक पतली होती हैं जिससे कि शिरा की दिवालें टूटकर आपस में मिल सकें जब वाहिका खुलती है। तथापि एक धमनी की परत्रें जो अलग रहती हैं, वे धमनी के खुलने से मिलती नहीं है बल्कि वे अलग ही रहती हैं। शरीर के अंगों (Limbs) तथा उदर (Abdomen) की अनेक शिराओं (Veins) में उनके अंत:स्थिति (Interior) में जहाँ रक्त गुरुत्व के विरुद्ध प्रवाहित होता है, कपाट (Valves) होते हैं। ये कपाट इस प्रकार व्यवस्थित (Arranged) रहते हैं कि वे रक्त को केवल हृदय की ओर प्रवाहित होने (या बहने) की अनुमति देते हैं तथा विपरीत दिशा में प्रवाहित होने से रोकते हैं। इन कपाटों में थैली (Buch) के समान तहें (Folds)

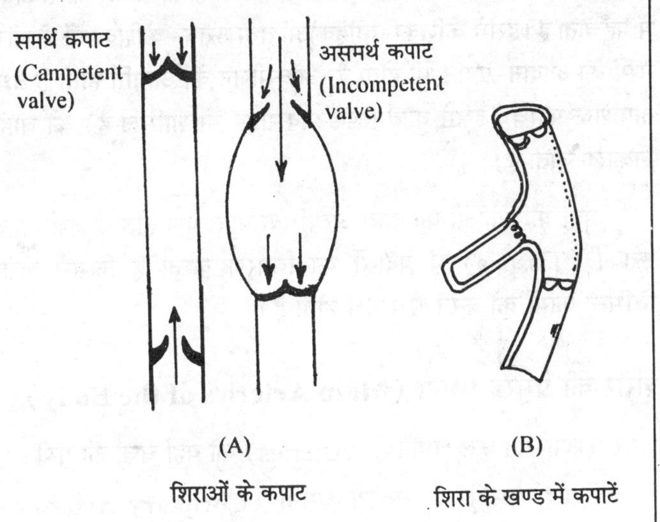

चित्र 38(xii) - Valves of veins and vein cut to show valves.

लगी होती हैं जिनका मुख (Openings) हृदय की ओर निर्दिष्ट होता है। ये कपाटें हृदय में रक्त को वापस लौटाने में महत्वपूर्ण भूमिका निभाते हैं। स्फीत शिराओं (Varicose veins-वेरिकोस वेन्स) की स्थिति में सैफिनस तंत्रिका (Saphenous veins) दोषपूर्ण हो जाते है। रक्त और स्फीत के साथ वाहिकाओं में अतिफुलाव आ जाता है। इन शिराओं में उच्च प्रतिकूल दबाव (High back pressure) तथा रक्त की रुद्धता या गतिहीनता (Stagnation of blood) के कारण निचले पैर की त्वचा में पोषण की कमी होती है जो स्फीत व्रण या फोड़ा (Varicose ulcer वेरिकोस अल्सर) को जन्म देने का कारण बनता है।

महाधमनी (Aorta ऐओर्टा)

महाधमनी सभी ऊतकों (Tissues) के लिए आवश्यक ऑक्सीजनी (या शुद्ध) रक्त का परिवहन करती है जो शरीर की सबसे बड़ी धमनी (Largest artery) होती है। यह बायाँ निलय (Left ventricle) से निकलती (या आरम्भ होती) है तथा वक्ष (Thorax) से होकर उदर (Abdomen) में जाती है जहाँ चौथी कटि-कशेरुका (Lumbar vertebra) के निचली सीमा के सामने इसका अंत हो जाता है। इसका वह भाग जो वक्ष में स्थित होता है उसे वक्षीय महाधमनी (Thoracic aorta - थोरैसिक एओर्टा) कहते हैं।

महाधमनी को तीन खंडों (या भागों) में वर्णन किया जाता है -

(i) आरोही महाधमनी (Ascending aorta-असेन्डिंग ऐओर्टा)

(ii) तोरण (चाप) महाधमनी (Arch aorta - आर्क ऐओर्टा)

(iii) अवरोही महाधमनी (Descending aorta-डिसेन्डिग ऐओर्टा)

आरोही महाधमनी बायाँ निलय से उदित (Arises from lelf ventricle) होती है जो ऊपर की ओर, आगे की ओर तथा दाहिनी ओर 5 सेंटीमीटर (या 2 इंच) जाती है और दूसरी दाहिनी पशुर्की उपास्थि (Costal cartilage) की ऊपरी सीमा के स्तर (Level) तक पहुँचती है। यह वाहिका (महाधमनी) आगे चलकर तोरण महाधमनी (Arch aorta) के रूप में परिवर्तित हो जाती है। तोरण महाधमनी (Arch aorta) उरोस्थि के ऊपरी भाग के पीछे से आरम्भ होती है तथा वक्र के रूप में पीछे की ओर और फिर बायीं ओर और अंत में नीचे की ओर चौथी वक्षीय कशेरुका (Thoracic vertebra) के पिण्ड की बायीं भुजा पर पहुँचती हैं। अस्थि की निचली सीमा पर आकर यह अवरोही महाधमनी के साथ मिल जाती है (Continuous with descending aorta)।

बाद की वाहिका नीचे की ओर वक्षीय कशेरुका के शेष भाग में पहुँचती है। यह एक छिद्र [जिसे महाधमनी रिक्ति (Aortic hiatus ऐऑर्टिक हायट्स) कहते हैं,] से होकर उदर से मध्यच्छद (डायफ्राम) में

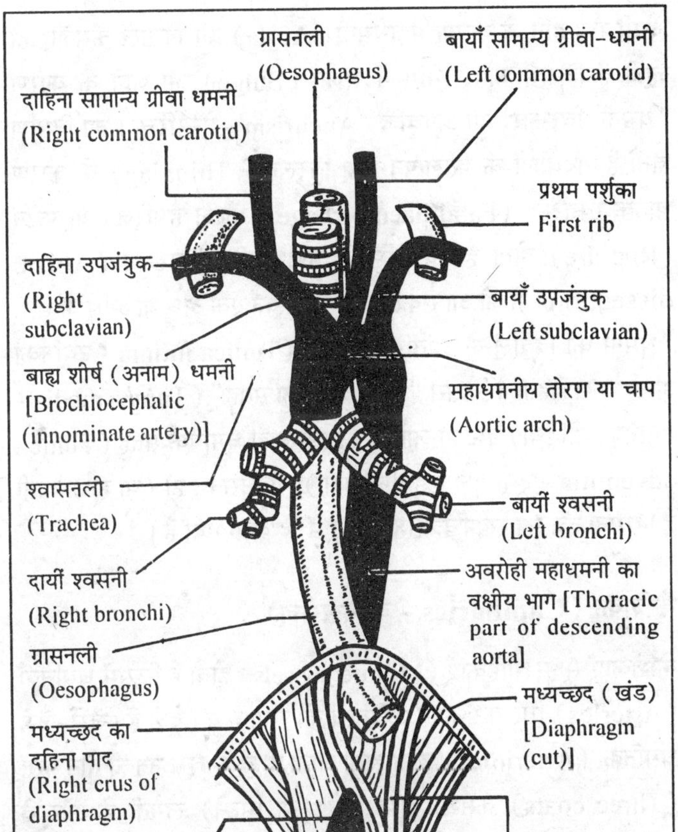

चित्र 38(xiii) - वक्षीय महाधमनी (Diagram of the thoracic aorta)

पहुँचती है तथा बारहवीं वक्षीय कशेरुका (12th thoracic vertebra) की निचली सीमा के स्तर तक जाती है। मध्यच्छद (Diaphragm) के ऊपर स्थित अवरोही महाधमनी के हिस्सा को वक्षीय भाग (Thoracic part) तथा नीचे के हिस्से को उदरीय भाग (Abdominal part) गा उदरीय महाधमनी (Abdominal aorta) कहते हैं। देखें चित्र 36(xiii).

उदरीय महाधमनी कटि-कशेरुका (Lumbar vertebra) के आगे से नीचे आती है तथा चौथी कशेरुका के स्तर तक पहुँचकर दो - (दाहिना या बायाँ) सामान्य श्रोणीय धमनियों (Common iliac arteries) में विभाजित हो जाती है। पिण्ड की सतह पर इसका प्रदर्शन एक बिन्दु (Point) के रूप में ठीक नाभि (Ambilicus- अम्बिलिकस) के नीचे परन्तु बायीं ओर होता है। यह बिन्दु श्रोणीय शिखर (Iliac crest) के उच्चतम बिन्दुओं को मिलानेवाली रेखा के लगभग स्तर पर होता है। देखें चित्र 38(xv)

नैदानिक टिप्पणी (Clinical Note)

किसी रोग होने के कारण महाधमनी (Aorta) की दिवालें कमजोर हो जाती हैं जिससे बाहरी भाग में सूजन (Bulge) आ जाने के कारण "धमनी-विस्फार" या अपवृद्धि (Aneurism - ऐन्यूरिज्म) का निर्माण होता है। दिवालों के पतलापन (या विरलन - Thinning) के कारण घातक रक्तश्राव (Fatal haemorrhage - फैटल हैमरिज) या फटन (Rupture) होता है। यह स्थिति महाधमनीय विच्छेदन (Aortic dissection) से भी आ सकती है जिसमें रक्त एक अश्रु या आँसू के साथ "धमनी की दिवाल के आंतरिक सतह" (Tunica intima - ट्यूनिका इन्टिमा) में बहता है जिससे "मध्य धमनिका सतह" (Tunica media - ट्यूनिका मीडिया) नष्ट हो जाती है। इससे बाह्य धमनिक सतह (Tunica adventitia - ट्यूनिका ऐडवेन्टिसिआ) भी निसक्त हो (या हट) जाती है। धमनी तंत्र का रेखाचित्र 38(xiv) में दिखाया गया है।

केशिका (Capillaries - कैपिलरीज)

केशिकाएँ सूक्ष्म वाहिकाएँ (Minute vessels) होती है जिसमें धमनियाँ (Arteries) मिलकर अपने अस्तित्व को समाप्त कर देती हैं। जैसे-जैसे धमनिका (Arterioles) छोटी होती जाती हैं, वैसे-वैसे उनकी तीन परतें (Three coats) क्रमशः लुप्त होने (या मिटने) लगती है और वे सुकोमल पतले केश (या रोम) के समान हो जाती हैं। इनकी केवल एक परत हो जाती है जिसे धमनियों की अंतःस्तर परत (Endothelial coat) कहते हैं। इन वाहिकाओं का अति बारीक (विरल) होने से लसिका के श्राव (Transudation of lymph -ट्रैन्स्यूडेशन ऑफ लिम्फ) को जाने (या इससे होकर बहने) का अवसर मिलता है जो ऊतक द्रव का निर्माण करता है तथा जल, उपयोगी लवण और पोषक तत्वों को लाकर कोशिकाओं में पहुँचाता है। इसमें केशिका-वाहिकाओं तथा ऊतक-केशिकाओं के बीच गैसों का आदान-प्रदान भी होता है, ऑक्सीजन की आपूर्ति होती है तथा अपशिष्ट पदार्थ (इसमें कार्बन डाइआक्साइड भी शामिल है) को बाहर निकाला जाता है।

अतः केशिकाओं का कार्य अत्यधिक महत्वपूर्ण होता है क्योंकि वे ऊतकों (Tissues) में पदार्थों का वितरण करता है जिससे शरीर विभिन्न कार्यों को करने में समर्थ होता है।

शरीर की प्रमुख धमनी (Main Arteries of the Body)

शरीर में उपस्थित कुछ धमनियों (Arteries) की यहाँ चर्चा की गयी।

1. **हृद्-धमनी या चक्रीय धमनी (Coronary Arteries - कॉरोनरि आर्टरि)**

   बायाँ निलय (Left ventricle) को छोड़ने के बाद महाधमनी (Aorta) की पहली शाखाओं को दाहिनी और बायीं हृद्-धमनी (Right and left coronary arteries) कहते है। प्रत्येक धमनी अनुरुप अलिंद और निलय (Corresponding atrium and ventricle) के बीच नालियों या खाँचों (Grooves) में चलती है तथा हृद्पेशियों को शाखाएँ देती हैं।

2. **बाहु-शीर्ष या अनाम धमनी (Brachio-cephalic - ब्रैकियोसिफैटिक Artery - आर्टरि or Innominate - इनॉमिनेट)**

   यह धमनी उरोस्थि के शिखर के पीछे (Behind manubrium sternum) महाधमनी तोरण (Aortic arch) की उत्तलता (Convexity) निकलती (या आरम्भ होती) है जिसकी यह सर्वाधिक बड़ी शाखा होती है। यह ऊपर, पीछे तथा दाहिनी ओर 5 सेंटीमीटर (cm.) चलकर दो हिस्सों-दाहिना अधोजत्रुक (Right subclavian - सबक्लेवियन) तथा दाहिना सामान्य ग्रीवा धमनी (Right common carotid - केरोटिड) में विभक्त हो जाती है। देखें चित्र 38(xiii)

3. **सामान्य ग्रीवा धमनी (Common Carotid - केरोटिड Artery)**

   दाहिनी सामान्य ग्रीवा-धमनी बाहु-शीर्ष धमनी (Brachiocephalic artery) से निकलती है जबकि बायीं सामान्य ग्रीवा-धमनी सीधे महाधमनी तोरण (Aortic arch) से प्रकट होती है। अतः उनकी दिशा (Course) और वितरण या फैलाव (Distribution) समान होते हैं। सामान्य ग्रीवा धमनी एक आवरण (Sheath) में ऊपर की ओर जाती है। यह धमनी

आंतरिक गल-शिरा (Jugular vein - जग्युलर वेन) तथा वेगस तंत्रिका (Vagus nerve) के साथ चलती है। यह ग्रीवा की पेशियों से घिरी होती है तथा कंठ (Larynx) की अवटु-उपास्थि (Thyroid cartilage) की ऊपरी सीमा के तल पर दो शाखाएँ होती है जो आंतरिक तथा बाह्य ग्रीवा धमनियों (Internal and external carotid arteries) में विभक्त हो जाती है। देखें चित्र 38(xv)

4. बाह्य ग्रीवा धमनी (External Carotid Artery)

यह धमनी सिर और ग्रीवा (Head and neck) की बाहरी

धमनी तंत्र (Artery-System)

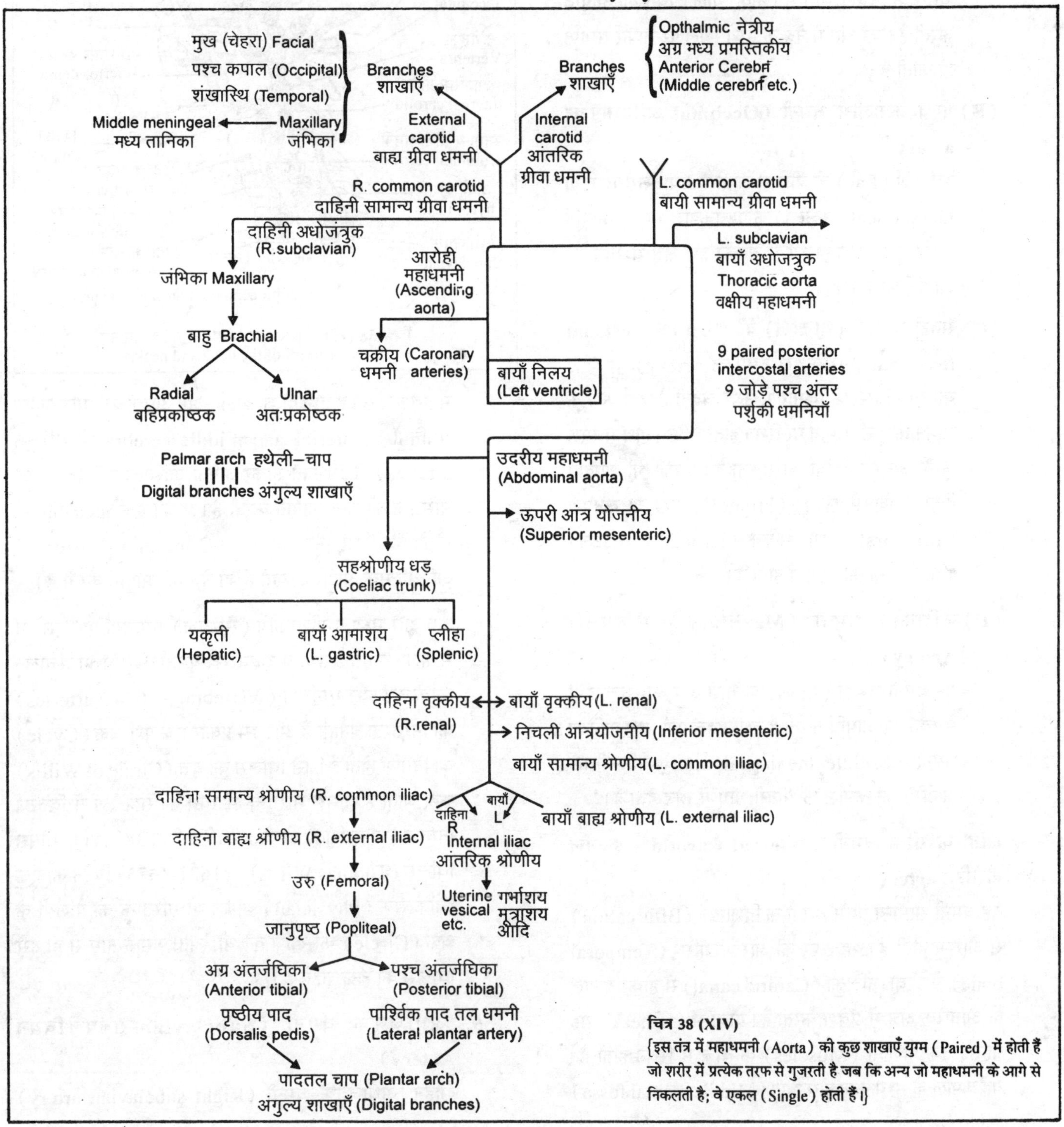

चित्र 38 (XIV)

{इस तंत्र में महाधमनी (Aorta) की कुछ शाखाएँ युग्म (Paired) में होती हैं जो शरीर में प्रत्येक तरफ से गुजरती है जब कि अन्य जो महाधमनी के आगे से निकलती है; वे एकल (Single) होती हैं।}

सतह को रक्त की आपूर्ति करती है। इस धमनी की चार मुख्य शाखाएँ होती हैं-

(A) मुख की धमनी (Facial फैशल artery)

यह धमनी निचला जबड़ा (Jaw) के ऊपरी सतह के ऊपर से ठीक सामने से जाती है तथा मुख (Face) या चेहरा के निचले भाग में (नाक, गाल) रक्त की आपूर्ति करती है। यह अंत में नेत्र के मध्य स्थल पर जाकर समाप्त हो जाती है।

(B) पश्च कपालीय धमनी (Occipital ऑक्सिपिटल artery)

यह कर्ण (Ear) के पीछे से जाती है तथा शिरोवल्फ या खोपड़ी (Scalp-स्कैल्प) के पश्चकपाल भाग में आपूर्ति करती है। यह शाखाओं में बँटकर इस क्षेत्र में रक्त की आपूर्ति करती है।

(C) सतही कनपटी (या शंख) की धमनी (Superficial temporal सुपरफिशल टेम्पोरल artery)

यह धमनी सिर के किनारे से ऊपर चढ़ती है जहाँ कर्ण के सामने के पृष्ठीय भाग पर स्थित होती है जिसे हाथ से स्पर्श करके अनुभव किया जा सकता है। इसकी भी शाखाएँ होती हैं जिनसे ललाट (Frontal), शंख या कनपटी (Temporal) तथा भित्तिक (Parietal - पेराइटल) क्षेत्रों में रक्त की आपूर्ति होती है।

(D) जंभिकीय धमनी (Maxillary - मैक्सिलरि Artery)

यह धमनी जबड़ों (Jaws) के चारों ओर की संरचनाओं में रक्त की आपूर्ति करती है तथा महत्वपूर्ण मध्य तानिका धमनी (Middle meningeal artery-मेनिन्जीयल आर्टरि) को कपाल के भीतरी भाग में छोड़ देती है।

5. आंतरिक ग्रीवा धमनी (Internal Carotid - इन्टर्नल कैरोटिड artery)

यह धमनी सामान्य ग्रीवा धमनी के द्विशाखन (Bifurcation) से आरम्भ होती है। यह ऊपर की ओर शंखास्थि (Temporal bone) में ग्रीवा-नलिका (Carotid canal) से होकर कपाल के आंतरिक क्षेत्र में प्रवेश करती है। ग्रीवा में (In neck) यह गहराई तक पेशिओं (Muscles) के बीच में स्थित होती है। यह कपाल के मध्य कपालीय खात (Middle cranial fossa)

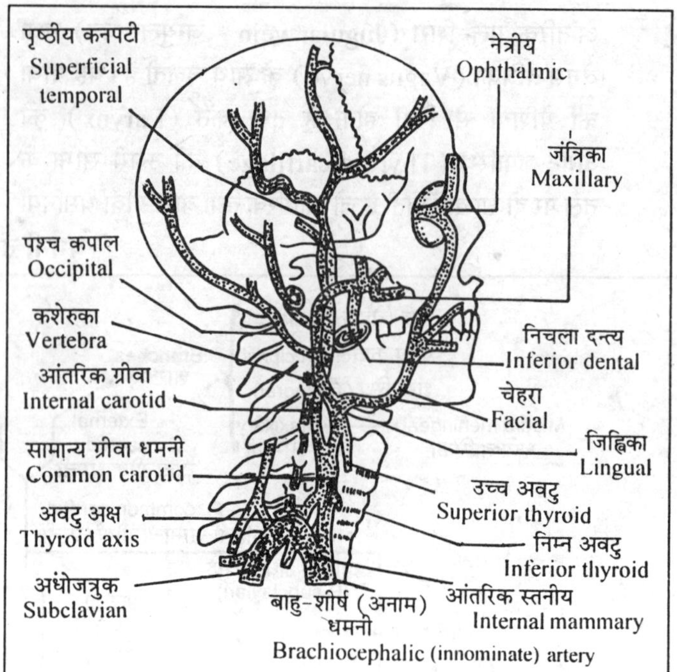

चित्र 38 (xv) - सिर और ग्रीवा की मुख्य धमनियाँ
(Main arteries of the head and neck.)

में प्रवेश करती है तथा दो शाखाओं-अग्र और मध्य प्रमस्तिष्कीय धमनियों (Anterior and middle cerebral - सेरिब्रल arteries) में विभक्त होकर अपना अस्तित्व खो देती है जो मस्तिष्क को रक्त आपूर्ति करती है। इसकी एक शाखा और भी होती है जिसे नेत्र धमनी (Ophthalmic artery - ऑफ्थैल्मिक आर्टरि) कहते हैं जो नेत्र की आपूर्ति करती है।

अग्र और मध्य प्रमस्तिष्कीय (सेरिब्रल) धमनियाँ एक दूसरे में संचालन करती है तथा वे आधारस्थ धमनी के साथ भी संचालन करके कशेरुकी धमनियों (Vertebral - वर्टिब्रल arteries) की निरंतरता बनाती हैं और इस प्रकार एक पूर्ण चक्र (Cycle) का निर्माण होता है जिसे विलिस का वृत्त (Circle of Willis) कहा जाता है। इससे मस्तिष्क में रक्त का सही रूप में वितरण निरापद (या सुरक्षित) हो जाता है। देखें चित्र 38(xvi).[थॉमस विलिस (Thomas Willis) - (1621-1675) ब्रिटेन का एक चिकित्सक (Physician) था जिसने मस्तिष्क की पेशियों के चक्र (Circle) की खोज की थी, अत: उसके नाम से ही इसें विलिस का चक्र कहते हैं।]

6. अधोजत्रुक धमनी (Subclavian-सबक्लेवियन Artery)

दाहिनी अधोजत्रुक-धमनी (Right subclavian artery)

श्वास-ग्रास धमनी (ब्रैकिओसिफैलिक आर्टरि) से उत्पन्न होती (या निकलती) है तथा बायीं अधोजत्रुक-धमनी सीधे महाधमनी तोरण (Aortic arch) से निकलती है। यह प्रथम पर्शुका (First rib) से होकर बढ़ती है जहाँ यह खाँचा या नली (Groove) बनाती है तथा जत्रुक (Clavicle) के पीछे से काँख (Axilla - ऐक्सिला) के ऊपरी भाग में प्रवेश करती है जहाँ से यह कक्षीय धमनी (Axillary artery) बन जाती है। यह बाहु (Upper limb) में आपूर्ति करने की मुख्य धमनी है जिसकी तीन शाखाएँ (Three branches) होती हैं -

(i) कशेरुकी धमनी (Vertebral artery - वर्टिब्रल आर्टरि) - यह धमनी ग्रीवा-कशेरुका (Cervical vertebrae) के अनुप्रस्थ प्रवर्धकों (Transverse processes) में रंध्रों (Foramina) से होकर ऊपर की ओर जाती है तथा महारंध्र (Foramen magnum - फोरैमेन मैग्नम) के मार्ग से कपाल में पहुँचती है। यह मस्तिष्क (Brain) तथा अनुमस्तिष्क (Cerebellum-सेरिबेलम) के पश्चभाग में वितरित हो जाती है।

(ii) आंतरिक वक्षीय (या स्तनीय) धमनी (Internal thoracic or mammary artery - इन्टर्नल थोरैसिक या मैमरि आर्टरि)

(iii) अवटु-ग्रीवा महावाहिनी (Thyrocervical trunk - थाइरोसर्विकल ट्रन्क)

7. कक्षीय धमनी (Axillary artery - ऐक्सिलरि आर्टरि)

अधोजत्रुक धमनी (Subclavian artery) को सीधे निरंतर बनाने वाली धमनी को कक्षीय धमनी (ऐक्सिलरि आर्टरि) कहते हैं। यह धमनी कक्ष या काँख (Axilla - ऐक्सिला) की निचली सीमा पर यह बाहु (या प्रगण्ड) धमनी (Brachial ब्रेकियल artery) बन जाती है।

8. बाहु (या प्रगण्ड) - धमनी (Brachial artery - ब्रेकियल आर्टरि)

यह धमनी बाहु में कोहनी संधि (Elbow joint) के लगभग 1 (एक) सेंटीमीटर नीचे काँख या कक्ष (Axilla) की निचली सीमा पर चलती है जहाँ यह दो धमनियों-बहि:प्रकोष्ठिक धमनी (Redial artery) तथा अंत:प्रकोष्ठिक धमनी (Ulnar artery) में विभक्त हो जाती है। यह अपने मार्ग में द्विशिरस्की पेशी की मध्यभुजा पर प्रगण्डिका (Humerus) के संमीप चलती है। देखें चित्र 38(xvii)

9. बहि:प्रकोष्ठिक धमनी (Radial Artery-रेडियल आर्टरि)

यह धमनी प्रबाहु (Forearm) की पार्श्विक अस्थि के पीछे

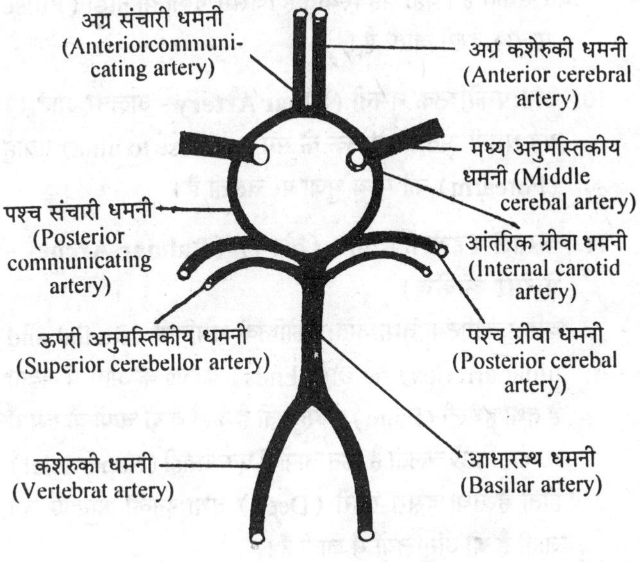

चित्र 38 (xvi) - मस्तिष्क के आधार पर विलिस का धमनी-चक्र (The arterial cycle of Willis of the base of the brain.)

चित्र 38(xvii) - बाहु की धमनियाँ (Arteries of the upper limb.)

पीछे चलती है तथा अपने मार्ग के प्रथम भाग में यह पेशियों (Muscles) से ढकी रहती है। इसका निचला भाग कलाई के ठीक ऊपर होता है जो सतही (Superficial) होता है। इसे बहि:प्रकोष्ठिका (Radial) के सामने पड़ी हुई का अनुभव हम कर सकते हैं। यही वह स्थिति है जिसमें नब्ज या नाड़ी (Pulse - पल्स) देखी जाती है।

10. **अंत:प्रकोष्ठिक धमनी (Ulnar Artery - अलनर आर्टरि)** यह धमनी अंत:प्रकोष्ठिक के समीप (Close to ulna) प्रबाहु (Forearm) की मध्य भुजा पर चलती है।

11. **करतल (हथेली) चाप (तोरण) (Palmar Arches - पेलमर आर्केज)** बहि:प्रकोष्ठिक तथा अंत:प्रकोष्ठिक धमनियों (Radial and ulnar arteries) की छोरें (Ends) कलाई के आगे से बढ़ती है तथा हथेली (Palm) में पहुँचती है जहाँ वे दो चापों के रूप में बनकर तिरछे चलती है। इन चापों में एक सतही (Superficial) होता है तथा दूसरा गहरी (Deep) तथा इनकी शाखाएँ बन जाती है जो अंगुलियों में जाती हैं।

उदरीय महाधमनी की शाखाएँ (Branches of Abdominal Aorta)

उदर क्षेत्र में महाधमनी की अनेक शाखाएँ उत्पन्न होती (या निकलती) है जिन्हें हम धमनियों की संज्ञा देते हैं।

12. **उदरीय महावाहिनी या अक्ष (Coeliac Trunk or Axis - कोइलिअक ट्रन्क या ऐक्सिस)** यह एक धमनी है जो उदरीय महा-मध्यच्छ (Abdominal aorta) के आगे से उत्पन्न होती (या निकलती) है जब इसका महाधमनी खण्ड मध्यच्छद (डायफ्राम) से होकर तत्काल निकलती है। यह एक छोटी और चौड़ी महावाहिनी (Trunk) होती है जिसकी तीन शाखाएँ होती हैं जो इस प्रकार हैं -

(i) **बार्यी जठरीय धमनी या जठरीय धमनी (Left gastric गैस्ट्रिक artery)** यह धमनी उदर में आपूर्ति में मदद करती है।

(ii) **यकृती धमनी (Hepatic हेपैटिक artery)** - यह धमनी यकृत (Liver), अग्न्याशय (Pancreas - पैन्क्रिस), पित्ताशय (Gallbladder-गॉल ब्लैडर), उदर (Stomach-स्टॉमक) तथा ग्रहणी (Duodenum-डयूओडीनम) में रक्त की आपूर्ति करती है।

(iii) **प्लीहा धमनी (Splenic स्प्लेनिक artery)** - यह एक वक्राकार धमनी होती है जो उदर के पीछे बार्यी ओर अग्न्याशय (पैन्क्रिस) से लेकर प्लीहा (स्प्लीन-Spleen) तक की ऊपरी सीमा के साथ चलती है।

13. **ऊपरी आंत्रयोजनी धमनी (Superior Mesenteric स्यूपिअॅर मेसेन्टरिक Artery)** महाधमनी (Aorta) के आगे से उदरीय अक्ष (Coeliac axis) के ठीक पीछे से जो धमनी उत्पन्न होती है उसे ऊपरी आंत्रयोजनी (मेसेन्टरिक) धमनी कहते हैं। यह आगे की ओर चलती है तथा उदरावरण (Peritoneum-पेरिटॅनीअम) की तह में पहुँचती है जिसे आंत्रयोजनी (Mesentery-मेसेन्टरी) कहते हैं। यह धमनी सम्पूर्ण छोटी आँत (Small intestine-इन्टेस्टिन) को तथा बड़ी आँत (Large intestine) के प्रथम खण्ड को रक्त की आपूर्ति करती है।

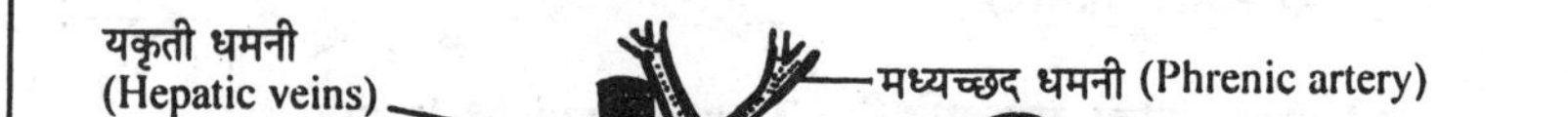

चित्र 38(xviii) - उदरीय महाधमनी तथा निचली महाशिरा मुख्य शाखाओं के साथ (Diagram showing abdominal aorta and inferior vena cava with important branches.)

14. **वृक्कीय धमनी (Renal रीनल Arteries)**
यह धमनी ऊपरी आंत्रयोजनी धमनी (स्यूपिअॅर मेसेन्टरिक आर्टरि) के नीचे उदरीय महाधमनी की भुजाओं से दाहिनी तथा बायीं ओर उत्पन्न होती (या निकलती) है जिन्हें दाहिनी वृक्कीय धमनी (Right renal artery) तथा बायीं वृक्कीय धमनी (Left renal artery) कहते हैं। यह उत्पत्ति द्वितीय कटि-कशेरुका (लम्बर वर्टिब्रा) की सतह पर होती है। प्रत्येक धमनी अनुरूप वृक्क (Corresponding kidney) में जाती है। निचली महाशिरा (Inferior vena cava - वीना कैवा) महाधमनी की दाहिनी ओर स्थित होने के कारण दाहिनी वृक्कीय धमनी इसके पीछे से होकर चलती है जिससे कि वह वृक्क (किड़नी) में पहुँच सके।

15. **निचली आंत्रयोजनी धमनी (Inferior Mesenteric Artery - इन्फिरिअर मेसेन्टरिक आर्टरि)**
इस धमनी की उत्पत्ति महाधमनी के निचले भाग के आगे से होती है तथा इसकी कई शाखाएँ बन जाती हैं जो वृहदांत्र या बड़ी आंत (Colon-कोलोन) के दूरस्थ भागों तथा मलाशय (Rectum-रेक्टम) से मिलती हैं।

16. **सामान्य श्रोणीय धमनी (Common Iliac - इलिऐक Arteries)**
इस धमनी में दो शाखाएँ होती हैं जिसमें उदरीय महाधमनी चौथी कटि-कशेरुका (4th lumbar vertebra) को निचली सीमा के दूसरी ओर विभक्त करती है प्रत्येक शाखा नीचे तथा पार्श्विक रूप में 4-5 सेंटीमीटर चलती है और तब आंतरिक और बाह्य श्रोणीय धमनियों (Internal and external iliac arteries) में बँट जाती है।

17. **आंतरिक श्रोणीय धमनी (Internal Iliac Artery - इन्टर्नल इलिऐक आर्टरि)**
यह धमनी श्रोणि की कोटरिका (Cavity of pelvis) में तत्काल नीचे उतरती है जिसमें अपनी वस्तु पहुँचाती है। महिला में महत्वपूर्ण गर्भाशय धमनी (Uterine - यूटेरिन artery) की उत्पत्ति इसी धमनी से होती है जो गर्भाशय (Uterus - यूटरस) में रक्त की आपूर्ति करती है।

18. **बाह्य श्रोणीय धमनी (External Iliac Artery - एक्सटर्नल इलिऐक आर्टरि)**
यह धमनी सामान्य श्रोणीय धमनी (Common iliac artery) को निरंतरता प्रदान करती है। यह नीचे की ओर श्रोणी के किनारा के साथ चलती है तथा वक्षणं बंधन (Inguinal ligament - इन्गिवनल लिगामेंट) के नीचे से जाकर उरु-धमनी (Femoral फेमोरल artery) बन जाती है जो पैर (Lower limb) की मुख्य धमनी होती है।

19. **उरु-धमनी (Femoral Artery - फेमोरल आर्टरि)**
उरु-धमनी का आरम्भ वक्षण बंधन (Inguinal or Poupart's - पोपर्ट लिगामेंट) से होता है तथा बाह्य श्रोणीय धमनी को जाँघ या उरु (Thigh-थाई) तक में यह निरंतरता प्रदान करती है। इस धमनी का ऊपरी आधा भाग अपेक्षाकृत सतही (Superficial) होता है और जिस स्थान पर यह स्थित होता है उसे उरु-त्रिभुज या स्कार्पा का त्रिभुज (Femoral or Scarpa's triangle) कहा जाता है। निचला भाग गहराई तक एक विशेष सुरंग (Tunnel-टनेल) में पेशियों (Muscles) के बीच स्थित होता है। इस सुरंग को अभिवर्तनी नली या हन्टर की नली (Adductor ऐडक्टर canal or Hunter's canal-हन्टर्स कनैल) कहते हैं। यह धमनी पीछे की ओर उर्वस्थि (Femur-फीमर) के पीछे जाकर जानुपृष्ठ स्थान (Popliteal space) में प्रवेश करके अपना अंत कर देती है जहाँ यह जानुपृष्ठ धमनी (Popliteal artery) बन जाती है। यह धमनी आस-पास की पेशियों तथा जानु-संधि (Surrounding muscles and kneejoints) को शाखाएँ प्रदान करती हैं।

20. **जानुपृष्ठ-धमनी (Popliteal पॉपलिटिअल artery)**
यह धमनी उरु-धमनी (फेमोरल आर्टरि) को जानुपृष्ठ-खात (Popliteal fossa) तक में निरंतरता प्रदान करती है। खात (Fossa) के निचली छोर पर यह धमनी अंतर्जंघिका धमनी (Anterior tibial artery - ऐन्टिरिअर टिबिअल आर्टरि) में मिलकर अपना अंत कर देती है। अग्र अंतर्जंघिका धमनी आगे की ओर अंतर्जंघिका (Tibia- टिबिआ) और बहिर्जंघिका के बीच जाती है तथा पैर के अग्र भाग में रक्त की आपूर्ति करती है। यह नीचे की ओर निरंतर आगे बढ़ती है तथा पाद के पृष्ठ (Dorsum - डॉर्सम of the foot) तक जाकर पृष्ठीय पाद-धमनी (Dorsalis pedis artery-डॉर्सलिस पेडिस आर्टरि) बन जाती है। जानुपृष्ठ-धमनी को पैर के पीछे में सीधा नीचे की ओर निरंतरता प्रदान करने वाली धमनी को पश्च अंतर्जंघिक धमनी (Posterior tibial artery- पॉस्टिरिअर टिबिअल आर्टरि) कहते हैं जो पेशियों (Muscles) के बीच गहराई में स्थित होती है। यह मध्य गुल्फ या वर्ध (Medial malleolus- मीडॅयल मलीओलस) के पीछे और नीचे जाती है तथा तलवा (Sole of foot) में दो भागों-मध्यवर्ती और पार्श्विक पादतल धमनियों (Medial and lateral plantar-प्लैन्टर artery) में विभक्त हो जाती है। पार्श्विक पादतल

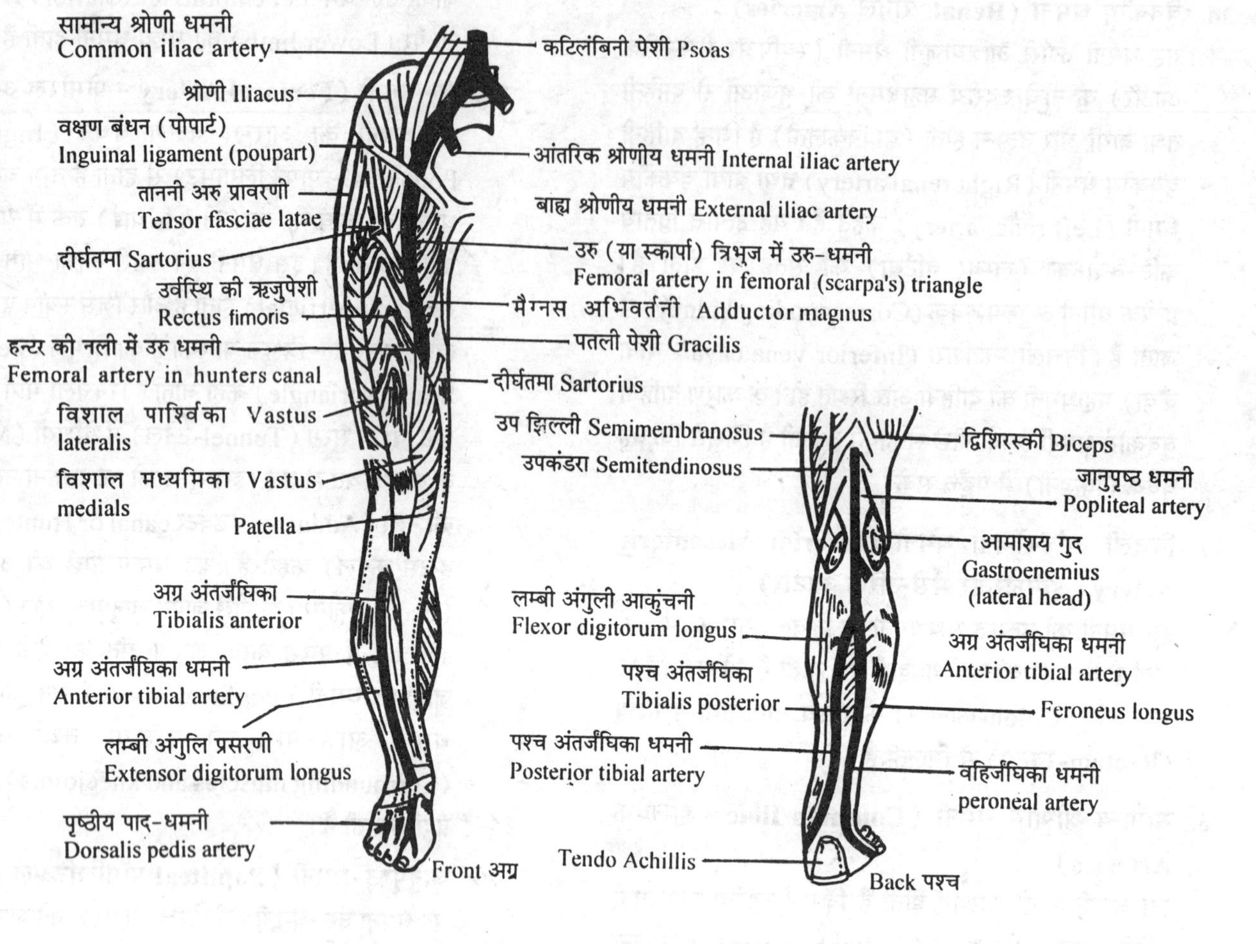

चित्र 38 (xix) - दाहिना पैर की धमनियाँ (Arteries of the right lower limb)

धमनी (Medial plantar artery) पृष्ठीय पाद-धमनी (Dorsalis pedis artery) के साथ संयुक्त होकर पाद तल तोरण या चाप (Plantar arch) का निर्माण (हथेली की तरह) करती है जिससे अंगुलिक शाखाएँ (Digital branches) पादांगुलियों (Toes - टोज) में पहुँचती हैं।

एक व्यक्ति जब बाह्य संवहनी रोग (Peripheral vascular disease) से पीड़ित होता है या उसमें यह रोग होने की संभावना होती है तो इसमें शारीरिक जाँच के लिए पश्च अंतर्जंघिक तथा पृष्ठीय पाद धमनियों (Posterior tibial and dorsalis arteries) के नाड़ी-स्पंद को स्पर्श किया जाता है।

धमनियों के दाब बिन्दु (Pressure Points of Arteries)

कभी-कभी अधिक रक्तश्राव (Haemorrhage - हेमरिज) को रोकने की आवश्यकता होती है जिसके लिए उचित धमनी को दबाया जाता है जो उस भाग में रक्त की आपूर्ति करती है। यह उन धमनियों के लिए किया जा सकता है जो सतह के नजदीक होती है। इसे किसी दृढ़ (या मजबूत) संरचना के विरुद्ध दबायी जाती है जिसके ऊपर धमनी स्थित होती है। ये संरचनाएँ हैं -

I. सिर और ग्रीवा की धमनियाँ (Arteries of the Head and Neck)

(i) मुखीय (Facial)-निचला जबड़ा के विरुद्ध (Against lower jaw)।

(ii) शंखीय (Temporal)-बाह्य श्रवण नली (External acoustic meatus-एक्सटर्नल अकूस्टिक मिएटस) के सामने।

(iii) पश्चकपालीय (Occipital bone)-कर्ण (Ear) के 6.5 सें.मी. (cm) पीछे पश्चकपाल अस्थि (Occipital bone) के सामने।

(iv) सामान्य ग्रीवा धमनी (Common carotid, करोटिड) - कंठ (Larynx, लैरिन्क्स) के किनारे ग्रीवा-कशेरुका (Cervical vertebrae - सर्विकल बर्टिब्री) के विरुद्ध।

II. बाहु (या हाथ) की धमनियाँ (Arteries of Upper Limb)

(i) अधोजत्रुक (Subclavian, सबक्लेवियन) - जत्रुक [या हँसुली (Clavicle, क्लेविकल)] के ऊपर खोखला में प्रथम पुर्शका (Rib) के विरुद्ध।

(ii) बाहु या प्रगण्ड (Brachial-ब्रेक्यल) - बाहु (Arm) के मध्य में प्रगण्डिका (Humerus- ह्यूमरस) के मध्य क्षेत्र के विरुद्ध।

(iii) बहि:प्रकोष्ठिक (Radial - रेडियस), कलाई (Wrist, रिस्ट) की अग्र सतह के ठीक ऊपर वहि:प्रकोष्ठिका (Redius - रेडियस) के निचली छोर पर।

(iv) अंत:प्रकोष्ठिक (Ulnar, अलनर)-अंत: प्रकोष्ठिका (Ulna, अलना) की अग्र (Anterior) सतह के विरुद्ध।

III. पैर की धमनियाँ (Arteries of Lower Limb)

(i) उरु (Femoral) - वक्षण बंधन (Inguinal ligament-इन्गिवनल लिगामेंट) के नीचे जघनास्थि (Pubic bone, प्यूबिक बोन) के विरुद्ध।

(ii) पश्च अन्तर्जंधिक (Posterior tibial - पॉस्टिरिअर टिबिअल)-मध्य गुल्फ (Malleolus - मलीओलस) की पश्च सतह के विरुद्ध।

(iii) पृष्ठीय पाद (Dorsalis pedis - डॉर्सलिस पेडिस) - नौकाभास्थि (Navicular bone -नैविक्यूलर बोन) की ऊपरी सतह के विरुद्ध।

धमनीय रोपण (Arterial Grafting - आर्टेरियल ग्राफ्टिंग)

धमनियों में अवरोध होने से उसे दूर करने के लिए धमनीय रोपण (ग्राफ्टिंग) किया जाता है। परिचारिकाओं (Nurses) तथा अन्य चिकित्सा के शिक्षार्थियों या प्रशिक्षणार्थियों को अंग (Limb - लिम्ब) के तापमान (Temperature) तथा रंग (Colour) का सही अवलोकन करने के लिए घाव या चोट (Lesion - लीश्जन) के बाहर या नीचे रक्त की आपूर्ति के मार्ग (Course - कोर्स) या दिशा से परिचित होना चाहिए। उन्हें इस संदर्भ में सचेत रहना चाहिए ताकि समय पर उसका सही इलाज हो सके और स्थिति को गंभीर होने से बचाया जा सकें। उन्हें बाह्य नब्ज-स्पंद (Peripheral pulses - परिफेरल पल्सेज) की स्थिति तथा स्पर्श परीक्षा (Palpation- पैल्पेशन) का ज्ञान होना चाहिए तथा कोई आकस्मिक (या अचानक) परिवर्तनों की सूचना चिकित्सकों को देनी चाहिए। इसके अतिरिक्त रोगी के शय्या-विश्राम (Bed-rest - बेड-रेस्ट) निर्देश की अवधि के कारण तथा किसी गम्भीर स्थिति (Complication) के होने से उपायों का भी उन्हें ज्ञान प्राप्त करना चाहिए।

मुख्य शिरा (Principal Veins - प्रिन्सिपल वेन्स)

शिरा पतली नलिकाएँ होती हैं जिनकी दिवालें कमजोर और पतली होती हैं। ये शिराएँ वहाँ से आरम्भ होती है जहाँ पर केशिकाओं का अंत (Termination) होता है। शिरा (Vein - वेन) का निर्माण मूलत: केशिकाओं के संयोजन (Union of capillaries) से होता है। केशिकाओं के समूह से शिरिका (Venule - वेन्यूल) का निर्माण होता है तथा शिरिकाएँ मिलकर शिरा (Vein) का निर्माण करती हैं। छोटी-छोटी शिराएँ मिलकर महाशिरा (Trunk - ट्रन्क) का निर्माण करती हैं। महाशिराएँ दो होती हैं जो हृदय के दाहिने अलिन्द (Right atrium - एट्रिअम) में प्रवेश करती हैं। इन दो महाशिराओं को ऊपरी महाशिरा या "स्यूपिरिअर बेना कैवा" (Superior vena cava) तथा "निचली महाशिरा" या इन्फिरिअर वेना कैवा (Inferior vena cava) कहा जाता है।

ऊपरी महाशिरा (स्यूपिरिअर वेना कैवा) सिर और ग्रीवा (Head and neck) तथा बाहु [या हाथ (Upper limb)] से रक्त ले जाती है। निचली महाशिरा (इन्फिरिअर वेना कैवा) अपनी विभिन्न शाखाओं द्वारा शरीर के शेष भाग से रक्त को ग्रहण करती है। रक्त के अतिरिक्त यह उदरीय कोटरिका (Abdominal cavity) तथा पैर के लिए वस्तुओं (Contents) को भी ग्रहण करती है।

ऊपरी महाशिरा (Superior vena cava) की लम्बाई 7.5 सें.मी. (3 Inches - इंच) होती है तथा इसका निर्माण दो बाहुशीर्ष धमनियों (Brachiocephalic - ब्रैकिओसिफैलिक arteries) के मिलने से होता है। यह अपनी सामग्री (रक्त आदि) हृदय के दाहिने अलिन्द (Atrium) में पहुँचाती है।

हृदय के पम्प करने की क्रिया ही मुख्य शक्ति (या बल Force) होती है जो परिवहन तंत्र (Circulating system) के चारों ओर रक्त को गति प्रदान करती है। तथापि हृदय में रक्त की वापसी शिराओं (Veins) द्वारा होती है जिसमें निम्न अवयव मदद करते हैं-

1. वक्षीय पम्प (Thoracic pump - थोरैसिक पम्प)
2. कंकाली पेशी पम्प (Skeleton muscle pump-स्कलिटन मसल पम्प)
3. हृदस्पंद (Heart bit - हार्टबिट)

वक्षीय (थोरैसिक) पम्प का संबंध प्रत्येक अंत:श्वसन (इन्सपरेशन -

Inspiration) के साथ अंत:वक्षीय दबाव (Intrathoracic pressure) के लगने से होता है। ऋणात्मक अंत:फुफ्फुसावरणी दबाव (Intrapleural इन्ट्राप्लूअरल pressure) का संचारण बड़ी शिराओं में होने से उनके दबाव में कमी होती है जिसके कारण अंत:श्वसन के दौरान शिरीय वापसी में मदद मिलती है।

अंगों (Limbs) में शिराएँ गहराई तक जाती है जो कंकाली पेशियों से घिरी होती हैं जो उन्हें दबाती हैं जब वे संकुचित होती हैं, अत: इन्हें कंकाली पेशी पम्प कहा जाता है। इस संपीडन द्वारा रक्त हृदय की ओर आगे बढ़ती है। इसके विपरीत दिशा में रक्त के बहाव को शिराओं के कपाटों (Valves in the veins) द्वारा रोका जाता है। यदि ये कपाट अक्षम (Incompetent) होते हैं, संभवत: पूर्व घनास्त्र शिरा-शोथ (Thrombophlebitis - थ्रॉम्बोफ्लिबाइटिस) के कारण तब शिरीय रोध (Venous statis - वीनस स्टेटिस) तथा टखना-शोथ (Ankle oedema - ऐन्कल इडिमा) होता है।

हृदस्पंद (हर्टबीट) दहिना अलिंद (Atrium) में रक्त चूषण द्वारा शिरीय वापसी में सहयोग देता है जब (i) त्रिकपर्दी कपाट घेरा (Tricuspid - ट्राइकस्पिड Valve ring) निलय-प्रकुंचन (Ventricular systole - वेन्ट्रिकुलर सिस्टलि) के दौरान नीचे की ओर खींचा जाता है। (ii) प्रारम्भिक अनुशिथिलन या प्रसारण (Early diastole - डाइऐस्टिलि) के दौरान जब निलय में भरना तेजी से होता है।

शिरीय दबाव (Venous Pressure - वीनस प्रेशर)

शिरा तंत्र (Venous system) के विभिन्न भागों में शिरीय दबाव में परिवर्तन (या विचलन) होता है। नैदानिक (या चिकित्सकीय) दृष्टिकोण से ग्रीवा शिरा दबाव (Jugular venous pressure - जग्यूलर वीनस प्रेशर) तथा केन्दीय शिरा दबाव (Central venous pressure) की माप करना उपयोगी होता है। किसी बैठा हुआ रोगी के ग्रीवा शिरा दबाव को मालूम करने के लिए उसके गर्दन का अवलोकन (या निरीक्षण) किया जाता है जो क्षितिज (Horizontal) से 45^0 झुका रहता है। इस स्थिति (Position) में शिरा-स्पंद (Venous pulsation- वीनस पलसेशन) को देखना सामान्यत: सम्भव नहीं होता। यदि आंतरिक ग्रीवा शिरा (Internal jugular vein) में स्पंदन (पलसेशन) होता है तो यह उरोस्थिमुष्टि कोण से ऊपर जिस ऊँचाई पर जाता है, उसे मापा जाता है। संकुचनशील हृदयपात (Congestive coardiac failure), अतिरिक्त प्रवाह [Hypervolaemia- हाइपरवोलीमिआ)] या Fluid overload- फ्लुइड ओवरलोड), संकीर्णक हृदयावरण शोथ (Constrictive pericarditis-कन्सट्रिक्टिव पेरिकार्डिटिस) के रोगियों में ग्रीवा-शिरा दबाव अधिक (Elevated) होता है।

केन्द्रीय शिरा दबाव (Central venous pressure, i.e. CVP) के मापन हेतु ऊपरी महाशिरा (Superior vena cava) में एक परिष्कृत नाल-शलाका (Fine catheter-कैथिटर) घुसेड़ा जाता है जिसका पठन दाबांतर मापी या मैनोमीटर (Manometer) पर लिया जाता है। उन स्थितियों में जिसका उल्लेख उन्नत ग्रीवा शिरा दबाव में किया गया है, एक उच्च CVP पठन को लिखा जाता है। रक्तश्राव (Haemorrhage - हेमरिज) या निर्जलीकरण (Dehydration-डिहाइड्रेशन) के कारण अल्परक्त प्रवाह (हाइपोवोलीमिआ - Hypovolaemia) की स्थिति में CVP निम्न (या अल्प) होता है। परिचारिका (Nurse) या चिकित्सा के कर्मचारियों को उरोस्थि कोण पर शून्य लिखकर उससे ऊपर मैनोमीटर (दाबांतमापी) का पठन लेना चाहिए जिससे कि सभी क्रमिक पठनों (Serial readings) का समान शून्य बिन्दु से लिया जा सके।

एक केन्द्रीय शिरा दबाव की रेखा का उपयोग न केवल उसके मापनों में किया जा सकता हैं बल्कि उसका उपयोग निश्चित औषधी देने तथा आन्त्रेतर पोषण (Parenteral feeding-परेन्टरल, फीडिंग) में भी किया जाता है।

शिरा का वर्गीकरण (Classification of Veins - क्लैसिफिकेशन ऑफ वेन्स)

शरीर में अनेक लघु और दीर्घ शिराएँ होती हैं जिन्हें दो मुख्य समूहों में विभक्त किया जाता है जो इस प्रकार है:

1. **सतही शिराएँ (Superficial veins - स्यूपरफिशिअल वेन्स)** ये शिराएँ शरीर की सतह पर त्वचा के ठीक नीचे रहती हैं जिनमें से कुछ को देखा भी जा सकता है।
2. **गहरी शिराएँ (Deep veins - डीप वेन्स)** ये शिराएँ शरीर के अंदर तक जाती हैं जिनमें से अनेक शिराएँ शरीर की मुख्य धमनियों (Main arteries) के साथ-साथ रहती या चलती हैं।

सुविधा या समझने के लिए यहाँ उन शिराओं (Veins) का सर्वप्रथम वर्णन किया गया है जिनके द्वारा निचली महाशिरा (Inferior vena cava) का निर्माण होता है।

निचली महाशिरा को निर्मित करने वाली शिराएँ (Veins Forming the Inferior Vena Cava - वेंस फॉर्मिंग द इन्फिरिअर वैना कावा)

निचली महाशिरा का निर्माण करने वाली शिराओं को दो भागों में वर्गीकृत किया जाता है -

(1) **पैर की शिराएँ (Veins of lower limb)** - इनमें दो प्रकार की शिराएँ होती हैं -

(a) सतही शिराएँ (**Superficial veins**)
(b) गहरी शिराएँ (**Deep veins**)

(2) उदर की शिराएँ (**Veins of abdomen**) - ये शिराएँ निम्न दो क्षेत्रों में होती हैं -

(a) उदरावरण कोटरिका के बाहर (**Outside the peritoneal - पेरिटोनिअल cavity**)
(b) उदरावरण कोटरिका के अंदर (**Inside the peritoneal cavity**)

- निर्वाहिका परिसंचरण (Portal circulation- पोर्टल सर्क्यूलेशन)

(1) पैर की शिराएँ (**Veins of Lower Limb - वेन्स ऑफ लोअर लिम्ब**)

(A) सतही शिराएँ (**Superficial veins - स्यूपरफिशल वेन्स**)

पैर में दो मुख्य आभासी सतही (Two main superficial veins) होती हैं -

(i) दीर्घ सतही शिरा (**Long saphenous vein - लॉन्ग सैफीनस वेन**)

यह शिरा पाद (Foot) के पृष्ठ (या पश्च) के मध्य क्षेत्र से आरम्भ होती है तथा मध्यवर्ती गुल्फ (Medial malleolus - मीड्यल मलीअलस) के सामने से ऊपर जाती है। यह पैर के मध्य भुजा से तथा घुटना या जानु (Knee-नी) के मध्य क्षेत्र के पीछे से वंक्षण बंधन (Inguinal ligament- इन्गिवनल लिगामेंट) के ठीक नीचे तक ऊपर जाती है। यहाँ से यह गहराई में जाकर उरु-शिरा (Femoral vein - फेमोरल वेन) में प्रवेश करती है। वह बिन्दु जहाँ यह अंग (Limb-पैर) की गहरी प्रावरणी (Fescia- फैसिआ) को यह छेदित करती है, उसे सतही मुख (Saphenous opening) कहा जाता है।

(ii) लघु सतही शिरा (**Short saphenous vein - शॉर्ट सैफीनस वेन**)

यह शिरा पाद के पार्श्विक भुजा से आरम्भ होती है तथा पिण्डली (Calf - काफ) के पृष्ठ (Back) के केन्द्र के पास से ऊपर की ओर जाती है। यह शिरा पैर (Limb) की गहरी प्रावरणी (Deep fascia -

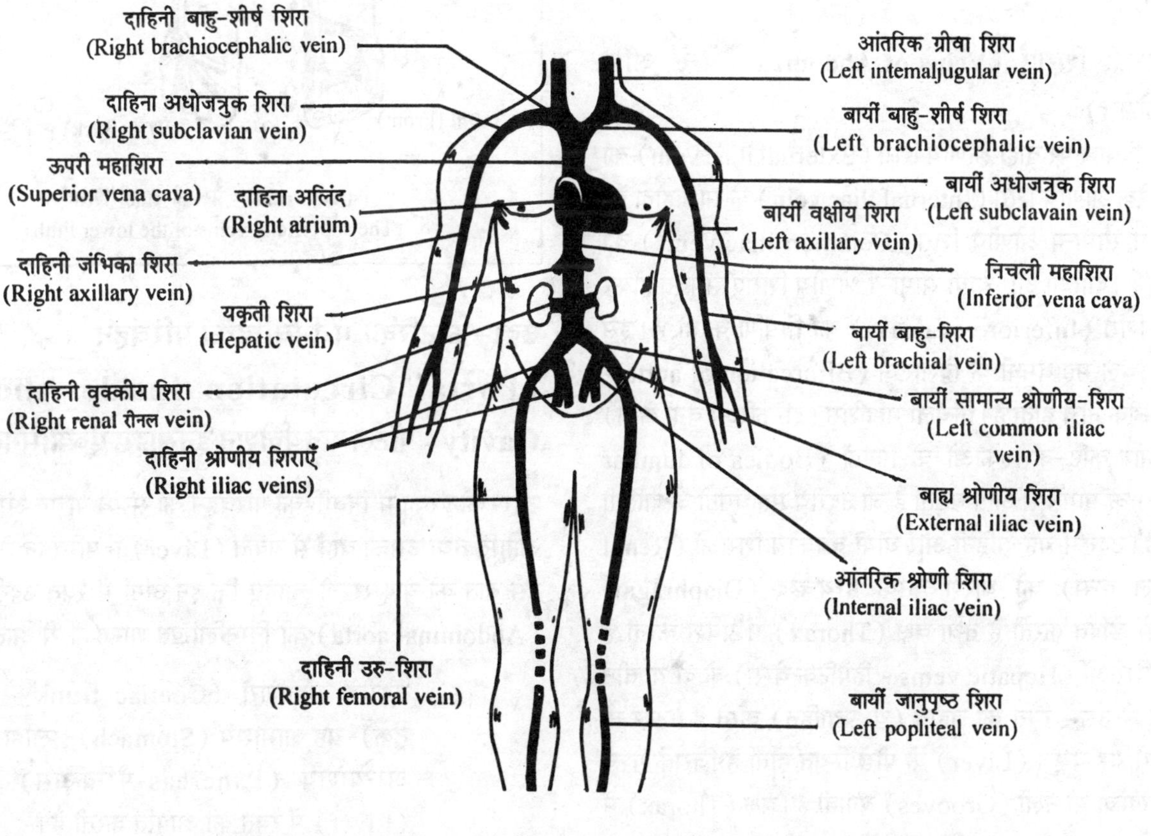

चित्र 38 (xx) - शरीर की मुख्य गहरी शिराएँ (Diagram of the main deep veins of the body.)

फैशिआ) को जानुपृष्ठ खात (Popliteal fossa-पॉप्लिटिअल फोसा) के ऊपर तथा जानुसंधि (Knee joint-नी ज्वॉइन्ट) के पृष्ठ पर छेदित करती है तथा जानुपृष्ठ शिरा (Popliteal vein) में मिलती है।

(B) गहरी शिराएँ (Deep Veins)

पैर की मुख्य गहरी शिराएँ अग्र और पश्च अंतर्जंघिक शिराओं (Anterior and posterior tibial-टिबिअल veins) के रूप में आरम्भ होती हैं जो अनुकूल धमनियों (Corresponding arteries) के साथ संयुक्त होकर जानुपृष्ठ शिरा (Popliteal vein) का निर्माण करती हैं। यह ऊपर की और धमनी (Artery) के साथ जाती है तथा हन्टर की नली (Hunter's canal) में उरु-शिरा (Femoral vein) के रूप में प्रवेश करती है अर्थात् उरु-शिरा बन जाती है, उरु-त्रिभुज या स्कार्पा-त्रिभुज (Femoral triangle or scarpas triangle) में यह रेशेदार ऊत्तक (Fibrous tissue) के एक आवरण में उरु-धमनी (Femoral artery) के साथ स्थित होती है। इस आवरण को उरु-आवरण (Femoral sheath-फेमोरल शीथ) कहा जाता है। उरु-त्रिभुज में यह दीर्घ सतही (Long saphenous vein) को धारण करती है तथा वंक्षण-बंधन (Inguinal ligament) के नीचे से आगे बढ़कर बाह्य श्रोणीय शिरा (External iliac vein - एक्सटर्नल इलिएक वेन) बन जाती है। देखें चित्र 38(xx) तथा 38(xxi)

(2) उदर की शिराएँ (Veins of Abdomen - वेन्स ऑफ ऐब्डोमेन)

पश्च उदरीय दिवाल पर बाह्य श्रोणीय शिरा (External iliac vein) का मिलन आंतरिक श्रोणीय शिरा (Internal iliac vein) के साथ होता है। इस मिलन से सामान्य श्रोणीय शिरा (Common iliac veins) का निर्माण होता है। दाहिनी और बायीं सामान्य श्रोणीय शिराएँ संयुक्त होकर निचली महाशिरा (Inferior vena cava) का निर्माण करती है। इस निर्माण का स्थल महाधमनी के द्विशाखन (Bifurcation of aorta - एओर्टा) के ठीक नीचे होता है। निचली महाशिरा (इन्फिरिअर वेना कैवा) ऊपर की ओर कटि-कशेरुकाओं के पिण्डों (Bodies of lumbar vertebrae) के सामने से आगे बढ़ती है जो उदरीय महाधमनी के दाहिनी ओर रहती है। उदर में यह दाहिनी और बायीं वृक्कीय शिराओं (Renal veins-रीनल वेन्स) को धारण करके मध्यच्छद (Diaphragm-डायफ्राम) में छेदित करती है तथा वक्ष (Thorax) में प्रवेश करती है जहाँ यकृत शिराओं (Hepatic veins - हिपैटिक वेन्स) के दो या तीन समूह यकृत से उसमें रक्त का बहाव (या प्रवाहित) करते हैं। उदर के ऊपरी भाग में यह यकृत (Liver) के पीछे स्थित होती है जिसके पश्च भाग में यह खाँचा या नली (Grooves) बनाती है। वक्ष (Thorax) में प्रवेश करने के तत्काल बाद यह दाहिना अलिंद (Right atrium- एट्रिअम) में पहुँचकर अपना अंत कर देती है।

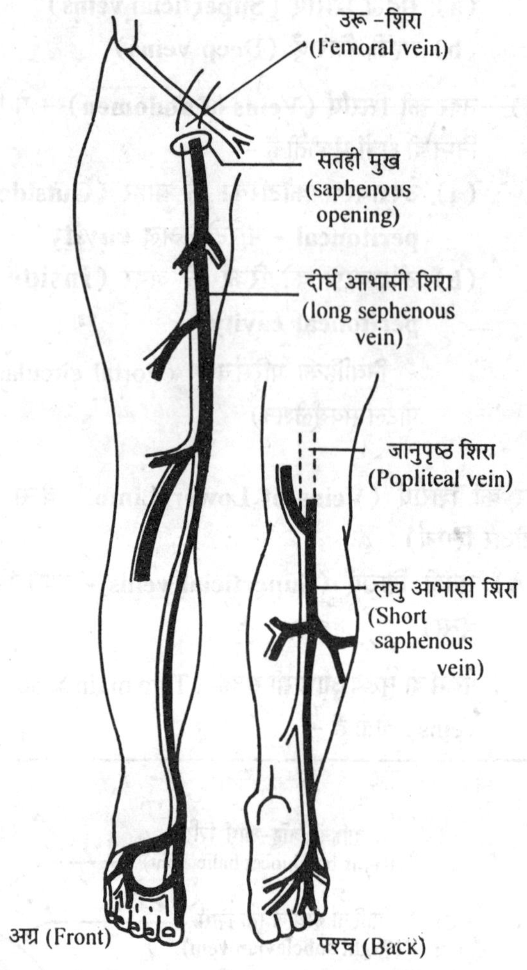

चित्र 38 (xxi) - पैर की सतही शिराएँ
(The superficial veins of the lower limb)

उदर-कोटरिका में निर्वाहिका परिवहन (Portal Circulation Inside Abdominal Cavity - पॉर्टल सर्क्यूलेशन इनसाइड ऐब्डॉमिनल कैविटी)

उदर-कोटरिका में निर्वाहिका परिवहन का संबंध पाचन अंगों में रक्त की आपूर्ति तथा उसका वहाँ से यकृत (Liver) में परिवहन से होता है। यहाँ इस बात को याद रखनी चाहिए कि इन अंगों में रक्त उदरीय महाधमनी (Abdominal aorta) की निम्नलिखित शाखाओं से आता है -

(i) उदरीय महाशिरा (Coeliac trunk - कॉइलिअक ट्रंक)-यह आमाशय (Stomach), प्लीहा (Spleen), अग्न्याशय (Pancreas-पैन्क्रिअस) तथा यकृत (Liver) में रक्त की आपूर्ति करती है।

(ii) ऊपरी आंत्रयोजनी धमनी (Superior mesenteric

artery - स्यूपिरिअर मेसन्टरिक आर्टरि)-यह लघ्वांत्र (Small intestine) में तथा दीर्घान्त्र (Large intestine) के प्रथम खण्ड में रक्त की आपूर्ति करती है।

(iii) निचली आंत्रयोजनी धमनी (Inferior mesenteric artery - इन्फिरिअर मेसन्टरिक आर्टरि)-यह दीर्घान्त्र के शेष खण्ड (या भाग) तथा मलाशय (Rectum - रेक्टम) में रक्त की आपूर्ति करती है।

ये धमनियाँ टूटकर केशिकाओं (Capillaries) में परिवर्तित हो जाती हैं जिनकी आपूर्ति वे करते हैं और वे सामान्य ढंग से शिराओं का निर्माण करती हैं। आमाशय (Stomach), प्लीहा (Spleen) तथा आन्त्रों (Intestines) की पृथक शिराएँ क्रम से (In turn) मिलकर बड़ी (या वृहत) शिरा का निर्माण करती हैं जिसे निर्वाहिका शिरा (Portal vein - पॉर्टल वेन) कहते हैं। यह शिरा अपने सम्पूर्ण रक्त को यकृत (Liver) में पहुँचाती है। यहाँ यकृत के द्रव्य (Substance) में निर्वाहिका शिरा (Portal vein) भंग हो जाती है तथा लघु शिराओं में परिवर्तित हो जाती है और अंत में केशिकाओं के दूसरे समूह का निर्माण होता है (Second set of capillaries is formed)। ये केशिकाएँ जो यकृत (Liver) में होती हैं, वे पुन: संयुक्त होकर तीन बड़ी यकृत शिराओं (Three major hepatic veins) में परिवर्तित होकर यकृत को छोड़ देती हैं। ये तीन शिराएँ निचली महाशिरा (Inferior vena cava) से ठीक मध्यच्छद (Diaphragm - डायफ्राम) को छेदित करने के पहले संयुक्त होती हैं और वे मध्यच्छद (डायफ्राम) को छेदकर वक्ष (Thorax) में प्रवेश करती हैं। यहाँ इसका उल्लेख करना प्रासंगिक होगा कि अन्य शिराओं के विपरीत (Unlike other veins) निर्वाहिका (पोर्टल) शिराओं का जन्म और अंत केशिकाओं में होती है। इसका लाभ यह मिलता है कि आहार-नाल (Alimentary canal - ऐलिमेन्टरि कनैल) में पचित आहार केशिकाओं में अवशोषित हो जाता है और ये यकृत में पहुँच जाते हैं। ये अवशोषित द्रव्य (आहार आदि) यकृत की पृथक कोशिकाओं (Cells) के संपर्क में रासायनिक क्रिया (या संचयन) के लिए आते हैं। अत: रक्त को प्रवाहित होने के लिए केशिकाओं (Capillaries) के दूसरे समूह की आवश्यकता होती है। यहाँ यह याद रखना चाहिए कि रक्त और ऊतकों (Tissues) के बीच द्रव्यों की अदला-बदली केशिकाओं के द्वारा ही होती है।

निर्वाहिका शिरा (Portal vein) स्वयं छोटी होती है जिसकी लम्बाई 8 सेंटीमीटर (या 3 इंच) होती है। इसका निर्माण अग्न्याशय-ग्रीवा (Neck of the pancreas-पैन्क्रिस) के ठीक पीछे होता है जहाँ से यह ऊपर की ओर ग्रहणी (Duodenum-ड्यूओइडम) के पीछे से जाती है तथा यकृत के निवाहिका विदर (Portal fissure-पॉर्टल फिशर) में पहुँचती है। यहाँ किसी प्रकार के संशय (या भ्रान्ति) की स्थिति को रोकने

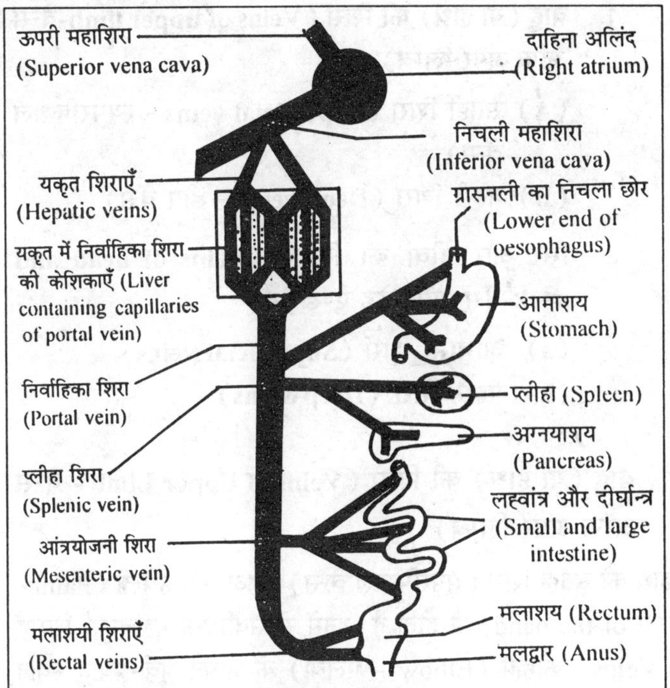

चित्र 38(xxii) – निर्वाहिका परिवहन
(Diagram illustrating the portal circulation)

के लिए यह उल्लेख करना आवश्यक है कि यकृत धमनी (Hepatic–हिपैटिक artery) धमनीय रक्त को यकृत में अंग को पर्याप्त आक्सीजन प्रदान करने के लिए आपूर्ति करती है तथा वह (यकृत धमनी) निर्वाहिका परिवहन (Portal circulation) के निर्माण में शामिल नहीं होती है।

निर्वाहिका शिरा (Portal vein) या उसकी शाखाओं में अवरोध होने से, जैसे- घनास्त्रमाया थ्रॉम्बोसिस (Thrombosis) या यकृत मूत्ररोग (Hepatic cirrhosis - हिपैटिक सिरोसिस), निर्वाहिका का शिरीय तंत्र में रक्तचाप [(Blood pressure-ब्लड प्रेशर)] में वृद्धि होती है। इस स्थिति को निर्वाहिका का उच्च रक्त-चाप (Portal hypertension-पॉर्टल हाइपरटेन्शन) कहा जाता है। इसके कारण प्लीहा (Spleen) में वृद्धि, ग्रसिका शिरा स्फीति (Oesophageal varices-इसफेजिअल वैरिसेज) तथा बवासीर (Haemorhoids-हेमरॉइड्ज) जैसे रोगों का जन्म होता है। यह जलोदर (Ascites-असिटेज) के निर्माण में भी योगदान करता है जिसमें उदरावरण कोटरिका (Peritoneal-पेरिटोनिअल cavity) में द्रव का असामान्य संग्रह होता है।

ऊपरी महाशिरा को निर्मित करनेवाली शिराएँ (Veins Forming the Superior Vena Cava-वेन्स फॉर्मिंग दी स्यूपिरिअर वेना कैवा)

ऊपरी महाशिरा का निर्माण करने वाली शिराओं का वर्गीकरण निम्न प्रकार से किया जा सकता है –

1. बाहु (या हाथ) की शिरा (Veins of upper limb-वेन्स ऑफ अपर लिम्ब)
   (A) सतही शिरा (Superficial veins - स्यूपरफिशल वेन्स)
   (B) गहरी शिरा (Deep veins - डीप वेंस)
2. सिर और ग्रीवा की शिराएँ (Veins of head and neck-वेंस ऑफ हेड एण्ड नेक)
   (a) आभासी शिरा (Superficial veins)
   (b) गहरी शिरा (Deep veins)

1. बाहु (या हाथ) की शिरा (Veins of Upper Limb - वेन्स ऑफ अपर लिम्ब)

हाथ की सतही शिरा (सुपरफिशल वेन्स) का आरम्भ हथेली (Palm - पाम of the hand) से होता है। इनमें से सर्वाधिक महत्वपूर्ण शिराएँ (Veins) कोहनी (Elbow - एलबो) के सामने पूर्व-प्रबाहु स्थान (Anticubital space-ऐन्टिक्यूविटल स्पेस) पर अभिमुख (Converge - कन्वर्ज) होती हैं। प्रबाहु (प्रकोष्ठ-Forearm) के आगे से जो शिरा ऊपर की ओर जाती है, उसे शीर्ष-शिरा (Cephalic vein-सिफैलिक वेन) कहते हैं। कोहनी के मोड़ (या गाँठ) पर यह शिरा मध्य अंत:प्रकोष्ठिक शिरा (Median cubital vein - मीड्यल क्यूबिटल वेन) बन जाती है जो मध्य भुजा में जाकर अन्तर्बाहु शिरा (Basilic vein - बेसिलिक वेन) में मिल जाती है। अंतर्बाहु शिरा बाहु की मध्य भुजा (Medial side) पर ऊपर की ओर चलती है तथा शीर्ष (सिफैलिक) शिरा अपने मार्ग पर पार्श्विक भुजा के ऊपर आगे बढ़ती है। कोहनी (Elbow) के मोड़ पर की शिराओं का चिकित्सकीय (रोग विषयक) महत्व होता है क्योंकि उसका आकार अपेक्षाकृत बड़ा होता है और यह आसानी से सुलभ (या प्राप्त) है। यहाँ से किसी द्रव या दवा को शरीर के रक्त-प्रवाह में भेजी जा सकती है या रक्त को शरीर से बाहर निकाला जा सकता है।

शीर्ष-शिरा और अन्तर्बाहु शिरा (Cephalic and basilic veins) ऊपर की ओर जाती हैं तथा गहरी प्रावरणी (Deep fascia- डीफ फैशिआ) को छेदकर कक्षीय शिरा (Axillary vein-ऐक्सिल रिवेन) के रूप में कक्षीय धमनी के साथ चलती है। बाहु (Arm) की गहरी शिराएँ बहि:प्रकोष्ठिक (Radial), अंत:प्रकोष्ठिक (Ulnar) तथा प्रगण्डीय (Brachial) धमनियों के साथ चलती हैं तथा अक्षीय शिरा में इनका अंत हो जाता है।

अक्षीय शिरा (Axillary vein) अधोजत्रुक (Subclavian) बन जाती है और अंत में आंतरिक ग्रीवा-शिरा (Internal jugular - जग्युलर

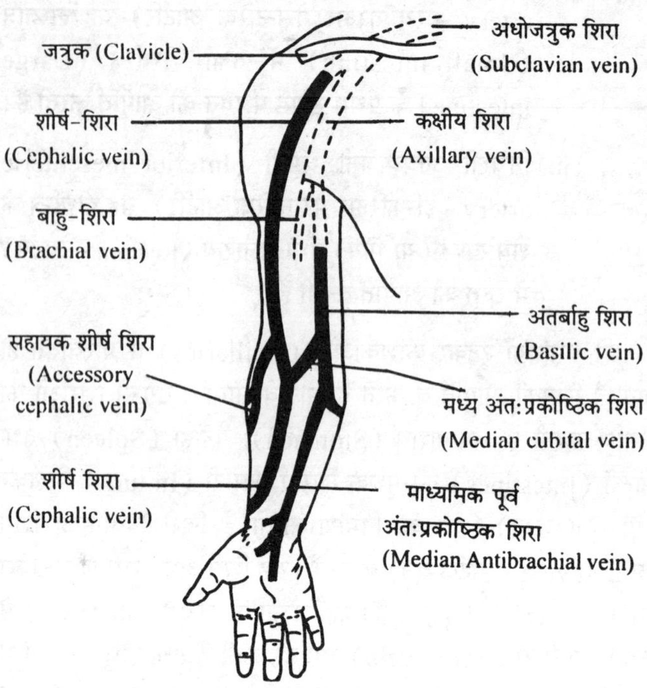

चित्र 38(xxiii) - दाहिने बाहु (हाथ) की सतही शिराएँ
(Superficial venus of the right upper limb)

vein) से यह संयुक्त हो जाती है। यह सिर और ग्रीवा से रक्त लाती है तथा बाहु-शीर्ष शिरा (Brachiocephalic ब्रेकिओसिफैलिक -vein) का निर्माण करती है। यह दूसरी ओर के बाहु-शीर्ष शिरा के साथ मिल जाती है। इस मिलन से यह ऊपरी महाशिरा (Superior vena cava-स्यूपिरिअर वेना कैवा) के रूप में परिवर्तित हो जाती है। यहाँ यह उल्लेख करना प्रासंगिक है कि शरीर में दो (दाहिनी और बायीं) बाहु-शीर्ष शिराएँ (Two brachiocephalic veins) जबकि बाहु-शीर्ष धमनी (One brachiocephalic artery) केवल एक होती है।

2. सिर और ग्रीवा की शिराएँ (Veins of Head and Neck)

शिरोवल्क (Scalp - स्कैल्प) की सतही (Superficial) शिराएँ जबड़ा (या हनु-Jaw) के कोना के ठीक पीछे मिलकर बाह्य गल-शिरा (External jugular vein-एक्सटर्नल जग्युलर वेन) का निर्माण करती हैं। यह सीधा नीचे की ओर उरोस्थि-स्तनाभ पेशी (Sternomastoid muscle-स्टर्नोमस्टॉइड मसल) की सतह से जाती है जो इससे तिर्यक रूप से पार करती है तथा उधोजत्रुक शिरा (Subclavian-सबक्लेवियन vein) में प्रवेश करती है। मुख (Face-चेहरा) की अधिकतर शिराएँ तथापि आननी (मुखीय) शिरा (Facial vein-फेशल वेन) में ऊपर

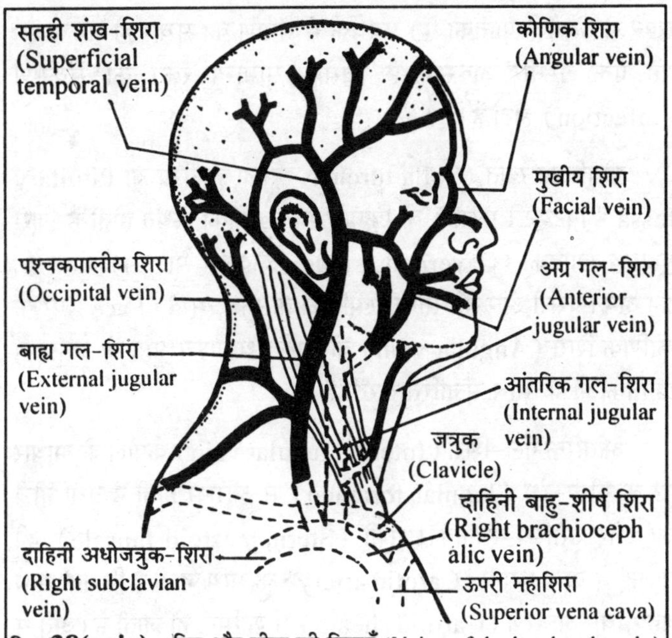

चित्र 38(xxiv) - सिर और ग्रीवा की शिराएँ (Veins of the head and neck.)

संचित होती है जो निचली जबड़ा (या हनु) के कोना के सामने से जाती है। यह (आननी) शिरा गहराई में जाकर आंतरिक गल-शिरा (Internal jugular vein) से मिल जाती है। आननी (Facial) शिरा वास्तव में एक छोटी शिरा के रूप में नेत्र के मध्य कोण (या कोना) के नजदीक से आरम्भ होती है जिसे कोणिक शिरा (Angular-ऐन्यूलर vein) कहते हैं। कोणिक शिरा तथा कपाल (Skull-स्कल) की शिराओं के बीच भी आवागमन (Communication) होता है जो नेत्र कोटर (Orbit) से होकर जाती हैं। इसी कारण से चेहरा या मुख (Face) पर फोड़ा (Boilf carbuncle-कार्बन्कल) होना खतरनाक माना जाता है। क्योंकि संक्रमण (Infection) के प्रसार होने से कपाल के अंदर शोथ (या सूजन) का जन्म होता है। इसे गुहा नासर घनास्त्रता (Cavernous sinus thrombosis- कैवर्नस साइनस थ्रॉम्बोसिस) कहते हैं।

मस्तिष्क (Brain) की शिरायें (जो आंतरिक गलशिरा में रक्त डालती हैं) से अलग भी कुछ महत्वपूर्ण वाहिकाएँ (Channels-चैनल्स) कपाल (Skull)के अंदर होती हैं जिन्हें शिरीय खातिका (Venous sinuses-वीनस साइनस) कहते हैं। ये खातिकाएँ (Sinuses) दृढ़तानिका (Duramater-ड्युरामेटर) की सतहों के बीच (या मस्तिष्क के बाहरी आवरण पर) स्थित होती हैं।

कपाल (Skull) के अग्रक्षेत्र से ऊपरी सममितार्धी खातिका (Superior Sagittal sinus-स्यूपिरिअर सैजिटल साइनस) आरम्भ होती हैं जो सीधे पीछे की ओर पश्चकपाल क्षेत्र (Occipital region - ऑक्सिपिटल रीजन) की मध्य रेखा में दृढ़तानिका (ड्युरामेटर) की एक

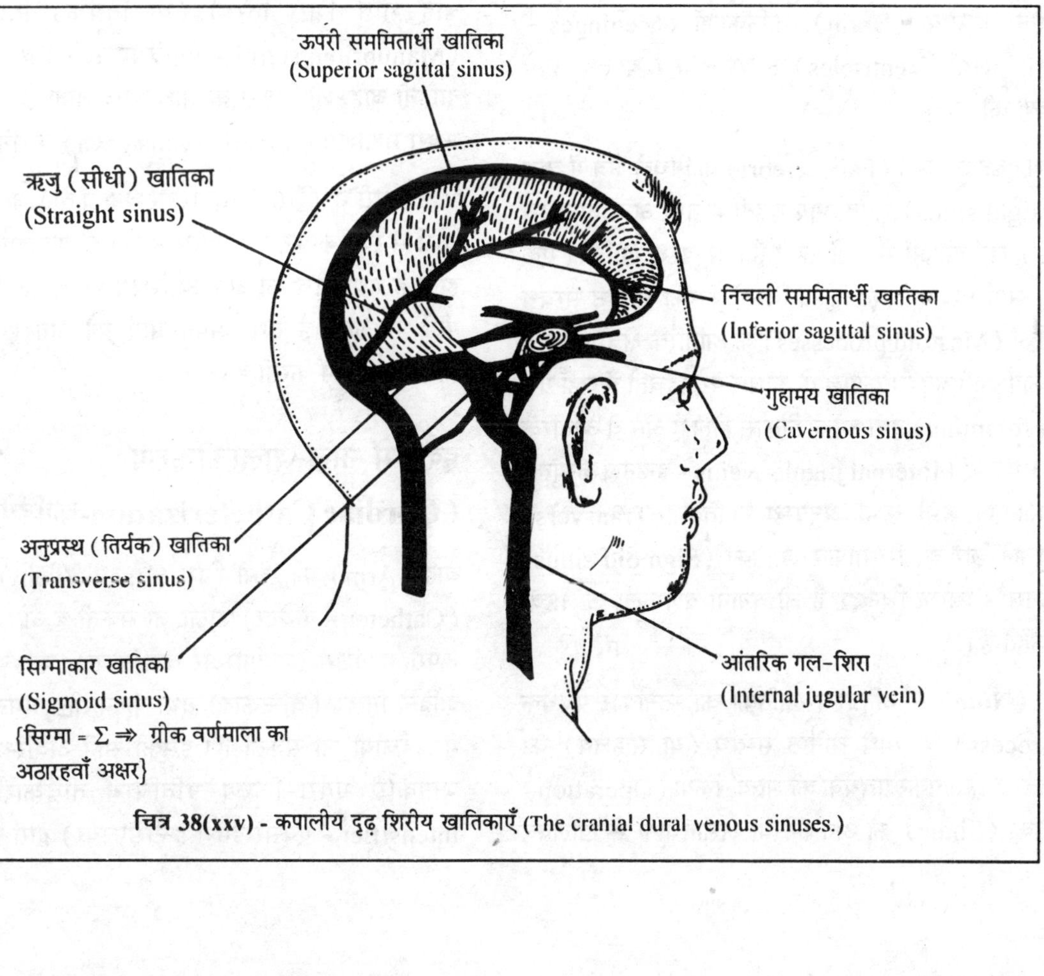

चित्र 38(xxv) - कपालीय दृढ़ शिरीय खातिकाएँ (The cranial dural venous sinuses.)

परत में चलती है जिसे मस्तिष्कीय दृढ़तानिकांश (Falx cerebri - फाल्कस सेरिब्रि) कहा जाता है। दृढ़तानिका की यह परत (Fold) दाहिना और बायाँ प्रमस्तिष्कीय गोलार्ध (Cerebral hemisphere) को अलग करती है! शिशु (18 महीने की आयु तक) में ललाट (Frontal) और दो भित्तिकास्थियों (Two parietal bones - पराइटल बोन्स) के बीच यह एक चतुर्भुज के समान मुख होता है जो केवल एक झिल्ली (Membrane) द्वारा आच्छादित होती है। ऊपरी सममितार्धी खातिका (स्यूपिरिअर सैजिटल साइनस) सीधे इस मुख (Opening) के नीचे से जाती है और यह संभव होता है कि रक्त को निकालने के लिए इसमें सुई (Needle) डाली जाय। कभी-कभी शिशुओं में इस विधि का उपयोग किया जाता है जब अंग की शिराएँ बहुत छोटी होती हैं तथा उसे प्राप्त करना कठिन होता है। पश्चकपालास्थि (Occipital bone) के केन्द्र (लगभग) पर ऊपरी सममितार्धी खातिका सीधे आगे बढ़ती है तथा खतिकाओं के संगम पर एक अनुप्रस्थ खातिका (Transverse sinus) में मिल जाती है। खातिकाओं के संगम (Confluences of sinuses) को हेरोफिली रक्तबंध (Torcular Herophili) कहा जाता है। {हेरोफिलस (Herophilus) - (355-280 B.C.) यूनान (Greece) का एक महान शरीर-विज्ञानी (Physician) था जो सिकन्दरिया विद्यालय का एक शिक्षार्थी (चिकित्सक) था जिसने सर्वप्रथम मानव-शरीर का विच्छेदन (Dissection - डिसेक्शन of Human) किया था। उसने मस्तिष्क (Brain), तानिकाओं (Meninges - मिनिन्जीज) तथा निलयों (Ventricles) का वर्णन किया था तथा उनमें अंतर की व्याख्या की थी।}

मस्तिष्कीय दृढ़तानिकांशों (Falx cerebri) के निचले क्षेत्र में ऋजु खातिका (Straight sinus) सतत आगे बढ़ती है तथा अन्य अनुप्रस्थ (Transverse) खातिकाओं में बनी रहती है। अनुप्रस्थ खातिका एक वक्र (या टेढ़ी) मार्ग पर आगे बढ़ती है। जिसमें उसका घनिष्ठ सम्बंध स्तनाकार प्रवर्धकों (Mastoid processes) के आंतरिक क्षेत्रों के साथ होता है। खातिकाएँ आगे बढ़कर कपाल के आधार पर पहुँचती हैं जहाँ ग्रैव रंध्रों (Jugular foramina) द्वारा उनका निकास होता है और वे आंतरिक ग्रीवा (या गल) शिराएँ (Internal jugular veins - इन्टर्नल जग्युलर वेन्स) बन जाती हैं। कभी-कभी अनुप्रस्थ खातिका (Transverse sinus) के निचले छोर को सिग्माकार खातिका (Sigmoid sinus-सिग्मॉइड साइनस - सिग्मा चिन्ह Σ है जो यूनानी वर्णमाला का 18वाँ अक्षर है) भी कहते हैं।

{**टिप्पणी (Note)** - अनुप्रस्थ खातिका का स्तनाकार प्रवर्धक (Mastoid process) के साथ घनिष्ठ सम्बंध (या साहचर्य) का चिकित्सीय महत्व है। स्तनाकर प्रवर्धक की शल्य-क्रिया (Operation) के दौरान खातिका (Sinus) को अनजाने या असावधानी में खोलकर रखने से उसमें (खातिका में) प्रवर्धक से रोगाणु का संचार हो सकता है। यह एक गम्भीर अवस्था है जिसमें सामान्य रक्त का संक्रमण (Infection) होता है।}

पीयूषिका खात (Sella turcica - सेला तुर्कीसा या Pituitary fossa - पिटयूटरि फोसा) के किनारे एक खातिका स्थित होती है जिसे गुहामय खातिका (Cavernous sinus - कैवर्नस साइनस) कहते हैं। यह अपने दूसरी ओर की साथी-खातिका के साथ, मुख (Face) पर के कोणिक शिरा (Angular vein) के साथ तथा पश्च भाग के अनुप्रस्थ खातिकाओं के साथ संचारित करती है।

आंतरिक गल-शिरा (Internal jugular vein) कपाल के आधार पर के ग्रीवा-रंध्र (Jugular foramen) से आरम्भ होती है तथा नीचे की ओर उरोस्थि-स्तनाकार पेशी (Sternomastoid muscle) की गहराई में ग्रीवा धमनी (Carotid artery) के साथ जाती है जिसके साथ यह ग्रीवा-आवरण (Carotid sheath) में शामिल हो जाती है। अंत में यह अधोजत्रुक शिरा (Subclavian vein) के साथ संयुक्त हो जाती है। देखें चित्र 38(xxiv)। प्रत्येक बाहु-शीर्ष शिरा (Brachiocephalic vein - ब्रेकिओसेफैलिक वेन) का निर्माण जत्रुक (Clavicle) के मध्य छोर के पीछे आंतरिक गल-शिरा (Internal jugular vein) तथा अधोजत्रुक शिरा (Subclavian vein) के संयोग द्वारा होता है। बायीं बाहु-शीर्ष शिरा तिरछी (या तिर्यक) दिशा में उरोस्थिमुष्टि (Manubrium sterni - मैनुब्रियम स्टर्नि) के पीछे से चलती है तथा दाहिनी बाहु-शीर्ष शिरा के साथ मिल जाती है और दोनों के संयोग से ऊपरी महाशिरा (Superior vena cava) का निर्माण होता है।

ऊपरी महाशिरा (स्यूपिरिअर वेना कैवा) जो सिर, ग्रीवा तथा ऊपरी छोरों से रक्त को हृदय में वापस भेजती है, वह लगभग 8 सेंटीमीटर लम्बी होती है तथा नीचे की ओर उरोस्थि (Sternum) के दाहिने किनारे के पीछे से जाती है तथा अपने मार्ग का अंत हृदय के दाहिने अलिंद (Atrium) में करती है।

हृदय में नाल-शलाकीकरण (Cardiac Catheterization-कार्डिऐक कैथटराइजेशन)

बाहु (Arm) की लंबी शिरा (Basilic vein) में एक नाल-शल्का (Catheter - कैथेटर) डाली जा सकती है और वहाँ से आगे की ओर ऊपरी महाशिरा (स्यूपिरिअर वेना कैवा), दाहिना अलिंद (ऐट्रिअम), दाहिना निलय (वेन्ट्रिकल) तथा फुफ्फुसीय धमनी (पलमनरि आर्टरि) में पहुँचायी जा सकती है। इसकी सही अवस्थिति (Position) की जानकारी एक्स-किरण प्रतिबिम्ब तीव्रकारी (X-ray image intensifier - एक्सरे इमेज इन्टेंसिफायर) द्वारा प्राप्त की जा सकती है।

इसके अतिरिक्त दाहिनी ओर के हृदय-कक्षों (Cardiac chambers) तथा फुफ्फुसीय धमनी के दबावों की माप की जा सकती है तथा रक्त के नमूने को उसमें आक्सीजन की उपस्थिति का निर्धारण करने के लिए प्राप्त किया जा सकता है। इस निर्धारण से बार्यी से दार्यी ओर के अंतर्हद् पथ (Left to right intracardiac shunt - इन्ट्राकार्डिऐक शंट) की माप करने में मदद मिलती है। जैसे - अलिंद के पटीय दोष के मामले में (In case of artrial septal defect)।

एक शिरा (Vein) से हृदय में नाल-शलाकीकरण (Catheterization of heart) को दाहिना हृदय नाल-शलाकीकरण (Right heart catheterization-राइट हार्ट कैथिटराइजेशन) कहा जाता है। एक पूर्ण हृदय नाल-शलाकीकरण में बायाँ हृदय नाल-शलाकीकरण (Left heart catheterization-लेफ्ट हार्ट कैथिटराइजेशन) को भी शामिल किया जाता है। इसका उपयोग सामान्यत: नाल शलाका (कैथटर) को रक्त-प्रवाह के विरुद्ध एक धमनी (Artery), महाधमनी (Aorta-एओर्टा) तथा बायाँ निलय (Left ventricle-लेफ्ट वेन्ट्रिकल) में पहुँचाकर (या डालकर) किया जाता है।

रक्त-चाप या रक्तदाब (Blood Pressure - ब्लड प्रेशर)

रक्त-चाप वह बल (या दबाव) है जिसे रक्त धमनी की दिवालों पर लगता है जिसमें वह रहता है। जब एक धमनी (Artery) को आरपार काटा जाता है तो उसके छोर से हृदय के समीप पर्याप्त बल (Force) से रक्त का फुहारा छूटता है और धमनी के अंदर प्रत्यक्ष रूप से उच्च दबाव होता है। इसके आगे यह भी अवलोकन किया जाता है कि निरंतर प्रवाह (Stream) के अतिरिक्त प्रत्येक हृद्-स्पंदन (Heartbeat) के साथ अनुकूल दबाव वृद्धि का नियमित फुहारा (या तेजधार) होता है। निरंतर दबाव अंशत: धमनी की नम्यता (या लचीलापन) पर निर्भर करता है जिसे अनुशिथिलनी रक्तचाप (Diastolic blood pressure - डाइऐस्टोलिक ब्लड प्रेशर) कहा जाता है। हृदय के प्रत्येक स्पंदन के साथ रक्त के दबाव में जो वृद्धि होती है उसे प्रकुंचनी रक्तदाब (Systolic blood pressure-सिस्टोलिक ब्लड प्रेशर) कहा जाता है।

प्रकुंचनी रक्तचाप (सिस्टोलिक ब्लड प्रेशर) की उत्पत्ति हृद्पेशी (Heart muscle) द्वारा होती है जो निलय की वस्तुओं (Contents of ventricle) को पहले से तनी हुई धमनियों में भेजती है। अनुशिथिलन (Diastole-डाइऐस्टोलि) के दौरान धमनियाँ अंशत: फैली रहती हैं क्योंकि धमनिकाओं (Arterioles- आर्टरिओल्स) के परिधीय रोध (Peripheral resistance-परिफरल रिजिस्टन्स) सभी रक्त को ऊतकों (Tissues) में जाने से रोकता है। इस प्रकार रक्त-दाब (या रक्त-चाप) निम्नलिखित तीन कारकों (Three factors) पर निर्भर करता है या तीन कारकों द्वारा अनुरक्षण होता है -

(i) हृदस्पंद का बल (Force of heart-beat)

(ii) धमनिकाओं में रक्त-प्रवाह में अवरोध (Peripheral resistance to blood flow in the arterioles)

(iii) परिसंचारी रक्त का आयतन (Volume of circulating blood)

रक्त-चाप (या रक्त-दाब) की माप (Measurement of Blood Pressure)

चिकित्सालय में रक्त चाप (या दाब) की माप की जाती है। जिस उपकरण से रक्त-चाप की माप होती है, उस उपकरण (या यंत्र) को नाड़ी दाबांतर मापी या स्फिग्मोमेनोमीटर (Sphygmomanometer) कहा जाता हैं। इस उपकरण में रबर की एक थैली (Rubber bag) होती है जो बाहु के चारों ओर रखी जाती है। थैली का आंतरिक भाग एक रबर-नली (Rubber tube) से जुड़ी होती है। यह नली एक पारद दाब-मापी (Mercury pressure-gauge-मर्क्यूरि प्रेशर गेज) से जुड़ती है। जब थैली में दबाव (Pressure in the bag) धमनी में दबाव (Pressure in the artery) के बराबर होता है तो धमनी संपीडित (Compressed-संकुचित) होकर चिपटी हो जाती है और इसका रक्त-प्रवाह रुक जाता है। अत: नब्ज (Pulse-पल्स) लुप्त (या अंतर्हित) हो जाती है। इसका अनुभव अंगुलि से स्पर्श करके किया जा सकता है या फिर परिश्रावक या स्टेथोस्कोप (Stethoscope) को कोहनी (Elbow) के मोड़ पर बाहु-धमनी (Brachial artery-ब्रेक्यल आर्टरि) पर रखकर सुना जा सकता है। इस क्षण (या पल) में पारद के स्तंभ (Mercury column) में जो ऊँचाई पहुँचती है, उस ऊँचाई को प्रकुंचनी रक्त-चाप (Systolic blood pressure) कहते हैं। यह ऊँचाई मिलिमीटर (Millimetres - mm) में होती है तथा रक्त चाप को मि.मि. पारा (mm Hg) के रूप में उल्लेख किया जाता है। जैसे-80 मि.मि. पारा (80 mm Hg = Hg पारा का संकेत है।)

पारा के स्तम्भ की ऊँचाई गिरने (या कम होने) लगती है और एक बिन्दु पर आती है जब परिश्रवण ध्वनि (Stethoscopic sound) अवरुद्ध या बंद हो जाती है। पारद स्तम्भ (Mercury column) का इस बिन्दु पर ऊँचाई को अनुशिथिलनीय रक्त-चाप (Diastolic blood pressure) कहते हैं।

रक्त-चाप विश्राम (Rest), क्रिया या कार्य (Activity), संवेग (Emotion) तथा उम्र या आयु (Age) के कारण परिवर्तित होता है। विश्रामावस्था में एक युवा-वयस्क का रक्त चाप 120/80 मि.मि. पारा (mm Hg) होता है। यहाँ अंश (Numerator) का मान 120 प्रकुंचनी रक्तचाप (सिस्टोलिक ब्लड प्रेशर) तथा हर (Denominator) का मान

80 अनुशिथिलनी 'रक्त-चाप (डाइऐस्टोलिक ब्लड प्रेशर) होता है। तथापि सामान्यत: (Normality) की अवस्था में भी रक्तचाप का विस्तृत प्रसार होता है। विश्व स्वास्थ्य संगठन (World Health Organization-WHO) के मानक निर्देश (Guideline) के अनुसार एक सामान्य तनाव के व्यक्ति (Normotensive individual) का प्रकुंचनी (सिस्टोलिक) रक्त चाप 140 मि.मि. पारा से कम होता है तथा अनुशिथिलनीय (डाइऐस्टोलिक) रक्त चाप 90 मि.मि. पारा (mm. Hg) से कम होता है जब वह विश्राम की अवस्था में होता है। यदि पारा की ऊँचाई का पठन 160/95 mm, Hg होता है तो इस स्थिति को उच्च रक्त चाप (Hypertension - हाइपरटेन्शन) कहते हैं तथा मध्यवर्ती पठन (Intermediate readings) को सीमारेखा (Borderline) के रूप में वर्णन किया जाता है।

उच्च रक्तचाप (हाइपरटेन्शन) से धमनियों (Arteries) की क्षति हो सकती है और इसके कारण हृदघात (Heart attack) भी हो सकता है जिसे हृदपेशी व्यतिक्रम (Myocardial infraction-मायोकार्डियल इन्फ्रैक्शन) कहा जाता है।

निम्न रक्तचाप (Low blood pressure) को आयुर्विज्ञान (चिकित्साशास्त्र) में हाइपोटेन्शन (Hypotension) या अल्प रक्तचाप कहा जाता है। रक्त की कमी होने से प्रघात (Shock due to the less of blood), प्रतिजीवरक्तिता (Septicaemia-सेप्टिसीमिया), हृद्पेशी व्यतिक्रम (Myocardial infarction - मायोकार्डिअल इन्फारक्शन) तथा अन्य कारणों से अल्प रक्तचाप की स्थिति बनती है। यदि प्रकुंचनी (सिस्टोलिक) रक्तचाप 80 mmHg से कम होता है तो वृक्कीय आप्लावन (Renal perfusion - रीनल पर्फ्यूजन) होने की संभावना होती है तथा वृक्क भी अपना कार्य करना बंद कर सकता है जिसमें व्यक्ति की मृत्यु भी हो सकती है। अधिकृत ग्रन्थि में ऐडीसन रोग (Addison's disease of adrenal gland) से भी स्थायी अल्प रक्तचाप हो सकता है।

अनुशिथिलनी (डाइऐस्टोलिक) रक्त-चाप और प्रकुंचनी (सिस्टोलिक) रक्त-चाप के बीच अंतर को नब्ज-चाप (Pulse pressure- पल्स प्रेशर) कहते है। रोग होने से नब्ज-चाप (या नाड़ी-दाब) भी प्रभावित होता है। सामान्यत: नब्ज-चाप 30 से लेकर 50 mmHg होता है।

एक सामान्य वयस्क में प्रकुंचनी (सिस्टोलिक) रक्त-चाप की निम्नतर सीमा (Lower limit) 105 mm Hg तथा ऊपरी सीमा (Upper limit) 150 mm Hg होती है। पुरुषों (Males) की अपेक्षा महिलाओं (Females) में रक्तचाप 5 से लेकर 10 mm Hg कम होता है।

सभी प्रघातों (Strokes) का 70% प्रघात उच्च रक्तचाप से ही होता है। यहाँ रक्त-चाप की सारणी (Table) दी जा रही है -

सामान्य रक्त-चाप का विस्तार या प्रसार (मि.मि. पारा में)
[Range of normal blood pressure in mmHg]

क्रम संख्या S. No.	अवस्थाएँ (Stages)	रक्त-चाप (Blood pressure)	
		अनुशिथिलनी (Diastolic)	प्रकुंचनी (Systolic)
1.	शैशवावस्था (Infancy)	50	70 से 90 तक
2.	बाल्यावस्था (Childhood)	60	80 से 100 तक
3.	किशोरावस्था (Adolescence)	60	90 से 110 तक
4.	युवा वयस्क (Young adult)	60 से 70 तक	110 से 125 तक
5.	प्रौढ़ वयस्क (Elderly adult)	80 से 90 तक	130 से 150 तक

नाड़ी या नब्ज (Pulse-पल्स)

जब बायाँ निलय (Left ventricle) प्रत्येक बार संकुंचित होता है तो वह अपने में रखे रक्त को महाधमनी (Aorta) में जाने के लिए बाध्य करता है। महाधमनी जो लचीली होती है, वह इस अतिरिक्त रक्त को प्राप्त करने के लिए अपने को फैलाती (या प्रसारित करती) है। इसी समय निलयीय संकुचन के पहले जो रक्त उपस्थित होता है उसे दूसरे क्षेत्र में जाने के लिए निकाला जाता है जो क्रम से अपना प्रसार करता है। इस प्रकार प्रसार का एक तरंग (Wave - वेव) बनता है जो महाधमनी के मूल (Root of aorta) से आरम्भ होता है तथा सम्पूर्ण धमनी-तंत्र (Arterial system) में फैल जाता है जो धीरे-धीरे मंद होने लगता है जैसे ही वह केशिकाओं (Capillaries) में पहुँचता है। इस प्रसार-तरंग द्वारा ही नाड़ी या नब्ज (Pulse) का निर्माण होता है। जो तेजी से धमनियों के ऊपर से चलती है जिसका वेग वास्तव में रक्त-प्रवाह (Bloodstream) के वेग से भी अधिक होता है।

शरीर की सतही धमनियों (Superficial arteries) में नब्ज को अनुभव किया जा सकता है और इसे प्राय: देखा भी जा सकता है परन्तु

बहि:प्रकोष्ठिक धमनी (Radial artery) में इसका अध्ययन करना प्रचलित (या आवश्यक) है। अन्य धमनियाँ जिनमें नब्ज को आसानी से अनुभव किया जा सकता है, वे हैं - कर्ण के सामने शंख (कनपटी) पर तथा मुख (चेहरा) पर (Temporal in front of the ear and the facial) जिस समय यह निचला जबड़ा (Lower Jaw) के ऊपर से जाती है, ग्रीवा-धमनी (Carotid artery in the neck) तथा पाद के पृष्ठ पर (On the dorsum of the foot)।

रक्त वाहिका का तंत्रिकीय नियंत्रण (Nervous Control of the Blood Vessels)

शरीर की अधिकतम धमनियों का प्रत्यक्ष नियंत्रण स्वचालित तंत्रिका तंत्र (Autonomic nervous system) के अधीन होता है। अवचेतक (Hypothalamus - हाइपोथैलमस) तथा दीर्घवत अंतस्था या मेडुला ऑब्लांगटा (Medulla oblongata) में विशेष केन्द्र होते हैं जिसे वाहिका-चालक केन्द्र (Vasomotor centres-बैसोमोटर सेन्टर्स) कहा जाता है। इसमें तंत्रिकाओं के दो समूह (Two sets of nerves) उपस्थित रहते हैं-

1. **वाहिका-संकीर्णक (Vasoconstrictor-वैकन्स्ट्रिक्टर)**
2. **वाहिका-प्रसारक (Vasodilator - वैसोडाइलेटर)**

ये तंत्रिकाएँ एक समय में सम्पूर्ण परिवहन-तंत्र (Circulatory system) या उनके कार्य एक अंग (या भाग) तक सीमित रहते है।

1. वाहिका-संकीर्णक तंत्रिका (Vasoconstrictor Nerves - वैसोकन्स्ट्रिक्टर नर्व)

इन तंत्रिकाओं द्वारा रक्त-वाहिका की अवकाशिका (Lumen - ल्यूमेन) को संकीर्ण बनाया जाता है जिससे उसके अंग के रक्त की मात्रा कम होती है जिसकी वह आपूर्ति करती है। यदि सभी वाहिका-संकीर्णक तंत्रिका (वैसोकन्स्ट्रिक्टर नर्वज) प्रणोद (Impulse या तरंग) को भेजते हैं तो उनका एक सामान्य प्रभाव यह होता है कि सम्पूर्ण धमनीय तंत्र (Arterial system) संकीर्ण हो जाता है। इसके कारण रक्त-चाप में वृद्धि हो जाती है।

2. वाहिका-प्रसारक तंत्रिका (Vasodilator Nerves - वैसोडाइलेटर नर्व)

ये तंत्रिकाएँ रक्तवाहिका (Blood vessel) का प्रसार करके अधिक रक्त को आने की अनुमति देती है जो अंग में पहुँचती है। इस प्रकार इस कार्य (या क्रिया) से पाचन-क्रिया के दौरान आहार-क्षेत्र (Alimentary tract-ऐलिमेन्टरि ट्रैक्ट) का प्रसार होता है। पेशीय व्यायाम (Muscular exercise) के दौरान भी रक्तवाहिका की पेशिओं का प्रसार होता है जिससे कि वे अधिक रक्त को प्रवाहित करने में सक्षम हो सकें।

गम्भीर अवस्था, जैसे-प्रघात या सदमा (Shock) में सम्पूर्ण रूप में रक्त-वाहिकाएँ प्रसारित होती है जिसके कारण रक्त-चाप में कमी आती है। इसके इलाज के लिए एक उपाय यह है कि रोगी को दवा (जैसे - टिकिया या टैब्लिट Tablets) दी जाती है जो α-अधिवृक्कीय ग्राहियों (Adrenergic receptors) को उत्तेजित करती है जिसके कारण धमनियाँ (Arteries) संकीर्ण हो जाती हैं जिसके फलस्वरूप रक्त-चाप में वृद्धि होती है।

अधिकतर अनुकंपी प्रणोद (Sympathetic impulses - सिम्पथेटिक इम्पल्सेज) वाहिका-संकीर्णन (Vasoconstriction - वैसोकन्स्ट्रिक्शन) को उत्तेजित करते है जबकि परानुकंपी प्रणोद (Parasympathetic - पैरासिम्पथेटिक इम्पल्सेज) के कारण वाहिका का प्रसारण (Vasodilatation - वैसोडाइलेटेशन) होता है।

रक्त-वाहिका के तंत्रिका-नियंत्रण का एक उत्तम उदाहरण जिसका प्रत्येक व्यक्ति अनुभव (या अवलोकन) करता है, वह है - मुख पर लाली या लज्जा आना (Phenomenon of blushing - ब्लशिंग)। यह केवल परिवहन का स्थानिक परिवर्तन (Local modification of the circulation) तथा चेहरा (मुख) की त्वचा में रक्त के परिणाम में विचलन (Variation) का एक नतीजा है। संवेग (Emotion), प्रसन्नता या आनन्द (Pleasure), घबराहट या लज्जा (Embarrassment), घृणा या चिढ़ (Disgust) या अपमान (Offended modesty) आदि में चेहरा लाल हो जाता है तथा व्यक्ति उत्तेजनशील हो जाता है। यह चेतन तंत्रिका-तंत्र के कारण होता है जो वाहिका-चालक (Vasomotor - वैसोमोटर) को प्रभावित करता है और जिस पर व्यक्ति का कोई नियंत्रण नहीं होता। यह तो स्थिति के कारण हो जाता है। इसमें वाहिका-प्रसारक (वैसोडाइलेटर) द्वारा प्रणोदों (Impulses) को भेजा जाता है जिसके कारण चेहरा की छोटी धमनियाँ प्रसारित होती हैं और अधिक रक्त को ग्रहण करके चेहरा (या मुख) में भेजती है जिससे वह लाल हो जाता है।

इसके विपरीत अत्यधिक क्रोध (Rage), आतंक (Terror) में चेहरा (Face) फीका (Pole) हो जाता है। इस क्रिया (स्थिति) में वाहिका संकीर्ण तंत्रिकाओं (Vasoconstrictor nerves) द्वारा रक्त-प्रवाह को धमनियों में सीमित करती है जिससे चेहरा में अल्प रक्त पहुँचता है और चेहरा पीला (फीका) हो जाता है।

***

9. लसीका तंत्र
(LYMPHATIC SYSTEM)

प्रतिरक्षित (या असंक्राम्य) तंत्र (Immune system) की मुख्य कोशिकाओं को लसीका कोशिका या लसीकाणु (Lymphocytes-लिम्फोसाइट्स) कहते हैं। ये कोशिकाएँ भक्षकाणुओं (Phagocytic cells - फैगोसाइटिक सेल्स) के साथ मिलकर सम्पूर्ण शरीर में फैल जाती हैं। वे एकल रूप में (Singly) या समूह में लसीकाभ अंगों (Lymphoid organs-लिम्फॉइड ऑर्गन्स) में पाये जाते हैं। अस्थि मज्जा (Bone marrow) जहाँ बी-लसीका-कोशिकाओं (B-lymphocytes) का निर्माण होता है तथा बाल्यग्रंथि (Thymus-थाइमस) जहाँ टी-लसीका-कोशिकाओं (T-lymphocytes) का जन्म होता है, वे लसीकाभ अंग (Lymphoid organs) कहलाते हैं।

लसीका गाँठ या ग्रन्थि (Lymph nodes-लिम्फ नोड) के साथ आंत (Gut - गट) तथा श्वसनी वृक्ष (Bronchial tree-ब्रॉन्किअल ट्री) का संयोजन होने से परिधीय लसीकाभ अंगों (Peripheral lymphoid organs-परिफरल लिम्फॉइड आर्गन्स) का निर्माण होता है।

लसीका-तंत्र (Lymphatic system)-एक सहायक (या द्वितीय) परिवहन तंत्र (Second or subsidiary circulatory system) है जो ऊतक-द्रवों (Tissue fluids) को सोखकर उसे बहा ले जाता है। ऊतक अंतरालों (Spaces) से ऊतक-द्रव लसीका केशिकाओं (Lymph capillaries) में जाता है जो संयुक्त होकर वृहत् महावाहिनियों (Trunks) का निर्माण करते हैं जो अंत में सामान्य परिवहन (General circulation) में पुन: शामिल हो जाते हैं। ऊतक द्रव जब लसीका वाहिकाओं (Lymph vessels) में प्रवेश करती है तो इस द्रव को लसीका (Lymph - लिम्फ) कहते हैं। इसे जीव द्रव्य (Plasma) के एक भाग (या हिस्सा) के रूप में भी देखा जा सकता है जो रक्त केशिकाओं (Blood capillaries) की दिवालों में से होकर निकलती है। वृहत् लसीका-वाहिकाएँ (Lymphatic vessels) लघु शिराओं (Small veins) के समान होती हैं जिनमें बहाव (Flow) को लौटने से रोकने के लिए कपाट (Valves) होते हैं। वृहत् लसीका-वाहिकाओं के साथ परिष्कृत रक्त-वाहिकाओं की जालिका (Plexus-प्लेक्सस) भी साथ में रहती है जो उसका पोषण करती है। यदि त्वचा के अंदर लसीका-वाहिकाओं में प्रवाह होता (Inflamed) है तो इस स्थिति को लसीकायनी शोथ (Lymphangitis - लिम्फैन्जाइटिस) कहते हैं। इसमें रक्त-वाहिका की संलग्न जालिकाएँ संकुलित (Congested) हो जाती हैं तथा त्वचा में लाल लकीरें बन जाती हैं जिसे हम देख सकते हैं।

लसीका के मार्ग (Channels) आपस में मिलकर वृहत् वाहिकाओं (Vessels) का निर्माण करती हैं जो अंतत: दो बड़ी नलिकाओं (Ducts - डक्ट्स) में परिणत हो जाती हैं जिनके नाम हैं-

(i) वक्षीय नलिका (Thoracic duct - थोरैसिक डक्ट) तथा

(ii) दाहिनी लसीकीय नलिका (Right lymphatic duct - राइट लिम्फैटिक डक्ट)

ये नलिकाएँ अपनी लसीका (Lymph) को क्रमश: बार्यी और दाहिनी बाहु-शीर्ष शिराओं (Left and right brachio-cephalic veins) में पहुँचाकर अपने को खाली कर देती हैं। इनमें वक्षीय नलिका अधिक महत्वपूर्ण होती है क्योंकि यह अधिक परिमाण (या मात्रा) में लसीका को रक्त में वापस भेजती है। यह नलिका (Duct) लगभग 40 सेंटीमीटर (cm) लम्बी [वयस्क (Adult) में] होती है जो द्वितीय कटि-कशेरुका (2nd lumbar vertebra) से लेकर ग्रीवा के मूल (Root of the neck) तक विस्तारित होती है। यह एक चौड़ी थैली (या कोष Sac) के रूप में आरम्भ होती है जिसे वसा-लसीका (Cistern chyle-सिस्टर्न काइल, Chyle का बहुवचन Chyli - काइलि है।) कहते हैं। इसमें पैरों और उदर से (यकृत के उत्तल सतह के भाग को छोड़कर) लसीका खाली होकर जाती है। वक्षीय कशेरुकाओं (Thoracic vertebrae) के बार्यी तरफ के सामने से होकर यह आगे बढ़ती है तथा बार्यी बाहु-शीर्ष शिरा (Brachio- cephalic vein) में अंत होने के पहले इसे लसीका अंगों (Lymphatics - लिम्फैटिक्स) द्वारा बार्यी बाहु से तथा सिर और ग्रीवा के बार्यी तरफ से मिला लिया जाता है।

दाहिनी लसीका नलिका (Right lymphatic duct) लगभग 1 सेंटीमीटर लम्बी होती है, वह सिर और ग्रीवा के दाहिनी तरफ से, दाहिना हाथ से तथा वक्ष के दाहिनी ओर से लसीका संग्रह करती है तथा उसे ग्रीवा के मूल (या जड़) के दाहिनी तरफ की शिराओं (Veins) में पहुँचाकर अपने को खाली कर देती है।

वक्षीय नलिका तथा दाहिनी लसीका नलीका का उपयोग करके शरीर

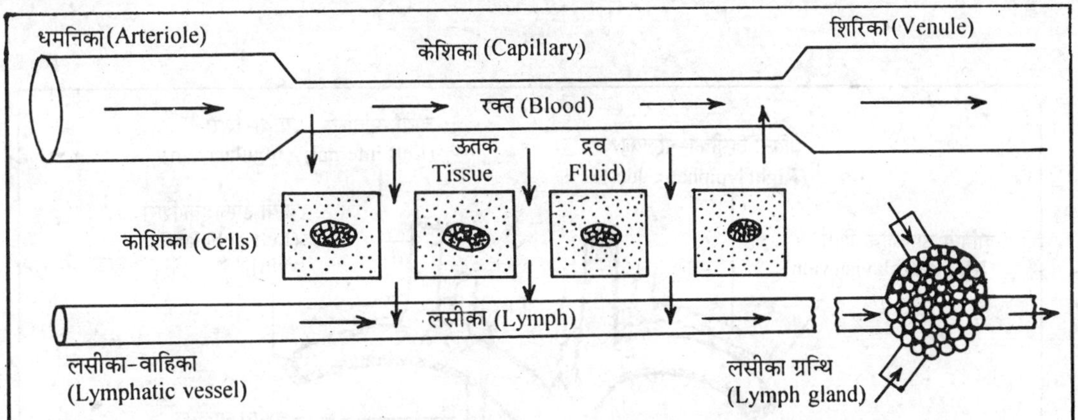

चित्र 39(i) - ऊतक द्रव और लसीका का परिवहन (Circulation of tissue fluid and lymph.)

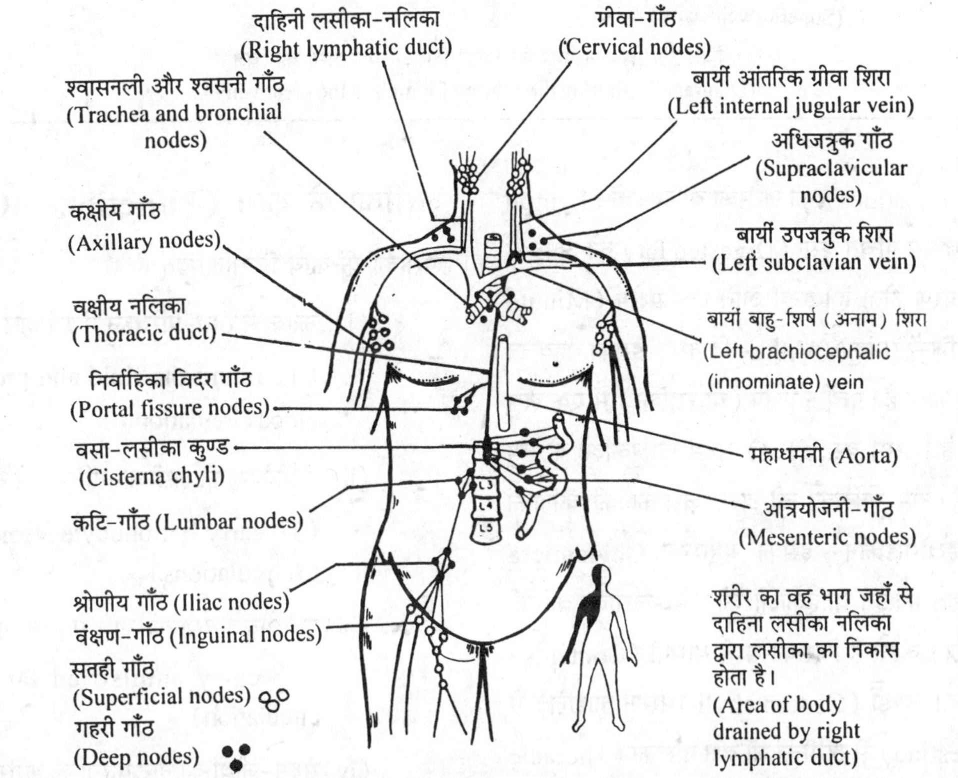

चित्र 39(ii) - मुख्य लसीका ग्रन्थियों और नलिकाओं का चित्र
(Diagram of the main lymph nodes and ducts.)

के सम्पूर्ण लसीका रक्त में वापस लौट जाती है। इस प्रकार केशिकाओं से ऊतक अंतरालों में (From capillaries into tissue spaces) तथा पुन: रक्त-प्रवाह में लसीका की वापसी का निरंतर परिवहन होता है। लसीकाणु (Lymphocytes) एक पुन:संचारी जीव-संख्या (Recirculating population) होता है जो रक्त से प्लीहा में और फिर वापसी (From blood to spleen and back) तथा रक्त से लसीका में और फिर वापसी (From blood to lymph and back) करके अपना स्थान परिवर्तित करता हैं। लसिकाणु के पुन: संचारी होने से विशेष प्रतिजन (Antigen - ऐन्टिजन) का सही रूप में संघर्ष (या सामना) करने के संभावना बढ़ जाती है। इससे स्मृति की कोशिकाओं (Memory cells) का सम्पूर्ण शरीर में वितरण भी निरापद (या निश्चित) हो जाता है। देखें चित्र 39(i), 39(ii) तथा 39(iii)।

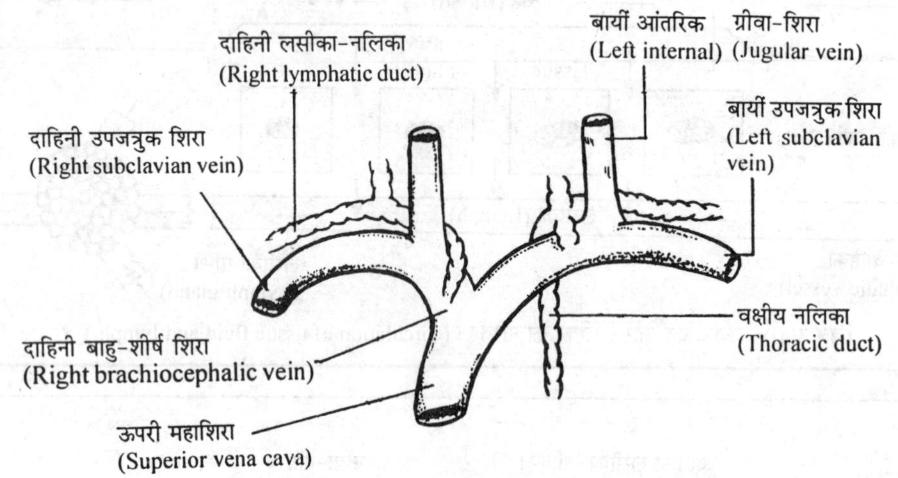

चित्र 39(iii) - लसीका की लम्बी शिराओं में वापसी का चित्र
(Diagram illustrating the return of lymph to the great veins)

लध्वांत्र (Small intestines) की लसिका वाहिकाओं (Lymph vessels) का विशेष महत्व पचित वसा (Digested fat) को अपने में अवशोषित करने के कारण होता है। इनमें अति लघु प्रक्षेप (Minute projections) होते है जिन्हें रसांकुर (Villus- विलस - इसका बहुवचन Villi बिली है।) कहा जाता है। प्रत्येक प्रक्षेप (या रसांकुर) में एक लघु लसीका वाहिका होती है जिसमें वसा (Fat) सूक्ष्म गोलिकाओं के रूप में शोषित हो जाती है। इस गोलिका को वसा-लसीका की कणिका (Chylomicron-काइलोमाइक्रोन- इसका बहुवचन Chylomicra काइलोमाइक्रा है।) कहते हैं। इन वाहिकाओं को वसा-लसीका वाहिनी (Lacteal - लैक्टिअल) कहते हैं जिसकी सभी सामग्री (Contents) अंततोगत्वा वसा लसीका कुण्डों (Cistern chyli-सिस्टर्न काइलि) में पहुँचती है। आंत्र (Intestine) से लसीका जो वक्ष नलिका (Thoracic duct) में पहुँचती है वह शरीर के अन्य भागों की स्वच्छ और रंगहीन लसीका से भिन्न होता है क्योंकि उसे वसा-वस्तुएँ धुंधला (Cloudy) बनाती है जिसे देखने पर दुधिया (Milky) लगता है। वह द्रव (Fluid) जो लध्वांत्र से निष्कासित होती है उसे वसा-लसीका या काइल (Chyle) कहते हैं तथा वसा-लसीका कुण्डों (Cistern chyli-सिस्टर्नकाइलि) को वसा-लसीका प्रापक (Receiver of the chyle) के रूप में समझा जाता है।

लसीका के कार्य (Functions of Lymph)

लसीका के कार्य निम्नलिखित हैं -

(i) ऊतक से रक्त-परिवहन में द्रव और प्रोटीन वापस ले जाना

(To return the fluid and protein from tissue to blood circulation.)

(ii) लसीकाणु को लसीका-ग्रन्थियों से रक्त-परिवहन में ले जाना

(To carry lymphocytes from lymphatic glands to circulations.)

(iii) पायसीकृत वसा को आंत्र से रक्त-परिवहन में ले जाना

(To carry emulsified fat from intestine to circulation.)

(iv) सूक्ष्म-जीवों को नष्ट करना जो शरीर में रोगों को संक्रमित कर सकते हैं।

(To destroy microorganism in order to prevent infection in the body.)

(v) संक्रमण से प्रभावित होने पर शरीर में प्रतिरक्षी शक्ति का विकास करना ताकि उसके फैलने से रोका जा सके।

(In case of infection it produces antibodies to protect the body against subsequent infection.)

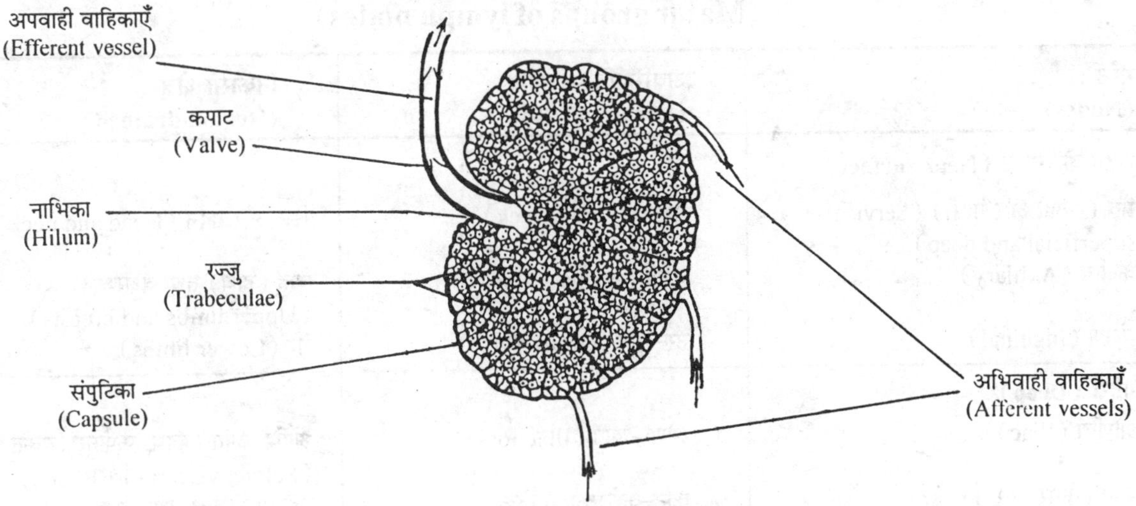

चित्र 39(iv) - लसीका गाँठ का चित्र (Diagram of a lymph node)

लसीका गाँठ या ग्रन्थि (Lymph Nodes or Glands - लिम्फ नोड या ग्लैन्ड)

लसीका-गाँठ लसीका वाहिकाओं (Lymph vessels) के मार्ग पर स्थित होती है जो सामान्यत: समूहों में लघु तथा अण्डाकार या वृक्काकार (Small and oval or kidney shaped) होते हैं। ये अत्यधिक संगठित संरचनाएँ होती हैं तथा लसिकाणुओं और भक्षकाणुओं (लिम्फोसाइट्स तथा फैगोसाइट्स) की संख्याओं से अत्यधिक आबाद (Over populated) होते हैं। ये प्रतिजनिक उत्तेजन (Antigenic stimulation-ऐन्टिजनिक स्टिम्यूलेशन) की नियंत्रण अनुक्रिया करने में सक्षम होती हैं।

लसीका-गाँठ लसिका के लिए निस्यंदक (Filter) के रूप में कार्य करती है तथा सूक्ष्म जीवों तथा विशेष वस्तु को अपने में फँसा लेती है (या उनको छान लेती है)। वाहिकाएँ जो लसीका को गाँठ में लाती हैं, उन्हें अभिवाही वाहिका (Afferent vessels-ऐफरन्ट वेसल्स) कही जाती है। ये वाहिकाएँ ग्रन्थि (Gland) के बिन्दुओं पर उसकी परिधि के चारों ओर प्रवेश करती हैं तथा ग्रन्थि के बाहरी क्षेत्र (Out zone) या प्रान्तस्था (Cortex - कॉर्टेक्स) में बह जाती है। गाँठ की वस्तु में से छानने के बाद लसिका अपवाही वाहिकाओं (Efferent vessels-एफरेन्ट वेसल्स) के मार्ग में इसे छोड़ देती है तथा अंतस्था (Medulla-मिडला) या आंतरिक क्षेत्र से सीधे लघु अवतलता (Concavity-कनकैविटि) पर प्रकट होती (या निकलती) है। इस अवतलता को नाभिका या हाइलम (Hilum) कहते हैं।

लसीका गाँठ (Lymph node) यह संपुटिका (Capsule-कैप्स्यूल) का एक आवरण होता है जो अधिकांशत: कोलाजन रेशे (Colagen fibres) से बनते हैं। संपुटिका से रज्जुएँ (Trabeculae-ट्रैबीक्यूला) गाँठ (मोड़) में विस्तृत होती (या फैलती) हैं और जालिका (Reticulum-रेटिकुलम) के साथ अविच्छिन्न (या अनवरत) बन जाती है। यह जालिका (रेटिकुलम) सुकोमल जालीदार रेशे (Mesh-work) की होती है जो विविध प्रकार की कोशिकाओं (Cells) के लिए, विशेषकर लसीकाणुओं (Lymphocytes) तथा भक्षकाणुओं (Phagocytes) के लिए आलम्बन-ढाँचा (Supporting frame work) बनती हैं। अनेक लसीका खातिकाएँ (Lymph channels or sinuses) लसिका-गाँठ से होकर निकलती (या चलती) हैं जो विभिन्न वाहिकाओं (Vessels) को जोड़ती है तथा अपवाही वाहिका प्रान्तस्था (Cortex to efferent vessel) की नाभिका (Hilum-हाइलम) में प्रवेश करती हैं। नाभिका भी लसीका गाँठ की रक्त वाहिकाओं के लिए प्रवेश और निकास द्वार होती हैं।

लसीका-गाँठों (Lymph nodes) के अनेक समूह होते हैं जिनके अत्यधिक महत्वपूर्ण समूहों का निम्न सारणी (Table) में उल्लेख किया जा सकता है -

लसीका गाँठों के मुख्य समूह
(Major groups of lymph nodes)

	गाँठ (Nodes)	अवस्थिति या स्थान (Location)	निकासी क्षेत्र (Region drained)
	सतह के निकट (Near surface)		
1.	ग्रैव (सतही और गहरी) (Servical-superficial and deep)	गर्दन या ग्रीवा (Neck)	सिर और गर्दन (Head and neck)
2.	कक्षीय (Axillary)	काँख (Axilla - ऐक्सिला)	बाहु (हाथ) तथा वक्षस्थल (Upper limbs and breasts)
3.	वंक्षण (Inguinal)	उरु-मूल (Groin - ग्रॉइन)	पैर (Lower limbs)
	गहरी (Deep)		
1.	श्रोणीय (Iliac)	श्रोणी-खात (Iliac fossa)	श्रोणि, आंत (हृदय, फुफ्फुस, यकृत) आदि (Pelvic, viscera- विसरा etc.)
2.	कटि (कमर) (Lumbar)	कटि-कशेरुका के निकट (Close to lumbar vertebra)	उदरीय दिवाल तथा आंत (Abdominal wall and viscera)
3.	आंत्रयोजनी (Mesenteric)	आंत्रयोजनी (Mesentery - मेसेन्टरि)	आहार मार्ग या क्षेत्र (Alimentary tract)
4.	यकृती (Hepatic)	यकृत का निर्वाहिका-विदर (Portal fissure of liver)	यकृत, पित्ताशय आदि (Liver, Gallbladder etc.)
5.	प्राक्-महाधमनीय (Pre-aortic)	उदरीय महाधमनी के आगे (Anterior to abdominal aorta)	आहार मार्ग, सहायक अंगें (Alimentary tracts, Accessory organs)
6.	वक्षीय (श्वसनी-फुफ्फुस) समूह [Thoracic-(Bronchopul-monary) group]	फुफ्फुस की नाभिका (Hilum of lung)	फुफ्फुसें (फेफड़े) (Lungs)

नैदानिक (या चिकित्सीय) टिप्पणी (Clinical Notes)

विषाणुक संक्रमण (Viral infections), जैसे - खसरा (German measles-जर्मन मीजल्स), ग्रंथिल ज्वर (Glandular fever) होने के कारण लसीका-गाँठ में अपवृद्धि (Enlargement) होती है। इसमें लसीका-गाँठ (Nodes) जो पीप या मवाद (Suppuration-सप्यूरेशन) के एक क्षेत्र का निकास करती हैं, उसमें प्रायः सूजन होती है और वे मुलायम (Tender) हो जाती हैं। इस प्रकार रोगियों की कक्षीय लसीका गाँठें विषाक्त अंगुली से ग्रस्त हो जाती हैं। कक्षीय गाँठें वक्षस्थल (Breasts) से भी लसीका प्राप्त करती हैं तथा स्तन (Breast) से कैन्सर (Cancer) के मितस्थैतिक (Metastatic-मैटास्टैटिक) प्रसार के कारण इन गाँठों में अपवृद्धि हो सकती है। इसी प्रकार नाभीय लसीका-गाँठें (Hilar lymph nodes-हाइलर लिम्फ नोड्स) जो वक्ष (Thorax) में होती है, वे फुफ्फुस (लंग) कैन्सर (Lung cancer) की स्थिति में द्वितीयक विषालु (Secondary malignant-सेकण्डरी मलिगनन्ट) के शामिल होने से बर्धित (Enlarged) हो जाती हैं। हॉजकिन रोग (Hodgkin's disease) में विषालु प्रवर्धक (Malignant process) का प्रारम्भिक क्षेत्र लसीका गाँठ होती है।

विषालु रोग (Malignant disease) या उष्णकटिबंधीय कृमि (Tropical worm-ट्रॉपिकल वॅर्म) के कारण फाइलेरिया रोग (Filariasis-फाइलेरिऐसिस) होता है। इस रोग में एक अंग में या धड़ के भागों में लसिका के प्रायः सभी मार्ग अवरुद्ध हो जाते हैं जिसके कारण अंग में सम्पूर्ण सूजन होती है। अंग के इस सूजन को लसीका-शोथ (Lymphoedema-लिम्फइडीमा) या श्लीपद या हाथी पाँव (Elephantiasis- एलिफैन्टायसिस) कहा जाता है। इस अवरोध से उदरावरण की कोटरिका (Peritoneal cavity) में द्रव भर जाता है जिसे जलोदर (Ascites-असिट्रेज) कहा जाता है या फुफ्फुसावरण की कोटरिका (Pleural-प्लूरल cavity) में द्रव भर जाता है जिसे फुफ्फुसावरणी निस्सरण (Pleural effusion - प्लूरल एफ्यूजन) कहते हैं।

शरीर के अन्यत्र भाग में लसीकाभ ऊतक (Lymphoid Tissues- लिम्फॉइड टिशू Elsewhere in the Body)

लसीका-गाँठों से अलग मानव-शरीर में लसीका ऊतक के अनेक अन्य समूहें होते हैं, जैसे -

(1) वे ऊतक (टिशू) जो आहार और श्वसन क्षेत्रों (Alimentary and respiratory tracts) पर स्थित होते हैं जिसमें गलतुण्डिका (Tonsil-टॉन्सिल), नासिका-ग्रसनी ऊतक (Nasopharyngeal tissue-नैसोफैरिन्जीअल टिशू) भी शामिल हैं जो जब बढ़ते हैं तो ग्रन्थाभ या लसीकाभ (Adenoids-ऐडिनॉइड्स) की रचना करते हैं और लघ्वांत्र (Small intestine) में बिखरी ग्रंथिकाओं (Peyer's patches-पिएर्स पैचेज) तथा पुच्छ (Appendix-अपेन्डिक्स) का निर्माण करते हैं।

(2) प्लीहा (Spleen)

(3) बाल्य ग्रन्थि (Thymus)

गलतुण्डिका (Tonsils - टॉन्सिल)

गलतुण्डिका (टॉन्सिल) लसीकाभ ऊतक (लिम्फॉइड टिशू) के दो अण्डाभ पिण्डें (Ovoid masses-ओवाइड मासेज) ग्रसनी (Pharynx-फैरिन्क्स) के मुख-भाग के किनारे की दिवालों में सन्निहित (या अंत:स्थापित) होती है। यह गलद्वार (Fauces - फॉसीज) के अग्र और पश्च स्तम्भों (Pillars) के बीच स्थित रहती है। इसके आकार (लम्बाई) में परिवर्तन होता है। यह बाल्यावस्था में वयस्कों की अपेक्षा अधिक लम्बी होती है। प्रत्येक गलतुण्डिका का निचला छोर लसीकाभ ऊतक के साथ मिला रहता है जो जिह्वा (Tongue) के आधार पर स्थित होता है। गलतुण्डिका (टॉन्सिल) की सतह पर एक दर्जन (12) या इससे अधिक लघु छिद्र (Small openings) होते हैं जो गहरी मज्जा रिक्तियों (Deep marrow recesses) में ले जाते हैं जिसे गुहिका (Crypt-क्रिप्ट) कहते हैं।

गलतुण्डिकाओं (Tonsils) की अपवाही लसीका वाहिकाएँ (Efferent lymph vessels) जिसमें अभिवाही लसीका वाहिकाएँ (Afferent lymph vessels) नहीं होती है, वे अपनी लसीका को ऊपरी गहरी ग्रैव लसीका-गाँठों में बहा देती हैं, विशेषकर ग्रैव-द्वितुण्दी समूह (Jugulodigastric group-जग्युलो डाइगैस्ट्रिक ग्रुप) में जो जबड़ा (या हनु-Jaw) के कोना में स्थित होता है। गलतुण्डिका (टॉन्सिल) में रक्त की आपूर्ति बाह्य ग्रीवा-धमनी की शाखाओं से होती है जिसकी आपूर्ति की मुख्य धमनी मुखीय धमनी (Facial artery) की गलतुण्डिका-शाखा (Tonsillar branch) है। तंत्रिकाएँ (Nerves) जो रक्त की आपूर्ति गलतुण्डिका में करती हैं वे लघु तालु तंत्रिकाएँ (Lesser palatine-पैलटाइन nerves) होती हैं जो पक्ष-तालु गण्डिका (Pterygopalatine ganglion-टेरिगोपैलटाइन गैंग्लिअन) तथा जिह्वा-ग्रसनी (Glossopharyngeal- ग्लॉसोफैरिनजीअल) की शाखाएँ होती हैं। {यह 9वीं कपालीय तंत्रिका है।} चूँकि पिछली तंत्रिका अपनी कर्णपटही शाखा (Tympanic- टिम्पैनिक branch) से भी श्लेष्मल झिल्ली (Mucous membrane - म्यूकस मेम्ब्रेन) की आपूर्ति करती है जिससे कर्णपटही कोटरिका (Tympanic cavity) का अस्तर होता है, अत: सूजन से गलतुण्डिकीय दर्द (Tonsillar pain) होता है या फिर कैन्सर (Cancer) कर्ण (Ear) से भी सम्बंधित हो जाता है।

गलतुण्डिका लसीकाभ ऊतक के घेरा (Ring) के एक भाग का निर्माण करती हैं जो आहार और श्वसन क्षेत्रों के प्रवेश-द्वार को जीवाणु आक्रमण (Bacterial invasion) से रक्षा करता है। गलतुण्डिका में जलन (Inflammation) होना एक सामान्य रोग है जिसे तुण्डिका शोथ या टॉन्सिलाइटिस (Tonsillitis) कहा जाता है। गलतुण्डिका के तल (Bed) में भी फोड़ा (Abcess- ऐब्सिस) हो सकता है जिसे कण्ठप्रदाह (Quinsy-क्विन्जि) कहा जाता है।

प्लीहा (Spleen - स्प्लीन)

प्लीहा एक गहरा बैंगनी (Purple-पर्पल) रंग का अंग होता है जिसका अधिकांश भाग उदर (Abdomen) के बायाँ उपास्थि-क्षेत्र (Hypochondriac region-हाइपोकॉन्ड्रिऐक रीजॅन) में उदर के बुघ्न (Fundus - फन्डस) और मध्यच्छद (Diaphragm-डायफ्राम) के बीच स्थित होता है। इसका लम्बा अक्ष (Axis) 10वीं पर्शुका (Rib) की रेखा में होता है। एक व्यक्ति के जीवन-काल के दौरान इसके आकार और भार (या वजन) में परिवर्तन होता है। एक वयस्क में सामान्यत: यह लगभग 12 सेंटीमीटर लम्बा, 8 सें०मी० चौड़ी तथा उसे 4 सें०मी० तक मोटी होती है। एक सामान्य प्लीहा स्पर्शग्राह्य (Palpable) नहीं होती और यदि यह स्पर्शग्राह्य है तो अनिवार्यत: किसी रोग, जैसे-ग्रंथिल ज्वर (Glandular fever-ग्लैन्ड्यूलर फीवर), हौज किन्स रोग (Hodgkin's disease) या निर्वाहिका अतिरक्तदाब (Portal hypertension-पोर्टल हाईपर टेन्शन) - के कारण इसके आकार में अपसामान्य वृद्धि हुई है।

प्लीहा में तनुपटीय (Diaphragmatic - डायफ्रैग्मेटिक) तथा अंत्रिक (या आंत) (Visceral - विसरल) सतहें होती है। तनुपटीय सतह (डायफ्रैमेटिक सर्फेस) मध्यच्छद (Diaphragm) की निचली सतह के साथ सम्पर्क में रहती है जो इसे बायाँ फुफ्फुस (लंग) से अलग करती है। अंत्रिक सतह (विसरल सर्फेस) पर आमाशयी (Gastric), वृक्कीय (Renal), अग्न्याशयी (Pancreatic) अवतल क्षेत्र (Impressions) होते है। आमाशयी निशान (Gastric impression) का संपर्क उदर के पश्च दिवाल के साथ होता है तथा अपनी निचली सीमा के पास एक लम्बा विदर (Fissure- फिशर) के रूप में प्रकट होता है जिसे नाभिका या हाइलम (Hilum) कहा जाता है जिसमें प्लीहा-धमनी

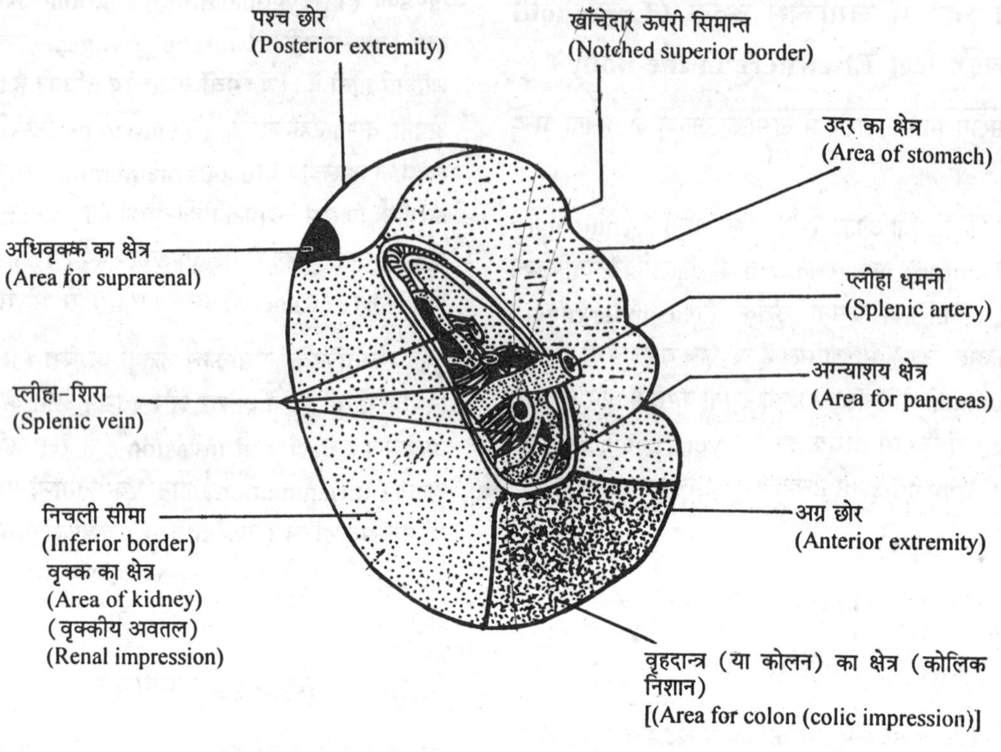

चित्र 39(v) - प्लीहा का मध्य या अंत्रिक (आंतीय) क्षेत्र
(The medial or visceral aspect of the spleen.)

(Splenic artery - स्प्लेनिक आर्टरि) की शाखाएँ प्रवेश करती हैं। प्लीहा-शिरा (Splenic vein) के मुख्य उपशिराएँ (Tributaries-ट्रिब्यूटरीज) नाभिका (हाइलम) से ही निकलती हैं और यह शिरा अंत में ऊपरी आंत्र-योजनी शिरा में मिलकर निर्वाहिका शिरा (Portal vein) का निर्माण करती हैं।

प्लीहा की संरचना (Structure of Spleen)

प्लीहा (स्प्लीन) की बाहरी परत (Coat) उदरावरण (Peritoneum-पेरिटनीअम) की होती है जो आंतरिक रेशेदार लचीले आवरण या प्लीहा-संपुटिका (Splenic capsule-स्प्लेनिक कैप्स्यूल) के साथ दृढ़ता से संलग्न रहती है। इस संपुटिका (कैप्स्यूल) से होकर रज्जुएँ (Trabiculae-ट्रैबीक्यूली-इसका एकवचन Trabicula- ट्रैबीक्यूला है।) प्लीहा में जाती हैं तथा शाखाएँ अलग होकर एक ढाँचा (Framework) का निर्माण करती हैं जो सुकोमल जालिका (Fine reticulum-रिटिक्यूलम) के साथ अनवरत (या अभिन्न-Continuous) रहती है। इस जालिका के साथ जालिका कोशिकाएँ (Reticular cells) या लम्बी-चिपटी कोशिकाएँ (Fibroblast-फाइब्रोब्लास्ट) तथा दीर्घ अक्षकाणु (Macrophases- मैक्रोफेजेज) भी घनिष्ठ रूप में सम्बद्ध रहती हैं। दो प्रकार की प्लीहा-गुदाएँ (Spleen pulp-स्प्लेनिक पल्प) -

(i) लालगुदा (Red pulp) तथा (ii) सफेद गुदा (White pulp)

जालिका (रिटिम्यूलम) के अंतरालों या दरारों (Interstices-इन्टर्स्टिसेज) में रहते हैं।

सफेद गुदा (White pulp) परिवर्धन के साथ लसीका-ऊतक (Lymphatic tissue with enlargements) के परिधमनिका-आवरण (Periarteriolar sheath-पेरिआर्टिरिओलर शीथ) की बनी होती है जिसे पुटिका (Follicle-फॉलिकल) कहते हैं। इस पुटिका में गोलाकार लसिकाणु (लिम्फोसाइट्स) होते हैं। ये पुटिका (फॉलिकल्स) लसिकाणुओं की उत्पत्ति के केन्द्र होती हैं। इन्हें लाल गूदा के गहरे लाल पृष्ठभूमि में सफेद बिन्दुओं के रूप में नंगी आँखों से देखा जा सकता है।

लाल गुदा (Red pulp) में अनेक शिरा नालाभ (Sinusoids - साइनसॉइड्स) होते हैं जिसमें रक्त रहता है। यह गुदा परिसंवहनी ऊतक (Perivascular tissue-पेरिवैस्क्यूलर टिशू) के जाल (नेटवर्क) द्वारा

अलग किया जाता है जिन्हें प्लीहा-रज्जुएँ (Splenic cords-स्प्लेनिक कॉर्डस) के रूप में उल्लेख किया जाता है। इन रज्जुओं (Cords) में अनेक दीर्घभक्षकाणु (Macrophases) रहते हैं। जो भक्षकाणुओं (Phagocytes-फैगोसाइट्स) की तीव्र क्रिया करने के क्षेत्र होते हैं जिनके अधिकांश कोशिकाएँ सफेद गुदा (White pulp) से उत्पन्न होती हैं।

प्लीहा के कार्य (Functions of Spleen)

प्लीहा एक लसीकाभ अंग है जो जीवन के लिए अत्यावश्यक (या अनिवार्य) नहीं है। इसे शरीर से सुरक्षित निकाला जा सकता है और इस क्रिया को प्लीहोच्छेदन (Splenectomy-स्प्लेनेक्टमि) कहते हैं। प्लीहा के कार्य को निम्न चार शीर्षकों में उल्लेख किया जा सकता है –

(i) कोशिकाशन (Phagocytosis - फगोसिटोसिस) या भक्षकाणु क्रिया

प्लीहा के भक्षकाणु (Phagocytes-फगोसिट्स) जिसमें अधिकांश दीर्घ भक्षकाणु (मैक्रोफेजेन) होते हैं, द्वारा सूक्ष्म-जीवों (Micro-organisms) तथा क्षतिग्रस्त लोहिताणुओं (Red cells), श्वेताणुओं (White cells) तथा बिम्बाणुओं (Platelets- प्लेट्लिट्स) को रक्त से अलग किया जाता है। लोहिताणु के मलबा (Debris-या कचरा) के हेमोग्लोबीन (Haemoglobin) से लौह (Iron) अलग किया जाता है तथा उसे अस्थि मज्जा (Bone-marrow) में भेजा जाता है। शेष रंजक (Pigment-पिग्मेंट) से प्लीहा द्वारा पित्त में रक्त-रंजक (Bilirubin-बिलिरूबिन) का निर्माण किया जाता है जो उससे मिलकर यकृत (Liver) में बनता है और पित्त (Bile-बाइल) में श्रावित होता है।

(ii) प्रतिरक्षित या असंक्राम्य अनुक्रिया (Immune response - इम्यून रिस्पॉन्स)

प्लीहा अन्य परिधीय लसीकाभ अंगों (Peripheral lymphoid organs) के साथ भक्षकाणु-क्रिया (Phagocytosis) में शामिल होती है। अतः वह प्रतिरक्षित (या असंक्राम्य) अनुक्रिया में भी हिस्सा बँटाती है। बी (B)-लसीकाणु (लिम्फोसाइट) पुटिकाओं (Follicles) में उपस्थित होते हैं तथा टी-लसिकाणु (T-lymphocytes) परिधमनिका-आवरण (Periarteriolar sheath) की मुख्य कोशिकाएँ (Cells) होती हैं। ये लसिकाणु विशेष प्रतिजनों (Antigens) द्वारा उत्तेजित होते हैं तथा जीवद्रव्याणु (Plasma cells) में परिवर्तित हो जाते हैं जो प्रतिरक्षियों (Antibodies) को जन्म देते हैं। इस प्रतिरक्षी (Antibody) को असंक्राम्य ग्लोबुलिन (Immunoglobulin) कहा जाता है जो सामान्य परिवहन (Circulation) में मुक्त किया जाता है जहाँ ये विशिष्ट रोगाणुओं से संघर्ष करके उन्हें मार देते हैं और इस प्रकार शरीर की रक्षा होती है।

(iii) रक्त-निर्माण क्रिया (Haemopoiesis-हीमोपोइसिस)

भ्रूण (Fetus or foetus-फीटस) में प्लीहा (स्प्लीन) रक्त-निर्माण करने का एक महत्वपूर्ण हीमोपोइटिक अंग (Haemopoietic organ) है। लोहिताणु (Red cells), बहुरूपी श्वेताणु (Neutrophils-न्यूट्रोफिल्स) तथा बिम्बाणुओं (Platelets) के अग्रदूत (Precursors) के रूप में प्लीहा कार्य करती है। परिपक्व प्लीहा के सफेद गुदा (White pulp) द्वारा प्रतिरक्षी समर्थ लसिकाणुओं के परिवहन संग्रह में भी योगदान किया जाता है।

(iv) लोहिताणु का संग्रहण (Storage of red cells)

प्लीहा (Spleen) लोहिताणु (RBC) के लिए एक कुंड या भण्डार (Reservoir) के रूप में कार्य करती है जिसे यह रक्त धारा में आपातकालीन (Emergency) स्थिति में [जैसे- ऊतकों में आक्सीक्षीणता (Anoxia-ऐनॉक्सिआ)] – रक्त धारा में बहा देती (या मुक्त करती) है। मनुष्यों में सम्भवतः यह कार्य अपेक्षाकृत कम महत्वपूर्ण होता है।

नैदानिक टिप्पणी (Clinical Notes)

प्लीहा (स्प्लीन) एक कोमल अंग है जो बाहरी तीव्र चोट (Trauma - ट्रॉमा) लगने से क्षतिग्रस्त (Ruptured) हो सकती है। एक वर्धित प्लीहा (Enlarged spleen) पर हल्की चोट (Trivial trauma) लगने पर भी वह क्षतिग्रस्त हो सकती है। प्लीहा में यह वर्धन ग्रंथिल (संक्रामक) रोग (Glandular fever) के कारण होता है। प्लीहा में क्षति होने के कारण तीव्र आंतरिक श्राव (Haemorrhage-हेमरिज) होता है तथा मनुष्य सदमा से पीड़ित हो जाता है। इस रोग का निदान कठिन है परन्तु यह निदान अत्यावश्यक है क्योंकि इसमें जीवन जाने का खतरा होता है। इसमें रोगी को तत्काल अस्पताल ले जाकर गहन इलाज किया जाना चाहिए।

बाल्य-ग्रन्थि (Thymus - थाइमस)

बाल्यग्रन्थि (थाइमस) वक्ष (Thorax) के अग्र मध्यस्थानिका (Mediastinum-मीडिऐस्टाइनम) में स्थित होती है। यह हृदय और परिहृद (हृदयावरण) तथा महाधमनी-चाप (Heart and pericardium and aortic arch) के सामने होती है। यह श्वास नली (Trachea-ट्रेकिआ) के सामने और किनारों पर रहती है। यह लसीकाभ-तंत्र (Lymphoid system) का मुख्य अंग है। यह लसीकाणुओं (Lymphocyte) के उत्पादन को परिधीय (बाह्य) और लसिकाभ अंगों (Peripheral and central lymphoid organs) में तथा स्वयं अपने उत्पादन को नियंत्रित करती है। लसिकाणुओं (Lymphocytes) को परिपक्व कोशिकाओं (Matured cells) में परिवर्तित करने के लिए इसे अत्यावश्यक माना जाता है जो कोशिकीय

(Cellular) प्रतिरक्षण के लिए उत्तरदायी होती है जिसमें टी-लसिकाणु (T-lymphacytes) का निर्माण होता है।

जन्म के समय बाल्यग्रन्थि अपेक्षाकृत वृहत् (Large) या बड़ी होती है जिसका आकार निरंतर यौवनारंभ (Puberty) तक बढ़ती है जिसके बाद अपक्षय परिवर्तनों (Atrophic changes) के कारण यह क्रमशः घटने लगती है।

नैदानिक टिप्पणी (Clinical notes)-पेशी दुर्बलता (Myasthenia-मायस्थीनिया) की कुछ स्थितियों में, जो एक स्थायी रोग (Chronic disease) है, को दूर करने के लिए बाल्य-ग्रन्थि की शल्य-क्रिया (Surgical operation) की जाती है। यह रोग अपसामान्य थकान (Abnormal fatiguability) तथा निश्चित पेशियों (Certain muscles) के कमजोर होने के कारण होता है। यह कमजोरी और थकान स्वत: प्रतिरक्षी प्रक्रिया (Autoimmune process) के कारण होती है जो तंत्रिका-पेशी की संधियों के ग्राही-प्रोटीन को आक्रांत (Affect) करती है। इसमें ग्राहियों (Receptors) के विरुद्ध प्रतिरक्षी (Antibodies) का निर्माण होता है।

***

10. श्वसन तंत्र
(RESPIRATORY SYSTEM)

श्वसन और श्वसन-तंत्र का अर्थ (Meaning of Respiration and Respiratory System)

मनुष्य हवा में साँस लेता है जिसे शरीर के अंदर प्रत्येक कोशिका (Cells) आक्सीजन ($Oxygen-O_2$) ग्रहण करती है और इसी समय आक्सीकरण के गैस-पदार्थों (Products of oxidation) को सांस द्वारा छोड़ता (या मुक्त करता) है। ऊतकों (Tissues) के कार्बन (Carbon-C) और हाइड्रोजन ($Hydrogen-H_2$) के साथ मिलकर प्रत्येक कोशिका चयापचयी क्रिया (Metabolic process) करने में समर्थ होती है जिसके कारण कार्य प्रभावित होता है तथा अपशिष्ट पदार्थ (Waste products) कार्बन डाइऑक्साइड ($Carbon\ dioxide-CO_2$) तथा जल ($Water - H_2O$) अलग किया जाता है।

$$C + O_2 \rightarrow CO_2 \text{ तथा } 2H_2 + O_2 \rightarrow 2H_2O$$

हवा से साँस लेने और साँस छोड़ने की क्रिया को श्वसन (Respiration-रेस्पिरेशन) कहते हैं तथा वह तंत्र जो इसमें शामिल होता है, उसे श्वसन-तंत्र (Respiratory system-रेस्पिरेटरि सिस्टम) कहा जाता है।

श्वसन एक द्वि-प्रक्रिया (Two fold process) है जिसमें ऊतकों (Tissues) में गैसों (Gases) की अदला-बदली (या विनिमय) होती है-

(i) बाह्य श्वसन (External respiration - एक्सटर्नल रेस्पिरेशन) - इसमें वातावरण की वायु का शरीर के रक्त में अवशोषण (Absorption) होता है तथा रक्त से वायु में कार्बनडाइऑक्साइड का उत्सर्जन (निकालना) होता है। यह कार्य फुफ्फुस (Lungs) में होता है। इसे फुफ्फुस-श्वसन (Pulmonary respiration) भी कहते हैं।

(ii) आंतरिक या ऊतक श्वसन (Internal or tissue respiration-इन्टर्नल या टिशू रेस्पिरेशन)-इसमें ऑक्सीजन का स्थानान्तरण रक्त से शरीर के ऊतकों (Tissues) में उसी समय होता है जिस समय कार्बन डाइऑक्साइड (CO_2) को छोड़ा (या त्यागा) जाता है। देखें चित्र 40 (x).

गैसों का आदान-प्रदान (Exchange) केशिकाओं (Capillaries) की दिवालों से होता है। शिक्षार्थियों को यह समझना चाहिए कि बाह्य-श्वसन (External respiration) प्रधानतः श्वसन-तंत्र (रेसपिरेटरि सिस्टम) का एक कार्य है तथा श्वसन (Breathing) या संवातन (Ventilation - वेन्टिलेशन) की क्रिया है जबकि ऊतक श्वसन (Tissue respiration) की निर्भरता रक्त-परिवहन (Blood-circulation) की क्षमता (Efficiency-दक्षता) पर होती है। श्वसन-क्रिया को बनाये रखने में परिवहन के महत्व को चित्र 40(i) को दर्शाया गया है। संक्षेप (सार) में यह कहा जाता है कि एक प्राणी या जीव [(Organism-ऑर्गनिज्म)] की कोशिकाओं (Cells) और उसके वातावरण के बीच आक्सीजन और कार्बन डाइऑक्साइड के विनिमय (आदान-प्रदान) की सुविधा देना श्वसन-तंत्र का कार्य है। मानव-समूह तथा अन्य स्तनधारी जीवों (Mammals-मैमल्स) के श्वसन-तंत्र (i) श्वसन (Breathing-ब्रीदिंग) तथा (ii) गैस विनिमय (आदान-प्रदान) के दो क्षेत्रों-फुफ्फुस (Lungs) तथा ऊतकों (Tissues) के बीच रक्त-प्रवाह (Bloodstream) में गैसों को ले जाना, को शामिल किया जाता है।

वायु को जब फुफ्फुसों में साँस (या श्वसन) द्वारा ले जाया जाता है तो इस क्रिया को अन्तःश्वसन (Inspiration-इन्सपरेशन) कहते हैं। जब फुफ्फुसों से सांस द्वारा वायु शरीर से बाहर निकलती है तो इस क्रिया को निःश्वसन (Expiration-एक्सपायरेशन) कहा जाता है। कार्बन डाइऑक्साइड (CO_2) शरीर के द्रवों (Fluids) से मिल जाती है तथा मिलकर कार्बोनिक अम्ल बनाती (Carbonic acid, H_2CO_3) है।

$$CO_2 + H_2O \rightarrow H_2CO_3$$

यह अम्ल हाइड्रोजन आयनों-Hydrogen ions (H^+) तथा बाइकार्बोनेट आयनों (Bicarbonate Ions (HCO_3) में विघटित हो जाता है। $H_2CO_3 \rightarrow H^+ + HCO_3^-$

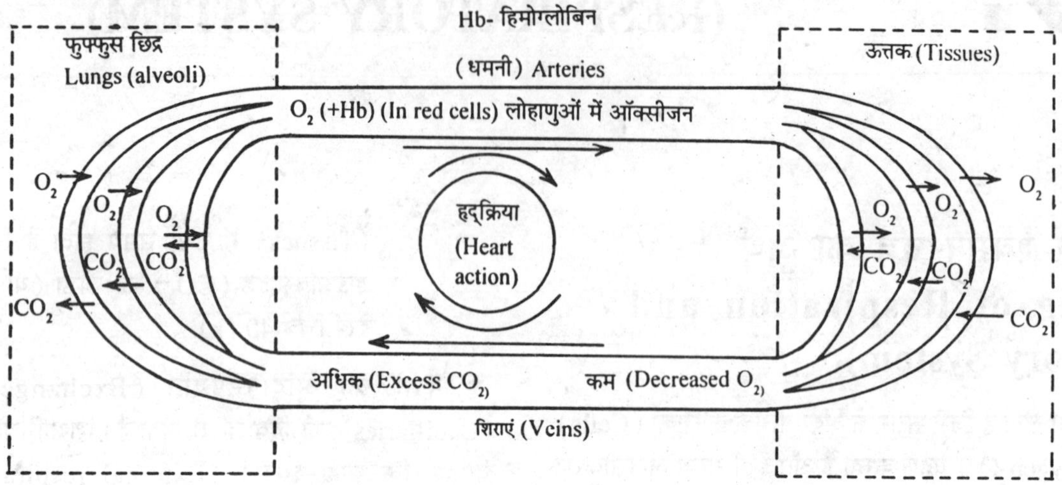

O_2 तथा CO_2 क्रमशः आक्सीजन और कार्बन डाईआक्साइड. के अणुओं का प्रतिनिधित्व (या प्रस्तुति) करते हैं।
(O_2 and CO_2 represent molecules of oxygen and corbon dioxide respectively.)

चित्र 40(i) – फुफ्फुस और अन्य ऊतकों में गैसों का विनिमय (Gaseous exchange in lung and other tissues.)

श्वसन द्वारा CO_2 का तेजी से अलग होने के कारण रक्त के pH (Power of hydrogen ions) को 7.40 पर रखने में मदद मिलती है।

वायु या श्वसन के मार्ग (Air or Respiratory Passages - रेसपिरेटरि पैसिजेज)

श्वसन-तंत्र (Respiratory system) में फुफ्फुस (Lungs) तथा **वायु गमन के पथों** (Air passages) को शामिल किया जाता है। इन **पथों (या मार्गों) में** नासिका (Nose), मुँह या मुख (Mouth), ग्रसनी (Farynx-फैरिंक्स), कंठ (Larynx-लैरिंक्स), ऊपरी श्वासनली तथा निचली श्वासनली (Upper and lower trachea - ट्रैकिआ), श्वसनी (Bronchi-ब्रान्ची इसका एकवचन Bronchus-ब्रॉन्कस है), श्वासनिका (Bronchiole-ब्रॉन्किओल), कूपिका या वर्त्स (Alveoli-ऐलविअली - इसका एकवचन Alveolus-ऐलविअलस है) शामिल होते हैं। रक्तवाहिकाएँ (Blood vessels) तथा तंत्रिकाएँ (Nerves) - मुख्यतः 11वीं कपालीय तंत्रिकाएँ भी श्वसनी (Bronchi) के साथ होती हैं। देखें चित्र 40(ii)।

नासिका-कोटरिका (Nasal cavity - नेजल कैविटी)

नासिका (नाक) कोटरिकाओं (Nasal cavities) के प्रवेश द्वारों का निर्माण अग्र नथुने (Anterior nares-नेरीज or nostrils नॉस्ट्रिल्स) द्वारा होता है। अग्र नथुने के अंदर छोटे रोम या केश (Small hairs) होते हैं जो वायु के अन्तःश्वसन (Inspiration) में वायु के कण को अंदर जाने से रोकते हैं एवं उनके लिए निस्यंदक (Filter-फिल्टर) या छन्ना के रूप में कार्य करते हैं।

नासिका कोटरिकाओं को नासिका पट (Nasal septum) जो झर्झरिका (Ethmoid) के लम्ब पट्टिका (या प्लेट) द्वारा ऊपर निर्मित होता है, दाहिना और बायाँ क्षेत्रों में अलग करता है। इस पट (Septum) के पिछले भाग का निर्माण सीरिका (Vomer - वोमर) द्वारा तथा आगे के भाग का निर्माण उपास्थि (Cartilage) द्वारा होता है। प्रत्येक कोटरिका (Cavity) श्लेषमल झिल्ली (Mucous membrane-म्यूकस मेम्ब्रेन) द्वारा रेखित होती है। यह झिल्ली रोमित स्तम्भाकार उपकला (Ciliated columnar epithelium-सिलिएटेड कॉल्मर एपिथील्यम) द्वारा आच्छादित (Covered) होती है जिसकी पर्याप्त आपूर्ति रक्त के साथ होती है। नासिका की श्लेषमल झिल्ली की सतह की वृद्धि तीन शुक्तिकाओं (Conchae-कोन्चाइ) ऊपरी, मध्य तथा निचली- की उपस्थिति के कारण होती है। ये शुक्तिकाएँ प्रत्येक कोटरिका के पार्श्विक दिवाल से मध्यतः प्रक्षेपित होती (बाहर निकली) हैं। सतह की वृद्धि का महत्व (या उपयोग) यह है कि श्वसन क्षेत्र (Respiratory tract) से जो वायु प्रवेश करती है वह फुफ्फुस (Lungs) में पहुँचने के पहले गर्म और गीली (या तर) हो जाती है। नासिका-कोटरिका के तल (Floor) का निर्माण कठोर तालु (Hard palate-हार्ड पैलिट) की ऊपरी सतह करती है जब कि छत (Roof) का निर्माण कपालास्थि (Frontal bone), झर्झरास्थि

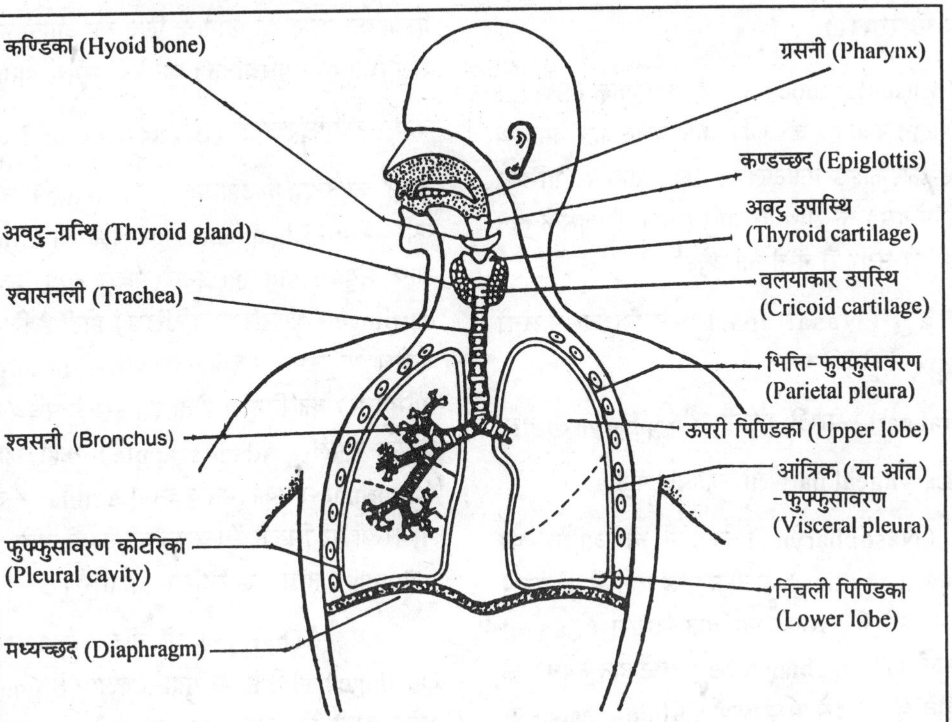

चित्र **40(ii)** - श्वसन-तंत्र (The respiratory system)

(Ethmoid bone) तथा जातूकास्थि (Sphenoid bone) के क्षेत्रों द्वारा होता है। जंभिका (Maxilla-मैक्सिला) द्वारा कोटरिका के पार्श्विक दिवाल के प्रमुख भाग का निर्माण होता है।

पश्च नथुने (Posterior nares) नासिका-कोटरिकाओं के पीछे रहते हैं जो नासिका-ग्रसनी (Nasopharynx) के प्रवेश-द्वारों का निर्माण करते हैं।

अग्र और पश्च नथुने के अतिरिक्त प्रत्येक नासिका-कोटरिका (Nasal cavity) में

(i) जंभिका-गह्वर (Maxillary antrum-मैक्सिलरि ऐन्ट्रम)

(ii) कपालीय, झझरिकीय तथा जातूकीय वायु-खातिका (Frontal फ्रन्टल, ethmoidal - इथमॉइडल, Sphenoidal - स्फीनॉइडल Air sinuses-एअर सायनसेज) देखें चित्र 40(iii). और

(iii) नासिका-अश्रु नली (Nasolacrymal duct - नेजोलैक्रिमल डक्ट) जो नेत्र श्लेष्मीय थैली (Conjunctival sac - कन्जंकटाइवल सैक), से नासिका को अश्रु (Tears) पहुँचाती है, के साथ द्वारों का संयोजन (Opening connection) होता है।

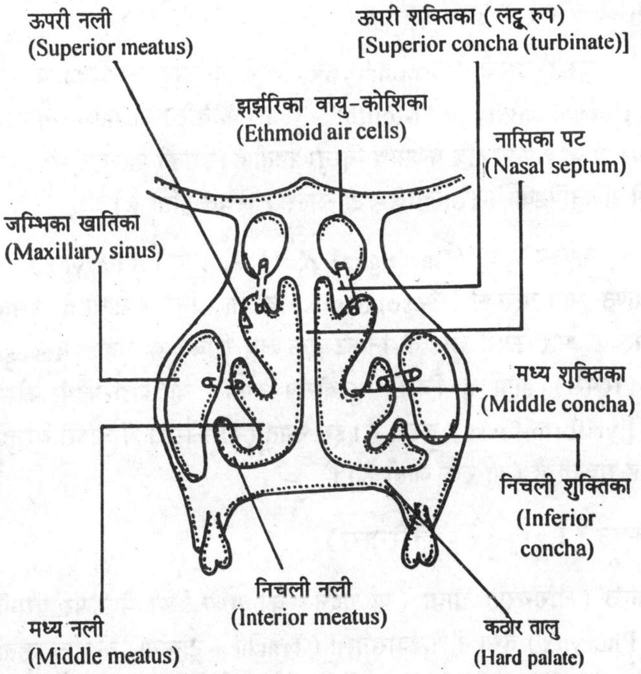

चित्र 40(iii) - नासिका-कोटरिका का चित्र जिसमें शुक्तिका, झर्झरिका तथा जम्भिका खातिका दिखायी गयी है (जंभिका खातिका मध्य नली में खुलती है।) (Diagram of the nasal cavities, showing the conchae (turbinate bones), and the ethmoid and maxillary sinuses (Note that the maxillary sinus opens into the middle meatus).

ग्रसनी (Farynx - फैरिन्क्स)

ग्रसनी एक पेशीनली (Muscular tube) होती है जो कपाल (Skull) के आधार से उसके मिलन स्थान (जंक्शन) तक वलयाकार उपास्थि (Cricoid cartilage-क्राइकॉइड कार्टिलिज) की सतह पर ग्रसिका (Oesophagus - इसोफेगस) के साथ विस्तारित रहती है। इसके तीन खण्ड (Parts) होते हैं जो ऊपर से नीचे की ओर जाते हैं, वे हैं -

(i) नासिका क्षेत्र (Nasal part)-नासिका-ग्रसनी (Nasopharynx-नेजोफैरिन्क्स),

(ii) मुखी क्षेत्र (Oral part)-मुखी-ग्रसनी (Oropharynx) तथा

(iii) कण्ठय क्षेत्र (Laryngeal part-लैरिन्जीअल पार्ट)

नासिका ग्रसनी (Nasopharynx) कपाल के आधार पर नासिका-कोटरिका (Nasal cavities) के ठीक पीछे रहती है जो इसमें पश्च नथुने से होकर खुलती है। इसकी पार्श्विक दिवाल (Lateral wall) पर कंठ-कर्ण नली (Eustachian tube - यूस्टेश्यन ट्यूब) के मुख (Openings) होते हैं जो इसे मध्य कर्ण (Middle ears) से जोड़ते हैं। इसकी पश्च-दिवाल पर एक लसीकाभ ऊतक (Lymphoid tissue) होता है जो वर्धित (Enlarged) होने पर कंठशूल (Adenoids - ऐडिनॉइड्स) कहलाता है। नासिका-ग्रसनी नीचे तक मुखी-ग्रसनी के साथ रहती है।

मुखी-ग्रसनी (Oropharynx) आगे में मुख-कोटरिका या मुँह (Buccal cavity or "Mouth" - बकल कैविटि) के साथ तथा नीचे ग्रसनी के कण्ठय क्षेत्र के साथ निरंतर रहती है। इसकी पार्श्विक-दिवालों में गलतुण्डिका (Tonsils - टॉन्सिल्स) स्थित होती है।

कण्ठय क्षेत्र (Laryngeal part) - ग्रसनी (Farynx) के कण्ठ-भाग ग्रसिका (Oesophagus) के साथ निरंतर रहती है। इसके प्रत्येक ओर ऊपरी छोर के निकट एक लघु रिक्ति या गुहा (Recess - रिसेस) होता है जिसे "तुम्बीरूप खात" या पाइरिफार्म फोसा (Pyriform fossa) कहते हैं। इस खात (या फोसा) में बाहरी वस्तुएँ रह सकती हैं (या रुक जाती है)।

कण्ठ (Larynx - लैरिन्क्स)

कण्ठ (लैरिन्क्स) ग्रीवा (या गर्दन) की मध्य रेखा में ऊपर ग्रसनी (Pharynx) तथा नीचे श्वासनली (Trachea-ट्रैकिया) के बीच रहता है। यह ग्रसिका (Oesophagus-इसोफेगस) के सामने होता है तथा 4थी, 5वीं या 6ठीं ग्रीवा-कशेरुकाओं (Cervical vertebrae-सर्विकल वर्टिब्रा) के स्तरों के साथ अनुरूप (Corresponds with) होता है। कण्ठ को स्वरयंत्र भी कहा जाता है, क्योंकि स्वर-निर्माण की क्रिया को सम्पादित करने के लिए यह अपनी संरचना (Structure) को संशोधित (या परिवर्तित) करने में समर्थ होता है।

कण्ठ की संरचना (Structure of Larynx)

कण्ठ का निर्माण उपास्थि (Cartilage) के टुकड़ों से होता है जो अस्थिबंधों (Ligaments) तथा झिल्ली (Membrane) के द्वारा एक साथ संयुक्त होते हैं। इनमें सबसे बड़ी अवटु उपास्थि (Thyroid cartilage - थाइरॉइड कार्टिलिज) होती है जिसके आगे एक उपत्वचीय उत्सेध या उभार (Subcutaneous prominence - सब्क्यूटेन्यस प्रॉमिनन्स) का निर्माण होता है। इस उत्सेध (या उभार) को टेंटुआ या ऐडम्स ऐपल (Adam's apple) कहा जाता है। इसमें दो पटल (Laminae-इसका एकवचन Lamina - लैमिना है) होते हैं जो मध्यरेखा पर मिलते हैं। कण्ठ की ऊपरी सीमा एक V आकार के खाँचे (Notch - नॉच) से चिन्हित रहती हैं।

अवटु (Thyroid) के नीचे वलयाकार उपास्थि (Cricoide cartilage) होती है जो मुद्रा-छल्ला (Signet ring-सिग्निटरिंग) के समान होती है। (यही एक उपास्थि है जो एक सम्पूर्ण छल्ला होती है।) अन्य उपास्थियाँ हैं दो दर्विकाभ उपास्थियाँ (Two arytenoid cartilages-ऐरिटिनॉइड कार्टिलिज) जो लयाकार उपास्थि के पीछे से खड़ी रहती है, युग्मित कीलाकार तथा शृंगी उपास्थियाँ (Paired cuneiform-क्यूनीफॉर्म and corniculate कार्निक्युलेट cartilage) जो बहुत छोटी होती है।

अवटु उपास्थि (Thyroid cartilage) के शिखर पर कण्ठच्छद (Epiglottis-एपिग्लॉटिस) सम्बद्ध होता है जो उपास्थीय पल्ला (Cartilaginous flap-कार्टिलैजिनसफ्लैप) का निर्माण करता है जो कण्ठ को सूजन के दौरान बंद करने में मदद करता है।

कण्ठ (Larynx) के अंदर वाक्तंतु (Vocal cords) होते हैं जो अवटु ग्रन्थि के आगे से दर्विकाभों (Arytenoids) के पीछे जाते हैं। विविध कण्ठय पेशियों (Laryngeal muscles) द्वारा दर्विकाभ उपास्थियों (Arytenoid cartilages) में गति उत्पन्न की जाती है जिसके द्वारा वाक्तंतुएँ (Vocal cords) निकट आते हैं या शिथिल (Relaxed) होते हैं। इस प्रकार वाक्तंतुओं के बीच खुली जगह (Opening) के आकार में श्वसन और कथन के दौरान परिवर्तन होता है। इस खुली जगह (या द्वार) को "वाक्तंतु अंतराल" या "राइमाग्लोटिडिस" (Rima glottidis) कहा जाता है।

कंठद्वार (Glottis-ग्लॉटिस) से जब वायु प्रवेश करती है तो वाक्तंतुओं में कंपन (Vibration of cords) होता है जिसके कारण स्वर उत्पन्न होता है। कण्ठ के साथ जो विभिन्न पेशियाँ (Muscles) सम्बद्ध रहती हैं, वे स्वर की उत्पति (Production of sound) को नियंत्रित करती हैं। ये पेशियाँ

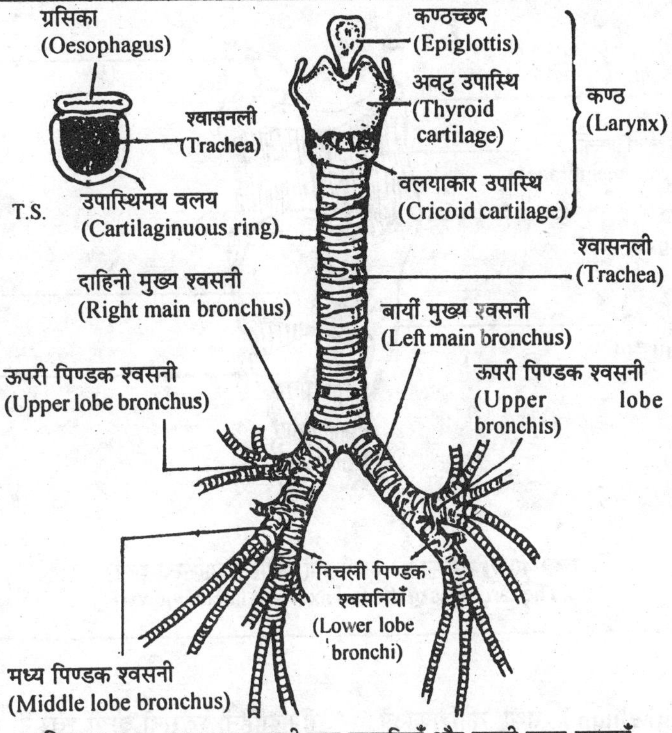

चित्र 40(iv) - कण्ठ, श्वासनली तथा श्वसनियाँ और उनकी मुख्य शाखाएँ
(The larynx, trachea, and bronchi, with their main branches)

निगलने (Swallowing-स्वालोइंग) के दौरान कण्ठ के ऊपरी द्वार (Upper opening of larynx) को बंद कर देती हैं। वाक्तंतुएँ (Vocal cords) भी दो प्रकार के होते हैं -

(i) पूर्ण वाक्तंतु (True vocal cords)

(ii) अपूर्ण वाक्तंतु (False vocal cords)

पूर्ण (True) वाक्तंतुएँ रेशेदार लचीले धारियों (Fibro-elastic bands) से बनते हैं जो अवटु उपास्थि के पश्च क्षेत्र से लेकर सामने की दर्विकाभ उपास्थि (Arytenoid cartilage) के पीछे तक प्रसारित होते हैं जो स्वर-उत्पत्ति में सक्रिय योगदान करते हैं।

अपूर्ण (False) वाक्तंतुएँ श्लेष्मल झिल्ली (Mucous membrane) की दो ढीली परतें (Folds) होते हैं जो पूर्ण वाक्तंतुओं के ऊपर रहते हैं तथा वे स्वर-उत्पत्तियों में कोई योगदान नहीं करते।

कण्ठ का अस्तर (Lining) श्लेष्मल झिल्ली द्वारा होता है जो वाक्तंतुओं को छोड़कर सम्पूर्ण क्षेत्र को रोमित स्तम्भाकार उपकला (Ciliated columnar epithelium-सिलिएटेड कॉलमर एपिथीलयम) से आच्छादित (Covered) करता है। देखें चित्र 40(v)

श्वास-नली या ट्रेकिआ (Trachea or Windpipe)

श्वासनली (ट्रेकिआ) ग्रसिका (Oesophagus) के आगे स्थित होती है जिसका ऊपर का आधा भाग ग्रीवा (Neck) की मध्यरेखा में तथा निचला अर्ध भाग वक्ष (Thorax) की ऊपरी मध्यस्थानिका (Superior mediastinum-स्यूपिरिअर मीडिऐस्टाइनम) में रहता है। इसका अंत 4थी वक्षीय (पृष्ठीय) कशेरुका (Thoracic vertebra) के सम्मुख (Opposite) होता है। यहाँ यह दो मुख श्वसनियों (Broni-ब्रोनी) में विभाजित हो जाती है। श्वासनली (Trachea) का व्यास (Diameter)-2.5 से.मी. अर्थात 1 इंच तथा लम्बाई (Length) - 10 से लेकर 12 से.मी. (अर्थात 4 से 4.5 इंच) होती है। देखें चित्र 40(ii) तथा 40(iv)।

श्वासनली में उपास्थि (Cartilage) के अनेक (16 से लेकर 20 तक) अपूर्ण वलय (Incomplete rings) - C आकार के होते हैं जो रेशेदार ऊतक (Fibrous tissue) से जुड़े होते हैं तथा श्वासनली के पीछे परिधि (Circumference- घेरा) का निर्माण करते हैं। इसका मुख (Opening) पीछे से C आकार का होता है। यह श्लेष्मक झिल्ली (Mucous membrane) द्वारा अस्तरित होती है। अतः इसका पश्च दिवाल जो ग्रसिका (Oesophagus-इसोफेगस) के आगे होती है, में एक श्लेष्मक झिल्ली होती है जो उपास्थि के बिना सहारा के ही रहती है।

उपास्थि के वलयों (Rings of cartilage) का कार्य श्वासनली (Windpipe) को स्थायी रूप से खुला रखना है ताकि ग्रसिका की तरह इसकी दिवालें ढह (Collapse) नहीं सकें। ये भी रोमिन स्तम्भाकार

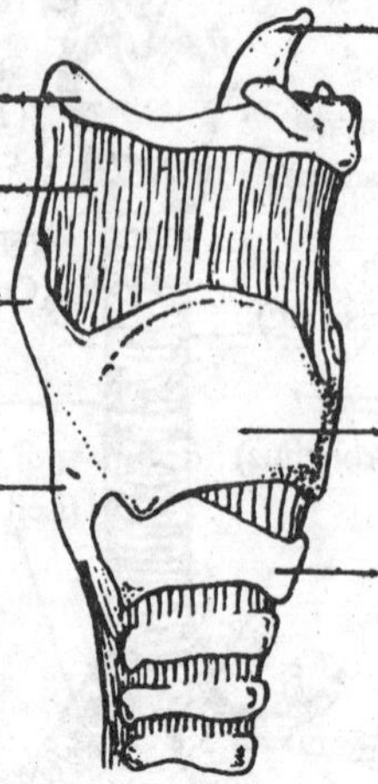

चित्र 40(v) - कण्ठ की उपास्थियाँ (दाहिना पार्श्विक दृश्य)
[The cartilages of the larynx (right lateral views)]

उपकला (Ciliated columnar epithelium) तथा कोशिकाओं (Cells) द्वारा स्तरित होते हैं जो श्लेष्मा (Mucus- म्यूकस) को श्रावित करते हैं। इसके ऊपर के चार वलय अवटु-ग्रन्थि (Thyroid gland) के संयोजक (Isthmus-इस्थमस) द्वारा रेखित (Crossed) होता है। रोम (Cilia-सिलिआ) ऊर की दिशा में कण्ठ (Larynx) की ओर चलती है और इस गति के द्वारा सांस से खींचे गये धूलकण, परागकण (Particles of dust, pollen-पोलिन) आदि निष्काषित हो जाते हैं।

श्वासनली-उच्छेदन (Tracheotomy-ट्रैकिओटमि) एक शल्य-क्रिया (ऑपरेशन) है जिसमें वलयाकार-उपास्थि (Cricoid cartilage) के नीचे श्वासनली के ऊपरी वलयों (Rings) से होकर एक मुख या छेद (Opening) बनाया जाता है और एक नलिका (Tube-ट्यूब) प्रविष्ठ की जाती है। यह तभी होता है जब किसी प्रकार कण्ठ में अवरोध होता है तथा अन्य स्थितियों में जब श्वसन में कठिनाई होती है।

श्वसनी (Bronchi - ब्रॉन्कि-इसका एकवचन Bronchus - ब्रॉन्कस है)

श्वासनली का अंत उसके द्विभाजन में दो मुख दाहिनी और बायीं श्वसनी (Two right and left bronchi) के रूप में होता है। यह द्विभाजन लगभग 5वीं वक्ष-कशेरुका (Thoracic vertebra) के तल (Level) पर होता है। प्रत्येक श्वसनी (Bronchus - ब्रॉन्कस) अनुकूल फुफ्फुस (Corresponding lung) में जाती है। प्रत्येक मुख्य श्वसनी में अनेक लघु श्वसनियाँ (Smaller bronchi) निकलती हैं जैसे कि एक वृक्ष से अनेक शाखाएँ उत्पन्न होती हैं। लघुत्तम श्वसनी नली (Lowest bronchial tube) को श्वसनिका (Bronchiole- ब्रॉन्किओल) कहते हैं। दाहिनी श्वसनी बायीं श्वसनी की अपेक्षा लम्बी और पतली होती है।

श्वसनी (Bronchi) की संरचना श्वासनली (Trochea) के समान होती है। इसमें काचाभ उपास्थि (Hyaline cartilage - हायलिन कार्टिलिज) के अपूर्ण छल्ले (Hoops - हूप्स) होते हैं जो श्लेष्मल झिल्ली द्वारा स्तरित होते हैं तथा रोमित स्तम्भाकार उपकला द्वारा आच्छादित (Covered) होते हैं। इसके अतिरिक्त श्वसनिओं में कुछ चिकने अनैच्छिक पेशियाँ भी उनकी दिवालों में होती हैं। श्वसनिका (Bronchiole) की संरचना भी श्वसनी (Bronchus) की तरह होती है, परन्तु श्वसनिका में उपास्थीय छल्ले (Cartilaginous hoops) नहीं होते, इसके बदले में उसमें पेशी-रेशे (Muscle fibres) अधिक होते हैं।

उपकला (Epithelium) का आवरण श्लेष्मा का एक गतिशील कालीन (Moving carpet of mucus) होता है। रोम (Cilia-सिलिआ) के द्वारा श्लेष्मा को ऊपर कण्ठ (Larynx) तथा ग्रसनी (Farynx) की ओर फैला (या बहा) दिया जाता है जिससे यह निगला जाता है। श्लेष्मा का श्राव (या निर्माण) चषक कोशिकाएँ (Goblet-गॉब्लिट cells) करती हैं जो रोमित कोशिकाओं में फैल जाती हैं। इसका श्राव ग्रन्थियाँ (Submucosal mucus-secreting glands) भी करती हैं।

दमा (Asthma-ऐस्थमा - इसका शुद्ध उच्चारण ऐस्म है) रोग होने पर श्वसनी और श्वसनिका (Bronchi and bronchioles) की दिवालों में पेशीय रेशे का अतिसंकुचन (या ऐठन) (Spasm - स्पैज्म) होता है। इस संकुचन से श्वसनी नालिका (Bronchial tube) संकीर्ण हो जाती है जिसके कारण हवा को साँस में लेने में बाधा होती है। अतिसंकुचन ऐंठन (Spasm) को शिथिल (Relaxed) करने में

ऐड्रिनलिन (Adrenalin), ऐमीनोफिलीन (Aminophyline) तथा अन्य प्रकार की दवा ली जाती है या किसी अन्य प्रकार का घरेलू या चिकित्सीय इलाज किया जाता है।

कूपिका या वर्त्स्य या वायुकोश (Alveoli ऐलविओलि or Air Sacs एअर सैक)

Alveoli–ऐलविओलि का एकवचन Alveolus ऐलविओलस होता है।

प्रत्येक श्वसनिका (Bronchiole) एक अनियमित थैली या कोश (Sac) में अपना अंत कर देती है जो अनेक वायु-गर्तों (Air pockets) के द्वारा निर्मित होता है। ये गर्तें (Pockets पॉकिट्स) कोमल चिपटी उपकला-कोशिकाओं (Epithelial cells) द्वारा स्तरित होते हैं तथा अनेक केशिकाओं (Capillaries) द्वारा घिरी रहती हैं। इनकी दिवालों से गैसों का आदान-प्रदान होता है। इन केशिकाओं के रक्त को फुफ्फुसीय धमनी (Pulmonary artery पलमनरि आर्टरि) द्वारा फुफ्फुसों (Lungs) में तथा फुफ्फुस से बायाँ अलिंद (Left atrium) में फुफ्फुस-शिराओं (Pulmonary veins पलमनरि वेन्स) द्वारा पहुँचाया जाता है।

वायुकोश की दिवाल में तीन परतें (Three layers) होती हैं -

(i) उपकला की सतह (Surface epithelium-सर्फेस एपिथीलयम)

(ii) कोमल कोलैजन के लचीले रेशे की जाली की समर्थक संयोजी ऊतक सतह (Supporting connecting tissue layer of fine reticular collagenous and elastic fibres),और

(iii) रक्तवाहिकाएँ, मुख्यत: केशिकाओं की सतह (Layer of blood vessels, mainly capillaries)।

वायुकोश की अधिकतर दिवाल में संयोजी ऊतक की सतह अनुपस्थित होती है और झिल्ली का केवल एक साझेदार तहखाना (Shared basement) होता है जो उपकला कोशिकीय (Surface epithelial cells) तथा केशिका अंत:स्तर कोशिका (Capillary endothelial cells) के बीच स्थित होता है। इस प्रकार वायुकोशों में हवा और केशिकाओं में रक्त के बीच सबसे पतली दिवाल (वायु-केशिका झिल्ली) (Alveolar-capillary membrane) केवल एक होती है। कुछ उपकला-कोशिकाएँ (Epithelial cells)- (Type-II) पृष्ठ सक्रियन (Surfactant सर्फैक्टेन्ट) के लिए श्रावित करती हैं जिससे वायुकोशों में पृष्ठीय तनाव (Surface tension) को कम करने में मदद मिलती है। वायुकोशों (Alveoli) के वायु-अवकाशों (Air spaces) तथा दिवालों में वायुकोष के दीर्घ भक्षकाणु (Macrophageal duct cells) कचरा (या मलवा Debris) तथा किसी कोमल कणों को (जो वायुकोशों में पहुँचते हैं) निगल जाते हैं।

फुफ्फुस (Lungs लन्गस)

फुफ्फुस (Lungs लन्गस) श्वसन (Respiration) का मुख्य अंग होता है जिसकी संख्या दो होती है। यह शंकु-आकार (Conical shaped)

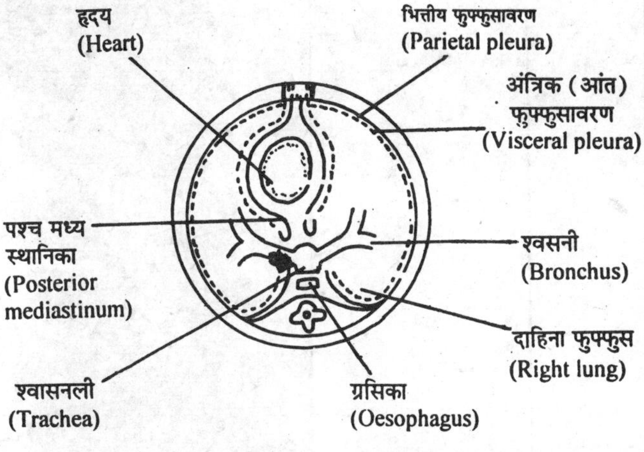

चित्र 40(vi) - वक्ष का क्षैतिज भाग जिसमें हृदय और फुफ्फुस की सामान्य स्थिति का प्रदर्शन है। (Horizontal section of the chest showing normal positions of the heart and lungs.)

का अंग होता है जिस पर सीरमी झिल्ली का एक आवरण होता है। इस झिल्ली को फुफ्फुसावरण (Pleura-प्लूरा) कहा जाता है। वक्ष-कोटरिका (Thoracic cavity) के अधिकांश भाग को ये दोनों फुफ्फुस भरते हैं। ये वक्ष के दाहिनी और बायीं ओर रहते हैं तथा मध्यस्थानिका (Mediastinum-मीडिऐस्टाइनम) द्वारा अलग किये जाते हैं। इस मध्य-स्थानिका में हृदय (Heart) तथा वृहत रक्त वाहिकाएँ (Great blood vessels) होती हैं तथा इसके ऊपरी भाग में श्वासनली (Trachea) रहती है। प्रत्येक फुफ्फुस गहरे विदरों (Fissures- फिशर्स) द्वारा पिण्डकों (Lobes लोब्स) में विभाजित होते हैं। दाहिना फुफ्फुस में तीन पिण्डक - उच्च (Upper), मध्य (Middle), तथा निम्न (Lower) होते हैं जबकि बायाँ फुफ्फुस में दो पिण्डक-उच्च और निम्न होते हैं।

फुफ्फुस में एक मध्यस्थानिका (Mediastinal), एक पर्शुकी सतह (Costal कोस्टल surface), एक शिखर (Apex ऐपेक्स) तथा एक आधार (Base) होते हैं। पर्शुकी सतह फुफ्फुस की बाहरी सतह होती है जो फुफ्फुसावरण-कोटरिका (Pleural cavity- प्लूरल कैविटि) की

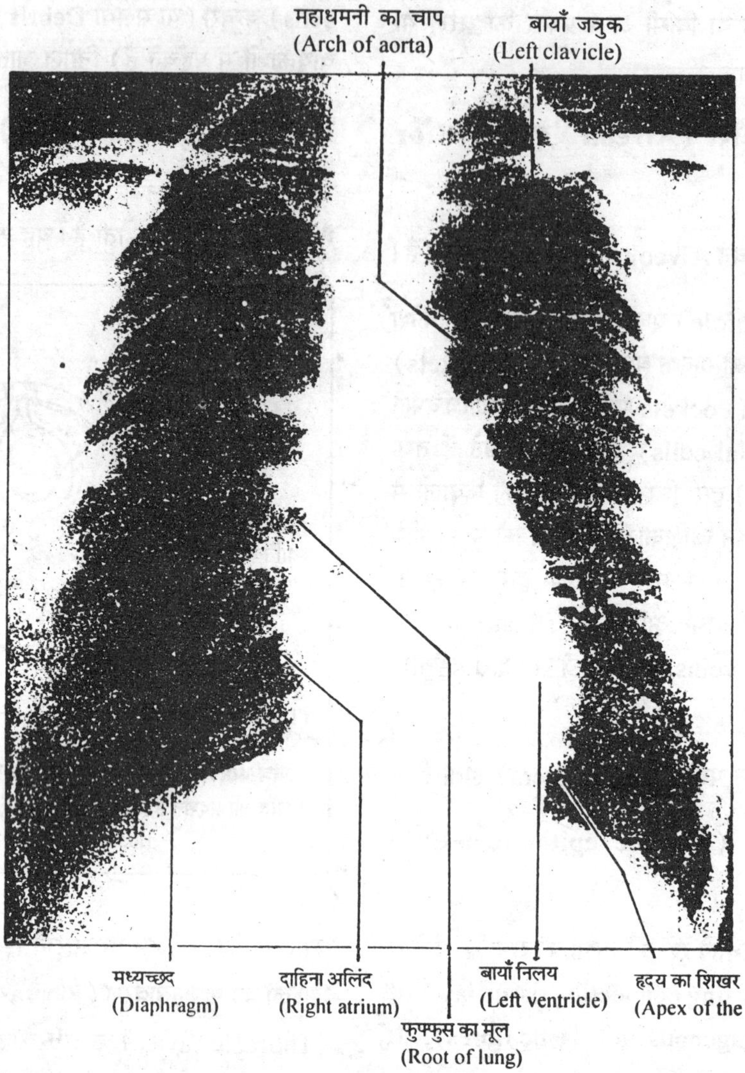

चित्र 40(vii) - वक्ष का एक्स-किरण (X-ray of the chest)

दिवाल के साथ सम्पर्क में रहती है जिसमें पर्शुकाएँ (Ribs) तथा अन्तर्पर्शुकीय पेशियाँ (Intercostal muscles) होती हैं तथा फुफुसावरण द्वारा रेखित होते हैं।

फुफ्फुस की मध्य सतह को मध्यस्थानिका (Mediastinum) के रूप में प्रयुक्त (Applied) किया जाता है। इसकी मुख्य विशेषता है - नाभिका (Hilum हाइलम) की उपास्थि जिसमें मुख्य श्वसनी (Bronchus-ब्राँन्कस) तथा फुफ्फुस-धमनी (Pulmonary artery-पल्मनरि आर्टरि) प्रवेश करती है तथा फुफ्फुस-शिराएँ (Pulmonary veins - पल्मनरि वेन्स) फुफ्फुस से होती है। नाभिका (Hilum) पर लसीका-गाँठें (Lymph nodes लिम्फ नोड्स) भी रहती हैं जो रोग के कारण वर्धित होते हैं। जैसे - यक्ष्मा (Tuberculosis-ट्यूबरकुलोसिस), कैंसर (Cancer)।

फुफ्फुस का शिखर ऊपर ग्रीवा के मूल (या जड़) तक जाता है - लगभग 2.5 सें.मी. जत्रुक (Clavicle) से ऊपर। फुफ्फुस का आधार अवतल (या नतोदर-Concave) होता है जो मध्यच्छद (Diaphragm-डायफ्राम) की ऊपरी सतह से सम्बद्ध होता है।

फुफ्फुस की संरचना (Structure of Lungs)

फुफ्फुस की प्रकृति स्पंजी (Spongy) होती है क्योंकि यदि इसका एक टुकड़ा जल में डाला जाए तो इसमें वायु रहने के कारण यह तैरता (Float)

है। इसके प्रत्येक पिण्डक (Lobe लोब) अनेक लघु पिण्डिकाएँ (Small lobules लॉब्यूल्स) द्वारा निर्मित होती हैं जिनमें वायुकोशों (Alveoli- ऐल्विओलि), तथा उनकी श्वसनिकाएँ (Bronchioles- ब्रॉन्किओल्स) होती हैं। जब ये श्वसनिकाएँ आपस में मिलती हैं तो वृहत् श्वसनियों (Larger bronchi ब्रॉन्कि) का निर्माण होता है। इसके अतिरिक्त रेशेदार या अंतरालीय ऊतक (Fibrous फाइब्रस Or Interstitial tissue इंटर्स्टिशियल टिशू) का एक ढाँचा (Framework फ्रेमवर्क) भी होता है जिसमें लसीका (Lymphatics) चलती हैं। फुफ्फुस-धमनी (Pulmonary artery) हृदय के दाहिने निलय (Ventricle) पर होता है जो फुफ्फुस में शिराओं के रक्त की आपूर्ति करती है। फुफ्फुस-शिराएँ (Pulmonary veins) अपना आक्सीजनी रक्त (Oxygenated blood) बायाँ अलिन्द (Atrium) में प्रवाहित करती हैं।

लसीका के समूहें जो फुफ्फुस को खाली करते हैं, वे फुफ्फुस की

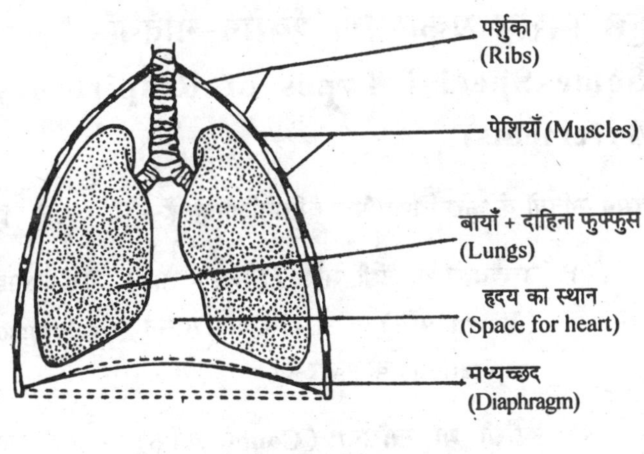

चित्र 40(viii) - वक्ष (खण्ड में) (The chest in section)

नाभिका (Hilum) पर तथा श्वासनली (Trachea) के द्विभाजन पर भुजाओं के पास स्थित होते हैं।

फुफ्फुसावरण या परिफुफ्फुस या प्लूरा (Pleura)

फुफ्फुसावरण (प्लूरा) एक सीरमी (Serous-सिअरस) झिल्ली (Membrane) होती है जिसमें दो परतें (Layers)-अंत्रिक (आँतीय) (Visceral-विसरल) तथा भित्तिक (Parietal- पराइटल) होती हैं। अंत्रिक परत (Visceral layer) फुफ्फुस (Lung) के बाहरी आवरण का निर्माण करती है जो इसे पूर्णत: (नाभिका Hilum को छोड़कर) परिबद्ध (Enclosed) करती है। नाभिका पर यह आवरण (आंत्रिक) अपनी संरचना पर परावर्तित होती (पलट जाती) है और फुफ्फुस में प्रवेश करके भित्तिक परत के साथ अविच्छिन्न (Continuous) हो जाती है।

भित्तिक परत (Parietal layer) द्वारा वक्ष-दिवाल के आंतरिक क्षेत्र के अस्तर (Lining) का निर्माण होता हैं। ये दोनों परतें चिकनी और चमकीली होती हैं जो थोड़ा-सा सीरमी द्रव) से आर्द्र (या गीली) हो जाती है एवं एक चिकनाई (Lubricant- लूब्रिकन्ट) के रूप में कार्य करती है। इसके कारण दोनों परतें एक दूसरे पर फिसलती (Gliding over each other) है और यह कार्य श्वसन के दौरान होता है।

बीमारी (या रोग) की अवस्थाओं में ये दोनों परतें अलग हो जाती है इसे द्रव फुफुसावरण बहाव (Pleural effusion-प्लूरल एफ्यूजन) या वायु वांतवक्ष (Pneumothorax-न्यूमोथोरैक्स) अलग करती है।

श्वसन की गति

(Respiratory Movements-रेस्पिरेटरि मुवमेंट)

फुफ्फुसों में वायु का नवीनीकरण (Renewal) श्वसन की गतियों द्वारा होता है। ये गतियाँ हैं -अंत:श्वसन अर्थात् साँस लेना (Inspiration or breathing in) तथा नि:श्वसन अर्थात् साँस छोड़ना (Expiration or breathing out)। वक्ष (Thorax) को एक पूर्ण बंद सन्दूक (Box) माना जा सकता है जो अपने आकार (Size) और आकृति (Shape) को प्रत्येक वायु-संचार (Ventilation) के साथ परिवर्तित करता है।

अंत:श्वसन (Inspiration) में वक्ष की कोटरिका (Cavity) में वर्धन (Enlargement) होता है। फुफ्फुसों (Lungs) के लचीला होने के कारण वर्धित स्थान को भरने के लिए वे अपने को फैलाता है। फुफ्फुस के इस फैलाव के कारण ऊपरी वायु-मार्गों तथा श्वासनली (Trachea) से उसमें हवा खींच ली जाती है। अंत:श्वसन एक सक्रिय पेशीय क्रिया (Active muscular process) है।

नि:श्वसन (Expiration) में वक्ष की धारिता (Capacity of thorax) अपनी पूर्व की स्थिति में आ जाती है जिसके कारण फुफ्फुसों (Lungs) से वायु बाहर निकाली जाती है। जब व्यक्ति विराम या आराम की अवस्था में होता है तो नि:श्वसन अधिकांशत: निष्क्रिय होता है।

श्वसन के दौरान वक्ष-कोटरिका (Thoracic cavity) के आकार में जो वृद्धि (या वर्धन) होती है, वे दो कारकों (Factors) द्वारा उत्पन्न (या संपादित) होते हैं -

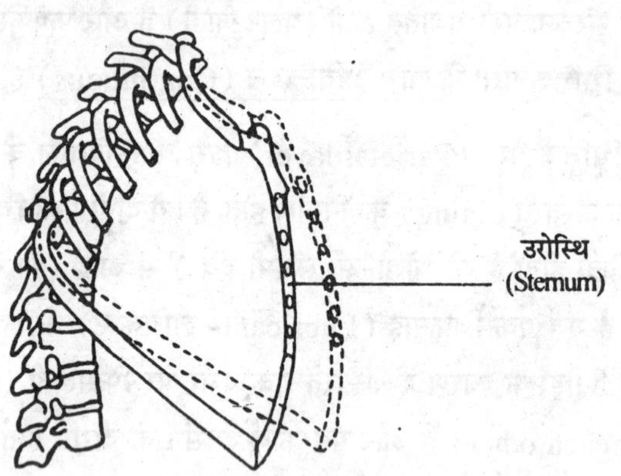

चित्र 40(ix) - पर्शुकाओं और उरोस्थि की गतियाँ-श्वसन के दौरान
(Movements of ribs and sternum during respiration)

(i) पर्शुका का ऊपर की ओर गति तथा
(Upper movement of diaphragm)

(ii) मध्यच्छद (डायफ्राम) का नीचे की ओर गति
(Downward movement of diaphragm)

पर्शुका (Ribs) का ऊपर की ओर गति का मुख्य कारण बाह्य अंतर्पशुकीय पेशियों (External intercostal muscles) में संकुचन होता है। बलकृत गहरे अंत:श्वसन (Forced deep inspirations) की स्थिति में ग्रीवा (Neck) तथा स्कंध-मेखला (Shoulder girdle - शोल्डर गर्डल) की पेशियों की शल्यक्रिया होती है। जैसे - त्रिकोर पेशी (Trapezius), उरोस्थि-स्तनाकार पेशी (Sternomastoid-स्टर्नोमैस्टॉइड) वक्ष की दीर्घ पेशी (Pectoralis major muscles)।

जब मध्यच्छद (डायफ्राम) विराम की अवस्था में होता है तब उसका आकार गुम्बद (Dom-shaped) के समान होता है तथा उसकी अवतलता (Concavity) उदर की ओर होती है। जब मध्यच्छद की पेशी अंत:श्वसन (Inspiration) के दौरान संकुचित होती है तो वह चिपटा (Flattened) हो जाता है और इसलिए उदर-कोटरिका (Abdominal cavity) की ओर अवनत (Depressed) हो जाता है।

निश्चल नि:श्वसन (Quiet expiration) के दौरान वक्ष अपने विराम के आकर में मुख्यत: फुफ्फुसों और वक्ष-दिवाल में लचीलापन के कारण लौटता है। मध्यच्छद (Diaphragm) पर उदरीय वस्तुओं (Abdominal contents) के दबाव के कारण यह शिथिल (Relaxed) हो जाता है।

आंतरिक अंतर्पर्शुकीय पेशियाँ (Internal intercostal muscles) निश्चल नि:श्वसन (Quiet expiration) का अल्प सक्रिय अवयव प्रदान करती हैं। व्यायाम के दौरान बलकृत नि:श्वसन (Forced expiration) के कारण खाँसी (Coughing कॉफिंग) होती है जहाँ उदरीय तथा अन्य सहायक पेशियाँ कार्य करती हैं।

अत: सामान्य वायु-संचार (Normal ventilation) गतियों के दो समूहों का संयोजन होता है, वे हैं - वक्षीय (Thoracic) तथा मध्यच्छदीय (Diaphragmatic)। कभी-कभी इन्हें वक्षीय श्वसन तथा मध्यच्छदीय (या उदरीय) श्वसन भी कहा जाता है। पुरुषों में नि:श्चल वायु-संचार मुख्यत: मध्यच्छद की गतियों के कारण होता है जबकि महिलाओं में वक्षीय प्रकार का वायु-संचार सामान्यत: होता है। श्वसन की गतियों का एक अन्य महत्वपूर्ण कार्य है - हृदय में शिरीय रक्त को लौटने में मदद करना (To help in the return of venous blood in the heart).

कुछ विशेष प्रकार की श्वसन-गतियाँ (Some Special Types of Respiratory Movements)

श्वसन-गतियों के कुछ विशेष प्रकार निम्नलिखित हैं -

(i) उच्छ्वास या ठंडी साँस (Sigh - साइ) और जंभाई (Yawn यॉन) - ये दीर्घ अंत:श्वसन (Prolonged inspiration) के प्रकार हैं।

(ii) खाँसी या खाँसना (Cough कॉफ) - यह एक बलकृत नि:श्वसन (Forcible expiration) है जो दीर्घ अंत:श्वसन के पहले होता है। खाँसी का स्वर (या आवाज) वाक्तंतुओं (Vocal cords) के बीच संकीर्ण मुख से होकर बलशील वायु द्वारा उत्पन्न होता है।

(iii) हिचकी (Hiccough हिकप) - यह एक शोरमय अंत:श्वसन (Noisy inspiration) है जो अनियमित अंतराल पर मध्यच्छद (Diaphragm) के पेशीय ऐंठन (Muscular spasm- मस्क्यूलर स्पैज्म) के कारण होती है। वाक्तंतुओं (Vocal cords) से होकर वायु का अकस्मात् चूषण (Sucking) द्वारा शोर उत्पन्न होता है।

(vi) श्वसन प्रतिमान में परिवर्तन (Changes in breathing pattern)-श्वसन के प्रतिमान में परिवर्तनों के कारण भी गतियाँ उत्पन्न होती हैं।

श्वसन क्षेत्र में वायु की गति (Movement of Air in Respiratory Tract मूवमेंट ऑफ एअर इन रेस्पिरेटरि ट्रैक्ट)

यह देखा गया है कि वक्ष (Thorax) तथा मध्यच्छद (Diaphragm) की गतियों के कारण वक्ष [या सीना (Chest)] का प्रसार होता है। इस प्रसार के कारण प्रत्येक अंत:श्वसन (Inspiration) के साथ फुफ्फुसों (Lungs) में वायु प्रवेश करती है। इसके अतिरिक्त एक बलकृत अन्त:श्वसन (Forced inspiration) के योग से फुफ्फुसों का पुन: प्रसार होता है जिसके कारण अतिरिक्त वायु उसमें प्रवेश करती है। इसी प्रकार एक बलकृत नि:श्वसन (Forced expiration) के द्वारा सामान्य नि:श्वसन की कमी को पूरा किया (Supplement) किया जाता है। बलकृत नि:श्वसन के बाद भी कुछ वायु फुफ्फुसों के वायु कोशों या वत्स्यों (Alveoli of lungs) में रह जाती है।

फुफ्फुसों (Lungs) में वायु के प्रवेश करने और बाहर निकलने की राशि (Amount) को सामान्य निश्चल श्वसन में (With quite breathing) ज्वार-वायु (Tidal air टाइडल एअर) कहते हैं जिसका आयतन 500 मिलिलीटर (ml.) होता है।

बलकृत अन्त:श्वसन द्वारा जो अतिरिक्त वायु का आयतन ग्रहण किया जाता है, उसे अंन्त:श्वसनी सुरक्षित भण्डार (Inspiratory reserve - इन्सपरेटरि रिजर्व) कहा जाता है। एक सामान्य श्वसन के बाद जिस वायु को बलकृत नि:श्वसन (Forced expiration) द्वारा बाहर निकाली जाती है, उसे नि:श्वसनी सुरक्षित भण्डार (Expiratory reserve एक्सपायेरेटरि रिजर्व) कहते हैं। जो हवा (वायु) कोश या कूपिकाओं (Aveoli) में रह जाती है उसे अवशेष वायु (Residual air) कहते हैं।

जैव क्षमता (Vital capacity वाइटल कपैसिटि) – वायु का वह आयतन जो सर्वाधिक सम्भव गहरा नि:श्वसन (Expiration) द्वारा सर्वाधिक गहरे सम्भव अंत:श्वसन (Inspiration) के बाद बाहर निकाला जाता है, उसे जैव क्षमता (Vital capacity) कहते हैं। जैव क्षमता (VC) का मान ज्वार-आयतन (Tidal volume-TV) तथा अंत:श्वसनी सुरक्षित भण्डार (Inspiratory reserve-IR) तथा नि:श्वसनी सुरक्षित भण्डार (Expiratory reserve-ER) के योग के बराबर होता है। अर्थात्

VC = TV + IR + ER। देखें नीचे की तालिकाओं में।

फुफ्फुस की कुल क्षमता (Total lung capacity - TLC) का मान जैव क्षमता (Vital capacity-VC) तथा अवशेष आयतन (Residual volume - RV) के योग के बराबर होता है। अर्थात् TLC = VC + RV के ।

कभी-कभी श्वसन की गति की वर्धित गहराई (Increased depth of respiratory movement) के लिए अतिश्वसन (Hyperpnoea हाइपरनीया) शब्द को भी व्यवहार (या उपयोग) में लाया जाता है। श्वसन के अल्पकालिक विराम (Temporary cessation - टेम्परिर सेसेशन) को श्वास-रोध या ऐप्नीया (Apnoea)

श्वसन-आयतनों के एक उदाहरण की तालिका (या सारणी)
(Table of an example of respiratory volumes)

श्वसन आयतनों के नाम (Name of respiratory volumes)	आयतन (Volume) मि.ली. (ml) में	टिप्पणी (Comment)
ज्वार आयतन (Tidal volume-TV)	500	निश्चल श्वसन (Quiet breathing)
अंत:श्वसनी सुरक्षित भण्डार (Inspiratory reserve-IR)	2500	बलकृत अंत:श्वसन (Forced inspiration)
नि:श्वसनी सुरक्षित भण्डार (Expiratory reserve - ER)	1000	बलकृत नि:श्वसन (Forced expiration)
जैव क्षमता (Vital capacity - VC)	4000	
अवशेष आयतन (Residual volume-RV)	1000	फुफ्फुस में हमेशा बचा रहता है। (Always left in lung)
कुल फुफ्फुस क्षमता (Total Lung capacity - TLC)	5000	

कहा जाता है। श्वसन में जब कठिनाई होती है तो उसे कष्ट-श्वास या वृच्छश्वसन (Dyspnoea डिसप्नीया) कहा जाता है।

श्वसन के सोपान (Stages of Respiration)

श्वसन के सोपान (या प्रक्रिया) मुख्यत: दो हैं -

(i) फुफ्फुस में "वायु संचार" या संवातन (Ventilation of lungs or pulmonary ventillation) - फुफ्फुसों में वायु का संचार होता है जिससे कि वायु स्वेच्छा से (या मुक्त रूप से) अंदर और बाहर आ जा सके।

(ii) गैसों का आदान-प्रदान (Interchanges of gases) - वायु कोशों (Alveoli) में वायु और रक्त के बीच गैसों की अदला-बदली होती है। विसरण (या प्रसारण) की क्रिया (Diffusion process) द्वारा वायुकंशीय-केशिका झिल्ली (Alveolar-capillary membrane) की प्रति वर्ग मिलिमीटर (Sq mm) गैस हटाने की क्षमता (Ability) को प्रसरणी क्षमता (Diffusing capacity) या गैस अंतरण कारक (Gas transfer factor) कहते हैं। इसकी माप मि.ली./मिनिम/मि.मि. पारा (ml/min/mm Hg) में होती है।

[1ml = 0.06 minim (min)]

इसके अतिरिक्त दो अन्य क्रिया भी होती है या दो अन्य सोपान भी होते हैं जो निम्नलिखित हैं -

(1) जलवाष्प की क्षति (Loss of water)

(2) स्वर की उत्पत्ति हेतु कण्ठ में वायु की आपूर्ति (Supply of air to larynx for voice production)

वायुमंडल में जो हवा होती है, वह गैसों का एक मिश्रण (Mixture of gases) है। जब यह वायु फुफ्फुसों (Lungs) में पहुँचती है तो इसके द्वारा हवा के आक्सीजन (Oxygen-O_2) का ग्रहण (Absorption) किया जाता है तथा कार्बन डाइऑक्साइड (Carbon dioxide-CO_2) को

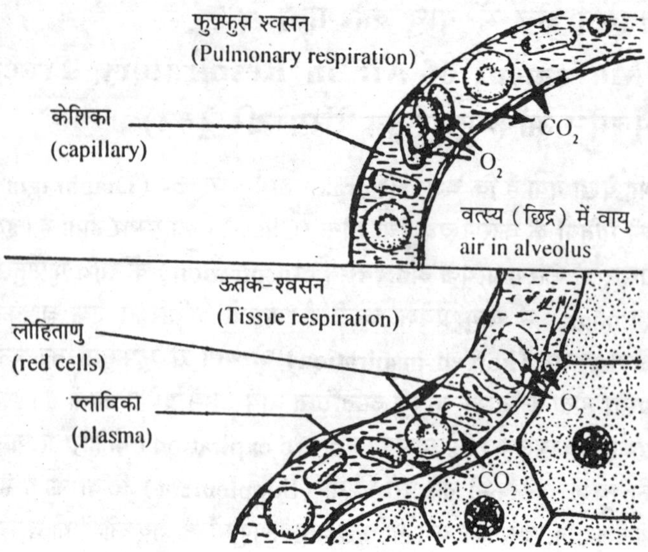

चित्र 40(x) - श्वसन (Respiration)

निकाला जाता (Excretion) है। बाहर निकलने वाले गैसों में आक्सीजन का परिमाण (Amount) नगण्य (कम) होता है और CO_2 का परिमाण बढ़ जाता है। एक निश्चल (या स्थिर) श्वसन (Quiet breathing) में प्रति मिनट लगभग 250 से लेकर 300 मि.ली. (ml) आक्सीजन का अंतर्ग्रहण (Intaking) तथा कार्बन डाइऑक्साइड का वहिर्गमन (Exeretion) होता है। इस अंतर्ग्रहण और बहिर्गमन में नाइट्रोजन (Nitrogen) गैस (N_2) अप्रभावित (या स्थिर) होता है। CO_2 का परिमाण जो नि:श्वसन (Expiration) से बाहर आता है वह वायुमंडल में उपस्थित CO_2 के परिमाण से 100 गुणा अधिक होता है। जैसे - अंत:श्वसन में वायुमंडल से जो हवा शरीर के अंदर जाती है, उसमें CO_2 का प्रतिशत 0.04 होता है। परन्तु नि:श्वसन (Expiration) से जो हवा साँस से बाहर निकलती है, उसमें CO_2 का प्रतिशत 4 होता है। इसे नीचे की तालिका में देखें।

श्वसन की वायु में गैसों का प्रतिशत (%)

गैस	वायुमंडल (या अंत:श्वसनी) की वायु (Atmospheric or inspired air)	नि:श्वसनी वायु (Expired air)
आक्सीजन	20	16
कार्बन डाइऑक्साइड	0.04	4.04
नाइट्रोजन	79	79

मनुष्य के नि:श्वसन से जो वायु (Expired air) निकलती है, उसमें जलवाष्प (Water vapour) होता है तथा उसका तापमान (Temperature) शरीर के तापमान के बराबर होता है। शरीर के ताप (Heat) का 20% भाग नि:श्वसित वायु को गर्म करने में नष्ट हो जाता है।

श्वसन की गति और नियंत्रण (Rate and Control of Respiration)

श्वसन की गति (Rate रेट) पुरुषों की अपेक्षा महिलाओं में अधिक होती है। इसी प्रकार बच्चों (Children) में वयस्कों (Adults) की अपेक्षा श्वसन की गति अधिक होती है। शिशु (एक वर्ष की आयु से कम) में यह दर सर्वाधिक होती है - लगभग 40 प्रति मिनट। वयस्कों में यह गति (सामान्य स्थिति में) 14 से 18 के बीच प्रति मिनट होती है। कुछ रोगों में, जैसे - फुफ्फुसदाह या न्युमोनिया (Pneumonia) में श्वसन की गति बढ़ जाती है। कुछ अवस्थाओं में, जैसे - विषायन (Poisoning - पॉइजनिंग)-मॉरफीन (Morphin) खाने के बाद यह गति असामान्य रूप से कम हो जाती है। गति का एक रूप निम्नलिखित हैं -

प्रति मिनट श्वसन की गति (Normal Rate per Minute)

1. नये जन्मे शिशु में (In newly born infant) - 40
2. 12 महिने के शिशुओं में (In 12 months infant) - 30
3. 2 से 5 वर्ष की आयु में (From 2 to 5 years children) - 24
4. वयस्कों में (In adults) - 10 - 20

श्वसन की प्रक्रिया (Mechanism of respiration) का नियंत्रण दो मुख्य कारक (Factors) करते हैं, वे हैं -

(i) तंत्रिका नियंत्रण (Nervous control)

(ii) रासायनिक नियंत्रण (Chemical control)

(i) तंत्रिका नियंत्रण (Nervous Control नर्वस कॅन्ट्रोल)

एक मानव कुछ क्षणों तक श्वसन की गति तथा गहराई (Rate and depth) को अपनी इच्छा से नियंत्रित कर सकता है। परन्तु यह सामान्य स्थिति नहीं होती। सामान्यत: श्वसन का नियंत्रण (Control on respiration) तंत्रिका-तंत्र (Nervous system) के अधीन होता है। इसके अचेतन नियंत्रण के अधीन श्वसन एक स्वचालित क्रिया (Automatic act) है। मस्तिष्क के "दीर्घवत् अंतस्था" या मेडुला ऑबलोंगटा (Medulla oblongata) में तंत्रिकाणुओं (या तंत्रिका-कोशिकाओं Nerve cells) का एक भण्डार होता है जिसे **श्वसन लय उत्पादक या रेस्पिरेटरि रिदम जेनरेटर (Respiratory rythm generator)** कहा जाता है या पुरानी शब्दावली (Older terminology) में इसे श्वसन केन्द्र (Respiratory centre) कहते हैं। इस केन्द्र (या उत्पादक) से अपवाही प्रणोद (Efferent impulses) श्वसन की पेशियों (Muscles of respiration) में जाते हैं। कुछ ग्रीवा-तंत्रिका मूलों (Cervical nerve roots) की मदद से मध्यच्छद (Diaphragm) में प्रणोद (Impulses) मध्यच्छद तंत्रिकाओं (Phrenic फ्रेनिक nerves) द्वारा पहुँचाये जाते हैं। सुषम्ना (Spinal cord स्पाइनल कार्ड) की निचली सतह पर प्रणोद (Impulses) वक्षीय क्षेत्र (Thoracic region) से अन्तर्पर्शुकीय तंत्रिकाओं (Intercostal nerves) में पहुँचकर अंतर्पर्शुकीय पेशियों (Intercostal muscles) को उत्तेजित करते हैं। इन प्रणोदों के काखमध्यच्छद तथा अंतर्पर्शुकीय पेशियों का लयात्मक संकुचन (Rhythmical contraction रिदमिकल कॉन्ट्रैक्शन) होता है। इस संकुचन की गति प्रतिमिनट 15 बार (Times) होती हैं।

(ii) रासायनिक नियंत्रण (Chemical Control केमिकल कन्ट्रोल)

रासायनिक नियंत्रण ही अंतिम कारक है जो श्वसन की गति (Movements) की आवृत्ति (Frequency), गति (Rate), तथा गहराई (Depth) को नियंत्रित और नियमित (या व्यवस्थित) करता है। श्वसन केन्द्र या उत्पादक (Respiratory centre or generator) का कार्य श्वसन-पेशियों (Respiratory muscles) को प्रणोद (Impulses) भेजना है जो श्वसन (Breathing) की गति तथा गहराई को बनाये रखता है जिससे कि रक्त में कार्बन डाइऑक्साइड (CO_2) की सान्द्रता या स्तर (Concentration or level) स्थिर बना रहे।

रसायनग्राही (Chemoreceptors केमोरिसेप्टर्स) संवेदनशील क्षेत्र है जो रक्त में कार्बन डाइऑक्साइड, हाइड्रोजन आयन या आक्सीजन में परिवर्तनों का पता लगाती है। ये ग्राही दो प्रकार के होते हैं -

1. केन्द्रीय रसायन ग्राही (Central chemoreceptor सेन्ट्रल केमोरिसेप्टर)

2. बाह्य (या परिधीय) रसायन ग्राही (Peripheral परिफरल chemoreceptor)

केन्द्रीय रसायन ग्राही (Central chemoreceptors) अंतस्था (Medulla मेडुला या मिडॅला) की सतह पर रहती है जहाँ वे प्रमस्तिष्क-मेरुदण्डीय द्रव (Cerebrospinal fluid, i.e. CSF) द्वारा परिवहन (Blood circulation) के क्रम में नहलाये (Bathed) जाते

हैं। कार्बन डाइऑक्साइड रक्त से CSF में केशिका (Capillaries) की दिवालों से होकर विसरित (प्रसारित) होती है और ग्राही-समूह (Receptors) को उत्तेजित करती है। इस उत्तेजना (Stimulation) की सूचना श्वसन-केन्द्र (Respiratory centre) को मिलती है। यहाँ यह उल्लेख करना प्रासंगिक होगा कि रक्त में हाइड्रोजन आयन (H^+) की सांद्रता में परिवर्तन से या आक्सीजन (O_2) के आंशिक दाब से अंतस्था-रसायन ग्राही (Medullary chemoreceptors) पर कोई प्रभाव नहीं होता।

बाह्य (या परिधीय) रसायन ग्राही (Peripheral chemoreceptors) इन ग्राहियों (Receptors) में मुख्य हैं - ग्रीवा-पिण्डें (Carotid करॉटिड bodies) तथा महाधमनी पिण्डें (Aortic एओर्टिक bodies) जो धमनियों (Arteries) के निकट होते हैं। धमनीय रक्त (Arterial blood PaO_2) में आक्सीजन के आंशिक दाब (Partial pressure) की कमी से जब ये पिण्डें उत्तेजित होते हैं तो उससे श्वसन में एक प्रतिवर्त वृद्धि (Reflex increase) उत्तेजित होती है। धमनीय रक्त ($PaCO_2$) में कार्बन डाइऑक्साइड के आंशिक दाब में वृद्धि होने से तथा रक्त में हाइड्रोजन आयन (H^+) की सांद्रता (Concentration) में वृद्धि होने से भी बाह्य रसायनग्राही (Peripheral chemoreceptors) उत्तेजित होती है।

सामान्य स्थितियों में श्वसन के नियंत्रण में मुख्य रासायनिक कारक है - धमनीय रक्त ($PaCO_2$) में कार्बन डाइऑक्साइड का आंशिक दाब (Partial pressure of CO_2).

उपरोक्त तथ्य के संदर्भ में दो महत्वपूर्ण व्यावहारिक उपयोगों का उल्लेख करना यहाँ आवश्यक है -

(1) सामान्य संवेदनाहरण (Anaesthesia ऐनिस्थीजिआ) के दौरान और उसके बाद कार्बन डाइऑक्साइड को देने के पहले उसमें आक्सीजन को मिलाना चाहिए। इससे फेफड़ों (Lungs) में अधिक संवातन (Ventilation) होगा और इसलिए संवेदनाहरण का अधिक उत्सर्जन (Rapid excretion of anaesthetic ऐनिस्थेटिक) होगा। इसके साथ ही आक्सीजन का अधिक अन्तर्ग्रहण भी होता है। कभी-कभी कुछ अन्य कारणों (या प्रयोजनों) से फुफ्फुसों में संवातन की वृद्धि के लिए CO_2 का उपयोग किया जाता है।

(2) आक्सीजन देते समय (While administering oxygen) उसके प्रतिशत को आवश्यकता के अनुसार निर्धारित करना चाहिए तथा उसके लिए उचित उपकरणों का प्रयोग करना चाहिए। श्वसन के कुछ अवरोधों (Disorders in respiration) में, जैसे-चिरकालिक श्वसनी-शोथ (Chronic bronchitis क्रॉनिक ब्रॉन्काइटिस) रक्त में CO_2 का परिमाण (Amount) बढ़ जाता है तथा श्वसन-केन्द्र इसके प्रति संवेदनशील (Sensitive) नहीं होता। आक्सीजन की कमी जब उतक में होती है तो उसे हाइड्रॉक्सिया (Hydroxia) कहते हैं। इस स्थिति में श्वसन केन्द्र में प्रणोद (Impulses) पर्याप्त रूप में नहीं पहुँचते क्योंकि हवा फुफ्फुस के वायुकोशों में रुक जाती है और CO_2 का प्रसरण (Diffusion) श्वसन केन्द्र तक नहीं पहुँचता। आक्सीजन की आपूर्ति से वायुकोशों में उपस्थित वायु के CO_2 का प्रसरण होता है तथा पर्याप्त संख्या में प्रणोद (Impulses) श्वसन केन्द्र में पहुँचता है। हाइड्रॉक्सिया ही मुख्य उत्तेजना की आपूर्ति श्वसन केन्द्र में करता है। यदि आक्सीजन की अधिक सांद्रता दी जाय तो यह उत्तेजना (Hypoxic stimulus हाइपॉक्सिक स्टिम्यूलस या आक्सीक्षीण उद्दीपन) समाप्त हो जाती है जिसके फलस्वरूप श्वसन सतही या हल्का (Shallower) हो जाता है। CO_2 का अतिरिक्त जमाव से व्यक्ति मूर्च्छित (Coma कोमा) हो सकता है या उसकी मृत्यु भी हो सकती है।

स्वर की उत्पत्ति (Production of Voice प्रॉडक्शन ऑफ वॉइस)

श्वसन तंत्र के साथ संबंध में स्वर की उत्पत्ति को समझना आसान हो जाता है। स्वर की ध्वनियों (Sounds साउन्ड्स of voice वॉइस) की उत्पत्ति कण्ठ (Larynx लैरिंक्स) से होती है। ये ध्वनियाँ अनुकम्पन (Resonance-रेजनन्स) द्वारा संशोधित होती है जिन्हें नासिका-कोटरिकाओं (Nasal cavities) तथा सहायक वायु खातिकाएँ (Accessory air sinuses ऐक्सेसरि एअर सायनेस) प्रदान करती हैं। अंत में जीभ के द्वारा ओष्ठ (या ओंठ Lips लिप्स) और जबड़ा (या हनु Jaw जॉ) की गतियों (Movements) द्वारा स्वर की ध्वनियाँ बाहर निकलती हैं जिन्हें हम सभी सुनते हैं।

मानव-स्वर (Human voice) की निम्नलिखित तीन विशेषताएँ (Characteristics- कैरिक्टरिस्टिक्स) होती हैं -

(1) प्रबलता या उच्चता (Loudness लाउडनेस)

(2) तारत्व (Pitch पिच)

(3) गुणवत्ता (Quality क्वालिटि)

(1) प्रबलता या उच्चता (Loudness लाउडनेस) - मनुष्य के स्वर की प्रबलता में विचलनशीलता

(Variability) जो वायु-प्रवाह की शक्ति पर निर्भर करती है, उस शक्ति पर जो फुफ्फुसों (Lungs) से वाक्तंतुओं (Vocal cords) से होकर उनके अनुवर्ती कम्पन (Subsequent vibration) को बाहर निकाली जाती है। वाक्तंतुओं के कम्पन को ध्वनि-उच्चारण या स्वनन (Phonation फोनेशन) कहा जाता है।

(2) **तारत्व (Pitch पिच)** - तारत्व (या तारता) का अर्थ "स्वर संकेत" (Note नोट) में परिवर्तन, जैसे-उच्च स्वर-संकेत (High note) या निम्न स्वर-संकेत (Low note)। यह दो कारकों (Factors)- वाक्तंतुओं की लम्बाई और तनाव (Length and tension of vocal cords) पर निर्भर करती है। बच्चों में वाक्तंतुएँ (Vocal cords) अपेक्षाकृत छोटे होते हैं, अत: उनके स्वर का तारत्व (Pitch of voice) उच्च होता है। तारत्व में परिवर्तनों को व्यक्ति की ऐच्छिक क्रिया का उपयोग कण्ठ की पेशियों का उपयोग करके उत्पन्न किया जा सकता है जो वाक्तंतुओं के तनाव (Tension of vocal cords) को बढ़ाती या घटाती है। एक खींचे (या तने) हुए तार (Stretched string) को झंकार करके उसके तनाव को बदलकर तारत्व में परिवर्तन (Variation in pitch) का प्रदर्शन किया जा सकता है। इसमें जितना अधिक तनाव होगा, स्वर संकेत (Note) उतना अधिक ऊँचा होगा। अर्थात् जब तार का तनाव अधिक होता है तो उसका स्वर भी उतना अधिक ऊँचा होता है।

(3) **गुणवत्ता (Quality)** - स्वर-संकेत की गुणवत्ता मुँह (Mouth), नासिका (Nose) तथा कपाल (Skull) में सहायक नासिका-खातिकाओं (Accessory nasal sinuses) में अनुकम्पन (Resonance) पैदा होने के कारण होती है। ध्वनि की गुणवत्ता (Quality of sound) में अंतर का प्रदर्शन मुँह और नासिका से कहकर किया जा सकता है। इस क्रिया में तालु (Palate पैलिट) महत्वपूर्ण भूमिका निभाता है। यदि अपूर्ण रूप से इसका निर्माण किया जाय जैसे-विदीर्ण तालु (Cleft palate क्लेफ्ट पैलिट) या तालु शक्तिहीन (Paralysed) हो जाय, जैसे- रोहिणी (Diphtheria डिफ्थीरिआ) तो एक विशिष्ट प्रकार की नासिका-ध्वनि (Typical nasal voice) का निर्माण होता है। संगीत (या गाने) में गुणवत्ता के परिवर्तनों का यथासंभव पूरा उपयोग होता है।

कथन या बोली (Speech स्पीच)

एक उच्चरित (Spoken) शब्द या उच्चारण की ध्वनियाँ मूलत: कण्ठ (Larynx) के संशोधित (या परिष्कृत) ध्वनि (Modified sound) है जो ओष्ठ (Lips), जीभ (Tongue) तथा हनु (Jaw) की गतियों द्वारा उत्पन्न होती हैं। ये एक साथ या अकेला क्रिया करते हैं।

खण्डित ध्वनि दो प्रकार के होते हैं -

(i) स्वर (Vowels वाबल) - मुँह खुला करके वाक्तंतुएँ (Vocal cords) जब निरंतर बिना किसी रुकावट के कम्पन

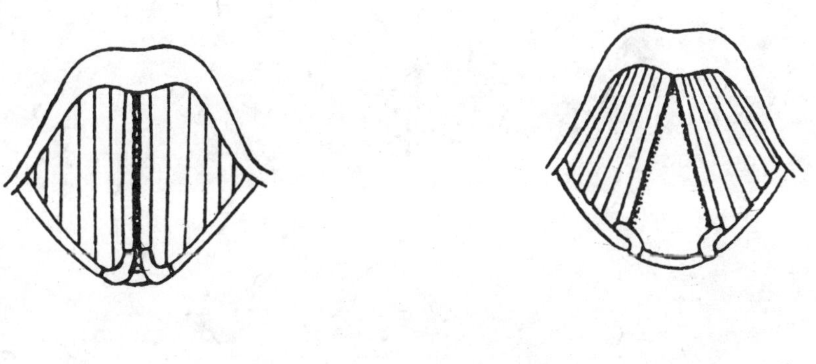

चित्र 40(xi) - अन्तश्वसन के दौरान कण्ठ (या स्वरयंत्र) द्वार जिसमें बंद वाक्तंत्र (बायाँ) तथा खुला वाक्तंत्र (दाहिना) चित्र को दिखाया गया है। [The glottis showing the vocal cords closed (left) on phonation and open (right) during inspiration.]

करते हैं तो स्वर (वाबेल) ध्वनियों की उत्पत्ति होती है। जैसे- अँग्रेजी के स्वर (Vowels) हैं - a, e, i, o, u तथा

हिन्दी के स्वर हैं - अ, आ, इ, ई उ, ऊ, ऋ, ए, ऐ, ओ, औ।

(ii) व्यंजन (Consonent कॉनसोनेन्ट)- व्यंजन का उच्चारण स्वर की सहायता से होता है। इसमें वाकतंतु के कम्पन (Vibration of vocal cord) में तीव्र रुकावट (या क्रमभंग) या संक्षेपण (Sharp interruption or curtailment) होता है। कुछ व्यंजनों की ध्वनियाँ मुख्यत: दाँतों के विरुद्ध जीभ की गति द्वारा उत्पन्न होती हैं। जैसे - T (टी), D (डी)- डेन्टल और दंतक आदि। ध्वनि- P (प), B (ब) ओष्ठों (Lips) के संचरण (Closure) पर निर्भर करती है जिन्हें ओष्ठय (Labial लेबूयल) कहा जाता है। G (ग) तथा K (क) कंठय ध्वनियाँ (Throaty sounds) हैं जिन्हें कंठय अक्षर (Gutterals गटरल्स) कहते हैं। स्वर के बाद जो अक्षर है; वे व्यंजन कहलाते हैं। जैसे - P , T या कमला।

फुसफुसाहट (Whispering - विस्परिंग)

फुसफुसाहट (विस्परिंग) की क्रिया में ध्वनि की उत्पत्ति पूर्णत: मुँह में हवा की गतियाँ द्वारा होती है। इसमें वाक्तंतुएँ (Vocal cords) शिथिल हो (Relaxed) या खुल (Open) जाते हैं और उनमें कम्पन (Vibration) नहीं होता अर्थात् ध्वनि-उच्चारण या स्वनन (Phonation) नहीं होता। फुसफुसाहट में शब्द-ध्वनियों (Word sounds) का निर्माण मुँह और जीभ की गतियों द्वारा होती है।

यदि वाक्तंतुओं में सूजन या प्रदाह (Inflammation of vocal cords) होता है तो इससे उनके संकुंचन (Contraction) और कम्पन (Vibration) में व्यतिकरण (या हस्तक्षेप) होता है। ऐसा होने से ध्वनि कर्कश (Hoarse होर्स) हो जाती है या ध्वनि पूर्णत: खो जाती है या नष्ट हो जाती है। इस स्थिति में वाक्तंतुओं को विश्राम (Rest) करने के लिए पीड़ित व्यक्ति (या रोगी) को कहा जाता है कि वह फुसफुसों (Whispers विस्पर्स) में ही केवल बोले।

***

11. पाचन तंत्र
(DIGESTIVE SYSTEM)

पाचन तंत्र का अर्थ
(Meaning of Digestive System)

मानव-शरीर की प्रत्येक कोशिका (Cell) ताप और ऊर्जा (Heat and energy) के लिए तथा ऊतक (Tissue) अपनी वृद्धि तथा जीर्णोद्वार (Growth and repair) के लिए आहार (Food) पर निर्भर करते हैं। इनके लिए आहार की आवश्यकता होती है जो बाहर से शरीर के अंदर जाता है। आहार पदार्थों (Foodstuffs फूडस्टफ्स) को शरीर के विभिन्न अंग सरल अवयवों (Simple components) में परिवर्तित करते हैं जिससे कि वे रक्त में अवशोषित हो सकें तथा विभिन्न ऊतकों द्वारा अपनी आवश्यकता के अनुसार उनका उपयोग किया जा सके। इसमें शरीर के अंग मिलकर एक तंत्र का निर्माण करते हैं जो आहार के पाचन और अवशोषण में अपनी-अपनी भूमिका निभाते हैं। इस तंत्र को आयुर्विज्ञान में पाचन-तंत्र (Digestive system - डाइजेस्टिव सिस्टम)कहा जाता है।

पाचन तंत्र के अंग (Organs of Digestive System)

पाचन तंत्र में एक आहार नाल (Alimentary canal ऐलिमेन्टरि कनैल) होता है जो एक लम्बी नली है एवं मुँह से लेकर मलद्वार तक (From mouth to anus एनस) विस्तारित रहती है। यद्यपि एक अविच्छिन्न नली (Continuous tube) है, फिर भी इसे खण्डों में वर्णन किया जाता है जिसमें निम्नलिखित अंग शामिल होते हैं -

1. **मुँह (Mouth माउथ)**
2. **ग्रसनी (Pharynx फैरिन्क्स)**
3. **ग्रसिका (Oesophagus इसोफेगस)**
4. **आमाशय (Stomach स्टमक)**
5. **लघु आंत्र (Small intestine स्मॉल इन्टेसटिन) या लध्वान्त्र**
6. **वृहत आंत्र (Large intestine लार्ज इन्टेस्टिन) या वृहदांत्र**

इसके अतिरिक्त पाचन के अनेक सहायक अंग (Accessory organs) होते हैं जो उपरोक्त 6 अंगों के कार्यों में मदद करते हैं। जैसे- मुँह में दाँत (Teeth टीथ-इसका एकवचन Tooth टूथ है) होते हैं जो आहार (Food) को चबाते या चर्वण करते (Masticate मैस्टिकेट) करते हैं। मुँह में जिह्वा या जीभ (Tongue टन्ग) होती है जो आहार के स्वाद (Taste टेस्ट) को जानने तथा उसे निगलने (Swallowing स्वालोइंग) में मदद करती है। अनेक लारमय ग्रन्थियाँ (Salivary glands-सैलिवरि ग्लैन्ड्स), यकृत (Liver-लीवर), अग्न्याशय (Pancreas-पैन्क्रिअस) होते हैं जो अपने आहार मिश्रित श्राव (Secretion सीक्रिशन) को आहारनाल में बहा देते हैं। देखें चित्र 41(i).

आहार क्षेत्र (Alimentary tract) और पाचन से संबंधित अंगों का अधिक (या वृहत) भाग उदर-कोटरिका (Abdominal cavity-ऐब्डॉमिनल कैविटि) के अंदर स्थित होता है। उदर (Abdomen) क्षेत्र को स्पष्ट रूप से समझने के लिए इसे नौ उपक्षेत्रों (Subregions) में काल्पनिक (बिन्दुकित) रेखाओं (Imaginary dotted lines) में विभाजित किया जाता है। देखें चित्र 41(ii)। उदर के ये क्षेत्र व्यावहारिक (या चिकित्सीय) दृष्टिकोण से महत्वपूर्ण होते हैं क्योंकि इससे उदर-अंगों (Abdominal organs) की स्थितियों की पहचान करने तथा रोग या दर्द के स्रोत का पता लगाने में मदद मिलती है। जैसे पेट का फोड़ा या व्रण (Peptic ulcer पेप्टिक अल्सर) के दर्द का अनुभव अधिजठर (Epigastrium एपिगैस्ट्रिअम) में किया जाता है जबकि गम्भीर उंडुक पुच्छरोग (Acute appendicitis अक्यूट ऐपेंडिसाइटिस) का दर्द दाहिना श्रोणी-खात (Right iliac fossa) में उत्पन्न होता है।

सम्पूर्ण आहारनाल (Entire alimentary canal) श्लेष्मल झिल्ली (Mucous membrane) द्वारा स्तरित होती है। ओष्ठ (Lips) से लेकर ग्रसिका (Oesophagus) तक स्तरित उपकला (Stratified epithelium) द्वारा, आमाशय (Stomach) से लेकर गुदा-नली (Anal एनल canal) तक संघठित स्तम्भाकार कोशिकाओं (Composed columnar cells) द्वारा तथा गुदा-नली में (In anal canal) स्तरित उपकला द्वारा रेखित होती है।

आहार अपनी रचना (Composition) में भौतिक और रासायनिक रुप से जटिल (Physically and chemically complex) होता है। अत: शरीर में आहार के अवशोषण (Absorption) के लिए दो प्रकार की पाचन-प्रक्रियाओं

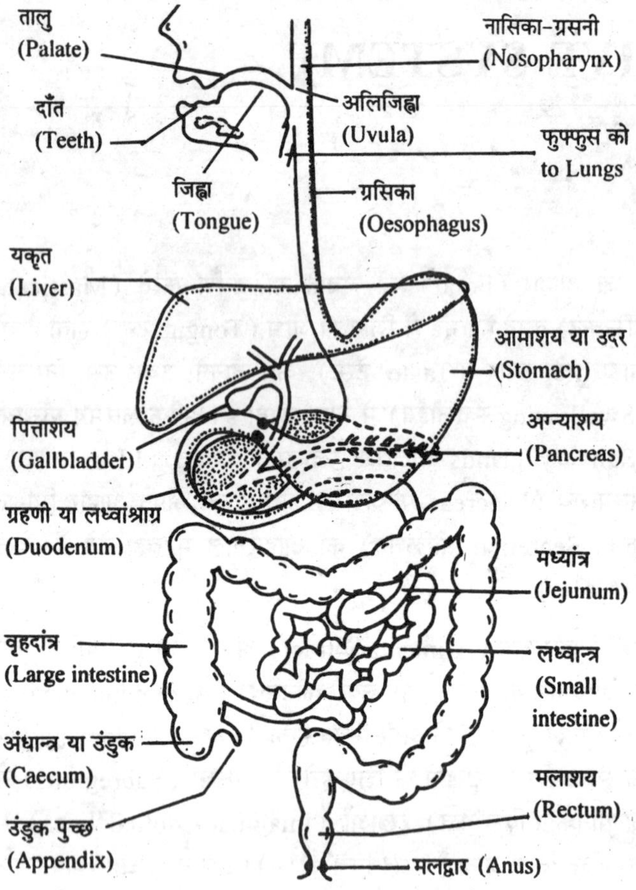

चित्र 41(i) - पाचन-तंत्र और उसके सहायक अंग
(The Digestives system and accessory organ)

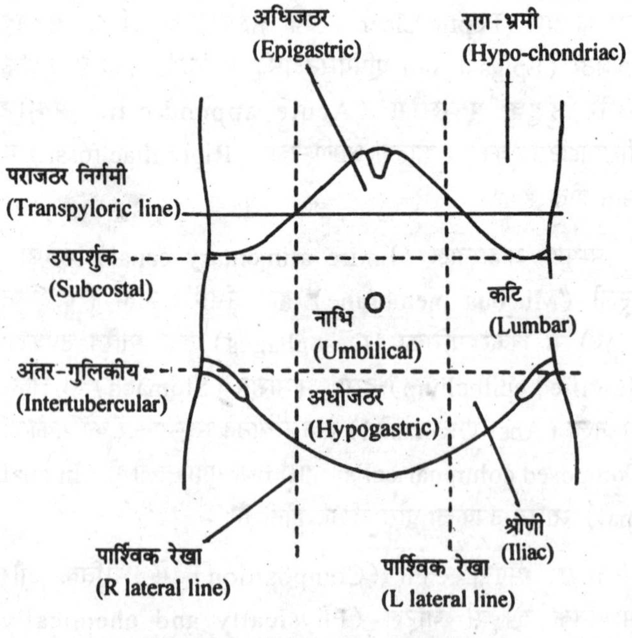

चित्र 41(ii) - उदर के क्षेत्र - 9 उपक्षेत्र
(The regions of the abdomen)

(Digestive processes) की आवश्यकता होती है, वे प्रक्रियाएँ निम्नलिखित हैं -

(i) यांत्रिक प्रक्रिया (Mechanical process मिकैनिकल प्रोसेस)

(ii) रासायनिक प्रक्रिया (Chemical process केमिकल प्रोसेस)

पाचन की यांत्रिका प्रक्रिया (Mechanical process) में चर्वण (Mstication-चर्वण), निगरण या निगलना (Swallowing स्वालोइंग) तथा आहार क्षेत्र की क्रमाकुंचक-गति (Peristaltic पेरिस्टैल्टि movements) जो आहार को पाचन-रसों (Digestive juices) से मिलाती है तथा क्षेत्र के रास्ते में आगे बढ़ती है, को शामिल किया जाता है।

पाचन की रासायनिक प्रक्रिया (Chemical process of digestion) में उन सभी परिवर्तनों को शामिल किया जाता है जो किण्वकों (Enzymes इन्जाइम्स) द्वारा पाचन रसों में लाये जाते हैं। एक पाचन-किण्वक (Digestive enzyme) एक रासायनिक पदार्थ (Chemical substance) होता है जो आहार-क्षेत्र की ग्रंथियों द्वारा श्रावित होता है (इसमें लाल-ग्रंथियाँ - Salivary glands तथा अग्न्याशय-Pancreas भी शामिल होती है)। किण्वक (या इन्जाइम) खाद्य पदार्थ (Foodstuff) पर क्रिया करके उसे सरलरूप में लाने में सक्षम (Capable) होता है जिसे अवशोषित किया जा सकता है। प्रत्येक किण्वक (Enzyme) विशेष प्रकार के खाद्य पदार्थ के लिए विशेष प्रकार की क्रिया करती है।

आहार-क्षेत्र (Alimentary tract) का आहार के साथ कार्य करने के चार सोपान (Stages) होते हैं -

(1) **अंतर्ग्रहण (Ingestion - इन्जेस्चन)** - अर्थात आहार को शरीर के अंदर ग्रहण करना।

(2) **पाचन (Digestion- डाइजेस्चन)** - यह क्रिया मुँह में आरम्भ होती है, परन्तु इसमें आहार (Food) को मुख्यत: आमाशय (Stomach) तथा लध्वांत्र (Small intestine) में ले जाया जाता है जिसमें यांत्रिक और रासायनिक-दोनों क्रियाएँ शामिल होती है।

(3) **अवशोषण (Absorption - ऐबसॉर्प्शन)** - इसमें पचित आहार पदार्थों का मार्ग शामिल होता है जो जठर-आन्त्रीय क्षेत्र (Gastro-intestinal tract) के श्लेष्मल झिल्ली (Mucosa - म्यूकोसा) से होकर रक्त और लसीका (Blood and lymph) में जाता है।

(4) बहि:क्षेपन या उत्सर्जन या मल-त्याग (Egestion or excretion - इजेस्चन या एक्सक्रिशन) - आहार की जो वस्तुएँ नहीं पच सकती हैं, जैसे - सेलुलोज (Cellulose) या उनका पोषण महत्व (Food values) नहीं होता, वे मल (Faeces फीसीज) के रूप में शरीर से बाहर निकल जाते हैं। देखें चित्र 40(iii)

यहाँ उन अंगों का विस्तार से वर्णन किया गया है जो पाचन-तंत्र के लिए कार्य करते हैं।

1. मुँह या मुख (Mouth माउथ)

मुँह को मुख-कोटरिका (Buccal cavity वैकल कैविटि) भी कहते हैं जो आहार नाल (Alimentary canal) के आरम्भ में ऊपरी प्रसारित भाग (या हिस्सा) होता है। इसके दो भाग (Two parts) होते हैं -

(i) बाहरी भाग (Outer part) तथा

(ii) आंतरिक भाग (Internal part)

मुँह के बाहरी भाग को प्रकोष्ठ (Vestibule-वेस्टिब्यूल) कहा जाता है जो दाँतों (Teeth) और कपोलों की आंतरिक सतह (Inner surface of cheeks चीक्स) के बीच स्थान (Space or recess स्पेस या रिसेस) होता है।

मुँह का अग्र द्वार (Anterior opening) ओष्ठों (Lips) से घिरा होता है जिसमें पेशी-रेशे (Muscle fibres) होते हैं। इनकी आंतरिक सतह श्लेष्मल झिल्ली (Mucous membrane-म्यूकस मेम्ब्रेन) द्वारा स्तरित होती है जो त्वचा से पतली (Thinner) होती है

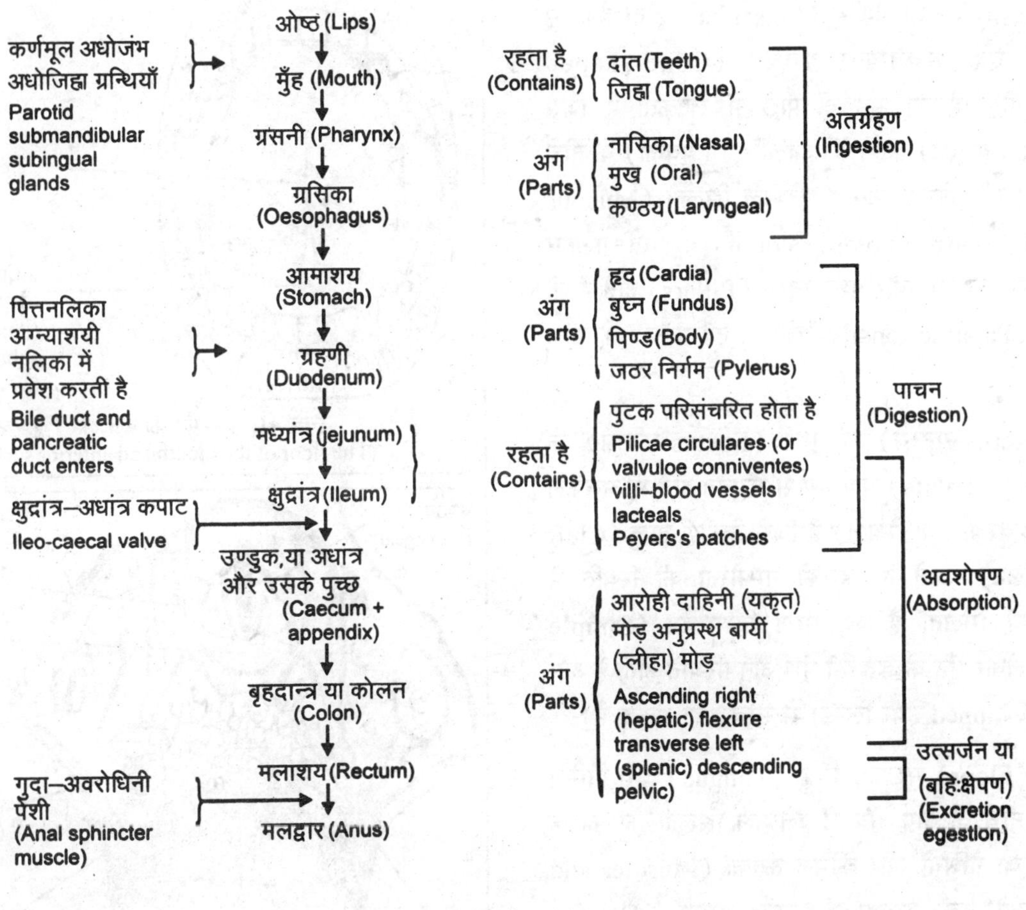

चित्र 41(iii) - आहारनाल की रूपरेखा (Scheme figure of alimentary canal)

जो रक्त के रंग को नीचे पड़ी केशिकाओं (Underlying capillaries) में आने की अनुमति देती है जिससे ओष्ठों का रंग स्वाभाविक लाल हो जाता है। यदि रक्त का पर्याप्त रूप में आक्सीजनीकरण (Oxygenation ऑक्सिजिनेशन) नहीं होता है तो ओष्ठों की लाली नीलापन (Blueness) द्वारा हस्तांतरित किया जाता है। यह एक रोग है जिसे नीलिमा रोग (Cyanosis सायनोसिस) कहा जाता है। मुँह के सम्पूर्ण अंतस्थ (Whole of the interior of mouth) श्लेष्मल झिल्ली (Mucous membrane) द्वारा स्तरित रहते हैं जो लार (Saliva सलाइवा) द्वारा गीले (यां आर्द्र Moist) रहते हैं।

मुँह की छत का निर्माणतालु (Palate पैलिट) द्वारा होता है जिसका अग्रक्षेत्र (Anterior portion) कठोरतालु होता है। कठोर तालु का निर्माण जंभिकास्थि तथा ताल्वस्थि (Maxilla and palatine bones) करती है। पश्च भाग कोमल तालु (Soft palate) का होता है जो माँसल (Fleshy) तथा पेशीय (Muscular) होता है। इस कोमल तालु में एक शंक्वाकार प्रवर्धन (Cone-shaped prolongation) होता है जो मुँह के पीछे में लटकता है जिसे अलि-जिह्वा (Uvula युवुला) कहते हैं। अलिजिह्वा (युवुला) के नीचे की ओर तथा बाहर की ओर चापाकार श्लेष्मल झिल्ली (Mucous membrane) की दो परतें (Folds) होती हैं। ये परतें गलद्वार (Fauces - फॉसीज) के अग्र और पश्च स्तम्भ (Pillars) होते हैं जो तालु-गलतुण्डिका (Palatine tonsils-पैलेटाइन ट्रॉन्सिल्स) के बीच रहते हैं।

गर्भाशय (Uterus-यूटरस) में भ्रूण (Foetus-फीटस) के विकास के दौरान तालु (Palate) पूर्ण रूप से संयुक्त होने में असफल होता है। यह एक अवस्था (या स्थिति) है जिसे विदीर्ण तालु (Cleft palate-क्लेफ्ट पैलिट) कहते हैं। इसकी गम्भीरता की स्थिति में परिवर्तन देखने को मिलता है जो सरल द्विशारवन (Simple bifurcation) से लेकर मुँह के छत की पूर्ण अनुपस्थिति होती है और यह ओठकटा (Hare-lipped हेयर लिप्ड) से सम्बद्ध हो सकता है।

मुँह का फर्श (Floor) मुख्यत: जिह्वा (Tongue) द्वारा निर्मित होता है। जिह्वा के नीचे के अग्र क्षेत्र में श्लेष्मल झिल्ली का फलक (Sheet) होता है जो पेशियों और कोमल ऊतकों (Muscles and soft tissues) को ढके रखता है। कुछ दवाएँ (Drugs) जैसे-ट्राइनट्राइन (Trintrin) श्लेष्मल झिल्ली के द्वारा मुँह में अवशोषित किया जा सकता है, यदि इन्हें जिह्वा के नीचे रखी जाती है। लारमय ग्रन्थियों की नलिकाएँ मुँह में ही खुलती हैं। देखें चित्र 41(iv) तथा 41(v)

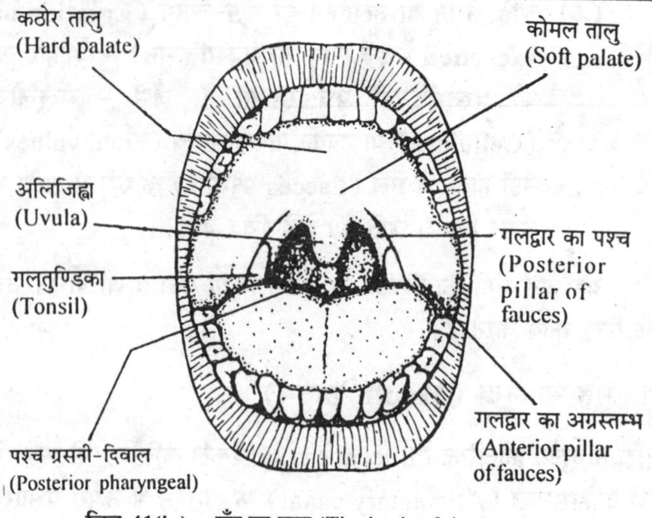

चित्र 41(iv) - मुँह का पृष्ठ (The back of the mouth)

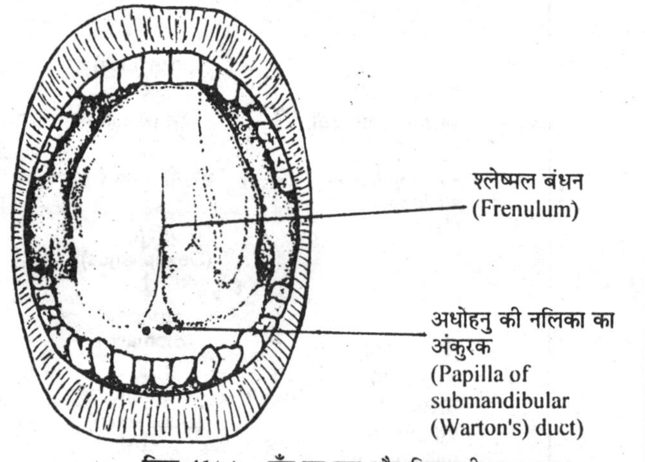

चित्र 41(v) - मुँह का तल और जिह्वा की अग्रसतह (The floor of the mouth and anterior surface of tongue)

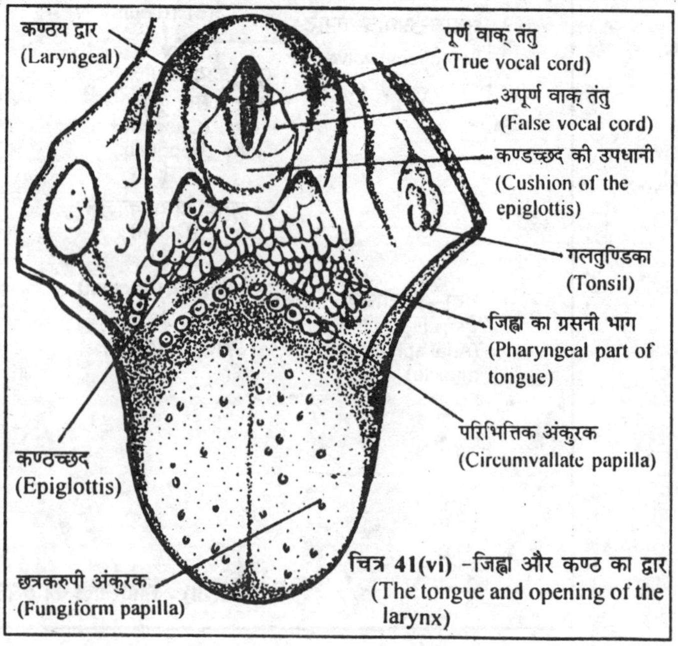

चित्र 41(vi) -जिह्वा और कण्ठ का द्वार (The tongue and opening of the larynx)

जिह्वा या जीभ (Tongue)

जिह्वा एक अत्यधिक गतिशील अंग है जो पूर्णत: स्वैच्छिक पेशी से निर्मित होती है। चर्वण (Mastication मैस्टिकेशन), निगलना [या निगरण (Swallowing स्वालोइंग)], कथन (Speech स्पीच) तथा स्वाद (Taste टेस्ट) के लिए जिह्वा की आवश्यकता होती है। जिह्वा का मूल (Root) ग्रीवा (Neck) की कण्ठिका (Hyoid bone हाइऑइड बोन) से संलग्न होता है।

श्लेष्मक झिल्ली (Mucous membrane) जो मुँह को स्तरित करती है, वह जिह्वा की मुक्त सतह को भी आच्छादित करती (या ढकती) है। जिह्वा के पृष्ठ (Dorsum डार्सम) पर श्लेष्मक झिल्ली के अनेक अतिलघु उत्सेध (Minute elevations एलिवेशन्स) होते हैं जिन्हें अंकुरक या पैपिला (Papilla-इसका बहुवचन papillae पैपिलाई है।) कहते हैं। इन उत्सेधों (Elevations) में स्वाद की कलिकाएँ (Taste buds-टेस्ट बड्स) होती हैं।

जिह्वा में तीन प्रकार के अंकुरक (Papillae) पाये जाते हैं -

(i) परिभित्तिक अंकुरक (Circumvallate papillae - सकमवैलेट पैपिलाइ)

जिह्वा के तल (Base) पर 8 से लेकर 10 तक वृहत परिभित्तिक अंकुरक (Large circumvallate papillae) V आकार (Pattern) में संघटित (व्यवस्थित) रहते हैं। इसमें अनेक स्वाद कलिकाएँ (Buds) होती हैं।

(ii) छत्रक रुपी अंकुरक (Fungiform papillae फनगाइफॉम पैपिलाइ)

ये अंकुरक चिपटे (Flattened) होते हैं जो जिह्वा के किनारे तथा शिखर पर पाये जाते हैं।

(iii) तंतुरुपी या सूत्राकार अंकुरक (Filiform papillae फिलिफॉर्म पैपिलाइ)

सूत्राकार (या तंतुरुपी) अंकुरक लघु नोकदार उत्सेध (Small pointed elevations) होते हैं जो जिह्वा की सम्पूर्ण सतह पर रहते हैं।

जिह्वा के अग्र भाग की निचली सतह पर पतली श्लेष्मल झिल्ली (Thinner mucous membrane) का आवरण होता है जो केन्द्रीय परत (Central fold) का निर्माण करता है जिसे श्लेष्मल बंधन या फ्रेनुलम (Frenulum) कहा जाता है। इस बंधन से जीभ को मुँह के तल से जोड़ा जाता है।

जिह्वा में तंत्रिका-आपूर्ति (Nerve supply in tongue) - जिह्वा की स्वैच्छिक पेशियों (Voluntary muscles) की आपूर्ति अधोजिह्वा तंत्रिका (Hypoglossal हाइपोग्लॉसल nerve) द्वारा होती है। अधोहनु तंत्रिका (Mandibular nerve मैन्डिव्यूलरनर्व) की जिह्वा-शाखा (Lingual branch) द्वारा जिह्वा के अग्र भाग को सामान्य संवेदन (Ordinary sensation) की आपूर्ति की जाती है जब कि आननी तंत्रिका (Facial nerve) स्वाद-रेशे (Taste fibres) की आपूर्ति करती है। जिह्वा के पश्च भाग को जिह्वा-ग्रसनीय तंत्रिका दोनों-सामान्य संवेदन तथा स्वाद-रेशे की आपूर्ति करती है।

दाँत (Tooth टूथ)-(इसका बहुवचन Teeth टीथ है।) या दन्त

प्रत्येक व्यक्ति में दाँतों के दो समूह (Two sets of teeth) का विकास होता है।

(i) बाल्यावस्था के अस्थायी दाँत (Temporary teeth of childhood), और

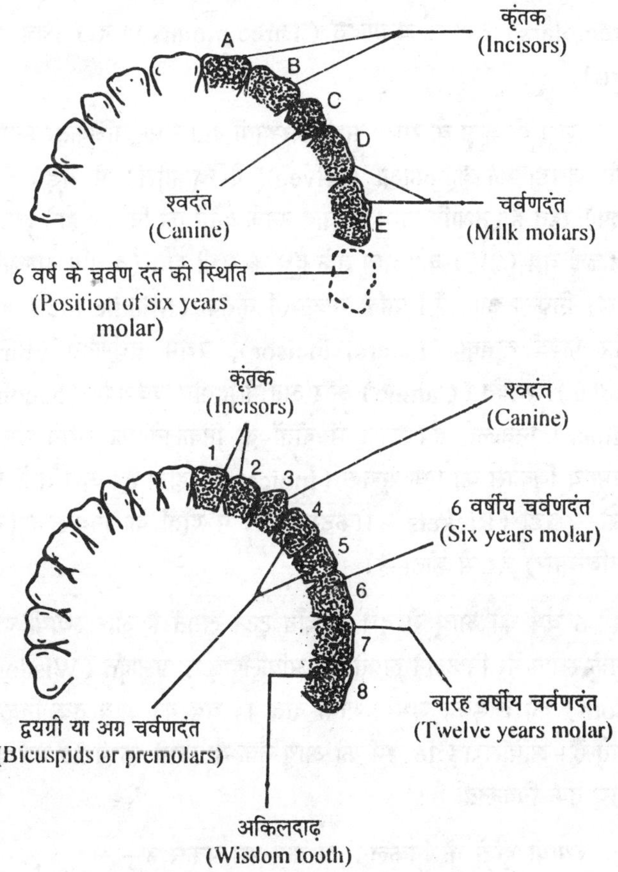

चित्र 41(vii) - दाँतों का विन्यास-ऊपर (अस्थायी) तथा नीचे (स्थायी) के चित्र में [Mangement of the teeth - (above) temporary and (below) permanent.]

(ii) वयस्कावस्था के स्थायी दाँत (Permanent teeth of adulthood)

अस्थायी दाँतों (Temporary teeth) को पातुक दंत या दूध-दाँत (Milk teeth or Desiduous-डिसिड्युअॅस teeth) कहा जाता है। इसकी कुल संख्या 20 (Twenty) होती है तथा प्रत्येक जबड़ा (या हनु -Jaw) में इसकी संख्या 10 (Ten) होती है अर्थात् प्रत्येक जबड़ा के प्रत्येक अर्ध (Half) में 5 (Five) दाँत होती हैं। मध्य रेखा के प्रत्येक तरफ-दो (2) कृंतक (Two incisors इनसाइजर), एक (1) श्वदंत (Canine केनाइन) तथा दो (2) चर्वणदंत (Two molars मोलर) होते हैं। श्वदंत (Canine) को रदनक भी कहा जाता है।

स्थायी दाँतों (Permanent teeth) की संख्या बढ़कर 32 (Thirty two) हो जाती है। 16 दाँत ऊपरी जबड़ा (Upper jaw) में ओर 16 दाँत निचले| जबड़ा (Lower jaw) में होते हैं अर्थात् प्रत्येक जबड़ा के प्रत्येक अर्ध में 8 दाँत होते हैं। इनके नाम केन्द्र (Centre) से रखे जाते हैं जो इस प्रकार है-2 कृंतक (Two incisors), 1 श्वदंत (One canine), 2 अग्र चर्वणदंत (Two premolars) तथा 3 चर्वणदंत (Three molars)। देखें चित्र 41 (vii).

शिशु के जन्म के समय सभी अस्थायी दाँत तथा अधिकतर स्थायी दाँत जबड़ा की कूपिकाओं (Alveoli ऐल्विओलि) में गड़े (या छिपे) रहते हैं। तथापि जन्म के बाद उनके दाँतों का निर्माण होने लगता है। ढाई वर्ष (2½) की आयु तक दूध के सभी दाँत (अर्थात् अस्थायी दाँत) निकल आते हैं। पहले मध्यवर्ती कृंतक (Middle incisor), फिर पार्श्व कृंतक (Lateral incisor), प्रथम चर्वणदंत (First molar), श्वदंत (Canine) और अंत में द्वितीय चर्वणदंत (Second Molar) निकलते हैं। शिशु में दाँतों के निकलने का समय उसके सामान्य विकास का एक सूचक (Indicator) होता है। कुछ रोगों में, जैसे-सुखंडी (Rickets - रिकेट्स) रोग में दाँतों का निकलना (या दंतविन्यास) देर से होता है।

6 वर्ष की आयु से दूध के दाँत टूटने लगते हैं और स्थायी दाँत उनके स्थान पर निकलने लगते हैं। अकिलदाढ़ या प्रज्ञादंत (Wisdom tooth) को छोड़कर सभी स्थायी दाँत 14 वर्ष की आयु तक निकल आते हैं। अकिलदाढ़ 16 वर्ष की आयु तक या कभी-कभी 25 वर्ष की आयु तक निकलता है।

स्थायी दाँतों के निकलने का क्रम इस प्रकार है -

प्रथम चर्वण दाँत (First molar), उसके बाद मध्यवर्ती कृंतक (Middle incisor), पार्श्व कृंतक (Lateral incisor), प्रथम अग्रचर्वण दंत (First premolar), श्वदंत (Canine), द्वितीय अग्रचर्वणदंत (Second premolar), द्वितीय चर्वणदंत (Second molar), तथा अंत में अकिलदाढ़ या प्रज्ञादंत (Wisdom tooth)।

कभी-कभी स्थायी दाँत निकलने में समर्थ नहीं होते क्योंकि जबड़ों का विकास इतना पर्याप्त नहीं होता कि उनमें दाँत निकल सकें।

दाँत निकलने की तालिका (Table) निम्नलिखित है।

दंत विन्यास (या डेन्टिशन) तालिका (Dentition table)

अस्थायी दाँत (Temporary teeth		निकलने की अवधि (Duration to appear)
कृंतक (Incisors)	-	6 से 12 महीने के बीच
प्रथम चर्वणदंत (First molars)	-	12 से 14 महीने के बीच
श्वदंत (Canines)	-	14 से 20 महीने के बीच
द्वितीय चर्वण दंत (Second molars)	-	20 से 24 महीने के बीच
स्थायी दाँत (Permanent teeth)		
प्रथम चर्वणदंत (First molars)	-	6वाँ वर्ष (6th year)
केन्द्रीय कृंतक (Central incisors)	-	7वाँ वर्ष (7th year)
पार्श्विक कृंतक (Lateral incisors)	-	8वाँ वर्ष (8th year)
अग्र चर्वणदंत (Premolars)	-	9वाँ और 10वाँ वर्ष (9th and 10th year)
श्वदंत (Canines)	-	11वाँ वर्ष (11th year)
द्वितीय चर्वणदंत (Second molars)	-	12वाँ वर्ष (12th year)
तृतीय चर्वणदंत (Third molars)	-	17वाँ से लेकर 25वाँ वर्ष (17th to 25th year)

सुविधा के दृष्टिकोण से दंतचिकित्सक (Dental surgeon) का अन्य चिकित्सा कर्मचारियों को निम्नलिखित सूत्र (Formula) का उपयोग करना चाहिए - देखें चित्र 41(vii)

बायाँ (Left) दाहिना (Right)

उपरी (Upper)	87654321	12345678
निचला (Lower)	87654321	12345678

सामान्यत: एक वयस्क (या व्यक्ति) में स्थायी दाँतों की संख्या 32 होती है। परन्तु किसी-किसी के मुँह में इसकी संख्या 30 या 28 भी हो सकती है। यदि दाँतों की अपेक्षित देखभाल (या सुरक्षा) की जाए तो यह व्यक्ति के मृत्यु तक रह सकते हैं; अन्यथा बुढ़ापा में ये गिर जाते हैं।

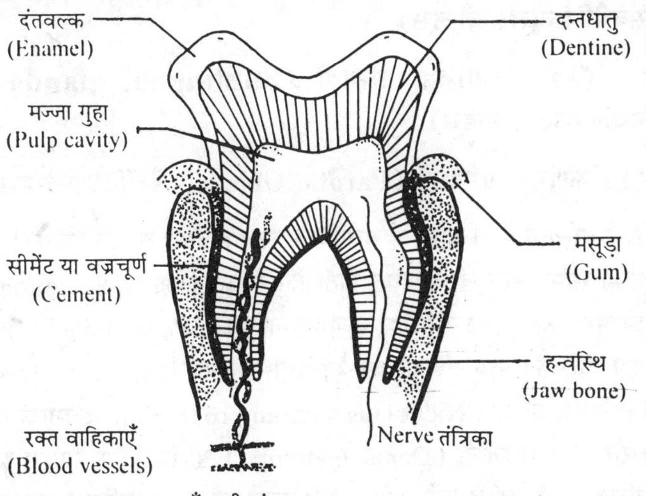

चित्र 41(viii) - दाँत की संरचना (The structure of a tooth)

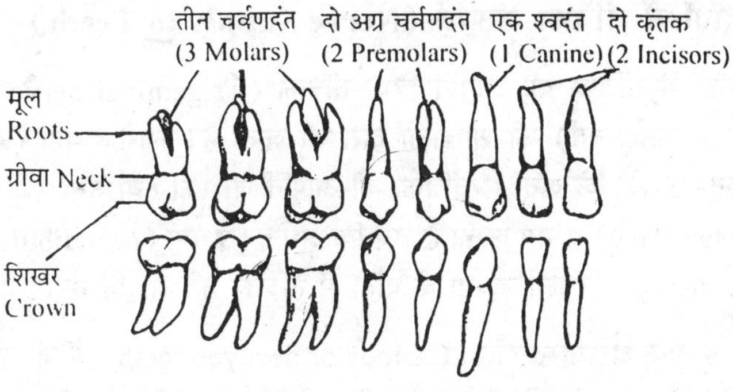

चित्र 41(ix) - मानव दाँतों की आकृतियाँ (Shapes of human teeth.)

दाँतों के आकार स्थिति और कार्यों में भिन्नता होती है। कृंतक (Incisor) का शिखर छेनी (Chisel चिजल) के समान होता है जो भोज्य पदार्थों को काटकर टुकड़ों में खंडित करता है और यह सामने (In front) में ही रहता है। कृतंक के पार्श्विक किनारा (Lateral side of incisors) पर श्वदंत (Canine) होता है जिसका शिखर कोणीय (Angular) होता है जिसका कार्य पकड़ना या ग्रहण करना (Grasping) है। श्वदंत के पीछे अग्रचर्वणदंत (Premolars) तथा चर्वणदंत (Molars) होते हैं जिन्हें पोषण (या पिसने वाला) दंत (Grinding ग्राइंडिंग teeth) भी कहा जाता है। अग्र चर्वणदंत के शिखर पर दो नोक (Cusps) होते हैं जबकि चर्वणदंत (Molars) के शिखर पर 4 या 5 नोक (Cusps) होते हैं।

दाँत की संरचना (Structure of Teeth)

दाँत (Tooth) में एक शिखर (Crown - क्राउन), एक ग्रीवा (Neck) तथा एक जड़ (Root रूट) होते हैं। शिखर (Crown) मसूड़ा (Gum गॅम) के ऊपर का प्रक्षेपण क्षेत्र (Projecting portion) होता है। थोड़ा संकीर्णन (Slight constriction) जहाँ यह मसूड़ा द्वारा चारों ओर से घेरा जाता है, उसे ग्रीवा (Neck) कहते हैं। जो भाग जबड़ा (या हनु Jaw) की कूपिका (Alveolus) में गड़ा (या छिपा) रहता है, उसे जड़ या मूल (Root) कहा जाता है। देखें चित्र 41(viii) तथा 41(ix)

दाँत के मुख्य पिण्ड (Mass मैस) एक पदार्थ का बना होता है, जिसे दन्तधातु या डेन्टीन (Dentine) कहते हैं। यह एक कठोर पदार्थ होता है जो अस्थि (Bone) के समान होता है। दाँत की संरचना के केन्द्र में एक खोखला (Hollow) स्थान होता है जिसे मज्जा-गुहा (Pulp-cavity-पल्प कैविटि) कहा जाता है। दाँत का प्रदर्शित क्षेत्र (Exposed portion) एक पतली परत से ढका होता है जो दंतधातु (Dentine) से भी अधिक कठोर होती है। इस परत को दंत वल्क (या तामचीनी-Enamel इनैमल) कहते हैं। मज्जा-गुहा (Pulp cavity) में कोमल संयोजी ऊतक (Soft connective tissue) लघु रक्त वाहिकाएँ (Small blood vessels) तथा तंत्रिकाएँ (Nerves) समाविष्ट रहते हैं जो परिष्कृत नलिका द्वारा दाँत के मूल (Root) में प्रवेश करते हैं। जबड़ों (या हनु) की कूपिकाओं (Alveoli) में दाँतें एक विशेष कैल्सिभूत सीमेंट (Calcified cement) तथा संयोजी ऊतक की एक मजबूत परत द्वारा जड़े होते हैं। इस ऊतक को परिदंतिका झिल्ली (Periodontal membrane - पेरिओडॉन्टल मेम्ब्रेन) कहते है।

दाँतों की आकृति (या संरचना) और कार्य का संक्षिप्त विवरण निम्नलिखित है -

1.	**कृंतक (Incisor)**	-	तेजधार का शिखर -1, (sharp edged crown)	नुकीलामूल-1, (Pointed root)	कार्य-काटना (Work-cutting)
2.	**श्वदंत (Canine)**	-	कोणीय शिखर -1, (Angular crown)	मूल-1, (Root)	कार्य-अपने में फँसाना (Work-grasping)
3.	**अग्रचर्वणदंत (Premolar)**	-	दो नोक वाला शिखर -1, (Crown with two elevations or cusps)	मूल-1, (Root)	कार्य-पिसाई करना (Work-grinding)
4.	**चर्वणदंत (Molar)**	-	चार नोकों का वर्गाकार शिखर -1, (Square-shaped crown with four cusps)	मूल ऊपरी-3, निचला-2 (Roots-Upper and lower)	कार्य-पिसाई करना (Work-grinding)

दाँतों में तंत्रिका आपूर्ति (Nerve Supply to Teeth)

दाँतों में तंत्रिका की आपूर्ति त्रिक-तंत्रिका (Trigeminal nerve - ट्राइजेमिनल नर्व) की शाखाओं द्वारा की जाती है। ऊपरी जबड़ा (या हनु- Jaw) के दाँतों में तंत्रिका की आपूर्ति जंभिका (या उर्ध्व हनु - Maxillary) प्रभाग करता है जब कि अधोहनु प्रभाग (Mandibular division) निचला जबड़ा के दाँतों में तंत्रिका की आपूर्ति करता है।

एक क्षरणग्रस्त दाँत (Carious or decayed teeth) में जो दर्द होता है, वह दंत में ही अनुभव किया जाता है। लेकिन कभी-कभी इसके कारण चेहरा (Face), ललाट (Forehead), चिबुक (या ठुड्डी- Chin) या कर्ण (Ear) के विभिन्न क्षेत्रों में भी दर्द होता है।

दाँतों को सामान्यत: पटिया की परत (Film of plaque प्लाक फिल्म) आच्छादित करती है जिसे हटाना कठिन होता है। एक उत्तम दातुन या टूथब्रश (Toothbrush) भी इसे हटा नहीं सकता। इसमें कीटाणु (या जीवाणु-Bacteria) होते हैं जो कार्बोहाइड्रेट्स को नष्ट करके अम्लों में परिवर्तित करते हैं। वे दंतवल्क (Enamel) को भी हानि पहुँचाते हैं जिसके कारण दंतक्षय होने लगता है। इस क्षय को रोकने के लिए दंतवल्क (इनैमल) को अधिक अम्लरोधी (Acid-resistant) बनाया जाता है ताकि कीटाणु के आक्रमण से उसकी रक्षा की जा सके। इसके लिए पीने के जल में फ्लुओराइड की सांद्रता (Concentration of fluoride in drinking water) को [प्रति दस लाख में एक भाग (1 part per million)] निर्मित उपलब्ध कराया जाता है।

लाला-ग्रन्थि या लार ग्रन्थि (Salivary Glands - सैलिवरि ग्लैन्ड्स)

ओष्ठ (Lips), मुँह का चेहरा (Face), जिह्वा (Tongue), तालु (Palate) में अनेक लघु ग्रन्थियाँ होती हैं। इन ग्रन्थियों के श्राव (Secretion) में श्लेष्मा (Mucus) होता है। इनके मुख (Opening) श्लेष्मल झिल्ली (Mucous membrane) में स्थित होते हैं। इसके अतिरिक्त विशाल लाला-ग्रन्थियों के तीन युग्म (Three pairs of great salivary glands) हैं जो प्रथम पाचन रस (First digestive juice) लार (या लाला - Saliva सलाइवा) को श्रावित करते हैं।

ये तीन युग्म (3 pairs) निम्नलिखित हैं -

(1) कर्णमूल ग्रन्थियाँ (Parotid glands - पैरॉटिड ग्लैन्ड्स)

(2) अधोजंभ ग्रन्थियाँ (Submandibular glands सबमैन्डिब्यूलर ग्लैन्ड्स)

(3) अधोजिह्वा ग्रन्थियाँ (Sublingual glands - सबलिंग्बल ग्लैन्ड्स)

(1) कर्णमूल ग्रन्थियाँ (Parotid Glands - पैरॉटिड ग्लैन्ड्स)

सभी ग्रन्थियों में ये ग्रन्थियाँ सर्वाधिक वृहत होती हैं जो प्रत्येक कर्ण के थोड़ा सामने और नीचे स्थित होती हैं। ये अपने श्राव (Secretion) को मुँह (Mouth) के अंदर कर्णमूल नलिका (Parotid duct) द्वारा बहा देती हैं। इस नलिका को स्टेनसन-नलिका {Stensen's duct-निकोलॉस स्टेनसन Nicholaus stensen, 1638-1686 डेनमार्क का शरीर-रचना विज्ञानी (Danis anatomist) था जिसने सर्वप्रथम इस नलिका की खोज की थी।} भी कहते हैं। यह नलिका कपोल (Cheek) के अंदर द्वितीय ऊपरी चर्वणदंत (Second upper molar) के दूसरी ओर (Opposite) खुलती है। यह तिरछे चलती है जिसका सबसे गहरे भाग जबड़ा (हनु- Mandible) की शाखा के ऊपरी भाग और कर्णमूल प्रवर्धक (Mastoid process) के बीच रहती है।

संक्रामक कनपेड़ा या गलसुआ (Infectious parotitis - पैरोटाइसिस or mumps मम्प्स) एक गम्भीर विषाणुक संक्रमण (Acute viral infection) है जिसके कारण कर्णमूल ग्रन्थियों (Parotid glands) में सूजन (Swelling) हो जाती है।

(2) अधोजंभ ग्रन्थियाँ (Submandibular Glands सबमैन्डिब्यूलर ग्लैन्ड्स)

अधोजंभ ग्रन्थि दूसरी सबसे बड़ी ग्रन्थि होती है। इसकी जोड़ी की प्रत्येक ग्रन्थि (Each gland) हन्वस्थि (हनु + अस्थि - Jaw-bone) के नीचे रहती है। इसका आकार अखरोट (Walnut वालनट) के समान (लगभग) होता है। इसके श्राव को मुँह के अंदर अधोजंभ नलिका (Submandibular duct) ले जाती है। इस नलिका को ह्वार्टन की नली (Wharton's duct) कहते हैं। इस नलिका का मुख (Opening) जिह्वा का श्लेष्मल बंधन (Frenulum linguae - फ्रेनुलम लिंगआ) के समीप मुँह (Mouth) के तल पर खुलता है।

(3) अधोजिह्वा ग्रन्थियाँ (Sublingual Glands - सबलिंग्बल ग्लैन्ड्स)

तीनों युग्म ग्रंथियों में यह सबसे छोटी ग्रन्थि होती है। ये ग्रन्थियाँ मुँह (Mouth) के तल के अग्र भाग में जिह्वा और जबड़ा (या हनु) के बीच तथा मध्य रेखा के समीप स्थित होती हैं। ये अपने श्राव (Secretion) को अनेक छोटी नलिकाओं (Small ducts) द्वारा मुँह के अंदर भेजती हैं। देखें चित्र 41(x)

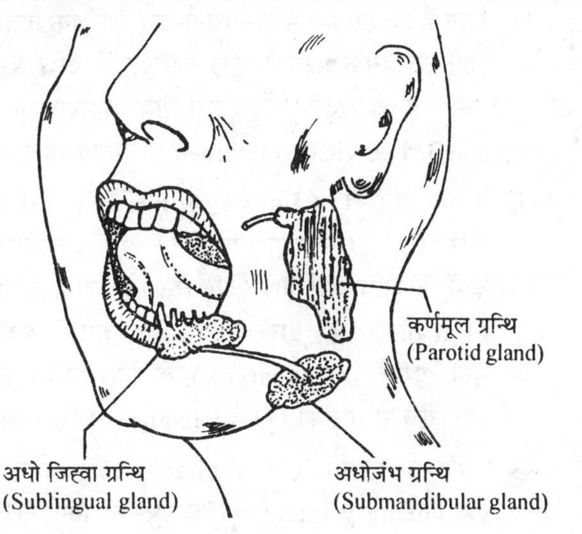

चित्र **41(x)** - लाला-ग्रन्थियाँ (Diagram of salivary glands)

लार या लाला (Saliva-सलाइवा)

लार (या लाला) एक जलीय और क्षारीय द्रव (Watery alkaline fluid) है। जिसमें बहुत कम अनुपात में ठोस पदार्थ (Solids), श्लेष्मरस (Mucin - म्युसिन) तथा किण्वक टायालिन (Enzymeptyalin) होता है। इसमें 90% जल होता है। लाला-ग्रन्थियों (Salivary glands) के तीन युग्मों के मिश्रित श्रावों (Mixed secretions) को ही लार (या लाला) कहा जाता है। ठोस पदार्थों में कैल्सियम लवण तथा अन्य होते हैं। किण्वक (एन्जाइम) टायानिल कार्बोहाइड्रेट का पाचन (Digestion) करना आरम्भ करता है।

लार (या लाला) के कार्य (Functions of Saliva)

लार एक स्नेहक (या चिकनाई Lubricant) जलीय द्रव होता है जिसके भौतिक और रासायनिक कार्य निम्नलिखित हैं -

(i) लार मुँह और जिह्वा (Mouth and tongue) को अनवरत तर या गीला (Moist) रखता है।

(ii) यह भोज्य पदार्थ को चिकना और गीला करता है (Lubricates and moistens the food) जिससे कि वह चिकना पिण्ड या गोली में परिवर्तित होकर लुढ़क सके और उसे निगलने (Swallowing) में आसानी हो सके।

(iii) लार सफाई का कार्य (Cleansing action) भी करता है तथा मुँह, जीभ और दाँतों को मलवा से मुक्त (Free of debris) रखने में मदद करता है जिसके कारण कथन (या व्याख्यान) आसान और स्पष्ट होता है।

(iv) यह भोज्य पदार्थ के टुकड़ों को अपने में घोलता (या विलीन करता) है जिसके कारण स्वाद की कलिकाएँ (Taste buds) उत्तेजित होती हैं और मनुष्य स्वाद का अनुभव करता है।

(v) टायालिन (Ptyalin) जो लाला-किण्वक (Salivary amylase) होता है, वे पके श्वेतसार या स्टार्च (Cooked starch) पर क्रिया करके उसे डेक्सटीन (Dextrin) तथा यवशर्करा [या माल्टोस (Maltose)] में परिवर्तित करते हैं।

लार का श्राव (Secretion of Saliva)

लार के श्राव का नियंत्रण मस्तिष्क की नली (Brainstem) में स्थित उच्च तथा निम्न लाला-केन्द्रक (Superior and inferior salivary nuclei) के अधीन होता है। लाला ग्रन्थियों में सहानुकम्पी (Parasympathetic) तथा अनुकंपी (Sympathetic) तंत्रिका-रेशे की आपूर्ति होती है। सहानुकम्पी तंत्रिकाएँ (Parasympathetic nerves) लार के बहाव को उत्तेजित करती हैं जबकि अनुकंपी तंत्रिकाएँ (Sympathetic nerves) उत्पादन को रोकती हैं। आहार को देखने, उसका गंध लेने या उसका विचार करने से लार के उत्पादन में वृद्धि होती है जिसे मुँह में पानी आना (Mouth watering) कहा जाता है।

जब भोज्य पदार्थ (Foodstuff) को मुँह के अंदर डाला जाता है तो लार के उत्पादन में पुन:वृद्धि होती है। भोज्य पदार्थ का चर्वण करने के लिए दाँतों की आवश्यकता होती है ताकि उसे अधिक क्षेत्र में फैलाया जा सके। इस फैलाव से उसमें अधिक लार मिश्रित होगा और उसे चिकने गोले बनने में मदद मिलेगी तथा अंततोगत्वा उसे निगलना आसान हो जायगा। डर या उत्तेजना के कारण लार के उत्पादन में कमी आती है। किसी दवा खाने या निर्जलीकरण (Dehydration डीहाइड्रेशन) से भी लार के श्राव में कमी आती है।

2. ग्रसनी (Pharynx फैरिन्क्स)

ग्रसनी (Pharynx) को सामान्य प्रचलन की भाषा में गला या कंठ (Throat) कहा जाता है। यह एक प्रसरित पेशीय नलिका (Exponded muscular tube) होती है जो नासिका (Nose) और मुँह (Mouth) के पीछे रहती है। इसकी लम्बाई लगभग 13 सेंटीमीटर (या 5 इंच) होती है जो कपाल (Skull) के आधार (Base) से लेकर वलयाकार उपास्थि (Cricoid cartilage - क्राइकॉइड कार्टिलिज) के

तल (Level) तक प्रसारित रहती है। इस तल से ग्रसिका (Oesophagus इसोफेगस) के साथ मिलकर निरंतर बन जाती है। ग्रीवा कशेरुका के ठीक सामने (Just in front of cervical vertebra) ग्रसनी स्थित रहती है।

ग्रसनी (Pharynx) रचना के दृष्टिकोण से (Anatomically) तीन खण्डों (Parts) में विभक्त होती है जो निम्नलिखित हैं -

(i) नासिका-ग्रसनी (Nasopharynx नेजोफैरिंक्स)

(ii) मुखी-ग्रसनी (Oropharynx ऑरोफरिंक्स)

(iii) कंठय-ग्रसनी (Laryngopharynx लैरिन्जोफैरिंक्स)

(i) नासिका-ग्रसनी (Nasopharynx नेजोफैरिंक्स)- यह क्षेत्र नासिका-कोटरिकाओं (Nasal cavities) के ठीक पीछे होता है जो कोमल तालु (Soft palate) के तल (Level) तक प्रसारित रहता है।

(ii) मुखी-ग्रसनी (Oropharynx ऑरोफरिंक्स)- यह संरचना मुँह या मुख (Mouth) के पीछे रहती है जो ऊपर के कोमल तालु (Soft palate) से लेकर नीचे की कंठिका (Hyoid bone) तक प्रसारित रहती है। इसका अग्रक्षेत्र मुँह में खुलता है तथा यह गलद्वार (Fauces-फॉसीज) के अग्र स्तम्भों (Anterior pillars) द्वारा बंधा रहता है जो इसके (मुखी-ग्रसनी के) पार्श्विक दिवालों में होता है। इसके पश्च दिवाल को मुँह के अंदर देखा जा सकता है जो द्वितीय और तृतीय ग्रीवा-कशेरुकाओं (2nd and 3rd cervical vertebrae) के सामने रहती है।

(iii) कंठय-ग्रसनी (Laryngopharynx लैरिन्जोफैरिंक्स)-यह संरचना (या क्षेत्र) अन्य (उपरोक्त) दो क्षेत्रों से अधिक संकीर्ण (Narrower) होती है जो कंठ (Larynx) के पीछे रहती है। अपने ऊपर यह मुखी-ग्रसनी (Oropharynx) के साथ निरंतर होती है और नीचे से ग्रसिका (Oesophagus) से मिल जाती है।

नासिका-ग्रसनी (Nasopharynx) आहार क्षेत्र (Alimentary tract) का कार्यात्मक भाग नहीं होती बल्कि वह तो श्वसन तंत्र (Respiratory system) से संबंध रखती है। मुखी-ग्रसनी (Oropharynx) क्षेत्र श्वसन और पाचन दोनों क्षेत्रों का साझेदारी प्रवेश-मार्ग (Shared entrance) है क्योंकि वायु को कण्ठ (Larynx) में पहुँचने के लिए इसी से होकर जाने की आवश्यकता होती है तथा भोज्य पदार्थ को ग्रसिका (Oesophagus) में जाने के लिए भी यही मार्ग होता है।

ग्रसनी (Pharynx) में सात (7) प्रवेशद्वार (Openings) होते हैं -

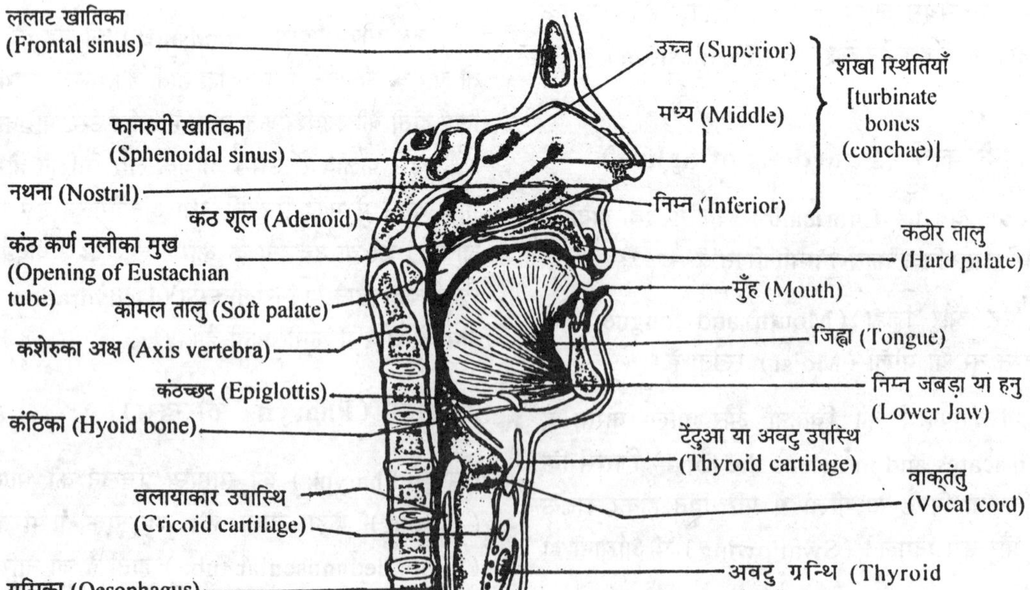

चित्र 41(xi) - नासिका और ग्रसिका का क्षेत्र (Section through the nose and throat)

दो (2)-नासिका-ग्रसनी (Nasopharynx) की दिवालों में कंठ-कर्णनलियाँ (Eustachian tubes)

दो (2) - नासिका कोटरिकाओं (Nasal cavities) के पीछे से दो पश्च छिद्रें या नथुने (Nares)

एक (1) - मुँह (Mouth)

एक (1) - कंठ (Larynx)

एक (1) - ग्रसिका (Oesophagus)

ग्रसनी की संरचना (Structure of Pharynx)

ग्रसनी (Pharynx) की रचना (या बनावट) तीन परतों (Three coats) -

(i) श्लेष्मल परत (Mucous coat म्यूकस कोट)

(ii) रेशेदार परत (Fibrous coat फाइब्रस कोट) तथा

(iii) पेशी परत (Muscular coat मस्क्यूलर कोट)

से होती हैं। आंतरिक श्लेष्मल परत अन्य नासिका (Nose), मुँह (Mouth) तथा कंठ-कर्ण नलियों (Eustachian यूस्टेश्यन tubes) के अस्तर (lining) के साथ निरंतर हो जाती है। ग्रसनी के ऊपरी भाग में यह श्वसन उपकला (Respiratory epithelium) होती है जो नासिका (Nose) के साथ निरंतर बन जाती है। ग्रसनी का निचला भाग मुँह (Mouth) के साथ निरंतर होता है जो उपकला के अस्तर से रेखित या अस्तरित (Lined with stratified epithelium) होता है। रेशेदार परत (Fibrous coat) श्लेष्मल और पेशीय परतों के बीच होती है। ग्रसनी की मुख्य पेशियाँ हैं - संकीर्णक पेशियाँ (Constrictor muscles कन्स्ट्रिक्शन मसल्स) जो ग्रसनी में भोज्य पदार्थ पर संकुचित होती हैं और इसे ग्रसिका (Oesophagus) में जाने के लिए बाध्य करती है। ग्रसनी को तंत्रिका की आपूर्ति 5वीं, 9वीं, 10वीं और 12वीं कपालीय तंत्रिकाओं की शाखाएँ (Branches of 5th, 9th, 10th and 12th cranial nerves) करती हैं।

3. ग्रसिका (Oesophagus-इसोफगस or Gullet - गॅलिट)

ग्रसिका एकपेशीय नलिका (Muscular tube) होती है जिसकी लम्बाई लगभग 25 सेंटीमीटर (cm) होती है। इस नलिका से होकर भोज्य पदार्थ आमाशय (Stomach) में पहुँचता है। यह नलिका दबने वाली (Collapsible) होती है जो ऊपरी ग्रसनी (Pharynx) से आरम्भ होती है तथा नीचे आमाशय के हृद्मुख (Cardiac orifice कार्डिअक ऑरिफिस) तक जाती है। यह कशेरुकी दण्ड (Vertebral column) के सामने मध्य रेखा में तथा श्वासनली (Trachea) के पीछे स्थित होती है। इसका अधिकांश भाग वक्षीय कोटर (Thoracic cavity) में रहता है और इसका लगभग 3 सें.मी. लम्बा भाग उदरीय कोटर (Abdominal cavity) में रहता है। ग्रसनी (Oesophagus) वक्ष (Thorax) से निकलने के लिए मध्यच्छद (Diaphragm) को छेदित करता है तथा उदरीय कोटर से होकर आमाशय में हृदय पर (At cordia in stomach) अपना अंत कर देता है।

ग्रसिका (Oesophagus) का निर्माण ऊतक के चार परतों (Four layers) द्वारा होता है जो निम्नलिखित हैं -

(i) स्तरित उपकला के साथ श्लेष्मल झिल्ली का एक अस्तर (One lining of mucous membrane with stratified epithelium)

(ii) रक्त वाहिकाओं की एक उपश्लेष्मल परत (One submucous layer of blood vessels)

(iii) एक पेशीय परत जिसकी आंतरिक सतह वृत्ताकार पेशी-रेशे की तथा बाहरी सतह अनुलम्बाकार पेशी-रेशे की होती है। (One muscle layer whose inner coat is of circular muscle fibres and outer coat is of longitudinal muscle fibres)- ग्रसिका की उपरी तीसरी पेशी कंकाली पेशी (Skeletal muscle) की होती है जबकि मध्य तीसरी मिश्रित पेशी होती है जो कंकाली (Skeletal) तथा अंत्रिक (आंतीय) (Visceral विसरल) होती है। निचली तीसरी में केवल अंत्रिक पेशी-रेशे (Visceral muscle fibres) होते हैं।

(iv) संयोजी ऊतक का बाहरी आवरण (Outer covering of connective tissue)

ग्रसिका के जो वृत्ताकार पेशी-रेशे (Circular muscle fibres) होते हैं, वे घने (या मोटे) होकर उसकी उपरी और निचली छोरों पर अवरोधिनी पेशियों (Sphincter-स्फिंक्टर muscles) का निर्माण करते हैं। ऊपरी छोर की पेशी को वलय-ग्रसनी पेशी (Cricopharyngeal muscle) तथा निचले छोर की पेशी को हृदावरोधिनी पेशी (Cardiac sphincter) कहते हैं। जब ग्रसिका की पेशियाँ संकुचित होती है तो भोज्य पदार्थ निगला जाता है। हृदावरोधिनी का कार्य आमाशय (Stomach) के उलटे बहाव (Regurgitation रिगर्जिटेशन) को (ग्रसिका में जाने से) रोकना है।

निगरण या निगलना (Deglutition डीग्लूटीशन या Swallowing स्वालोइंग)

जब मुँह से भरे भोज्य पदार्थ का चर्वण (Mastication) होता है तो

जिह्वा के चलने (Movements) से यह पदार्थ लार (Saliva) के साथ मिल जाता है जिसे कपोलें (Cheeks) गोलाकार चिकना पिण्ड (Mass) में परिवर्तित कर देते हैं जिसके कारण वह आसानी से निगला जाता है। इस पिण्ड को भोज्य-गोलिका या बोलस (Bolus) कहते हैं और इस क्रिया को निगरण (Swallowing) कहा जाता है। निगरण की क्रिया तीन चरणों (या सोपानों-Stages) में सम्पन्न होती है जिसका विवरण इस प्रकार है –

प्रथम चरण (First stage) – प्रथम चरण की क्रिया स्वैच्छिक नियंत्रण के अधीन होती है। इसमें ओष्ठें (Lips) जुड़कर बंद हो जाते हैं, जिह्वा (Tongue) कठोर तालु (Hard palate) के विरुद्ध अपने को ऊपर उठाती है तथा भोज्य-गोलिका (Bolus) पर गलद्वार के स्तम्भों (Pillars of fauces) के आगे बल प्रयोग करती है। गोलिका (Bolus) निगरण ग्राहियों (Swallowing receptors) को उत्तेजित करती है और इससे तंत्रिका-प्रणोद (Nervous impulses) मस्तिष्क नलिका (Brainstem-ब्रेनस्टेम) में संचारित होते हैं जो स्वचालित पेशीय संकुचनों की शृंखला (Series of automatic contractions) को सक्रिय करते हैं। ये ग्राहियाँ ग्रसनी के द्वार (Opening of pharynx) के चारों ओर स्थित होती हैं।

द्वितीय चरण (Second stage)-इस चरण में कोमल तालु (Soft palate) ऊपर उठता है तथा नासिका-ग्रसनी (Nasopharynx) को बंद कर देता है। कण्ठ (Larynx) में वाक्-तंतुएँ (Vocal cords) बंद हो जाते हैं तथा कण्ठच्छद (Epiglottis) पीछे की ओर चलता है तथा कण्ठद्वार (Glottis) को ढक लेता है। इन दो क्रियाओं से श्वासनली (Trachea) में भोज्य-गोलिका को जाने से रोका जाता है।

तृतीय चरण (Third stage) - तृतीय चरण में ग्रसिका (Oesophagus) के वलय-ग्रसनी अवरोधिनी (Cricopharyngeal sphincter) संकुचित होती है और कंठ (Larynx) ऊपर की ओर खींचा जाता है जिससे ग्रसिका के मुख-द्वार खुल जाते हैं। ग्रसनी की पेशियाँ संकीर्ण होकर भोज्य-गोलिका (Food bolus) को ग्रसनी से (From pharynx) नीचे की ओर ग्रसिका में (To oesophagus) जाने के लिए बाध्य करती हैं। गोलिका ग्रसिका में पेशीय दिवालों के संकुंचन से नीचे जाती है। दिवालों के इस संकुचन को क्रमाकुंचन (या लहरी गति-Peristalsis पेरिस्टैल्सिस) कहते हैं। हृदावरोधिनी (Cardiac sphincter) शिथिल होती है तथा भोज्य गोलिका (Bolus) आमाशय में प्रवेश करती है।

निगरण का तंत्रिका-नियंत्रण
(Nervous Control of Swallowing)

ग्रसनी (Pharynx) में जो निगरण ग्राहियाँ (Receptors) होती हैं, वे तंत्रिका संवेदों (Nerve impulses) को जिह्वा-ग्रसनी (Glossopharyngeal) तथा वेगस या धुमंतु (Vagus) तंत्रिकाओं से होकर मस्तिष्क के अंतस्था (Medulla) के निगरण-केन्द्र में भेजते हैं। इसके बाद निगरण-केन्द्र (Swallowing centre) पेशीय प्रतिगमन (Muscular reactions) की शृंखला की पहल करता है जिसे रोका नहीं जा सकता।

ग्रसनी और कण्ठय पेशियों (Pharyngeal and laryngeal muscles) में तंत्रिका प्रणोदों का संचार जिह्वा-ग्रसनी (Glossopharyngeal), वेगस तथा सहायक (या अतिरिक्त) तंत्रिकाओं द्वारा किया जाता है।

निगरण-क्रिया लगभग 10 से लेकर 20 सेकण्ड्स में सम्पन्न (या पूरा) हो जाती है जो इस पर निर्भर करता है कि वह ठोस पदार्थ है या तरल। ठोस पदार्थ की निगरण-क्रिया में तरल की अपेक्षा देरी होती है। X किरणों (X-rays) द्वारा यह अवलोकन किया जा सकता है कि यदि किसी रोगी को बेरियम मिश्रण (Barium mixture) को निगलने के लिए कहा जाता है तो इसमें ग्रसिका (Oesophagus) में किसी प्रकार की बाधा (Obstruction) का प्रदर्शन किया जा सकता है और यदि आवश्यक हुआ तो पुन: जाँच के लिए ग्रसिकादर्शी परीक्षण (Oesophagoscopy) का उपयोग किया जाता है। निगरण में कठिनाई (या अवरोध) को निगरण-कष्ट या डिस्फैजिया (Dysphagia) कहा जाता है।

लहरी गति या क्रमाकुंचन
(Peristalsis - पेरिस्टैल्सिस)

पेशीय संकुचन की विशेष विधि (या क्रिया) जिसके द्वारा भोज्य गोलिका (Bolus of food) को ग्रसिका (Oesophagus) में ले जायी जाती है, उसे लहरी गति (Peristalsis) कहते हैं। इस प्रकार की पेशीय क्रिया का अधिक महत्व होता है जो सम्पूर्ण आहार-क्षेत्र (Alimentary tract) में आरम्भ से अंत तक होती है। इस क्रिया का प्रयोजन आहार की वस्तुओं को आगे बढ़ाना है।

जब नलिका की वृत्ताकार पेशी, जो गोलिका (Bolus) के ठीक पीछे रहती है, संकुचित होती है जबकि आगे की पेशी शिथिल होती है तो इसके कारण गोलिका शिथिल होने के लिए बाध्य होती है। पेशी का संकुचन गोलिका के पीछे-पीछे निकट से चलती है जिससे पुन: इसके आगे शिथिलन होता है और इस प्रकार गोलिका निरंतर आगे बढ़ती जाती है। देखें चित्र 41(xi)

4. आमाशय (Stomach स्टौमक)

आहारनाल (Alimentary canal) का विस्तारीय क्षेत्र (Dilatable portion) आमाशय (Stomach) होता है। यह क्षेत्र उदरीय कोटर (Abdominal vacity) के अधिजठरीय (Epigastric- एपिगैस्ट्रिक), नाभीय (Umbilical-अम्बिलिकल) तथा ऊपरी उदरीय या हाइपोकॉन्ड्रिऐक (Hypochondriac) क्षेत्रों में रहता है। अर्थात् ग्रसिका (Oesophagus) और लघ्वांत्र (Small intestine) के बीच आमाशय स्थित होता है। आमाशय एक पेशीय (Muscular), प्रसार्य (Distensible - डिस्टेनसबल) अंग है जिसका आकार (Size) और आकृति (Shape) में परिवर्तन होता है। यह परिवर्तन उसमें आने वाली वस्तुओं की मात्रा तथा आस-पास के अंगों द्वारा आमाशय पर पड़ने वाले दाब (Pressure) के अनुसार होता है।

आमाशय में दो मुख-द्वार (Openings) होते हैं, वे हैं -

(i) हृद्-रंध्र (Cardiac orifice कार्डिऐक ऑरिफिस)

(ii) जठरनिर्गमी रंध्र (Pyloric orifice पाइलॉरिक ऑरिफिस)

आमाशय की दो वक्रता (Two curvatures)

(i) वृहत् गोलाई (Greater curvature) या महावक्र तथा

(ii) लघु गोलाई (Lesser curvature) या लघुवक्र के रुप में भी वर्णन किया जाता है।

आमाशय में निम्नलिखित भाग होते हैं -

(i) ऊपरी भाग (Upper part),

(ii) बुघ्न (Fundus - फॅन्डॅस),

(iii) मुख्य पिण्ड (Body),

(iv) निचला क्षैतिज भाग (Lower horizontal part) तथा

(v) जठर निर्गमी गुहा (Pyloric antrum)

ग्रसिका (Oesofagus) आमाशय में हृद्रंध्र (Cardiac orifice) से होकर प्रवेश करती है जो लघुवक्र (Lesser curvature) के ऊपरी छोर पर रहता है। लघुवक्र के बायीं ओर आमाशय का ऊपरी भाग होता है जो गुम्बजाकार (Dome-shaped) होता है जिसे बुघ्न (Fundus) कहते हैं। इसमें वायु का बुलबुला (Bubble बबल of air) होता है। आमाशय के मुख्य भाग को पिण्ड (Body) कहते हैं जो निचली छोर पर संकीर्ण होकर जठर निर्गमी गुहा (Pyloric antrum) बन जाती है। आमाशय इसे गुहा (Pyloric) से लघ्वांत्र के प्रथम भाग अर्थात् ग्रहणी (Duodenum) से जुड़ता है।

जहाँ ग्रसिका (Oesophagus) आमाशय में प्रवेश करती है, वहीं

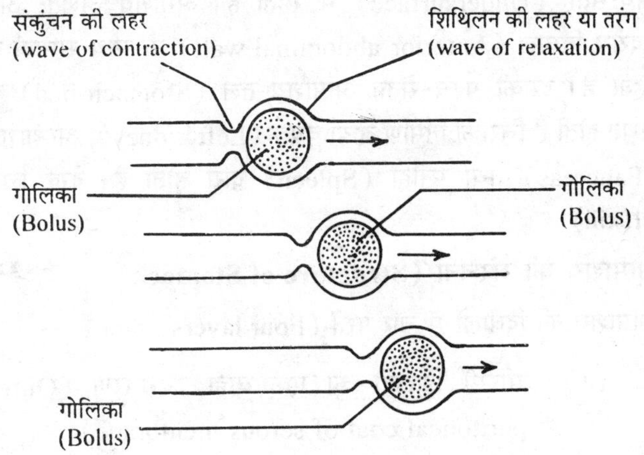

चित्र 41(xii) - लहरी गति जिसमें गोलिका को आगे बढ़ने के लिए संकुचन की गति दिखाई गयी है जो पेशीय संकुचन द्वारा उत्पन्न होती है। (Diagram illustrating peristalsis showing wave of contraction produced by wave of relaxation of muscle, resulting in forward movement of bolus of food)

से महावक्र (Greater curvature) आरम्भ होता है तथा बुघ्न (Fundus) के ऊर विस्तारित होता है और तब नीचे की ओर जठर-निर्गम (Pylorus) तक मुड़ा रहता है। लघुवक्र (Lesser curvature) छोटा होता है जो हृद्-रंध्र (Cardiac orifice) से लेकर जठर- निर्गम (Pylorus) तक विस्तारित रहता है।

आमाशय की अग्र-सतह अंशतः यकृत (Liver) के बायें पिण्डक (Lobe) के पीछे तथा मध्यच्छद (Diaphragm) के बायीं ओर की

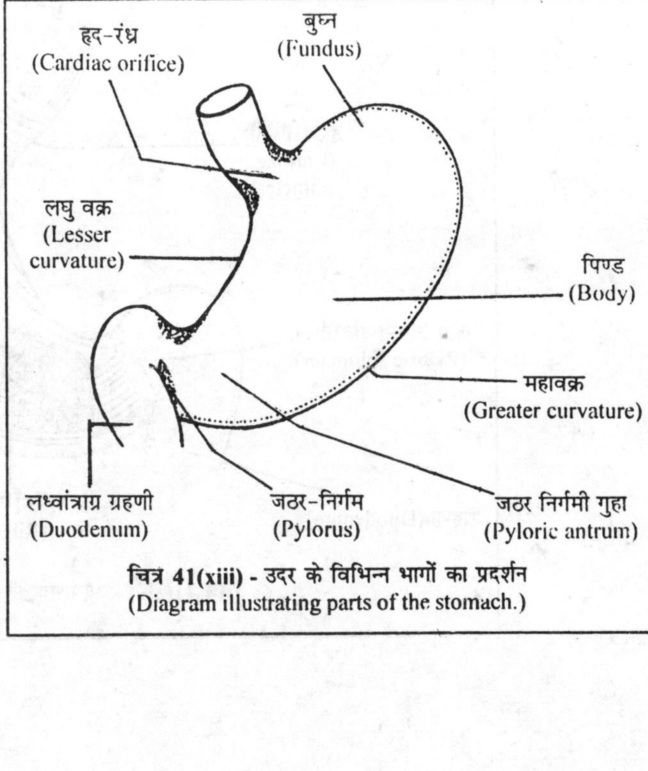

चित्र 41(xiii) - उदर के विभिन्न भागों का प्रदर्शन
(Diagram illustrating parts of the stomach.)

अध:सतह (Undersurface) में रहता है। अमाशय अंशत: अग्र उदरीय दिवाल (Anterior abdominal wall) के साथ सम्पर्क में रहता है। इसकी पश्च-सतह आमाशय-तल (Stomach-bed) में स्थित होती है जिसका निर्माण बायाँ वृक्क (Left kidney), अग्न्याशय (Pancreas) तथा प्लीहा (Spleen) द्वारा होता है। देखें चित्र 41(xiii)

आमाशय की संरचना (Structure of Stomach)

आमाशय की दिवालों में चार परतें (Four layers) होती हैं -

(1) सीरमी झिल्ली का एक बाह्य उदरावरण (Outer peritoneal coat of serous membrane)

(2) एक पेशीय सतह (Muscular coat) जिसमें वास्तव में अंत्रिक पेशी रेशे (Visceral muscle fibres) की तीन परतें होती हैं -

(i) **अनुलम्ब पेशी रेशे की परत (Coat of longitudinal muscle fibres)** - यह अनुलम्ब परत अत्यधिक सतही (Most superficial oesophagus) होती है जो ग्रसिका, की अनुलंब रेशे के साथ निरंतर होती है।

(ii) **वृत्ताकार पेशी-रेशे की परत (Coat of circular muscle fibres)** - यह मध्य परत होती है जो ग्रसिका (Oesophagus) के साथ निरंतर रहती है तथा जठर-निर्गम (Pylorus) के चारों ओर घनी (या मोटी) होकर जठर निर्गमी अवरोधिनी (Pyloric sphincter) का निर्माण करती है।

(iii) **तिर्यक पेशी-रेशे की परत (Coat of oblique muscle fibres)** - यह सबसे अंदर की परत होती है जो मुख्यत: आमाशय के पिण्ड (Body of stomach) में देखने को मिलता है।

(3) **अधोश्लेष्मल परत (Coat of submucous layer)** - इस परत में अबद्ध क्षेत्रीय ऊतक (Loose areolar tissue- अरीओरल टिशू) होता है जो रक्त-वाहिकाओं (Blood vessels), लसीकाओं (Lymphatics) तथा तंत्रिकाओं (Nerves) को ले जाता है या ढोता है।

(4) **श्लेष्मल झिल्ली की परत (Lining or coat of mucous membrane)** - यह परत मोटी होती है।

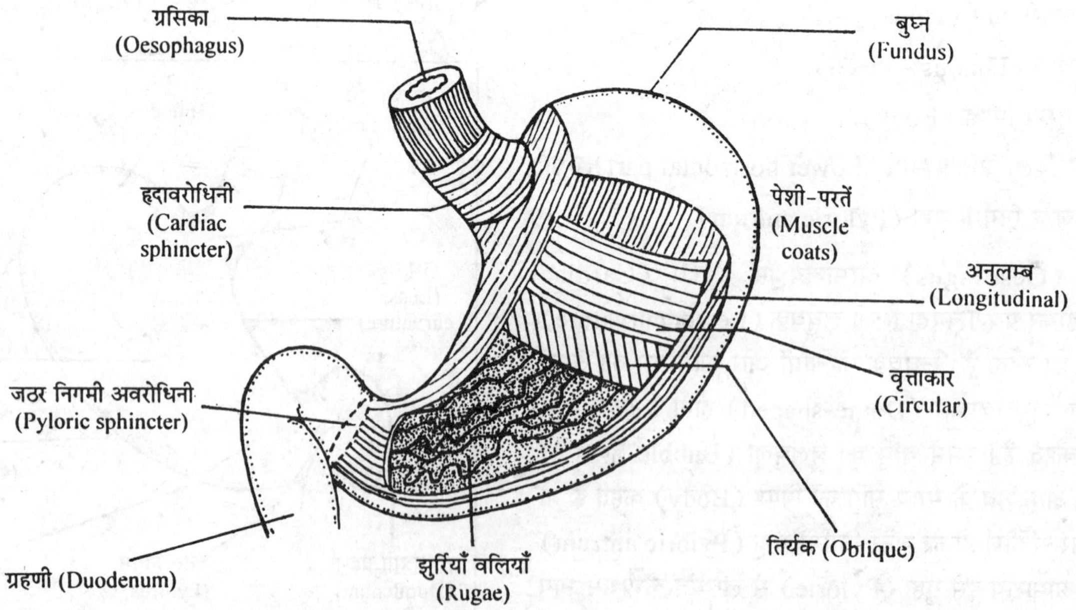

चित्र 41(xiv) - आमाशय की संरचना (Structure of stomach)

यह एक चिकनी (Smooth) और कोमल मखमली सतह (Soft velvety वेलविटि surface) बन जाती है जब आमाशय फूलता या फैलता है। जब आमाशय खाली होता है तो इसे अनेक अनियमिताकार वलियों (Rugae-इसका एकवचन Ruga-रुग-वलि या झुर्री) में फेंका जाता है अर्थात् सतह लुप्त हो जाती है।

श्लेष्मल झिल्ली (Mucous membrane) में सूक्ष्म कूपिकाएँ (Microscopic alveoli-माइक्रोस्कोपिक ऐल्विओली) होती हैं जिन्हें जठरीय गर्त्त (Gastric pits) कहते हैं। ये गर्त्ते (Pits) विशेषकर आमाशय के बुघ्न (Fundus) तथा पिण्ड (Body) में बहुसंख्य होते हैं। इन अठरीय गर्तों में अंत:स्थापित ग्रंथियाँ (Glands) होती हैं जो जठर रस (Gastric juice) का श्राव करती हैं। जो ग्रन्थियाँ हृद्-रंध्र (Cardia orifice) के चारों ओर होते हैं, वे श्लेष्मा (Mucus) का श्राव करती हैं जबकि बुघ्न (Fundus) में तथा पिण्ड (Body) की ग्रन्थियाँ पाचन-किण्वकों (Digestive enzymes) तथा हाइड्रोक्लोरिक अम्ल (Hydrochloric acid-HCl) का श्राव करती हैं। जठर-निर्गमी गुहा (Pyloric antrum) में ग्रन्थियाँ मुख्यत: श्लेष्मा (Mucus) तथा प्रोटीन यौगिक (Protein compound) का श्राव करती हैं। इस प्रोटीन यौगिक को अंतरस्थ कारक (Intrinsic factor इन्ट्रिन्सिक फैक्टर) कहा जाता है।

श्लेष्मल झिल्ली के साथ जठरीय-गर्त्तों (Gastric pits and mucous membrane) को स्तम्भाकार उपकला कोशिकाओं (Columnar epithelia cells) की एक परत आच्छादित करती है जिसे श्लेष्मल कोशिकाओं की सतह (Surface mucous cells) कहते हैं। इस सतह से श्लेष्मा (Mucus) का श्राव होता है जो सुरक्षात्मक स्नेहक (Protective lubricant) के रूप में कार्य करता है। श्लेष्मा श्राव की अनुपस्थिति में जठर रस (Gastric juice) के किण्वक (Enzymes) और अम्ल द्वारा आमाशय की दिवाल में चषक (Crater) उत्पन्न किया जाता है जिसे जठरीय व्रण या फोड़ा (Gastic ulcers) कहा जाता है।

आमाशय में रक्त की आपूर्ति (Blood Supply in Stomach)

आमाशय में रक्त की प्रचुर आपूर्ति उदरीय महावाहिनी-अक्ष (Coeliac axis कोइलिअक ऐक्सिस) की प्रथम शाखा करती है। आमाशय से रक्त का निष्कासन निर्वाहिका शिरा द्वारा होता है और वहाँ से रक्त यकृत (Liver) में पहुँचता है।

आमाशय में तंत्रिका की आपूर्ति (Nerve Supply in Stomach)

आमाशय का नियंत्रण स्वचालित तंत्रिका-तंत्र (Automatic nervous system) करता है। यह समाहनुकंपी तंत्रिका रेशे (Parasympathetic nerve fibres) को घुमंतु (या वेगस) तंत्रिकाओं (Vagus nerve) से प्राप्त करता है। इन रेशों (Fibres) की उत्तेजना से जठर गतिशीलता (Gastric mobility) तथा जठर-ग्रन्थियों (Gastric glands) के श्रावों में वृद्धि होती है। आमाशय में अनुकंपी तंत्रिका-रेशे की आपूर्ति उदरीय महावाहिनी की जालिका (Coeliac plexus कोइलिअक प्लेक्सस) करती है। इन रेशों की उत्तेजना से जठरीय गतिशीलता में कमी आती है तथा पाचन में बाधा आती है।

आमाशय में पाचन (Digestion in Stomach) या आमाशय के कार्य (Functions of Stomach)

आमाशय एक लचीला थैला (Elastic bag) के समान होता है जो एक भण्डार (Reservoir) के रूप में कार्य करता है। इसमें प्रचुर मात्रा में भोज्य पदार्थ रह सकता है। आमाशय में भोज्य पदार्थ 3 से लेकर 10 घंटे तक रहता है जो भोजन की संरचना पर निर्भर करता है। इस पदार्थ पर यांत्रिक और रासायनिक-दोनों प्रकार की क्रियाएँ होती हैं। भोज्य पदार्थ ग्रसिका (Oesophagus) से हृद्-रंध्र (Cardiac orifice) द्वारा आमाशय में पहुँचता है। श्लेष्मल परत की जठर-ग्रन्थियाँ (Gastric glands of mucosal lining) द्वारा प्रचुर जठर-रस (Gastric juice) का श्राव होता है जिसके साथ आमाशय के भोज्य पदार्थ पेशीय क्रमांकुंचन की लहरी गतियों (Reppling waves of peristalsis) द्वारा मिश्रित होता है। इस गति को पेशी-संकोच या टोनस (Tonus) कहते हैं। इन लहरों (Waves) की गति से भोज्य-पदार्थ आमाशय के गुहा-क्षेत्र (Antral part) की ओर बढ़ता है जहाँ प्रबल लहरों की गति भोज्य पदार्थ और जठर-रस का मंथन करती या चूरचूर कर देती हैं तथा एक दुधिया सफेद गाढ़ा पंक (Milky white sludge) का निर्माण होता है। इस पंक को अम्लान्न या काइम (Chyme) कहते हैं।

जठर-निर्गमी अवरोधिनी (Pyloric sphincter) सामान्यत: थोड़ा संकीर्ण बनी रहती है, परन्तु जब अम्लान्न (Chyme) पर्याप्त रूप में द्रव बन जाते हैं तो क्रमांकुंचन की प्रबल लहरों (Strong waves of peristalsis) से वह जठर निर्गम (Pylorus) में भेजा जाता है जहाँ से वह ग्रहणी (Duodenum) पहुँचता है।

जठर रस (Gastric juice) - यह एक पारदर्शक जलीय गाढ़ा अम्ल द्रव होता है जिसमें निम्नलिखित पदार्थ (Substances) पाये जाते हैं-

(i) हाइड्रोक्लोरिक अम्ल (Hydrochloric acid-HCl) - 0.3-0.5%

(ii) पाचन किण्वक (Digestive enzymes)

(iii) खनिज लवण (Mineral salts)

(iv) श्लेष्मा (Mucus)

जठर-रस के श्राव का कुल परिमाण (Total quantity of gastric juice) प्रति दिन (24 घंटे में) 1.5 से लेकर 2 लीटर तक होता है।

जब भौज्य पदार्थ सर्वप्रथम आमाशय में पहुँचता है तो लारमय पाचन तब तक होता रहता है जब तक कि हाइड्रोक्लोरिक अम्ल (HCl) टायालिन (Ptyalin-लार का किण्वक जो श्वेतसार (या स्टार्च) को शर्करा में बदलता है) के कार्य को रोकता नहीं है। HCl के अन्य कार्य भी हैं, यह पेप्सिनोजन (Pepsinogen-यह पेप्सिन का निष्क्रिय रूप है) को पेप्सिन (Pepsin) में परिवर्तित करता है तथा भोज्य पदार्थ में मिले हुए सूक्ष्म जीवों (Micro-organisms) को भी मार देता (या नष्ट करता) है।

जठर-रस में तीन प्रकार के किण्वक (Enzymes) होते हैं जिनके नाम इस प्रकार हैं -

(i) पेप्सिन किण्वक (Pepsin enzyme)

(ii) रेनीन या रेनेट किण्वक (Rennin or renet enzymes)

(iii) जठरीय लाइपेस (Gastric lipase)

(i) पेप्सिन किण्वक या एन्जाइम (Pepsin enzyme) - जठर ग्रन्थियों (Gastric glands) द्वारा पेप्सिनोजन (Pepsinogen) का निर्माण होता है। पेप्सिनोजन एक निष्क्रिय पेप्सिन किण्वक होता है जिसे सक्रिय प्रोटीन किण्वक पेप्सिन बनने के लिए हाइड्रोक्लोरिक अम्ल (HCl acid) की आवश्यकता होती है। यह अम्ल जठर-रस (Gastric juice) से मिल जाता है। पेप्सिन का कार्य प्रोटीन को प्रोटिओस (Proteoses), पेप्टोन (Peptones) तथा पॉलिपेप्टाइड (Polypeptides) में परिवर्तित करना है जो आगे की अवस्थाओं (या चरणों) में लघ्वांत्र (Small intestine) में प्रोटीन के पाचन में मदद करते हैं।

(ii) रेनीन या रेनेट किण्वक (Rennin or renet enzymes) - यह एक किण्वक है जो दूध को दही जमाने (या थक्का बनने-Curdle) का कार्य करता है। इस किण्वक को सामान्य प्रचलन की भाषा में खमीर (या किण्व-Ferment) कहा जाता है। थक्का (या दही) बनने से यह अधिक समय तक आमाशय में रहता है और उसके पाचन में सहायता मिलती है। इस प्रकार का किण्वक शिशुओं के लिए विशेष महत्व रखता है। रेनीन किण्वक कैल्सियम आयनों (Ca-ions) की उपस्थिति में दूध में घुलनशील प्रोटीन केसिनोजन (Soluble milk protein caseinogen) को अघुलनशील रूप-केसिन (Casein) में परिवर्तित करता है। इस केसिन को पेप्सिन किण्वक द्वारा पेप्टोन (Peptones) में परिवर्तित किया जाता है।

(iii) जठरीय लापेस (Gastric lypase) - यह किण्वक वसा (Fats) के पाचन का कार्य आरम्भ करता है। जठर-रस में यह कम परिणाम (Small amount) में पाया जाता है जो वसा (Fats) का विघटन करके उसे वसीय अम्ल (Fatty acids) तथा ग्लिसरीन (Glycerine मधुरि) में परिवर्तित करता है।

यहाँ यह उल्लेख करना प्रासंगिक होगा कि जठर-रस (Gastric juice) में कोई भी किण्वक (या इन्जाइम) नहीं होता जो कार्बोहाइड्रेट (Carbohydrates) का विघटन कर सके। कार्बोहाइड्रेट का विघटन लार (Saliva) में उपस्थित टायालिन किण्वक (Ptyalin enzyme) करता है।

खनिज लवण (Mineral salts) - जठर-रस में निम्नलिखित लवण रहते हैं - सोडियम ओर पोटैशियम का क्लोराइड (Chlorides of sodium and potassium i.e., NaCl, KCl), मैग्नेशियम और कैल्सियम का सल्फेट तथा फॉस्फेट (Sulphates and phosphates of magnesium and calcium, i.e. $MgSO_4$, $CaSO_4$, $Mg_3(PO_4)_2$, $Ca_3(PO_4)_2$।

श्लेष्मा (Mucus-म्यूकस)-आमाशय में श्लेष्मा (स्यूकस) का श्राव श्लेष्मा-झिल्ली (Stomach mucosa - म्यूकोसा) द्वारा होता है जो इसे पेप्सिन (Pepsin) के पाचन प्रभाव से सुरक्षा प्रदान करता है।

आमाशय में अवशोषण (Absorption) की घटना बहुत कम होती है, परन्तु श्लेष्मा-झिल्ली (Mucosa) कुछ जल, ग्लूकोस (Glucose-द्राक्षा-शर्करा), ऐल्कोहॉल (Alcohol) तथा कुछ औषधों (Drugs) का अवशोषण करती है।

जठरीय श्लेष्मा-झिल्ली (Gastric mucosa) एक प्रोटीन यौगिक का श्राव करती है जिसे किलाका अंतस्थ कारक (Intrinsic factor of castle - इन्ट्रिन्सिक फैक्टर ऑफ कॉसल) कहा जाता है। यह कारक विटामिन B_{12} का अवशोषन करने के लिए आवश्यक होता है। B_{12} को बाह्य कारक (Extrinsic factor एक्सट्रिन्सिक फैक्टर) के

रूप में भी कभी-कभी उल्लेख किया जाता है। आहार क्षेत्र (Alimentary tract) से लोहिताणु (Red blood cells or RBC) की सामान्य वृद्धि के लिए B_{12} की आवश्यकता होती हैं जठर-रस में अंतस्थ (या आंतरिक) कारक की अनुपस्थिति से B_{12} की कमी हो जाती है जिसके कारण लोहिताणु का निर्माण नहीं होता है। इसके फलस्वरूप शरीर में घातक रक्तक्षीणता (Pernicious anaemia पनिशस अनीमिआ) नामक रोग हो जाता है।

शरीर में जठर-रस की अल्प मात्रा का निर्माण निरंतर होता रहता है, परन्तु शरीर में आहार को ग्रहण करने से जठर-रस का उत्पादन बढ़ जाता है। जठर-रस के श्राव (Secretion of gastric juice) की तीन अवस्थाएँ (Three phases) हैं -

(1) शिरस्य या शीर्ष अवस्था (Cephalic phase सिफैलिक फेज)

(2) जठर-अवस्था (Gastric phase गैस्ट्रिक फेज)

(3) आंत्रिक अवस्था (Intestinal phase इन्टेस्टिनल फेज)

(1) शिरस्य या शीर्ष अवस्था (Cephalic Phase सिफैलिक फेज)

आहार के विचार (Thought), दर्शन या दृष्टि (Sight), गंध (Smell), स्वाद (Taste) के कारण वेगस तंत्रिका की परावर्ती उत्तेजना (Reflex stimulation) द्वारा जठर-रस के बहाव में वृद्धि होती है। यह आमाशय को आहार खाने के लिए तैयार करती है।

(2) जठर-अवस्था (Gastric Phase गैस्ट्रिक फेज)

आहार द्वारा आमाशय में जो फैलाव (या प्रसार Distension) होता है, वह जठर-निर्गमी गुहा (Pyloric antrum) की श्लेष्मा-झिल्ली (Mucosa) को हार्मोन (Harmone) का श्राव करने के लिए उत्तेजित करता है। इस हार्मोन को गैस्ट्रिन या प्रेरक रस (Gastrin) कहा जाता है। गैस्ट्रिन रक्त में अवशोषित हो जाता है जो जठर-ग्रन्थियों (Gastric glands) में पहुँचता है जहाँ हाइड्रोक्लोरिक अम्ल (HCl acid) तथा किण्वकों को अधिक श्राव करने के लिए उत्तेजित करता है। आमाशय में जब तक आहार (या भोज्य पदार्थ) रहता है तब तक सम्पूर्ण समय तक इसका निरंतर श्राव होता रहता है।

(3) आंत्रिक अवस्था (Intestinal Phase इन्टेस्टिनल फेज)

इस अवस्था (या चरण या सोपान) में ग्रहणी (Duodenum) में पचित आहार की उपस्थिति के कारण आंत्रिक (या आंत्रीय) गैस्ट्रिन मुक्त (Release) होता है जो रक्त-प्रवाह में जाकर मिलता है। यह जठर-रस को श्रावित होने के लिए भी उत्तेजित करता है।

तथापि, यदि ग्रहणी (Duodenum) में अभी भी अत्यधिक अम्लान्न (Chyme काइम) है या अम्लान्न अत्यधिक अम्लीय (Highly acidic) है या अधिक परिमाण में वसा या प्रोटीन रहता है तो ग्रहणी द्वारा दोनों प्रकार-तंत्रिकीय तथा हॉर्मोनीय-की सशक्त पुनः निवेश (Strong feedback) क्रिया की पहल होती है जिससे कि जठर को और आगे खाली होने से रोकने में सफलता मिल सके। परिवर्ती तंत्रिका-प्रणोदों (Reflex nervous impulses) का संचार ग्रहणी से पुनः आमाशय में निरंतर पाचन की सम्पूर्ण अवधि तक होता रहता है। ग्रहणी (Duodenum) जठर को खाली होने से रोकने में आंत्र-जठर परावर्ती (Enterogastric reflex) के द्वारा समर्थ होती है जो जठर-निर्गमी क्रिया को मंद करती है तथा जठर-निर्गमी अवरोधिनी (Pyloric sphincter) की शक्ति (Tone) में वृद्धि करती है। इससे आमाशय को तब तक बंद रखा जाता है जब तक कि ग्रहणी की वस्तुएँ पर्याप्त रूप में पच नहीं जाती है।

अम्लान्न (काइम) की अत्यधिक उपस्थिति, विशेषकर जब इसमें वसा का प्रतिशत अत्यधिक रहता है, के कारण ग्रहणी की श्लेष्मा झिल्ली (Duodenal mucosa) की कोशिकाएँ (Cells) द्वारा भिन्न हार्मोनों (Hormones) का श्राव होता है जो रक्तप्रवाह में मिलते हैं। ये हार्मोन हैं-कोलीसिस्टोकाइनिन (Cholecystokinin), सेक्रेटिन (Secretin)। हार्मोनीय क्रिया (Hormonal mechanism) से जठर-क्रमाकुंचन (Gastric peristalsis गैस्ट्रिक पेरिस्टलसिस) मंद हो जाते हैं जिसके कारण लघ्वांत्र (Small intestine) में वसा (Fats) को पचने के लिए समय मिलता है।

आमाशय के कार्यों का सारांश (Functions of Stomach in Brief)

आमाशय में विविध प्रकार के कार्य सम्पन्न होते हैं। इन्हें आमाशय के कार्य भी कहे जा सकते हैं जिसका संक्षिप्त विवरण निम्नलिखित हैं -

(i) आमाशय भोज्य-पदार्थों का ग्रहण करता है और कुछ समय के लिए भण्डार (या कुण्ड) के रूप में कार्य करता है। (Stomach receives the food materials and behaves like a reservoir for a short period.)

(ii) सभी भोज्य-सामग्री इसमें द्रव बनती है तथा हाइड्रोक्लोरिक अम्ल के साथ मिश्रित होती है और इस प्रकार अपने को आंत्रिक पाचन के लिए तैयार करती है। (All foodstuffs are liquefied in the stomach and mixed with hydrochloric acid and thus stuffs are prepared for intestinal digestion.)

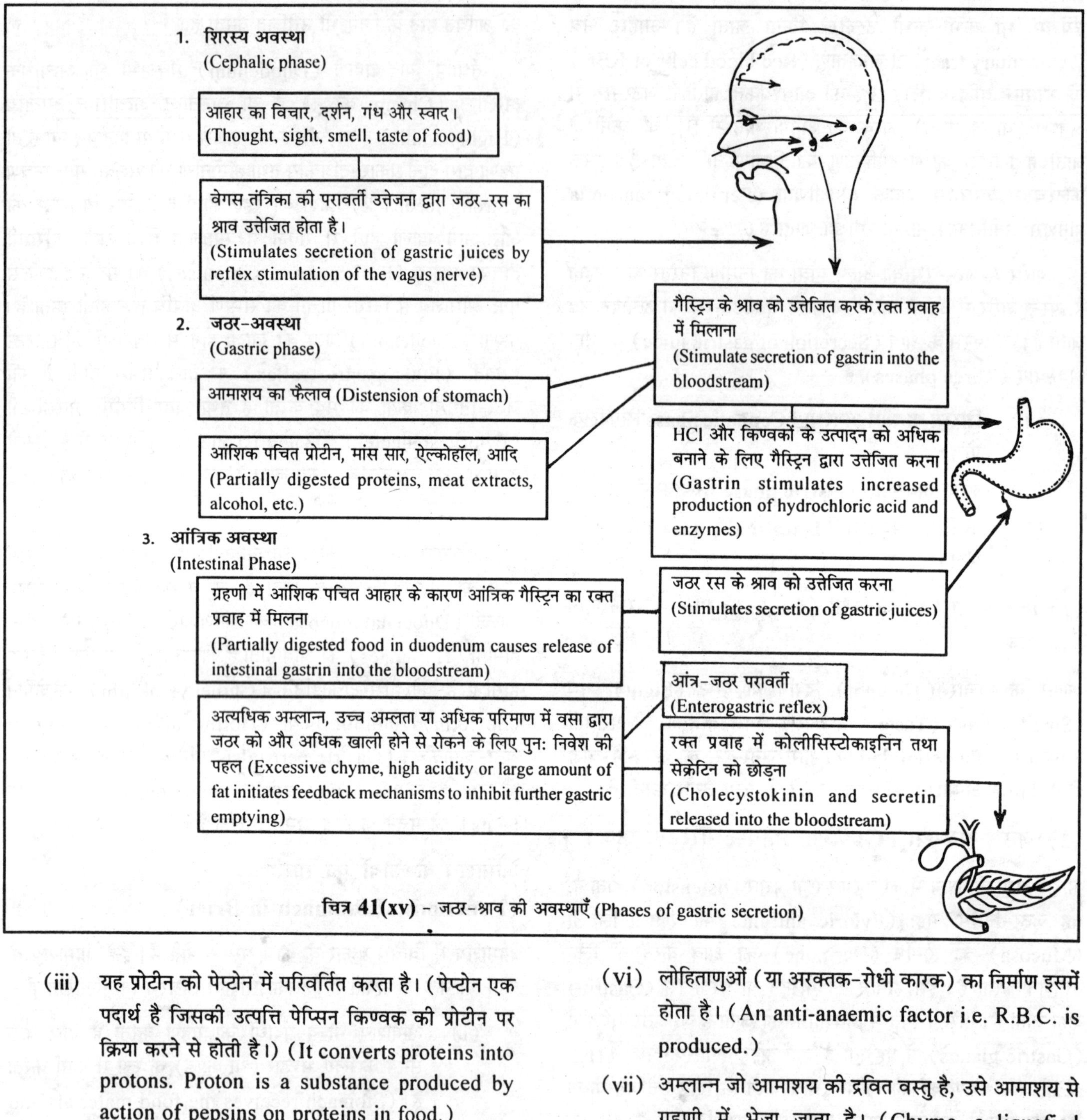

चित्र 41(xv) - जठर-श्राव की अवस्थाएँ (Phases of gastric secretion)

(iii) यह प्रोटीन को पेप्टोन में परिवर्तित करता है। (पेप्टोन एक पदार्थ है जिसकी उत्पत्ति पेप्सिन किण्वक की प्रोटीन पर क्रिया करने से होती है।) (It converts proteins into protons. Proton is a substance produced by action of pepsins on proteins in food.)

(iv) यह दूध को दही (या थक्का) बनाता है तथा केसीन (दूध में पाया जाने वाला एक प्रोटीन) को मुक्त किया जाता है। (Milk is curdled in it and casein is set free. Casein is a protein found in milk.)

(v) वसा का पाचन आमाशय में आरम्भ होता है। (The digestion of fats begins in the stomach.)

(vi) लोहिताणुओं (या अरक्तक-रोधी कारक) का निर्माण इसमें होता है। (An anti-anaemic factor i.e. R.B.C. is produced.)

(vii) अम्लान्न जो आमाशय की द्रवित वस्तु है, उसे आमाशय से ग्रहणी में भेजा जाता है। (Chyme, a liquefied stomach substance is passed on into duodenum.)

वमन (Vomiting - वॉमिटिंग)

वमन को सामान्य प्रचलन में "उल्टी" कहते हैं। यह एक क्रिया (या विधि) है जिसमें आहार-क्षेत्र का ऊपरी भाग अपनी अंतर्वस्तुओं (Contents) को मुक्त करके बाहर निकालता है। यह एक परावर्ती

क्रिया (Reflex action) है जिसकी पहल विविध प्रकार के उद्दीपक (Stimuli इसका एकवचन Stimulus स्टिम्यूलस) करते हैं। इसमें आमाशय का अति फुलाव (Over distension of stomach), ग्रसनी (Pharynx) या ग्रसिका (Oesophagus) या आमाशय (Stomach) या लघ्वांत्र (Small Intestine) में स्थानीय प्रदाह (Local irritation), कर्ण (Ear) के प्रधानतंत्र (Vestibular apparatus) में बाधा, संवेगात्मक (जैसे- डर, चिंता, घृणा) प्रभाव आदि को शामिल किया जाता है।

वेगस (या घुमंतु) तंत्रिका और अनुकम्पी तंत्रिका के रेशे (Fibres of both nerves-vagus and sympathetic) द्वारा तंत्रिका प्रणोदों (Nerve impulses) को मस्तिष्क के अंतस्था (Medula) के वमन-केन्द्र (Vomiting centre) में संचारित किया जाता है। उसके बाद उचित चालक अभिक्रिया (Motor reaction) की पहल होती है जिसके कारण वमन क्रिया (Vomiting act) होती है।

एक व्यक्ति जब गहरी साँस (Deep breath) लेता है तो नासिका-ग्रसनी (Nasopharynx) तथा कण्ठ (Larynx) बंद हो जाते हैं। उदर-पेशियाँ (Abdominal muscles) संकुचित होती हैं तथा मध्यच्छद (Diaphragm) नीचे आता है और इस प्रकार अन्त:उदरीय दबाव (Intra-abdominal pressure) की वृद्धि होती है जो आमाशय को संपीडित करता (या दबाता) है। जठर-निर्गमी अवरोधिनी (Pyloric sphincter) संकुचित होती है, हृद्-अवरोधिनी (Cardiac sphincter) शिथिल होती है तथा आमाशय की अंतर्वस्तुएँ निष्कासित हो जाती हैं। यह निष्कासन ग्रसिका (Oesophagus) से होकर एक विपरीत प्रबल लहरी गति द्वारा होता है।

वमन होने का कारण कुछ वामक औषधि (Emetic drugs) भी है जिनका उपयोग करने से व्यक्ति वमन करता है, जैसे- ऐपोमॉर्फिन (Apomorphine)। यदि अंत: कपालीय दबाव (Intracranial pressure) में वृद्धि होने से वमन-केन्द्र (Vomiting centre) पर प्रत्यक्ष दबाव बढ़ जाता है तो इससे भी व्यक्ति वमन (या उल्टी) करता है।

टिप्पणी (Note)-चिकित्सीय कार्य के लिए (Clinically) आमाशय की गतियों और अवस्थाओं (या स्थितियों) की जाँच करने के लिए एक्स-किरणों (X-rays) का उपयोग किया जाता है। इसमें प्रत्यक्ष अवलोकन करने के लिए जठर मापी यंत्र (Gastroscope)- जो एक ताल (Lens) युक्त नली होती है, को आमाशय में डालकर उसका छाया चित्र (Photo) लिया जाता है। सामान्य: एक व्यक्ति को खाना खिलाकर उसके जठर-श्राव का परीक्षण किया जाता है।

आमाशय के कार्य बाधित होने तथा पाचन में गड़बड़ी होने या आहार अंगों में गड़बड़ी से अनेक प्रकार के रोगों की संभावना रहती है। जैसे -

(i) उपचया मंदाग्नि (Dyspepsia डिस्पेप्सिआ) - जो अनेक कारणों से होती है, वे हैं - आहार लेने में अनियमित होना, चिंता करना, आहार की अधिक मात्रा लेना, गलत भोज्य पदार्थ खाना आदि।

(ii) जठर-शोथ (Gastritis-गैसट्राइटिस) - इस रोग में आमाशय में सूजन होती है इसके होने के भी अनेक कारण हैं - आहार-विषायण (Food poisoning), ऐल्कोहॉल का अधिक सेवन करना, संक्रमण - जैसे- प्रतिश्याय (Influenza इन्फ्लुएन्जा) आदि। इसके लक्षण हैं - भूख न लगना (Loss of appetite), जिह्वा पर परत आना (Coated tongue), मिचली आना (Nauseate नॉसिएट), पेट (आमाशय) में दर्द होना (Pain in stomach), वमन (या उल्टी) होना या वमन की प्रवृत्ति (Vomiting)। चिरकालिक जठर-शोथ (Chronic gastritis) सामान्य वृद्धावस्था (या अधेड़ावस्था) में होता है।

(iii) पेप्टिक व्रण या पेट का फोड़ा (Peptic ulcer पेप्टिक अल्सर) - यह भी एक रोग है जो आमाशय के विभिन्न अंगों में होता है तथा ग्रहणी (Duodenum) जठर-रस के कार्य में बाधा डालती है। इसके होने के कारण (Causes) निम्नलिखित हैं -

भोजन का असमय (या अनियमित) लेना (Untimely taking of meal),

मानसिक तनाव (Mental tension), चिंता (Anxiety),

संवेगात्मक घात या दबाव (Emotional pressure)

इसके लक्षण (Symptoms) भी लगभग वे ही हैं जो जठर-शोथ में पाये जाते हैं। इसका अपवाद है - फोड़ा (या व्रण) के क्षेत्र के साथ पेप्टिक व्रण के दर्द में परिवर्तन होना।

एक जठर-व्रण (Gastric ulcer गैस्ट्रिक अल्सर) में दर्द (Pain) का आरम्भ भोजन (Meal) करने के 20 मिनटों (लगभग) के बाद आरम्भ होता है जिसमें राहत के लिए प्रत्यम्ल (Antacid ऐन्टैसिड) लेना (या खाना) पड़ता है या फिर वमन करने से भी राहत मिल सकती है।

एक ग्रहणी-व्रण (Duodenal ulcer-डयूओडीनल अल्सर) में भोजन लेने के दो घंटे (120 मिनट) के बाद दर्द होना आरम्भ होता है। इसमें रोगी यह कहता है कि दो घंटे तक सोने के बाद उसकी नींद टूट

जाती है अर्थात् उसे कोई जगा देता है। उसे कुछ बिस्कुट खाने से राहत मिलती है या फिर दूधीय पदार्थ (द्रव या ठोस) खाने या प्रत्यम्ल का मिश्रण (Antacid mixture) लेने से आराम मिलता है। इसके इलाज के लिए भोज्य-पदार्थ, विश्राम या प्रत्यम्ल (ऐन्टैसिड) की आवश्यकता होती है। यदि संभव हो तो पीड़ित व्यक्ति को चिंता और दायित्व (कार्य का बोझ) से मुक्त रहने के लिए कहा जाता है। जब स्थिति में सुधार नहीं होती है तो इसमें शल्य उपायों को काम में लाया जाता है।

(iv) जठर निर्गमी कब्ज (Pyloric stenosis पाइलॉरिक स्टेनोसिस)-एक संकुचित जठर-निर्गमी अवरोधिनी (Pyloric sphincter) जन्मजात हो सकती है, जब यह किसी दवा या औषधियों या आवश्यक शल्य हस्तक्षेप से शिथिल हो सकती है। जठर-निर्गमी कब्ज में नासिका (Nose) या मुँह से वमन करने की प्रेरक लक्षण (Projectile character) देखने को मिलता है, यहाँ तक कि शिशुओं को समय पर खिलाया जाता है जिससे कि द्रव और विद्युत-अपघट्य (Electrolytes) की क्षति होती है और इसके कारण निर्जलीकरण (Dehydration-जल की क्षति) तथा क्षय रोग (Wasting disease) होता है। कब्ज को दूर करने के लिए पर्याप्त जल पीने के लिए दिया जाता है या इसके लिए उपलब्ध दवा (Drugs) का उपयोग किया जाता है। इसमें कभी-कभी (इलाज के लिए) शल्य-चिकित्सा करने की आवश्यकता भी हो सकती है जो रोगी की स्थिति की गम्भीरता पर निर्भर करती है।

5. लघ्वांत्र (Small Intestine - स्मॉल इन्टेस्टिन)

लघ्वांत्र एक कुण्डलित नली (Convoluted tube - कॉनवलूटेड ट्यूब) होती है जो आमाशय के जठर-निर्गम (Pylorus of stomach) से लेकर क्षुद्रान्त्र-उण्डक कपाट (Ileo-caecal valve - इलिओ - सीकल वैल्व) तक प्रसारित रहती है। इसी कपाट पर यह वृहदांत्र (Large intestine) से जुड़ती है। लघ्वांत्र (Small intestine) नली की लम्बाई लगभग 5 मीटर (या 16 फीट) होती है जो उदर (Abdomen) के नाभि-क्षेत्र (Umbilic region) में स्थित रहती है तथा वृहदांत्र (Large intestine) द्वारा चारों ओर से घिरी रहती है। लघ्वांत्र में तीन भाग (Three partS) होते हैं - देखें चित्र 41(xvi) और 41(xvii)।

(i) ग्रहणी या लघ्वांताग्र (Duodenum- डयूॲडीनम)

(ii) मध्यांत्र (Jejunum जेजुनम)

(iii) शेषांत्र या क्षुद्रांत्र (Ileum इलिअम)

(i) ग्रहणी या लघ्वातांग्र (Duodenum - डयूॲडीनम)

ग्रहणी लघ्वांत्र का प्रथम भाग है या लघ्वांत्र का अग्र भाग है, अतः इसे लघ्वातांग्र कहा जा सकता है। ग्रहणी की लम्बाई लगभग 25 सेंटीमीटर (या 10 इंच) होती है जो C- आकार (या वक्राकार) की होती है तथा अग्न्याशय (Pancreas) के सिर के चारों ओर रहती है। यह उदरावरण (Peritoneum) की पश्च-दिवाल पर स्थिर (या आबद्ध) रहती है जो इसकी अग्र सतह को ढके रखता है। ग्रहणी के अवतल सतह (Concave surface) के बीचोबीच पित्त नलिका (Bile duct) तथा अग्न्याशयी नलिका (Pancreatic duct) एक साथ एक लघु अंकुरक (Small papilla) पर ग्रहणी-अवकाशिका (Duodenal lumen डयूआडीनल ल्यूमेन) में प्रवेश करती हैं। इस अंकुरक को वेटर की कलशिका [(Vater's Ampulla-वेटर्स ऐम्पला-Abraham Vater, 1684-1751.) अब्राहम वेटर एक शरीर- विज्ञानी था जिसने सर्वप्रथम ग्रहणी-अंकुरक का वर्णन किया था।] कहते हैं। यह कलशिका (Ampulla-ऐम्पला) जठर-निर्गम (Pylorus) से 10 सें.मी. दूर रहती है।

(ii) मध्यांत्र (Jejunum जेजुनम) और

(iii) क्षुद्रांत्र (Ileum)

लघ्वांत्र (Small intestine) के 40% भाग का निर्माण मध्यांत्र (Jejunum) करता है, जबकि शेष 60% भाग क्षुद्रांत्र (Ileum) द्वारा निर्मित होता है। ये दोनों ग्रहणी-मध्यांत्र संधि (Duodeno-jejunal junction) से लेकर क्षुद्रांत्र उण्डुक कपाट (Ileocaecal valve) तक प्रसरित रहते हैं। यद्यपि विभिन्न नाम दिये जाते हैं, परन्तु मध यांत्र (Jejunum) परोक्ष (या अगोचर) रूप से क्षुद्रांत्र (Ileum) में ही जाता है। वे दोनों केन्द्रीय और निचले उदर कोटर (Central and lower abdominal cavity) में कुण्डलित (Coiled) होते हैं तथा उदर के पश्च दिवाल के साथ आंत्रयोजनी (Mesentery-मेसन्टरि) द्वारा संलग्न रहते हैं। यह आंत्र-योजनी उदरावरण की पंखाकार-परत (Fan shaped fold of peritoneum) होती है।

लघ्वांत्र की संरचना
(Structure of Small Intestine)

आमाशय (Stomach) की तरह लघ्वांत्र में भी ऊतक की चार परतें

(Four coats of tissue) होती हैं -

(i) एक बाहरी सीरमी परत या उदरावरण (An outer serous coat, i.e. peritoneum)

(ii) अनुलम्ब और वृत्ताकार पेशी-रेशे की पेशी परत-इसमें तिर्यक रेशे नहीं होते। (A muscular coat of longitudinal and circular muscle fibres)

(iii) अधोश्लेष्मा की एक परत (One submucous coat) और

(iv) श्लेष्मल झिल्ली की आंतरिक परत (An inner coat of mucous membrane)

लघ्वांत्र (Small intestine) में श्लेष्मल झिल्ली (Mucous membrane) स्थायी परतों में व्यवस्थित रहती है जिसे वलित वर्तुत

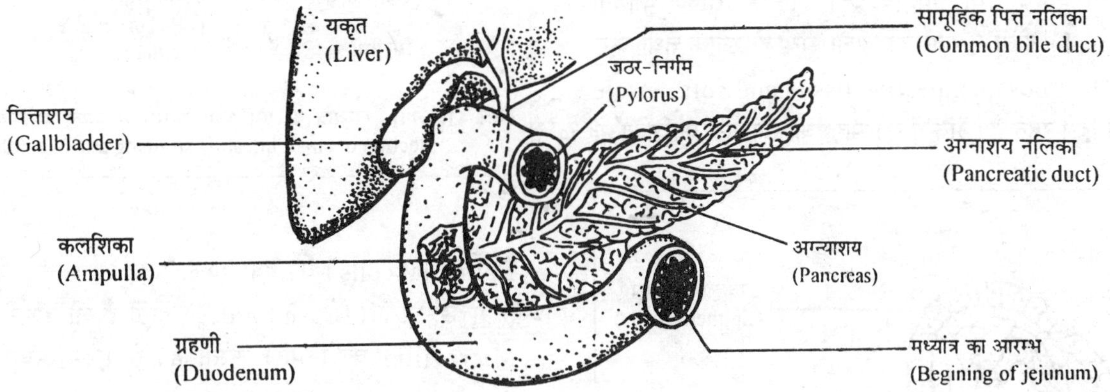

चित्र 41(xvi) - ग्रहणी जिसमें पित्त के मुख (द्वार) तथा अग्न्याशय नलिका (वेटर की कलशिका) दिखायी गयी है। (Duodenum showing the opening of the bile and pancreatic duct at Vater's ampulla)

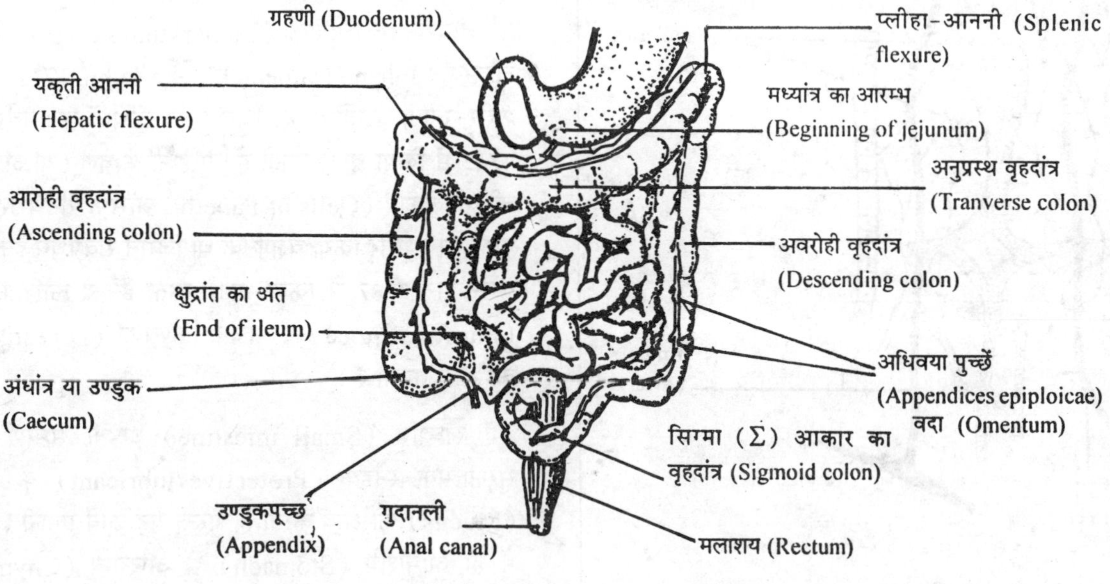

चित्र 41(xvii) - लघ्वांत्र और वृहदांत्र (The small and large intestine)

(Plicae circulares-प्लाइका सर्क्यूलेअर) या अर्गस्पर्शी कपाट (Valcula conniventes-वैलक्युला कनाइवेन्टिस) कहा जाता है। इस कपाट (या वर्तुल) का कार्य श्राव और अवशोषण (Secretion and absorption) के लिए सतह की वृद्धि करना है। श्लेष्मल झिल्ली की सतह सूक्ष्म अंगुलि के समान प्रवर्धकों (Minute fingure like processes) द्वारा आच्छादित रहता है। इन प्रवर्धकों को दीर्घ रोम या अंकुर (Villi-इसका एकवचन Villus विलस है।) कहते हैं। इससे सतह कोमल और मखमली हो जाती है।

अंकुरें (Villi) अत्यधिक संवहनी (Vascular) होते हैं तथा प्रत्येक अंकुर (Villus)में रक्त केशिकाओं (Capillaries) की एक जालिका (या नेटवर्क) तथा एक केन्द्रीय अंकुर-लसीका वाहिनी (Central lacteal) होती है जिसको ढीला संयोजी ऊतक तथा कुछ कोमल पेशी-रेशे (Loose connective tissue and soft muscle fibres) सहारा दिये रहते हैं। अंकुरों की सतह को उपकला कोशिकाओं (Epithelial cells) की एक एकल सतह आच्छादित करती है जिसमें एक पुच्छ-सीमा (Brush border) होती है जो हजारों सूक्ष्म-अंकुरों (Microvilli) का निर्माण करती है। ये सूक्ष्म अंकुर पुन: लघ्वांत्र (Small intestine) के कुछ अवशोषण क्षेत्र को बढ़ाते हैं।

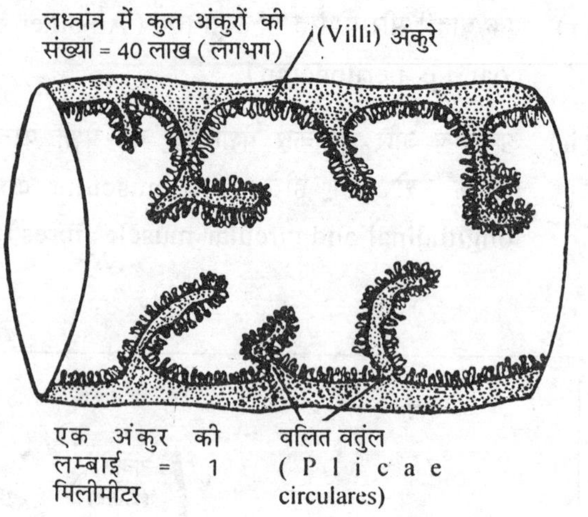

चित्र 41(xviii) - लघ्वांत्र का एक भाग जिसमें श्लेषमल परतें दिखाई गयी है। (section of small intestine showing mucosal folds)

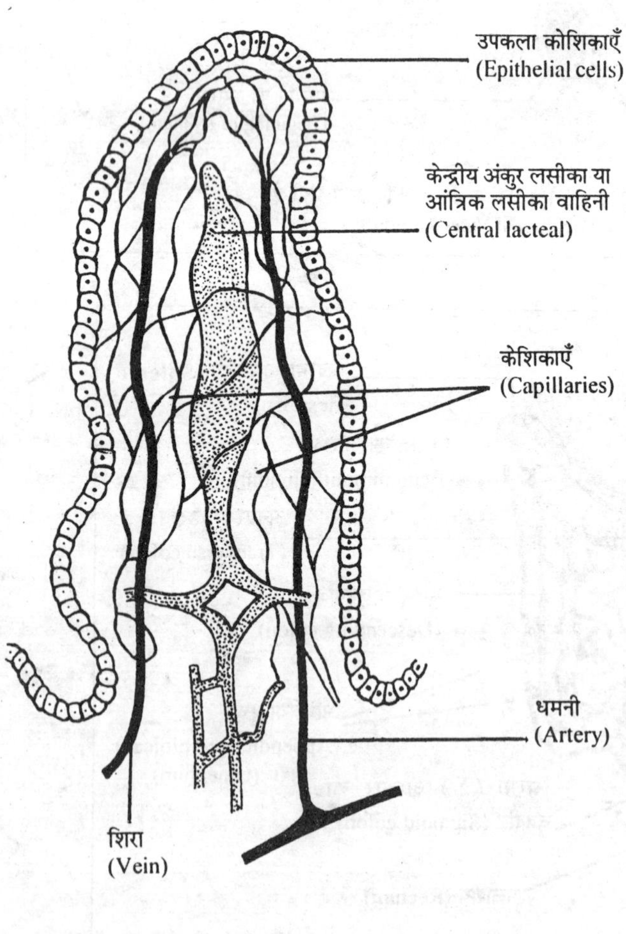

चित्र 41(xix) - अंकुर की संरचना (Structure of a villus)

अंकुरों (Villi) के बीच सरल नलिकाकार ग्रन्थियाँ (Simple tubular glands) होती हैं जो क्षारीय आंत्रिक रस (Alkaline intestinal juice) का श्राव करती हैं। इस रस को आंत्रीय किण्वक-रस (Succus entericus - सकस एन्टेरिकस) कहा जाता है तथा ग्रंन्थियों को लीबरकुन की गुहिका (Lieberkuhn's crypts- जोहान नैथेनिएल लीबरकुन Johann Natheniel Lieberkuhn, 1711-1756 एक जर्मन शरीर-रचना वैज्ञानिक था जिसने इन ग्रंथियों का सर्वप्रथम वर्णन सन् 1745 में किया था।) कहते हैं। गुहिका के तल (या आधार) पर पैनिथ की कोशिकाएँ (Cells of Paneth - जॉसेफ पैनिथ Joseph Paneth एक जर्मन शरीर क्रिया वैज्ञानिक था जिसने सर्वप्रथम इन कोशिकाओं का वर्णन सन् 1887 में किया था।) रहती हैं। ये कोशिकाएँ आंत्रिक रस (Intestinal juice) में पाचन-किण्वकों (Digestive enzymes) का श्राव करती हैं।

लघ्वांत्र (Small intestine) अपनी सम्पूर्ण सतह से एक सुरक्षात्मक स्नेहक (Protective lubricant) के रूप में श्लेष्मा (Mucus) का श्राव करता है, परन्तु यह कार्य ग्रहणी (Duodenum) में ही आमाशय (Stomach) से अम्लान्न (Chyme-काइम) की उच्च अम्लता के कारण होता है। ग्रहणी के प्रथम कुछ सेंटीमीटरों में वृहत् श्लेष्मल ग्रन्थियाँ (Large mucous glands) होती हैं जिन्हें

ब्रूनर की ग्रन्थियाँ (Brunner's glands) कहते हैं। ये ग्रन्थियाँ ग्रहणी की श्लेष्मा-झिल्ली (Mucosa-म्यूकोसा) को हाइड्रोक्लोरिक अम्ल (HCl) तथा पेप्सिन (एक पाचन किण्वक या इन्जाइम) के तीव्र प्रभाव से तब तक रक्षा करती हैं जब तक कि अम्लान्न की अम्लता (Acidity of chyme) अग्नाशय रस (Pancreatic juice) द्वारा उदासीन (या निष्प्रभावित) नहीं होता।

लघ्वांत्र के संपूर्ण क्षेत्र में लसीका-ऊतक (Lymphatic tissue) अकेले गाँठों (Nodes) या संग्रहित पुंजों (Collected masses) में बिखरे (या फैले) रहते हैं। संग्रहित पुंजों को पियर्स पैच या पियर का पैबन्द या ग्रन्थि (Peyer's patch) कहा जाता है। ये पैबन्द (Patches) मुख्यत: क्षुद्रांत्र (Ileum) में पाये जाते हैं। देखें पृष्ठ 222 की ग्रन्थियों की तालिका।

लघ्वांत्र में रक्त की आपूर्ति (Blood Supply in Small Intestine)

ग्रहणी (Duodenum) में रक्त की आपूर्ति उदरीय अक्ष की शाखाओं (Branches of coeliac axis) द्वारा होती है जबकि लघ्वांत्र के शेष भागों में उच्च आंत्र-योजनी धमनी (Superior mesenteric artery) द्वारा रक्त की आपूर्ति होती है।

लघ्वांत्र में तंत्रिका की आपूर्ति (Nerve Supply in Small Intestine)

लघ्वांत्र में सहानुकम्पी और अनुकम्पी-दोनों प्रकार के तंत्रिका रेशे (Both parasympathetic and sympathetic nerve fibres) की आपूर्ति होती है। सहानुकम्पी रेशे (Parasympathetic fibres) का कार्य आंत्रिक ग्रन्थियों (Intestinal glands) की क्रमाकुंचक गतियों (Peristaltic movements) तथा उनके श्राव को बढ़ाना है तथा क्षुद्रांत्र-उण्डुक कपाट (Ileo-caecal valve-इलिओसीकल वैल्व) की अवरोधिनी (Sphincter) को शिथिल करना है। अनुकम्पी रेशे (Sympathetic fibres) का कार्य क्रमाकुंचन की गति को कम करना तथा क्षुद्रांत्र-उण्डुक कपाट को बंद करना है।

लघ्वांत्र में पाचन और अवशोषण (Digestion and Absorption in Small Intestine)

लघ्वांत्र के कार्य (Functions) निम्नलिखित हैं -

(i) आहार के पाचन को पूरा करना (To complete the digestion of food)

(ii) पाचन के अंतिम उत्पादों को अवशोषित करना (To absorb the end-products of digestion) तथा

(iii) अम्लान्न को लघ्वांत्र की दीर्घता (या लम्बाई) के पथ पर आगे बढ़ाना (To move the chyme along the length of small intestine)

ग्रहणी (Duodenum) में अम्लान्न के अम्ल (Acid of chyme - काइम एसिड) की उपस्थिति से आंत्र की दिवालें फैलती (या फूलती) हैं जिसके कारण श्लेष्मा और आंत्रिक रस (Mucus and intestinal juice) का श्राव होता है। इस रस में किण्वक रहता है जिसे एन्टेरोकाइनेस या आंत्र-किण्वक (Enterokinase) कहा जाता है। इसी समय श्लेष्मा (Mucus) हार्मोनों को छोड़ देते हैं जिसे अग्न्याशय (Pancreas) में ले जाया जाता है। अग्न्याशय को सेक्रेटिन उत्तेजित करता है जिससे वृहत परिणाम में द्रव (Fluid) का श्राव होता है। इस द्रव में सोडियम बाइकार्बोनेट (Sodium bicarbonate $NaHCO_3$) रहता है जो अम्लान्न (Chyme) के अम्ल से प्रतिक्रिया करके उसे अम्ल के प्रभाव से हटाता है अर्थात् अम्ल को उदासीन बनाता है। अम्लता को उदासीन बनाने की असफलता का परिणाम यह होता है कि प्रोटीन पचाने वाला किण्वक-पेप्सिन (Pepsin enzyme) ग्रहणी की दिवालों को क्षति पहुँचाता है जिससे व्रण (या फोड़ा) की उत्पत्ति होती है।

कोलीसिस्टोकाइनाइन (Cholecystokinin) के कारण अग्न्याशय (Pancreas) में पाचक किण्वकों (Digestive enzymes) का श्राव होता है, वे किण्वक हैं -

(1) ऐमिलेस (Amylase) - यह कार्बोहाइड्रेट्स (Carbohydrates) को पचाता है जो पके (Cooked) और अनपके (Uncooked) स्टार्च (Starches) को डाइसैकेराइड या शर्करा (Disaccharides or sugars) में परिवर्तित करता है। यह किण्वक (ऐमिलेस) टायालिन (Ptyalin) किण्वक से अधिक शक्तिशाली होता है। (टायालिन भी स्टार्च को शर्करा में परिवर्तित करता है जो लार या सलाइवा में पाया जाता है।

(2) लाइपेस (Lipase) - यह वसा विभाजक किण्वक (Fat splitting enzyme) है जो वसा को "मधुरि" [या ग्लिसरीन (Glycerine)] तथा वसीय अम्लों (Fatty acids) में खंडित करता है। यह किण्वक जब पित्त (Bile) के साथ मिलकर कार्य करता है तो यह अत्यधिक शक्तिशाली हो जाता है।

(3) ट्रिप्सिनोजन (Trypsinogen) तथा काइमो-

ट्रिप्सिनोजन (**Chymotrypsinogen**) - ये दोनों किण्वक प्रोटीन (Protein) को पचाते हैं। ये दोनों निष्क्रिय किण्वक (Inactive enzymes) हैं जो सक्रिय किण्वक ट्रिप्सिन (Active trypsin) में एन्टेरोकाइनेस (Enterokinase-आंत्र-किण्वक) की उपस्थिति में परिवर्तित हो जाता है तथा क्रम से काइमोट्रिप्सिनोजन को काइमोट्रिप्सिन (Chymotrypsin) में परिवर्तित करता है। ये किण्वक प्रोटीन को पॉलिपेप्टाइड (Polypeptides) में परिणत करते (या बदल देते) हैं।

द्रव और किण्वक (Fluid and enzymes) अग्नाशय नलिका (Pancreatic duct) तथा वेटर की कलशिका (Ampulla of Vater) से होकर ग्रहणी (Duodenum) में जाते हैं।

कोलीसिस्टोकाइनिन (Cholycystokinin) पित्ताशय (Gallbladder) को उत्तेजित करके उसके पित्त (Bile बाइल) को खाली करा देता है जो वसा के पाचन के लिए अत्यावश्यक होता है। पित्त में लवण (Bile salts) होते हैं जो एक शक्तिशाली प्रक्षालक (Detergent डिटर्जेंट) के रूप में कार्य करते हैं तथा वसा (Fats) को लघु गोलिकाओं (Small globules) में पायस बनाते (Emulsify) हैं जिससे कि लाइपेसों (Lypases किण्वक) को वृहत् सतह क्षेत्रों पर कार्य करने तथा वसा को वसीय अम्लों तथा ग्लिसरोल (Glycerol) में बदलने के लिए अधिक अवसर मिल सके।

लघ्वांत्र अपने अंदर की उपकला कोशिकाओं (Epithelial cells) की सतह से जो अंकुरों (Villi) को ढके रहती है, पाचन किण्वकों का श्राव करती है। इस प्रकार पाचन इन कोशिकाओं के अंदर या उनके सामीप्य भी होता है।

द्वि-सैकेराइडों (Di-saccharides-शर्करा या चीनी) को एकल-सैकेराइडों (Mono-saccharides-ग्लुकोस) में खंडित करने के कार्य को स्यूक्रेस (Sucrase), माल्टेस (Maltase) तथा लैक्टेज (Lactase) किण्वक सम्पन्न करते हैं। किण्वकों का एक समूह (One group of enzymes)-पेप्टिडेस (Peptidases) द्वारा पॉलिपेप्टाइड (Polypeptides) को एमीना-अम्लों (Amino-acids) में बदला जाता है और लाइपेस (Lipase) द्वारा वसा का पाचन पूर्ण हो जाता है। अवशोषण (Absorption)-पचित आहार का अवशोषण अंकुरों की उपकला-सतह (Epithelial surface of the villi) में होता है। एकल-सैकेराइड (Mono-saccharides) और ऐमीनो-अम्ल (Amino acids) का अवशोषण अंकुरों की रक्त केशिकाओं (Blood capillaries of the villi) में सक्रिय वहन की क्रिया द्वारा होती है। इस क्रिया में उपकला-कोशिकाओं (Epithelia cells) को ऊर्जा लगाने की आवश्यकता होती है। इससे यह सम्भव होता है कि लघ्वांत्र में भोज्य पदार्थों की अत्यधिक छोटी मात्रा भी अवशोषित हो जाए।

वसीय अम्लों (Fatty acid) तथा ग्लिसरोल (Glycerol) आसानी से अंकुरों (Villi) की उपकला-कोशिकाओं (Epithelial cells) से होकर फैल (या पसर) जाते हैं तथा वे पुनर्निर्मित हो-होकर तटस्थ (या उदासीन) वसा-गोलिकाएँ (Neutral flat globules) के रूप में आ जाते हैं। इन गोलिकाओं को वसा लसीकाणु (Chylomicrons-काइलोमाइक्रोनस) कहा जाता है। जब वसा लसीकाणु (या काइलोमाइक्रोन्स) अंकुर-लसीका वाहिनियों (Lacteals) में लसीका (Lymph) के साथ मिलते हैं तो इनका रंग दुधिया (Milky) हो जाता है जिसे वसा-लसीका या काइल (Chyle) कहा जाता है। वसा लसीकाणु (Chylomicrons) अंकुर-लसिका वाहिनियों (Lacteals लैक्टिअल्स) से होकर उदर की लसीका-वाहिनियों में तथा वसा-लसीका के कुण्डों (Cisterna chyli-सिर्स्टना काइलाइ, Chyle-का बहुवचन Chyli है।) में पहुँचता है। फिर वक्ष-नलिका (Thoracic duct) से होकर बायीं बाहु-शीर्ष शिरा (Brachiocephalic vein) द्वारा वसा-लसीका (काइल) रक्त-प्रवाह में चली जाती है।

इसके अतिरिक्त लघ्वांत्र लौह (Iron), विटामिन (Vitamins) तथा कैल्सियम (Calcium) का अवशोषण होता है। किसी भी द्रव का जो अंतर्ग्रहण (Ingestion) होता है उसे भी लघ्वांत्र अवशोषित करता है। लार (Saliva), जठर-रस (Gastric juice), आंत्रिक रस (Intestinal juice), अग्न्याशयी श्राव (Pancreatic secretions) तथा पित्त (Biles) आदि के प्राय: सभी श्रावों को जो आहार क्षेत्र (Alimentary tract) में होते हैं, उन्हें लघ्वांत्र पुन: अवशोषित करता है। प्रतिदिन लगभग 8 लीटर द्रव का अवशोषण लघ्वांत्र (Small intestine) जिसमें से केवल 800 मि.लीटर (.8 लीटर) ही वृहदांत्र (Large intestine) में पहुँचता है। इस प्रकार शरीर के द्रवों (Body fluids) तथा आहार क्षेत्र (Alimentary tract) के बीच द्रव का परिवहन (Circulation) निरंतर होता रहता है।

पाचन-किण्वकों के सारांश के लिए देखें तालिका (Table)।

लघ्वांत्र में क्रियाएँ (Activities in Small Intestine)

जब खाद्य पदार्थ (Food) अम्लान्न (Chyme) के रूप में लघ्वांत्र में प्रवेश करता है तब क्रमाकुंचक क्रिया (Peristaltic activity) आरम्भ होती है। इस क्रिया को किण्वन या खमीर उठना (Fermentation फर्मेन्टेशन) कहते हैं। यह आंत्रिक दिवाल के लयात्मक प्रत्यावर्ती संकुचनों और शिथिलनों की शृंखला (Series of rhythmical alternating contractions and relaxations of intestinal wall) है जिसमें आंत्रिक रस (Intestinal juice) तथा किण्वकों (एन्जाइम्स) के साथ अम्लान्न मिलता है तथा अवशोषण के लिए श्लेष्मा-झिल्ली (Mucosa) के सम्पर्क में आता है। नोदक (या प्रणोदी) क्रमाकुंचन क्रियाओं (Propulsive peristalic movements) द्वारा अम्लान्न को लघ्वांत्र के लम्बे पथ पर आगे बढ़ाने के लिए धकेल (या धक्का) दिया जाता है और इसे क्षुदांत्र-उण्डुक कपाट (Ileo-caecal इलियोसीकल valve) तक पहुँचाया जाता है। यह कपाट खुलता है एवं क्षुदांत्र (Ileum) की द्रव-वस्तुंओं के फुहारे को प्रवेश करने की अनुमति मिलती है जहाँ से वे वृहदांत्र (Large) में पहुँचते हैं। इस अवस्था तक पचित आहार का अवशोषणपूर्ण हो जाता है। देखें पृष्ठ 227 की तालिका।

यदि लघ्वांत्र की श्लेष्मा-झिल्ली में सूजन (Inflammation) होती है तो क्रमाकुंचक की गतियों में तीव्रता आ जाती है। इसके कारण अम्लान्न (Chyme) पाचन और अवशोषण के बिना ही तेजी से वृहदांत्र (Large intestine) में पहुँच जाता है। जलीय मल (Watery stool) बारम्बार उत्सर्जित होता है जिसके कारण निर्जलीकरण (Dehydration) होता है क्योंकि शरीर से द्रव की अत्यधिक मात्रा बाहर निकल जाती है।

पाचन किण्वकों की संक्षिप्त तालिका
(Summary table of digestive enzymes)

द्रव और उसकी प्रकृति (Fluid and nature)	कार्बोहाइड्रेट (Carbohydrates)	प्रोटीन (Proteins)	वसा (Fats)
लार या लाला (Saliva) क्षारीय (Alkaline)	टायालिन में ऐमिलेस बाहु-सैकेराइड्स पर क्रिया करता है। (Amylase in ptyalin action on polysaccharides)		
जठर-रस (Gastric juice) अम्लीय (Acidic)		पेप्सिन प्रोटीन को पेप्टोन में परिवर्तित करता है। (Pepsin converts proteins into peptones.)	जठरीय लाइपेस का अल्प महत्व होता है। (Gastric lipase is of little importance) -पित्त के लवण वसा का पाचन बनाते हैं। (Bile salts emulsify fats)
अग्न्याशयी रस (Pancreatic juice) क्षारीय (Alkaline)	ऐमिलेस बहुसैकेराइड्स को द्विसैकेराइड्स में परिवर्तित करता है। (Amylase converts polysaccharides into disaccharides.)	ट्रिप्सिन और काइमोट्रिप्सिन ये दोनों ही पेप्पेटोन को बहु-पेप्टाइड में परिवर्तित करता है। (Trypsin and chymotrypsin convert peptones into polypeptides)	लाइपेस वसा को वसीय अम्ल और ग्लिसरॉल में परिवर्तित करता है। (Lipase converts fats into fatty acids and glycerols)
आंत्रिक रस (सूक्ष्म-अंकुरो में) (Intestinal juice in microvilli) क्षारीय (Alkaline)	स्यूक्रेस, माल्टेस, लैक्टेज द्वारा द्विसैकेराइड को एकल सैकेराइड में परिवर्तित किया जाता है। (Sucrase, maltase, lactase-all three convert disaccharides to	पेप्टिडेसेज बहुपेप्टाइड को एमीना-अम्ल में परिवर्तित करता है। (Peptidases convert polypeptides to	

अवशोषण की संक्षिप्त-तालिका (Summary table of absorption)

आहार का स्रोत (Source of food)	अंतिम पचित पदार्थ (Final digested product)	अवशोषण करने वाले अंग (Organ of absorption)
प्रोटीन (Proteins)	एमीना-अम्ल (Amino-acids)	अंकुरों की उपकला से रक्तवाहिनी और अंत में रक्त प्रवाह (In epithelium of villi to blood vessels and finally to bloodstream)
वसा (Fats)	ग्लिसरीन और वसीय अम्ल (Glycerin and fatty acids)	अंकुरों की उपकला से अंकुर-लसीका वाहिनी और अंत में लसीका प्रवाह में। (In epithelium villi to lacteal and finally into lymph stream)
कार्बोहाइड्रेट (Carbohydrates)	एकलसैकेराइड (Mono-saccharides) ग्लूकोस (Glucose) लीब्यूलोस (Laevaluse) गैलेक्टोस (Galactose)	अंकुरों की उपकला से रक्तवाहिका की दिवालों में और अंत में रक्त प्रवाह में। (In epithelium of villi to walls of blood vessels and finally to bloodsteam.)

लध्वांत्र की ग्रन्थियों की संक्षिप्त तालिका (Summary table of glands of small intestine)

नाम (Name)	प्रकार (Character)	स्थिति (Position)	कार्य (Functions)
लीवरकुन की गुहिका (Crypts of Lieberhuhn	सरल नलिकाकार ग्रन्थियाँ (Simple tubular glands)	लध्वांत्र के शुरू से अंत तक की श्लेष्मल झिल्ली (Through out the mucous membrane of small intestine)	आंत्रिक रस, किण्वक-रस का श्राव करना (To secrete intestinal juice, succus entericus)
ब्रूनर की ग्रन्थियाँ (Brunner's glands)	लघु गुच्छेदार ग्रन्थियाँ (Small nacemose glands)	आंत्र, विशेषकर ग्रहणी की अधोश्लेष्मल परत (Submucous coat of the intestine, specially duodenum)	क्षारीय पदार्थ का श्राव करना, लध्वांत्र की सतह की रक्षा करना (to secrete alk-aline substance and to protect the surface of intestine)
एकल ग्रन्थियाँ (Salivary glands)	लसीका-उतक की ग्रंथिका या एकल पुटिकाएँ (Single follicles or nodules of lymphatic tissue.)	लध्वांत्र के शुरू से अंत तक की श्लेष्मल झिल्ली (Throughout the mucous membrane of small intestine)	आंत्र को कीटाणुओं के आक्रमण से रक्षा करना (to protect (the intestine from the attack of bacteria.)
पियर का पैबंद या पैच (Peyer's patch or glands)	एकल ग्रंथियों के समूहें (Groups of solitary glands)	क्षुदांत्र की श्लेष्मल सतह (Mucous surface of Ileum)	कीटाणुओं के आक्रमण से आंत की रक्षा करना (To protect the intestine from the attack of bacteria)

6. वृहदांत्र (Large Intestine - लार्ज इन्टेस्टिन)

वृहदांत्र को कोलन (Colon) भी कहा जाता है जिसे अँग्रेजी में लार्ज इन्टेस्टिन (large intestine) कहा जाता है। यह 1.5 मीटर (या 5 फीट) लम्बा होता है जो क्षुद्रांत्र-उन्डुक कपाट (Ileo-caecal-इलिओसिकल valve) से मलद्वार (Anus - एनस) तक विस्तारित रहता है। इस कपाट से आहार का अवशेष तक जाता है। जब भोज्य पदार्थ आमाशय में जाता है तो जठरी-वृहदांत्रिक प्रतिवर्ती (Reflex action) क्रिया होती है जिससे वृहदांत्र में क्रमाकुंचन (Peristalsis पेरिस्टलसिस) उत्तेजित होता है। इस प्रतिवर्ती में मलत्याग (Defaecation-डेफिकेशन) होता है।

वृहदांत्र (Large intestine) में निम्नलिखित अंग (Parts) होते हैं -

(i) उण्डुक और कृमिरूप उण्डुक-पुच्छ (Caecum सीकम and vermiform appendix)

(ii) आरोही वृहदांत्र (Ascending colon असेन्डिंग कोलन)

(iii) अनुप्रस्थ वृहदांत्र (Transverse colon)

(iv) अवरोही वृहदांत्र (Descending colon डिसेंडिंग कोलन)

(v) श्रोणीय या सिगमाकार वृहदांत्र (Pelvic पेल्विक or sigmoid colon सिगमॉइड कोलन)

(vi) मलाशय और मलद्वार नली या गुदानली (Rectum or anal canal रेक्टम एनल कनैल)

(i) उण्डुक और उण्डुक-पुच्छ (Caecum सीकम and vermiform appendix)

उण्डुक (Caecum) एक फैली हुई थैली (Dilated pouch डाइलेड पाउच) होती है जो दाहिना श्रोणीय खात (Right iliac fossa) में स्थित होती है। इसमें क्षुद्रांत्र (Ileum) एक कपाट (क्षुद्रांत्र-उण्डुक कपाट) से प्रवेश करता है। इस बिन्दु पर श्लेष्मल झिल्ली इस प्रकार व्यवस्थित रहती है कि अवरोधिनी झिल्ली (Sphincter membrane) के साथ मिलकर यह एक कपाट (Valve) के रूप में कार्य करता है। इस कपाट से ही क्षुद्रांत्र (Ileum) की अंतर्वस्तुएँ उण्डुक में जाती हैं। परन्तु यह कपाट वस्तुओं को वापस लौटने से रोकता है। देखें चित्र 41(xx).

उण्डुक के साथ ठीक नीचे कृमि के समान एक पुच्छ (Appendix) सम्बद्ध रहता है। यह एक पतली नली होती है जिसकी लम्बाई 9 सें.मी. (3.5 इंच) सामान्यत: होती है। कभी-कभी पुच्छ उण्डुक के किनारे भी रहता है और कभी पीछे से उण्डुक में लगा रहता है। या इसका छोर (Tip) श्रोणि-कोटर (Pelvic cavity) में लटका रहता है। यह श्लेष्मल झिल्ली (Mucous membrane) द्वारा स्तरित (Lined) होता है। इसकी दिवालों में लसीकाभ ऊतक (Lymphoid tissue) रहता है।

उण्डुक-पुच्छ में जब सूजन होती है तो इस रोग को उण्डुक पुच्छ शोथ या अपेन्डिसाइटिस (Appendicitis) कहा जाता है। यह एक सामान्य रोग (या अवस्था) है जो बच्चा और वयस्क दोनों को ही होता हैं। इसमें दाहिना श्रोणी खात में दर्द होता है तथा स्पर्श करने से मुलायम होता है तथा दर्द भी। इसमें यह आशंका रहती है कि पुच्छ छिद्रमय हो जाय तथा अपनी संक्रमित वस्तुओं (Infected contents) को

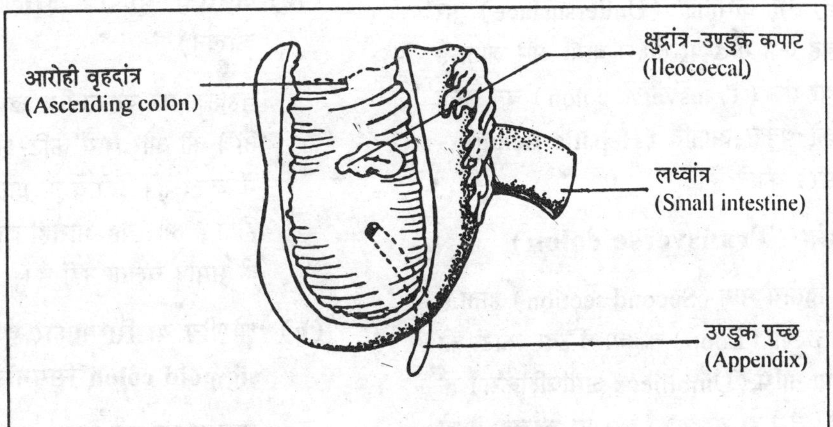

चित्र 41(xx) - आगे से खुलता उण्डुक
(The caecum opening from the front)

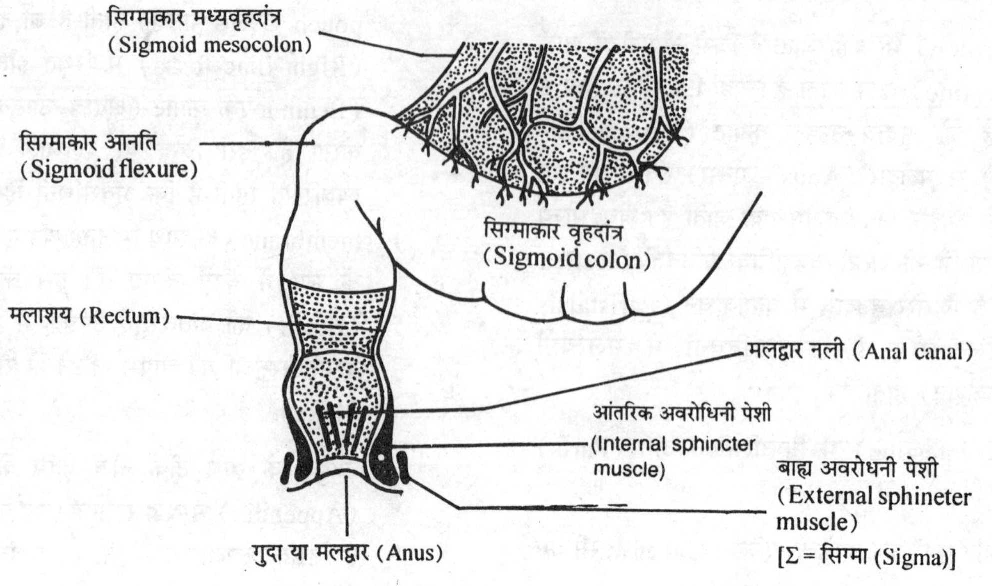

चित्र 41 (xxi) - सिग्माकार वृहदांत्र, मलाशय और मलद्वार
(Sigmoid colon, rectum and anus)

उदरावरण (या पर्युदर्या) कोटरिका (Peritoneal cavity) में बहा दे। इसके कारण उदरावरण में सूजन होती है। यह भी एक रोग है जिसे उदरावरण-शोथ या पेरिटोनाइटिस (Peritonitis) कहा जाता है।

(ii) आरोही वृहदांत्र (Ascending colon असेन्डिग कोलन)

वृहदांत्र का यह प्रथम भाग है जो ऊपर की ओर उण्डुक (Caecum) से दाहिना कटि-क्षेत्र (Right lumbar region) होकर जाता है। उदरावरण (Peritoneum) द्वारा पश्च उदरीय दिवाल पर इसे रखा जाता है। जब यह यकृत (Liver) के अधोतल (Undersurface) पर पहुँचता है तो यह एक मोड़ पर तीक्ष्ण बायीं ओर जाता है तथा अनुप्रस्थ वृहदांत्र (Transverse colon) बन जाता है। इस मोड़ को यकृत-आनति (Hepatic flexure - हिपैटिक फ्लेक्सर) कहते हैं।

(iii) अनुप्रस्थ वृहदांत्र (Transverse colon)

वृहदांत्र का यह द्वितीय भाग (Second section) होता है जो एक पाश या छल्ला (Loop) के रूप में उदर-कोटर को पार करता है तथा नाभि (Umbilicus अमबिलिकस) के नीचे लटकता है। जैसे ही यह बायाँ छोर पर पहुँचता है तो यह उपर उठता है और प्लीहा (Spleen) के सम्पर्क में आता है जहाँ यह नीचे को बायीं ओर मुड़ता है। इस मोड़ को प्लीहा-आनति (Splenic flexure) कहते हैं। इसके बाद यह अवरोही वृहदांत्र (Descending colon) बन जाता है। यह (अनुप्रस्थ वृहदांत्र) हृदयावरण (Peritoneum) की एक परत में स्थित होता है जो नीचे की ओर आमाशय के महावक्र (Greater curvature of stomach) से बढ़ती है। इस महावक्र को महा-वपा (Greater omentum ग्रेटर ओमेन्टम) कहा जाता है। यह वपा स्वतंत्रतापूर्वक उदर-कोटर में चलता (या घुमता) है।

(iv) अवरोही वृहदांत्र (Descending colon डिसेंडिंग कोलन)

वृहदांत्र का यह तृतीय खण्ड (Third section) है जो नीचे की ओर बायें कटि-क्षेत्र (Left lumbar region) में जाता है। उदरावरण द्वारा पश्च उदर-दिवाल में स्थित होता है और यह ओरोही वृहदांत्र (Ascending colon) के समान चलता नहीं है।

(v) श्रोणीय या सिग्माकार वृहदांत्र (Pelvic पेल्विक or sigmoid colon सिगमॉइड कोलन)

वृहदांत्र का यह त्चतुर्थ भाग (Fourth section) है जो अवरोही वृहदांत्र (Descending colon) के अंत से

आरम्भ होकर उसे निरंतर बनाता है। यह खण्ड सिग्मा (Σ) के आकार जैसा होता है, इसलिए वृहदांत्र के इस भाग को सिग्माकार वृहदांत्र (Sigmoid colon) कहा जाता है। इसमें S (एस) आकार का एक वक्र (Curve) होता है जिसे सिग्माकार आनति (Sigmoid flexure सिग्मॉइड फ्लेक्सर) कहा जाता है। यह आनति (Flexure) श्रोणी-कोटर (Pelvic cavity) में प्रवेश करती है और मलाशय (Rectum-रेक्टम) बन जाती है। मलाशय को उदरावरण की एक परत श्रोणी (Pelvis) के बायीं तरफ संलग्न रखती है। इस परत को सिग्माकार मध्यवृहदांत्र (Sigmoid mesocolon सिग्मॉइड मेसोकोलन) कहते हैं। देखें चित्र 41(xxi)।

(vi) मलाशय और मलद्वार नली या गुदानली (Rectum रेक्टम or anal canal एनल कनैल)

मलाशय वृहदांत्र का निम्नतम भाग (Lowest part) होता है जो श्रोणी-कोटर (Pelvic cavity) में स्थित होता है। यह एक अवतल खोखला (Concave hollow) में रहता है जिसका निर्माण त्रिकास्थि (Sacrum) की अग्र सतह करती है। यह 13 सें.मी. (या 5 इंच) लम्बा होता है जो बाद में संकीर्ण (Narrow) होकर मलद्वार नली (Anal canal एनल कनैल) बन जाता है। मलद्वार (या गुदा) नली की लम्बाई 4 सें.मी. (या 1.5 इंच) होती है जिसका अंत मलद्वार (Anus एनस) के रूप में होता है। मलद्वार की रक्षा आंतरिक और बाह्य अवरोधिनी पेशियाँ करती हैं। मलाशय तथा मलद्वार नली का ऊपरी अर्धभाग श्लेष्मल झिल्ली (Mucous membrane) से स्तरित रहता है जबकि मलद्वार नली का निचला अर्ध भाग शल्की उपकला (Squamous epithelium) द्वारा स्तरित होता है। इस प्रकार मलाशय (या रेक्टम) श्रोणि-वृहदांत्र (Pelvic colon) पर आरम्भ होता है और मलद्वार (गुदा) पर उसका अंत होता है।

वृहदांत्र की संरचना (Structure of Large Intestine)

वृहदांत्र में लघ्वांत्र (Small intestine) की तरह चार परतें (Four coats) होती हैं - उदरावरणी या सीरमी (Peritoneal or serous), पेशीय (Muscular), अधोश्लेष्मल (Submucous) तथा श्लेष्मल (Mucous)। तथापि इसकी विशेषता यह है कि अनुलम्ब पेशियाँ (Longitudinal muscles) सम्पूर्ण आंत्र-नली (Gut-गट) में निरंतर सतह का निर्माण नहीं करती, बल्कि तीन अलग अनुलम्बीय पतली पट्टियों (Bands) में व्यवस्थित (या सजी) रहती हैं। इन पट्टियों को टीनिया कोली (Taenia coli) कहते हैं। ये पट्टियाँ वृहदांत्र की लम्बाई से थोड़ी छोटी होती हैं जो थैली रूप में प्रकट होती हैं।

जब अनुलम्बी रेशे (Longitudinal fibres) मलाशय (Rectum) में पहुँचते हैं तो उसकी सम्पूर्ण सतह पर फैल जाते हैं। मलद्वार नली (Anal canal) के ऊपरी अर्ध में वृत्ताकार चिकने पेशी-रेशे मोटे हो जाते हैं तथा आंतरिक मलद्वार अवरोधिनी (Internal anal sphincter) का निर्माण होता है। इसी प्रकार निचला अर्ध का निर्माण स्तरित पेशी-रेशे द्वारा होता है जिसे बाह्य मलद्वार अवरोधिनी (External anal sphincter) कहते हैं।

श्लेष्मल झिल्ली के अस्तर में कोई भी अंकुर (Villi-इसका एकवचन Villus है।) नहीं होता और लघ्वांत्र की तरह इसे परतों (Folds) में छोड़ा या पहुँचाया नहीं जाता। वृहदांत्र भी ग्रसिका (Oesophagus) की तरह पाचन (Digestion) में हिस्सा नहीं लेता बल्कि इसकी सम्पूर्ण श्लेष्मल झिल्ली (Mucosa) में श्लेष्मल ग्रन्थियाँ (Mucous glands) होती हैं जो अधिक परिमाण में श्लेष्मा (Mucus) का श्राव करती हैं। इस श्राव के कारण लघ्वांत्र के पाचन-किण्वकों (Digestive enzymes) के प्रभावों से वृहदांत्र की रक्षा होती है। इसके साथ श्राव से मल-मार्ग (Passage of faeces फीसीज पैसिज) चिकना होता है।

वृहदांत्र में रक्त की आपूर्ति (Blood Supply in Large Intestine)

उण्डुक (Caecum), उण्डुक-पुच्छ (Appendix), आरोही वृहदांत्र (Ascending colon) तथा अनुप्रस्थ वृहदांत्र (Transverse colon) के अधिकतम क्षेत्र में ऊपरी आंत्र-योजनी धमनी (Superior mesenteric artery) द्वारा रक्त की आपूर्ति की जाती है जबकि अनुप्रस्थ वृहदांत्र के शेष क्षेत्र में, अवरोही वृहदांत्र (Descending colon), सिग्माकार वृहदांत्र (Sigmoid colon) तथा मलाशय के ऊपरी भाग में रक्त की आपूर्ति निचली आंत्र-योजनी धमनी (Inferior mesenteric artery) करती है। मलाशय के निचले भाग में तथा मलद्वार (Anus) में रक्त की आपूर्ति निचली आंत्र योजनी (Inferior mesenteric), आंतरिक श्रोणी (Internal iliac) तथा संकोची या उपस्थ (Pudendum प्यूडेन्डम) धमनियों की शाखाएँ करती हैं।

मलद्वार (Anus) के शिराओं (Veins) द्वारा मलद्वार (गुदा) वलय (Anal ring) के अंदर फैली वाहिनियों का निर्माण किया जाता है जिसे अर्श-जालिका (Haemorroidal plexus हीमोरॉयडल प्लेक्सस) कहते हैं। इसके रक्त निचली आंतरिक आंत्र-योजनी

(Inferior mesenteric), संकोची (Pudental) तथा आंतरिक श्रोणि-शिराओं (Internal iliac veins) में बह जाते हैं। शिरा तंत्र (Venous system) पर पृष्ठ दबाव (Back pressure) के कारण अर्शजालिका (हीमोरॉयडल प्लेक्सस) में शिराओं का वर्धन (Enlargement of veins) होता है जिसके फलस्वरूप अर्श (Haemorrhoid or piles) या बवासीर की उत्पत्ति होती है।

वृहदांत्र में तंत्रिका की आपूर्ति (Nerve Supply in Large Intestine)

वृहदांत्र में तंत्रिका की आपूर्ति स्वचालित तंत्रिकातंत्र (Autonomic nervous system) करता है। आंतरिक मलद्वार (या गुदा) अवरोधिनी (Internal anal sphincter) का नियंत्रण सहानुकम्पी तथा अनुकम्पी तंत्रिका रेशे (Parasympathetic and sympathetic nerve fibres) करते हैं। बाह्य अवरोधिनी (Extrernal anal sphincter) में तंत्रिका की आपूर्ति त्रिकास्थि की मेरुदण्डीय तंत्रिकाएँ (Spinal nerves of the sacrum) करती हैं और यह स्वैच्छिक नियंत्रण (Voluntary control) के अधीन होता है।

वृहदांत्र के कार्य (Functions of Large Intestine)

वृहदांत्र के कार्य हैं - (i) लघ्वांत्र से आने वाले अम्लान्न (Chyme) से जल और विद्युत-अपघटयों (Electrolytes इलेक्ट्रोलाइट्स) का अवशोषण करना तथा (ii) मलोत्सर्जन (Excretion) होने के पहले तक मल सामग्री को संचित (या संग्रहित) रखना (To store the faecal फीकल material till it is excreted)।

जिस समय तक आहार की वस्तुएँ (Food contents) लघ्वांत्र से उण्डुक (Caecum सीकम) तक पहुँचती है, पाचन की क्रिया (Process of digestion) पूरी हो जाती है तथा उसके अधिकांश पोषण (Nourishments - नॅरिशमेंट) अवशोषित हो जाते हैं। तथापि आहार के अवशेष (Residue) द्रव के रूप में रहता है जिसका प्रतिदिन परिमाण (Quantity) लगभग 800 मिलीलीटर होता है। जल और विद्युत-अपघट्यों का अधिकांश भाग वृहदांत्र के प्रथम अर्ध क्षेत्र में पुन: अवशोषित हो जाता है तथा मल-अवशेष बच जाता है। प्रतिदिन मल-अवशेष (Faecal residue per day) 100 से लेकर 200 मिलीलीटर (ml) होता है।

वृहदांत्र में सहजीविता (Symbiosis सिम्बिओसिस) में रहने वाले बहुसंख्य कीटाणु (Bacteria) होते हैं। ये कीटाणु विटामिन B और K का संश्लेषण (Synthesize) करते हैं जो श्लेष्मल झिल्ली (Mucosa) द्वारा रक्त में अवशोषित हो जाता है। जब तक ये कीटाणु वृहदांत्र (Colon) में रहते हैं, वे हानि नहीं पहुँचाते, परन्तु यदि वे शरीर के अन्य अंगों में पहुँचते हैं तो वे उन्हें हानि पहुँचाने लगते हैं या रोगजनक (Pathogenic or disease producing) हो जाते हैं। कीटाणुओं को नष्ट करने के लिए समय-समय पर प्रतिजीवाणु औषधि (Antibiotic drug-ऐन्टिबायोटिक ड्रग) का सेवन करते रहने से कुछ दिनों के अंदर शरीर में विटामिन K की कमी हो जाती है।

वृहदांत्र की दिवालें अधिक मात्रा में कैल्सियम, लौह तथा भारी धातु समान जैसे-बिस्मथ (Excess of calcium, iron and drugs of heavy metal type viz. bismuth) आदि का उत्सर्जन मल (Faeces) में होता है। मुँह (Mouth) से प्राप्त लौह (Iron) के कारण मल (या विष्ठा) का रंग काला होता है।

वृहदांत्र के कार्यों का सारांश निम्नलिखित है - (Summary of functions)

(i) जल, लवण और द्राक्षा-शर्करा (या ग्लूकोस) का अवशोषण करना,

(To absorb water, salt and glucose)

(ii) वृहदांत्र की आंतरिक सतह में ग्रन्थियों द्वारा श्लेष्मरस (म्यूसिन) का श्राव करना

(To secrete mucin by the glands in the inner coat of large intestine)

(iii) कीटाणुओं की क्रियाओं से तैयार अपचित प्रोटीन का उत्सर्जन करना

(To excrete any undigested protein prepared by bacterial action)

(iv) सेलुलोज (यह एक कार्बोहाइड्रेट है जो पौधों, फलों तथा हरी सब्जियों में पाया जाता है) को तैयार करके उसे उत्सर्जित करना।

(To prepare cellulose for excretion)

(v) उत्सर्जन के लिए तथा उसके उत्सर्जन तक मल (या विष्ठा) का भण्डारण (या संग्रहण) करना।

(To store the faeces for and till excretion)

मल या विष्ठा (Faeces फीसीज)

मानव का मल (या विष्ठा) सामान्यत: लेई के समान (Paste like) भूरे रंग (Brown coloured) का अर्धठोस पिण्ड (Semisolid mass) होता है। एक भूरा रंजक (Pigment)-स्टर्कोबिलिन (Stercobilin) {जिसे पित्त (Bile) के बिलिरूबिन (Bilirubin) पित्त में रक्त रंजक) तथा विलिवर्डिन (Biliverdin-पित्त में हरित

रंजक) से प्राप्त किया जाता है} के कारण मल का रंग भूरा होता है। वृहदांत्र (Colon) में जल का अवशोषण होने के बाद भी मल के ढेर में जल का प्रतिशत 60 से लेकर 70 प्रतिशत तक होता है। शेष भाग में मुख्यत:

(i) अविघटित सेलुलोज (Undecomposed cellulose)

(ii) कुछ वसीय अम्ल (Some fatty acids)

(iii) प्रोटीन अवशेष (Protein residue)

(iv) कीटाणु और उपकला की कोशिकाएँ (Bacteria and epithelial cells)

(v) श्लेष्मारस या म्यूसिन (Mucin)-यह मल की सतह को चिकना बनाता है।

(vi) लवण (Salts)-मुख्यत: कैल्सियम फॉस्फेट (Calcium phosphate)

(vii) थोड़ा लौह (Little iron) तथा

(viii) अपचित आहार अवशेष (Any other undigested food residue)

यदि अल्प (या न्यूज) समय में आंत्र (Intestine) से अति शीघ्रता से मल निकलता है तो आंत्र में जल का अवशोषण करने के लिए कम समय मिलता है। इसके कारण मल जलीय रूप में उत्सर्जित होता है जैसा कि दस्त की बीमारी या डायरिआ (Diarrhoea) में देखने को मिलता है।

वृहदांत्र की गति (Movements of Large Intestine)

वृहदांत्र में क्रमाकुंचन की गतियाँ (Peristaltic movements) सामान्यत: अधिक मंद (Very sluggish) होती हैं। इनमें लघ्वांत्र की खंडीकरण गतियों के समान मिली जुली गतियाँ होती हैं या पिण्ड क्रमाकुंचन की गति होती है जो मल-सामग्री (Faecal-फीकल material) को अवरोही वृहदांत्र (Descending colon) तथा श्रोणीय वृहदांत्र (Pelvic colon) में स्थानान्तरित करता है। स्थानान्तरण करने की ये गतियाँ एक दिन में दो या तीन बार होती हैं।

मलत्याग या मलोत्सर्ग (Defaecation डेफिकेशन)

मलोत्सर्ग का अभिप्राय है - मलद्वार नली से मल का निष्कासन (या बाहर) होना। मलाशय (Rectum) प्राय: तब तक खाली रहता है जब तक कि उसमें क्रमाकुंचक गतियों (Peristaltic movements) द्वारा मल पदार्थ को श्रोणीय वृहदांत्र (Pelvic colon) से आगे नहीं बढ़ाया जाता। मलाशय में मल के प्रवेश करने से कोटर (Cavity) की दिवालें फैल जाती हैं जिसके कारण सुषम्ना (Spinal cord) के निचले भाग में तंत्रिका-प्रणोद (Nerve impulses) पहुँचते हैं। त्रिकास्थि-सहानुकंपी तंत्रिकाओं द्वारा प्रतिवर्ती संकेतों (Reflex Signals through secral parasympathetic nerves) का संचारण होता है। इसके कारण अवरोही वृहदांत्र (डिसेंडिंग कोलन), सिग्माकार आनति (Sigmoid flexure) तथा मलाशय (रेक्टम) में संकुचन (Contraction) होता है और आंतरिक मलद्वार (या गुदा) अवरोधिनी (Internal anal sphincter) में शिथिलन (Relaxation) आता है। इसी समय मस्तिष्क में भी प्रणोद (Impulses) पहुँचतें हैं जहाँ वे मलत्याग (या मलोत्सर्ग) करने की इच्छा का चेतना-बोध (Conscious sensation) जगाते या उत्तेजित करते हैं। यदि समय उपयुक्त होता है तो बाह्य मल-द्वार अवरोधिनी (External anal sphincter) भी चेतना-नियंत्रण (Conscious control कॉन्शॅस कन्ट्रोल) द्वारा शिथिल होता है और मलोत्सर्ग की क्रिया (Act of defaecation) सम्पन्न होती है।

तथापि, चूँकि बाह्य अवरोधिनी (External sphincter) मनुष्य के स्वैच्छिक नियंत्रण के अधीन होती है, अत: इसे कसी (Tightened) जा सकती है तथा मलोत्सर्ग के संकेत (Call for defaecation) की उपेक्षा की जाती है। मलाशय भी अपनी मल-सामग्री (या वस्तुओं) प्राप्त करने के लिए पेशीय दिवालों के शिथिलन पर आश्रित रहता है और इसके शिथिलन से तंत्रिका प्रणोद (Nerve impulses) समाप्त हो जाता है और इच्छा भी लुप्त हो जाती है। मलाशय में अधिक मल-सामग्री के आने से मलाशय में पुन: फैलाव आता है जिससे मलोत्सर्ग प्रतिवर्ती (Defaecation reflex) की पहल पुन: होती है। बाह्य अवरोधिनी मलद्वार को बंद रखती है।

मलोत्सर्ज प्रतिवर्ती की अनुक्रिया (Resposes to defaecation reflex) में पुनरावृत्ति असफलता (Repeated failure) कब्जियत (या मलबंध-Constipation-कॉनस्टिपेशन) का एक सामान्य कारण है। मलाशय में मल के निरंतर धारण होने से जल का अवशोषण निरंतर होता रहता है जिसके कारण कसा हुआ या कड़ा मल (Hardened or constipated stool) का उत्सर्जन होता है। शिशुओं में मलोत्सर्जन प्रतिवर्ती क्रिया (Reflex action) द्वारा होता है। इसे तब तक नियंत्रित नहीं किया जा सकता है जब तक कि तंत्रिका-तंत्र (Nervous system) का पूर्ण विकास नहीं हो जाता।

मलोत्सर्ग के दौरान (During defaecation) निम्नलिखित क्रियाएँ होती हैं -

(i) मलद्वार की अवरोधिनी पेशियाँ शिथिल होती हैं। (Sphincter muscles of the anus become relaxed).

(ii) मलाशय की पेशीय दिवालों में संकुचन होता है।
(There is contraction in muscular walls of the rectum)

(iii) श्रोणि-तल की पेशियाँ संकुचित होती हैं।
(There is contraction in the muscles of pelvic floor)

(vi) अन्त:उदरीय दबाव में वृद्धि होती है
(Intra-abdominal pressure is raised)

- उदरीय दबाव के अंत:करण में वृद्धि-साँसे रोकने से (By holding the breath), मध्यच्छद में संकुचन होने से (By contracting the diaphragm), उदर-दिवालों की पेशियों में संकुचन होने से (By contracting the muscles of the abodominal wall) होती है।

गुदवस्ति (एनिमा) की सुई (Injection of an enema) मलाशय में देने से उसकी दिवालों में शीघ्रता से फैलाव होता है जिससे मलोत्सर्ग प्रतिवर्ती क्रिया (Defaecation reflex action) की पहल होती है। इससे मल के कठोर पिण्डों (Hard masses of faeces) को मुलायम बनाने तथा खंडित करने (या तोड़ने) में मदद मिलती है।

उदरावरण (या पर्युदर्या) (Peritoneum पेरिटोनिअम)

उदरावरण शरीर में एक सबसे बड़ी दोहरी सीरमी झिल्ली (Largest double serous membrane) है जिसमें दो मुख्य भाग (या परत) होते हैं -

(1) भित्तिक उदरावरण या परत (Peritoneum पेरिटोनिअम)

(2) अंत्रिक (आंतीय) उदरावरण या परत (Visceral विसरल peritoneum or layer)

भित्तिक परत (Parietal layer) उदर-कोटर (Abdominal cavity) की दिवालों को स्तरित करती है जबकि अंत्रिक परत (Visceral layer) कोटर के अंगो को अंशत: या पूर्णत: आच्छादित करती (या ढकती) है। झिल्ली अल्प परिणाम में सीरमी द्रव (Serous fluid) का श्राव करती है जिससे आँतों (या आंत्र - Viscera विसरा) की सतह चिकनी रहती है।

उदरावरण और उसकी विभिन्न तहों (Folds) की विस्तृत व्यवस्था अत्यधिक जटिल होती है, फिर भी उसकी एक सामान्य धारण (Conception) प्राप्त की जा सकती है जो इस प्रकार है - कल्पना करें

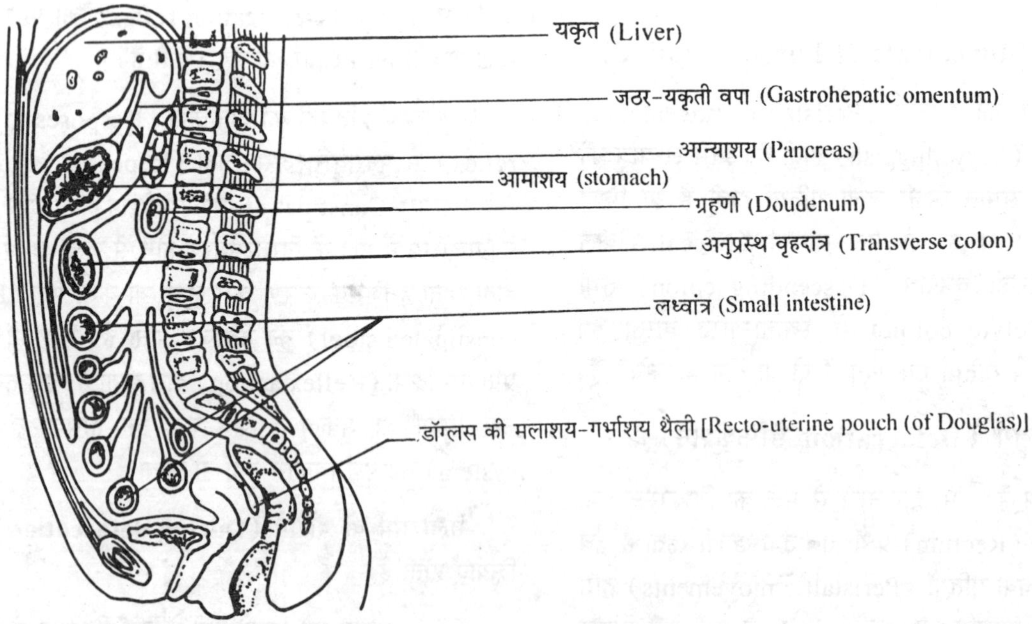

चित्र 41 (xxii) - उदर का सममितार्धी खण्ड जिसमें उदरावरण की स्थिति दिखायी गई है। ↲ का अर्थ है कि यह विनसलो के रंध्र से छोटी थैली में जाता है। (Sagittal section of abdomen showing desposition of peritoneum (↲ passes through the foramen of Winslow into the lesser sac)

कि उदरावरण एक बंद थैला (Closed bag) है जिसमें आगे और पीछे की सतहें हैं। तब प्रभाव पर विचार करें कि यदि एक अंग को पीछे की सतह के मध्य में इस प्रकार दबाया या धक्का दिया जाता है कि अंग को चारों ओर से सतह घेर ले। इसके आधार पर यह समझा जा सकता है कि एक अंग उदरावरण द्वारा पूर्णत: आवृत्त (या ढका हुआ) होता है जबकि अन्य अंग, जैसे-अग्न्याशय (Pancreas पैन्क्रिअस) जो उदर की पश्च-दिवाल पर रहता है, झिल्ली द्वारा केवल अग्र सतहें ही ढकी जाती हैं।

इस प्रकार वे अंग (Organs) जो पूर्णत: उदरावरण द्वारा चारों ओर से घिरे रहते हैं, वे उदर के पश्च-दिवाल से झिल्ली की एक दोहरी तह द्वारा लटकते रहते हैं। इस झिल्ली की दोहरी तह को आंत्र-योजनी (Mesentery-मेसन्टरि) कहते हैं जिससे आंत्र (Intestine) उदर के पश्च-दिवाल के साथ संलग्न होती है। इस तह की दो परतों के बीच (Between two layers of this fold) से रक्त वाहिकाएँ (Blood vessels) अंगों में पहुँचती हैं जो उदर महाधमनी (Abdominal aorta) और उसकी शाखाओं (उदरावरण-कोटर के बाहर स्थित होती हैं) के लिए होती हैं।

आमाशय (Stomach), आंत्र (Intestines) - [ग्रहणी और मलाशय को छोड़कर (Excluding duodenum and rectum)], यकृत (Liver), प्लीहा (Spleen) लगभग पूरी तरह उदरावरण द्वारा घिरे रहते हैं और इसलिए इन अंगों की बाहरी परत का निर्माण होता है। ग्रहणी (Duodenum), मलाशय (Rectum) तथा अग्न्याशय (Pancreas) की केवल अग्र सतहें ही उदरावरण द्वारा आच्छादित (Covered) होती हैं। देखें चित्र 41(xxii).

उदरावरण-बंधन (Peritoneal Ligaments - पेरिटोनिअल लिगामेंट्स)

यकृत (Liver), गर्भाशय (Uterus यूटरस) तथा अन्य अंग अंशत: उदरावरण की दोहरी तह द्वारा ही अपनी स्थिति (Position) को बनाये रखते हैं जो निलंबिका बंधनों (Suspensory ligaments) का निर्माण करते हैं। इन बंधनों को ही उदरावरण बंधन कहते हैं।

वपा (Omenta-ओमेन्टा - इसका एकवचन **Omentum - ओमेन्टम है।)**

वपा (Omenta - ओमेन्टा) उदरावरण की वह तहें (Folds) होती हैं जो आमाशय (Stomach) से संलग्न रहती हैं। वपा दो प्रकार की होती है -

(i) महा वपा (Greater omentum ग्रेटर ओमेन्टम)

(ii) लघु वपा (Lesser omentum लेसर ओमेन्टम)

महा वपा (Greater omentum) आमाशय की निचली सीमा से एक पल्ला [या एप्रन (Apron)] के समान लहवांत्र (Small intestine) के सामने लटकी रहती है जिसका पश्च क्षेत्र अनुप्रस्थ वृहदांत्र (Transverse colon) में होता है।

लघु वपा (Lesser omentum) यकृत (Liver) की निचली सीमा से लेकर आमाशय (Stomach) के लघुवक्र (Lesser curvature) तक खिंची रहती है अर्थात् इन दोनों के बीच लगी रहती है।

आंत्र-योजनी (Mesentery - मेसन्टरि)

यह उदरावरण की एक परत (Fold) है जो उदर की पश्च दिवाल से लहवांत्र (Small intestine) तथा स्थिरक (Anchor - ऐन्कर) को परिबद्ध करती है। उदरीय दिवाल से संलग्न अपेक्षाकृत यह छोटा होता है जबकि आंत्रीय भाग (Intestinal part) कई फीट लम्बा होता है ताकि आंत्र-योजनी (Mesentery) पंखाकार रूप में बन सके।

श्रोणीय उदरावरण (Pelvic Peritoneum - पेल्विक पेरिटोनिअम)

श्रोणि (Pelvis) में उदरावरण (Peritoneum) उदर-कोटर के शेष भाग के साथ निरंतर रहता है। यह मलाशय (Rectum) के अग्र क्षेत्र को ढकता है। पुरुषों में यह मूत्राशय (Bladder - ब्लैडर) के पश्च और ऊपरी सतहों पर से आगे बढ़ता है जो उदर की अग्र सतहों के साथ मिल जाता है। महिला में मूत्राशय में पहुँचने से पहले यह (श्रोणीय-उदरावरण) मलाशय से होकर गर्भाशय (Uterus) की पिछली और अगली सतहों के ऊपर से बढ़ता है। मलाशय से होकर गर्भाशय के बीच थैली को डॉग्लस की मलाशय-गर्भाशय थैली (Recto-uterine pouch of Douglas) कहते हैं। महिला में गर्भाशय (या डिम्बवाही) नलियों (Uterine or fallopian tubes - यूटरिन या फलोपिअन ट्यूबस) के चारों ओर झिल्ली आच्छादित रहती है। इन नलियों का एक मुख (Opening) उदरावरण कोटर (Peritoneal cavity) में खुलता है जहाँ उसकी श्लेष्मल झिल्ली (Mucous membrane) सीधे उदरावरण के साथ मिलती है। इसी के कारण डिम्बें (Ova ओव, इसका एकवचन Ovum ओवम है।) डिम्बग्रन्थि (या अंडाशय-Ovary) में जाने के लिए समर्थ होता है जो उदरावरण कोटर के अंदर गर्भाशय (Uterus-यूटरस) में होता है। पुरुष में उदरावरण पूर्णत: एक बंद थैली के रूप में होता है।

उदरावरण के कार्य (Functions of Peritoneum)

उदरावरण के मुख्य 6 कार्य निम्नलिखित हैं -

(1) उदरावरण एक सीरमी झिल्ली (Serous membrane)

होती है जो चिकना अस्तर (Smooth lining) बनाती है। चिकनापन के कारण इनके अंग एक दूसरे पर बिना किसी घर्षण के सरकते हैं। (Peritoneum enables abdominal contents or organs to glide over each other without friction.)

(2) उदर-अंगों के लिए यह अंशत: या पूर्णत: एक आवरण का निर्माण करता है। (It forms partially or fully a covering for the abdominal organs.)

(3) यह बंधनों (या अस्थिबंधों) तथा आंत्र-योजनियों का निर्माण करता है जिससे अंगों को उनकी स्थितियों में रखने में सहायता मिलती है। (It makes ligaments and mesenteries which help in maintaining the positions of organs.)

(4) यह उदर को कीटाणुओं के आक्रमण से रक्षा करता है तो संक्रमण को फैलने से भी रोकता है। (It protects the abdomen from the attack and infection of bacteria. It also prevents from expanding the infection.)

वपा (Omentum) उदर-कोटर में चलती है तथा किसी क्षेत्र में सूजन (Inflammation) होने से उस क्षेत्र को यह ढक लेती है। इसके कारण अन्य क्षेत्रों में यह फैल नहीं पाती है। तीव्र या गम्भीर उण्डुक पुच्छशोथ (Appendicitis-अपेन्डिसाइटिस) में इसे देखा जा सकता है। इसमें उण्डुकपुच्छ (Appendix) को चारों ओर से पूर्णत: वपा ढक लेती है। वपा की सुरक्षात्मक गतिशीलता (Protective mobility of Omentum) के कारण इसे उदरीय आरक्षक (Abdominal police man) भी कहा जाता है। शैशवकाल तथा बाल्यावस्था में यह छोटा तथा अल्पविकसित होता है, अत: इसमें उण्डुक पुच्छशोथ (अपेन्डिसाइटिस) होना खतरनाक सिद्ध हो सकता है।

(5) वपा और आंत्रयोजनी में पर्याप्त मात्रा में वसा (फैट) रहता है, अत: ये वसा-भण्डार के रूप में कार्य करता है तथा शरीर में इसकी आपूर्ति होती है। (Omenta and mesentery contain sufficient amount of fat and hence they become fat-stores for the body and supply fats to the organs.)

(6) उदरावरण में अधिक परिमाण में द्रव को अवशोषित करने (या चूसने) की शक्ति होती है। (Peritoneum has the power to absorb sufficient or large amount of fluids.)

उदरावरणीय अपोहन या विलगन (Peritoneal Dialysis - डाइऐलिसिस)

उदरावरण एक झिल्ली (Membrane) है जिससे होकर कुछ विद्युत अपघट्य (Electrolytes) तथा सरल पदार्थों को अन्य से रक्त में अदला-बदली (Exchange) की जा सकती है। जैसे-यदि एक उपयुक्त ग्लूकोस-विद्युत-अपघट्य घोल (Glucose-electrolyte solution) को उदरावरण कोटर (Peritoneal cavity) में अंदर ले जाया जाता है तो इसकी शक्ति रक्त के बराबर हो जाती है। अर्थात् यूरिया (Urea) रक्त से होकर अपोहन द्रव (Dialysis fluid) में जायेगा जिसकी कमी होती है। द्रव को तब उदरीय कोटर से निकाला जाता है तो इससे रक्त-यूरिया (Blood urea) की कमी होने लगती है। अत: इस प्रकार की क्रिया-प्रणाली (Procedure) का उपयोग वृक्कीय असफलता (अर्थात् वृक्क के कार्य में बाधा) के इलाज में किया जाता है। वृक्कीय असफलता (Renal failure) को मूत्र-रक्तदोष (Uraemia-यूरेमिआ) कहा जाता है जो एक रोग है।

रोग-विषयक टिप्पणी (Clinical Notes)

पाचन अंगों में कुछ सामान्य रोगों का जन्म होता है जिसके कारण संक्रमण (Infection) या सूजन (Inflammation) या किसी प्रकार की व्यतिक्रम (Disorder) होता है। यहाँ कुछ सामान्य रोगों (Common diseases) का उल्लेख किया जा रहा है जो इस प्रकार हैं-

(1) आंत्रशोथ या एन्टराइटिस (Enteritis) - इसमें लघ्वांत्र या वृहदांत्र (Small or large intestine) में सूजन होती है जिसका सम्बंध प्राय: गम्भीर जठर-शोथ (Acute gastritis - अक्यूट गैस्ट्रॉइटिस) के साथ होता है। इस रोग के होने के अनेक कारणों में एक मुख्य कारण संक्रमण (Infection) है। शिशुओं (Infants) में अतिसार (Diarrhoea-दस्त) तथा निर्जलीकरण (या व्युदकन) के साथ वमन (Vomiting with dehydration), निम्न रक्त-चाप (Low blood pressure) तथा प्रचण्ड प्रणिपात (Severe prostration) होता हैं। इसके इलाज के लिए प्रतिजैविकी (Antibiotics), विद्युत-अपघट्य सहित सही द्रव की अंत:शिरीय सुई (Intravenous injection of appropriate injection containing electrolytes) तब तक दी जाती हैं जब तक कि वमन

(या उल्टी) होना बंद नहीं हो जाता। इंसमें तनु दूध (Diluted milk), जल और दही का पानी (Water and whey) भी रोगी को दिया जा सकता है। वयस्कों में जठरांत्रशोथ (Gastro-enteritis) प्राय: होता है जिसका मुख्य कारण आहार-विषायण (Food poisoning) है, विशेषकर साल्मोनेला के संक्रमण (Salmonella infection) से। [साल्मेनेला (Salmonella)-दूषित आहार की विषाक्तता से सम्बद्ध अनेक कीटाणुओं का जन्म होता है जिनके वंश को साल्मोनेला कहा जाता है।]

(2) **आंत्र या उदर शूल (Colic - कोलिक)** - यह शूल जठरांत्र का एक रोग है जिसमें आंतरालिक (Intermittents pain) या रुक-रुककर दर्द होता है। इसके कारण खोखला अंत्र (Hollow viscera) की पेशीय दिवालों का तीव्र संकुचन होना है। जठरांत्र शूल (Gastro-intestinal colic) अत्यधिक गम्भीर हो सकता है यदि इसे समय पर पहचान करके उसका सही इलाज नहीं होता। इसमें रोगी अत्यधिक बेचैनी (Restless) का अनुभव करता है तथा अत्यधिक दर्द से छटपटाता (Rolling about in pain) रहता है। वह सदमा (Shock) और प्रणिपात (Prostration) से पीड़ित होता है, उसकी पुतलियाँ (Pupils of eyes) दर्द से फैलती हैं, वह चिंतित रहता है तथा भयभीत (Frightened) होता है। दर्द से राहत के लिए अवसादक दवा (Sedative medicine) दी जाती है तथा उदर (Abdomen) की सेकाई (Heating) भी इसमें राहत पहुँचाती है।

(3) **वृहदांत्र-शोथ (Colitis कोलाइटिस)** - इसमें वृहदांत्र (Colon) में सूजन आती है। इसका एक मुख्य प्रकार है -व्रणीय वृहदांत्र-शोथ (Ulcerative colitis अल्सेरेटिव कलाइटिस) जिसमें वृहदांत्र में व्रणों (या फोड़े) की उत्पत्ति (Ulceration) तथा वृहदांत्र का प्रसारण (Dilation of colon) होता है। इसके मार्ग में बदबूदार जलीय मल होता है जिसमें रक्त और श्लेष्मा (Watery offensive stoll containing blood and mucus) भी होता है। इसमें रोगी अत्यधिक रुग्न (Extremely ill) होता है और यदि उसका उचित इलाज नहीं होता तो वह वर्षों तक कमजोर (या अक्षम) रहता है।

श्रोणीय शल्य क्रिया (Ileostomy इलिओस्टोमि)- वृहदांत्र-शोथ के स्थायी इलाज के लिए श्रोणीय क्षेत्र में शल्य-क्रिया की जाती है। इसमें लघ्वांत्र-क्षुदांत्र (Small intestine ileum) के अंतिम छोर (Terminal end) में एक मुख (या छिद्र) बनाया जाता है जो कृत्रिम मलद्वार (Artificial anus) के रूप में कार्य करता है। रोगी की विशेष देखभाल करने की आवश्यकता होती है तथा इस शल्य-क्रिया के संबंध में उसे विशेष जानकारी दी जानी चाहिए ताकि वह इसके साथ शारीरिक और मानसिक रूप में अपने को समायोजित कर सके। एक रोगी को यह जानना चाहिए कि यदि कोई अत्यधिक द्रव का वहि-वहि (Excessive liquid efflux-फ्लक्स) होता है तो उसे इसकी सूचना किसी के माध्यम से चिकित्सक को देनी चाहिए क्योंकि इसमें और विद्युत-अपघट्य (Fluid and electrolyte) की क्षति को तत्काल रोकनी चाहिए।

वृहदांत्रीय मुख-विन्यास (Colostomy कोलोस्टोमि) - यह भी वृहदांत्र की एक शल्य क्रिया है जिसमें वृहदांत्र (Colon) और उदरीय दिवाल (Abdominal wall) के बीच एक मुख (Opening) बनाया जाता है जिससे मल (Faeces) को मलाशय में जाने के पहले बाहर निकाला जाता है। यह अस्थायी भी होता है जिसे बाद में बंद कर दिया जाता है, या यह स्थायी भी होता है जो मलाशय के उच्छेदन (Excision एक्सिजन of rectum) के बाद कृत्रिम मलद्वार के रूप में कार्य करता है।

(4) **पर्युदर्या (या उदरावरण) शोथ (Peritonitis पेरिटॅनाइटिस)**- इस रोग में पर्युदर्या या उदरावरण (Peritoneum) में सूजन (Inflammation) हो जाती है जो सामान्यीकृत (Generalized) या स्थानीय (Local) होती है। गम्भीर सामान्य पर्युदर्या-शोथ (Peritonitis) के कारण खोखला अंत्र (या आंत) (Hollow viscera) या उण्डुकपुच्छ (Appendix) या पित्ताशय (Gallbladder) में से किसी एक में छिद्रण (या वेधन-perforation पर्फरेशन) होता है। ऐसा होने से उदर (Abdomen) में तीव्र दर्द होता है, उदर का सख्त फुलाव (Rigid distended abdomen) होता है, सदमा (Shock) होता है तथा नब्ज-स्पंद तेजी से परन्तु बहुत कमजोर होता है (Rapid thready pulse) जिसका बहुत कठिनाई से अनुभव किया जा सकता है, साँस भी हल्की चलती है (Shallow breathing), वमन (Vomiting) तथा हिचकी (Hiccup-हिकप) दुखदायी होती है। इसके इलाज के लिए प्रतिजैविकी दवा

(Antibiotics), रक्त आधान (Blood transfusion), आक्सीजन देना (Oxygen administration) तथा शल्य-क्रिया (Surgical operation) का उपयोग किया जाता है।

(5) **असाइट्स या जलोदर (Ascites)**- हृदय या यकृत (Heart or liver) की कार्य असमर्थता (या खराबी) के कारण उदरावरण के कोटर (Peritoneal cavity) में द्रव का संग्रह हो जाता है जिसे जलोदर (Ascites-असाइट्स) कहा जाता है। इसके इलाज के लिए कोटर से द्रव को निकालने की व्यवस्था (सुई डालकर) की जाती है और इसके साथ ही दवा का भी उपयोग होता है।

पाचन के सहायक अंग (Accessory ऐक्सेसरि Organs ऑर्गन of Digestion डाइजेशन)

यकृत (Liver), पित्तीय-तंत्र (Biliary system - बिल्यरि सिस्टम) तथा अग्न्याशय (Pancreas) को पाचन के सहायक अंग कहे जाते हैं। इनका वर्णन निम्नलिखित है-

यकृत (Liver लिवर)

शरीर की सबसे बड़ी ग्रन्थि (Largest gland) को यकृत (Liver) कहा जाता है। यकृत को शरीर का सर्वाधिक वृहत अंग (Organ) भी कहते हैं। इसका वजन (या भार) 1.0 किलोग्राम (kg.) से लेकर 2.5 कि.ग्रा. (kg.) [अर्थात् 2.2 से लेकर 5.5 पॉण्ड (lb.)] होता है। पुरुषों में महिलाओं की अपेक्षा यह अधिक भारी होता है। यह एक फानाकार अंग (Wedge-shaped वेजशेप्ड organ) होता है जो मध्यच्छद (Diaphragm) के ठीक नीचे तथा उदर-कोटर के ऊपरी भाग की दाहिनी ओर स्थित रहता है।

यकृत में दो मुख्य पिण्डक (Lobes) - दायाँ और बायाँ पिण्डक (Right and left lobes) तथा चार सतहें-ऊपरी, निचली, अग्र तथा पश्च सतहें (Superior, inferior, anterior and posterior surfaces) होती हैं। इनका वर्णन (Description) इस प्रकार है -

पिण्डक (Lobes लोब)

प्रत्येक यकृत (Liver) में दो पिण्डक-एक दाहिनी ओर तथा एक बायीं ओर रहता है। दाहिना पिण्डक (Right lobe) बायाँ पिण्डक (Left lobe) से अधिक वृहत (Larger) होता है। इन दो पिण्डकों के बीच अग्रसतह पर दात्राकार (या हँसियाकार) अस्थिबंध (Facliform ligament फैल्सिफॉर्म लिगामेंट) होता है। निचली तथा पश्च सतहों पर अस्थिबंध पुंज स्कंध पेशी (Ligamenta teres लिगामेंटा टिरेस) तथा शिराओं का पुंज (Venosum वेनोसम) होता है। दाहिना पिण्डक की सतह के नीचे (Under-surface) पुन: दो उपभागों-चौकोर पिण्डक (Quadrate lobe क्वाड्रेट लोब) तथा पुच्छिल पिण्डक (Caudate lobe कॉडेट लोब) में विभाजित हो जाती है।

यकृत की सतहें (Surfaces of the Liver)

ऊपरी सतह (Superior surface) - यकृत की ऊपरी सतह मध्यच्छद (Diaphragm) की अधोसतह (Under surface) के साथ सम्पर्क में रहती है। मध्यच्छद और यकृत के बीच सम्भाव्य स्थानों (Potential spaces) को अधोमध्यच्छद स्थान (Subphrenic spaces) कहा जाता है।

निचली सतह (Inferior space) - यकृत की निचली सतह का संबंध अन्य उदरीय आंत या अंत्र (Abdominal viscera) से रहता है जिसमें वृक्क (Kidney) तथा वृहदांत्र की दाहिनी (यकृती) आनति (Right hepatic flexure of the colon) दायीं तरफ तथा आमाशय के बुघ्न (Fundus of the stomach) बायीं तरफ होते हैं।

अग्र सतह (Anterior surface) - यकृत की अग्र सतह दाहिनी निम्न पर्शुका (Right lower ribs) तथा पर्शुकी-उपास्थियों (Costal cartilages) से मध्यच्छद के किनारा द्वारा पृथक होती है। सतह की मध्य रेखा अग्र उदर-दिवाल से सम्बद्ध रहती है।

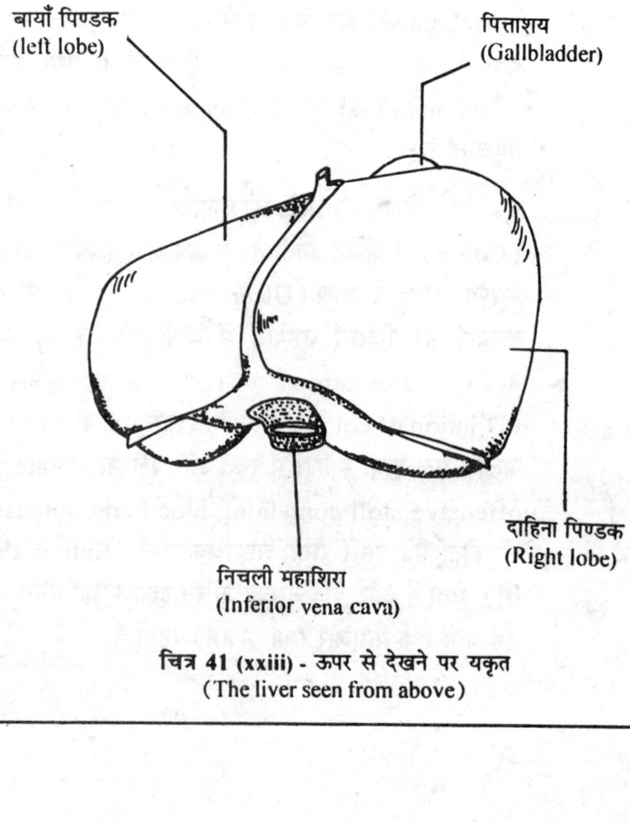

चित्र 41 (xxiii) - ऊपर से देखने पर यकृत
(The liver seen from above)

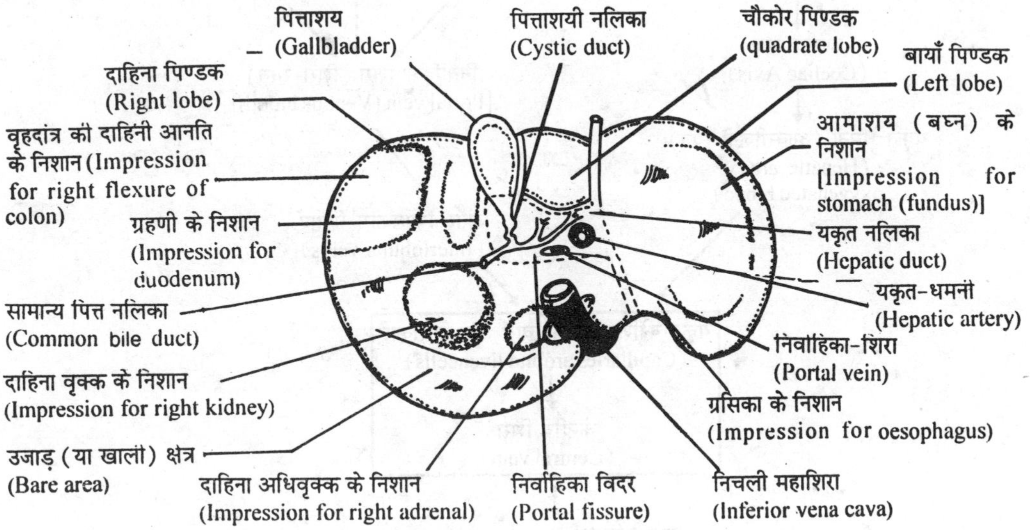

चित्र 41(xxiv) - यकृत की सतह के नीचे (Under surface of the liver)

पश्च सतह (Posterior surface)- यह सतह मेरुदण्ड (Vertebral column) को मध्य रेखा में आर-पार करती है तथा महाधमनी (Aorta) से भी सम्बद्ध रहती है। इसके अतिरिक्त यह सतह निचली महाशिरा (Inferior vena cava) तथा ग्रसिका के निचला छोर (Lower end of oesophagus) के साथ भी सम्बद्ध रहती है।

निचली सतह के केन्द्र (Centre) चौकोर पिण्डक (Quadrate lobe) तथा पुच्छिल पिण्डक (Caudate lobe) के बीच नाभिका (Hilum-हाइलम) रहती है जिसे "यकृत द्वार" या पोर्टा हिपैटिस (Porta hepatis-पोर्टा हिपैटिस) कहा जाता है। यकृत में प्रवेश करने तथा बाहर निकलने वाली सभी वाहिकाएँ (Vessels) तथा तंत्रिकाएँ (Nerves) इसी यकृत-द्वार का उपयोग करती हैं। इसका अपवाद है - यकृती-शिरा (Hepatic vein-हिपैटिक वेन)।

दाहिना पिण्डक के अधोसतह (Under surface of right lobe) के साथ पित्ताशय (Gallbladder-गॉलब्लैडर) संलग्न रहता है। देखें चित्र 41(xxiii) तथा 41(xxiv)।

यकृत में रक्त-आपूर्ति (Blood Supply in Liver)

यकृत में रक्त की आपूर्ति के दो माध्यम (या स्रोत) हैं -

(i) **यकृती धमनी (Hepatic artery - हिपैटिक आर्टरी)** - यह धमनी उदरीय महाधमनी (Abdominal aorta) से उदरीय अक्ष (Coeliac axis) की एक शाखा है जो यकृत-कोशिकाओं (Liver cells) को आक्सीजनी रक्त की आपूर्ति करती है। यह शाखा रक्त का पाँचवाँ भाग (अर्थात् 20%) यकृत में पहुँचाती है। इस रक्त में आक्सीजन की संतृप्तता (Saturation) - 95 से लेकर 100 प्रतिशत होती है।

(ii) **निर्वाहिका शिरा (Portal vein - पोर्टल वेन)** - यह शिरा रक्त का 80% भाग यकृत में पहुँचाती है। इस शिरा (Vein) का निर्माण प्लीहा-शिरा (Splenic vein) द्वारा होता है। इस रक्त में ऑक्सीजन की संतृप्ति (Saturation of O_2) कम रहती है (70%), परन्तु यह पोषण से सम्पन्न (Rich in nutrients) होता है। यहाँ रक्त आमाशय (Stomach) तथा आंत्रों (Intestines) से पहुँचता है।

यकृत से रक्त निचली महाशिरा (Inferior vena cava) में यकृत-शिरा (Hepatic vein) द्वारा भेजी जाती है। इन शिराओं में कोई कपाट (Valve) नहीं होता है।

यकृत एक अत्यधिक संवहनी अंग (Extreme vascular organ) होता है जिसका 20% आयतन रक्त का होता है। संवहनी होने के कारण यकृत (Liver) का किसी प्रकार का चीर-फाड़ करना या कटना या किसी प्रकार की क्षति पहुँचना (Laceration - लैसरेशन विदारण) अत्यधिक खतरनाक होता है और इसके कारण अत्यधिक रक्तश्राव (या प्रफ्यूज हेमरिज-Profuse haemorrhage) होता है।

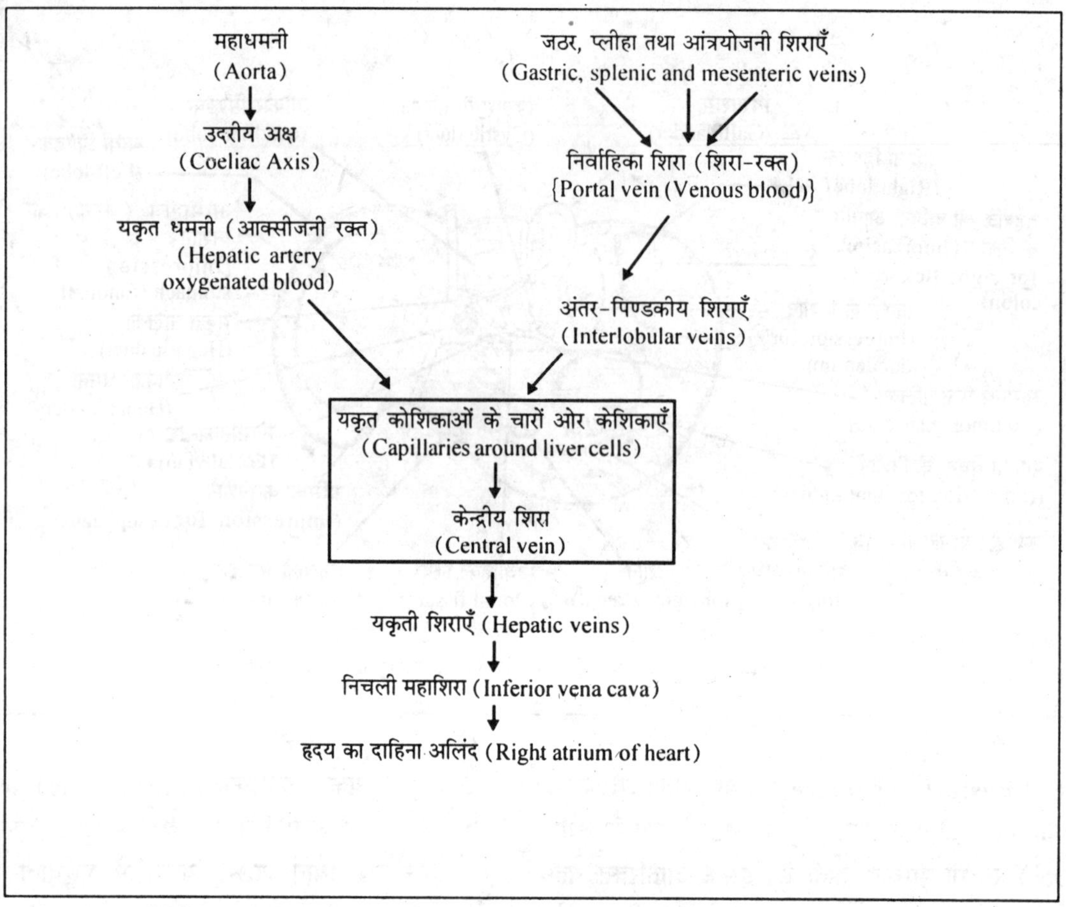

यदि तत्काल चिकित्सा की व्यवस्था नहीं हुई तो इसमें पीड़ित व्यक्ति की जान भी जा सकती है। यकृत में रक्त-आपूर्ति का रेखाचित्र (Figure) निम्नलिखित है -

यकृत की संरचना (Structure of the Liver)

यकृत (Liver) की रचना अनेक षटकोणीय गोलिकाओं (Hexagonal globules - हेक्सैग्नल ग्लॉब्यूल्स) द्वारा होती है। प्रत्येक गोलिका (Globule) का व्यास (Diameter) लगभग 1 मि.मी. (mm) होता है। यकृत-शिरा (Hepatic vein) की एक लघु शाखा प्रत्येक गोलिका के केन्द्र से होकर फैलती (या प्रसारित होती) है। यकृत की कोशिकाएँ (Liver cells) पट्टिकाओं (Plates) या परतों (Sheets) में रहती हैं। इसकी एक कोशिका केन्द्रीय शिरा के चारों ओर मोटी होती है। कोशिकाओं की पट्टियाँ यकृत के सम्पूर्ण क्षेत्र में अनियमित आश्चर्यजनक व्यवस्था में रहती हैं जिसमें शिरानालाभें (Sinusoids - साइनसॉइड्स) होते हैं। ये शिरानालाभ अपूर्ण दिवालों के साथ रक्त-वाहिकाएँ (Blood vessels with incomplete walls) होती हैं जिनके आकार अनियमित होते हैं तथा केशिकाओं (Capillaries) से अधिक चौड़े (Wider) होते हैं। वे उपकला (Epithelium) तथा कुफर की कोशिकाओं (Kupffer's cells) द्वारा स्तरित रहते हैं जो भक्षकाणु (Phagocytes-फैगसाइट्स) होते हैं। ये भक्षकाणु रक्त से कीटाणुओं (Bacteria) तथा कोशिकामय मलवा (Cellular debris) को हटाते हैं।

प्रत्येक गोलिका (Globule) की परिधि (या बाहरी सतह) के इधर-उधर यकृत-धमनी (Hepatic artery) की शाखाएँ-निर्वाहिका शिरा (Hepatic vein) तथा यकृती पित्त की नलिकाएँ (Hepatic bile ducts) होती हैं जो गोलिकाओं के बीच से निकलती (जाती) हैं तथा शिरानालाभों (Sinusoids) में प्रवेश करती हैं। इस प्रकार शिरानालाभें यकृत-धमनी (Hepatic artery) से आक्सीजनी रक्त प्राप्त करते हैं तथा निर्वाहिका शिरा (Portal vein) से पोषण युक्त रक्त प्राप्त करते हैं। शिरानालाभें (Sinusoids) रक्त को केन्द्रीय शिरा (Central vein) में भेजते हैं जो निकट की गोलिकाओं से शिराओं में सम्मिलित होते हैं तथा अंतर-पिण्डकीय शिराओं (Interlobular viens) का निर्माण करते हैं जो रक्त को यकृत से निकालकर निचली महाशिरा (Inferior vena cava) में पहुँचाते हैं।

यकृत कोशिकाएँ (Hepatic cells) बहुतलीय (Polyhedral

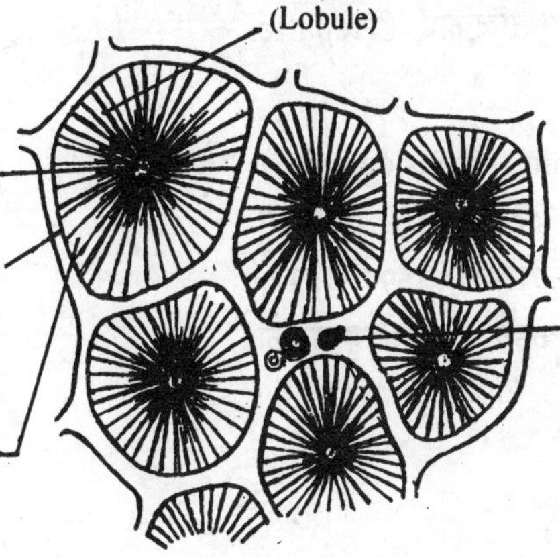

चित्र 41(xxv) - गोलिकाएँ तथा प्रत्येक गोलिका के केन्द्र से विकिरणी व्यवस्था का प्रदर्शन करते हुए यकृत
(Liver showing liver to bules and radial arrangement of the cells from the centre of each lobule)

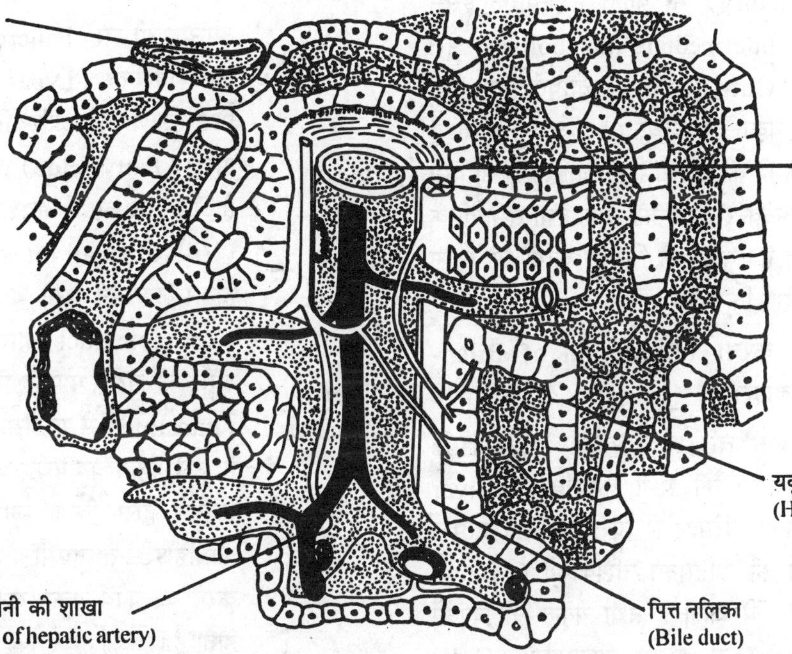

चित्र 41(xxvi) - यकृत कोशिकाओं की पट्टिकाएँ तथा शिरानालाभों को प्रदर्शित करती हुई यकृत-गोलिकाएँ
(Liver lobules showing the plates of liver cells and sinusoids)

पॉलिहेड्रल-बहुभुजा) होती हैं जिनकी अनेक चयापचयी क्रियाएँ (Metabolic activities) निष्पादित होती हैं। प्रत्येक कोशिका (Cell) की दो सतहें होती हैं जो शिरानालाभों (Sinusoids) के सामने रहती हैं तथा इनकी अनेक सतहें अन्य कोशिकाओं के साथ सम्पर्क में रहती हैं। जैसे ही रक्त (Blood) शिरानालाभों में से जाता है, वैसे ही यकृत की कोशिकाएँ उसके अवशोषित पोषणों (Nutrients) को परिवहन (Circulation) से अलग कर देती हैं। यकृत की कोशिकाओं द्वारा पित्त (Bile- बाइल) का श्राव होता है तथा वह अतिलघु पित्त नलिकाओं (Minute bile conaliculi-कनैलिक्यूलि - इसका एकवचन Canaliculus-कनैलिक्युलस है।) में चला जाता है। ये पित्त-नलिकाएँ कोशिकाओं की दिवालों में होती हैं। पित्त की नलिकाएँ मिलकर अंत:पिण्डिकीय अतिलघु नलिकाओं (Intralobular ductules-इन्ट्रालोब्यूलर डक्ट्यूल्स) का निर्माण करती हैं और ये सभी पुनः संयुक्त होकर दाहिनी और बायीं यकृत-नलिकाएँ (Hepatic ducts) बन जाती हैं।

यकृत में एक पतली रेशेदार संपुटिका (Thin fibrous capsule) होती है जिसे ग्लिसन की संपुटिका (Glisson's capsuls)- [फ्रांसिस ग्लिसन Francis glisson एक अंग्रेज शरीर-विज्ञानी, 1597-1677, था जिसने इस सम्पुटिका की खोज की थी)] कहते हैं। इस सम्पुटिका को लगभग पूर्णत: उदरावरण (Peritoneum) आच्छादित करती हैं। देखें चित्र 41(xxv) तथा 41(xxvi).

यकृत के कार्य (Functions of Liver)

यकृत विविध प्रकार के कार्यों को निष्पादित करता है। यह पित्त (Bile) का श्राव करता है तथा इसके अतिरिक्त शरीर (Body) में चयापचय (Metabolism) क्रिया में भी सक्रिय भूमिका निभाता है। विशेषकर आहार और रक्त पर इसकी क्रिया होती है। यकृत को सर्वाधिक वृहत रसायन-शाला (Chemical factory) भी कहते हैं क्योंकि इसमें अधिकतर मध्यवर्ती चयापचय (Intermediate metabolism) पूरा होता है, अर्थात् आहार-नली (Gut-गट) से अवशोषित किये गये पोषकों (Nutrients) को यह (यकृत) संशोधित (Modify) करता है तथा अन्य स्थानों में संग्रहित पोषकों को ऊतकों (Tissues) में उपयोग के लिए उपयुक्त बनाता है। यह अनेक रसायनों का संग्रह तथा रासायनिक क्रियाओं का निष्पादन भी करता है। यकृत के विविध कार्यों को निम्न शीर्षकों (Headings) में उल्लेख किया जा सकता है -

(1) पित्त का श्राव करना (Secretion of Bile - सिक्रीशन ऑफ बाइल)

पित्त का श्राव एक बहि:श्रावी कार्य (Exocrine function) है। यकृत की सभी कोशिकाएँ (Liver cells) निरंतर अल्प परिमाण में पित्त (Bile) उत्पन्न करती हैं जो पित्त की अतिसूक्ष्म नलिकाओं (Minute bile canaliculi) में जाता है तथा यकृत-नलिकाओं (Hepatic ducts) से होकर पित्ताशय (Gall-bladder) में संग्रह होता है। पित्ताशय में संग्रहित पित्त का उपयोग पाचन क्रियाओं में सहायता करने में होता है।

(2) ग्लाइकोजेन (एक हाइड्रोकार्बन) का संग्रह करना (Storage of Glycogen)

आहार में जो कार्बोहाइड्रेट लिया जाता है वह पाचक रसों (Digestive juices) द्वारा एकलसैकेराइड अर्थात् शर्करा (Monosaccharide; i.e. glucose) में खण्डित (या विश्लेषित) किया जाता है और इसी रूप में निर्वाहिका शिरा (Portal vein) की शाखाओं (Tributaries) द्वारा उसे अवशोषित किया जाता है और उसे यकृत में भेजा जाता है। यहाँ यह पुनः बहुसैकेराइड, गलाइकोजेन (Polysaccharide, glycogen) में परिवर्तित होता है तथा संग्रहित होता है। जब भी रक्त में ग्लूकोस का स्तर नीचे गिरता है तो इसकी पूर्ति गलाइकोजेन का ग्लूकोस में परिवर्तित होकर होती है। इससे रक्त में प्रति 100 मि.ली. में 80-100 ग्राम ग्लूकोस को बनाने में मदद मिलती है।

यकृत (Liver) एमीना अम्ल (Amino acids) तथा ग्लिसरोल (Glycerol) को भी ग्लूकोस में परिवर्तित करने में सक्षम होता है। परिवर्तन की इस क्रिया को नव ग्लूकोस उत्पत्ति (Gluco-neogenesis ग्लूको-नीओजेनेसिस) कहते हैं।

(3) वसा का चयापचय करना (Metabolism - मेटाबॅलिज्म of Fats फैट्स)

अग्न्याशयी रस (Pancreatic juice) के लाइपेस-[एक जठर-किण्वक (Lypase, a gastric enzyme)] द्वारा पित्त लवणों की उपस्थिति में वसा खण्डित होकर वसीय अम्ल (Fatty acids) तथा ग्लिसरोल में परिवर्तित होता है और इसी रूप में अवशोषित होता है। लघ्वांत्र के अंकुरों (Villi of small intestine) में ये पदार्थ पुनः संयुक्त होकर उदासीन वसा बन जाते हैं तथा वक्षीय नलिका (Thoracic duct) द्वारा रक्त में पहुँचता है जहाँ से वे शरीर के वसा-भण्डार में जाते हैं। यकृत में चाहे आंत्र (Intestine) से या वसा-भण्डार से जो भी वसा पहुँचता है, उसे यकृत चयापचय करता है जिसका उपयोग शरीर के ऊतकों द्वारा किया जाता है। अधिशेष (Excess) कार्बोहाइड्रेट तथा एमीना अम्लों को भी वसा में परिवर्तित करने का कार्य यकृत करत। है जिसका भण्डार में संग्रह होता है।

(4) ऐमीनो अम्ल से "ऐमीनो-समूह का निष्कासन" करना या ऐमीनो अम्ल का विऐमीनीकरण (Deamination of Amino acids डिऐमीनेशन ऑफ ऐमीनो एसिड्स)

प्रोटीन पाचन के अंतिम उत्पादों (End-products) में एक उत्पाद एमीनो अम्ल होता है जो लघ्वांत्र के अंकुरों (Villi of small intestine, villi का एकवचन villus है।) के द्वारा निर्वाहिका परियहन (Portal circulation) में अवशोषित होता हैं। एमीनो अम्ल यकृत से होकर भी जाता है तथा ऊतकों द्वारा उसका उपयोग अपनी वृद्धि के लिए तथा जीर्णोद्धार

(Repair) हेतु किया जाता है। जो भी ऐमिनो अम्ल शेष बचता है, उसका आक्सीकरण होता है तथा शरीर को ऊर्जा (Energy) मिलती है या फिर कार्बोहाइड्रेट तथा वसा में परिवर्तित होता है। तथापि इनका उपयोग होने के पहले उनके "ऐमिनो-समूह का निष्कासन" या विऐमीनीकरण (Deamination) होना आवश्यक होता है।

विऐमीनीकरण (Deamination) में ऐमिनो अम्ल के नाइट्रोजन युक्त पदार्थ (या हिस्सा) को अलग किया जाता है तथा उसको अमोनिया (NH_3) में परिवर्तित किया जाता है। यह अमोनिया कार्बनडाइऑक्साइड (CO_2) के साथ मिलकर यूरिया (Urea) का निर्माण करता है। मूत्र (Urine) में यूरिया मिलकर वृक्कों (Kidneys) द्वारा उत्सर्जित होता है अर्थात् मूत्र में मिलकर यूरिया शरीर से बाहर निकल जाता है।

(5) विटामिनों का संग्रह करना (Storage of Vitamins)

यकृत में वृहत परिमाण में विटामिनों (Vitamins)-A, D तथा B_{12} का संग्रह होता है। दो वर्षों की आयु तक के शिशुओं के लिए विटामिन की कमी को रोकने के लिए यकृत में विटामिन A का संग्रहण पर्याप्त परिमाण में होता है। चार महीने तक के शिशुओं में विटामिन D तथा B_{12} का संग्रहण अपूर्णता को रोकने के लिए होता है। टमाटर (Tomato टॅमाटो), गाजर (Carrot कैरॅट) तथ अन्य सब्जियों (Vegetables वेजिटेबल्स) से प्राप्त कैरोटिन (Carotene) से विटामिन A का संश्लेषण करने (Synthesizing Vit. A) में भी यकृत सक्षम होता है। नेत्रदोष को दूर करने में विटामिन A की अहम भूमिका होती है जबकि विटामिन D अस्थियों की वृद्धि और पोषण के लिए आवश्यक माना जाता है।

(6) लौह तत्व का संग्रह करना (Storage of Iron)

यकृत (Liver) लौह-तत्व का भी संग्रह करता है जो प्रोटीन के यौगिक के रूप में होता है। इस प्रोटीन यौगिक (Protein compound) को फेरीटिन (Ferritin) कहा जाता है। टूटे-फूटे लोहिताणुओं (Red blood cells or RBC) के हीमोग्लोबिन (Haemoglobin) से प्राप्त लौह जो प्लीहा (Spleen) में व्यर्थ रहते हैं या फिर लध्वांत्र (Small intestine) द्वारा अवशोषित लौह का संग्रह यकृत में होता है। इस लौह-भण्डार का पुनः उपयोग हीमोग्लोबिन के निर्माण में होता है।

(7) प्लाविका (प्लैज्मा) प्रोटीन का निर्माण करना (Production of Plasma Proteins)

प्लाविका प्रोटीन (प्लैज्मा प्रोटीन), जैसे- ऐल्बुमिन (Albumin), ग्लोबुलिन (Globulin), फाइब्रिनोजन (Fibrinogen)- का 90-95% भाग का निर्माण यकृत (Liver) करता है। शेष 5-10% भाग गामा ग्लोबुलिन (Gamma globulin) होता जिसका निर्माण लसीकाभ ऊतक (Lymphoid tissue) की प्लाविका कोशिका (Plasma cells) करती हैं।

(8) शरीर के तापक्रम को बनाये रखना (Maintenance of Body Temperature)

यकृत की चयापचय-क्रियाओं (Metabolic functions) से वृहत पैमाने पर ऊर्जा का निर्माण होता है जिसमें ताप उत्पन्न होता है। इस ताप का वितरण शरीर में रक्त-प्रवाह द्वारा होता है। इससे शरीर के सामान्य तापक्रम को बनाये रखने में मदद मिलती है। इस प्रकार यकृत ताप भी उत्पन्न करता है तथा शरीर के तापक्रम को बनाये रखने का भी कार्य करता है।

(9) रक्त-स्कंदन (रक्त का थक्का बनना) के कारकों की उत्पत्ति करना (Production of Blood Clotting ब्लड क्लॉटिंग Factors)

रक्त-स्कंदन (Blood coagulation) में यकृत महत्वपूर्ण भूमिका निभाता है क्योंकि यकृत द्वारा ही स्कंदन क्रिया में शामिल होने वाले अनेक पदार्थों (Substances) का निर्माण होता है। ये पदार्थ हैं - फाइब्रिनोजन (Fibrinogen) कारक (Factor) VII तथा प्रोथ्रॉम्बिन (Prothrombin)। प्रोथ्रॉम्बिन तथा कारक VII, IX, तथा X के निर्माण के लिए विटामिन K की आवश्यकता होती है।

(10) विषाक्तता से रक्षा करना (Detoxication डिटॉक्सिकेशन-अविषाक्तीकरण)

यकृत का एक मुख्य कार्य है-शरीर में विषाक्त (या विषैला) पदार्थों को नष्ट करना या उसका परिष्करण करना (To destroy or modify toxic substances in the body)। अनेक औषधियों तथा मंदकें (Drugs) जो शरीर के अंदर जाते हैं, उन सभी को यकृत (Liver)

अविषाक्त यौगिकों (Nontoxic compounds) में परिवर्तित करता है या उन्हें पूर्णत: नष्ट कर देता है जो उत्सर्जित (पेशाब में मिलकर बाहर) हो जाता है। कुछ अंत:श्राव या हार्मोन (Hormones), जैसे - थायरॉक्सिन (Thyroxine), इस्ट्रोजेन (Oestrogen), ऐल्डोस्टेरोन (Aldosterone) को भी यकृत रासायनिक ढंग से परिवर्तित करता है या उसे उत्सर्जन के लिए वृक्कों में भेजता है। परन्तु विषाक्त पदार्थों की जब अधिकता होती है (जैसे अत्यधिक अल्कोहल या मदिरा का सेवन करना) तो इससे यकृत की क्षति होती है जिससे शरीर में अनेक रोगों का जन्म हो सकता है।

पित्त-क्षेत्र (Biliary Tract बिल्यरि ट्रैक्ट)

यकृत के उत्सर्जन-तंत्र (Excretory apparatus) को पित्त-क्षेत्र (Biliary tract) कहा जाता है। इसमें निम्नलिखित अंगों (Organs) को शामिल किया जाता है -

(i) सामूहिक यकृत नलिका (Common hepatic duct कॉमन हिपैटिक डक्ट)

(ii) पित्ताशय (Gallbladder गॉलब्लैडर)

(iii) पित्ताशयी नलिका (Cystic duct सिस्टिक डक्ट)

(iv) सामूहिक पित्त नलिका (Common bile duct कॉमन बाइल डक्ट)

सामूहिक यकृत नलिका (Common Hepatic Duct) - का निर्माण दाहिने और बायीं यकृत-नलिकाओं के मिलन-स्थान (Junction) द्वारा होता है। इस मिलन स्थान पर की नलिका द्वारा यकृत (liver) के दायें और बायें पिण्डकों (Lobes) से पित्त (Bile) का निष्कासन होता है। यह नलिका यकृत निर्वाहिका (Porta hepatis पोर्टा हिपैटिस) से नीचे की ओर लगभग 3 से.मी. (cm) जाती है जहाँ यह पित्ताशयी नलिका द्वारा एक न्यून कोण पर पित्ताशय (Gallbladder) से मिलती है। यह पुन: नीचे की ओर यकृत धमनी (Hepatic artery) तथा निर्वाहिका शिरा (Portal vein) से निकटतम सम्बद्ध रहती है और सामूहिक पित्त नलिका (Common bile duct) के नाम से जानी जाती है। यह ग्रहणी (Duodenum) के प्रथम भाग के पीछे से निकलती है और तब अग्न्याशय (Pancreas) के सिर में लग जाती है। यह ग्रहणी (Duodenum) में एक लघु अंकुरक (Papilla पैपिला) पर प्रवेश करती है जिसे वेटर की कलशिका (Ampulla of Vater - ऐम्पला ऑफ वेटर) कहते हैं यहाँ इसे अग्नाशयी नलिका (Panreatic duct) द्वारा संयुक्त किया जाता है। देखें चित्र 41(xxvii).

पित्ताशय (Gallbladder गॉलब्लैडर)

पित्ताशय (Gallbaldder) नाशपाती (Pear पेअर-एक फल) के आकार की एक थैली (Sac-सैक) है जिसकी क्षमता लगभग 60 मि. ली. (ml) होती है। यह यकृत के दाहिना पिण्डक (Lobe) की अधोसतह (Undersurface) से सम्बद्ध रहता है। थैली के गोलाकार छोर को बुघ्न (Fundus-फन्डस) कहते हैं जो यकृत की निचली सीमा के नीचे से बाहर निकला रहता है (या प्रक्षपित होता है)। इसकी लम्बाई 8 से लेकर 10 सें.मी. (cm) होती है। पित्ताशय तीन भागों- बुघ्न (Fundus), पिण्ड (Body) तथा ग्रीवा (Neck)-में रहता है। यह पेशीय झिल्लीमय अंग है जो यकृत की सतह के नीचे की खात में स्थित होता है।

पित्ताशय (Gallbladder) में तीन (3) परतें (Coats) होती हैं —

(1) एक बाहरी उदरावरण की परत (One outer peritoneal coat)

यह परत यकृत को आच्छादित रखने वाली उदरवरण (Peritoneum) के साथ निरंतर होती है जो पित्ताशय को अधोसतह पर स्थिति (In position) रखती है।

(2) एक मध्य पेशीय ऊतक-परत (A middle muscular tissue coat)

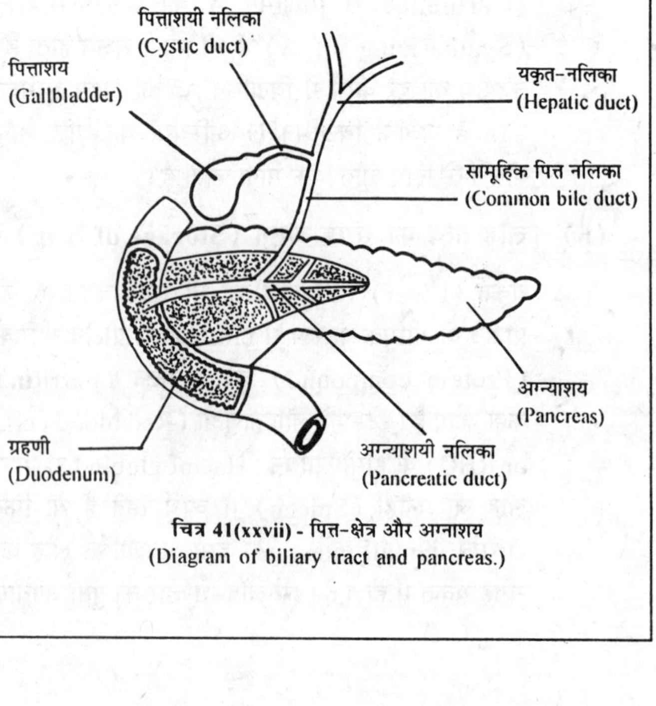

चित्र 41(xxvii) - पित्त-क्षेत्र और अग्नाशय
(Diagram of biliary tract and pancreas.)

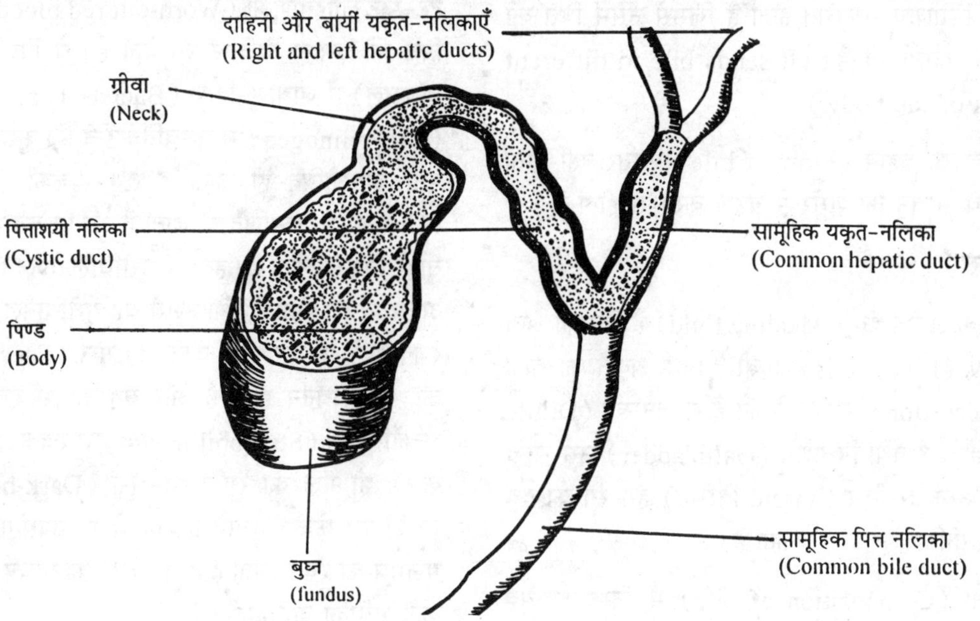

चित्र 41(xxviii) पित्ताशय की संरचना (Structure of gallbladder)

यह परत संकुचित (Contract) होती है जिसके कारण पित्ताशय अपनी अंतर्वस्तुओं (Contents) को बाहर सामूहिक पित्त-नलिका (Common bile duct) में भेजने में समर्थ होता है।

(3) श्लेष्मा-झिल्ली की एक आंतरिक परत (An inner coat of mucous membrane)

यह परत उपकला-कोशिकाओं (Epithelia cells) की होती है जो श्लेष्मा (mucus) का श्राव करती है। श्लेष्मा-झिल्ली अत्यधिक संवहनी (Vascular - वैस्क्यूलर) होती है तथा वलियों (या झुर्रियों - Rugae इसका एकवचन Ruga है) में इसे डाली (या फेंकी) जाती है।

पित्ताशय की ग्रीवा (Neck) पित्ताशयी नलिका (Cystic duct) के साथ निरंतर रहती है। ग्रीवा और पित्ताशयी नलिका को श्लेष्मा-झिल्ली (Mucous membrane) स्तरित करती है। ग्रीवा और पित्ताशयी नलिका (Neck and cystic duct) तिर्यक परतों में आगे बढ़ती है एवं एक सर्पिल कपाट (Spiral valve स्पाइरल वैल्व) के रूप में हो जाती है। पित्ताशयी नलिका लगभग 4 सें.मी. (cm) लम्बी होती है जो आगे बढ़कर यकृत नलिका (Hepatic duct) में मिलकर सामूहिक पित्त नलिका (Common bile duct) का निर्माण करती है जो ग्रहणी में पित्त को भेजती है। देखें चित्र 41(xxvii) तथा 41(xxviii)।

पित्ताशय के कार्य (Functions of Gallbladder)

पित्ताशय के कार्यों को निम्न प्रकार से उल्लेख किया जा सकता है -

(i) यह पित्त के संग्रहण (या भण्डारण) के लिए एक हौज (या कुण्ड) के रूप में कार्य करता है। (It works as a reservoir for storing the bile.) - यकृत द्वारा श्रावित पित्त पित्ताशय में आता है एवं संग्रह होता है। प्रति दिन यकृत 600 से लेकर 1000 मि.ली. (ml) तक पित्त (Bile) का श्राव करता है। पित्ताशय की ग्राह्य क्षमता 60 मि.ली. है। अत: पित्ताशय में पहुँचे पित्तीय पदार्थों का अवशोषण होती है जो पित्ताशय के श्लेष्मल स्तर द्वारा अवशोषित होते हैं तथा पित्त की सांन्द्रता (Concentration) में वृद्धि होता है। इस प्रकार पित्ताशय का दूसरा कार्य है-

(ii) पित्त में उपस्थित अवयवों की सान्द्रता में वृद्धि करना (To increase the concentration of bile constituents.)

(iii) भोज्य-पदार्थ को शरीर में पहुँचने के आधा घंटा के अन्दर ओडी की अवरोधिनी (Sphincter of Oddi, Ruggero Oddi रुगेरो ओडी-19वीं सदी का इटली का चिकित्सक था जिसने सर्वप्रथम सन् 1887 ई. में इस अवरोधिनी का उल्लेख किया था) शिथिल होती है जिसके कारण पित्त (Bile) ग्रहणी में प्रवेश करता है।

इसमें पित्ताशय संकुचित होता है जिससे उसमें पित्त की आपूर्ति करना भी है। (It sends bile to different parts of the body.)

इस प्रकार पित्त का बहाव (Flow of bile) निरंतर नहीं होता बल्कि इसका सम्बंध भोजन का शरीर में ग्रहण करने से होता है।

पित्त (Bile-बाइल)

पित्त (या बाइल) एक क्षारीय द्रव (Alkaline fluid) है जिसका श्राव यकृत की कोशिकाएँ (Liver cells) करती हैं। इसे यकृत का बाह्य श्राव (External secretion) भी कह सकते हैं जो तनु रूप (Dilute form) में उत्पन्न होता है तथा पित्ताशय (Gallbladder) उसे सान्द्र (Concentrate) करके लसीला (Viscid विसिड) हरा रंग का द्रव (Greenish fluid ग्रीनिश फ्लूइड) बनाता है।

पित्त की रचना (Composition of bile) में निम्न अवयव (Components) होते हैं -

(i) जल (Water) - 86%

(ii) पित्त-लवणें (Bile salts) - सोडियम ग्लाइकोकोलेट (Sodium glycocholate) तथा- सोडियम टॉरोकोलेट (Sodium taurocholate)

(iii) पित्त-रंजक (Bile pigment - बाइल पिगमेंट)- बिलिरुबिन (Bilirubin)

(vi) कोलेस्ट्राल (Cholesterol)

(v) श्लेष्मा (Mucus - म्यूकस) तथा कुछ अन्य पदार्थ।

पित्त-लवणों (Bile salts) का महत्वपूर्ण कार्य अग्न्याशयी किण्वकों (Pancreatic enzyme) की पाचन-क्रिया में सहायता देना होता है। ये लवण वसा (Fats) तथा वसा में घुलनशील विटामिनों के अवशोषण में (लघ्वांत्र Small intestine से) भी मदद करते हैं। ये लवण पृष्ठ-तनाव (Surface tension) को कम करके वसा को विघटित (Break up) करते हैं या उन्हें लघु बिन्दुकों (Small droplets) में पायस बनाते (Emulsify) हैं। वे वसा को पचाने वाले किण्वकों (Fat-digesting enzymes) को कार्य करने में अधिक दक्ष बनाते हैं तथा उन्हें वसीय अम्लों (Fatty acids) तथा ग्लिसरोल (Glycerol) में परिवर्तित करते हैं जिस रूप में उनका अवशोषन किया जाता है। पित्त-लवण मल (Faeces- फीसीज) में नहीं होता है क्योंकि उसे लघ्वांत्र (Small intestine) से पुन: अवशोषित करके उसे यकृत (Liver) में वापस भेज दिया जाता है।

पित्त-रंजक (Bile pigments), हीमोग्लोबिन (Haemoglobin) के विघटन (या भंजन) से प्राप्त होता हैं। यह हीमोग्लोबिन टूटे-फूटे लोहिताणुओं (Worn-out red blood cells) का होता है जो पित्त को उसका विशिष्ट रंग देता है। ये पित्त-रंजक आंत (Bowel बॉउअल) में जीवाणु-क्रिया (Bacterial action) द्वारा यूरोबिलिनोजन (Uro-bilinogen) में परिवर्तित होते हैं। कुछ यूरोबिलिनोजन रक्त में पुन: अवशोषित हो जाता है तथा वृक्कों (Kidneys) द्वारा मूत्र (Urine) में उत्सर्जित हो जाता है अर्थात् वह मूत्र में मिलकर शरीर से बाहर निकल जाता है। हवा में यूरोबिलिनोजन (एक रंगहीन रंजक) का आक्सीकरण होता है तथा उससे वह यूरोबिनिल (Urobilin-एक पीला रंजक) में परिवर्तित हो जाता है। मल (Faeces) में यूरोबिलिनोजन का भी परिवर्तन होता है और वह आक्सीकृत (Oxidized) होकर स्टर्कोबिलिन (Stercobilin- एक भूरा रंजक) में बदल जाता है। इसके कारण ही मल का रंग गहरा-भूरा (Dark-brown) होता है। पित्त रंजकों का केवल उत्सर्जन कार्य में ही उपयोग होता है जिसके कारण मलमूत्र को रंग मिलता है। इन रंजकों का पाचन कार्य (Digestive) में कोई भूमिका नहीं होती।

यदि पित्त के उत्सर्जन (Excretion of the bile) में किसी प्रकार की बाधा होती है तो पित्त के रंजक (Pigments) रक्त में जमा होते हैं जिसके कारण त्वचा (Skin) तथा श्लेष्मल झिल्लीयों का रंग पीला हो जाता है जिसे हम लोग पीलिया (Jaundice - जॉन्डिस) या पांडुरोग कहते हैं। इसी प्रकार वे मूत्र (Urine) में भी दिखाई पड़ते हैं जिसका रंग गहरा भूरा हो जाता है। मल (Faeces) में पित्त-रंजकों की अनुपस्थिति के कारण उसका रंग हल्का मटियार (Pale clay) हो जाता है जबकि पित्त-लवणों की अनुपस्थिति (Absence of bile salts) से मल (Stool स्टूल या faeces फीसीज) में अत्यधिक बदबूदार (या दुर्गन्ध) वसा आ जाता है जिससे उत्सर्जन मल बदबूदार होता है।

अग्न्याशय (Pancreas - पैन्क्रिअस)

अग्न्याशय (पैन्क्रिअस) एक गुच्छित (Racemose रेसमोस) और संयुक्त ग्रन्थि (Compound gland) है जिसके दोनों कार्य-बहि:श्राव (Exocrine-एक्सोक्राइन) तथा अंत:श्राव (Endocrine-एन्डोक्राइन) - होते हैं। इसका बहि:श्रावी कार्य है - पाचक किण्वकों का श्राव करना (To secrete the digestive enzymes) तथा अंत:श्रावी कार्य है -दो हार्मोनों (Two hormones)-(i) इन्सुलिन (Insulin) या मधुसुदनी तथा (ii) ग्लूकाजोन (Glucagon)को श्रावित करना।

अग्न्याशय एक धूसर-सा गुलाबी ग्रन्थि (Greyish-pink gland) है जो पश्च उदरीय दिवाल के आर-पार अनुप्रस्थ रूप में (Tranversely across the posterior abdominal wall) प्रथम तथा द्वितीय कटि-कशेरुका (Ist and 2nd lumbar vertebrae) के तल (Level) पर आमाशय (Stomach) के पीछे स्थित होता है।

अग्न्याशय (Pancreas) में तीन भाग (Parts) होते हैं - सिर (Head), पिण्ड (Body) तथा पुच्छ (Tail)। अग्न्याशय का सिर अत्यधिक चौड़ा भाग (Broadest part) होता है जो उदरीय कोटर (Abdominal cavity) के दाहिने ग्रहणी (Duodenum) के वक्र (Curve) में रहता है तथा वास्तव में इसे घेरता है।

पिण्ड (Body) अग्न्याशय का मुख्य भाग (Main part) होता है जो आमाशय के पीछे तथा प्रथम कटि-कशेरुका (Ist Lumbar vertebra) के सामने रहता है।

पुच्छ (Tail) अग्न्याशय का एक संकीर्ण भाग (Narrow part) होता है जो प्लीहा (Spleen) की जठर-सतह (Gastric surface) के साथ सम्पर्क में रहता हैं।

अग्न्याशय की संरचना (Structure of Pancreas)

अग्न्याशय में अनेक पिण्डिकाएँ (Lobules लॉब्यूल्स) होती हैं जो एक कोमल और ढीला संयोजी ऊतक (Fine and loose connective tissue) पर अवलम्बित होती हैं। प्रत्येक पिण्डिका (Lobule) में श्रावी गुच्छ-कोष्ठिकाएँ (Secretory acini सिक्रीटरि एसिनाई, Acini का एकवचन Acinus - एसिनस है।) होती हैं जिन पर स्तम्भाकार उपकला (Columnar epithelium - कॅलमनर एपिथीलियम) का अस्तर रहता है। पिण्डिका (Lobule) से लघु नलिकाएँ (Small ducts) निकलती हैं जो संयुक्त होकर वृहत नलिकाएँ बनाती हुई मुख्य अग्न्याशयी नलिका (Main pacreatic duct) में मिलती हैं। यह नलिका अग्न्याशय के केन्द्र के दायें से बायें तक तथा सिर में प्रसारित रहती है जो सामूहिक पित्त नलिका (Common bile duct) के अंतिम छोर (Termination) में मिलती है तथा वेटर की कलशिका (Ampulla of Vater) पर ग्रहणी (Duodenum) में प्रवेश करती है।

अग्न्याशय की गुच्छकोष्ठिकीय कोशिकाओं (Acinar ऐसिनर cells) के बीच सन्निहित कोशिकाओं के गुच्छे रहते हैं जिनकी प्रकृति (Character) और रूप रंग (Appearance) श्रावी उपकला (Secretory epithelium) से भिन्न होता है। इन कोशिकाओं के गुच्छे को लैंगरहैंस की द्वीपिका (Islets आइलिट of Langerhans) कहते हैं जो रक्त में सीधे इन्सुलिन (Insulin) तथा ग्लूकाजोन (Glucagon)-नाम के दो अंत:श्रावों या हार्मोनों को भेजते हैं।

अग्न्याशय के कार्य (Functions of Pancreas)

अग्न्याशय के मुख्यत: दो प्रकार के कार्य (Maily two functions) हैं -

(1) बहि:श्रावी कार्य (**Exocrine function एक्सोक्राइन फंक्शन**)

(2) अंत:श्रावी कार्य (**Endocrine function एन्डोक्राइन फंक्शन**)

(1) बहि:श्रावी कार्य (Exocrine Function एक्सोक्राइन फंक्शन)

अग्न्याशय की गुच्छकोष्ठिकीय कोशिकाएँ (Aciner एसिनर cells) पाचक किण्वकों (Digestive enzymes) का श्राव निष्क्रिय (Inactive) रूप में करती हैं जो अग्न्याशयी रस (Pancreactive juice) तथा लध्वांत्र (Small intestine) में जाने से सक्रिय हो जाते

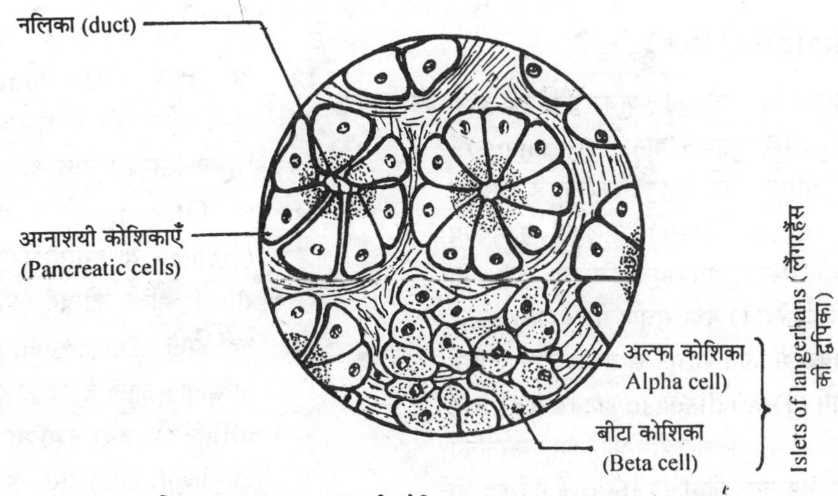

चित्र 41(xxix) - अग्न्याशयी कोशिका (Diagram of panereatic cells)

हैं। जब अन्नाम्ल (Chyme) ग्रहणी (Duodenum) में प्रवेश करता है तो इसके कारण सिक्रीटिन (Secretin) तथा कोलीसिस्टो काइनाइन (Cholecystokinin) का श्राव होता है जो रक्त में मिलकर अग्न्याशय (Pancreas) में पहुँचता है। यह अग्न्याशय में श्राव को उत्तेजित करता है जिसके कारण वृहत पैमाने पर द्रव का श्राव होता है। इस श्राव में सोडियम बाईकार्बोनेट (Sodium bicarbonate) तथा पाचक किण्वक (Digestive enzymes) -

(i) ऐमिलेस (Amylase)

(ii) लाइपेस (Lipase)

(iii) ट्रिप्सिनोजन (Trypsinogen)

(iv) काइमोट्रिप्सिनोजन (Chymotrypsinogen)

होते हैं। अग्न्याशयी रस (Pancreative juice) अग्न्याशयी नलिका (Duct) द्वारा पित्ताशय द्वारा मुक्त पित्त (Bile released from gallbladder) के साथ वेटर के अंकुरक (Vater's ampulla) पर ग्रहणी (Duodenum) में पहुँचता है।

(2) अंत:श्रावी कार्य (Endocrine Function)

अग्न्याशय का अंत:श्रावी कार्य है - इन्सुलिन (Insulin) तथा ग्लूकागॉन (Glucagon) हार्मोनों का श्राव करना। इन्सुलिन हार्मोन कार्बोहाइड्रेट (Carbohydrates), वसा (Fats) तथा प्रोटीन (Protein) के चयापचयी क्रिया में वृद्धि करने से होता है। इस क्रिया को ग्लाइकोजेन-उत्पत्ति या ग्लाइकोजेनोलिसिस (Glycogenolysis) कहते हैं। ग्लूकाजोन का कार्य वसा को खंडित करना तथा अन्य कार्य भी होते हैं। ग्लूकाजोन को "वसा का भंजक" या लिपोलिटिक (Lipolytic) भी कहा जाता है और भंजन की क्रिया को लिपोलिसिस (Lipolysis) कहते हैं।

रोगजनक टिप्पणी (Clinical Notes)

यकृत (Liver) को कुछ कारणों से, जैसे-टूटे पर्शुका द्वारा छेद होना (By penetrating broken rib), घायल होना (By injury)- हानि पहुँच सकती है। इसमें अधिक रक्त बाहर निकलना है जिसका क्षेत्र (या स्थान) फोड़ा (Abscess ऐब्सिस), जलपुटी कृमिकोष (Hydatid cyst-हाइडैटिड सिस्ट), विषाक्त विकार (Toxic degeneration - टॉक्सिक डिजेनरेशन) तथा सूत्रण रोग (Cirrhosis - सिरोसिस) हो सकता है। यकृत में क्षति पहुँचने से यकृत कार्य बाधित होते हैं जिसके कारण हृदय-रोग (Heart disease हार्ट डिजीज) तथा कैंसर (Cancer) हो सकता है। इसमें तत्काल रोग का निदान करने की आवश्यकता होती है, अन्यथा यह जान लेवा (Life risk) सिद्ध हो सकता है।

पित्ताशय (Gallbladder) में संक्रमण (Infection) हो सकता है। इस संक्रमण के कारण पित्ताशय-शोथ या कोलीसिस्टाइटिस (Cholecystitis) होता है। यह संक्रमण आंत्र (Intestine), यकृत (Liver) या रक्त-प्रवाह (Bloodstream) से होता है।

पित्ताशय में पित्त-अश्मरी (Gallstones) का निर्माण हो सकता है और जब यह सामूहिक पित्त-नलिका (Common bile duct) या यकृत-नलिका (Hepatic duct) को बाधित करता है तो यकृत (Liver) से पित्त नहीं निकलता है तो उसमें तीव्र दर्द (Severe pain) होता है जिसे पित्तीय उदर-शूल (Biliary colic बिल्यरि कॉलिक) कहा जाता है। इसमें पीलिया (Jaundice - जॉन्डिस) नामक रोग भी हो सकता है।

पीलिया (Jaundice) होने के तीन कारणों में से कोई एक कारण हो सकता है -

(i) अत्यधिक पित्त रंजक (Excess bile pigment) उत्पन्न होना जैसा कि अत्यधिक रक्तक्षीणता [या हीमोलिटिक लोहिताणु-अपक्षयी रक्तक्षीणता अनीमिया (Haemolytic anaemia)] में होता है।

(ii) पित्त का उत्सर्जन करने या रूपान्तरित करने की यकृत-कोशिकाओं (Liver cells) की असमर्थता जैसा कि संक्रमणशील यकृत-कोशिकाओं (Infective hepatitis हेपटाइटिस) में देखने को मिलता है तथा

(iii) पित्त-अश्मरी (Gallstone) द्वारा सामूहिक पित्त नलिका (Common bile duct) में अवरोधन (Obstruction)।

अग्न्याशय **(Pancreas)** से सम्बद्ध रोग भी हो सकते हैं। जैसे-

(1) अग्न्याशय-शोथ (Pancreatitis पैन्क्रिएटाइटिस)- इसमें अग्न्याशय में सूजन (Inflammation) होती है जिसका सम्बंध पित्त-क्षेत्र में व्यतिक्रम (Disorder in the bilary tract) से होता है। इसकी अवस्था तीव्र (Acute) या स्थायी (Chronic) हो सकती है। इस रोग में व्यक्ति को दर्द (Pain) होता है, भोजन में रूचि नहीं होती (Distaste in food), मिचली (Nausea - नॉसिआ) आती है, उल्टी या वमन होता है (Vomiting वोमिटिंग) तथा व्यक्ति को कमजोर कर देता है। अग्न्याशयी अपर्याप्तता के कारण मधुमेह या डायबीटिज (Diabetes) की भी संभावना होती है।

(2) अग्न्याशय में कैंसर या कर्कटार्बुद (Cancer of pancreas कैंसर ऑफ पैन्क्रिअस)- अग्न्याशय में कैंसर होने से पीलिया रोग (Jaundice), पाचन की असमर्थता के साथ मधुमेह या डायबीटीज या स्टीटोरिया (Failure of digestion with diabetes or steatorrhoea) हो सकता है। इस स्थिति में शल्य-क्रिया कठिन होती है, परन्तु अग्न्याशक का पूर्ण स्थानान्तरण संभव हो सकता है। स्थानान्तरण की क्रिया को पैन्क्रिआटेक्टॉमि या अग्न्याशय-प्रतिरोपन (Pancreatectomy पैन्क्रिएटेक्टोमि) कहते हैं। इस रोग में रोगी के वजन में कमी आती है, वसा का मूत्र में उत्सर्जन अधिक (Increase in the excretion of fat in stools) होता है, रक्तक्षीणता (Anaemia) होती है। इसके इलाज के लिए मुँह से अग्न्याशयी पाचक-किण्वकों (Pancreatic digestive enzymes) को ग्रहण किया जाता है।

***

12. चयापचय और पोषण (METABOLISM AND NUTRITION)

चयापचय का अर्थ (Meaning of Metabolism)

मानव शरीर में बहुसंख्य क्रियाओं का निष्पादन होता रहता है जिसके लिए ऊर्जा (Energy एनर्जी) की आवश्यकता होती है। कोशिकाओं और ऊतकों (Cells and tissues) की वृद्धि और जीर्णोद्धार (Growth and repair) के लिए भी ऊर्जा की आवश्यकता होती है। इस ऊर्जा (Energy) की प्राप्ति आहार के अंतर्ग्रहण (Ingestion of food) से होती है। जिसका पहले पाचन होता (Digestion) है फिर उसका अवशोषण (Absorption) होता है और अंत में चयापचय (Metabolize) होता है।

अत: चयापचय (Metabolism मेटाबॉलिज्म) रासायनिक अभिक्रियाओं (Chemical reactions) का योग है जो सम्पूर्ण शरीर में घटित होती है। चयापचय में दो मुख्य क्रियाएँ (या प्रक्रियाएँ-Processes) होती हैं, वे हैं-

(i) अपचय (**Catabolism कैटाबॉलिज्म**): यह वृहद अणुओं (Large molecules मॉल्क्यूल्स) को लघु इकाइयों (Smaller) में खण्डित या विश्लेषण (Breaking down) करने की क्रिया है जिसमें ऊर्जा और ताप (Energy and heat) मुक्त होता (या मिलता) है।

(ii) उपचय (**Anabolism ऐनाबॉलिज्म**): यह नये यौगिकों (Compounds) का संश्लेषण करने या निर्माण करने (Synthesizing or building) की क्रिया है जिसमें ऊर्जा का उपभोग (या व्यय) होता है।

इस प्रकार प्रथम (अपचय) क्रिया में ऊर्जा की प्राप्ति भोजन से होती है तथा दूसरी क्रिया (उपचय) में ऊर्जा की खपत (या खर्च) निर्माण में होती हैं और इन दोनों की संयुक्त क्रिया को चयापचय कहते हैं। (In first process there is release of energy by breaking down the large molecules into small units be catabolism whilst in second process in anabolism this energy in consumed or spent on making new compounds. The combination of these two processes is termed as metabolism.)

एक व्यक्ति (स्वस्थ वयस्क) में अपचय (Catabolism) तथा उपचय (Anabolism) की क्रियाओं के बीच संतुलन की स्थिति रहती है अर्थात् ऊर्जा की उपज (Production) और खपत (Used consumption) में समानता होती है। इस संतुलन (या समानता) को ऊर्जा-संतुलन (Energy balance) कहा जाता है। दोनों क्रियाएँ निरंतर तथा साथ-साथ (या समकालिक) होती हैं जिसमें नियमित रसायनिक अभिक्रियाओं की शृंखला होती है। रोग या भूखमरी में अपचय (Catabolism) का आधिपत्य (या अधिकता) होता है जबकि रोग से ठीक होने की स्थिति में या वृद्धि में उपचय (Anabolism) की प्रधानता होती है।

शरीर के मुख्य पोषक (Principal Nutrients of the Body)

शरीर के मुख्य पोषक (Principal nutrients न्यूट्रिएन्ट) निम्नलिखित हैं-

कार्बोहाइड्रेट (Carbohydrates), वसा (Fats) तथा प्रोटीन (Protein)।

पाचन की प्रक्रिया (Process of digestion) में:

(i) कार्बोहाइड्रेट का रूपान्तरण (या परिवर्तन) ग्लूकोस में होता है।
(Carbohydrates is converted into glucose.)

(ii) वसा का रूपान्तरण वसीय अम्ल और ग्लिसरॉल में होता है।
(There is conversion of fats into fatty acids and glycerol.)

(iii) प्रोटीन का परिवर्तन एमीना-अम्ल में होता है।
(Proteins are converted into amino acids.)

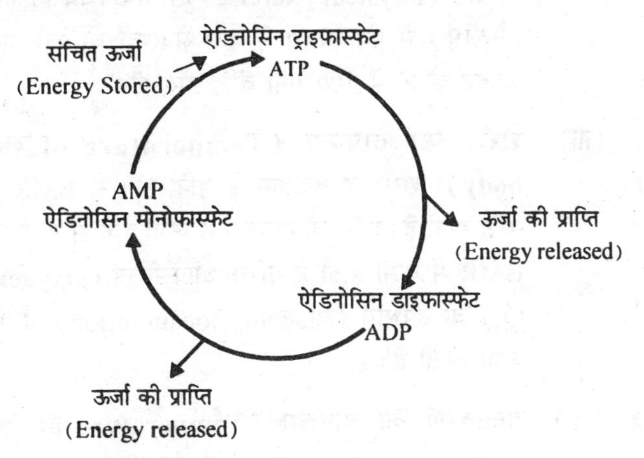

चित्र 42 (i) - ऊर्जा-चक्र (Energy cycle)

इनके अणु (Molecules) शरीर के ऊतक की कोशिकाओं (Cells of body tissues) में प्रवेश करते हैं। इन कोशिकाओं (Cells) के अंदर रासायनिक अभिक्रियाएँ (Chemical reactions) होती हैं जिसमें ऑक्सीजन के साथ किण्वकों (Enzymes) की क्रिया होती है तथा ऊर्जा (Energy) उत्पन्न होती है। पोषकों (Nutrients) के ऑक्सीकरण से जो ऊर्जा उत्पन्न होती है, उसका उपयोग प्रबल ऊर्जा यौगिक-ऐडिनोसिन ट्राइफॉस्फेट (Adenosine triphosphate ATP) के निर्माण में होता है। इसका संश्लेषण (Synthesize) होता है तथा वह कोशिका की सूत्रकणिका (Mitochondria माइटोकोन्ड्रिआ में संचित (या संग्रहित) होती है। इस प्रकार ऊर्जा का संचय होता है। कोशिकीय चयापचय (Cellular metabolism) में उपयोग करने के लिए ATP उपलब्ध रहता है।

ऐडिनोसिन ट्राइफॉस्फेट (ATP) के अणु केन्द्रक (Nucleus - न्यूक्लिअस) में तीन फॉस्फेट समूहें सम्बद्ध (या संलग्न) रहते हैं जिनमें से दो प्रबल ऊर्जा बंधनों (High-energy bonds) द्वारा जुड़े रहते हैं। इन दो बंधनों या एक बंधन के विखण्डन (Splitting) द्वारा ATP अपनी ऊर्जा को मुक्त (या उत्पन्न) करता है। प्रथम बंधन (Ist bond) के विखण्डन से जो ऊर्जा उत्पन्न होती है, वह ATP को ADP [(Adenosine diphosphate) ऐडिनोसिन डाइफॉस्फेट] में परिवर्तित करता है। द्वितीय बंधन (2nd bond) के विखण्डन से पुन: ऊर्जा की उत्पत्ति होती है जिससे ADP का अवक्रमण (Degrading) या परिवर्तन AMP (Adenosine monophosphate -ऐडिनोसिन मोनोफॉस्फेट) में होता है।

ऐडिनोसिन डाइ और मोनो फॉस्फेटों (ADP and AMP) का पुन: ट्राइ फॉस्फेट (ATP) में परिवर्तन तेजी से सूत्रकणिका (Mitochondria) द्वारा होता है।

इसमें पोषकों के आक्सीकरण से प्राप्त ऊर्जा का उपयोग होता है। ATP से ADP तथा ADP से AMP का चक्र (Cycle) का निर्माण बार-बार होता है। इस प्रकार ऊर्जा की उत्पत्ति, संचय और अंत में क्षय होता है। देखें चित्र 42 (i).

पोषकों के आक्सीकरण (Oxidation of nutrients) से ऊर्जा और ताप मिलता है। ताप का वितरण सम्पूर्ण शरीर में रक्त-प्रवाह (Blood and stream) द्वारा होता है जिससे शरीर में सामान्य मापक्रम को बनाये रखने में मदद मिलती है। शरीर से अतिरिक्त ताप का अपव्यय त्वचा द्वारा श्वसन (Respiration) तथा मल-मूत्र (Excreta एक्सक्रीटा) द्वारा होता है।

चयापचयी गति (Metabolic Rate, मेटाबॉलिक रेट)

चयापचयी गति वह गति है जिससे ऊर्जा मुक्त होती है या शरीर को ऊर्जा मिलती है। शरीर के लिए ऊर्जा की आवश्यकता का अनुमान लगाने (या आकलन करने) की एक सुविधाजनक विधि है- इसे ताप के रूप में माप करना (To measure the energy in terms of heat)। इस प्रयोजन के लिए ताप की इकाई (Unit) के लिए कैलोरी (Colorie इसे संक्षेप में C लिखा जाता है।) का उपयोग किया जाता है। अत: कैलोरी ताप की वह राशि है जो इकाई मात्रा या आयतन की वस्तु को इकाई अंश (One degree centigrade) तापक्रम बढ़ाने में ताप की आवश्यकता होती है। इसे किलो कैलोरी में भी लिखा जाता है।

आहार के ऊर्जा-मूल्य (Energy value) का प्रमाणीकरण (Standardization) किया जाता है तथा उसे किलो जूल (Kilo joules) में व्यक्त किया जाता है जो इस प्रकार है:

1 ग्राम कार्बोहाइड्रेट	=	4 कैलोरी (C) या 16 किलो जूल (Kilojoules या kJ)
1 ग्राम प्रोटीन	=	4 कैलोरी (C) या 17 किलो जूल (kJ)
1 ग्राम वसा	=	9 कैलोरी (C) या 37 किलो जूल (kJ)

आधारिक चयापचयी गति (Basal metabolic rate बेसल मेटाबॉलिक रेट BMR) आधारिक चयापचयी गति शरीर की ऊर्जा का व्यय होने की वह गति (Rate) है जो आधारिक परिस्थितियों में घटित होता है। ये परिस्थितियाँ हैं:

(i) जब एक व्यक्ति शारीरिक और मानसिक रूप में विश्राम (Rest) की अवस्था में रहता है।

(ii) न्यूनतम बारह (12) घंटे तक भूखा (Hungry) रहता है (या 12 घंटे तक कुछ नहीं खाया है)

इस अवस्था को अवशोषी-उत्तरावस्था (Post-absorptive state) कहते हैं। तथा

(iii) वह गर्म सुखद वातावरण (Warm comfortable environment) में रहता है।

इन परिस्थितियों में शरीर की चयापचयी आवश्यकताएँ (Metabolic needs) न्यूनतम (या निम्नतम् Lowest) होती हैं। ऊर्जा का उपयोग जैविक क्रिया को बनाये रखने के लिए होता है। जैसे-श्वसन (Breathing), हृद्-स्पंद-(Heart beating) शरीर के सामान्य तापक्रम का अनुरक्षण-(Maintenance of normal body temperature)।

आधारिक चयापचयी गति-दर की माप एक निश्चित समय में आक्सीजन का उपयोग करने के परिमाण का आकलन (Estimate) करके होती है। चूँकि व्यक्तियों की अवस्था में अत्यधिक विचलन (Variation) होता है, अत: BMR (Basal metabolic rate) को कैलोरी शरीर-सतह का प्रति वर्गमीटर प्रति घंटा (Calories per square metre of body surface per hour) में व्यक्त किया जाता है। शरीर की सतह के क्षेत्रफल (Area) को व्यक्ति के भार (या वजन) और ऊँचाई (Weight and height) की माप करके निकाला जाता है।

प्रयोगों के आधार पर यह निष्कर्ष निकाला गया है कि पुरुषों में महिलाओं की अपेक्षा आहार को अधिक शीघ्रता से ऑक्सीकरण किया जाता है, अत: पुरुषों में आधारिक चयापचयी गति (BMR) अधिक होता है। जैसे पुरुष का अपने 20-29 वर्ष आयु वर्ग (Twenties) में BMR लगभग 40 कैलोरी (C) प्रतिवर्ग मीटर प्रति घंटा होता है जबकि महिला का इसी आयु वर्ग में BMR लगभग 37 कैलोरी (C) प्रतिवर्ग मीटर प्रति घंटा (Per sq. m. per hr) होता है।

चयापचय को प्रभावित करने वाले कारक (Factors which Influence Metabolism)

शरीर में चयापचय की क्रिया होती है जिसे कुछ कारक (Factors) प्रभावित करते हैं।

ये कारक निम्नलिखित हैं:

(i) **आयु (Age):** बच्चों में वयस्कों की अपेक्षा चयापचयी गति-दर अधिक होता है जिसका कारण बच्चों में कोशिकीय क्रियाशीलन (Cellular activity) और शारीरिक मानसिक विकास (Physical-mental growth) अधिक तेजी से होना है। आयु के बढ़ने से BMR में कमी आती है।

(ii) **व्यायाम (Exercise):** व्यायाम (या कसरत) के लिए ऊर्जा (Energy) की आवश्यकता होती है। शारीरिक व्यायाम (Physical exercise) से चयापचय के गति (BMR) में एक समय में कुछ सेकण्डों के लिए एक व्यक्ति के Z में 100 गुनी वृद्धि होती है।

(iii) **शरीर का तापक्रम (Temperature of the body):** शरीर के तापक्रम में वृद्धि होने से BMR में वृद्धि होती है। शरीर के तापक्रम में कमी होने से न केवल BMR में कमी होती है बल्कि आक्सीजन (Oxygen-O_2) के उपभोग (या खपत-Consumption) में भी कमी आती है।

(iv) **वातावरण का तापक्रम (Temperature of the environment):** उष्ण क्षेत्रीय मौसम (Tropical weather) में रहने वाले लोगों का औसत BMR शीत मौसम (Cold climate) के निवासियों से कम होता है। अर्थात् मौसम के तापक्रम में वृद्धि होने से BMR में कमी होती है।

(v) **अवटु-ग्रन्थि का श्राव (Secretion of thyroid hormone थाइरॉइड हार्मोन):** अवटु-ग्रन्थि का श्राव (या हार्मोन) भी चयापचयी क्रिया में महत्वपूर्ण भूमिका निभाता है। जब अतिरिक हार्मोन का श्राव होता है (जिसे - थाइरोटॉक्सिकोसिस-Thyrotoxicosis- कहा जाता है जो एक रोग-नेत्रोंत्सेधी गलअंड, Exophthalmic goitre- एक्सोफ्थैल्मिक गॉइटर है।) तो इससे BMR में वृद्धि होती है।

जब अवुट-ग्रन्थि के श्राव (हार्मोन) में कमी होती है तो इस स्थिति में BMR मंद हो जाता है।

अवटु-ग्रन्थि के अल्प श्राव की स्थिति को मिक्सिडीमा (Myxoedema) तथा अवटुवामनता (Cretinism क्रेटिनिज्म) कहा जाता है।

(vi) **अनुकंपी तंत्रिका तंत्र का उत्तेजन या उद्दीपन (Stimulation of sympathetic nervous system):** जब व्यक्ति अत्यधिक चिंतित होता है या किसी प्रकार के आतंक (Terror or fright) से पीड़ित होता है तो इस स्थिति में चयापय के गति (BMR) में अस्थायी वृद्धि होती है ताकि शरीर आने वाली आपात्स्थिति का सामना कर सके।

चिंता और आतंक से व्यक्ति का अनुकंपी तंत्रिका तंत्र (Sympathetic and nervous system) उत्तेजित होता है जिससे BMR में वृद्धि होती है।

(vii) **औषधि या स्वापक (Drugs):** किसी नशीला पदार्थ या स्वापक (Intoxicant or narcotic) का सेवन करने से BMR में वृद्धि होती है। जैसे-कैफीन (Caffeine), ऐम्फेटैमीन (Amphetamine-$C_9H_{12}N$ या इनके फास्फेट या सल्फेट)। ऐम्फेटैमीन नासिका-संकुचन दूर करने की एक दवा है।

मनुष्य को कैलोरी (या ताप) की आवश्यकता (Needs of calories to humans): मनुष्य आज के युग में कैलोरी-चेतन (Calories conscious) होता जा रहा है। कैलोरी शरीर के लिए क्यों आवश्यक है? शरीर में कैलोरी की आवश्यकता के कारण निम्नलिखित हैं-

(i) शरीर के भार में कमी को रोकने के लिए (For preventing the weight of body)

(ii) शरीर के तापक्रम को बनाये रखने के लिए (For maintaining the temperature of body)

(iii) सभी कोशिकाओं, ऊतकों, ग्रन्थियों तथा अंगों के कार्यात्मक स्थिति को बनाये रखने के लिए (For providing functional activity of all cells, tissues, glands and organs)

विविध प्रकार के व्यक्तियों को ताप की आवश्यकताओं का एक रूप निम्नलिखित है -

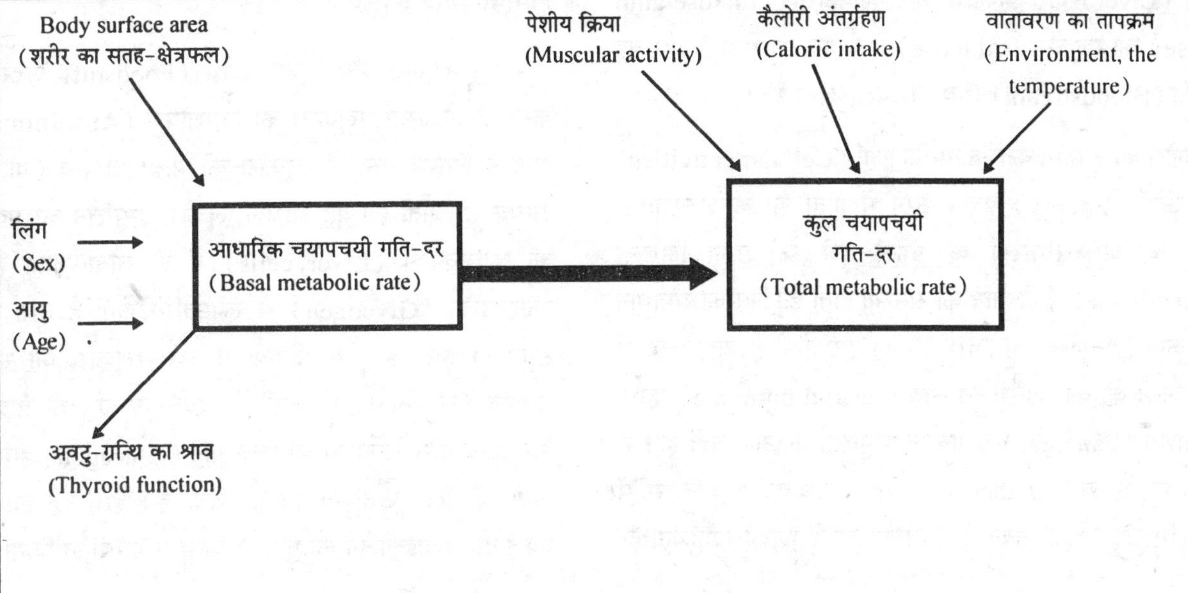

चित्र 42 (**iiA**) आधारिक चयापचयी गति-दर तथा कुल चयापचयी गति-दर के बीच संबंध
(Relationship between basal metabolic rate and total metabolic rate)

1. एक व्यक्ति जो भारी शारीरिक श्रम करता है
   = 14.7 मेगाजूल्स (mJ) या 3,500 कि० कैलोरी (kC)
   (One person who does heavy manual work)
   (mJ= megajoules kC = Kilo calories)
2. एक बैठकर कार्य करने वाला व्यक्ति
   = 10.5 मेगाजूल्स (mJ) या 2,500 कि० कैलोरी (kC)
   (One sedentary worker needs)
3. एक व्यक्ति जो विश्राम की अवस्था में है
   = 07.5 मेगाजूल्स (mJ) या 1,800 कि० कैलोरी (kC)
   (One person at rest requires)
4. एक रोगी जो शैय्या पर होता है
   = 05.0 मेगाजूल्य (mJ) या 1,200 कि० कैलोरी (kC)
   (One patient lying on bed)
5. शिशुओं (Infants) तथा बढ़ते बच्चों-बच्चियों (Growing children) को प्रति किलोग्राम शरीर-भार के अनुपात में वयस्कों (Adults) से अधिक जूल (Joules) की आवश्यकता होती है।

कार्बोहाइड्रेट का चयापचय (Metabolism of Carbohydrate)

आयुर्विज्ञान (Medical science) में स्टार्च और शर्करा (Starch or sugar) का वर्णन करने के लिए कार्बोहाइड्रेट (Carbohydrate) शब्द का उपयोग किया जाता है। स्टार्च और शर्करा यौगिक होते हैं जिनमें कार्बन (Carbon, C), हाइड्रोजन (Hydrogen, H) तथा ऑक्सीजन (Oxygen, O_2) रहते हैं जिसका सूत्र $C_6H_{12}O_6$ होता है।

कार्बोहाइड्रेट का अवशोषण (Absorption) लघवांत्र के अंकुरों (Villi.इसका एकवचन Villus) में ग्लूकोस, फ्रूक्टोस तथा गैलेक्टोस के रूप में होता है। ये शरीर की ऊर्जा के मूल स्रोत (Primary source) हैं। यकृत (Liver) द्वारा फ्रूक्टोस और गैलेक्टोस (Fructose amd galactose) का ग्लूकोस (Glucose) में रूपान्तरण होता है और वह रक्त प्रवाह (Bloodstream) में वापस चला जाता है।

ग्लूकोस का उपयोग कोशिकीय क्रियाओं (Cellular activities) के लिए ऊर्जा (Energy) प्रदान करने में होता है। कोशिकाओं में ग्लूकोस के ऑक्सीकरण के पहले इसे कोशिका-झिल्ली (Cell membrane) में ले जाने की समस्या होती है। जिसका समाधान विसरण क्रिया (Process of Diffusion) द्वारा होती है। यहाँ ग्लूकोस का वहन करने का कार्य इन्सुलिन श्राव (Insulin hormone) करता है। अग्न्याशय (Pancreas) में पर्याप्त इन्सुलिन का श्राव नहीं होने से (जैसाकि मधुमेह रोग-Diabetes mellitus डायबीटीज मेलिटस में देखने को मिलता है) कोशिकाओं में अल्पमात्रा में ग्लूकोस पहुँचता है।

मस्तिष्क की कोशिकाओं के कार्य और जीवन के लिए रक्त में ग्लूकोस की सांद्रता (Concentration) को अपेक्षाकृत स्थिर बनाये रखना आवश्यक होता है। इस सांद्रता के स्तर (100 मि० ली० रक्त में 100 मि० ग्राम शर्करा का होना सामान्य रक्त ग्लूकोस स्तर है।) में कमी होने से केन्द्रीय तंत्रिका-तंत्र (Central nervous system) बाधित होता है। यदि इस कमी को दूर नहीं की जाती है तो इसमें व्यक्ति की चेतना लुप्त हो जाती है (अर्थात् व्यक्ति बेहोश हो जाता है।) और कुछ घंटों में उसकी मृत्यु भी हो सकती है।

रक्त-ग्लूकोस सान्द्रता (Blood and glucose level) को यकृत (Liver) तथा हार्मोन (Hormones) नियमित (या व्यवस्थित) या नियंत्रित करते हैं।

एक व्यक्ति जब भोज्य पदार्थ (Foodstuff फूडस्टफ) ग्रहण करता है तो उसके ग्लूकोस का अवशोषण (Absorption) तेजी से होता है जिससे रक्त में ग्लूकोस की मात्रा सामान्य (या औसत) से अधिक हो जाती है। यह अधिक ग्लूकोस इन्सुलिन की मदद से यकृत की कोशिकाओं (Liver cells) में ले जाया जाता है जहाँ यह ग्लाइकोजेन (Glycogen) में रूपान्तरित होता है तथा संचित (या संग्रहित) होता है। इस प्रक्रिया में रक्त-ग्लूकोस की सान्द्रता पुनः सामान्य (Normal) हो जाती है। रक्त-ग्लूकोस के सांद्रता-स्तर में गिरावट आने से अग्नाशय को ग्लूकागॉन (Glucagon) हार्मोन का श्राव करने के लिए उत्तेजित किया जाता है। इस उत्तेजना के कारण यकृत द्वारा ग्लाइकोजेन को पुनः ग्लूकोस में परिवर्तित किया जाता है जो

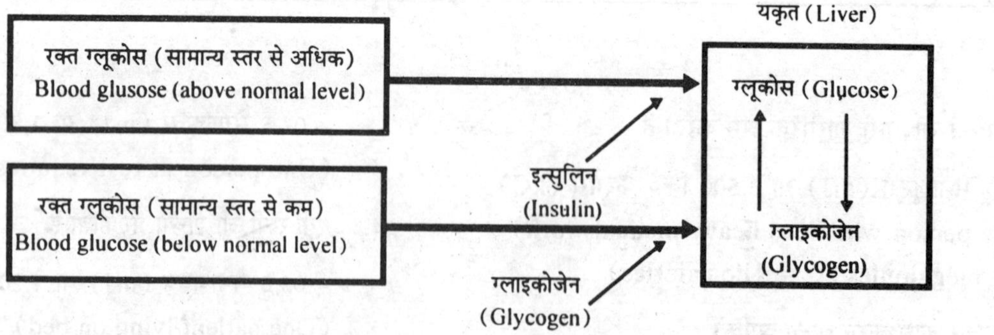

चित्र 42 (ii B)- यकृत तथा हार्मोनों द्वारा रक्त-ग्लूकोस की सान्द्रता का व्यवस्थापन
(Regulation of blood glucose level by liver hormones)

रक्त में जाकर मिल जाता है एवं रक्त ग्लूकोस की सान्द्रता का स्तर पुनः सामान्य हो जाता है देखें चित्र 42 (iii).

कुछ अन्य हार्मोन, जैसे-ऐड्रिनलिन (Adrenalin), ग्लूकोकॉर्टिकॉइड (Glucocorticoid), ACTH (Adrenocorticotrophic hormone ऐड्रिनो-कॉर्टिको-ट्रॉफिक हार्मोन) तथा थायरॉक्सिन (Thyroxine) आदि भी हैं जो ग्लाइकोजेन से ग्लूकोस में परिवर्तित करने की क्रिया में शामिल होते हैं।

ग्लूकोस की नव-उत्पत्ति (Gluconeogenesis ग्लूकोनीओजेनेसिस)

ग्लूकोस का संग्रह मुख्यतः यकृत (Liver) और शरीर की पेशियों (Muscles) में होता है। परन्तु इनके भण्डार (Stores) सीमित होते हैं। भूखमरी (Starvation) के दौरान रक्त-ग्लूकोस की सांद्रता को सामान्य स्तर पर बनाये रखने के लिए प्रोटीन या ग्लिसरॉल को ग्लूकोस में परिवर्तित करने का कार्य यकृत करता है।

ग्लूकोस का अपचय (Catabolism of Glucose कटैबलिज्म ऑफ ग्लूकोस)

ऊर्जा की प्राप्ति (या मुक्ति) के लिए शिराओं (Cells) द्वारा ग्लूकोस का अपचय (Catabolism) दो चरणों (Two stages) में सम्पन्न होता है। पहला चरण-अवायुजीवी (या अनॉक्सीय) चरण (Anaerobic अनेरोबिक stage) जिसे ग्लूकोस-अपक्षय या ग्लाइकोलिसिस (Glycolysis) कहा जाता है जिसमें आक्सीजन की आवश्यकता नहीं होती।

दूसरे चरण को एरोबिक या वायुजीवी चरण (Aerobic ऐरोबिक stage) कहते हैं जिसके लिए आक्सीजन अनिवार्य होता है।

ग्लूकोस-अपक्षय या ग्लाइकोलिसिस (Glycolysis)

कोशिकीय किण्वकों (Cellular enzymes) की एक शृंखला (Series) द्वारा ग्लूकोस का प्रत्येक अणु (Molecule) पाइरूबिक अम्ल (Pyruvic acid) के दो अणुओं में खण्डित होती है जिससे ऊर्जा की अल्प परिमाण मुक्त होता है। यह प्रक्रिया (या क्रिया) विशेषतः उसी स्थिति में महत्वपूर्ण होती है जब आंक्सीजन की आपूर्ति कम होती है। जैसे-कठिन व्यायाम के समय में श्वसन और परिवहन तंत्र (Respiratory and Circulatory systems) पेशी-कोशिका के ग्लूकोस का ऑक्सीकरण करने के लिए पर्याप्त ऑक्सीजन प्रदान करने में सक्षम नहीं होता। तथापि इस क्रिया का केवल उपयोग अत्यधिक सीमित समय के लिए होता है क्योंकि इससे लैक्टिक अम्ल का जमाव (Accumulation of lactic acid) हो जाता है तथा पेशियों पर ऑक्सीजन का कर्ज (Debt) हो जाता है। इस व्यायाम के तत्काल बाद इस कर्ज को चुकाना पड़ता (Repay) हैं। श्वसन उत्तेजन (Respiration stimulation) द्वारा श्वसन की गति में वृद्धि होती है जिससे पर्याप्त आक्सीजन मिलता है जो लैक्टिक अम्ल को पुनः पाइरुविक अम्ल में परिवर्तित करता है। यह या तो CO_2 (कार्बनडाइ ऑक्साइड) में ऑक्सीकृत होता है और जल का उत्सर्जन होता है या फिर ग्लूकोस में पुनः परिवर्तित हो जाता है। देखें चित्र 42 (iii)।

ग्लूकोस का ऑक्सीकरण (Oxidation of Glucose) का चयापचय (Metabolism of Carbohydrate)

जब आक्सीजन की पर्याप्त उपलब्धता होती है तो पाइरूविक अम्ल (Pyruvic acid) उसके साथ अनुक्रिया करके ऐसीटिल सहकिण्वक -A (Acetyl coenzyme-A) का निर्माण करता है। यह

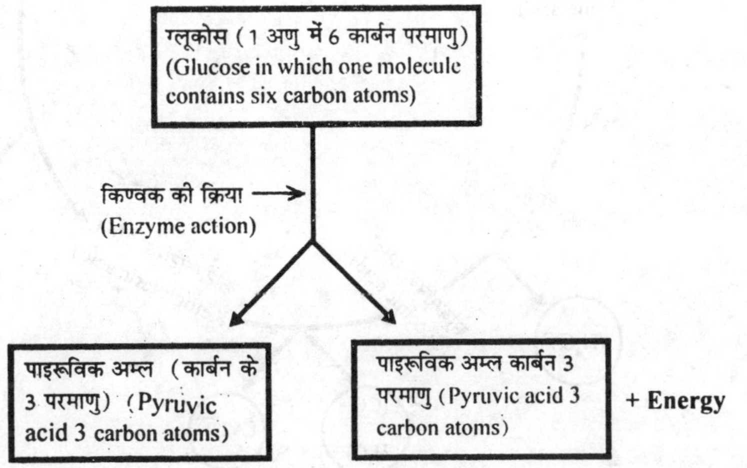

चित्र 42 (iii) - कार्बोहाइड्रेट के चयापचय का प्रथम चरण ग्लाइकोलिसस या ग्लूकोस-अपक्षय या अवायुजीवी प्रक्रिया
(Ist stage of carbohydrate metabolism, i.e. glycolysis or anaerobic process)

(सहकिण्वक A) तब ऑक्सैलोऐसीटिक अम्ल (Oxaloacetic acid) के साथ मिलता है तथा सिट्रिक अम्ल चक्र (Citric acid cycle) में प्रवेश करता है। इस चक्र को क्रेब्स चक्र (Krebs cycle) कहा जाता है। सिट्रिक अम्ल चक्र ग्लूकोस को कार्बन डाइऑक्साइड (CO_2), जल (H_2O) तथा ATP (ऐडिनोसिनट्राइफास्फेट) में पूर्णतः आक्सीकृत करता है।

ग्लूकोस के एक अणु का पाइरूविक अम्ल में परिवर्तन (ग्लाइकोलिसिस या वातनिरपेक्षी क्रिया) होने से ATP के चार अणु उत्पन्न होते हैं जबकि पाइरूविक अम्ल का ऐसिटिल सहकिण्वक (Acetyle coenzyme) A तथा सिट्रिक अम्ल चक्र (Citric acid cycle) में परिवर्तन होने से ATP के 34 अणु अतिरिक्त मिलते हैं। इस प्रकार ग्लूकोस से आक्सीकरण द्वारा अधिकतम परीमाण में ऊर्जा मिलती है। देखें चित्र 42 (iv)

वसा का चयापचय (Metabolism of Fat)

वसा (Fats) का अवशोषण लघ्वांत्र में अंकुरों की पायसिकाओं (Lacteals of the villi in small intestine) में वसीय अम्लों तथा ग्लिसरॉल के रूप में होता है। यहाँ वे उदासीन वसा (Neutral fats) में पुनः संयुक्त होते हैं तथा लसीका वाहिनओं (Lymphatic vessels) द्वारा रक्त प्रवाह में पहुँचाये जाते हैं। वसा एक यौगिक होता है जिसमें कार्बन (C), हाइड्रोजन (H_2) तथा बहुत कम आक्सीजन (O_2) होते हैं। वसा (Fats) कार्बोहाइड्रेट की अपेक्षा अधिक सांद्र

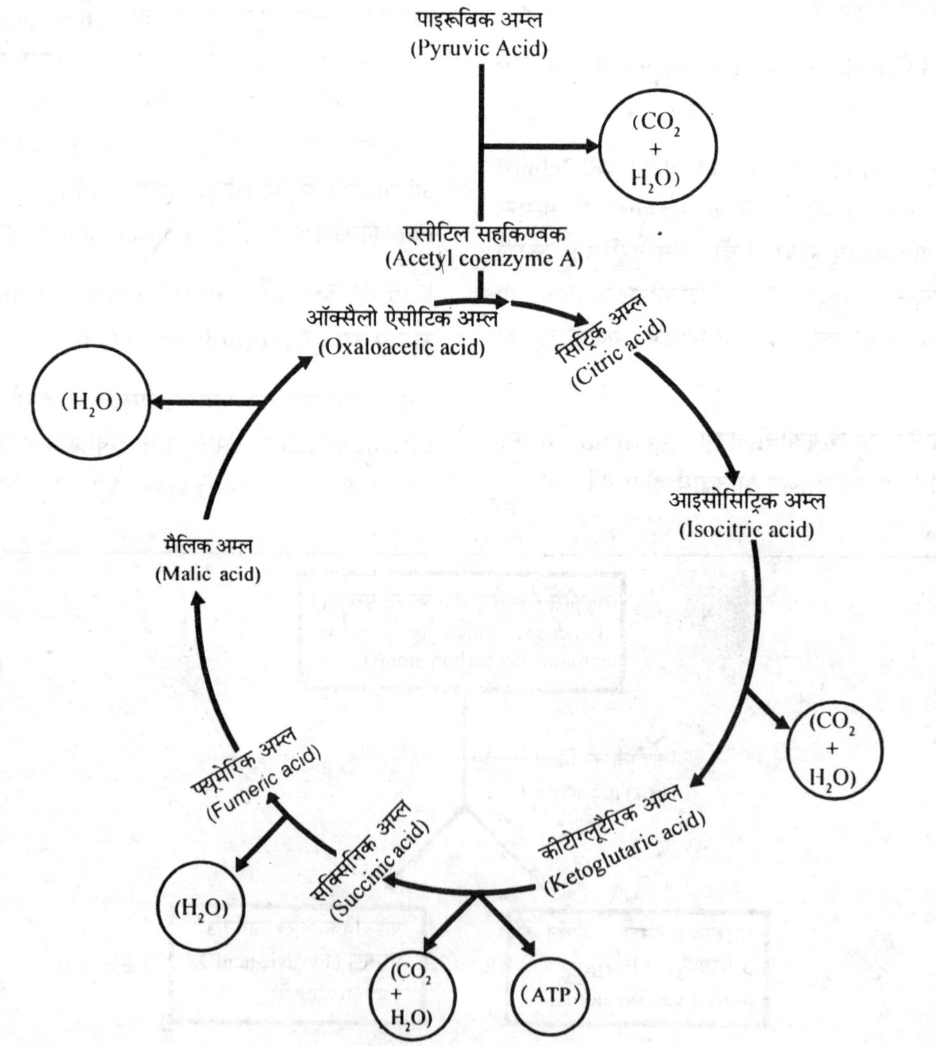

चित्र 42 (iv) - सिट्रिक अम्ल चक्र या क्रेब्स चक्र का सरल रेखाचित्र
(Diagram of citric acid cycle or krebs cycle)

ऊर्जा स्रोत (More concentrated energy source) होता है क्योंकि 1 ग्राम वसा का अपचय (Catabolism) होने से 9 कैलोरी ताप उत्पन्न होता है जबकि 1 ग्राम कार्बोहाइड्रेट के अपचय से केवल 4 कैलोरी (Calories) ताप उत्पन्न होता है।

वसा का अपचय (Catabolism of Fats)

[वसा की उत्पत्ति जीव या वनस्पति (Animal of plant origin) से होती है। पशु वसा डेरी फार्म (Dairy farm-डेरिफार्म), माँस (Meat), तेलहा मछली (Oily fish) तथा मारजरीन (Margarine-वनस्पति वसा) से प्राप्त होता है। भोज्य पदार्थों में वसा के प्रतिशत में भारी अंतर होता है। विकसित देशों के भोज्य पदार्थों में जैसे-U.K. Protein में वसा का प्रतिशत 30 होता है। जबकि अविकसित या विकासशील देशों में इनका प्रतिशत कम होता है। इन देशों में धार्मिक-सांस्कृतिक पारम्परिक प्रथा भी आहार-मूल्य को प्रभावित करती है।]

उदासीन (या निष्क्रिय) वसा का खण्डन यकृत द्वारा ग्लिसरॉल (Glycerol) तथा वसीय अम्लों (Fatty acids) में होता है। ग्लिसरॉल यौगिक में परिवर्तित होता है तथा ग्लूकोस-अपक्षयी (ग्लाइकोलिटिक) मार्ग (Glycolytic pathway) में प्रवेश करता है। वसीय अम्ल ऑक्सीकृत होकर एसीटिल सहकिण्वक (Acetyle coenzyme) A में परिवर्तित होता बशर्ते कि कार्बोहाइड्रेट का चयापचय (Metabolism) हो वह और सिट्रिक अम्ल चक्र (Cycle) में प्रवेश कर सके। कार्बोहाइड्रेट तथा वसा दोनों ही ऑक्सैलोएसीटिक अम्ल के साथ मिलकर सिट्रिक अम्ल चक्र में प्रवेश करते हैं जो कार्बोहाइड्रेट से ही निर्मित होते हैं। इस प्रकार कार्बोहाइड्रेट अपना स्वयं आक्सैलोएसीटिक अम्ल की आपूर्ति करता है जबकि वसा ऐसा नहीं कर पाता। अत: वसा को अपना पूर्ण आक्सीकरण करने में कार्बोहाइड्रेट के उत्पादों का उपयोग करना पड़ता है।

जब कार्बोहाइड्रेट की उपलब्धता नहीं होती है, जैसा कि भूखमरी (Starvation) में देखने को मिलता है, या जब कार्बोहाइड्रेट का चयापचय नहीं होता जैसा कि मधुमेह रोग (Diabetes mellitus-डाइबिटीज मेलिटस) में होता है, तब वसीय अम्लों से एसीटिल सहकिण्वक (Acetyle coenzyme) A के अणु (Molecules) शरीर में संचित होते हैं।

एसिटिल सहकिण्वक A के अणुओं को यकृत की कोशिकाएँ (Liver cells) संघनित (Condensed) कर देती हैं जिससे ऐसीटो ऐसिटिक अम्ल का निर्माण होता है। इनमें से कुछ बीटा-हाइड्रोक्सि ब्यूटिरिक अम्ल (Beta and hydroxybutyric acid) तथा ऐसीटोन (Acetone) में परिवर्तित हो जाते हैं। इन तीनों को सामूहिक रूप में कीटोन पिण्ड (Ketone bodies) या कीटो अम्ल (Keto acid) कहा जाता है। रक्त में कीटोन पदार्थों के संचय या संग्रहण (Accumulation) को कीटोसिस या कीटोन-संचयन (Ketosis) कहा जाता है। जब कीटोन का अत्यधिक संचय होता है तब व्यक्ति मूर्च्छित (Coma कोमा) हो जाता है तथा उसकी मृत्यु भी हो सकती है। कीटोन की उपस्थिति मूत्र (Urine) में ऐसीटोन के रूप में रहती है या श्वास (Breath) मार्ग पर ऐसीटोन के रूप में उपस्थित होता है। इसे जाँच से पता लगाकर उचित इलाज समय पर किया जाना चाहिए।

वह वसा (Fat) जिसकी तत्काल आवश्यकता ताप और ऊर्जा के लिए नहीं होती वह वसा में संचित रहती है, वे सभी वसा-भण्डारों में जमा हो जाते हैं। ये भण्डार ऊर्जा-श्रोत का सर्वाधिक वृहत भण्डार है जो वसा की परतों (Folds of omentum) में त्वचा के अंदर पेशियों के नीचे तथा विभिन्न अंगों (जैसे-वृक्क-Kidneys) के आसपास पाये जाते हैं। शरीर के लिए ताप-रोधन (Heat insulation-हीट इन्स्यूलेशन) की व्यवस्था वसामय ऊतक (Adipose tissue ऐडिपोस टिशू) करता है।

अतिरिक्त ग्लूकोस तथा ऐमीनो अम्लों का वसा में परिवर्तन यकृत (Liver) करता है जो वसा-भण्डार में जमा होता है। इस प्रकार जब एक व्यक्ति आवश्यकता से अधिक कैलोरी (ऊष्मा) लेता है तो कार्बोहाइड्रेट या वसा प्रोटीन, ये सभी वसा के रूप में भण्डार में जमा होते हैं। जब ऊर्जा प्रदान करने के लिए वसा की आवश्यकता होती है तो भण्डार से वसा निकाला जाता है इसे यकृत में संतृप्त (Desaturated -डिसैचरेटिड) होने के लिए भेजा जाता है जहाँ यह ग्लिसरोल तथा वसीय अम्लों में खण्डित हो जाता है। देखें चित्र 42 (v)।

स्फुर-वसा या फॉस्फोलिपिड (Phospholipid) तथा कोलेस्ट्रॉल (Cholesterol)

स्फुर-वसा (फॉस्फोलिपिड) तथा कोलेस्ट्रॉल वृहत परिमाण (या मात्रा) में शरीर में पाये जाते हैं। शरीर की सभी कोशिकाओं (Cells) में ये दोनों ही संश्लेषित (Synthesize) होते हैं। ये दोनों ही वसा में घुलनशील (Fat soluble) होते हैं परन्तु जल में ये अल्प घुलनशील होते हैं।

स्फुर-वसा या फॉस्फोलिपिड (Phospholipid) जटिल यौगिक (Complex compound) होता है जो

(i) रक्त में वसा को पहुँचाने में (Intransport of fats in blood)

(ii) कोशिका-झिल्ली के निर्माण में (In formation of cell membnrane) तथा

(iii) तंत्रिका-रेशे के मज्जा आवरणों की संरचना में (In structuring the myelin माइलिन sheaths of nerve fibres) महत्वपूर्ण भूमिका निभाता है।

कोलेस्ट्रॉल (Cholesterol) - का निर्माण मुख्यत: ऐसीटिक अम्ल (Acetic acid) से संश्लेषित स्टेरॉल केन्द्रक (Sterol nucleus - स्टेरोल एक अघुलनशील

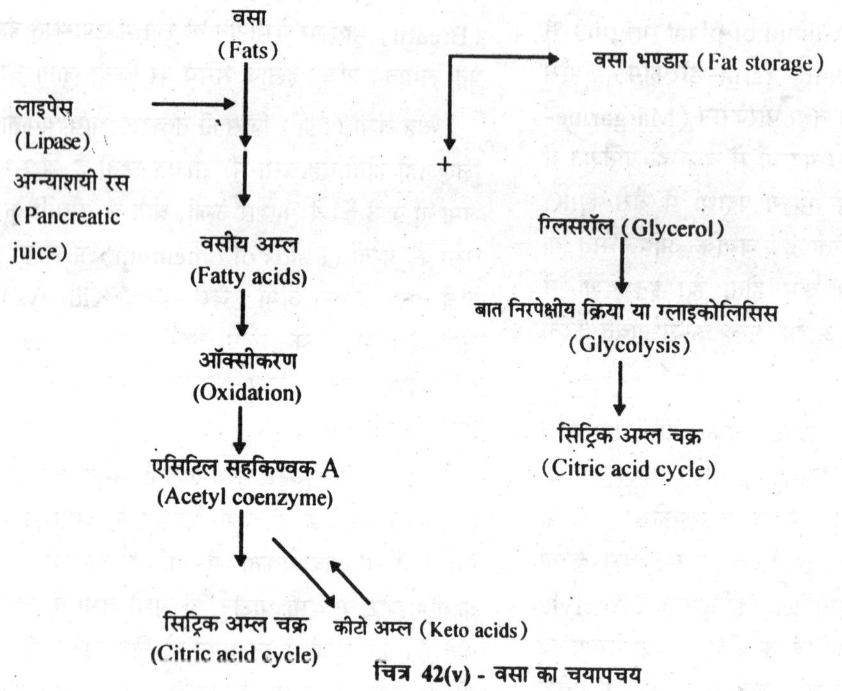

चित्र 42(v) - वसा का चयापचय
(Metabolism of fat)

रासायनिक यौगिक है जो शरीर और उसकी क्रियाओं को प्रभावित करता है।) से होता है। कोलेस्ट्रॉल (Cholesterol), में chole का अर्थ है पित्त संबंधी तथा Sterol एक अघुलनशील रासायनिक यौगिक है, अत: Cholesterol एक पित्तीय रासायनिक यौगिक है जो कोशिका झिल्ली में पाया जाता है। कोलेस्ट्रॉल का उपयोग अधिवृक्क ग्रन्थि (Adrenal glands) द्वारा अधिवृक्क प्रांतस्था हार्मोन (Adrenocortical ऐड्रिनो-कॉर्टिकल hormones) के निर्माण में किया जाता है। इसमें डिम्बग्रन्थि (Ovaries) द्वारा इस्ट्रोजेन (Oestrogen रजोनिवृत्ति का एक हार्मोन) का निर्माण होता है तथा अंडग्रन्थि (Testes टेस्टेस-इसका एकवचन Testis टेस्टिस है।) द्वारा टेस्टोस्टेरोन (Testosterone-पुरुष शुक्राणु का एक हार्मोन, i.e. male sex harmone) का निर्माण होता है।

वृहत परिमाण में कोलेस्ट्रॉल बाह्यत्वचा के शृंगी परत (Horny हॉर्नि layer of epidermis एपिडर्मिस) में रहता है जहाँ यह अन्य वसा लिपिडों (Lipids) के साथ मिलकर त्वचा को जलरोधी (Water-tight) बनाने में महत्वपूर्ण योगदान करता है।

ऐथिरोस्क्लिरॉसिस (Atherosclerosis) या धमनीय अवरोध

ऐथिरोस्क्लिरॉसिस (धमनीय अवरोध) एक रोग है जिसमें कोलेस्टॉल से परिपूर्ण वसा तथा अन्य लिपिड (जीव द्रव्य या प्लैज्मा का एक अवयव) का जमाव धमनी की दिवालों में हो जाती है। रेशामय ऊतक विकसित हो जाता है जो रक्त के परिवहन को बाधित करता है। यह ऊतक कैल्सिभूत (Calcified) होकर धमनी की नलिकाओं को संकीर्ण करने लगता है अर्थात् अवकाशिकाएँ (Lumens-ल्यूमेंस) संकीर्ण होती हैं तथा धमनियाँ दृढ या कठोर (Hardened) हो जाती हैं। अर्थात् वसा तथा खनिजों का पथरीला ऊतक धमनीय नलियों के अंदर विकसित होता है जिससे रक्त-परिवहन में बाधा उत्पन्न हो जाती है। इस बाधा से शरीर के विभिन्न तंत्रीय कार्य (Functioning of systems) भी प्रभावित होते हैं एवं विकृति उत्पन्न होती है।

ऐमीनो अम्ल की तालिका
(Table of Amino Acids)

अनिवार्य ऐमीनो अम्ल (Essential amino acids)	अनिवार्यतर ऐमीनो अम्ल (Non-essential amino acid)
जिन्हें रक्त में आपूर्ति करने की आवश्यकता होती है। (These must be supplied in food)	जिनकी आवश्यकता आहार में आपूर्ति की नहीं होती क्योंकि शरीर में इनका संश्लेषण होता है। (There is no need in the food to be supplied since they are synthesized in the body.)
(1) अर्गिनीन (Arginine)	(11) अलैनीन (Alanine)
(2) हिस्टिडीन (Histidine)	(12) ऐस्पर्टिक अम्ल (Aspartic acid)
(3) ल्यूसीन (Leucine)	(13) सिस्टीन (Cystine)
(4) आइसोल्यूसीन (Isoleucine)	(14) ग्लूटैमिक अम्ल (Glutamic acid)
(5) लाइसीन (Lysine)	(15) ग्लिसिन (Glycine)
(6) मेथिओनीन (Methionine)	(16) हाइड्रॉक्सीप्रोलिन (Hydroxy proline)
(7) फेनिलअलैनीन (Phenylalanine)	(17) प्रोलीन (Proline)
(8) थ्रीओनीन(Threonine)	(18) सेरीन (Serine)
(9) ट्रिप्टोफैन (Tryptophan)	(19) टाइरोसीन (Tyrosine)
(10) वैलीन (Valine)	(20) सिस्टेइन (Systeine)
	(21) हाइड्रॉक्सी लाइसीन (Hydroxy lysine)

प्रोटीन का चयापचय (Metabolism of Protein)

प्रोटीन एक जटिल कार्बनिक यौगिक (Complex organic compound) है जिसमें नाइट्रोजन (Nitrogen, N_2), सल्फर (Sulphur, S) तथा फॉस्फोरस (Phosphorus, P) के अतिरिक्त कार्बन (Carbon, C), हाइड्रोजन (Hydrogen, H) तथा आक्सीजन (Oxygen, O_2) रहते हैं। प्रोटीन के वृहत अणुओं (Large molecules) में अनेक ऐमीनो अम्ल होते हैं जो आपस में मिलकर शृंखला या कड़ी (Chains) का निर्माण करते हैं। इस शृंखला को पेप्टाइड (Peptides) - [दो या दो से अधिक ऐमिनो अम्लों के यौगिक] कहा जाता है। शृंखलाओं के बीच के बंध (या जोड़) को पेप्टाइड बंधन (Peptide bond) कहते हैं।

शरीर के लिए प्रोटीन अत्यावश्यक होते हैं क्योंकि वह कोशिकाओं (Cells) तथा किण्वकों (Enzymes) के लिए अधिकतर संरचनात्मक तत्वों (Structural elements) की व्यवस्था करता है जिसकी आवश्यकता सभी प्रकार के जैविक अनुक्रियाओं (Biological reactions) में होती हैं।

अभी तक प्रोटीन के अणुओं में 21 ऐमिनो अम्ल की पहचान की गयी है तथा उनका नामकरण किया गया है। देखें पृष्ठ 259 की तालिका। इसमें से (10) को अनिवार्य ऐमीनो अम्ल (Essential amino acids) कहा जाता है क्योंकि ये मानव-शरीर में संश्लेषित (Synthesized) नहीं हो सकते। अत: आहार में इनकी आपूर्ति अवश्य की जानी चाहिए। अन्य 11 ऐमीनो अम्लों को अनिवार्यतर (या अनावश्यक) ऐमीनो अम्ल (Nonessential amino acids) कहा जाता है। यद्यपि वे जीवन के लिए अत्यावश्यक (या अनिवार्य) होते हैं परन्तु उनकी आपूर्ति करने की आवश्यकता नहीं होती, क्योंकि शरीर में स्वयं ही संश्लेषण होकर इनका निर्माण होता है।

शरीर की प्रत्येक कोशिका (Cell) अपनी आवश्यकताओं के लिए प्रोटीन का निर्माण (Manufacture) करने में सक्षम (Capable) होती है। इस प्रक्रिया को कोशिका-केन्द्रक (Cell nucleus) में जीन्स (Genes) नियंत्रित करते हैं। इस प्रकार प्रोटीन के उपचय (Anabolism) द्वारा अनेक पदार्थों का निर्माण होता है जो स्वस्थ शरीर की क्रिया के लिए अत्यावश्यक होते हैं। इनमें से एक है प्लाविका प्रोटीन (Plasma protein) जो यकृत द्वारा संश्लेषित होता है जो शरीर के द्रव-संतुलन (Fluid balance) तथा परासरणी दबाव (Osmotic

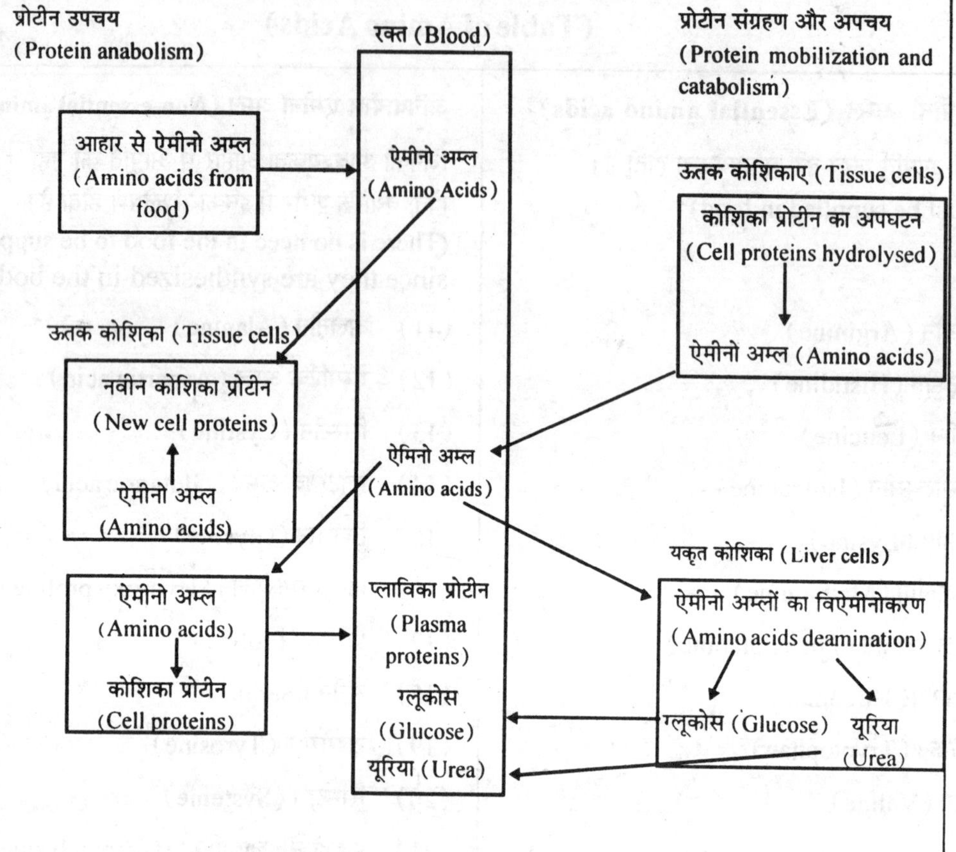

चित्र 42(vi) - प्रोटीन का चयापचय (Metabolism of protein)

pressure ऑजमोटिक प्रेशर) को बनाये रखने के लिए अत्यावश्यक है। प्लाविका (प्लैज्मा) प्रोटीन-प्रोथ्रॉम्बिन तथा फाइब्रिनोजन (Prothrombin and fibrinogen) की भूमिका रक्त के स्कंदन या जमाव (Blood coagulation) में अत्यधिक महत्वपूर्ण होती है।

रोग प्रतिकारकों (Antibodies) के गामा (Gamma) ग्लोबुलिन के निर्माण में भी प्रोटीन संश्लेषण महत्वपूर्ण होता है जो शरीर की संक्रमण की रक्षा के लिए अत्यावश्यक है। प्रतिदिन टूट-फूट (Wear and tear) से नष्ट कोशिकाओं का प्रतिस्थापन (Replacement) कोशिका तथा वृद्धि के लिए भी प्रोटीन का संश्लेषण अत्यावश्यक होता है।

जब ऐमीनो अम्लों की रक्त-सांद्रता (Blood concentration) अत्यधिक हो जाती है तो कुछ का अवशोषण (Absorption) यकृत-कोशिकाओं (Liver cells) में होता है और यकृत में ही संग्रहण (Storage) होता है। जैसे ही ऐमीनो अम्लों की रक्त सांद्रता सामान्य (Normal) से कम होती है, यकृत (Liver) के संग्रहित ऐमीनो अम्ल मुक्त होते हैं और वे वापस रक्त में जाते हैं। शरीर की अन्य अधिकतर कोशिकाओं में भी कुछ ऐमीनो अम्ल का संग्रह (या संचय) होता है। इस प्रकार से ऐमीनो अम्ल का जो संग्रहण होता है, उसे ऐमीनो अम्ल का कुण्ड (Amino acids pool) कहा जाता है।

अतिरेक (Surplus) ऐमीनो अम्ल का उपयोग ताप (या उष्मा) तथा ऊर्जा पैदा करने में होता है। प्रोटीन अपचय (Catabolism) के प्रथम सोपान को "विऐमीनोकरण" या "ऐमीनो समूह का निष्कासन" (Deamination) कहा जाता है जो यकृत में सम्पन्न (या पूरा) होता है। इस क्रिया में ऐमीनो अम्ल अणु से नाइट्रोजन समूह अलग हो जाता है तथा अमोनिया (Ammonia, NH_3) का निर्माण होता है। यह अमोनिया क्रम से कार्बनडाईऑक्साइड (Carbon dioxide, CO_2) के साथ संयोग करके यकृत (Liver) में यूरिआ (Urea) बनता है जो वृक्कों (Kidneys) द्वारा मूत्र (Urine) में उत्सर्जित होता है (या मूत्र में मिलकर शरीर से बाहर निकल जाता है।) विऐमीनोकृत (Deaminated डिऐमीनेटेड) ऐमीनो अम्ल का सीधे ऑक्सीकरण होता है जिससे ताप

और ऊर्जा मुक्त होती है। इस ऑक्सीकरण में कार्बनडाईऑक्साइड (CO_2) तथा जल (H_2O) का निर्माण होता है या उनका परिवर्तन वसा या कार्बोहाइड्रेट में हो जाता है।

एक वयस्क के स्वस्थ शरीर में सामान्यत: नाइट्रोजन-संतुलन (Nitrogen balance) की अवस्था विद्यमान रहती है अर्थात प्रोटीन का अंतर्ग्रहण (Intake) करने की गति (Rate) प्रोटीन का उपयोग (Utilization) करने की गति के बराबर होती है। जब प्रोटीन का उपयोग करने की गति प्रोटीन अंतर्ग्रहण करने की गति से अधिक होती है तो इस अवस्था को ऋणात्मक नाइट्रोजन संतुलन (Negative nitrogen balance) कहते हैं। इस अवस्था (या स्थिति) में ऊतक का अपव्यय (Wastage of tissue) होता है। ऋणात्मक नाइट्रोजन संतुलन में कुपोषण (Malnutrition-मैलन्युट्रिशन) होता है तथा दुर्बलन के रोग (Debilitating diseases डिबिलिटेटिंग डिजीजेज), जैसे-नेत्रोत्सेघी घेघा या गलगण्ड या थाइरोटॉक्सि कोसिस (Thyrotoxicosis or Exophthalmic goitre- एक्सोफ्थैल्मिक गॉइटर) उत्पन्न होते हैं।

जब प्रोटीन का अंतर्ग्रहण प्रोटीन के उपयोग से अधिक होता है तो इस अवस्था को धनात्मक नाइट्रोजन संतुलन (Positive nitrogen balance) कहा जाता है। यह अवस्था बच्चों के शारीरिक विकास, दुर्बलता से स्वस्थ होने तथा गर्भावस्था (Pregnancy प्रेगनन्सि) की अवधि में विद्यमान होती है।

प्रोटीन के चयापचय (Metabolism) का नियंत्रण हार्मोन (Hormones) करते हैं। प्रोटीन के संश्लेषण (Synthesis) पर हार्मोन का उत्पादन (Growth) तथा टेस्टोस्टेरोन (Testosterone - पुरुष यौनश्राव का एक हार्मोन) का उत्तेजनशील प्रभाव होता है जिसे कभी-कभी उपचयी हार्मोन्स (Anabolic hormones) के रूप में जाना जाता है। प्रोटीन के उपचय (Anabolism) के लिए अवटु हार्मोन (Thyroid hormone) को भी आवश्यक माना जाता है। परन्तु अत्यधिक थायरॉक्सिन श्राव (Thyroxine secretion) होने से प्रोटीन संग्रहण (Mobilization) तथा अपचय (Catabolism) का उत्तेजन होता है।

खनिज का चयापचय

(Metabolism of Minerals मिनरल)

आहार के द्वारा मानव शरीर में कुछ खनिज लवणों (Mineral salts) का अंतर्ग्रहण होता है। ये लवण चयापचय की मुख्य क्रियाओं में महत्वपूर्ण भूमिका निभाते हैं। कुछ अधिक परिणाम में उपस्थित रहते हैं तो कुछ अन्य अल्प मात्रा में होते हैं। अल्पमात्रा में उपस्थित खनिज लवणों को लेश तत्व (Trace elements ट्रेस एलिमेंट्स) कहा जाता है।

खनिज हैं -

कैल्सियम (Calcium), फॉस्फोरस (Phosphorus),
मैगनीशियम (Magnesium), सोडियम (Sodium),
पोटैशियम (Potassium), लौह (Iron),
आयोडीन (Iodine),
फ्लुओरीन (Fluorine), ताम्र (Copper),
जिंक या जस्ता (Zinc),
मैंगनीज (Manganese), कोबाल्ट (Cobalt),
तथा क्रोमियम (Chromium)।

कैल्सियम (Calcium Mineral - Ca)

कैल्सियम डेरीफार्म के उत्पादों (Dairy products)-अंडा, दूध तथा पनीर आदि तथा हरी सब्जियों में मुख्यत: पाया जाता है। बढ़ते बच्चों को वयस्कों की अपेक्षा अधिक कैल्सियम की आवश्यकता होती है। इसकी कमी से शरीर का अपर्याप्त विकास होता है, दाँतों का अनुपयुक्त निर्माण होता है, सुखण्डी (Rickets रिकिट्स) रोग होता है। गर्भवती महिलाओं के भी भ्रूण (Fetus फीटस) की अस्थियों (Bones) तथा दाँतों (Teeth) का सही विकास के लिए अतिरिक्त कैल्सियम की आवश्यकता होती है।

शरीर की अस्थियों में कैल्सियम फास्फेट (Calcium phosphate) के रूप में प्रचुर मात्रा में कैल्सियम पाया जाता है। रक्त में कैल्सियम की स्थिर अल्प सान्द्रता (Concentration) को बनाये रखने की भी आवश्यकता होती है जो रक्त-स्कंदन (Blood coagulation) तथा सामान्य पेशी-क्रिया में महत्वपूर्ण भूमिका निभाती है। अस्थि (Bones) कैल्सियम के लिए एक भण्डार के रूप में कार्य करती हैं। जब भी रक्त में कैल्सियम स्तर की गिरावट आती है तो इसे पूरा करने के लिए भण्डार (अस्थियों) से कैल्सियम की आपूर्ति होती है।

आंत्र (Intestine) से कैल्सियम का अवशोषण (Absorption) करने के लिए विटामिन (Vitamin) D अत्यावश्यक होता है। आंत्र में अपचित वसा की वृहत मात्रा भी कैल्सियम के अवशोषण को बाधित करती है क्योंकि वसा के साथ कैल्सियम मिलकर लवणों का निर्माण करता है जिसके कारण कैल्सियम का अवशोषण नहीं हो पाता। परावटु ग्रन्थि (Parathyroid glands) के परावटु हार्मोन जैसे- पैराथ्रोमोन (Parathromones) तथा कैल्सिटॉनिन (Calcitonin) द्वारा कैल्सियम के चयापचय (Metabolism of Ca) का नियंत्रण होता है। परावटु ग्रन्थियों में किसी प्रकार की क्षति होने से रक्त में कैल्सियम की सान्द्रता में कमी आती है जिसके कारण तंत्रिका रेशे की उत्तेजनाशीलता (Excitability इक्साइटेबिलिटि of nerve fibres) में वृद्धि होती है।

इस वृद्धि की अवस्था को "अपतानिका" या पेशी-तनाव (Tetany टेटनि) कहते हैं। देखें चित्र 42(vii).

फॉस्फोरस (Phosphorus Mineral-P)

फॉस्फोरस अनेक भोज्य पदार्थों में, विशेषकर डेरीफार्म के उत्पादों, जैसे-अंडा, मछली, जिगर (Liver यकृत), गुरदा (Kidney - वृक्क) में पाया जाता है। फास्फेट (Phosphate-PO_4) शरीर के लिए अत्यधिक महत्वपूर्ण होता है क्योंकि यह न केवल कैल्सियम के साथ मिलकर शरीर की अस्थियों (Bones) और दाँतों (Teeth) का निर्माण करता है बल्कि यह अंत:कोशिकीय द्रव (Intracellular fluid) का मुख्य ऋणायन (Anion ऐनायन - अर्थात् ऋण विद्युती आयन) है तथा शरीर की अनेकों रासायनिक प्रतिक्रियाओं के लिए इसकी आवश्यकता पड़ती है (जैसे - एडिनोसिन ट्राइफास्टेट Adenosine triphosphate,i.e. ATP में)।

मैग्नीशियम (Magnesium - Mg)

मैग्नीशियम अनेक भोज्य पदार्थों में, विशेषकर वनस्पति मूल की सब्जी में पाया जाता है सभी कोशिकाओं (Cells) का यह एक अनिवार्य अवयव (Constituent) होता है। परन्तु शरीर का अधिकांश मैग्नीशियम अस्थियों में ही होता है। मैग्नीशियम की आवश्यकता कुछ किण्वकों (Enzymes) के कार्यों में होती है जो ऊर्जा का उपयोग करने में सम्मिलित होते हैं। शरीर में मैग्नीशियम की कमी विरले ही होती है। फिर भी उसकी कमी होने से मलत्याग में कमी आती है। अतिसार (Diarrhoea डायरीआ) के रोगी को या पोटैशियम के साथ मिलकर यह रोगी के मूत्र में वर्धन करता है अर्थात् यह मूत्रवर्धक (Diuretic डाइयूरेटिक) होता है।

सोडियम (Sodium - Na)

अधिकतर आहारों में सोडियम की उपस्थिति रहती है तथा आहार में लवण (सोडियम क्लोराइड-Sodium chloride-NaCl) का उपयोग भोजन पकाने के समय होता है। शरीर में सोडियम मुख्य अतिरिक्त कोशीय धनायन (Main extracellular cation कैटायन) होता है जो शरीर की सामान्य सान्द्रता को बनाये रखने के लिए अनिवार्य होता है क्योंकि यह विद्युत अपघटय (Electrolyte) तथा द्रव-संतुलन (Fluid balance) की क्रिया में तंत्रिका-प्रणोदों (Nerve impulses) के संचारण में तथा पेशीय संकुचन में शामिल होता है।

शरीर में सोडियम की क्षति मूत्र (Urine) तथा स्वेद (Sweat - पसीना) में होती है। मूत्र में सोडियम उत्सर्जन (Excretion) का

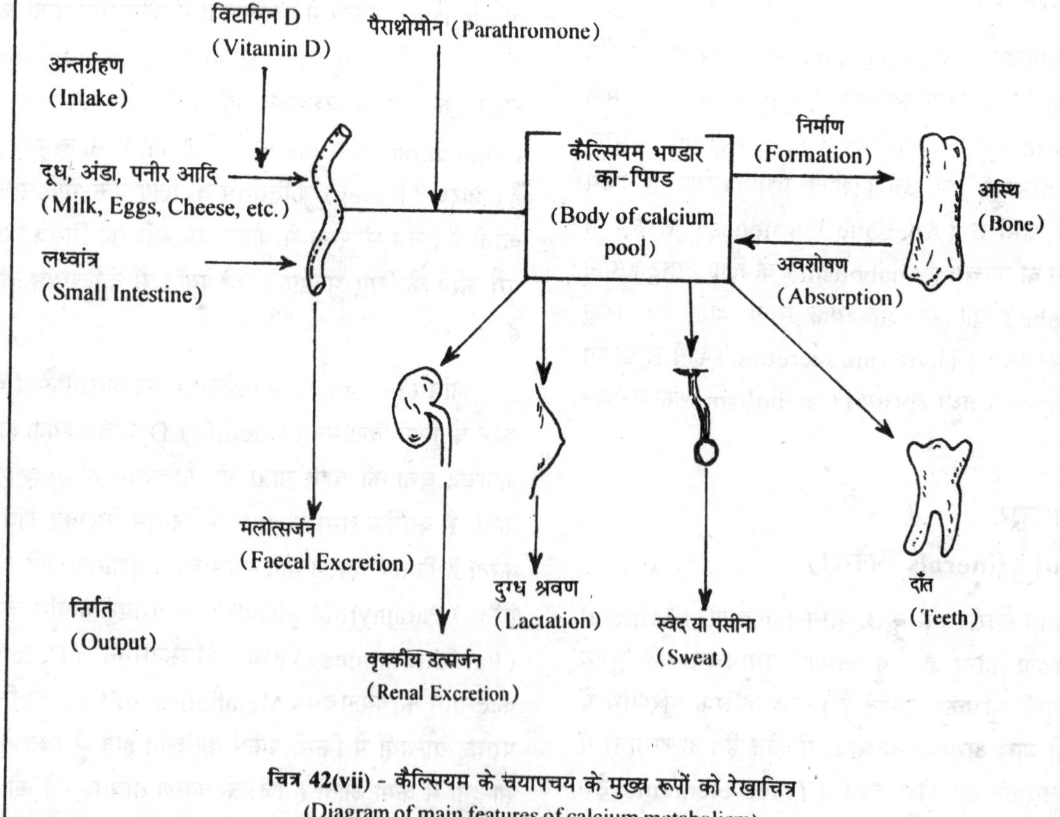

चित्र **42(vii)** - कैल्सियम के चयापचय के मुख्य रूपों को रेखाचित्र
(Diagram of main features of calcium metabolism)

नियंत्रण पीयूष ग्रन्थि (Pituitary gland) तथा अधिवृक्क ग्रन्थिय (Adrenal glands) के हार्मोनों द्वारा होता है। परन्तु स्वेद में सोडियम की जो क्षति होती है उस पर अल्प नियंत्रण होता है। अत: जब मानव-शरीर से अधिक स्वेद निकलता है तो उस स्थिति में अतिरिक्त लवण (NaCl) का अंतर्ग्रहण करने की आवश्यकता होती है। जैसे- कठिन शारीरिक व्यायाम में, वातावरण के उच्च तापक्रम में।

पोटैशियम (Potassium-K)

पोटैशियम एक मुख्य अंत:कोशिकीय धनायन (Main intracellular cation केटायन) है जो अधिकतर भोज्य पदार्थों में पाया जाता है। कोशिका (Cells) की रासायनिक क्रियाओं में पोटैशियम की आवश्यकता होती है। सोडियम के समान इसकी आवश्यकता भी विद्युत अपघटयों (Electrolytes) तथा द्रव-संतुलन को बनाये रखने, तंत्रिका-प्रणोदों (Nerve impulses) तथा पेशीय-संकुचन (Muscular contraction) के संचार (या प्रेषण) में होती है। पोटैशियम की क्षति मूत्रोत्सर्जन में होता है, परन्तु स्वेद में इसकी क्षति नहीं होती है।

लौह (Iron - Fe)

पशु-मूल के आहारों में, विशेषकर जिगर (Liver), गुरदा (Kidney) तथा गोमांस (Beef बीफ) में, तथा हरी सब्जियों (पालक शाक आदि) में लौह (Iron) पाया जाता है। यह अंडा के पीतक या जरदी (Egg Yolk एग योक) में, टमाटर (Tomato), गाजर (Carrot कैरोट) आदि में भी पाया जाता है।

लोहिताणु (Red blood cells, i.e. RBC or erythrocytes) में हीमोग्लोबिन (Haemoglobin) की उत्पत्ति के लिए लौह की आवश्यकता होती हैं शरीर की सभी कोशिकाओं में भी अल्पमात्रा में लौह की अनिवार्यता है क्योंकि जब लोहिताणु नष्ट होते हैं तो उनसे लौह प्राप्त करके नये लोहिताणुओं (Erythocytes) में उपयोग के लिए पुनः चक्र में शामिल किया जाता है। देखें चित्र 42(viii)

लौह की क्षति त्वचा से रक्त बहने से, श्लेष्मल झिल्ली (Mucous membrane) तथा जठरांत्र क्षेत्र (Gastro-intestinal tract) से रक्त निकलने से होती है। यह क्षति प्रतिदिन लगभग 1 मि. ग्रा. (mgm) होती हैं। किसी घटना में शरीर से रक्त निकलने के कारण लौह की क्षति होती है। गर्भवती महिला या शिशु को स्तनपान कराने वाली माताओं में लौह की क्षति पुरुषों की अपेक्षा अधिक होती है।

लौह का अवशोषण मुख्यत: ग्रहणी (Duodenum) तथा मध्यांत्र (Jejunum) में होता है जिसमें हाइड्रोक्लोरिक अम्ल (HCl) तथा विटामिन C (या प्रतिस्कर्वी अम्ल - Ascorbic acid ऐस्कॉर्बिक एसिड) सहायता प्रदान करते हैं।

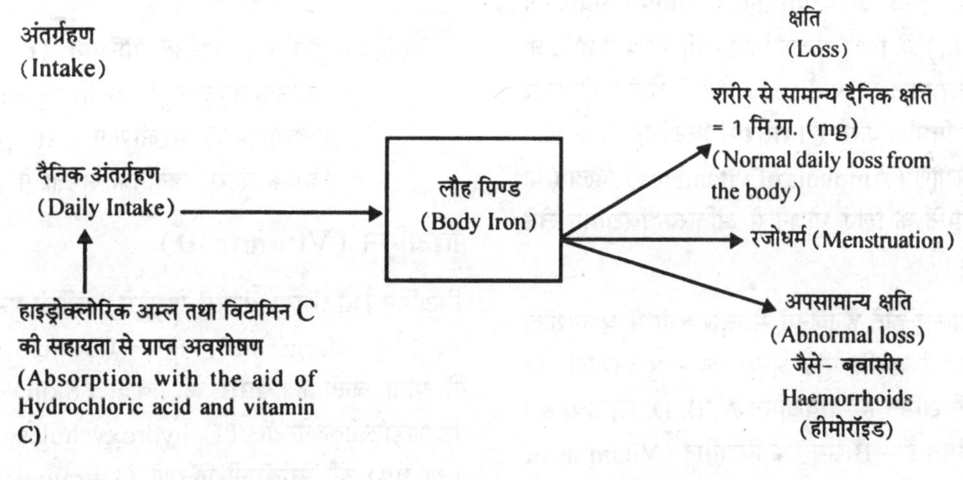

चित्र 42(viii) – लौह का अंतर्ग्रहण और क्षति (Intake and loss of iron)

फ्लुओरीन (Fluorine - F)

फ्लुओरिन एक लेश तत्व (Trace element) है जो अस्थियों (Bones) तथा दाँतों (Teeth) में पाया जाता है। फ्लुओरीन की उपस्थिति से दंतक्षय (Dental decay डेन्टल डिके) तथा अस्थिक्षय (Caries केरीज) को रोकने में मदद मिलती है। फ्लुओरीन के पोषक तत्व हैं - पीने का पानी (या पेयजल), चाय तथा वे मछलियाँ जिनकी अस्थियों को खायी जा सकती है। जल में फ्लुओरीन की मात्रा 1 लीटर जल में 1 मि.ग्रा. (1 mgm. per litre) होती है। अर्थात् प्रति दस लाख में एक भाग ($1/10^{6th}$) part फ्लुओरीन जल में पाया जाता है।

दंत्य स्वास्थ्य उपाय के लिए पेयजल में फ्लुओरीन की अपेक्षित मात्रा डाली जाती है। यह दाँतों और अस्थियों की रक्षा करने के अतिरिक्त स्वास्थ्य और जीवन के लिए आवश्यक माना जा रहा है जिसके लिए प्रमाण (Evidence) भी मिले हैं या मिल रहे हैं।

इसके अतिरिक्त कुछ अन्य लेश तत्व (Trace elements) भी हैं जो मानव चयापचय (Human metabolism) के लिए अत्यावश्यक होते हैं। इन तत्वों की अति अल्प मात्रा (Minute amount) की आवश्यकता होती है, वे हैं - ताम्बा (Copper, Cu), जस्ता (Zinc, Zn), मैंगनीज (Manganese, Mn), कोबाल्ट (Cobalt, Co), क्रोमियम (Chromium, Cr)।

विटामिन (Vitamins)

विटामिन को आहार का सहायक कारक (Accessory factors of food) कहा जाता है जो कार्बनिक यौगिक (Organic compounds) होते हैं। इनके अल्प परिमाण में सामान्य चयापचय (Normal metabolism) के लिए आवश्यकता होती है। वे न तो ऊर्जा की आपूर्ति के लिए ऑक्सीकृत (Oxidized) होते हैं और न ही शरीर की संरचना में अंगों का निर्माण करते हैं। शरीर में विटामिन का निर्माण होता है, परन्तु उनका परिमाण (Amounts of vitamines) अल्प (या कम) होता है जिसकी पूर्ति के लिए भोजन में अतिरिक विटामिन लेने की आवश्यकता होती है।

विटामिन के कई प्रकार होते हैं जिनमें से कुछ वसा में घुलनशील (Soluble in fat) होते हैं जबकि कुछ अन्य जल में घुलनशील होते हैं। वसा में घुलनशील विटामिन हैं - विटामिन A, B, D, E, तथा K। जल में घुलनशील विटामिन हैं - B समूह के विटामिन (Vitamins of B group) तथा विटामिन C।

विटामिन (Vitamin) A या रेटिनॉल (Retinol)

विटामिन A पशु आहारों (Animal foods) में, जैसे- जिगर (Liver), डेरीफार्म के उत्पादों (Dairy products) में, अण्डा (Eggs) में तथा मछली के तेल (Fish-oils) में पाया जाता है। इसके अतिरिक्त हरी और पीली सब्जियों (Green and yellow vegetables) में एक पदार्थ - कैरोटीन या पर्णपीतक (Carotene) पाया जाता है जिसे यकृत (Liver) विटामिन A में परिवर्तित करता है।

विटामिन A का उपयोग दृष्टिपटल (Retina-रेटिना) के प्रकाश-संवेदी रंजकों (Light sensitive pigments) का संश्लेषण करने (Synthesize) में होता है। यह विटामिन (A) शरीर की अधिकतर कोशिकाओं (Cells) के लिए आवश्यक होता है, विशेषकर उपकला-कोशिकाओं (Epithelial cells) के लिए।

विटामिन A की कमी से निम्न रोगात्मक स्थितियों (या रोगों) का जन्म होता है -

(i) रतौंधी (Night blindness नाइट ब्लाइन्डनेस) नामक रोग होता है जिससे पीड़ित व्यक्ति को अल्प प्रकाश (Bad light) में कोई वस्तु दिखायी नहीं पड़ती हैं।

(ii) त्वचा का रुखापन तथा पपड़ीदार होना (Skin becomes dry and scaly) जो रोग संक्रमण (Infection) के लिए सुग्राही (Susceptible ससेप्टिबल) होता है।

(iii) कार्निआ या नेत्र-श्वेत मंडल (Cornea) का किरेटिनीकरण (Keratinization) या कठोर (Hardening) होना जिसके कारण पीड़ित व्यक्ति अंधा (Blind) हो सकता है।

(iv) यौन (या जनन) ग्रन्थियों (Gonads गोनैड्स) की जननिक उपकला (Germinal epithelium - जर्मिनल एपिथील्यम) में क्षीणता (Atrophy ऐट्रफि) आती है जिसके कारण जननिक क्षमता में ह्रास होता है।

विटामिन (Vitamin-D)

विटामिन D विभिन्न आहारों में, जैसे-चर्बीली मछली (Fatty fish), मारजरीन (Margarine), मक्खन (Butter) तथा अण्डा (Eggs) में पाया जाता है। शरीर की त्वचा (Skin) में एक पदार्थ 7 - डिहाइड्रॉक्सीकोलेस्टॉल (Dehydroxycholesterol) होता है जो सूर्य (या धूप) की पराबैंगनी किरणों (Ultraviolet rays) के पड़ने से वह विटामिन D_3 में परिवर्तित हो जाता है। विटामिन D के अनेक यौगिक (Vitamin D compounds) विद्यमान हैं, जैसे-

विटामिन D_2 अर्थात् अर्गोकैल्सिफेरोल (Ergocalciferol)
विटामिन D_3 अर्थात् कोलीकैल्सिफेरोल (Cholecalciferol)

विटामिन D के यौगिक एक जटिल प्रक्रिया से 125 - डाइहाइड्रॉक्सीकोली कैल्सिफेरॉल (Dihydroxy - cholecalciferol) में परिवर्तित होते हैं जो पहले यकृत (Liver) और बाद में वृक्क (Kidneys) को शामिल करते हैं और ये परावटु हार्मोन (Parathromone-पैराथ्रोमान) के प्रभाव के अधीन कार्य करते हैं 125 - डाइहाइड्रॉक्सीकोली कैल्सिफेरॉल एक सक्रिय विटामिन D है जो वृक्क (Kidneys) की अनुपस्थिति में सक्रिय रूप में नहीं आता है।

विटामिन D का कार्य जठरांत्र क्षेत्र (Gastro-intestinal tract) से कैल्सियम के अवशोषण में वृद्धि करना है। यह अस्थियों (Bones) में कैल्सियम और फॉस्फोरस के जमा होने में भी मदद करता है। शिशुओं और बालक-बालिकाओं की अस्थियों के विकास में यह विटामिन सहायक सिद्ध होता है। इसके अतिरिक्त गर्भवती महिला के भ्रूण (Fetus) की अस्थियों और दाँतों के विकास में यह सहायता करता है।

विटामिन D की कमी होने से बच्चों में सुखंडी (Rickets रिकिट्स) रोग उत्पन्न होता है तथा वयस्कों में अस्थिमृदुता (Osteomalacia ऑस्टिओमैलेशिआ) उत्पन्न होती है।

विटामिन (Vitamin) E अर्थात् टोकोफेरॉल (Tocopherol)

विटामिन E को टोकोफेरॉल (Tocopherol) भी कहा जाता है जिसमें कुछ सम्बद्ध यौगिक रहते हैं। यह विटामिन मुख्यत: सफेद बीज या अंकुर (White germs ह्वाइट जर्म्स) वनस्पति तेल (Vegetable oils), मूँगफली (Peanut पीनट), दूध (Milk), मक्खन (Butter), अण्डा (Eggs) में पाया जाता है। पशुओं (Animals) में विटामिन E की कमी से पेशीय दुर्बलता (Muscle weakness), अंगघात (Paralysis) या गतिहीनता विशेषकर शरीर के पिछले भाग (Hind quarters-हाइन्ड क्वार्टर्स) में, रक्तक्षीणता (Anaemia) तथा दोनों लिंगों (नर और मादा) में अनुर्वरता (Infertility इन्फर्टिलिटि) आती है। मानव-समूह में इस विटामिन का प्रभाव अस्पष्ट है, परन्तु इसकी कमी से सामान्य विकास को बाधा पहुँचती है।

विटामिन (Vitamin - K)

विटामिन K कुछ प्राकृतिक पदार्थों, जैसे-मछली, वनस्पति तेल, सूअर और खस्सी का जिगर (Hog liver) में होते हैं जो अनेक भोज्य पदार्थों में पाये जाते हैं। इसे वृहदांत्र (Large instestine) में जीवाणुओं (Bacteria) द्वारा संश्लेषित (Synthesized) किया जाता है। यह विटामिन रक्त-स्कंदन के कारकों (Clotting factors) के संश्लेषण के लिए अत्यावश्यक है। इसमें प्रोथ्रॉम्बिन (Prothrombin), कारक (Factors) VII, IX तथा XI को भी शामिल किया जाता है।

विटामिन K का अवशोषण (Absorption) करने के लिए पित्त-लवणों (Bile salts) की आवश्यकता होती है। पित्त (Bile) को उत्पन्न करने या ग्रहणी (Duodenum) में प्रवेश को रोकने से विटामिन K की कमी होती है। इसी प्रकार किसी प्रतिजीवाणु दवा (Antibiotic) खाने से भी आँत (Gut गट) में जीवाणु (Bacteria) नष्ट हो जाते हैं जिससे विटामिन K की कमी हो जाती है।

विटामिन K के भी कई प्रकार होते हैं, वे हैं -

विटामिन (Vitamins) K_1-फाइटोनैडिओन (Phytonadione)

विटामिन K_2 -

विटामिन K_3 - मेनाडिओन (Menadione)

विटामिन K_4 - मेनाडिओल (Menadiole)

विटामिन K_5 - सिन्कैमिन (Synkamin)

विटामिन K_6, K_7 आदि।

विटामिन B समूह (Vitamin B Complex कम्प्लेकस)

विटामिन B समूह (कम्प्लेक्स) में रासायनिक रूप से भिन्न यौगिक (Compounds) होते हैं जो प्राय: (हमेशा नहीं) समान भोज्य पदार्थों में पाये जाते हैं। देखें पृष्ठ 268 की तालिका इनमें से कुछ विटामिन शरीर में सहकिण्वकों (Coenzymes) के रूप में कार्य करते हैं अर्थात् ये किण्वक (Enzymes) के साथ मिलकर कार्य करते हैं और किण्वक के कार्य के लिए ये विटामिन अनिवार्य माने जाते हैं। विटामिन B समूह में निम्नलिखित को शामिल किया जाता है -

विटामिन (Vitamin) B_1 या थायामिन (Thiamine)

थायामिन (विटामिन B_1) अनेक जीव-रासायनिक प्रतिक्रियाओं (Biochemical reactions) के लिए अत्यावश्यक होता है, विशेषकर पाइरूविक अम्ल (Pyruvic acid) से एसीटिल सह किण्वक (Acetyl coenzyme) A में परिवर्तित करने में। थायामिन के बिना कार्बोहाइड्रेट तथा वसा के चयापचय की ऑक्सीकरण क्रिया अपूर्ण होती है। इसके कारण शरीर में अपसामान्यताएँ (Abnormalities) उत्पन्न होती हैं जो तंत्रिका तंत्र (Nervous system), जठरांत्र क्षेत्र (Gastro-intestinal tract) तथा हृद्-क्रिया (Cardiac-function) को विशेष रूप से दुष्प्रभावित करती हैं।

राइबोफ्लैविन (Riboflavin) या विटामिन B_2

खाद्य पदार्थों (Foodstuffs) के ऑक्सीकरण के लिए विटामिन B_2 (या राइबोफ्लैविन) की आवश्यकता होती है। इस विटामिन की कमी से

ओष्ठों (Lips) में पपड़ी जमी है तथा उसमें लघु व्रण (या फोड़ा) उत्पन्न होता है जिसमें पीड़ा होती है। इस कमी से नेत्र के श्वेतमण्डल या कॉर्निया (Cornea) में सूजन होती है जिसे श्वेतमण्डल शोथ (Keratitis केराटाइटिस) या फूल्ली रोग कहा जाता है।

विटामिन B_3 या निकोटिनामाइड (Nicotinamide)

इस विटामिन (B_3) को कभी-कभी नियासीन (Niacine) भी कहा जाता है। इसकी आवश्यकता कार्बोहाइड्रेट के आक्सीकरण में तथा सिट्रिक अम्ल चक्र (Citric acid cycle) में पड़ती है। ऐमिनो अम्ल ट्रिप्टोफेन (Amino acid tryptophane) से निकोटिनामाइड का उत्पादन करने में मानव शरीर सक्षम होता है। इस विटामिन की कमी से पेलाग्रा (Pellagra) नामक रोग होता है जिसमें रोगी की त्वचा में सूजन होती है तथा त्वचा रंजकित (या वर्णकित) (Pigmented) हो जाती है जिस पर धूप पड़ती है। इसमें रोगी को मिचली (Nausea नॉसिआ) आती है, भूख नहीं लगती है (Anorexia अनॉरेक्सिआ - क्षुधानाश) तथा अतिसार (या दस्त-Diarrhoea-डायरीआ) होता है।

विटामिन B_6 या पिरिडॉक्सीन (Pyridoxine)

पिरिडॉक्सिन (या विटामिन B_6) एक सहकिण्वक (Coenzymes) के रूप में अनेक रासायनिक प्रतिक्रियाओं के लिए ऐमिनो अम्ल (Amino acid) तथा प्रोटीन के चयापचय (Metabolism) में कार्य करता है। इस विटामिन का शरीर में अंतर्ग्रहण करने से तंत्रिका-पेशीय (रोग) लक्षणों (Neuro-muscular symptoms) में सुधार होता है। इससे यह भी पता चलता है कि यह हीमोग्लोबिन के संश्लेषण (Haemoglobin synthesis) तथा रक्त निर्माण (Haemopoiesis हीमोपॉइसिस) के लिए महत्वपूर्ण होता है। हाइड्रोक्लोराइड के रूप में इसका उपयोग गर्भवती महिला की मिचली (Nausea) को रोकने में तथा रेडियोधर्मी से प्रभावित रोगी (Radiation sickness) के इलाज में होता है।

विटामिन B_{12} या सायनोकोबालैमिन (Cyanocobalamin)

अन्य विटामिन से भिन्न विटामिन B_{12} (या सायनोकोबालैमिन) में एक धातु कोबाल्ट (Cobalt) होता है। यह विटामिन कुछ चयापचयी कार्यों (Metabolic functions) को निष्पादित करता है, सहकिण्वक (Coenzyme) के रूप में कार्य करता है। इसे लोहिताणु (Red blood cells) के परिपक्वन (Maturation) के लिए आवश्यक माना जाता है। इसकी कमी से घातक रक्तक्षीणता (Pernicious anaemia) तथा सुषम्ना (Spinal cord) के तंत्रिका रेशे (Nerve fibres) के माइलिन (Myelin) आवरण में क्षीणता (Demyelination डिमाइलिनेशन) होती है।

आहार में इस विटामिन की कमी विरले ही होती है, परन्तु एक पदार्थ की कमी प्रायः होती है जिसे आंतरिक कारक (Intrinsic factor) कहा जाता है जो आमाशय (Stomach) की श्लेष्मा झिल्ली की कोशिकाओं (Mucosal म्यूकोसल Cells) द्वारा उत्पन्न होता है। यह आंतरिक कारक आहार में विटामिन B_{12} के साथ मिलकर लघ्वांत्र (Small intestine) की दिवाल में बंध जाता है और विटामिन अवशोषित हो जाता है।

विटामिन Be या फॉलिक अम्ल (Folic Acid)

यह विटामिन (Be) विटामिन B_2 समूह का सदस्य है जो दूध, जिगर (या यकृत Liver), खमीर (Yeast यीस्ट), हरी सब्जियों (पालक Spinach स्पिनक या पेई का शाक) में पाया जाता है। यह विटामिन नवीन रक्त कोशिकाओं (New blood cells) श्वेताणुओं के निर्माण के लिए अत्यावश्यक होता है। इस विटामिन का उपयोग श्वेताणु-अल्पता (Leukopenia ल्यूकोपेनिआ) तथा श्वेताणु-अतिअल्पता या अग्रैन्यूलोसाइटोसिस (Agranulocytosis) के इलाज में होता है। इस विटामिन का निर्माण वृहदांत्र (Large intestine) में जीवाणुओं (Bacteria) द्वारा होता है।

पैन्टोथेनिक अम्ल (Pantothenic Acid)

यह अम्ल विटामिन B समूह (कम्प्लेक्स) का एक विटामिन है जो जिगर (Liver), खमीर (Yeast) तथा अण्डा (Eggs) में पाया जाता है। खमीर तथा कुछ निश्चित जीवाणुओं की वृद्धि के लिए इसे अत्यावश्यक माना जाता है। इसका उपयोग एसीटिल सहकिण्वक (Acetyle coenzyme) का निर्माण करने में होता है। इसकी कमी होने से वसा और कार्बोहाइड्रेट के चयापचय (Metabolism) में कमी (Declination) होती है।

विटामिन C या ऐस्कॉर्बिक अम्ल (Ascorbic Acid)

चयापचय (Metabolism) के अनेक ऑक्सीकरण की अनुक्रियाओं (Oxidative reactions) के लिए तथा शरीर में सामान्य अंतर-कोशिकीय पदार्थों (Intercellular substances) को बनाये रखने के लिए विटामिन C (या ऐस्कॉर्बिक अम्ल) की आवश्यकता होती है। इसमें संयोजी ऊतक (Connective tissue) का निर्माण तथा अस्थियों और दाँतों के आधार द्रव्य (Matrix-मैट्रिक्स) का निर्माण भी शामिल होता है।

विटामिन C ताजे फलों (विशेषकर नारंगी और नींबू) और सब्जियों में पाया जाता है। इस विटामिन की कमी से स्कर्वी (Scurvy) रोग उत्पन्न होता है। इसकी कमी से घाव होने या कटने से उसे ठीक होने में देरी होती है या फिर ठीक नहीं होता है क्योंकि संयोजी और रेशेदार ऊतक (Connective and fibreous tissue) का निर्माण नहीं होता। इसकी

कमी से अस्थि की वृद्धि रुक जाती है तथा रक्त की केशिकाएँ (Capillaries) भुरभुरी (Fragile फैजाइल) हो जाती है जिसके कारण मसूढ़ा (Gum- गम) से रक्त निकलता है, त्वचा (Skin) तथा संधियों (Joints) से भी रक्त निकलता है। विटामिन C की आवश्यकता लौह का अवशोषण करने में भी होती है, अत: इसकी कमी होने से रक्तक्षीणता (Anaemia - अनीमिया) भी आती है। देखें पृष्ठ 268 की तालिका।

जल (Water - वाटर)

मानव-शरीर में इसके भार का लगभग 60% भाग जल द्वारा निर्मित होता है अर्थात् शरीर में 60% भाग जल का होता है। यह जल शरीर के द्रवों (Body fluids), जैसे-रक्तप्लाविका (Blood plasma), लसीका (Lymph) तथा ऊतक द्रवों (Tissue fluids) का मूलाधार बनता है। शरीर की सभी कोशिकाओं (Cells) तथा ऊतकों (Tissues) के लिए जल एक अनिवार्य अवयव (Essential constituent) होता है। अनेक रसायन (Chemicals) जल में घुल जाते हैं जबकि अन्य वस्तुएँ जल में तैरते हैं या झूलते हैं। इस प्रकार इन्हें रक्तप्लाविका (Blood plasma) तथा ऊतक द्रवों के बीच और फिर ऊतक द्रवों तथा कोशिकाओं के बीच ले जाने या आने का कार्य जल के माध्यम से होता है।

आहार का एक अत्यधिक महत्वपूर्ण भाग जल है क्योंकि इसकी कमी से निर्जलीकरण [व्युदकन (Dehydration)] होता है और कुछ दिनों में व्यक्ति की मौत हो जाती है। (यद्यपि जल का कोई पोषक मूल्य नहीं होता।) अनेक भोज्य पदार्थों में जल होता है, परन्तु इससे शरीर में जल की आवश्यकता की पूर्ति नहीं होती। अत: इसकी पूर्ति के लिए प्रतिदिन 1.5 लीटर द्रव लेना आवश्यक होता है या फिर अतिरिक्त 3 लीटर से अधिक जल का अंतर्ग्रहण प्रतिदिन किया जाना चाहिए।

जल आसानी से प्रसारण (Diffusion) तथा परासरण (Osmosis) द्वारा आमाशय (Stomach) तथा आंत्रों (Intestines) की दिवालों से होकर जाता है। चयापचय (Metabolism) के दौरान पोषकों के ऑक्सीकरण (Oxidation of nutrients) होने से कार्बनडाइऑक्साइड (CO_2) तथा जल (H_2O) का निर्माण होता है। एक स्वस्थ वयस्क के शरीर में प्रतिदिन इससे लगभग 1 से लेकर 1.5 लीटर तक जल का निर्माण होता है।

जल वाष्प बन करके स्वेद (Sweat या पसीना) के रूप में निकलता है जो शरीर के तापक्रम को नियंत्रित करने में मदद करता है। जल पेशाब (या मूत्र) के रूप में वृक्कों (Kidneys) द्वारा उत्सर्जित किया जाता है। इसके अतिरिक्त वृहदांत्र द्वारा भी मल के रूप में जल का उत्सर्जन होता है। फुफ्फुसों (Lungs) द्वारा भी जल को वाष्प के रूप में शरीर से बाहर निकाला जाता है। इस प्रकार शरीर के विभिन्न अंगों द्वारा जल को भिन्न पदार्थों के रूप में शरीर से बाहर निकाला जाता है। इसके साथ संतुलन स्थापित करने के लिए अपेक्षित जल का अंतर्ग्रहण किया जाता है।

रेशा (Fibre-फाइबर)

शरीर के लिए रेशे की आवश्यकता होती है जो विभिन्न आहारों, जैसे - सब्जियाँ (Vegetables), सलाद (Salads), फल (Fruit), आटे की रोटी (Wholemeal bread) में पाये जाते हैं। रेशे की अपर्याप्तता (या कमी) होने से क्रमाकुंचन (Peristalsis - पेरिस्टैलसिस) की गति मंद हो जाती है जिसके फलस्वरूप कब्ज की प्रवृत्ति (Tendency to constipation) का जन्म होता है।

आँत (या अंत्र Bowel) में पर्याप्त क्रमाकुंचन (Peristalsis) तब ही होता है जब पर्याप्त आहार-अवशेष पेशियों को उनकी दिवालों में कार्य करने के लिए रहता है क्योंकि अंत्र की वस्तुओं (Bowel contents) द्वारा दिवालों के तनन (Streching) से ही क्रमाकुंचन क्रिया को उत्तेजना मिलती है। अपचित मलावशेष (Undigested faecal residue) जो इस कार्य को निष्पादित करता है, उसमें रेशे होते हैं। रेशे के अभाव में क्रमाकुंचन बाधित होता है जिससे मलत्याग की क्रिया भी बाधित होती है अर्थात् मलबंध (या कब्ज) की स्थिति बनती है।

पोषण (Nutrition न्युट्रिशन)

ऊतकों में आहार की आपूर्ति तथा अवशोषण; जीवित शरीर में विकास, ऊर्जा, अनुरक्षण (Maintenance) तथा जीर्णोद्धार (Repair) के लिए चयापचय (Metabolism) की संयुक्त क्रिया या उसके अध्ययन को पोषण (Nutrition न्युट्रिशन) कहा जा सकता है।

चिकित्सा शास्त्र के शब्दकोश (Medical dictionary) में न्युट्रिशन (पोषण) को निम्न रूप में परिभाषित किया गया है -

"Nutrition is the study of the food and drink requirements of human beings or aminals for maintenance, growth, activity, reproduction and lactation."

"पोषण को आहार और पेय की आवश्यकताओं के अध्ययन करने के रूप में परिभाषित किया जा सकता है जो मनुष्यों और पशुओं के अनुरक्षण, विकास, क्रिया, जनन तथा दुग्ध श्रवण (लैक्टेशन) के लिए अनिवार्य होता है।"

शरीर को स्वस्थ बनाये रखने के लिए भोज्य पदार्थों में कार्बोहाइड्रेट तथा वसा (Carbohydrates and fats in foodstuffs) को अवश्य शामिल करना चाहिए। ये कार्बोहाइड्रेट और वसा ऑक्सीकृत होते हैं

विटामिन और इसके स्रोत की तालिका
(Table of vitamins and its sources)

विटामिन (Vitamin)	स्रोत (Source)
(1)	वसा-घुलनशील (Fat soluble)
A - रेटिनॉल (Retinal)	जिगर (Liver), डेरी उत्पाद (Dairy product), अण्डा (Eggs), मत्स्य तेल (Fish oils)।
D	मछली (Fish), मारजरीन (Margarine), मक्खन (Butter), अण्डा (Eggs), धूप (Sunshine)।
E - टोकोफेरॉल (Tocopherols)	गेहूँ का बीज (Wheatgerm), वनस्पति का तेल (Vegetable oils), मूँगफली (Peanuts), डेरी-उत्पाद (Dairy products)।
K	प्राकृतिक आहारों में, जैसे - सूअर और खस्सी का जिगर (Hog liver), मछली (Fish) वनस्पति तेल (Vegetable oils)। इसका वृहदांत्र (Large intestine) में जीवाणुओं द्वारा (By becteria) भी संश्लेषण (Synthesis) होता है।
(2) जल में घुलन-शील (Water Soluble) B_1- थायामिन (Thiamine)	अन्न (Cereals), गेहूँ का आटा (Wholemeal flour), खमीर (Yeast) मटर (Peas), सेम (Beans), आलू (Potatoes), जिगर (Liver), दूध (Milk)
B_2- राइबोफ्लैविन (Riboflavin)	माँस (Meat), दूध (Milk),गेहूँ का आटा (Wholemeal flour) जिगर (Liver), अण्डा (Eggs)
B_3- निकोटिनामाइड (Nicotinamide)	माँस (Meat), जिगर (Liver),गेहूँ का आटा (Wholemeal flour) दूध (Milk), गुरदा (Kidney)
B_6- पिरिडॉक्सीन	अनेक आहारों में, जैसे - माँस (Meat), मत्स्य (Fish),दूध (Milk), खमीर (Yeast)
B_{12}- सायनोकोबालैमिन (Cyanocobalamin)	जिगर (Liver) माँस (Meat), गुरदा (Kidney),अण्डा (Eggs), मत्स्य (Fish)
Be - फॉलिक अम्ल (Folic acid)	हरी सब्जियाँ (Green vegetables), जिगर (Liver), खमीर (Yeast), छत्रक या कुकुरमुत्ता (Mushrooms)। इसका शरीर (वृहदांत्र) में जीवाणुओं द्वारा संश्लेषण (Synthesis) भी किया जाता है।
B - पैन्टोथेनिक अम्ल (Pantothenic acid)	जिगर (Liver), मांस (Meat), अण्डा (Eggs), दूध (Milk), खमीर (Yeast)
C - ऐस्कॉर्बिक अम्ल (Ascorbic acid)	ताजे फल (Fresh fruits), टमाटर (Tomato), नींबू (Lemon), नारंगी (Oranges), आँवला (Emblic myrobalan), ताजी सब्जियाँ (Fresh vegetables)

जिसमें शरीर को उष्मा (या ताप) और ऊर्जा (Heat and energy) पर्याप्त परिमाण में मिलती है ताकि व्यक्ति की चयापचयी आवश्यकताओं (Metabolic needs) की पूर्ति हो सके। प्रोटीन (Proteins) की आवश्यकता अनिवार्य ऐमीनो अम्लों की आपूर्ति करने के लिए होती है जो शरीर के ऊत्तकों के विकास और जीर्णोद्धार के लिए विशेष यौगिकों को प्रदान करता है।

विभिन्न आहारों में उपस्थित पोषकों (जैसे-कार्बोहाइड्रेट, वसा, प्रोटीन, विटामिन तथा खजिन आदि) के अनुपातों में भिन्नता होती है। शरीर को आवश्यक अनुपात में पोषकों की आपूर्ति के लिए आहार में पोषक का पर्याप्त अनुपात होना अत्यावश्यक है। इस आहार को संतुलित आहार (Balanced diet) कहा जाता है। एक व्यक्ति को आजीवन संतुलित भोजन लेने की आवश्यकता है जो उसकी आयु के अनुसार परिवर्तित होता है। बाल्यावस्था के प्रारम्भिक चरणों (या वर्षों) में विकास तेजी से होता है और इस विकास को निरापद बनाने के लिए अंगों और ऊत्तकों (Organs and tissues) को अधिक पोषकों की आवश्यकता होती है। विशेषकर प्रोटीन की अधिक आवश्यकता होती है ताकि उनका संश्लेषण होकर कोशिकाओं के निर्माण क्रिया को तीव्र किया जा सके तथा अधिक ऊर्जा को उपलब्ध कराया जा सके। एक उत्पन्न शिशु (Newborn infant) को एक वयस्क की तुलना में पाँच गुना अधिक प्रोटीन (शरीर के भार की प्रति इकाई के हिसाब से) की आवश्यकता होती है। जैसे ही एक बालक बड़ा होने लगता है उसका विकास मंद होने लगता है तथा यौवनारम्भ (Puberty) के बाद उसके पोषकों (Nutrients) में क्रमशः परिवर्तन होने लगता है, यद्यपि उसे तब तक अधिक प्रोटीन की आवश्यकता होती है जब तक कि उसका विकास होना रुक नहीं जाता। विकास की असफलता (या मंद होने) का एक सामान्य कारण प्रोटीन और ऊर्जा की अपर्याप्त आपूर्ति होना है।

प्रत्येक व्यक्ति में आधारिक चयापचयी गति (Basal metabolic rate) को बनाये रखने के लिए भोजन में पर्याप्त कैलोरि (Sufficient calories) की आवश्यकता होती है। एक सामान्य वयस्क को प्रतिदिन (24 घंटे) शरीर भार के प्रत्येक किलोग्राम पर 25 कैलोरि (Calories i.e. C) की आवश्यकता आधारिक चयापचय (Basal metabolism) के लिए होती है। यदि एक वयस्क 58 किलोग्राम भार का है तो प्रतिदिन उसे 58×25 = 1450 कैलोरी (C) चाहिए। इसके अतिरिक्त उसे दैनिक क्रियाओं को करने के लिए अतिरिक्त कैलोरि की आवश्यकता होगी जो इस बात पर निर्भर करती है कि वह किस प्रकार का कार्य (शारीरिक या मानसिक) करता है।

यदि एक व्यक्ति बैठकर कार्य करता है तो उसे प्रतिदिन 2700 कैलोरी (C) की आवश्यकता होती है। यदि वह कठिन श्रम (जैसे-खेत का मजदूर) तो उसे लगभग 3500 कैलोरी की आवश्यकता प्रतिदिन होती है। यही कारण है कि खेतिहर मजदूर को ग्रामीण क्षेत्रों में नास्ता में चना-गुड़ दिया जाता है जिससे उसे अधिक प्रोटीन मिलता है।

महिलाओं में आधारिक चयापचयी गति पुरुषों की अपेक्षा निम्न (या कम) होती है, अतः उसे प्रतिदिन 2200 से लेकर 2500 के बीच कैलारी की आवश्यकता होती है। इसमें भी उसके कार्य के रूपों के अनुसार कैलोरी की आवश्यकता में विचलन (या परिवर्तन) होता है।

इस प्रकार व्यक्ति की ऊर्जा आवश्यकता अनेक कारकों (Factors) पर निर्भर करती हैं। ये कारक निम्नलिखित हैं -

(i) शरीर का आकार और बनावट (Size and composition of the body)
(ii) आयु (Age)
(iii) लिंग (Sex)
(iv) शारीरिक और मानसिक क्रियाएँ (Physical and mental activities)
(v) वातावरण (Environment) और
(vi) जलवायु (Climate)

प्रोटीन का पोषक मूल्य (Nutritional value) ऐमीनो अम्ल पर निर्भर करता है जो इसमें विद्यमान (या उपस्थित) रहता है। वह प्रोटीन जिसमें सभी अनविार्य ऐमीनो अम्ल होते हैं उसे "प्रथम श्रेणी का प्रोटीन" (First class protein) कहा जाता है जबकि उन प्रोटीनों में जिनमें एक या एक से अधिक अनिवार्य ऐमीनो अम्ल का अभाव रहता है, उन्हें "द्वितीय श्रेणीका (या अपूर्ण) प्रोटीन" (Second class or incomplete proteins) कहते हैं। प्रथम श्रेणी का प्रोटीन मुख्यतः पशुमूल के आहारों, जैसे - माँस (Meat), मछली (Fish), अण्डों (Eggs), दूध (Milks) आदि में पाया जाता है जबकि द्वितीय श्रेणी के प्रोटीन मुख्यतः सब्जियों (Vegetables)में मिलता है।

आहार में वसा को ऊर्जा का सर्वाधिक सांद्रित स्रोत (Concentrated source of energy) माना जाता है जिसमें प्रोटीन या कार्बोहाइड्रेट से दो गुना अधिक ऊर्जा होती है। वसा (Fast) या तो पशुमूल के होते हैं या फिर वनस्पति मूल के। पशु-वसा डेरी-उत्पादों (Dairy products), जैसे-माँस (Meat) और तेल ही मछली (Oily fish) - में पाया जाता है। वनस्पति मूल के वसा वनस्पति तेलों (Vegetable oils), जैतून के तेल (Olive oil ऑलिव ऑयल) तथा मारजरीन (Margarine) में मिलता है।

कार्बोहाइड्रेट आहार में सर्वाधिक सस्ता और सामान्य श्रेणी का प्रतिनिधित्व करता है जो व्यापक रूप में सब्जियों, फलों तथा शर्करा (Sugar), स्टार्च [या श्वेतसार या माँड़ी (Starch)], सैलुलोज (Cellulose - सेल्युलोस) में पाया जाता है।

दैनिक भोजन के अंतर्ग्रहण में जो खाद्य पदार्थ होते हैं, उनके पोषक तत्वों में व्यापक रूप से भिन्नता होती है। जैसे - ब्रिटेन (U.K.) में जो भोजन ग्रहण किया जाता है उमें प्रोटीन-15%, वसा - 30 % तथा कार्बोहाइड्रेट - 55% होते हैं।

विकासशील देशों (जैसे-भारत, श्रीलंका, नेपाल, इन्डोनेशिया आदि) में जो भोजन ग्रहण किया जाता हैं उनमें पोषक तत्वों की पर्याप्त मात्रा (या प्रतिशत) नहीं होती और यह बिट्रेन की तुलना में लगभग आधी होती है। भोजन के ग्रहण में अनेक स्थानीय, पारम्परिक, सांस्कृतिक, सामाजिक तथा आर्थिक कारक प्रभावित करते हैं। भोजन में पोषक तत्वों के अभाव में कुपोषण (Malnutrition मैलन्युट्रिशन) होता है जिसके कारण शरीर दुर्बल हो जाता है और उससे अनेक रोगों का जन्म होता है। इस तरह की स्थिति भारत के ग्रामीण क्षेत्रों, अफ्रीका के देशों तथा एशिया के देशों में देखने को मिलता है।

आहार अंतर्ग्रहण का नियंत्रण (Control of Food Intake-कन्ट्रोल ऑफ फूड इनटेक)

पार्श्विक अवचेतक (Lateral hypothalamus लैटरल हाइपोथैल्मस) के अंदर तंत्रिकाणुओं (Neurons न्युरॉन्स) का एक समूह होता है जो एक क्षुधा केन्द्र (Appetite ऐपिटाइट centre) के रूप में कार्य करता है। इन कोशिकाओं में उत्तेजन (या उद्दीपन Stimulation-स्टिम्यूलेशन) होने से भूख की अनुभूति होती है। भूख का अर्थ है-भोजन की लालसा (ग्रा चाह)। जब एक व्यक्ति कुछ घंटों से कुछ नहीं खाता है तो आमाशय (Stomach) लयात्मक रूप से संकुंचन (Contraction) के लिए उत्तेजित होता है। यह उत्तेजन उसमें सताने की संवेदना (Gnawing sensation नॉइंग सेन्सेशन) उत्पन्न करती है जिसे क्षुधा (या भूख) की टीस (Hugner pang हन्गर पैंग) कहते हैं। जब व्यक्ति भोजन को ग्रहण करता है तो यह टीस (Pang) समाप्त हो जाती है और वह राहत का अनुभव करता है। क्षुधा (Appetite) शब्द का उपयोग तब होता है जब एक व्यक्ति विशेष प्रकार के भोजन के लिए कामना (या इच्छा) करता है।

मध्यवर्ती अवचेतक (Medial hypothalamus मीड्यल हाइपोथैल्मस) में तंत्रिकाणुओं का एक गुच्छा (Cluster of neurons क्लस्टर ऑफ न्युरॉन्स) होता है जो एक परितृप्ति केन्द्र (Satiety centre सटायटि सेन्टर) के रूप में कार्य करता है। इन कोशिकाओं में उत्तेजन होने से भोजन के अंतर्ग्रहण को रोकता है और व्यक्ति भोजन लेना बंद कर देता है। अर्थात क्षुधा की तृप्ति हो जाती है और व्यक्ति खाना बंद कर देता है।

क्षुधा केन्द्र तथा परितृप्ति केन्द्र (Appetite and satiety centres)-दोनों केन्द्र पोषकों के रक्त-स्तरों तथा हर्मोनों द्वारा प्रभावित होते हैं।

स्थूलता (या मोटापन Obesity ओबीसिटि)

स्थूलता शरीर की एक अवस्था है जिसका जन्म ऊर्जा के अंतर्ग्रहण (Intake) और निकास या व्यय (Output) में असंतुलन के कारण होता है। इस असंतुलन (Imbalance) में आहार के रूप में अधिक ऊर्जा का ग्रहण तथा कम ऊर्जा का व्यय (या उपयोग) होता है। इसमें अतिरिक्त ऊर्जा का संग्रहण वसामय ऊत्तक (Adipose tissue-ऐडिपोस टिशू) में होता है - प्रत्येक 9 कैलोरी की अतिरिक्त ऊर्जा पर 1 ग्राम वसा बनकर ऊत्तक में संचित (या संग्रहित) होता है। स्थूलता के अधिकतर मामलों में यह देखा गया है कि यह मुख्यत: अतिभक्षण (अधिक भोजन करने) (Overeating ओवरईटिंग) से होता है। यह स्थूलता (Obesity) क्षुधा की तृप्ति के बजाय खाने की आदत द्वारा उत्पन्न होती है। परन्तु कभी-कभी अवचेतक (Hypothalamus) के क्षुधा केन्द्र (Appetite centre) में अपसामान्यता (Abnormality) विकसित होने के कारण भी ऐसी स्थिति (स्थूलता) का जन्म होता है।

क्षुधा-अतृप्ति (या भूखमरी Starvation)

एक अवधि (या समय) में जब व्यक्ति अपने शरीर में आहार का ग्रहण नहीं करता है या अत्यल्प (अति+अल्प, Very little) आहार लेता है तो कार्बोहाइड्रेट के भण्डारों (ग्लाइकोजन के रूप में यकृत (Liver) तथा पेशिओं (Muscles) में जमा रहता है)] का उपयोग प्रथम 24 घंटों में होता है। इसके बाद संग्रहित वसाओं (Stored fats) का उपयोग कोशिकीय कार्य (Cellular functions) के लिए ऊर्जा प्रदान करने में होता है। जब वसा का भण्डार भी क्षीण (Depleted) हो जाता है तो ऊर्जा देने के लिए प्रोटीन का उपयोग किया जाता है। चूँकि प्रोटीन का उपयोग कोशिकीय संरचना (Cellular structure) तथा रासायनिक क्रियाओं (Chemical activities) में होता है, अत: प्रोटीन का उपयोग ऊर्जा के रूप में होने से उसका जो क्षय होता है उससे व्यक्ति की मृत्यु भी हो सकती है यदि यह क्षय प्रोटीन के सामान्य स्तर का आधा होता है।

चयापचय का नियंत्रण (Control of Metabolism कन्ट्रोल ऑफ मेटोबॉलिज्म)

शरीर के विभिन्न अंगों के क्रियाशीलनों का समन्वयन (Coordination) पर विचार करने से यह स्पष्ट हो जाता है कि प्रत्येक कोशिका (Each cell) एक इकाई के रूप में केवल कार्य नहीं करती है बल्कि वे सभी कोशिकाएँ (सभी अंगों में) कुछ चमत्कारिक नियंत्रणशील रचनातंत्र (Marvellous controlling mechanism) के अधीन कार्यरत होती हैं। ये सभी शरीर के संगठन के एक भाग के रूप में क्रियाशील रहती हैं।

चयापचय के सर्वाधिक महत्वपूर्ण नियंत्रकारी कारक (या तंत्र) दो हैं -

(i) केन्द्रीय तथा अनैच्छिक तंत्रिका तंत्र (Central and involuntary nervous systems)

एक उदाहरण से इसे समझा जा सकता है कि जब एक पेशी अपनी तंत्रिका आपूर्ति से वंचित हो जाती है तो इसे शैशव अंगघात (Infantile paralysis इन्फन्टाइल पैरेलिसिस) में अवलोकन किया जाता है। इसमें अंग कार्य करना बंद कर देता है तथा विकास रुक जाता है।

(ii) अंत:श्रावी अंगें (या तंत्र)-(Endocrine organs एन्डोक्राइन आर्गन्स)

कुछ अंत:श्रावी अंगें, जैसे - पीयूष ग्रन्थि (Pituitary gland-पिटयूटरि ग्लैन्ड), अवटु और परावटु ग्रन्थियाँ (Thyroid and parathyroid glands थाइरॉइड एण्ड पैराथाईरॉइड ग्लैन्ड्स) अधिवृक्क ग्रन्थि (Adrenal gland ऐड्रिनल ग्लैन्ड), अधिवृक्क प्रांतस्था तथा अंतस्था (Adrenal cortex and medulla ऐड्रिनल कॉर्टेक्स ऐन्ड मेडुला), बाल्यग्रन्थि (Thymus gland), अग्न्याशय (Pancreas पैन्क्रिअस) आदि रासायनिक पदार्थों का श्राव करते हैं जो मनुष्य के (स्वास्थ्य) हित को नियंत्रित करते हैं। इनके श्राव से अन्य अंगों पर भी प्रभाव पड़ता है। जैसे- जब अवटु ग्रन्थि (Thyroid gland) का श्राव कम होने लगता है तो इससे चयापचयी क्रियाओं (Metabolic activities) में भी कमी आती हैं इसके विपरीत जब श्राव अत्यधिक (या अपसामान्य) होता है तो **इसमें चयापचय की गति (Metabolic rate) में वृद्धि होती है जिससे शरीर के तापक्रम में वृद्धि होती है तथा शरीर के ऊतकों को अधिक ऑक्सीजन-आपूर्ति की आवश्यकता होती है।**

चयापचय के नियंत्रण और व्यवस्थापन (Control and **regulation of metabolism) के सम्बंध में** यह जानना आवश्यक **है कि एक अंग की क्रिया में जब वृद्धि होती है तो इससे शरीर के अन्य अंगों की क्रियाएँ भी प्रभावित होती हैं। जैसे-पेशीय क्रियाशीलन में वृद्धि होने से कार्बनडाइऑक्साइड (CO_2) अधिक परिमाण (आयतन) में बाहर निकलता है, रक्त में इस गैस की उपस्थिति से श्वसन क्रिया (Respiratory activity) उत्तेजित होती है जिसके फलस्वरूप अधिक आक्सीजन का अंतर्ग्रहण (Intake of O_2) होता है तथा हृद्-स्पंदें (Heart beats) अधिक बलपूर्वक होते हैं जिससे कि आक्सीजन का** वितरण ऊतकों (Tissues) में किया जा सके। इसमें पेशिओं की अधिक आवश्यकता ऊर्जा का उपयोग करने तथा अपशिष्ट पदार्थों (Waste products) को बाहर निकालने में होती है।

शरीर के तापक्रम का अनुरक्षण (Maintenance of Body Temperature मेन्टिनन्स ऑफ बॉडी टेम्प्रिचर)

मानव-शरीर का सामान्य तापक्रम 98^0 F (या 36.6^o C, F से C में परिवर्तित करने के लिए सूत्र है, F-32/9 = C/5 अर्थात् 100 °C = 260°F या 1°C = 2.6 °F या 1°F = .38 °C) होता है। इस सामान्य तापक्रम का विस्तार 97°F से लेकर 99°F (अर्थात् 36.1 °C से 37.2 °C) तक होता है। शरीर का निम्नतम तापक्रम सुबह के प्रारम्भिक घंटों में (जैसे 97°F) रहता है तो उच्चतम तापक्रम (99°F) 5 से लेकर 7 बजे के बीच (दोपहर के बाद संध्या के आरम्भ में) होता है।

शरीर के सामान्य तापक्रम का अनुरक्षण (Maintenance) उत्पादित (Gained) तथा व्ययित (Lost) ताप के बीच एक निश्चित संतुलन (या समंजन) द्वारा होता है। इसका नियंत्रण अवचेतक (Hypothalamus) में ताप-नियंत्रक केन्द्र (Heat regulating centre) करता है जो रक्त के तापक्रम के प्रति अत्यधिक संवेदनशील होता है जो (रक्त) इससे होकर जाता है और यह एक थर्मोस्टेट या तापस्थापी (Thermostat) के रूप में कार्य करता है।

शरीर में ताप का उत्पादन चयापचयी क्रिया (Metabolic activities) द्वारा कंकाली पेशियों (Skeletal muscles) तथा यकृत (Liver) में होता है। यकृत में संग्रहित ग्लाइकोजेन (Stored glycogen) उपयोग में आने वाला ग्लूकोस (Usable glucose) में परिवर्तित होता है तथा ग्लूकोस का ऑक्सीकरण होता है जिससे ताप का उत्पादन होता है। ताप के सामान्य उत्पादन को बनाये रखने के लिए ईंधन-आहार (Fuel food फ्यूअल फूड) की आवश्यक मात्रा की आवश्यकता होती है। चयापचयी क्रिया (या ऑक्सीकरण का दर) का समायोजन (या व्यवस्थापन) विभिन्न आवश्यकताओं के अनुसार होता है। जैसे- विश्राम काल या कार्यरत समय, सांवेगिक स्थिति (Person at rest or in active work or in emotional condition), वातावरण का तापक्रम या कपड़ा पहनी हुई स्थिति आदि।

अतितापन (Overheating ओवरहिटिंग) सामान्यत: वातावरण का उच्च तापक्रम, शारीरिक श्रम तथा अपर्याप्त स्वेदन (Inadequate sweating) के संयोजन के कारण होता है। ताप की क्षति मुख्यत: त्वचा के कार्यात्मक स्थिति में, तथा फुफ्फुसों (Lungs) से आर्द्रता (नमी) के वाष्पीकरण (Evaporation of moisture) के उत्सर्जन द्वारा होती है।

अंगों से सम्बद्ध ताप-उत्पाद तथा तापक्षति का संक्षिप्त विवरण इस प्रकार है -

ताप का उत्पाद (Heat production)	ताप का क्षय या व्यय (Heat loss)	प्रतिशत % (Percentage)
ईंधन-आहार (Fuel food) सभी ऊतकों में ऑक्सीकरण (Oxidation in all tissues)	त्वचा में स्वेद का वाष्पीकरण, विकिरण और संचालन (Evaporation of sweat in skin, radiation and conduction)	75%
	फुफ्फुसों से आर्द्रता (नमी) का वाष्पीकरण (Evaporation of moisture from lungs)	20%
	मलमूत्र का उत्सर्जन (Excreta)	05%

ताप की क्षति का उत्तेजन वाहिका-विस्तारक (Vasodilator वैसोडिलेटर) द्वारा त्वचा में स्वेद द्वारा होता है। ताप का संरक्षण (Conservation) वाहिका-संकीर्णक (Vasoconstrictor वैसोकन स्ट्रिक्टर) द्वारा तथा ह्रासोन्मुख स्वेदन (Diminishing sweating) से होता है। इसके विपरीत जब शरीर का तापक्रम दीर्घ वाहिका-संकीर्णन (Vasco-constriction) में संभवत: ठंड लगने या भूखमरी (Starvation) के कारण कम होता है तो इसमें व्यक्ति सिहरण (Shivering शिवरिंग) तथा कँपकँपी (Shaking शेकिंग) का अनुभव करता है क्योंकि शरीर को गर्म करने के लिए पेशियाँ (Muscles) संकुचित होती हैं।

रोगजनक टिप्पणी (Clinical Notes)

शरीर में कीटाणुओं के आक्रमण (या संक्रमण) से ज्वर (Pyrexia - पाइरेक्सिआ) में शरीर का तापक्रम उच्च हो जाता है। इस उच्च तापक्रम के कारण चयापचय की गति (Rate) बढ़ जाती है जिससे शरीर में ऑक्सीजन की आवश्यकता में भी वृद्धि होती है। यह उच्च तापक्रम शरीर का एक प्रतिरक्षी रचनातंत्र (Defence mechanism) के रूप में कार्य करता जब तक कि उसमें किसी प्रकार की विकृति (Disorder) नहीं आती। इस विकृति का वर्णन इस प्रकार है -

(i) अतिज्वर (Hyperpyrexia - हाइपरपाइरेक्सिआ) - जब शरीर का तापक्रम 40^0C (104^0F) से अधिक हो जाता है तो इस अवस्था को अतिज्वर (या हाइपरपाइरेक्सिआ) कहा जाता है। इस तापक्रम की माप करने के लिए विशेष तापमापी (या थर्मामीटर Thermometer) की आवश्यकता होती है।

(ii) अत्यल्प ज्वर (Hypothermia) - जब शरीर का तापक्रम 35^0C (91^0F) से कम होता है तो इसे निम्न ज्वर या हाइपोथर्मिआ कहते हैं जिसकी माप के लिए विशेष थर्मामीटर की आवश्यकता होती है। यह स्थिति मुख्यत: शिशुओं और बुढ़ों में पैदा होती है जिनके पास ठंड से बचने के लिए गर्म कपड़े नहीं होते या भूखमरी के शिकार होते हैं या उन रोगियों को होता है जो शल्यक्रिया करा रहे हैं और उसके दौरान ताप की अत्यधिक क्षय हुआ है।

***

13. अंत:श्रावी ग्रन्थि और उसके तंत्र (ENDOCRINE GLANDS AND THEIR SYSTEMS)

भूमिका (Introduction)

शरीर की अनेक क्रियाओं का नियंत्रण तंत्रिका-तंत्र (Nervous system) करता है। इस तंत्र की अनेक विशेषताओं में एक मुख्य विशेषता है-विविध उद्दीपकों (या उत्तेजकों-Stimuli, इसका एकवचन Stimulus स्टिम्यूलस) के प्रति तेजी से अनुक्रिया (Response-रिस्पॉन्स) करना। तथापि एक अन्य दूसरा मुख्य तंत्र भी है जो शरीर की क्रियाओं [जैसे वृद्धि (Growth)], पर नियंत्रण रखता है जो अपेक्षाकृत शांतस्वभाव (Slower character) का होता है और दीर्घ अवधि तक प्रकट (या उपस्थित) रहता है। अंगों के इस द्वितीय तंत्र को अंत:श्रावी या वाहिनीहीन ग्रन्थि (Endocrine- एन्डोक्राइन or ductless डक्टलेस glands ग्लैन्ड्स) कहते हैं। ये ग्रन्थियाँ विशेष प्रकार के रासायनिक पदार्थों का निर्माण (या श्राव) करती हैं जो सीधे (Directly) रक्त-प्रवाह में जाकर मिलते हैं। इन्हें यदाकदा (या कभी-कभी) आंतरिक श्राव के अंग (Organs of internal secretion) भी कहा जाता है। इन ग्रन्थियों को वाहिनीहीन (Ductless) के समूह में रखकर वाहिनीहीन ग्रन्थि के नाम से जानी जाती हैं क्योंकि इनसे जो श्राव (Secretion) होता है वह किसी वाहिनी (या नलिका Duct) के द्वारा वहन (Carry) नहीं किया जाता बल्कि यह श्राव स्वयं ही बहकर रक्त में जाकर मिलता है।

अंत:श्रावी ग्रन्थि और हार्मोन (Endocrine Glands and Hormones)

एन्डोक्राइन (Endocrine) यूनानी भाषा का एक शब्द (Greek word) है जिसका अर्थ है-"आंतरिक श्राव" (Internal secretion)। अत: शरीर के अंदर जो ग्रन्थियाँ श्राव करती हैं, उन्हें अंत:श्रावी ग्रन्थि (Endocrine glands) कहते हैं।

आंतरिक श्राव के सक्रिय मूल तत्व या पदार्थ को हार्मोन (Hormone) कहा जाता है। हार्मान भी एक यूनानी शब्द है जिसका अर्थ है - उत्तेजित या उत्पन्न करना (To excite-इक्साइट)। अत: वह पदार्थ जो ग्रंथियों के उत्तेजन से उत्पन्न या श्रावित होता है उसे हार्मोन (या अंत:श्राव) कहा जाता है। हार्मोन को आयुर्विज्ञान (Medical Science) में भी वैज्ञानिक ढंग से परिभाषित किया जाता है जो इस प्रकार है -

"Hormone is a chemical substance which is produced by one part of the body, especially by endocrine glands and is carried to another part of the body by the bloodstream where it has particular effects or functions."

"हार्मोन एक रासायनिक पदार्थ है जिसकी उत्पत्ति शरीर के आंतरिक अंगों, विशेषकर अंत:श्रावी अंगों (या ग्रन्थियों) द्वारा होती है जिसे रक्त प्रवाह शरीर के अन्य अंगों में विशेष कार्यों के लिए ले जाते है।"

हार्मोन की एक सरल परिभाषा निम्नलिखित है -

हार्मोन एक परिवाही श्रावी पदार्थ है जो अपने मूल क्षेत्र से दूर अंगों पर क्रिया करता है। ["Harmone is a circulating secretory substance which acts on organs distant from its site of origin."]

कुछ अंत:श्रावी अंगें या ग्रन्थियाँ (Endocrine organs or glands) एक हार्मोन उत्पन्न करती हैं, तो कुछ दो या दो से अधिक हार्मोन को उत्पन्न (या श्रावित) करते हैं। जैसे-पीयूष ग्रन्थि (Pituitary gland) दो से अधिक हार्मोन को उत्पन्न करती है जो अन्य अंत:श्रावी अंगों की अनेक क्रियाओं का नियंत्रण करते हैं। यही कारण है कि पीयूष ग्रन्थि को "शरीर की अग्रणी ग्रन्थि" (Master gland of the body) कहते हैं।

एक अन्य उदाहरण है-अग्न्याशय (Pancreas) का जो आन्तरिक और बाह्य दोनों प्रकार का श्राव करता है। अग्न्याशय का आन्तरिक श्राव

- इन्सुलिन (Insulin) तथा ग्लूकागॉन (Glucagon) हार्मोन सीधे रक्त में प्रवेश करते हैं जबकि अग्नाशयी रस (Pancreatic juice) जो बाह्य श्राव होता है, वह अग्नाशयी नलिका (Pancreatic duct) द्वारा ग्रहणी (Duodenum) में पहुँचता है अत: अग्न्याशय (Pancreas) को अंत:श्रावी तथा बहि:श्रावी ग्रन्थि (Endocrine and exocrine gland) कहा जाता है।

अनेक हार्मोन (Hormones) को अलग किया जाता है तथा उनकी रासायनिक संरचना की व्याख्या की जाती है। इसके आधार पर कृत्रिम रूप से प्रयोगशाला में रासायनिक संश्लेषण द्वारा या पुनर्संयोजन DNA, (i.e.,Deoxyribo-nucleic acid) विधि (Recombinant DNA technology) द्वारा तैयार किया जाता है जिसे व्यापक स्तर पर मानव इन्सुलिन उत्पादित करने के लिए व्यापारिक रूप में अभी तक उपयोग किया जा रहा है।

कुछ हार्मोन, जैसे - ऐड्रिनलिन (Adrenalin) का तत्काल प्रभाव होता है। अन्य, विशेषकर पीयूष वर्धक हार्मोन (Pituitary grow hormone) अपना प्रभाव अनेक वर्षों तक रखता है।

वाहिनीहीन ग्रन्थियों (Ductless or endocrine glands) के कार्य का अध्ययन कुछ तरीकों (A number of ways) से किया जा चुका है। हार्मोन को पृथक (या अलग) करने के पहले रोगों पर उनके प्रभाव का अवलोकन करके उनकी क्रिया का ज्ञान प्राप्त किया जाता है। यह पाया गया है कि रोग लक्षणों के दो समूह (Two sets of symptoms) होते हैं, वे हैं -

(i) ग्रन्थि के अति क्रियाशीलन तथा हार्मोन के अतिश्राव द्वारा उत्पन्न लक्षण

(Symptoms produced by excessive activity of the gland and by hypersecretion or oversecretion of hormones),तथा

(ii) ग्रन्थि की अल्पक्रियता तथा हार्मोन के अल्पश्राव का प्रभाव या लक्षण

(Resulting effect of under-activity of the gland and hyposecretion or under-secretion of hormones)

ग्रन्थियों का अध्ययन करने की एक अन्य विधि है -

ग्रन्थियों से हार्मोनों को बाहर निकालकर या प्रयोगशाला में कृत्रिम हार्मोनों को तैयार करके उसका स्वस्थ व्यक्तियों और रोगियों पर प्रभाव का अध्ययन करना।

अध्ययन करने की तीसरी विधि है - पशुओं में ग्रन्थि के निकालने पर या उसके नष्ट होने पर प्रभाव की जानकारी प्राप्त करना।

अंत:श्रावी तंत्र के अंग (Organs of Endocrine System आॅर्गन्स ऑफ एन्डोक्राइन सिस्टम)

अंत:श्रावी तंत्र के मुख्य अंगों को दो समूहों (Two groups) में वर्गीकृत किया जाता है जिन्हें निम्न रूप में उल्लेख किया जा सकता है -

समूह (Group) I

(1) अग्र पीयूष ग्रन्थि (Anterior pituitary gland ऐन्टिरिअर पिटयूटरि ग्लैन्ड)

(2) अधिवृक्क प्रान्तस्था (Adrenal cortex ऐड्रिनल कॉर्टेक्स)

(3) अवटु ग्रन्थि (Thyroid gland थाइरॉइड ग्लैन्ड)

(4) यौन या जनन ग्रन्थियाँ (Sex glands or gonads सेक्स ग्लैन्ड्स या गॉनैड्स)

समूह (Group) II

(1) पश्च पीयूष ग्रन्थि (Posterior pituitary gland पॉस्टिरिअर पिटयूटरि ग्लैन्ड)

(2) अधिवृक्क अंतस्था (Adrenal medulla ऐड्रिनल मेडुला)

(3) परावटु ग्रन्थि (Parathyroid glands पैराथाइरॉइड ग्लैन्ड)

(4) अग्न्याशय (Pancreas - पैन्क्रिअस),

इस प्रकार अंत:श्रावी तंत्र में मुख्यत: 5 अंग (या ग्रन्थियाँ) होते हैं - देखें चित्र 43(i)

(1) पीयूष ग्रन्थि (Pituitary gland)

(2) अधिवृक्क ग्रन्थि (Adrenal gland)

(3) अवटु तथा परावटु ग्रन्थि (Thyroid and parathyroid gland)

(4) अग्न्याशय (Pancreas)

(5) यौन या जनन ग्रन्थि (Sex glands or gonads)

समूह I के सभी सदस्यों (या ग्रन्थियों) को अग्र पीयूष ग्रन्थि (Anterior pituitary gland) पोषणज हार्मोनों के माध्यम द्वारा (Via the intermediary of trophic hormones) नियंत्रित करता है। जैसे - ACTH (Adrenocorticotrophic hormone ऐड्रीनों-कॉर्टिको-ट्रॉफिक हार्मोन) या कॉट्रिकोट्रॉफिन (Corticotrophin)। इन हार्मोनों को पीयूष ग्रन्थि श्रावित करती है। यह पीयूष ग्रन्थि स्वयं भी

अवचेतक (Hypothalamus - हाइपोथैल्मस) के नियंत्रण में रहती है जो वितरण तथा अवरोधन के लिए हार्मोनों (Releasing and inhibiting hormones) को श्रावित करता है। जैसे-कॉर्टिकोट्रॉफिन-मुक्त कारक (Corticotrophin releasing factor)।

समूह II की ग्रन्थियाँ का नियंत्रण अन्य उद्दीपकें (Stimuli स्टिम्यूलि)-रासायनिक तथा उदासीन (Chemical or neutral) दोनों ही करते हैं।

जठरांत्र क्षेत्र (Gastro-intestinal tract) में भी निश्चित आंतरिक श्रावों का उत्पादन होता है जिनमें सभी पेप्टाइड (Peptides) होते हैं। इनमें से कुछ, जैसे-गैस्ट्रिन तथा सेक्रीटिन (Gastrin and secretin)-हार्मोन श्रेणी में शामिल होने की आवश्यक शर्तों की पूर्ति करते हैं। इनमें से कुछ जठरांत्र क्षेत्र (Gastro-intestinal tract) तथा तंत्रिका तंत्र के अंदर (Within nervous system)-दोनों में ही उपस्थित रहते हैं तथा तंत्रिका-संचारी (Neuro-transmitters - न्यूरो ट्रैन्ज्मिटर) के रूप में कार्य करते हैं। इन्हें मस्तिष्क-मूल पेप्टाइड ("Brain-gut peptides") कहा जाता है जिसमें एन्केफैलिन्स (Enkephalins) सोमैटोस्टैटिन (Somatostatin) तथा "वैसोऐक्टिव इन्टेस्टिनल पेप्टाइड" या "वाहिका क्रियात्मक आंत्र पेप्टाइड" (Vasoactive intestinal peptide or VIP) शामिल होते हैं।

यहाँ अंत:श्रावी तंत्र के कुछ अंगों (या ग्रन्थियों) का विस्तार से वर्णन किया जायेगा।

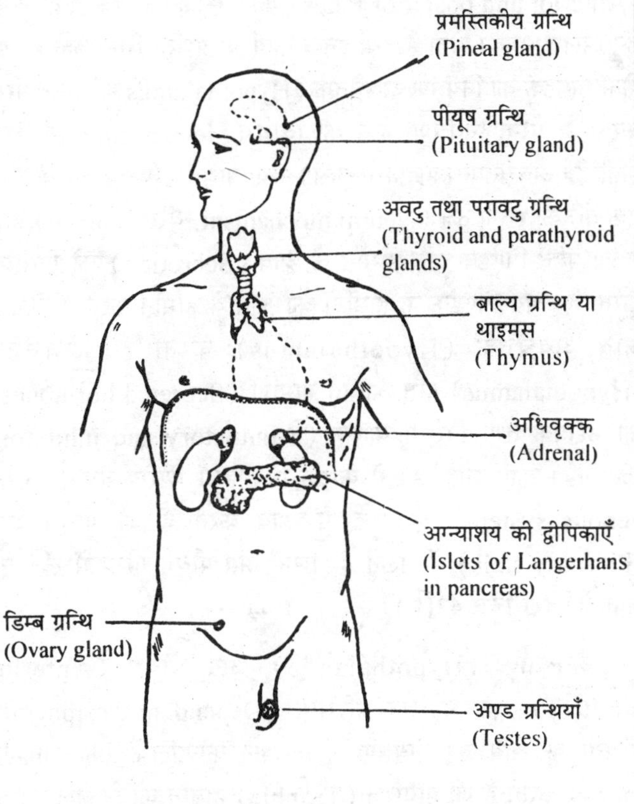

चित्र 43(i) - अंत:श्रावी ग्रन्थि की स्थिति का रेखाचित्र (Position of endocrine glands)

1. पीयूष ग्रन्थि (Pituitary Gland - पिटयूटरि ग्लैन्ड)

अधोवृद्धि (Hypophysis) पीयूष ग्रन्थि का व्यास लगभग 1 सेंटीमीटर (या .4 इंच) होता है जो मस्तिष्क के आधार पर जातूकास्थि (Sphenoid bone - स्फीनॉइड बोन) के पीयूष-खात (Pituitary fossa) में स्थित रहती है। यह खात एक गद्दी (Saddle-सैडल) के आकार का होता है जिसे तुर्की-गद्दी या सेलाटर्सिका (Sella turcica) कहा जाता है। यह ग्रन्थि मस्तिष्क से एक लघुदण्ड (Stalk-स्टॉक) द्वारा संलग्न होती है जो ठीक "नेत्र-व्यत्यासिका" या ऑप्टिक काइऐज्मा (Optic chiasma) के पीछे स्थित रहता है जहाँ प्रत्येक नेत्र से दृक्-तंत्रिकाएँ (Optic nerves) मिलती हैं।

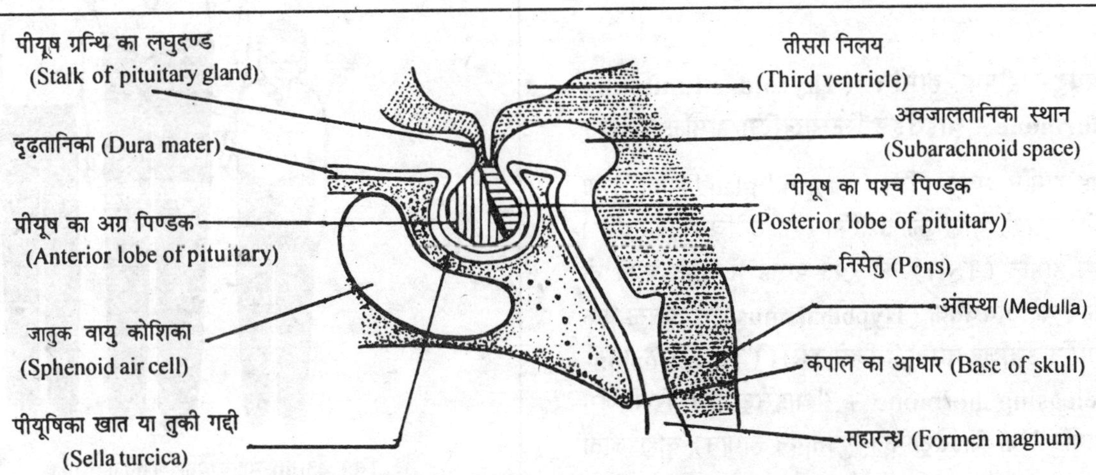

चित्र 43 (ii) पीयूष ग्रन्थि का चित्र (Diagram of the pituitary glands)

पीयूष ग्रन्थि के दो भाग होते हैं जिन्हें अग्र तथा पश्च पिण्डक (Anterior and posterior lobes) कहते हैं। इनके विकास करने का ढंग अलग-अलग होता है तथा इनके कार्य भी पूर्णत: भिन्न होते हैं। इन दोनों पिण्डक का नियंत्रण अवचेतक (Hypothalamus हाइपोथैल्मस) करता है, परन्तु नियंत्रण करने की विधि (Mechanism) भी भिन्न होती है। अवचेतक (हाइपोथैल्मस) तथा पीयूष (पिटयूटरि) के बीच एक तंत्रिका रचना तंत्र (Neural mechanism न्यूरल मेकैनिज्म) होता है जो पश्च पिण्डक द्वारा हार्मोन के श्राव (Secretion) को नियंत्रित करता है। अग्र पिण्डक के हार्मोनों का श्राव वे हार्मोन करते हैं जिनका श्राव अवचेतक (Hypothalamus) करता है। अवचेतक (Hypothalamus) द्वारा श्रावित हार्मोनों (Secreted hormones) को उद्दीपक तथा निरोधी कारक (Stimulatory and inhibitory factors) कहा जाता है। ये कारक निर्वाहिका शिरीय तंत्र (Portal venous system) के रक्त में श्राव करते हैं जो पीयूष दण्ड (Pituitary stalk) में चलते हैं जिन्हें अग्र पीयूष ग्रन्थि में ले जाया जाता है। देखें चित्र 43(ii)।

अवचेतक (Hypothalamic), अग्र पीयूष (Anterior pituitary) तथा आश्रित परिधीय (Dependent Peripheral) गंथियों के श्राव का नियंत्रण पुनर्निवेशन कुण्डलियाँ (Feedback loops) करती हैं जो पोषणज (Trophic) हार्मोन को निकाल देती हैं जब परिधीय ग्रन्थि पर्याप्त हार्मोन का श्राव करती है जिससे सामान्य प्लाविका सांद्रता (Normal plasma levels) की प्राप्ति हो जाती है।

अग्र पीयूष ग्रन्थि (अग्र पिण्डक या ऐडिनोहाइपोफिजिस - Adenohypophysis) के कार्य (Functions of Anterior Pituitary Gland - फन्कशन्स ऑफ ऐन्टिरिअर पिटयूटरि ग्लैन्ड)

पीयूष ग्रन्थि के अग्र पिण्डक द्वारा 6 हार्मोनों का उत्पादन (या श्राव) होता है, वे हैं -

(i) अवटु-उद्दीपक हार्मोन (Thyroid stimulating hormone - थाइरॉइड स्टिम्यूलेटिंग हार्मोन TSH)

यह हार्मोन अवटु-ग्रन्थि (Thyroid gland) की क्रिया और उसकी वृद्धि को उद्दीपित (या उत्तेजित) करता है। इस हार्मोन (TSH) को रक्त प्रवाह में मुक्त करने के कार्य को अवचेतक (Hypothalamus) से उत्पन्न एक हार्मोन उत्तेजित करता है जिसे TRH (Thyrotrophin-releasing hormone - "थाइरोट्रॉफिन-रिलीजिंग हार्मोन" या थाइरोट्रॉफिन-मुक्तायन हार्मोन) कहा जाता है। इस हार्मोन (TSH) के उत्पादन को एक अत्यधिक परिसंचारी ट्राइआयोडोथाइरोनीन (High circulating tri-iodothyronine-T_3) अवरोध करता है।

(ii) अधिवृक्क-प्रांतस्था पोषणज हार्मोन (ऐड्रिनो-कॉर्टिकोट्रॉफिक हार्मोन Adreno-corticotrophic hormone—ACTH) या कॉर्टिको-ट्रॉफिन (Corticotrophin)

यह हार्मोन (ACTH) स्टेरॉइड हार्मोन (Steroid harmones) के उत्पादन की वृद्धि करता है, विशेषकर कॉर्टिसोल (Cortisol) को, जो अधिवृक्क प्रांतस्था (Suprarenal cortex-स्यूप्रारीनल कॉर्टेक्स) में होता है। कॉर्टिसोल का यह परिसंचारी-स्तर पीयूष ग्रन्थि (Pituitary gland) तथा अवचेतक (Hypothalamus) का पुनर्पोषण करता है जो अपने CRF (Corticotrophin factor) के श्राव द्वारा अग्र पीयूष ग्रंथि (Anterior pituitary gland) को नियंत्रित (या नियमित) करता है। ACTH के श्राव में दैनिक विचलन (Diurnal variation- डायर्नल वैरिएशन) होता है जिसके फलस्वरूप प्लाविका की कॉर्टिसोल सान्द्रता (Plasma cortisol levels) 6 बजे सुबह अधिकतम (Maximum) होती हैं तथा 12 बजे मध्यरात्रि (Midnight) को न्यूनतम (Minimum) होती

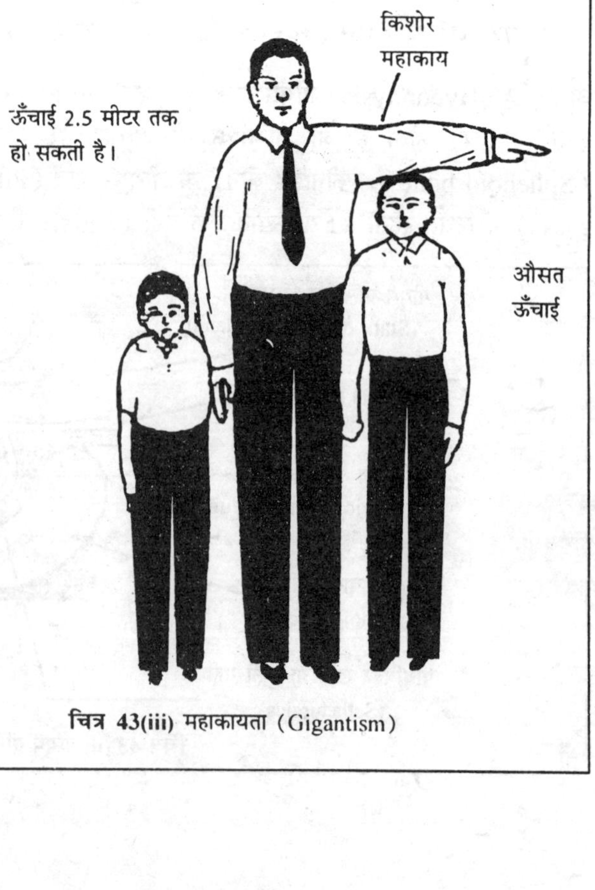

चित्र 43(iii) महाकायता (Gigantism)

हैं। यह तथ्य (सान्द्रता) कुशिन्ग रोग (Cushing's disease or syndrome) के लिए जाँच-परीक्षण (Screening test) का आधार बनता है जिसमें कॉर्टिसोल (Cortisol) का अतिश्राव होता है तथा दैनिक विचलन (Diurnal variation) नहीं होता।

श्याम-कोशिका रंजकता (Melanocyte pigmentation-मेलनोसाइट पिगमेंटेशन) भी ACTH के अधीन नियंत्रित होती है। रोगी जो ऐडीसन रोग (Addison's disease) से पीड़ित होता है और जिसमें अधिवृक्क ग्रन्थि की अपर्याप्तता (Insufficiency of adrenal glands) अर्थात् अल्पक्रिया (Hypofunction) होती है, वे ऋणात्मक पुनर्पोषण की क्षति के कारण जो सामान्यत: कॉर्टिसोल (Cortisol) द्वारा दिया जाता है, अपसामान्य रूप से रंजित (Abnormally pigmented) होते हैं।

(iii) सोमैटोट्रॉफिन (Somatotrophin) या वर्धन हार्मोन (Growth hormones)

यह हार्मोन प्रोटीनों के एक समूह के संश्लेषण (Synthesis) को यकृत (Liver) द्वारा प्रभावित करता है। इस समूह को "मेडिन की काया" या सोमैटोमेडिन (Somatomedins-ओस्कर मडिन-Oscar Medin स्वीडन का एक चिकित्सक-1874-1928 था) कहते हैं। यह हार्मोन अपने प्रभाव को वृद्धि पर लगाता है। वर्धन हार्मोन (Growth hormone-GH) की अग्र पीयूष ग्रन्थि से मुक्ति (Release) को सोमाटोस्टैटिन (Somatostatin-एक हार्मोन) अवरोध करता है जो अवेचतक (Hypothalamus) तथा अग्नाशयी द्वीपिकाओं (Pancreatic islets-पैंक्रिऐटिक आइलिट) में घटित होता है।

वर्धन हार्मोन (GH) प्रोटीन संश्लेषण को उत्तेजित (या प्रोत्साहित) करता है तथा कार्बोहाइड्रेट चयापचय (Carbohydrate metabolism) पर इन्सुलिन की क्रियाओं का विरोध करता है। बाल्यावस्था में वर्धन हार्मोन का अतिश्राव (Oversecretion) होने से अस्थियों की लम्बाई में अत्यधिक वृद्धि होती है। इस स्थिति को महाकायता (Gigantism-जाइगैन्टिज्म) कहते हैं। वयस्कों में जब अस्थियों की लम्बाई में वृद्धि होना रुक जाती है तो उनके जीवन में वर्धन हार्मोन का अतिश्राव होने से अस्थि और कोमल ऊतकों (Bone and soft tissues) का वर्धन होता है जिससे एक ऐसी स्थिति का निर्माण होता है जिसे अतिकायता (Acromegaly-ऐक्रोमेगेली) कहते हैं। यह एक रोग है जिसमें मुख (Face-चेहरा), हाथ और पैर (Hands and feet) की अस्थियों में अपवृद्धि होती है जब कि ओष्ठ (Lips) मोटा हो जाता है तथा चेहरा की आकृति भद्दी (या रूखड़ी-Course) हो जाती है। देखें चित्र 43(iii)।

बच्चों में GH के अल्पश्राव (Under-secretion) में सामान्य शारीरिक और मानसिक विकास बाधित होता है। जैसे ही इस रोग (या स्थिति) का पता चलता है, वैसे ही उन्हें वर्धक हार्मोन (GH) की सुई दी जाती है। इसका प्रयोजन है-अधिप्रवर्धों (Epiphyses इपिफिसेस-इसका एकवचन Epiphysis इपिफिसिस है।) का यौन हार्मोनों के प्रभाव में संगलन (Fuse) होने के पहले यथासम्भव सामान्य वृद्धि को अर्जित (या उपलब्ध) करना।

(iv) पुटिका-उद्दीपक हार्मोन या FSH (Follicle stimulating hormone फॉलिकल स्टिम्यूलेटिंग हार्मोन)

यह हार्मोन (FSH) पुरुष में सहवर्ती इस्ट्रोजेन उत्पादन (Attendant oestrogen production- इस्ट्रोजन एक यौन हार्मोन है) के साथ अण्डाशयी पुटिकाओं (Ovarion follicles) में पक्वन (Ripening-राइपनिंग) लाता है।

महिला में यह हार्मोन शुक्राणु-जनन (Spermatogenesis-स्पर्माटोजेनिसिस) का उद्दीपन (या उत्तेजन) करता है।

(v) पीतिकाकरण हार्मोन या LH (Luteinizing hormone ल्यूटीनाइजिंग हार्मोन)

यह हार्मोन (LH) अण्डोत्सर्ज (Ovulation ओव्युलेशन) तथा पीतपिण्ड (Corpus luteum कॉर्पस ल्यूटेअम) के निर्माण का कारण बनता है। इस हार्मोन से महिलाओं में प्रोजेस्टेरॉन (Progesteron) का श्राव होता है तथा पुरुषों में यह अण्डाशयों (Testes-टेस्टिस-इसका एकवचन Testis है।) या अण्डग्रन्थियों का उद्दीपन करता है जिससे कि टेस्टोस्टेरोन (Testosteron) की उत्पत्ति हो सके। [टेस्टोस्टेरोन-यह पुरुष का एक मुख्य यौन हार्मोन है।]

अग्र पीयूष ग्रन्थि से श्रावित गोनैडोट्रॉफिक हार्मोन (या गोनैड उद्दीपक हार्मोन-Gonadotrophic or gonad - stimulating hormones) की मुक्ति का उद्दीपन गोनैडोट्रॉफिन द्वारा मुक्तायन हार्मोन (GnRH) द्वारा होता है। I [Gn RHGonadotrophin-releasing hormone] Gn RH की उत्पत्ति का विरोध इस्ट्रोजेन

(Oestrogens) द्वारा तथा अल्प सीमा तक प्रोजेस्टोजेन (Progestogens-यह प्रोजेस्टेरोन-Progesterone के समान पदार्थ है।) द्वारा होता है। यह एक तथ्य (Fact) जिस पर गर्भनिरोधक गोली (Contraceptive pill-कॉन्ट्रासेप्टिव पिल) की प्रभाविता निर्भर करती है।

(vi) प्रोलैक्टिन (Prolactin) या PRL

यह हार्मोन (Prolactin-PRL) दुग्ध श्रवण (Lactation) को बढ़ाता है। इसके श्राव (Secretion) का नियंत्रण अवचेतक (Hypothalamus-हापोथैलम्स) करता है। इसमें TRH (थाइरोट्रॉफिन रिलिजिंग हार्मोन) एक प्रोलैक्टिन-मुक्तायन कारक (Prolactin- releasing factor) के रूप में कार्य करता है तथा PIF (Prolactin-inhibiting factor-प्रोलैक्टिन-रोधायन कारक) प्रोलैक्टिन के श्राव को रोकने का कार्य करता है।

प्रोलैक्टिन सीरम (Serum) की सांद्रता (Level) सामान्यत: गर्भावस्था (Pregnancy-प्रेगनन्सि) के दौरान बढ़ता है तथा दुग्ध श्रवण (Lactation) के दौरान यह सान्द्रता अधिकतम होती है। प्रोलैक्टिन सीरम की सान्द्रता की वृद्धि होने से महिलाओं में अनुर्वरता (Infertility इनफर्टिलिटि) का विकास हो सकता है। यह वृद्धि कुछ कारणों से होती है, जैसे - कुछ निश्चित प्रकार की औषध या स्वापक (Drug or narcotic) का उपयोग करना, पीयूष-अर्बुद (Pituitary tumour - पिट्यूटरि ट्यूमर) का विकास होना आदि।

विविध प्रकार के हार्मोनों के कार्यों का व्यतिक रूप से उल्लेख किया गया है। परन्तु मनुष्य के स्वास्थ्य में वे मिलकर एक साथ कार्य करते हैं। रोग होने पर उनमें अनेक कमियां होती हैं जैसे कि सिमण्ड रोग (Simmond's disease) या पैनहाइपोपिटयूरिज्म (Panhypopituitarism) में देखने को मिलता है।

पश्च पीयूष ग्रन्थि के कार्य (Functions of Posterior Pituitary Gland फन्कशन्स ऑफ पिटयूटरि ग्लैन्ड)

पश्च पीयूष ग्रन्थि को तंत्रिका अधोवृद्धि (Neurohypophysis न्यूरोहाइपोफिजिस) भी कही जाती हैं

पीयूष ग्रन्थि के पश्च पिण्डक (Posterior lobe) में दो हार्मोनों का श्राव होता है, वे हैं -

(i) वैसोप्रेसिन (Vasopressin) तथा

(ii) आक्सीटोसिन (Oxytocin)

इन दोनों का हार्मोन का संश्लेषण अवचेतक (Hypothalamus) में होता है तथा वहां से तंत्रिका मार्ग (Neural pathway) का उपयोग करके पश्च पीयूष ग्रन्थि में पहुंचते हैं जहां इसका परिवहन में मुक्त (Release) होने के पहले संग्रहण होता है।

(i) वैसोप्रेसिन (या मूत्ररोधी हार्मोन) या ADH (Vasopressin or antidiuretic hormone ऐन्टिडाइयुरेटिक हार्मोन)

यह हार्मोन (ADH या वैसोप्रेसिन) वृक्क की नलिकाओं (Ducts of kidneys) में संग्रहित जल को रक्त में पुन: अवशोषण (Reabsorption) का कारण बनता है जिससे मूत्र को सान्द्र बनने में मदद मिलती है तथा इससे मूत्र के आयतन में कमी होती है।

वैसोप्रेसिन का कार्य सामान्य प्लाविका परासरणी सांद्रता (Normal plasma osmolality नॉर्मल प्लैज्मा ऑजमोलैलिटि = 270-290 mOsm/kg) को बनाये रखना होता है। इस हार्मोन की मुक्ति (या श्राव) निम्न बातों (या अवयवों) पर निर्भर करती है -

1. अवचेतक (हाइपोथैलमस) में परासरणी-ग्राही से संकेतक (Signals from osmoreceptor in the hypothalamus)
2. हृदय के अलिंदों की दिवालों में आयतन या तनन ग्राही (Volume or stretch receptors in the walls of atria of the heart)

   {ऐट्रिआ Atria का एकवचन Atrium ऐट्रिअम है।}
3. महाशिरा में तनन ग्राही (Strech receptors in great veins)

प्लाविका की परासरणी-सांद्रता (Plasma osmalality) में वृद्धि तथा निम्न प्लाविका आयतन - इन दोनों के कारण वैसोप्रेसिन की मुक्ति (या उत्पत्ति) में वृद्धि होती है। इस वृद्धि के कारण वृक्कों (Kidneys) द्वारा जल को तब तक धारण किया जाता है जब तक कि प्लाविका का परासरणी दबाव और आयतन (Osmotic pressure and volume of plasma) पुन: सामान्य श्रेणी (Normal range) में नहीं आता। दर्द (Pain), मानसिक तनाव (Emotional stress), शराब या नशीले पदार्थ (Alcohol or certain drugs) द्वारा भी वैसोप्रेसिन की उत्पत्ति या मुक्ति (Release) प्रभावित होती है।

(ii) ऑक्सीटोसिन (Oxytocin)

ऑक्सीटोसिन हार्मोन की उत्पत्ति पश्च पीयूष से एक उदासीन

प्रक्रिया (Neutral mechanism) में होती है। इस हार्मोन के कारण गर्भाशय (Uterus यूटरस) तथा वक्ष स्थल (Breast ब्रेस्ट) की चिकनी पेशिया संकुचित (Contraction) होती हैं। इसके श्राव से ही अंततः स्तन (Breast) में दूध का श्राव होता है।

आक्सीटोसिन का उपयोग केवल प्रासविकी (या प्रसूति-विज्ञान - Obstetrics-ऑब्स्टेट्रिक्स) में होता है। वैसोप्रेसिन हार्मोन का उपयोग पीयूष प्रकार (Pituitary type) के उद्‌क मेह (Diabetes insipidus -डायबिटीज इन्सिपिडस) रोग के इलाज में किया जाता है। इस रोग में अधिक आयतन में तनु मूत्र का उत्सर्जन होता है।

(2) अधिवृक्क ग्रन्थि (ऐड्रिनल ग्लैन्ड या स्यूप्रारीनल ग्लैन्ड) (Adrenal Gland or Suprarenal Glands)

अधिवृक्क ग्रन्थि की एक जोड़ी (Pair) होती है। अधिवृक्क ग्रन्थियों (Adrenal or suprarenal glands) में दो लघु और चपटे पीले पिण्डक (Bodies) होते हैं जो प्रत्येक वृक्क (Kidney किडनी) के ऊपरी छोर पर स्थित रहते हैं। प्रत्येक पिण्डक लगभग 5 सें.मी. ऊँचा तथा 1 सें.मी. (cm) मोटा होता है जिसे तीन धमनियों (Arteries आर्टरीज) द्वारा रक्त की प्रचुर मात्रा की आपूर्ति की जाती है। इन तीन धमनियों को महाधमनी (Aorta एओर्टा) के वृक्क-धमनी (Renal artery) तथा निम्न मध्यच्छद-धमनी (Inferior phrenic artery - इन्फिरिअर फ्रेनिक आर्टीर) से रक्त युक्त पिण्डक प्राप्त होता है। उदर-जालिका (Coeliac plexus सेलिऐक प्लेक्सस) की प्रचुर अनुकम्पी तंत्रिका आपूर्ति (Profuse sympathetic nerve supply प्रोफ्यूज सिम्पैथेटिक नर्व सप्लाइ) के लगभग सम्पूर्ण भाग अंतस्था (Medulla-मिडला) में पहुँचती है जो अधिवृक्क ग्रन्थि का धुंधला अंत:स्थित (Dark interior) होता है। ग्रन्थि के बाहरी भाग को प्रान्तस्था (Cortex कॉर्टेक्स) कहते हैं जो पीला सा होता है क्योंकि यह लिपिड (Lipid - वसा के समान एक पदार्थ) से सम्पन्न होता है। प्रान्तस्था (Cortex) के कार्य अंतस्था (Medulla) से पूर्णतः पृथक होते हैं। देखें चित्र 43(iv A) तथा 43 (iv B)।

अधिवृक्क (स्यूप्रारीनल) प्रांतस्था (कॉर्टेक्स) के कार्य (Functions of Suprarenal Cortex)

अधिवृक्क प्रांतस्था (स्यूप्रारीनल कॉर्टेस) के हार्मोनों की उत्पत्ति कोलेस्ट्रॉल (Cholesterol) से होती है। ये हार्मोन वसीय श्रेणी (Fatty class) के मोम (Wax) के समान पदार्थ होते है जिसे स्टेरॉइड (Steroid) कहा जाता है। इन्हें तीन मुख्य समूहों में वर्गीकृत किया जाता है जो उनके मुख्य प्रभावों के अनुरूप होते हैं, वे हैं -

(i) खनिज-प्रांतस्था समूह या मिनरलोकॉर्टिकॉइड्स (Mineralocorticoids)

इस समूह के हार्मोनों द्वारा शरीर में सोडियम (Sodium-Na) और पोटैशियम (Potassium-K) की आयन सांद्रता (Ion levels) को व्यवस्थित (या नियंत्रित) किया जाता है। इससे शरीर के द्रव (Fluid) तथा विद्युत-अपघट्यों (Electrolytes-इलेक्ट्रोलाइट्स) में संतुलन बनाये रखने में मदद मिलती है। इस समूह का मुख्य हार्मोन है - ऐल्डोस्टरोन (Aldosterone) तथा कम महत्व का हार्मोन कॉर्टिकोस्टेरोन (Corticosterone) है। ये हार्मोन वृक्क के संग्रही नलिकाओं (Collecting tubules of the kidney) पर इस प्रकार क्रिया करते हैं कि शरीर में सोडियम का धारण हो तथा पोटैशियम का

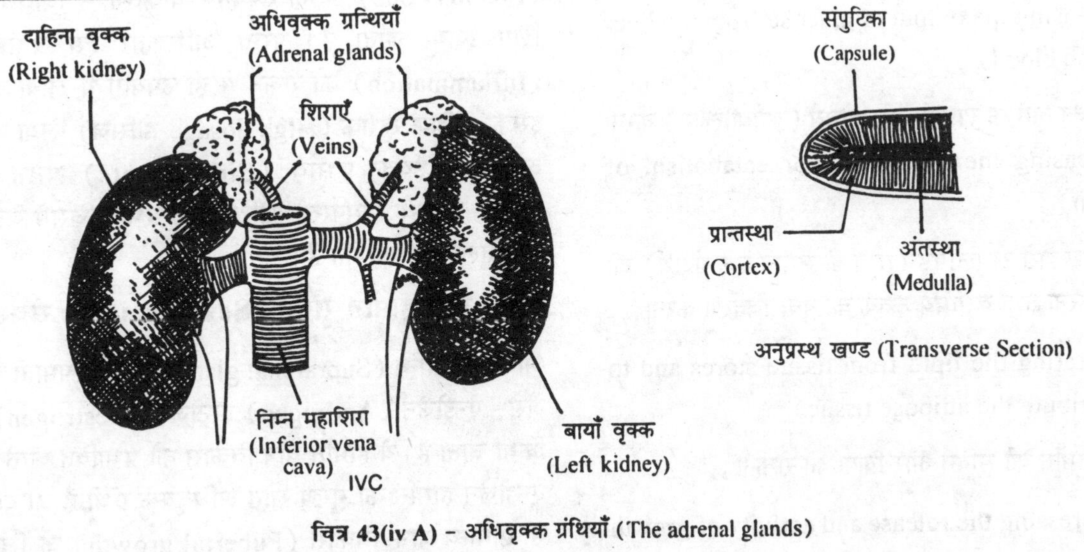

चित्र 43(iv A) - अधिवृक्क ग्रंथियाँ (The adrenal glands)

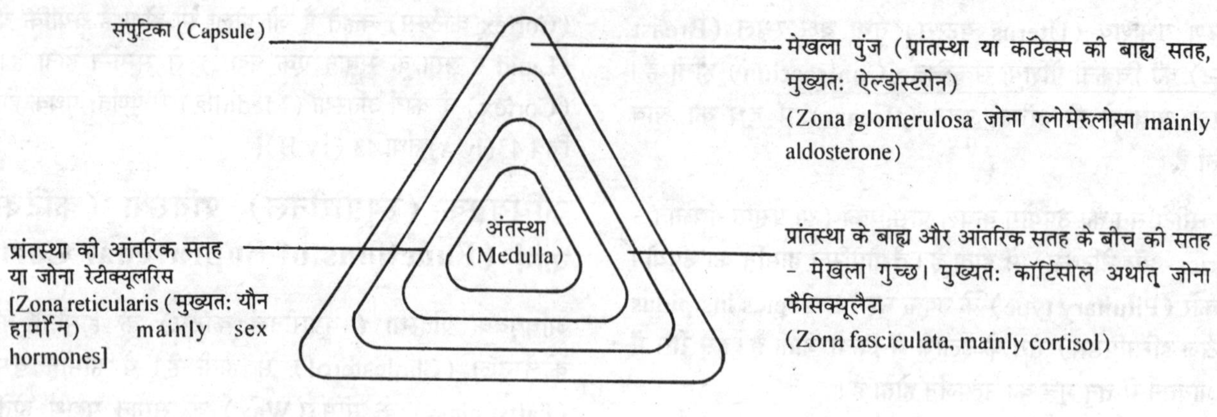

चित्र 43(ivB) - अधिवृक्क ग्रंथि (Suprarenal gland) की संरचना और कार्य

कोई अत्यधिक मात्रा का शरीर से उत्सर्जन (Excretion) हो सके।

(ii) शर्करा-प्रांतस्था समूह या ग्लूकोकॉर्टिकॉइड्स (Glucocorticoids)

इस समूह के हार्मोनों की उत्पत्ति कार्बोहाइड्रेट चयापचय (Metabolism) से होती है तथा उनके प्रभाव के अनुसार अपना नामकरण करते हैं। इस समूह (ग्लूकोकॉर्टिकॉइड) का मुख्य हार्मोन है - कॉर्टिसोल या हाइड्रोकॉर्टिसोन (Cortisole or hydrocortisone)। कम महत्व के हार्मोन हैं - कॉर्टिकोस्टरोन (Corticosterone) तथा 11-डिऑक्सीकॉर्टिसोल (Deoxycortisol)। इन हार्मोनों के मुख्य प्रभाव या कार्य इस प्रकार हैं -

(a) यकृत से रक्त में ग्लूकोस का वर्धित उत्पादन करना (Increasing the output of glucose from the liver into the blood)

(b) प्रोटीन का अधिक खण्डन या अपचय (कटैबॉलिज्म) करना (Increasing the breakdown or catabolism of protein)

(c) ऊतक भण्डारों से लिपिड (वसा के समान एक पदार्थ) को मुक्त करना तथा वसामय ऊतक का पुनः वितरण करना

(Liberating the lipid from tissue stores and to redistribute the adipose tissue)

(d) वर्धन हार्मोन की मुक्ति और क्रिया को रोकना

(Suppressing the release and activity of growth hormone)

(e) रक्त में इओसिनोफिल तथा लसीकाणुओं की कमी करना (Diminution of eosinophils and lymphocytes)

(f) प्रतिरक्षित (या असंक्राम्य) को रोकना (Immunosuppression)

(g) प्रदाह या सूजन को रोकना (To suppress the inflammation)

(h) जल-मूत्रता में वृद्धि करना (To increase the water diuresis डाइयुरीसिस)

कॉर्टिसोन (जो शरीर में हाइड्रोकॉर्टिसोन-Hydrocortisone में परिवर्तित हो जाता है) तथा अनेक समान संश्लेषण-पदार्थों (Synthetic substances), जैसे - प्रेडनिसोन (Prednisone) तथा प्रेडनिसोलोन (Prednisolone) - का उपयोग चिकित्सा में विविध प्रयोजनों के लिए किया जाता है। परन्तु अधिकतर इसे प्रदाह या सूजन (Inflammation) को रोकने में ही उपयोग में लाया जाता है। यदि इसका अधिक खुराक (High dosage डोसिज) लिया जाए तो इसके अनेक पार्श्विक प्रभाव (Side-effects) पड़ते हैं। जैसे-खनिज-प्रांतस्था (मिनरलो कॉटिकॉइड) प्रभाव जिसमें जल और लवण के संतुलन बाधित होते हैं।

(iii) यौन हार्मोन समूह (Sex hormones सेक्स हार्मोन्स)

अधिवृक्क ग्रन्थि (Suprarenal gland) द्वारा अल्पमात्रा में यौन हार्मोन जैसे- ऐन्ड्रोजेन (Androgen) इस्ट्रोजेन (Oestrogen) को उत्पन्न किया जाता है। ये हार्मोन यौन विकास को प्रभावित करते हैं महिला में ऐन्ड्रोजेन हार्मोन का मुख्य स्रोत अधिवृक्क ग्रंथी है जो दोनों ही लिंगों में सामान्य यौन-विकास (Pubertal growth) के लिए आवश्यक होता है।

अधिवृक्क अंतस्था (Adrenal medulla) के विपरीत प्रांतस्था (Cortex) के श्राव का नियंत्रण तंत्रीका-प्रणोदों (Nervous impulses) द्वारा नहीं होता है।

शर्करा-प्रान्तस्था हार्मोनों (Glucocorticoids) तथा यौन हार्मोनों का नियंत्रण पीयूष के "अधिवृक्क प्रांतस्था पोषी हार्मोन" या "पिटयूटरि ऐड्रिनो कॉर्टिकोट्रॉफिक हार्मोन" (Pituitary adrenocorticotrophic hormone - ACTH) द्वारा या कॉर्टिकोट्रॉफिन (Corticotrophin) द्वारा होता है। यह हार्मोन (ACTH) क्रम से (In turn) कॉर्टिकोट्रॉफिन - RF (Corticotrophin releasing factor) द्वारा उत्तेजित (या उद्दीपित) होता है। नियंत्रण के सम्पूर्ण तंत्र को "अवचेतक-पीयूष-अधिवृक्क" (Hypothalamic pituitary-adrenal या HPA-हाइपोथैल्मिक-पिटयूटरि-ऐड्रिनल) अक्ष (Axis) कहा जाता है।

कॉर्टिसोन (Cortisone) की अधिक खुराक (Large doses) लेने से एक ऋणात्मक पुनर्पोषण प्रक्रिया (Negative feedback mechanism) द्वारा पीयूष श्राव बाधित होता है। देखें चित्र 43(v A)। यह प्रभाव रोगियों में स्टेरॉइड चिकित्सा (Steroid therapy थेरैपि - यह चिकित्सा गठिया-Arthritis, दमा-Asthma, रक्त-व्यतिक्रम Blood disorder, खिलाड़ियों के शक्तिवर्धन के लिए होती है।) के बाद अत्यधिक दृढ़ (Persistent) होता है, अत: इस पर प्रतिबंध लगा दिया गया है। जिन रोगियों में पीयूष क्रिया आंशिक रूप में बाधित होती है, वे तनाव (Stress), संक्रमण (Infection), दुर्घटना (Accident) तथा शल्यक्रिया (Surgical operation) में अनुक्रिया (Respond) करने की अल्प क्षमता रखते हैं।

कॉर्टिकोस्टरॉइड (Corticosteroids - अधिवृक्क ग्रन्थियों की प्रांतस्था (या कॉर्टेक्स) द्वारा उत्पन्न कोई स्टेरॉइड हार्मोन) की वर्धक खुराक (Booster dose-बूस्टर डोस) उन रोगियों के लिए आवश्यक होती है जब उनमें अल्पअधिवृक्क श्राव का संकट (Hypoadrenal crisis हाइपोऐड्रिनल क्राइसिस) उपस्थित होता है जो घातक (Fatal) सिद्ध हो सकता है।

अल्प अधिवृक्क श्राव की स्थिति का निर्माण एक स्वप्रतिरक्षित प्रक्रिया (Auto-immune process) द्वारा अधिवृक्क ग्रन्थि के विनाशक रोग होने से होता है, जैसे-यक्ष्मा (Tuberculosis-ट्यूबरक्यूलोसिस)। इस स्थिति को ऐडिसन का रोग (Addison's disease) कहते हैं जिसमें रक्त-चाप (Blood pressure) निम्न हो जाता है (Hypotension-हाइपोटेन्शन), त्वचा तथा श्लेष्मल झिल्ली

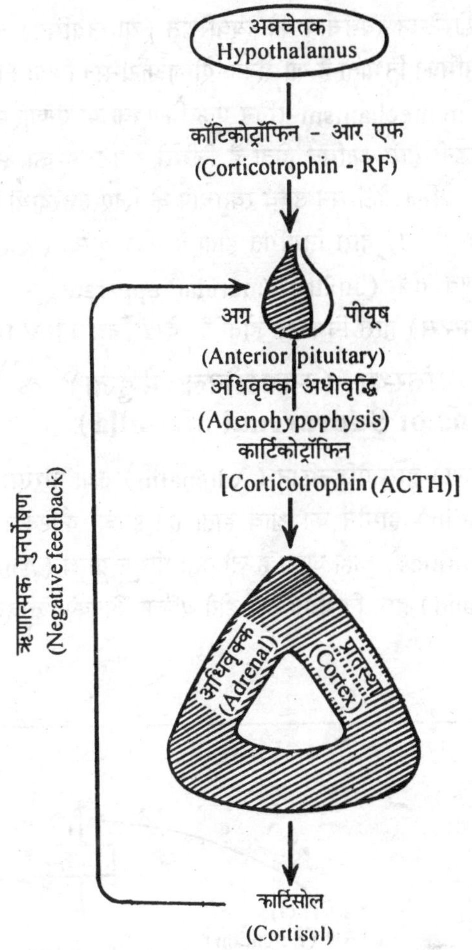

चित्र 43(v A) - कार्टिसोल का श्राव - एच पी ए अक्ष
(Secretion of cortisol - HPA Axis)

(Mucous membrane) का भूरा रंग हो जाता है तथा शरीर से सोडियम की अधिक क्षति होती है और प्राय: निर्जलन [व्युदकन (Dehydration)] भी होता है।

कॉर्टिसोल (Cortisol) का अतिश्राव होने से कशिंग-रोग (Cushing's disease or Cushing's syndrome) होता है जिसमें चेहरा (Face) गोल (Rounding) होने लगता है, स्थूलता (Obesity) होती है, कूबड़ापन (Humpness) होता है, अति रक्त चाप (Hypertension) होता है, मधुमेह (Diabetes) होता है तथा अस्थिक्षीणता (Osteoporosis ओस्टिओपोरॉसिस) होती है।

ऐल्डोस्टेरोन (Aldosterone-प्रांतस्था या कॉर्टेक्स का एक मुख्य हार्मोन) का श्राव अधिकाशत: ACTH (Corticotrophin) से स्वतंत्र होता है, परन्तु कोशिका-बाह्य द्रव (Extracellular fluid) के आयतन में परिवर्तन होने से यह हार्मोन प्रभावित होता है। अतिरिक्त कोशिकीय द्रव के आयतन में कमी होने से ऐल्डोस्टेरोन के श्राव में अधिक वृद्धि

होती है, परन्तु आयतन में वृद्धि होने से ऐल्डोस्टेरोन के श्राव में कमी होती है। ऐल्डोस्टेरोन रक्तचाप को व्यवस्थित (या नियमित) करने में भी आंशिक भूमिका निभाता है जो रेनिन-ऐन्जिओटेन्सिन क्रिया (Renin - angiotensin mechanism-रेनिन एक किण्वक या एन्जाइम है जो वृक्क या किडनी द्वारा श्रावित होता है जिससे सोडियम की क्षति को रोकी जाती है। ऐन्जिओटेन्सिन उच्च रक्तचाप के लिए उत्तरदायी कारकों में से एक कारक है।) द्वारा नियमित होता है तथा वृक्क (Kidney) सन्निकट पुंजित तंत्र (Juxtaglomerular apparatus - जक्सटा ग्लोमेरुलर ऐपरेटस) द्वारा नियंत्रित होता है। देखें चित्र 43(V B)।

अधिवृक्क अंतस्था (स्यूप्रारीनल मेडुला) के कार्य (Functions of Suprarenal Medulla)

अंतस्था (मेडुला) द्वारा ऐड्रिनलिन (Adrenalin) तथा नॉरऐड्रिनलिन (Noradrenalin) हार्मोन का श्राव होता है। इनको कैटिकोलऐमीन (Catecholamines) कहा जाता है जो अग्र पीयूष ग्रन्थि (Anterior pituitary gland) द्वारा नियंत्रित नहीं होते बल्कि अनुकंपी तंत्रिका तंत्र (Sympathetic nervous system) उन्हें नियंत्रित करता है। ये हार्मोन शरीर की धमनिकाओं (Arterioles-आर्टरिओल्स) के संकीर्ण होने का कारण बनते हैं जिससे रक्त-चाप (Blood pressure - BP) में वृद्धि होती है तथा हृद्-स्पंद (Heart-beat) की गति तथा बल में भी वृद्धि होती है। इन हार्मोन के कारण ही श्वसनियों (Bronchi - ब्रॉन्की - इसका एकवचन Bronchus ब्रॉन्कस = श्वसनी है।) की अनैच्छिक पेशी शिथिल (Relax) होती है तथा यकृत का उद्दीपन (Stimulation) होता है जिससे ग्लाइकोजेन का ग्लूकोस में परिवर्तन होता है और वह रक्त में जाकर मिलता है।

कैटिकोलऐमीन (Catecholamines) के अधिवृक्क श्राव में एक सुरक्षित (या निश्चित) तंत्र (Reserve mechanism) होता है जो तनाव (या दबाव) के समय में सक्रिय होता है। ये हार्मोन डर या क्रोध के दौरान रक्त प्रवाह में जाकर मिलते हैं। ये हार्मोन अनेक परिवर्तनों के लिए उत्तरदायी होते हैं जो इन संवेगों (Emotions) के साथ होते हैं। धमनिकाओं (Arterioles) के संकीर्ण होने से त्वचा पीली (या विवर्ण

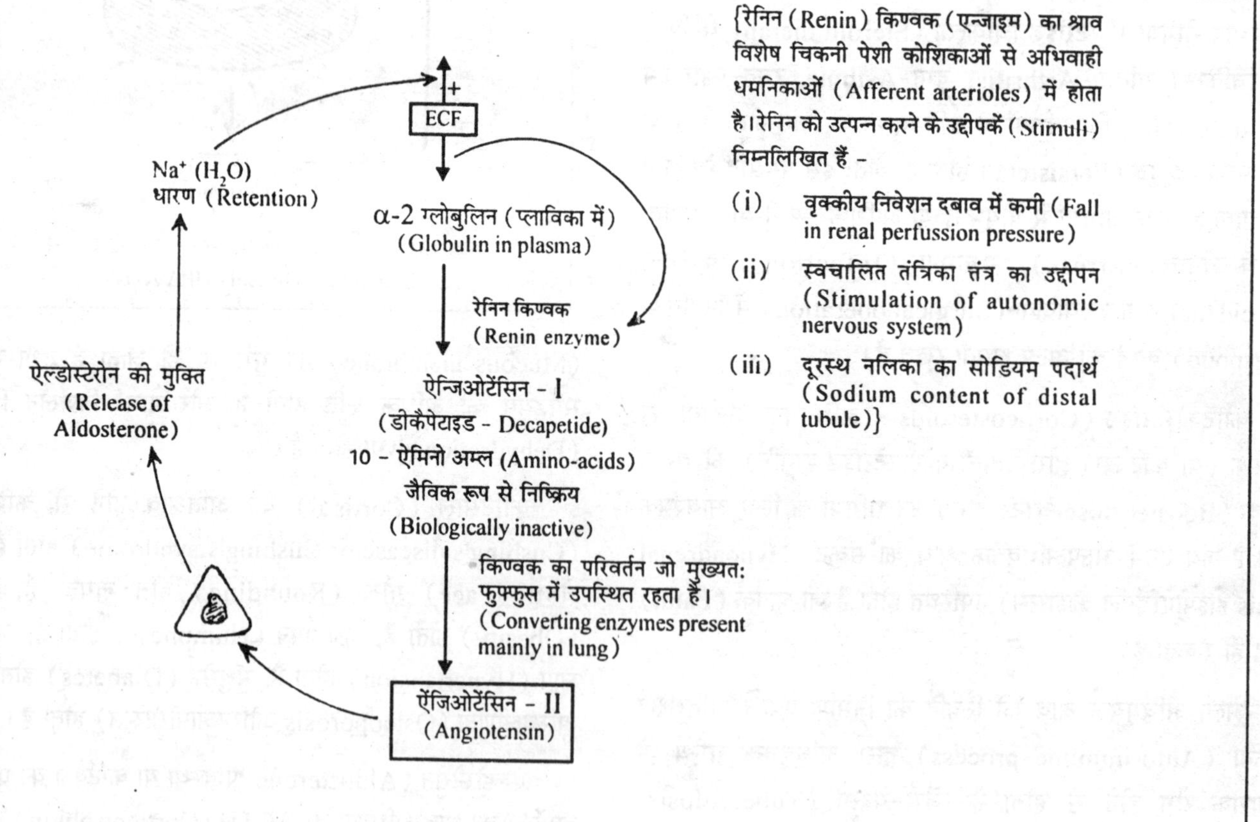

चित्र 43(vB). - रेनिन-ऐन्जिओटेन्सिन-ऐल्डोस्टेरोन तंत्र का चित्र (Fig. of renin-angiotensin-aldosterone mechanism)

Blanch-ब्लान्च) पड़ती है तथा रक्त का पेशियों में विपथन (Diversion) होता है जहाँ इसकी अत्यधिक आवश्यकता होती है। वर्धित रक्तचाप तथा हृद्-स्पंद की अधिक गति होने से पेशियों और मस्तिष्क दोनों में ही बेहतर रक्त-परिवहन (Circulation) होता है जब कि ग्लूकोस बनने से पेशियों में इसकी आपूर्ति होती है जो अधिक कार्य के लिए आवश्यक इंधन (ऊर्जा) बनता है।

अधिवृक्क अंतस्था (Adrenal medulla) में अर्बुद या टयूमर (Tumour) हो सकता है जो उच्च रक्तचाप का एक मुख्य कारण होता है। अंतस्था (मेडूला) में अर्बुद (टयूमर) होना बिरले ही होता है। इस अर्बुद (टयूमर) को फिओक्रोमोसाइटोमा (Phaeochromocytoma) कहा जाता है।

(3) अवटु (थाइरॉइड) तथा परावटु (पैराथाइरॉइड) ग्रन्थियाँ (ग्लैन्ड्स) (Thyroid and Parathyroid Glands)

अवटु ग्रन्थि (Thyroid Gland)

अवटु ग्रन्थि ग्रीवा (Neck) के निचला भाग में स्थित होता है। जब इस ग्रन्थि का वर्धन होता है तो इसके कारण एक सुपरिचित रोग होता है जिसे घेघा (या गलगण्ड-Goitre-गॉइटर) कहा जाता है। इस ग्रन्थि में दो पिण्डक (2 lobes) होते हैं जो श्वासनली (Trachea- ट्रेकिआ) के प्रत्येक तरफ स्थित रहता है तथा एक दूसरे से एक संकीर्ण ऊतक पट्टी से जुड़े होते हैं। इस पट्टी (या संयोजक) को इस्थमस (Isthmus) कहा जाता है जो श्वासनली के सामने आरपार रहता है तथा मुद्रिका (या वलय) उपास्थि (Cricoid cartilage क्राइकॉइड कार्टिलिज) के ठीक नीचे होता है। पिण्डक शंक्वाकार (Conical) होते हैं जिनमें ऊपरी और

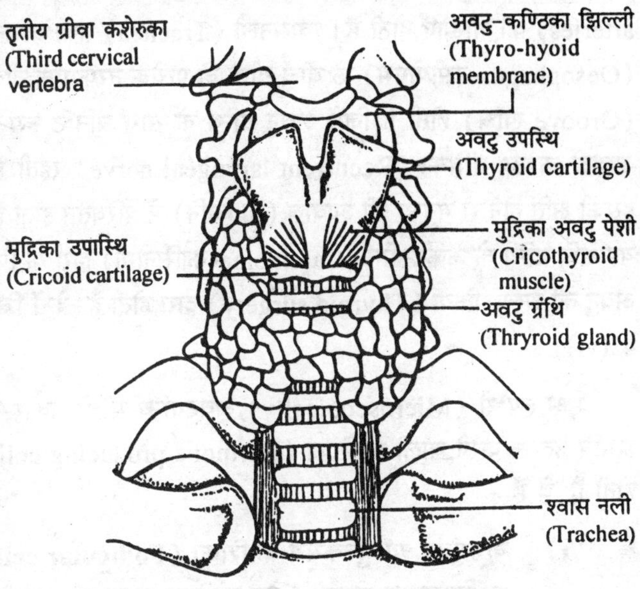

चित्र 43(vi) - कण्ठ, अवटु ग्रन्थि तथा श्वासनली का ग्रीवा क्षेत्र
(The larynx, the thyroid gland and the cervical portion of the trachea)

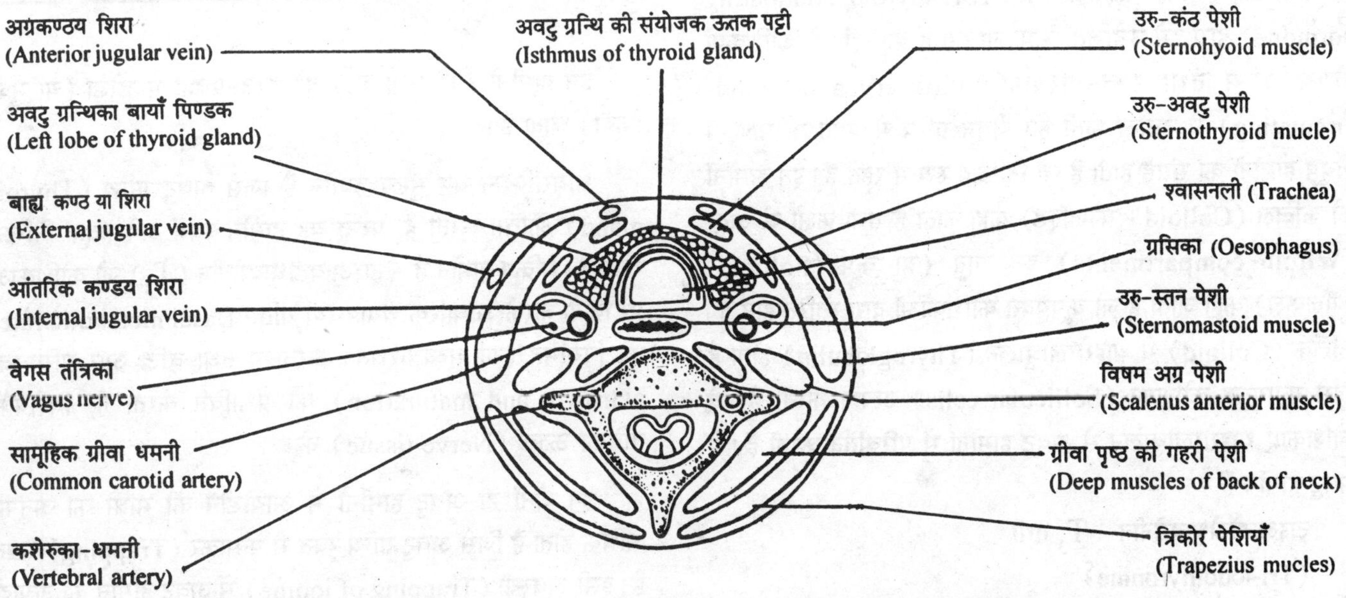

चित्र 43(vii) - ग्रीवा का 7वाँ जत्रुक कशेरुका के स्तर का अनुप्रस्थ क्षेत्र जिसमें मुख्य संरचनाओं की स्थिति का प्रदर्शन है।
(Transverse section of the neck at the level of the seventh cervical vertebra, showing the position of important structures)

निचला छोर (Upper and lower poles) होते हैं। ऊपरी छोर अवटु उपास्थि (Thyroid cartilage) के पार्श्व (Side) तक प्रसारित रहता है। इस ग्रंथि में प्रचुर रक्त की आपूर्ति ऊपरी और निचली अवटु धमनियों (Thyroid arteries) द्वारा होती है जो क्रमशः बाह्य ग्रीवा तथा अधोजत्रुक धमनियों (External carotid and subclavian arteries) की शाखाएँ होती हैं। श्वासनली (Trachea) तथा ग्रसिका (Oesophagus-इसोफेगस) के बीच ग्रीवा के प्रत्येक तरफ एक नाली (Groove खाँच) होती है जिमें अवटु ग्रन्थि के साथ घनिष्ठ रूप से आवर्ती कण्ठय तंत्रिका (Recurrent laryngeal nerve) रहती है। इसकी क्षति होने से मनुष्य की आवाज (या ध्वनि) में परिवर्तन होता है। यह क्षति ग्रन्थि के कर्कट-रोग (Carcinoma-कार्सिनोमा) द्वारा या फिर अवटु की शल्य-क्रिया (Thyroid surgery) द्वारा होती है। देखें चित्र 43(vi)।

सूक्ष्मरूप से (Microscopically) अवटुग्रन्थि में दो प्रकार के हार्मोन उत्पन्न करने वाली कोशिका (Hormone producing cell) होती है, वे हैं -

(i) **कूपयुक्त या पुटकमय कोशिका (Follicular cells फॉलिक्यूलर सेल्स)**- इस कोशिका द्वारा अवटु हार्मोनों (Thyroid hormones) की उत्पत्ति होती है।

(ii) **C-कोशिका (Clear स्वच्छ cells)** -C - कोशिका द्वारा कैल्सिट्रोन (Calcitron) हार्मोन की उत्पत्ति होती है।

कूपयुक्त कोशिका (Follicular cells) का आकार इस बात पर निर्भर करता है कि थाइरोट्रॉफिन (TSH-thyroid stimulating hormone) द्वारा इसे उत्तेजित किया जा रहा है या नहीं। ये कोशिकाएँ पीयूष ग्रन्थि तथा रक्त-परिवाही (Pituitary and blood-circulating) से उत्पन्न होती हैं। पीयूष ग्रन्थि में वृहत् परिमाण में पीयूष हार्मोनों का संग्रह होता है जो निष्क्रिय रूप में रहते हैं। इन हार्मोनों को कलिल (Colloid - कोलॉइड) कहा जाता है तथा कक्षों के अंदर (Within compartments) इन्हें गर्त (या कूप (Follicle-फॉलिकल) कहा जाता है जो कूपयुक्त कोशिकाओं द्वारा स्तरित होते हैं। कलिक (Colloid) में थाइरोग्लोबुलिन (Thyroglobulin) होता है जिसे कूपयुक्त कोशिका (Follicular cells) उत्पन्न करती है। ये कोशिकाएँ थाइरोग्लोबुलिन से अवटु हार्मोनों में परिवर्तित करती हैं। ये अवटु हार्मोन हैं -

ट्राइआयोडोथायरोनीन - T_3 तथा
(Tri-iodothyronine)
थायरॉक्सिन (Thyroxine) - T_4

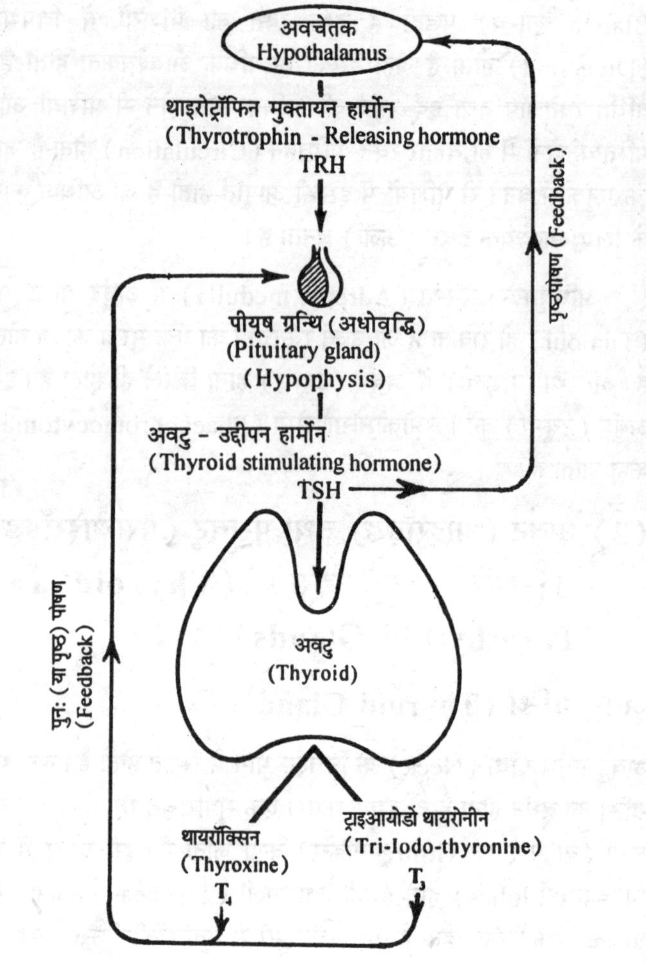

चित्र 43(viii) -अवचेतक - अवटु कार्य का अधोवृद्धि नियंत्रण
(The hypothalamus - hypophyseal control of thyroid)

इन हार्मोनों (T_3 तथा T_4) को रक्त-प्रवाह में छोड़ा (या मुक्त किया) जाता है।

थायरॉक्सिन वह मुख्य हार्मोन है जिसे अवटु ग्रन्थि (Thyroid gland) श्रावित करती है, परन्तु यह हार्मोन स्वयं अपेक्षाकृत निष्क्रिय रहता है। सक्रिय हार्मोन है - ट्राइआयडोथायरोनीन (T_3) जो कोशिकाओं पर क्रिया करके आधारिक चयापचयी गति (Basal metabolic rate) को नियमित (या सुव्यवस्थित) करता है तथा वृद्धि और परिपक्वन (Growth and maturation) को प्रभावित करता है, विशेषकर तंत्रिका ऊतक (Nerve tissue) के।

इन दोनों ही अवटु हार्मोनों में आयोडीन की मात्रा का अनुपात अधिक होता है जिसे अवटु ग्रन्थि रक्त से फँसाकर (Trapping) रखती है। इसी अवस्था (Trapping of iodine) में अवटु हार्मोन का उत्पादन TSH (Thyroid stimulating hormone or thyrotrophin) द्वारा

प्रभावित होता है। क्रम से अग्र पीयूष ग्रन्थि से TSH की मुक्ति (Release) TRH (Thyrotrophin - releasing hormone) द्वारा उत्तेजित होता है जिसे (TRH को) अवचेतक (Hypothalamus) श्रावित करता है। TSH और TRH के श्राव को रोकने के लिए पुनः पोषण (या पृष्ठपोषण) प्रक्रियाएँ (Feedback mechanisms) होती हैं। देखें चित्र 43(viii).

अवटु हार्मोन संश्लेषण (Synthesis) के लिए आवश्यक आयोडीन की प्राप्ति भोज्य पदार्थों से होती है, विशेषकर समुद्री आहार (Sea-foods) तथा पीने के जल से। विश्व के सभी महादेशों (Continents) में कुछ क्षेत्र ऐसे होते हैं जहाँ की मिट्टी (Soil या मृदा) में आयोडीन की कमी होती है। यदि इन क्षेत्रों में (या द्वीपों में) समुद्री मछली को लोग नहीं खाते हों तथा वे पूर्णत: स्थानीय आहारों पर ही निर्भर रहते हैं तो आयोडीन की कमी उनमें होती है। इस कमी के कारण अवटु ग्रन्थि का वर्धन हो जाता है और इससे पीड़ित व्यक्ति (या समूह) में घेघा या गलगण्ड (Goitre) रोग देखा जा सकता है। इस प्रकार के रोग भारत के कुछ प्रदेशों या क्षेत्रों में (जैसे - उड़ीसा के जनजातीय क्षेत्र, हिमालयी क्षेत्र या पहाड़ी क्षेत्र आदि) भी देखने को मिलता है।

गलगण्ड (Goitre) उन रोगियों में भी पाया जाता है जिनके आहार में आयोडीन की कमी नहीं होती, परन्तु वे अवटु रोग (Thyroid desease) से पीड़ित होते हैं। यह रोग अधिकतर ग्रन्थि में अतिश्राव (Hypersecretion) के होने से पाया जाता है जिसके कारण नेत्रोत्सेधी गलगण्ड या थारोटॉक्सिकोसिस (Thyrotoxicosis or exothalmic goitre) होता है। इस रोग के लक्षण (Symptoms) निम्नलिखित हैं - {देखे चित्र 43(ix)}

(i) भूख (या क्षुधा) लगने के बाद भी शरीर के भार में कमी होना (Loss of weight even after good apetite) - इससे यह पता चलता है कि सामान्य चयापचयी गति (Rate of general metabolism) में वृद्धि हुई है।

(ii) बेचैनी और घबराहट (Restlessness and nervousness)

(iii) नब्ज का तेज चलना (Rapid pulse)

(iv) अधिक पसीना (या स्वेद) आना (Increased sweating)

(v) हाथों (हथेलियों) का गीला (तर या आर्द्र) होना तथा गर्म रहना (Moist and hot hands)

(vi) कँपकँपी (या थरथराहट) होना (Tremor-ट्रेमर)

(vii) नेत्रगोलक का बहि:सरण होना या नेत्रोत्सेध (Protrusion प्रोट्रजन of the eyeball or exophthalmus एक्सोपथैल्मस)

अवटु ग्रंथि के अल्पश्राव (Hyposecretion) के कारण शिशुओं (Infants) में बौनापन (या अवटु वामनता-Cretinism- क्रेटिनिज्म) का जन्म होता है तथा वयस्कों (Adults) में मिक्सिडीमा

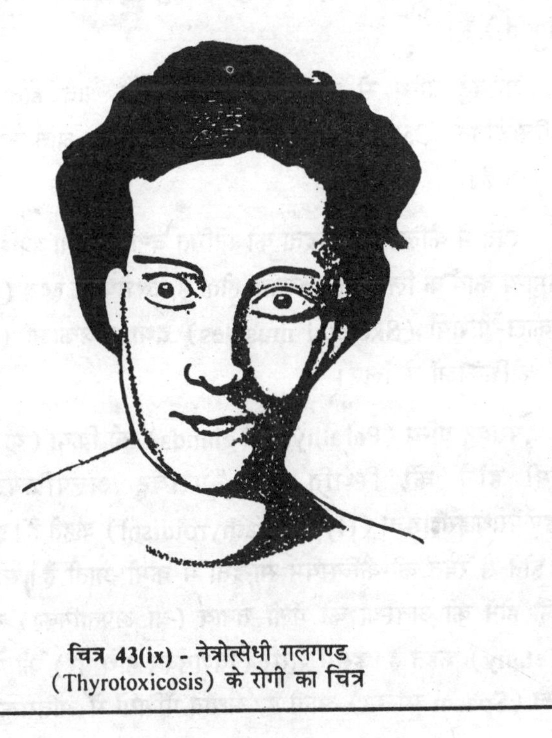

चित्र 43(ix) - नेत्रोत्सेधी गलगण्ड (Thyrotoxicosis) के रोगी का चित्र

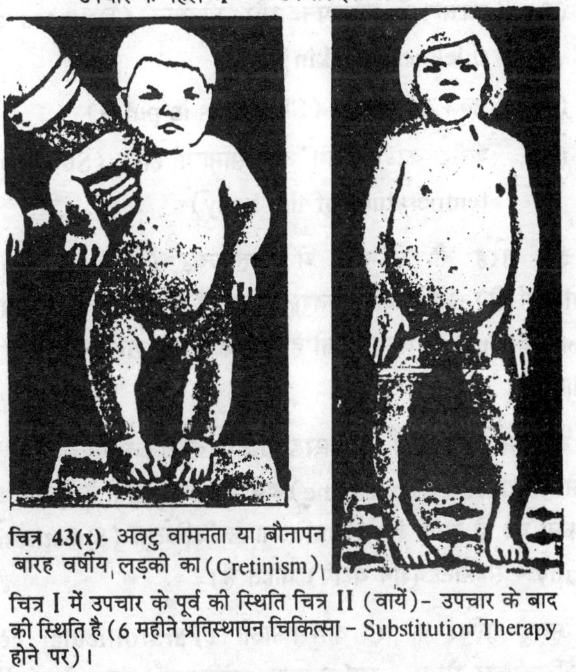

चित्र 43(x)- अवटु वामनता या बौनापन बारह वर्षीय, लड़की का (Cretinism)।

चित्र I में उपचार के पूर्व की स्थिति चित्र II (वायें)- उपचार के बाद की स्थिति है (6 महीने प्रतिस्थापन चिकित्सा - Substitution Therapy होने पर)।

(Myxoedema) का विकास होता है। मिक्सिडीमा (रोग) में निम्न लक्षणों का अवलोकन किया जा सकता है - [बौनापन के लिए देखें चित्र 43 (x)]

(1) मानसिक रूप से मंदता या सुस्ती (Mental dullness)

(2) कथन और क्रिया में सुस्ती और अनिच्छा (Slowness of speech and movement)

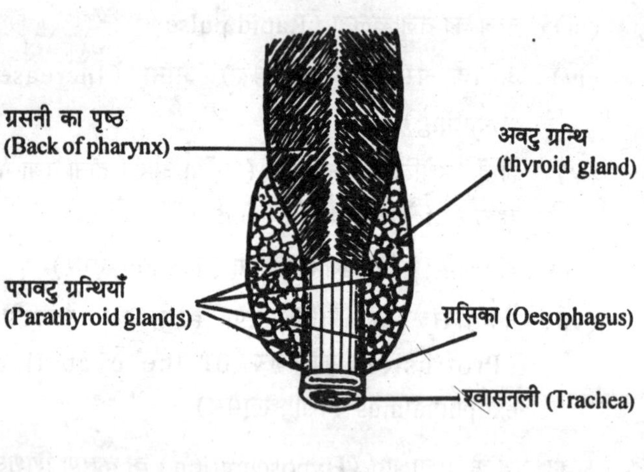

चित्र 43(xi) - ग्रसिका का पृष्ठ भाग जिसमें 4 परावटु ग्रन्थियों की स्थिति दिखायी गयी है जो अवटु ग्रंथि के पिण्डकों (लोब्स) के पीछे स्थित होती है। (Figure of the back of Oesophagus showing the position of Four Parathyroid glands which lie behind the lobes of thyroid gland)

(3) त्वचा में रूखापन और मोटापन (Dryness and thickness in skin)

(4) नब्ज की मंदगति (Slowness in pulse)

(5) शरीर का तापक्रम अल्पसामान्य होना (Subnormal temperature of the body)

इस तरह के रोगियों में अल्पज्वर (Hypothermia-हाइपोथर्मिआ) होने का खतरा रहता है। शरीर के चयापचय (Metabolism) में कमी आती है जिसके कारण शरीर की क्रिया मंद हो जाती है।

उपरोक्त दोनों रोगों (मिक्सिडीमा तथा क्रेटिनिज्म या बौनापन) में मुँह से थायरॉक्सिन (Thyroxine) दवा खिलायी जाती है जिससे श्राव की कमी दूर हो जाती है। इसे प्रतिस्थापन चिकित्सा (Substitution therapy - सब्सटिट्यूशन थेरेपि) कहते हैं।

अवटु ग्रन्थि की C कोशिकाओं (Parafollicular cells पैराकॉलिक्यूलर सेल्स = परा गर्तयुक्त कोशिकाएँ) द्वारा कैल्सिटोनिन (Calcitonin) हार्मोन की उत्पत्ति होती है जो रक्त में कैल्सियम सान्द्रता को कम करता है। इसका श्राव केवल "रक्त में कैल्सियम सान्द्रता" (Level of calcium levels in blood) द्वारा नियंत्रित होता है। यह पृष्ठ पोषण प्रक्रिया (Feedback mechanism) का एक अन्य उदाहरण है।

परावटु (पैराथॉइरॉइड) ग्रन्थियाँ (ग्लैन्ड्स) (Parathyroid Glands)

परावटु ग्रन्थियों की संख्या 4 होती है जो ग्रीवा (Neck) में अवटु ग्रन्थि के दोनों ओर पश्च सतह पर 2-2 रहती हैं। इनका आकार (Size) मटर के समान परन्तु मटर (Pea) से छोटा होता है। प्रत्येक का भार 0.05 ग्राम होता है। एक जोड़ा ऊपर तथा एक जोड़ा नीचे रहता है। देखें चित्र 43(xi)।

परावटु ग्रन्थियों की मुख्य कोशिकाएँ (Cheif cells) एक हार्मोन का श्राव करती हैं जिसे पैराथ्रोमोन (Parathromone) कहा जाता है। पैराथ्रोमोन हार्मोन द्वारा सीरम [या रक्तोद (Serum)] की कैल्सियम सांद्रता (Calcium levels) में वृद्धि की जाती है। यह हार्मोन कैल्सियम चयापचय (Calcium metabolism) को नियंत्रित (व्यवस्थित) करता है तथा रक्त और अस्थि (Blood and bone) में कैल्सियम की मात्रा को भी नियंत्रित करता है। यदि रक्त में कैल्सियम की सांन्द्रता बढ़ती है तो इससे पैराथ्रोमोन हार्मोन के श्राव को रोका जाता है। रक्त में कैल्सियम सान्द्रता को नियमित बनाने की यह मुख्य पृष्ठ-पोषण प्रक्रिया (Main feedback mechanism for regulating calcium levels in the blood.) है।

परावटु ग्रन्थि से एक अन्य हार्मोन का श्राव होता है जिसे कैल्सिटोनिन (Calcitonin) कहा जाता है जिसका श्राव लघु भूमिका निभाता है।

रक्त में कैल्सियम सान्द्रता को सीमित बनाये रखना कोशिकाओं के सामान्य कार्य के लिए अत्यावश्यक होता है, विशेषकर हृदय (Heart), कंकाल-पेशियाँ (Skeletal muscles) तथा तंत्रिकाओं (Nerve) की कोशिकाओं के लिए।

परावटु ग्रन्थि (Parathyroid glands) की क्रिया (या श्राव) में कमी होने की स्थिति को "परावटु अल्पक्रियता" या हाइपोपैराथाइरॉइडिज्म (Hypoparathyroidism) कहते हैं। इस स्थिति के होने से रक्त की कैल्सियम सान्द्रता में कमी आती है। सांन्द्रता की कमी होने की अवस्था को पेशी-तनाव (या अपतानिका) या टिटैनी (Tetany) कहते हैं। इसमें शरीर (विशेषकर हाथ पैर) की पेशियों में ऐंठन (Spasm स्पैज्मा) आती है, अर्थात् पेशियों में अतिसंकुचन होता

है, तंत्रिका तंत्र (Nervous system) में अधिक उत्तेजनशीलता (Irritability) आती है जिसके कारण व्यक्ति अधिक क्रोधित (या चिड़चिड़ा) होता है। इसे दूर करने के लिए पीड़ित व्यक्ति को कैल्सियम का खुराक दिया जाता है। यह खुराक (दवा) सुई से या टिकिया (Tablet) के रूप में या फिर शीरा (Syrup) के रूप में दिया जाता है।

परावटु ग्रन्थियों की क्रिया (या श्राव) में वृद्धि होने की स्थिति को "परावटुअतिक्रियता" या हापरपैराथाइरॉइडिज्म (Hyperparathyroidism) कहते हैं। इस स्थिति में रक्त और मूत्र की कैल्सियम सान्द्रता में वृद्धि होती है जिसके कारण वृक्क में अश्मरी या पथरी (Renal callculi-रीनल कैल्क्युलि - इसका एक वचन Calculus कैल्क्युलस) उत्पन्न हो जाती है और वृक्क की क्रिया बाधित होती है। इसके अतिरिक्त अस्थि-रोग भी होता है जिसे अस्थि दुर्बलता या ओस्टिआइटिस फाइब्रोसा (Osteitis fibrosa) कहा जाता है जिसमें निम्न लक्षणों का अवलोकन किया जा सकता है -

(i) अस्थियों की सामान्य कमजोरी (Generalized weakness of bones)

(ii) अस्थियों में पुटिओं का निर्माण होने के कारण विरलन की चकतियों का होना (There are patches पैचेज of rarefaction रेअरफैक्शन due to formation of cysts सिस्ट in bones)

(iii) अस्थि-ऊतक का रेशेदार ऊतक द्वारा प्रतिस्थापन करना (Bone tissue is replaced by fibrous tissue)

(4) अग्न्याशय या पैन्क्रिअस (Pancreas)

अग्न्याशय और उसके अंगों तथा श्राव (Organs and secretion) का वर्ण अध्याय XI-पाचन तंत्र में किया गया है। यहाँ इसे दूसरे परिप्रेक्ष्य (Aspect) (लैंगरहैंस की दीपिकाओं-Islets of Langerhans आइलिट्स ऑफ लैंगरहैंस) में इसका उल्लेख किया जायेगा।

अग्न्याशय एक ऐसी ग्रन्थि (Gland) है जिसमें अन्त:श्राव (Endocrine) तथा बहि:श्राव (Exocrine) दोनों ही होता है। इस ग्रन्थि द्वारा हार्मोन (इन्सुलिन तथा ग्लूकागॉन) का श्राव होता है। हार्मोन को श्रावित करने वाला ग्रन्थिल (अंत:श्रावी) ऊतक (Glandular tissue) द्वारा द्वीपिका (Islets आइलिट्स) का निर्माण किया जाता है जिसे लैंगरहैंस की द्वीपिका (Islets of Langerhans) कहते हैं। ये द्वीपिकाएँ वास्तव में गुच्छीय कोशिकाएँ (Acinar cells एसिनर सेल्स) होते हैं जिनमें तीन प्रकार की कोशिकाएँ - α (अल्फा), β (बीटा), तथा δ (डेल्टा) कोशिकाएँ होती हैं। इन्सुलिन हार्मोन का श्राव β कोशिका करती हैं जो अन्य हार्मोन की तरह रक्त प्रवाह में सीधे जाकर मिलता है। कोशिका-झिल्ली ग्राही (Cell membrane receptor) पर इन्सुलिन क्रिया करता है जिससे अधिकतर कोशिकाओं में ग्लूकोस के प्रवेश में वृद्धि होती है तथा जिसके द्वारा प्लाविका (Plasma) में ग्लूकोस-सांद्रता को कम किया जाता है। कोशिका के अंदर इन्सुलिन ग्लूकोस से ग्लाइकोजेन (Glycogen) में परिवर्तन को प्रोत्साहित करता है जिसे ग्लाइकोजेन-उत्पत्ति [या ग्लाइकोजेनोसिस (Glycogenosis)] कहते हैं। इस प्रोत्साहन (ग्लाइकोजेनोसिस) के कारण प्रोटीन संश्लेषण (Protein synthesis) को बढ़ावा मिलता है तथा वसा के विश्लेषण (नष्ट होना) को रोका जाता है। वसा के विघटन या खण्डन (Breakdown) की क्रिया को लिपोलिसिस (Lipolysis) कहा जाता है।

इन्सुलिन की कमी होने से ग्लाइकोजेन, प्रोटीन तथा वसा का विघटन (Breakdown-भंजन) नहीं होता जिसके कारण प्लाविका (Plasma) में ग्लूकोस की सांद्रता में वृद्धि होती है। इस वृद्धि होने की अवस्था को अति रक्त-मधुमेहता या हाइपर ग्लाइकीमिआ (Hyperglycaemia) कहते हैं। इसमें ऊतक में कीटोन का संचयन होता है जिसे "कीटोन-अम्लरक्तता" या कीटोऐसिडोसिस (Ketoacidosis) कहा जाता है जिसके कारण अम्लरक्तता (Acidosis-ऐसिडोसिस) का जन्म होता है। कीटोन पिण्डों में एसीटोऐसीटिक अम्ल (Aceto-acetic acid), बीटा हाइड्रॉक्सीब्यूटिरिक अम्ल (Beta-hydroxybutyric acid) तथा ऐसीटोन (Acetone) होते हैं जिन्हें वसा के भंजन (Lipolysis) के दौरान मुक्ति से प्राप्त किये जाते हैं।

सामान्यत: रक्त में ग्लूकोस की सांद्रता (Glucose level) एक निश्चित सीमा के अन्दर रहती है। ग्लूकोस का अतिरिक्त भाग यकृत (Liver) तथा पेशियों में ग्लाइकोजेन के रूप में जमा होता है। यदि रक्त में ग्लूकोस सामान्य सांद्रता से बढ़ता है तो इसे वृक्क उत्सर्जित (Excrete) करता है तथा ग्लूकोस मूत्र में प्रकट होता है जिसे मधुमेहता या ग्लाइकोस्यूरिया (Glycosuria) कहा जाता है। कुछ लोगों में निम्न वृक्कीय प्रभाव सीमा (Low renal threshold) में ग्लूकोस रहता है जिससे कि उनमें मधुमेहता (ग्लाइकोस्यूरिया) रहे जबकि रक्त में ग्लूकोस की सांद्रता उनमें सामान्य स्वीकृत सीमाओं के अंदर होती है।

लैंगरहैंस की द्वीपिकाओं (Islets of Langerhans) में रोग होने के कारण इन्सुलिन की कमी होने से मधुमेह (Diabetes mellitus - डायबीटीज मेलिटस) का जन्म होता है। यह एक अवस्था (रोग) है जिसमें रक्त-ग्लूकोस अधिक होता है तथा ग्लूकोस मूत्र में जाता है। गम्भीर स्थिति में वसा के बाधित चयापचय (Disturbed metabolism) के कारण ऊतक में कीटोन का संचयन (Ketoacidosis कीटोऐसिडोसिस) होता है तथा मूत्र में कीटोन पिण्डों की उपस्थिति होती है।

अग्न्याशय की α (आल्फा) कोशिका (Alpha cells of pancreas) द्वारा ग्लुकागॉन (Glucagon) हार्मोन का श्राव होता है जिसका चयापचयी प्रभाव (Metabolic effects) इन्सुलिन के प्रभाव के विपरीत होता है। इसके कारण यकृत ग्लाइकोजेन (Liver glycogen) का भंजन (या विश्लेषण) होता है, जिसके द्वारा रक्त प्रवाह (Bloodstream) में ग्लूकोस को मुक्त किया जाता है तथा वसा के भंजन या अपक्षय (Lipolysis लिपोलिसिस) को प्रोत्साहित किया जाता है।

अग्न्याशय का तृतीय हार्मोन सोमैटोस्टैटिन (Somatostatin) होता है जिसे डेल्टा (Delta-δ) कोशिका श्राव करती हैं। यह हार्मोन अनेक हार्मोनों के श्राव को रोकता है। इसके अतिरिक्त यह अन्य पदार्थों को भी श्रावित होने से रोकता है। मस्तिष्क नली पेप्टाइडों (Brain-gut peptides) में से यह एक पेप्टाइड (दो या दो से अधिक ऐमीनो अम्लों का यौगिक) होता है जो तंत्रिका-संचारी (Neuro-transmitters) के रूप में कार्य करता है। अवचेतक (Hypothalamus) द्वारा भी सोमैटोस्टैटिन का श्राव होता है। चूँकि यह हार्मोन वर्धक हार्मोन को अवटु से मुक्ति का भी विरोध करता है, अत: इसे वर्धक हार्मोन मुक्ति विरोधी हार्मोन (Growth hormone release inhibiting hormone - GHRIH) के नाम से भी जाना जाता है।

(5) यौन ग्रन्थि या जनन ग्रन्थि (Sex Glands - सेक्स ग्लैन्ड or Gonads गोनैड)

जनन ग्रन्थियों (या गोनड्स) का उल्लेख अध्याय-जनन तंत्र (Reproductive system) में किया गया है।

अंत:श्रावी तंत्र के कुछ अन्य ग्रन्थियाँ, जैसे-प्रमस्तिकीय (या पीनियल) ग्रन्थि (Pineal gland), बाल्य ग्रन्थि या थाइमस ग्लैन्ड (Thymus gland) हैं जिनकी अपनी विशेष भूमिका होती है।

प्रमस्तिकीय (या पीनियल) ग्रन्थि का आकार एक मटर (Pea) के समान (या शंकु-रूप) होता है। यह लाल धूसर रंग का चीड़ (Pine) शंकु समान पिण्ड होता है, अत: इसे पीनियल ग्रन्थि कहते हैं। यह ग्रन्थि मस्तिष्क की मध्यरेखा में तृतीय निलय (Third ventricle) के ठीक पीछे तथा दो प्रमस्तिकीय गोलार्धों (Two cerebral hemispheres) के संयोजी ऊतक (कॉर्पस कैलोसम Corpus callosum) के पश्च छोर के नीचे रहती है। वयस्कों में इसका कैल्सीकृत (Calcified) होने के कारण कपाल (Skull) पर इसे एक्स-किरण की फिल्मों में देखा जा सकता है। इसमें इसके एक तरफ विस्थापन से यह पता चलता है कि कपाल के अंदर (Within cranium) एक स्थान पर कब्जा रखने वाला एक व्रण (या फोड़ा Lesion) है।

डिकार्टिस (Descartes-एक दार्शनिक) ने इस ग्रन्थि को "आत्मा का आसन" (Seat of the soul) कहा था तथा हाल ही में (20वीं सदी) इसे एक विकासात्मक स्मृतिशेष (Evolutionary relic) समझा जाने लगा। परन्तु अब यह प्रमाण मिल गया है कि पीनियल ग्रन्थि एक सक्रिय अंत:श्रावी ग्रन्थि (Active endocrine glands) है। यद्यपि इसके कार्य को स्पष्टत: समझा नहीं जा सकता है, फिर भी पीयूष (Pituitary) तथा अन्य ग्रन्थियों की क्रिया को अनुकूल बनाने में इसकी नियंत्रक-भूमिका (Regulatory role) की पहचान की जाती है। इसके श्राव (Secretion) का सामान्यत: रोधी प्रभाव (Inhibitory effect) होता है विशेषकर यौन (या जनन) ग्रंथियों (Gonads) को यौवन के पहले तक उसके विकास को रोकने में पीनियल ग्रन्थि की विशेष भूमिका होती है।

प्रमस्तिकीय (या पीनियल) ग्रन्थि में एक जैव चक्रीय लय (Circadian rhythm सिर्काडियन रिद्म) अंत:श्रावी क्रिया के लिए होता है। यह सम्पूर्ण शरीर में जैव चक्रीय तथा दैनिक लयों (Circadian and diurnal rhythms) में समन्वयन में व्यापक भूमिका निभाती है। यह भूमिका अवचेतक (Hypothalamus) तथा पीयूष ग्रन्थि (Pituitary gland) से होकर निभायी जाती है।

(6) बाल्य ग्रन्थि या थाइमस ग्लैन्ड (Thymus Gland)

यह ग्रन्थि वक्षीय कोटर (Thorax cavity) में श्वासनली (Trachea) के द्विभाजन के स्तर के पास स्थित रहती है। यह गुलाबी-धूसर (Pinkish grey) रंग की होती है जिसमें दो पिण्ड (Lobes) होते हैं जो एक संयोजी ऊतक की परत से जुड़ी रहती हैं। ये दोनों पिण्डें लघु पिण्डिकाओं (Lobules) से निर्मित होते हैं जिसमें लसीकाणुओं (Lymphocytes) की बड़ी संख्या होती है। बाल्यग्रन्थि (थाइमस) की क्रिया बाल्यावस्था में ही आरम्भ होती है। जन्म के समय यह लघुरूप

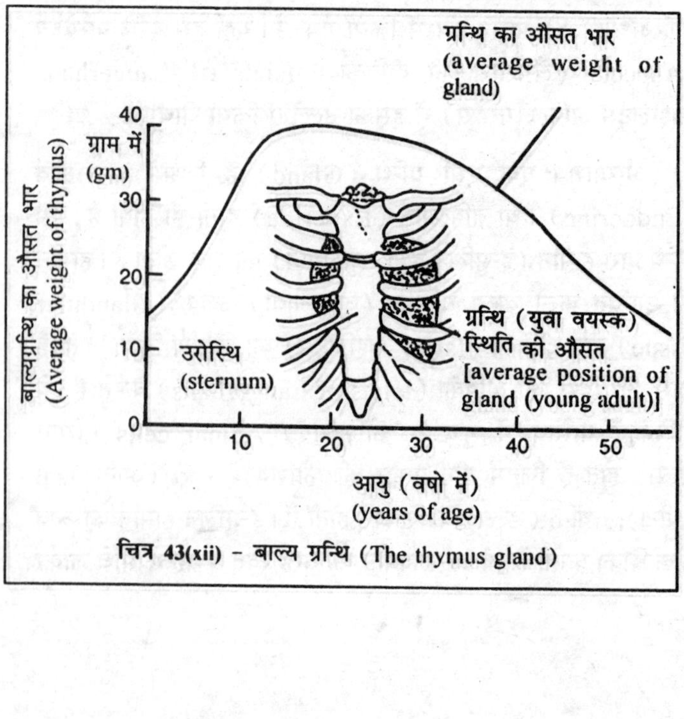

चित्र 43(xii) - बाल्य ग्रन्थि (The thymus gland)

पीयूष ग्रन्थि के कार्य का संक्षिप्त वर्णन
(Summary of function of pituitary gland)

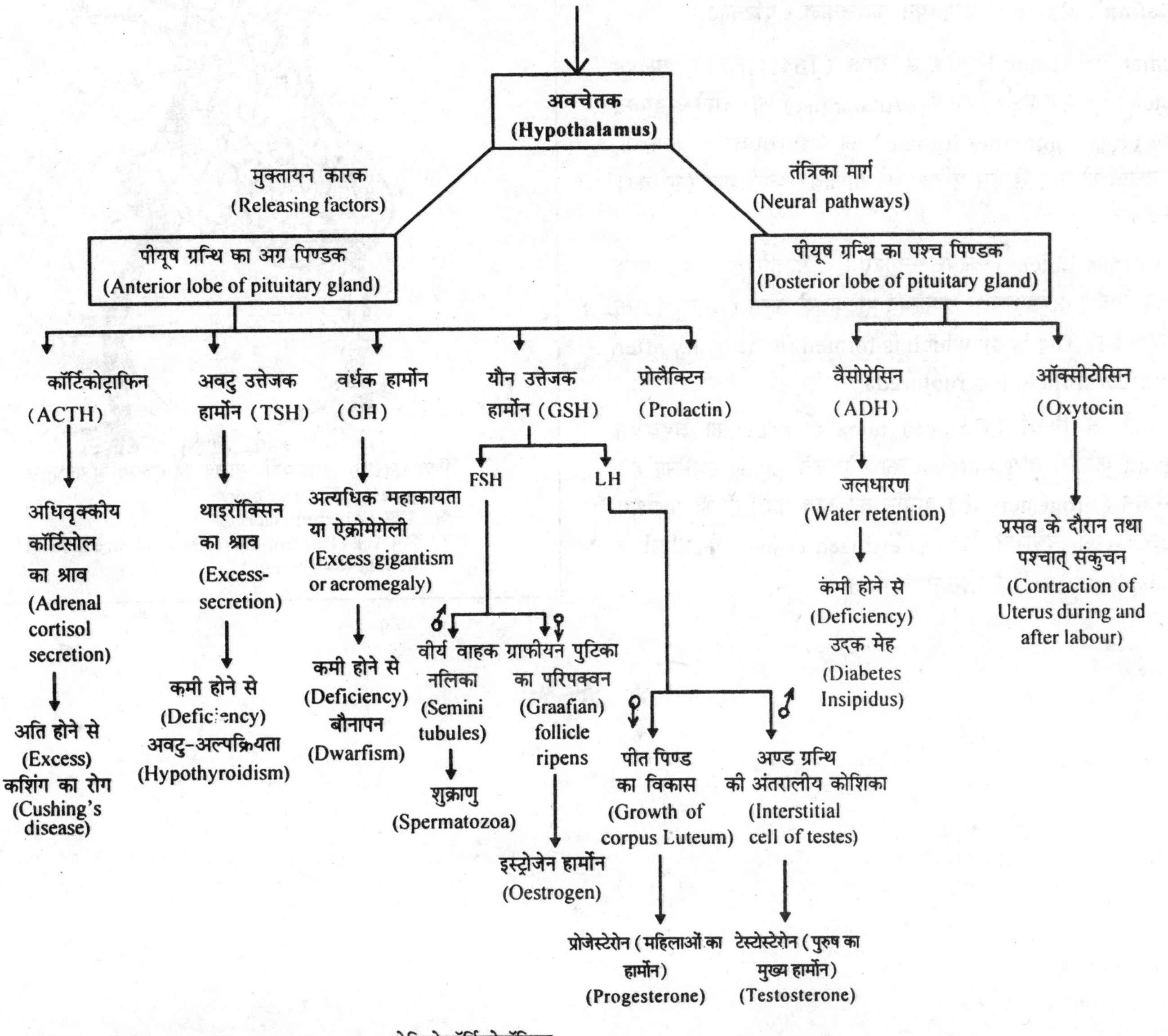

N.B.
- ACTH - Adrenocorticotrophic hormone ऐड्रिनोकॉर्टिकोट्रॉफिक हार्मोन
- TSH - Thyroid stimulating hormone थाइरॉइड स्टिम्यूलेटिंग हार्मोन
- GH - Growth hormone वर्धक हार्मोन
- GSH - Gonad-stimulating hormone गोनैड स्टिम्यूलेटिंग (उत्तेजक) हार्मोन
- ADH - Antidiuretic hormone ऐन्टिडाइयूरेटिक हार्मोन (मूत्रवर्धक विरोधी)
- FSH - Follicle stimulating hormone फॉलिकल स्टिम्यूलेटिंग हार्मोन

में होता है जिसका भार लगभग 10 से 13 ग्राम (gm) तक होता है। इसका आकार धीरे-धीरे बढ़ता है, परन्तु इसका अधिकतम विकास 11 से 15 वर्ष की आयु में होता है, जब इसका भार 35 ग्राम हो जाता है। यौवनारम्भ के समय इसका भार 40 ग्राम हो जाता है और उसके बाद सिकुड़ने लगता है। इसके बाद ग्रन्थि-पदार्थ के स्थान पर क्रमशः वसा-ऊतक (Fat tissue) आ जाता है तथा ग्रन्थिल ऊतक (Gland) का एक लघु भाग रहता है।

बाल्य ग्रन्थि (थाइमस) के कार्य अभी तक अज्ञात (या अस्पष्ट) है, फिर भी ऐसी मान्यता है कि यौवनारम्भ (Puberty) से पूर्व बाल्यवस्था में यौन-ग्रन्थियों की परिपक्वता (Maturation of gonads गोनैड्स) को यह ग्रन्थि रोकती है। इसके अतिरिक्त यह भी कहा जाता है कि इसका सम्बंध रोगप्रतिकारकों (Antibodies) के उत्पादन से होता है। देखें चित्र 43(xii) तथा 43(xiii)।

LH-Luteinizing Hormone ल्यूटीनाइजिंग (पीतिकाकरण) हार्मोन

Graafian Follicle - ग्राफीयन फॉलिकल (पुटिका)

Regnier de Graaf रिग्नीअरडे ग्राफ (1641-1673) हालैण्ड (Dutch) का एक शरीर विज्ञानी (Anatomist) था। उसने अंडयुक्त पुटिका (Egg containing follicle) का सर्वप्रथम वर्णन किया था, अत: उसके ही नाम से इस पुटिका को ग्राफीयन फॉलिकल (पुटिका) कहते हैं।

Corpus Luteum कार्पस ल्यूटियम - पीतपिण्ड - वह पिण्ड जिसका निर्माण अण्डाशय में ग्राफीयन पुटिका के फटने (या फूटने) के बाद होता है। (The body which is formed in the ovary after a Graafian follicle has ruptured.)

पीतों के पिण्डें (Corpora lutea–Corpus का बहुवचन Corpora कॉर्पोरा तथा Luteum का बहुवचन Lutea ल्यूटिया है) प्रोजेस्टेरोन (Progesterone) हार्मोन का श्राव करते हैं जो गर्भाशय (Uterus) को निषेचित डिम्ब (Fertilized ovum) के प्रतिरोपन (Transplantation) के लिए तैयार करता है।

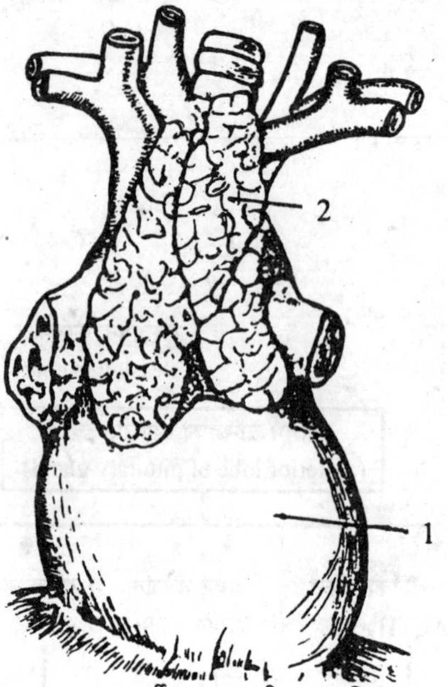

चित्र 43(xiii) - बारह वर्षीय बालक की बाल्यग्रन्थि या थाइमस (Thymus of 12 years boy)
अग्र दृश्य (Anterior Aspect)
1. हृदयावरण (Pericardium or Outer surface of heart)
2. बाल्य ग्रन्थि (Thymus)

* * *

14. मूत्र तंत्र
(URINARY SYSTEM)

मूत्र तंत्र का अर्थ (Meaning of Urinary System)

मानव शरीर में जैविक क्रियाओं (Biometabolism) के फलस्वरूप विविध ऊतकों (Various tissues) में प्रोटीन, वसा तथा कार्बोहाइड्रेट का विघटन (Breakdown) होता है। इसमें ऊर्जा की प्राप्ति होती है तथा अनेक यौगिक बनते हैं जिन्हें चयापचयी अंतिम उत्पाद (Metabolic end products) कहा जाता है। चयापचय के उत्पाद (Products) रक्त में जाकर मिलते हैं और अंत में वे उत्सर्जित अंगों (Excretory organs) से होकर मूत्र के रूप में शरीर से बाहर निकल जाते हैं। विघटन (Dissociation) के अनेक उत्पाद मूत्र में ही नष्ट कर दिये जाते हैं।

मूत्रीय तंत्र विभिन्न अंगों तथा नलिकाओं का एक तंत्र हैं जो रक्त से अपशिष्ट पदार्थों को अलग करता है तथा उन्हें मूत्र के रूप में उत्सर्जित करता है

["Urinary system is a system of organs and ducts which separates waste liquids from the blood and excretes them as urine."]

मूत्र तंत्र का कार्य है - मूत्र का निर्माण और उत्सर्जन करना जिसके द्वारा अपशिष्ट उत्पादों का उन्मूलन होता है। इन उत्पादों के पदार्थों को यदि शरीर में संचित (या जमा) होने की अनुमति दी जाय तो वे विषैले (Toxic) हो जाते हैं तथा शरीर में अत्यधिक जल भी हो जाता है जिनके कारण अनेक विकृतियों (या रोगों) का जन्म होता है जो शरीर के अस्तित्व के लिए घातक (Fatal) सिद्ध हो सकता है।

मूत्र तंत्र के अंग (Organs of Urinary System)

मूत्र तंत्र में चार अंगों को सम्मिलित किया जाता है, वे हैं -

I. वृक्क (Kidneys किडनीज)-इसे उत्सर्जन अंग (Excretory organs - एक्सक्रीटरि आर्गन्स) कहा जाता है।

II. मूत्रवाहिनी (Ureters यूरीटर्स) - ये वाहिनी वृक्क को खाली करती हैं। (They drain the kidneys)

III. मूत्राशय (Urinary bladder - यूरिनरि ब्लैडर) - यह मूत्र का भण्डार (Reservoir for the urine रेजर्वायर फॉर द यूरिन) होता है।

VI. मूत्रमार्ग (Urethra यूरीथ्रा) - यह शरीर से मूत्र का बाहर जाने की नली (Channel चैनल for going out of the body) है।

I. वृक्क या गुर्दा (Kidneys किडनीज)

मानव शरीर में दो वृक्क (Two kidneys) होते हैं। प्रत्येक वृक्क की लम्बाई 11 सें.मी. चौड़ाई 6 सें.मी. तथा मोटाई 3 सें.मी. (cm) होती है। दोनों वृक्क तिर्यक रूप में (Obliquely) स्थित रहते हैं जिनके ऊपरी छोरें निचले छोरों (Poles) की अपेक्षा पश्च उदरीय दिवाल के उदरावरण (Peritoneum of posterior abdominal wall) के पीछे की मध्य रेखा से अधिक निकट रहता है। दाहिना वृक्क लगभग 1.25 सें.मी. बायाँ वृक्क से नीचे रहता है जिसका निम्न छोर (Lower pole) पूर्ण अंतःश्वसन (साँस लेना) के दौरान (Durigfull inspiration) जाँच करने में कभी-कभी अनुभव (या स्पर्श) किया जा सकता है। श्वसन (Respiration) के साथ ही वृक्कें ऊपर और नीचे चालित (Move) होते हैं तथा पड़ी-स्थिति (Incumbent position) की अपेक्षा खड़ी स्थिति (Standing position) में ये लगभग 2.5 सें. मी. नीचे होते हैं।

वृक्क सेम के बीज आकार (Bean-shaped) का होता है, परन्तु इनका आकार इतना अधिक विशिष्ट होता है कि अन्य वस्तुओं का वर्णन करने के लिए प्राय: "वृक्काकार" (Kidney-shaped) शब्द का उपयोग किया जाता है। वृक्क का औसत भार पुरुष में 150 ग्राम (5 औंस oz.) तथा महिला में वृक्क का औसत भार 135 ग्राम (4.5 औंस oz.) होता है। वृक्क का रंग गहरा लाल होता है।

प्रत्येक वृक्क में अग्र और पश्च सतहें (Anterior and posterior surfaces), ऊपरी और निचले छोरें (Superior and inferior poles) तथा पार्श्विक उत्तल (Lateral convex) और एक अवतल किनारा या सीमांत (Concave border) होते हैं। मध्य किनारा के केन्द्र में एक खाँच (Notch नॉच) होता है जिसे नाभिका (Hilum - हाइलम) कहते हैं। इस नाभिका में वृक्कीय,रक्त वाहिकाएँ

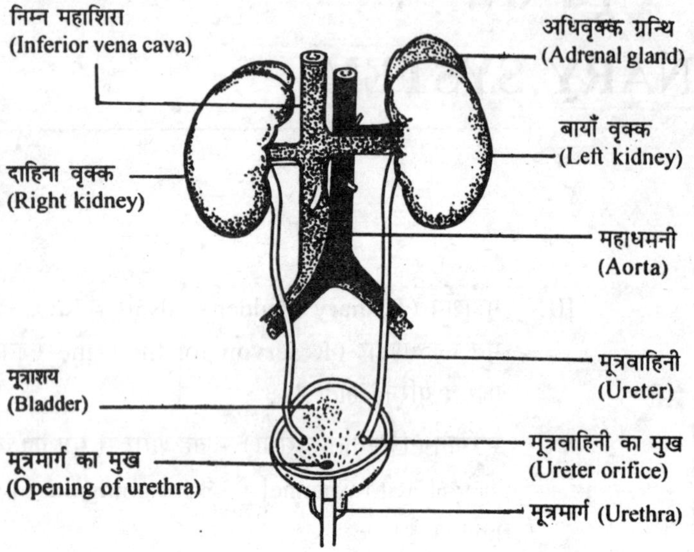

चित्र 44(i) - मूत्रीय क्षेत्र - अग्र दृश्य - मूत्राशय का ऊपरी भाग को अलग किया गया है ताकि मूत्रवाहिनियों तथा मूत्रमार्ग के मुखों को दिखाया जा सके। (Urinary tract- front view. The top of the bladder is cut off to show the openings of the ureters and urethra.)

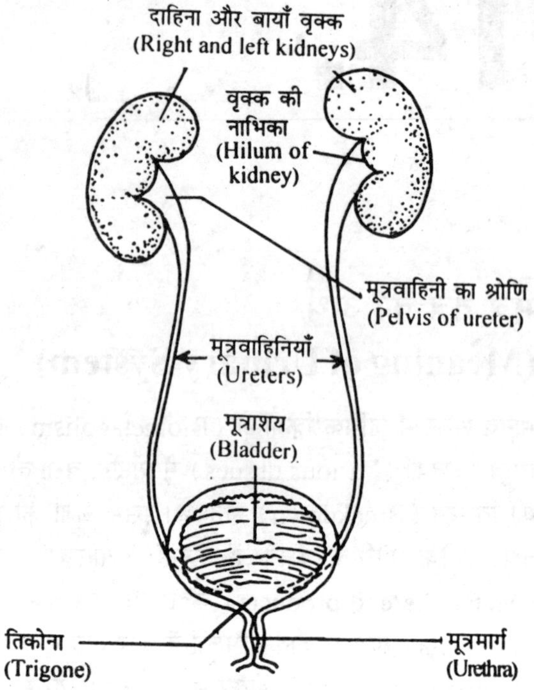

चित्र 44(ii) - अंग जो मूत्रीय क्षेत्र का निर्माण करते हैं। (The Organs which form the Urinary Tract)

(Renal blood vessels) तथा तंत्रिकाएँ (Nerves) और वृक्कीय श्रोणि (Renal pelvis) अंतर्विष्ट रहते हैं। नाभिका का आकार कीप या फनल (Funnel) के समान होता है जो मूत्रवाहिनी (Ureter) का ऊपरी छोर बनता है। नाभिका (हाइलम) का केन्द्र (Centre) प्रथम कटि-कशेरुका की रीढ़ (Spine of the first lumbar vertebra) के निचले किनारे के सामने (Opposite the lower border) मध्यम तल से लगभग 5 सें.मी. दूर होता है। अधिवृक्क ग्रन्थि (Suprarenal glands) प्रत्येक वृक्क के ऊपरी छोर पर रहती है। देखें चित्र 44(i) तथा 44(ii)

वृक्क का अन्य अंगों के साथ संबंध (Relation of Kidneys with Others)

वृक्कें (Kidneys) परिवृक्कीय वसा (Perirenal fat-पेरिरीनल फैट) में अंतर्निहित (Embedded) पश्च उदरीय दिवाल पर अधोउदरावरणी रूप में (Retroperitoneally) स्थित रहते हैं। इसका पश्च भाग मध्यच्छद (Diaphragm-डायफ्राम) से संबंधित रहता है जो इसे फुफ्फसावरण (Pleura-प्लूरा) से अलग करता है। पश्च भाग का संबंध कटिलंबिनी पेशी (Psoas major-ओअस मेजर) तथा चतुश्री कटि-पेशी (Quadratus lumborum-क्वाड्रैटस लम्बोरम) तथा तीन तंत्रिकाओं (Three nerves) के साथ भी रहता है। दाहिना वृक्क का अग्र भाग यकृत (Liver), ग्रहणी (Duodenum-लध्वांत्राग्र), लध्वांत्र (Small intestine) तथा वृहदांत्र की यकृती आनति (Hepatic flexure of colon or right colon) से संबंध रखता है।

बायाँ वृक्क के सामने आमाशय (Stomach), अग्न्याशय (Pancreas), प्लीहा (Spleen), मध्यांत्र (Jejunum), वृहदांत्र की प्लीहा आनति (Splenic flexure of the colon or left colon) तथा अवरोही वृहदांत्र का आरम्भ (Commencement of descending colon) रहते हैं।

दाहिना वृक्क का मध्य किनारा (Medial border of right kidney) क संबंध निचली महाशिरा (Inferior vena cava इन्फीरिअर विना कैवा) तथा दाहिनी मूत्रवाहिनी (Right ureter) के साथ होता है।

बायाँ वृक्क का मध्य किनारा महाधमनी (Aorta ऐओर्टा) तथा बायीं मूत्रवाहिनी (Left ureter) से संबंधित होता है।

यह आवश्यक नहीं है कि शिक्षार्थी वृक्कों का अन्य अंगों के साथ संबंध को कंठस्थ करें। परन्तु चित्र की मदद से संरचनात्मक प्रतिमान (Anatomical model) को मस्तिष्कों में उन्हें धारित कर लेना चाहिए जिससे कि प्रयोग में उनका अवलोकन किया जा सके। देखें चित्र 44(iii) तथा 44(iv)

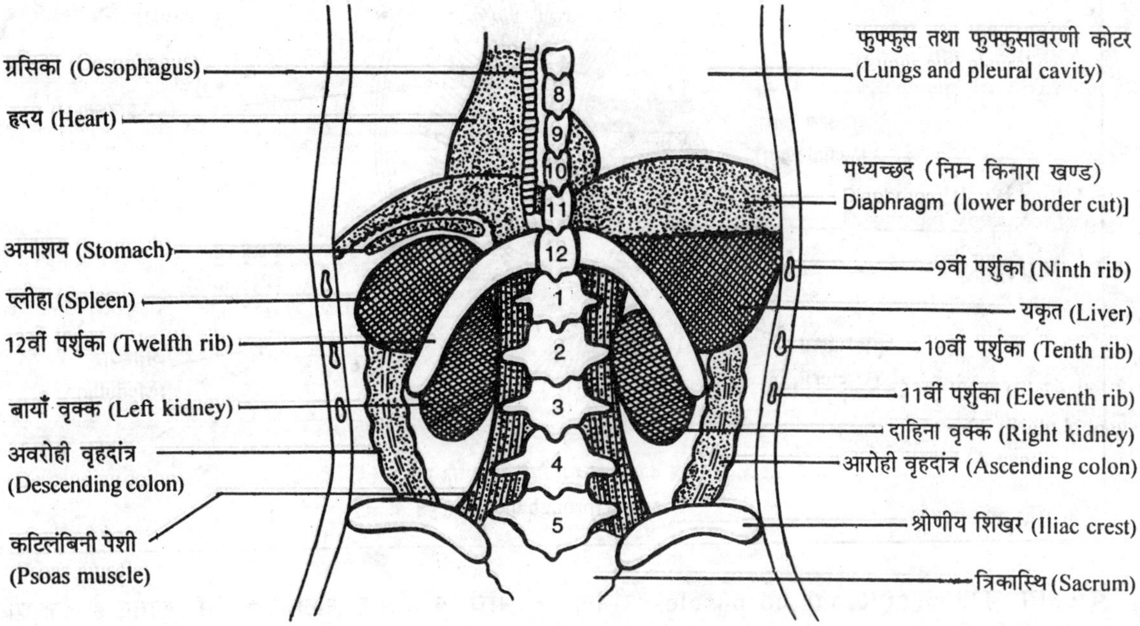

चित्र 44(iii) - वृक्क, यकृत तथा प्लीहा की पृष्ठ स्थिति को दिखाते हुए चित्र
(Diagram showing position of kidneys, liver and spleen from behind)

वृक्क की संरचना (स्ट्रक्चर) (Structure of Kidney)

प्रत्येक वृक्क (किडनी) के चारों ओर एक पतली-चिकनी रेशेदार संपुटिका (Fibrous capsule) होती है। जब एक वृक्क को लम्बाई में एक चाकू से मध्य और पार्श्विक किनारों से होकर आधा काटा जाता है तो इसमें यह देखा जाता है कि वृक्क में दो परतें (Two layers)-बाह्य प्रान्तस्था (Outer cortex-आउटर कॉर्टेस) तथा आंतरिक अंतस्था (Inner medulla इनर मेडुला)-होती हैं। मूत्रवाहिनी की श्रोणि (Pelvis of ureter- पेल्विस ऑफ यूरीटर) में दो या तीन मुख्य पुटकें (Calyces कैलिसेज - इसका एकवचन Calyx कैलिक्स है) होते हैं तथा प्रत्येक पुटक (Calyx) अनेक लघु पुटकों में विभाजित होते हैं।

वृक्कीय अंतस्था (Renal medulla) शंक्वाकार पिण्डों (Conical masses) में सज्जित रहती है जिसे वृक्कीय पिरामिड (Renal Pyramids) कहा जाता है। इन पिण्डों (या पिरामिडों) का अंत चूचुक (Nipple) के समान अंकुरकों (Papillae पैपिली- इसका एकवचन Papilla-पैपिला है।) में होता है जो लघु पुटकों (Calyces) में प्रक्षेपित होते हैं। अंतिम मूत्रवाही नलिकाएँ (Terminal uriniferous ducts-टर्मिनल यूरिनिफेरस डक्ट्स) अंकुरकों पर ही खुलती हैं तथा मूत्रवाहिनी (Ureter) में मूत्र छोड़ दिया जाता है। देखें चित्र 44(v)

सूक्ष्म रूप से अवलोकन करने पर यह ज्ञात हुआ है कि वृक्कीय पदार्थ निम्न तीन अवयवों से निर्मित होते हैं -

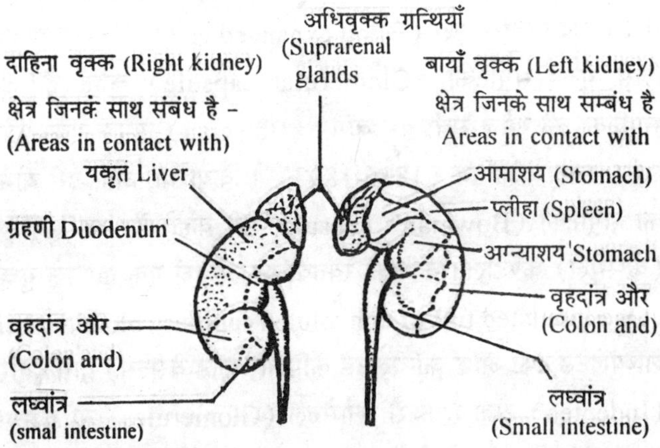

ANTERIOR SURFACE OF THE KINDNESS, SHOWING THE POSITION OF THE ADRENAL GLANDS AND THE RELATIONS OF THE KIDNEY

चित्र 44(iv) - वृक्कों की अग्र सतह जिसमें अधिवृक्क ग्रन्थियाँ तथा वृक्क के साथ सम्बंधो को दिखाया गया है।

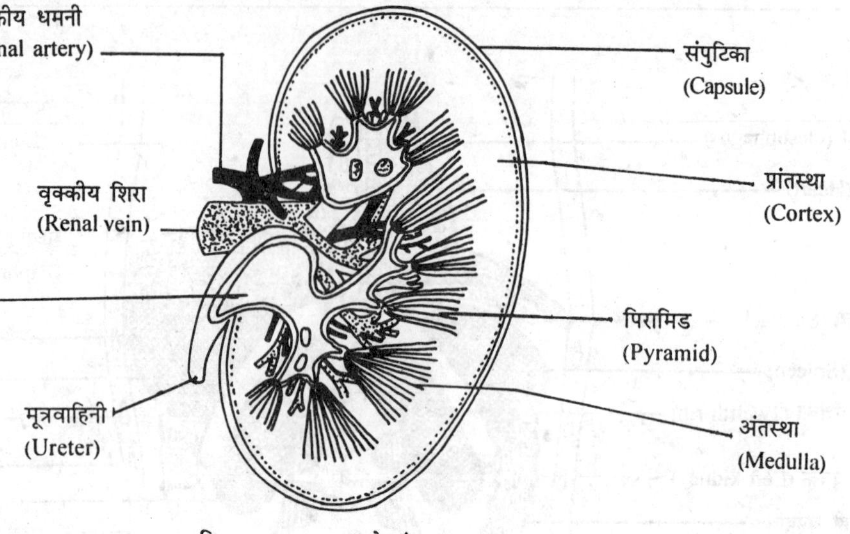

चित्र 44(v) - वृक्क के अंदर का खण्ड
(Section through the kidney)

(i) वृक्कीय कणिका (Renal corpuscles रीनल कार्पसल्स) या

मैलपिगीय पिण्ड (Malpighian bodies) या वृक्काणु

(ii) वृक्कीय नलिका (Renal tubules - रीनल टयूब्यूल्स)

(iii) रक्त वाहिका तथा आलम्बन ऊतक (Blood vessels ब्लड वेसल्स and supporting tissue सपोर्टिन्ग टिशू)

(i) वृक्कीय कणिकाएँ (रीनल कार्पसल्स) (Renal Corpuscles) या वृक्काणु

वृक्क की प्रत्येक नलिका (Tubule) का आरम्भ प्रांतस्था (Cortex) में एक बंद प्रसारित छोर (Blind expanded end) के रूप में होता है जिसे गुच्छ-संपुटिका (Glomerular capsule) कहते हैं। इस संपुटिका की खोज सर्वप्रथम बोमैन (Bowman) नामक एक अंग्रेज शरीर-रचना वैज्ञानिक (1816-1892) ने किया था, अत: इसे बोमैन की संपुटिका (Bowman's capsule) भी कहते हैं। यह संपुटिका (कैप्स्यूल) कुण्डलित केशिका रक्तवाहिकाओं का एक खण्डक गुच्छा (One lobulated tuft of convoluted capillary blood vessels लोब्युलेटेड टफ्ट ऑफ कॉन्वलूटेड कैपिलरि ब्लड वेसेल्स) द्वारा दंतुरित (Indented) होता है जिसे ग्लोमेरुल (Glomerules) या केशिका गुच्छा कहा जाता है। ये दोनों भाग एक साथ मिलकर वृक्काणु (Renal corpuscle) की रचना करते हैं। देखें चित्र 44(vi)

वृक्काणु का कार्य प्लाविका (Plasma) का निस्यंद करना (Filtration) है। केशिका-गुच्छीय निस्यंद (Glomerular filtrate) नीचे की ओर नलिकाओं में जाता है जिसमें इसकी रचना (Composition) का पुन: अवशोषण (Reabsorption) तथा श्राव (Secretion) की क्रियाओं द्वारा परिष्करण होता है जिससे कि अंततः मूत्र का निर्माण हो सके। जल को शरीर में वृक्कीय नलिकाओं से पुन: अवशोषण करके बनाये रखा जाता है। विलयों (Solutes सॉल्यूटस) में से जिनका चयन पुन: अवशोषण के लिए किया जाता है, वे हैं - विद्युत अपघटय (Electrolytes), ग्लूकोस (Glucose) तथा ऐमिनो अम्ल (Amino acids)।

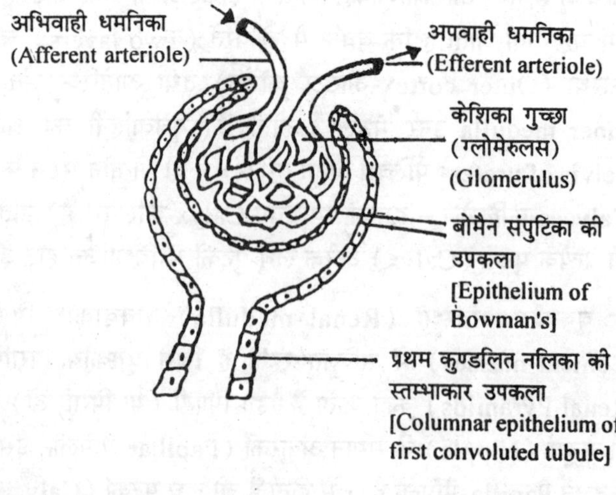

चित्र 44(vi) - एक वृक्कीय संपुटिका - अत्यधिक आवर्धित
(A renal corpuscle highly magnified)

(ii) वृक्कीय नलिका (Renal Tubule रीनल ट्यूब्यूल)

वृक्कीय नलिका में निम्न अवयव (या अंग) शामिल होते हैं -

1. केशिका-गुच्छा (या बोमैन) की संपुटिका (कैप्स्यूल) (Glomerular or Bowman's capsule)
2. प्रांतस्था (कॉर्टेक्स) में स्थित निकटस्थ कुण्डलित नलिका (Proximal convoluted tubule, situated in the cortex)
3. अंतस्था (मिडला) में हेनले (एक जर्मन शरीरज्ञ - Antomist-1809-1885) का पाश (या फंदा) के साथ एक अवरोही अंग, एक U मोड़ तथा एक आरोही अंग (Loop of Henle in the medulla with a descending limb, a 'U' bend and an ascending limb)
4. दूरस्थ कुण्डलित नलिका (Distal convoluted tubule)
5. संयोजी नलिका (Junctional tubule)
6. संग्रहायन वाहनी नलिका (Collecting duct)

संग्रहायन वाहनी नलिकाएँ (Collecting ducts) प्रांतस्था (कॉर्टेक्स) से आरम्भ होती है तथा एक दूसरे से मिलकर संयुक्त होकर अंत में अंकुरक-वाहिनियों (Papillary ducts) में खुलती हैं। इन वाहिनियों को बेलिनी की वाहिनी (Ducts of Bellini) (बेलिनी एक शरीरज्ञ था जिसने सर्वप्रथम इस नलिका का उल्लेख किया था। 1643 - 1704) कही जाती है जो वृक्कीय पिरामिडों के अंकुरकों (Papillae पैपिली) पर खुलती है। देखें चित्र 44(viiA)

विलेयों (Solutes) का चयनात्मक पुनःअवशोषण मुख्यतः निकटस्थ कुण्डलित नलिका में सम्पन्न होता है। सोडियम और क्लोराइड का चयनात्मक अवशोषण (Selectively absorption) हेनले के पाश के आरोही अंग (Ascending limb of the loop of Henle) में तथा ऐल्डोस्टरोन (हार्मोन) के प्रभाव के अधीन दूरस्थ कुण्डलित नलिका (Distal convoluted tubule) में होता है। इस अवशोषण के कारण जो निस्यंद (या छना हुआ तरल पदार्थ-Filtrate) दूरस्थ कुण्डलित नलिका में पहुँचता है, वह रक्त की तुलना में अल्प पौष्टिक (Hypotonic-हाइपोटॉनिक) होता है। तथापि निस्यंद अंततः संग्रही वाहिनी (Collecting duct) में सांद्रित (Concentrated) होता है जिसकी दिवालें मूत्र-वर्धक रोधी हार्मोन (Antidieuretic hormone ऐन्टिडियूरेटिक हार्मोन ADH) के प्रभाव में जल की पारगम्यता में परिवर्तनशील होती हैं। केशिकागुच्छ निस्यंद (Glomerular filtrate) का 95% जल का पुनः अवशोषण वृक्कीय नलिकाओं में होता है ताकि अंतिम उत्पाद (End product) मूत्र रक्त के लिए अतिपौष्टिक (Hypertonic हाइपरटॉनिक) बन सके।

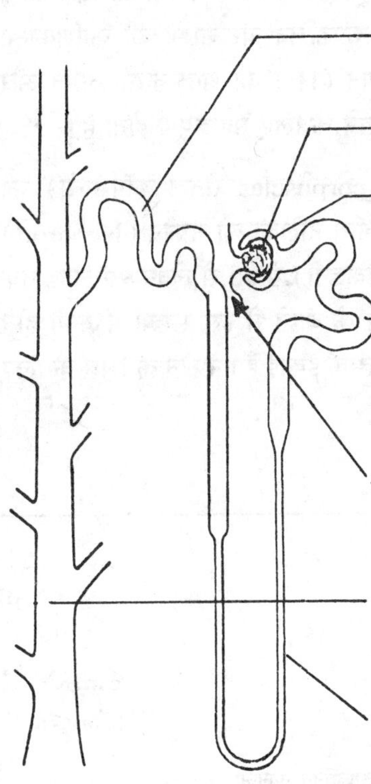

चित्र **44(vii A)** - एक वृक्कीय नलिका (A renal tubule)

परासरणी रूप से (Osmotically) सक्रिय कणिकाओं (या कणों - Particles) की सान्द्रता को मिलिऑज्मोल्स (Milli- osmoles, i.e. mOsm) प्रतिलीटर या प्रतिकिलो ग्राम में व्यक्त किया जाता है। मानव मूत्र में सांद्रता 1400 मिलिऑज्मोल/लीटर (mOsm/l) होती है जो प्लाविका (Plasma) की परासरणी सांद्रता (Osmolality-आज्मोललिटि) से लगभग पाँच गुना अधिक होती है। प्लाविका की परासरणी सान्द्रता सामान्यतः प्लाविका जल के 270 से लेकर 300 मिलिऑज्मोल/किलोग्राम होती है।

मूत्र की सामान्य परासरणी-सांद्रता (Normal osmolality of urine) आहार और तरल पदार्थ के अंतर्ग्रहण (Intake) के अनुसार परिवर्तित होती है जो जल के 300 से लेकर 1000 mOsm/kg के बीच होती है। मूत्र और प्लाविका की परासरणी-सान्द्रता की माप प्रायः वृक्कीय असमर्थता (Renal failure) की स्थिति में होती है जहाँ मूत्र और प्लाविका (Urine and plasma) का अनुपात 1.4 से अधिक होने पर पूर्ववृक्कीय कारण (Pre-renal cause) को दर्शाता है। यह अनुपात यदि 1.1 या इससे कम होता है तो गम्भीर नलिकीय ऊतकक्षय (Acute tubular-necrosis नेक्रोसिस) का संकेत मिलता है।

वृक्क की नलिकाओं (Renal tubule) का कार्य केवल चयनात्मक पुनःअवशोषण करना नहीं है बल्कि नलिकाओं की

अवकाशिकाओं (Lumens ल्यूमेन्स) में अनेक पदार्थों का श्राव करना भी है। निकटस्थ तथा दूरस्थ कुण्डलित नलिकाओं की कोशिकाओं (Cells) द्वारा हाइड्रोजन आयन (H^+) का श्राव करना अम्ल और क्षार के बीच संतुलन बनाये रखने के लिए महत्वपूर्ण होता है।

एक वृक्काणु (Renal corpuscles रीनल कॉर्पसल्स) की प्रत्येक इकाई तथा इसकी वृक्कीय नलिका को नेफ्रोन (Nephron) कहा जाता है। प्रत्येक वृक्क (किडनी) में 10 से लेकर 20 लाख तक नेफ्रोन होते हैं। व्यक्ति का उम्र के बढ़ने से इस संख्या में कमी होने लगती है। यह वृक्क की कार्यात्मक इकाई है। नेफ्रोन के चित्र के लिए देखें चित्र 44 (vii B)

वृक्क की सभी नलिकाएँ (Tubules) धनाकार उपकला (Cuboidal blood vessels) द्वारा चारों ओर से घिरी रहती हैं।

प्रत्येक नेफ्रोन के केशिका-गुच्छा (Glomerulus) के निकट एक सन्निकट केशिका-गुच्छ तंत्र (Juxtaglomerular apparatus जेक्सटाग्लोमेरूलर ऐपरटस) होता है जिसका निर्माण मुख्यत: दूरस्थ कुण्डलित नलिका तथा समीप की धमनिकाओं (Neighbouring arterioles नेवरिंग आर्टरिओल्स) की कोशिकाओं द्वारा होता है। इस तंत्र की कोशिकाओं द्वारा एक किण्वक (Enzyme) रेनिन (Renin) का श्राव रक्त में होता है। रेनिन एक पृष्ठपोषण प्रक्रिया (Feedback mechanism) में कार्य करके कोशिका-बाह्य द्रव के आयतन की स्थिरता

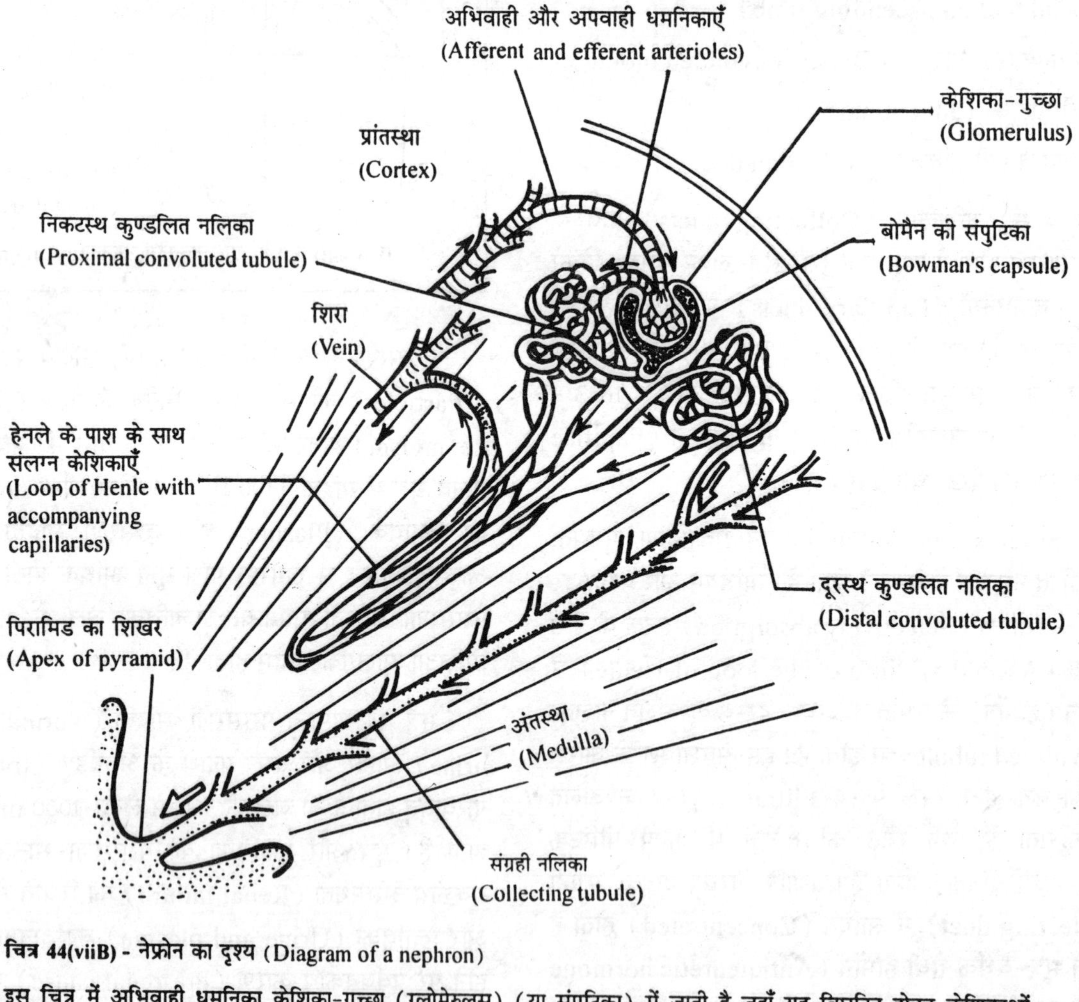

चित्र 44(viiB) - नेफ्रोन का दृश्य (Diagram of a nephron)

इस चित्र में अभिवाही धमनिका केशिका-गुच्छा (ग्लोमेरुलस) (या संपुटिका) में जाती है जहाँ यह विघटित होकर केशिकाओं (कैपिलरिज) में परिवर्तित हो जाती है और यहाँ यह दिखाया गया है कि नलिकाओं के चारों ओर केशिकाओं के दूसरे समूह में संपुटिका से निकलकर धमनिका विघटित हो रही है।

(The afferent arteriole is shown passing into a Malpighian capsule or glomerules where it break up into capillaries. An efferent arteriole leaves the capsule and is shown breaking up into 1 second set of capillaries around the tubules.)

(Constancy of extra-cellular fluid volume) को बनाये रखने में मदद करता है। विभिन्न उद्दीपकों (Stimuli- इसका एकवचन Stimulus है।) जैसे - सोडियम क्षीणता (Sodium depletion डिप्लीशन) तथा निर्जलीकरण (Dehydration), द्वारा रेनिन के श्राव को बढ़ाया जाता है। कुछ रोगियों में जो अति-रक्तचाप (Hypertension) से पीड़ित होते हैं, उनके रक्त में रेनिन की सांद्रता अधिक होती है (They have high renin levels in their blood.)

एक किण्वक (एन्जाइम) के अतिरिक्त रेनिन को एक हार्मोन भी माना जाता है तथा इसका श्राव वृक्क की अंत:श्रावी क्रियाओं में से एक क्रिया है। इसका एक अंत:श्रावी कार्य है - एक कारक (Factor) का उत्पादन करना जो रक्त में एरिथ्रोप्रोटीन (Erythroprotein-यह एक हार्मोन है जो लोहिताणु या लाल रक्त कोशिका के उत्पादन को व्यवस्थित करता है।) के निर्माण को आगे बढ़ाता है। यह हार्मोन अस्थि-मज्जा (Bone marrow) से लोहिताणुओं (R.B.C.) को मुक्त करता है तथा लोहित कोशिका जनन (Erythropoiesis-एरिथ्रोपोईसिस) को उद्दीपित (या उत्तेजित) करके लोहिताणुओं की उत्पत्ति करता है।

रक्त-आपूर्ति (Blood Supply - ब्लड सप्लाई)

वृक्कों में पर्याप्त रक्त की आपूर्ति वृक्कीय धमनियों (Renal arteries) से होती है जो उदरीध महाधमनी (Abdomenal aorta) की शाखाएँ होती हैं। वृक्कों की संवहनी संरचना (Vascular structure) जटिल होती है, परन्तु रक्त अंतत:वृक्कीय शिराओं (Renal veins) से होकर अंगों को छोड़कर निम्न महाशिरा (Inferior vena cava - इन्फिरिअर वेना कैवा - IVC) में प्रवेश करता है।

वृक्कीय धमनी (Renal artery) में जब संकीर्णता (Constriction) होती है तो इसके कारण रेनिन (Renin-एक किण्वक या इन्जाइम) के श्राव में वृद्धि होती है और इसके साथ ही अनुवर्ती ऐन्जिओटेन्सिन II (Angiotensin-उच्च रक्तचाप के लिए एक उत्तरदायी कारक) का निर्माण होता है जो वृक्कीय धमनी संकीर्णता (Renal artery stenosis स्टेनोसिस) से पीड़ित रोगियों में उच्च रक्त-चाप होने का अंशत: कारण बनता है।

वृक्कों के कार्य (Functions of Kidneys-फन्कशन्स ऑफ किडनीज)

वृक्क का मूलभूत कार्य रक्त में बनावट (Composition) की स्थिरता को बनाये रखने में मदद करना है जो असामान्य अवयवों (Abnormal constituents) तथा सामान्य अवयवों (Normal constituents) के श्राव द्वारा होता है जो प्रचुर परिमाण में उपस्थित रहते हैं। इस मौलिक कार्य को करने के लिए वृक्क (Kidneys) निम्न महत्वपूर्ण कार्यों को निष्पादित करते हैं -

(i) जल का उत्सर्जन करना (Excretion एक्सक्रीशन of water)

मानव शरीर में रक्त और ऊतक द्रवों (Blood and tissue fluids) के सामान्य संघटन या रचना (Composition) को बनाये रखने के लिए एक निश्चित परिमाण में जल की आवश्यकता होती है। इसके अतिरिक्त मुँह (Mouth) से जो शरीर में लिया जाता है, उसमें प्रोटीन, कार्बोहाइड्रेट तथा वसा के चयापचय (Metabolism) का अंतिम-उत्पाद (End product) भी जल होता है। जल न केवल वृक्कों द्वारा उत्सर्जित (शरीर से बाहर निकलना) होता है, बल्कि त्वचा (Skin), फुफ्फुसों (Lungs) तथा आँतों (Bowels) द्वारा भी बाहर निकलता है।

(ii) प्रोटीन चयापचय के अंतिम-उत्पादों का उत्सर्जन करना (Excretion of end-products of protein metabolism)

मूत्र में यूरिया (Urea) का प्रतिशत लगभग 2 होता है जो इन अंतिम उत्पादों में एक एक महत्वपूर्ण उत्पाद होता है तथा मूत्र में ठोस पदार्थों (या संघटकों) का आधा भाग यूरिया द्वारा निर्मित होता है। इसका निर्माण यकृत (Liver) में ऐमिनो अम्ल के नाइट्रोजन युक्त भाग के पृथक्करण द्वारा होता है। यह एक प्रक्रिया में अलग होता है जिसे विऐमीनीकरण (Deamination डिऐमिनेशन) कहा जाता है।

मूत्राम्ल तथा मूत्राम्ल के लवणों (Uric acid-यूरिक एसिड and urates-यूरेट्स) की प्राप्ति प्रोटीन से होती है जो कोशिका के केन्द्रक में रहता है तथा अंशत: बहिर्जनित भोज्य पदार्थ (Exogenous food) से उत्पन्न होता है और अंशत: अंतर्जनित ऊतक (Endogenous tissue) से टूट-फूट (Wear and tear) की सामान्य क्रियाओं द्वारा उत्पन्न होता है।

(iii) आयनों का उत्सर्जन करना (Excretion of ions)

अनेक आयन (Ions) जिनकी प्राप्ति आहार से होती है, वे मूत्र में मिलकर उत्सर्जित हो जाते हैं। इनमें सोडियम (Sodium-Na), पोटैशियम (Potassium-K), मैग्नीशियम (Magnesium-Mg), कैल्सियम (Calcium-Ca), क्लोराइड (Chloride-Cl), फास्फेट (Phosphate-PO_4), सल्फेट (Sulphate-SO_4),

ऑक्सेलेट (Oxalate-) आयनों को शामिल किया जाता है। परिवाही रक्त (Circulating blood) में इन आयनों का सही संतुलन रखना अत्यावश्यक होता है। जैसे - रक्त में पोटैशियम की अत्यधिक मात्रा होने से हृदय-गति रुक सकती है। हाइड्रोजन आयन (H^+) वृक्कीय नलिका (Renal tubule) में श्रावित होता है तथा अंशतः प्रतिरोधकों (Buffers-बफर्स), जैसे - अमोनिया (NH_3), फास्फेट (PO_4) तथा क्रिएटिनिन (Creatinine) के साथ संयोग करता है, परन्तु वह एक स्वतंत्र हाइड्रोजन आयन (H^+) के रूप में भी मूत्र में जाता है।

बाइकार्बोनेट (HCO_3^-) आयन जो सामान्यतः मूत्र में नहीं पाया जाता है, वह वृक्कीय नलिकाओं में ही पुनः अवशोषित हो जाता है। आयनों की ये गतियाँ शरीर में अम्ल और क्षार के बीच संतुलन (Acid base balance) को बनाये रखने में महत्वपूर्ण भूमिका निभाती हैं। ये गतियाँ धमनीय रक्त (Arterial blood) के pH (Power of hydrogen ions- हाइड्रोजन आयनों की सान्द्रता) को 7.40 पर रखने में सहायता देती हैं। pH के इस मूल्य (7.40) के कम होने पर अम्लरक्तता (Acidosis-ऐसिडोसिस) तथा 7.40 से अधिक होने पर क्षाररक्तता (Alkolosis ऐल्कलोसिस) की स्थिति आती है।

(iv) संवेदक, जीव-विष तथा अन्य रासायनिक पदार्थों का उत्सर्जन करना (Excretion of drugs-ड्रग्स, Toxin-टॉक्सिन and other chemical substances)

वृक्कों (Kidneys) द्वारा अनेक संवेदकों तथा औषधियों (Drugs) और जीवविषों (Toxins) का उत्सर्जन किया जाता है। इससे अनेक प्रकार के रसायनों का शरीर के अंदर जमा होकर विषैला होने की स्थिति को रोकने में मदद मिलती है। दूसरे शब्दों केशरीर के रसायनों (Drugs) को रक्त में स्थिर और उचित सान्द्रता (Constant and proper level in the blood) पर रखने में वृक्क सहायता प्रदान करता है। जब किसी पदार्थ (आहार, दवा, ऐल्कोहॉल पेय पदार्थ आदि) को शरीर में ग्रहण किया जाता है तो इन्हें अंततः वृक्क ही अपशिष्ट पदार्थों (Waste products) के रूप में शरीर से बाहर निकालता है।

सामान्यतः मूत्र (Urine) में ग्लूकोस (द्राक्ष-शर्करा) की उपस्थिति नहीं होती, परन्तु मधुमेह रोग (Diabetes mellitus डायबीटीज मेलिटस) में रक्त में ग्लूकोस-सान्द्रता (Level of glucose in the blood) की वृद्धि होने के कारण केशिका-गुच्छ निस्यंद (Glomerular filtrate) में ग्लूकोस की मात्रा इतनी अधिक हो जाती है कि उनका पूर्ण अवशोषण वृक्कीय नलिकाओं (Renal tubules) में नहीं हो पाता। इसके फलस्वरूप ग्लूकोस की शेष मात्रा मूत्र में जाकर मिल जाती है।

यदि ग्लूकोस की क्षति सामान्यतः मूत्र में होती है तो यह उसका अपव्यय होगा। यह तभी होता है जब ग्लूकोस की प्लाविका-सांद्रता (Plasma concentration of glucose) "प्रभाव-सीमा मूल्य" (Threshold value-थ्रैशोल्ड वैल्यू) को पार कर जाती है। अन्य अनेक पदार्थों के लिए वृक्क एक "प्रभाव-सीमा मूल्य" रखता है और रक्त के संघटन (Composition) की स्थिरता को बनाये रखने में इसका विशेष महत्व होता है।

यहाँ केशिका-गुच्छों (Glomeruli ग्लोमेरूलि-इसका एकवचन Glomerulus है।) द्वारा प्रतिदिन (24 घंटे) निस्यंदित (छाने गये Filtered) परिमाण की तुलना मूत्र में उत्सर्जित परिमाण से करने पर यह पता चलता है कि किस प्रकार नलिका की कोशिकाएँ (Tubule cells) चयनात्मक हो जाती हैं जिसका उल्लेख इस प्रकार है -

स्यंदित (Filtered)	**उत्सर्जित (Excreted)**	
जल (Water)	150 लीटर (litres)	1½ लीटर
लवण (Salt)	700 ग्राम (grams)	15 ग्राम
ग्लूकोस (Glucose)	170 ग्राम	0
यूरिया (Urea)	050 ग्राम	30 ग्राम

मूत्र का निर्माण (Formation of Urine-फॉर्मेशन ऑफ यूरिन)

आयुर्विज्ञान के विशेषज्ञों की यह मान्यता है कि वृक्क के नेफ्रोन (Nephrons-वृक्क की अतिलघु संरचना) द्वारा मूत्र के उत्पादन (या निर्माण) में तीन प्रक्रियाओं (Processes) का उपयोग (या प्रयोग) किया जाता है जो इस प्रकार हैं-

(i) निस्यंदन (Filtration-फिल्ट्रेशन)

(ii) पुन:अवशोषण (Reabsorption-रीऐब्सॉर्पशन)

(iii) श्राव (Secretion- सिक्रीशन)

(i) निस्यंदन (Filtration - फिल्ट्रेशन)

निस्यंदन एक सरल भौतिक प्रक्रिया (Physical process) है जो वृक्काणुओं (Renal corpuscles) में घटित होती है। रक्त से जल, लवण और अन्य पदार्थ केशिका-गुच्छा (Glomerulus) में ब्रोमैन की संपुटिका (Bowman's capsule) में छन जाते है तथा वे शीघ्र प्रथम कुण्डलित नलिका में चले जाते हैं।

(ii) पुन:अवशोषण (Reabsorption-रीऐब्सॉर्पशन)

यदि केशिका गुच्छाओं से नलिकाओं में (From glomeruli into tubules) सभी द्रव, लवण तथा अन्य विलेय (Solutes) को जाने की अनुमति दी जाती है जो मूत्र में मिलकर बाहर निकल जाते हैं तो इस स्थिति में शरीर की महत्वपूर्ण सामग्री की क्षति होती है। इसमें रक्त का संघटन (Composition) प्रभावित होता है। इससे बचने के लिए जल और विलेय (Solutes) का कुछ भाग रक्त परिवहन (Blood circulation) में वृक्कीय नलिका-कोशिकाओं (Renal tubular cells) द्वारा पुन: अवशोषित किया जाता है, विशेषकर हेनले की फन्दा (या पाश) में (In the Henle's loop)।

(iii) श्राव (Secretion-सिक्रीशन)

श्राव मुख्यत: कुण्डलित नलिकाओं (Convoluted tubules) में होता है। यह एक सक्रिय और अत्यावश्यक प्रक्रिया है जो घनाकार उपकला द्वारा स्तरित नलिका की कोशिकाओं (Cells of the tubules lined by cuboidal epithelium) द्वारा निष्पादित होती है। ये कोशिकाएँ या तो सामान्य या फिर असामान्य पदार्थों को रक्त से वरण (या चयन) करती हैं जब उनकी सांद्रता "प्रभाव-सीमा मूल्य" (Threshold value) को पार कर जाती है (या मूल्य से अधिक होती है।) इन पदार्थों को नलिकाओं की अवकाशिका (Lumen ल्यूमेन of tubules) में ले जाया जाता है।

इस प्रकार श्राव (Secretion) पूर्णत: एक यांत्रिक प्रक्रिया (Mechanical process) है जिसमें शरीर की आवश्यकताओं पर कोई ध्यान नहीं दिया जाता, जबकि वृक्कीय नलिकाओं की कोशिका द्वारा शरीर की आवश्यकताओं की देखभाल की जाती है। यह देखभाल निम्न तरीकों से होती है -

(1) निस्यंदित सामग्री (Filtered material) को केशिका-गुच्छ निस्यंद (Glomerular filtrate) से पुन: रक्त में वापसी द्वारा धारित करके जो शरीर के लिए उपयोगी है।

(2) उन पदार्थों का उत्सर्जन करके जिनकी शरीर में कोई आवश्यकता नहीं होती।

मूत्र का संघटन या रचना (Composition of Blood कम्पोजिशन ऑफ ब्लड)

मूत्र सामान्यत: हल्का पीला रंग का (या कहरुवावर्णी) (Amber ऐम्बर Coloured) द्रव होता है। इसका विशिष्ट घनत्व (Specific gravity) 1015 तथा 1025 के बीच होता है जो उसमें विलीन पदार्थों की मात्रा के अनुसार परिवर्तित होता है। यदि वृक्क द्वारा मूत्र तनु (फीका Dilute) किया जाता है (जल को शरीर में ग्रहण करने से) तो मूत्र का विशिष्ट घनत्व 1015 से कम हो जाता है। यदि मूत्र को वृक्क (Kidneys) सांद्रित बनाता है (जल ग्रहण नहीं करने से) तो विशिष्ट घनत्व 1015 या इससे अधिक होता है।

जब मूत्र ताजा (Fresh) होता है तो यह हल्का अम्लीय (Slight acidic - pH, i.e. power of concentration of hydrogen ions हाइड्रोजन आयन की सांद्रता = 6) होता है। यदि मूत्र को कुछ देर छोड़ दिया जाता है तो इसमें फास्फेटों या यूरेटों (Phosphates or urates) का निर्माण होता है जिसे देखा जा सकता है, यद्यपि यह सामान्यत: साफ (या पारदर्शी) होता है। इसका तापक्रम शरीर के तापक्रम के बराबर होता है तथा गंध सुरभित (Aromatic ऐरोमेटिक) होता है।

मूत्र में मुख्यत: जल, यूरिया तथा सोडियम क्लोराइड (साधारण घरेलू नमक जिसका सूत्र NaCl है), क्रिएटिनिन (Creatinine), फास्फोरस (या यूरेट) आदि पाये जाते हैं। मूत्र के संघटन (संरचना) की स्थिति इस प्रकार है -

जल (Water)-तरल पदार्थ (Liquid)- 96%

विलीन ठोस पदार्थ (Solids)-04%

ठोस पदार्थों में यूरिया (Urea) - 2% तथा अन्य चयापचयी उत्पाद (Other metabolic products)-2% होता है।

वृक्कीय नलिकाओं (Renal tubules) द्वारा श्रावित अमोनिया (NH_3-Ammonia) हाइड्रोजन आयन (H^+) के साथ संयोग करके अमोनियम (NH_4^+) आयन का निर्माण करता है। मूत्र में अकार्बनिक लवण (Inorganic salts) के मुख्य आयन (Main ions) हैं - सोडियम, पोटैशियम, मैग्नीशियम, कैल्सियम, क्लोराइड तथा ऑक्सलेट। लवण मुख्यत: व्यापक रूप में वनस्पति आहार (सब्जी) (Vegetable foods) से प्राप्त होते हैं। ये साधारण घरेलू लवण से भी प्राप्त होते हैं जिन्हें हम आहार (Meals) के माध्यम से शरीर में ग्रहण करते हैं। प्रति दिन (24 घंटों में) मूत्र में 100 मि.ग्रा. (mg) तक प्रोटीन, मुख्यत: ऐल्बूमिन (Albumin) का उत्सर्जन (Excretion) होता है। अनेक हार्मोन (Hormones) भी मूत्र में चले जाते हैं तथा यदि इनकी अधिकता होती है तो इससे अंत:श्रावी ग्रन्थि में अतिसक्रियता का संकेत मिलता है।

सामान्यत: एक दिन (24 घंटे) में लगभग 1 से लेकर 1½ लीटर तक मूत्र का आयतन शरीर से बाहर निकलता है। परन्तु यह आयतन स्वास्थ्य में परिवर्तन की स्थिति के अनुसार अनेक कारकों के अनुसार परिवर्तित होता है। जैसे - द्रव का शरीर में ग्रहण करना (Fluid intake), स्वेद के वाष्पीकरण (Evaporation of sweat) द्वारा त्वचा से द्रव की क्षति, मौसम या जलवायु (Weather) आदि। यदि मौसम गर्म होता है तो इससे पेशाब के आयतन में कमी आती है जिसमें मूत्र का विशिष्ट घनत्व अधिक होता है तथा उसका रंग भी गहरा (Deep colour) होता है। इसमें सांद्रता (Concentration) भी बढ़ती है। शीत मौसम में स्थिति ठीक इसके विपरीत होती है, अर्थात, मूत्र का आयतन बढ़ता है, रंग में फीकापन आता है, विशिष्ट घनत्व में कमी होती है तथा सान्द्रता भी घटती है।

II. मूत्र वाहिनी (Ureter यूरीटर) या गवीनी

मूत्रवाहिनी (या गवीनी) या यूरीटर (Ureter) एक नलिका है जिससे होकर मूत्र वृक्क (Kidney) से मूत्राशय (Bladder) में जाता है। मूत्र वाहिनी की श्रोणि (Pelvis) इसका ऊपरी प्रसारित भाग है जो मुख्यत: वृक्क के अंदर (Interior of the kidney) स्थित होता है। यह कुछ कीपाकार (Funnel फनल shaped) नलियों के रूप में आरम्भ होती है जो पिरामिड के अंकुरकों {Papillae (पैपिली - इसका एकवचन Papilla पैपिला है।) of pyramids} को चारों ओर से घेरती है। पिरामिड के अंकुरकों को आलवाल या कैलिक्स (या पुटक Calyces कैलिसेज - इसका एकवचन Calyx कैलिक्स है।) कहा जाता है।

मूत्रवाहिनी की नली लगभग 26 सें.मी. (cm) लम्बी होती है जिसमें

(1) बाह्य रेशेदार परत (An outer fibrous coat),

(2) एक मध्य पेशीय सतह (A middle muscular layer) तथा

(3) पारगमनी उपकला की एक आंतरिक सतह (An inner layer of transitional epithelium)

होती है। मूत्रवाहिनी का ऊपरी (या उदरीय) भाग नीचे की ओर पश्च उदरीय दिवाल (Posterior layer of transitional wall) पर कटिलंबिनी दीर्घ पेशी में जाता है। सामूहिक श्रोणीय धमनी (Common iliac artery) को त्रिकश्रोणीय संधि (Sacro-iliac joint) के सामने से पार करते हुए यह आगे की ओर बढ़ती है तथा मूत्राशय (Bladder) में प्रवेश करती है। मूत्रवाहिनी (Ureter) का निचला भाग श्रोणीय भाग (Pelvic portion) कहलाता है तथा महिला में यह गर्भाशय (Uterus) के ग्रीवा (Cervix - सर्विक्स) के किनारे से सम्बद्ध रहता है।

मूत्रवाहिनी का अंतराशयी भाग (Intravesical portion - इन्ट्रावेसिकल पोर्शन) मूत्राशय की दिवाल से होकर 2 सेंटीमीटर तिरछे जाता है। मूत्रवाहिनी के निचला छोर में कोई वास्तविक कपाट (Valve) नहीं होता, लेकिन इसके तिरछे मार्ग (मूत्राशय दिवाल की पेशी से होकर) के कारण मूत्राशय से मूत्र के प्रतिवाह (Reflux रिफ्लक्स - विपरीत दिशा में या उल्टा प्रवाह) को मूत्रवाहिनी में जाने से रोका जाता है। इस प्रतिवाह (Reflux) को मूत्राशय-मूत्रवाहिनी प्रतिवाह (Vesicoureteric reflex-वेसिको-यूरेटिरिक रिफ्लेक्स) कहा जाता है। यदि मूत्रीय क्षेत्र में रोगाणुओं का संक्रमण (Infection) होता है तो यह प्रक्रिया (Mechanism) बाधित हो जाती है।

मूत्रवाहिनियों के मूत्र-गमन को उनकी दिवालों के क्रमाकुंचक गतियाँ (Peristaltic contractions-पेरिस्टैल्टिक कॉन्ट्रैक्शन्स) सहायता प्रदान करती हैं। मूत्र का मूत्राशय (Bladder) में प्रवेश मूत्र-द्वारों (Uretic openings) से होता है।

मूत्रवाहिनी (Ureter) ही दर्द का स्रोत (Source of pain) होती है जिसे वृक्कीय शूल (Renal colic रीनल कोलिक) कहते हैं जिसका कारण पेशीय संकुचन का ऐंठन (Spasms of muscular contraction) होता है। यह सामान्यता मूत्रवाहिनियों में पथरी (Calculus कैलक्यूलस या Stone स्टोन) होने से होता है, जो एक रोग है जिसमें अनियमित तीव्र दर्द (Spasma modic severe pain) होता है। इसका संबंध त्वचा के उन क्षेत्रों से होता है जो सुषम्ना (Spinal cord) के खण्डों द्वारा अनुप्राणित (Innervate- इनर्वेट) किये जाते हैं

और ये मूत्रवाहिनी (Ureter) को भी अनुप्राणित करते हैं। दर्द का आरम्भ कमर (Loin लॉइन) से होता है जो प्रसारित होकर उरु (या जाँघ) मूल (Groin-ग्रॉइन) तथा अण्डकोश (Scrotum - स्क्रोटम) में जाता है और यहाँ तक कि उरु या जाँघ (Thigh) के ऊपरी भाग में भी यह दर्द होता है।

मूत्रवाहिनी के मार्ग में पथरी या अश्मरी (Stone or calculus) होने के कारण व्यक्ति को सदमा (Trauma-ट्रॉमा) लग सकता है तथा मूत्र में रक्त का अंश भी प्रकट होता है।

मूत्र वाहिनी की श्रोणि (Ureteric pelvis) में पूयजनक (पस पैदा करने वाला) सूजन को गोणिका शोथ (Pyelitis-पिएलिटिस) कहा जाता है। परन्तु वृक्क (Kidney) स्वयं ही निरंतर इसमें कुछ अंश तक शामिल रहता है और इसके लिए बेहतर शब्द गोणिका-वृक्क शोथ (क्रॉनिक पिएलोनेफ्राइटिस) में एक या दोनों ही वृक्कें अनियमित रूप से नीचे पड़े व्रण चिन्ह (Scaring) के कारण अननतें सतह के साथ विकृत (Distorted) हो जाते हैं। यह सामान्यतः धातक या प्राण हर (Insidious-इन्सिडियस) सिद्ध होता है। इसमें अतिरक्तचाप (Hypertension) होता है तथा दोनों वृक्कें कार्य करना बंद कर देते हैं जिससे पीड़ित व्यक्ति की मृत्यु हो जाती है।

III. मूत्राशय या वस्ति
(Urinary Bladder-यूरिनरि ब्लैडर)

मूत्र के लिए मूत्राशय एक हौज (Reservoir रेजर्वायर) के रूप में कार्य करता है। मूत्राशय में मूत्र वृक्कों से मूत्रवाहिनियों (Ureters) के मार्ग से आकर संग्रह होता है। यह नाशपाती के आकर की एक पेशीय थैली (Pear-shaped muscular sac) है, जिसमें निम्न परतें होती हैं -

(1) एक बाहरी सीरमी परत (An outer serous coat)
(2) एक पेशीय परत (A muscular coat)
(3) एक उपश्लेष्मल सतह (A submucous layer)
(4) पारगमनी उपकला का एक श्लेष्मल अस्तर। देखें चित्र 44(viii)। (One mucous lining of transitional epithelium)

मूत्राशय दिवाल की पेशीय परत को अवपाती पेशी (Detrusor muscle-डेट्रूजर मसल) कहते हैं। यही वह पेशी है जो मूत्रण (Micturition-मिक्ट्यूरिशन) के दौरान मूत्राशय को रिक्त करने के लिए मुख्यतः उत्तरदायी होती है। इस क्रिया में उदरीय दिवाल की पेशियों के संकुचन द्वारा उत्पन्न अंतः उदरीय दाब में वृद्धि से भी मदद मिलती है।

मूत्राशय की पेशी अरेखित (Unstriated) या अनैच्छिक (Involuntary) प्रकार की होती है और इसमें तीन परतें (Layers) होती है।, यद्यपि इन तीन परतों को स्पष्टतया पृथक नहीं किया जा सकता है क्योंकि इनमें रेशे (Fibres) परस्पर संयुक्त (Interm-inglued इन्टरमिंगल्ड) होते हैं। पेशी-समूह आड़ा-तिरछा (Criss-cross) ढंग से सज्जित रहते हैं तथा जब अतिवृद्धि (Hypertrophy-हाइपरट्रॅफि) होती है तब एक विशेष बंधकमय खुली बुनाई (Trabeculated open weave-ट्रैबिक्यूलेटेड ओपन वीव) की उपस्थिति को एक मूत्राशय दर्शी या सिस्टोस्कोप (Cystoscope) से अवलोकन किया जा सकता है।

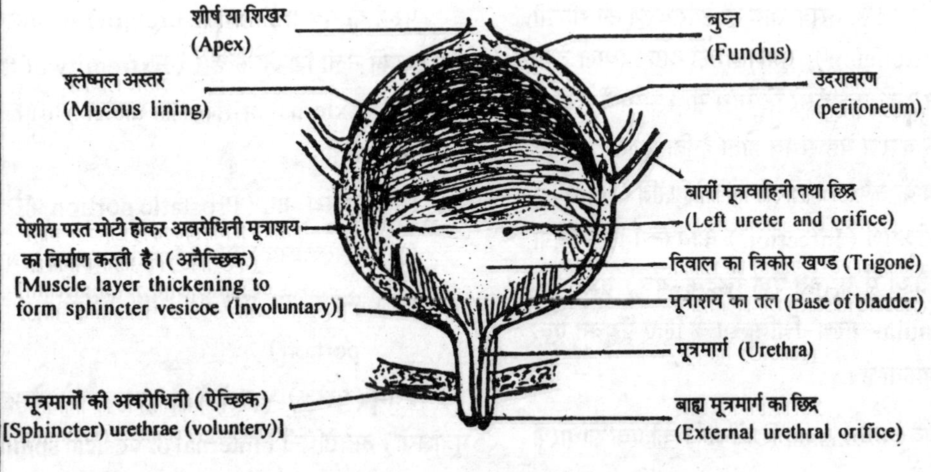

चित्र 44(viii) - आगे से देखने पर महिला के मूत्राशय और मूत्रमार्ग का आंतरिक दृश्य
(Interior female bladder and urethra seen from in front)

मूत्राशय के निम्नतम भाग में एक गर्दन (या ग्रीवा-Neck) होती है। पुरुष में यह पुरस्थ ग्रन्थि (Prostate) के तल पर स्थित रहती है, जिसके साथ यह मिल जाती (Fuse फ्यूज) है। मूत्राशय का तल (Base) या बुघ्न (Fundus-फन्ड्स) पीछे की ओर तथा नीचे की ओर निर्दिष्ट (Directed) होता है तथा महिला में यह योनि (Vagina - वेजाइना) की अग्र-दिवाल के साथ सम्बद्ध रहता है। पुरुष में यह मलाशय (Rectum-रेक्टम) से ऊपर में उदरावरण के मलाशय-मूत्राशय थैली (Recto-vesical pouch-रेक्टो-वेसिकल पाउच) द्वारा अलग किया जाता है तथा नीचे में शुक्राशयों (Seminal vescicles-सेमिनल वेसिकल्स) तथा प्रवाही नलिकाओं (Deferent duct-डेफरन्ट डक्ट्स) द्वारा अलग की जाती है। मूत्राशय के उच्चतम बिन्दु को शिखर (Apex - एपेक्स) कहते हैं जो आगे की ओर जघन संधि (Pubic sysmphysis-प्यूबिक सिम्फिसिस) के ऊपरी भाग की ओर निर्दिष्ट (Directed) होता है। रिक्त मूत्राशय में एक ऊपरी सतह (Superior surface) तथा दो निम्न पार्श्विक (Infero-lateral-इन्फेरो लैटरल) सतहें भी होती हैं।

मूत्राशय (Bladder) को इनकी दो चरम अवस्थाओं (Extreme states) में वर्णन किया जाना चाहिए, वे हैं - (i) पूर्णत: रिक्त अवस्था (Complete empty state) तथा (ii) पूर्णत: पूरित (भरी हुई) अवस्था (Complete filled state)।

एक रिक्त मूत्राशय जघन संधि (Pubic symphysis) के पीछे स्थित होता है। जैसे ही यह पूरा भरता है, उसकी गर्दन (Neck) तथापि स्थिर रहती है जब कि उसकी ऊपरी सतह (Superior surface) जघन-संधि से ऊपर उठ जाती है तथा निम्न पार्श्विक सतहें (Infero-lateral surfaces) अब अंडाकार मूत्राशय (Ovoid ओबॉइड bladder) की अग्र सतह (Anterior surface) बन जाती है जो अग्रउदरीय दिवाल के सामने रहती है। जैसे ही मूत्राशय की ऊपरी सतह ऊपर उठती है, उसके साथ ही उदरावरण की सीरमी परत (Serous coat of peritoneum), मूत्राशय की अग्र दिवालें तथा उदर (Abdomen-ऐबडोमेन) जो एक दूसरे के साथ सीधे सम्पर्क में रहते है, वे भी ऊपर उठते हैं। इसके कारण यह संभव होता है कि पूर्णत: भरे हुए मूत्राशय में तत्काल जघन संधि के ऊपर उदरावरण को कोई क्षति (Injury) या उदरावरण कोटर में कोई संक्रमण (Infection) का खतरा लिये बिना एक ट्रोकार (Trocar-शल्यक्रिया में प्रयुक्त एक छिद्रक-यंत्र) तथा एक प्रवेशिनी [या कैनूला (Cannula- शल्य-चिकित्सा के लिए प्रयुक्त एक नलिका)] को ले जाया जा सकता है।

मूत्राशय प्रसार (या फैलाव Distension डिस्टेन्शन) की एक साधारण अवस्था में मूत्राशय की ऊपरी सतह सामान्यत: जघन संधि (Pubic symphysis) से लगभग 5 सें.मी. (cm) ऊपर रहती है। जब इसका फैलाव (Overdistendend) होता है तो मूत्राशय नाभिका की ऊँचाई तक या इससे भी अधिक ऊँचा हो जाता है। इसे स्पर्श करके एक चिकना गोल अर्बूद (Tumour) के समान श्रोणी (Pelvis) में से अनुभव किया जा सकता है।

मूत्राशय की गर्दन (या ग्रीवा) मूत्रमार्ग (Urethra-यूरीथ्रा) में खुलती है जिसकी जाँच मूत्राशय के आंतरिक भाग को देखकर की जा सकती है। दो अन्य छिद्रें (Orifices-ओरिफिसेज) जिन्हें देखा जा सकता है, वे मूत्रवाहिनियों (Ureters यूरीटर्स) के होते हैं। तीन छिद्र (Three orifices) त्रिभुज के तीन बिन्दुओं का निर्माण करते हैं जिन्हें मूत्राशय का त्रिकोर खण्ड या ट्राइगोन (Trigone) कहा जाता है जिसका शीर्ष (या शिखर Apex) मूत्रमार्गीय द्वार (Opening) के नीचे रहता है। देखें चित्र 44(i) और 44(viii)।

IV. मूत्र-मार्ग (Urethra-यूरीथ्रा)

मूत्र-मार्ग एक नली (Canal कनैल) होती है जिससे होकर मूत्र मूत्राशय (Bladder) से बाहर निकलता है। पुरुष तथा महिला में इसके आकार अलग-अलग होते हैं। महिला में मूत्र-मार्ग (यूरीथ्रा) की नली छोटी होती है जिसकी लम्बाई 4 सें.मी. (cm) होती है जबकि पुरुष में यह नली अधिक लम्बी होती है तथा लम्बाई 20 सें.मी. (cm) होती है। महिला मूत्रमार्ग का आरम्भ मूत्राशय के तल से त्रिकोर पर होता है तथा योनि (Vegina) के द्वार समीप के सामने दो लघु ओष्ठों (Labia minora लेबिया माइनोरा-Labia का एक वचन Labium लेवियम) के बीच बर्हिभाग (Exterior) तक जाता है। जैसे ही मूत्रमार्ग मूत्राशय को छोड़ता है, उसे मूत्रमार्गीय अवरोधिनी (Urethral sphincter- यूरेथ्रल स्फिंक्टर) चारों ओर से घेरती है। आंतरिक अवरोधिनी तो मूत्राशय की ग्रीवा (Neck) में ही होती है।

पुरुष के मूत्रमार्ग (Male urethra) का आरम्भ मूत्राशय से होता है तथा इसकी नली शिश्न के छोर (Extremity of the penis पीनिस) के बाह्य छिद्र (External orifice-एक्सटर्नल ओरिफिस) तक जाती है। इसके तीन भाग होते हैं -

(1) पुरस्थ भाग (Prostatic portion प्रॉस्टेटिक पोर्शन)
(2) झिल्लीमय भाग (Membranous portion मेम्ब्रेनॅस पोर्शन)
(3) स्पंजी या शिश्नीय भाग (Spongy or penile पीनाइल portion)

प्रथम (पुरस्थ) भाग जैसे ही मूत्राशय को छोड़ता है, उसे आंतरिक (या मूत्राशयी) अवरोधिनी (Internal or vesical sphincter) रखवाली (और नियंत्रित) करती है जो मूत्राशय के वृत्ताकार पेशी-रेशे से निर्मित होती है जो नीचे से पुरस्थ (Prostate) द्वारा घिरी होती है।

दूसरा (झिल्लीमय) भाग बाह्य या मूत्रमार्गी अवरोधिनी (External or urethral sphincter) को छेदित करता है जो एक ऐच्छिक अवरोधिनी (Voluntary sphincter) होती है जो जितेन्द्रीय (या संयमी) अवस्था के लिए अत्यावश्यक है। पुरुष में यह भाग मूलाधार (Perineum-पेरिनीअम-मूत्रमार्ग के द्वार तथा मलद्वार के बीच त्वचा और ऊतक) पर स्थित रहता है और इसे क्षति पहुँच सकती है। यदि व्यक्ति टाँगें फैलाकर कुर्सी या द्वार या अन्य किसी ज़गह से गिरता है तो यह भाग भंजित (Ruptured) हो सकता है।

मूत्रण या मूत्रोत्सर्जन (Micturition मिक्टयूरिशन)

मूत्रण (Micturition or urination मिक्टयूरिशन या यूरिनेशन) या मूत्रोत्सर्जन एक क्रिया है जिसमें मूत्राशय से मूत्र खाली होकर शरीर से बाहर निकलता है। इसमें तीन संरचनात्मक तथ्यों (Anatomical facts) का विशेष महत्व है, वे हैं -

(1) मूत्राशय एक पेशीय थैली है, (Bladder is a muscular sac.);

(2) मूत्रमार्ग की नली को दो अवरोधिनियाँ घेरे रहती हैं, (Two sphincters surround the urethra.)

(3) मूत्राशय को सहानुकम्पी तंत्रिकाओंकी आपूर्ति की जाती है जो अवतानी पेशी के चालक बनते हैं। (Parasympathetic nerves are supplied to the bladder which are motor for the detrousor डेट्रूसर muscle.)

ये सहानुकम्पी तंत्रिकाएँ आंतरिक (या मूत्राशयी) अवरोधिनी के लिए रोधी (Inhibitory) सिद्ध होती हैं। मूत्राशय से संवेदी सूचनाएँ (Sensory information) दोनों अनुकम्पी तथा सहानुकंपी तंत्रिकाओं (Sympathetic and parasympathetic nerve) को ही भेजी जाती है। सुषम्ना (Spinal cord) में तंत्रिकाएँ (Nerves) मूत्राशय की पूर्णता की चेतना के लिए उपयोगी होती हैं, वे पश्च स्तंभों (Posterior columns) में ऊपर चढ़ती हैं जबकि दर्द के रेशे (Pain fibres) अग्रपार्श्विक सफेद स्तम्भों (Anterolateral white columns- ह्वाइट कॉलम्स) में ऊपर जाते हैं।

मूत्रण (मिक्टयूरिशन) मूलतः एक प्रतिवर्ती क्रिया (Reflex action) है जो शैशवावस्था (Infancy) के बाद मस्तिष्क के उच्च केन्द्र से प्रणोदों (Impulses) द्वारा सचेतन नियंत्रित हो सकता है जो या तो उसे सुविधामय बनाता है या फिर उसे रोकता है।

जैस ही मूत्राशय (Bladder) में मूत्र संग्रह होता है, वैसे ही उसकी दिवालों के पेशीय रेशों (Muscle fibres) में तनाव (या खिंचाव-Stretch) क्रमशः आने लगता है। सर्वप्रथम मूत्राशय के अंदर दबाव में अल्प वृद्धि होती है क्योंकि यह लैप्लेस के नियम (Law of Laplace-दबाव $P=2T/r$ जहाँ r = त्रिज्या-radius तथा T = दिवाल का तनाव-Wall tension) के अनुसार व्यवहार (या कार्य) करता है और चूँकि अवपाती (Detrusor) पेशी के तनाव (Tone) में भी परिवर्तन होता है। जब दबाव एक निश्चित स्तर पर पहुँचता है तो मूत्राशयी की संवेदी या अभिवाही तंत्रिकाएँ (Sensory or afferent nerves) उत्तेजित होती हैं तथा एक प्रणोद (Impulse) सुषम्ना (Spinal cord) में जाता है और फिर मस्तिष्क के उच्च केन्द्र में पहुँचता है जहाँ इसका अर्थ लगाया जाता है कि मूत्रण की इच्छा है। इस स्थिति में एक व्यक्ति मूत्रण को नियंत्रित करता है और यदि आवश्यकता होती है तो मूत्राशय को खाली करने की स्थिति को रोकता है। मूत्र त्याग करने की इच्छा का प्रथम अनुभव मूत्राशय में मूत्र का आयतन 150 मि. ली. (ml) होने पर किया जाता है। यदि इच्छा की उपेक्षा की जाती है तो इसमें मूत्राशय की पूर्णता का संवेदन का अनुगमन होता है (It is followed by a sensation of fullness) और अंततः व्यक्ति दर्द का अनुभव करता है।

जब मूत्रण (या मूत्र-त्याग) निष्पादित किया जाता है तो सर्वप्रथम मूलाधारी पेशियाँ (Perineal muscles पेरिनीअल मसल्स) शिथिल (Relaxed) होती है और तब अवपाती पेशी (Detrusor muscle) संकुचित होती है और क्रम से आंतरिक और बाह्य अवरोधिनियाँ (Internal and external sphincters) शिथिल होती हैं। अवरोधिनी की रचना रेखित पेशी द्वारा होती है। यहाँ पर ऐच्छिक नियंत्रण का उपयोग होता है।

शिशुओं (Infants) में (मस्तिष्क के उच्च केन्द्रों द्वारा कार्य करने के पहले) मूत्रण की क्रिया परिवर्ती (Reflex) होती है। अभिवाही उत्तेजन या उद्दीपन (Afferent stimulus) सुषम्ना (Spinal cord) में पहुँचता है और इसके बाद तत्काल ही मूत्रण की अनुक्रिया होती है। यह स्थिति कुछ रोगों से पीड़ित (जैसे - बेहोशी, मस्तिष्क का रोग, सुषम्ना रोग आदि) व्यक्तियों में भी देखने को मिलता है जब वे शैय्या पर पड़े मूत्र त्याग करते हैं। अर्धचेतना की अवस्था में जब एक रोगी का मूत्राशय पूर्णतः भर जाता है तो वह बेचैनी (Restless) का अनुभव करने लगता है। इस स्थिति में मूत्रपात्र (Urinal) को उपलब्ध कराकर रोगी को मूत्र से गीला होने से बचाया जा सकता है।

मूत्र धारण करने का कारण मूत्रमार्ग में यांत्रिक अवरोध (Mechanical obstruction) भी हो सकता है। इसमें पुरस्थ का वर्धन (Enlargement of prostate) होता है या मूत्रमार्ग संकीर्ण हो जाता है जिसके कारण मूत्र का मार्ग बाधित होता है तथा मूत्र बाहर नहीं निकल पाता। इसमें उचित दवा या शल्य चिकित्सा की आवश्यकता होती है।

प्रतिबिम्ब (इमेजिंग) प्रविधि (टेकनिक्स) (Imaging Techniques)

वृक्क के आकार (Size) और आकृति (Shape) की सही जानकारी प्राप्त करने के लिए एक्स-किरण फिल्म (X-ray film) का उपयोग किया जाता है। इसमें असफलता मिलने पर अन्य प्रविधियों, जैसे - पराश्रव्यीमापन परीक्षण (Ultrasonography-अल्ट्रासोनोग्राफी), कम्प्यूटरीकृत विकिरण चित्रण (Computerized tomography कम्प्यूटराइज्ड टोमोग्राफी or C.T. scanning) का उपयोग किया जाता है। विषम माध्यम (Contrast medium) जिसमें आयोडीन युक्त यौगिकें होते हैं, का उपयोग करके एक्स-किरण चित्रण (Radiography) द्वारा मूत्रीय क्षेत्र का अवलोकन किया जा सकता है। यदि इन यौगिकों की अंत:शिरीय सुई (Introvenous injection) दी जाए तो इससे मूत्रतंत्र का अंत:शिरीय एक्स-किरण चित्र (Intravenous urogram or IVU) प्राप्त किया जाता है। यदि मूत्रवाहिंनी-नालशलाकों (Ureteric catheters यूरेटरिक कैथिटर) द्वारा रेडियो-ओपेक द्रव (Radio-opaque fluid) की सुई दी जाती है तो इससे वृक्क को प्रतिगामी एक्स-किरण चित्र (Retrograde pyelogram - रीट्रोग्रेड पाइएलोग्राम) को प्राप्त किया जा सकता है। इसी प्रकार मूत्राशय (Bladder) तथा मूत्रमार्ग (Urethra) का चित्र विषम माध्यमों का उपयोग करके प्राप्त किया जा सकता है। देखें चित्र 44(ix)।

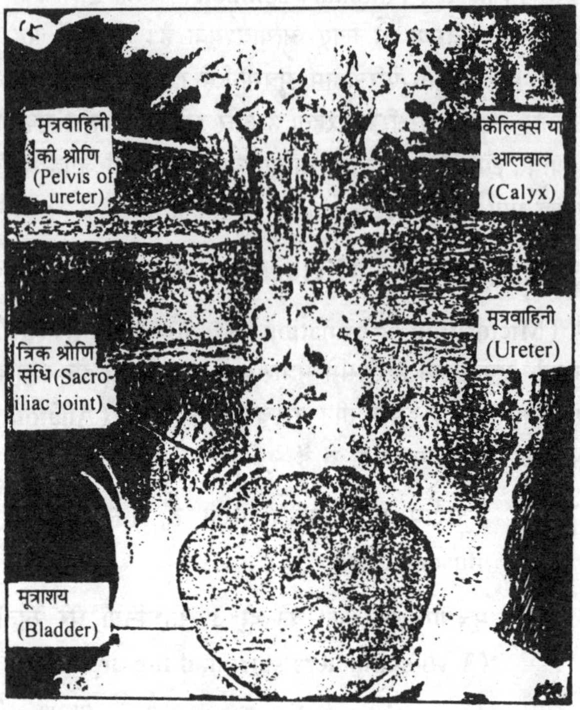

चित्र 44(ix) - मूत्रतंत्र का एक्स-किरण परीक्षण का अंत:शिरीय चित्र [An intravenous urogram (IVU)]

***

15. प्रजनन तंत्र
(REPRODUCTIVE SYSTEM)

भूमिका (Introduction)

प्रजनन (या जनन-Reproduction) करने की क्षमता जीवन का एक उत्कृष्ट और अनिवार्य गुण है। इसके मूल रूप का निर्माण सूत्री विभाजन (Mitosis-मिटोसिस) प्रक्रिया में एकल-कोशिकीय अमीबा या जीवाणु (Single celled amoeba) की क्रिया द्वारा दो कोशिकाओं में विभाजन से होता है। मानव-शरीर की अधिकतर कोशिकाओं के विभाजन की क्षमता समान होती है जिसके कारण विकास (Growth) और जीर्णोद्धार (Repair) सम्भव होते हैं।

मानव तथा अन्य उच्च श्रेणी के प्राणियों में जीव-प्रजनन की प्रक्रिया जटिल होती है जिसमें दो लिंगों (नर-मादा) के अस्तित्व की आवश्यकता होती है। प्रत्येक लिंग (नर या मादा) एक पूर्ण विकसित लिंग कोशिका (Mature sex-cell) का योगदान करता है जिसके मिलन (या निषेचन) से एक नवीन जीव की उत्पत्ति होती है। इन दोनों लिंगों की इस कोशिका को युग्मक (Gamete-गैमीट) कहा जाता है।

प्रत्येक मानव-कोशिका के केन्द्रक (Necleus) में 46 गुणसूत्र (Chromosomes) होते हैं जिनमें 44 कायिक (Somatic) तथा 2 लिंगीय (Sex) गुणसूत्र होते हैं। एक डिम्ब (या अण्डाणु-Ovum ओवम्) जो नारी का होता है तथा एक शुक्राणु (Sperm - स्पर्म) जो नर का होता है, के संयोजन (Fusion) का परिणाम लिंगीय प्रजनन (Sexual reproduction) होता है। यदि इनमें से प्रत्येक 46 गुणसूत्र (Chromosomes- क्रोमोसोम्स) रखता है तो नव उत्पन्न शिशु के पास 92 गुणसूत्र होगें। परन्तु ऐसा होता नहीं है क्योंकि मानव जाति के गुणसूत्रों की संख्या को बनाये रखने के लिए प्रत्येक युग्मक (Gamete) एक विशेष प्रकार का कोशिका-विभाजन (Cell divion) का अनुभव करता है जिसे अर्धसूत्रण (Meiosis- माइओसिस) कहा जाता है।

अर्धसूत्रण (माइओसिस) दो चरणों (Stages) में होता है तथा युग्मकों (Gametes) में गुणसूत्रों (Chromosomes) की संख्या कम होकर आधी हो जाती है। जिससे कि परिणामी अण्डाणु (Ovum) या शुक्राणु (Sperm) में 23 गुणसूत्र (कायिक-Somatic = 22 तथा लिंगीय - Sexual = 1) अन्तर्विष्ट (या स्थिर) रहते हैं। इस प्रकार एक अण्डाणु (ओवम्) तथा एक शुक्राणु (स्पर्म) के संयोग के फलस्वरूप जो एक नव प्रजनन होता है उसमें 46 गुणसूत्र (Chromosomes) ही रहते हैं।

अर्ध-सूत्रीय विभाजन (Meiotic division) के दौरान गुणसूत्रों (Chromosomes) में अंतर्विष्ट आनुवंशिक (या जननिक) सामग्री (Genetic material-जिनेटिक मटीरिअल) समधर्मी गुणसूत्रों (Homologous chromosomes) के बीच मिल जाती है। इसके कारण जननिक सामग्री का नवीन संयोजन का निर्माण होता है तथा प्रत्येक शिशु (या व्यक्ति) की अद्वितीयता (या अनोखापन) के लिए यही उत्तरदायी है। विश्व के करोड़ों (या अरबों) व्यक्तियों में कोई भी एक व्यक्ति दूसरे के समान आज भी देखने को नहीं मिलता।

प्रजनन तंत्र का अर्थ (Meaning of Reproductive System)

पुरुष और महिला के शरीरों में अंगों और नलिकाओं की वह व्यवस्था (या विन्यास) जो शुक्राणुओं (स्पर्म) और अण्डाणुओं (ओवम) की उत्पत्ति करती है (या शुक्राणुओं-अण्डाणुओं का प्रजनन करती है), उसे हम प्रजननीय तंत्र (या रिप्रोडक्टिव सिस्टम) कहते हैं।

["Reproductive system is an arrangement of organs and ducts in the bodies of men and women which produces spermatozoa and ova."]

पुरुष और महिला के प्रजननीय अंगों (Reproductive organs) की संरचनाओं और उनके विन्यासों (Structures and arrangements) में अंतर होता है तथा वे अपने को कार्यात्मक निष्पादन के अनुसार अपने को अनुकूल बनाते हैं। पुरुष अंगों का कार्य शुक्राणुओं (Spermatozoa-स्पर्मटोजोआ - इसका एकवचन Spermatozoon - स्पर्मेटोजोआॅन - शुक्राणु है जिसे संक्षेप में Sperm- स्पर्म भी लिखा जाता है।) का निर्माण करके उन्हें महिला के प्रजनन अंगों में आरोपित (या निविष्ट-Implant) करना है जिससे कि वे उनके अण्डाणुओं (Ova ओवा - इसका एकवचन Ovum ओवम - अण्डाणु है।) के साथ मिल सकें। महिला के प्रजनन-अंगें भी अपने को उनके अनुकूल

बनाकर अण्डाणुओं (Ova) का निर्माण करते हैं। यदि अण्डाणुओं का शुक्राणुओं के साथ निषेचन (Fertilization) होता है तो वे गर्भाशय के कोटर (Cavity of the uterus) में ठहर जाते हैं यहाँ एक भ्रूण (Embryo-एम्ब्रिओ) का निर्माण होता है जो गर्भ (Fetus फीटस या Foetus) के रूप में विकसित होता है। इसका पोषण होता है तथा गर्भ में तब तक धारित किया जाता है जब तक कि वह एक नव शिशु के रूप में विकसित नहीं होता। अंत में वह गर्भाशय से प्रसव द्वारा एक शिशु के रूप में पृथक अस्तित्व लेकर इस पृथ्वी पर आता है।

यहाँ पुरुष और महिला के प्रजननीय तंत्रों (Reproductive systems of male and female) से संबंधित विभिन्न अंगों (Organs) तथा उनके कार्यों (Functions) का उल्लेख किया गया है।

पुरुष का प्रजनन-तंत्र (Reproductive System of Male)

पुरुष के प्रजनन-तंत्र में कुछ अंगों को शामिल किया जाता है, वे हैं -

1. **अण्डकोश या वृषण-कोश (Scrotum - स्क्रोटम)**
2. **अण्डग्रन्थियाँ (Testes टेस्टिस - इसका एकवचन Testis है।)**
3. **एपिडाइडिमिस या अधिवृषण नलिका या अण्डग्रन्थियों की उत्सर्जन-नलिका का प्रथम कुण्डलित भाग (Epididymis) तथा शुक्रवाहक (Vas deferens - वैस डीफरन्स)**
4. **शुक्र-रज्जु (Spermatic cord - स्पर्मैटिक कॉर्ड)**
5. **शुक्र-कोश (Seminal vesicles-सेमिनल या सीमिनल वेसिकल्स)**
6. **पुरस्थ ग्रन्थि (Prostate gland-प्रॉस्टेट ग्लैन्ड)**
7. **शिश्न (Penis-पीनिस) या लिंग**

1. अण्डकोश या वृषण-कोश (Scrotum - स्क्रोटम)

अण्ड (या वृषण) कोस रंजित त्वचा की एक थैली (Pouch) होती है जो शिश्न (Penis-पीनिस) के आधार के नीचे स्थित रहती है और मूलाधार (Perineum पेरिनीअम) तथा वंक्षण (Groin-ग्रॉइन) की त्वचा के साथ निरंतर रहती है। यह थैली (अण्डकोश) एक रेशेदार मध्यरेखा के पट (Septum-सेप्टम) द्वारा दो भागों में विभाजित होती है जो सतह पर एक उभरी रेखा (Ridge) से चिन्हित रहती है। इस रेखा को अण्डकोशीय सीवनी (Scrotal raphe - स्क्रोटल रेफी) कहते हैं। अण्डकोश (स्क्रोटम) को प्रत्येक अर्ध (Half) में एक अण्डग्रन्थि (Testis), एक एपिडाइडिमिस तथा शुक्र-रज्जु (Spermatic cord) का निचला छोर अंतर्विष्ट रहते हैं।

अण्डकोश के अधोत्वचीय ऊतक (Subcutaneous tissue - सब्क्यूटेन्यस टिशू) में चिकने पेशी-रेशे होते हैं जो त्वचीय पेशी (Dartos muscle- डार्टोस मसल) का निर्माण करते हैं। यह पेशी ठंड़ या व्यायाम (Cold or exercise) की अनुक्रिया में संकुचित (Contract) होती है तथा अण्डग्रन्थियों (Testes) को शरीर के अधिक समीप थामकर रखती है जिसके कारण अण्डकोश (Scortum) अधिक छोटा तथा शिकनदार (Wrinkled-.रिंकल्ड) हो जाता है। गरमी के साथ अनुक्रिया करके यह पेशी शिथिल (Relaxed) हो जाती है और इस प्रकार यह शुक्र-जनन (Spermatogenesis-स्पर्मेटो जेनिसिस) के लिए अनुकूल तापक्रम को बनाये रखने में मदद करती है।

2. अण्डग्रन्थि (Testes टेस्टिस-इसका एकवचन Testis है।)

अण्डग्रन्थियाँ जैसा कि नाम से स्पष्ट है कि ये अंडाकार तथा लघु ग्रन्थियाँ हैं जो अण्डकोश (स्क्रोटम) से लटकी रहती हैं। इन ग्रन्थियों को प्रजनन-ग्रन्थियाँ (Reproductive glands) या पुरुष की यौन-ग्रन्थि या गॉनैड्स (Gonads) भी कही जाती हैं।

भ्रूण (Embryo-एम्ब्रिओ) में ही अण्डग्रन्थि का विकास ऊपरी उदरीय कोटर (Upper abdominal cavity) के अंदर होता है और भ्रूण (या गर्भ) जीवन के 7वें महीना के दौरान वे (ग्रन्थियाँ) पश्च उदरीय दिवाल के नीचे स्थानान्तरित हो जाती हैं। वे उदरीय कोटर को वंक्षण नलियों (Inguinal canals) द्वारा जाते हुए छोड़ देती हैं तथा अण्डकोश (Scrotum) में प्रवेश करती हैं तथा अपने साथ रक्त-वाहिकाएँ तथा नलिकाएँ (Blood vessels and ducts) लाती हैं जो शुक्र-रज्जुओं (Spermatic cords) का निर्माण करती हैं। जैसे ही ये ग्रन्थियाँ अण्ड कोश में जाती हैं, इनमें से प्रत्येक ग्रन्थि उदरावरण (Peritoneum) की एक परत (Coat) अपने साथ ले जाती है जो सामान्यत: शेष उदरावरण से अलग हो जाती है। यदि यह पृथक्करण नहीं होता तो उदरीय कोटर (Abdominal cavity) तथा अण्डकोश (Scrotum) के बीच एक वाहिका (Channel) शेष रह जाती है। इस प्रकार उदरीय अंत्र (Abdominal viscera-विसरा) को अण्डकोश में बहि:सरण होती है जिससे अंत्रवृद्धि (या हर्निया-Hernia) का जन्म होता है।

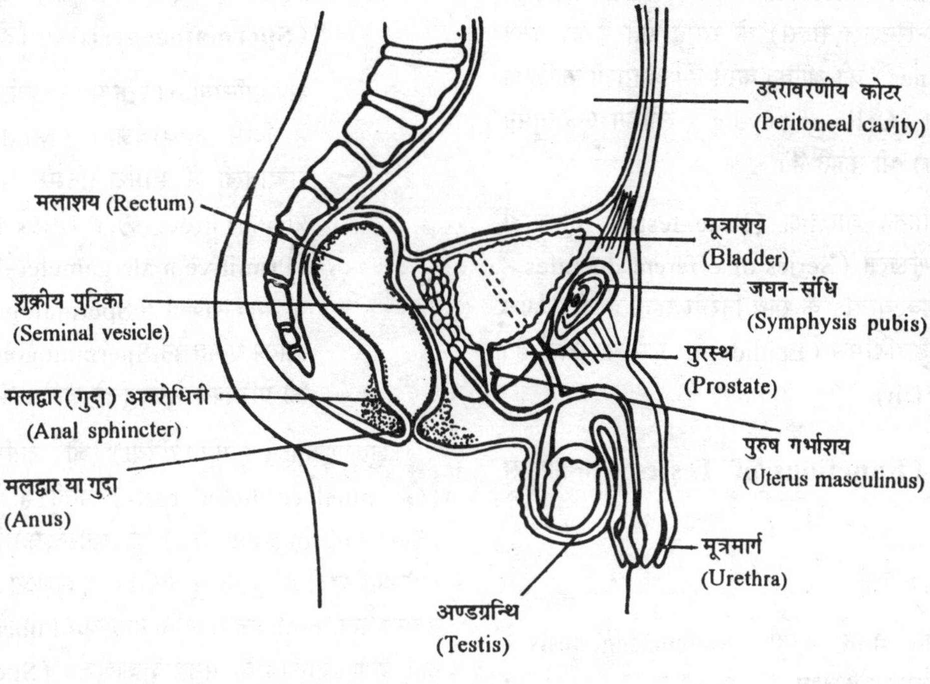

चित्र 45(i) – मुख्य श्रोणि के अंदर का भाग (Section through the main pelvis)

अण्डग्रन्थि की संरचना (Structure of Testis - स्ट्रक्चर ऑफ टेस्टिस)

उदरावरण (Peritoneum) से अलग की गयी परत द्वारा अण्डग्रन्थि (Testis) के बाह्य सीरमी आवरण (Serous cover) का निर्माण किया जाता है। इस आवरण को "योनि-आवरण" या ट्यूनिका वैजिनलिस (Tunica vaginalis) कहा जाता है। अण्डग्रन्थि (Testis) तथा योनि-आवरण (Tunica vaginalis) दोनों ही एक रेशेदार ऊतक द्वारा अण्डकोश (Scrotum) के निचले भाग से सम्बद्ध रहते हैं। प्रत्येक अण्डग्रन्थि एक सफेद धनी रेशेदार संपुटिका (White dense fibrous capsule) द्वारा घिरी रहती है। इस संपुटिका को "श्वेत ऊतकावरण" या ट्यूनिका ऐलब्युगिनीआ (Tunica albuginea) कहते हैं। यह संपुटिका संयोजी ऊतक (Connective tissue) की एक कोमल परत द्वारा स्तरित रहती है जो रक्त-केशिकाओं (Blood capillaries) के जालतंत्र को सहारा देती है। इस परत को "संवहनी-समूह का आवरण" या ट्यूनिका वैसक्यूलोसा (Tunica vasculosa) कहते हैं।

अण्डग्रन्थि की पिण्डिकाओं (Lobules-लॉब्यूल्स) में वीर्यवाहक नलिकाएँ (Seminiferous tubules) होती हैं। इनकी प्रत्येक वीर्यवाहक नलिका अत्यधिक कुण्डलित (Convoluted) होती है और यदि इसे सीधा किया जाय तो लम्बाई लगभग 70 सेंटीमीटर होती है। यह नलिका इस प्रकार कुण्डलित होती है कि इसके दोनों छोरें सीधी नलिकाओं की एक शृंखला (Series of straight tubules) में जुड़ (या मिल) जाती हैं जो अभिमुख (Converge) होकर जालतंत्र (Network) का निर्माण करती है। इस जालतंत्र को अंड ग्रन्थि की वाहिका-जालिका (Rete testis-रेटे टेस्टिस) कहते हैं।

भ्रूणीय (या जननिक) उपकला कोशिकाओं (Germinal epithelial cells or spermatogonia-स्पर्मेटोगोनिया – शुक्राणुजन) द्वारा वीर्यवाहक नलिकाएँ (Seminiferous tubules- सीमिनिफेरस ट्यूब्यूल्स) स्तरित (या रेखांकित) होती हैं। ये नलिकाएँ तहखाना (या आधार) झिल्ली (Basement membrane) पर टिकी रहती हैं। ये कोशिकाएँ शुक्राणुओं (Spermatozoa स्पर्मेटोजोआ – इसका एकवचन Spermatozoon स्पर्मेटोजोऑन है।) का निर्माण करती हैं। जननिक उपकला कोशिकाओं (Germinal epithelial cells) के बीच सर्टोली की पोषक कोशिकाएँ (Sustenacular- सस्टेनेक्युलर Cells of Sertoli-सर्टोलि शरीर क्रिया विज्ञानी था।) रहती हैं। अपूर्ण शुक्राणु-कोशिका (Spermatocytes-स्पर्मेटोसाइट्स) सर्टोलि कोशिका के साथ सम्बद्ध हो जाती हैं तथा इनसे अपनी प्रारम्भिक अवस्था में विकास के लिए पोषण प्राप्त करती हैं।

वीर्यवाहक नलिका (Seminiferous tubules) एक ढीला संयोजी ऊतक में लगी (या अंत:स्थापित) रहती है जिसमें रक्त-वाहिका

(Blood-vessels), तंत्रिका (Nerves) तथा अंतराली कोशिका (Interstitial cells इन्टर्स्टिशल सेल्स) के समूह होते हैं जो पुरुष हार्मोनों (Male hormones) को श्रावित करते हैं। अंतराली कोशिका को लीडिग की कोशिका (Cells of Leydig - लीडिग एक जर्मन शरीर-रचना विज्ञानी था।) भी कहते हैं।

अंडग्रन्थि की वाहिका-जालिका (Rete testis) अपवाही लघुनलिकाओं की एक शृंखला (Series of efferent ductules - सिअरीज ऑफ एफरेन्ट डक्टयूल्स) के साथ निरंतर रहती है जो "अधिद्विपरत नलिका" या एपिडाइडिमिस (Epididymis) में बह जाती है। देखें चित्र 45(ii) तथा 45(iii)।

अंडग्रन्थि के कार्य (Functions of Testes -फन्कशन्स ऑफ टेस्टीस)

अंडग्रन्थि के मुख्यत: दो कार्य हैं -

(i) **शुक्राणु का जनन करना (Spermatogenesis - स्पर्मेटोजेनिसिस) तथा**

(ii) **हार्मोनों का श्राव करना (Secretion of hormones - सिक्रीशन ऑफ हार्मोन्स)**

(i) शुक्राणु (या शुक्र) का जनन करना (Spermatogenesis-स्पर्मेटोजेनिसिस)

अण्डग्रन्थियों का एक मुख्य कार्य शुक्राणु की उत्पत्ति करना है जिसे आयुर्विज्ञान (Medical Science) की शब्दावली में स्पर्मेटोजेनिसस कहा जाता है। यह एक प्रक्रिया (Process) है जिसके द्वारा मूल पुरुष-युग्मकों (Primitive male gametes-प्रिमिटिव मेल गैमीट्स) या शुक्राणजनों (Spermatogonia-स्पर्मेटोगोनिया - इसका एकवचन Spermatogonium-स्पर्मेगोनियम है) को परिपक्व शुक्राणु के रूप में परिवर्तित किया जाता है।

शुक्राणुजन (स्पर्मेटोगोनिया) जो जननिक उपकला कोशिका (Germinal epithelial cells) होती है जो वीर्यवाहक नलिका (Seminiferous tubules) को स्तरित करती है। जन्म के समय वे उपस्थित रहती हैं, परन्तु वे तब तक शुक्राणुओं (Spermatozoa) को उत्पन्न नहीं करती जब तक कि तारुण्य (Puberty-यौवन) का आरम्भ नहीं होता। तारुण्य के समय शुक्राणुजन (Spermatogonia) FSH (Follicle stimulating hormone - फ्रॉलिकल स्टिम्यूलेटिंग हार्मोन या पुटिका उद्दीपन हार्मोन) के प्रभाव में सक्रिय रूप से विभाजित होने लगते हैं। FSH का श्राव अग्र पीयूष ग्रन्थि (Anterior pituitary

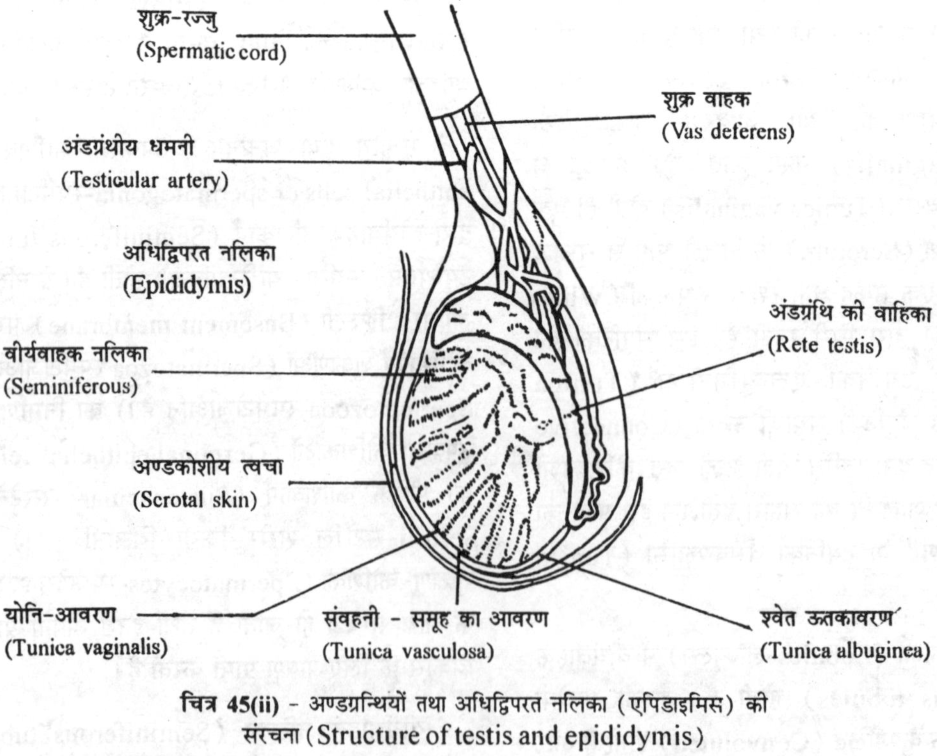

चित्र 45(ii) - अण्डग्रन्थियों तथा अधिद्विपरत नलिका (एपिडाइमिस) की संरचना (Structure of testis and epididymis)

gland) करती है जो आजीवन निरंतर होता रहता है। बाद के वर्षों (वृद्धावस्था) में टेस्टोस्टेरोन (Testosterone-एक पुरुष-हार्मोन) के श्राव में कमी होने से शुक्राणुओं की संख्या घटने लगती है।

कुछ शुक्राणुजन (स्पर्मेटोगोनिआ) का वर्धन होना (या बढ़ना) आरम्भ होता है तथा प्रारम्भिक शुक्राणु-कोशिका (Primary spermatocytes- स्पर्मेटोसाइट्स) का निर्माण करने के लिए सूत्री विभाजन (Mitotic division-मिटॉटिक डिविजन) कराता है। प्रत्येक विभाजन में 44 कायिक गुणसूत्र (Somatic chromosomes-सोमैटिक क्रोमोसोम्स) तथा दो लिंग (या यौन) गुणसूत्र (Sex सेक्स Chromosomes)-(XY) होते हैं। प्रारम्भिक शुक्राणु-कोशिका आधार-झिल्ली (Basement membrane) से अलग हट जाती है तथा प्रथम अर्ध-सूत्री विभाजन (Meiotic division-माइओटिक डिविजन) होता है जिसमें द्वितीयक शुक्राणु-कोशिका (Secondary spermatocytes-सेकण्डरी स्पर्मेटोसाइट्स) का एक जोड़ा (Pair-युग्म) तैयार होता है जिसमें 22 अलिंग सूत्र (Autosomes-ऑटोसोम्स) तथा एक लिंग-गुणसूत्र (Sex chromosome)- X या Y होते हैं। इस प्रकार शुक्राणुओं (Spermatoza) की आधी संख्या में Y गुणसूत्र (Chromosome) होता है तथा वे पुरुष शुक्राणु बन जाते हैं जबकि अन्य आधा में X गुणसूत्र होता है जो महिला-शुक्राणु बन जाते हैं।

प्रत्येक द्वितीयक शुक्राणु-कोशिका (Secondary spermatocyte) पुन: सूत्री-विभाजन (Mitosis-मिटोसिस) द्वारा तेजी से विभाजित होकर एक जोड़ा प्राक्-शुक्राणु (Spermatids - स्पर्मेटिड्स) का निर्माण करता है। प्रत्येक प्राक्-शुक्राणु (Spermatid) में 23 गुणसूत्र (Chromosomes) होते हैं। प्राक्-शुक्राणु (Spermatids) सर्टोलि (या पोषक) कोशिकाओं (Sertoli cells) के साथ संलग्न हो जाती है तथा बढ़कर एक सिर (Head) तथा एक पुच्छ (Tail) का निर्माण करती है। सिर में पूर्वकेन्द्रक (Pronucleus) होता है तथा पिण्डाग्र (Acrosome) द्वारा ढका रहता है। इस अग्रकेन्द्रक (Pronucleus) में प्रोटीन-अपघटक किण्वक (Proteolytic enzyme - प्रोटिओलिटिक इन्जाइम) होने की संभावना रहती है। पुच्छ (Tail) में ग्रीवा (Neck), मध्य खण्ड (Middle piece), मुख्य खण्ड (Main piece) तथा अंतिम खण्ड (End piece) समाविष्ट रहते हैं जो गतिशीलता के अंग (Organ of motility - ऑर्गन ऑफ मोटिलिटि) होते हैं। ग्रीवा (Neck) में एक केन्द्रिका (Centriole-सेन्ट्रिओल) तथा मध्य खण्ड में सूत्र कणिका (Mitochondria-माइटोकोन्ड्रिआ) रहती है जो एक अक्षीय आवरण के चारों ओर इस प्रकार सज्जित रहती है कि वे गतिशीलता (Motility) के लिए ऊर्जा (Energy) प्रदान करती हैं। अक्षीय आवरण का प्रसार मुख्य खण्ड (Main piece) तक होता है जो एक कठोर आवरण द्वारा ढका रहता है

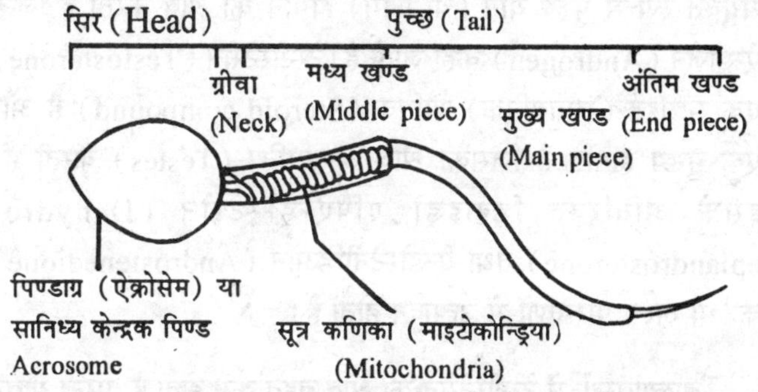

चित्र 45(iii) - शुक्राणु का चित्र जिसमें सिर लगभग पूर्णत: केन्द्रक द्वारा निर्मित (Diagram of spermatozoon. The head is almost entirely composed by the nucleus.)

जो अंतिम खण्ड (End piece) तक रहता है। अंतिम खण्ड (End piece) पर एक उद्भासित (Exposed) अक्षीय आवरण होता है जो एक कोमल तंतु (Fine filament) का निर्माण करता है।

अण्डग्रन्थि की वीर्य-वाहक नलिका (Seminiferous tubules of testis) से शुक्राणु (Spermatozoa) अधिद्विपरतनलिका (Epididymis - एपिडाइडिमिस) में जाते हैं। ये शुक्राणु अगतिशील (Non-motile) होते हैं अत: इनका वहन (Transportation) अधिद्विपरत नलिका (एपिडइडिमिस) की कोमल पेशी के संकुचन द्वारा होता है। यही शुक्राणु विकसित (या परिपक्व) होते हैं तथा एक अण्डाणु (Ovum-ओवम या डिम्ब) को निषेचित करने (Fertilizing) करने में समर्थ होते हैं। यहाँ यह उल्लेख करना प्रासंगिक है कि शुक्राणु (Spermatozoa) के पूर्ण परिपक्वन के लिए टेस्टोस्टेरोन (Testosterone-मुख्य पुरुष हार्मोन) के श्राव (Secretion) की आवश्यकता होती है।

(ii) हार्मोन का श्राव करना (Secretion of Hormones - सिक्रीशन ऑफ हार्मोन्स)

अण्डग्रन्थि (Testes-टेस्टीस - इसका एकवचन Testis टेस्टिस है।) कुछ हार्मोनों का श्राव करती है। जिनमें एक मुख्य हार्मोन-टेस्टोस्टेरोन (एक पुरुष-हार्मोन) है। यह ग्रंथि एक अन्य हार्मोन-इस्ट्रोजेन (Oestrogen) का श्राव अल्प परिमाण में करती है, परन्तु इस्ट्रोजेन का पुरुष में वास्तविक कार्य के बारे में जानकारी स्पष्ट नहीं है। यहाँ टेस्टोस्टेरोन का उल्लेख विस्तार से किया गया है।

टेस्टोस्टेरोन (Testosterone)

लीडिग की अंतराली कोशिका (Interstitial cells of Leydig)-सुसम्बद्ध (Compact) रूप से संयोजी ऊतक में वीर्यवाहक नलिकाओं (Seminiferous tubules) के चारों ओर पड़ी रहती हैं। ये कोशिकाएँ

संयुक्त रूप से पुरुष यौन (या लिंग) हार्मोन का श्राव करती हैं जिन्हें ऐन्ड्रोजेन (Androgen) कहा जाता है। टेस्टोस्टेरोन (Testosterone) एक स्टेरॉइड (रासायनिक) यौगिक (Steroid compound) है और एक मुख्य हार्मोन है जिसका श्राव अण्डग्रन्थि (Testes) करती हैं। इसके अतिरिक्त डिहाइड्रो एपिऐन्ड्रोस्टेरोन (Dehydro-epiandrosterone) तथा ऐन्ड्रोस्टेनीडिओन (Androstenedione) का भी अल्प परिमाणों में उत्पादन होता है।

बाल्यावस्था में टेस्टोस्टेरान का श्राव बहुत कम होता है, परन्तु यौवन काल में अग्रपीयूष ग्रंन्थि (Anterior pituitary gland) द्वारा LH (Luteinizing hormones-ल्यूटीनाइलिंग या पीतिका हार्मोन) के श्राव होने से अंतराली कोशिका (Interstitial cells) उत्तेजित होती है तथा टेस्टोस्टेरोन की उत्पत्ति होती है। (पुरुष में LH को प्राय: ICSH या Interstitial cell-stimulating hormone-इन्टरस्टिशल सेल-स्टिम्यूलेटिंग हार्मोन = अंतरालीय कोशिका उत्तेजन हार्मोन) के रूप में उल्लेख किया जाता है।

पुरुष के प्रजनन-अंगों (Reproductive organs) के परिपक्वन को टेस्टोस्टेरोन का श्राव बढ़ता है तथा द्वितीयक लैंगिक (यौन) लक्षणों (Secondary sexual characteristics) की उपस्थिति का कारण बनता है। इसके कारण वक्षस्थल (Chest) उदर (Abdomen), श्रोणि (Pelvis) तथा चेहरा (Face) पर रोम में वृद्धि होती है। इसके कारण कंठ (Larynx-लैरिन्क्स) का परिवर्धन (Enlargement) होती है जिससे "स्वर अंतराल" (Voice breaking) होता है तथा वयस्क पुरुष के स्वर के मूल क्रमश: परिवर्तित होकर अधिक गम्भीर (Deeper base voice) हो जाते हैं।

यद्यपि FSH (Follicle stimulating hormone-पुटिका उद्दीपक या उत्तेजक हार्मोन) शुक्राणु जनन (Spermatogenesis-स्पर्मेटोजेनिसिस) की पहल करता है, फिर भी टेस्टोस्टेरोन को इसके साथ ही श्राव करने की आवश्यकता होती है जिससे कि शुक्राणु (Spermatoza) का प्रारम्भिक शुक्राणु-कोशिका (Spermatocyte) अवस्था से आगे का विकास हो सके। टेस्टोस्टेरोन प्रभावशाली उपचयी क्रिया करने का सामर्थ्य भी रखता है जो प्रोटीन संश्लेषण (Protein synthesis) को उत्तेजित करता है तथा अस्थि के विकास में मदद करता है।

3. अधिद्विपरत नलिका (एपिडाइडिमिस - Epididymis) तथा शुक्र-वाहक (वैस डीफरेन्स - Vas Deferens)

अधिद्विपरत नलिका (एपिडाइडिमिस) एक दृढ़ कुण्डलित नलिका (Coiled tubule-कॉइल्ड टयूब्यूल) होती है जो चारों ओर से एक संयोजी ऊतक (Cnnective tissue) से घिरी होती है। इसमें एक सिर (Head) होता है जो अपवाही लघुनलिकाओं (Efferent ductules) द्वारा अण्डग्रन्थि (Testes) के साथ सम्बद्ध रहती है। इसमें एक पिण्ड (Body) तथा एक पुच्छ (Tail) होते हैं जो शुक्रवाहक (वैस डीफरन्स) के साथ निरंतर (या अविच्छिन्न) रहते हैं। कुण्डलित नलिका को आभासी स्तरित स्तम्भाकार उपकला (Pseudostratified columnar epithelium - स्यूडोस्ट्रेटिफाइड कॉलमनर एपिथीलियम) रेखित करती है। उपकला कोशिका (Epithelia cells) की सतहों पर लम्बें कोशिकीय प्रवर्धक (Long cellular processes) होते हैं जिसके द्वारा कोशिकीय श्राव (Cellular secretions) नलिका (duct) की अवकाशिका (Lumen-ल्यूमेन) में प्रवेश करता है। इस श्राव में हार्मोन (Hormones), किण्वक (Enzymes - इन्जाइम्स) तथा पोषक तत्व (Nutrients) रहते हैं जो शुक्राणु (Spermatozoa) के परिपक्वन के लिए महत्वपूर्ण हो सकते हैं। चिकने पेशी-रेशे (Muscle fibres) की एक गोलाकार परत द्वारा यह नलिका (Duct) घिरी रहती है। इस पेशी-रेशे के संकुचन (Contraction) से नलिका के मार्ग में शुक्राणु को आगे बढ़ने में मदद मिलती है।

नलिका (एपिडाइडिमिस) के अंत में यह सीधी हो जाती है तथा शुक्र-वाहक (वैस डीफरन्स) के साथ अविच्छिन्न (या निरंतर) हो जाती है। अब यह एक मोटी दिवाल की रेशेदार पेशीय नली (Thick walled fibro-mascular tube) बन जाती है जिसकी लम्बाई लगभग 45 सेंटीमीटर होती है। यह नली ऊपर की ओर अंडग्रन्थि (Testis) के पीछे से शुक्र-रज्जु (Spermatic cord- स्पर्मेटिक कॉर्ड) और वंक्षण नली (Inguinal canal-इन्विनल कनैल) से होते हुए आगे बढ़ती है तथा श्रोणीय कोटर (Pelvis cavity - पेल्विक कैविटि) में प्रवेश करती है। यह नली पीछे की ओर मूत्राशय (Bladder) के तल (Base) में जाती है तथा शुक्र-कोश (Seminal vesicle - सीमिनल वेसिकल) में उसके किनारे पर मिलकर स्खलन नलिका (Ejaculatory duct - इजैक्यूलेटरि डक्ट) का निर्माण करती है। इसके अंत में शुक्रवाहक (Vas deferens) विस्तारित और वक्र होकर कलशिका (Ampulla-ऐम्पला) का निर्माण करता है। क्रमाकुंचक की गति (Peristaltic contraction) द्वारा शुक्राणु को नलिका की मोटी पेशीय दिवालों को चालित करके अवकाशिका (Lumen) के रास्ते से कलशिका (ऐम्पला) की ओर भेजती हैं। नलिका की आभासी स्तरि तल उपकला के अस्तर (Pseudo-stratified epithelia lining of the duct) को अनुदैर्ध्य (या अनुलम्ब) तहों (Longitudinal folds) में क्षेपित (Throw) किया जाता है। कलशिका (ऐम्पला) की दिवालें पतली होती हैं तथा अस्तर (Lining) में तहें (Folds) होती हैं जो जेब (Pocket) के समान गुहाएँ या गड्ढे (Recesses-रिसेसेज) होते हैं।

परिपक्व शुक्राणु (Mature spermatoza) का संग्रहण शुक्रवाहक (Vas deferens) तथा कलशिका (Ampulla) में होता है। अत: शुक्रवाहक को बाधित करने के लिए अंडकोश (Scrotum - स्क्रोटम) से होकर एक छेदन के मार्ग से शल्य क्रिया की जाती है जिसे पुरुष की नसबंदी (Vasectomy - वैसेक्टोमि या शुक्रवाहिकोच्छेदन) कहते हैं। इससे पुरुष का वीर्य (Semen) अप्रजायी (Sterile - स्टेराइल) हो जाता है क्योंकि यह शुक्राणुओं को अधिद्विपरत नलिका (एपिडाइडिमिस) से बाहर जाने से रोकता है। अर्थात् पुरुष का जो वीर्य (Semen-सीमेन) बाहर निकलता है, उसमें शुक्राणु नहीं होता जिसके कारण उसकी प्रजनन क्षमता (Reproductive capability) समाप्त हो जाती है। देखें चित्र 45(iv)

4. शुक्र-रज्जु (Spermatic Cord-स्पर्मैटिक कॉर्ड)

शुक्र-रज्जु (Spermatic cord) का प्रसार वंक्षण नली (Inguinal canals) से लेकर जघनास्थि (Pubis) के सामने तक होता है जो अण्डकोश (Scrotum) तथा अण्डग्रंथि (Testes) में पहुँचती है। प्रत्येक शुक्ररज्जु में अण्डग्रथि (या वृषण) की धमनी (Testicular artery-टेस्टिक्यूलर आर्टरि), शिराओं की द्राक्षा लतापर्णाकार (अंगूर की बेल के पत्ते का आकार) जालिका (Pampiniform plexus - पैम्पिनीफॉर्म प्लेक्सस), लसीका-वाहिका (Lymphatic vessles) तथा शुक्र-वाहक (Vas deferens) संलग्न रहते हैं।

शुक्र-रज्जु में रक्त-आपूर्ति (Blood Supply in Spermatic Cord)

अंडग्रन्थि की धमनी (Testicular artery) की उत्पत्ति महाधमनी (Aorta) से वृक्कीय धमनी के ठीक नीचे होती है। यह नीचे की ओर शुक्र रज्जु से होकर जाती है तथा शुक्र वाहक की शाखाओं तथा अधिद्विपरत नलिका (एपिडाइडिमिस) को रक्त की आपूर्ति करते हुए अण्डग्रन्थि (Testis) में पहुँचती है।

शिरा (Veins-वेन्स) अण्डग्रन्थि (Testis) की पश्च-सतह से प्रकट होती हैं तथा द्राक्षालतपर्णकार जालिका (पैम्पिनीफॉर्म प्लेक्सस) का निर्माण करती हैं जो वंक्षण नली (इन्गिबनल कनैल्स) से होकर ऊपर की ओर शुक्र-रज्जु में जाती है तथा अण्डग्रन्थि की शिरा (Testicular Vein) का निर्माण करती हैं। दाहिना अण्डग्रन्थि-शिरा निम्न महाशिरा (Inferior vena-cava) में बह जाती है जबकि बायीं शिरा (Left vein) बायीं वृक्कीय शिरा में खाली हो जाती (Drain) है।

लसीका-अपवहन (Lymphatic Drainage - लिम्फैटिक ड्रेनिज)

अण्ड-ग्रन्थि की लसीका-वाहिका (Lymphatic vessels of testis) तथा अधिद्विपरत नलिका (एपिडाइडिमिस) अपने साथ शिराओं (Vein) को संलग्न करती है तथा पार्श्विक और अग्र-महाधमनीय गाँठों या ग्रन्थियों (Lateral and preaortic node -लैटरल ऐण्डप्रिएऑर्टिक नोड्स) में उन्हें बहा देती है।

तंत्रिका-आपूर्ति (Nerve Supply)

अण्डग्रन्थि (Testis) में तंत्रिका-आपूर्ति सुषम्ना (Spinal cord) के 10वाँ तथा 11वाँ वक्षीय तंत्रिका खण्डों (Thoracic nerve segments) से होती है।

5. शुक्र-कोश (Seminal Vesicles - सीमिनल वेसिकल्स)

शुक्र-कोश दो लघु कुण्डलित थैलियाँ (Small convoluted pouches) हैं जो मूत्राशय (Bladder) के पीछे तथा पुरस्थ ग्रन्थि (Prostate gland) के ऊपर स्थित होते हैं। प्रत्येक शुक्र-कोश की लम्बाई 5 सेंटीमीटर होती है जिसमें तीन परतें (Coats) होती हैं जो इस प्रकार हैं -

(i) लचीले रेशे युक्त संयोजी ऊतक की बाहरी परत
(An outer coat of connective tissue containing elastic fibres)

(ii) चिकने पेशी-रेशे की एक मध्य परत जिसकी बाहरी सतह अनुदैर्ध्य रेशे की और आंतरिक सतह गोलाकार रेशे की होती है।
(One middle coat of smooth muscle fibres whose outer layer is of longitudinal fibres and inner layer is of circular fibres.)

(iii) श्रावी स्तंभाकार उपकला की एक आंतरिक परत जो वलित (फोल्डेड) होकर बहुत से गुहों (पॉकेटों) का निर्माण करती है।
(One inner coat of secretory columnar epithelium which is folded to make several pockets.)

टेस्टोस्टेरोन (Testosterone-एक पुरुष यौन हार्मोन) के प्रभाव के अधीन उपकला (इपिथीलियम) एक लसीला द्रव (Viscid विसिड liquid) का श्राव करती है जिसमें फलशर्करा (Fructose - फ्रक्टोस) तथा अन्य पोषक पदार्थ (Nutrients) रहते हैं जो शुक्रकोश (Seminal vesicles) के अंदर संग्रहित होते हैं। ये तब तक संग्रहित रहते हैं जब तक उसका स्खलन (Ejaculation - इजैक्यूलेशन) नहीं हो जाता। स्खलन के ठीक पहले शुक्र-कोश अपनी सामग्री (Contents) को खाली करके उसे स्खलन-नलिकाओं (Ejaculatory ducts) में भेज देती है जो शुक्रवाहक की शुक्राणुओं में (Spermatoza from vas deferens) मिल जाती है।

शुक्रकोश में रक्त-आपूर्ति (Blood Supply in Seminal Vesicles)

शुक्रकोश में रक्त की आपूर्ति निम्न मूत्राशय तथा मध्य मलाशय की धमनियों (Inferior vesical वेसिकल and middle rectal रेक्टल arteries) द्वारा होती है।

मूत्राशय-पुरस्थ शिरीय जालिका (Vesico-prostatic venous plexus - वेसिको-प्रोस्टेटिक वेनस प्लेक्सस) में शिराएँ अपने रक्त को बहा देती हैं।

शुक्र कोश में तंत्रिका-आपूर्ति (Nerve Supply in Seminal Vesicles)

श्रोणि-जालिकाओं (Pelvic plexuses-पेल्विक प्लेक्ससेज) से तंत्रिका रेशे द्वारा शुक्रकोशों को अनुप्राणित किया जाता है। अर्थात् शुक्रकोशों में तंत्रिका की आपूर्ति श्रोणि जालिकाओं से होती है।

स्खलन (या निक्षेपण) नलिकाएँ (Ejaculatory Ducts - इजैक्यूलेटरि डक्टस)

प्रत्येक निक्षेपण (या स्खलन) नलिका का निर्माण शुक्र वाहक (Vas deferens) का शुक्रकोश की नलिका (Duct of seminal vesicle) के साथ संयोजन द्वारा होता है। निक्षेपण नलिका की लम्बाई 2 सेंटीमीटर होती है जो पुरस्थ ग्रन्थि (Prostate gland) से होकर जाते हुए पुरस्थी मूत्रमार्ग (Prostatic urethra) में प्रवेश करती है।

6. पुरस्थ ग्रन्थि (Prostate Gland - प्रोस्टेट ग्लैन्ड)

पुरस्थ ग्रन्थि (प्रोस्टेट ग्लैन्ड) का आकार बड़ा अखरोट (Large walnut - वालनट) के समान या सुरंग (Chestnut-चेस्टनट) के समान होता है। यह ग्रन्थि मूत्राशय के तल (Base of bladder) के नीचे रहती है जो मूत्रमार्ग (Urethra) को घेरे रहती है। पुरस्थ को रेशेदार लचीला ऊतक (Fibro-elastic tissue) का एक आवरण घेरे रहता है। इस आवरण (Sheath) को अपूर्ण संपुटिका (False capsule - फॉल्स कैप्स्यूल) कहते हैं। इसमें शिराओं (Veins) की एक विस्तीर्ण जालिका (Extensive plexus) होती है जिसे मूत्राशय-पुरस्थी जालिका (Vesico-prostatic plexus - वेसिको-प्रोस्टेटिक प्लेक्सस) कहा जाता है। इसके नीचे एक पूर्ण संपुटिका (True capsule ट्रू कैप्स्यूल) स्थित रहती है जिसमें घना रेशेदार ऊतक (Dense fibrous tissue) होता है।

पुरस्थ के ग्रन्थिल ऊतक (Glandular tissue) का निर्माण अत्यधिक अनियमिताकार श्रावी कूपिकाओं तथा नलिकाओं (Secretory alveoli and tubules alveoli-ऐल्वियोली का एकवचन Alveolus ऐल्वियोल्स है।) द्वारा होती है जिनकी रचना (Composition) स्तम्भाकार उपकला कोशिकाओं (Columnar epithelial cells) द्वारा होती है। ये एक रेशेदार लचीले पीठिका (Fibro-elastic stroma स्ट्रोमा) द्वारा घिरे होते हैं। इस पीठिका (स्ट्रोमा) में कोमल पेशी-रेशे होते हैं। पुरस्थ ग्रन्थि द्वारा एक पतला दुधिया हल्का क्षारीय द्रव का श्राव होता है जिसमें कैल्सियम, अम्ल फॉस्फेट तथा सिट्रिक अम्ल (Citric acid) होता है। निस्सरण या स्वप्नदोष (Emission-एमिशन) के दौरान पुरस्थ-संपुटिका (Prostatic capsule) संकुचित होती है तथा द्रव (Fluid) या वीर्य को अनेक लघु नलिकाओं द्वारा मूत्रमार्ग (Urethra) में भेजती है जिससे वह शिश्न (Penis) से बाहर निकल जाता है।

पुरस्थ ग्रन्थि में रक्त-आपूर्ति (Blood Supply in Prostate Gland)

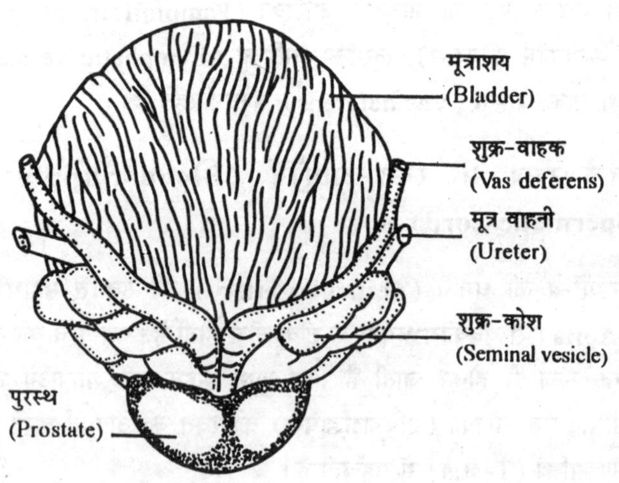

चित्र 45(iv) – पीछे से मूत्राशय के तल की संरचना
[The structures of the base of the bladder (from behind)]

पुरस्थ ग्रन्थि में रक्त की आपूर्ति निम्न मूत्राशय (Inferior vesical), मध्य मलाशय (Middle rectal) तथा आंतरिक उपास्थीय (Internal pudendal प्यूडेन्डाल) धमनियों (Arteries) द्वारा होती है। ग्रन्थि के चारों ओर एक जालिका (Plexus) का निर्माण शिराएँ (Veins) करती है और उसे आंतरिक श्रोणीय शिराओं (Internal iliac veins)

में बहा दिये जाते हैं। इस जालिका में शिश्न की गहरी पृष्ठीय शिरा (Deep dorsal vein) से भी शिरीय रक्त मिलता है।

पुरस्थ ग्रन्थि में तंत्रिका-आपूर्ति (Nerve Supply to Prostate Gland)

पुरस्थ ग्रन्थि में तंत्रिका की आपूर्ति निम्न अधोजठरीय (या श्रोणीय) जालिका (Inferior hypogastric or pelvic plexus) से होती है। तंत्रिका रेशे (Nerve fibres) अनुकम्पी तथा सहानुकम्पी (Sympathetic and parasympathetic) दोनों प्रकार के होते हैं।

अनेक वयोवृद्ध पुरुषों में पुरस्थ ग्रन्थि का वर्धन (Enlargement) होता है तथा इसके कारण मूत्रमार्ग (Urethra) पर दबाव पड़ने से मूत्राशय (Bladder) से मूत्र (Urine) का निकलना बाधित होता है। इसमें मूत्र का धारण होता है जो अनेक प्रकार की विकृतियों के जन्म लेने का कारण बन सकता है। इसमें शल्य क्रिया द्वारा पुरस्थ ग्रन्थि को काटकर निकाला जाता है। इसे पुरस्थशल्यक प्रथक्करण या प्रोस्टेटेक्टोमि (Prostatectomy) कहा जाता है।

बल्बाकार, मूत्र मार्गीय ग्रन्थि या कॉवपर की ग्रन्थियाँ (Cowper's or Bulbourethral Glands) बल्बोयूरोथ्रल ग्लैण्ड

पुरस्थ ग्रन्थि के ठीक नीचे झिल्लीमय मूत्रमार्ग (Membranous urethra) के पीछे संयोजी ऊतक (Connective tissue) में दोनों ओर एक एक ग्रन्थि रहती है जिसे बल्बाकार मूत्र मार्गीय ग्रन्थि या बलबोयूरीथ्रल ग्लैन्ड (Balbourethral gland) कहते हैं। इस ग्रन्थि का सर्वप्रथम उल्लेख विलियम कॉवपर (William Cowper-अँग्रेज शरीर-रचना विज्ञानी - 1666-1709) ने किया था, अत: इसे कॉवपर की ग्रन्थि (Cowper's gland) भी कहते हैं। प्रत्येक ग्रन्थि एक मटर (Pea पी) के आकार की होती है जिसमें एक संयुक्त नलिका-कूपिका-ऊतक (Compound tubulo-alveolar tissue) होता है तथा इसमें एक नलिका (Duct) होती है जो मूत्रमार्ग के शिश्न भाग में प्रवेश करती है। बाल्बोयूरीथ्रल (बल्बाकार मूत्रमार्गीय) ग्रन्थि एक स्वच्छ लसीला क्षारीय (Viscid alkaline) पदार्थ का श्राव करती है।

7. शिश्न या लिंग (Penis-पीनिस)

शिश्न मुख्यत: एक उद्धर्षी (या उत्थानशील) ऊतक (Erectile tissue - इरेक्टाइल टिशू) के तीन बेलनाकार स्तम्भों (3 cylindrical columns) से संघटित (या निर्मित) होता है। यह ऊतक (Tissue) जब रक्त के साथ संकुलित (Congested) होता है तो वह दृढ़ तथा कठोर (Firm and rigid) हो जाता है। दो वृहत पृष्ठीय स्तम्भ (Two larger dorsal columns) खोखला पिण्ड शिश्न (Corpora cavernosa penis-कॉर्पोरा कैबरनोसा पीनिस-Corpora का एकवचन Corpus कॉर्पस तथा Cavernosa का एकवचन Cavernous कैवर्नस होता है।) होते हैं। एकल निचला स्तम्भ (Single inferior column) को स्पंजी पिण्ड (Corpus spongiosum- कार्पस स्पून्जिओसम) कहा जाता है। बहुसंख्य रज्जुएँ (Numerous trabeculae- इसका एकवचन Trabecula ट्रैबीक्यूला है) ऊतक के प्रत्येक स्तम्भ (Column) को खातिकाओं (Sinuses साइनसेज or cavernous spaces-कैवरनस स्पेसेज) में विभाजित करते हैं जिसके कारण सम्पूर्ण संरचना स्पंजी रूप में प्रकट होती है।

शिश्न का एक स्थिर (अचल) मूल (Fixed root) होता है जो मूलाधार या पेरिनीअम (Perinium) तथा स्वतंत्र काण्ड (Free shaft-फ्री शाफ्ट) से उत्पन्न होता है। खोखले पिण्डों (Corpora cavernosa) की उत्पत्ति पृथक रूप में होती है परन्तु वे जघन-पीयूष (Pubic arch) के नीचे संयुक्त हो जाते हैं और आगे की ओर एक साथ चलते हैं। प्रत्येक खोखला-पिण्ड (Corpus cavernosum) चारों ओर से एक मोटा रेशेदार पट (Fibrous septum- सेप्टम) होता है जिससे दोनों तरफ की खातिकाएँ (या गुहामय स्थानें) सम्पर्क रखती हैं।

स्पंजी पिण्ड (Corpus spongiosum) के चारों ओर एक पतला रेशेदार आवरण होता है जिसमें लचीले और चिकने पेशी-रेशे (Muscle fibres) होते हैं। यह आवरण मूत्रमार्ग के शिश्न भाग को घेरता है। स्पंजी पिण्ड शिश्न के मूल से उत्पन्न होता है तथा आगे की ओर नीचे गहरे खाँचे (Deep groove डीप ग्रूव) में जाता है जिसका निर्माण खोखले पिण्डों (Corpora cavernosa) के बीच होता है। इसकी नोक (Tip) का विस्तार होता है और एक छत्रक बनता है जिसे शिश्न-मुंड (Glans penis-ग्लैन्ज पीनिस) कहते हैं। यह मुंड खोखले पिण्डों के अंतिम छोरों को अतिछादित (Overlapping) करता है।

उद्धर्षी ऊतक (Rectile tissue) के तीनों स्तम्भ (3 columns) अधोत्वचीय ऊतक (Subcutaneous tissue-सबक्यूटेनयस टिशू) के अल्प परिमाण द्वारा घिरे रहते हैं जिसमें असंख्य चिकने पेशी-रेशे (Muscle fibres) होते हैं। यह पतली और सुकोमल त्वचा (Delicate skin) द्वारा आच्छादित रहती है जो शिश्न के मुंड (Glans penis) के ऊपर द्विपरत (Double fold) का निर्माण करती है। इसे शिश्न मुण्डच्छद (Prepuce-प्रीप्यूस) कहते हैं। मूत्रमार्ग (Urethra) मूत्र (Urine) तथा वीर्य (Semen) दोनों के लिए एक सामूहिक निर्गम मार्ग (Common passage) होता है।

यदि मुण्डच्छद (Prepuce) शिश्न के मुंड (Glans of penis) को कसकर आच्छादित (Tightly cover) करता है तो यह एक अवस्था (Condition) है जिसे "शिश्नाग्रच्छद कठोरता" या फाइमोसिस

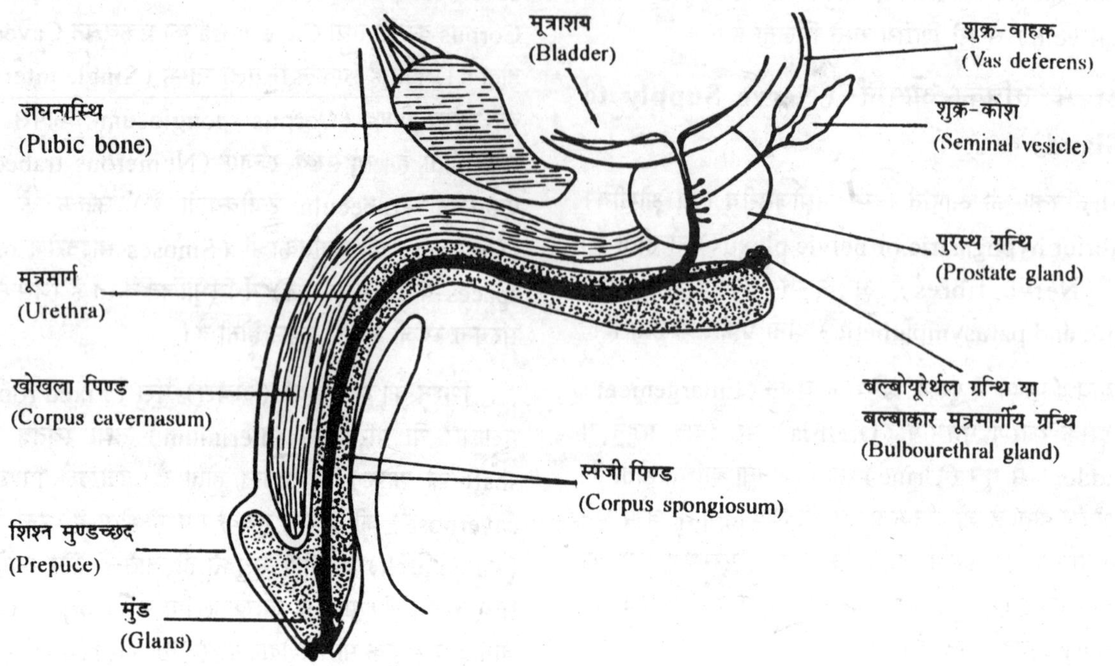

चित्र 45(v) - शिश्न की संरचना तथा सम्बद्ध अंग (Structure of the penis and related organs)

(Phimosis) कहते हैं। इसके कारण मूत्रण में कठिनाई (Difficulty in micturition-मिक्टयूरिशन) होती है। यह बच्चों में सामान्यत: देखने को मिलता है। इसे दूर करने के लिए परिच्छेदन (या खतना Circumcision-सर्कमसिजन) करने की आवश्यकता होती है। मुसलमानों में बालकों को खतना (या सुन्नत) करने की परम्परा होती है जिसके कारण फाइमोसिस की स्थिति नहीं हाती है।

शिश्न में रक्त-आपूर्ति (Blood Supply to Penis)

आंतरिक और बाह्य उपास्थीय धमनियों (Pudendal प्यूडेडाल Arteries) की शाखाओं द्वारा रक्त की आपूर्ति शिश्न में होती है। शिश्न की गहरी धमनियाँ (Deep arteries) तथा पृष्ठीय धमनियाँ (Dorsal arteries) खातिकाओं (Cavernous spaces) में रक्त की आपूर्ति करती हैं। इनकी शाखाएँ विभाजित होकर कुण्डलित वाहिकाएँ (Convoluted vessels) बन जाती हैं जो उद्धर्षी ऊतक (Erectile tissue) की खातिकाओं (Sinuses or cavernous spaces) में सीधा खुलती हैं। शिराएँ जो खातिकाओं में रक्त को मुक्त करती हैं, वे शिश्न के पृष्ठ (Dorsum-डॉर्सम of the penis) की ओर अभिमुख (Converge) होती हैं तथा गहरी पृष्ठीय शिरा (Deep dorsal vein) का निर्माण करती हैं जो पुरस्थ-शिरीय जालिका (Prostatic venous plexus) में अपने रक्त को बहा देती है।

शिश्न में तंत्रिका-आपूर्ति (Nerve Supply to Penis)

शिश्न में तंत्रिका की आपूर्ति दूसरी, तीसरी और चौथी कशेरुका (Spinal cord) द्वारा उपास्थीय तंत्रिका (Pudendal प्यूडेन्टल nerve) तथा श्रोणीय तंत्रिका (Pelvic nerve) से होकर होती है। अर्थात् कशेरुका द्वारा उपस्थीय तथा श्रोणीय तंत्रिका द्वारा शिश्न अनुप्राणित होना है।

वीर्य (Semen-सीमेन)

वीर्य (Semen) एक श्लेष्मल (Mucoid - म्यूकॉइड) दुधिया सफेद द्रव (Milky white fluid) होता है जिसमें शुक्राणु (Spermatozoa) मिश्रित श्राव में शुक्र वाहक (Vas deferens), शुक्रकोश (Seminal vesicles) तथा पुरस्थ ग्रन्थि (Prostate gland) तथा बल्बोयूरीथ्रल ग्रन्थियों (Bulbourethral glands) से लटकी रहती हैं। वीर्य का सामान्य pH (power of hydrogen ions -हाइड्रोजन आयन की सान्द्रता) लगभग 7.5 होता है।

पुरुष प्रजनन-तंत्र (रिप्रोडक्टिवं सिस्टम) के कार्य (फन्कशन्स)(Functions of Male Reproductive System)

जननिकी विशेषज्ञों (Geneticist-जिनेटिसिस्ट्स) की यह मान्यता है

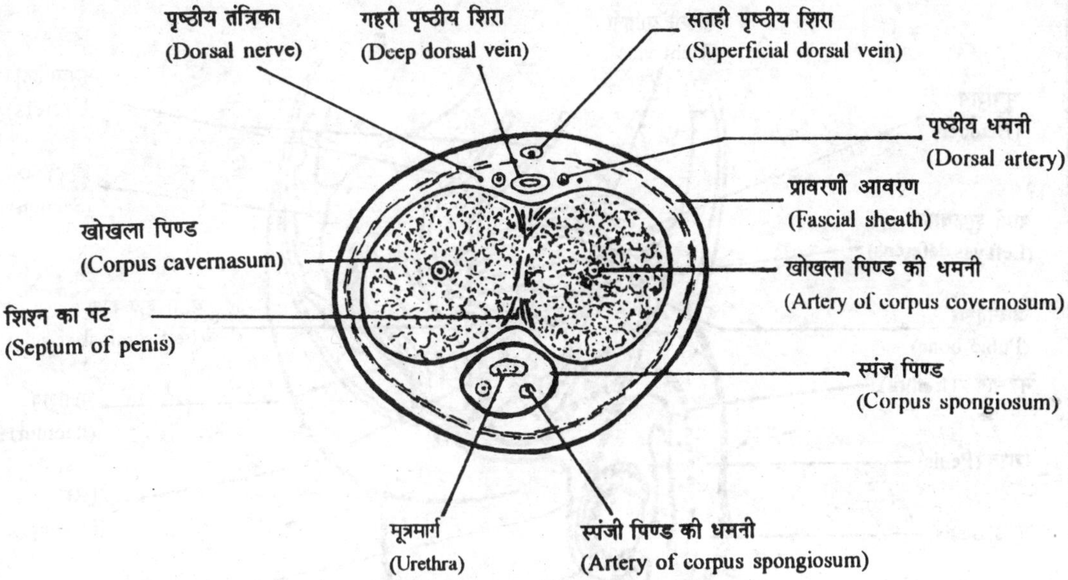

चित्र 45(vi) - शिश्न पिण्ड के अंतर्वाही अनुप्रस्थ क्षेत्र।
(Transverse section through the body of the penis.)

(प्रयोग सिद्ध) कि पुरुष प्रजनन तंत्र का संबंध शुक्र-जनन (Spermatogenesis-स्पर्मेटोजेनिसिस) तथा महिला योनि (Female vagina वेजाइना) में मैथुन (Sexual intercourse) के दौरान शुक्राणुओं (Spermatoza) का प्रवेश के साथ होता है। इस मैथुन (या संभोग) को आयुर्विज्ञान में कोइटस (Coitus) कहा जाता है।

पुरुष प्रजनन-तंत्र के कार्यों को निम्न तीन शीर्षकों (Headings) में उल्लेख किया जा सकता है -

(i) उद्धर्षण या उत्थापन (Erection - इरेक्शन)

योनि (Vegina) में शिश्न (Penis) को प्रवेश करने के लिए शिश्न का उद्धर्षण (या उत्थापन-Erection) होना आवश्यक है। सहानुकंपी उद्दीपन (Parasympathetic stimulation) के कारण शिश्नीय धमनिकाओं (Penile arterioles) में विस्तारण (Dilation) होता है तथा शिराओं में संकीर्णता (Constriction of the veins) आती है। इसके फलस्वरूप उद्धर्षी ऊतक (Erectile tissue) में अधिरक्तता (Engorgement - एनगार्जमेंट) की स्थिति उत्पन्न होती है। इसमें शिश्न लम्बा और दृढ़ हो जाता है और योनि में प्रवेश करने में समर्थ हो जाता है।

(ii) निस्सरण या उत्सर्जन (Emission - इमिशन)

निस्सरण (या उत्सर्जन) शुक्राणु (Spermatoza) की प्रतिवर्ती गति (Reflex movement) है तथा अधिद्विपरत नलिका (Epididymis - एपिडाइडिमिस), शुक्रवाहक (Vas deferens) तथा शुक्रकोशों (Seminal vesicles) से मूत्रमार्ग (Urethra) में श्राव हैं। अर्थात् वीर्य को (जिसमें शुक्राणु होते हैं) मूत्रमार्ग में भेजने की क्रिया को निस्सरण (या स्वप्नदोष) उत्सर्जन (Emission- इमिशन) कहा जाता है।

(iii) अपसारण या स्खलन (Ejaculation - इलैक्यूलेशन)

पुरस्थ ग्रन्थि (Prostate) तथा बल्बोकैवर्नस पेशियों (Bulbocavernous muscles) में लयात्मक संकुचन (Rhythmic रिदमिक contraction) के कारण उद्धर्षी ऊतक (Rectile tissue) पर तरंग के समान गति में वृद्धि होती है। इसके फलस्वरूप मूत्रमार्ग से वीर्य बाहर आता है और योनि के अंदर (मैथुन के दौरान) स्खलन (Ejaculation) होता है।

इस प्रकार पुरुष के प्रजनन-तंत्र का कार्य सर्वप्रथम शिश्न को लम्बा और दृढ़ बनाना है (उत्थापन या उद्धर्षण Erection) ताकि वह योनि में प्रवेश करने में समर्थ हो सके। उसके बाद मैथुन होने से वीर्य का उत्सर्जन

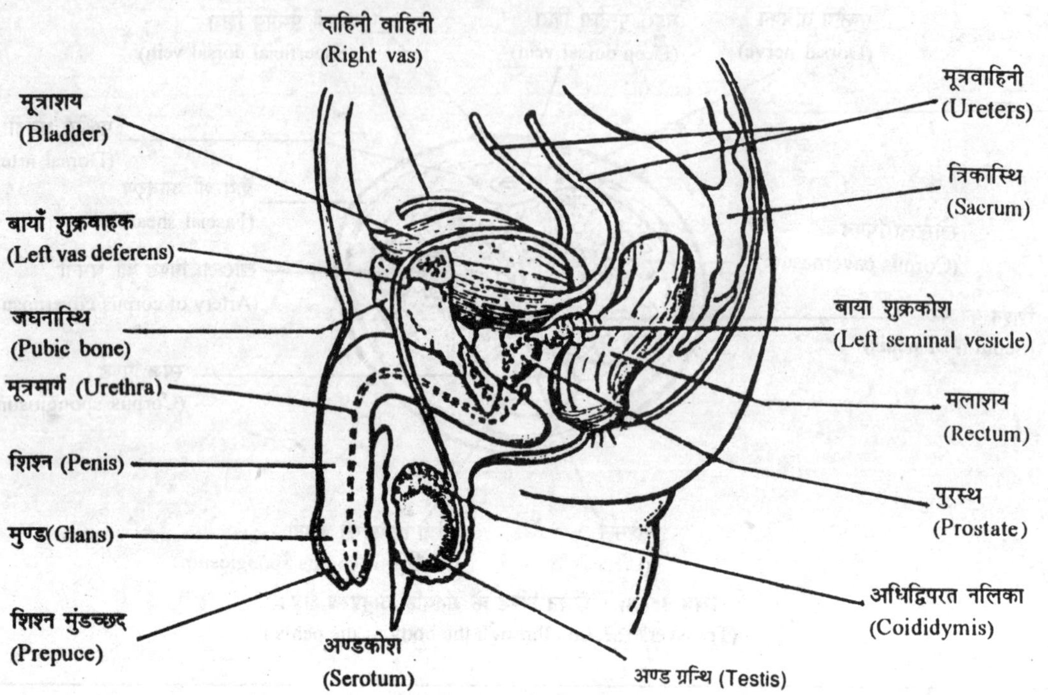

चित्र 45(vii) - पुरुष के प्रजनन अंग , पुरुष के जनन मूत्रीय मार्ग
(Male reproductive organs. The genato-urinary tract in the male)

(Emission) मूत्र मार्ग में होता है और अंत में वीर्य का स्खलन (Ejaculation) योनि के अंदर होता है।

महिला का प्रजनन तंत्र (रिप्रोडक्टिव सिस्टम) (Reproductive System of Female)

महिला प्रजनन-तंत्र के अंगों को दो भागों में विभाजित किया जाता है, वे हैं -

1. आंतरिक अंग (Internal organs - इन्टर्नल ऑर्गन्स)
2. बाह्य अंग (External organs - एक्सटर्नल ऑर्गन्स)

1. प्रजनन के आंतरिक अंग (Internal Organs of Reproduction)

महिला-प्रजनन के आंतरिक अंगों में निम्न अंगें होते हैं -

(i) योनि (Vagina - वेजाइना)

(ii) गर्भाशय (Uterus - यूटरस)

(iii) गर्भाशय (या डिम्बवाही) नलियाँ (Uterine-यूटरिन or fallopian tubes-फलोपियन टयूब्स)

(iv) अण्डाशय या डिम्ब ग्रन्थि (Ovary)

(v) स्तनों की (स्तनीय) ग्रन्थियाँ (Breasts बेस्ट्स or mammary glands मैमरि ग्लैन्ड्स)

2. प्रजनन के बाह्य अंग (External Organs of Reproduction)

महिला-प्रजनन के बाह्य अंगों में अनेक अंग होते हैं जिन्हें सामूहिक रूप से एक नाम दिया गया हैं, वह है - भग (Vulva वाल्वा)

यहाँ महिला प्रजनन अंगों का विस्तार से वर्णन किया गया है।

प्रजनन के बाह्य अंग (External Organs of Reproduction)- भग (Vulva वल्वा)

महिला के बाह्य जननिक अंगों को एक सामूहिक नाम दिया जाता है जिसे भग या वल्वा (Vulva) कहा जाता है जो एक क्षेत्र में आगे से जघनास्थि आवरण की वसा-गद्दी (Mons veneris-मोन्स बेनीरिस) द्वारा तथा प्रत्येक किनारा पर वृहत ओष्ठों (Libia majora- लेबिया मेजोरा - Libia का एकवचन Labium लेबिअम तथा majora का एकवचन majus मेजस है।) द्वारा परिबद्ध (Enclosed) होता है। भग (वल्वा) में निम्नलिखित अंग (भागों) समाविष्ट होते हैं -

(i) **जघन उत्सेध या कामाद्रि (Mons veneris मोन्स वेनीरिस)** - यह वसा की एक गद्दी (Cushion of fat कुशन) है जो जघन संधि (Symphysis pubic) के ऊपर स्थित रहता है। तारुण्य (Puberty-यौवनारम्भ) के समय यह क्षेत्र रोमों (Hair) से आच्छादित (Covered) होता है।

(ii) वृहत योनि-ओष्ठ (Labia majora-लेबिया मेजोरा - इसका एकवचन Labium majus-लेवियम मेजस है।)- इसमें त्वचा की दो परतें होते हैं जो पीछे की ओर जघन उत्सेध (Mons veneris) से बढ़ती है और मूलाधार (Perineum) की त्वचा में पीछे से मिल जाती है। ओष्ठ का निर्माण रेशेदार (Fibrous) तथा वसीय ऊतक (Fatty tissue) से होता हैं जिसमें अनेक वसामय (Sebaceous-सिबेशस) तथा एपोक्राइन ग्रन्थियाँ (Apocrine glands) होती हैं। ओष्ठ लगभग 7.5 सेंटीमीटर लम्बा होता है।

(iii) लघु योनि-ओष्ठ (Labia minora - लेबिया माइनोरा - इसका एकवचन Labium minus - लेबियम माइनस है।) - लघु योनि ओष्ठ का निर्माण परिष्कृत त्वचा की दो कोमल परत द्वारा होता हैं जो वृहत योनि-ओष्ठों के बीच स्थित रहता है। यह अत्यधिक संवहनी (Vascular-वैसक्यूलर) होता है तथा इसके पास अनेक वसामय ग्रन्थियाँ (Sebaceous glands) होती हैं। यह ओष्ठ एक तिकोना क्षेत्र को घेरता है जिसे प्रधान (Vestibule- वेस्टिब्यूल) कहते हैं। यह एक द्वार (या मुख) होता है जो मूत्रमार्ग (Urethra) तथा योनि (Vagina) दोनों के लिए प्रवेश द्वार बन जाता है। इनकी लम्बाई लगभग 4 सेंटीमीटर होती है।

पश्चत: लघु योनि-ओष्ठ एक छोटी तह (Small fold) में मिल जाता है जिसे शाखित वस्तु (Fourchette-फोरशेट) कहते हैं। अग्रत: वह संयुक्त होकर भग-शिश्न (Clitoris) को चारों ओर से घेरता है तथा ऊपर से मुण्डच्छद (Prepuce- प्रीप्यूस) तथा नीचे से अस्थिबंध (Frenulum- फ्रेनुलम) का निर्माण करता है।

यौवन के आरम्भ होने से जघन उत्सेध (या कामाद्रि Mons veneris) तथा वृहत्त योनि-ओष्ठों (Labia majora) को मोटे रोमों (Coarse hair कोर्स हेयर) से ढक दिया जाता है।

(iv) भग-शिश्न (Clitoris-क्लिटोरिस)-यह भग (Vulva) का अत्यधिक संवेदनशील लघु संरचना है जो उर्द्धर्षी ऊतक (Erectile tissue) द्वारा निर्मित एक पिण्ड के समान होता है। यह पुरुष के शिश्न (Penis) के अनुरूप विकसित होता है। भग शिश्न में तंत्रिकाओं की अत्यधिक आपूर्ति होती है। (It is richly supplied with nerves.)

(v) योनिच्छद (Hymen-हाइमेन) - यह एक पतला झिल्लीमय मध्यच्छद (Thin membranous diaphragm) होता है जो योनि के प्रवेश-द्वार की रक्षा करता है। सामान्यत: यह छिद्रिल (Perforated-पफरिटेड) होता है जो रजो-रक्त (Menstrual blood-मेन्सट्रअल ब्लड) को बाहर जाने की अनुमति देता है। असामान्य स्थिति में जब योनिच्छद (हाइमेन) अछिद्री (Imperforate-इम्पर्फरिट) हो जाता है, परन्तु इसकी जानकारी तब तक नहीं मिलती जब तक कि यौवन नहीं आता है, तो इसके कारण रज का श्राव (Menstrual flow) योनि से बाहर निकलने में सक्षम नहीं होता। देखें चित्र 45(viii)।

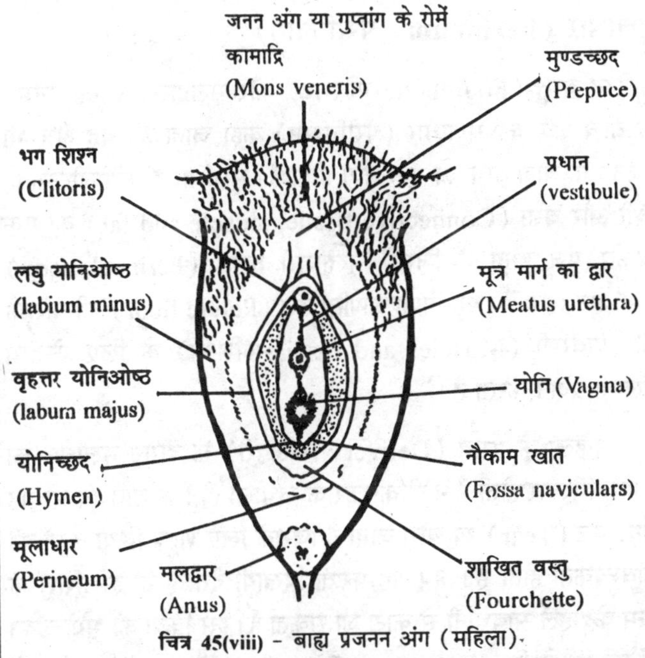

चित्र 45(viii) - बाह्य प्रजनन अंग (महिला)।
(The external genital organs.)

(vi) वृहत प्रधानीय ग्रन्थि (Greater vestibular glands-ग्रेटर वेस्टिब्यूलर ग्लैण्ड्स) - इस ग्रन्थि को बार्थोलिन की ग्रन्थि (Bartholin's glands थौमस बार्थोलिन Thomas Bartholin-1616-1680 डेनमार्क का शरीर-रचना विज्ञानी था।) कहा जाता है। ये योनि-मुख (Vaginal orifice-वैजिनल ऑरिफिस) के प्रत्येक किनारे पर यह ग्रन्थि स्थित होती है। प्रत्येक ग्रन्थि में एक नलिका (Duct) होती है जिनका मुख लघुत्तर

योनि-ओष्ठ (Labium minus) तथा योनिच्छद (Hymen) के बीच स्थान पर खुलता है। इन ग्रन्थियों द्वारा एक रंगहीन तरल पदार्थ का श्राव होता है जो भग (Vulva) को चिकना कर देता है। यौनावेश (Sexual excitement-सेक्स्युअल इक्साइटमेंट) की स्थिति में इसका श्राव अधिक होता है।

(vii) लघु प्रधानी ग्रन्थि (Lesser vestibular glands - लेसर वेस्टिब्यूलर ग्लैन्ड्स) - इस ग्रन्थि को स्केने की ग्रन्थि (Skene's glands-ऐलिक्सजान्डर जॉन्सन्स कैलमेर्स स्केने Alexander Johnson Chalmers Skene, 1838-1900 एक अमेरिकी स्त्रीरोग विशेषज्ञ था) कही जाती है। यह अतिलघु श्लेष्मल ग्रन्थियों के समूह में होती है जो दो लघु नलिकाओं से होकर मूत्र नली (Urethral meatus) के पश्च-दिवाल पर खुलती है।

मूलाधार (Perineum - पेरीनिअम)

शाखित वस्तु (Fourchette-फोरशेट) और मलद्वार (Anus एनस) के बीच क्षेत्र को मूलाधार (पेरीनिअम) कहा जाता है। यह क्षेत्र भी प्रजनन के बाह्य अंग का एक भाग होता है। मूलाधार में संयोजी ऊतक, पेशी और वसा (Connective tissue, muscle and fat) का एक त्रिकोर पुंज होता है जिसमें मूलाधारी पिण्ड (Perineal body) समाविष्ट रहता है। यह पिण्ड श्रोणीय तल (Pelvic floor) की पेशियों और प्रावरणी (Muscles and fascia-फैशिआ) के लिए केन्द्रीय संलग्नी प्रदान करता है।

महिला के प्रसव (Delivery डिलिवरी) के दौरान मूलाधार का पर्याप्त विस्तार होता है । लेकिन इसके लचीला होने के बावजूद भी यह प्रायः फट (Tear) या चीरा जाता है जिसके लिए शल्य क्रिया करने की आवश्यकता होती है। जब यह फटता दिखायी देता है तो इसे शिशु के जन्म के पहले सावधानी से काटा जा सकता है। इस क्रिया को भगोच्छेदन या एपिसिओटमि (Episiotomy) कहा जाता है। इसमें आसानी से टाँका लगाया (Sutured-स्यूचर्ड) जा सकता है और श्रोणीय तल (Pelvic floor) की क्षति को कम किया जाता है।

प्रजनन के आंतरिक अंग (Internal Organs of Generation - इंटर्नल आर्गन्स ऑफ जनरेशन)

योनि (Vagina - वेजाइना)

योनि (Vagina) एक रेशेदार पेशीय नली (Fibro-muscular canal) होती है जो भग (Vulva) से ऊपर की ओर तथा पीछे की ओर जाती है। योनि की पश्च दिवाल 7.5 से लेकर 8 सेंटीमीटर लम्बी होती है जबकि इसकी अग्र-दिवाल छोटी होती है क्योंकि गर्भाशय की ग्रीवा (Cervix सर्विक्स of Uterus यूटरस) इसके ऊपरी छोर में निकली हुई होती है। योनि के ऊपर बंद छोर (Upper blind end) को चाप छत या वॉल्ट (Vault) कहते हैं जो चार क्षेत्रों या चापिकाओं (Fornices - फॉरनिसेज इसका एकवचन Fornix फॉनिक्स है।) में ग्रीवा के बहिःक्षेपन (Protrusion - प्रोट्रूजन) द्वारा विभाजित होता है। (अग्र, पश्च, तथा इधर-उधर पार्श्विक चापिकाओं में)।

योनि की दिवालों में तीन तहें (Coats) या परतें होती हैं -

(i) आंतरिक सतह (Inner coat) - योनि की आंतरिक सतह मोटी स्तरित शल्की उपकला की होती है। (Lining of thick stratified squamous epithelium - स्ट्रेट्रिफाइड स्क्वेमस एपिथीलियम) जो उत्सेधी अनुप्रस्थ परतों या वलियों (Folds or Rugae रगी, इसका एकवचन Raga रगा है) में क्षेपित होते हैं। उपकला में ग्रंथियाँ नहीं होती परन्तु इसे गर्भाशय की ग्रीवा (Cervix) में उपस्थित श्लेष्मल ग्रन्थियाँ (Mucous glands) अपने श्राव द्वारा आर्द्र (Moist मॉइस्ट - तर) रखती हैं। योनि-उपकला (Vaginal epithelium) की कोशिकाओं में ग्लाइकोजेन (Glycogen) होता है। कोशिकाओं के विशल्कन (Desquamation - डेस्क्वमेशन) द्वारा सामान्य योनि-श्राव (Vaginal discharge) के एक हिस्सा का निर्माण किया जाता है और ग्लाइकोजन की मुक्ति का कारण बनता है। योनि का एक सामान्य निवासी डेडेरलिन का दण्डाणु (Doderlein's Bacillus-बैसिलस - अलबर्ट डेडेरलिन म्युनिक का प्रसुति-विशेषज्ञ) है जो ग्लाइकोजेन पर क्रिया करके लैक्टिक अम्ल बनाता है और इस प्रकार योनि के अंदर अम्लीय स्थिति को बनायी रखी जाती है।

(ii) मध्य सतह (Middle coat) - योनि की मध्य सतह चिकने पेशी-रेशे (Smooth muscle fibres) की होती है जो वृत्ताकार और अनुदैर्ध्य (या लम्बवत) समूहों में क्रमबद्ध (Arranged in circular and longitudinal bundles) रहती है।

(iii) बाह्य सतह (Outer coat) - योनि की बाह्य सतह घना संयोजी ऊतक (Dense connective tissue) की होती है। योनि अग्रतः (Anteriorly) मूत्राशय के तल (Base of bladder) तथा मूत्र-मार्ग (Urethra) से सम्बद्ध रहती है तथा अग्र योनि-दिवाल के निम्न अर्ध के अंदर जुड़ी रहती है। पश्चतः (Posteriorly) योनि का

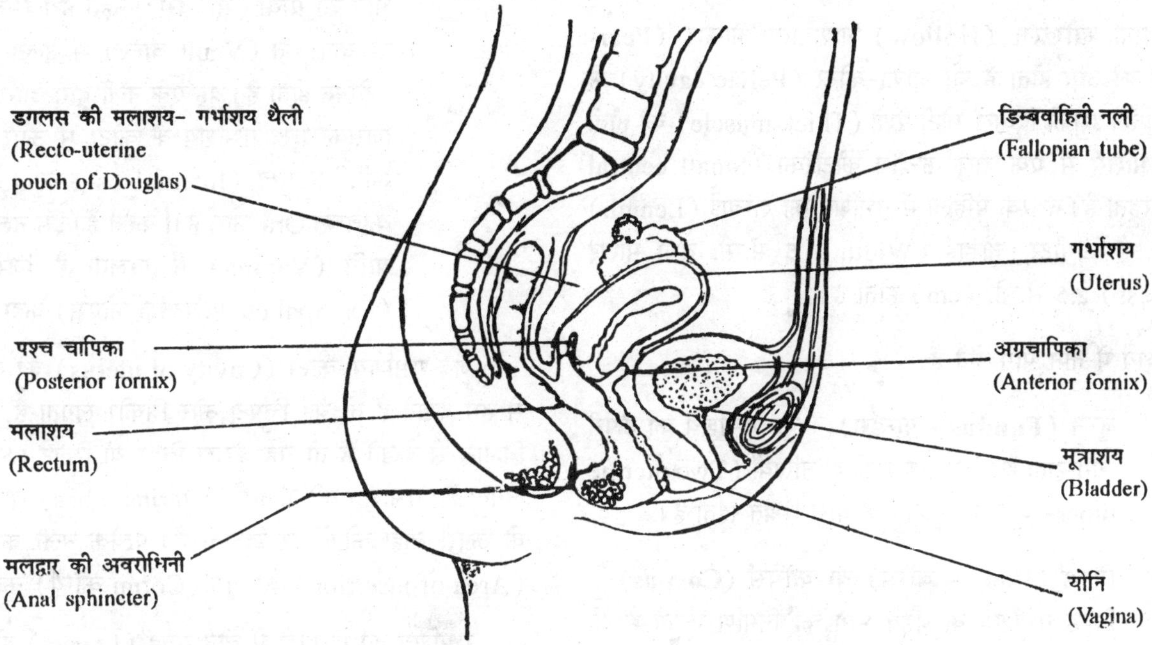

चित्र 45(ix) - महिला की श्रोणि का अंतर्वाही क्षेत्र (Section through the female pelvis)

ऊपरी तिहाई भाग मलाशय-योनिक थैली (Recto-vaginal pouch) के उदरावरण के साथ संपर्क में होता है। मध्य तिहाई भाग मलाशय (Rectum) के साथ संगत (Apposition-स्तराधान) होता है जबकि निम्न तिहाई भाग मूलाधारी पिण्ड (Perineal body) से सम्बद्ध रहता है।

पार्श्विक रूप से (Laterally) योनि का संबंध श्रोणीय तल (Pelvic floor) की उन्नयनी गुदीय (मलद्वारी) पेशियों (Levator ani muscles) से रहता है।

योनि के ऊपरी भाग से मूत्रवाहिनीयों (Ureters) तथा गर्भाशय (Uterus) की धमनियाँ (Arteries) ठीक पार्श्विक चापिकाओं (Lateral fornices-एकवचन Fornix है।) के ऊपर से जाती हैं। देखें चित्र 45(ix)।

योनि में रक्त की आपूर्ति (Blood Supply to Vagina)

योनि और उसके आस-पास के ऊतक (Tissues) अत्यधिक संवहनी (Vascular) होते हैं तथा वे आंतरिक श्रोणीय और गर्भाशयी धमनी (Iliac and uterine arteries) की शाखाओं से धमनीय रक्त (Arterial blood) प्राप्त करते हैं। योनि के निम्न भाग में रक्त की आपूर्ति मध्य तथा निम्न मलाशयी धमनी (Rectal arteries) तथा आंतरिक उपस्थीय धमनी (Internal pudental artery) की शाखाओं से होती है।

योनि के चारों ओर शिराओं द्वारा एक जालिका (Plexus) का निर्माण होता है जो मूत्राशय और मलाशय (Bladder and rectum) के चारों ओर शिराओं के साथ जुड़ जाती है और अन्तत: आंतरिक श्रोणीय शिराओं (Internal iliac veins) में रक्त को बहा देती है।

लसीका की आपूर्ति (Supply of Lymph)

योनि के ऊपरी दो-तिहाई भाग में लसीका की आपूर्ति बाह्य और आंतरिक श्रोणीय ग्रन्थि (External and internal iliac nodes) से होती है जबकि निम्न तिहाई भाग में आपूर्ति वंक्षण तथा उरु की ग्रन्थि (Inguinal and femoral nodes) से होती है।

योनि में तंत्रिका-आपूर्ति (Nerve Supply to Vagina)

योनि को अनुकंपी तथा सहानुकम्पी रेशे (Sympathetic and parasympathetic fibres) द्वारा स्वचालित तंत्रिका-तंत्र (Autonomic nervous system) से अनुप्राणित (Innervate) किया जाता है। इसके अतिरिक्त योनि के निम्न भाग में तंत्रिका की आपूर्ति उपस्थीय तंत्रिका (Prudental nerve) से संवेदिक तंत्रिका (Sensory nerve) रेशे के द्वारा होती है।

गर्भाशय (Uterus - यूटरस)

गर्भाशय एक खोखला (Hollow) नाशपाती-आकार (Pear-shaped) का अंग होता है जो श्रोणी-कोटर (Pelvic cavity) में स्थित होता है। इसकी दिवालें मोटी पेशी (Thick muscle) की होती है तथा गर्भाशय में एक लघु केन्द्रीय कोटरिका (Small central cavity) रहती है। वयस्क महिला में गर्भाशय की लम्बाई (Length) लगभग 7.5 सेंटीमीटर, चौड़ाई (Width) 5 सें.मी. तथा मोटाई (Thickness) 2.5 सें.मी. (cm) होती है।

गर्भाशय में तीन भाग होते हैं -

(i) **बुघ्न (Fundus - फन्ड्स)** - यह गर्भाशय का ऊपरी भाग होता है जो गर्भाशय की दो नलियों (Two uterine tubes- यूटरिन टयूब्स) के बीच स्थित रहता है।

(ii) **पिण्ड (Body - बॉडि) या कॉपर्स (Corpus)** - पिण्ड गर्भाशय के वृहत भाग का निर्माण करता है जो क्रमश: नीचे की ओर ग्रीवा के तरफ पतला होता जाता है (Corpus trapers downwards gradually towards the cervix)।

(iii) **ग्रीवा (Cervix - सर्विक्स)** - गर्भाशय के निम्नतम भाग को ग्रीवा (सर्विक्स) कहते हैं जिसका हिस्सा योनि के चाप-छत (Vault वॉल्ट) में उल्टा शंकु के समान प्रक्षेपित होता है। यह एक नली द्वारा आरपार की जाती है जिसका मुख गभाशय के कोटर में ऊपर होता है, जिसे आंतरिक मुख (Internal os इन्टर्नल ओस [os का बहुवचन Ora ओरा है।] कहते हैं। इस नली का मुख नीचे योनि (Vagina) में खुलता है जिसे बाह्य मुख्य (External os एक्सटर्नल ओएस) कहा जाता है।

जब गर्भाशय-कोटर (Cavity of uterus) को आगे (Front) से हम देखते हैं तो यह चिपटा और त्रिकोर लगता है, परन्तु जब इसे किनारा से देखते हैं तो यह केवल विदर या स्लिट (Slit) के समान लगता है। गर्भाशय की नलियाँ (Uterine tubes) बुघ्न (Fundus) के ऊपरी बाह्य कोणों पर खुलती हैं। प्रत्येक नली के अंतर्विष्ट क्षेत्र (Area of insertion) को शृंग (Cornu कॉर्न्यू) कहते हैं।

गर्भाशय की दिवालों में तीन सतहें (Layers) होती हैं -

(1) **गर्भाशय-अंत:स्तर(Endometrium- एन्डोमेट्रिअम)**

(2) **गर्भाशय-मध्य स्तर (Myometrium-माइओमेट्रिअम)**

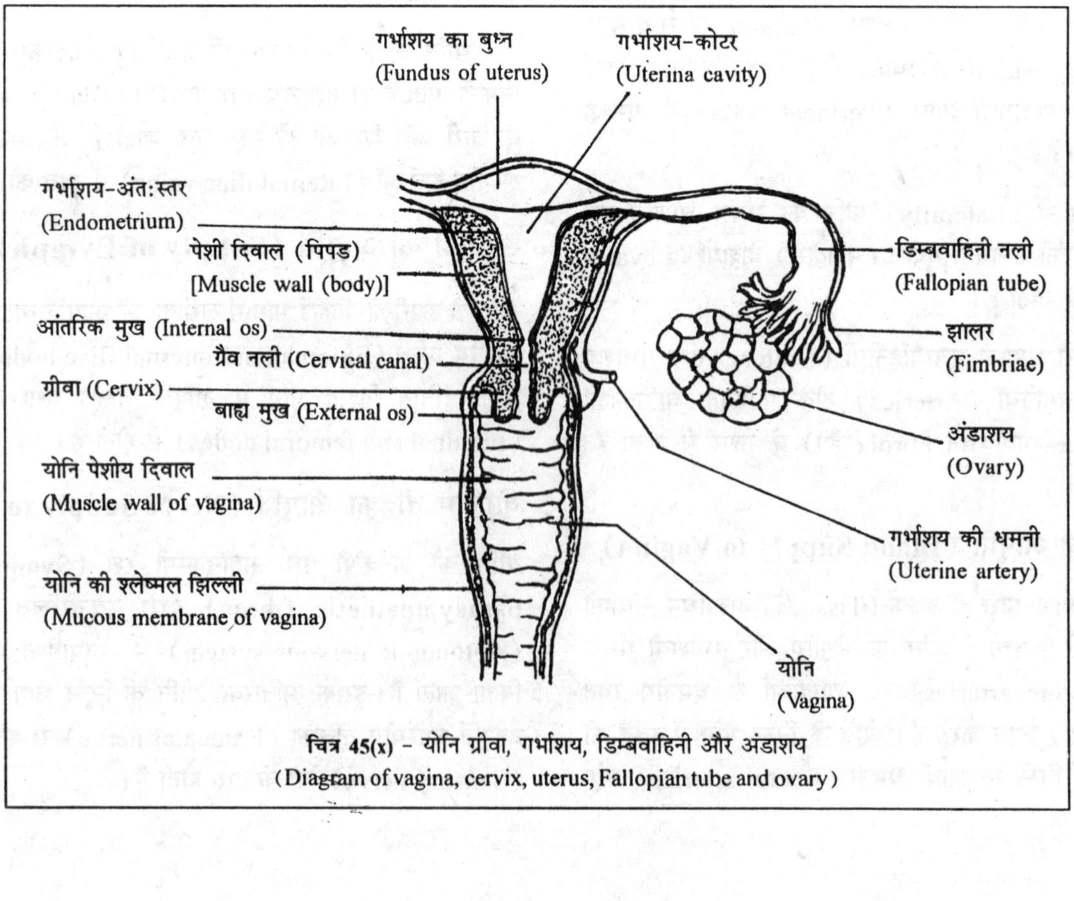

चित्र 45(x) - योनि ग्रीवा, गर्भाशय, डिम्बवाहिनी और अंडाशय
(Diagram of vagina, cervix, uterus, Fallopian tube and ovary)

(3) गर्भाशय-बहि:स्तर (Perimetrium- पेरिमेट्रिअम)

(1) गर्भाशय - अंत:स्तर (Endometrium - एन्डोमेट्रिअम) - यह विशेषीकृत प्रकार की श्लेष्मल झिल्ली (Specialized form of mucous membrane) होती है जिसकी मोटाई में अंतर होता है। यह अंतर रजो-चक्र (Menstrual cycle - मेन्स्ट्रुऑल साइकल) की अवस्था के अनुसार होता है। यह अंत:स्तर आशिंक रूप से लोमश (Ciliated सिलिएटेड) स्तम्भाकार (Columnar कॉलमनल) उपकला (Epithelium - एपीथीलियम) की एक परत से ढकी होती है जिसमें ग्रन्थि (Glands) होती है जो आधारिक सतह में डूबा देती है।

(2) गर्भाशय - मध्य स्तर (Myometrium - माइओमेट्रिअम)-गर्भाशय का मध्यस्तर चिकने पेशी-रेशे (Smooth muscle fibres) की मोटी परत होती है। इसके भी तीन परत (Three layers)-(i) वृत्ताकार रेशे की आंतरिक परत (Inner layer of circular fibres), (ii) तिर्यक रेशे की मध्य परत (Middle layer of oblique fibres), (iii) अनुदैर्ध्य (या लम्बे) रेशे की बाह्य परत (Outer layer of longitudinal fibres) होती हैं। पेशी-रेशे का समूह (Bundles) लचीला और रेशेदार ऊतक (Tissue) के साथ मिश्रित (या अंतर्गंथित) होते हैं।

(3) गर्भाशय - बहि:स्तर (Perimetrium - पेरिमेट्रिअम)-गर्भाशय का बाह्य-स्तर उदरावरण (Peritoneum) की बाहरी सतह है जो गर्भाशय के किनारे को छोड़कर शेष भाग को ढकती है। यह स्तर नीचे पड़ी पेशी-सतह (मध्यस्तर) के साथ नजदीक से संलग्न रहता है। गर्भाशय की अग्र सतह पर उदरावरण आगे की ओर मूत्रशय थैली (Utero-vesical pouch-यूटरोवेसिकल पाउच) का निर्माण करता है। उदरावरण जो पश्च-सतह को ढकता है, वह नीचे की ओर जाता है तथा मलाशय (Rectum) पर प्रकट होने के पहले योनि (Vagina) के ऊपरी भाग को ढकता है। गर्भाशय (Uterus) और मलाशय (Rectum) के बीच के स्थान को डगलस की मलाशय- गर्भाशय थैली (Recto-uterine pouch-रेक्टोयूटरिन पाउच of Douglas - जेम्स डगलस James Douglas एक शरीर-रचना विज्ञानी था जिसने सर्वप्रथम इस थैली का उल्लेख 1707 ई० में किया था।) कहते हैं।

गर्भाशय से उदरावरण पार्श्विक रूप से आगे बढ़ती है जो श्रोणि (Pelvis) के किनारे की दिवालों तक जाता है और विस्तृत अस्थिबंध (Broad ligament) के साथ निरंतर (Continuous) रहता है।

गर्भाशय की अवस्थिति (Postition of Uterus) या स्थिति

सामान्यत: गर्भाशय अपने ऊपर आगे की ओर पूर्व-नमन (या पूर्व-आकुंचन Anteflexion- ऐन्टिफ्लेक्सन) की स्थिति रहता है जिससे कि बुध्न (Fundus) मूत्राशय पर स्थित रहे। जब एक महिला खड़ी रहती है तो गर्भाशय अपनी ग्रीवा (Cervix) के साथ लगभग क्षैतिज (Horizontal) होता है तथा आगे की ओर योनि के लम्बा अक्ष (Long axis of vagina) के साथ 90^0 के कोण पर झुका हुआ होता है। इस स्थिति को पूर्व-गर्भवर्तन (Anteversion-ऐन्टिवर्शन) कहते हैं। देखें चित्र 45(xi)।

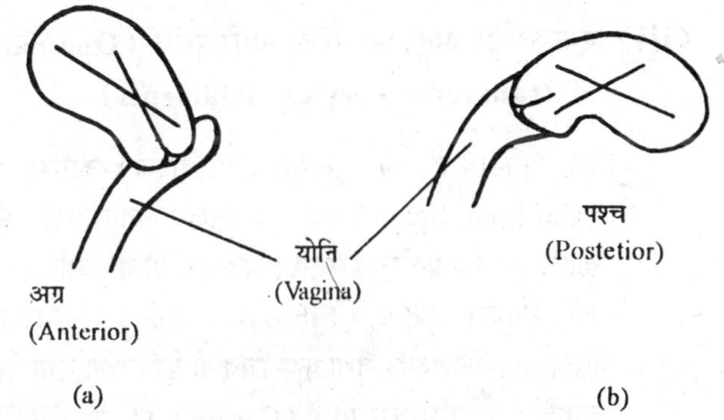

चित्र **45(xi)** - गर्भाशय की स्थिति (Position of the uterus) (a) पूर्व आकुंचन तथा पूर्व गर्भवर्तन की सामान्य स्थिति (Nermal position of anteflexion and anteversion),
(b) पश्चनमन (Retroversion)

कुछ महिलाओं में गर्भाशय पीछे की ओर कोणित (Angled) होता है और इस स्थिति को पश्चनमन (Retroversion - रीट्रोवर्शन) कहा जाता है।

गर्भाशय को चार जोड़े समर्थक अस्थिबंधों (4 pairs supporting ligaments) द्वारा स्थान पर रखा जाता है और परोक्ष रूप से श्रोणीय तल की पेशियों (Muscles of pelvic floor) द्वारा सहारा दिया जाता है।

चार जोड़े समर्थक अस्थिबंधों का रूप इस प्रकार है -

(i) एक जोड़ा विस्तृत अस्थिबंध (One pair of broad ligaments)

प्रत्येक विस्तृत अस्थिबंध (Broad ligament) में उदरावरण (या पर्युदर्या-Peritoneum) की दोहरी परत होती है जो उदरावरण के साथ निरंतर रहती है तथा गर्भाशय (Uterus) से लेकर श्रोणि (Pelvis) की दिवालों तक प्रसारित होता है। गर्भाशय-नली ऊपरी किनारे के अंदर लगी रहती है।

(ii) एक जोड़ा गोलाकार अस्थिबंध (One pair of round ligaments)

ये अस्थिबंध रेशेदार-पेशीय रज्जु (Fibro-muscular cords) होते हैं जो गर्भाशय (Uterus) के श्रृंगों (Cornua कॉर्न्यूआ - इसका एकवचन Cornu कॉर्न्यू है।) से वंक्षण-नलियों (Inguinal canals इन्विनल कनैल्स) से होकर बढ़ती हैं तथा वृहत ओष्ठों (Labia majora - इसका एकवचन Labium majus है।) में प्रविष्ठ होती हैं। ये अस्थिबंध गर्भाशय को पूर्व-गर्भवर्तन (Ante-version) तथा पूर्वनमन (Ante-flexion) की स्थिति को बनाये रखने में मदद करते हैं।

(iii) एक जोड़ा अनुप्रस्थ ग्रीवा-अस्थिबंध (One pair of transverse cervical ligaments)

इन अस्थिबंधों को मूलभूत (या मुख्य) अस्थिबंध (Cardinal ligaments- कार्डिनल लिगामेंट्स) भी कहा जाता है। प्रत्येक विस्तृत (अनुप्रस्थ ग्रीवा) अस्थिबंध को रेशेदार ऊतक (Fibrous tissue), प्रावरणी (Fascia-फैशिआ) तथा कुछ चिकनी पेशी घना तथा दृढ़ बनाते हैं ये अस्थिबंध ग्रीवा (Cervix) और ऊपरी योनि से लेकर श्रोणि के किनारे की दिवालों (Side walls of the pelvis) तक फैले रहते हैं। ये अस्थिबंध गर्भाशय (Uterus) को योनि (Vagina) में स्थान भ्रंश होने (Prolapsing) से रोकने में प्रभावी सिद्ध होते हैं।

(iv) एक जोड़ा गर्भाशय त्रिकास्थि अस्थिबंध (Utero-sacral ligaments)

ये अस्थिबंध अनुप्रस्थ ग्रीवा अस्थिबंधों (Transverse cervical ligaments) के साथ निरंतर रहते है तथा पीछे की ओर मलाशय (Rectum) के चारों ओर से बढ़कर त्रिकास्थि (Sacrum-सेक्रम) तक रहते हैं। ये अस्थिबंध ग्रीवा (Cervix) को पीछे की ओर खींचकर गर्भाशय को पूर्वगर्भवर्तन (Anteversion) की स्थिति को बनाये रखने में मदद करते हैं।

श्रोणि-तल (Pelvic floor) में पेशियाँ (Muscles), प्रावरणी (Fascia) और संयोजी ऊतक (Connective tissue) होते हैं जो श्रोणि-निकास (Pelvic outlet) की अनियमित आकृति को भर देते हैं।

गर्भाशय में रक्त-आपूर्ति (Blood Supply to Uterus)

गर्भाशय में रक्त की आपूर्ति गर्भाशय-धमनियों (Uterine arteries) से होती है जो आंतरिक श्रोणि-धमनिओं (Internal iliac arteries) की शाखाएँ होती हैं। प्रत्येक गर्भाशय-धमनी आगे की ओर विस्तृत अस्थिबंध के आधार (Base of the broad ligament) में जाती है तथा गर्भाशय में ग्रीवा के स्तर तक पहुँचती है। यह विभिन्न शाखाओं में विभाजित हो जाती हैं जो ग्रीवा (Cervix) तथा ऊपरी योनि (Upper vagina) में रक्त भेजती हैं। ये शाखाएँ ऊपर की ओर टेढ़ी-मेढ़ी रूप में घुमते हुए गर्भाशय के पिण्ड में पहुँचकर उसे रक्त की आपूर्ति करती है।

इसके अतिरिक्त अंडाशय-धमनी (Ovarian artery) की शाखाएँ अण्डाशय (Ovary) से गर्भाशय-नली (Uterine tube) में जाती है तथा गर्भाशय के बुध्न (Fundus of the uterus) में रक्त की आपूर्ति करती हैं तथा गर्भाशय-धमनी के साथ शाखा मिलन (Anastomose-अनैस्टोमोस) करती हैं।

गर्भाशयी तथा अण्डाशयी शिराओं (Uterine and ovarian veins) द्वारा रक्त का शिरीय निकास (Venous drainage) होता है जो धमनियों के साथ चलती हैं।

लसीका की आपूर्ति (Supply of Lymph)

गर्भाशय के बुध्न (Fundus) में महाधमनी की ग्रन्थियों (Aortic nodes) से अंडाशयी वाहिकाओं (Ovarian vessels) के साथ लसीका की आपूर्ति होती है जब कि गर्भाशय-पिण्ड के निचला भाग तथा ग्रीवा (Lower part of the body and cervix) में लसीका की आपूर्ति वंक्षण, बाह्य तथा आंतरिक श्रोण की ग्रन्थियों (Inguinal, external and internal nodes) से होती है।

तंत्रिका आपूर्ति (Nerve Supply)

गर्भाशय में तंत्रिका की आपूर्ति स्वचालित तंत्रिका तंत्र (Autonomic nervous system) से अनुकंपी तथा सहानुकंपी रेशे (Sympathetic and panasympathetic fibres) द्वारा होती है।

गर्भाशय के कार्य (Functions of Uterus)

प्रजनन के वर्षों (Reproductive years) में महिला नियमित रजो-चक्र (Menstrual cycle) का अनुभव करती है। प्रत्येक रजो-चक्र गर्भाशय को निषेचित अंडाणु या डिम्ब (Fertilized ovum)

प्राप्त करने के लिए तैयार करता है जिसे सम्पूर्ण गर्भावस्था के दौरान उसे धारित कर विकासशील भ्रूण (Developing fetus or foetus - फीटस) का पोषण किया जाता है। गर्भावस्था के अंत में जब भ्रूण शिशु के रूप में विकसित हो जाता है तो गर्भाशय की पेशीय दिवालें संकुचित होकर उसे योनि के मार्ग से निष्कासित किया जाता है।

गर्भाशय (या डिम्बवाही) नली (Uterine or Fallopian Tubes - यूटरिन फलोपियन टयूब्स)

प्रत्येक गर्भाशय (या डिम्बवाही) नली की लम्बाई लगभग 10 सेंटीमीटर (cm) होती है। यह नली गर्भाशय के शृंग (Cornu - कॉर्न्यू) से लेकर अंडाशय के चारों ओर वक्राकार रूप में होती है। नली की अवकाशिका (Lumen-ल्यूमेन) गर्भाशय-कोटर (Uterine cavity) के साथ संचार करती है। नली का बाहरी छोर प्रसारित होता है तथा उदरावरण के कोटर (Peritoneal cavity) में खुलता है।

यह नली विस्तृत अस्थिबंध (Brod ligament) के ऊपरी किनारे में संलग्न रहता है और इस प्रकार वह उदरावरण द्वारा घिरा रहता है।

गर्भाशय-नली के चार भाग (Four parts) होते हैं -

(1) **अंतरालीय भाग (Interstitial or intramural part-इन्टर्स्टिशल इन्ट्राम्युअरल पार्ट)**-यह भाग गर्भाशय-दिवाल से होकर तिरछे से आगे बढ़ता है जिसकी अवकाशिका (ल्युमेन) संकीर्ण होती है।

(2) **लघु और संकीर्ण नली या इस्थमस (Isthmus)** - यह सीधा और संकीर्ण भाग है जो गर्भाशय से बढ़ता है।

(3) **कलशिका या ऐम्पला (Ampulla)**-कलशिका की दिवालें पंतली और चौड़ी होती है तथा चक्करदार (Tortuous-टॉर्टयूअस) भी होती है।

(4) **कीपाकार (Infundibulum-इन्फन्डिब्यूलम)** - यह भाग कीप (Funnel) के आकार की प्रसारित नली है जो उदरावरण-कोटर में खुलती है। इसके किनारे झब्बा समान कुछ प्रवर्धकों (Fringe like processes) से घिरे होते हैं जिसे झालर (Fimbriae-फिम्ब्रिइ - इसका एकवचन Fimbria फिम्ब्रिआ है।) कहते हैं। इन झालरों का एक लम्बा झालर अण्डाशय (Ovary) के संपर्क में रहता है। जिसे अण्डाशय सम्बद्ध झालर (Fimbria ovarica - फिम्ब्रिआ ओवरिका) कहा जाता है।

संरचना (Structure)-गर्भाशय-नली की बाहरी सतह को उदरावरण (Peritoneum) द्वारा ढका जाता है। इस नली में एक पेशीय दिवाल होती है जो गर्भाशय के साथ निरंतर रहती है, परन्तु वह इस्थमस (संकीर्ण नली) से कलशिका (ऐम्पला) की ओर पतली होने लगती है। इस दिवाल की बाहरी सतह अनुप्रस्थ पेशी-रेशे (Longitudinal muscle fibres) की तथा आंतरिक सतह वृत्ताकार रेशे (Circular fibres) की होती है।

गर्भाशय-नली का आंतरिक अस्तर (Inner lining) श्लेष्मल झिल्ली का होता है जो स्तम्भकार उपकला द्वारा रोमित होता है और जिसे अनुदैर्ध्य परतों (Longitudinal folds) में क्षेपित किया जाता है।

गर्भाशय-नलिकाओं के कार्य (Functions of Uterine Tubes)

गर्भाशय नली अंडाशय (Ovary) से डिम्ब (Ovum) को गर्भाशय (Uterus) में वहन करने के लिए नलिकाओं (Ducts) के रूप में कार्य करती हैं। चिकनी पेशी के क्रमाकुंचन लहरें (Peristaltic contraction) तथा रोमक-गति (Movemnet of cilia - सिलिआ) से डिम्ब को गर्भाशय (Uterus) की ओर ठेलने में मदद मिलती है।

एक डिम्ब (Ovum) का शुक्राणु (या वीर्य Sperm- स्पर्म) के साथ निषेचन (Fertilization) सामान्यत: गर्भाशय-नली में होता है और प्राय: नलीय गर्भाधान (Tubal pregnancy) की घटना होती है। इस स्थिति में निषेचित डिम्ब (Fertilized ovum) का नली में ही रोपन (Implantation) होता है। लेकिन चूँकि नली अपने को फैलाने (प्रसारित करने) में असमर्थ होती है,अत: गर्भावस्था के छ: सप्ताहों से अधिक यहाँ नहीं रह सकता। गर्भधारण (Conception) के उत्पाद (Products) या तो पूर्णत: अवशोषित (Absorbed) हो जाते हैं या फिर गर्भपात (Abortion) हो जाता है। इसमें गर्भशय-नली के फटने की स्थिति भी हो सकती है। परिणामी रक्तश्राव (Consequent haemorrhage-हेमरिज) को रोकने के लिए तत्काल शल्य-क्रिया करने की आवश्यकता पड़ती है।

गर्भाशय-नली का मुख उदरावरण के कोटर (Peritoneal cavity) में खुलता है जिसका अभिप्राय यह है कि सम्भवत: पिण्ड के बाहर से लेकर उदरावरण के कोटर तक खुली नली है। योनि और गर्भाशय (Vagina and uterus) के संक्राम्य (Infective) होने से उसका प्रसार नलियों में भी हो सकता है जिसके कारण गर्भाशय नली में सूजन होती है जिसे डिम्बवाहिनी-शोथ (Salpingitis - सैल्पिन्गाइटिस) कहते हैं। इसमें पर्युदर्या (या उदरावरण) शोथ (Peritonitis-पेरिटोनाइटिस) की संभावना हो सकती है। डिम्बवाहिनी-शोथ के कारण महिला में अनुर्वरता (या बाँझपन - Infertility-इन्फर्टिलिटि) की स्थिति भी आ सकती है।

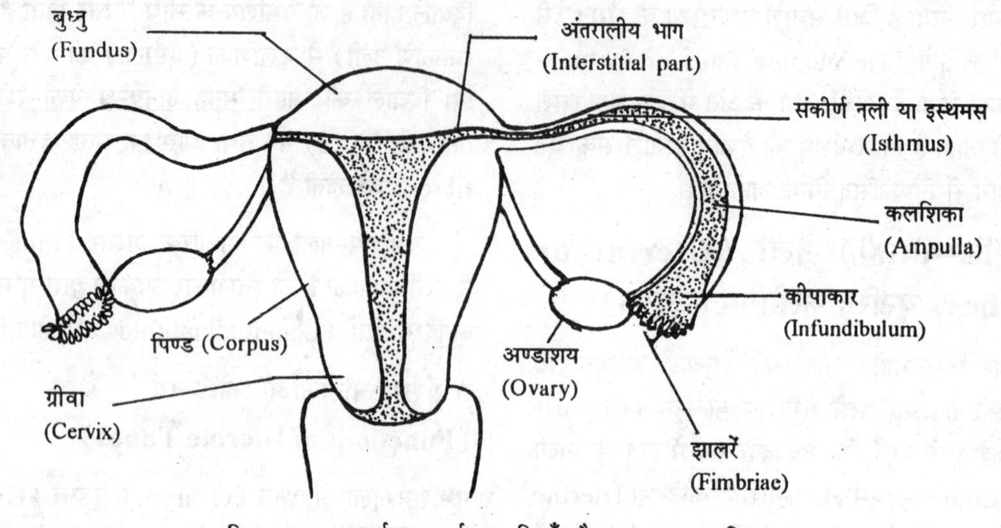

चित्र 45(xii) - गर्भाशय, गर्भशय-नलियाँ और अण्डाशय का चित्र
(Uterus, uterine tubes and ovaries)

अण्डाशय या डिम्ब ग्रन्थि (Ovary ओवरि)

महिला के शरीर में दो डिम्ब ग्रन्थियाँ (या अण्डाशय-Ovaries ओवरीज) होती हैं जो गर्भाशय के दोनों तरफ स्थित होती हैं। इनका आकार अण्डा के समान (Ovoid ओवाइड) होता है जिसकी लम्बाई - 3 से लेकर 4 सेंटीमीटर (cm), चौड़ाई 2 सें.मी. तथा मोटाई 1 सें.मी. होती है। ये दोनों तरफ स्थित होती है। ये दोनों ग्रन्थियाँ विस्तृत अस्थिबंध (Broad ligament) की पश्च-सतह के साथ उदरावरण की एक परत-मेसोवेरियम (Mesovarium) द्वारा संलग्न रहती हैं। रक्त वाहिका (Blood vessels), लसीका (Lymphatics) तथा तंत्रिका (Nerves) इसी मेसोवेरियम के द्वारा नाभिका (Hilum - हाइलम) पर डिम्बग्रन्थि (या अण्डाशय) में प्रवेश करती हैं। एक अंडाशयी बंधन (Ovarian ligament) के द्वारा शृंग (Cornu-कॉन्यू) के नीचे प्रत्येक डिम्बग्रन्थि लटकी रहती है।

डिम्बग्रन्थि (या अण्डाशय) में एक अंतस्था (Medulla-मिडूला) तथा एक प्रान्तस्था (Cortex-कॉर्टेक्स) होती है जो एक दूसरे से मिल जाती है, परन्तु इस संयोग की स्पष्ट व्याख्या अभी तक नहीं की जा सकी है।

अतंस्था (Medulla-मिडूला) - यह ढीला संयोजी ऊतक द्वारा निर्मित होती है जिसमें अनेक रक्तवाहिकाएँ (Blood vessels), लसीकीय सामग्री (Lymphatics) तथा तंत्रिकाएँ (Nerves) होती हैं। नाभिका (हाइलम) और "उदरावरणी संयोजी परत" या मेसोवेरियम (Messovarium) के निकट अंतस्था नाभिकीय कोशिकाओं (Hilus cells) के लघु समूह होते हैं जिनके बारे में यह कहा जाता है कि ये कोशिकाएँ अण्डग्रन्थि की अंतरालीय कोशिकाओं (Interstitial cells of testis) के सजातीय (या सदृश-Homologous) हैं।

प्रांतस्था (Cortex कॉर्टेक्स) - यह एक सघन संयोजी ऊतक पीठिका (Compact connective tissue stroma स्ट्रोमा) से निर्मित होती है। इसमें इसके विकास के सभी चरणों में अण्डाशयी पुटिका (Ovarian follicles ओवेरियन फॉलिकल्स) होती हैं। प्रांतस्था (कॉर्टेक्स) को चारों ओर से घने संयोजी ऊतक की एक परत घेरे रहती है जिसे झिल्ली का श्वेतावरण (Tunica albuginea-ट्यूनिका ऐल्ब्यूगिनिआ) कहा जाता है। अंडाशय (या डिम्बग्रन्थि) की ऊपरी सतह घनाकार उपकला की एक परत से ढकी होती है (Covered by a single layer of simple cuboidal epithelium) जिसे जननिक (या भ्रुणीय) उपकला (Germinal epithelium-जर्मिनल एपिथीलियम) कहते हैं।

अंडाशय (या डिम्बग्रन्थि) के कार्य (Functions of Ovaries)

अंडाशय (या डिम्बग्रन्थि) के मुख्यत: दो कार्य हैं -

1. **डिम्ब (या अण्डाणु) की उत्पत्ति और विकास करना (Formation and development of ova ओवा or oogenesis ओअजेनिसिस) तथा**
2. **हार्मोनों का श्राव करना (Secretion of hormones)**

1. **डिम्ब की उत्पत्ति और विकास करना (Oogenesis - ओअजेनिसिस) या डिम्बजनन या अण्डजनन**

डिम्बजनन (ओअजेनिसिस) एक प्रक्रिया है जिसमें महिला के मूल युग्मक (Gametes) परिपक्व डिम्ब (Mature ova) बनते हैं। जन्म के पहले महिला की मूल लिंग-कोशिका (जिसे डिम्बाणु प्रसूजन या अण्ड-जननी - Oogonia ओअगोनिआ - इसका एकवचन Oogonium ओअगोनिअम है), कहते हैं। का अण्डाशय में सूत्री-विभाजन (Mitosis-मिटोसिस) द्वारा प्रजनन होता है तथा अपरिपक्व डिम्बों (मूल डिम्बाणु जनन कोशिका Primary oocytes) का निर्माण होता है। जन्म के समय अण्डाशय में लगभग 20 लाख मूल पुटिकाएँ (Primordial follicles- प्राइमॉर्डिअल फॉलिकल्स) होती हैं। प्रत्येक पुटिका (Follicle) में एक प्राथमिक डिम्बाणु जनन कोशिका (Oocyte - ओअसाइट) होती हैं जो उपकला कोशिकाओं (Epithelial cells) द्वारा घिरी रहती है। बाल्यावस्था के दौरान इनमें से अनेक पुटिकाओं में अपक्षय होता है जिसके कारण यौवनारम्भ (Puberty) के समय इनकी संख्या 4 लाख हो जाती है। प्रजनन वर्षों (Reproductive years) के दौरान इन पुटिकाओं में से 500 परिपक्व होते हैं और वे डिम्ब (यां अण्डाणु) को बाहर निकाल देते (Expel their ova) हैं। शेष सभी में अपक्षय होता है तथा प्रजनन-काल के अंत में या रजो निवृत्ति (Menopause-मनोपॉज) में कुछ पुटिकाएँ शेष रह जाती हैं।

बाल्यावस्था तथा यौवन के आरम्भ के बीच अण्डाशयों (या डिम्बग्रन्थियों) का अल्प विकास होता है। यौवन काल (During puberty) में प्रजनन-तंत्र के आंतरिक अंगें परिपक्व और सक्रिय होते हैं तथा रज:श्राव (या रजोधर्म Menstruation मेन्स्ट्रुएशन) आरम्भ होता है। इसे प्रथम मासिक श्राव (Menarche मेनआर्के) कहा जाता है।

परिपक्व अंडाशय (Matured overy) की क्रिया का एक चक्र (Cycle) होता है जो लगभग 28 दिनों का समय लेता है। (यद्यपि इसका न्यूनतम समय 21 दिनों का तथा अधिकतम समय 35 दिनों का होता है।)

अंडाशयी चक्र (Ovarian cycle) रजोधर्म के प्रथम दिन से आरम्भ होता है। पुटिका उद्दीपक हार्मोन (Follicle stimulating hormone or FSH) का श्राव अग्र पीयूष ग्रन्थि द्वारा होता है। यह हार्मोन कुछ प्राथमिक पुटिकाओं (Premordial follicles) को उत्तेजित (या उद्दीपित) करता है जिससे वे विकसित होने लगते हैं, यद्यपि इनमें से केवल एक ही परिपक्व होती हैं।

पुटिका के अंदर प्राथमिक डिम्बाणु जनन कोशिका (Primary oocyte) का वर्धन (Enlargement) होता है तथा पुटिका की उपकला-कोशिकाओं (Epithelial cells of follicle) की बहुसंख्य उत्पत्ति होती है जो डिम्बाणु कोशिका (Oocyte) से एक झिल्ली द्वारा अलग की जाती है। इस झिल्ली को पारभासी मेखला (Zona pellucida-जोना पेलुसिडा) कहते हैं। पुटिका की उपकला-कोशिकाओं को "पुटिका-भित्ति की झिल्ली" या मेम्ब्रेना ग्रैनुलोसा (Membrane granulosa) कही जाती है। अंडाशय की पीठिका-कोशिकाएँ (Stromal cells) पुटिका के चारों ओर एक संपुटिका (Capsule - कैप्स्यूल) का निर्माण करती हैं। इस संपुटिका (या कैप्स्यूल) में दो सतहें (Layers) होती हैं -

(i) आंतरिक संवहनी सतह (Inner vascular layer) जिसे आंतरिक प्रावरक (Theca interna - थीका इन्टर्ना) कहते हैं तथा

(ii) बाह्य रेशेदार सतह जिसे बाह्य प्रावरक [या थीका एक्सटर्ना (Theca externa)] कहा जाता है।

पुटीका-भित्ति की कोशिकाएँ (Granulosa cells) एक द्रव (Fluid) का श्राव करना आरम्भ करती है। पुटिकामय द्रव में अंडाणु (Ovuna) विस्थापित होकर पुटिका के एक किनारा पर आ जाता है जहाँ उसे पुटिका-भित्ति की कोशिका-पिण्ड (Mass of granulosa cells) घेर लेता है। इस पिण्ड को अंडाशयी संचय (Cumulus oophorus क्यूम्यूलस ओअफोरस) कहा जाता है। जिस समय अण्डोत्सर्ग (Ovulation ओव्युलेशन) होता है उस समय मूल डिम्बाणु-जनन कोशिका (Oocyte) अर्धसूत्रण (Meiosis-माइओसिस) के प्रथम चरण का अनुभव करती है।

विकास के दौरान पुटिका को ग्राफियन पुटिका (Graafian follicle) कही जाती है। {रेग्निअर डे ग्राफ Regnier De Graaf हॉलैण्ड का एक शरीर-रचना विज्ञानी Anatomist था जिसने सर्वप्रथम प्रजनन अंग के कार्यों में इस पुटिका का उल्लेख किया था।}

जैसे ही यह पुटिका (Follicle) परिपक्व होती (Ripens) है, वह एक हार्मोन इस्ट्रोजेन (Oestrogen) का अधिक परिमाणों में (In increasing amounts) श्राव करती है जब तक कि ठीक डिम्बोत्सर्ग (या अण्डोत्सर्ग) के पहले उत्पादन सर्वाधिक नहीं हो जाता।

डिम्बोत्सर्ग (या अण्डोत्सर्ग-Ovulation ओव्युलेशन)

पुटिका (Follicle) के विकास के दौरान अग्र पीयूष ग्रन्थि (Anterior pituitary gland) भी LH (पीतिकाकरण हार्मोन-Luteinizing लुटीनाइजिंग hormone) का श्राव करती है जो FSH (पुटिका उद्दीपक हार्मोन-Follicle stimulating hormone) को अंतिम पुटकमय विकास और अण्डोत्सर्ग (Final follicular growth and ovulation) को प्रोत्साहित करने में सहायता देता है। कुछ घंटों के बाद

इस्ट्रोजेन (Oestrogen एक हार्मोन) का उत्पादन अधिकतम हो जाता है तो LH के श्राव की पर्याप्त वृद्धि होती है। पुटिका द्रव में फूल जाती है तथा अंडाशय की सतह पर फट जाती है जिससे अंड (या डिम्ब Ovam) निकलकर उदरावरण कोटर (Peritonial cavity) में चला जाता है। अण्डोत्सर्ग के समय के लगभग गर्भाशय-नली (Uterine tube) का बाहरी छोर अण्डाशय (Ovary) के नजदीक आती है जिसके कारण अण्डा को नली में प्रवेश की सुविधा होती है।

अण्डोत्सर्ग के बाद पुटिका नष्ट हो जाती है तथा पुटिका-भित्ति की कोशिकाओं का वर्धन (Enlargement) और पर्याप्त उत्पत्ति होती है। इस प्रक्रिया को पीतिकाकरण (Luteinization-ल्यूटीनाइजेशन) कहते हैं जिसका नियंत्रण LH करता है। परिणामी ग्रन्थिल संरचना को पीत पिण्ड (Corpus luteum कॉर्पस ल्यूटियम) कहा जाता है। पीत पिण्ड की वृद्धि 7-8 दिनों तक होती है तथा वह वर्धित परिमाणों (Increasing amounts) में दो हार्मोनों - प्रोजे़स्टेरॉन (Progesterone) तथा इस्ट्रोजेन (Oestrogen) का श्राव करता है। इससे पृष्ठपोषण तंत्र (Feedback mechanism) की पहल होती है जिसके कारण FSH और LH के उत्पादन में कमी आती है।

यदि अण्डाणु (या डिम्ब-Ovam) निषेचित (Fertilized) नहीं होता है तो पीत पिण्ड (Yellow body or corpus luteum) का अपक्षय होना आरम्भ हो जाता है और इसके हार्मोनों का उत्पादन (या श्राव) रुक जाता है। संयोजी ऊतक (Connective tissue) का आक्रमण पीड-पिण्ड पर होता है और यह क्रमशः एक श्वेत निशान (White scar) में रूपान्तरित होने लगता है। इस श्वेत निशान को धब्बेदार ऊतक (Carpus albicans-कॉर्पस ऐलबिकन्स) कहा जाता है।

अग्र पीयूष ग्रन्थि को जब हार्मोनों (प्रोजेस्टैरॉन तथा इस्ट्रोजेन) के श्रावित होने से रोका नहीं जाता, तो वह अधिक परिमाण में FSH का श्राव करना आरम्भ करती है। इस श्राव के कारण रजोधर्म (या मासिक धर्म-Menstruation मेस्ट्रूएशन) होता है तथा एक नवीन अण्डाशयी-चक्र (Ovarian cycle) आरम्भ होता है।

यदि अण्डाणु (या डिम्ब -Ovum) निषेचित होता है तथा वह गर्भाशय (Uterus) में निविष्ट (Implanted - रोपित) हो जाता है तो पीत-पिण्ड (Corpus luteum) निरंतर विकसित होता रहता है तथा वृहत पैमाने पर इस्ट्रोजेन तथा प्रोजेस्टेरॉन (हार्मोनों) का उत्पादन (या श्राव) गर्भावस्था (Pregnancy) के प्रारम्भिक महीनों में करता है।

अण्डोत्सर्ग (Ovulation) की क्रिया अगला अण्डाशयी चक्र (Next ovarian cycle) आरम्भ होने के लगभग 14 दिन पहले होती है। इस प्रकार 28 दिन के अंडाशयी चक्र में अण्डोत्सर्ग की क्रिया 14 दिन के आस-पास होती है। यदि अण्डाशयी चक्र का काल 21 दिन का होता है तो अण्डोत्सर्ग (Ovulation) 7 दिन के आस-पास होगा। इसका अभिप्राय यह है कि प्रत्येक मास (Month) में एक पुटिका (Follicle) का विकास होता है तथा एक अण्डाणु (या डिम्ब) को

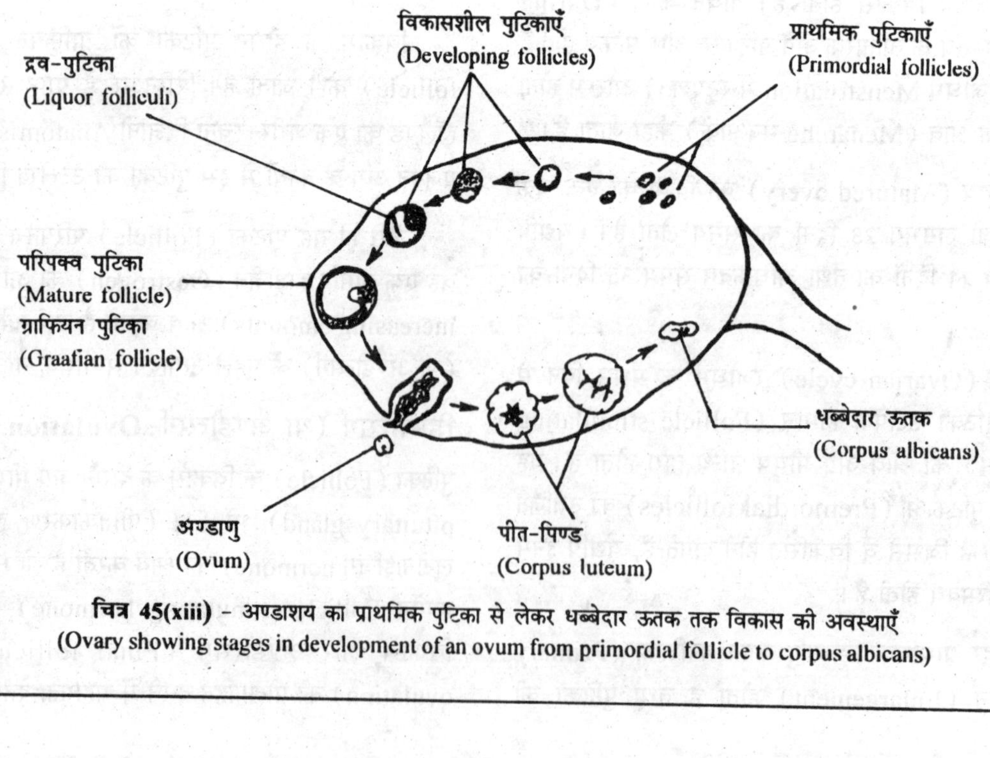

चित्र 45(xiii) - अण्डाशय का प्राथमिक पुटिका से लेकर धब्बेदार ऊतक तक विकास की अवस्थाएँ
(Ovary showing stages in development of an ovum from primordial follicle to corpus albicans)

मुक्त किया जाता है तथा रजोचक्र (Menstrual cycle) के मध्य (14वाँ दिन) में उसे निकाला जाता है।

2. **हार्मोनों का श्राव करना (Secretion of Hormones)**

अंडाशय (या डिम्बग्रन्थियों) की अंत:श्रावी क्रिया (Endocrine activity) का मुख्य संबंध इस्ट्रोजेन (Oestrogen) तथा प्रोजेस्टेरोन (Progesterone) हार्मोनों का श्राव करने से होता है। इसके अतिरिक्त अण्डाशय ऐन्ड्रोजेन (Androgens-पुरुष लिंग हार्मोन) के साथ संश्लेषण भी करते हैं। यहाँ इनका संक्षिप्त उल्लेख किया गया है।

इस्ट्रोजेन (Oestrogen) - इस्ट्रोजेन स्टेरॉयड यौगिकों (Steriod compounds इस्ट्राडिओल-Oestradiol, इस्ट्रिओल-Oestriol तथा इस्ट्रोन-Oestrone) का एक सामूहिक नाम है जिनकी संरचना (Structure) समान होती है। यौवानारम्भ (Puberty) के समय द्वितीय लैंगिक (या यौन) विशेषताओं (Sexual characteristics) के विकास के लिए इस्ट्रोजेन उत्तरदायी होता है। इसके अतिरिक्त यह महिला प्रजनन क्षेत्र (Female reproductive tract) तथा स्तनीय ग्रन्थियों (Mammary glands - मैमरि ग्लैन्ड्स) के विकास में भी यह अहम् भूमिका निभाता है।

प्रोजेस्टेरॉन (Progesterone) - यह भी एक स्टेरॉयड यौगिक है जो उन ऊत्तकों (Tissues) को प्रभावित कर सकता है जो इस्ट्रोजेन द्वारा पहले ही प्रभावित हो चुके हैं। प्रोजेस्टेरॉन का मुख्य कार्य गर्भावस्था की तैयारी के लिए गर्भाशय-अंत:स्तर (Endometrium-एन्डोमेट्रियम) में श्रावी-परिवर्तनों की पहल करना है। यह इस्ट्रोजेन के साथ मिलकर स्तन (Breast-ब्रेस्ट) की वत्स्र्य-कोशिकाओं (Alveolar cells ऐल्विओलर सेल्स) की उत्पत्ति वृद्धि और वर्धन (Proliferation and enlargement) को प्रोत्साहित करता है।

ऐन्ड्रोजेन्स (Androgens) - अंडाशयों द्वारा अल्प मात्रा में ऐन्ड्रोजेन्स का श्राव किया जाता है। ऐन्ड्रोजेन्स के बारे में यह समझा (या कहा) जाता है कि इसका संश्लेषण (Synthesis) अंडाशयी अंतस्था (Ovarian medulla) की पीठिका-कोशिकाओं (Stromal cells) तथा नाभिका-कोशिकाओं (Hilus-हाइलस Cells) के साथ होता है।

इस प्रकार सारांश में यह कहा जा सकता है कि अंडाशय (या डिम्ब ग्रन्थि) के तीन कार्य (Three function) हैं -

(i) अण्डाणु (या डिम्बा) की उत्पत्ति करना (Oogenesis ओअजेनिसिस)

(ii) अण्डाणु का उत्सर्ग करना (Ovulation ओव्युलेशन)

(iii) हार्मोनों का श्राव (या उत्पादन) करना (Secretion - सिक्रीशन of hormones)

अण्डाशयी कार्य का नियंत्रण (Control of Ovarian Functions)

अण्डाशयी हार्मोन और अण्डाशयी-चक्र के उत्पादन का नियंत्रण जनन ग्रन्थि पोषणज हार्मोनों (Gonadotrophic-गोनाडोट्रॅफिक hormones) द्वारा होता है जिसे पीयूष ग्रन्थि (Pituitary gland) मुक्त करती है। ये हार्मोन हैं -

(i) FSH (Follicle stimulating hormone)-पुटिका उत्तेजक हार्मोन तथा

(ii) LH या पीतिकाकरण हार्मोन (Luteinizing hormone)

यौवनारम्भ (या तारुण्य) तथा प्रथम मासिक श्राव (रजोदर्शन)(Puberty and Menarche प्यूबर्टि एण्ड मेनआर्के)

यौवनारम्भ (या प्यूबर्टि) का अभिप्राय है - प्रजनन कार्य के लिए सक्षम होना (Functional capability for procreation) जिसकी विशेषता यौन-परिपक्वन (Sexual maturation) होती है। यह किशोरावस्था का आरम्भ है जिसके दौरान मानसिक और सांवेगिक परिपक्वता (Mental and emotional maturity) आती है तथा शारीरिक विकास (Physical growth) पूर्ण हो जाता है।

प्रथम रजोदर्शन या मासिक श्राव (Menarche-मेनआर्के) का अर्थ है-रजोधर्म (Menstruation मेन्स्ट्रुएशन) का प्रारम्भ होना। रजोधर्म का आरम्भ 13-14 वर्ष की आयु से होता है। यह श्राव प्रति 28 दिन के अंतर से होता है जो लाल रंग का द्रवीय पदार्थ होता है तथा योनि-नली से बाहर निकला है। इस तरल लाल पदार्थ को रज (Menstrual fluid) कहा जाता है। यह श्राव 3 से लेकर 6 दिनों तक रुक-रुककर होता है।

रजोधर्म या मासिक श्राव या रज:श्राव (Menstruation मेन्स्ट्रूएशयन)

प्रथम रजोधर्म (Menarche) से लेकर रजोनिवृत्ति (Menopouse) तक के सम्पूर्ण प्रजनन काल में गर्भाशय-अंत:स्तर (Endometrium) में चक्रीय परिवर्तन होते हैं। रजोचक्र (Menstrual cycle) का घनिष्ठ सम्बंध अण्डाशयी चक्र (Ovarian cycle) से होता है। यह रजोचक्र 28 दिनों का होता है जिसे तीन अवस्थाओं या कालों (Three

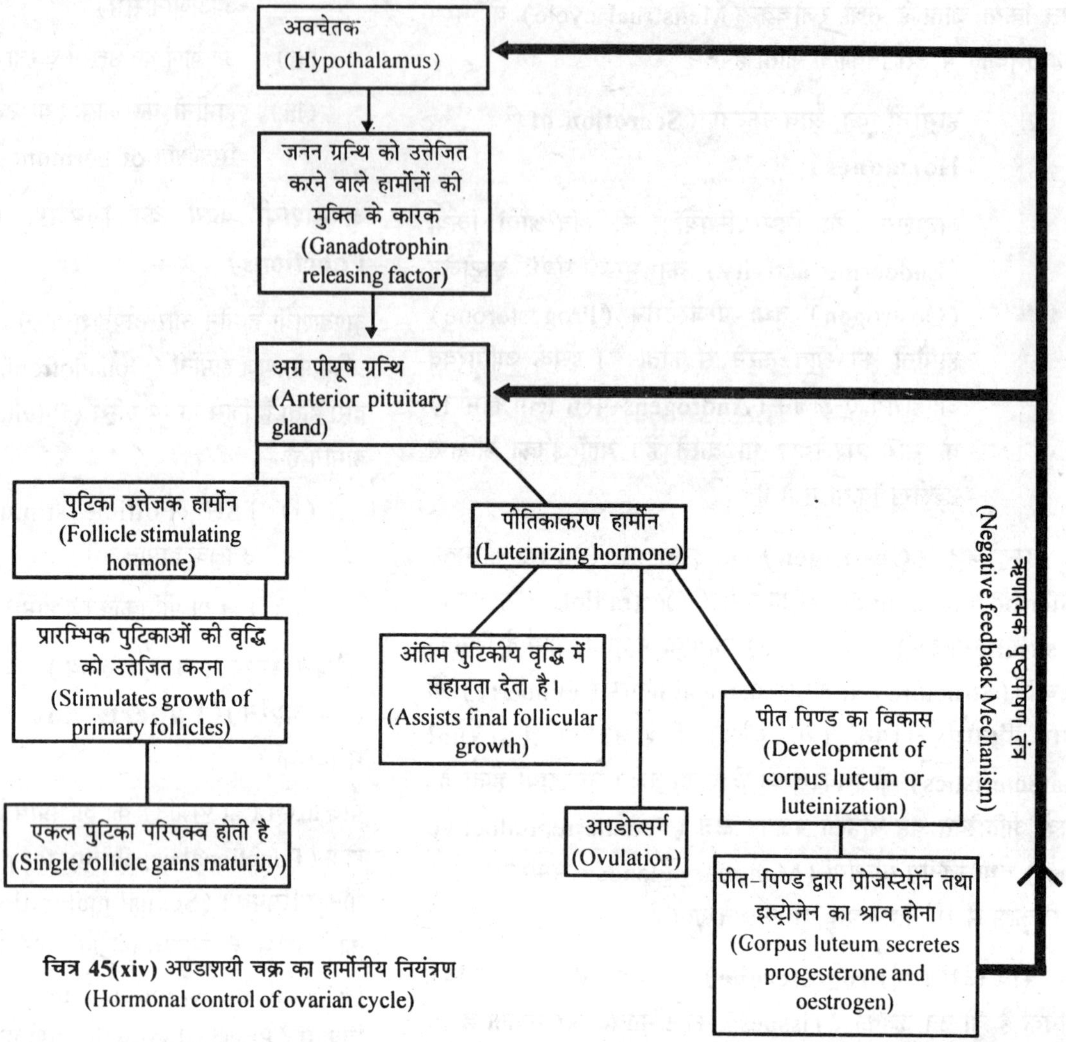

चित्र 45(xiv) अण्डाशयी चक्र का हार्मोनीय नियंत्रण
(Hormonal control of ovarian cycle)

phases) में उल्लेख किया जा सकता है -

(i) **प्रचुर-उद्भव अवस्था या काल (Proliferative phase - प्रोलिफरेटिव फेज)**

(ii) **श्रावी अवस्था (Secretory phase मेन्स्ट्रअल फेज)**

(iii) **रजोधर्म की अवस्था (Menstrual phase मेन्स्ट्रअल फेज)**

(i) प्रचुर-उद्भव अवस्था या काल (Proliferative phase - प्रोलिफरेटिव फेज)

रजोधर्म के दौरान गर्भाशय के अंत:स्तरीय परत (Endometrial lining) क्षीण हो जाती है तथा एक पतली आधारित परत (Thin basal layer) रह जाती है। प्रचुर-उद्भव अवस्था का आरम्भ रजोधर्म के अंत में (At the end of menstruation) होता है। इस्ट्रोजेन (Oestrogen-एक हार्मोन) का अधिक परिमाण में श्राव अंडाशयों (या अण्डग्रन्थियों) द्वारा अंडाशयी चक्र (Ovarian cycle) के प्रथम भाग के काल में होता है। इसके कारण उपकला (Epithelium) का प्रचुर-उद्भव तेजी से होता है। गर्भाशय के अंत:स्तरीय शिराएँ तथा ग्रन्थियाँ (Endometrial blood-vessels and glands) दीर्घ तथा अधिक कुण्डलित होती हैं। प्रचुर-उद्भव अवस्था के अंत में (रजोधर्म के प्रारम्भ से 14 दिनों के लगभग) गर्भाशय का अंत:स्तर 2 से 3 मिलीमीटर (mm) मोटी हो जाती है। जब अण्डोत्सर्ग (Ovulation) होता है, तो प्रचुर-उद्भव अवस्था (प्रोलिफरेटिव फेज) का अंत हो जाता है।

(ii) श्रावी अवस्था (Secretory phase सेक्रीटरी फेज)

अण्डोत्सर्ग (Ovulation) होने पर गर्भाशय-अंत:स्तर (Endometrium) में प्रोजेस्टेरॉन (Progesterone)

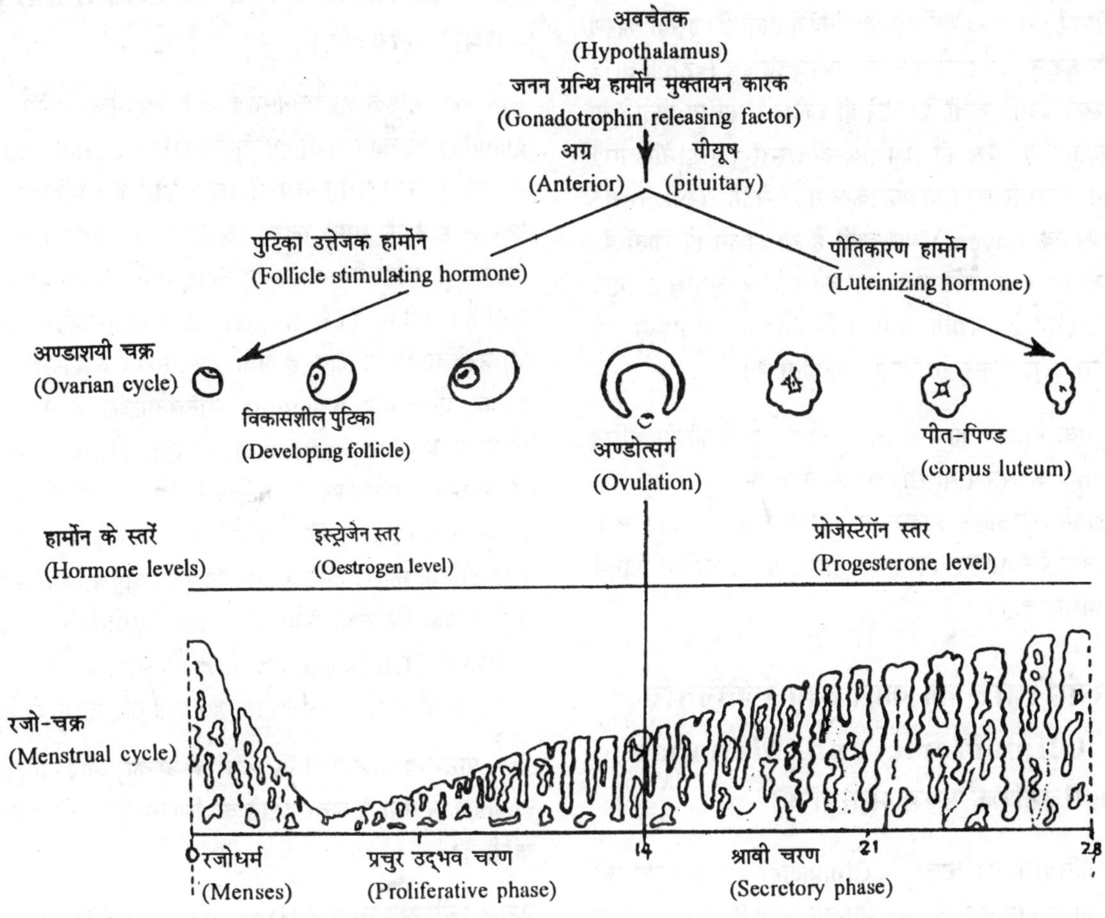

चित्र 45(xv) - अण्डाशयी चक्र और रजो-चक्र के संबंध का रेखाचित्र या आरेख
(Diagram showing the relationship of ovarian and menstrual cycle)

के प्रभाव में पीत पिण्ड (Corpus luteum) द्वारा अतिवृद्धि निरंतर होती रहती है। अंत:स्तरीय ग्रन्थियाँ (Endometrial glands) वृहत् (Larger) तथा अधिक टेढ़ी-मेढ़ी (Totuous- टॉटयूअस) हो जाती हैं जिसके कारण वृहत् परिमाण में ग्लाइकोजेन (Glycogen-एक प्रकार स्टार्च) का संग्रह होता है। ये ग्रन्थियाँ श्रावी-क्रिया आरम्भ कर देती हैं। उपकला (Epithelium) वृद्धिशील संवहनी तथा शोथीय (Increasing vascular and oedematus इडीमेटस) हो जाती है।

श्रावी-अवस्था लगभग 14 दिनों तक की होती है। इस अवस्था के अंत में गर्भाशय-अंत:स्तर (एन्ड्रोमेट्रियम) की मोटाई 4-6 मिलिमीटर (mm) हो जाती है। यह मोटी, कोमल और संवहनी सतह एक निषेचित डिम्ब (Fertilized ovum-अण्डाणु) को ग्रहण करने के लिए तैयार होती है। यदि एक निषेचित डिम्ब (या अण्डाणु) का आरोपण (Implantation) होता है तो गर्भाशय-अंत: स्तर की वृद्धि निरंतर होती रहती है तथा वह गर्भावस्था की पतनिका (Desidua-डिसिडयुआ of pregnancy) बन जाती है। इस स्थिति में रजोचक्र (Menstrual cycle) की अगली अवस्था (रजोधर्म की अवस्था) नहीं आती है। अर्थात् गर्भावस्था में रजो-धर्म नहीं होता है।

(iii) रजोधर्म की अवस्था (Menstrual phase मेन्स्ट्रअल फेज)

यदि डिम्ब (या अण्डाणु Ovum) का निषेचन नहीं होता है तो पीत-पिण्ड (Corpus luteum) का अपक्षय होता है तथा प्रोजेस्टेरॉन और इस्ट्रोजेन का श्राव तेजी से घटने लगता है। गर्भाशय-अंत:स्तर (Endometrium) में

श्वेताणुओं (Leucocytes) का घुसपैठ होता है तथा शिराएँ (या रक्त वाहिकाएँ) संकीर्ण होती हैं। इसके कारण सिकुड़न और स्थानिक अरक्तता (Ischaemia इस्कीमिआ) होती है। जैसे हीं रजोधर्म श्रावित होता (या बहता) है, वैसे ही गर्भाशय-अंत:स्तर (एन्ड्रोमेट्रिअम) की परिगलित (या ऊतकक्षयी) सतहें (Necrotic नेक्रोटिक Layers) बह जाती हैं या अलग हो जाती हैं। रजोधर्म (या मासिक श्राव) की औसत अवधि 5 दिनों की होती है, यद्यपि सामान्य स्थिति या विस्तार में यह श्राव 1 से लेकर 10 दिनों तक होता है।

सामान्यत: एक महिला का रजोधर्म के दौरान उसमें हीमोग्लोबिन (Haemoglobin) के स्तर (या सांद्रता) में कमी आती है, अत: इस अवधि में महिलाओं को अपने आहारों में अधिक लौह (Iron) लेना चाहिए। अर्थात् उन्हें उन भोज्य पदार्थों को ग्रहण करना चाहिए जिनमें लौह की मात्रा अधिक हो।

महिला की रजोनिवृत्ति का काल तथा रजोनिवृत्ति (Female Climacteric and Menopause फीमेल क्लाइमैक्टेरिक एण्ड मेनोपॉज)

महिला की "रजोनिवृत्ति का काल" (Climacteric) संक्रमण की अवस्था होती है जो प्रजनन वर्षों के अंत में पायी जाती है। एक से लेकर पाँच वर्षों तक अंडाशयी कार्य होने से वह क्रमश: मंद पड़ने लगता है क्योंकि डिम्ब (Ova- अण्डाणु) की आपूर्ति समाप्त होने लगती है इस्ट्रोजेन के श्राव में परिणामी गिरावट होने के कारण अनेक क्रियात्मक परिवर्तन (Physiological changes) होते हैं। रजोचक्र (Menstrual cycle) तथा रजोधर्म (Menstruation) अनियमित तथा असामान्य (या विरल) हो जाते हैं। रजोधर्म की पूर्ण समाप्ति को रजोनिवृत्ति (Menopause-मेनोपॉज) कहते हैं। इसमें वाहिका-प्रेरक (Vasomotor- बैसोमोटर) की अस्थिरता (Instability) आती है जिसके फलस्वरूप अचानक त्वचा में लाल प्रक्षालन (Flushing) होता है, घबराहट और अतिस्पंदन होता है। इसमें गर्म वातावरण, ऐल्कोहॉल तथा चिंता इन लक्षणों को और अधिक प्रेरित करती है। ये लक्षण महिलाओं में परिवर्तित होते हैं। इसमें जनन-क्षेत्र के अंगों तथा स्तनों (Organs of genital tract and breasts) में भी क्षीणता (Atrophy ऐट्रॉफि) आती है।

अण्डाशयों के शल्य पृथक्करण द्वारा या श्रोणीय किरणन (Pelvic irradiation) द्वारा किसी भी उम्र के महिला में रजोनिवृत्ति काल (Climacteric) को उत्पन्न किया जा सकता है।

स्तन (Breasts ब्रेस्टस or Mammary Glands -मैमरि ग्लैण्डस)

स्तन को महिला प्रजनन-तंत्र की सहायक ग्रन्थि (Accessory glands) भी कही जाती है। बाल्यावस्था (Childhood) में तथा पुरुष में केवल अल्पवर्धित रूप में प्रकट होते हैं। महिलाओं में यौवन के आरम्भ होने के समय स्तनों (ब्रेस्ट्स) का वर्धन (या विकास) होना आरम्भ हो जाता है। यह वर्धन अण्डाशयी हार्मोनों के प्रभाव के कारण होता है। इस्ट्रोजेन (Oestrogen) द्वारा नलिकाओं (Ducts) की वृद्धि को उत्तेजित किया जाता है जबकि कुपिका (Alveoli - ऐल्विओलि - इसका एकवचन Alveolus ऐल्विओलस है।) के विकास को प्रोजेस्टेरॉन (Progesterone) उद्दीपित (Stimulates) करता है। यौवनारम्भ (या तारुण्य-Puberty) होने से स्तनों का वर्धन निरंतर होता है जो वसा (Fat) और संयोजी ऊतक (Connective tissue) के जमा होने के कारण होता है। तथापि स्तन अपूर्ण विकसित तब तक रहता है जब तक कि गर्भावस्था नहीं आती। गर्भावस्था में नलिकाओं तथा कूपिकाओं (Ducts and alveoli) में अतिरिक्त वृद्धि होती है जिसके कारण स्तनों में पुन: वर्धन होता है। एक महिला में दो स्तन होते हैं।

परिपक्व महिलाओं के स्तनों के आकार और आकृति (Size and shape) में पर्याप्त अंतर देखने को मिलता है अर्थात् इनमें भिन्नता पायी जाती है।

स्तन की संरचना (Structure of Breast - स्ट्रक्चर ऑफ ब्रेस्ट)

स्तन एक दुग्ध ग्रन्थि (Mammary gland मैमरि ग्लैण्ड) है जिसमें 15 से लेकर 20 पिण्डक (Lobes लोब्स) होते हैं। ये पिण्डक रेशेदार ऊतक (Fibrous tissue) द्वारा अलग किये जाते हैं जो निलम्बक बंधनों (Suspensory ligaments) का निर्माण करके पिण्डकों के लिए अवलंब ढाँचा (Supporting framework) के रूप में कार्य करता है। प्रत्येक पिण्डक (Lube) अनेक पिण्डिकाओं (Lubules-लोब्यूल) में विभाजित होता है। यह विभाजन एक कोमल संयोजी ऊतक (Delicate connective tissue) करता है जिसमें वसा-कोशिका (Fat cells) होती हैं। पिण्डिका में कूपिका के गुच्छे (Clusters of alveoli) सन्निहित होते हैं जो ग्रन्थि की श्रावी कोशिका (Secretory cells of gland) होता है। इन कूपिकाओं से अतिलघु नलिकाओं (Minute ducts) द्वारा श्रावित द्रव निष्कासित होते हैं। ये सभी नलिकाएँ मिलकर प्रत्येक पिण्डक के लिए एक दुग्धवाही नलिका (Lacti ferous duct लैक्टि फेरस डक्ट) का निर्माण करती हैं। दुग्धवाही नलिका चुचुक (Nipple) की ओर आगे बढ़ती है तथा अपने अंत में चौड़ी होकर कलशिका (Ampullae ऐम्पली) या दुग्धवाही

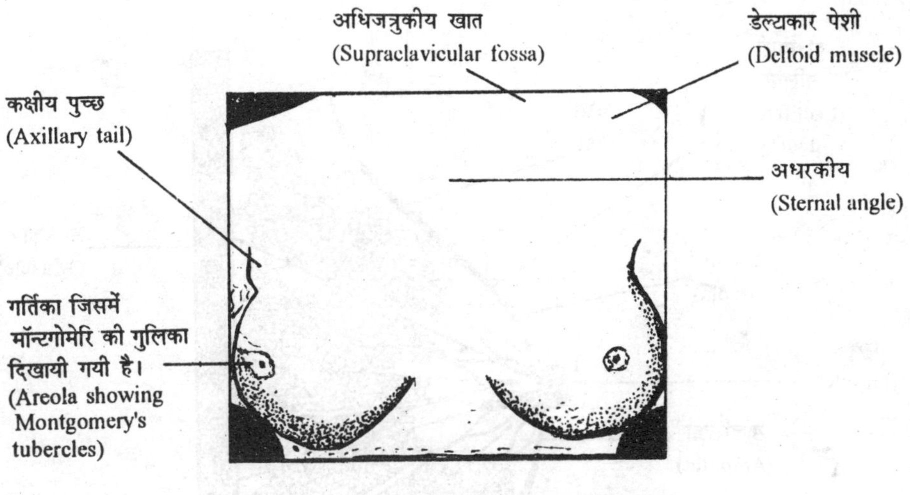

चित्र 45(xvi) - 18 वर्ष की आयु की लड़की के स्तन
(The breasts of a girl aged eighteen years)

खातिकाओं (Lactiferous sinuses लैक्टिफेरस साइनसेज) का निर्माण करती हैं।

चूचुक (Nipple-निपल) का निर्माण उद्धर्षी (या उत्थानशील) ऊतक (Erectile इरेक्टाइल tissue) द्वारा होता है जो रंजित उपकला (Pigmented epithelium) द्वारा ढका रहता है। इस उपकला में चिकने पेशी-रेशे (Smooth muscle fibres) रहते हैं। ये रेशे जब संकुचित होते हैं तो चूचुक दृढ़ (या कठोर) तथा उत्थापित (Hard and elevated) बन जाता है। दुग्धवाही नलिकाएँ चूचुक की सतह में खुलती हैं।

चूचुक (निप्पल) को त्वचा का एक रंजित क्षेत्र (Pigmented area of the skin) चारों ओर से घेरे रखता है। इस क्षेत्र को गर्तिका (या अरीओला Areola) कहते हैं जिसमें कुछ विशेष वसामय ग्रन्थियाँ (Specialized sebaceous glands सिवेशस ग्लैंड्स) होती हैं। इन ग्रन्थियों को मॉन्टगोमेरि की ग्रन्थि (Montgomery glands-विलियम फेदर्स्टन मॉन्टगोमेरि William Fetherson Montgomery-आयरलैण्ड की चिकित्सिका-1797-1859, Irish physician थी जिसने सर्वप्रथम प्रारम्भिक गर्भावस्था के दौरान चूचुक की गर्तिका में इन ग्रन्थियों का उल्लेख किया था।) कहते हैं।

स्तन में रक्त की आपूर्ति
(Blood Supply to the Breasts)

स्तन में धमनीय रक्त (Arterial blood) की आपूर्ति वक्षीय धमनियों (थोरैसिक आर्टरीज) तथा अग्र अन्तर पर्शुक धमनियों (इन्टरकॉस्टल आर्टरिज) की शाखाओं द्वारा होती है।

चूचुक के चारों ओर के शिरीय जालिका (Venous plexus वेनस प्लेक्सस) में स्तन की शिराएँ (Veins of breast) रक्त को बहाती है जो क्रम से कक्षीय (Axillary), आंतरिक वक्षीय (Internal thoracic) तथा अन्तरा पर्शुक (Intracostal) शिराओं से रक्त की आपूर्ति होती है।

लसीका की आपूर्ति (Lymph Drainage)

स्तन में लसीका (लिम्फ) की आपूर्ति गहरी और सतही लसीका वाहिनियों (Deep and superficial lymphatic vessels) द्वारा होती है।

सतही वाहिनियाँ (Superficial vessels सुपरफिशल वेसल्स) स्तन की त्वचा तथा अध:त्वचीय ऊतकों (Subcutaneous tissue सबक्यूटेन्यस टिशू) में लसीका बहा देती हैं तथा वे लसीका वाहिनियों के साथ मिलकर एक असंगठित लसीका जालिका (Plexus) बनने के लिए अभिमुख होती हैं तथा चूचुक और उसकी गर्तिका (निपल और अरीओला) में लसीका की आपूर्ति करती है।

गहरी लसीका वाहिनियाँ (डीप लिम्फैटिक वेसल्स) स्तन पिण्डकों (Lobes) के अंदर होती हैं जो कूपिकाओं (Alveoli-ऐल्बिओलि - इसका एकवचन Alveolus ऐल्विओलसा) तथा नलिकाओं (Ducts) से लसीका को स्तन में आपूर्ति करती हैं।

सतही वाहिनियों की लसीका-जालिका (लिम्फैटिक प्लेक्ससेज) गहरी लसीका वाहिनियों के साथ मिल जाती हैं। 85% से अधिक लसीका की आपूर्ति कक्षीय गाँठों (या ग्रन्थियों) से होती हैं तथा शेष

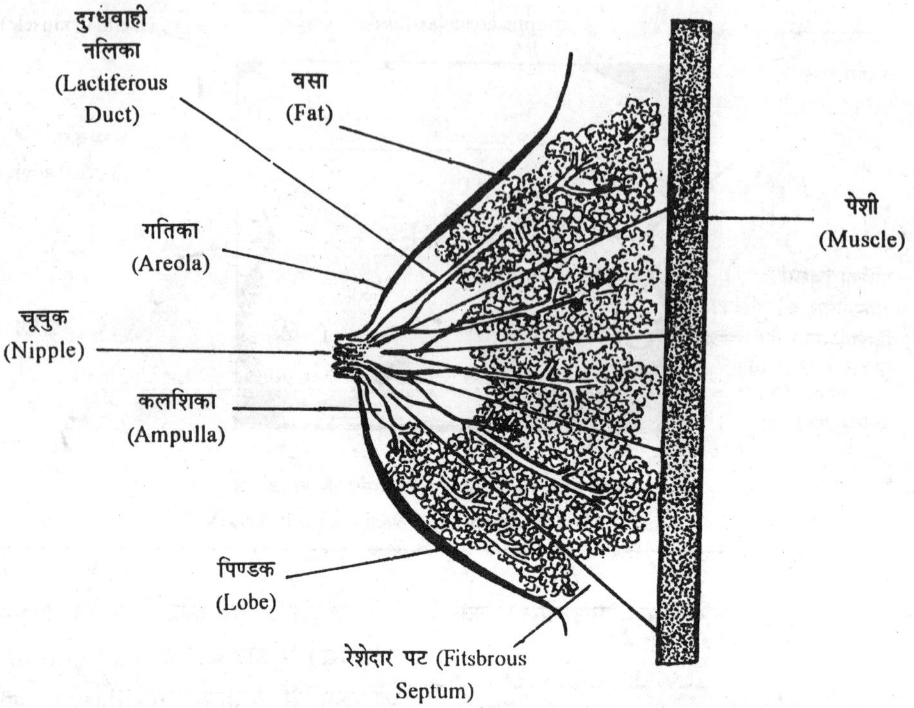

चित्र 45(xvii) - स्तन का खण्ड (Section of the breast)

लसीका की आपूर्ति ग्रन्थियों तथा आंतरिक वक्षीय धमनी द्वारा होती है। इसके अतिरिक्त दो स्तनों की लसीका जालिकाओं के बीच संचारी-नलियाँ (Communicating channels) भी होती हैं।

सम्पूर्ण शरीर में कैन्सर-कोशिकाओं (Cancerous cells) को तेजी से फैलने के लिए स्तनों के विस्तृत लसीका बहाव एक महत्वपूर्ण मार्ग (Route) बन सकता है।

स्तन में तंत्रिका-आपूर्ति (Nerve Supply to Breasts)

स्तन में अनुकम्पी तंत्रिका रेशों (Sympathetic सिम्फैटिक nerve fibres नर्वफाइबर्स) की आपूर्ति दूसरी से लेकर छठी वक्षीय तंत्रिकाओं की शाखाओं द्वारा होती है। इनके साथ संवेदी तंत्रिका रेशे (Sensory सेन्सरि Nerve fibres) भी रहते हैं। स्तन ऊतक (Breast tissue) में अनेक स्वतंत्र और संपुटित तंत्रिका छोर (Encapsulated nerve endings-एनकैप्स्यूलेटेड एन्डिग्स) होते हैं, विशेषकर चूचुक के चारों ओर (Around the nipple)।

स्तन के कार्य (Functions of Breast फन्कशन्स ऑफ ब्रेस्ट)

स्तन (मैमरि ग्लैन्ड्स) यौवनारम्भ (प्यूबर्टि) तक निष्क्रिय रहते हैं। यौवनारम्भ के समय महिला के स्तन में ग्रन्थि ऊतक (Gland tissue) में वृद्धि होने के कारण परिवर्तन होता है और उसका वर्धन (Enlargement) होता है। एक कन्या (या लड़की) में रजो-धर्म (मैन्स्ट्रूएशन) का आरम्भ होने पर स्तनों में वर्धन होता है तथा उसमें कड़ापन (Hardening) आता है। स्तन की सतह पर की शिराएँ (Veins) फैल जाती हैं तथा गर्तिका (Areola-अरीओला) में गहरा भूरा रंजक (पिगमेंट) जमा हो जाता है। ये परिवर्तन प्रारम्भ में अण्डाशयी हार्मोन (Ovarian hormones) के उत्पादन में वृद्धि होने के कारण होते हैं, परन्तु बाद में ये परिवर्तन अपरा-हार्मोन (Placental प्लेसेन्टल hormones) के कारण होते हैं। इस्ट्रोजेन (अण्डाशय का एक हार्मोन) अंत:पिण्डकीय नलिकाओं (इन्ट्रालोब्युलर डक्ट्स) की वृद्धि को उत्तेजित करता है तथा इस्ट्रोजेन-प्रभावित ऊतकों पर प्रोजेस्टेरॉन (अण्डाशय का दूसरा हार्मोन) क्रिया करके गर्तिका (Alveoli) की वृद्धि तथा श्रावी कोशिकाओं (Secretory cells) के विकास को उत्तेजित करता है।

अन्य हार्मोन, जैसे - वर्धक हार्मोन (Growth hormone, GH), प्रोलैक्टिन (Prolectin), थायरॉक्सिन (Thyroxin) तथा ऐड्रिनोकॉर्टिकॉइड (Adreno-corticoids) भी स्तनों के विकास में महत्वपूर्ण होते हैं।

गर्भावस्था (Pregnancy) के अंत में तथा प्रसव (Delivery) के बाद कुछ दिनों तक एक जलीय द्रव (Watery liquid) स्तन द्वारा श्रावित होता है। इस द्रव को नवदुग्ध या कोलोस्ट्रम (Colostrum) कहा जाता है। शिशु जन्म होने के बाद इस्ट्रोजेन की रक्त-सांद्रता में कमी होती है जिसके कारण अग्र पीयूष ग्रन्थि (Anterior putuitary gland) को प्रोलैक्टिन की मुक्ति (Release) के लिए उत्तेजित किया जाता है। प्रोलैक्टिन के मुक्त होने से यह दुग्धश्रवण (Lactation-लैक्टेशन) की क्रिया को उत्तेजित करता है। स्तनों से दूध का श्रवण (या उत्पादन Production) शिशु जन्म होने के 3-4 दिनों बाद होता है। पश्च पीयूष हार्मोन (Posterior pituitary hormone)-ऑक्सिटोसिन (Oxytocin) के कारण दूध का निष्कासन गर्तिकाओं (Alveoli) से नलिकाओं (Ducts) में होता है। ऑक्सिटोसिन के श्राव का उत्तेजन (या उद्दीपन Stimulation) तब होता है जब शिशु स्तनपान (Sucking the breast) करता है (अर्थात् स्तन को चूसता है)। दुग्धश्रवण (लैक्टेशन) को बनाये रखने के लिए यह आवश्यक होता है कि शिशु नियमित स्तनपान करें।

इस प्रकार स्तन का मुख्य कार्य दुग्ध श्रवण (लैक्टेशन) करना है जो शिशु को जन्म लेने के बाद होता है। यह यौनाकर्षण के लिए पुरुषों को प्रेरित करता है जिससे यौन क्रिया की पहल होती है एवं अण्डाणु (या ओवा) का निषेचन होने से गर्भावस्था की स्थिति बनती है।

गर्भावस्था या प्रेगनन्सि (Pregnancy)

अंडाशय (ओवरि) से अण्डाणु (या डिम्ब-ओवम) के निष्कासन के बाद यह गर्भाशय नलियों (यूटरिन टयूब्स) में से एक नली में प्रवेश करता है। अण्डाणु (या डिम्ब) लगभग 12 से लेकर 24 घंटे तक जीवनक्षम (Viable वायबल) बना रहता है तथा अब तक वह पुटिका-भित्तिकीय कोशिकाओं (Granulosa-ग्रैनुलोसा cells) के पिण्ड से घिरा रहता है। इस पिण्ड को अण्डाशयी संचय (Cumulus oophorus - क्यूम्यूलस ओअफोरस) कहते हैं जो डिम्बाणु-जनन कोशिका (Oocyte-ओअसाइट) से प्रसारित (Radiate) होता है और जिसे विकिरणकारी शृंग (Corona radiata-कोरोना रेडिएटा) कहा जाता है। मैथुन (Sexual intercourse) के दौरान शुक्राणु (Sperm - स्पर्म) प्रत्येक वीर्य-स्खलन (Semen सीमेन ejaculation) के साथ महिला की योनि (Vagina वेजाइना) में प्रवेश करता है। गर्भाशय (Uterus) में संकुचन से अंशत:तथा वीर्य की गतिशीलता द्वारा अंशत: गर्भाशय नलियाँ वीर्य के गमन के लिए सुलभ होती हैं। निषेचन (Fertilization) प्राय: गर्भाशय नली में ही सम्पन्न होता है। अण्डाणु (ओवम्) का निषेचन के लिए केवल एक शुक्राणु (Sperm) की आवश्यकता होती है। शुक्राणु का सिर विकिरणकारी शृंग (केरोना रेडिएटा) तथा नीचे पड़ी पारदर्शक-मेखला (Zona pellucida- जोना पेल्यूसिडा) को छेदकर अण्डाणु (ओवम) में प्रवेश करता है। इसमें प्रोटीन-अपक्षयी किण्वक (प्रोटियोलिटिक एन्जाइम्स) भी मदद करते हैं। इस क्रिया के कारण पारदर्शक मेखला (जोना पेल्यूसिडा) में परिवर्तन होता हैं जो अन्य अण्डाणु (स्पर्म) को शुक्राणु (ओवम) में प्रवेश करने से रोकता है।

जब शुक्राणु (स्पर्म) अण्डाणु (ओवम) में प्रवेश करता है तो इसका पुच्छ (Tail) नष्ट हो जाता है तथा इसका सिर बढ़ना आरम्भ

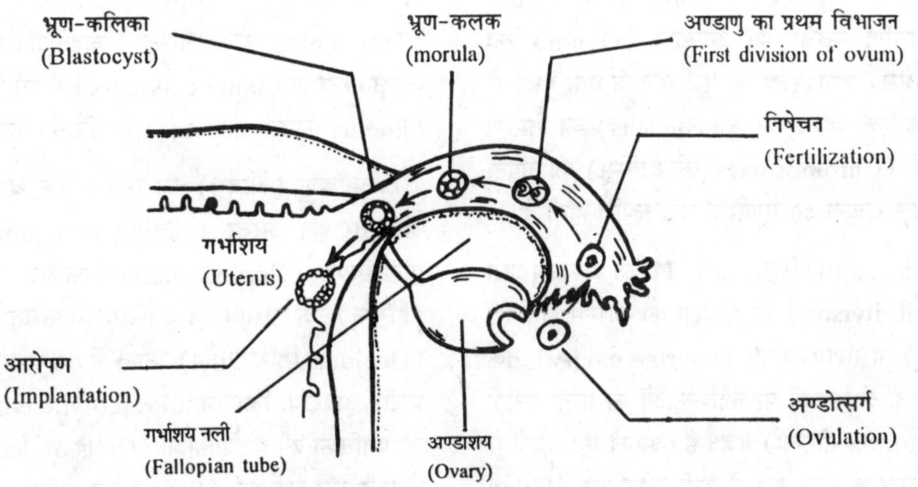

चित्र 45(xviii) - अण्डोत्सर्ग से आरोपन तक
(From ovulation to implantation)

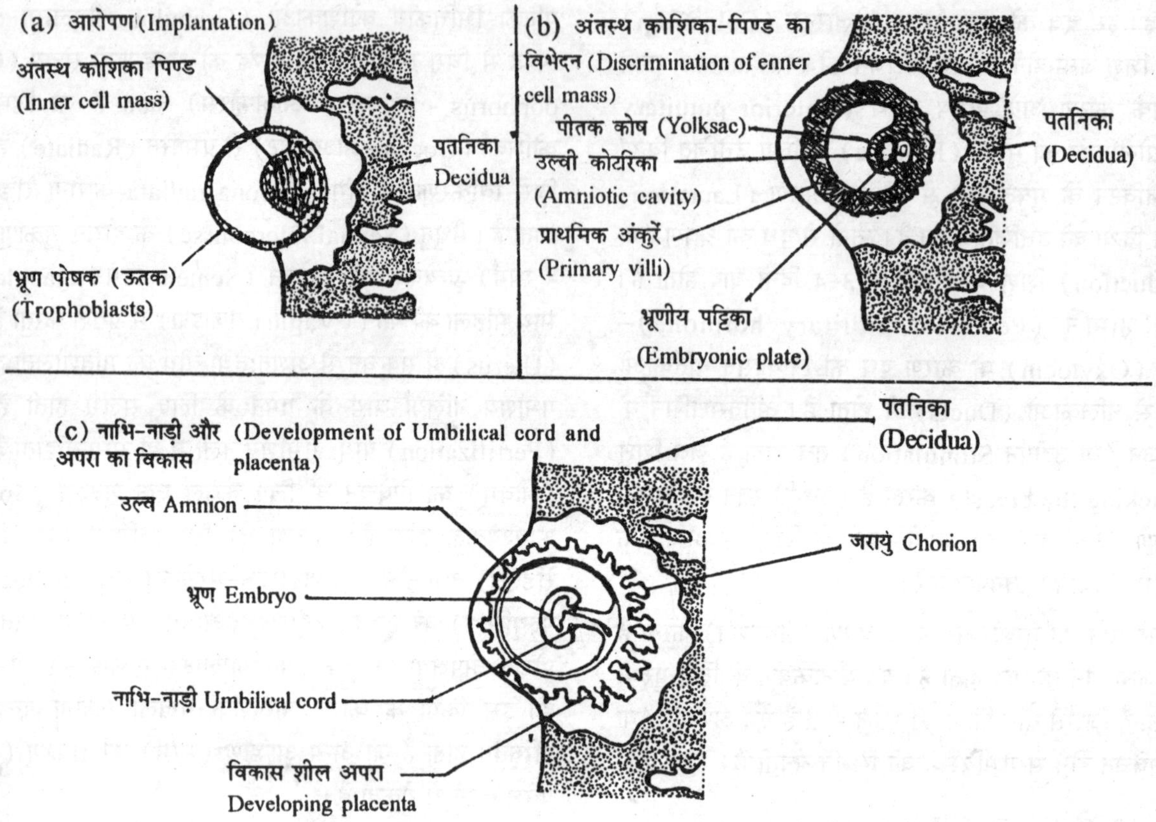

चित्र 45(xix) - भ्रूण और अपरा का विकास
(Development of the embryo and placenta)

होता है तथा एक पुरुष पूर्वकेन्द्रक (Male pronucleus-प्रोन्यूक्लिअस) का निर्माण करता है। अण्डाणु (Ovum) का पूर्व-केन्द्रक (प्रोन्यूक्लिअस) तथा पुरुष का पूर्व केन्द्रक एक दूसरे से नहीं मिलते बल्कि प्रत्येक एक नवीन केन्द्रक (Nucleus) का निर्माण करता है तथा 23 गुणसूत्रों (Chromosomes-क्रोमोसोम्स) का अपना योगदान करता है। इस प्रकार कुल 46 गुणसूत्रों की उत्पत्ति होती है।

सूत्री विभाजन (Mitosis मिटोसिस) द्वारा निषेचित अण्डाणु द्वारा कोशिका-विभाजन (Cell-divison) की शृंखला का आरम्भ होता है। जब तक यह (अण्डाणु) गर्भाशय-कोटर (Uterine cavity) तक पहुँचता है, उसके 3-4 दिनों के बाद में यह कोशिकाओं का समूह बनाता है जिसे भ्रूण-कलक (Morula मोरुला) कहते हैं। अगले कुछ दिनों में भ्रूण कलक (मोरुला) एक केन्द्रीय द्रव से भरी कोटरिका (Filled cavity with central fluid) का निर्माण करता है जिसे भ्रूण-कलिका (Blastocyst) कहते हैं। भ्रूण कलिका की कोशिकाएँ एक द्वि-परत दिवाल में अलग वर्गीकृत किये जाते हैं जिन्हें भ्रूण पोषक (Trophoblast-ट्रोफोब्लास्ट्स) कहते हैं। ये कोशिकाएँ एक अंतस्थ कोशिका समूह (Inner cell mass) में भी अलग होती है जिससे भ्रूण (Foetus फीटस or Fetus) का निर्माण होता है।

अण्डाणु (ओवम) का निषेचन के बाद गर्भाशय (यूटरस) का अंत:स्तर का अस्तर (Lining of endometrium इन्डोमेट्रियम) पीत-पिण्ड (Corpus luteum-कॉर्पस लुटीअम) के प्रोजेस्टरोन (हार्मोन) के प्रभाव में निरंतर विकसित होता है जिसे पतनिका (Decidua-डिसिड्युआ) कहते हैं। भ्रूण पोषक (ट्रॉफोब्लास्ट) द्वारा प्रोटीन अपक्षयी किण्वक (Proteolytic enzyme) का श्राव होता है जो पतनिका की कोशिकाओं (Cells of decidua) को अपने में पचा लेता है और यह भ्रूण (Fetus) का पोषण करता है। यह श्राव गर्भाशय के अंत:स्तर की गहरी सतह में भ्रूण-कलिका (ब्लास्टोसिट) को भी सन्निहित कर लेता है। भ्रूणपोषक (ट्रॉफोब्लास्ट) प्रक्षेपों

(Projections) का विकास करता है जो गर्भाशय के अंत:स्तर (एन्ड्रोमेट्रियम) पर आक्रमण करता है और अपरा-अंकुर (Placental Villi - प्लेसेन्टल विली - Villi का एकवचन Villus विलस है।) बन जाते हैं।

चूँकि अंतस्थ कोशिका पिण्ड (इनरसेल मास) की कोशिका निरंतर विभाजित होती है, अत: उनमें दो कोटरिका (Cavities) प्रकट होती हैं। पहली कोटरिका को उल्वा कोटरिका (Amniotic cavity-ऐमनिओटिक कैविटि) तथा दूसरी को पीतक झिल्ली (Yolk sac-योक सैक) कहते हैं। ये दोनों कोटरिका कोशिका की द्विपरत (Double layer of cells) द्वारा पृथक रहती हैं जिसे भ्रूणीय पट (Embryonic plate-एमब्रिऑनिक प्लेट) कहा जाता है। भ्रूणीय पट (एम्ब्रिओनिक प्लेट) की कोशिका भ्रूण (Embryo-एम्ब्रिओ) बनने के लिए नियत (या निश्चित) होती हैं।

उल्वी कोटरिका (ऐमनिओटिक कैविटि) की परत-अस्तर (Layer lining) को बाह्य त्वचा (Ectoderm- एक्टोडर्म) तथा पीतक-झिल्ली (योक सैक) के अस्तर को अंत:त्वचा (Endoderm - एन्डोडर्म) कहते हैं। इन दोनों के बीच कोशिकाओं की तीसरी परत विकसित होती है जिसे मध्यजन स्तर (Mesoderm-मेसोडर्म) कहते हैं जो विकसित कोकर नाभि-नाड़ी बन जाती है। इस नाड़ी से होकर भ्रूणीय परिवहन (Embryonic circulation) अपरा (प्लेसेन्टा) में प्रसारित होता है।

रक्त-केशिका (Blood capillaries-ब्लड कैपिलरीज) भ्रूणपोषक (ट्रॉफोब्लास्ट) के अंकुरों (Villi) में भ्रूण (Embryo) के संवहन-तंत्र (Vascular system) से नाभि-नाड़ी (अम्बिलिकल कॉर्ड) होकर विकसित होती है। इन अंकुरों को गर्भाशय-अंत:स्तर (एन्डोमेट्रियम) में निर्मित मातृक रक्त-खातिकाएँ (Maternal blood sinuses - मैटर्नल ब्लड साइनसेज) चारों ओर से घेर लेती हैं। इन खातिकाओं (साइनसेज) से ही ऑक्सीजन (O_2) और पोषक पदार्थ (Nutrients-न्यूट्रिअन्ट्स) विसरण (Diffusion) द्वारा भ्रूण की रक्त-केशिकाओं में जाते हैं जबकि भ्रूण से अपशिष्ट पदार्थों (Waste products) विपरीत दिशा में उत्सर्जन के लिए माता (Mather) को विसरित (Diffused) किया जाता है।

गर्भावस्था के दौरान दो परिवहन (Two circulations) - भ्रूणीय और उत्सर्जनीय (Embryonic and excretory) सीधा सम्पर्क में कभी नहीं आते।

पोषक पदार्थों का आदान-प्रदान एक झिल्ली के माध्यम से होता है। इस झिल्ली को जरायु (Chorion - कॉरिओन) कहा जाता है।

जैसे ही भ्रूण-कलिका (ब्लास्टोसिस्ट) की आकृति में वृद्धि होती है, वैसे ही वह गर्भाशय कोटर (यूटरिन कैविटि) में तथा उद्भासित क्षीण सतह (Exposed surface atrophy) पर अंकुर उभरने (या फूटने) लगते हैं। शेष अंकुरें (Remaining villi) एक क्षेत्र में सिमटकर रहते हैं तथा अपरा (Placenta-प्लेसेन्टा) का निर्माण करते हैं। भ्रूण पोषक (Trophoblast-ट्रॉफोब्लास्ट) के आरोपण (Implantation) के समय से ही अल्प परिमाणों में HCG (Human chorionic

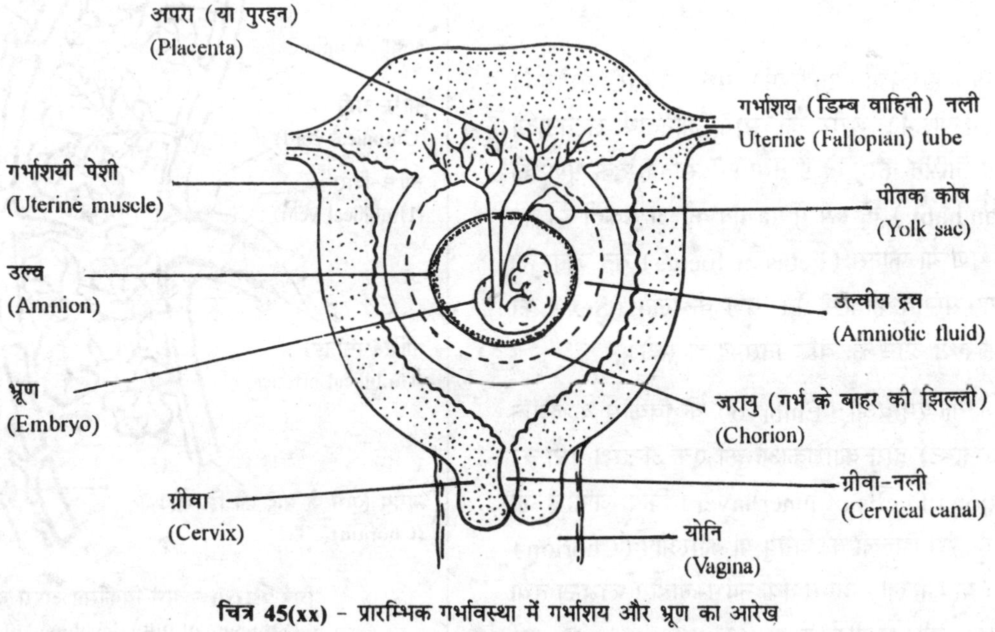

चित्र 45(xx) - प्रारम्भिक गर्भावस्था में गर्भाशय और भ्रूण का आरेख
(Diagram of uterus and embryo in early pregnancy)

gonadotrophin "मानव उल्वीजनन-हार्मोन" या ह्यूमन कोरिओनिक गोनेडोट्रॉफिन) का श्राव होता है। इससे पीत-पिण्ड (कॉर्पस ब्यूटीयम) के अपक्षय होने से रोका जाता है तथा इसके कारण प्रोजेस्टेरॉन तथा इस्ट्रोजेन का श्राव निरंतर होता है जो पतनिका अंत:स्तर (Decidua endometrium डिसिड्युआ एन्डोमेट्रिअम) को अपरा (Placenta-प्लेसेन्टा) तथा भ्रूण (Embry) के प्रारम्भिक विकास के लिए बनाये रखता है।

गर्भावस्था के प्रथम आठ सप्ताहों (या दो महीनों) के दौरान पीत-पिण्ड की क्रिया चरम-सीमा पर होती है। इसके बाद उसमें कमी होने (Wane) लगती है। 16वाँ सप्ताह तक उसकी क्रिया रुक जाती है तथा अपरा (प्लेसेन्टा) ही इस्ट्रोजोन तथा प्रोजेस्टेरॉन के श्राव के लिए पूर्ण उत्तरदायी होती है। अपरा द्वारा HCG का उत्पादन वर्धित परिमाणों में निरंतर 8वाँ सप्ताह तक होता रहता है। इस समय से HCG का उत्पादन घटने लगता है तथा एक निम्न स्थिर स्तर पर गर्भावस्था की शेष अवधि तक रहता है। HCG की उपस्थिति ही गर्भावस्था-परीक्षणों का आधार (Basis of pregnancy) बनती है क्योंकि प्रथम रजोधर्म नहीं होने के बाद इसका उत्सर्जन मातृक मूत्र में होता है।

इसके अतिरिक्त गर्भावस्था के 5वीं सप्ताह से ही अपरा (प्लेसेन्टा) एक हार्मोन का श्राव करना आरम्भ करता है। इस हार्मोन को मानव अपरा-लैक्टोजेन (Human placental lactogen-HPL-ह्यूमन प्लेसेन्टल लैक्टोजेन) कहा जाता है जिसका कार्य वर्धक हार्मोन (Growth hormone-GH) के समान होता है और संभवत: भ्रूण (Fetus-फीटस) के विकास और वृद्धि में महत्वपूर्ण भूमिका निभाता है।

6 ठे सप्ताह तक बाह्य त्वचा (एक्टोडर्म), मध्यजन स्तर (मेसोडर्म) तथा अन्त:त्वचा (एन्डोडर्म) शरीर की सभी अनिवार्य संरचनाओं (Structures) को निर्मित कर लेते हैं तथा 8वें सप्ताह तक भ्रूण को एक शिशु (Human baby) के रूप में पहचान की जा सकती है। यह अब एक परिपक्व भ्रूण या फीटस (Fetus or foetus) बन जाता है। 16वें सप्ताह में यह सम्भव होता है कि भ्रूण के लिंग (Sex) की पहचान की जा सके तथा आगे की वृद्धि निरापद हो सके।

प्रारम्भिक भ्रूण या एम्ब्रिओ (Embryo) के विकास के दौरान भ्रूण पोषक (ट्रॉफोब्लास्ट) द्वारा कोशिकाओं की एक अन्तस्थ परत का निर्माण (Production of cells of inner layer) किया जाता है जो एक झिल्ली बनती है। इस झिल्ली को जरायु या कॉरिओन (Chorion) कहते हैं। यह परत (या झिल्ली) अपरा तथा नाभि-नाड़ी (प्लेसेन्टा तथा अम्बिलिकल कॉर्ड) की भ्रूणीय सतह (Fetal surface) को आच्छादित करती (या ढकती) है।

उल्वी कोटरिका (Amniotic cavity) की वृद्धि तब तक शीघ्रता से होती है जब तक कि मूल-भ्रूण-कलिका (Blastocyst-ब्लास्टोसिस्ट) को भर नहीं देती तथा इसकी कोशिकाएँ जरायु (Chorion - कोरिओन) के साथ घनिष्ठ सम्पर्क में नहीं आती। एक झिल्ली को उल्वा (Amnion-ऐमनिओन) कहते हैं जो जरायु (कोरिओन) को अस्तरित करती है तथा नाभि-नाड़ी (अम्बिलिक कॉर्ड) को आच्छादित करती है, वह नाभि (Umbilicus) पर परिपक्व भ्रूण (फीटस) की त्वचा के साथ निरंतर रहती है। उल्वा (ऐमनिओन) एक द्रव को श्रावित करता है। इस द्रव (Fluid) को उल्वीरस (Liquor amnii-लिकर ऐमानाई) कहते हैं जिसमें परिपक्व भ्रूण लटका रहता है।

जरायु (Chorion) तथा उल्वा (Amnion) मिलकर एक भ्रूण-थैली (Fetal sac) का निर्माण करते हैं जो भ्रूण (फीटस) को तब तक बंद और सुरक्षित रखती है जब तक कि प्रसव के दौरान (During labour) शिशु का निष्कासन नहीं हो जाता।

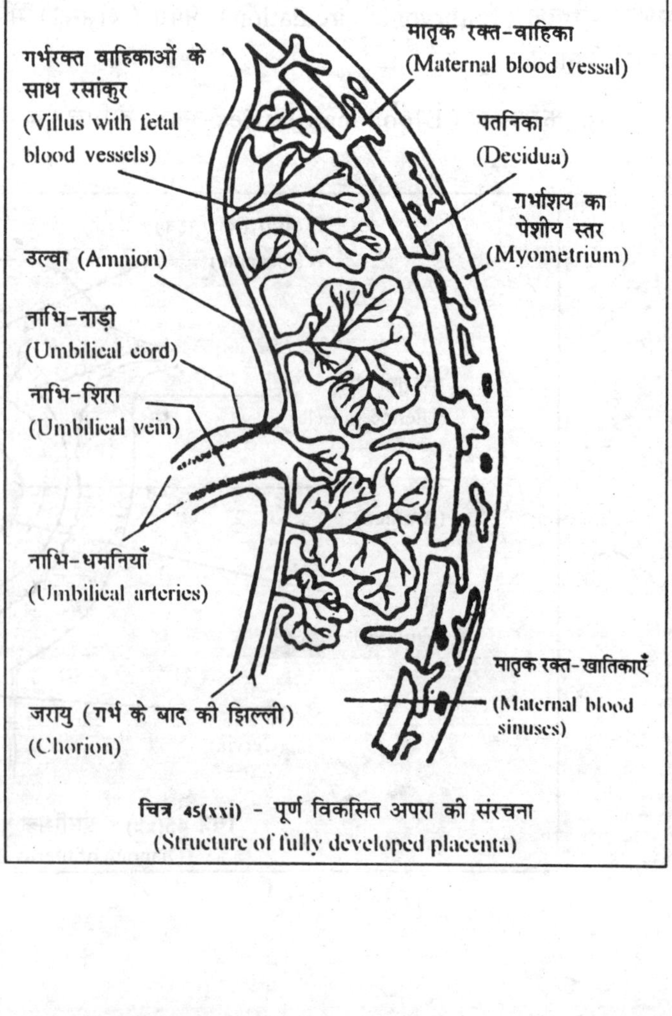

चित्र 45(xxi) - पूर्ण विकसित अपरा की संरचना
(Structure of fully developed placenta)

गर्भावस्था में मातृक शारीरिक (क्रियात्मक) परिवर्तन (Chages in Maternal Physiology During Pregnancy - मैटर्नल फिजिओलजि ड्यूरिंग प्रेगनन्सि)

महिला (माँ) में गर्भावस्था के दौरान व्यापक शारीरिक (क्रियात्मक) परिवर्तन होता है जिसमें शरीर के अधिकतर तंत्रें (Systems of the body) शामिल होते हैं जिसके कारण चयापचयी (Metabolic मेटाबॉलिक), रसायन (Chemical) तथा अंत:श्रावी (Endocrine-इन्डोक्राइन) संतुलन में परिवर्तन होता है। ये परिवर्तन निम्नलिखित रूपों में होते हैं -

(1) गर्भाशय का वर्धन होना (Enlargement of uterus - एनलार्जमेंट ऑफ यूटरस)

गर्भवती महिला का गर्भाशय क्रमश: बढ़ने लगता है जो मुख्यत: वैयक्तिक पेशी-रेशे (Individual muscle fibres) में अतिवृद्धि के कारण तथा अंशत: नये रेशे (Fibres) के निर्माण के कारण होता है। गर्भाशय-वृद्धि प्राय: नियमित होती है। यह वृद्धि गर्भावस्था के काल (Period of gestation जेस्टेशन) का अनुमान लगाने का एक साधन बनती है जिसमें बुध्न-ऊँचाई के आधार पर गर्भावस्था की अवधि ज्ञात की जाती है। देखें चित्र 45(xxiii)।

गर्भाशय-ग्रीवा (सर्विक्स) मुलायम हो जाती है तथा ग्रैव ग्रन्थियाँ (Cervical glands सर्विकल ग्लैन्ड्स) एक लसलसा श्लेष्मा (Tenacious mucus- टीनेशस म्यूकस) का श्राव करती हैं जो एक डाट (Plug-प्लग) का निर्माण करता है जो ग्रीवा-नली (Cervical tube सर्विकल टयूब) को भर देता है। प्रसव के आरम्भ होने के कुछ घंटे पहले इस डाट (प्लग) का निष्कासन एक प्रदर्शन के रूप में प्राय: होता है।

(2) स्तनों का वर्धन तथा अन्य परिवर्तन होना (Enlargement of breasts and other changes)

गर्भ की प्रारम्भिक अवस्था में स्तनों का वर्धन होने लगता हैं। इसके साथ ही गर्तिका (Areola-अरीओला) में भूरा रंजकता में भी वृद्धि होती है। गर्तिका (अरीओला) की वसामय ग्रन्थियाँ (Sebaceous glands सिबेशस ग्लेण्डस) भी उत्थित (Raised) हो जाती हैं। जो लघु पर्विकाओं (Nodules-नोड्यूल्स) के रूप में प्रकट होती हैं जिसे मॉन्टगोमेरि की गुलिका {Montgomery's tubercles ट्यूबर्कल्स - विलियम फेदर्स्टन मॉन्टगोमेरि-आयरलैण्ड का प्रसुति-विशेषज्ञ, जिसने इसका सर्वप्रथम उल्लेख किया था।} कहते हैं।

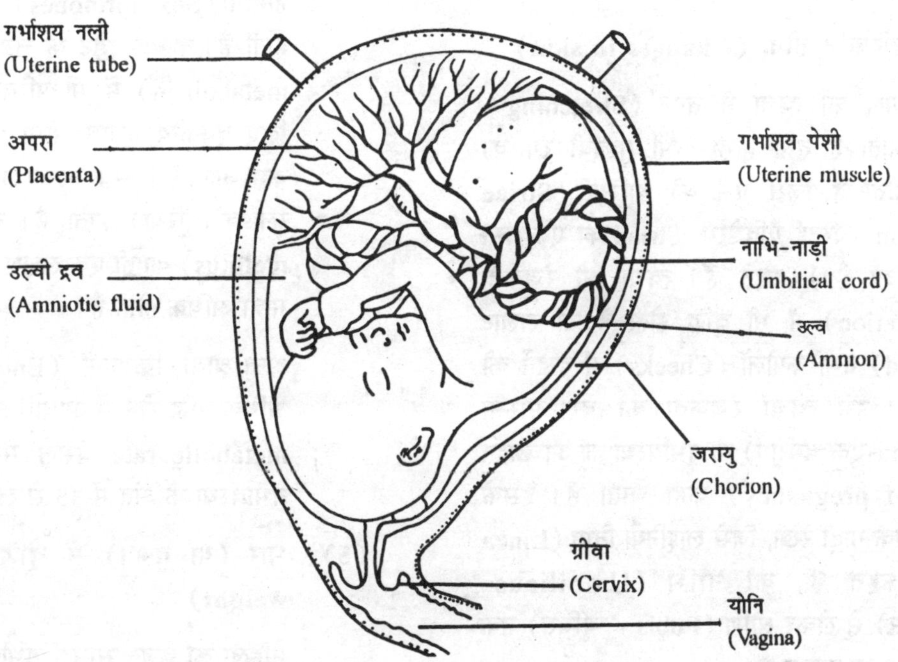

चित्र 45(xxii) - पूर्णकालिक गर्भावस्था का चित्रण
(Diagram illustrating full term pregnancy)

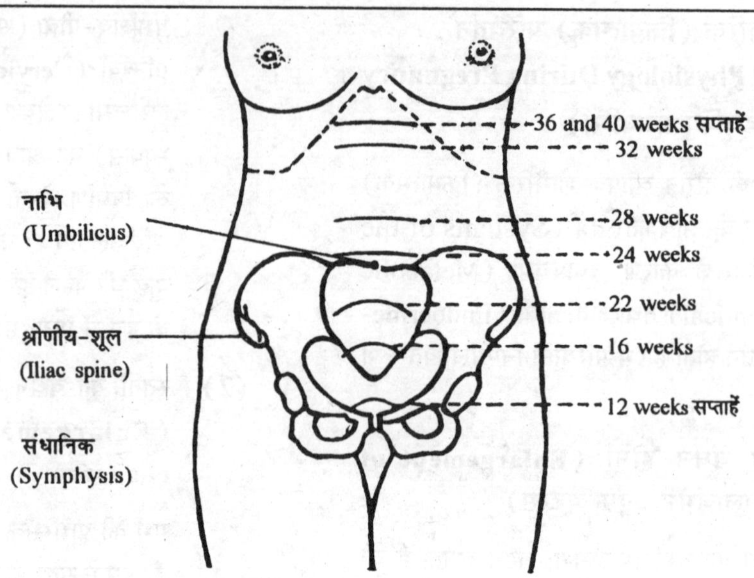

चित्र 45(xxiii) - गर्भावस्था के सप्ताहों के दौरान गर्भाशय की ऊँचाई और बुध्न
(Height of the fundus of the uterus during weeks of pregnancy)

चूचुक (Nipples निपल) से अल्प मात्रा में एक द्रव (Colustrom कोलस्ट्रम) का भी श्राव होता है। गर्भावस्था के मध्यकाल में गर्तिका के चारों ओर चकती रंजकता (Patchy pigmentation) का भी विकास होता है जो द्वितीयक गर्तिका (Secondary areola) का निर्माण करती है।

(3) त्वचा में परिवर्तन होना (Changes in skin)

उदरीय दिवाल की त्वचा में तनन (Stretching - स्ट्रेचिंग) आता है तथा कभी-कभी गुलाबी रंग का रेखांकण होता है जिसे गर्भ की धारियाँ (Striae gravidarum - स्ट्रिई ग्रैविडेरम, Striae का एकवचन Stria स्ट्रिआ है।) कहते हैं। त्वचा की रंजकता (Pigmentation) में भी वृद्धि होती है जो ललाट (Forehead) तथा कपोलों (Cheeks) में देखने को मिलता है। इस त्वचा रंजकता को क्लोआस्मा (Chloasma-एक चर्मरोग) या गर्भावस्था का आच्छादन (Mask of pregnancy) कहा जाता है। इसके अतिरिक्त एक गाढ़ी रेखा, जिसे लाइनिया निग्रा (Linea nigra) कहते हैं, को नाभि (Umbilicus-अम्बिलिकस) से लेकर श्रोणि (Pubis - प्यूबिस) तक प्रसारित देखा जा सकता है।

(4) चयापचय में भी परिवर्तन होना (Change in metabolism-मेटाबॉलिज्म)

गर्भावस्था में अपरा-हार्मोन, (Placental प्लेसेन्टल hormones) का उत्पादन होता है। इसके अतिरिक्त अनेक हार्मोन, जैसे-थायरॉक्सिन (Thyroxine), ऐड्रिनो-कॉर्टिकॉइड (Adreno-corticoids), यौन हार्मोन (Sex hormones), के उत्पादन में भी वृद्धि होती है। कार्बोहाइड्रेट के चयापचय (Carbohydrate metabolism) में भी परिवर्तन होता है। ग्लूकोस के लिए वृक्कीय प्रभाव-सीमा (Renal threshold) में कमी आती है जिसके कारण शर्करा-मेह (Glycosuria-ग्लाइकोस्यूरिया) होता है। यह मधुमेह (Diabetes mellitus) का ही एक लक्षण है जिसमें मूत्र में चीनी की मात्रा अधिक होती है।

अन्त:श्रावी क्रियाओं (Endocrine functions) में अधिक वृद्धि होने से आधारिक चयापचयी गति (Basal metabolic rate बेसल मेटाबॉलिक रेट) में वृद्धि गर्भावस्था के अंत में 15 से लेकर 20% तक होती है।

(5) भार (या वजन) में वृद्धि होना (Increase in weight)

महिला का वजन सम्पूर्ण गर्भावस्था काल में औसत 11 किलोग्राम (या 24 पौण्ड) बढ़ जाता है। भ्रूण (फीटस), अपरा (प्लेसेन्टा) तथा उल्वीय रस (Liquor amnii

लिकर ऐमनाई) का वजन लगभग 4.5 किलोग्राम (10 पौण्ड) होता है। गर्भाशय में स्तनों के आकार में वृद्धि होने से उनके वजन में 1.8 किलोग्राम (4 पौण्ड) की वृद्धि होती है। शेष वजन में वृद्धि रक्त-आयतन (Blood volume), में वृद्धि वसा निक्षेपण (Fat deposition) तथा द्रव-धारण (Liquid retention) के कारण होती है।

(6) पोषण की कमी होना (Deficiency in nutrition - न्यूट्रिशन डिफिशन्सि)

गर्भावस्था के प्रारम्भ में मिचली (Nausea नॉसिआ) तथा उल्टी (या वमन Vomiting वॉमिटिंग) प्राय: होती है जिसे मॉर्निंग सिकनेस (Morning sickness) कहा जाता है। इसके बारे में यह कहा जाता है कि यह हार्मोनीय परिवर्तन के कारण होता है जो सामान्यत: गर्भावस्था के प्रथम तीन महीनों के बाद यह लुप्त हो जाता है।

गर्भावस्था की स्थिति में महिला (माँ) को भ्रूण (Fetus) के पोषण से उसके शरीर में पोषण की कमी होने लगती है। इस कमी को दूर करने के लिए उसे अधिक पौष्टिक आहार देने की आवश्यकता होती है। यदि ऐसा नहीं होता है तो बढ़ते भ्रूण (Growing fetus) तथा अतिरिक्त ऊतकों (Tissues टिशूज) के लिए जो पोषण मिलेगा, वह महिला (माँ) के स्वास्थ्य की कीमत पर होगा। अत: गर्भवती महिला के आहार में पर्याप्त मात्रा में प्रोटीन, कार्बोहाइड्रेट, वसा (Fat), विटामिन, कैल्सियम तथा लौह (Iron) होना चाहिए।

(7) हृद्संवहनी (या हृद्बहिर्वेश) में वृद्धि होना (Increase in cardiac output कार्डिऐक आउटपुट)

परिवाही प्लाविका (Circulating plasma प्लैज्मा) के आयतन में लगभग 30% की वृद्धि मुख्यत: गर्भावस्था के दूसरे अर्धकाल के दौरान होता है। लोहिताणुओं (Red cells) में भी अल्प वृद्धि होती है, फिर भी रक्त की कुल हीमोग्लोबिन-सान्द्रता (Total haemoglobin concentration) में कमी 12 ग्राम/100 मिली लीटर होती है। इसे रक्तक्षीणता (Anaemia अनीमिआ) नहीं मानी जाती है, यद्यपि यह भी हो सकती है यदि आहार-अंतर्ग्रहण में लौह तथा फोलेट (Iron and folate) अपर्याप्त रहता हो जो गर्भवती महिला तथा भ्रूण (फीटस) की संयुक्त आवश्यकता होती है। {फोलेट-फॉलिक अम्ल का एक लवण}

रक्त आयतन में वृद्धि होने के कारण तथा सामान्य चयापचयी आवश्यकता के फलस्वरूप हृद्बर्हिवेश (Cardiac output) में 25 से लेकर 30% तक की वृद्धि होती है।

(8) श्वसन में अधिक ऑक्सीजन की आवश्यकता (Need of more oxygen in respiration)

श्वसन में गति की अपेक्षा गहरी सांस में वृद्धि होती है जिसमें अधिक आक्सीजन की आपूर्ति करने की आवश्यकता होती है। इससे भ्रूण के चयापचय (Metabolism of fetus) द्वारा उत्पन्न कार्बनडाइऑक्साइड (Carbon dioxide-CO_2) के उत्सर्जन में भी सहायता मिलती है।

***

16. तंत्रिका तंत्र
(NERVOUS SYSTEM)

भूमिका (Introduction)

मानव-शरीर में अनेक तंत्र (Various systems) होते हैं जो क्रियाशील रहते हैं। इन तंत्रों में सर्वाधिक जटिल (Most complex) तथा अत्यधिक विकसित (Highly developed) तंत्र को तंत्रिका-तंत्र (Nervous system) कहा जाता है। मानव और उसकी प्रजाति (Race) के उत्तरजीविता (Survival) के हित में पर्यावरण के परिवर्तनों (या उत्तेजनों) के साथ अनुकूल क्रियाओं के विस्तार को यह तंत्र संभव बनाता है। ये क्रियाएँ (Responses) सभी जीवित प्राणियों के व्यवहार का प्रमुख केन्द्र होती हैं जिन्हें समान-स्थिर अनुक्रियाएँ (Homeostatic responses होमिओस्टैटिक रिस्पॉन्सेज) कहते हैं। सरल प्राणियों (Simple organisms) के लिए सरल संरचनाएँ होती है। परन्तु दीर्घ और जटिल संरचनात्मक प्राणी के लिए (जैसे-मानव) एक तंत्रिका-तंत्र की आवश्यकता होती है जिससे कि उसके शरीर के विभिन्न अंगों के बीच संचार, सूचनाओं (या स्मृति) का संग्रहण तथा उत्तेजनाओं (Stimuli स्टिम्यूलि-इसका एकवचन Stimulus स्टिम्यूलस है।) की पहचान की समस्याओं को दूर की जा सके। इसके साथ ही अनुक्रियाओं (Responses) को क्रियान्वित करने में भी इस तंत्र से मदद मिलती है।

तंत्रिका-तंत्र (Nervous System नर्वस सिस्टम)- अर्थ और वर्गीकरण (Meaning and Classification)

तंत्रिकाओं (Nerves) की संरचनात्मक और क्रियात्मक संगठन को तंत्रिका-तंत्र कहा जा सकता है। ("Nervous system can be defined as the structural and functional organization of nerves नर्व्ज")।

तंत्रिका क्या है ? तंत्रिका रेशे का एक समूह (Bundle of fibres फाइबर्स) है जो शरीर के एक भाग से प्रणोदों (Impulses) को लेकर दूसरे भागों में पहुँचाता है। प्रत्येक रेशा (Fibre फाइबर) एक तंत्रिका-कोशिका (Nerve-cell) का तंत्रिकाक्ष (Axon ऐक्सोन) होता है।

तंत्रिका तंत्र को तीन मुख्य भागों में वर्गीकृत किया जा सकता है, वे हैं -

(1) केन्द्रीय तंत्रिका तंत्र (Central nervous system सेन्ट्रल नर्वस सिस्टम, CNS)-इसमें मस्तिष्क (Brain) तथा सुषम्ना (Spinal cord) सम्मिलित किया जाता है जो सभी तंत्रिकाओं को एक साथ सम्बद्ध करते हैं।

(2) बाह्य (या परिधीय) तंत्रिका तंत्र (Peripheral nervous system पेरिफरल नर्वस सिस्टम PNS) - इस तंत्र में केन्द्रीय तंत्रिका तंत्र (CNS) तथा पेशिओं (Muscles) और विभिन्न अंगों (Various organs) के बीच तंत्रिकाओं को शामिल किया जाता है।

(3) स्वचालित तंत्रिका तंत्र (Autonomic nervous System ऑटोनोमिक नर्वस सिस्टम ANS) - इस तंत्र को अनुकम्पी तथा सहानुकम्पी तंत्रिका तंत्रों में विभाजित किया जाता है।

तंत्रिका तंत्र का सर्वाधिक महत्वपूर्ण और अत्यंत जटिल भाग (या अंग) मस्तिष्क (Brain ब्रेन) है। मस्तिष्क में निम्नलिखित के लिए स्थानें (या स्थलें Sites-साइट्स) होते हैं. -

(i) चेतना (Consciousness कॉन्शसनेस)

(ii) विचारण या चिंतन (Thinking or thought थिंकिंग या थॉट)

(iii) स्मृति (Memory मेमोरि)

(iv) सृजनशीलता या रचनात्मकता (Creativity क्रिएटिविटि)

(v) कथन या बोली (Speech स्पीच)

(vi) दृष्टि या दृश्य (Vision विजन)

(vii) श्रवण या सुनना (Hearing हिअरिंग)

(viii) गंध या सूँघना (Smell स्मेल)

(ix) अंत:श्रावी ग्रन्थिल श्रावों का नियंत्रण (Control of endocrine glandular secretions कन्ट्रोल ऑफ एन्डोक्राइन ग्लैन्डयूलर सिक्रीशन्स)

(x) स्वचालित (अनैच्छिक) कार्य का नियंत्रण (Control of involuntary autonomic functions कन्ट्रोल ऑफ इनवॉलन्टरि ऑटोनोमिक फंकशन्स)

(xi) सोद्देश्य (या अर्थपूर्ण) कार्यों को पूरा करने की इच्छा शक्ति (Will to carry out purposeful work विल टू कैरि आउट पर्पसफुल वर्क)

मस्तिष्क के कारण ही कोई व्यक्ति अपना या दूसरों के व्यक्तित्व (Personality) के बारे में कुछ भी जानता है, उसे याद रखता है तथा समय आने पर उसकी पहचान करता है।

मस्तिष्क (ब्रेन) प्रणोदों (Impulses इम्पल्स) या संवेदों (Sensations सेन्सेशन्स) को ग्रहण करता है जिसकी विवेचना या व्याख्या होती है तथा इसे समझकर मस्तिष्क में संग्रह किया जाता है। इन संग्रहित प्रणोदों के संचयन (Accumulation) द्वारा स्मृति के आधार का निर्माण किया जाता है। मस्तिष्क के विभिन्न भागों (विशेषकर स्मृति से सम्बद्ध) शंख (कनपटी) पिण्डक (Temporal bones टेम्पोरल बोन्स) तथा हिप्पोकैम्पस (Hippocampus) और उनके संयोजकों (Connections) के होते हैं। यदि अधर हिप्पोकैम्पस (Ventral hippocampus) की द्विपार्श्विक-क्षति (Bilateral destruction) होती है तो इससे व्यक्ति की अभिनव-स्मृति मिट जाती है जबकि पुरानी स्मृति पर कोई प्रभाव नहीं पड़ता, परन्तु पुरानी स्मृति में कोई नयी स्मृति को रखना नहीं होता।

आयुर्विज्ञान के विशेषज्ञों की यह मान्यता (प्रयोग सिद्ध) है कि स्मृति (Memory) का संग्रहण तंत्रिका-कोशिकाओं (Neurons-न्यूरॉन्स) में जीव-रासायनिक परिवर्तन (Biochemical change) के रूप में होता है। इसमें कुछ प्रोटीन-संश्लेषण (Protein synthesis) भी किसी रूप में सम्मिलित होता है। इसमें यह भी संकेत मिलता है कि तंत्रिका-कोशिका (न्यूरॉन-Neurone) के राइबोन्यूक्लीइक अम्ल (Ribonucleic acids-RNA) में स्थायी परिवर्तन होता है।

शरीर के विभिन्न अंगों से प्रणोदों (Impulses) को मस्तिष्क ग्रहण करता है जिन्हें संवेदी या अभिवादी प्रणोद (Sensory सेंसरि or Afferent ऐफरेन्ट impulses इम्पल्सेज) कहा जाता है। ये प्रणोद अभिवाही मार्गों (Afferent pathways) से होकर मस्तिष्क की ओर चलते हैं। वे प्रणोद जो मस्तिष्क से चलते हैं जिसके कारण शरीर में किसी प्रकार की गति उत्पन्न होती हैं, उन्हें चालक या अपवाही प्रणोद (Motor मोटर or efferent एफरेंट impulses इम्पल्सेज) कहा जाता है।

तंत्रिका तंत्र का निर्माण ऊतक (Tissue) द्वारा होता है जो शरीर में गति की क्षमता प्रदान करता है। शरीर की प्राय: प्रत्येक गति का संचालन तंत्रिका-तंत्र के कुछ भाग द्वारा होता है जो मस्तिष्क और पेशियों (या ऊतक) के बीच एक माध्यम के रूप में कार्य करता है।

केन्द्रीय तंत्रिका तंत्र और उससे संबद्ध अंग (Central Nervous System and its Concerned Organs)

इस तंत्र को प्रमस्तिष्क-मेरु तंत्रिका तंत्र (Cerebro-spinal nervous system-सेरिब्रो-स्पाइनल नर्वस सिस्टम) भी कहा जाता है जिसमें मस्तिष्क (Brain ब्रेन) और सुषम्ना या मेरु-रज्जु (Spinal cord - स्पाइनल कॉर्ड) तथा इनसे छोड़ी गयी तंत्रिकाएँ-अर्थात् परिधीय तंत्रिकाएँ (Peripheral nerves पेरिफरल नर्वस) शामिल होती हैं। तंत्रिका-ऊतक (Nervous tissue) द्वारा शरीर के प्राथमिक ऊतकों के चार समूहों में से एक ऊतक समूह का निर्माण किया जाता है।

तंत्रिका कोशिकाएँ (Nerve cells) एक साथ एकत्र होती हैं जिन्हें इस तंत्र का धूसर पदार्थ (Grey matter-ग्रे मैटर) कहा जाता है। यह पदार्थ मस्तिष्क की प्रांतस्था (Cortex कॉर्टेक्स of the brain) तथा सुषम्ना (Spinal cord) के आंतरिक भाग में पाया जाता है।

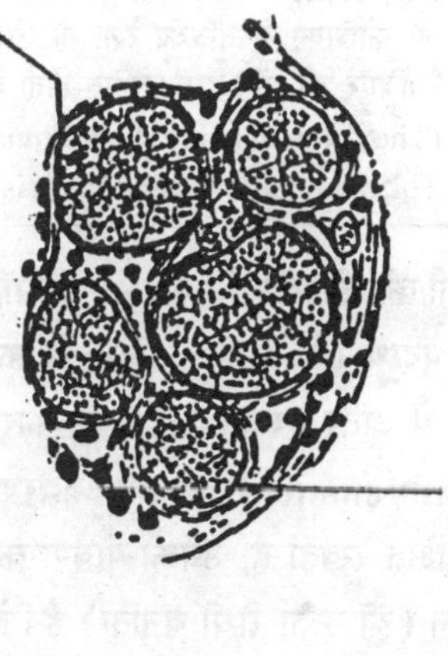

चित्र 46(i) - तंत्रिका रुण्ड (Nerve trunk) कारुण्ड जिसमें अनेक गुच्छे दिखाये गये जो परितंत्रिका (Perineurium) द्वारा चारों ओर से घिरे है तथा बाह्य तंत्रिका (Epineurium) द्वारा एकबद्ध हैं। काले रंग के क्षेत्र वसा-कोशिकाओं (Fat cells) के हैं।

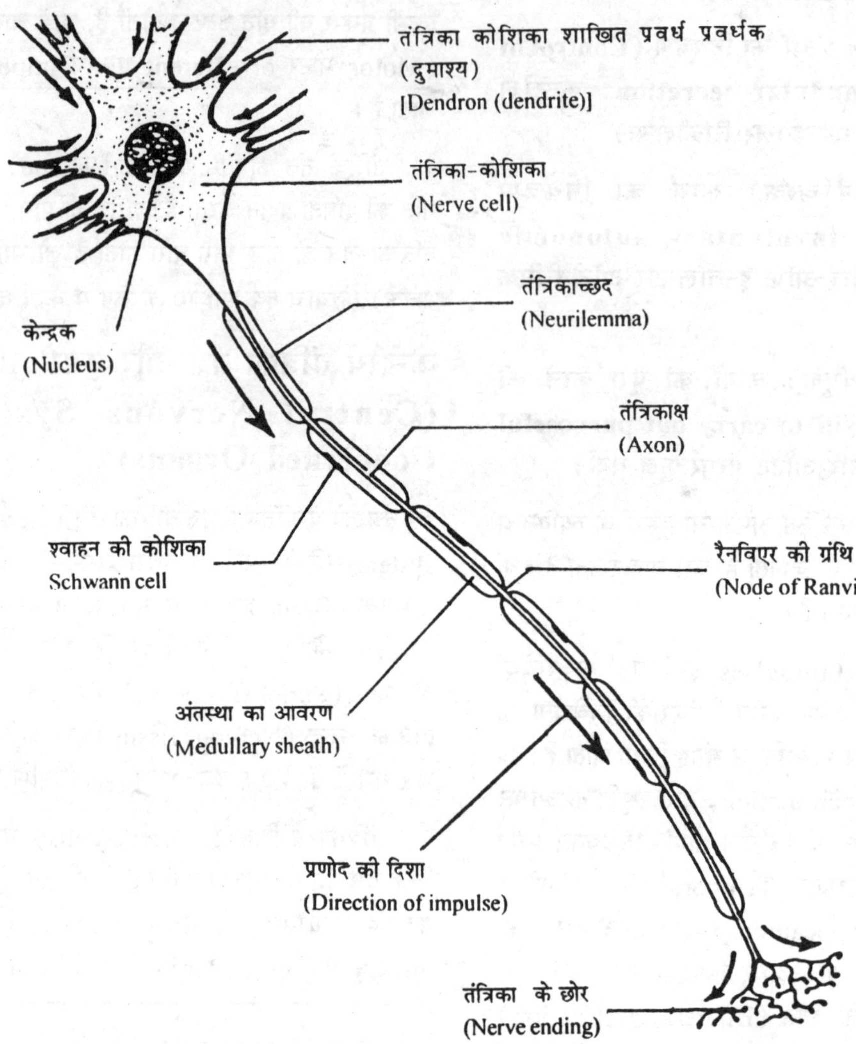

चित्र 46(ii) - एक मज्जा युक्त तंत्रिका (A medullated nerve) - आरेखीय (Diagrammatic) तंत्रिकाक्ष या तंत्रिका-बेलन जो कोशिका से तंत्रिका रेशा के छोर तक जाता है तथा एक वसामय आवरण (अंत:स्थीय आवरण) से घिरा रहता है और रैनविएर की गाँठ द्वारा बाधित होता है।

(The Axon or axis cylinder runs from the cell to the end of the nerve fibre. It is surrounded by a fatty sheath-The medullary sheath-which is interrupted by the nodes of Ranvier.)

तंत्रिका के रेशों को तंत्रिकाक्ष (Axon ऐक्सॉन) कहते हैं। ये रेशे मिलकर एक श्वेत पदार्थ (White matter व्हाइट मैटर) का निर्माण करते हैं। इसके रंग में अंतर (श्वेत) होने का कारण यह है कि ये रेशे वसामय पदार्थ (Fatty matter) के एक आवरण से ढके होते हैं जो तंत्रिका रेशे को सुरक्षित रखता है, उनका पोषण करता है तथा एक को दूसरे से पृथक रखता (या ऊर्जा रोधी बनाता) है। देखें चित्र 46(ii)।

तंत्रिका की एक कोशिका (Nerve cell) अपने अक्ष (Axon ऐक्सॉन) तथा अन्य प्रवर्धकों या अक्ष-शाखाओं (Neurites नुरिट्स) के साथ जिस कोशिका का निर्माण करती है, उसे तंत्रिका-कोशिका या न्यूरॉन (Neuron) कहते हैं जो चालक या संवेदी प्रणोदों (Motor or sensory impulses) का वहन (या सम्प्रेणण) करती हैं। तंत्रिका के मुख्य मार्ग (Nerve trunk नर्व ट्रंक) का निर्माण करने के लिए तंत्रिका-रेशे (Nerve fibres) समूहों में बंधे रहते हैं। रेशे के इन समूहों को पलिकाएँ (Fasciculi फैसिक्यूलि-इसका एकवचन Fasciculus फैसिक्यूलस है।) कहते हैं। एक तंत्रिका-रेशा (Nerve fibre - नर्वफाइबर) में चालकता (Conductivity-कन्डक्टिविटि) तथा उत्तेजनशीलता (Excitability- इक्साइटेविलिटि) की क्षमता होती है। यह किसी भी बाहरी कारक (या कर्त्ता-Agent एजेन्ट) की उत्तेजनाओं (या उद्दीपकों-Stimuli स्टिम्यूलि इसका एकवचन स्टिम्यूलस-Stimulus है।) को ग्रहण करने (Receiving) तथा उनकी

अनुक्रिया (या प्रतिक्रिया Responding) करने में सक्षम होता है। जैसे (For Example) -

कोई उत्तेजना (या उद्दीपन) यांत्रिक (Mechanical), वैद्युत (Electrical), रासायनिक (Chemical) या आत्मिक (या मानसिक Psychical साइकिकल) हो सकती है जो एक प्रणोद (Impulse) को उत्पन्न करती है जो तंत्रिका-रेशे के पथ (मार्ग) से चालित होता है। एक तंत्रिका प्रणोद (Nerve impulse) सदैव एक कोशिका प्रवर्धकों (Dendrons डेन्ड्रॉन्स) से कोशिका (Cell) की ओर तथा कोशिका से तंत्रिकाक्ष की ओर (From cell to axon) चालित होता है। इसे अग्रवर्ती संचालन का नियम (Law of forward conduction) कहा जाता है। इस प्रकार तंत्रिका-कोशिकाओं (Neurones) की शृंखला से एक प्रणोद आगे बढ़ सकता है।

एक चालक प्रणोद (मोटर इम्पल्स) का उत्पादन (या जन्म) प्रांतस्था (Cortex) के चालक क्षेत्र की एक पिरामिडी-कोशिका (Pyramidal cells) से होता है जो तंत्रिकाक्ष (Axon) के पथ पर चलता है। वह (प्रणोद) नीचे की ओर सुषम्ना (Spinal cord) में जाता है तथा सफेद पदार्थ में ग्राह्य होता है। वह प्रणोद सुषम्ना (स्पाइनल कॉर्ड) के अग्र शृंग (Horn) में चालक तंत्रिका- कोशिका के प्रवर्धक (Dendorn-डेन्ड्रॉन or dendrite डेन्ड्राइट) के साथ तंत्रिकाक्ष (ऐक्सोन) छोर पर शाखा बनाता है। उसके बाद प्रणोद इन कोशिका के तंत्रिका में जाता है जो मेरु-तंत्रिका (Spinal nerve) के अग्र आधार के चालक-रेशे का निर्माण करते हैं और वे पेशियों में पहुँचकर अपना समापन (Terminate) कर देते हैं।

केन्द्रीय तंत्रिका तंत्र (Central nervou system-CNS) की तंत्रिकाओं द्वारा निर्मित तीन मुख्य मार्ग होते हैं -

(i) **चालक (या अपवाही) तंत्रिकाओं का मार्ग (Path of motor or efferent nerves)** - यह मार्ग मस्तिष्क और सुषम्ना (Brain and cord) से बाह्य सतह (त्वचा) तक होता है जिसे चालक-मार्ग (Motor pathways) कहते हैं। इससे प्रणोद मस्तिष्क से बाह्य सतह (त्वचा) में पहुँचते हैं।

(ii) **संवेदी (या अभिवाही) तंत्रिकाओं का मार्ग (Pathways of sensory - or afferent nerves)** - इस मार्ग से प्रणोद (Impulses) बाह्य सतह (त्वचा) से मस्तिष्क में पहुँचते हैं।

(iii) **मिश्रित (या संयुक्त) तंत्रिका मार्ग (Mixed nerve pathways)** - इन मार्गों से चालक और संवेदी तंत्रिका रेशे (Motor and sensory nerve fibres) दोनों ही ओर दोनों दिशाओं में प्रणोदों को पहुँचाया जाता है। अधिकतर तंत्रिकाएँ इसी प्रकार के मार्गों से पहुँचते हैं।

इसके अतिरिक्त कुछ निश्चित तंत्रिका-रेशे (Nerve fibres) होते हैं जो मस्तिष्क (Brain) और सुषम्ना (Spinal cord) के विभिन्न तंत्रिका-केन्द्रों (Nerve centres) को जोड़ते हैं। इन रेशों को संयुक्त या संधायी तंत्रिका रेशे (Associated or commissural एसोशिएटेड या कॉमिस्यूरल Nerve fibres नर्व फाइबर्स) कहते हैं।

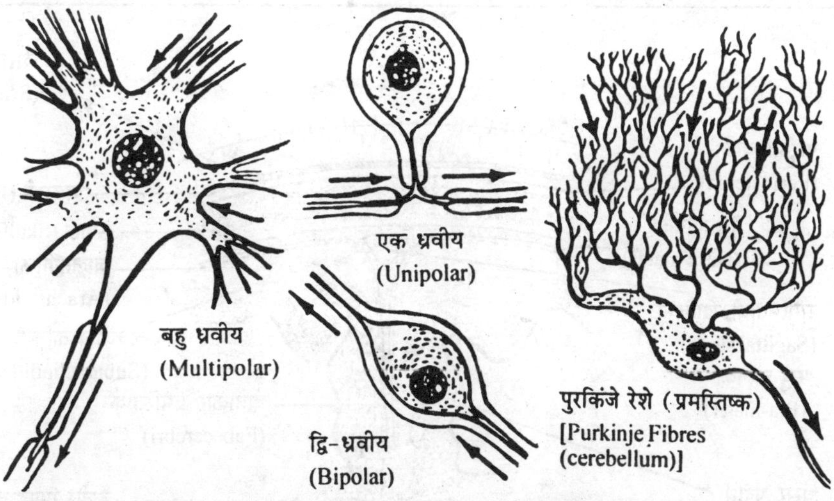

चित्र 46(iii) - तंत्रिका - कोशिका के नमूने - तीरबद्ध दिशा को सूचित करता है जिस पर तंत्रिका प्रणोद हमेशा प्रवधकों से कोशिका की ओर तथा कोशिका से तंत्रिकाक्ष की ओर चलते हैं।

Examples of nerve cells. Arrows indicate the direction in which the nerve impulse laways travels-from dendron to cell, and from cell to axon

तानिका (Meninges-मिनिन्जीज)

केन्द्रीय तंत्रिका तंत्र (सेन्ट्रल नर्वस सिस्टम) कपाल (Skull-स्कल) और कशेरुकी दण्ड (Vertebral column वर्टिबल कॉलम) के अंदर स्थित होता है। अक्षीय कंकाल (Axial skeleton) द्वारा दृढ़ अस्थिमय प्रक्षेप द्वारा सुरक्षित होने के अतिरिक्त मस्तिष्क और सुषम्ना (Brain and spinal cord) निम्नलिखित आवरणों द्वारा ढके होते हैं जिन्हें तानिका या मिनिन्जीज (Meninges) कहा जाता है -

(i) **बाहरी परत (Outer layer)** - बाहरी परत को दृढ़तानिका या डयूरामेटर (Duramater) कहते हैं।

(ii) **मध्य परत (Middle layer)** - मध्य परत को जालतानिका या अरैकनॉइड मेटर (Arachnoid mater) कहा जाता है।

(iii) **आंतरिक परत (Inner layer)** - इस परत को मृदु तानिका या पायमेटर (Pia mater) कहते हैं।

जालतानिका (अरैकनॉइड मेटर) और मृदुतानिका (पायमेटर) के बीच एक द्रव रहता है जिसे प्रमस्तिष्क-मेरुद्रव (Cerebrospinal fluid, i.e. CSF- सेरिब्रोस्पाइनल फ्लुइड) कहा जाता है। यह द्रव मस्तिष्क और सुषम्ना (ब्रेन और स्पाइनल कॉर्ड) को सहारा देता है तथा उन पर पड़ते हुए दबाव को समान रूप से वितरण को निरापद (या सुरक्षित) बनाता है।

दृढ़तानिका (डयूरामेटर) एक मजबूत और मोटा रेशेदार झिल्ली (Fibrous membrane) होती है जिसमें अधिकांश सफेद कोलैजन रेशे (White collagen fibres) होते हैं। यह कपाल (Cranium-क्रेनियम) और कशेरुकी नली (Vertebral canal-वर्टिब्रल कनैल) के भीतरी क्षेत्र को स्तरित (Lining) करता है। इसकी बाहरी सतह वास्तव में इन स्थलों (Sites) पर परिअस्थिक (Periosteum पेरिऑस्टिअम) का निर्माण करती है। दृढ़तानिका (डयूरामेटर) की आंतरिक परत की दो तहें (Two folds) जो दीर्घ और दृढ़ होती हैं तथा मस्तिष्क को सहारा देकर उसकी स्थिति (Position) को बनाये रखने में मदद करती हैं।

ये दो तहें निम्नलिखित हैं -

(1) **प्रमस्तिष्कीय दात्राकार तह (Falx cerebri - फैल्क्स सेरिब्रि** - Cerebri का एकवचन Cerebrum - सेरिब्रम है।)- यह हँसिया (Sickle-सिकल) आकार की तह होती है जो मध्यरेखा में उदग्र रूप में (लम्बवत) स्थित होती है और दाहिना तथा बायाँ प्रमस्तिष्क गोलार्धों (Cerebral hemispheres-सेरिब्रल हेमिस्फिअर) को अलग रखती है।

(2) **अनुमस्तिष्कीय छदि (Tentorium cerebelli टेन्टोरियम सेरिबेलि**-Cerebelli का एकवचन Cerebellum है।)-यह एक अर्धचन्द्र चाप (Crescenic arch) के समान एक परत होती है जो क्षैतिक रूप में (Horizontally) स्थित रहती है जो पश्च कपालीय खात (Posterior cranial fossa -

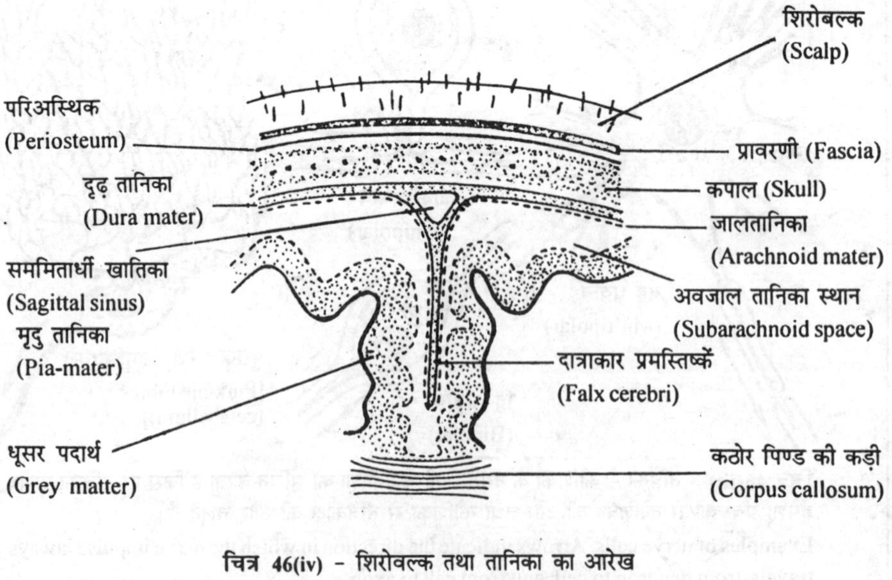

चित्र 46(iv) - शिरोवल्क तथा तानिका का आरेख
(Diagram of the scalp and meninges)

पॉस्टिरिअर क्रेनियल फोसा) के लिए तम्बू (Tent टेन्ट) के समान छत का निर्माण करती है।

शिरीय खातिकाएँ (Venus sinuses- वेनस साइनसेज), जैसे - सममितार्धी (Sagittal-सैजिटल), अनुप्रस्थ (Transverse - ट्रैन्सवर्स) खातिकाएँ दृढ़तानिका (डयूरामेटर) में समाविष्ट रहती हैं। जालतानिका (अरैकनॉइड मेटर) एक कोमल पारदर्शक झिल्ली होती है जो दृढ़तानिका (डयूरामेटर) और मृदुतानिका (पायमेटर) के बीच स्थित रहती है। यह झिल्ली घने रूप में दृढ़तानिका के साथ प्रयुक्त होती है तथा मृदुतानिका से एक अवजालतानिका स्थान (Subarachnoid space) द्वारा अलग की जाती है। यह स्थान एक संकीर्ण परन्तु विस्तीर्ण (Narrow but extensive) क्षेत्र होता जिसमें प्रमस्तिष्क - मेरु द्रव (सेरिब्रो पाइनल फ्लुइड) होता है। प्रमस्तिष्क (सेरिबेलम) के अधोसतह (Under surface) और दीर्घवत् अंतस्था (Medulla oblongata-मेडुला ऑबलांगटा) के बीच इस क्षेत्र में वृद्धि होती है और द्रव-कुण्ड (Cisterna magna - सिस्टर्ना मैगना) का निर्माण होता है। इस द्रव-कुण्ड का महत्व इस कारण से है कि कभी-कभी एक सुई (Needle) को अनुकपाल (Occiput ऑक्सीपुट) तथा शीर्षधर कशेरुका (Atlas vertebra-ऐटलस वर्टिब्रा) के बीच इस द्रव कुण्ड से द्रव (प्रमस्तिष्क-मेरुद्रव) निकालने के लिए डालने की आवश्यकता होती है। यहाँ इस बात की सावधानी रखनी चाहिए कि सुई को अधिक अंदर नहीं डाली जाय, अन्यथा दीर्घवत अंतस्था (मेडुला ऑबलांगटा) को क्षति पहुँच सकती है। द्रवकुण्ड में सुई डालने की क्रिया को कुण्ड-वेधन (सिस्टर्नल पंक्चर Cisternal puncture) कहा जाता है।

मृदुतानिका (पायमेटर-Pia mater) तानिकाओं की अन्तर्तम (Innermost) सतह होती है जो मस्तिष्क (ब्रेन) और सुषम्ना (स्पाइनल कॉर्ड) में निकट से प्रयुक्त होती है। यह निकट से मस्तिष्क की सतह का अनुसरण करती है तथा कुण्डलनों (Convolutions) के बीच सभी विदरों (Fissures-फिशर्स) में डूब जाती है जबकि जालतानिका (अरैकनॉइड मेटर) केन्द्रीय तंत्रिका तंत्र (CNS) के लिए थैली के समान केवल आवरण (Covering) का निर्माण करती है। मृदुतानिका (Pia meter) अंतर्वलित (Invaginated इन्वैजिनेटेड) होकर जालारक्तक (Tela choroidea टेलाकेरॉइडिआ), तीसरा तथा चौथा निलयों के रक्त जालिकाओं (Choroid plexes of 3rd and 4th ventricles) तथा पार्श्विक निलयों के रक्तकजालिकाओं (Choroid plexes कोरॉइड प्लेक्ससेज of lateral ventricles) का निर्माण करती है। यह रक्त जालिकाएँ (कोरॉइड प्लेक्ससेज) ही हैं जो प्रमस्तिष्क-मेरु द्रव (सेरिब्रोस्पाइनल फ्लुइड) का श्राव करती हैं।

सुषम्ना (स्पाइनल कार्ड) के निचले छोर पर शंक्वाकार अंतस्था (Conus medullaries-कोनस मेडुलरिस) के नीचे मृदुतानिका (Pia mater) नीचे की ओर एक दीर्घ तथा पतला तन्तु (Long slender filament) के समान बढ़ती है जिसे तंतु छोर (Filum terminale फिलम टर्मिनल) कहते हैं जो अनुत्रिक पृष्ठ (Dorsum of coccyx-डॉर्सम ऑफ कॉकिक्स) के साथ संलग्न हो जाती हैं। अवजाल तानिका स्थान (सबअरैक नॉइड स्पेस) तंतु-छोर (Filum terminale) के चारों ओर विशेषकर फैला रहता है जिसके कारण यह संभव होता है कि इस क्षेत्र को बंधन (या छेदन) के लिए चयन किया जाय तथा प्रमस्तिष्क-मेरु द्रव (Cerebrospinal fluid) की निकासी की जाये। इस क्षेत्र में छेदन को कटि (या कमर) वेधम (Lumbar puncture लम्बर पंक्चर) कहा जाता है।

प्रमस्तिष्क-मेरु द्रव (Cerebrospinal Fluid - CSF सेरिब्रोस्पाइनल फ्लुइड)

यह एक निर्मल, रंगहीन तथा अल्प क्षारीय (Slight alkaline) द्रव होता है जिसका विशिष्ट घनत्व (Specific gravity) 1007 होता है। यह

(i) मस्तिष्क के निलय (Ventricles वेन्ट्रिकल्स of the brain) में रहता है जिसे रक्तक-जालिकाएँ (Choroid plexuses कोरॉइड प्लेक्ससेज) श्रावित करती हैं तथा

(ii) अवजालतानिका स्थान (Subarachnoid space - सबअरैकनॉइड स्पेस) पर रहता है जहाँ 4थे निलय (4th ventricle) की पार्श्विक रिक्तियों (Lateral recesses) में जालिकाएँ (Plexuses) श्रावित करती हैं।

रक्त जालिका (कोरॉइड प्लेक्ससेज) अत्यधिक संवहनी संरचना (Vascular structures) होती हैं जो कोमल (या परिष्कृत) रक्त वाहिकाओं के जाल से निर्मित होती हैं। प्रमस्तिष्क-मेरु द्रव (CSF) में रक्त प्लाविका (Blood plasma-ब्लड प्लैज्मा) की तह अकार्बनिक लवण (Inorganic salt) रहता है तथा अल्प मात्रा में ग्लूकोस तथा प्रोटीन भी विद्यमान होते हैं। द्रव की ग्लूकोस-सांद्रता अनियंत्रित मधुमेह (Diabetes mellitus डयबीटिज मेलिट्स) में असामान्य रूप से अत्यधिक होती है। जब ग्लूकोस का उपयोग जीवाणुओं (Bacterial बैक्टीरिया) तथा श्वेताणुओं (Leucocytes ल्यूकोसाइट्स) द्वारा किया जाता है जैसा कि पूय (पस) जनक तंत्रिका-शोथ (Pyogenic meningitis पाइओजेनिक मेनिन्जाइटिस) में होता है, तो ग्लूकोस सान्द्रता में कमी आती है।

प्रमस्तिष्क-मेरु द्रव (सेरिब्रोस्पाइनल फ्लुइड CSF) की प्रोटीन मात्रा को अनेक रोगात्मक स्थितियों (Pathological-पैथोलॉजिकल conditions) में बढ़ाने की आवश्यकता होती है क्योंकि रक्तक जालिकाओं में लघु रक्त वाहिकाओं की दिवालों (Walls of small blood-vessels in the choroid plexuses) की पारगम्यता (Permeability -पर्मिएबिलिटि) में वृद्धि हो जाती है जिसे न्यूनीकृत रक्त-मस्तिष्क अवरोध (Reduced blood - brain barrier रिडयूस्ड ब्लड-ब्रेन बैरिअर) कहा जाता है। इस प्रकार CSF प्रोटीन में वृद्धि विभिन्न प्रकारों से होती है। जैसे - तानिका-शोथ (Meningitis-मेनिन्जाइटिस) तथा बहु-तंत्रिका शोथ (Polyneuritis पॉलिन्यूराइटिस) की अवस्थाओं में। तंत्रिका-तंत्र (नर्वस सिस्टम) में कुछ रोगों के होने पर CSF (प्रमस्तिष्क-मेरु द्रव) में विविध ग्लोबुलिन (Various globulins-प्रोटीन का वर्ग या श्रोणी) तथा ऐल्बुमिन (Albumin जल में घुलनशील प्रोटीन) के अनुपातों में लक्षणात्मक परिवर्तन होते हैं जिन्हें द्रव की उचित सान्द्रता के बाद "वैद्युतकण संचलन" या इलेक्ट्रोफोरेसिस (Electrophoresis) द्वारा ज्ञात किया जा सकता है।

चतुर्थ निलय (4th ventricle वेन्ट्रिकल) के मध्य छिद्र (Aperture ऐपर्चर) जो निलय के आधार (Root) पर स्थित होता है, वह मस्तिष्क के निलय-तंत्र (Ventricular system) तथा अवजाल तानिका स्थान (सबअरैकनॉइड स्पेस) के बीच संदेश भेजता है। चतुर्थ निलय के मध्य छिद्र को मझह्नडे का छिद्र {Foramen फोरैमेन of Magendia-Magenie, Francios मझह्नडे फ्रैन्कोइस-(1783-1855 ई.) एक फ्रांसीसी शरीर-क्रिया विज्ञानी था जिसने इस छिद्र का उल्लेख किया था।} कहा जाता है। चतुर्थ निलय से होकर इसके मध्य छिद्र से प्रमस्तिष्क-मेरु द्रव प्रवाहित होता है तथा मस्तिष्क के आधार पर अवजालतानिका स्थान पर जाता है। इसके बाद यह द्रव ऊपर की ओर ऊपरी सममितार्धी खातिका (Superior saggital sinus-स्यूपीरिअर सैजिटल साइनस) में जाता है तथा रक्त प्रवाह में जालतानिका के अंकुरों (Villi विली of arachnoid mater) और संबद्ध शिरीय खातिका (Associated with this venous sinus) से होकर पुन: अवशोषित हो जाता है।

यदि अंकुरों (Villi) की पुन:अवशोषी-क्षमता में कमी होती है तो इसमें द्रव का संग्रहण होता है जिससे एक अवस्था (या स्थिति) का निर्माण होता है। इस अवस्था को संचारी या बाह्य शिरशोथ (Communicating कम्यूनिकेटिंग or External एक्सटर्नल Hydrocephalus हाइड्रोसेफैलस) कहते हैं। निलय-तंत्र (Ventricular system) में अवरोध या मझह्नडे के छिद्र में बाधा एक अर्बुद (Tumor - ट्यूमर) द्वारा उत्पन्न की जाती है जिसके कारण भी द्रव का संचयन (या जमाव) होता है। इस स्थिति को आंतरिक शिरशोथ (Internal hydrocephalus - इन्टर्नल हाइड्रोसेफैलस) कहा जाता है।

मस्तिष्क (ब्रेन) और सुषम्ना (स्पाइन कॉर्ड) को सहारा देने में प्रमस्तिष्क-मेरु द्रव (सेरिब्रोस्पाइनल फ्लुइड) एक "जल उपधानी" (Water cushion वाटर कुशन) के रूप में मस्तिष्क और सुषम्ना को सुरक्षा प्रदान करता है।

कटि (कमर) क्षेत्र में वेधन या छेदन (Lumbar Puncture - लम्बर पंक्चर)

प्रमस्तिष्क-मेरु द्रव (CSF) का तंत्रिका-ऊतकों (Nervous tissue नर्वस टिशूज) तथा तानिका (Meninges) के साथ घनिष्ठ सम्बंध होने के कारण इन संरचनाओं में रोग होने के कारण प्राय: द्रव में भी परिवर्तन (Changes in liquid) होते हैं। इसकी जाँच के लिए एक क्रिया की मदद से द्रव को बाहर निकाला जाता है। इस क्रिया को कटि-वेधन या कटि-छेदन (Lumbar puncture - लम्बर पंक्चर) कहते हैं। इस क्रिया में एक विशेष सुई (Special needle) जिसमें एक उत्कृष्ट छिद्रक-यंत्र या ट्रोकार (Fine trocar) तथा एक प्रवेशिनी या कैनूला (Cannula) लगी होती है, को त्वचा में दूसरी ओर तीसरी या चौथी कटि-कशेरुका (2nd and 3rd or 4th lumbar vertebrae) से होकर अवजाल तानिका स्थान में डाली जाती है। सुषम्ना (Spinal cord) का विस्तार प्रथम कटि-कशेरुका के नीचे तक नहीं होता है, अत: इस क्रिया (पंक्चर) में इसे क्षति पहुँचने की संभावना नहीं रहती है।

यदि एक रोगी अपनो ओर (सामान्यत: बायीं तरफ) पड़ा रहता है (जहाँ पर चिकित्सक दाहिनी ओर रहता है) तो रीढ़ (या मेरुदण्ड - Spine स्पाइन) को पूर्णत: आकुंचित (Flexed) रखना चाहिए जिससे कि अंतरा कंटक स्थानों (Interspinous spaces) को यथासम्भव चौड़ा रखा जा सके। स्थानिय निष्चेतनता (Local anaesthesia - लोकल ऐनिस्थीजिआ) के अधीन सुई (Needle) को मध्य रेखा में निविष्ट करना (या घुसेड़ना) चाहिए तथा उसे त्वचा में आगे की ओर और फिर ऊपर की ओर अधिकंटकाकार तथा अंत:कंटक बंधनों (Supraspinous and interspinous ligaments) में आगे तब तक बढ़ाना चाहिए जब तक कि यह कशेरुका नली (Vertebral canal) में नहीं पहुँचती। फिर क्रम से दृढ़तानिका (Dura mater) तथा जाल तानिका (Arachnoid mater) में सुई को निविष्ट की जानी चाहिए।

जब छिद्र-यंत्र (ट्रोकार) को प्रवेशिनी (कैनूला) से अलग कर दिया जाता है तो प्रमस्तिष्क-मेरु द्रव (सेरिब्रोस्पाइनल फ्लुइड) टपकने लगता है। इसके दबाव की माप दाबांतर मापी (Manometer मैनोमीटर) से की जाती है जिसे प्रवेशिनी (Cannula) के साथ एक छोटी लचीली नलिका तथा एक संयोजित्र (Male to femla connector) द्वारा संलग्न (या सम्बद्ध) किया जाता है। ग्रीवा पर दबाव डालकर (जिससे कि ग्रीवा-शिराएँ दब सके) क्वेकेनस्टेट का परीक्षण {Queckenstedt's test-हैन्सक्वेकेन्स्टेट Hans queckensteadt, 1887-1918 एक जर्मन चिकित्सक था।} किया

जाता है। यह कपाल (Cranium) से रक्त के शिरीय अपवाह या निष्कासन (Venous drainage - वेनसड्रेनेज) को रोकता है तथा अंत:कपाली दबाव (Intracranial इन्ट्राक्रेनिअल pressure) में वर्धन करता है। वर्धित दबाव मेरुदण्डीय अवजाल तानिका स्थान (Spinal subarachnoid space) में संचारित होता है तथा दबान्तर मापी (मैनोमीटर) में प्रमस्तिष्क-मेरुद्रव (Cerebrospinal fluid) के स्तर (Level) में तेजी से वृद्धि होती है जब तक कि कोई मेरुदण्डीय अवरोध (Spinal block) नहीं होता, जैसे कि मेरु अर्बुद (Spinal tumour-स्पाइनल ट्यूमर) में होता है।

प्रमस्तिष्क-मेरु द्रव (CSF) की स्वच्छता (Clarity) और रंग (Colour) को लिखा जाता है। पूयजनक (पस पैदा करने वाला) तानिका शोथ (Pyogenic meningitis - पाइओजेनिक मेनिन्जाइटिस) की अवस्था में यह गंदला (Turbid टर्विड) हो सकता है तथा अवजाल तानिका रक्त श्राव (Subarachnoid haemorrhage सबअरैकबॉइड हेमरिज) की स्थितियों में यह एक समान रक्त रंजित (Blood stained ब्लड स्टेन्ड) होता है। कटि (कमर क्षेत्र) वेधन (Lumbar puncture) के दौरान हल्का आघात (Minor trauma माइनर ट्रॉमा) लगने से असमान रूप में रक्त रंजन होता है तथा उसके गाढापन में भी असमानता होती है।

प्रमस्तिष्क-मेरुद्रव के नमूने (Samples) को प्रयोगशाला-परीक्षण के लिए ले जाया जाता है-सामान्यत: (i) कोशिका-गणना (Cell count) के लिए (ii) ग्लूकोस तथा प्रोटीन का अनुमान (Estimation of glucose and protein) लगाने के लिए तथा (iii) जीवाणुओं का परीक्षण (Bacteriological examination) करने के लिए।

यदि आवश्यक है तो कुछ पदार्थों को सुई से अवजाल तानिका स्थान (सबअरैकनॉइड स्पेस) के अंदर डाला जाता है जिसे अंत:प्रावरकीय सुई (Intrathecal injection-इन्ट्राथीकल इन्जेक्शन) कहते हैं। इसमें रोग प्रतिकारक (Antibodies) भी होते हैं जिसके अंत: प्रावरकीय खुराक (Intrathecal dosage - इन्ट्राथीकल डोसिज) को सावधानी से जाँच कर लेनी चाहिए।

जैसे - तानिका शोथ (Meningitis मेनिन्जाइटिस) की अवस्थाओं में, कैंसर-रोधी दवाओं (Anticancer drugs) में, अतिपाती (या गम्भीर) लसीका अप-कोशिकीय श्वेत रक्तता की स्थितियों में, (Acute lymphoblastic leukaemia अक्यूट लिम्फोब्लास्टिक ल्यूकीमिआ) मेरु-अर्बुद की आशंका में अपारदर्शी विकिरण रंजन (Radio-opaque रेडियो ओपेक dye to outline a suspected spinal tumour स्पाइनल ट्यूमर) या अन्य किसी प्रकार के अवरोधन (Obstruction) में।

मेरु-निष्चेतनता (स्पाइनल ऐनिस्थीजिआ) के लिए कशेरुका-नली (Vertebral canal-वर्टिब्रल कनैल) के अधिदृढ़तानिका स्थान (Epidural space एपिडयूरल स्पेस) पर कटि-वेधन (लंबर पंक्चर) करके लिग्नोकेन (Lignocaine - एक स्थानिक संवेदनहारी औषधि) को समाविष्ट किया जाता है।

प्रसव-पीड़ा (Labour pain) से राहत पहुँचाने के लिए गर्भवती महिला को अवजाल तानिका सुई (सबअरैकनॉइड इन्जेक्शन) दी जाती है जो अधिदृढ़तानिका पीड़ाहरण (Epidural analysia एपिडयुरल ऐनैलजीजिआ) का एक उदाहरण है।

कटि-वेधन (Lumbar puncture) के बाद रोगी को सीधा (Flat) पड़े रहना चाहिए क्योंकि बैठे रहने या खड़े होने के कारण दबाव के शीर्ष से प्रमस्तिष्क-मेरु द्रव की और अधिक क्षति होती है और यह मृदुतानिका (Arachnoid matter अरैकनॉइड मेटर) के छिद्र से होती है। इस क्षति के कारण रोगी को तीव्र सिरदर्द (Severe post-lumbar puncture headache) होता है। जितनी अधिक उत्कृष्ट सुई (Finer needle) होगी, उतना ही कम इस प्रकार की घटना (सिर दर्द) होने की संभावना होगी। यदि इस तरह की घटना होती है तो रोगी को यह सलाह दी जानी चाहिए कि उसे सीधा लेटना चाहिए तथा अतिरिक्त द्रवों को अंतर्ग्रहण करें।

मस्तिष्क (Brain-ब्रेन)

केन्द्रीय तंत्रिका तंत्र (सेन्ट्रल नर्वस सिस्टम) का एक प्रमुख अंग मस्तिष्क है जो कपाल (Skull स्कल) के कोटर (Cavity कैविटि) में स्थित होता है। इसमें निम्नलिखित भाग (या अंग) होते हैं -

(1) **अग्र मस्तिष्क (Forebrain फोरब्रेन)** - इसमें दो प्रमस्तिष्क गोलार्ध (Two cerebral hermispheres सेरिब्रल हेमिस्फिअर्स) होते हैं जिसे प्रमस्तिष्क या सेरिब्रम (Cerebrum) भी कहा जाता है। अग्र मस्तिष्क (फोरब्रेन) में एक केन्द्रीय भाग होता है जिसे अंत: प्रमस्तिष्क या डाइएनकेफालोन (Diencephalon or interbrain इन्टरब्रेन) कहते हैं जो तृतीय निलय (3rd ventricle) तथा अपनी परिबद्ध संरचनाओं के साथ अधिकांशत: संचार (Corresponds) करता है।

(2) **मध्य मस्तिष्क (Midbrain or mesencephalon - मिडब्रेन मेसेन्केफालोन)**

(3) **पश्चमस्तिष्क (Hindbrain or Rhombencephalon हिन्डब्रेन ऑर रॉम्बएनकेफालोन)**

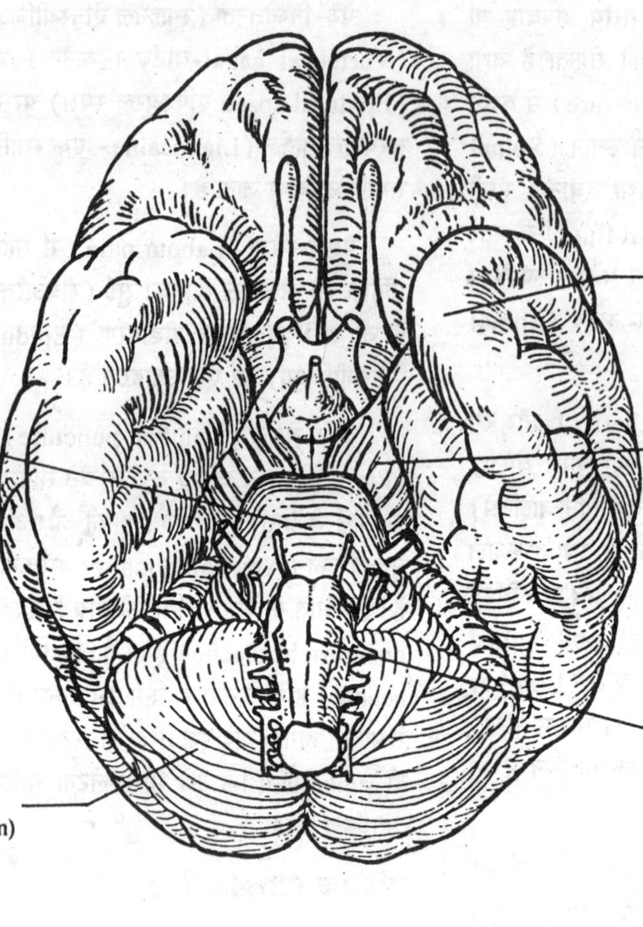

चित्र 46(v) - मस्तिष्क की निचली सतह (The interior surface of the brain)

पश्चमस्तिष्क (Hindbrain) में निम्नलिखित को शामिल किया जाता है -

(i) निसेतु (Pans पॉन्स)

(ii) दीर्घवत अंतस्था या मेडुला ऑब्लॉन्गाटा (Medulla oblongata)

(iii) अनुमस्तिष्क या सेरिबेलम (Cerebellum)

मध्यमस्तिष्क (मिडब्रेन), निसेतु (पॉन्स) तथा दीर्घवत अंतस्था (मेडुला ऑब्लॉन्गाटा) आपस में मिलकर मस्तिष्क नलिका या ब्रेनस्टेम (Brainstem) का निर्माण करते हैं। जब मस्तिष्क नलिका (ब्रेनस्टेम) के कार्य का अप्रतिवर्ती समापन (Irreversible cessation) हो जाता है तो मस्तिष्क-मृत्यु (Brain death) का निदान किया (Diagnose डायगनोज) जाता है। हृदय का स्पंदन निरंतर होता है, परन्तु श्वसन (Breathing) स्वत: नहीं होता बल्कि श्वसन यांत्रिक संवातन या वायु संचार (Mechanical ventilation) पर निर्भर होता है। संवाहक (Ventilator) बन्द करने के पहले मस्तिष्क-मृत्यु को प्रमाणित करना चाहिए जिसमें दो चिकित्सकों (एक अनुभवी और पंजीकृत - 5 वर्षों से अधिक) द्वारा मस्तिष्क नलिका के सभी प्रतिवर्त्तों (All brainstem reflexes) की अनुपस्थिति का प्रदर्शन किया जाना चाहिए।

प्रमस्तिष्क (Cerebrum सेरिब्रम)

यह (प्रमस्तिष्क) मस्तिष्क का सर्वाधिक वृहत भाग होता है जिसमें दाहिना और बायाँ प्रमस्तिष्क-गोलार्ध (Right and left cerebral hemispheres सेरिब्रल हेमिस्फिअर्स) होते हैं जो एक दूसरे से दृढ़तानिका (डयूरामेटर) की एक परत द्वारा मध्य रेखा में पृथक रहते हैं। इस परत को दात्राकार प्रमस्तिष्क (Falx cerebri - फैल्क्स सेरिब्री - इसका एकवचन Falx cerebrum फैल्क्स सेरिब्रम है) कहा जाता है। दात्राकार प्रमस्तिष्क (Falx) के केन्द्रीय भाग के नीचे प्रमस्तिष्क गोलार्ध (सेरिब्रल हेमिस्फिअर्स) एक सफेद पदार्थ की सेतु (Bridge ब्रिज) द्वारा जुड़े रहते हैं जिसे कठोर पिण्ड (Corpus calosus कॉर्पस

कैलोसस) कहते हैं। इसके अग्र भाग से लेकर पृष्ठ छोर तक लम्बाई लगभग 10 सेंटीमीटर होती है। आश्चर्य की बात यह है कि इस महत्वपूर्ण संरचना (Structure) के कार्य के बारे में अल्प जानकारी है। कुछ असाधारण स्थितियों में जब यह जन्मजात अनुपस्थित होता है या शल्यचिकित्सक (Surgeon) जब इसे खण्डित करता है तो इसके कार्य में विशेष अल्प प्रत्यक्ष बाधा होती है। तथापि प्रयोग-परीक्षणों से यह पता चलता है कि इन स्थितियों में कार्यात्मक दोष होते हैं।

कठोर पिण्ड (कार्पस कैलोसस) एक अनुमान के अनुसार एक प्रमस्तिष्क गोलार्ध (सेरिब्रल हेमिस्फिअर) से दूसरा प्रमस्तिष्क गोलार्ध को 20 करोड़ (200 million) तंत्रिका-रेशे (Nerve-fibres) संचारित करता (या पहुँचाता) है। अत: यह संचार (या सूचना) के दो गोलार्धों के बीच तथा उनके पृथक क्रियाशीलनों का एकीकरण हेतु संरचनात्मक आधार (Structural basis) प्रदान करता है। कठोर पिण्ड (कॉर्पस कैलोसम) की क्षति के प्रभावों का अध्ययन हमें यह बताता है कि प्रमस्तिष्क (सेरिब्रम) में कार्य की विषमता (Asymmetry of function) होती है। एक गोलार्ध अधिक प्रबल (Dominant) होता है जो शाब्दिक अभिव्यक्ति (Verbalization) का गुण रखता है जिसके द्वारा एक व्यक्ति अन्य व्यक्तियों से संचारित करता है। इस प्रकार का गोलार्ध सामान्यत: बायीं तरफ होता है जिसका संबंध दाहिनी हस्त-चालकता (Right handedness) से होता है। कथन (या अभिव्यक्ति) के चालक-नियंत्रण (Motor control of speech) के लिए प्रांतस्था क्षेत्र (Cordical area कॉर्टिकल एरिया) जिसे ब्रोका का क्षेत्र (Broca's area-ब्रोका पिएरे पॉल - Broca Pierre Paul, 1824-1880 एक फ्रांसीसी शल्य-चिकित्सक था) कहा जाता है, तथा प्रतिपार्श्विक हस्त (Contralateral hand कॉन्ट्रालैटरल हैन्ड) का उपयोग प्रबल गोलार्ध में आपस में मिले होते हैं। इस प्रकार बायाँ प्रमस्तिष्क-संवहनी दुर्घटना (Cerebro-vascular सेरिब्रो-वेसक्यूलर accident) के कारण एक आघात (Stroke) से दाहिना हस्त (या हाथ) में अंगघात या लकवा (Paralysis-पैरैलिसिस) मार देता है। यह सामान्यत: चालक वाचाघात (Motor aphasia मोटर ऐफेजिआ) का कारण भी बन सकता है।

प्रबल प्रमस्तिष्क गोलार्ध (Dominant cerebral hemisphere) के गुण (Attributes-ऐट्रिब्यूट्स) हैं -

(i) वाचित (Verbal वर्बल)

(ii) भाषिक (Linguistic-लिन्विस्टिक)

(iii) गणितीय (Mathematical - मैथिमैटिकल)

(iv) आनुक्रमिक (Sequential-सिक्वेन्शल)

(v) विश्लेषणात्मक (Analytical-ऐनलिटिकल)

ऐसा प्रतीत होता है कि प्रबल प्रमस्तिष्क गोलार्ध दूसरा (अप्रवल) गोलार्ध की अपेक्षा चेतना (Consciousness कॉन्शसनेस) के साथ अधिक प्रत्यक्ष सम्बंध रखता है। दूसरा लगभग अवाचिक (Nonverbal नॉन्वर्बल) होता है, परन्तु इसके गुण-संगीतात्मक (Musical म्यूजिकल) तथा ज्यामितीय (Geometrical-जिओमेट्रिकल) होते हैं तथा इसका सम्बंध स्थानिक समझ या धारण (Spatial comprehension-स्पेशल काम्प्रिहेन्शन) तथा लौकिक

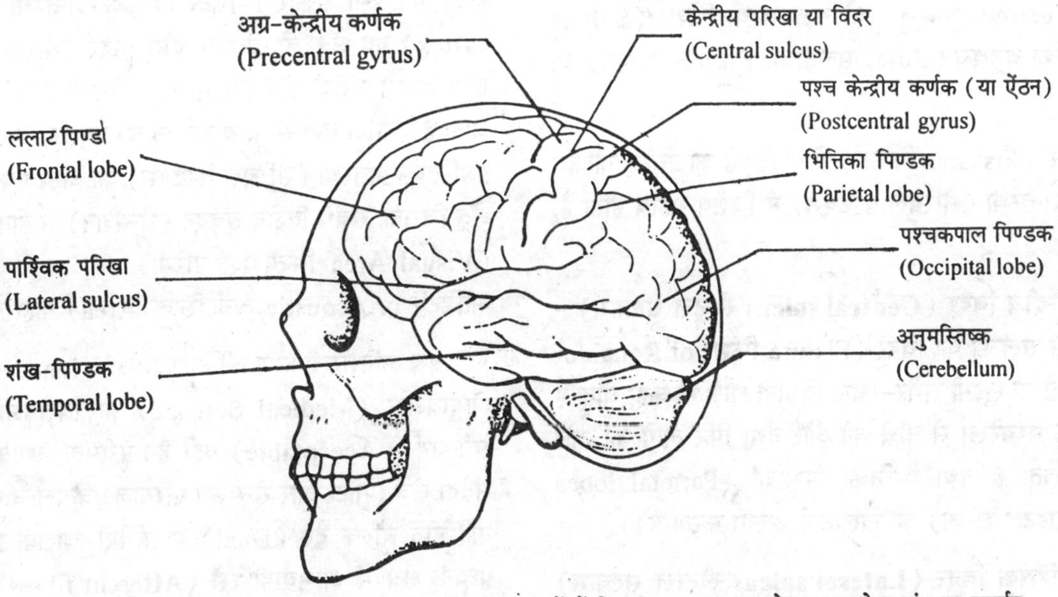

चित्र 46(vi) - मस्तिष्क के बायीं ओर का आरेख जिसमें पिण्डकों में विभाजन तथा कपाल के साथ उनके सम्बंध का प्रदर्शन
(Diagram of the left side of the brain, showing division into lobes and their relation to the skull)

संश्लेषण (Temporal synthesis-टेम्पोरल सिन्थिसिस) के साथ रहता है। दो गोलार्ध अपनी विशेषज्ञता में निस्संदेह भिन्न होते हैं, परन्तु इस बात को महत्व दिया जाना चाहिए कि दोनों संयुक्त हैं तथा उनकी क्षमता एक दूसरे के पूरक होती है। प्रत्येक गोलार्ध (Hemisphere) के स्मृति भण्डार दूसरे गोलार्ध के लिए सुलभ (या सुगम्य Accessible एक्सेसिबल) होते हैं जिससे कि कार्य का सम्पूर्ण एकीकरण सम्भव हो सके।

प्रत्येक प्रमस्तिष्क गोलार्ध (सेरिब्रल हेमिस्फिअर) में ललाट (Frontal फ्रन्टल), भित्तिक (Parietal पराईटल), शंख (Temporal टेम्पोरल) तथा पश्चकपाल (Occipital आक्सिपिटल) पिण्डक (Lobes लोब्स) होते हैं। देखें चित्र 46(vi)।

कपाल पिण्डक (Frontal lobe फ्रन्टल लोब) के अग्र भाग को ललाट छोर (Frontal pole फ्रन्टल पोल) तथा शंख-पिण्डक (Temporal lobe टेम्पोरल लोब) के अग्र भाग को शंख-छोर (Temporal pole टेम्पोरल पोल) कहा जाता है। जबकि पश्चकपाल पिण्डक (आक्सिपिटल लोब) के पश्च भाग को पश्चकपाल छोर (Occipital pole ऑक्सिपिटल पोल) कहते हैं।

गोलार्धों की सतह में धूसर पदार्थ या तंत्रिका-कोशिकाएँ (नर्व सेल्स) होती हैं जिसे प्रमस्तिष्क प्रांतस्था (Cerebral cortex) कहते हैं। यह तहों (Folds) या कुण्डलनों (Convolutions कॉन्वलूशन्स) में लिपटी रहती है जिसके कारण धूसर पदार्थ की मात्रा अत्यधिक बढ़ जाती है। कुण्डलन को कर्णक (Gyrus ग्राइरस-इसका बहुवचन Gyri गाइरी है।) कहा जाता है तथा कर्णकों के बीच खाँचों या खातिकाओं (Furrows फरोज) को सल्कस या फिशर (Sulcus सल्कस - जिसका बहुवचन Sulci सल्की or Fissure फिशर) या विदर कहते हैं।

अनेक विदरों (Fissures फिशर्स) में दो विदरों का प्रत्येक गोलार्ध की प्रमस्तिष्क-प्रान्तस्था (सेरिब्रल कॉर्टेक्स) में विशेष महत्व होता है, वे हैं -

(i) **केन्द्रीय विदर (Central sulcus सेन्ट्रल सल्कस)** - इसे रोलैन्डो का विदर (Fissure फिशर of Ronaldo-रोलैन्डो लुइगी शरीर-रचना विज्ञानी था) भी कहा जाता है जो मध्यरेखा से नीचे की ओर तथा फिर आगे की ओर चलता है तथा भित्तिका पिण्डकों (Parietal lobes पेराइटल लोब्स) को ललाट से अलग करता है।

(ii) **पार्श्विक विदर (Lateral sulcus लैटरल सल्कस)** -इसे सिल्विअस का विदर (Fissure of Sylvius - सिल्विअस, फ्रैन्सिसकलस Sylvius, Franciscus, 1514-1672 एक फ्राँसीसी चिकित्सक था) भी कहा जाता है जो पीछे की ओर और शंख-छोर (Temporal pole) से थोड़ा ऊपर की ओर चलता है तथा ऊपर से कपाट और भित्तिक पिण्डकों (Frontal and parietal lobes) को शंख-छोर के नीचे से अलग करता है।

यदि पार्श्विक विदर (या परिखा) के किनारे (Margins) अलग (या पृथक) होते हैं तो प्रमस्तिष्क प्रान्तस्था (सेरिब्रल कॉर्टेक्स) का एक छिपा हुआ क्षेत्र (Buried portion) प्रकट होता है। इस छिपा हुआ क्षेत्र को द्वीपिका (Insula इन्स्यूला) कहते है। इस द्वीपिका (इन्स्यूला) के उत्तेजन (या उद्दीपन-Stimulation) होने से इस प्रकार प्रभाव होते हैं - लाला (या लार) श्रवण में वृद्धि होना (Increase in salivation-सैलिवेशन), मिचली आना (Nausea-नॉसिआ), डकार लेना (Belching बेल्चिंग), जठरीय या आमाशीय गति (Gastric movement गैस्ट्रिक मूवमेंट) तथा उदरीय संवेदन (Abdominal sensation ऐब्डॉमिनल सेन्सेशन)।

प्रमस्तिष्क कार्य (सेरिब्रल फंक्शन) का स्थान-निर्धारण (लोकलाइजेशन) (Localization of Cerebral Function)

ललाट पिण्डक प्रान्तस्था (Frontal lobe cortex) का क्षेत्र जो केन्द्रीय विदर (सेन्ट्रल सल्कस) के ठीक सामने होता है, उसका सम्बंध स्वैच्छिक गति (Voluntary movement) से होता है। अत: इसे केवल चालक प्रांतस्था (Motor cortex) के रूप में उल्लेख किया जाता है। इसी प्रकार भित्तिक पिण्डक प्रान्तस्था (Parietal lobe cortex) का क्षेत्र जो ठीक केन्द्रीय विदर (सेन्ट्रल सल्कस) के पीछे होता है उसे संवेदी क्षेत्र (Sensory सेन्सरी Area) के रूप में जाना जाता है क्योंकि वहाँ सामान्य संवेदन का प्रदर्शन (या निरुपण) होता है। प्रमस्तिष्क प्रांतस्था (सेरिब्रल कॉर्टेक्स) का अन्य एकाकी (या अकेला) क्षेत्र जिसका संबंध विशेष संवेदन (सेन्सेशन) से होता है, उसे दृष्टि क्षेत्र (Visual Area विज्युअल एरिया) तथा श्रवण क्षेत्र (Auditory ऑडिटरि or Acoustic अकास्टिक Area) कहा जाता है।

इस अतिसरलीकरण की अशुद्धताओं (Inaccuracies) को अभी आयुर्विज्ञान (Medical Science) के विशेषज्ञों की मान्यता या स्वीकार्य - Acceptable) नहीं है। प्रथमत: तथाकथित चालक ओर संवेदी क्षेत्र (मोटर और सेन्सेशन एरियाज) केवल चालक या संवेदी क्षेत्र नहीं होते बल्कि द्वैत (Dual) या संवेदी-चालक प्रकृति के होते हैं। प्रत्येक क्षेत्र में अभिवाही रेशे (Afferent fibres ऐफरेन्ट फाइबर्स) होते हैं जो इसकी ओर सूचनाएँ प्रेषित करते हैं तथा अपवाही रेशे (Efferent fibres इफरेंट फाइबर्स) होते हैं जो चालक प्रणोदों

(Motor impulses इम्पल्सेज) को इससे दूर संचारित करते हैं। यहाँ तक कि दृष्टि और श्रवण क्षेत्र शुद्धतः संवेदी (Pure sensory) नहीं होते, वे भी संवेदी-चालक (Sensorimotor) होते हैं। इसके बावजूद यह एक तथ्य (या सत्य) है कि वह क्षेत्र जिसे पहले से चालक या संवेदी कहा जाता है, वे प्रधानतः चालक या संवेदी क्रमशः होते हैं।

दूसरी बात यह है कि पुरानी भ्रामक शब्दावली (Misleading terms) से यह परिणाम निकाला जाता है कि प्रत्येक प्रमस्तिष्क गोलार्ध (सेरिब्रल हेमिस्फिअर) में केवल एक प्रान्तस्था (कॉर्टेक्स) क्षेत्र होता है (प्रत्येक चालक और संवेदी कार्य के लिए)। जैसे - दृष्टि क्षेत्र एक शब्द है जिसे पश्चकपाल पिण्डक (Occipital lobe ऑक्सिपिटल लोब) के विशेष क्षेत्र के लिए प्रयुक्त किया जाता है। यह अधिक शुद्ध (या सही) है कि इसे प्रथम, द्वितीय और तृतीय दृष्टि क्षेत्रों (Visual areas) के रूप में उल्लेख किया जाय।

अग्र-केन्द्रीय क्षेत्र (Precentral area) में अग्र-केन्द्रीय कर्णक (Precentral gyrus प्रिसेन्ट्रल जाइरस) तथा ऊपरी, मध्य और ललाट कर्णकों के पश्च भागों (Posterior portions of superior, middle and frontal gyri जाइरि-Gyri का एकवचन Gyrus है।) को शामिल किया जाता है। इस क्षेत्र को प्रथम चालक क्षेत्र (First motor area) भी कहा जाता है जब इसे वास्तविक संवेदी चालक (Actual sensori-motor सेन्सरिमोटर) के रूप में देखा जाता है।

अग्र-केन्द्रीय भाग में विभिन्न आकार के वृहत संख्या में पिरामिडी कोशिकाएँ (Pyramidal cells) होती हैं। इन कोशिकाओं से जो रेशे प्रक्षेपित होते हैं उन्हें पिरामिडी रेशे (Pyramidal fibres पिरामिडल फाइबर्स) कहा जाता है। ये रेशे सुषम्ना (स्पाइनल कॉर्ड) की मस्तिष्क नलिका (Brainstem ब्रेनस्टेम) के सम्मुख कोशिकाओं के द्रुमाश्मों (या डेन्ड्राइट्स) के साथ संयोजित (Synapse सिनैप्स) रहते हैं। पिरामिडी कोशिका अपने लम्बे रेशे (या अक्ष-तंतु Axon ऐक्सॉन) के साथ ऊपरी चालक तंत्रिका कोशिका (Uppermotor neuron अपर मोटर न्यूरॉन) का निर्माण करती है। मस्तिष्क-नलिका (ब्रेनस्टेम) या सुषम्ना (स्पाइनल कार्ड) में कोशिका पिण्ड (Cell body) अपने अक्षतंत्रु (Axon) के साथ मिलकर निम्न चालक तंत्रिका कोशिका (Lower motor neuron लोअर मोटर न्यूरॉन) का निर्माण करता है। चूँकि ऊपरी चालक तंत्रिकाकोशिका के अक्षतंतुएँ (Axons) विभिन्न क्षेत्रों से गुजरते हैं, अतः प्रमस्तिष्क-संवहनी दुर्घटना (Cerebro-vascular accident) की स्थिति में मस्तिष्क का एक पक्ष (One side of brain) प्रभावित होने के कारण शरीर का दूसरा पक्ष भी प्रभावित हो जाता है, अर्थात एक पक्ष में जब आंशिक घात (Paresis पैरिसिस) या अंगघात (Paralysis परैलिसिस) होता है तो उसके दूसरे

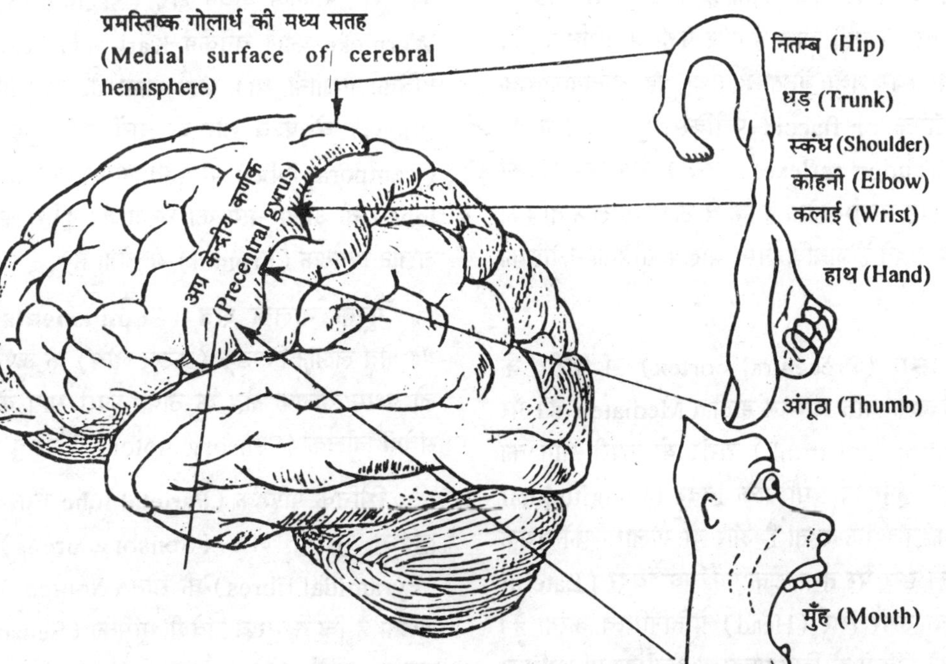

चित्र 46(vii) - चालक बौना (The motor homunculous मोटर होमनक्युलस)

पक्ष में भी अर्धआंशिक घात (Hemiparesis हेमिपैरिसिस) होता है। इसके प्रतिकूल जब परिधीय (या बाह्य) तंत्रिका (Peripheral nerve पेरिफरल नर्व) क्षति-ग्रस्त होती है और इसके कारण निम्न चालक तंत्रिका-कोशिका में क्षति (Lesion लीश्जन) होती है तो इसका प्रभाव शरीर के एक पक्ष (या ओर) पर ही पड़ता है और इस प्रभाव के कारण अंगघात (या लकवा- Paralysis) या समान क्षति होती है। इन दोनों स्थितियों में अंगघात (परैलिसिस) की प्रकृति में भिन्नता पायी जाती है, ऊपरी चालक तंत्रिका-कोशिका (Upper motor neuron) में अतितान अंगघात (Spastic paralysis स्पैस्टिक परैलिसिस) होता है जबकि निम्न चालक तंत्रिका कोशिकाओं (Lower motor neurons) की क्षति के कारण शिथिल (Flaccid फ्लैक्सिड) होती है। ऐसा इसलिए होता है कि निम्न चालक तंत्रिका कोशिका कंकाल-मेशी पर (On the skeletal muscle cell) सभी तंत्रिका प्रभावों का अंतिम सामूहिक मार्ग होती है। सुषम्ना (स्पाइन कार्ड) या मस्तिष्क-नलिका (ब्रेन स्टेम) में अग्र शृंग (Anterior horn) में कोशिका पिण्ड न केवल पिरामिडी रेशे (Fibres) के साथ संयोजित रहता है बल्कि अनेक गैर पिरामिडी रेशे से भी मिला रहता है। इन रेशों से प्रणोद (Impulses) पेशी के स्वर (Tone) में परिवर्तन होता है तथा रोगियों (Patients-पेशन्ट्स) में पिरामिडी क्षति के साथ उसे अतितानात्मक (Hypertonic हाइपरटॉनिक or spastic) भी बनाता है।

यदि अंतिम सामूहिक मार्ग बाधित होता है तो इसमें से कोई भी तंत्रिका प्रणोद (नर्व इम्पल्स) नहीं जाता है और पेशी में अंगघात नहीं होता लेकिन वह अपना स्वर गवाँ बैठता है तथा वह अल्पतानात्मक (Hypotonic हाइपोटॉनिक or flaccid-फ्लैक्सिड) बन जाता है। यदि कंडरा प्रतिवर्ती (Tendon reflexes - टेन्डन रिफ्लेक्सेज) की जाँच की जाए तो इससे यह मालूम होता है कि वे ऊपरी चालक तंत्रिका कोशिका की क्षति को बढ़ा देते हैं जबकि निम्न चालक तंत्रिका-कोशिका की क्षति नहीं करते।

अग्र केन्द्रीय प्रांतस्था (Precentral cortex) में शरीर के विभिन्न भागों की स्वैच्छिक गति माध्यम होती (Mediate) है। पैर और धड़ (Lower limbs and trunk) शरीर के ऊपरी भाग का प्रतिनिधित्व करते हैं जो अनुदैर्घ्य प्रमस्तिष्क विदर (Longitudinal cerebral fissure) के नजदीक रहता है और दो गोलार्धों को पृथक करता है। क्षेत्र के निचले छोर पर तथा ठीक पार्श्विक विदर (Lateral fissure) के प्रारम्भ के ऊपर सिर (Head) प्रतिनिधित्व करता है। शरीर के विविध अंगों की गतियों के लिए प्रान्तस्था क्षेत्रों का प्रतिनिधित्व बौना (Homunculus होमनक्युलस) करता है। इस प्रकार बौना (होमनक्युलस) न केवल औंधा (Upside down) होता है बल्कि शक्ल में भोंड़ा या विरुप (Grotesques ग्रोटस्क) होता है। उसके हाथ और ओष्ठ (Hands and lips) अपेक्षाकृत बड़े आकार के होते हैं। देखें चित्र 46(vii)। इसका कारण यह है कि किसी विशेष गति के साथ सम्बद्ध प्रांतस्था की मात्रा (Amount of cortex) शामिल होने वाली पेशी के परिमाण (Bulk of muscle) पर निर्भर नहीं करती बल्कि इस कौशल (Skill) पर निर्भर करती है जो प्रचलित गति को निष्पादित करने में प्रयुक्त किया जाता है। यहाँ यह पुनः स्मरण करना है कि मुँह (Mouth) का उपयोग बोलने के साथ साथ खाने में भी किया जाता है।

प्रमुख चालक-कथन क्षेत्र (Leading motor speech area) - इसे ब्रोका का क्षेत्र (Broca's area) भी कहा जाता है। यह क्षेत्र अग्र केन्द्रीय चालक क्षेत्र का विस्तार (Extension of the precentral motor area) है जो प्रबल गोलार्ध के निम्न ललाट कर्णक (Inferior frontal gyrus) में स्थित रहता है। इसकी या इसके रेशे की क्षति होने पर वाणी की क्षति (Loss of voice) होती है जिसे चालक वाचाघात (Motor aphasia मोटर ऐफेजिआ) कहा जाता है। एक आघात (Stroke) के कारण बायाँ पक्षाघात (Left hemiplexia हेमिप्लेजिआ) से प्रायः वाचाघात (Aphasia-ऐफिजिआ) होता है।

दो अन्य चालक कथन क्षेत्र (Two other motor speech areas)- ये दोनों क्षेत्र प्रबल गोलार्ध की प्रान्तस्था (Cortex of the dominant hemisphere) में स्थित होते हैं। एक क्षेत्र जिसे वर्नेकेह का दूसरा चालक कथन क्षेत्र (Second motor speech area of Wernicke-कार्ल वर्नेकेह Karl Wernicke 19वीं सदी का जर्मन तंत्रिका विज्ञानी था) कहा जाता है, वह पार्श्विक विदर (Lateral sulcus) के पश्च छोर के चारों ओर मुड़ता है तथा शंख-पिण्डक (Temporal lobe) के वृहत भाग तथा भित्तिका पिण्डक (Parietal lobe) के अल्प भाग को घेरता है। दूसरा क्षेत्र पूरक चालक क्षेत्र में ललाट पिण्डक (Frontal) में होता है।

पूरक चालक क्षेत्र (Supplementary motor area) - यह क्षेत्र ललाट पिण्डक (फ्रंटल लोब) के ऊपरी भाग की मध्य सतह है जो प्रथम चालक क्षेत्र के ठीक ऊपरी भाग के आगे होता है। यह भी संवेदी चालक (Sensory motor) है परन्तु प्रबल चालक है।

भित्तिक पण्डिक (Parietal lobe पराइटल लोब) में प्रथम और द्वितीय संवेदी क्षेत्र (Sensory areas) भी पिरामिडी रेशों (Pyramidal fibres) के स्रोत (Sources) होते हैं जिससे यह पता चलता है कि वे मुख्य संवेदी भूमिका (Sensory role) के अतिरिक्त चालक कार्य (Motor-function) भी करते हैं। यह संभवतः प्रमस्तिष्क प्रान्तस्था (सेरिब्रल कॉटेक्स) के ठीक पीछे स्थित होता है तथा पश्च केन्द्रीय कर्णक (Postcentral gyrus) के अधिकांश भाग

पर होता है। शरीर के विभिन्न अंग अपने आकार (Size) की अपेक्षा कौशल (Skill) के अनुपात में प्रतिनिधित्व करते हैं। एक उल्टा और विरुप संवेदी बौना (Inverted and grotesque ग्रोटस्क Sensory सेन्सरी homunculus होमन्क्युलस) को समझने के लिए चालक बौना (Motor humunculus) के समान अग्रकेन्द्रीय कर्णक (Precentral gyrus) के लिए चित्रांकन किया जा सकता है। प्रथम संवेदी क्षेत्र में संवेदन की जो उत्तेजना होती है वह अधिकांशत: शरीर के प्रतिपार्श्विक (या विपरीत Opposite or contralateral) क्षेत्र के होते हैं। परन्तु कुछ समान पक्ष (Same side) के तथा कुछ द्विपक्षीय (Bilateral) से उत्पन्न होते हैं।

द्वितीय संवेदी क्षेत्र (Second sensory area) - पश्च केन्द्रीय कर्णक (Postcentral gyrus) का निम्नतम (Lowest) भाग होता है जबकि **तृतीय संवेदी क्षेत्र (Third sensory area)** पूर्व उल्लिखित पूरक चालक क्षेत्र (Supplementary motor area) मध्य ललाट कर्णक (Medial frontal gyrus जाइरस) में होता है। ये तीनों संवेदी क्षेत्र चेतक (Thalamus-थैलमस) से संवेदी सूचना के प्रणोदों (Impulses) को ग्रहण (या प्राप्त) करते हैं।

दृष्टि (Sight साइट) के विशेष संवेदन (Sense) का नियंत्रण पश्चकपाल पिण्डक (Occipital lobe ऑक्सिपिटल लोब) के घूसर पदार्थ (Grey matter) द्वारा किया जाता है। **दृष्टि के तीन संवेदी क्षेत्र (Three visual sensory areas)**-होते हैं जो एक दूसरे से तथा अपने समकक्ष दूसरे गोलार्ध के साथ और दोनों गोलार्धों में अन्य प्रान्तस्था क्षेत्रों (Other cordical areas) के साथ संयोजन (Association) करते हैं तथा संधायी रेशे (Commissural fibres कॉमिस्यूरल फाइबर्स) द्वारा जुड़े रहते हैं। प्राथमिक (या प्रथम) दृष्टि प्रान्तस्था (Primary visual cortex क्षेत्र 17) या धारीदार प्रांतस्था (Striate cortex स्ट्राइट कॉर्टेक्स) को प्रथम दृष्टि क्षेत्र (First visual area) भी कहा जाता है जो कंटवर्धी विदर (Calcarine sulcus कैलकरिन सल्कस) के पश्च भाग के चारों ओर रहता है देखें चित्र 46(viii)। यह क्षेत्र समान पक्ष के नेत्र (Ispilateral eye - इप्सिलैटरल आई) दृष्टिपटल (Retina-रेटिना) के शंखार्ध (Temporal half) से तथा प्रति पार्श्विक (Contralateral) नेत्र के दृष्टि-पटल (Retina) के नासिकार्ध (Nasal half) से प्रणोदों (Impulses) को ग्रहण करता है। अत: धारीदार क्षेत्र का सम्बंध कुल (या द्विनेत्री) दृष्टि क्षेत्र के

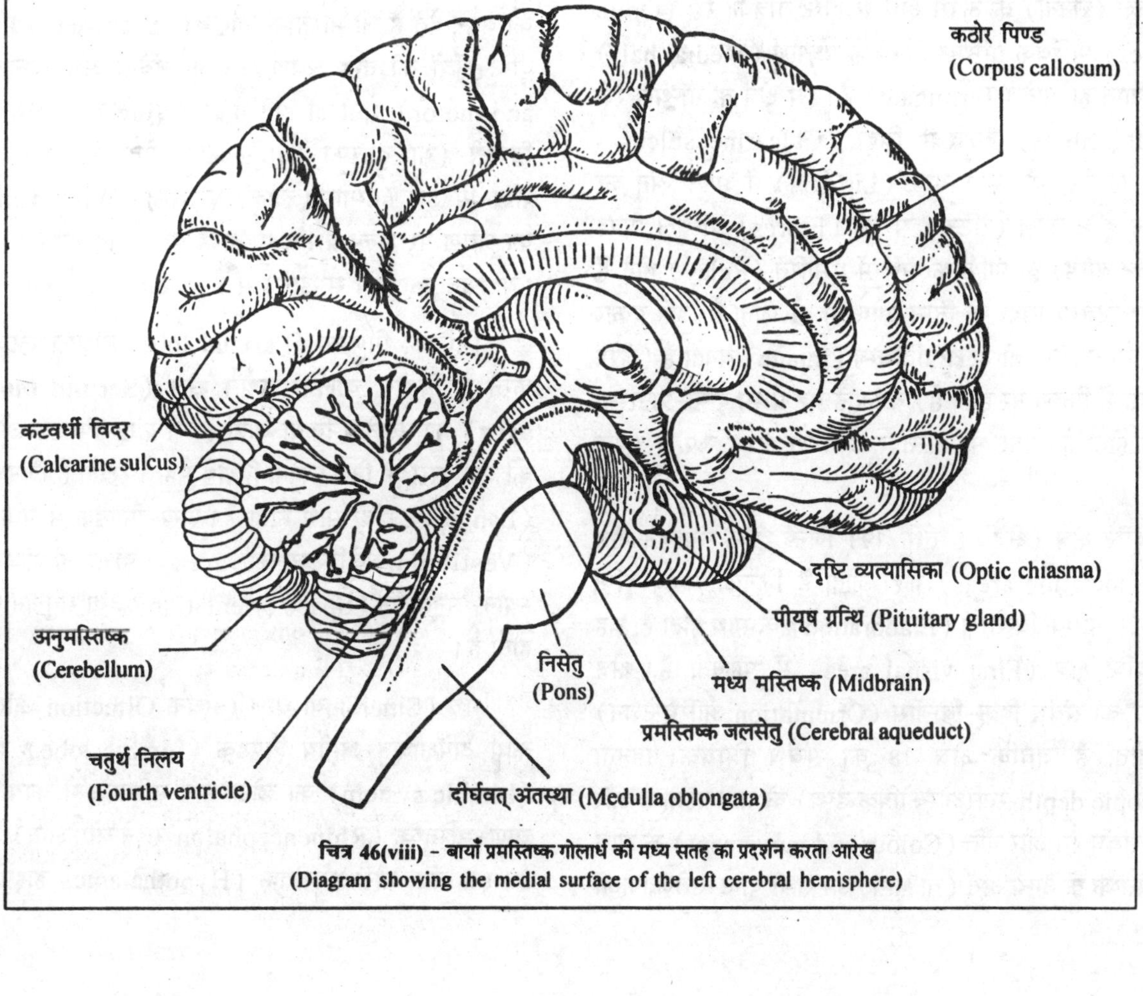

चित्र 46(viii) - बायाँ प्रमस्तिष्क गोलार्ध की मध्य सतह का प्रदर्शन करता आरेख
(Diagram showing the medial surface of the left cerebral hemisphere)

प्रतिपार्श्विक अर्ध में दृष्टि (Vision in the contralateral half of total) के साथ होता है।

बायाँ पश्चकपाल में चोट लगने या घाव होने या किसी प्रकार की क्षति होने (Occipital lesion ऑक्सिपिटल लेसन) से अर्ध अंधापन की स्थिति बनती है जिसमें नाक के दाहिनी ओर की वस्तुएँ दिखायी नहीं पड़ती है। इसे दाहिना समान अर्धांध (Right homonymous hemianopia राइट होमोनिमस हेमिआनोपिआ) कहा जाता है।

धब्बेदार दृष्टि (Macular vision मैक्यूलर विजन) जो परिधीय दृष्टि (Peripheral vision पेरिफरल विजन) से भिन्न होता है, वह प्रायः इससे बचा रहता है क्योंकि धब्बेदार दृष्टि का क्षेत्र परिधीय दृष्टि क्षेत्रों से अलग रहता है और वृहत होता है। नेत्र से प्रणोद (Impulses) सर्वप्रथम पार्श्विक ग्रन्थिल पिण्ड (Lateral geniculate body लैटरल जिनिक्यूलिट बॉडि) पर पहुँचते हैं जहाँ वे संसाधित होते हैं तथा मार्गों द्वारा दृष्टि-प्रान्तस्था (Visual cortex) में भेजे जाते हैं जिन्हें सामूहिक रूप से ग्रन्थिल या दृष्टि विकिरण (Geniculate or optic radiation जिनिक्यूलिट या ऑप्टिक रेडिएशन) कहा जाता है। पार्श्विक ग्रन्थिल पिण्ड (Lateral geniculate body) में दृष्टि-पटल (रेटिना) का प्रतिनिधित्व क्रमबद्ध (Orderly) बिन्दुवार (Point to point) होता है। दृष्टि-पटल (रेटिना) के ऊपरी अर्ध से दृष्टि तंत्रिका रेशे (Optic nerve fibres) पार्श्विक ग्रन्थिल पिण्ड के मध्यार्ध (Medial half) में जाकर समाप्त हो जाते (Terminate) हैं। इस क्षेत्र के ग्रन्थिल रेशे (Geniculate fibres) कंटवर्धी विदर (Calcarine sulcus - कैल्केरिअन सल्कस) के ऊपरी ओष्ठ (Lip लिप) में अपना अंत कर देते हैं। निम्न दृष्टि पटल (रेटिना) से रेशे (Fibres) ग्रन्थिल पिण्ड (जिनिक्यूलिट बॉडि) के पार्श्विक अर्ध में प्रसारित (Relay) होते हैं जिसका अंत कंटवर्धी विदर के निम्न ओष्ठ में हो जाता है। इस प्रकार दृष्टि पटल (रेटिना) पर जो उल्टा प्रतिबिम्ब (Image) बनता है (जैसा कि एक कैमरा में फिल्म पर होता है) बनता है वह प्रथम दृष्टि-प्रान्तस्था को संचारित होता है। फिर भी मस्तिष्क इसे वास्तविक रूप में ग्रहण करता है।

अन्य दृष्टि क्षेत्र (क्षेत्र 18 तथा 19) जिन्हें दृष्टि संयोजन क्षेत्र (Visual association areas) कहा जाता है जिनका संबंध दृष्टि सूचना को और अधिक विस्तरण (Elaboration) के साथ होता है, वह भी प्रथम दृष्टि क्षेत्र (First visual area) में पहुँचती है। क्षेत्र (Area) 17 का संबंध दिक्-विन्यास (Orientation ऑरिएन्टेशन) के साथ होता है जबकि क्षेत्र 18 का संबंध त्रिविक गहनता (Stereoscopic depth-स्टेरिओस्कोपिक डेप्थ) के साथ रहता है और क्षेत्र 19 का संबंध रंग और गति (Colour and movement) के साथ होता है। मस्तिष्क के अन्य अंगें (या भागें) इन सभी दृष्टि-उत्तेजतनाओं (Visual stimuli विज्युल स्टिम्यूलि-Stimuli का एकवचन Stimulus स्टिम्युलस है।) की व्याख्या करने तथा कार्य लेने (Interpretation and manipulation) से सम्बद्ध होते हैं।

दृष्टि-प्रांतस्था (Visual cortex) प्रकृति में मुख्यतः संवेदी (Sensory) होती है, फिर भी नेत्र गतियों की पहल यह कर सकती है और इसलिए इसे अधिक शुद्धता स संवेदी और चालक (Sensori-motor) दोनों ही कह सकते हैं।

शंख (या कनपटी) पिण्डक (Temporal lobe टेम्पोरल लोब) का अत्यधिक विकास मनुष्यों में होता है जो श्रवण (Hearing सूनना) में शामिल होता है, भाषा और प्रत्यक्ष बोध (Language and perception) को समझने में। **प्रथम श्रवण-क्षेत्र (First acoustic area फर्स्ट अकस्टिक एरिया)** अग्र अनुप्रस्थ शंख-कर्णक (Anterior transverse temporal gyrus) में होता है जो पार्श्विक विदर (Lateral sulcus) में छिपा रहता है लेकिन यह थोड़ा ऊपरी शंख-कर्णक (Superior temporal gyrus) में प्रसारित होता है।

एक **द्वितीय श्रावण क्षेत्र (Second acoustic area)** प्रथम श्रवण-क्षेत्र के ठीक नीचे होता है। यद्यपि श्रवण क्षेत्र मुख्यतः संवेदी (Sensory) होते है, फिर भी वे अपवाही रेशे (Efferent fibres) को बढ़ने देते हैं जो मस्तिष्क-नलिका (Brainstem) में नीचे जाते हैं। दृष्टि-क्षेत्रों की तरह श्रवण क्षेत्र भी संवेदी और चालक (Sensory and motor) दोनों ही होते हैं। यह इसलिए कि श्रवण का संयोजन द्विपक्षी (या दुतरफा Bitateral) होता है, यहाँ तक कि एक शंख-पिण्डक (टेम्पोरल लोब) में विस्तृत अर्बुद (Tumour ट्यूमर) का श्रवण पर अल्प प्रभाव पड़ता है यद्यपि यह भाषा की व्याख्या करने (या भाषा का अर्थ समझने) में बाधा डाल सकता है।

भित्तिका पिण्डक (Parietal lobe पराइटल लोब) पर विचार करने में **द्वितीय चालक कथन क्षेत्र (Second motor speech area)** का उल्लेख किया जाता है जो शंख-पिण्डक और कथन क्षेत्रों की एक दूसरे के निकट होना विशेष महत्व रखता है जिनका संबंध भाषा (Language) के साथ होता है। शंख-पिण्डक में एक प्रधानीय क्षेत्र (Vestibular वेस्टिब्यूलर area) होता है जिसका सम्बंध स्थान-अनुकूलन (Space orientation) तथा संतुलन बनाये रखने से होता है।

गंध (Smell) या घ्राण (सूँघना Olfaction ऑलफैक्शन) का कार्य अपेक्षाकृत अंगीय पिण्डक (Limbic lobe) या अंगीय तंत्र (Limbic system) का छोटा भाग मस्तिष्क में कार्य करता है। इसे घ्राण-मस्तिष्क (Rhinencephalon राइनेनसेफेलोन) भी कहा जाता है। इस तंत्र और अवचेतक (Hypothalamus हाइपोथैलेमस) का

संबंध मूल-प्रवृत्तियों (Instincts), प्रेरणा (Motivation), आहार (Feeding), संवेग-क्रोध और डर (Emotion-rage and fear), सामाजिक और यौन अनुक्रिया (Social and sexual behaviour) तथा जटिल तंत्रिका-अंत:श्रावी व्यवस्थापन कार्य (Complex neuro-endocrine regulatory function) के साथ होता है। अंगीय तंत्र (लिम्बिक सिस्टम) में (i) प्रान्तस्था-कर्णक (Cortical gyri, gyri का एकवचन gyrus होता है) जो प्रत्येक गोलार्ध के मध्य क्षेत्र पर होता है और कठोर पिण्ड (Corpus Callosum कॉर्पस कैलोसम) को घेरे रखता है, (ii) घ्राण (या गंध) तंत्रिकाओं के साथ सम्बद्ध गहरे केन्द्रक (Associated deep nuclei together with the olfactory nerves) तथा (iii) सम्बद्ध (या संयुक्त) संरचना (Associated structures) होती हैं।

स्वाद का बोध (Sense of taste) के लिए प्रमस्तिष्क प्रांतस्था (सेरिब्रल कॉर्टेस) में कोई विशेष निरुपण (या क्षेत्र Representation) नहीं होता बल्कि पश्च केन्द्रीक कर्णक (Postcentral gyrus) के उस भाग में होता है जिसका संबंध चेहरा (Face) के त्वचीय संवेदन (Cutaneous sensation क्यूटेन्यस सेन्सेशन) के साथ रहता है।

संवेदी-मोटर (Sensory motor) की पहचान करने से प्रमस्तिष्क-प्रान्तस्था (सेरिब्रल कॉर्टेक्स) का वृहत भाग बेहिसाब (Unaccounted) छूट जाता है। ये बेहिसाब क्षेत्रों (Silenced areas) का संबंध संभवत: संवेदी सूचना (Sensory information) का और अधिक विस्तरण (Elaboration), एकीकरण (Integration) तथा व्याख्या (Interpretation) करने जैसे कार्यों के साथ होता है।

प्रत्येक गोलार्ध (Hemisphere) के अंदर मुख्यत: सफेद पदार्थ का एक पिण्ड (Mass) होता है जिसका निर्माण तंत्रिका रेशे (Nerve fibres) द्वारा होता है और यह मस्तिष्क के आगे-पीछे से तथा मस्तिष्क के विभिन्न अंगों के बीच से गुजरता है। धूसर पदार्थ (Grey matter) का संग्रहन प्रमस्तिष्क गोलार्धों (Cerebral hemispheres) की गहराई में होता है जिसमें आधारिक गुच्छिकाएँ (Basic ganglia बेसल गैंग्लिआ) तथा अवचेतक (Hypothalamus) होते हैं। (Ganglia का एकवचन Ganglion है।)

आधारिक गुच्छिका (बेसल गैंग्लिआ) विशेषीकृत संरचनाएं होती हैं जिनका सम्बंध पेशीय गतियों का आयोजन करने (Planning), अभिक्रमण करने (Programming), व्यवस्थित करने (Modulation) से होता है जिससे कि वे अपने को दक्ष बना सकें। इस दक्षता को उत्तेजन (Excitation) तथा अवरोधन (Inhibition) में एक उत्तम संतुलन स्थापित करके प्राप्त की जाती है। आधारिक गुच्छिकाओं में कुछ प्रमुख हैं -

(i) पुच्छिल केन्द्रक (Caudate nucleus कॉडेट न्यूक्लिअस)

(ii) मसूराकार केन्द्रक (Lentiform nucleus लेन्टिफॉर्म न्यूक्लिअस)

(iii) (i) और (ii) मिलकर धारीदार पिण्ड (Corpus striatum कॉर्पस स्ट्रायटम)

मसूराकार केन्द्रक (लेन्टिफॉर्म न्यूक्लिअस) में दो भिन्न भाग होते हैं

1. मध्य गोलाकार पाण्डु (Medial globus pallidus मीड्यल ग्लोबस पैलिड्स)
2. पार्श्विक अष्टि या बाह्य आवरण (Lateral putamen-लैटरल प्यूटेमन) जो गहरा रंग (Darker hue डार्कर ह्यू) का होता है।

इन सभी आधारिक गुच्छिकाओं (Basal ganglia) के व्यक्तिगत सदस्यों के बीच तथा इनके तथा प्रमस्तिष्क प्रांतस्था (सेरिब्रल कॉर्टेक्स), चेतक (Thalamus थैलमस), विविध केन्द्रक (Various nuclei न्यूक्लिाई-इसका एकवचन Nucleus है।) तथा मस्तिष्क-नलिका का जालिका-निर्माण (Reticular रेटिक्युलर formation of the brainstem ब्रेनस्टेम) के बीच संयोजन (Connections) होते हैं।

आधारिक गुच्छिका (बेसल गैन्गिलआ) संकुल (Complex) के एक भाग का निर्माण करता है जिसे अतिरिक्त पिरामिडी तंत्र (Extra pyramidal system) कहा जाता है जो केन्द्रीय तंत्रिका तंत्र (Central nervous system) के उन भागों से निर्मित होता है जिसका संबंध गति (Movement) के साथ होता है और यह पिरामिडी तथा प्रमस्तिष्कीय तंत्रों (Pyramidal and cerebral सेरिब्रेल System) से अलग होता है। ऊपरी चालक तंत्रिका-कोशिकाओं (Motor neurons) के पिरामिडी तंत्र का संबंध विवेकशील गतियों को कार्यान्वित करने से होता है जबकि अतिरिक्त पिरामिडी तंत्र इन गतियों को अन्य पेशीय गतियों के साथ सुव्यवस्थित तथा सही बनाता है।

पहले यह समझा (या जाना) जाता था कि तंत्रिका-रेशे (Nerve fibres) का प्रवाह (Flow) धारीदार पिण्ड (कॉर्पस स्ट्रायहन) से नीचे की ओर निम्न मोटर तंत्रिका-कोशिकाओं (Lower motor neurons) में होता है जहाँ वे प्रधानत: व्यवस्थापन का कार्य करते हैं। परन्तु अब यह स्पष्ट हो गया है कि मुख्य प्रवाह चेतक (थैलमस) में होता है जहाँ से नीचे उतरते मार्गों से प्रणोदों को चालक-प्रान्तस्था (Motor cortex) में पहुँचाया जाता है। इस प्रकार वे पिरामिडी कोशिकाओं (Pyramidal cells) को प्रभावित करने में समर्थ होते हैं जहाँ से अन्तत: अभिक्रमित

प्रेरक प्रणोदों (Programmed motor impulses प्रोग्रेम्ड मोटर इम्पल्सेज) का संचालन होता है। यह संचालन पिरामिडी (प्रांतस्था-सुषम्ना Cortico-spinal) रेशे से निम्न चालक तंत्रिका-कोशिकाओं (Lower motor neurons) में होता है।

पिरामिडी तंत्र (Pyramidal system) में रोगों के कारण अतितान अंगघात (Spastic paralysis स्पैस्टिक परैलिसिस) होता है। अतिरिक्त पिरामिडी तंत्र (Extrapyramidal system) में रोगों के कारण पेशीय दृढ़ता (Muscular rigidity), कँपकँपी (या सिहरन Tremor ट्रेमर) तथा गति में अव्यवस्था या निर्बलता (Disorder or impoverishment डिसऑर्डर या इम्पोवरिशमेंट in movement) होती है, जैसे -

अत्यधिक या अतिगतिक संचलन (Excessive or hyperkinetic movements) तथा अपसामान्य गति (Abnormal movements) जिसे ऐंठन (Chorea कॉरिआ) तथा वलनरोग (Athetosis ऐथिटोसिस) कहते हैं। कँपकँपी अंगघात को पार्किन्सन का रोग (Parkinsonism) भी कहते हैं। ऐंठन या कोरिआ (Chorea) रोग में तीव्र (Rapid), अनियमित (Irregular) अर्ध प्रयोजन (Semipurposive), प्रायः झटकेदार गतियाँ (Jerky movement) होती हैं जो पुच्छिल केन्द्रक (कॉडेट न्यूक्लिअस) के चोट (या क्षति या घाव Lesion लीइजन) से सम्बद्ध होता है। वलन रोग या ऐथिटोसिस (Athetosis) में मन्द तड़पन (या छटपटाहट की गतियाँ (Slow writhing राइदिंग movements) होती हैं जिसका कारण मसूराकार केन्द्रक (लेन्टिफॉर्म न्यूक्लिअस) में चोट लगना या घाव होना या क्षतिग्रस्त होना है।

पार्किन्सन रोग के विभिन्न उदाहरणों में डोपामाइन (Dopamine) [एक अवरोधक मार्ग (Inhibitory pathway) में तंत्रिका-संचारी रसायन (Neuro-transmitter chemical)] की सांद्रता धारीदार आवरण (Striatum putamen) तथा पुच्छिल केन्द्रक (Caudate nucleum) में कम जाती है। डोपामाइन (Dopamine) के एक प्रतिस्थापन चिकित्सा देने से रक्त-मस्तिष्क अवरोध (Blood-brain barrier) को पार करने में सफलता नहीं मिलती है। परन्तु लेवोडोपा (Levedopa or L-dopa) ऐसा करने में समर्थ होता है और वह मस्तिष्क में जाकर पुनः डोपामाइन (Dopamine) में परिवर्तित हो जाता है जिससे पार्किन्सन के रोगी को लाभ होता है। लेवोडोपा एक दवा (Drug) है।

उत्तेजक अभिवाही मार्ग (Excitatory afferent pathways) पित्तजनक (Cholinergic कोलिनर्जिक) होते हैं जो एसीटिल कोलीन (Acetylcholine) (यह एक दूसरा तंत्रिका-संचारी होता है) का उपयोग करता है जिससे पार्किन्स के रोगी में कुछ सुधार होता है।

कभी-कभी मनोरोग चिकित्सक (Psychiatrist साइकायट्रिस्ट)

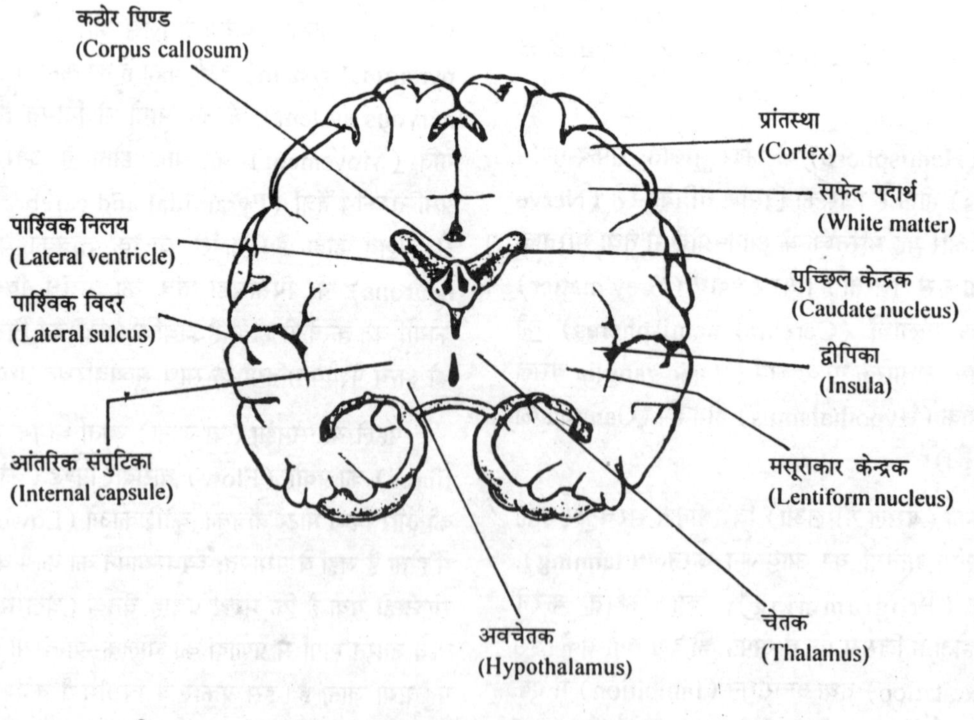

चित्र 46(ix) - प्रमस्तिष्क का परिमण्डली खण्ड (Coronal section of the cerebrum)

द्वारा दिये गये नुस्खा (Prescription प्रिस्क्रिप्शन) में फिनोथाय जाइन्स (Phenothiazines) की बड़ी खुराक देने के कारण रोगयों में अनैच्छिक गतियों का अवलोकन किया जा सकता है। इन दवाओं से डोपामाइन ग्रहियों (Dopamine receptors) में बाधा उत्पन्न हो जाती है जिससे कि अवरोधक डोपामाइनदायी रेशे (Inhibitory इन्हिबिटरि Dopaminergic डोपामिनर्जिक fibres फाइबर्स) अप्रभावी (या व्यर्थ) हो जाते हैं। इसका प्रतिसंतुलन (Counterbalance) करने के लिए इसके (फिनोथाय जाइन्स) साथ रोगियों को नित्यक्रम से (Routinely) पित्त प्रतिरोधी दवा (Anticholinergic drug ऐन्टिकोलिनर्जिक ड्रग) की बड़ी खुराक (High doses डोसेज) दी जाती है।

चेतक या थैलम (Thalamus थैलमस)

चेतक (Thalamus) एक प्रबल संवेदी प्रसारण केन्द्र (Sensory relay station सेन्सरि रिले स्टेशन) है जहाँ सुषम्ना (स्पाइन कार्ड) तथा मस्तिष्क-नलिका (Brainstem ब्रेनस्टेम) से रेशे (Fibres) आते हैं तथा वे रेशे प्रमस्तिष्क प्रांतस्था (सेरिब्रल कॉर्टिक्स) को भेजे जाते हैं। चेतक (थैलमस) में अनेक केन्द्रक (Nuclei न्यूक्लिआई इसका एकवचन Necleus होता है।) होते हैं जिनमें से कुछ केन्द्रक-अविशिष्ट प्रक्षेप केन्द्रक (Nonspecific projection nuclei-नॉनस्पेसिफिक प्रोजेक्शन न्यूक्लिआई) होते हैं जो मस्तिष्क-नलिका (ब्रेनस्टेम) के जालिका-उत्प्रेरण-तंत्र (Reticular activating system रिटिक्यूलर ऐक्टिवेंटिंग सिस्टम) से प्रणोद (Impulses) प्राप्त करते हैं तथा उन्हें व्यापक रूप से प्रमस्तिष्क प्रान्तस्था (Cerebral cortex) में प्रसारित करते हैं। यहाँ ये प्रणोद रूपान्तरित (या परिवर्तित) होते हैं।

पृष्ठीय चेतक (Dorsal डॉर्सल Thalamus) में तीन समूहों के केन्द्रक होते हैं जो प्रान्तस्था (Cortex) के विशिष्ट क्षेत्रों को प्रणोद (Impulses) को प्रक्षेपित करते हैं -

(i) **विशिष्ट संवेदी प्रसारण केन्द्रक (Specific sensory relay nuclei - स्पेसिफिक सेन्सरि रिले न्यूक्लिआई)**- इन केन्द्रकों में से उदर-आधारिक (Ventrobasal वेन्ट्रोबेसल) समूह द्वारा सामान्य संवेदी सूचना को पश्च केन्द्रीय कर्णक (Postcentral gyrus) में प्रसारित किया जाता है जबकि मध्य और पार्श्विक जानुनत पिण्डों (Geniculate bodies) द्वारा क्रमश: श्रवण और दृष्टि प्रणोदों (Auditory and visual impulses) को प्रमस्तिष्क प्रान्तस्था (सेरिब्रल कॉर्टिक्स) में भेजा जाता (प्रसारित किया जाता) है।

(ii) **अपवाही नियंत्रण रचना-तंत्र से सम्बद्ध केन्द्रक (Nuclei concerned with efferent control mechanisms- न्यूक्लिआई कन्सर्नड विद एफरन्ट कन्ट्रोल मेकैनिज्मस)**-इनमें से अनेक केन्द्रकों (Nuclei) का सम्बंध चालक कार्य (Motor function) के साथ होता है। वे चालक-प्रान्तस्था (Motor cortex) को उस सूचना के अनुसार प्रभावित करते हैं जिसे वे आधारिक तंत्रिका-गुच्छिकाओं (Basal Ganglia बेसल गैंग्लिआ) तथा अनुमस्तिष्क (Cerebellum सेरिबेलम) से प्राप्त करते हैं। अन्य केन्द्रक अंगीय प्रान्तस्था (Limbic cortex) को प्रक्षेपित करते हैं जिनका संबंध नव स्मृति (Recent memory) तथा संवेग (Emotion) के साथ होता है।

(iii) **जटिल एकीकृत कार्यों से सम्बद्ध केन्द्रकें (Nuclei concerned with complex integrative functions - न्यूक्लिआई कन्सर्नड विद कम्प्लेक्स इन्टिग्रेटिव फन्कशन्स)**-ये केन्द्रक (Nuclei) प्रान्तस्था संबंधित क्षेत्रों (Cortico-association areas) को प्रक्षेपित करते हैं। इनका सम्बंध भाषा के साथ होता है।

चैतक (थैलमस) में चोट या घाव या किसी प्रकार की क्षति (Lesions लीश्जन्स) होने से प्राय: शरीर के दूसरी ओर निरंतर और जलन प्रकार का दर्द होता है। इसके साथ ही सांवेगिक बाधा तथा पीड़ाहरण (Analgesics ऐनैलजेसिक्स) की अनुक्रिया के अभाव में यह गलत धारणा बनती है कि दर्द मनोजननिक (Psychogenic साइकोजेनिक) है। शरीर के अर्ध प्रभावित क्षेत्र में संवेदी उत्तेजनाओं की सीमा (Threshold to sensory stimuli) में वृद्धि होती है। परन्तु प्रभावित उत्तेजनाओं में एक विशेष अप्रिय प्रकार की संवेदना में अत्यधिक दर्द होता है जिसे हाइपरपैथिया (Hyperpathia) कहते हैं।

अवचेतक (Hypothalamus हाइपोथैलम्स)

चेतक (थैलमस) के नीचे अनेक केन्द्रकों (Nuclei-इसका एकवचन Nucleus है) तथा क्षेत्रों द्वारा मस्तिष्क के आधार (या तल Base) पर इसका (अवचेतक का) निर्माण होता है। अवचेतक (हाइपोथैलमस) का तंत्रिका संबंध (Neural connections) पीयूष ग्रन्थि-अधोवृद्धि (Pituitary gland-hypophysis हाइपोफिसिस) के पश्च-पिण्ड (Posterior lobe) के साथ होता है। इसके अतिरिक्त इसका संवहनी संबंध (Vascular connections) [जिसे अधोवृद्धि-वाहिकाएँ (Hypophyseal vessels हाइपोफिसीअल वेसल्स) कहते हैं,] पीयूष ग्रन्थि के अग्र पिण्डक (Anterior lobe) के साथ भी रहता है।

अवचेतक के कार्य (Functions of hypothalamus) निम्नलिखित हैं -

(1) वेसोप्रेसीन और ऑक्सिटोसिन-इन दो हार्मोन का संश्लेषण करना (Synthesis of vasopressin and oxytocin hormones)

वैसोप्रेसीन (जिसे Antidiuretic hormone एन्टिडाइयुरेटिक हार्मोन or ADH कहा जाता है।) तथा आक्सीटॉन हार्मोन का संश्लेषण एक-एक करके अवचेतक करता है जो पीयूष ग्रन्थि के पश्च पिण्डक (Posterior lobe of pituitary gland) में संग्रह होता है जो बाद में रक्त प्रवाह में जाकर मिलता है।

(2) अग्र पीयूष श्राव का नियंत्रण करना (Control of anterior pituitary secretion)

अवचेतक (Hypothalamus) का एक मुख्य कार्य रासायनिक अभिकर्ताओं (Chemical agents) के माध्यम से अग्र पीयूष ग्रन्थि के श्राव को नियंत्रण करना है। ये अभिकर्तागण अवचेतक द्वारा उत्पन्न किये गये हार्मोन होते हैं जिन्हें अवचेतकीय हार्मोन (Hypothalamic hormones) कहा जाता है। इन हार्मोनों को निवार्हिका अधोवृद्धि रक्त वाहिकाओं (Portal hypophyseal पोर्टल हाइपोफिसीअल Blood vessels) द्वारा पीयूष ग्रन्थि में पहुँचाया जाता है। ये हार्मोन अग्र पीयूष हार्मोनों (Anterior pituitary hormones) को या तो मुक्त करते हैं या फिर उन्हें मुक्त होने से बाधित करते हैं। जैसे -GHRF (Growth hormone releasing factor ग्रोथ हार्मोन रिलिसिंग फैक्टर) द्वारा वर्धक हार्मोन (GH Growth hormone) मुक्त होता है जबकि GHRIH (Growth hormone release-inhibiting hormone - ग्रोथ हार्मोन रिलीस इन्हिबिटिंग हार्मोन) द्वारा पीयूष ग्रन्थि से इस हार्मोन (GH) को मुक्त होने से रोका जाता है।

(3) क्षुधा (या भूख) का नियंत्रण करना (Control of appetite ऐपिटाइट)

अवचेतक में आहार-केन्द्र (Feeding centre फीडिंग सेन्टर) तथा परितृप्ति केन्द्र (Satiety सटायटि centre) दोनों ही रहते हैं। परितृप्ति (सटायटि) का कार्य आहार के अंतर्ग्रहण के बाद आहार केन्द्र (फीडिंग सेन्टर) का निरोध करना है। परितृप्ति (Satiety) केन्द्र में किसी प्रकार की क्षति होने (Lesion लीशन) से व्यक्ति अति आहार (Overeating ओवर इटिंग - इसे हाइपरफेजिआ Hyperphagia कहते हैं।) लेता है तथा अवचेतकीय स्थूलता (Hypothalamic obesity ओबीसिटि) आती है। सरल स्थूलता (Simple obesity) जो सर्वसामान्य स्थूलता (या मोटापन) होती है, वह अवचेतक या अंतश्रावी (एन्डोक्राइन) ग्रन्थियों में रोग होने के कारण नहीं होती है।

(4) प्यास का नियंत्रण करना (Control of thirst थर्स्ट)

अवचेतक (हाइपोथैलमस) में परासरणी-ग्राही (Osmoreceptor ऑज्मोरिसेप्टर) कोशिकाएँ (Cells) एक वर्धित परासरणी दबाव (Osmotic pressure) द्वारा उत्तेजित होती है। इस दबाव को प्लाविका अति परासरण सान्द्रता (Plasma hyperosmolality प्लैज्मा हाइपरऑज्मोललिटि) कहते हैं। इस उत्तेजना से प्यास की उत्पत्ति होती है। कोशिक बाह्य द्रव (Extracellular fluid) के आयतन में बिना किसी परासरण-सान्द्रता में परिवर्तन के ही कमी, जैसा कि रक्तश्राव (Haemorrhage हैमरिज) में होता है। इसके कारण एक पृथक रचना-तंत्र (Mechanism) द्वारा प्यास को कम किया जाता है। इस रचना-तंत्र में वायु-दाब ग्राहियाँ (Baroreceptors) तथा रेनिन-एन्जिओटेंसिन तंत्र (Renin angiotensin system) के उत्तेजन (या उद्दीपन) शामिल होते हैं।

(5) शरीर के तापक्रम को व्यवस्थित या नियंत्रित करना (Regulation of body temperature)

शरीर के कार्य सामान्यत: उसके अंदर हो रही रासायनिक प्रतिक्रियाओं (Chemical reaction) पर निर्भर करते हैं, जिनकी गतियाँ तापक्रम (Temperature) के साथ परिवर्तित होती हैं। इसमें किण्वक (एन्जाइम्स) सहायक सिद्ध होते हैं जो सीमित तापक्रम-विस्तार के अंदर अनुकूल कार्य करते हैं। अत: शरीर के तापक्रम को अपेक्षाकृत स्थिर रखने की आवश्यकता होती है। इस स्थिरता को बनाये रखने का कार्य अवचेतक (हाइपोथैलमस) में प्रतिवर्ती तापीय व्यवस्थापन अनुक्रियाओं (Reflex thermoregulatory responses रिफ्लेक्स थर्मोरिगुलेटरि रिस्पॉन्सेज) के एकीकरण द्वारा होता है।

(6) स्वचालित (अनुकम्पी और सहानुकम्पी) अनुक्रियाओं में शामिल होना (Participating in autonomic-sympathetic and parasympathetic responses)

अवचेतक (Hypothalamus) स्वचालित क्रियाशीलन में शामिल होता है तथा हृदय की गति (Heart rate), हृद्-बहिर्वेश (Cardiac output-कार्डिऐक आउटपुट), वाहिका-प्रेरक का सुर (Vasomotor tone वैसोमोटर टोन), संवातन (Ventilation) तथा गतिशीलता (Motility) और आमाशय (Stomach) तथा आन्त्रों (Intestines इन्टेस्टिन्स) के श्रावी क्रियाशीलनों (Secretory सिक्रिटरि activities) को प्रभावित करता है।

(7) सांवेगिक अनुभूति करना तथा उसे व्यक्त करना (Having emotional feeling and its expression)

अवचेतक (हाइपोथैलमस), अंगीय तंत्र (Limbic system लिम्बिक सिस्टम) तथा ललाटाग्र (Prefrontal) प्रांतस्था (Cortex) आपस में मिलकर एक संकुल-तंत्र (Complex system) का निर्माण करते हैं जिसमें वैयक्तिक अनुभूति (Subjective feeling) तथा बाह्य और आंतरिक शारीरिक संलग्न वस्तुओं का एकीकरण पर्यावरण में परिवर्तनों के साथ तथा अन्य प्रमस्तिष्कीय क्रियाशीलनों (Cerebral activities) के साथ होता है।

इसके अतिरिक्त सकारात्मक (Positive) तथा ऋणात्मक (Negative) पुरस्कार केन्द्र (Reward centres) भी अवचेतक में तथा अन्यत्र रहते हैं जिनका एक दूसरे के विपरीत कार्य होते हैं। सकारात्मक पुरस्कार केन्द्रों में उत्तेजना होने से सुखद संवेदनों (Pleasurable sensations) का अनुभव होता है, अतः इसे सुखद केन्द्र (Pleasure centres) भी कहा जाता है।

(8) यौनाचार को प्रभावित करना (Influencing sex behaviour)

अवचेतक अन्य अंगीय तंत्र (Limbic system) के साथ सामंजस्य स्थापित करके यौनाचार को प्रभावित करता है।

(9) जैव चक्रीय का नियंत्रण करना (Control of circadian सर्कैडियन rhythms रिदम्स)

शरीर के अनेक कार्यों में नियमित उतार-चढ़ाव (Fluctuations) होता रहता है - दिन-रात के 24 घंटों में। इन जैव चक्रीय लयों (सिर्कैडियन रिद्मस Circadian rhythms) में उन उतार-चढ़ावों को शामिल किया जाता है जो नियमित रूप से निद्राण (Sleeping) और जाग्रति (Wakefulness) में होता है, शरीर के तापक्रम में होता है तथा अधिवृक्क प्रान्तस्था (ऐड्रिनल कॉर्टेक्स) द्वारा श्रावित कॉर्टिसोल (Cortisol-एक हार्मोन) में होता है। अनेक स्थितियों में अवचेतक (Hypothalamus) इन लयों (Rhythms) पर सम्पूर्ण नियंत्रण रखता है, विशेषकर अधि व्यत्यासिका केन्द्रक (Suprachiasmatic nucleus सुप्राकाइऐजमेटिक न्यक्लिअस) जिसे जैविक घंटी या घड़ी (बाइओलॉलिकल क्लॉक) कही जाती है। दृष्टि-पटल (रेटिना) से रेशे इस केन्द्रक में पहुँचकर अपना अन्त कर देते हैं तथा वातावरण-प्रकाश (Environment lighting) के परिवर्तनों की सूचना संचारित करके वे जैव चक्रीय लयों के प्रकाशीय व्यवस्थापन (Photic regulation फोटिक रेग्यूलेशन of circadian rhythms) में शामिल होते हैं।

आंतरिक संपुटिका या इन्टर्नल कैप्स्यूल (Internal Capsule)

प्रमस्तिष्क प्रांतस्था (सेरिब्रल कॉर्टेक्स) से आते और जाते अधिकतर महत्वपूर्ण तंत्रिका रेशे (Nerve fibres) अपेक्षाकृत सफेद पदार्थ के संकीर्ण क्षेत्र में स्थित होते है जो आधारिक गुच्छिकाओं (Basal ganglia बेसल गैंग्लिआ) के समीप रहते हैं। इस क्षेत्र को आंतरिक संपुटिका (इन्टर्नल कैप्स्यूल) कहते हैं। प्रमस्तिष्क में से क्षैतिज भाग को सफेद रेशों के विस्तृत समूह (Broad bundle) के रूप में अवलोकन किया जा सकता है जो इसके पार्श्विक क्षेत्र पर मसूराकार केन्द्रक (Lentiform nucleus) तथा मध्य क्षेत्र पर पुंच्छिल केन्द्रक (Caudate necleus) और अवचेतक (Hypothalamus) के बीच अंतर्निविष्ट (Sandwiched सैन्डविच्ड) होता है। देखें चित्र 47(x)।

आंतरिक संपुटिका (Internal capsule) में अग्र और पश्च फलक (Limbs) होते हैं जो एक जानुका (Genu जीन्यु) के साथ संलग्न रहते हैं जिनके नीचे और पीछे मसूराकार केन्द्रक (लेन्टीफॉर्म न्यूक्लिअस) होता है। अग्रफलक (Anterior limb) में रेशे होते हैं जो ललाट-प्रान्तस्था (फ्रन्टल कॉर्टेक्स) तथा निसेतु (Pons) में कोशिकाओं (Cells) के साथ अन्तर्ग्रथन (Synapse सिनैप्स) में उदित होते हैं जिसके अक्ष तंतुएँ (Axons) प्रतिपक्ष के प्रमस्तिष्क गोलार्ध (Cerebral hemisphere of the opposite side) से

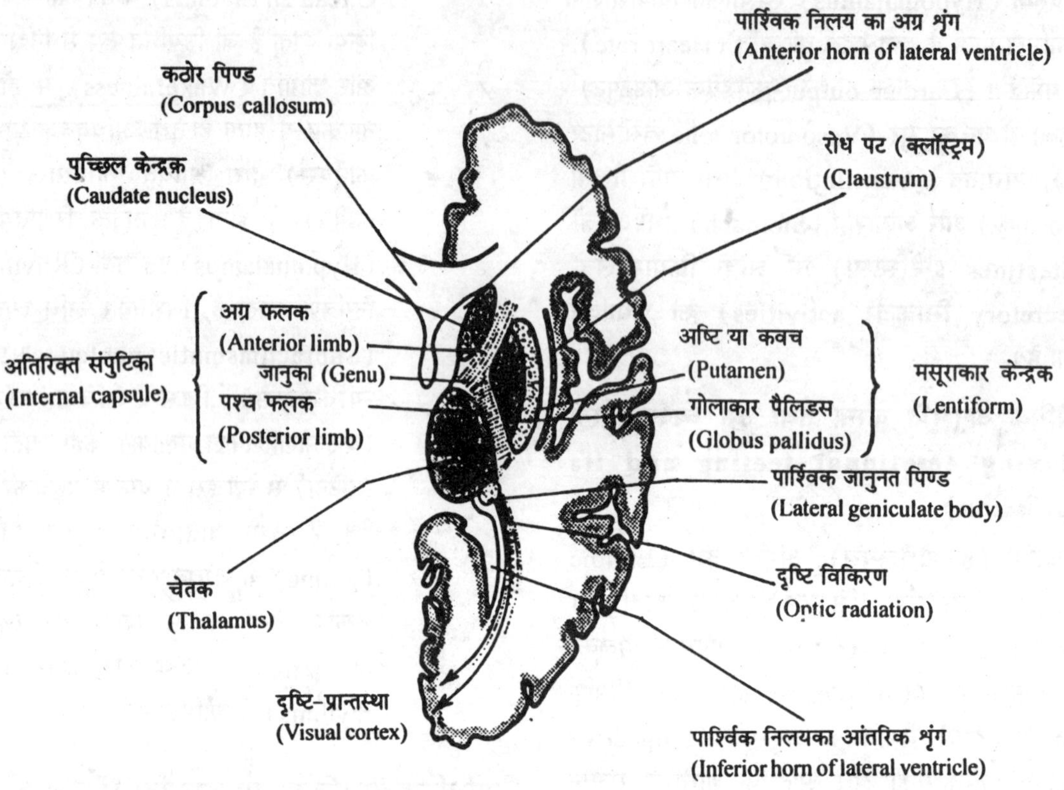

चित्र 46(x) - दाहिना प्रमस्तिष्क गोलार्ध का क्षैतिज खण्ड का आरेख जिसमें आंतरिक संपुटिका दिखायी गयी है।
(Diagram of a horizontal section of the right cerebral hemisphere showing the internal capsule.)

गुजरते हैं। इसमें अग्र चेतकीय प्रसारण के रेशे (Fibres of anterior thalamic radiation) भी होते हैं।

जानुका (Genu) में रेशे रहते हैं जो प्रमस्तिष्क प्रान्तस्था (सेरिब्रल कॉर्टेक्स) को कपालीय तंत्रिकाओं (Cranial nerves) के प्रेरक (या चालक) केन्द्रकों (Motor nuclei-neclei का एकवचन nucleus है।) के साथ जोड़ते हैं, अधिकांशतः सिर के पीछे (Opposite side) को।

पश्च फलक (Posterior limb) में रेशें के पिरामिडी (या प्रांतस्था कंटक - Corticospinal or pyramidal) क्षेत्र (या मार्ग) होता है जिसका संबंध फलक (Limbs) तथा धड़ (या रुण्ड) - (Trunk) के चालक तंत्रिकायन (Motor innervation मोटर इनर्वेशन) के साथ होता है। इसमें ऊपरी चेतकीय प्रसारण (Superior thalamic radiation) के रेशे भी रहते हैं जो सामान्य संवेदी प्रणोदों (Sensory impulses) को चेतक (थैलमस) से प्रमस्तिष्क प्रांतस्था (सेरिब्रल कॉर्टेक्स) के पश्च-केन्द्रीय कर्णक (Postcentral gyrus) में पहुँचाते हैं।

आंतरिक संपुटिका (इन्टर्नल कैप्स्यूल) के पश्च मसूराकार भाग (Retrolentiform part) में पश्च चेतकीय प्रसारण या विकिरण (Posterior thalamic radiation) रहता है जिसमें दृष्टि विकिरण (Optic radiation) को भी शामिल किया जाता है। दृष्टि विकिरण के रेशे (Fibres) पार्श्विक जानुनत पिण्ड (Lateral geniculate body जेनिक्यूलिट बॉडि) में उदित होते हैं तथा पीछे की ओर पार्श्विक निलय (Lateral ventricle) के घनिष्ठ संपर्क में जाते हैं।

आंतरिक संपुटिका के उपमसूराकार भाग (Sublentiform part) में श्रवण-विकिरण (Acoustic radiation अकास्टिक रेडिएशन) होते हैं जिसके रेशे आगे की ओर प्रवाहित (sweep) होते हैं और फिर जानुनत (Geniculate) पिण्ड से पार्श्विक रूप से जाकर प्रमस्तिष्क प्रांतस्था (सेरिब्रल कॉर्टेक्स) के ऊपरी और अनुप्रस्थ शंख-कर्णक (Temporal gyri टेम्पोरल जाइरी-Gyri का एकवचन Gyrus जाइरस है।) में पहुँचते हैं।

मस्तिष्क (ब्रेन) के निलय (वेन्ट्रिकल्स) (Ventricles of the Brain)

प्रमस्तिष्क के प्रत्येक गोलार्ध (सेरिब्रल हेमिस्फिअर) में एक खोखला (Hollow) स्थान होता है जिसे पार्श्विक निलय **(Lateral**

ventricle लैटरल वेन्ट्रिकल) कहा जाता है। बायाँ और दायाँ निलय लगभग पूर्णत: एक दूसरे से पारभासी पट (Septum pellucidum सेप्टम पेल्यूसिडम) द्वारा पृथक किया जाता है। परन्तु प्रत्येक निलय (बायाँ और दायाँ) एक मध्य रेखा कोटर (Midline cavity) के साथ संचारित करता है। इस कोटर को **तृतीय निलय** (Third ventricle) कहते हैं। तृतीय निलय क्रम से **चतुर्थ निलय (Fourth ventricle)** के साथ पीछे से संचारित करता है। निसेतु (Pons पॉन्स) की पश्च-सतह तथा दीर्घवत् अंतस्था (Medulla oblongata मेडुला ऑबलॉन्गेटा) के ऊपरी भाग द्वारा चतुर्थ निलय के तल (Floor) का निर्माण किया जाता है। इसके छाजन (Roof) का निर्माण अनुमस्तिष्क (Cerebellum सेरिबेलम) के अधोतल (Under surface) द्वारा होता है। इसके पुच्छल दीर्घवत अंतस्था (मेडुला ऑबलांगेटा) की केन्द्रीय नली तथा सुषम्ना (स्पाइनल कॉर्ड) के साथ निरंतर रहते हैं। सभी निलयों (बेन्ट्रिकल्स) में प्रमस्तिष्क-मेरु द्रव (सेरिब्रो-स्पाइनल फ्लुइड-CSF) रहता है जिसका श्राव रक्तक-जालिकाएँ - (Choroid plexuses कॉरॉइड प्लेक्ससेज) करती हैं। यह द्रव (CSF) चतुर्थ निलय के छाजन (रुफ) में छेदों (Openings) से होकर अवजाल-तानिका (Subarachnoid-सबअरैकनॉइड) के स्थान पर पहुँचता है। इन छिद्रों में से मध्य छिद्र (Median aperture) हमेशा उपस्थित रहता है, परन्तु दोनों में से प्रत्येक पार्श्विक छिद्र (Lateral aperture ऐपर्चर) लुप्त (Absent) हो सकते है या अनुपस्थित हो सकते हैं।

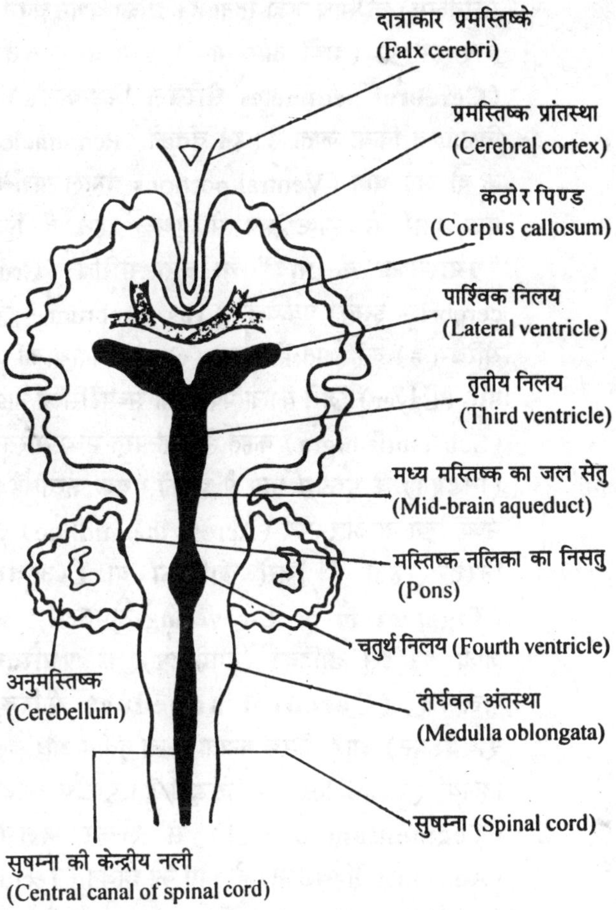

चित्र 46(xi) - मस्तिष्क के निलयों का आरेख (अग्र दृश्य)
(Diagram of the ventricles of the brain anterior)

मस्तिष्क-नलिका (**Brainstem ब्रेनस्टेम**)

यह मस्तिष्क की एक नली है जो अग्र-मस्तिष्क (Forebrain-फोरब्रन) और सुषम्ना (Spinal cord स्पाइनल कॉर्ड) को जोड़ती है। इसमें तीन भाग (Portions) होते हैं -

(i) मध्यमस्तिष्क या मिडब्रेन (**Midbrain**)

(ii) निसेतु (**Pons पॉन्स**) और

(iii) दीर्घवत अंतस्था (**Medulla oblongata मेडुला ऑबलॉन्गेटा**)

निसेतु (पॉन्स) तथा दीर्घवत् अंतस्था (मेडुला ऑबलॉन्गेटा) - ये दोनों ही पश्चमस्तिष्क (Hindbrain- हाइन्डब्रेन) के दो भाग (या हिस्से-Portions) होते हैं।

(i) **मध्यमस्तिष्क या मिडब्रेन (Midbrain)** - इसे आयुर्विज्ञान की भाषा में मेसेन्केफालोन (Mesencephalon) कहा जाता है जो मस्तिष्क नलिका (ब्रेनस्टम) का सबसे छोटा भाग है जो ऊपर से निसेतु (पॉन्स) तथा नीचे से अनुमस्तिष्क (Cerebellum

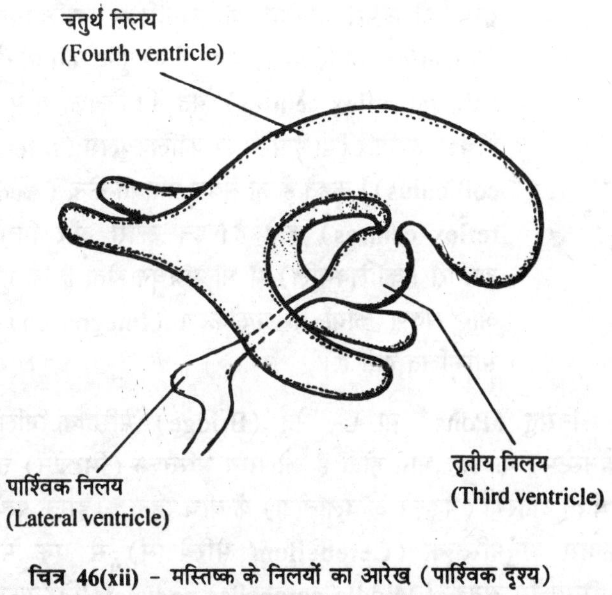

चित्र 46(xii) - मस्तिष्क के निलयों का आरेख (पार्श्विक दृश्य)
(Diagram of the ventricles of the brain (lateral view).

सेरिबेलम) के साथ जुड़ा रहता है। इसका वर्णन करने के लिए इसे दो (दायाँ और बायाँ) **प्रमस्तिष्क वृंतकों (Cerebral peduncles सेरिब्रल पिडन्कलस)** में विभाजित किया जाता है। इन वृंतकों (Penduncles) के दो अग्र भाग (Ventral portions वेन्ट्रल पॉर्शन्स) एक दूसरे से स्पष्ट रूप से पृथक रहते हैं जिन्हें **"प्रमस्तिष्क के पाद"** या क्रूरा सेरिब्रि (Crura cerebri - इसका एकवचन Crus cerebrum - क्रस सेरिब्रम है) कहे जाते हैं। धूसर (Grey) पदार्थ की एक परत (Layer) जिसे काला पदार्थ या सब्स्टैंसिआ नाइग्रा (Substantia nigra) कहते हैं, वह परत मध्य मस्तिष्क (मिडब्रन) के पृष्ठीय भाग से इनको पृथक करती है जो मध्य रेखा के आर-पार (Across the midline) तक निरंतर रहती है जिसे **छादिका** या L-आवरण (**Tegmentum** or L-covering-टेगमेन्टम) कहा जाता है। इस छादिका (टेगमेन्टम) को **प्रमस्तिष्क जलसेतु (Cerebral aqueduct सेरिब्रल ऐक्विडक्ट)** आड़े-तिरछे बनाता है जो तृतीय और चतुर्थ निलयों (Venticles) को जोड़ती है। पृष्ठीय छादिका (Tegmentum dorsal) से लेकर जलसेतु (Aqueduct ऐक्विडक्ट) के भाग को छाजन (Tectum टेक्टम) या L-छाजन (Roof रूफ) कहा जाता है जिसमें चार गोलाकार उत्सेध (Elevations) प्रकट होते हैं। इस उत्सेध को **उपगिरि** (Colliculus कॉलिक्युलस- इसका बहुवचन Colliculi कॉलिक्यूलि है) कहा जाता है। ऊपरी युग्म को ऊपरी उपगिरि या स्यूपीरिअर कॉलिक्युलस (Superior colliculus) कहते हैं जो दृष्टि प्रतिवर्त केन्द्र (Visual reflex centres) होते हैं। निचला युग्म को निचला उपगिरि [या इन्फीरिअर कॉलिक्युलस (Inferior colliculus)] कहते हैं जो श्रवण प्रतिवर्त केन्द्र (Audio reflex centres) होते हैं। इन ऊपरी और निचली उपगिरों (कॉलिक्यूलि) में भी संबंधन होता है जो दृष्टि और श्रवण कार्यों के एकीकरण (Integration) में सम्मिलित होते हैं।

निसेतु (Pons) या L- सेतु (Bridge) मस्तिष्क नलिका (ब्रेनस्टेम) का वह भाग होता है जो मध्य मस्तिष्क (मिडब्रेन) तथा **दीर्घवत् अंतस्था** (मेडुलर ऑबलॉन्गेटा) के बीच रहता है। इसके प्रत्येक किनारा अनुमस्तिष्क (Cerebellum सेरिबेलम) से एक मध्य **प्रमस्तिष्कीय वृंतक** (Middle cerebellar peduncle पिडन्कल) द्वारा संलग्न (या जुड़ा) रहता है। निसेतु (पॉन्स) की पृष्ठीय सतह द्वारा चतुर्थ निलय (Ventricle) के तल के ऊपरी भाग का निर्माण होता है। निसेतु के सफेद (White) पदार्थ में तंत्रिका रेशे (Nerve fibres) रहते हैं जो मस्तिष्क नलिका (ब्रेनस्टेम) के ऊपर और नीचे से गुजरते हैं जबकि इसके धूसर (Grey) पदार्थ में कुछ कपालीय तंत्रिकाओं (Cranial nerves) के केन्द्रक (Nuclei न्यूक्लिआई) रहते हैं।

दीर्घवत् अंतस्था (मेडुला ऑबलॉन्गेटा) में भी सफेद और धूसर (White and grey) पदार्थ होते हैं। इसकी लम्बाई लगभग 3 सेंटीमीटर होती है जो निसेतु (Pons पॉन्स) के साथ ऊपर और नीचे तक निरंतर रहता है तथा महारंध्र से होकर (Through foramen magnum फोरामेन मैग्नम) सुषम्ना (स्पाइनल कार्ड) तक यह जाती है। अंतस्था (मेडुला) की पश्च-सतह के ऊपरी भाग द्वारा चतुर्थ निलय (4th ventricle) के तल के निचले भाग का निर्माण होता है। दो निम्न प्रमस्तिष्कीय वृंतक (Inferior cerebellar peduncles) द्वारा निसेतु (पॉन्स) को अनुमस्तिष्क (सेरिबेलम) के साथ संलग्न किया जाता है।

अंतस्था (मेडुला) की अग्र-सतह में मध्य रेखा विदर (Midline fissure फिशर) के दोनों ओर एक-एक अनुदैर्ध्य उभार (Longitudinal swellings) होता है जिसका कारण पिरामिडी क्षेत्र होते हैं और इन क्षेत्रों को पिरामिड (Pyramid) कहा जाता है। इन पिरामिडों में रेशे (Fibres फाइबर्स) रहते हैं जो प्रमस्तिष्क प्रांतस्था (सेरिब्रल कॉटिक्स) से नीचे उतरते हैं तथा सुषम्ना (स्पाइनल कॉर्ड) में पहुँचते हैं। इन रेशों को प्रांतस्था-मेरु रेशे (Corticospinal fibres कॉर्टिकोस्पाइनल फाइबर्स) कहा जाता है। प्रान्तस्था (Medulla) के निम्न भाग में ये रेशे अधिकतर मध्य समतल (Medial plane) को पार करते हैं जिन्हें पिरामिडों का व्यत्यसन (Decussation of pyramids - डिकसिटेशन ऑफ पिरामिड्स) कहा जाता है जो पार्श्विक प्रान्तस्था-मेरु क्षेत्र (Corticospinal tract) में सुषम्ना (Spinal cord) के विपरीत किनारे पर नीचे उतरते हैं।

दीर्घवत् अंतस्था (Medulla oblongata) में धूसर (Grey) पदार्थ के समूहें होते हैं जिन्हें **प्राणाधार केन्द्र (Vital centres वाइटल सेन्टर्स)** कहते हैं क्योंकि इनकी क्षति होने से ही सामान्यत: व्यक्ति की मृत्यु (Death) होती है। ये केन्द्र जटिल प्रतिवर्तों (Complex reflexes) को एकीकृत करते हैं जो हृद्गति (Heart rate), रक्त-चाप (Blood pressure) तथा फुफ्फुसों के संवातन (Ventilation of lungs) को व्यवस्थित करते हैं, अत: इन्हें हृद्केन्द्र (Cardiac centre कार्डिऐक सैन्टर), वाहिका-प्रेरक केन्द्र (Vasomotor centre - वैसोमोटर सेंटर) तथा श्वसन केन्द्र (Respiratory centre रेस्पिरेटरि सेंटर) भी कहा जाता है।

अंतस्था (मेडुला) में अन्य स्वचालित प्रतिवर्त अनुक्रियाएँ (Autonomic reflex responses) भी एकीकृत होती हैं, वे हैं -

निगलना (Swallowing स्वालोइंग), मुँह बन्द कर लेना (Gagging गैगिंग), वमन (या उल्टी) करना (Vomiting वोमिटिंग), खाँसना (Coughing कॉफिंग) और छींकना (Sneezing स्नीजिंग)।

जालिका-निर्माण (Reticular Formation रिटिक्यूलर फॉर्मेशन)

जालिका-निर्माण (रिटिक्यूलर फार्मेशन) मस्तिष्क-नलिका (ब्रेनस्टेम) की गहराई में मिश्रित धूसर और सफेद (Intermingled grey and white) पदार्थ का एक जालीदार कार्य है। यह जालिका-उत्प्रेरण तंत्र या "रिटिक्यूलर ऐक्टिवेटिंग सिस्टम" (Reticular Activating System-RAS) का एक भाग है जो अंतस्था (Medulla), निसेतु (Pons) तथा मध्यमस्तिष्क (Midbrain) के सम्पूर्ण भाग में प्रसारित रहता है। इसमें धूसर (Grey) पदार्थ के अनेक द्वीपिकाएँ (Islets आइलिट्स) होती हैं जो तंत्रिका-रेशे (Nerve fibres-ये सफेद पदार्थ का होता है।) के साथ अंतर्ग्रन्थिल या मिश्रित (Interlaced इन्टरलेस्ड) रहता है तथा वे सभी दिशाओं में चलते हैं। तंत्रिका-तंत्र (Nervous system) के सभी मुख्य अंगों से इसमें सूचना व्यक्ति को सतर्क करने के लिए अभिमुख (Converge) होती (आती) है। विलोमतः यह प्रत्यक्ष या परोक्ष रूप में इन क्षेत्रों को चेतक (Thalamus) से होकर उनकी क्रियाओं को परिवर्तित करने (या अनुकूल बनाने) के लिए वापस भेजता (या प्रक्षेपित करता) है। इसमें प्रमस्तिष्क प्रांतस्था (Cerebral cortex) को भी सम्मिलित किया जाता है।

जालिका निर्माण की ही क्रिया से जागृति (Arousal अराउजल), चेतना या उद्बोधन (Awakening अवेकनिंग) तथा अवधान (Attention अटेन्शन) और प्रत्यक्ष बोध (Perception पर्सेप्शन) के साथ चेतन सतर्क स्थिति (Conscious alert state कॉन्शस अलर्ट स्टेट) की उत्पत्ति होती है जिसमें दृष्टि (Sight), श्रवण (Hearing), स्वाद (Taste), गंध (Smell) के विशेष ज्ञानेन्द्रियों (Special sense organs) को भी शामिल किया जाता है। निवेश की प्राप्ति से क्रमशः (In turn) जालिका-निर्माण (Reticular formation) अपने प्रभाव को कंकाल-पेशी (धारीदार) पर काम में लाता है। यह प्रयास अंशतः जालिका-मेरु मार्गों (Recticulospinal tracts रिटिक्युलो-स्पाइनल ट्रैक्ट्स), हृद् और अनैच्छिक (अधारीदार) पेशी (Cardiac and involuntary or unstriated muscle) से होकर अंगीयतंत्र (Limbic system), अवचेतक (Hypothalamus), पीयूष ग्रन्थि (Pituitary gland) तथा शंक्वाकार या पीनिअल ग्रन्थि (Pineal gland) पर होता है तथा प्रभाव को काम में लाया जाता है। अतः यह हृद् और श्वसन कार्य (में योगदान करता है अतः इसे विभिन्न नियंत्रक-केन्द्रों का नाम दिया गया है), सांवेगिक व्यवहार (Emotional behaviour), अधिगम (या सीखना Learning), स्मृति (Memory) तथा जैवचक्रीय स्पंद-लयों के लिए उत्तरदायी जैविक घड़ी के कार्य (Functioning of the biological clocks responsible for circadium rhythm सिर्कैडिअम रिद्म्स) में योगदान करता है।

निद्रा (या नींद) और अनिद्रा (या जागरण) (Sleep स्लीप and Wakefulness वेकफुलनेस)

एक व्यक्ति की चेतनावस्था (State of consciousness स्टेट ऑफ कन्शसनेस) का परावर्तन मस्तिष्क की वैद्युत क्रिया (Electrical activity) में होता है जो वैद्युत प्रमस्तिष्क-आरेख (या इलेक्ट्रो-एन्केफैलोग्राम-Electro-encephalogram EEG) द्वारा प्रदर्शित होती है। जब मस्तिष्क में विशेष पैड या इलैक्ट्रोड (Special pads or electrodes) को लगाया जाता है तथा उसे उपकरण (Apparatus) से जोड़ा जाता है तो तरंगों या दोलनों (Waves or oscillations) को देखा जाता है जिससे यह पता चलता है कि तंत्रिका-कोशिकाओं (Neurons - न्यूरॉन्स) से निरंतर ऊर्जा की विमुक्ति (Energy discharge) होती है जो सामान्यतः क्रमिक रूप से प्रसारित होती है। जब मस्तिष्क के विशिष्ट अंगों को कार्य करने के लिए कहा जाता है तो इस कार्य से उपरोक्त तरंगों के रूपों में परिवर्तन होता है। जैसे-जब पश्चकपाल-प्रांतस्था (Occipital cortex आक्सिपिटल कॉर्टेक्स) के क्षेत्र से जिसका सम्बंध दृष्टि (Sight) के साथ रहता है, आलेखों (Records) का विवरण लिखा जाता है तो यह ज्ञात होता है कि जब नेत्र खुलते और बंद होते हैं तो तरंगों (Waves) में परिवर्तन होता है।

ऐल्फा स्पंद लय (Alpha rhythm रिद्म) एक प्रबल स्पंद-लय (Dominant rhythm) होता है जिसे एक चेतन वयस्क के शिरोवल्क (Scalp स्कैल्प-खोपड़ी) से लिखा जाता है जब वह अपने नेत्रों (Eyes) को बंद करके आराम कर रहा है तथा अपने मस्तिष्क को असम्बद्ध बातें सोचने के लिए छोड़ देता है। इसमें 8 से लेकर 12 तरंगें प्रति सेकण्ड नियमित रूप से प्रकट होते हैं।

जब व्यक्ति के नेत्र खुले रहते हैं, संवेदी उत्तेजन (Sensory stimulation) को प्राप्त किया जाता है या मानसिक एकाग्रता (Mental concentration) का प्रयास किया जाता है तो इस अवस्था में ऐल्फा स्पंद-लय (Alpha rhythm) का प्रतिस्थापन (Replacement) तीव्र तथा अनियमित (या असमक्रमिक Desynchronized डिसिंक्रनाइज्ड) निम्न-वोल्टेज क्रिया द्वारा होता है। यह असमक्रमण (Desynchronization डिसिन्क्रेनाइजेशन) जो विरामावस्था में स्पंद-लय (Resting rhythm) का होता है उसे कभी-कभी जागरण या सतर्कता की अनुक्रिया के रूप में भी उल्लेख किया जाता है।

निद्रा (Sleep) में ऐल्फा स्पंद-लय (Alpha rhythm) का प्रतिस्थापन अन्य तरंगों (waves) द्वारा होता है। सामान्य निद्रा दो भिन्न प्रकारों की निद्रा से बनती है जो एक दूसरे के साथ स्थानापन्न (Alternate) होती है। ये हैं -

(i) मंद-तरंग निद्रा (Slow-wave sleep) का सम्बंध असमक्रमित वृहत् मंद तरंगों (Large slow waves) के साथ होता है जो ऐल्फा-समान तरंगों के फटने (Bursts बर्स्ट्स) से छितरा जाते हैं जिन्हें निद्रा-तकुआ (Sleep spindle स्लीप स्पिंडल) कहा जाता है। असमक्रमित (Desynchronized) शब्द का उपयोग ऐल्फा स्पंद-लय तथा मंद-तरंग निद्रा के स्पंद-लय (Alpha rhythm and rhythm of slow-wave sleep) के लिए किया जाता है, जिसका अभिप्राय तंत्रिका-कोशिकाओं के स्पंद-लयिक विमुक्ति (Rhythmic discharge of neurons) से है। सामान्य निद्रा का आरम्भ मंद-तरंग निद्रा की अवस्था-1 से होती है, जिसकी चार अवस्थाएँ होती हैं जिनमें से चौथी अवस्था सर्वाधिक गहरी निद्रा (Deepest sleep) होती है।

(ii) "तीव्र-नेत्र गति" या रैपिड आइ मुवमेंट (Rapid eye movement-REM) निद्रा (Sleep) जिसे विरोधाभासी निद्रा (Paradoxical sleep पैराडॉक्सिकल स्लीप) भी कहते हैं, में नेत्रों की तीव्र घूमने की गतियाँ (Rapid roving रोविंग movements) होती हैं तथा EEG (Electro-encephalogram इलेक्ट्रो- एन्केफैलोग्राम) में तीव्र, अनियमित (या असमक्रमित) निम्न वोल्टेज वैद्युत क्रिया होती है जो निसेतु-जालिका निर्माण (Pontine पॉन्टीइन recticular formation) तथा पश्चकपाल दृष्टि प्रांतस्था (Occipital visual cortex) से उत्पन्न होती है। इसी निद्रा से स्वप्न आने की घटना होती है।

मंद-तरंग निद्रा (स्लो-वेव स्लीप) सोने के कुल समय का 75% भाग लेता है। सिरोटोनिन (एक यौगिक) श्रावी तंत्रिका-कोशिकाओं (Serotonin-secreting neurons) की विमुक्ति से ही मंद-तरंग निद्रा की उत्पत्ति होती है। REM (तीव्र नेत्र गति) निद्रा को उत्पन्न करने में कोई भी एक अंतर्ग्रंथनी संचारी (Synaptic transmitter सिनैप्टिक ट्रांसमीटर) उत्तरदायी नहीं होता। आश्चर्य की बात यह है कि निद्रा भ्रमण (नींद में चलना) (Sleep walking स्लीप वाकिंग) तथा शय्या-क्लेदन (बिस्तर पर पेशाब करना) (Bed-wetting बेड बेटिंग - इसे नॉक्टर्नल एन्यूरीसिस Nocturnal enuresis भी कहा जाता है।) का सम्बंध स्वप्न निद्रा (Dreamsleep ड्रीमस्लीप) के साथ नहीं होता है बल्कि मंद-तरंग निद्रा में उद्बोधन (Arousal) के साथ संबंध होने के कारण ही शय्या-मूत्रण (बेड-वेटिंग) होता है।

जागरण (या उद्बोधन) [या अराउजल (Arousal)] की पहल या तो संवेदी प्रणोद (Sensory impulses) करते हैं जो जालिका उत्प्रेरण तंत्र (Reticular activating centre) में चढ़ते हैं या फिर उन प्रणोदों (Impulses) द्वारा पहल होती है जो प्रमस्तिष्क प्रान्तस्था (सेरिब्रल कॉर्टेक्स) से अपप्रांतस्थीय रेशे (Corticofugal fibres कॉर्टिको फ्युगल फाइबर्स) नीचे जालिका-निर्माण में उतरते हैं।

एक वयस्क की समान्य निद्रा प्रथम दो घंटों के अंदर सर्वाधिक गहरी (या गहन Deepest) होती है। अधिकांश लोग अपने जीवन का एक तिहाई समय निद्रा में (या सोया हुआ Asleep) ही बिताते हैं। इसकी आवश्यकता अभी तक एक रहस्य (Mystery) बनी हुई है और इस पर अनुसंधान कार्य निरंतर किया जा रहा है। यह कहा जा सकता है कि निद्रा (Sleep) एक पूर्व-प्रभावी (या पृष्ठोन्मुख) क्रिया (Retroactive process रीट्रोऐक्टिव प्रोसेस) है जिसके दौरान शरीर की उपाचय व्यवस्था (Body's economy) में वृद्धि और सुधार को अधिकतम प्राथमिकता दी जाती है। व्यक्तियों में निद्रा के समय में अत्यधिक विचलनशीलता होती है, परन्तु बच्चों को वयस्कों और प्रौढ़ों की अपेक्षा अधिक निद्रा (समय) की आवश्यकता होती है। बढ़ते बच्चों को सर्वाधिक निद्रा की आवश्यकता होती है और यह सम्भवत:प्रासंगिक है कि वर्धक हार्मोन (Growth hormone-GH) का श्राव मुख्यत: निद्रा के दौरान होता है।

निद्रा के दौरान शरीर के अधिकतर शरीर-क्रियात्मक (Physiological) कार्य न्यूनतम सीमा पर रहते हैं।

संक्षिप्त रूप में (In summary) :-

(i) सामान्य चयापचय (Metabolism) तथा उष्मा (या ताप) उत्पादन (Heat production) में कमी होती है।

(ii) हृद्-गति (Heart) मन्द हो जाती है तथा रक्तचाप (Blod pressure) में कमी होती है।

(iii) श्वसन (Respiration) मंद होता है तथा वक्षीय-श्वसन (Thoracic type of breathing) उदरीय श्वसन (Abdominal breathing) की अपेक्षा अधिक प्रबल होता है।

(iv) वृक्कीय उत्सर्जन (Renal excretion) भी कम हो जाता है।

(v) REM (Rapid eye movement - तीव्र-नेत्र-गति) निद्रा में कंकाली पेशी के स्वर (Skeletal muscle tone) में उल्लेखनीय कमी होती है। कंडरा (या नस-

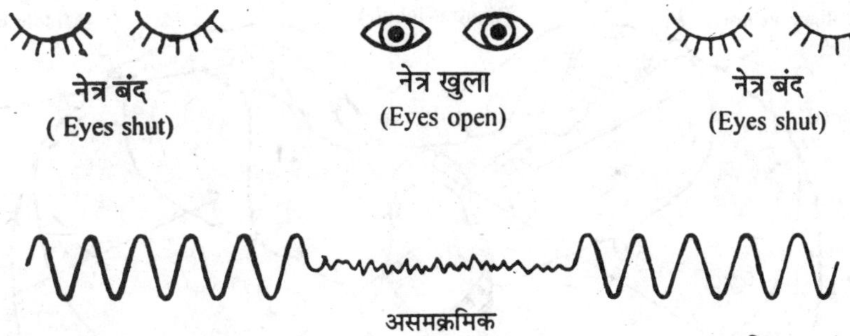

चित्र 46 (xiii) - वैद्युत प्रमस्तिष्कीय आरेख-पश्चकपाल-प्रांतस्था
(Electroencephalogram - rhythm recorded from occipital cortex)

Tendon) प्रतिवर्तों (Reflexes) में भी कमी आती हैं। अवरोधिनी पेशी (Sphincter muscle) संकुचित रहती है, तथापि क्रमाकुंचन (Peristalsis-पेरिस्टैल्सिस) आहार-क्षेत्र में होता रहता है।

(vi) वाहिका-प्रेरक तंत्र (Vasomotor system) में परिवर्तनों के कारण मस्तिष्क में रक्त की आपूर्ति में कमी आती है जबकि त्वचा में रक्त-वाहिकाओं (Blood vessels) का विस्तार होता है तथा स्वेदन (या पसीना-Perspiration) में वृद्धि होती है।

निद्रा का दीर्घ अभाव होने से व्यक्ति की कार्यकुशलता प्रभावित होती है, परन्तु अनिद्रा रोग (Insomnia इनसोम्निआ) सामान्यत: कम महत्वपूर्ण होता है जिसकी धारणा (या समझ) सामान्य लोगों में होती है। शरीर को निद्रा की जो आवश्यकता होती है वह उसे प्राप्त करने की ओर अग्रसर होता है और इसमें यह उसे मदद करता है कि निद्रा के समयाभाव को पूरा करने के लिए यह आवश्यक नहीं है कि निद्रा में उतना अधिक समय देकर पूरा किया जाय। निद्रा के सम्पूर्ण अभाव को एक दो घंटे की निद्रा से पूरा किया जा सकता है।

कुछ व्यक्ति जो निद्रा पूरी नहीं होने की चिंता करते हैं, वे अनिद्रा रोग (या इन्सोम्निआ) को अत्यधिक बढ़ाचढ़ाकर बात करने की प्रवृत्ति रखते हैं। वे ही व्यक्ति या अन्य अपनी निद्रा के कुछ दैनिक घंटों में अपराह्न (Afternoon) संध्या (Evening) की झपकी (Nap) को जोड़ने में असफल रहते हैं। ऐसा करने (झपकी लेना) से निद्रा की क्षतिपूर्ति हो जाती है।

कुछ लोग स्वभाव से अन्य की अपेक्षा बेहतर निद्रालु (Sleepers स्लीपर्स) सा सोने वाले होते हैं। परन्तु गहरी निद्रा की आदत को अर्जित (या प्राप्त) किया जा सकता है। इसके लिए अनेक सरल विविधाँ उन लोगों के लिए उपलब्ध होती हैं जिनकी निद्रा भाग जाती है। यह उनके लिए भी है जो रात्रि के दौरान बीच में जग जाते हैं। ऐसे लोगों के लिए गर्म पेय पदार्थ (Warm drinks) लेना, कुछ देर तक पढ़ना या लिखना या संगीत सुनना लाभदायक सिद्ध हो सकता है एवं इसके रसास्वादन के बाद पुन: निद्रा को बुलायी जा सकती है।

निद्रा नहीं आने के अनेक कारणों में एक मुख्य कारण चिंता (Anxiety) है। इसके अन्य कारण है मानसिक तनाव या अवनति (Mental tension or depression डिप्रेशन), शोक (Grief), दर्द (Pain) आदि। इसमें दवा लेने या पीड़ाहारी चिकित्सा (Analgesic therapy-ऐनैल्जेसिक थेरेपि) आदि उपयोगी सिद्ध होती है। प्रात: काल (या बीच रात) में निद्रा बाधित होने का एक कारण उद्वेष्टी रात्रिक कष्टश्वास (Paroxysmal nocturnal dyspnoea पैरॉक्सिज्मल नॉक्टर्नल डिस्पनीया) होता है जिसमें मूत्रल-औषधि (Diuretics drug डाइयुरेटिक्स) या अन्य हृद्-औषधि (Cardiac drugs कार्डिऐक ड्रग) की आवश्यकता होती है। EEG (इलेक्ट्रोएन्केफैलोग्राम) न केवल निद्रा-जाँच के लिए अनुसंधान का एक महत्वपूर्ण साधन (Research tool) है बल्कि नित्य नैदानिक जाँच (Routine clinical investigation) में भी यह उपयोगी होता है, विशेषकर मिरगी (Epilepsy- एपिलेप्सि) के संदिग्ध रोगियों में।

अनुमस्तिष्क (Cerebellum सेरिबेलम)

अनुमस्तिष्क (सेरिबेलम) पश्चमस्तिष्क (Hindbrain - हान्डब्रेन) का वृहत भाग (Largest part) होता है जो कपाल (Skull) के पश्च कपाल-खात (Posterior cranial fossa फोसा) में स्थित होता है तथा प्रमस्तिष्क (सेरिब्रम) के पश्चकपालीय पिण्डकों (Occipital

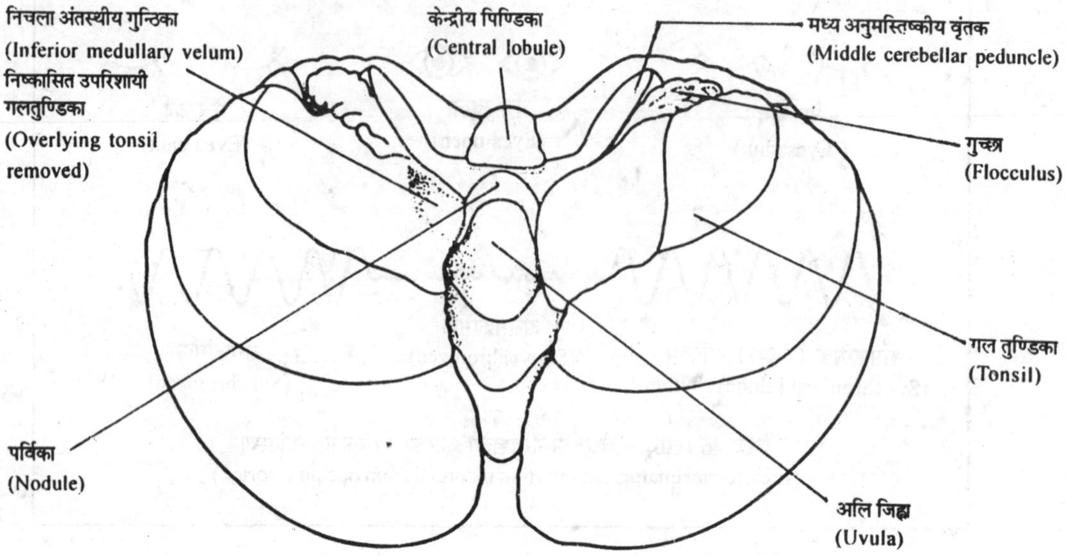

चित्र 46(xiv) - अनुमस्तिष्क (नीचे से) (The cerebellum from below)

lobes) के नीचे रहता है जहाँ से यह दृढ़तानिका (Dura mater ड्युरामेटर) की एक परत (Fold) द्वारा अलग की जाती है। इस परत को अनुमस्तिष्क छदि (Tentorium cerebelli टेन्टोरिअम सेरिबेलि) कहते हैं।

प्रमस्तिष्क (सेरिब्रम) की तरह अनुमस्तिष्क (सेरिबेलम) में भी धूसर पदार्थ (Grey matter) का एक विदर युक्त बाह्य प्रांतस्था (Fissured फिशर्ड outer cortex) तथा सफेद पदार्थ (White matter) का एक आंतरिक भाग (Inner core) होता है जिसमें धूसर पदार्थ के केन्द्रक (Neclei-न्यूक्लिआई-इसका एकवचन Nucleus है।) होते हैं। इसमें दो (दाहिना और बायाँ) अनुमस्तिष्क-गोलार्ध (Right and left cerebellar hemispheres सेरिबेलर हेमिस्फिअर्स) होते हैं जिसे एक मध्य क्षेत्र-वर्मीज (Vermis) जोड़ता है, अत: इसे अनुमस्तिष्क गोलार्धों का संयोजक भी कहा जा सकता है इस वर्मीज के अधिकांश अग्रभाग को निम्न सतह पर देखा जाता है और इस सतह को पर्विका (Nodule नॉडयूल) कहते हैं। पर्विका (नॉडयूल) के निकट से संबद्ध अनुमस्तिष्क (सेरिबेलम) के कुछ भागें आशिंक रूप से संलग्न रहते हैं जिन्हें गुच्छा (Flocculi फ्लोक्यूली - इसका एकवचन Flocculus फ्लोक्यूलस) कहा जाता है। अनुमस्तिष्क के प्रत्येक ओर एक गुच्छा (फ्लोक्यूलस) रहता हैं। प्रत्येक गुच्छा (Flocculus) में एक अभिवाही (या प्रवेशी-Afferent) तथा एक अपवाही (या निर्गमी-Efferent) रेशों (फाइबर्स) की संकीर्ण पट्टी (Narrow band) होती है। इस पट्टी को वृंतक या पिडन्कल (Peduncle) कहा जाता है। गुच्छे, उनके वृंतकें तथा पर्विका (फ्लोक्यूली, पिडन्कल्स तथा नॉडयूल्स) मिलकर गुच्छल पर्विल पिण्डक (Flocculonodular lobe फ्लोक्यूलो--नोडयूलर लोब) का निर्माण करते हैं जो अनुमस्तिष्क के दो मूलभूत भागों का एक भाग होता है। इसका दूसरा (मूलभूत) भाग अनुमस्तिष्क-पिण्ड (Corpus cerebelli-कॉर्पस सेरिबेलि) है जो अनुमस्तिष्क का अवशेष (Remainder of cerebellum) होता है।

अनुमस्तिष्क प्रत्येक ओर से मस्तिष्क-नलिका (Brainstem ब्रेनस्टेम) के साथ ऊपरी, मध्य तथा निचला वृंतक (Superior, middle and inferior peduncles) द्वारा सम्बद्ध रहता है। उच्च अनुमस्तिष्कीय वृंतकों (Superior cerebellar peduncles) के बीच ऊपरी अंतस्थीय (या मज्जा) आवरण (Superior medullary velum - स्यूपीरिअर मिडलरि वेलम) प्रसारित रहता है जो चतुर्थ निलय (4th ventricle) के छाजन (Roof) का एक भाग बनता है और यह वर्मीज (Vermis) के सफेद पदार्थ के साथ निरंतर होता है।

अनुमस्तिष्क की आंतरिक संरचना तथा कार्यात्मक संगठन जटिल होता है, परन्तु इसके कार्य के सामान्य सिद्धान्तों को आसानी से समझा जा सकता है। इसके कार्य का मुख्य संबंध गति के समन्वयन (Coordination of movement) के साथ होता है। इस कार्य (समन्वयन) को निष्पादित करने के लिए इसे सूचना प्राप्त करने की आवश्यकता होती है जो इसे निम्न से मिलती है -

(i) प्रमस्तिष्क प्रांतस्था के चालक क्षेत्र (Motor areas of cerebral cortex) तथा

(ii) संवेदी ग्राही (Sensory receptors) जैसे -

प्रधानीय और श्रवण ग्राही (Vestibular वेस्टिब्यूलर and auditory ऑडिटरि receptors रिसेप्टर्स), दृष्टि ग्राही (Visual विज्युअल receptors), स्वस्थिति-ग्राही (Proprior receptors

प्रोप्रायर रिसेप्टर्स - शरीर के अंदर अपने अंगों की स्थितियों में संवेदनों का पता लगना), त्वचीय स्पर्श ग्राही (Cutaneous क्यूटेन्यस Tactile टैक्टाइल Receptors) तथा आंत्रिक ग्राही (Visceral विसरल Receptors)। {Receptor रिसेप्टर - ग्राही}

गुच्छल-पर्विल पिण्डक (Flocculonodular lobe फ्लोक्यूलोनॉडयूलर लोब) के सभी संयोजन (Connections) अनविार्य रूप से प्रधानीय (Vestibular) होते हैं। यदि इसकी क्षति (Damage) होती है, [जैसा कि बाल्यावस्था में एक घातक अनुमस्तिष्कीय अर्बुद (Malignant cerebellar tumour मैलिग्नेन्ट सेरिबेलर टयूमर) में होता है जिसे अंतस्था-प्रकोप (Medulloblastoma मेडुलो-ब्लास्टोमा) कहा जाता है] तो इसमें रोगी विस्तृत आधार (तल) पर टेढ़ी मेढ़ी चाल (Staggering gait स्टैगरिंग गेट) से चलता है तथा गिरने की प्रवृत्ति होता है।

गुच्छल-पर्विल पिण्डक (Flocculonodular lobe) ही यात्रावधि मिचली या रोग (Motion sickness मोशन सिकनेस) का केन्द्र (Seat) या मुख्य स्थल भी होता है।

अनुमस्तिष्क के अन्य क्षेत्र श्रवण और दृष्टि प्रणोदों (Auditory and visual impulses), सम्पूर्ण शरीर के स्वस्थिति ग्राही प्रणोदों (Proprioceptive impulses प्रोपाइओसेप्टिव इम्पल्सेज), स्पर्शीय तथा अन्य संवेदी प्रणोदों (Tactile and other sensory impulses) तथा प्रेरक-प्रांतस्था (Motor cortex) से प्रणोदों द्वारा उत्तेजित होते हैं। अनुमस्तिष्क-प्रांतस्था (Cerebellar cortex) पर बौनों (Homunculi होमन्क्युलि - इसका एकवचन Homunculus - होमन्क्युलस है।) के चित्रों को आरेखित किया जा सकता है जैसा कि प्रमस्तिष्क छाजन-अनुमस्तिष्क क्षेत्र (Tectocerebellar tract टेक्टोसेरिबेलर ट्रैक्ट) के ऊपरी और निम्न उपगिरों (Superior and inferior colliculi कॉलिक्युलि - इसका एकवचन Colliculus कॉलिक्युलस है।) से चलकर श्रवण और दृष्टि प्रणोद (Impulses) अनुमस्तिष्क (सेरिबेलम) में पहुँचते हैं। अनुमस्तिष्क के इस क्षेत्र में उत्तेजन होने से सिर और नेत्र समान पक्ष (Ipsilateral side इप्सिलैटरल साइड) की ओर घूमता है।

अनुमस्तिष्क (सेरिबेलम) में किसी प्रकार की क्षति होने से पेशीय तान (Muscle tone) में कमी आती है जिसे अंगतानाभाव या हाइपोटोनिआ (Hypotonia) कहा जाता है। आराम (या विराम) की अवस्था में रोगी (हाइपोटोनिआस पीड़ित) सामान्य रहता है लेकिन जब वह चलता है या उसके शरीर के अंगों में गति होती है तो गति भ्रंश या अटैक्सिआ (Ataxia) प्रकट होता है। इसका कारण गति के दर (Rate), विस्तार (Range), बल (Force) तथा दिशा (Direction) में समन्वयन का अभाव है। एक गति-भ्रंशीय चाल (Ataxic gait अटैक्सिक गेट) एक विस्तृत-आधारित अस्थिर चाल होता है जिससे यह अनुमान लगाया जा सकता है कि रोगी शराब पीये हुए है। व्याख्यान (Speech) के लिए आवश्यक दक्ष गतियों का गतिभ्रंश (अटैक्सिआ) का परिणाम अस्पष्ट स्वर (Slurred voice स्लर्ड

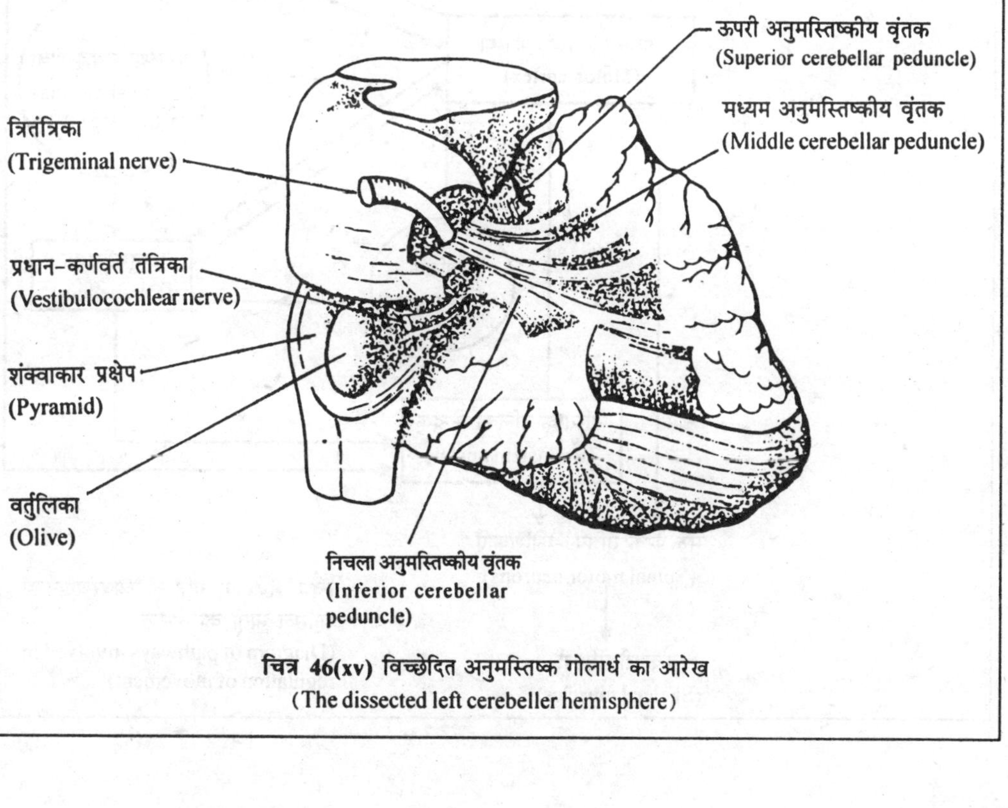

चित्र 46(xv) विच्छेदित अनुमस्तिष्क गोलार्ध का आरेख
(The dissected left cerebeller hemisphere)

वॉइस) या दोषपूर्ण व्याख्यान (Scanning speech स्कैनिंग स्पीच) होता है। उच्चारण-रोध (Disarthria डिंसरथ्रिआ) के ये प्रकार (या रूप) हैं जो स्पष्टोच्चारण तथा प्रेरक-कार्य (Motor function) की गडबड़ी (या अव्यवस्था) है जिसके द्वारा मस्तिष्क में शब्दों का निर्माण होता है जो ध्वनि उत्पन्न करते हैं। उच्चारण रोध (डिसरथ्रिआ Dysarthria) तथा क्रमबद्ध कथन-रोध या डिसफैजिआ (Dysphasia) में अंतर होने के कारण प्रमस्तिष्क प्रांतस्था (सेरिब्रल कॉर्टेक्स) के कथन क्षेत्रों की क्षति होना है जो शब्दों के द्वारा अर्थों की समझ और अभिव्यक्ति की अव्यवस्था होती है।

अक्षिदोलन या निस्टैग्मस (Nystagmus) नेत्रों की दोलायमान गति (Oscillating movement-ऑसिलेटिंग मूवमेंट) है जो एक वस्तु पर स्थिर होता है। इसमें गतिभ्रंश (Ataxia अटैक्सिआ) बाह्यनेत्र-पेशियों (External ocular ऑक्यूलर muscles) को प्रभावित करता है।

गतिभ्रंश के रोगी (Ataxic patient अटैक्सिक पेशेन्ट) अतिलंघन करता (Overshoots) स्वैच्छिक गतिमान होता है। किसी वस्तु को अंगुली से स्पर्श करने का एक प्रयास करने का परिमाण पूर्व संकेतन (Past pointing पोस्ट पॉइन्टिंग) होता है। अत्यधिक शुद्धन क्रिया (Excessive correcting action) के कारण भ्रान्त अँगुली (Erring finger) दूसरी ओर का अतिलंघन करता है। फलतः अंगुली एक ओर से दूसरी ओर बेतहाशा (या अंधाधुंध) दोलन करता (या झूलता) है और घटना (या क्रिया) को प्रयोजन-कंपन (Intention tremor इन्टेशन ट्रेमर) कहा जाता है।

अनुमस्तिष्क (सेरिबेलम) की एक पक्षीय क्षतियों (Unilateral lesions) से समान पक्ष (Ispilateral or same side) पर ही लक्षण (Symptoms) तथा चिन्हें (Signs) प्रकट होते हैं न कि दूसरे पक्ष (Opposite side) पर जैसा कि प्रमस्तिष्क-क्षतियों (Cerebrum lesions सेरिब्रम लीशन्स) में होता है।

अनुमस्तिष्क (Cerebellum) का मुख्य सम्बंध पेशीय तान (मसल टोन) तथा समन्वयन से होता है। यह गतियों को व्यवस्थित करके उसे निर्विघ्न (Smooth) बनाता है तथा गति के पूर्व और गति के दौरान अपना व्यवस्थापन प्रभाव को काम में लाता है। पेशियाँ जो मुख्यतः एक गति के लिए उत्तरदायी होते हैं, उन्हें प्रथम चालक (Agonist ऐगॉनिस्ट) कहा जाता है। इनकी मदद योगवाही पेशियाँ (Synergistic muscles सिनर्जिस्टिक मसल्स) तथा स्थिरण पेशियाँ (Fixation muscles फिक्सेशन मसल्स) करती हैं। स्थिरण

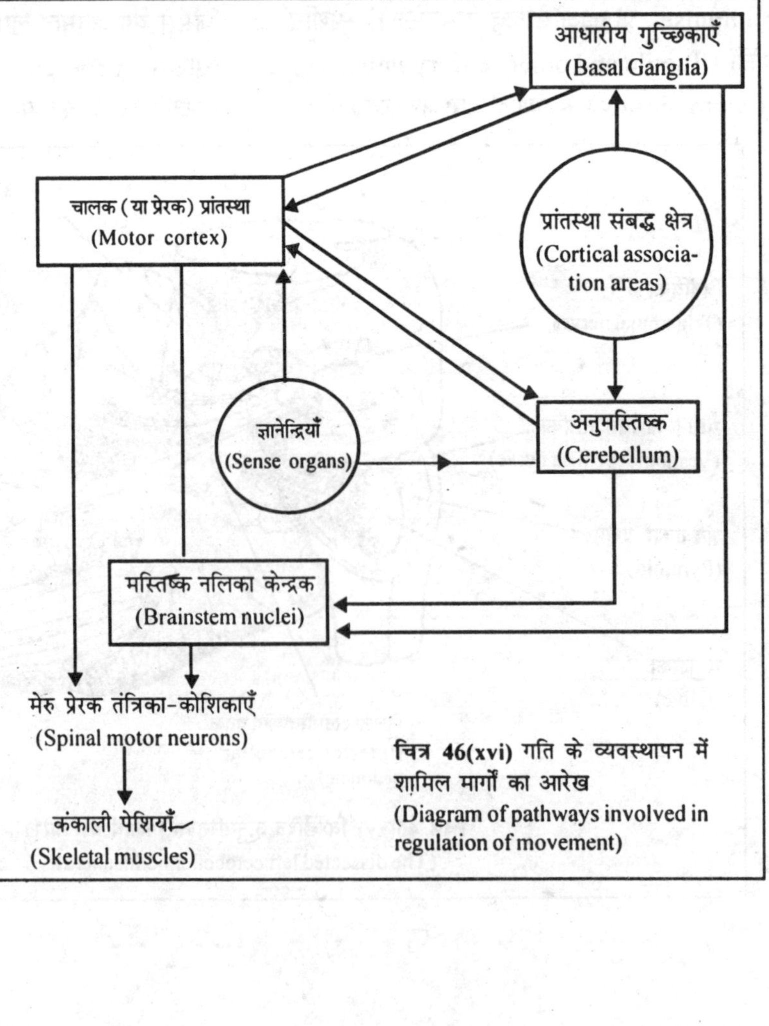

चित्र 46(xvi) गति के व्यवस्थापन में शामिल मार्गों का आरेख
(Diagram of pathways involved in regulation of movement)

(फिक्सेशन) पेशियाँ प्रथम चालक (ऐगॉनिस्ट) को स्थिरक-स्थान (Anchorage एकरिज) प्रदान करने में मदद करती है। फिर भी प्रतिरोधी पेशियों (Antagonistic ऐन्टागॉनिस्टिक muscles) को ठीक सही परिणाम में सही समय पर अपने तान (टोन) को अवश्य कम करनी चाहिए। इन सभी पेशियों की सही अंतक्रिया के आधार (या मूल) में दोनों प्रतिवर्त और कुशल (Reflex and skilled) स्वैच्छिक गतियाँ होती हैं और यह अनुमस्तिष्क (Cerebellum) का कार्य है कि सभी पेशियों के समन्वित क्रियाशीलन का संगठन करें। गति के नियंत्रण (या संचालय) के लिए संरचनात्मक आधार को चित्र 47(xvi) में दिखाया गया है।

मस्तिष्क के मुख्य अंगों के कार्यों का सारांश (Summary of Functions of Major Parts of the Brain)

यहाँ मस्तिष्क के मुख्य अंगों - प्रमस्तिष्क (सेरिब्रम), अनुमस्तिष्क (सेरिबेलम) तथा मस्तिष्क-नलिका (ब्रेनस्टेम) के कार्यों का संक्षिप्त उल्लेख किया जा रहा है।

प्रमस्तिष्क (सेरिब्रम) के कार्य (फन्कशन्स) (Functions of Cerebrum)

सार रूप में प्रमस्तिष्क (Cerebrum) के कार्य निम्नलिखित हैं -

(1) सभी संवेदी उत्तेजनाओं (Sensory stimuli - Stimuli स्टिम्यूलि का एकवचन stimulus स्टिम्यूलस है।) को ग्रहण करना तथा उनमें से अधिकतम को चेतना (Consciousness कॉन्शसनेस) में पहुँचाना (या संचारित करना)।

(2) सभी ऐच्छिक गति की पहल करना (To initiate all voluntary movement)।

(3) सभी प्राप्त प्रणोदों (Impulses) को सहसम्बंधित (Correlate) करना तथा उन्हें धारण (Retain) करना जिसके कारण स्मृति का आधार (Basis of memory) निर्मित होता है।

(4) विचारों (Ideas) का सूत्रबद्ध और सम्बद्ध (Formulate and associate) करना जिससे बुद्धि बढ़ती है।

(5) शरीर के अनेक कार्यों पर अचेतन नियंत्रण (Unconscious control) का उपयोग करना।

(6) मस्तिष्क के निम्न (या निचले) भागों के ऊपर नियंत्रण का प्रयोग (या उपयोग) करना।

प्रमस्तिकीय रोगों (Cerebral diseases) के लक्षण (Symptoms) मस्तिष्क के उन भागों पर निर्भर करते हैं जिन्हें ये शामिल करते हैं। जैसे-

प्रेरक (या चालक) प्रांतस्था (Motor cortex) या आंतरिक सुपुटिका (Internal capsule) में चोट लगने या क्षति होने (Lesion लीशन) से (इसे घनास्त्रता या शिरावरोध-Thrombosis कहते हैं) अतितान अर्धांगघात (Spastic hemiplegia स्पैस्टिक हेमिप्लेजिआ) होता है। दृष्टि मार्ग (Visual pathway) में किसी प्रकार की क्षति होने से दृष्टि-क्षेत्र के भाग में क्षति होती है।

अनुमस्तिष्क (सेरिबेलर) के कार्य (Functions of the Cerebellum)

अनुमस्तिष्क (Cerebellum) का क्रियाशीलन अचेतन (Unconscious अनकन्शस) होता है जो मनुष्य की इच्छा-शक्ति (Will विल) के नियंत्रण के अधीन नहीं है। इसका सम्बंध आसन (Posture पॉस्चर) तथा गति (Movement मूवमेंट) के साथ रहता है। इसके कार्य निम्नलिखित हैं -

(i) पेशीय तान (Muscular tone) को बनाये रखने में मदद करना,

(ii) पेशीय गति (Muscular movement) को समन्वित (Coordinate) करना, तथा

(iii) संतुलन (Balance) तथा सामंजस्य को बनाये रखने (Maintaining balance and equilibrium) में यह मदद करता है। इसे करने में यह सक्षम इसलिए होता है क्योंकि यह अर्धवृत्ताकार नलियों (Semicircular canals) से प्रणोदों (Impulses) को ग्रहण (या प्राप्त) करता है तथा संधियों (Joints) तथा पेशियों (Muscles) से भी प्रणोदों को प्राप्त करता है।

अत: अनुमस्तिष्कीय रोग (Cerebellar disease) होने का परिणाम अनियमित (Erratic इरैटिक) तथा असमन्वित (Uncoordinated) गतियाँ होती हैं जिसे गतिभ्रंश (Alaxia अटैक्सिआ) कहा जाता है। इसका संबंध प्रयोजन-कंपन (Intention tremor - इन्टेशनन ट्रेमर) के साथ होता है (विराम या शांत रहने पर उपस्थित नहीं होता) तथा खड़ा होने (Standing) तथा चलने (Walking) में एक ओर गिरने की प्रवृत्ति होती है।

मस्तिष्क-नलिका (ब्रेनस्टेम) के कार्य (Functions of Brainstem)

मध्यमस्तिष्क (Midbrain मिडब्रेन) अनुमस्तिष्क गोलार्धों को प्रणोद (Impulses) इधर-उधर (या आगे-पीछे, To and from) भेजता

है। निसेतु (Pons पॉन्स) भी प्रमस्तिष्क (सेरिब्रम) और अनुमस्तिष्क प्रणोद (सेरिबेलम) को इधर-उधर (To and from) पहुँचा देता है।

इसके अतिरिक्त मस्तिष्क-नलिका (ब्रेनस्टेम) के सभी भागों में धूसर (Grey) पदार्थ होता है जो कपालीय तंत्रिकाओं (Cranial nerves) के केन्द्रक (Nuclei-न्यूक्लिआई - इसका एकवचन Nucleus न्यूक्लिअस है।) होते हैं तथा जालिका-निर्माण (Reticular formation) के धूसर और सफेद पदार्थ होते हैं।

दीर्घवत् अंतस्था (Medulla oblongata मेडुला ऑब्लांगेटा) मस्तिष्क के दूसरे भागों को सुषम्ना (Spinal cord) से जोड़ती है। इसके पदार्थ में उपर और नीचे जाने वाले तंत्रिका रेशे (Nerve fibres) तथा कपालीय तंत्रिकाओं के अनेक केन्द्रक (Nuclei of many of cranial nerves) के अतिरिक्त इसमें धूसर पदार्थ भी होता है जिसे प्राणाधार केन्द्र (Vital centres) कहे जाते हैं। ये केन्द्र (Centres) निम्नलिखित हैं -

(i) श्वसन केन्द्र (Respiratory centre-रेस्पिरेटरि सेन्टर) जो संवातन (Ventilation) की गति और गहराई (Rate and depth) को नियंत्रित करता है।

(ii) वाहिका-प्रेरक केन्द्र (Vasomotor centres वैसोमोटर सेन्टर्स) जो रक्त वाहिकाओं (Blood vessels) की क्षमता को नियंत्रित करते हैं।

(iii) हृदय-केन्द्र (Cardiac centre कार्डिऐक सेन्टर) जो हृदय की गति (Heart rate) को प्रभावित करता है।

(iv) अंत्रिक (आंतीय) केन्द्र (Visceral centres - विसरल सेन्टर्स), जैसे-निगरण केन्द्र (Swallowing centre स्वालोइंग सेन्टरर), वमन (या उल्टी) केन्द्र (Vomiting वॉमिटिंग सेन्टर), आमाशय की गतियों के लिए तथा लार (या लाला) तथा आमाशय-रस के श्राव के लिए केन्द्र (Centre for movements of stomach - स्टमक and the secretion of saliva सलाइवा and gastric-juice - गैस्ट्रिक जूस)

सुषम्ना (स्पाइन कॉर्ड) में प्रतिवर्त केन्द्रों (Reflex centres) के समान मस्तिष्क नलिका केन्द्रों के कार्य होते हैं। ये केन्द्र परिधि (या बाह्य सतह-Periphery) से अभिवाही प्रणोदों (Afferent impulses) को ग्रहण करते हैं तथा इन उत्तेजनाओं (Stimuli स्टिम्यूलि - इसका एकवचन Stimulus स्टिम्यूलस है।) की अनुक्रिया (Response) में प्रेरक प्रणोद (Motor impulses) को भेजता है। इन्हें मस्तिष्क के उच्च केन्द्र (Higher centres of brain) भी प्रभावित करते हैं। इस प्रकार विचार (Thoughts) मिचली (Nausea नॉसिआ) को उत्पन्न (या प्रेरित) कर सकते हैं या हृदय की गति (या धड़कन) को तेज कर सकते हैं।

पोलियोमेरुरज्जु शोथ (Poliomyelitis-पोलिओमाइलाइटिस - इसे संक्षेप में पोलियो कहा जाता है।) एक रोग है जो मस्तिष्क-नलिका (ब्रेनस्टेम) को प्रभावित (या आक्रांत) कर सकता है जिसके कारण "प्रेरक तंत्रिका-कोशिका रोग" या बल्बर पैरौलिसिस (Bulbar paralysis) होता है जो श्वसन (Breathing ब्रीदिंग) तथा निगरण (Swallowing स्वालोइंग) को प्रभावित करता है। इसमें कृत्रिम आक्सीजन (Artificial ventilation आर्टिफिशल वेन्टिलेशन) देने की आवश्यकता होती है।

तंत्रिका संचारी या न्यूरोट्रान्समीटर (Neurotransmitters)

ग्रहण (या ग्राही) क्रिया (Receiving processes) तंत्रिका-कोशिकाओं (Neurons-न्यूरॉन्स) से प्रसारित (या विस्तारित) होती हैं जिन्हें पार्श्वतंतु (Dendrites-डेन्ड्राइट) कहते हैं तथा अपवाही क्रिया (Efferent processes) को अक्षतंतु (Axons ऐक्सॉन) कहा जाता है। अक्षतंतु (ऐक्सॉन) जिसमें सामान्यत: प्रति एक की एक कोशिका (Cell) होती है वह अपने समापन (टर्मिनेशन) के समीप अनेक परिष्कृत अक्षतंतु सिराओं (Axon terminals) में शाखित हो जाता है। ये सिरा-शाखाएँ अन्य कोशिकाओं के घनिष्ठ सामीत्य (Close proximity) में समाप्त हो जाती हैं। जब दूसरी कोशिका भी तंत्रिका-कोशिका (Neuron न्यूरॉन) होती है तो संधि (जंक्शन) को अंतर्ग्रन्थन (Synapse - सिनैप्स) कहा जाता है। जब दूसरी कोशिका (other cell) पेशी-कोशिका (Muscle cell) होती है तो एक तंत्रिका-पेशीय संधि (Neuromuscular junction) का निर्माण होता हैं। अक्षतंतु की सिराओं (Axon terminals) का अंत ग्रन्थियों (Glands) या अन्य संरचनाओं (Structures) में भी होता है।

एक तंत्रिका-कोशिका (न्यूरॉन) से दूसरी तंत्रिका-कोशिका में सूचना का संचार (या हस्तांतरण-Transmission) अधिकांशत: तंत्रिका-रासायनिक (Neuro-chemical) होता है, यद्यपि हृद् तथा अरेखित पेशी (Cardiac and unstraited muscle) में वैद्युत संधियों (Electrical junctions) की तरह इसमें (तंत्रिका-कोशिका संधि) भी सूचना का वैद्युत संचारण होता है। तंत्रिका-रसायन संचारण की निर्भरता अक्षतंतु छोरों (Axon terminals) का संश्लेषण करने (Synthesize), संग्रह करने (Store) तथा रसायन संचारी को मुक्त करने (Release the chemical transmission) की क्षमता पर होती है। कुछ स्थितियों में संचारी (ट्रान्समीटर) को अक्षतंतुएँ (ऐक्सॉन) भी पुन: अवशोषित करते हैं तथा इसे बाद में उपयोग करने के लिए संग्रह करते हैं।

अनेक पदार्थों (Substances) को तंत्रिका संचारी

(न्यूरोट्रांसमीटर) के रूप में पहचान की गयी है जिनमें मुख्य हैं - ऐसीटिलकोलीन (Acetylcholine), कैटिकोलैमीन (Catecholamines), नॉरऐड्रिनलिन (Noradrenalin) तथा डोपैमीन (Dopamine), सिरोटोनिन (Serotonin) तथा गाबा (GABA-Gamma amino butyric acid-गामा ऐमीनो ब्यूटिरिक एसिड)। संचारी पदार्थ उस कोशिका (Cell) की सतह पर विशेष प्रोटीन अणुओं (Special protein molecules) के साथ बाँधता है जहाँ सूचना भेजी जाती है। कोशिका पर प्रभाव उत्तेजक (Exciratory) हो सकता है या फिर निरोधी (Inhibitory) हो सकता है जिसके अनुसार या तो कोशिका की सुप्त क्षमता (Resting potential) बढ़ती है या कम हो जाती है। इस प्रभाव की आवश्यकता सीमित समय तक ही होती है। और इस सीमित समय की प्राप्ति या तो संचारी को अक्षतंतु छोरों (Axon terminals) में पुन: उद्ग्रहण (Reuptake) करके की जाती है जैसा कि कैटिकोलैमीन के उदाहरण में होता है या फिर संचारी के किण्वकीय नाशन (Enzymatic एन्जाइमेटिक Destruction डिस्ट्रक्शन of the transmitter) द्वारा इस सीमित समय को प्राप्त किया जाता है जिसका उदाहरण कोलीनस्टीरेस (Cholinesterase = choline+esterase) की क्रिया द्वारा ऐसीटिलकोलीन (Acetylcholine) का नाशन है जो अंतर्ग्रन्थनी के दरार (Synaptic gap सिनैप्टिक गैप) में उपस्थित रहता है। पेशीय रोग (Muscle disease) जिसे पेशी-दुर्बलता या माइऐसथीनिआ ग्रैविस (Myasthenia gravis) कहते हैं, में प्रतिकोलीनस्टीरेस दवाओं (Anticholinesterase drugs), जैसे - प्रोस्टिगमाइन (Prostigmine) का उपयोग किण्वक (एन्जाइम) को रोकने (या निषेध करने) के लिए किया जाता है और उसके द्वारा एसीटिलकोलीन की क्रिया में वृद्धि की जाती है।

तंत्रिका रेशे (Nerve fibres) जो एसीटिलकोलीन (Acetylcholine) का श्राव करते (Secrete) हैं, उन्हें पित्तजनक या कोलीनर्जिक (Cholinergic) कहा जाता है जबकि जो नॉरऐड्रिलिन (Noradrenalin), डोपैमीन (Dopamine) तथा सिरोटोनिन (Serotonin) का श्राव करते हैं उन्हें क्रमश: नॉरऐड्रिनर्जिक (Noradrenergic), डेपैमिनर्जिक (Dopaminergic) तथा सिरोटेनर्जिक (Serotonergic) कहा जाता है।

स्वचालित गुच्छिकाओं (Autonomic ganglia गैंग्लिआ - इसका एकवचन Ganglion-गैंग्लिओन है।) में अंतर्ग्रंन्थनियों (Synapses) पर तथा परानुकम्पी (Parasympathetic) तथा कायिक (या दैहिक Somatic) प्रेरक (Motor) तंत्रिका रेशों के छोरों पर ऐसीटिलकोलीन (Acetylcholine) संचारी (ट्रान्समीटर) होता है। ये रेशों के छोर तंत्रिका-पेशी की संधियों (Neuromuscular junctions) पर रहते हैं। ऐसीटिल कोलीन वास्तव में मस्तिष्क के सभी भागों (या अंगों) में भी संचारी के रूप में कार्य करता है जिसमें रेखांकित पिण्ड (Corpus striatum कार्पस स्ट्राइएटम) भी शामिल होता है। पार्किन्सन के रोग (Parkinson's disease कंपनशील लकवा) में इस स्थान पर असंतुलित अवस्था रहती है जिसमें एसीटिलकोलीन की क्रिया अधिकांशत: निर्विरोध (Unopposed) रहती है। अत: इस रोग में ऐंटिकोलीनर्जिक या प्रतिपित्तजनक (Anticholinergic) औषधि (Drugs), जैसे-बेन्जट्रॉपिन (Benztropine) उपयोगी (या लाभदायक) होते हैं।

तंत्रिका-कोशिकाओं (न्यूरॉन्स) के समूहों (जो एक विशेष संचारी पदार्थ का श्राव करते हैं) के वितरण के मानचित्र (Map) को बनाने के लिए रसायन वृतांत प्रविधि (Histochemical technique हिस्टोकेमिकल टेकनिक) का उपयोग किया जाता है। इस प्रकार कोलीनर्जिक, नॉरऐड्रिनर्जिक तथा डोपैमीनर्जिक तथा सिरेटोनर्जिक तंत्रिका-कोशिका (Neuron) समूहें - इन सबों की जालिका-निर्माण (रेटिक्यूलर फार्मेशन) में पहचान की गयी है।

केन्द्रीय तंत्रिका-तंत्र (सेन्ट्रल नर्वस सिस्टम CNS) के भागों में इसकी उपस्थिति से पृथक नॉरऐड्रिनलिन (Noradrenalin) परिधीय (उत्तर अंतर्ग्रंन्थनी) अनुकम्पी तंत्रिका छोरों (Peripheral sympathetic nerve endings) पर संचारी होता है। इसकी क्रिया अनुप्राणित (या प्रेरित) कोशिका सतह (Innervated cell surface) में उपस्थित ग्राही (Receptor रिसेप्टर) के प्रकार पर निर्भर करती है। ऐल्फा-ऐड्रिनर्जिक (α) ग्राहियों (Alpha adrenergic receptors) के उत्तेजन से संवहनी चिकनी पेशी (Vascular smooth muscle) में संकुचन होता है और इसलिए वाहिका संकीर्ण (Vaso-constriction) होती है। इस रक्त वाहिका के संकीर्णन को रोकने के लिए ऐल्फा-ऐड्रिनर्जिक रोधी दवा (Alpha-adrenergic blocking drugs), जैसे-फेन्टोलैमिन (Phentolamine)-दी जाती है। हृदय पेशी (Cardiac muscle) में बीटा-1 (Beta-1or β_1) ग्राह्यियाँ (Receptors) ऐड्रिनलिन तथा नॉरऐड्रिनलिन से अनुक्रिया (Respond) करके हृदय के संकुचन की शक्ति और गति-दर (Force and rate) में वृद्धि करती हैं जिसके प्रभावों को रोकने के लिए बीटा-ऐड्रिनर्जिक अवरोधी दवा, जैसे - प्रोप्रैनोलॉल (Propranolol) दी जाती है।

श्वसनियों (Bronchi ब्रोंकी - इसका एकवचन Bronchus ब्रोन्कस-श्वसनी) में बीटा-2 (β_2) ग्राहियाँ (Receptors) ऐड्रिनलिन तथा नॉरऐड्रिनलिन से निरोधी अनुक्रिया (Inhibitory response) करती हैं तथा श्वसनी-चिकनी पेशी (Bronchial smooth muscle) के शिथिलन (Relaxation) से श्वसनी (या श्वासनली) का विस्तार (Bronchodilation ब्रोन्कोडाइलेशन) होता है। इस स्थिति

में एक अचयनात्मक बीटा-ऐड्रिनर्जिक रोधी कारक (एज़ेट), जैसे - प्रोप्रैनोलॉल (Propranolol) को देने से श्वसनी-संकीर्णन में मदद मिलती है। अत: दमा के रोगियों (Asthmatic patients) के प्रोप्रैनोलॉल से परहेज कराया (Contraindicate कॉनट्रेनडिकेट) जाता है।

तंत्रिका-संचारियों (Neurotransmitters) की द्वितीय श्रेणी की विशेषता यह है कि इसमें पाँच या पाँच से अधिक ऐमीनो अम्ल अवशेषों की बहुपेप्टाइड श्रृंखलाएँ (Polypeptide chains of five or more amino acid residues) होती हैं। इसमें पदार्थ P तथा ओपिऑइड पेप्टाइड [Opioid peptides ओपेऑइड संश्लिष्ट यौगिकों का आवरण है जिसका प्रभाव अफीम या ओपियम के क्षारयों - Alkaloids of opium के समान होता है, परन्तु वे ओपियम से प्राप्त नहीं किये जाते हैं। पेप्टाइड दो या दो अधिक ऐमीनो अम्लों से निर्मित एक यौगिक है।] भी शामिल होते हैं जिनमें एन्केफैलिन (Enkephalins), डाइनॉफिन (Dynorphins), एन्डॉर्फिन (Endorphins) सर्वाधिक महत्वपूर्ण होते हैं। ग्राहियों (Receptors) को ओपेऑइड पेप्टाइड बांधकर मंद कर देते हैं तथा ये पेप्टाइड अल्प क्रियाशील तंत्रिका संचारी के रूप में या दीर्घ क्रियाशील तंत्रिका-हार्मोन के रूप में कार्य करते हैं। ये मुख्यत: संवेदी (Sensory) या स्वचालित (Autonomic) तंत्रों, जेसे - अंगीयतंत्र (Limbic system) तथा तंत्रिका-अंत:श्रावी तंत्रों (Neuro-endocrine systems-न्यूरोएन्ड्रोक्राइन सिस्टम्स) में पाये जाते हैं। अभी तक इन पर अनुसंधान किया जा रहा है क्योंकि इनमें पीड़ानाशक क्रियाशीलन (Analgesic ऐनैलजेसिक activity) होता है। एन्डॉर्फिन्स (Endorphins) को शरीर में स्वभावत: पाये जाने वाला मॉरफीन (Morphin) समान पदार्थों के रूप में वर्णन कियाा जाता है।

कपालीय तंत्रिका (Cranial Nerves क्रेनिअल नर्व)

कपालीय तंत्रिकाओं (क्रेनिअल नर्व्ज) के 12 युग्में (Pairs) होते हैं जो मस्तिष्क (ब्रेन) और मस्तिष्क-नलिका (ब्रेनस्टेम) से उत्पन्न होते हैं। इनमें से कुछ संवेदी (Sensory) [या अभिवाही (Afferent)] होते हैं जो मस्तिष्क में प्रणोद (Impulses इम्पल्सेज) को ले जाते हैं। अन्य प्रेरक (Motor-चालक) [या अपवाही (Efferent)] भी होते हैं जो मस्तिष्क से परिधि (या बाह्य सतह Periphery पेरिफरि) में प्रणोद को भेजते हैं। कुछ मिश्रित होते हैं जिनमें दोनों ओर प्रेरक संवेदी रेशे होते हैं।

कपालीय तंत्रिकाएँ ऊपर से नीचे की ओर क्रम से सज्जित रहती हैं जिनका क्रम इस प्रकार है -

I. घ्राण या गंधिक - **(Olfactory ऑल्फैक्टरि)**

II. दृष्टि - **(Optic ऑप्टिक)**

III. नेत्रगोलक चालक - **(Oculomotor ऑक्यूलोमोटर)**

IV. चक्रक - **(Trochlear ट्रोकलिअर)**

V. त्रिशाख - **(Trigeminal ट्राइजेमिनल)**

VI. अपवर्तक - **(Abducent ऐब्डयूसेंट)**

VII. आननी या मुखीय - **(Facial फेशल)**

VIII. प्रधान-कर्णावर्त-**(Vestibulocochlear वेस्टिब्यूलोकॉक्लियर)**

IX. जिह्वा-ग्रसनी-**(Glossopharyngeal ग्लॉसोफैरिन्जीअल)**

X. घुमंतु या वेगल - **(Vagal)**

XI. उपांग - **(Accessory ऐक्सेसरि)**

XII. अधोजिह्वा - **(Hypoglossal हाइपोग्लोसल)**

I. घ्राण-तंत्रिका (Olfactory Nerves ऑल्फैक्टरि नर्वज्)

घ्राण-तंत्रिकाएँ(ऑलफैक्टरि नर्वज्) संवेदी (सेन्सरि) होती हैं जो गंध का अनुभव करने का काम करती हैं। इनके रेशे (Fibres फाइबर्स) नासिका (या नाक Nose) के ऊपरी भाग की श्लेष्मल झिल्ली (Mucous membrane) में घ्राण-कोशिकाओं (ऑल्फैक्टरि सेल्स) से उत्पन्न होते हैं। ये रेशे रंध्रों (Foramina फोरैमिना - इसका एकवचन Foramen- फोरैमेन है) से कोकर झर्झरिकास्थि (Ethmoid bone - इथमॉइड बोन) के चालनी रूप (या सुषिर) प्लेट (Cribriform क्रिब्रिफार्म Plate) में तथा घ्राण-बल्ब (Olfactory bulb) में कोशिकाओं के साथ अंतर्ग्रन्थन (Synapse with cells) में बढ़तें हैं। क्रम से इन कोशिकाओं के अक्ष तंतुएँ (Axons) पीछे की ओर घ्राण क्षेत्र (Olfactory tract) के मूल घ्राण प्रांतस्था (Primary olfactory cortex) में शंखास्थि (Temporal bone) के निम्नतर सतह (Undersurface) में जाते हैं।

गंध के बोध (Sense of smell) की क्षति को घ्राण शक्ति ह्रास (Anosmia) अनॉस्मिआ) या गंध-अग्रहिता कहते हैं जिसके होने के कारण हैं -

सामान्य सर्दी या जुकाम जो नासिका की श्लेष्मल झिल्ली (म्यूकोसा) को आक्रांत करता है, (Common cold which affects the nasal mucosa) ललाट पिण्डक अबुर्दें (Frontal lobe tumours टयूमर्स), सिर पर चोट या किसी अन्य प्रकार की क्षति

(Head injury हेड इन्जरि), घ्राण शक्ति ह्रास (अनॉस्मिआ) के अतिरिक्त भंजन (Fractures) जिसमें अग्र कपालीय खात (Fossa) शामिल रहता है, के कारण प्रमस्तिष्क-मेरु द्रव (सेरिब्रो-स्पाइन फ्लुइड) रिसकर (या चूकर) नासिका में आता है जहाँ से यह टपकता है। इस स्थिति को CSF राइनोरीआ (Rhinorrhoea) या नासाश्राव कहा जाता है।

II. दृष्टि तंत्रिका (Optic Nerve ऑप्टिक नर्व)

दृष्टि तंत्रिका (ऑप्टिक नर्व) देखने की तंत्रिका है जो पूर्णतः संवेदी (सेन्सरि) होती है। इसके रेशे (फाइबर्स) नेत्र के दृष्टिपटल (रेटिना) से गुच्छिकीय कोशिकाओं (Ganglion cells गैंग्लिओन सेल्स) के अक्षतंतुओं (Axons ऐक्सॉन्स) के रूप में आरम्भ होते हैं। ये अक्षतंतुएँ (ऐक्सॉन्स) दृष्टिपटल के सभी भागों से अभिसरित (Converge) होकर एक दृष्टि-चक्रिका (Optic disc ऑप्टिक डिस्क) का निर्माण करते हैं जिसे एक उपकरण या यंत्र (Apparatus) की मदद से जीवित प्राणियों में देखा जा सकता है। इस उपकरण को नेत्रपटल दर्शी (Ophthalmoscope ऑफ्थैलमॉस्कोप) कहा जाता है। दृष्टि-चक्रिका (ऑप्टिक डिस्क) के पीछे रेशे श्वेत पटल (स्क्लीरा-Sclera- नेत्र की बाहरी परत) को छेदित करके दृष्टि-तंत्रिका (ऑप्टिक नर्व) बन जाते हैं।

दृष्टि-तंत्रिका (और दृष्टिपटल या रेटिना) मस्तिष्क का एक विस्तार है जो तानिका (Meninges मिनिन्जीज) के विस्तारों के साथ छादित (Sheathed) होता है। अत: वर्धित अंत:कपालीय दबाव (Raised intracranial pressure) अवजालतानिका (Subarachnoid) स्थान के प्रसार पर दृष्टि-तंत्रिका के चारों ओर संचारित होता है जिसके कारण दृष्टि-चक्रिका (ऑप्टिक डिस्क) में सूजन होती है। यह एक अवस्था है जिसे पैपिल-ईडीमा (Papilledema) या दृष्टि चक्रिका शोथ) कहते हैं। इसे पता लगाने के लिए नेत्रपटल दर्शन (Ophthalmoscopy ऑफ्थैलमोस्कोपि) का उपयोग किया जाता है जो दृष्टि क्षेत्र में किसी प्रकार की क्षति को जानने के लिए महत्वपूर्ण संकेत देता है।

एक दृष्टि-तंत्रिका (Optic nerve) में क्षति होने से दृष्टि की एक पार्श्विक क्षति (Unilateral loss of vision) होती है। तंत्रिका में सूजन जिसे दृष्टि तंत्रिका-शोथ या ऑप्टिक न्यूराइटिस (Optic neuritis) कहते हैं, भी दृष्टि-क्षति के लिए उत्तरदायी हो सकती है। यदि इसमें दृष्टि-चक्रिका (ऑप्टिक डिस्क) भी शामिल होती है तो इसमें अंकुर शोथ (Papillitis पैपिलाइटिस) होती है जिसका पता लगाने के लिए नेत्र पटल दर्शन (ऑफ्थैल्मॉस्कोपि) का उपयोग होता है। परन्तु प्राय: चक्रिका (डिस्क) को छोड़ दिया जाता है और तंत्रिका (Nerve नर्व) ही नेत्र के पीछे आक्रांत होती है और इस तंत्रिका-आक्रांत को नेत्रगोलक पश्ची तंत्रिकाशोथ (Retrobulbar neuritis रेट्रोबल्बर न्यूराइटिस) कहा जाता है।

दृष्टि (या प्रकाश) तंत्रिका पीछे से दृष्टि-रंध्रों (foramen ऑप्टिक फोरैमेन) से होकर आगे बढ़ती है तथा मस्तिक की अधो सतह (Undersurface) की दृष्टि व्यत्यासिका (Optic chaisma ऑप्टिक काइऐज्मा) पर अपने साथी तंत्रिका से मिलती है। देखें चित्र 47(xvii)। यहाँ पर प्रत्येक तंत्रिका के मध्य रेशे (Medial fibres) विरोधी पक्ष के दृष्टि क्षेत्र को पार करते हैं। ये दृष्टि-पटल (रेटिना) के मध्यार्ध के रेशे होते हैं जिनका सम्बंध दृष्टि-क्षेत्र के शंखार्ध (Temporal half) के साथ होता है। पीयूष ग्रन्थि (Pituitary gland) का एक वृहत ग्रन्थिर्बुद (Large adenoma ऐडिनोमा) दृष्टि व्यत्यासिका (Optic chiasma ऑप्टिक काइऐज्मा) पर दबाव डाल सकता है जिसके कारण दोनों शंख-क्षेत्रों (Temporal fileds) में दृष्टि की क्षति होती है जिसे द्विशंख-अर्धान्धता (Bitemporal hemianopia बाइटेम्पोरल हेमिऐनोपिआ) कहते हैं।

दृष्टिपटल (रेटिना) पार्श्विक अर्ध से रेशे को दृष्टि-क्षेत्र के नासिका भाग (Nasal portion) में काम में लाया जाता है जो समान पक्ष (Same side) के दृष्टि-क्षेत्र में पीछे की ओर जाते हैं तथा दूसरे पक्ष के रेशे जो इस पक्ष में आते हैं, वे भी उनके साथ हो जाते हैं। इनमें से अधिकतर पार्श्विक ग्रन्थिल पिण्ड (Lateral geniculate body

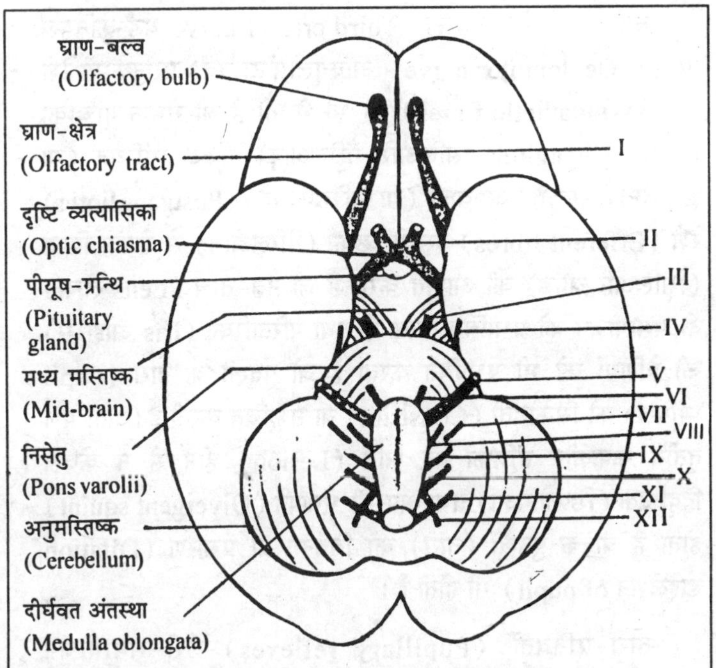

चित्र 46(xvii)-मस्तिष्क के आधार से कपालीय तंत्रिकाओं के मूल (स्रोत) का आरेख (Diagram illustrating the origin of cranial nerves from the base of the brain)

लैटरल जेनिक्यूलिट बॉडि) में प्रसारित (या रिले-Relay) करते हैं जहाँ से रेशे पश्चकपाल पिण्डक (Occipital lobe ऑसिपिटल लोब) में दृष्टि प्रान्तस्था (विजुअल कॉर्टेक्स) में जाते हैं। चूँकि दृष्टिक्षेत्र का संघटन (या निर्माण) एक क्रूसित तथा अक्रूसित रेशे (Crossed and uncrossed fibres) से होता है, अतः इनकी क्षति (Lesions लीशन्स।) होने के कारण एक दृष्टि क्षेत्र के शंखार्ध (Temporal half) में दृष्टि की कमी (या क्षति) होती है तथा दूसरे के नासिकार्ध (Nasal half) में इसके फलस्वरूप समान अर्धअंधता (Homonymous होमोनिमस hemianopia) होती है अर्थात् एक तरफ अंधता जब कि क्षति दूसरी तरफ होती है।

III. नेत्रगोलक चालक - (Oculomotor ऑक्यूलोमोटर), IV. चक्रक - (Trochlear ट्रोकलिअर), तथा VI. अपवर्तक- (Abducent ऐब्डयूसेंट) तंत्रिकाएँ

नेत्रगोलक चालक (ऑक्यूलोमोटर), चक्रक (ट्रॉकलिअर) तथा अपवर्तक (ऐब्डयूसेंट) तंत्रिकाओं को एक साथ लिखा जाता है क्योंकि ये सभी नेत्रगोलक (Eyeball) की चालक (या प्रेरक) तंत्रिकाएँ होती हैं। ये तंत्रिकाएँ नेत्रगोलक को बाह्य पेशियों की आपूर्ति करती हैं जो नेत्र (गोलक) को घूमाती है। किसी एक में क्षति होने (Ingury) से द्विदृष्टिता (Diplopia डिप्लोपिआ एक नेत्र-रोग) तथा भेंगापन (Squint स्क्विन्ट) होता है। भेंगापन को स्ट्रैबिस्मस (Strabismus) कहा जाता है।

तृतीय कपालीय तंत्रिका (Third cranial nerve थर्ड क्रेनियल नर्व,i.e. Oculomotor nerve - ऑक्यूलोमोटर नर्व) परानुकम्पी रेशे (Parasympathetic fibres) को भी भेजती है जो रोमक गुच्छिका (Ciliary ganglion सिलिअरि गैंग्लिओन) में अन्तर्ग्रन्थित (या संयोजित) होते हैं। अपवाही (या गुच्छिकोत्तर - Postgangliotic) रेशे (Efferent fibres) इस गुच्छिका (गैंग्लिओन) से रोमक पिण्ड (सिलिअरि बॉडि) की आपूर्ति करते हैं जो नेत्र-ताल (Lens लेन्स) के समायोजन को प्रभावित करता है तथा परितारिका (Iris आइरिस) की पेशियों को भी प्रभावित करता है जो पुतली या तारा (Pupil प्यूपिल) को सिकोड़ती (Constrict) या संकुचित करती है। अतः पूर्ण तृतीय कपालीय तंत्रिका की क्षति (Lesion) होने से न केवल द्विदृष्टिता (डिप्लोपिआ) तथा अपसरी भेंगापन (Divergent squint) होता है बल्कि पुतली (तारा) का वितनन या प्रसारण (Dilation डाइलेशन of pupil) भी होता है।

तारा-प्रतिवर्तों (Pupillary reflexes)-जैसे-समायोजन (Accommodation), अभिसारिता (Convergence) तथा प्रकाश से प्रतिगमन (Reaction to light) - की क्षति संकीर्णक आंकुरक रेशे में अंगघात (Paralysis परैलिसिस) के कारण होती है। चूँकि तृतीय तंत्रिका पेशियों की भी आपूर्ति करती है जो ऊपरी नेत्रच्छद या पलक (Upper eyelid अपर आइलिड) को लटकाये रखती है, अतः तृतीय तंत्रिका की पूर्ण क्षति होने से नेत्रच्छद (पलक) भी लटक (या शिथिल - Droop ड्रूप) जाती है जिसे वर्त्मपात (Ptosis टोसिस) कहा जाता है। इसमें ऊपरी पलक के लटकने से आधा नेत्र बंद रहता है।

चक्रक-तंत्रिका (Trochlear nerve ट्रॉक्लिअर नर्व) केवल एक नेत्र-पेशी (Eye muscle) की आपूर्ति करती है। इस पेशी को ऊपरी तिर्यक पेशी (Superior oblique) कहते हैं। चतुर्थ कपालीय तंत्रिका (4th cranial or trochlear nerve) में किसी प्रकार की क्षति (Lesion) होने से इस पेशी में अंगघात (Paralysis) होता है तथा द्विदृष्टिता (Diplopia) होती है जिसके कारण रोगी अपने नेत्र को नीचे की ओर तथा पार्श्व रूप से (Downwards and laterally) घुमाने में समर्थ नहीं होता। ऐसा करने के प्रयास में वह अपने नेत्र को मध्यतः (Medially) घुमाता है जिसके फलस्वरुप द्विदृष्टिता (डिप्लोपिआ) का विकास होता है।

अपवर्तक (षष्टम् कपालीय) तंत्रिका (Abducent or 6th cranial nerve ऐब्डयूसेन्ट नर्व) केवल पार्श्विक ऋजु-पेशी (Lateral rectus muscle रेक्टम मसल) की आपूर्ति करता है। इस तंत्रिका में क्षति होने पर पेशी में अंगघात (परैलिसिस) होता है जिसके फलस्वरूप द्विदृष्टिता (डिप्लोपिआ) तथा अभिसारी भेंगापन (Convergent squint कन्वर्जेंट स्क्विट) का जन्म होता है। पष्ठी (6th) कपालीय तंत्रिका में एक लम्बा अन्तःकपालीय मार्ग (Intra-cranial course - इन्ट्राक्रेनिअल कोर्स) होता है जो कपाल के तल (Base of skull) पर भंजन होने से क्षतिग्रस्त हो सकता है। पार्श्विक भेंगापन (Lateral squint) भी अन्तः कपालीय क्षति का भ्रांतिजनक स्थानीय संकेत अपवर्तक तंत्रिका के फलस्वरुप हो सकता है जो इसकी लम्बी अवधि में वर्धित (Raised) अंतः कपालीय दबाव के साथ रोगियों में तनाव (या खिंचावे) के कारण होता है। यहाँ यह समझ लेना चाहिए कि वर्धित अंतःकपालीय दबाव के दो संकेतों का प्रदर्शन होता है जिसमें प्रथम संकेत है - दृष्टि चक्रिका (Optic disc) में शोथ (Papilloedema पैपिलो इडीमा) होना।

V. त्रिशाखा तंत्रिका-(Trigeminal ट्राइजेमिनल Nerve नर्व)

यह तंत्रिका कपाल की सबसे बड़ी तंत्रिका होती है। ये चेहरा (Face) की संवेदी तंत्रिका है जो शिरोवल्क (Scalp स्कैल्प) का अग्र भाग होती है। इसमें भी एक प्रेरक (चालक) क्षेत्र होता है जो चर्वणकी पेशियों (Muscles of mastication मैस्टिकेशन) की आपूर्ति

करता है। अत: यह एक मिश्रित प्रकार की तंत्रिका है। जैसाकि इसके नाम हैं, इसमें तीन शाखाएँ या भाग (Three divisions) होते हैं जो निम्नलिखित हैं -

(1) नेत्र-विभाजन (Ophthalmic division ऑफ्थैल्मिक डिविजन) - यह भाग ललाट (Forehead) को शिरावल्क (Scalp स्कैल्प) के वृहत् भाग, ऊपरी नेत्रच्छद (Eyelid), नेत्रश्लेष्मा (Congunctiva कॉन्जंक्टाइवा) तथा नासिका (Nose) के अधिकतम भाग की आपूर्ति करता है।

(2) जंभिका-विभाजन (Maxillary division मैक्सिलरि डिविजन) - यह भाग कपोल (Cheek चीक) तथा दाँतों के साथ ऊपरी हनु या जबड़ा (Jaw जॉ), नासिका-पट (Nasal septum नेजल सेप्टम), तालु (Palate पैलिट), नासिका-ग्रसनी (Nasopharynx-नेजोफैरिन्क्स), अलिजिह्वा (Uvula-यूव्यूला) तथा गलतुण्डिकाओं (Tonsils) को तंत्रिका प्रणोद की आपूर्ति करता है।

(3) अधोहनु-विभाजन (Mandibular division मैन्डिब्यूलर डिविजन) - यह भाग शंख या कनपटी (Temple), कर्ण तथा निचला चेहरा के भागों (Parts of ear and lower face), निम्न हनु या जबड़ा दाँतों के साथ (Lower jaw and its teeth), जिह्वा के अग्र दो-तिहाई भागों तथा मुँह के तल (Anterior two-thirds of the tongue and the floor of mouth) में वितरित होता है। अधोहनु तंत्रिका द्वारा लघु प्रेरक मूल की आपूर्ति चर्वक पेशिओं (Muscles of mastification) को तथा श्राव-प्रेरक रेशे (Secreto-motor fibres) की आपूर्ति कर्ण मूल-लाला ग्रन्थि (Parotid salivary gland पैरोटिड सैलिबरि ग्लैण्ड) को की जाती है।

त्रिशाखा गुच्छिका (Trigeminal ganglion ट्राइजेमिनल गैंग्लिओन) जो पथरीली शंखास्थि (Petrous temporal bone) के शिखर के समीप रहती है, वह पंचम कपालीय तंत्रिका के संवेदी रेशे (Sensory fibres) के लिए प्रथम कोशिका केन्द्र (First cell station) होती है। यह एक मेरु तंत्रिका (स्पाइनल नर्व) के पृष्ठीय संवेदी गुच्छिका (Dorsal sensory ganglion) के समान होती है। त्रिशाख तंत्रिकाशूल (Trigeminal neuralgia-न्यूरेल्जिया) की स्थितियों में जब औषध-चिकित्सा (Drug therephy) निष्फल हो जाती है तब त्रिशाख मुच्छिका का नियंत्रित ताप-स्कंदन (Controlled heat-coagulation कोऐग्युलेशन) शल्य क्रियाविधियों की एक विधि है जिसका उपयोग इसके उपचार में किया जाता है।

VII. आननी (या मुखीय) तंत्रिका (Facial nerve फेशल नर्व)

आननी तंत्रिका (फेशल नर्व) को सप्तम् कपालीय तंत्रिका (7th cranial nerve) भी कहते हैं जो मुखाभिव्यक्ति (Facial expression) की पेशिओं की आपूर्ति करती है। यह मुख्यत: एक चालक (या प्रेरक) तंत्रिका (Motor nerve) है जो श्राव-प्रेरक रेशे (Secreto-motor fibres) को सहानुकम्पी तंत्र (Parasympathetic system) से अधोजिह्वा ग्रंथि (Sublingual सब्लिन्वल gland), उपअधोहनु लाला ग्रन्थि (Submandibular salivary gland - सबमैन्डिब्यूलर सैलिवरि ग्लैन्ड) तथा अश्रु ग्रंथि (Lacrimal or lachrymal लैक्रिमल gland) को भी पहुँचाती (या संचारित करती) है। इसके अतिरिक्त यह तंत्रिका स्वाद (Taste - टेस्ट) के संवेदी रेशे को जिह्वा (Tongue) के अग्र दो-तिहाई भागों से वहन करती है। संवेदन (Sensation) के अन्य प्रकारों को पंचम कपाली तंत्रिका के अधोहनु शाखा (Mandibular branch) संवेदी रेशे का आरम्भ शंखास्थि (टेम्पोरल बोन) के अंदर ग्रन्थिल गुच्छिका (Genicular ganglion जिनिक्यूलर गैंग्लिओन) में कोशिकाओं से होता है।

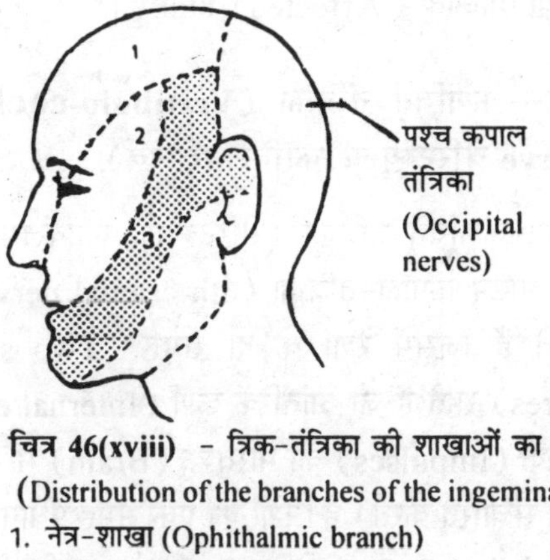

चित्र 46(xviii) - त्रिक-तंत्रिका की शाखाओं का वितरण (Distribution of the branches of the ingeminal nerve)
1. नेत्र-शाखा (Ophithalmic branch)
2. जंभिका-शाखा (Maxillary branch)
3. अधोहनु-शाखा (Mandibular branch)

सप्तम् तंत्रिका या इसके केन्द्रक (Nucleus) में क्षति (Lesion) होने से चेहरा (या मुख) के उस ओर सभी पेशियों (Muscles) में आंशिकघात {या पैरिसिस (Paresis)} या अंग-वात (Paralysis परैलिसिस) होता है। इसका सर्वसामान्य कारण है- बेल का पक्षाघात (Bell's palsy पाल्जि - सरचार्ल्स बेल, Sir Charles Bell, 1774-1842 स्कॉटलैण्ड का प्रसिद्ध शरीर रचना और क्रिया का वैज्ञानिक था।) जिसके बारे में यह समझा जाता है कि यह विषाणुक संक्रमण (Viral infection वाइरल इन्फेक्शन) के कारण होता है। इसमें सूजी हुई तंत्रिका (Swollen nerve) शंखास्थि (टेम्पोरल बोन) की आननी (मुखीय) नली (Facial canal) के अंदर संपीडित (Compressed) हो जाती है (या दब जाती है)। इस सूजन को कम करने तथा तंत्रिका सम्पीडन (Nerve compression) को हटाने (या मुक्त करने) के लिए कॉर्टिकोस्टेरॉइडों (Corticosteroids) का उपयोग किया जाता है। {कॉर्टिकोस्टेरॉइड एक स्टेरॉइड हार्मोन है जिसे अधिवृक्क ग्रन्थियों-Adrenal glands की प्रांतस्था-Cortex श्रावित करती है।} बेल पक्षाघात (Bell's palsy) के रोगियों के बारे में पहले यह सोचा (या समझा) जाता है कि उसे सामान्य आघात (Small stroke) हुआ है तथापि (या फिर भी) ऊपरी मुखीय (या आननी) गतियों को एक आघात (एक ऊपरी प्रेरक तंत्रिका कोशिका की क्षति-An upper motro neuron lesion) के बाद संरक्षित किया (या बनाये रखा) जाता है क्योंकि दोनों प्रमस्तिष्क गोलार्धों (Cerebral hemispheres) के प्रांतस्था (Cortex) में प्रतिनिधित्व (या प्रदर्शन) होता है। इसके फलस्वरुप रोगी अपने नेत्र को प्रभावित पक्ष तथा अप्रभावित पक्ष पर बंद कर सकता है। परन्तु बेल पक्षाघात के रोगी जो निम्न प्रेरक तंत्रिका-कोशिका की क्षति (Bell's palsy patient having lower motor neuron lesion) से पीड़ित होता है वह ऐसा (नेत्र बंद करना) नहीं कर सकता क्योंकि यह अंतिम सामूहिक मार्ग (Final common pathway) सप्तम तंत्रिका धड़ या रुण्ड-7th nerve trunk) में होता है जो प्रभावित (या आक्रांत - Affected) होता है।

VIII. प्रधान-कर्णावर्त तंत्रिका (Vestibulo-cochlear Nerve वेस्टिब्यूलो कॉक्लियर नर्व)

प्रधान-कर्णावर्त तंत्रिका (सेस्टिब्यूलो कॉक्लियर नर्व) को अष्टम् कपाल-तंत्रिका (8th cranial nerve) भी कहते हैं जिसमें रेशों के दो समूह (Two sets of fibres) रहते हैं जो आंतरिक कर्ण (Internal ear) से प्रणोदों (Impulses) को मस्तिष्क (Brain) में पहुँचाते (या संचारित करते) हैं। रेशों का एक समूह प्रधान तंत्रिका (Vestibular nerve वेस्टिब्यूलर नर्व) का निर्माण करते हैं जिनका सम्बंध संतुलन (Equilibrium) के साथ होता है। रेशों का दूसरा समूह कणावर्त-तंत्रिका (Cochlear nerve कॉक्लिअर नर्व) का निर्माण करता है जो श्रवण की तंत्रिका (Nerve of hearing) होती है।

प्रधान-तंत्रिका (Vestibular nerve) उन रेशों द्वारा बनी (या संघटित) होती है जो **प्रधान-गुच्छिका (Vestibular ganglion वेस्टिब्यूलर गैंग्लिओन)** की कोशिकाओं से उत्पन्न होती है और जो आंतरिक श्रवण-नली (Internal acoustic meatus-अकूस्टिक मिएटस) में स्थित रहती है। अधवृत्ताकार वाहिकाओं (Ducts) से प्रणोद (Impulses) को तंत्रिका के पथ पर अंतस्था (Medula) के प्रधान केन्द्रकों (Vestibular nuclei) में संचारित किया जाता है जो आंतरिक श्रवण-नली में पड़े रहते हैं। इन केन्द्रकों (Nuclei-इसका एकवचन Neucleus) से अपवाही रेशे (Efferent fibres) निम्न अनुमस्तिष्क-वृंतक (Inferior cerebellar peduncle पिडंग्कल) होकर अनुमस्तिष्क (Cerebellum सेरिबेलम) में पहुँचते हैं। निम्न अनुमस्तिष्क-वृंतक कुछ प्रघानीय तंत्रिका रेशे को भी संचारित करता है जो पघानीय केन्द्रकों (Vestibular nuclei) के बारह से गुजरकर (या जाकर) सीधे अनुमस्तिष्क (सेरिबेलम) में पहुँचते हैं। निचला अनुमस्तिष्क-वृंतक में अन्य रेशे विरोधी दिशा में प्रणोदों को भेजते हैं अर्थात् अनुमस्तिष्क से प्रधीनीय केन्द्रकों में। प्रधान-केन्द्रकों के अन्य संबंध कपाल के तृतीय, चतुर्थ तथा षष्ठ तंत्रिकाओं (3rd, 4th and 6th cranial nerves) के प्रेरक केन्द्रकों से भी रहते हैं जो नेत्र-पेशियों को प्रणोद भेजते हैं। इनका संबंध ग्रीवा (Neck) की पेशियों के प्रेरक केन्द्रकों के साथ भी रहता है। अपवाही रेशे (Efferent fibres) पार्श्विक प्रधान-केन्द्रक (Lateral vestibular nucleus) से नीचे आकर प्रधान-मेरु पथ (Vestibulospinal tract-वेसिटब्यूलोस्पाइनल ट्रैक्ट) का निर्माण करते हैं। प्रधानीय तंत्र (Vestibular system) के संबंधों से ये नेत्र (Eyes), ग्रीवा (Neck), धड़ या रुण्ड (Trunk) तथा अंगों (Limbs) के पेशियों को प्रभावित करने से सफल होते हैं जिससे कि इनमें संतुलन (Balance) को बनाये रखा जाता है।

कर्णावर्त-तंत्रिका (Cochlear nerve) या श्रवण-तंत्रिका (Hearing nerve) के रेशे की उत्पत्ति कर्णावर्त (Cochlea कॉक्लिआ) के मेरु-गुच्छिका (Spinal ganglion) में होती है जो आंतरिक श्रवण-नली (Internal acoustic meatus) से होकर अंतस्था (Medulla) में जाते हैं और अग्र तथा पश्च कर्णावर्त केन्द्रकों (Ventral and dorsal cochlear nuclei) में समाप्त हो जाते हैं।

प्रधान-कर्णावर्त तंत्रिका (Vestibulocochlear nerve) तथा मुखीय तंत्रिका (Facial nerve) जैसे ही मस्तिष्क नलिका (Brainstem) को छोड़ती है, वे एक दूसरे के समीप हो जाती हैं तथा

एक साथ आंतरिक श्रवण-नली में प्रवेश करती हैं। अतः अनुमस्तिष्क-निसेतु कोण (Cerebello-pontine-सेरिबेलो पॉन्टिन angle) में एक श्रवण-तंत्रिका अर्बुद (Acoustic neuroma अकूस्टिक न्यूरोमा) तत्काल मुखीय तंत्रिका को दबा देता (या संपीडित करता) है जिसके कारण एक पार्श्विक मुखीय अंगघात (Unilateral facial paralysis) होता है। कपाल के तल (या आधार) में भंजन (Fracture) से जिह्वा (Tongue) के अग्र दो-तिहाई भागों में संवाद की क्षति होती है तथा श्रवण क्षति (Loss of hearing) समान पक्ष में होती है। स्वाद की क्षति (7वीं तंत्रिका) तथा श्रवण-क्षति (8वीं तंत्रिका)।

IX. जिह्वा-ग्रसनी तंत्रिका (Glosso-pharyngeal Nerve ग्लॉसो फैरिन्जीअल नर्व)

जिह्वा-ग्रसनी तंत्रिका (ग्लॉसोफैरिन्जअल नर्व) को नवम् कपाल तंत्रिका (9th cranial nerve) भी कहते हैं। इसमें संवेदी रेशे (Sensory fibres) होते हैं जो ग्रसनी (Pharynx), गलतुण्डिका (Tonsil) तथा जिह्वा के पश्च का एक तिहाई भाग को जिसमें इसकी स्वाद-कलिका भी शामिल है (Posterior one-third of the tongue including taste bud टेस्ट-बड), प्रणोद की आपूर्ति करते हैं। एक शाखा जिसे ग्रीवा-तंत्रिका (Carotid nerve कैरोटिड नर्व) कहते हैं, वह ग्रीवा-खातिका (Carotid sinus-कैरोटिड साइनस) तथा ग्रीवा-पिण्ड (Carotid body - कैरोटिड बॉडि) के लिए कार्य करती है। यह शाखा (ग्रीवा तंत्रिका) वायु दाब ग्राही (Baroreceptor - बैरोरिसेप्टर) तथा रसायन ग्राही (Chemo-receptor केमोरिसेप्टर) प्रतिवर्तों (Reflexes) के लिए अभिवाही मार्गों (Afferent pathways) को उपलब्ध कराता है।

जिह्वा-ग्रसनी तंत्रिका के प्रेरक (या चालक) रेशे शूकाभग्रसनी पेशी (Stylopharyngeus muscles - स्टाइलोफैरिन्जीअस मसल) की आपूर्ति करते हैं जो ग्रसनी (Pharynx) को निगरण तथा कथन (Swallowing and speaking) में ऊपर उठाने में मदद करते हैं। श्राव-प्रेरक रेशे (Secreto-motor fibres) की आपूर्ति ग्रीवा-लालाग्रंथि (Parotid salivary gland) में की जाती है।

X. घुमंतु या वेगस तंत्रिका (Vagus Nerve वेगस नर्व)

घुमंतु (या वेगस) तंत्रिका मिश्रित (संवेदी तथा प्रेरक) होती है जिसका मार्ग अत्यधिक विस्तृत होता है तथा सभी कपाल तंत्रिकाओं (All the cranial nerves) में वितरित (या फैला) रहता है। यह तंत्रिका दीर्घवत् अन्तस्था (Medulla oblongata-मेडुला ऑब्लांगेटा) से उत्पन्न होती (या निकलती) है जो कपाल (Skull) के तल में ग्रैव रंध्र (Jugular foramen जग्यूलर फोरामेन) से होकर गुजरती है जो नीचे की ओर ग्रीवा से वक्ष तक निरंतर रहती है जहाँ यह ग्रसिका (Oesophagus इसोफेगस) के साथ होती है तथा मध्यच्छद (Diaphragm डायफ्राम) तथा उदर (Abdomen ऐब्डोमेन) में जाती है। यह तंत्रिका (जिसे कपाल की दसवीं तंत्रिका भी कहते हैं) ग्रसनी (Pharynx), कंठ (Larynx), श्वास-नली (Trachea ट्रेक्रीआ) श्वसनियों (Bronchi ब्रोंकी - इसका एकवचन Bronchus ब्रोंकस है), फुफ्फुसों (Lungs), हृदय (Heart), ग्रसिका (Oesophagus इसोफेगस), अमाशय (Stomach), ऊपरी आंत्र (Upper intestine) तथा वृक्कों (Kidneys) में फैली रहती (या वितरित रहती) है।

घुमंतु (या वेगस) तंत्रिका की आवर्ती कंठय शाखा (Recurrent laryngeal branch रिकेरेंट लैरिन्जिअल ब्रांच) का भिन्न मूल (या श्रोत) और मार्ग दोनों तरफ होते हैं। दाहिनी तरफ (या ओर) यह अवजत्रुक धमनी (Subsclavian artery सबक्लेविअन आर्टरि) के आगे से निकलती है जिसके पीछे यह जाती है तथा तिर्यक रूप से नीचे उतरकर श्वासनली (Trachea ट्रेकीआ) में आती है। यह घनिष्ठ रूप से निचली अवटु-धमनी (Inferior thyroid artery) के साथ सम्बद्ध रहता है। बायीं आवृत्ति कंठय शाखा (Left recurrent laryngeal branch) घुमंतु (या वेगस) तंत्रिका के रूप में निकलती है तथा महाधमनी (Aorta एओर्टा) के चाप (Arch आर्क) को पार करती है। चाप के अंदर बंधन-अग्रसंकलन (Ligamentum anteriosum लिगामेंटस ऐन्टिरिओसम) के नीचे यह टेढ़ा-मेढ़ा चलकर ऊपर की ओर श्वासनली (ट्रेकिआ) तथा ग्रसिका (इसोफेगस) के बीच खाँच या नली (Groove ग्रुव) में जाती है। दोनों आवर्ती कंतय तंत्रिकाएँ (Recurrent laryngeal nerves) कंठ (Larynx) की पेशियों और श्लेष्मल झिल्ली (Mucous membrane) को शाखाएँ प्रदान करती हैं।

आवर्ती कंठय तंत्रिकाओं में से एक की क्षति होने पर समानपक्षीय वाक् तंतु (Ipsilateral vocal cord इप्सिलैटरल वोकल कॉर्ड) में अंगघात (Paralysis) होता है तथा स्वर (या आवाज) में कर्कशता

(Hoarseness होर्सनेश) आती है। ग्रीवा (Neck) में तंत्रिका की क्षति विषालु लसीका ग्रन्थियों (Malignant lymph nodes मलिग्लेन्ट लिम्फ नोड्स) द्वारा या अवटु ग्रन्थि (Thyroid gland) का एक कर्कट-रोग (Carcinoma-कार्सिनोमा) द्वारा हो सकती है। वक्ष (Thorax) में बाय़ी आवर्ती कंठय तंत्रिका को श्वसनी या ग्रसिका एक का कर्कट रोग (Bronchial ब्रोन्किअल or oesophageal-इसोफैलिअल Carcinoma कार्सिनोमा) आक्रांत कर सकता है, या फिर वर्धित मध्य स्थानिका-लसीका ग्रन्थियों का पिण्ड (Mass of enlarged mediastinal nodes-मीडिऐस्टाइनल नोड्स) या महाधमनी-चाप (Aortic arch एओर्टिक आर्क) का एक नाड़ी-अर्बुद (Aneurysm ऐंन्युरिज्म) भी इस तंत्रिका को आक्रांत (Affected) कर सकता है। विरले ही एक वर्धित बायाँ अलिंद (Enlarged left atrium एट्रिअम) एक रोगी में द्विकपर्द संकीर्णता (Mitral stenosis - मिट्रल स्टेनोसिस) के साथ होने पर आवर्ती कंठय तंत्रिका पर पक्षाघात (Palsy पाल्जि) का कारण होता है।

घुमंतु (या वेगस) तंत्रिका के ऊपरी और निचली हृदय-शाखाएँ **(Cardiac branches)** हृदय के लिए निरोधी होती हैं जो मंद हो जाती है जब वे उत्तेजित होते हैं। घुमंतु (वेगस) तंत्रिका प्रतिवर्त रूप से (Reflexly) ग्रीवा (Neck) की खातिका पर बाहरी दबाव डालकर उत्तेजित हो सकती है। यह कभी-कभी हृदय-लय (Cardiac rhythm) की असामान्य तीव्रता को रोकने में किया जाता है, परन्तु सम्भवत: यह खतरनाक होता है, अत: इसका निष्पादन एक चिकित्सक द्वारा किया जाता चाहिए। लोगों की अल्प-संख्या में ग्रीवा के घूमने पर कमीज के कालर (Collar of the shirt) का दबाव पड़ना, होने पर चेतना की क्षति होने का पर्याप्त करण बन सकता है। इस चेतना-क्षति को ग्रीवा-खातिका मूर्च्छा (Carotid sinus syncope सिन्कपि) कहते हैं जिसका कारण हृदय का घुमंतु-अवरोधन (Vagal inhibition) होता है।

मध्यच्छद (डायफ्राम) के थोड़ा ऊपर ग्रसिका (Oesophagus) के आगे और पीछे घुमंतु (वेगस) तंत्रिकाओं द्वारा क्रमश: अग्र और **पश्च घुमंतु रुण्ड (Anterior and posterior vagal trunks)** का निर्माण किया जाता है। ये रुण्डें ग्रसिका के साथ ग्रसिका-मुख (Oesophagus opening) से होकर उदर (Abdomen ऐब्डोमेन) में प्रवेश करते हैं तथा उदर में जठरीय **शाखाओं (Gastric branches गैस्ट्रिक ब्रांचेज)** की आपूर्ति करते हैं। रुण्डीय (या धड़ीय) घुमंतु तंत्रिकोच्छेदन (Truncal vagotomy ट्रन्कल वेगोटॉमि) करने में शल्य चिकित्सक दोनों घुमंतु रुण्डों (Vagal trucks वेगल ट्रंक्स) को एक दूसरे से अलग कर देता है जिससे कि उदर के अम्ल-पेप्सिन श्राव को ग्रहणी-व्रण (Duodenal ulcer) के रोगियों में कम किया जा सके। तथापि (या फिर भी) पूर्ण रुण्डीय घुमंतु तंत्रिकोच्छेदन (Total truncal vagotomy) से न केवल उदर (या अमाशय - Stomach) में तंत्रिका-आपूर्ति में बाधा आती है बल्कि इससे यकृत (Liver), पित्ताशय (Gallbladder), अग्न्याशय (Pancreas पैन्क्रीस) तथा आंत्रों (Intestines) के अधिकांश भागों में भी तंत्रिका-आपूर्ति बाधित होती है। इस जटिलता को रोकने के लिए (इसमें अतिसार या डायरीआ-Diarrhoea भी होता है) शल्य चिकित्सक घुमंतु (वेगस) तंत्रिका की जठरीय शाखाओं (Gastric branches) को ही विभाजित करते हैं। इस विभाजन को चयनात्मक घुमंतु (वेगस) तंत्रिकोच्छेदन (Selective vagotomy) कहा जाता है। या फिर केवल उन तंत्रिकाओं को विभाजित (या खंडित) किया जाता है जो भित्तिका कोशिका-पिण्ड (Parietal cell-mass - पराइटल सेल मैस) की आपूर्ति करती हैं जिसे निकटस्थ जठरीय घुमंतु (वेगस) तंत्रिकोच्छेदन (Highly selective vagatomy) कहा जाता है।

XI. उपांग तंत्रिका (Accessory Nerve ऐक्सेसरि नर्व)

यह कपाल की 11वीं (Eleventh) तंत्रिका है जो प्रेरक तंत्रिका (Motor nerve) होती है तथा कपालीय-मेरु दण्डीय मूलों (Cranial and spinal roots) को नियंत्रण में रखती है। कपालीय मूल (Cranial root) घुमंतु (वेगस) तंत्रिका से लेकर तालु (Palate) ग्रसनी (Pharynx) तथा कंठ (Larynx) की पेशियों तक की शाखाओं में या तंत्रिका फैली रहती (या वितरित होता) है। इन पेशियों में आंशिक घात (Paresis पैरिसिस) होने से निगरण-कष्ट (Dysphagia डिसफेजिआ) तथा ध्वनि-उत्पादन कष्ट (Dysphonia डिसफोनिआ) की उत्पत्ति होती है।

उपांग तंत्रिका (ऐक्सेसरि नर्व) के मेरुदण्डीय मूल (Spinal root) ग्रीवा (Neck) में उरोस्थि-स्तनाभ (Sterno-mastoid) तथा त्रिकोर (Trapezius ट्रैपीजिअस) पेशिओं की आपूर्ति करता है। केन्द्रीय प्रदाह (Central irritation) होने से इन पेशियों में ऐंठन (Clonic spasm क्लोनिक स्पैज्म) होती है। यह एक अवस्था है जिसे आकर्षी (या ऐंठन युक्त) मन्यास्तंभ या गर्दन ऐंठा (Spasmodic torticollis स्पैज्मोडिक टॉर्टिकॉलीस) कहा जाता है।

XII. अधो-जिह्वा तंत्रिका (Hypoglossal Nerve हाइपोग्लोसल नर्व)

अधोजिह्वा तंत्रिका (हाइपोग्लोसल नर्व) को कपाल की

बाहरवीं तंत्रिका (12th cranial nerve केनिअल नर्व) भी कहते हैं जो जिह्वा की प्रेरक (या चालक) तंत्रिका (Motor nerve of the tongue) होती है। इस तंत्रिका या अंतस्था (मेडुला) में इसके केन्द्रक (Nucleus) की क्षति होने से अंगघात (Paralysis परैलिसिस) या आंशिक घात (Paresis पैरिसिस) होता है, समान पक्ष (Same side) पर जिह्वा की पेशियाँ नष्ट होती हैं तथा उस पक्ष (या ओर) में बाहर निकली जिह्वा की विसामान्यता (Deviation of the protruded tongue towards that side) होती है। इस निचली प्रेरक तंत्रिका-कोशिका (Lower motor neuron) की क्षति (Lesion लीश्जन) के विपरीत ऊपरी प्रेरक तंत्रिका-कोशिका (Upper motor neuron) की क्षति होने पर (जैसे -आघात-Stroke का एक भाग) जिह्वा की पेशियाँ नष्ट हुए बिना ही उसमें आंशिक घात या पैरिसिस (Paresis) होता है।

सुषम्ना या मेरु-रज्जु (Spinal Cord स्पाइनल कॉर्ड)

सुषम्ना (या स्पाइनल कॉर्ड) केन्द्रीय तंत्रिका-तंत्र का एक भाग (या अंग) है जो कशेरुकी नली (Vertebral canal वर्टिब्रल कनैल) में स्थित होती है। ऊपर में यह महारन्ध्र के स्तर (Level of foramen magnum फोरामेन मैग्नम) से आरम्भ होता है जहाँ यह दीर्घवत् अंतस्था (मेडुला ऑबलॉन्गैटा) के साथ निरंतर रहती है। वयस्क व्यक्तियों में इसकी लम्बाई 45 सें.मी. (cm) होती है जो प्रथम कटि-कशेरुका (Ist lumbar vertebra) के निम्न स्तर पर अंत करने के लिए अपने को पतला (या नुकीला) करके **शंक्वाकार अंतस्था (Conus medullaris कोनस मेडुलरिस)** में आ जाती है। अत: यह कशेरुकी नली (Vertebral canal) के निम्न भाग को पूर्णत: नहीं भरती है। बाल्यवस्था में रज्जु (Cord) का विस्तार प्रथम कटि-कशेरुका से निचले स्तर तक होता है।

सुषम्ना (स्पाइनलकॉर्ड) को चारों ओर से तानिका (Meninges मिनिन्जीज) घेरे रहती है। दृढ-तानिका (Duramater डयूरामेटर) तथा जालतानिका (Arachnoid mater अरैकनॉइड मेटर) मिलकर एक थैली (Sac) का निर्माण करती है जो रज्जु (Cord) को परिबद्ध करती है तथा कशेरुकी नली के निम्नतम भाग (Lowest part) तक नीचे की ओर बढ़ी रहती है तथा मृदुतानिका (Pia mater पायमेटर) रज्जु (कॉर्ड) की सतह को ढके रखती है। मृदुतानिका के दीर्घीकरण (Proloangation प्रोलॉन्गेशन) को "पतला रज्जु सिरा" या **फाइलम टर्मिनल (Filum terminale)** कहा जाता है जो शंक्वाकार अंतस्था (कोनस मेडुलरिस) से नीचे अनुत्रिक (Coccyx - कॉक्सिक्स) के पृष्ठ भाग से संलग्न होकर उतरता है। प्रमस्तिष्क-मेरु द्रव (सेरिब्रो-स्पाइनफ्लुइड) अवजाल तानिका स्थान (Subarachnoid space) को जो जालतानिका (अरैकनॉइडमेटर) तथा मृदुतानिका (पायमेटर) के बीच होता है, भरता है। सुषम्ना जो अनुप्रस्थ-काट (Cross-section) में अण्डाकार (Oval) होती है, (देखें चित्र 47(xx), वह दो क्षेत्रों में-ग्रीवा और कटि वर्धनों (Cervical and lambar enlargements) में अपनी परिधि में वृद्धि करती है। इन वर्धनों से ही बाहुओं (Arms) तथा पैरों (Legs) को महत्वपूर्ण तंत्रिकाओं की आपूर्ति होती है।

मेरु-तंत्रिकाएँ (Spinal nerves) सुषम्ना (स्पाइनल कॉर्ड) के किनारों से दो मूलों (Roots) द्वारा उत्पन्न होती हैं। ये मूल-अग्र और पश्च (Anterior and posterior) होते हैं। कशेरुकी-दण्ड (या मेरुदण्ड-Vertebral column बर्टिब्रल कॉलम) को छोड़ने के बाद ये तंत्रिकाएँ संयुक्त हो जाती हैं तथा मेरु-तंत्रिका रुण्ड (Spinal nerve truck) का निर्माण होता है। कुल मिलाकर मेरु-तंत्रिकाओं के इकतीस युग्में (31 pairs) होते हैं जिनका विवरण निम्नलिखित हैं -

ग्रीवा (Cervical सर्विकल)	–	8
वक्षीय या पृष्ठीय (Thoracic or dorsal थोरैसिक या डॉर्सल)	–	12
कटि (Lumbar लम्बर)	–	5
त्रिक (Sacral सैक्रल)	–	5
अनुत्रिक (Coccygeal कॉक्सीजियल)	–	1

कटि (Lumbar), त्रिक (Sacral) तथा अनुत्रिक (Coccygeal) क्षेत्रों से तंत्रिका मूलें (Roots) अपने अनुरुप कशेरुकाओं (Corresponding vertebrae इसका एकवचन Vertebra है) में जाने के पहले सुषम्ना (स्पाइनल कॉर्ड) के अंतिम भाग (टर्मिनेशन) के नीचे कशेरुकी नली (Vertebral canal) के निम्न भाग में रहते हैं। तंत्रिका मूलों के इस पट्टा (Leash लीश) को **अश्व-पुच्छ (Cauda equina कॉडा इक्विना)** कहा जाता है।

सुषम्ना की संरचना (Structure of Spinal Cord स्ट्रक्चर ऑफ स्पाइनल कॉर्ड)

सुषम्ना की संरचना को समझने के लिए उसके अनुप्रस्थ खण्ड क्षेत्रों - (Transverse cross-sections) का अध्ययन करने की आवश्यकता है। इसका उल्लेख किया गया है कि धूसर पदार्थ (Grey matter) मस्तिष्क की सतह (Surface) पर तथा सफेद पदार्थ (White matter) मस्तिष्क के अन्दर (Interior) रहता हैं। सुषम्ना (स्पाइनल कॉर्ड) में यह व्यवस्था (या विन्यास-Arrangement) विपरीत होती

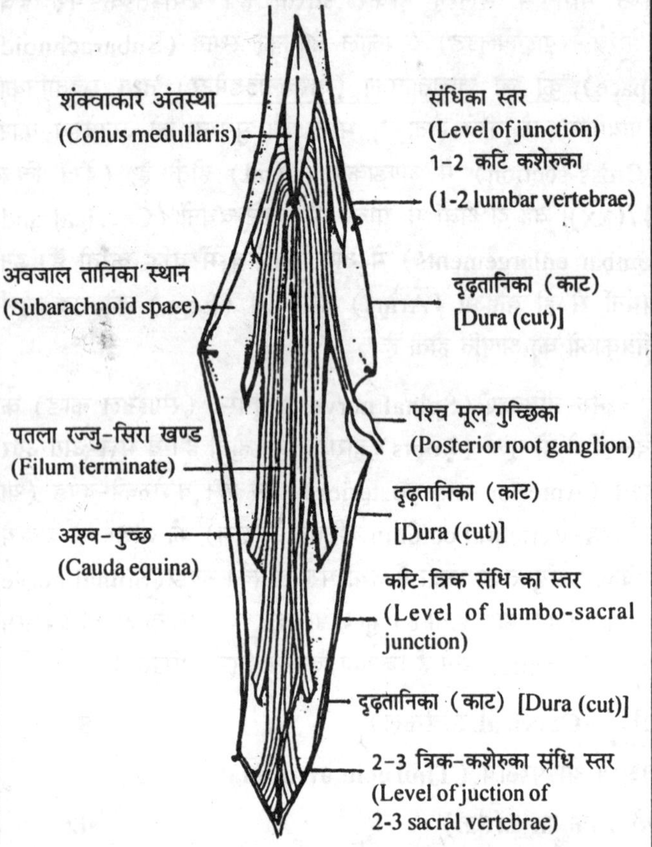

चित्र 46(xix) - दृढ़तानिका और जालतानिका के निम्न छोर को खोला गया है ताकि अश्व पुच्छ (कॉडाइक्विना) दिखाई पड़ सके। (Lower end of the dura and arachnoid laid open to show the cauda equina)

है, अर्थात सफेद पदार्थ इसकी सतह पर रहता है जबकि धूसर (Grey matter) पदार्थ इसके अंदर H - आकार के समान रहता है। चित्र 46(xx) में यह अवलोकन किया जा सकता है कि सुषम्ना का अनुप्रस्थ-खण्ड क्षेत्र (Transverse cross-section) अण्डाकार होता है तथा H-आकार के धूसर (ग्रे) पदार्थ द्वारा सफेद पदार्थ को अग्र (Ventral or anterior), पार्श्विक (Lateral) तथा पश्च (Posterior) रज्जुकाओं (Columns or funiculi-फ्यूनिक्यूली - इसका एकवचन Funiculus फ्यूनिक्यूलस है) में विभाजित किया जाता है। अग्र रज्जुकाओं (Ventral funiculi or columns) के दो पक्षों (Two sides) को एक दूसरे से अलग एक अग्र मध्यम विदर (Anterior median fissure ऐन्टिरिअर मीडियन फिशर) करता है। सुषम्ना के केन्द्र में एक अतिलघु नली (Minute canal) होती है जिसे **केन्द्रीय नली (Central canal)** कहते हैं जो ऊपर से दीर्घवत अंतस्था (मेडुला ऑबलॉन्गेटा) में चतुर्थ निलय (4th ventricle) के साथ निरंतर रहती है। केन्द्रीय नली में प्रमस्तिक-मेरु द्रव (Cerebro-spinal fluid) रहता है। फिर भी बाद के अधिकांश द्रव (Latter fluid) अवजालतानिका स्थान (Subarachnoid space) में ही रहता है।

सुषम्ना का धूसर पदार्थ (Grey Matter of Spinal Cord ग्रे मैटर ऑफ स्पाइनल कॉर्ड)

सुषम्ना में धूसर पदार्थ जो H-आकार का होता है उसे सामान्यत: अग्र और पश्च शृंगों (Anterior and posterior horns हॉर्न्स) के रूप में उल्लेख किया जाता है जो **अग्र और पश्च धूसर रज्जुकाओं (Anterior and posterior grey columns ऐन्टिरिअर ऐण्ड पॉस्टिरिअर ग्रे कालम्स)** के प्रतिनिधि होते हैं। प्रत्येक तरफ एक **पार्श्विक धूसर रज्जुका (Lateral grey column लैटरल कॉलम)** भी होती है जो रज्जु (Cord) के वक्षीय (Thoracic) और ऊपरी कटि (Upper lumbar) खंडों के अनुप्रस्थ-काटों (Cross-sections) में एक पार्श्विक शृंग (Lateral horn) के रूप में प्रकट होती है। पार्श्विक धूसर रज्जुका (लैटरल ग्रे कॉलम) में कोशिकाएँ (Cells) रहती हैं जिनसे अनुकम्पी तंत्रिका-तंत्र (सिम्पैथेटिक नर्वस सिस्टम) के प्राक् गुच्छिक-रेशे (Preganglionic fibres) उत्पन्न होते हैं।

अग्र धूसर रज्जुकाओं (Ventral वेन्ट्रल or anterior grey columns) में प्रेरक (या चालक) कोशिकाएँ (या अग्र शृंग कोशिकाएँ - Anterior horn cells) होती हैं जिनसे तंत्रिका रेशे (Nerve fibres) उत्पन्न होते (या निकलते) हैं तथा मेरु-तंत्रिकाओं (Spinal nerves) के अग्र मूलों (Ventral or anteriro roots - वेन्ट्रल या ऐन्टिरिअर रूट्स) का निर्माण करते हैं।

पश्च शृंगों (Posterior horns) को एक श्लेषक पदार्थ (Substantia gelatinosa सब्सटैन्शिआ जिलैटिनोसा) आच्छादित (Capping) करता है। यह श्लेष्मक पदार्थ लघु तंत्रिकाओं तथा रेशों का एक अर्ध चन्द्राकार पुंज (A crescentic क्रेसेन्टिक mass of small nerve cells and fibres) होता है जिसका घनिष्ठ सम्बंध प्रवेशी अभिवाही तंत्रिका रेशों (Incoming afferent nerve fibres) के संयोजन से होता है। मेरु-तंत्रिका के पश्च मूल (Dorsal डॉर्सल or posterior पॉस्टिरिअर root रुट of the spinal nerve) जो उसका संवेदी मूल (Sensory root) होता है, वह धूसर पदार्थ के पश्च शृंग (Posterior horn) में प्रवेश करता है।

सुषम्ना का सफेद पदार्थ (White Matter of Spinal Cord व्हाइट मैटर ऑफ स्पाइनल कॉर्ड)

सुषम्ना का सफेद पदार्थ सफेद (या श्वेत) इसलिए होता है क्योंकि उसमें मज्जा युक्त रेशों (Myelinated fibres) की अधिक संख्या

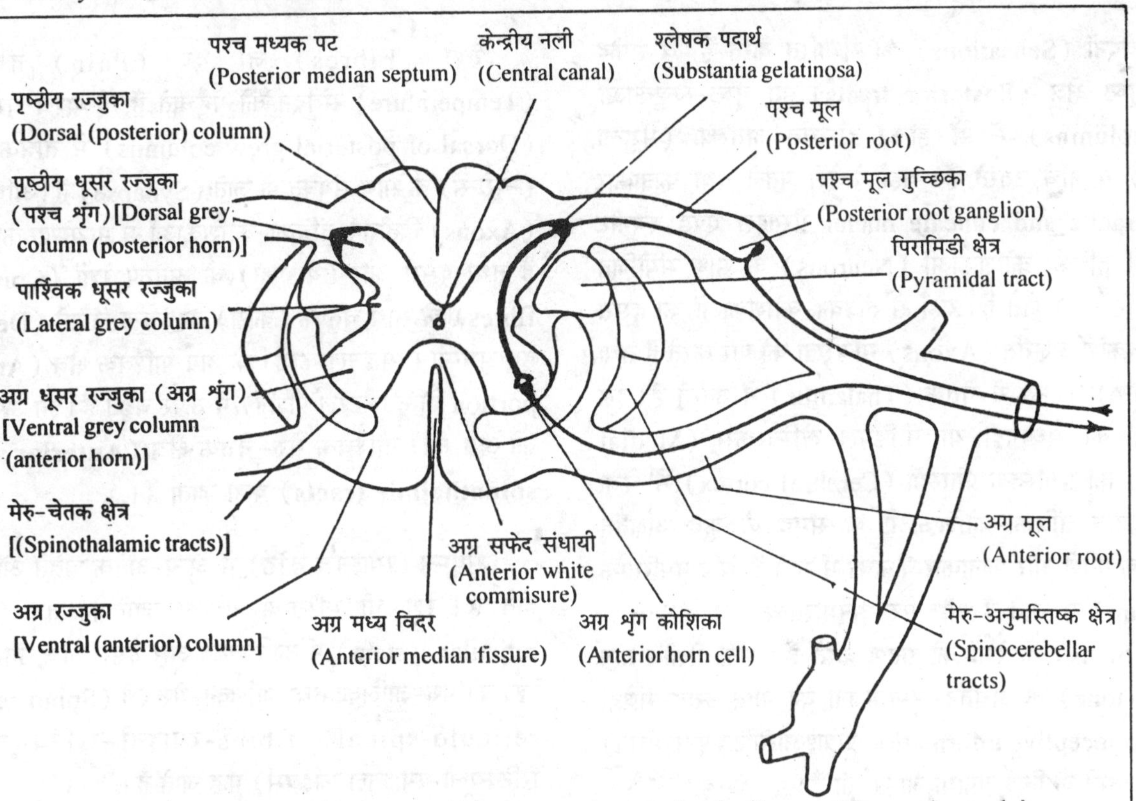

चित्र 46(xx) - सुषम्ना और तंत्रिका मूल के अनुप्रस्थ काट-क्षेत्र का आरेख जिसमें धूसर पदार्थ तथा सफेद पदार्थ के विविधि क्षेत्र की सापेक्षिक स्थितियों का दृश्य है।
(Diagram of transverse cross-section of spinal cord and nerve roots, showing the relative positions of the grey and various tracts of white matter.)

होती है। संवेदी रेशे (Sensory fibres) सफेद पदार्थ में मस्तिष्क में बढ़ते (या चढ़ते) हैं जबकि प्रेरक (या चालक) रेशें (Motor fibres) मस्तिष्क से नीचे उतरते हैं। प्रेरक रेशें एक विशेष क्षेत्र (Tract) में सफेद पदार्थ की पार्श्विक रज्जुकाओं (Lateral columns of white matter) में स्थित होते हैं। इस विशेष क्षेत्र को **पिरामिडी या पार्श्विक प्रान्तस्था-मेरु क्षेत्र (Pyramidal पिरामिडल or cortico-spinal tract कॉर्टिको-स्पाइनल ट्रैक्ट)** कहा जाता है। इसके रेशे प्रेरक प्रांतस्था (Motor cortex) की पिरामिडी कोशिकाओं (ऊपरी प्रेरक तंत्रिका-कोशिकाओं-Upper motor neurons) के अक्षतंतु (Axons - ऐक्सॉन्स) होते हैं। वे अंतस्था (Medulla- मेडुला) में चतुष्क (या क्रॉस) का निशान लगाते (Decussate- डिकसिट) हैं तथा रज्जु (कॉर्ड) के प्रतिपार्श्विक पक्ष (Contralateral side - कान्ट्रा लैटरल साइड) के पार्श्विक प्रान्तस्था-मेरु क्षेत्र (Lateral cortico-spinal tract) में उतरते हैं। ये रेशे धूसर (Grey) पदार्थ के अग्र रज्जुकाओं (Anterior columns) में समाप्त हो जाते हैं जहाँ वे प्रेरक कोशिकाओं (Motor cells) जैसे - अग्र शृंग कोशिकाओं - Anterior horn cells, निम्न प्रेरक तंत्रिका-कोशिकाओं (Lower motor neurons) के साथ क्रमिक मेरु-खण्डों (Spinal segmetns) में संयोजित या अंतग्रंथित (Synapse) हो जाता हैं।

सुषम्ना (स्पाइनल कार्ड) के निचले भाग में किसी रोग या क्षति या चोट के कारण पूर्ण अनुप्रस्थ-परिच्छेद (Transection - ट्रैन्सेक्शन) हो जाने के कारण दोनों पैरों (Lower limbs) में अंगघात (Paralysis) होता है जिसे अधरांग घात (Paraplegia पैराप्लीजिआ) कहा जता है। यदि रज्जु (या सुषम्ना) में चोट या क्षति अधिक है तो सभी चार अंगों (हाथ-पैर) में अंगघात हो सकता है जिसे चतुअंगघात (Quadriplegia क्वाड्रिप्लीजिआ) कहते हैं। इन स्थितियों में अनेक परिचर्या (Nursing) की आवश्यकता होती है तथा सामाजिक समस्याओं को उपस्थित कर सकता है, जैसे - मूत्राशय की देखभाल, शय्या व्रण होने से रोकना (Preventing bed-sore बेड सोर) तथा उपयुक्त असमर्थ वहन (Suitable invalid carriage)।

संवेदी रेशे (Sensory fibres) मेरु-तंत्रिकाओं (Spinal nerves) के पश्च मूलों (Roots) में रज्जु (Cord) में प्रवेश करते हैं। रेशे जो उत्तमें स्पर्श (स्पर्श ग्राह्य विभेदन-Tactile discrimination टैक्टाइल डिस्क्रिमिनेशन), दबाव (Pressure), कम्पन (Vibration) तथा ऊतक संवेदी (Proprioception प्रोप्राइओसेप्शन - स्थिति और

गति) के संवेदनों (Sensations) को संचारित करते हैं, वे सफेद पदार्थ के पृष्ठ क्षेत्र (Posterior tracts) या पृष्ठ-रज्जुकाओं (Dorsal columns) में से होकर दीर्घवत् अंतस्था (मेडुला ऑबलॉन्गेटा) में नीचे उतरते हैं। यहाँ ये रेशे पतले तथा फानाकार केन्द्रकों (Gracile and cuneate nuclei ग्रैसाइल एण्ड क्यूनीट नयूक्लिइ) में तंत्रिका-कोशिकाओं (Neurons) के साथ संयोजित (Synapse सिनैप्स) होते हैं। यहाँ से तंत्रिका-कोशिकाओं का दूसरा समूह के अधिकांश अक्षुतंतु (Axons) मध्यरेखा को पार करते हैं तथा एक पट्टी (बैन्ड) के रूप में चेतक (Thalamus) में उतरते हैं। इस पट्टी (बैन्ड) को मध्यपट्टी या मीडियल लेम्निस्कस (Medial lemniscus) को प्रमस्तिक प्रांतस्था (Cerebral cortex) में भेजा जाता है। द्वितीय तंत्रिका-कोशिकाओं के समूह के कुछ अक्षतंतु (Axons) जो पतले और फानाकार केन्द्रकों में रहते हैं, वे अनुमस्तिष्क (Cerebellum) में जाते हैं और मेरु-अनुमस्तिष्क क्षेत्रों (Spino-cerebellar tracts) के रेशों को ग्रहण करते हैं। अत: पेशीय तान (Muscular tone) के अचेतन-समायोजनों को प्राप्त ऊतक संवेदी सूचना (Proprioceptive information प्रोप्राइओसेप्टिव इन्फॉर्मेशन) की अनुक्रिया करने के लिए बनाया जा सकता है।

रेशे (Fibres) जो दर्द (Pain) तथा तापक्रम (Temperature) संवेदन को पहुँचाते हैं, वे पश्च धूसर रज्जुकाओं (Dorsal or posterial grew columns) में तंत्रिका-कोशिकाओं (न्यूरोन्स) के साथ संयुक्त हो जाते (Synapse) हैं। अधिकतर अक्षतंतु (Axons) द्वितीयक तंत्रिका-कोशिकाओं से मध्यरेखा को पार कर जाते हैं तथा दूसरी ओर (या पक्ष) के अनुरुप रेशों (Corresponding fibres) के साथ चतुष्क (क्रॉस) का चिन्ह लगाते (Decussating) हुए सुषम्ना (स्पाइनल कार्ड) के अग्र पार्श्विक क्षेत्र (Anterolateral portion ऐन्टिरोलैटरल पोर्शन) में ऊपर चढ़ते हैं। इन ऊपर चढ़ते मार्गों को अग्र और पार्श्विक मेरु-चेतक क्षेत्र **(Anterior and lateral spinothalmic tracts)** कहा जाता हैं।

सुषम्ना (स्पाइनल कॉर्ड) में अन्य-अनेक चढ़ते और उतरते मार्ग होते हैं। रेशें भी मस्तिष्क-नलिका जालिका तंत्र (Brainstem reticular system) में ऊपर चढ़ते और उससे नीचे उतरते हैं और इन रेशों को मेरु-जालिका तथा जालिका-मेरु रेशे (Spino-reticular and reticulo-spinal fibres-स्पाइनो-रिटिक्यूलर ऐण्ड रिटिक्यूलो-स्पाइनल फाइबर्स) कहे जाते हैं।

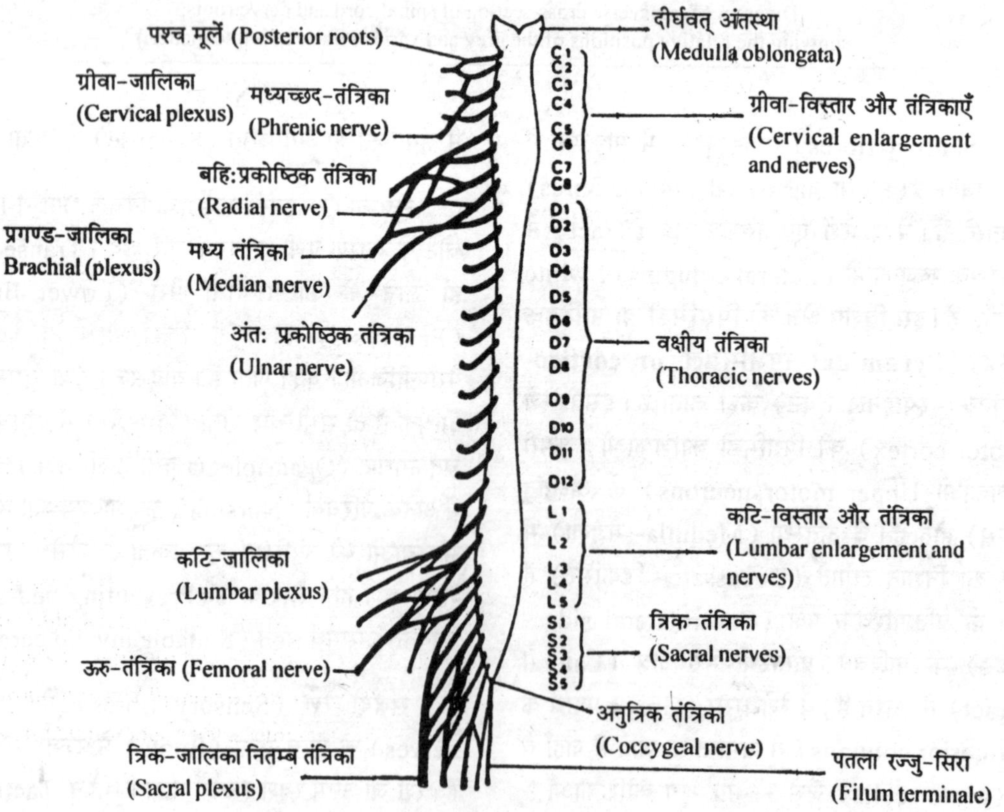

चित्र 46(xxi) - मेरु-तंत्रिका (Spinal nerves)

मेरु-तंत्रिका (Spinal Nerve स्पाइनल नर्वज़्)

यह देखा गया है कि मेरु-तंत्रिकाओं के इकतीस (31) युग्में (Pairs) होते हैं। प्रत्येक युग्म (जोड़ी) तंत्रिका सुषम्ना (स्पाइनल कॉर्ड) के दो मूलों से उत्पन्न होता है, वे हैं - अग्रमूल (Ventral or anterior root) तथा पश्च मूल (Dorsal or posterior root)। पश्च मूल की तंत्रिकाएँ संयुक्त होकर मुख्य तंत्रिका रुण्ड (Main nerve trunk) का निर्माण करती हैं जैसे ही वे मेरु दण्ड (Vertebral column वर्टिब्रल कॉलम) से बाहर निकलती हैं। प्रत्येक पृष्ठीय तंत्रिका (Dorsal nerve डॉर्सल नर्व) पर तंत्रिका कोशिकाओं (Nerve cells) का एक समूह (या पुंज) होता है जिसे **मेरु-गुच्छिका (Spinal ganglion स्पाइनल गैंग्लिऑन)** या पश्चमूल गुच्छिका (Posterior root ganglion) कहते हैं।

यह बताया गया है कि सभी संवेदी तंत्रिका रेशे (Sensory nerve fibres) सुषम्ना (स्पाइनल कॉर्ड) में पश्चमूल द्वारा पहुँचते हैं तथा सभी प्रेरक (या चालक) तंत्रिका रेशे (Motor nerve fibres) अग्रमूल द्वारा सुषम्ना से निकलते हैं। इससे यह परिणाम (या निष्कर्ष) निकलता है कि परिधीय तंत्रिका रुण्ड (Peripheral nerve trunk) एक मिश्रित तंत्रिका होती है जिसमें संवेदी और प्रेरक दोनों प्रकार की तंत्रिकाएँ रहती हैं। ये व्यक्तिगत तंत्रिका रुण्डें (Individual nerve trunks) सुषम्ना (स्पाइनल कॉर्ड) के निश्चित क्षेत्रों से निकलने (या उत्पन्न होते) हैं तथा आपस में मिलकर एक जालिका (Plexus प्लेक्सस) का निर्माण करते हैं जहाँ से वे पुन: क्रमबद्ध होकर वैयक्तिक परिधीय तंत्रिकाओं (Individual peripheral nerves) के रूप में निकलते (या प्रकट होते) हैं। ग्रीवा-तंत्रिकाओं (Cervical nerves सर्विकल नर्वज़्) द्वारा दो जालिकाओं (Plexuses) का निर्माण होता है तथा कटि और त्रिक तंत्रिकाओं (Lumbar लम्बर and sacral सेक्रल nerves) द्वारा भी दो जालिकाओं का निर्माण होता है।

ग्रीवा-जालिका (Cervical Plexus सर्विकल प्लेक्सस)

ऊपरी चार ग्रीवा-तंत्रिका रुण्ड (Upper four cervical nerve truncks) संयुक्त होकर एक जालिका (प्लेक्सस) का निर्माण करते हैं जो ग्रीवा (Neck) के ऊपरी भाग की गहराई पर रहती है जहाँ से परिधीय तंत्रिकाओं (Peripheral पेरफिरल nerves) का वितरण मुख्यत: त्वचा (Skin) तथा सिर और ग्रीवा की पेशियों (Muscles) में होता है।

ग्रीवा-जालिका (सर्विकल प्लेक्सस) की सर्वाधिक महत्वपूर्ण शाखा को मध्यच्छद तंत्रिका (Phrenic nerve फ्रेनिक नर्व) कहते हैं जो ग्रीवा में नीचे जाकर वक्ष (Thorax थोरैक्स) में प्रवेश करती है जहाँ यह हृदयावरण (Pericardium पेरिकार्डियम) के साथ सम्बद्ध रहती है। मध्यच्छद (Diaphragm डायाफ्राम) में यह तंत्रिका अपना अंत कर देती है जिसका यह प्रेरक (या चालक) तंत्रिका हो जाती है। ग्रीवा या वक्ष में एक क्षति या घाव या चोट (Lesion लेसन) से मध्यच्छद (डायाफ्राम) में अंगघात (Paralysis) हो सकता है। इस प्रकार एक श्वसनी-कर्कटरोग (Bronchial carcinoma ब्रोन्कियल कार्सिनोमा) द्वारा मध्यस्थानिका (Mediastinum मीडिऐस्टाइनम) में मध्यच्छद तंत्रिका (फ्रेनिकनर्व) के पाशबद्धता (Entrapment) (या जाल में फँसने) से यह अंगघात होता है। मध्यच्छद का प्रभावी (या आक्रांत) क्षेत्र तब ऊपर की ओर विस्थापित (या स्थानांतरित) हो जाता है तथा असंगत (विपरीत) रूप में चलते हैं। इसे नीचे जाने के बदले ऊपर जाते हुए देखा जाता है (प्रतिदीप्ति-दर्शी-Fluoroscope फ्लूओरोस्कोप से देखने पर), जब एक रोगी (Patient) नासिका से सशक्त सांस खींचता (Vigorous sniff विगरस स्निफ) है।

प्रगण्ड (या बाहु) जालिका (Brachial Plexus ब्रेकियल प्लेक्सस)

प्रगण्ड (या बाहु) जालिका का निर्माण निचले चार ग्रीवा (Cervical) तथा प्रथम वक्ष (Thoracic) तंत्रिकाओं द्वारा होता है जो जत्रुक (Clavicle) के पीछे ग्रीवा (Neck) के निम्न भाग की गहराई में स्थित होती है। इस जालिका (Plexus) से भुजा (या बाहु-Arm) की महत्वपूर्ण तंत्रिकाएँ उत्पन्न होती हैं। ये तंत्रिकाएँ (Nerves) काँख (Axilla ऐक्सिला) में प्रवेश करती हैं जहाँ वे कक्षीय धमनी (Axillary artery-सेक्सिलरि आर्टरि) से सम्बद्ध रहती हैं।

कक्षीय या परिवेष्टक तंत्रिका (Axillary or Circumflex सर्कमफ्लेक्स Nerve)

जो प्रगण्डिका (Humerus ह्युमरस) की शल्यक ग्रीवा (Surgical neck) से सम्बद्ध रहती है, वह अंसच्छद पेशी (Deltoid muscle डेल्टॉइड मसल) को आपूर्ति करती है। इस क्षेत्र में क्षति अस्थि (Bone) के एक भंजन (फ्रैक्चर) से या स्कंध (Shoulder) संधि या जोड़ (Joint) के स्थान-भ्रंश (Dislocation) होने से हो सकती है।

बहि:प्रकोष्ठिका तंत्रिका (Radial रेडियल Nerve)

जो खाँख (या कक्ष Axilla) छोड़ने के बाद सर्पिल खाँच या नली (Spiral groove-स्पाइरल ग्रुव) में प्रगण्डिका काण्ड (Shaft शाफ्ट of humerus) के पश्च क्षेत्र का चक्कर लगाता है तथा त्वचा की शाखाओं को, त्रिशिरस्क (Triceps) को और प्रबाहु के पृष्ठ (या पीछे) में प्रसारक पेशिओं को आपूर्ति करती है।

अंत:प्रकोष्ठिक तंत्रिका (Ulnar Nerve - अलनर नर्व)

जो सर्वप्रथम अक्षीय धमनी (Axillary artery) से सम्बद्ध रहती है, वह बाद में बाहु (Arm) में प्रगण्ड-धमनी (Brachial artery) के साथ हो जाती है। यह नीचे प्रगण्डिका की मध्य अधिस्थूलक (Medial epicondyle एपिकॉन्डाइल of the humerus) के पीछे से चलकर प्रबाहु (Forearm फॉरआर्न) के अंत:प्राकष्ठिक पक्ष (Ulnar side) में पहुँचती है। प्रबाहु की पेशियों को तंत्रिका की आपूर्ति के अतिरिक्त यह अनामिका (Ring fingrue) और कनिष्ठिका (Little fingure) की त्वचा को तथा हाथ में लघु-पेशियों को शाखाएँ (Branches) भी प्रदान करती है। यह प्रगण्डिका की मध्य अधिस्थूलक के साथ घनिष्ठ संबद्धता ही है जहाँ तंत्रिका अपेक्षाकृत सतही (Superficial) होती है जिसके कारण कोहनी (Elbo- ऐल्बो) के इस भाग को लोकप्रिय नाम "कोहनी की नस" ("Funny bone" फॅनि बोन) दिया गया है। इस क्षेत्र में एक तीव्र प्रहार (Servere knock) होने से अंत:प्रकोष्ठिक तंत्रिका (अलनर नर्व) उत्तेजित होती है तथा अनामिका (रिंग फिंगर) और कनिष्ठिका (लिटल फिंगर) में दर्द के साथ रोमांचकारी (झुनझुनी) संवेदन (Tingling sensation टिंगलिंग सेन्सेशन) उत्पन्न होता है। इससे यह स्पष्ट होता है कि तंत्रिका का वितरण बाहु के सम्पूर्ण क्षेत्र में रहता है। इसी क्षेत्र में सामान्यत: मध्य अधिस्थूलक के पीछे (Behind medial epicondyle) क्षति होती है। इस क्षति (या चोट आदि) के कारण अंग-घात (Paralysis) की स्थिति आ सकती है। हाथ जब पंजा के आकार (Clow क्लॉ shape) को धारण करता है तो इसमें करभास्थि और अंगुली की संधियाँ (Metacarpal bone + Phalange = Metacarpophalangeal मेटाकार्पोफैलेन्जीअल या MCP joints), विशेष अनामिका तथा कनिष्ठिका (रिंग एण्ड लिट्ल फिंगर्स) की संधियों में तनाव (प्रसार) आती है और अन्तत: अंगुल्यस्थि संधियों में आकुंचन (Flexion) होता है। यह विरोधी पेशियों की निर्विरोध क्रिया के कारण होता है।

मध्य तंत्रिका (Median nerve मीडियन नर्व) जो बाहु में प्रगण्ड-धमनी (Brachial artery) के भी समीप रहती है, वह हाथ के प्रबाहु (Forearm) के आगे की मध्य रेखा में नीचे जाती है। यह प्रबाहु (फोरआर्म) तथा हाथ की पेशियों में तंत्रिका की आपूर्ति करती है। यह हथेली-उत्सेघ (Thenar eminence-थीनर इमिनेन्स) तथा हथेली का केन्द्रीय भाग (Central part of palm पाम) और प्रथम तीन और आधी अंगुलियों (First three and one-half digits डिजिट्स) को त्वचीय शाखाएँ (Cutaneous branches) प्रदान करती है।

मध्यतंत्रिका में क्षति की घटना सामान्यत:कलाई (Wrist रिस्ट) के ठीक ऊपर होती है। इसके कारण अँगूठा (Thumb) को सम्मुख रखने की शक्ति क्षीण हो जाती है तथा अँगूठा, तर्जनी (Index) तथा अनामिका (Ring finger) के बहि:प्रकोष्ठिकार्ध (Radial half) की हथेली-सतहों (Palmar surfaces) में संवेदन का नाश होता है। यदि प्रबाहु के ऊपरी भाग में तंत्रिका की क्षति होती है तो इसके अन्य अनेक प्रभाव होते हैं जिसमें अवतानन (Pronation प्रोनेशन) की क्रिया में दुर्बलता भी शामिल होती है।

कलाई (Wrist) पर मध्य-तंत्रिका एक निर्बद्ध स्थान (Restricted space) पर रहती है जो आकुंचनी परिवाहक (Flexor retinaculum फ्लेक्सर रेटिनाक्यूलम) तथा कलाई-अस्थियों (Carpal bones) के बीच होता है। इस स्थान को कलाई-सुरंग (Carpal tunnel कार्पल टनल) कहा जाता है। यदि यह क्षेत्र अस्थि-क्षति (Bony injury) या संधि-शोथ (या गठिया-Arthritis आर्थ्राइटिस) या गर्भावस्था (Pregnancy) के साथ कुछ रोगियों में कोमल ऊतक-शोथ (Soft tissue swelling)-मिक्सिडीमा (Myxoedema-अवटु-ग्रंथि के अल्पश्राव होने से उत्पन्न एक अवस्था) या ऐक्रोमेगेली (Acromegaly-अतिकायता) द्वारा अंतर्ग्रस्त (Compromise कॉम्प्रमाइज) होता है तो इसके कारण कलाई-सुरंग में

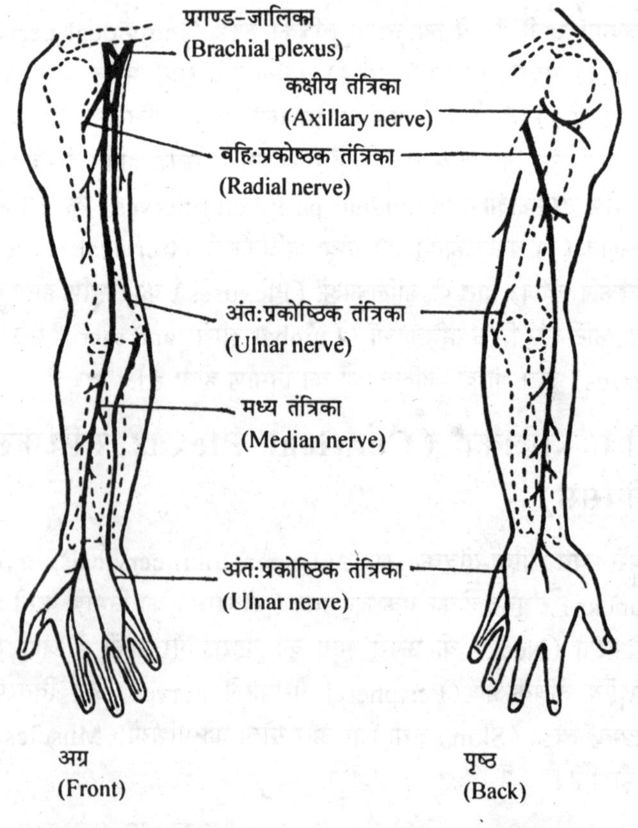

चित्र 46(xxii) - दाहिने हाथ के महत्वपूर्ण तंत्रिकाओं का आरेख
(The important nerves of the right upper limb)

लक्षण प्रकट होता है। अनेक स्थितियों में सम्पीडन (या दबाव - Compression) स्वत: होता है जिसका अर्थ है कि इसे अपूर्ण रूप से समझा जाता है। बाह्य हथेली की पेशियों (या अँगूठा की लघु पेशियों) में कमजोरी तथा नाशन होता है। तंत्रिका द्वारा अंगुलियों में दर्द (Pain) और झुनझुनी (Tingling) की आपूर्ति होती है तथा उनमें संवेदन (Sensation) को क्षीण कर देती है। परन्तु हथेली में ऐसा नहीं होता क्योंकि इसे तंत्रिका की आपूर्ति हथेली-त्वचीय शाखा (Palmar cutaneous branch of the nerve) करती है जो ऊपर उठती है तथा परिवाहक या उपबंधनी (Retinaculum) के बाहर होती है।

वक्षीय तंत्रिका (Thoracic Nerves थोरैसिक नर्वज्)

वक्षीय तंत्रिकाओं की संख्या 12 (Twelve) होती है तथा एक तंत्रिका प्रत्येक अंतरा-पर्शुक स्थान (Intercostal space) में जाती है। वे आगे की ओर पशुर्काओं (Ribs) के बीच चलते हैं तथा अंतरापर्शुक पेशियों (Intercostal muscles) तथा अग्र उदरीय दिवाल की पेशियों (Muscles of the anterior abdominal wall) को शाखाओं (Branches) की आपूर्ति करते हैं। वे अंतत: वक्ष की त्वचा (Skin of thorax) तथा उदराग्र (Front of abdomen) में वितरित होते (या छितरा जाते) हैं।

कटि जालिका (Lumbar Plexus लम्बर प्लेक्सस)

यह जालिका (प्लेक्सस) प्रथम चार कटि-तंत्रिकाओं (Lumbar nerves) से आरम्भ (या उत्पन्न) होती है तथा कटि-कशेरुकाओं (Lumbar vertebrae लम्बर वर्टिब्री) के अनुप्रस्थ प्रवर्धकों (Transverse processes) के सामने कटिलम्बिनी पेशी के अंदर (Within psoas सोअस) स्थित होती है। इसकी मुख्य शाखाएँ उरु (Femoral) तथा अवरोधक (Obturator ऑब्ट्यूरेटर) तंत्रिकाएँ (nerves) होती हैं।

ऊरु-तंत्रिका (Femoral nerve) कटि-जालिका (लम्बर प्लेक्सस) की सर्वाधिक वृहत् शाखा होती है। यह वंक्षण (Poupart's पॉपार्ट) बंधन (Inguinal ligament इन्गाविनल लिगामेंट) के पीछे से जाती है तथा ऊरु (या जंघा-Thigh थाइ) के सामने ऊरु (Scarps's-स्कार्पा) त्रिभुज (Femoral triangle) में प्रवेश करती हैं यह ऊरु के

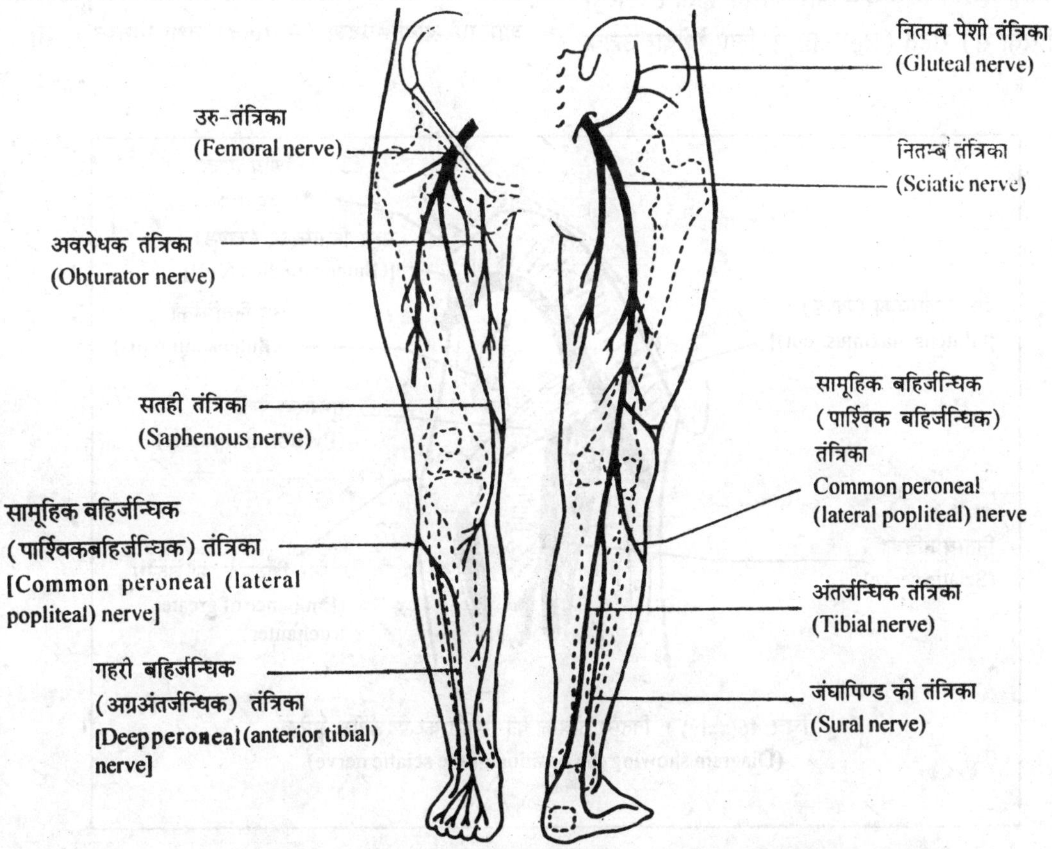

चित्र 46(xxiii) - दाहिना पैर की महत्वपूर्ण तंत्रिकाएँ (a) पैर का अग्र (b) पैर पश्च
(The important nerves of the right lower limb. (a) Front of limb (b) back.)

अग्र भाग (मुख्यत: चतु:शिष्क-Quadriceps क्वाड्रीसेप्स), नितम्ब (Hip) तथा जानु (या घुटना-Knee) के संधियों की पेशियों तथा उरु के आगे की त्वचा तथा पैर (Leg), गुल्फ (या टखना-Ankle) और पाद (Foot) के मध्य पक्ष (Medial side) को तंत्रिका की आपूर्ति करती है।

उरु (या जंघा) के पार्श्विक पक्ष (या क्षेत्र) की त्वचा को ऊरु-तंत्रिका की शाखाएँ आपूर्ति नहीं करती है बल्कि ऊरु की पार्श्विक त्वचीय तंत्रिका (Lateral cutaneous nerve of the thigh) द्वारा आपूर्ति होती है जो सीधे कटि-जालिका (Lumbar plexus) से उत्पन्न होती (या निकलती) है। यह तंत्रिका वंक्षण बंधन के पीछे से तथा उससे होकर जाने के बाद अग्र ऊपरी श्रोणीय मेरुदण्ड (Anterior superior iliac spine इलिऐक स्पाइन) के मध्य में एक (1) सेंटीमीअर ऊरु (जंघा Thigh) के अंदर प्रवेश करती है। इस तंत्रिका की पाशबद्धता (Entropment) के कारण एक अवस्था का जन्म होता है जिसे "उरु-दर्द त्वचा संवेदन क्षीणता" या मेराल्जिआ पैराएस्थेटिका (Meralgia paraesthetica) कहते हैं। यह बर्नाहाईट का रोग (Bernhardts's disease) है जिसमें ऊरु (जंघा) के ऊपरी भाग में दर्द (Pain in top of thigh) होता है तथा उस भाग की त्वचा में संवदेन क्षीण होता है। यह स्थिति स्वयं कम और अधिक होती है। परन्तु इससे तत्काल (या शीघ्रता से) राहत (Relief) के लिए रेशेदार ऊतक (Fibreous tissue) शल्यक विभाजन (Surgical division) द्वारा तंत्रिका (Nerve) को संकुचित किया जाता है।

अवरोधक तंत्रिका (Obturator nerve) नीचे की ओर तथा आगे की ओर चलती है तथा अवरोधक रंध्र (Obturator foramen ऑब्ट्यूरेटर फॉरेमेन) से होकर अनाम अस्थि (Innominate bone) में श्रोणि-प्रदेश (Pelvis) को छोड़ती है। तत्पश्चात् ऊरु (या जंघा Thigh) में वह पहुँचती है। यह ऊरु की अभिवर्तनी पेशियों (Adductor muscles of thigh), नितम्ब (Hip) तथा जानु-संधियों (Knee-joints) तथा ऊरु (या जंघा) के मध्य पक्ष के ऊपर की त्वचा का एक क्षेत्र (An area of skin over the medial aspect of the thigh) को तंत्रिका की आपूर्ति करती है। अतितान अधर-अंगघात (Spastic paraplegia-स्पैस्टिक पेराप्लीजिआ) की स्थिति में अभिवर्तनी पेशियों में मरोड़ (या ऐंठन-Spasm) से राहत के लिए अवरोधक तंत्रिका का विभाजन किया जाता है।

त्रिक्-जालिका (Sacral Plexus सेक्रल प्लेक्सस)

त्रिक्-जालिका (सेक्रल प्लेक्सस) की उत्पत्ति चतुर्थ तथा पंचम कटि-तंत्रिकाओं (4th and 5th lumbar nerves) तथा प्रथम चार त्रिक्-तंत्रिकाओं (Fisrt froor sacral nerves) से होती है। इसकी शाखाएँ श्रोणी-प्रदेश (Pelvis) तथा नितम्ब (Hip) की पेशियों को

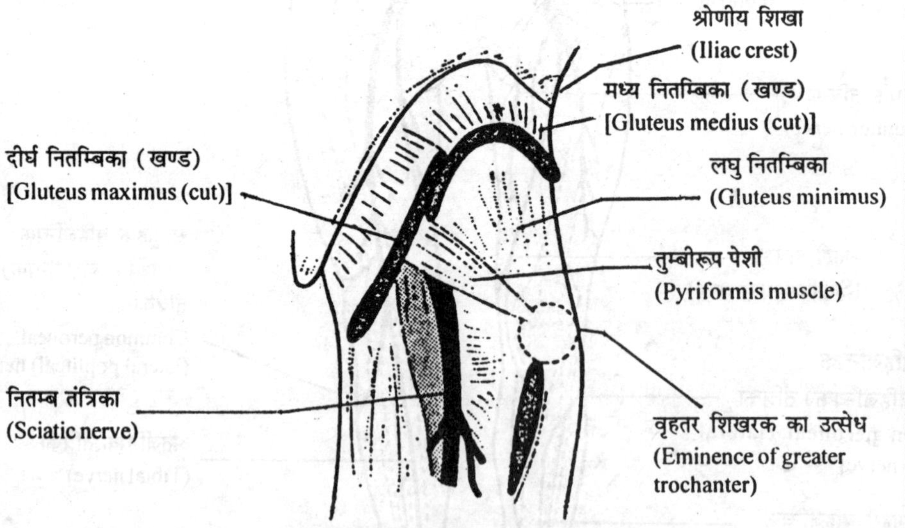

चित्र 46(xxiv) - नितम्ब तंत्रिका की स्थिति का प्रदर्शनीय आरेख
(Diagram showing the position of the sciatic nerve)

तथा ऊरु (या जंघा-Thigh थाइ) के पृष्ठ (Back) और नितम्ब (Buttock बॅटक) की त्वचा को तंत्रिका की आपूर्ति करती हैं। जालिका (प्लेक्सस) अपने को उपस्थीय तंत्रिका (Pudental प्यूडेन्टल nerve) तथा वृहतर नितम्ब तंत्रिका (Much larger sciatic साइऐटिक nerve) के रूप में अपना अंत कर देती है।

उपास्थीय तंत्रिका (Pudendal nerve प्यूडेन्डालनर्व) द्वारा मूलाधार (Perineum पेरिनीअम) के मुख्य प्रेरक (या चालक - Motor) तथा संवेदी (Sensory) तंत्रिकायन (या तंत्रिकोत्तेजन - Innervation) को प्रदान किया जाता है। निम्न योनि (Lower vagina) तथा भग (Vulva) में संवेदन समाप्त करने तथा श्रोणि-तल की पेशियों (Muscles of pelvic floor) को शिथिल (Relaxed) करने के लिए प्रसूति-विज्ञान (Obstetrics ऑब्सटेट्रिक्स) में चिमटी प्रसव (Forceps delivery-फॉर्सेप्स डिलिवरि) के पहले स्थानिक निश्चेतक (Local anaesthetic ऐन्स्थिटिक) के साथ उपस्थीय तंत्रिका अवरोध (Prudental nerve block) की दीर्घ सुई दी जाती है।

नितम्ब तंत्रिका (Sciatic nerve-साइऐटिक नर्व) शरीर में सबसे बड़ी तंत्रिका होती है। यह श्रोणि-प्रदेश (Pelvis) के बाहर अनाम अस्थि (Innominate bone) के नितम्ब-रंध्र (Sciatic foramen) से होकर नितम्ब-क्षेत्र में जाती है। वहाँ से यह ऊरु (या जंघा) के पीछे उतरती है तथा घुटने के पीछे की नस पेशियों (Hamstring muscles - हैमस्ट्रिंग मसल्स) के निचले एक तिहाई भाग को यह आपूर्ति करती है। यहाँ यह अन्तर्जन्घिका-तंत्रिका (Tibial टिबिअल nerve) तथा सामूहिक बहिर्जन्घिका तंत्रिका (Peroneal पेरोनिअल nerve) की शाखाओं में परिवर्तित होकर अपना अंत कर देती है। ऊरु के पृष्ठ (Back of the thigh) पर नितम्ब तंत्रिका को एक विस्तृत रेखा (Broadline) द्वारा निरुपित किया जा सकता है। पहले एक रेखा आसनास्थि प्रोत्थ (Ischial tuberosity इस्किअल टयूबरोसिटि) तथा वृहत्तर शिखरक (Greater trochanter ग्रेटर ट्रोकैन्टर) के शीर्ष के बीच एक रेखा खींची जाती है जिसके दोनों अस्थिल निशान को त्वचा के द्वारा आसानी से अनुभव (या अवलोकन) किया जा सकता है। इस रेखा के मध्य के ठीक मध्यबिन्दु से एक अन्य रेखा नीचे इस प्रकार खींची जाय कि वह इसके शीर्ष से ठीक मध्यत: जानु पृष्ठ-खात (Popliteal fossa-पॉप्लिटिअल फोसा) में मिलती हो। इस संरचना (Anatomy) की जानकारी से अंत:पेशीय सुई (Intramuscular injection) को अत्यधिक मध्यत: तथा नितम्ब तंत्रिका में गलत जगह पर देने से रोका जा सकेगा जिसके कारण तीव्र दर्द (Severe pain) होता है तथा पाद (Foot) की पृष्ठावनत्ति (Dorsiflexion डॉर्सिफ्लेक्शन) तथा तलावनत्ति (Plantar flexion प्लैन्टर फ्लेक्शन) में कमजोरी होती है।

नितम्ब (Buttock) में नितम्ब तंत्रिका (Sciatic nerve) की क्षति नितम्ब-संधि में भंजन स्थान भ्रंश (Fracture dislocation) या पश्च स्थान भ्रंश (Posterior dislocations) तथा उसके अंदर चोट लगने के कारण हो सकती है। ऊपर श्रोणि-प्रदेश (Pelvis) में गर्भावस्था के उत्तरकालीन अवस्थाओं (Later stages of pregnancy) में नितम्ब तंत्रिका संपीडित (या सिकुड़) जाती है या श्रोणि-अर्बुद (Pelvic neoplasm पेल्विक नीओप्लैज्म) के सीधा प्रसार द्वारा भी नितम्ब तंत्रिका क्षतिग्रस्त हो सकती है।

नितम्ब तंत्रिका की सम्पूर्ण क्षति (Complete sciatic nerve lesion लीश्जन) होने से घुटने के पीछे की नसों (Hamstrings) तथा घुटना (या जानु-Knee) के नीचे की सभी पेशियों में अंगघात (Paralysis) होता है। इसके साथ ही पाद-पात की विरुपता (Foot drop deformity) भी आती है। जानु के नीचे सभी त्वचीय संवेदनशीलता की भी क्षति होती हैं जिसका अपवाद है - मध्यत: सतही तंत्रिका द्वारा तंत्रिकायन क्षेत्र (Innervated area by saphenous सैफीनस nerve) जो उरु-तंत्रिका (Femoral nerve) की एक शाखा है।

गृधसी (Sciatica साइऐटिका) शब्द का उपयोग एक संलक्षण (Syndrome) के लिए, विशेषकर दर्द (Pain) की स्थिति को व्यक्त करने के लिए किया जाता है। यह दर्द एक या एक से अधिक ऊभरी हुई अंतर-कशेरुकी चक्रिका (Protruding intervertebral disc) द्वारा कटि-मेरु तंत्रिकाओं (Lumbar-spinal nerves) के संपीडन (या दबाव) के कारण होता है। तथापि यह समझ लेना चाहिए कि गृधसी (या साइऐटिका) एक लक्षण (या सिम्पटम)-"पैर में दर्द होना" है न कि एक रोग तथा यह कभी-कभी गम्भीर अंतरा श्रोणीय रोग (Serious intrapelvic disease) के कारण होता है।

संवेदन (सेन्सेशन) तथा संवेदी मार्ग (सेन्सरि पाथ) (Sensation and Sensory Path)

संवेदन के दो प्रकारों पर विचार किया जा सकता है, वे हैं -

1. **विशिष्ट संवेदन (Special sensation-स्पेशल सेन्सेशन)** तथा
2. **सामान्य संवेदन (General sensation- जेनरल सेन्सेशन)**

विशिष्ट संवेदन (Special sensations) वह होता है जिसको विशेषीकृत घ्राण (Smell), दृष्टि (Sight), श्रवण (Hearing), तथा स्वाद (Taste) के अंगों (Organs) द्वारा पता लगाया जाता है। इन अंगों द्वारा संवेदी प्रणोदों (Sensory impulses) को ग्रहण करके

उपयुक्त कपालीय तंत्रिका (Crenial nerve) द्वारा मस्तिष्क में भेजा जाता है।

सामान्य संवेदन (General sensations) वह अनुभूति (या बोध-feelings) है जिसे शरीर के सभी अंगों द्वारा परखा जाता है। इनमें सतही संवेदनों (Suferficial स्यूपरफिशल sensations) को जिन्हें त्वचा ग्रहण करती है तथा गहरे संवेदनों (Deep sensations) को, जिन्हें पेशियों (Muscles), संधियों (Joints) तथा अन्य अंगों द्वारा अनुभव किया जाता है, इन सभी को भी शामिल किया जाता है।

सतही संवेदन (Superficial Sensation)

त्वचा (Skin) में संवेदी तंत्रिका छोरों (Sensory nerve endings) द्वारा महत्वपूर्ण सतही संवेदनों (Superficial sensations) को ग्रहण किया जाता है। इनमें :

(i) दर्द (Pain)

(ii) स्पर्श (Touch)

(iii) तापक्रम (ताप और शीत) (Temperature - Heat and cold) को शामिल किया जाता है।

गहरा संवेदन (Deep Sensation - डीप सेन्सेशन)

दबाव और गहरा दर्द (Pressure and deep pain) के अतिरिक्त सर्वाधिक महत्वपूर्ण गहरा संवेदन पेशियों और संधियों के स्थान (Position of muscle and joints) पर होता है। किसी भी अंग या अंग के भाग के स्थान की सही स्थिति के संबंध में एक व्यक्ति सर्वदा अवगत (या जानकार) होता है। इसका प्रयोग-प्रदर्शन एक व्यक्ति अपना नेत्र बंद करके अपनी तर्जनी (Index fingure) के अग्र को नासिका के छोर (End of the nose) पर ले जाकर कर सकता है। यह कार्य सही रूप में इसलिए होता है क्योंकि वह व्यक्ति (या कोई भी व्यक्ति) अपने शरीर के अपने अंगों को पेशी और संधि संवेदन द्वारा जानता है।

संवेदी मार्ग (Sensory Path सेन्सरि पाथ)

सतही और गहरा संवेदन (दोनों ही) त्वचा, संधि या पेशी से परिधीय तंत्रिका (Peripheral nerve) में सुषम्ना (या मेरु-रज्जु Spinal cord) की ओर चलते हैं। धड़ (Trunk) की तंत्रिका में पहुँचने के बाद संवेदी रेशे (Sensory fibres) पश्च तंत्रिका मूल (Posterior nerve root) से होकर सुषम्ना में धूसर पदार्थ (Grey matter) के पश्च शृंग (Posterior horn) में पहुँचते (या प्रवेश करते) हैं। इसके बाद तंत्रिका के दो प्रकार (Two types of nerve) पृथक मार्गों से चलते हैं।

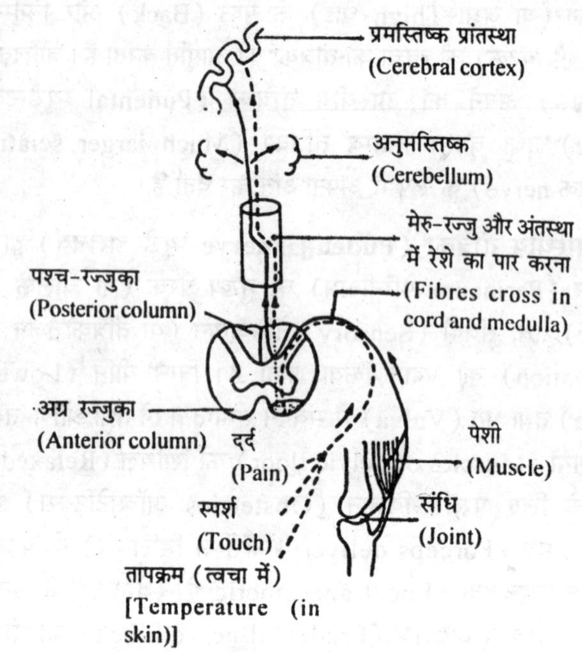

चित्र 46(xxv) - संवेदी मार्ग का आरेख
(The sensory path)

रेशे (Fibres) जो स्थान या स्थिति (Position), दबाव (Pressure), कम्पन (Vibration) तथा हल्का स्पर्श (Light touch) के संवेदनों को पहुँचाते हैं, वे ऊपर की ओर पृष्ठ-रज्जुकाओं (Posterior columns) में जाते हैं। जो रेशे दर्द (Pain) तथा तापक्रम (Temperature) के सतही (Superficial) संवेदनों का वहन (Carry over) कहते हैं, वे अग्र रज्जुओं (Anterior columns) में जाते हैं।

रेशे के दो समूह दीर्घवत अंतस्था (Medulla oblongata) में पहुँचते हैं या यहाँ पहुँचने के पहले वे मेरु-रज्जु (Cord) के विरोधी किनारे को पार करते हैं। तत्पश्चात् उनका संचार मस्तिष्क नलिका (Brainstem), चेतक (Thalamus) तथा मस्तिष्क के सफेद पदार्थ (White matter of the brain) से होकर प्रमस्तिष्क प्रांतस्था (Cerebral cortex) की भित्तिका (Parietal) तथा अन्य संवेदी क्षेत्रों (Sensory areas) में होता है। शरीर के एक पक्ष (या तरफ) के संवेदी प्रणोद (Sensory impulses) चालक (या प्रेरक) प्रणोद की तरह (Like motor impulses) मस्तिष्क के विरोधी पक्ष द्वारा नियंत्रित (या के साथ सम्बद्ध) होता है।

गति (मूवमेंट) और चालक मार्ग (मोटर पाथ) (Movement and Motor Path)

तंत्रिका-प्रणोदों की गति ऐच्छिक (Voluntary) या अनैच्छिक (Involuntary) हो सकती है। अनैच्छिक गति (Involuntary movement) को परिवर्त क्रिया (Reflex action) भाग में विचार किया जाता है।

ऐच्छिक गति (Voluntary movement) का आरम्भ एक प्रणोद (Impulse) से होता है जिसे चालक (या प्रेरक) प्रान्तस्था की पिरामिडी कोशिका (Pyramidal cells of motor cortex) भेजती हैं जो केन्द्रीय खाँच या नली (Central sulcus-इसे रोलैन्डो का विदर-Fissure of Ralando भी कहा जाता है।) के सामने स्थित होती है। इन कोशिकाओं के अक्षतंतुएँ (Axons) मस्तिष्क तथा मस्तिक-नलिका (Brain and brainstem) के सफेद पदार्थ से होकर आगे बढ़ते हैं। दीर्घवत् अंतस्था (या मेडुला ऑबलॉन्गेटा) में वे विरोधी पक्ष (Opposite side) को पार करते हैं तथा सुषम्ना (स्पाइनल कॉर्ड) की पार्श्विक रज्जुका (Lateral column) में पिरामिडी मार्ग (या क्षेत्र) के रूप में नीचे उतरते हैं। उपयुक्त स्तर पर रेशे (Fibres) पिरामिडी क्षेत्र (Pyramidal tract) को छोड़ देते हैं तथा धूसर (Grey) पदार्थ के अग्रशृंग (Anterior horn) में कोशिकाओं के चारों ओर अपने को समाप्त कर देते हैं।

प्रेरक प्रांतस्था (Motor cortex) में पिरामिडी तंत्रिका कोशिका (Pyramidal nerve cell) तथा इसके अक्षतंतु (Axon) जो अग्र शृंग कोशिका (Anterior horn cells) तक विस्तारित रहते हैं उसे **ऊपरी चालक (या प्रेरक) तंत्रिका-कोशिका (Upper motor neuron-अपरमोटर न्यूरॉन)** कहते हैं। इसके बाद प्रेरक प्रणोद (Motor impulse) को अग्र शृंग कोशिका द्वारा अग्र तंत्रिका मूल (anterior nerve root) से होकर प्रसारित किया जाता है जो पश्च मूल के प्रवेशी रेशों के साथ मिलकर मुख्य तंत्रिका रुण्ड (Main nerve truck) का निर्माण करते हैं। प्रेरक तंत्रिका अपना गंतब्य स्थान (Destination) पेशी में परिधीय तंत्रिका से होकर (Via the peripheral nerve) पहुँचती है। अग्र शृंग कोशिका (Anterior horn cell) तथा उसका अक्षतंतु (Axon) जो परिधीय तंत्रिका में पेशी तक जाती है, उसे **निम्नचालक तंत्रिका-कोशिका (Lower motor neuron लोअर मोटर न्यूरॉन)** कहते हैं।

चूँकि ऊपरी चालक तंत्रिका-कोशिकाएँ (Upper motor neurons) अंतस्था (मेडुला) को (पिरामिडों के व्यत्यसन या क्रॉस-अंकन पर-At the decussation of pyramids) पार करती है, अत: मस्तिष्क का एक पक्ष (Side) शरीर के दूसरे (या विरोधी) पक्ष (Opposite side) पर पेशियों (Muscles) का नियंत्रण करता है।

प्रतिवर्त क्रिया (Reflex Action रिफ्लेक्स ऐक्शन)

प्रतिवर्त क्रिया (या रिफ्लेक्स ऐक्शन) को संवेदी उद्दीपक (Sensory stimulus-सेन्सरि स्टिम्यूलस) की स्वचालित प्रेरक अनुक्रिया

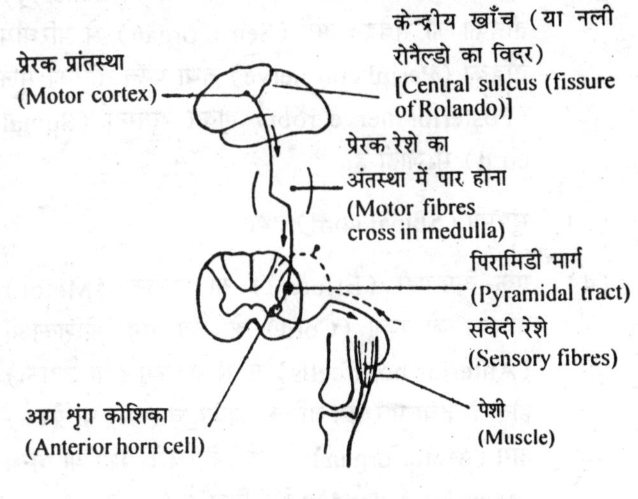

चित्र 46(xxvi) - प्रेरक (या चालक) मार्ग
(The motor path)

(Automatic motor response-ऑटोमेटिक मोटर रिस्पॉन्स) के रूप में परिभाषित किया जा सकता है। अर्थात् संवेदी उद्दीपक की स्वचालित प्रेरक अनुक्रिया को प्रतिवर्त क्रिया कहते हैं। अत: यह मनुष्य की इच्छा से स्वतंत्र होती है। एक परिवर्तन के उत्पादन में सम्बद्ध संरचनाओं से एक प्रतिवर्त चाप (Reflex arc आर्क) का निर्माण होता है। इस क्रिया में निम्न संरचनाएँ (Structures) शामिल होती हैं -

(1) एक संवदेन अंग (Sense organ), जैसे - त्वचा (Skin) या एक पेशी नस या अन्य अंग में तंत्रिका छोर (Nerve endings in a muscle, tendon or other organ);

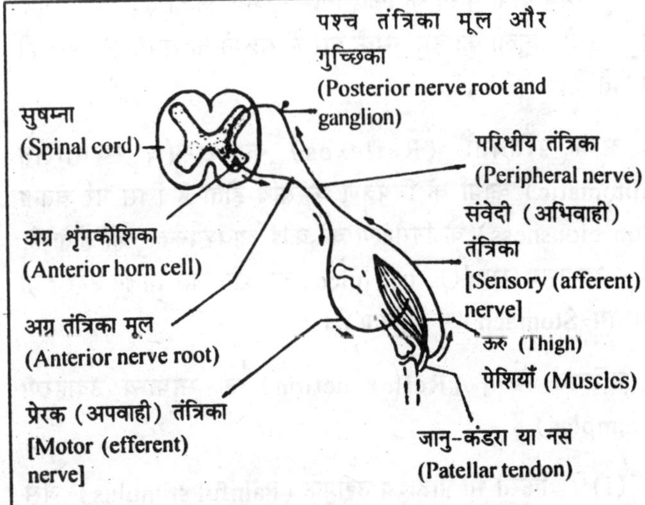

चित्र 46(xxvii) - परिवर्तन क्रिया का आरेख
(Diagram illustrating reflex action)

(2) एक अभिवाही (Afferent) या संवेदी (Sensory) तंत्रिका जो संवेदन अंग (Sense organ) से परिधीय तंत्रिका (Peripheral nerve) तथा पश्च तंत्रिका मूल (Posterior nerve root) होकर सुषम्ना (Spinal cord) में जाती है;

(3) सुषम्ना (Spinal cord) तथा

(4) एक अपवाही (Efferent) या चालक (Motor) तंत्रिका जो रज्जु (Cord) के अग्र शृंग कोशिकाओं (Anterior horn cells) में से आरम्भ (या उत्पन्न) होती है तथा परिधीय तंत्रिका होकर चालक (या प्रेरक) अंग (Motor organ) में जाती है, जैसे-पेशी या ग्रन्थि (Muscle or gland)। देखें चित्र 46(xxvii)

यह स्पष्ट है कि यदि इस मार्ग को अपनाया जाता है तो संवेदी उद्दीपक (Sensory stimulus) और प्रेरक अनुक्रिया (Motor response) के बीच जो समय लगता है, वह समय कम होगा इसकी अपेक्षा कि यदि प्रणोद (Impulse) सुषम्ना (Spinal cord) की सम्पूर्ण लम्बाई से जाकर मस्तिष्क के संवेदी क्षेत्र में पहुँचें तथा वहाँ से प्रेरक प्रांतस्था (Motor cortex) में जो क्रम से (In turn) एक ऐच्छिक प्रणोद (Voluntary impulse) को प्रेरक मार्ग से नीचे सुषम्ना में परिधीय तंत्रिका (Peripheral nerve) तथा प्रेरक छोर-अंग (Motor end organ) में पहुँचने के पहले भेजा जाय।

अतः इससे यह निष्कर्ष निकलता है कि अनेक प्रतिवर्तों (Reflexes) का गुण (या स्वभाव) संरक्षात्मक (Protective) होता है तथा उसे प्रेरक अनुक्रिया (Motor response) करने में यथासम्भव न्यूनतम समय प्राप्त करने के लिए निर्मित किया जाता है। जैसे - एक गर्म वस्तु से अंगुली को हम उसके बारे में सोचने के समय के पहले ही हटा लेते हैं।

अन्य प्रतिवर्तों (Reflexes) का सम्बंध स्वचालित (Automatic) कार्यों के नियंत्रण के साथ होता है जिस पर चेतना (Consciousness) के निरीक्षण की कोई आवश्यकता नहीं होता है, जैसे - आमाशय-रस (Gastric juice) का श्राव जब भोजन उदर (या आमाशय-Stomach) में पहुँचता है।

प्रतिवर्त क्रिया (Reflex action) के सामान्य उदाहरण (Examples) हैं -

(i) किसी भी पीड़ादेय उद्दीपक (Painful stimulus), जैसे - पिन की चुभन (Pinprick पिनप्रिक) या अत्यधिक ताप- से शरीर के भाग (या अंग) को हटाना,

(ii) जानु (या घुटना) झटका (Kneejerk नीजर्क) या जानु-ऐंठन (Patellar पटेलर reflex)

(iii) जब जानु-नस (Patellar tendon) पर तीव्रथपकी (Sharptapping) दी जाय,

(iv) जब पैर की पेशिओं को शिथिल किया जाता है, (Muscles of the leg are relaxed.)

(v) जब पैर को घुटना (या जानु) पर अचानक आगे झटका दिया जाता है,

(vi) तलवा (Foot-sole) के पार्श्विक किनारा (Lateral border) पर आघात (Stroke) लगने तथा पैर का अँगूठा में नीचे की ओर गति (या आकुंचन) होना,

(vii) कंठ (Larynx) में एक कण (टुकड़ा) आने से खाँसना (Coughing कॉफिन्ग)

कुछ स्थितियों (Cases) में प्रतिवर्त क्रिया विशेष संवेदन के अंगों (Organs of special sense) के द्वारा भी परिचालित (Operated) हो सकती है। जैसे-देखने या गंध से (उत्तम खाद्य पदार्थ) मुँह में लार (या लाला-Saliva) का प्रतिवर्त-बहाव।

निषेधण (Inhibition इन्हिबिशन)

यह अवलोकन किया गया है कि शैशव काल (Infancy) में मूत्राशय (Bladder) या मलाशय (Rectum) क नियंत्रण स्वचालित (Automatic) या प्रतिवर्त (Reflex) होता है (स्वाभाविक)। जैसे-जैसे उम्र (Age) बढ़ती है, वैसे-वैसे इन अंगों पर ऐच्छिक नियंत्रण (Voluntary control) का विकास होने लगता है। इसका अभिप्राय (या अर्थ) यह है कि मस्तिष्क के उच्च केन्द्र (Higher centres of brain) निश्चित प्रतिवर्त क्रिया (रिफ्लेक्स ऐक्शन) को नियंत्रित करने या रोकने में समर्थ होते हैं। जब मस्तिष्क का नियंत्रण करने के प्रभाव का किसी रोग या घायल होने से समाप्त हो जाता है तो अनिषेधित प्रतिवर्त प्रक्रिया पुनः आरम्भ (या परिचालित) हो सकती है। मूत्राशय और मलाशय के संबंध में रोगी असंयमी (Incontinent इनकॉन्टिनेंट) हो जाता है।

स्वचालित (ऑटोनॉमिक) तंत्रिका-तंत्र (नर्वस सिस्टम) (Autonomic Nervous System)

केन्द्रीय और परिधीय (Central and peripheral) तंत्रिका-तंत्र (जिसका वर्णन पिछले पृष्ठों पर किया गया है) के अतिरिक्त तंत्रिका-कोशिकाओं (Nerve cells) तथा तंत्रिका-रेशे (Nerve fibres) का एक दूसरा तंत्र (System) है जिसके विशिष्ट तथा

अत्यधिक महत्वपूर्ण आंत्रिक (आंतीय) कार्य (Visceral functions विसरल फंक्शंस) होते हैं। यहआंत्रिक तंत्र आंत्र (Viscera), [जैसे - हृदय (Heart), आमाशय (Stomach)], ग्रन्थियों (Glands), रक्त-वाहिकाओं (Blood vessels), अरेखित पेशी (Unstriped muscle) को सामान्यत: अनुप्राणित (या प्रेरित - Innervate इनर्वेट) करता है। यह तंत्र "स्व-नियंत्रणशील" ("Self-controlling") होता है, अत: इसे स्वचालित तंत्रिका तंत्र (Autonomic nervous system ऑटोनॉमिक नर्वस सिस्टम) कहा जाता है।

यद्यपि अनैच्छिक तंत्र (Involuntary system) अपने कार्यों को केन्द्रीय तंत्रिका-तंत्र के कायिक भाग (Somatic part) से स्वतंत्र (या पृथक) रूप से कर सकता है, फिर भी वे दोनों घनिष्ठ रूप से सम्बद्ध रहते हैं तथा एक दूसरे को प्रभावित करने में समर्थ होते हैं।

जहाँ केन्द्रीय तंत्रिका-तंत्र का कायिक भाग (Somatic part of central nervous system) का अधिकांश सम्बंध संवेदी प्रणोदों (Sensory impulses) की व्याख्या करने तथा शरीर की ऐच्छिक (या रेखित) पेशी को प्रेरक प्रणोदों (Motor impulses) को भेजने के साथ होता है, वहाँ अनैच्छिक तंत्र का सम्बंध मुख्यत: शरीर की सभी अनैच्छिक, अरेखित तथा कोमल पेशी (All the involuntary, unstriped, smooth muscle) को नियंत्रित करने के साथ होता है जैसा कि रक्त-वाहिकाओं (Blood-vessels), उदरीय आँत्र (Abdominal viscera) तथा मूत्राशय (Bladder) में पाया जाता है। अनेक ग्रन्थियाँ (Glands), जैसे- लाला-ग्रन्थि (Salivary gland), स्वेद-ग्रन्थि (Sweat gland) भी इनके प्रभाव के अधीन होती हैं। सामान्यत: तंत्रिका-तंत्र के कायिक भाग (Somatic part) का संबंध बाह्य वातावरण से अनुक्रिया (Responses) करने के साथ होता है जबकि स्वचालित (ऑटोनॉमिक) तंत्रिका-तंत्र का संबंध आंतरिक वातावरण (Internal environment) को नियंत्रित (Control) करने के साथ होता है।

अनैच्छिक तंत्र (Involuntary system) की महत्वपूर्ण विशेषता यह है कि इसमें तंत्रिका-कोशिकाओं की गुच्छिकाओं (Ganglia- इसका एकवचन Ganglion है) की एक शृंखला (Series) होती है जो मस्तिष्क और सुषम्ना (Brain and spinal cord) के बाहर अंतर्ग्रन्थनों (Synapses- तंत्रिका-कोशिका संधियाँ) का निर्माण करती हैं। इन गुच्छिकाओं (गैंग्लिआ) को तीन श्रेणियों या समूहों में वगीकृत किया जाता है जो इस प्रकार है -

(1) कपालीय अवयव (Cranial component क्रेनिअल कम्पोनेन्ट)

(2) वक्ष-कटि अवयव (Thoraco-lumbar component थोरैको-लम्बर कम्पोनेन्ट)

(3) त्रिक् अवयव (Sacral component सेक्रल कम्पोनेन्ट)

कपालीय स्वचालित (Cranial autonomic) तथा त्रिक् स्वचालित (Sacral autonomic) भाग (Portions) परानुकम्पी तंत्र (Parasympathetic system) से संबंध रखता है। वक्ष-कटि अवयव (Thoraco-lumbar component) का संबंध अनुकंपी तंत्र (Sympathetic system) से रहता है।

यह देखा जाता है कि अनेक उदाहरणों में अनैच्छिक तंत्र समान (या एक) अंग को सीधे विरोधी प्रकृति के प्रणोदों (Impulses of opposite character) को भेजने में समर्थ होता है। इस प्रकार अनैच्छिक रेशे (Involuntary fibres) ही होते हैं जो हृदयस्पंद (Heartbeat) की गति को बढ़ाते हैं तथा रेशे ही इस गति को घटाते हैं। इन उदाहरणों में अनुकम्पी तथा परानुकम्पी तंत्र द्वारा क्रमश: विरोधी प्रणोदों को संचारित किया जाता है।

इस प्रकार कार्यात्मक रूप से स्वचालित तंत्रिका-तंत्र (Autonomic nervous system) को दो भागों में विभाजित किया जा सकता है -

(1) परानुकम्पी तंत्र (Parasympathetic system पैरासिम्पैथेटिक सिस्टम) तथा

(2) अनुकम्पी तंत्र (Sympathetic system सिम्पैथेटिक सिस्टम)

(1) परानुकम्पी तंत्र (Parasympathetic system) या कपालीय स्चालित तंत्र (Cranial autonomic system) - इस तंत्र में गुच्छिकाएँ (Ganglia गैंग्लिा) तथा रेशे होते हैं जो कपाल-तंत्रिकाओं के साथ सम्बद्ध होते हैं। इनमें प्रमुख हैं -

(a) वे रेशे (Fibres) जो नेत्र की पुतली (Pupil) की क्षमता को नियंत्रित करते हैं तथा तृतीय या नेत्रगोलक चालक तंत्रिका (IIIrd or Oculo-motor nerve) के साथ सम्बद्ध होते हैं।

(b) रेशे जो दसवीं या वेगस तंत्रिका के साथ चलकर हृदय (Heart), श्वसनी (Bronchi इसका बहुवचन Bronchus है) तथा आहार-क्षेत्र (Alimentary tract) में जाते हैं।

ये रेशे अनुकम्पी तंत्र द्वारा समान अंगों को वितरित प्रणोदों के विरोधी प्रकृति के प्रणोदों को पहुँचाते हैं।

(1) परानुकम्पी तंत्र (Parasympathetic system) या त्रिक्स्वचालिक तंत्र (Sacral autonomic system) इस तंत्र द्वारा परानुकम्पी रेशे की निम्न संरचनाओं में आपूति होती है -

श्रोणि जिसमें मलाशय भी शामिल है (Pelvis including rectum), मूत्राशय (Bladder), गर्भाशय (Uterus) तथा अन्य प्रजनन अंगें (Reproductive organs)

(2) अनुकम्पी तंत्र (Sympathetic system)

इस तंत्र में गुच्छिकाओं (Ganglia) की दो शृंखलाएँ (या लड़ियाँ-Chains) होती हैं जो कशेरुका (या मेरु दण्ड (Vertebral column) के प्रत्येक पक्ष (या तरफ) के सामने स्थित रहती हैं। इन गुच्छिकाओं के प्रत्येक में संयोजी रेशे होते हैं जो मेरु-तंत्रिकाओं (Spinal nerves) के अनुरूप तंत्रिका मूलों से जाते हैं। फिर भी सुषम्ना (Spinal cord) के प्रत्येक खण्ड के लिए पृथक गुच्छिकाओं के बजाय कुछ खण्डों में कुछ गुच्छिकाएँ जमा होकर एक वृहत गुच्छिका, जैसे - ग्रीवा में ग्रीवा-गुच्छिका (Cervical ganglion in the neck) तथा ऊपरी वक्ष-क्षेत्र में ताराकार गुच्छिका (Stellate ganglion स्टेलेट गैंग्लिओन) बन जाती हैं।

इन गुच्छिकाओं के कुछ तंत्रिका रेशे विशेष समूहों में जमा होते हैं जिन्हें जालिका (Plexuses) कही जाती हैं। इनसे अपवाही रेशे (Efferent fibres) अंगों में जाते है जहाँ से अभिवाही रेशे (Afferent fibres) को प्राप्त (या ग्रहण) किया जा सकता है। सर्वाधिक महत्वपूर्ण जालिकाएँ निम्नलिखित हैं -

(a) हृद् जालिका (Cardiac plexus-कार्डिऐक प्लेक्सस)-जो ताराकार गुच्छिका (Stellate ganglion) से होकर निचली ग्रीवा तथा ऊपरी वक्षीय (पृष्ठीय) मेरु-तंत्रिकाओं (Spinal nerves) से संबंधित रहती है तथा हृदय (Heart) तथा फुफ्फुसों (Lungs) को रेशे की आपूर्ति करती है।

(b) उदर-जालिका (Coeliac सीलिऐक plexus)-यह जालिका निचली वक्षीय (पृष्ठीय) मेरु तंत्रिका (Lower thoracic spinal nerves) से संबंद्ध रहती है। यह आमाशय (Stomach) के पीछे अधिजठर (Epigastrium) में स्थित होती है तथा उदर-अक्ष धमनी (Coeliac axis

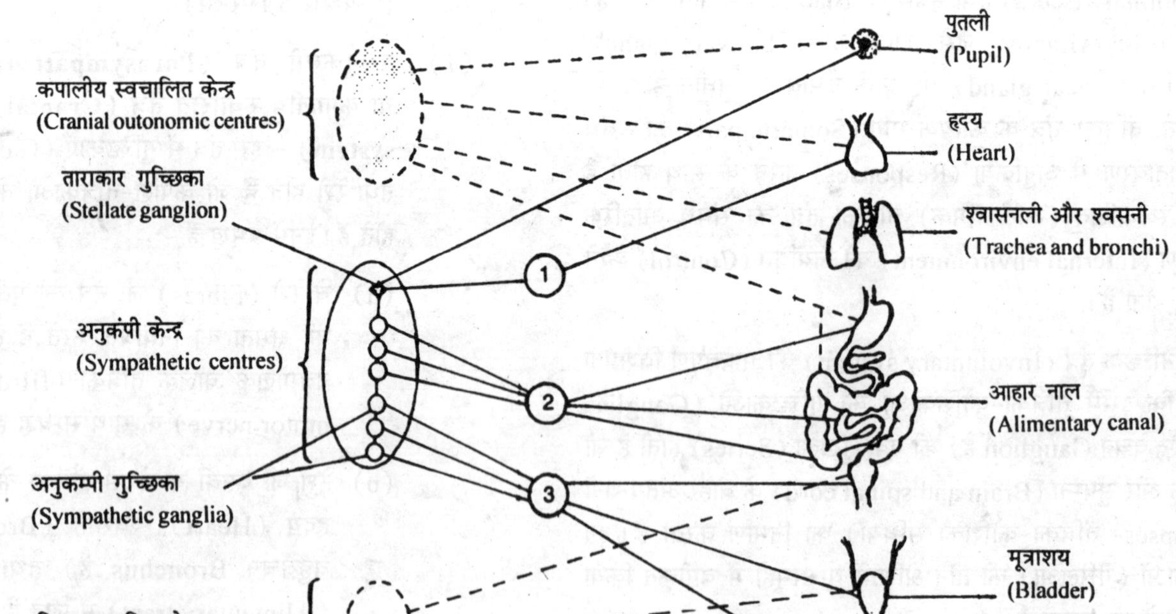

चित्र 46(xxviii) - स्वचालित तंत्रिका-तंत्र के वितरण का प्रदर्शनीय आरेख
(Diagram showing the distribution of the autonomic nervous system)

artery) के समीप होती है। इसके द्वारा आमाशय (Stomach), आंत्र (Intestine), अधिवृक्क ग्रन्थि (Suprarenal glands) तथा उदर-कोटर (Abdominal cavity) के अन्य अन्त्र या आंत (Viscera) में अनुकम्पी रेशों की आपूर्ति होती है।

यहाँ यह उल्लेख (या स्मरण) करना आवश्यक है कि केन्द्रीय तंत्रिका तंत्र के समान ही स्वचालित तंत्रिका तंत्र (Autonomic nervous system) में भी अभिवाही (Afferent) तथा अपवाही (Efferent) रेशे तथा अनैच्छिक तंत्र की गुच्छिकाओं से होकर प्रतिवर्त क्रिया (Reflex action) हो सकती (या होती) है।

अनुकम्पी तथा परनुकम्पी तंत्रों (Sympathetic and parasympathetic systems) के विरोधी क्रियाओं का उल्लेख करने में यह बताया गया है कि दोनों समूहों के रेशे हृदय में पहुँचाये जाते हैं। परानुकम्पी रेशे जो वेगस तंत्रिका से हृदय में पहुँचते हैं वे प्रणोद (Impulses) का वहन (Carry) करते हैं तथा हृदय की गति को कम करने की प्रवृति रखते हैं (निरोधी Inhibitors), जबकि अनुकम्पी रेशे के प्रणोद हृदय-गति को बढने की प्रवृत्ति रखते है (त्वरित - Accelerators)।

यह भी सत्य (या तथ्य) है कि जो संरचना (Structures) अनैच्छिक तंत्रिका-तंत्र द्वारा अनुप्राणित (या प्रेरित-Innervated) होती है, वह अधिकांशत: वाहिनीहीन ग्रन्थि (Ductless glands) के श्रावों (Secretions) से प्रभावित होते हैं, विशेषकर अधिवृक्क ग्रन्थि (Suprarenal gland) से नॉरऐड्रिनलिन (Noradrenalin-एक हार्मोन) जो लघु-धमनियों (Arteries) की दिवालों में कोमल पेशी को उत्तेजित (या प्रेरित) करता है तथा एक वाहिनी-संकीर्णक (Vasoconstrictor-वैसोकॉनस्ट्रिक्टर) के रूप में कार्य करता है।

रसायन संचारी (Chemical Transmitters)

रसायन संचारी (Chemical transmitters केमिकल ट्रांसमीटर) एक तंत्रिका-कोशिका (Neuron - न्यूरॉन) से दूसरी तंत्रिका-कोशिका में तथा तंत्रिका-कोशिकाओं से पेशी या ग्रन्थि कोशिका (Muscle or gland cells) में संदेश (Massages) का संचार रसायन संचारियों द्वारा होता है। सभी कायिक (Somatic) तथा परानुकम्पी तंत्रिका छोरों (Terminals) पर संचारी ऐसीटिलकोलीन (Acetylcholine) होता है। यह प्राक-गुच्छिका-अनुकम्पी तंत्रिका रेशों (Preganglionic प्रीगैंग्लिओनि sympathetic nerve fibres) के छोरों पर भी संचारी होता है। इन सभी रेशों को पित्तप्रेरक या कोलिनर्जिक (Cholinergic) के रूप में उल्लेख किया जाता है। गुच्छिकोत्तर अनुकम्पी तंत्रिका रेशों (Postganglionic पोस्टगैंग्लिओनिक sympathetic nerve fibres) के छोरों पर ऐड्रिनलिन (Adrenalin) तथा नॉरऐड्रिनलिन (Noradrenalin) संचारी होते हैं, अत: उन्हें अधिवृक्क प्रेरक (या ऐड्रिनिन प्रेरक-Adrenergic ऐड्रिनर्जिक) कहा जाता है। इसका अपवाद केवल स्वेद ग्रन्थियों के गुच्छिकोत्तर अनुकम्पी रेशे है जो पित्त प्रेरक (Cholinergic) होते हैं।

पूर्व गुच्छिका (Preganglion) शब्द उन रेशों के लिए लिखा जाता है जो गुच्छिकाओं (Ganglia) में प्रवेश करते हैं। वे उन कोशिकाओं के साथ संयुक्त (या अंतग्रन्थित) होते हैं जो गुच्छिकोत्तर रेशे (Postganglionic fibres) होते हैं तथा जिनकी आपूर्ति अंगों (Organs) में होती है।

अधिवृक्क (या ऐड्रिनिन) प्रेरक ग्राही (Adrenergic Receptors-ऐड्रिनिक रिसेप्टर)

अनुकम्पी तंत्रिका-तंत्र अपना प्रभाव कुछ विशेष ग्राहियों (Special receptors) के द्वारा प्रयोग में लाता है जो निश्चित ऊतकों (Tissues) में पाये जाते हैं। ये दो विभिन्न प्रकार के ग्राही होते हैं जिन्हें ऐल्फा (α) ग्राह्यी (Alpha receptor रिसेप्टर) तथा बीटा (β) ग्राही (Beta receptor) कहा जाता है। α-ग्राह्यियाँ सामान्यत: कार्य में उत्तेजक (Excitatory इक्साइटेटरि) होती हैं और उनके उत्तेजन से रक्त-वाहिकाओं की दिवालों में कोमल पेशी का संकुचन (Contraction of smooth muscle in the walls of blood vessls)- (यह एक उदाहरण है)-होती है और इसके कारणा वाहिनी-संकीर्णन (Vasoconstriction) होता है।

β- ग्राह्यियाँ सामान्यत: कार्य में निरोधी (Inhibitory इन्हिबिटरि) होती हैं। उनके उत्तेजन (या उत्प्रेरण-Activation) से रक्त-वाहिकाओं तथा श्वसनियों (Bronchi- ब्रोन्कि) की दिवालों में कोमल पेशी का शिथिलन (Relaxation) आता है। इस शिथिलन के कारण वाहिनी (या वाहिका)-प्रसरण (Vasodilation वैसोडाइलेशन) तथा श्वसनी-प्रसरण (Bronchodilation- ब्रोन्कोडाइलेशन) होता है। हृदय पेशी (Cardiac muscle) में β- ग्राह्यियों का उत्तेजक होना (Being excitatory) अपवादात्मक (Exceptional) है जिनके उत्तेजन से हृदय-स्पंद (Heart beating) अधिक तेजी से तथा अधिक सशक्त होता है। इन्हें β_1 ग्राही कहते हैं जब कि श्वसनियों (Bronchi) के ग्राह्यियों को M2 ग्राही कहा जाता हैं।

ये तथ्य औषधि-विज्ञान (Pharmocology) तथा चिकित्सा (Therapeutics थेरैप्यूटिक्क्स) में महत्वपूर्ण उपयोग के होते हैं। जैसे-β-ग्राह्यी उत्तेजक (Beta receptor stimulants)- सैलबुटामोल (Salbutamol) का उपयोग दमा (Asthma-ऐस्थमा) में होता है तथा β-ग्राह्यी अवरोधी कर्ता (Beta receptor blocking agents)- प्रोप्रैनोलोल (Propranolol) का उपयोग हृदय के कुछ रोगों के इलाज में किया जाता है।

17. त्वचा और शरीर-तापक्रम का व्यवस्थापन (SKIN AND REGULATION OF BODY TEMPERATURE)

त्वचा (Skin स्किन)

त्वचा (स्किन) को क्यूटिस (Cutis) भी कहा जाता है जो मानव-शरीर के बाहरी आवरण (Outer covering) का निर्माण करती है। यह श्लेष्मल झिल्ली (Mucous membrane) के साथ निरंतर रहती है जो शरीर के छिद्रों (Orifices) पर अस्तर (Lining) लगाती है तथा शरीर की सतह को बाहरी प्रभाव से सुरक्षित रखती है। त्वचा एक विस्तृत और बहुविध (Diverse) अंग है जिसके अनेक कार्य हैं।-जो मानव जीवन की उत्तरजीविता (Survival) के लिए अत्यावश्यक हैं। ये कार्य हैं-ताप-व्यवस्थापन (Thermo-regulation थर्मोरेग्युलेशन), हानिकारक पदार्थों के साथ स्वेद (या पसीना- Sweat-स्वेट) तथा त्वग्वसा (Sebum सीबम) का श्राव (Secretion), श्वसन-गैस-विनिमय (Respiration gas exchange), संवेदन (Sensation), संरक्षण (Protection) आदि। त्वचा का मुख्य कार्य प्राकृतिक वातावरण (जैसे-स्पर्श-Tactile, दबाव-Pressure, तापक्रम-Temperature, हानिकर उद्दीपन-Harmful stimulation स्टिम्यूलेशन) द्वारा उत्पन्न विविध प्रकार के उद्दीपकों (या उत्तेजकों-Stimuli स्टिम्यूलि-इसका एकवचन Stimulus- स्टिम्यूलस है) के ग्रहण करने में सम्मिलित होता है। इस प्रकार त्वचा शरीर का एक महत्वपूर्ण अंग है जिसे ऊर्जा-साधनों का एक भण्डार भी कह सकते हैं। यह ग्राहियों (Receptors) का एक जटिल संचयन (Complex accumulation-अक्यूम्युलेशन) है जो विस्तृत ग्राही क्षेत्र में पाया जाता है जिसका क्षेत्रफल वयस्कों में 1.6 वर्गमीटर होता है।

त्वचा की संरचना (Structure of Skin-स्ट्रक्चर ऑफ स्किन)

मानव-शरीर की त्वचा में दो परतें (Two layers) होती हैं-

I. बाह्य त्वचा या एपिडर्मिस (Epidermis) या उपत्वचा (Cuticle क्यूटिकॅल)

II. अंत:त्वचा या डर्मिस (Dermis) या कोरिअम (Corium)

I. बाह्य त्वचा (Epidermis एपिडर्मिस or Cuticle क्यूटिकॅल)

यह शरीर की त्वचा का सर्वाधिक सतही परत (Most superficial layer) है जो भ्रूणीय वहिंजन स्तर (Embryonic ectoderm एम्ब्रिऑनिक एक्टोडर्म) से उत्पन्न होती है।

यह त्वचा (एपिडर्मिस) स्तरित शल्की उपकला (Stratified स्ट्रैटिफाइड Squamous स्क्वेमस epithelium ऐपिथीलियम) के अनेक परतों द्वारा निर्मित होती है। इन परतों में आधारिक या बीजगर्भित परत (Basal बेसल or germinative जर्मिनेटिव layer लेअर) सर्वाधिक गहरी (Deepest) होती है। यह स्तंभाकार कोशिकओं (Columnar cells) की एकल परत होती है जो नीचे पड़ी अंत: त्वचा (डर्मिस) की आधारिक झिल्ली (Basement membrane) द्वारा कसकर संलग्न होती है। ये कोशिकाएँ (Cells) स्थायी रूप से विभाजित होती रहती हैं तथा नवीन कण्टक कोशिकाओं (Pricle cells प्रिकल सेल्स) का उत्पादन करती हैं जो पुरानी कोशिकाओं को ऊपर सतह की ओर धक्का देती हैं। कण्टक कोशिकाएँ (Pricle cells) अपना नाम अतिलघु अंतरा कोशिकीय सेतुओं (Minute intercellular bridges) से प्राप्त करती हैं जो कोशिकाओं को एक साथ रखती हैं। जैसे ही वे बाह्य त्वचा (एपिडर्मिस) की सतह के पास आती है, वे चपटा होकर कणिकामय (या दानेदार) परत (Granular layer) का निर्माण करती हैं।

कणिकामय परत (स्ट्रेटम ग्रेन्यूलोसा) की कोशिकाओं के केन्द्रकों (Nuclei) में केरेटोहायलिन (Keratohyaline) की कणिकाएँ (Grannules-ग्रैन्यूल्य) होती है जो किरेटिन का पूर्वगामी (Precursor प्रिकर्सर of keratine) होती हैं तथा एक सख्त रेशेदार प्रोटीन हैं। किण्वकों (Enzymes एन्ज़ाइम्स) के प्रभाव से केन्द्रक (Nuclei) विघटित (खंडित होकर बिखर जाना) हो जाते हैं तथा केरेटोहायलिन का रूपान्तरण किरेटिन में हो जाता हैं।

हथेलियों (Palms of hands) तथा तलवों (Soles of foot)

के ऊपर के मोटे क्षेत्रों में कणिकामय परत द्वारा स्वच्छ स्तर या स्ट्रेटम लूसिडम (Stratum lucidum) में रूपान्तरित हो जाती है। कण्टक परत की कोशिकाएँ पतली, चपटी केन्द्रकहीन (Non-nucleated) होती हैं जो मुख्यत: किरेटिन द्वारा निर्मित होती है। वे एक दूसरे के साथ बंधकर एक मजबूत नमनशील झिल्ली बन जाते हैं जो अपेक्षाकृत जल के प्रति अभेद्य (Impermeable-इम्पर्मिएबल) होती है तथा शरीर से ऊतक द्रवों (Tissue fluids) की क्षति को रोकती है। कण्टक परत की कोशिकाएँ स्थायी रूप से गहरी परतों की कोशिकाओं द्वारा अलग (या प्रतिस्थापित) होती रहती हैं। बाह्य त्वचा की कोशिकाओं का जीवन बीजगर्भित परत (जर्मिनेटिव लेअर) में बीतता है। त्वचा के कुछ रोगों में बीजगर्भित परत में कोशिका-विभाजन में अत्यधिक वृद्धि होती है जिसके कारण नवीन कोशिकाओं के उत्पादन और प्रतिस्थापन में इस काल में कमी हो जाती है। जैसे-छाल रोग [या सोरायसिस (Psoriasis)] में कोशिका का जीवन-काल घटकर 7 से लेकर 10 दिनों का हो जाता है। त्वचा में किसी प्रकार का चोट लगने या घाव होने या क्षति होने या रोग होने (Disease or trauma ट्रॉमा) से कण्टक-कोशिकाओं के अंतराकोशी सेतुएँ (Intracellular bridges) नष्ट हो जाते हैं जिसके फलस्वरूप कोशिका-परतों का अलगाव होता है और फफोला (या छाला-Blister) का जन्म होता है।

आधारिक परत (Basal layer) की कोशिकाओं के बीच कृष्णवर्णी कोशिकाएँ (Melanocytes-मेलानोसाइट्स) रहती हैं। ये विशेषीकृत कोशिकाएँ होती हैं जो भ्रूणीय तंत्रिका-तंत्र (Embryonic nervous system) से उत्पन्न होती हैं तथा काला (या कृष्ण) रंजक (Pigment melanin-पिग्मेंट मेलानिन) का श्राव करती हैं। कृष्ण-रंजक (Melanin) की उत्पत्ति टाइरोसिनेस किण्वक (Tyrosinase enzyme-यह एक ताम्रयुक्त किण्वक है जो कृष्ण रंजक के उत्पादन को प्रेरित करता है) के प्रभाव में टाइरोसिन (Tyrosine-यह प्रोटीन में ऐमीनों अम्ल है) द्वारा होती है। बाह्य-त्वचा (एपिडर्मिस) की कोशिकाओं में रंजक का श्राव होता है जो त्वचा की गहरी परतों को धूप (Sunlight) के पराबैंगनी किरणों (Ultraviolet rays) से रक्षा करता है। कृष्ण-रंजक (मेलानिन) के उत्पादन को अंशत: जननिक वंशानुक्रम (Genetic inhereritance जेनेटिक इन्हेरिटेंस) नियंत्रित करता है तथा अंशत: कृष्णवर्णी कोशिका उद्दीपन हार्मोन (Melanocyte stimulating hormone MSH) करता है। इस हार्मोन का श्राव अग्र पीयूष ग्रन्थि (Anterior pituitary gland) करती है। ऐड्रिनोकॉर्टिकोट्रॉफिक हार्मोन (Adrenocorticotrophic hormone-ACTH) की संरचना MSH के समान होती है जिसकी अधिकता के कारण कृष्णरंजक के श्राव में वृद्धि होती है।

काले व्यक्तियों (जैसे-नीग्रो या भारत की जनजातियाँ, पिछड़ी जातियाँ आदि) में गोरे व्यक्तियों की तुलना में कृष्णवर्णी कोशिकाओं (Melanocytes) की संख्या अधिक नहीं होती बल्कि काले व्यक्तियों में कृष्ण-वर्णी कोशिकाओं द्वारा अधिक मात्रा में कृष्ण-रंजक (मेलनिन) का उत्पादन होता है।

II. अंत:त्वचा या डर्मिस (Dermis) या कोरियम (Corium)

अंत: त्वचा को अंग्रेजी में (आयुर्विज्ञान की भाषा में) डर्मिस (Dermis) या कोरियम (Corium) कहा जाता है। यह सघन संयोजी ऊतक (Dense connective tissue) द्वारा निर्मित होती है जिसमें कोलैजन रेशे (Collgen filres) होते हैं जो त्वचा और कुछ लचीले रेशे

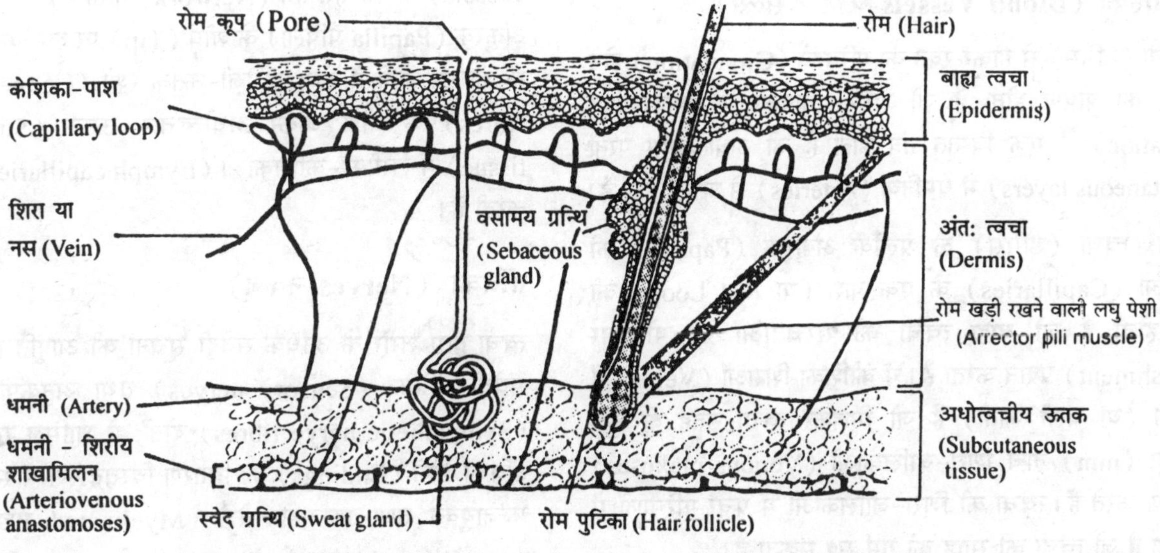

चित्र 47 (i) - त्वचा के आरपार का खण्ड (आरेखी) [Section through the skin (diagrammatic)]

की शक्ति (या बल) को बढ़ाते हैं जिससे त्वचा में लचीलापन (Resilience रिजिलिएन्स) तथा लोच (Pliability प्लायबिलिटि) आती है।

अंत: त्वचा की सतह अंकुरकों (Papillae पैपिली-इसका एकवचन Papilla पैपिला) में या कण्टकों (Ridges रिजेज-एकवचन Ridge रिज) में बिखर जाते हैं जो बाह्य त्वचा (एपिडर्मिस) के साथ गूथ जाते हैं। अंकुरकों की आकृत्ति ही हथेली और तलवों तथा उनकी अंगुलियों की त्वचा की आकृत्ति के प्रति जिम्मेवार होती हैं। अंकुरकों द्वारा प्रत्येक अंग की त्वचा का इस प्रकार निर्माण होता है कि प्रत्येक की पहचान इसके आधार पर की जा सकती है।

अंत: त्वचा (डर्मिस) का अधोतल (Undersurface) अधोत्वचीय ऊतकों (Subcutaneous tissues) में मिल जाती है जिसमें विभिन्न संख्या में वसा कोशिकाएँ तथा पीला और सफेद संयोजी ऊतक रहते हैं। वसामय ऊतक (Adipose tissue- ऐडिपोस टिशू) शरीर की गहरी नीचे पड़ी संरचनाओं (Structures) तथा त्वचा के बीच एक उष्मा रोधी परत (Insulating layer) के रूप में कार्य करता है।

अंत: त्वचा (Dermis) में रक्त-वाहिकाएँ (Blood-vessels), लसीकाएँ (Lymphatics), तंत्रिका (Nerve) तथा कुछ विशेषीकृत संरचनाएँ (Specialized structures) होती हैं जिन्हें बाह्य त्वचा (Epidermis) से प्राप्त की जाती हैं और इन्हें त्वचा-उपांग (Skin appandages- स्किन अपेन्डेजेज) कहा जाता है। ये हैं- स्वेद ग्रन्थि (Sweat gland), वसामय ग्रन्थि (Sebaceous सिबेशस gland) तथा नाखून (Nails)।

रक्त-वाहिका (Blood Vessels ब्लड वेसल्स)

अंत: त्वचा (डर्मिस) से होकर रक्त का परिवहन (Circulation) होने से त्वचा का पोषण होता है जो शरीर- तापक्रम के व्यवस्थापन (Regulation) में एक विस्तृत तंत्र होता है जो अधोत्वचीय परतों (Subcutaneous layers) में धमनियों (Arteries) से उत्पन्न होता है।

अंत: त्वचा (डर्मिस) के प्रत्येक अंकुरक (Papilla) की कोशिकाओं (Capillaries) के एक पाश (या फंदा Loop) की आपूर्ति होती है जो बाह्य त्वचा की संरचनाओं को पोषाहार (Nourishment) प्रदान करता है। ये कोशिका शिराओं (Veins) में बह जाती (या चली जाती) हैं जो मिलकर त्वचा-सतह के कुछ मिलिमीटर (mm) नीचे शिरा-जालिकाओं (Venous plexuses) का निर्माण करते हैं। त्वचा की शिरा-जालिकाओं में प्रचुर परिमाणों में रक्त रहता है जो त्वचा की सतह को गर्म रख सकता है।

त्वचा से होकर रक्त-बहाव की गति शरीर के तापक्रम के अनुसार व्यवस्थित होती है। त्वचीय धमनिकाओं (Cutaneous arterioles क्यूटेनियस आर्टिरिजोल्स) में अनुकम्पी तंत्रिका रेशों (Parasympathetic nerve fibres) की आपूर्ति होती है जो अवचेतक (Hypothalamus) में हृदय-व्यवस्थापन केन्द्र (Heart regulating centre) के नियंत्रण में रहता है। जब शरीर का तापक्रम निम्न (Low) होता है तो धमनिकाओं (Arterioles) में संकुचन होता है जिसके कारण त्वचा से होकर रक्त-प्रवाह में कमी आती है तथा त्वचा से ताप (या गर्मी) की क्षति न्यूनतम होती है। जब शरीर का तापक्रम उच्च (या अधिक) होता है तो धमनिकओं में प्रसार होता है जिससे त्वचा से होकर रक्त-प्रवाह में वृद्धि होती है तथा रक्त में आंतरिक अंगों से ताप का जो वहन होता है वह त्वचा की सतह से नष्ट हो जाता है।

शरीर के कुछ क्षेत्रों, जैसे-हाथ, पैर, ओष्ठ (या होंठ), कर्ण (या कान)- में वृहत् संवहनी संयोजन (Large vascular connections) धमनियों और शिरीय जालिकाओं के बीच पाये जाते हैं जिन्हें धमनी-शिरीय शाखामिलन (Arteriovenous anastomoses- आर्टिरिओवेनस अनैस्टोमोसेस-Anastomoses बहुवचन है जिसका एकवचन Anastomosis-अनैस्टोमोसिस है) कहे जाते हैं। इनमें शक्तिशाली पेशी-रेशे (Muscle fibires) रहते हैं जो जब शिथिल (Relaxed) होते हैं तो रक्त को धमनियों (Arteries) से शिराओं (Veins) में जाने की अनुमति मिलती है जो कोशिका के पाशों (Capillary loops) में प्रवेश किये बिना जाता है। इस प्रकार शरीर द्वारा ताप के संरक्षण में मदद मिलती है।

लसीकांग (Lymphatics लिम्फैटिक्स)

अंत: त्वचा (Dermis) में लसीका-वाहिकाओं (Lymphatic vessels) का विस्तृत तंत्र (Network) होता है। ये वाहिकाएँ प्रत्येक अंकुरक (Papilla पैपिला) के शीर्ष (Tip) पर लसीका स्थानों के रूप में आरम्भ होती हैं तथा संयोजी-ऊतक रेशों (Connective tissue fibres) के बीच जाकर अधोत्वचीय ऊतक (Subcutaneous tissue) में लसीका-कोशिकाओ (Lymph capillaries) का निर्माण करती हैं।

तंत्रिका (Nerves-नर्व्ज)

त्वचा द्वारा शरीर के अधिक संवेदी सूचना की आपूर्ति होती है जिसमें संवेदी तंत्रिका (Sensory nerves) तथा अनुकंपी तंत्रिका रेशे (Sympathetic nerve fibres) दोनों ही शामिल रहते हैं। संवेदी तंत्रिका छोरों (Endings) का वितरण विस्तृत रूप में सम्पूर्ण त्वचा में मज्जायुक्त तथा मज्जाहीन रेशे (Myelinated माइलिनेटेड and unmyelinated अनमाइलिनेटेड fibre) के जालतंत्र में होता है। इसके द्वारा स्पर्श (Touch), दबाव (Pressure), दर्द (Pain) तथा

तापक्रम (Temperature) का अनुभव किया जाता है। आधुनिक प्रयोगों से यह संकेत मिला है कि खुजलाहट (Itching इचिंग) को भी त्वचा का विशिष्ट संवेदन मानना (या समझना) चाहिए जिसे विविध प्रकार के शारीरिक उद्दीपकों (Physical stimuti-इसका एकवचन Stimulus है) द्वारा इस संवेदन (खुजलाहट) को समाप्त (या दूर) किया जा सकता है। बर्हिजत रसायन (Exogenous chemicals एक्सोजिनस केमिकल्स), जैसे- तनु अम्ल या क्षार (Weak acids or alkalies) द्वारा मुक्त किये गये हिस्टामिन (Histamin-एक उत्तेजक पदार्थ) के कारण शरीर में खुजलाहट होती है जबकि प्रोटीनक्षयी किण्वक (Proteolytic enzymes प्रोटीओलिटिक एन्जाइम्स), जैसे-जैवधावन चूर्ण (Biological washing powder)-सम्भवत: सीधे त्वचा के तंत्रिका-छोरों पर क्रिया करते हैं।

त्वचीय तंत्रिका (Cutinaneous nerves) से तंत्रिका प्रणोद (Nerve empulses) सुषम्ना (स्पाइनल कॉर्ड) के संवेदी क्षेत्रों से होकर प्रमस्तिष्क (Cerebrum) के संवेदी केन्द्रों में प्रसारित होते हैं। अनुकम्पी तंत्रिका रेशों (Parasympathetic nerve fibres) की आपूर्ति रक्तवाहिकाओं में (Blood vessels), रोम-पुटिकाओं (Hair follicles) की कोमल पेशी में तथा स्वेद ग्रन्थियों (Sweat glands) की श्रावी - कोशिकाओं में होती है।

स्वेद ग्रन्थि (Sweat Glands-स्वेट ग्लैन्ड्स)

बाह्य त्वचा (Epidermis एपिडर्मिस) से अधोवर्धन (Downgrowths) के रूप में स्वेद ग्रन्थियों (स्वेट ग्लैन्ड्स) का विकास होता है। मानव-जाति में ये ग्रन्थियाँ दो प्रकार की होती हैं- (i) एक्क्राइन (Eccrine) तथा (ii) ऐपोक्राइन (Apocrine)।

स्वेद श्राव (एक्क्राइन) ग्रन्थियाँ (Eccrine glands) त्वचा की सम्पूर्ण सतह पर पायी जाती है, परन्तु श्लेष्मल झिल्ली (Mucous membrane) में इनकी उपस्थिति नहीं होती। हथेलियों (Palms of the hands) तथा तलवों (Soles of the feet) में इनकी प्रचुर संख्या रहती है।

स्वेद ग्रन्थियों में एक कोशिका-गुच्छा (Glomerulus ग्लॉमरुलस) या श्रावी-लच्छा (Secreting coil) होता है जो अंत: त्वचा (डर्मिस) में गहरा गड़ा रहता है। इसमें एक नलिका (या वाहिनी-Duct) होती है जो स्वेद (या पसीना) को एक अतिलघु छिद्र से होकर त्वचा की सतह पर पहुँचाती है जिसे स्वेद रोमकूप (Sweat pore स्वेट पोर) कहा जाता है।

ग्रन्थियों का निर्माण घनाकार उपकला (Cubical epithelium क्यूबिकल एपिथीलियम) द्वारा होता है तथा कोशिका-गुच्छा (ग्लॉमरुलस) के चारों ओर एक पतली रेशेदार संपुटिका (Capsule) में परिबद्ध चिकनी पेशी की एक परत होती है। स्वेद ग्रन्थियों में रक्त-कोशिकाओं (Blood capillaries) की आपूर्ति होती है जो श्रावी-लच्छों (Secreting coils) के चारों ओर कोशिकाओं का जाल बनाती हैं। इन ग्रन्थियों में अनुकम्पी तंत्रिका रेशों की प्रचुर आपूर्ति भी होती है।

स्वेद (Sweat) एक साफ जलीय द्रव होता है जिसमें 0.5% ठोस पदार्थ रहते हैं, जैसे-सोडियम क्लोराइड (NaCl), अल्प मात्रा में खनिज लवण तथा यूरिया (Urea)।

स्वेदन (Sweating स्वेटिंग) एक प्रक्रिया (Mechanism) है जिसके द्वारा व्यक्ति अपने शरीर के तापक्रम को व्यवस्थित (या नियंत्रित) करता है। स्वेद के श्राव का नियंत्रण अनुकम्पी तंत्रिका तंत्र से होकर अवचेतक (Hypothalamus) का नियंत्रक केन्द्र (Heat regulating centre) द्वारा होता है।

शरीर के सामान्य तापक्रम पर त्वचा से होकर जल की निरंतर क्षति संवेदनहीन स्वेदन (Insensible perspiration इनसेंसिबल पर्सपरेशन) के रूप में होती है। जल की यह क्षति स्वेद नहीं होता बल्कि यह बाह्य त्वचा (एपिडर्मिस) के ऊतक स्थानों से होकर जल का वाष्पीकरण (Evaporation of water) है। एक गर्म वातावरण में या कठिन व्यायाम के दौरान तेजी से स्वेद-ग्रन्थियों का उद्दीपन (या उत्तेजन) होने से शरीर के तापक्रम में वृद्धि होती है तथा शरीर की सम्पूर्ण सतह पर स्वेद की उपस्थिति होती है।

किसी संवेगात्मक दबाव (Emotinal stress) के कारण भी स्वेद की उत्पत्ति होती है, जैसे-चिंता (Anxiety) या डर (Fear)। यह स्वेद मुख्यत: हथेलियों, तलवों, तथा काँखों (Palms, soles and axillae ऐक्सिली-इसका एक वचन Axilla ऐक्सिला है) में होता है। स्वेद के अत्यधिक उत्पादन को अतिस्वेदन या हाइपर हिड्रोसिस (Hyperhidrosis) कहा जाता है।

ऐपोक्राइन ग्रन्थियाँ (Apocrine glands) स्वेद की बृहत् ग्रन्थियाँ होती हैं जिनकी नलिकाएँ (Ducts) वसामय ग्रन्थियों (Sebaceous सिबेशस glands) के ऊपर रोम पुटिकाओ (Hair follicles हेअर फॉलिकल्स) में, काँखों (Axillae), चूचुकों (या स्तनाग्र-Nipples) तथा गर्तिकाओं (Areotae) में पायी जाती है तथा यौवनारम्भ (Puberty) के समय केवल कार्य करना आरम्भ करती हैं।

ऐपोक्राइन ग्रन्थियाँ एक लसीला (Viscid -विसिड), (Milky) श्राव का उत्पादन करती हैं जो तब तक गंधहीन (Odourless) रहता है जब तक कि वह जीवाणु (Bacteria बैक्टीरिया) के साथ दूषित (Contaminated) नहीं हो जाता। ऐपोक्राइन स्राव का उद्दीपन (या उत्तेजन) तनाव (Stress), दर्द (Pain), डर (Fear) या यौन क्रिया

(Sexual activity) द्वारा होता है। मोम-स्रावी कर्णमलीय ग्रन्थियाँ (Wax-secreting ceruminus सिरुमिनस glands) जो बाह्य श्रवण नली (External acoustic meatus अकूस्टिक मिएटस) में पायी जाती हैं, वे संशोधित (Modified) ऐप्रोक्राइन ग्रन्थियाँ होती हैं।

रोम (या रोयाँ या रोम- Hair हेअर)

प्रत्येक रोम (Hair) में एक स्वतंत्र पतला दण्ड (Shaft-शाफ्ट) रहता है जो त्वचा के जड़ (या मूल Root) से लेकर त्वचा की सतह के ऊपर तक प्रसारित होता है। यह रोम त्वचा के जड़ में गड़ा रहता है तथा एक रोम-पुटिका (Hair follicle हेयर फॉलिकॅल) में बंद (या परिबद्ध Enclosed) रहता है जिसका निर्माण अंत: त्वचा (डर्मिस) में बहित्वचीय कोशिकाओं (Epidermal cells) के अंतर्वेशन (Invagination) द्वारा होता है। पुटिका का निचला छोर फैलकर रोम-बल्ब (Hair-bulb) का निर्माण करता है। रोम-बल्ब के आधार पर कोशिकाओं का एक लघु प्रक्षेप (Small profection) होता है जो अंत: त्वचा से उत्पन्न होता है। इस प्रक्षेप को अंकुरक या पैपिला (Papilla) कहा जाता है जिसमें रक्त-वाहिकाएँ (Blood vessels), तंत्रिका छोरें (Nerve endings) तथा कृष्णवर्णी कोशिकाएँ (Melanocytes-मेलानोसाइट्स) होती हैं।

अंकुरक (पैपिला) की सतह बाह्य त्वचीय कोशिकाओं की एक परत द्वारा आच्छादित (Covered) रहती है जिसे जननिक आधात्री (Germinal matrix-उत्पत्ति स्थान) कहते हैं। इन कोशिकाओं के प्रचुर जनन (Proliferation प्रोलिफरेशन) द्वारा रोम (या रोयाँ) का निर्माण होता है जिसे जैसे ही अंकुरक से दूर और अधिक दूर धक्का दिया जाता है, वे मर जाते हैं तथा शृंगाकार (Keratinised-किरेटिनाइज्ड) बन जाते हैं।

एक रोम (Hair) में तीन परतें (Layers) होती हैं-

(1) पतली चपटी शृंगी कोशिकाओं की उपत्वचा (A cuticle क्यूटिकल of thin flattened horny cells)

(2) रंजित तर्कु रूप कोशिकाओं की प्रांतस्था (कोर्टेक्स) (A cortex of pigmented spindle-shaped cells)

(3) कोशिकाओं की एक अंतस्था (मेडुला)- (A medulla of cells) - जो अपने केन्द्रकों (Nuclei) को नष्ट कर देते हैं जैसे ही वे अंकुरक से दूर ऊपर की ओर ठेल दिये जाते हैं।

रोम-पुटिका (Hair follicle) की दिवालों में चिकने पेशी-रेशे का अतिलघु पुंज (Minute bundle) लगा रहता है जिसे रोम उत्थापक (अरेक्टर पिलोरम-Arrector pilorum) कहा जाता है और जो अनुकंपी तंत्रिका रेशे द्वारा अनुप्राणित (Innervate) होता है।

रोम उत्थापक (अरेक्टर पिलोरम) के सकुंचन से रोम अपने छोर पर खड़ा हो जाता है जिसे रोमांच (Gooseflesh- गूसफ्लेश) कहा जाता है। देखें चित्र 47 (ii)

रोम की वृद्धि (Hair growth) विकास और विराम के एकान्तर चक्रों (Alternating cycles) में होती है। मानव-शिरोवल्क (Human scalf स्कैल्प) की विकासावस्था 2 से 4 वर्षों के बीच होती है जबकि विरामावस्था का काल लगभग 3 महीनों का होता है। चक्र (Cycle) में समीपवर्ती रोम-पुटिकाएँ विभिन्न चरणों में होती है।

विकास-चक्र (Growth cycle) के अंत में अंकुरक (पैपिला) से रोम अलग हो जाता है तथा रोम-बल्ब विरामावस्था में चला जाता है। जब विकास पुन: आरम्भ होता है तो नवीन रोम पुराने मृतक रोम को आगे सरका देता है।

यांत्रिक आघात या चोट (Trauma), जैसे-अत्यधिक झाड़ना (Excessive brushing), केश को घुंघराला बनाने वाले साधनों को कस कर केशों में बाँधना (Application of very tight corlers-कर्लर्स)- के कारण रोमों (केशों) की क्षति होती है या गंजापन (Boldness बॉल्डनेस) होता है।

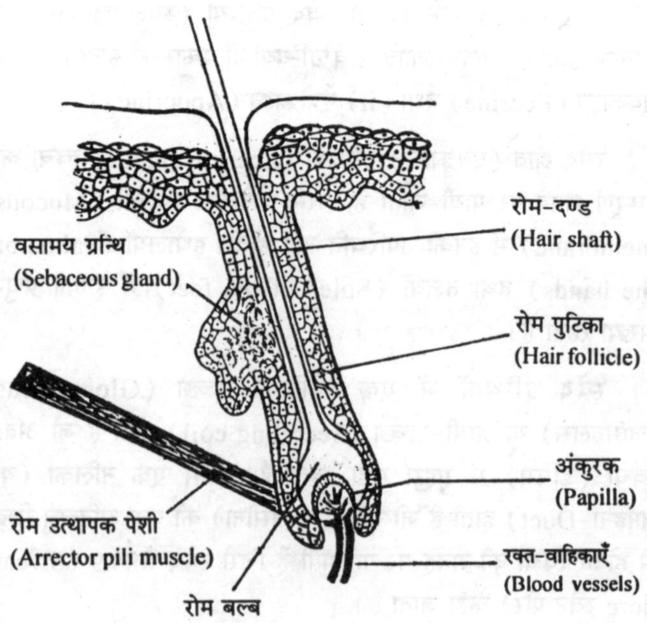

चित्र 47 (ii) - रोम-पुटिका का आरेख
(Diagram of hair follicle)

स्वरोध क्षमता (Autoimmunity ऑटोइम्यूनिटि) या निश्चित कैंसर रोधी दवा का शरीर में उपयोग करने से भी रोम (या केशों) की क्षति होती है या गंजापन आता है।

पुरुष में सामान्य गंजापन को जननिक पुलिंगी गंजापन या ऐन्ड्रोजिनेटिक ऐलीपीशिया (Androgenetic alopecia) कहते हैं जो प्रभुत्व आनुवंशिक गुण के कारण होता है और जिसमें ऐन्ड्रोजेन (Androgens-पुरुष यौन हार्मोन) के प्रति रोम-पुटिकाएँ (Hair follicles) अत्यधिक संवेदनशील होती हैं।

वसामय ग्रन्थि (Sebaceous Glands सिबेशस ग्लैन्ड्स)

वसामय ग्रन्थि (सिबेशस ग्लैण्ड) हथेलियों (Palms) तथा तलवों (Soles) को छोड़कर शरीर के सभी भागों में पायी जाती हैं। शिरोवल्क (Scals), ललाट (Forehead), कपोल (Cheeks) तथा चिबुक (या ठुड्डी-Chin) पर इनकी संख्या बहुत रहती है। ये ग्रन्थियाँ लघु पुटाकार (थैला रूप-Saccular सक्यूलर) होती हैं जो उपकला कोशिकाओं (Epithelium cells) द्वारा निर्मित होती हैं तथा रोम पुटिकाओं (Hair follicles) में खुलती हैं तथा एक रोम-वसामय इकाई (Pilo-sebaceous unit-पाइलोसिवेशस यूनिट) का निर्माण करती है।

वसामय ग्रन्थि द्वारा वसा (या चर्बी-Sebum सेबम) का स्राव होता है। इस वसा का निर्माण ग्रन्थि के अंदर वृहत केन्द्रकित कोशिकाओं (Large nucleated cells) के विघटन (या अवखण्ड -Disintegration) द्वारा होता है। वसा (सेबम) में वसा-अम्ल (Fatty acids), कोलेस्टेरोल (Cholesterol) तथा अन्य पदार्थ रहते हैं। वसा-नलिका (Sebaceous duct) से होकर रोम-पुटिकाओं (Hair follicles) में यह वसा चला जाता है। वसा एक प्राकृतिक स्नेहक या चिकनाई (Natural lubricant) है जो रोम (या केश) को लचीला (Supple सॅपैल) रखता है तथा त्वचा को मुलायम तथा लचकदार (Safe and pliant) बनाता है। यह वसा नमी (या ठंड) तथा ताप (गर्मी) के प्रभावों से भी त्वचा की रक्षा करता है।

संशोधित वसामय ग्रन्थियाँ, जैसे-गर्तिका तथा लघुओष्ठ (Areolae and labia minora) तथा नेत्र पलकों (Eyelid) की माइबोमियन ग्रन्थियाँ (Meibomian glands) सीधे त्वचा-सतह पर खुलती हैं।

वसामय ग्रन्थि यौवनारम्भ तक अल्प क्रियात्मक होती हैं। यौवन के आरम्भ होने के साथ ही इसकी क्रिया में तेजी से वृद्धि होती है जिसका कारण यौन हार्मोनों (Sex hormones) का प्रभाव है। वसा का अति स्राव ऐक्नि बल्गरिस (Acne vulgaris-वसामय ग्रन्थियों की उत्तेजनशीलता) के हैतुकी (Aetilogy-इटिओलॉजि-रोग हेतु विज्ञान) शामिल होने से होता है। यह एक त्वचा-अवस्था है जो युवावस्था और वयस्कों में घटित होती है।

नाखून (Nails नेल्स) या नख

संशोधित शृंगी कोशिकाओं (Modified horny cells) के ठोस प्लेट को नख या नाखून (Nail) या नेल कहा जाता है। नखों के द्वारा अंगुलियों (Fingers) तथा पादांगुलियों (Toes टोज) की पृष्ठीय सतहों पर सुरक्षात्मक आवरण बनाया जाता है।

नख प्लेट (या पिण्ड) (Nail plate or body) नीचे पड़ी नख-शैय्या (Nailbed) के साथ कस कर संबद्ध (Firmly attached) रहता है जिसमें संशोधित बाह्य त्वचीय कोशिकाएँ (Moddified epidermal एपिडर्मल cells सेल्स) रहती हैं। प्रत्येक नख (Nail) में एक मूल (Root) होता है जो त्वचा की एक सतह में अंत: स्थापित रहता है जिसे नख-खाँच (Nail groove नेल ग्रूव) कहा जाता है। इसे नख की दिवाल प्रसारित करके उपत्वचा (Cuticle) का निर्माण करती है। नट-प्लेट का शरीर (Body) अर्ध पारभासी (Semitranslucent सेमिट्रैन्स्लूसेन्ट) होता है तथा अपना गुलाबी रंग नख-शैय्या (नेल बेड) की रक्त-वाहिकाओं से प्राप्त करता है। नख के मूलों का अर्ध चन्द्रक क्षेत्र (Region of lunula लून्यूला) अधिक अपारदर्शी (Opaque ओपेक) होता है। नख-प्लेट की दूरस्थ सीमा (Distal border) स्वतंत्र रहती है। देखें चित्र 47 (iii)

अंगुलियों के नखें पादांगुलियों के नखों से अधिक तेजी से बढ़ते हैं। अंगुली के नख को आधार से लेकर ऊपरी छोर तक बढ़ने में 5 से लेकर 6 महीने तक लगते हैं। (Fingernail takes 5 to 6 months duration in growing matrix to its tip)

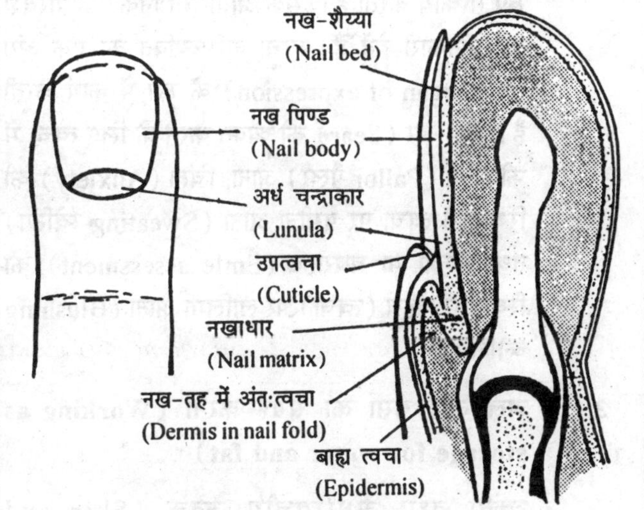

चित्र 47 (iii) - नख और नख-शैय्या का आरेख
(Diagram of nail and nail bed)

नख की वृद्धि ग्रीष्मकाल (Summer time) में अधिक होती है तथा नख-कृंतन (Nail biting नेलबाइटिंग- दाँत से नख काटना) से भी नख-वृद्धि अधिक होती है। नख की वृद्धि किसी रोग होने या कुपोषण की स्थिति में बाधित हो सकती है।

त्वचा के कार्य (Functions of Skin फन्कशन्स ऑफ स्किन)

मानव-शरीर की त्वचा के कार्यों में विविधता का प्रदर्शन होता है। त्वचा के मुख्य कार्य निम्नलिखित हैं-

1. आंतरिक अंगों को सुरक्षा प्रदान करना (Protection of internal organs)

शरीर के आंतरिक अंगों को त्वचा (Skin) सुरक्षात्मक आवरण प्रदान करती है। शरीर में सूक्ष्म जीवों (Micro-organisms) को तथा अन्य हानिकर पदार्थों (Harmful agents) को प्रवेश करने से यह आवरण रोकता है। शरीर के आंतरिक वातवरण को जल की अत्यधिक क्षति होने तथा विद्युत-अपघट्यों (इलेक्ट्रोलाइट्स), प्रोटीन तथा अन्य पदार्थों को नष्ट होने से रोककर उसकी स्थिरता को बनाये रखने में त्वचा सहायता देती है।

2. संवेद ग्रहण करके सचेत करना (Making aware by taking sensation)

त्वचा की तंत्रिका के संवेदी छोर (Sensory endings) बाह्य वातावरण के संबंध में सूचना मस्तिष्क को पहुँचाते हैं तथा शरीर के लिए एक महत्वपूर्ण सुरक्षात्मक साधन के रूप में कार्य करता है। इसके अतिरिक्त निकट के परिवेश की जानकारी देते हैं। त्वचा अभिव्यक्ति का एक अंग (An organ of expression) के रूप में कार्य करती है। जैसे-डर (Fear) को व्यक्त करने के लिए त्वचा में फीकापन (Pallor पैलर) आना, चिंता (Anxiety) की स्थिति में त्वचा पर पसीना आना (Sweating स्वेटिंग) तथा लज्जा या घबराहट (Emle assessment) की स्थिति में चेहरा (त्वचा) पर लालिमा आना (Blushing ब्लशिंग)।

3. जल और वसा का संग्रह करना (Working as storage for water and fat)

त्वचा तथा अधोत्वचीय ऊतक (Skin and subcutaneous सबकयूटेन्यस tissue) जल और वसा (Fat) के लिए एक भण्डार (Store) के रूप में कार्य करते हैं। शरीर में जल की कुल मात्रा का लगभग 15% (Fifteen percent) भाग त्वचा में रहता है जबकि अधोत्वचीय ऊतक वसा का एक मुख्य भण्डार के रूप में काम करता है।

वसा तथा अन्य पदार्थों का स्राव करना (Secretion of sebum and others)

वसामय ग्रन्थियों (ये अंत त्वचा या डर्मिस का एक भाग है) द्वारा वसा का स्राव होता है। इस स्राव से त्वचा की स्वस्थता(Integrity) तथा लचीलापन (Suppleness सपलनेस) को बनाये रखने में मदद मिलती है।

एक्क्राइन तथा ऐपोक्राडन ग्रन्थि (Eccrine and apocrine gland) द्वारा स्वेद (पसीना) का उतपादन होता है। स्वेद (Sweat) की भूमिका शरीर के तापक्रम के व्यवस्थापन में महत्वपूर्ण होती है। इस स्वेद से होकर चयापचयी अपशिष्ट पदार्थ (Metabolic waste products) शरीर से बाहर निकल जाते हैं।

5. विटामिन डी का निर्माण करना (Forming vitamin D)

त्वचा में पर्याप्त मात्रा में उपलब्ध एक वसीय पदार्थ 7-डीहाइड्रोकोलेस्ट्राल (Dehydrocholesterol) होता है जो धूप (Sunlight) के साथ क्रिया करके विटामिन डी का निर्माण करता है। इस प्रकार त्वचा द्वारा विटामिन डी का निर्माण होता है जो शरीर के लिए अत्यधिक उपयोगी माना जाता है। इसकी कमी से शरीर में अनेक रोगों का जन्म हो सकता है।

6. पदार्थों का अवशोषण करना (Absorption of substances)

पदार्थों को सम्पूर्ण त्वचा से होकर रक्त प्रवाह में अवशोषित किया जा सकता है जिसका लाभ यह मिलता है कि कुछ दवाओं (Drugs) को त्वचा से होकर रोगियों के शरीर में प्रवेश करायी जा सकती है। ये दवाएँ तरल रूप में सुई के माध्यम से दी जाती हैं एक दवा ट्रिनिट्रिन (Trinuitrin-एक नाइट्रेट) का उपयोग कण्ठशूल (Angina -ऐन्जाइना) के इलाज में किया जाता है। इस दवा (ट्रिनिट्रिन) को अधिकांश प्रचलित रूप में जिह्वा के नीचे (Sublingually) रखी जाती है क्योंकि इसे मुँह की श्लेष्मल झिल्ली (Mucous membrane) के द्वारा तेजी से अवशोषित किया जाता है। जिससे रोगी को सीना दर्द (Chest pain) से तत्काल राहत मिलती है।

त्वचा में मरहम तथा पट्टी (Ointment and bandage) भी लगायी जाती है।

त्वचा और दैहिक रोग (Skin and Systemic सिस्टेमिक Disease डिजीज)

त्वचा में अनेक रोग होते हैं परन्तु त्वचा में क्षति या घाव या चोटें (Skin lesions स्किन लिश्जन्स) को एक सामान्य (या दैहिक) रोग की अभिव्यक्ति के रूप में प्राय: अवलोकन किया जाता है। जैसे-खसरा (या रोमांटिका-Measles मीजल्स) को त्वचा का एक रोग नहीं समझा जाता है, यद्यपि ददोरा (Rash रेश) का आना एक सामान्य और स्पष्ट लक्षण होता है। यह स्फोटकज्वर (Exanthem एक्सैन्थीम) का एक उदाहरण है तथा एक अवस्था है जिसमें त्वचा क्षतियों को जो गंभीर कैंसर (Deep-seated cancer) के साथ सम्बद्ध होती हैं, उन्हें घातक त्वचीय लक्षण (Dermal markers of malignancy मैलिग्नेन्सि) कहा जाता है।

त्वचा में रोगों का कारण सूक्ष्मजीवों का संक्रमण हो सकता है जैसाकि त्वचा पूथ (या छाजन-Impetigo-इम्पेटिगो) में या वाइरस के कारण त्वचा-शोथ (Herpes हरपेज) में देखने को मिलता है या फफूंदों (Fungi फन्गि-इसका एकवचन Fungus-फंगस है) के कारण दाद (Ringworm रिन्गवॉर्म) होता है या पशु-परजीवियों (Animal parasites पैरासाइट्स) के कारण खाज (Scabies स्केबीज) या जूँआधिक्य (Pediculosis पेडिक्यूलोसिस) होता है। कुछ आहार (Food), दवा या संवेदक (Drug) या रसायनों (Chemicals) के प्रति एलर्जी (या प्रत्यूर्जता-Allergy) होने के कारण पामा या एकजिमा (Eczema) या त्वचा शोथ (डर्मेटाइटिस Dermatitis) का जन्म होता है।

उत्तेजक जीवों (Urritant subjects जैसे-ततैया (Wasp-वास्प) या दंशक (Stinger) के साथ पर्याप्त सम्पर्क होने से पित्ती या अर्टिकैरिआ (Urticaria) की उत्पत्ति होती है। त्वचा की अन्य अवस्थाओं, जैसे - छाल रोग (Psoriasis-सोरायसिस) होने के कारणों की जानकारी बहुत कम है जिस पर अनुसंधान प्रयोग किये जा रहें हैं। त्वचा की कुछ विषालु अवस्थाएँ (Malignant मलिग्नेंट conditions) भी होती हैं। जैसे-कृंतक फोड़ा (Rodent ulcer रोडेन्ट अल्सर) तथा संघातिक (या विषालु) काला अर्बुद (Malignant melanoma मेलानोमा)।

त्वचा की विविध अवस्थाओं (या रोगों) का जन्म होता है जिसके कारण सम्पर्क (Contact)-स्पर्श और खाना-पीना तथा संक्रमण होते हैं जिनको दूर करने के लिए उचित इलाज किये जाते हैं।

शरीर के तापक्रम का व्यवस्थापन या रेग्युलेशन (Regulation of Body Temperature- टेम्परेचर)

मानव को उष्ण रक्त प्राणी (Warm blooded animal) कहा जाता है जो आसपास के वातावरण से स्वंतत्र होकर अपने शरीर के केन्द्रीय तापक्रम को अपेक्षाकृत स्थिर (Constant) बनाये रखने में समर्थ होता है। केन्द्रीय तापक्रम (Central or core temperature) का अभिप्राय है-शरीर के आंतरिक अंगों (Internal organs) का तापक्रम। स्वस्थता (या नीरोगता) में इस तापक्रम को लगभग स्थिर स्तर (Constant level) पर बनाये रखा जाता है जबकि त्वचा और अधोत्वचीय ऊतकों (Skin and subcutaneous सबक्यूटेन्यस tissues) का तापक्रम परिवर्तनशील होता है जो बाह्य वातावरण के तापक्रम पर निर्भर करता है।

शरीर का औसत (सामान्य) तापक्रम (Average normal temperature) $36.8^{\circ}C$ सेल्सियस (Celsius) या $98.2^{\circ}F$ (फारेनहाइट Fahrenheit) होता है जब यह बंद मुँह में मापा जाता है। जब इस तापक्रम को मलाशय (Rectum) में मापा जाता है तो यह लगभग 0.5° C या 1.0° F अधिक होता है। (C से F में परिवर्तन करने का सूत्र है-

$$\frac{F-32}{2} = \frac{C}{5}$$

शरीर का सामान्य तापक्रम 24 घंटे की अवधि के दौरान परिवर्तित होता है। प्रात:कालीन (Early morning) शरीर का तापक्रम न्यूनतम (Minimum) होता है जबकि पूर्व संध्या काल (Early evening) को यह तापक्रम अधिकतम (Maximum) होता है।

शरीर के तापक्रम को स्थिर स्तर पर बनाये रखना उत्पन्न ताप (Heat produced) तथा खोया ताप (Heat lost) के बीच संतुलन (Balance) द्वारा होता है। यदि इस संतुलन को बनाये रखने में असफलता होती है तो इसके कारण शरीर के तापक्रम में वृद्धि या कमी होती है।

ताप का उत्पादन (Heat Production - हीट प्रोडक्शन)

शरीर के सभी ऊतकें (Tissues) चयापचय (Metabolism मेटाबॉलिज्म) की रासायनिक क्रियाओं के उपोत्पाद (By product बाइप्रोडक्ट) के रूप में ताप का उत्पादन करते हैं। परन्तु ताप का अधिकतम उत्पादन यकृत (Liver), अंत:स्रावी ग्रन्थियाँ (Endocrine glands) तथा पेशियों (Muscles) जैसे अत्यधिक सक्रिय ऊतकें करते हैं।

पेशीय क्रियाओं द्वारा शरीर के ताप उत्पादन का लगभग 30% भाग किया जाता है यहाँ तक की विश्राम (Rest) अवस्था में भी ताप का उत्पादन होता है। शारीरिक व्यायाम की अवस्था में यह उत्पादन अधिक होता है। यदि अपर्याप्त ताप का उत्पादन होता है या जब शरीर अत्यधिक ठण्ड (Cold) के प्रभाव में आता है तो शरीर में सिहरन (Shivering-शिवरिंग) होती है। शरीर की पेशियों के अनैच्छिक संकुचन से सिहरन होता है जो ताप उत्पादन को बढ़ाने का एक अति शक्तिशाली साधन होता है।

जब वातावरण का तापक्रम शरीर के तापक्रम से अधिक होता है तो शरीर द्वारा ताप को अर्जित किया जा सकता है।

ताप की क्षति (Heat Loss हीट लॉस)

शरीर से ताप की क्षति मुख्यत: त्वचा से होकर विकिरण (Radiation), परिचालन (Conduction), परिवहन (Convection) तथा वाष्पीकरण (Evaporation) द्वारा होता है। नि:श्वसन (श्वास छोड़ना)-(Expiration), मूत्र (Urine) तथा मल (Faeces फीसीज) से भी ताप की अल्पक्षति होती है।

विकिरण (Radiation रेडिएशन)

शरीर की सतह से निकट की वस्तुओं में जो त्वचा से ठंडी होती है, ताप का स्थानान्तरण होता है। इसी प्रकार उन वस्तुओं से जो त्वचा की सतह से अधिक गर्म होती है, त्वचा में ताप का स्थानान्तरण होता है। रक्त प्रवाह के माध्यम से शरीर के आंतरिक अंगों से त्वचा में ताप पहुँचता है। त्वचा की सतह से ताप के विकिरण (Radiation of heat) को त्वचीय रक्त वाहिकाओं (Cutaneous क्यूटेन्यस blood vessels) के विस्तारण द्वारा बढ़ाया जा सकता है।

जब बाह्य वातावरण का तापक्रम शरीर से अधिक होता है तो विकिरण द्वारा शरीर से ताप की क्षति या छितराव (Dissipation डिसिपेशन) नहीं होती।

परिचालन (Conduction कन्डक्शन)

शरीर की त्वचा के साथ किसी वस्तु या पदार्थ का सीधा सम्पर्क होने से भी ताप का स्थानान्तरण होता है। ताप के इस स्थानान्तरण (Transfer) को परिचालन कहा जाता है। एक वस्तु से ताप की क्षति तेजी से होती है जब वह ताप का सुचालक (Good conductor of heat) होती है, जैसे-एक धातु या हल्का कपास-वस्त्र (Light cotton clothing)। ताप की इस क्षति को ऊन (Wool बूल) या लोम (fur-फर) का वस्त्र पहनकर न्यूनतम बनाया जा सकता है जोकि ताप के कुचालक (Bad conductors of heat) होते हैं।

परिवहन (Convection कन्वेक्शन)

शरीर की त्वचा सतह से ताप का स्थानान्तरण वायु की गति द्वारा भी होता है। त्वचा के निकट जो वायु रहती है वह त्वचा की गर्मी से गर्म होती है। जैसे ही यह गर्म वायु कम सघन (Less dense) होती है, यह ऊपर उठती है जिससे उसके स्थान पर ठंडी वायु त्वचा के निकट आ जाती है। इस तरह त्वचा-सतह से ताप का स्थानान्तरण होता रहता है।

वाष्पीकरण (Evaporation इवैपरेशन)

शरीर की त्वचा-सतह पर जल से वाष्प (Vapour वेपर) बनने में ताप का व्यय (या क्षय) होता है। असंवेदी स्वेदन (Insensible perspiration- पर्सपरेशन) द्वारा शरीर से निरंतर अल्प परिमाण में ताप का क्षय होता है। इस क्रिया को तापक्रम-व्यवस्थापन हेतु नियंत्रित नहीं किया जा सकता बल्कि जब शरीर का तापक्रम बढ़ता है तो स्वेदन (Sweating स्वेटिंग) द्वारा अधिक परिमाण में ताप की क्षति होती हैं। शरीर को ठण्ढ़ा (या शीतल) रखने का एक उत्तम उपाय स्वेद (Sweat स्वेद) का वाष्पीकरण होता है। यह विशेषकर तब उपयोगी होता है तब वातावरण (Environment) का तापक्रम 37°C (सेल्सियस-Celsius) या 98.6^{0}F (फारेनहाइट-Fahrenheit) से अधिक होता है क्योंकि इन स्थितियों में शरीर (Human body) विकिरण, परिचालन तथा परिवहन द्वारा ताप का ग्रहण (या अर्जन) करता है। शरीर से जो स्वेद (या पसीना) टपकता है, वह शरीर को ठंडा रखने में कोई महत्वपूर्ण भूमिका नहीं निभाता है। फिर भी यदि निकट की वायु-आर्द्रता (Surrounding humidity of air) अधिक हो तो स्वेद का वाष्पीकरण नहीं होता और यहाँ तक कि वातावरण (या वायुमण्डल) का 27°C (80.6^{0}F) तापक्रम भी शरीर के लिए सुखद नहीं होता।

तापक्रम-व्यवस्थापन का नियंत्रण (Control of Temperature Regulation - कन्ट्रोल ऑफ टेम्परेचर रेग्युलेशन)

शरीर में ताप की व्यवस्था का नियंत्रण अवचेतक (Hypothalamus) के तापक्रम नियंत्रक केन्द्रों (Temperature regulating centres -टेम्परेचर रेग्युलेटिंग सेन्टर्स) द्वारा होता है। इनमें तंत्रिका-कोशिकाओं (Neurons) के दो समूह शामिल होते हैं- एक समूह उष्मा संवेदी (Heat sensitive) होता है जबकि दूसरा शीत-संवेदी (Cold sensitive) तापस्थायी (Thermostat थर्मोस्टैट) के समान तापक्रम नियंत्रण केन्द्र कार्य करते हैं जो शरीर में तापक्रम ग्राहियों (Receptors) से तंत्रिका पृष्ठ पोषण प्रक्रिया द्वारा प्राप्त सूचना की अनुक्रिया (Response) में चालित होते हैं।

शरीर के तापक्रम में गिरावट होने से अनुकम्पी तंत्रिका प्रणोदों

(Sympathetic nerve impulses) में वृद्धि द्वारा तापक्रम नियंत्रक केन्द्र ताप (या ऊष्मा) का संरक्षण करते हैं। इसके कारण त्वचीय रक्तवाहिकाओं (Cutaneous blood vessels) में संकीर्णन (या सकुंचन-Constriction) होता है जिससे सिहरन (Shivering) द्वारा ताप का उत्पादन उत्तेजित होता है।

शरीर के तापक्रम में वृद्धि होने से तापक्रम नियंत्रण केन्द्रों द्वारा अनुकम्पी तंत्रिका प्रणोदों को त्वचीय रक्त वाहिकाओं में जाने से रोका जाता है। इसके फलस्वरूप रक्त वाहिकाओं का विस्तारण (Dilation) होता है जिससे त्वचा से होकर रक्त प्रवाह में वृद्धि होती है। स्वेद ग्रन्थियाँ (Sweat glands) उत्तेजित होती हैं। जिसके कारण स्वेद (पसीना) का स्राव होता है जो त्वचा की सतह से वाष्पित हो जाता है। इस वाष्पन (या वाष्पीकरण) में ताप का क्षय होता है। शरीर के पेशी तान (Muscle tone) में कमी आती है जो ताप उत्पादन की गति को मंद कर देती है। देखें आरेख 47 (iv)

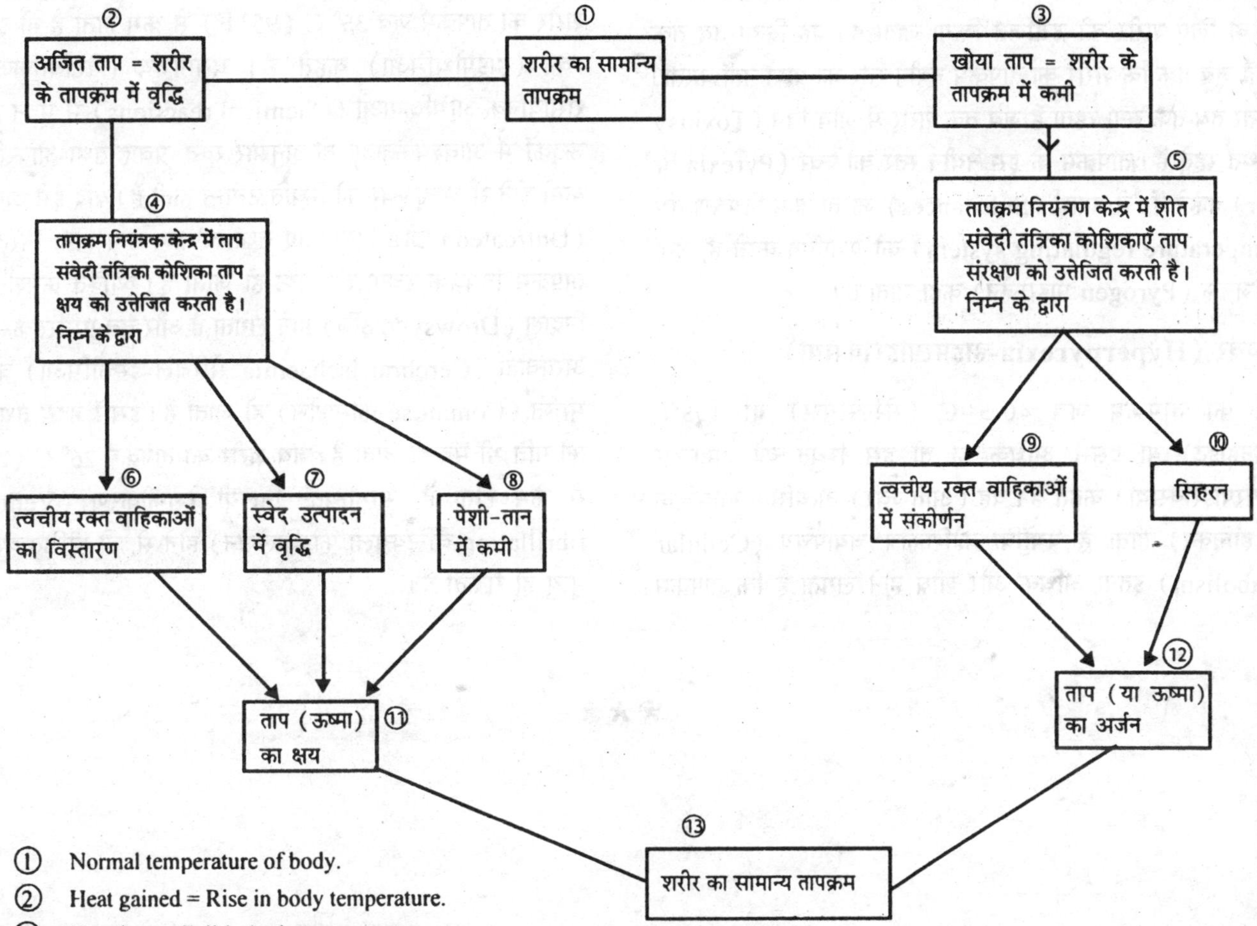

① Normal temperature of body.
② Heat gained = Rise in body temperature.
③ Heat loss = Fall in body temperature.
④ Heat sensitive neurons in temperature regulating centre stimulate heat loss by.
⑤ Cold sensitive neurons in temperature regulating centre stimulate heat conservation by.
⑥ Dilation of cutaneous blood vessels.
⑦ Increase in sweat production.
⑧ Decrease in skeleton muscle tone.
⑨ Constriction of cutaneous blood vessels.
⑩ Shivering.
⑪ Loss of heat.
⑫ Gain of heat.
⑬ Normal temperature of body.

चित्र 47 (iv) - शरीर तापक्रम का नियंत्रण (Control of body temperature)

ज्वर (Pyrexia पाइरेक्सिआ) या बुखार (Fever फीवर)

ज्वर (पाइरेक्सिआ) का अर्थ है- शरीर के सामान्य तापक्रम से अधिक तापक्रम का होना। इस ज्वर का कारण जीव विषों (Toxins टॉक्सिनस) द्वारा उत्पन्न किये गये संक्रामक जीवाणु (Infecting organisms) हैं या फिर तेजी से ऊतक नाशन से प्रोटीन के विघटन-उत्पाद (Breakdownproducts) हैं। ये पदार्थ तापक्रम नियंत्रण केन्द्रों पर क्रिया करके ताप स्थापी नियंत्रण (Thermostatic control) को उच्च स्तर पर पुनर्चालित करते हैं। इसके फलस्वरूप अधिक ताप उत्पन्न करने के लिए शरीर को उत्तेजित किया जाता है। यह क्रिया तब तक होती है जब तक कि शरीर का तापक्रम नवीन स्तर को प्राप्त नहीं करता। यह स्तर तब तक बना रहता है जब तक शरीर में जीव विष (Toxins) उपस्थित रहते हैं। तापक्रम के इस नवीन स्तर को ज्वर (Pyrexia or fever) कहते हैं। वे पदार्थ (Substances) जो तापक्रम नियंत्रण तंत्र (Temperature regulating system) को प्रभावित करते हैं, उन्हें ज्वर-जनक (Pyrogen पाइरोजेन) कहा जाता है।

अतिज्वर (Hyperpyrexia-हाइपरपाइरेक्सिया)

शरीर का तापक्रम जब 40.5° C (सेल्सियस) या 105°F (फारेनहाइट) या इससे अधिक हो तो इस स्थित को अतिज्वर (हाइपरपाइरेक्सिया) कहते हैं। यह (अति ज्वर) अत्यधिक खतरनाक (या हानिकर) होता है क्योंकि कोशिकीय चयापचय (Cellular metabolism) इतना अधिक और शीघ्र होने लगता है कि तापक्रम नियंत्रक रचनातंत्र ताप का उपयोग करने में इतना समर्थ नहीं होता कि ताप-उत्पादन की गति को नियंत्रण में रख सकें। अति ज्वर के कारण शरीर की अनेक कोशिकाएँ नष्ट हो जाती हैं तथा जब मलाशय का तापक्रम 42° C (या 108° F) से अधिक होता है तो इसके कारण अपरिवर्तनीय मस्तिष्क-क्षति (Irreversible brain damage इरिवर्सिबल ब्रेन डैमिज) होती है।

अल्पज्वर (Hypothermia हाइपोथर्मिआ)

शरीर का तापक्रम जब 35° C (95° F) से कम होता है तो इसे अल्प ज्वर (हाइपोथर्मिआ) कहते हैं। चयापचय (मेटाबॉलिज्म) की रासायनिक अभिक्रियाओं (Chemical reactions) में मंदन होने तथा ऊतकों में आवश्यकताओं के अनुसार रक्त-प्रवाह तथा आक्सीजन की कमी होने से अल्प ज्वर की स्थिति उत्पन्न होती है। यदि इसे अनुपचारित (Untreated) छोड़ दिया जाए तथा तापक्रम कम होना निरंतर हो तो तापक्रम नियंत्रक रचना तंत्र नष्ट हो जाता है। व्यक्ति क्रमश: अधिक निद्रालु (Drowsy-ड्राउजि) होने लगता है और तब प्रमस्तिक-स्थानिक अरक्कता (Cerebral ischaemia सेरिब्रल इस्कीमिआ) के कारण मूर्छित (Comatose कोमाटोस) हो जाता है। इसमें हृदय तथा श्वसन की गति भी मंद हो जाती है। जब शरीर का तापक्रम 26° C (78.8°F) से कम होता है, सामान्यत: निलयी रेशकीकरण (Ventricular fibrillation वेन्ट्रिक्यूली फाइब्रिलेशन) होने से, तो पीड़ित व्यक्ति की मृत्यु हो सकती है।

***

18. ज्ञानेन्द्रियाँ या संवेदांग

(SENSE ORGANS)

भूमिका (Introduction)

अभिवाही या संवेदी तंत्रिकाएँ (Afferent or sensory organs) जो केन्द्रीय तंत्रिका-तंत्र पहुँचाती हैं, वे विभिन्न परिधीय (या बाह्य) संरचनाओं (Peripheral structures) से आरम्भ (तंत्रिका छोरों के रूप में) होती हैं। ये संरचनाएँ हैं:

त्वचा (Skin), पेशियाँ (Muscles), संधियाँ (Joints) तथा कुछ विशेष अंग जैसे- नेत्र (Eye) तथा कर्ण (Ear)।

मस्तिष्क में हो रही क्रियाओं का सचेतन परिणाम को संवेदन (Sensations) कहा जाता है जो संवेदी तंत्रिकाओं (Sensory nerves) से प्राप्त प्रणोदों (Impulses) के पहुँचने के बाद होती हैं। संवेदनों के उत्पादन के साथ निम्नलिखित संरचनाएँ (Structures) सम्बद्ध होती हैं-

1. एक अंग-छोर या संवेदी ग्राही (Sensory receptor) जो संवेदी तंत्रिकाओं के अंत भागों पर परिधि (Periphery) में स्थित रहती है।
2. परिधीय तंत्रिका (Peripheral nerve) तथा सुषम्ना (Spinal cord) में अभिवाही तंत्रिका रेशे (Afferent nerve fibres),
3. चेतक (Thalamus) जो कोशिका-केन्द्र (Cell station) होता है तथा प्रमस्तिक- प्रांतस्था (Cerebral cortex) को संवेदा (Sensations) प्रसारित करता (या भेजता) है।
4. मस्तिष्क में संवेदी ग्रहण क्षेत्र (Sensory reception areas) जो विभिन्न मानसिक क्षेत्रों (Psychic साइकिक areas) के साथ संबंधित रहते हैं और जहाँ प्रणोद (Impulse) की व्याख्या होती है जिसे स्मृति के रूप में संग्रह किया जाता है।

यहाँ यह उल्लेख (या स्मरण) करना आवश्यक है कि यद्यपि मस्तिष्क संवेद (Sensation) का ग्रहण और गुण-विवेचन करता है, फिर भी इसे वह उस स्थान (Site) या अंग - छोर (End organ) को वापस प्रक्षेपित करता (या भेजता) है जहाँ पर मस्तिष्क ने प्राप्त किया था। इसे वास्तव में एक व्यक्ति महसूस करता (या समझता) है कि वह परिधीय क्षेत्र (Peripheral region) में है।

प्रत्येक संवेद (या बोध-Sense) के लिए अंगों के छोर अपनी संरचना को विशेष रूप से अनुकूल बनाते हैं जिससे कि उस संवेद के लिए विशिष्ट उद्दीपक (Stimulus) की अनुक्रिया (Response) की जा सके। इस प्रकार प्रकाश के तरंगों (Waves of light) को नेत्र के दृष्टिपटल (रेटिना) में तंत्रिका छोरों (Nerve endings) के लिए "यथेष्ठ उद्दीपक" (Adequate stimulus) के रूप में उल्लेख किया जाता है। ध्वनि की तरंगें (Sound waves) भी कर्ण (Ear) में कर्णावर्त-तंत्रिका (Cochlear nerve कॉक्लियर नर्व) के छोरों के लिए उचित उद्दीपक होते हैं जिनका नेत्र, नासिका (Nose) तथा त्वचा पर कोई प्रभाव नहीं होता।

संवेदों का वर्गीकरण
(Classifications of Sensations)

संवेद का वर्गीकरण विभिन्न प्रकारों से किया जा सकता है। तंत्रिका-तंत्र का वर्णन करने में यह पर्याप्त होगा कि इसका सरल उपवर्गों (Subdivisions) में बनाया जाए जो इस प्रकार है-

(i) विशेष संवेदें (Special senses), जैसे -दृष्टि (Sight), श्रवण (Hearing) स्वाद (Teste) तथा गंध (Smell) जिसकी ज्ञानेन्द्रियाँ (Sense organs), नेत्र (Eye), कर्ण (Ear), जिह्वा (Tongue) तथा नासिका (Nose) हैं।

(ii) सामान्य संवेदें (General sensations)- जिसमें अन्य सभी, जैसे-त्वचा (Skin) आदि ज्ञानेन्द्रियाँ शामिल होती हैं।

संवेदों के कुछ अन्य वर्गीकरण भी हैं, फिर भी पाठक को कुछ शब्दावली (Terms) से परिचित होना चाहिए जो विभिन्न ग्राहियों (Receptors) का उल्लेख करने में

उपयोग किया जाता है। यह भी एक प्रकार का वर्गीकरण है जो निम्नलिखित है-

(a) दूर ग्राह्यियाँ या दूर प्रापक (Telereceptors टेलीरिसेप्टर्स or distance receivers) जैसे - ध्वनि, गंध तथा प्रकाश के लिए।

(b) अंत: संवेदक (Interoceptors इन्टेरोसेप्टर्स)- जिसका संबंध शरीर के आन्तरिक वातावरण के साथ रहता है, जैसे-भूख (Hunger) और प्यास (Thirst)।

(c) बाह्य संवेदक (Exteroceptors एक्सटेरोसेप्टर्स)- जिसका संबंध तत्काल बाह्य वातावरण के अवयवों (Elements) के साथ होता है, जैसे-स्वाद (Taste) के लिए।

(d) स्वस्थिति ग्राहियाँ (Proprioceptors प्रोपाइओसेप्टर्स)- जिसका संबंध स्थान में शरीर या इसके अंगों की स्थिति के साथ रहता है, जैसे-संधियों (Joints) या अर्ध वृत्ताकार नलियों में ग्राहियाँ।

त्वचा में संवेदन (Sensation सेन्सेशन of Skin स्किन)

त्वचा की संरचना और क्रिया के बारे में अध्याय (17) में विस्तृत रूप से चर्चा की गयी है। त्वचा में जो संवेदन होते हैं, वे हैं- दर्द (Pain), तापक्रम उष्ण और शीत (Temperature and cold), हल्का स्पर्श (Light touch) त्वचा में अतिलघु संवेदी क्षेत्रों का एक कुट्टिम (Mosaic मोजेइक) स्थित रहता है जो तंत्रिका छोरों के साथ सामंजस्य स्थापित करता है। संवेदन के विविध प्रकारों में प्रत्येक में विशेष छोर (Specific endings) होते हैं। इसके अतिरिक्त संवेदन का एक प्रकार के छोर त्वचा के एक क्षेत्र में दूसरे से अधिक संख्या में रह सकते हैं।

गंध (या घ्राण) का संवेद (Sense सेन्स of Smell स्मेल)

गंध एक विशेष संवेद है जिसका प्रत्येक व्यक्ति अपनी नासिका (Nose) के द्वारा अनुभव करता है। गंध का क्रिया-तंत्र (Mechanism मेकेनिज्म) निम्न पर निर्भर होता है-

1. ग्राही या अंग का छोर (Receptor or end organ) अर्थात् नासिका कोटर (Nasal cavity) में कपालीय (Cranial) या घ्राण (Olfactory) तंत्रिका के छोर जो कोटर के ऊपरी भाग की श्लेष्मल झिल्ली में होते हैं।
2. घ्राण-पिण्ड तथा क्षेत्र (Olfactory ऑल फैक्टरी lobe and tract) जो मस्तिष्क में प्रणोदों (Impulses) को संचारित करते (या पहुँचाते) हैं।
3. अंग-पिण्डक (Limbic lobe) जो प्रमस्तिक-गोलार्ध (Cerebral hemisphere) की मध्य-सतह पर स्थित होता है।

गंध (या घ्राण के संवेद (Sense of smell) के लिए उपयुक्त उद्दीपक (Appropriate) गैस या अतिलघु कणों के रूप में होते हैं जो नासिका की श्लेष्मल झिल्ली (Nasal mucous membrane) के श्राव (Secretions) में घुलनशील होते हैं। ये गैस या कण वायु के माध्यम से नासिका कोटरों (Nasal cavities) में पहुँचते हैं तथा सुड़क (Snifing स्निफिंग-नाक से सुड़कना) क्रिया द्वारा नासिका-कोटरों में गैसों या कणों के परिणाम की पहुँच की वृद्धि की जा सकती है।

गंध एक अत्यधिक उत्कृष्ट संवेद है जो व्यक्ति को सुखद अनुभूति प्रदान करता है जिससे व्यक्ति में थकान (Fatigue) आती हैं। इसका प्रदर्शन इस तथ्य में होता है कि जब व्यक्ति बंद कमरे में बैठता है और उसके बाद जब कमरा कोई खोलता है तो उद्यान की ताजी हवा की जो गंध उसे मिलती है, वह उसे सुखद अनुभूति देती है एवं वह थकान का अनुभव करने लगता है।

गंध के संवेद में कमी आने के कारण हैं: नासिका श्लेष्मल झिल्ली में सूजन (Inflammation इन्फ्लेमेशन) होना या अति श्राव होना जो शीतकाल में देखने को मिलता है। यहाँ यह स्मरण (या उल्लेख) करना आवश्यक है कि गंध-संवेद का घनिष्ठ संबंध स्वाद-संवेद (Sense of taste) के साथ होता है तथा अधिकांश सुगंधों (Flavours-फ्लेवर्स) को घ्राण-अंग (Olfactory organ) द्वारा ही गुण-ग्रहण (Appreciation) किया जाता है। स्वाद में परिवर्तन या क्षति द्वारा इसका प्रदर्शन होता है जब व्यक्ति अत्यधिक ठण्ड की स्थिति में रहता है। गंध के संवेद की क्षति को घ्राणनाश (Anosmia अनॉस्मिआ) या घ्राणहानि (आंशिक होने पर) कहते हैं।

स्वाद का संवेद (Sense of Taste सेन्स ऑफ टेस्ट)

स्वाद का वास्तविक संवेद (या बोध) जिह्वा (Tongue) में सीमित होता है। मूलत: चार प्रकार के स्वादें (Tastes) होते हैं, वे हैं- (i) तिक्त या कडुआ (Bitter बिटर), (ii) मीठा (Sweet - स्वीट), (iii) खट्टा (Sour-साउअर) तथा (iv) नमकीन (Salt साल्ट) इनके गुणों की पहचान (या व्याख्या) जिह्वा करती है।

जिह्वा (Tongue)

जिह्वा (Tongue) एक गतिशील अंग होती है जिसमें पेशियाँ (Muscles) होती हैं जिनमें से कुछ पेशियाँ कण्ठिका (Hyoid bone हाइऑइड बोन) तथा निचला जबड़ा (Lower jaw लोअर जॉ) से निकलती हैं। जिह्वा का आवरण श्लेष्मल झिल्ली का होता है। इसकी

ऊपरी सतह खुरदरा (या रूक्ष-Rough) होती है जिसका कारण अनेक अतिलघु उत्सेघ (Minute elevations) होते हैं जिन्हें अंकुरक (Papilla पैपिला) कहा जाता है। अंत्यांग (अंत्य+अंग End-organs) जो स्वाद के संवेद (Sense of taste) हैं, उन्हें स्वादकलिकाएँ (Taste buds टेस्ट बडस) कहते हैं। ये कलिका अत्यधिक सघन रूप में जिह्वा के छोर पर स्थित रहती हैं।

इन स्वाद-कलिकाओं में ग्राही-कोशिका (Receptor cells) और समर्थक कोशिकाएँ (Supporting cells) रहती हैं जिनके साथ ही संवेदी तंत्रिका छोरें (Sensory nerve ending) ग्राही कोशिकाओं के चारों ओर घनिष्ठ रूप से लिपटे (Wrapped) रहते हैं। स्वाद-कलिका (टेस्ट बड) में एक मार्ग (Pore पोर) होता है जो जिह्वा की उपकला-सतह (Epithelial surface एपिथीलिअल सर्फेस) पर खुलता है। प्रत्येक ग्राह्यी कोशिका से अनेक रोमें (Hairs) इस स्वाद मार्ग (Taste pore) पर बहिर्विष्ट (या प्रक्षेपित) होते हैं। जिह्वा अग्र के दो तिहाई भागों की स्वाद कलिकाओं से तंत्रिका रेशे द्वारा जो प्रणोद (Impulses) मस्तिष्क में भेजे जाते हैं, वे आननी (या मुखीय) तंत्रिकाओं में चलते हैं जबकि जिह्वा के पश्च तिहाई भाग जिह्वा-गसनी तंत्रिकाओं (Glosso-pharyngeal nerves- ग्लॉसोफैरिन्जीअल नर्व्ज) में चलते हैं। दर्द और स्पर्श के संवेदन (Sensation) को त्रिक- तंत्रिकाओं (Trigeminal nerves) से भेजे जाते हैं। प्रमस्तिष्क-प्रान्तस्था (Cerebral cortex) का कोई क्षेत्र ऐसा नहीं है जो केवल स्वाद (Taste) के साथ सम्बद्ध रहता हो। यह संवेद (Sense) पश्च केन्द्रीय कर्णक (Postcentral gyrus) के उस क्षेत्र का प्रतिनिधित्व होता है जो आनन (या मुख-Face) से त्वचीय संवेदन (Cutaneous sensation) के लिए उपयोगी होता है, जिह्वा के लिए जो प्रेरक तंत्रिका (Motor nerve) होती है। वह बारहवीं (XIIth) कपलीय या आधो जिह्वा तंत्रिका (Cranial or hypoglossal हाइपोग्लॉसल nerve) है।

जिह्वा के कार्य (Functions of the Tongue)

जिह्वा के कार्य मुख्यत: दो हैं:

1. चालक (Motor) जिसमें (a)- चवर्ण (Mastication मैस्टिकेशन) तथा निगरण की क्रिया (Act of swallowing स्वालोइंग) होती है और (b) कथन (Speech स्पीच) होती है।
2. संवेदी (Sensory) जिसमें (a) स्वाद (Taste)- तिक्त (Bitter), मीठा (Sweet), खट्टा (Sour) तथा नमकीन (Salt) और (b) स्पर्श (Touch) होता है।

गंध की तरह स्वाद में भी जिन पदार्थों का स्वाद होता है उन्हें मुँह और लाला ग्रन्थियों (Mouth and salivery glands) की जलीय श्राव में घुलनशील (Soluble) अवश्य होना चाहिए।

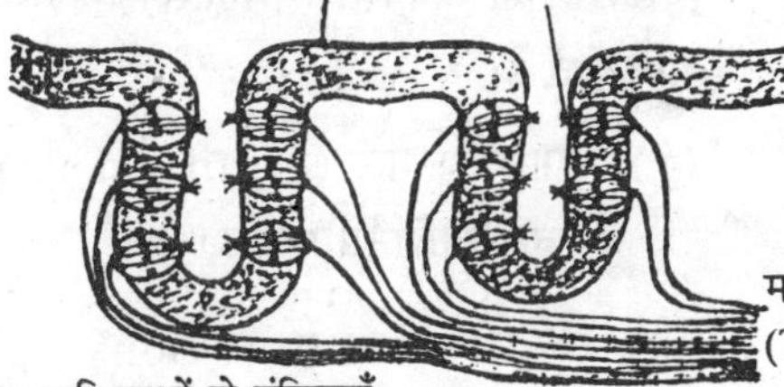

चित्र 48 (i) - स्वाद कलिकाएँ और तंत्रिका आपूर्ति/प्रत्येक स्वाद कलिका के लिए केवल एक तंत्रिका रेशे का प्रदर्शन (Taste buds and their nerve supply N.B. Only one nerve fibre is shown for taste bud.)

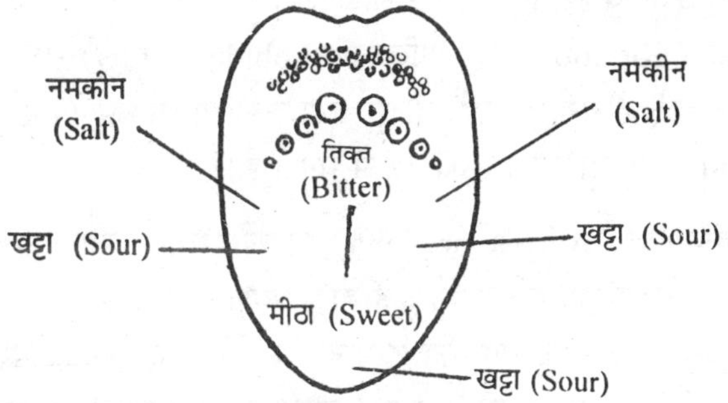

चित्र 48 (ii) - जिह्वा के भागों का चित्र जिसमें विभिन्न स्वाद-संवेदनों के गुण विवेचन हैं। (Diagram illustrating the parts of the tongue in which the various sensations of taste and appreciated.)

श्रवण का संवेद (Sense of Hearing सेंस ऑफ हिअरिंग)

श्रवण-तंत्र (Auditory apparatus) में निम्न अंग (या संरचनाएँ) शामिल रहते हैं-

1. बाह्य कर्ण (External ear एक्सटर्नल इअर)
2. मध्य कर्ण (Middle ear मिड्ल इअर)
3. आंतरिक कर्ण का कर्णावर्त (कॉक्लिआ) (Cochlea of internal ear इन्टर्नल इअर)

1. बाह्य कर्ण (External Ear)

बाह्य कर्ण में निम्नलिखित संरचनाएं (Structures) होती हैं-

(a) कर्णपालि (Auricle ऑरिकैल or pinna - पिना)

(b) बाह्य श्रवण नली (External acoustic meatus - एक्सटर्नल अकूस्टिक मिएटस) - इसके भी दो भाग होते हैं:

(i) उपास्थीय भाग (Cartilaginous portion - कार्टिलैजिनैस पोर्शन)

(ii) अस्थीय भाग (Bony portion बोनिपोर्शल)

कर्णपालि (Auricle or pinna) सिर के किनारा के साथ ललाट (Forehead) तथा अनुकपाल (Occiput-ऑक्सिपट) के लगभग बीचों-बीच के साथ संलग्न रहती है। कर्णपालि (पिन्ना) में गहरा सीप (या शंख -Shell शेल) के समान एक कोटर (Cavity) होता है जिसे शुक्तिका (Concha कौन्का) कहते हैं। त्वचा के नीचे कर्ण पालि पीला लचीला उपास्थि (Cartilage -कार्टिलिज) से निर्मित होती है जो कर्ण पिण्डक (Ear lobe) या पालिका (Lobule लौब्यूल) से पृथक कोमल होती है क्योंकि यह रेशेदार तथा वसामय-ऊतकों (Fibrous and adipose ऐडिपोस tissue) से बनती है।

कर्णपालि (Auricle or pinna) का कार्य ध्वनि-तरंगों (Sound waves) का संग्रह करना तथा उन्हें बाह्य श्रवण नली में संचारित करना (या पहुँचाना) है। यह कार्य मानव से अधिक अनेक पशुओं (Animals) में देखने को मिलता है और इसे परिणाम (या कारण) में उनकी कर्णपालियाँ (Auricles) अपेक्षाकृत अधिक वृहत् (Larger) तथा अधिक गतिशील (Mobile) होती है। यद्यपि मानव-कर्ण (Human ear) के साथ अनेक लघु पेशियाँ संलग्न रहती है, फिर भी कुछ लोगों में ही इसकी सीमित गतिशीलता सम्भव होती है।

बाह्य श्रवण नली (External acoustic meatus) कर्णपालि (Pinna) से आरंभ होती है तथा कर्ण पटही झिल्ली (Tympanic membrane टिम्पैनिक मेम्ब्रेन) या कर्णपटही (Ear-drum इअर ड्रम) तक जाती है। इसके नलिका मार्ग (Tubular passage) की लम्बाई लगभग 2.5 सेंटीमीटर (या एक इंच) होती है। इसका मार्ग सीधा नहीं होता बल्कि एस (S) आकार का होता है। श्रवण-नली को सीधी रेखा में लाने के लिए वयस्कों (Adults) में कर्णपालि (पिना) को ऊपर की ओर तथा पीछे की ओर उठाना चाहिए। परन्तु बच्चों (Childdren) में श्रवण नली का थोड़ा पृथक मार्ग होने के कारण कर्णपालि को नीचे की ओर तथा पीछे की ओर खींचना चाहिए। जब किसी व्यक्ति की कर्णपटही झिल्ली की जाँच करनी होती है तो इसकी (मार्ग को सीधा करने की) आवश्यकता होती है।

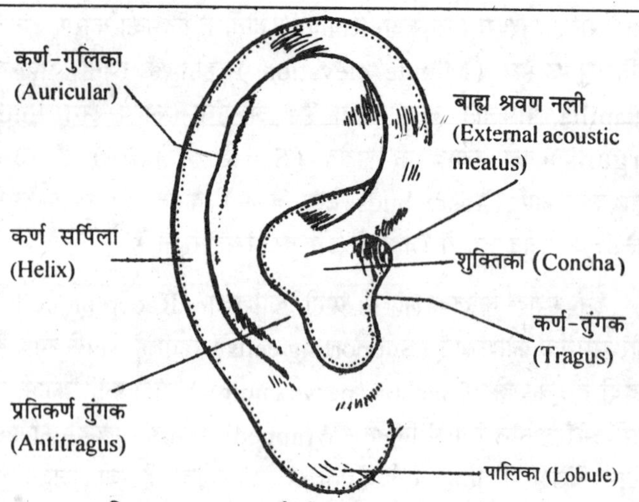

चित्र 48(iii) - कर्णपालि (The pinna)

बाह्य श्रवण नली की संरचना में दो भाग (Two parts) होते हैं:

(i) बाह्य उपास्थीय क्षेत्र (Outer cartilaginous portion)- पार्श्विक एक तिहाई भाग जो कर्णपालि की उपास्थि (Cartilage of the pinna) के साथ निरंतर (या जुड़ा) रहता है।

(ii) शंखास्थि में आंतरिक अस्थिल भाग (Inner bony part in the temporal bone)।

श्रवण-नली उस त्वचा द्वारा स्तरित (Lined) रहती है जो कर्णपालि (Pinna) को ढ़की रखती है तथा उसके साथ निरंतर हो जाती है। इसमें कुछ विशेष ग्रन्थियाँ होती हैं जिन्हें कर्णमलीय ग्रन्थियाँ (Ceruminous glands सेरुमिनस ग्लैन्ड्स) कही जाती है। इन ग्रन्थियों द्वारा एक पीला चरबीदार (Greasy ग्रीजि) पदार्थ का श्राव किया जाता है जिसे कर्णमल (Cerumen सिरुमेन) या मोम (Wax) कहते हैं। ये संशोधित स्वेद ग्रन्थियाँ (Modified sweat स्वेट glands) होती हैं जिनके श्राव से श्रवण-नली में बाहरी वस्तुओं को प्रवेश करने से रोकने में मदद मिलती है, विशेषकर कीड़ों या कीटों (Insects) को। इसमें कुछ रोमें (Hairs) भी रहते हैं जो इस कार्य में मदद करते हैं। यदि इस कर्ण मल का अधिक उत्पादन (या श्राव) या जमाव होता है तो इससे नली अवरुद्ध हो जाती है। इसमें कर्णमल को पिचकारी से धोकर बाहर निकाला जाता है तथा सामान्य श्रवण को पुन: स्थापित (Restore) किया जाता है।

2. मध्य कर्ण (Middle Ear मिडॅल इअर)

मध्य कर्ण को कर्णपटही कोटर (Tympanic cavity टिम्पैनिक कैविटि) भी कहा जाता है। यह एक लघु

अनियमिताकार कोटर (या गुहिका-Cavity) होता है जो शंखास्थि (Temporal bone) के पथरीला क्षेत्र (Pelrous portion) में स्थित रहता है। इसमें लघु अस्थियों की एक शृंखला होती है जिसके द्वारा ध्वनि-तरंगों का संचारण कर्णपटही झिल्ली (Tympanic membrane-टिम्पैनिक मेम्ब्रेन) से आंतरिक कर्ण में होता है। इन लघु अस्थियों को अस्थिका या ऑसिकल (Ossicles) कहते हैं। मोटे तौर पर यह कहा जा सकता है कि मध्य कर्ण एक संकीर्ण आयताकार बक्स (Narrow oblong ऑब्लॉन्ग box) होता है जिसमें अग्र, पश्च, मध्य तथा पार्श्विक दिवालें होती है जिनके एक फर्श (Floor) और एक छत (Roof) होते हैं।

मध्य कर्ण की दिवालें अस्थिल (Bony) तथा झिल्लीमय (Membranous) दोनों ही होते हैं। बाह्य या पार्श्विक दिवाल का निर्माण कर्णपटही झिल्ली द्वारा होता है। इसकी मध्य दिवाल मुख्यत: अस्थि की होती है जिसमें दो मुख या द्वार (Openings) होते हैं जो एक झिल्ली द्वारा ढके रहते हैं। इन दो द्वारों के नाम हैं:

(i) प्रधान (Vestibule वेस्टिब्यूल) के ऊपर की अण्डाकार खिड़की या "गवाक्ष प्रवेश-द्वार" (Fenestra vestibule फिनेस्ट्रा वेस्टिब्यूल)

(ii) कर्णावर्त (Cochlea कॉक्लिआ) के नीचे की गोल खिड़की या "गवाक्ष घोघा मुख" (Fenestra cochleae फिनेस्ट्रा कॉक्लिइ)

मध्य कर्ण की बाहरी और आंतरिक दिवालों में इन झिल्लीमय दोषों के अतिरिक्त अग्र तथा पश्च (दोनों) दिवालों में प्रवेश द्वार (Openings) होते हैं। मध्य कर्ण की अग्र दिवाल में श्रवण नली (Auditory or eustachian यूस्टेकिअन tube) के बाहरी या पार्श्विक छोर (Outer or lateral end) प्रवेश करता है जो नासिका-ग्रसनी (Nasophyarynx) के साथ संचार करता है। पश्च दिवाल से मध्य कर्ण का संचार स्तनाकार गुहा (Mastoid antrum मैस्टाइड ऐन्ट्रम) तथा स्तनाकार वायु-कोशिका (Mastoid air cells) के साथ होता है जो शंखास्थि (Temporal bone) के स्तनाकार प्रबधंक (Mastoid process) पर रहते हैं।

मध्य कान के सम्पूर्ण कोटर (कैविटि) श्लेष्मल झिल्ली (Mucous membrane) द्वारा स्तरित होता है और इसलिए कर्णपटही झिल्ली (Tympanic membrane) के आंतरिक अस्तर का निर्माण करती है जो कंठकर्णनली (Eustachian tube) के श्लेष्मल अस्तर (Mucous lining) के साथ तथा स्तनाकार गूहा और कोशिकाओं (Mastoid antrum and cells) के साथ अभिन्न (या निरंतर) रहती है।

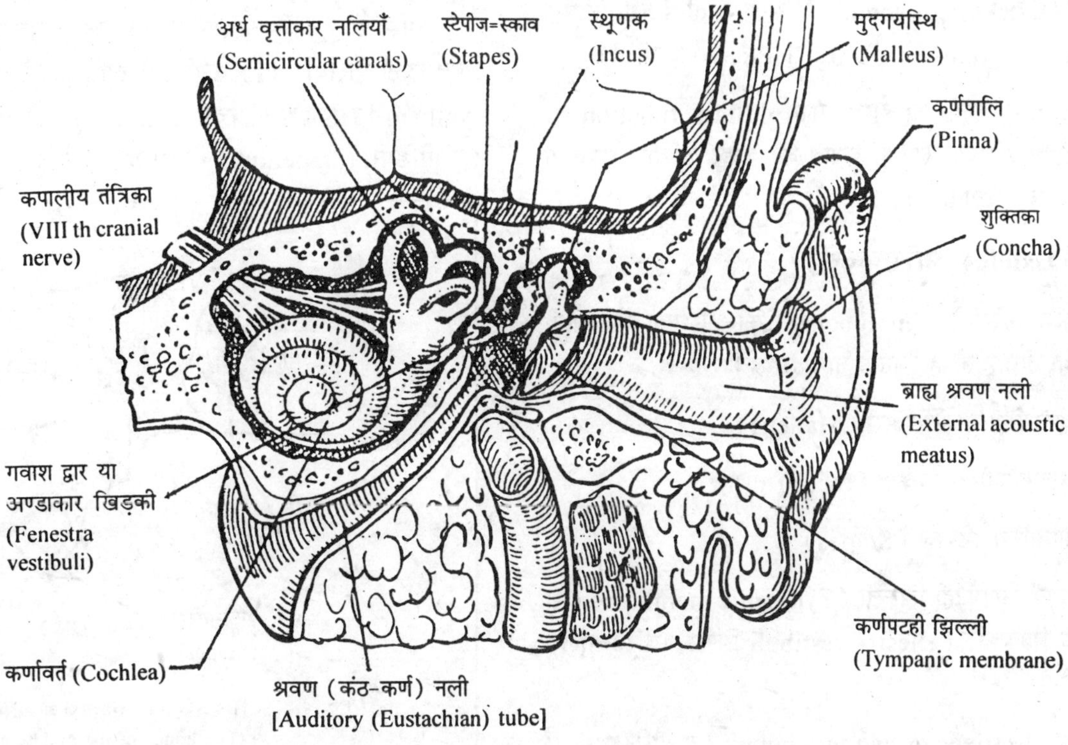

चित्र 48(iv) - कर्ण की संरचना (The structure of the ear)

श्रवण नली (Auditory cells) नासिका-ग्रसनी (Nasopharynx) को मध्य कान के साथ जोड़ती है जिसकी लम्बाई 4 सेंटीमीटर (या 1½ इंच) होती है। इस प्रकार मध्य कान और बाहरी वायु के साथ संयोजन हो जाता है ताकि वायुमंडल का दबाव कर्णपटही झिल्ली के प्रत्येक पक्ष पर एक रूप (Homogeneous) हो सके।

कंठ-कर्ण नली का ग्रसनी-मुख (Pharyngeal opening) सामान्यतः इसकी दिवालों से लगभग बंद रहता है लेकिन निगरण (Swallowing स्वालोइंग) तथा जंभाई (Yawning यॉनिंग) में पेशियों की क्रिया से यह खुल जाता है। नासिका ग्रसनी (Nasopharynx) की नजला या जुकाम की स्थितियों (Catarrhal कटाहरल Conditions) में या तीव्र मस्तिष्क-प्रतिश्याय (Severe head cold) में नली का मुख दोष पूर्ण (या खराब) हो सकता है। इसके कारण बहरापन (कम सुनना) की स्थिति आ सकती है।

एक वाहन (Car) में पहाड़ी की चोटी पर तेजी से जाने में या वायुयान (Aeroplane) में ऊपर जाने से वायुमण्डल के दबाव का प्रभाव प्रदर्शित होता है। जब तक कि मध्यकान से कंठ-कर्ण नली से वायु निकलती है, कर्णपटही झिल्ली की बाहरी सतह पर वायुमंडल का दबाव ऊँचाई के कारण कम हो जाता है जो इसके आंतरिक पक्ष से कम होता है। कर्ण (Ear) में एक अप्रिय संवेदन (Uncomfortable sensation) या हल्का बहरापन की उत्पत्ति होती है, परन्तु दबाव के समायोजन के साथ यह लुप्त (या समाप्त) हो जाती है जो प्रायः ध्वनि की खटखटाहट (Clicking of sound) के साथ आती है तथा निगरण की क्रिया (Act of swallowing) द्वारा सहायता की जाती है।

अतः कंठ-कर्ण नली का मुख्य कार्य (Main function of eustachian tube) मध्य कर्ण में दबाव को बाहर के वायु मंडलीय दबाव के साथ समान बनाना है।

अस्थिका (Ossicles ऑसिकल्स)

मध्य कर्ण की लघु अस्थियों (Small bones) को अस्थिका कही जाती हैं। इनकी संख्या तीन होती है जिनके नाम इस प्रकार हैं-

(i) मुद्गरास्थि या मैलिअस (Malleus)

(ii) स्थूणकास्थि या इन्कस (Incus) तथा

(iii) रकाबास्थि स्टेपीज (Stapes)

ये अस्थिकाएँ कर्णपटही झिल्ली (Tympanic membrane) से लेकर अण्डाकार खिड़की (Fenestra vestibuli फिनेस्ट्रा वेस्टिब्यूलि) तक फैली रहती हैं।

मुद्गरास्थि (Malleus or hammer bone) (या मैलिअस) में एक सिर (Head) होता है जो स्थूण कास्थि या इन्कस (Incus) के साथ संधि युक्त होता है तथा एक हत्था (Handle) होता है जो कर्णपटही झिल्ली से संलग्न रहता है। स्थूणकास्थि (इन्कस or Anvil) उपरोक्त तीन अस्थिकाओं की मध्य अस्थिका है जिसमें एक पिण्ड (Body) तथा दो छोटे पैर होते हैं। इन दो पैरों में से एक पैर मध्य कर्ण की छत (Roof) के साथ जुड़ा रहता है जबकि दूसरा पैर रकाबास्थि (स्टेपीज-Stapes) के साथ संधि युक्त होता है।

रकाबास्थि (Stapes or Stirrup bone-स्टिरप बोन) तीन अस्थिकाओं में सबसे छोटी होती है। इसका सिर स्थूणकास्थि (इन्कस) के साथ जुड़ा रहता है जबकि इसका आधार या चरण-पट्ट (Base or foot-palate) झिल्ली के साथ सम्बद्ध रहता है जो अण्डाकार खिड़की (Fenestra vestibuli फिनेस्ट्रा वेस्टिब्यूलि) का आवरण (Covring) बनता है।

ये तीन अस्थिकाएँ (Ossicles) उत्तोलकों (Livers-लीवर्स) की एक शृंखला (Series) के रूप में कार्य करती हैं तथा कर्णपटही झिल्ली के कंपनों (Vitrations of tympanic membrane) को संचारित करती है जो ध्वनि तरंगों (Sound waves) का उनके साथ टकराने से अण्डाकार खिड़की की आवरण झिल्ली (Membrane covering the fenestra vestibuli) में उत्पन्न होती है। बाद में यह देखा जाएगा कि अंडाकार खिड़की (फिनेस्ट्रा वेस्टिब्यूलि) से कंपनें आंतरिक कर्ण (Internal ear) में जाते हैं।

अस्थिका (ऑसिकल्स) की गति का नियंत्रण कुछ सीमा तक दो बहुत छोटी पेशियाँ- (i) कर्णपटही तानिका (टेन्सर टिम्पैनि Tensor tympanı- इसका एक वचन Tympanum है तथा (ii) रकाबिका (स्टेपीडियस-Stapedius)- द्वारा होता है।

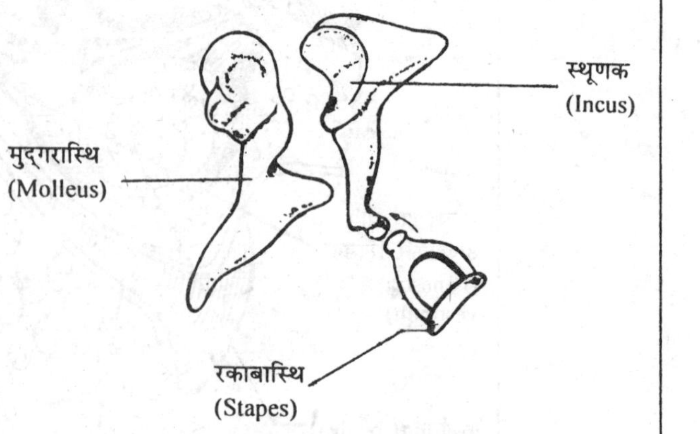

चित्र 48(v) - मध्यकर्ण की अस्थियाँ
(The bones of the middle ear)

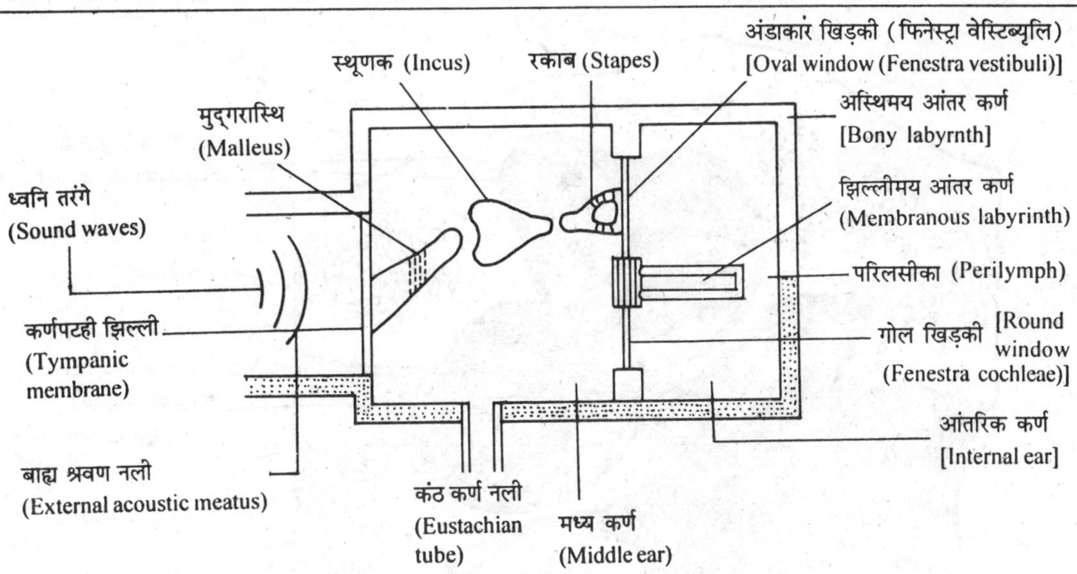

चित्र 48(vi) - श्रवण-तंत्र की संरचना का वर्णनात्मक आरेख
(Diagram illustrating the anatomy of the auditory apparatus)

कर्णपटहतानिका (Tensor tympani) मुद्गरास्थि (मैलियस) के हत्था (Handle) में निविष्ट (घुसेड़ी) रहती है जबकि रकाबिका (Stapedius) पेशी रकाब (Stapes स्टेपीज) में निविष्ट (Inserted) रहती है। ये पेशियाँ अवमंदकों (Dampers डैम्पर्स) के रूप में कार्य करके शोर (Loud noise) की अनुक्रिया में अस्थिकाओं (Ossicles) की अत्यधिक गति को रोकती हैं। वे ध्वनि की निम्न आवृत्ति अवयवों (Low frequency components) को क्षीण भी बनाती है ताकि दुर्बल उच्च आवृत्ति अवयवों (Low frequency components) का आच्छादन (Mask) नहीं बन सके। इससे ध्वनियों का बोध होने में सुधार होता है जो पृष्ठभूमि शोर द्वारा अस्पष्ट कर दिया जाता है।

कर्णपटही झिल्ली (Tympanic टिम्पैनिक Membrane मेम्ब्रेन)

कर्णपटही झिल्ली या कर्णपटह (Tympunic membrane or tympanum टिम्पैनम or ear-drum - इअरड्रम) बाह्य श्रवण नली (External acoustic अकूस्टिक meatus मीटस) के सर्वाधिक गहरा भाग पर स्थित रहती है जिसे यह मध्यकर्ण से अलग रखती है। यह तिर्यक रूप में रहती है जिससे कि इसका ऊपरी भाग निचला भाग की अपेक्षा बर्हिमार्ग (Exterior) से अधिक समीप हो सके। संरचना में कर्ण-पटह की बाहरी सतह उपकला (Epithellium एपिथीलियम) की होती है जो त्वचा द्वारा बाह्य श्रवण नली पर अस्तर के साथ निरंतर रहती है। इसका आंतरिक स्तर (Inner lining) श्लेष्मल झिल्ली का होता है जो मध्य कर्ण के साथ निरंतर रहता हैं। इन दो परतों (Layers) के बीच रेशेदार ऊतक (Fibrous tissue) का अल्प परिमाण रहता है। इसकी आंतरिक दिवाल के साथ मुद्गरास्थि (मैलियस) का हत्था कसकर संलग्न रहता है।

कर्णपटही झिल्ली (या कर्णपटह) लगभग वृत्ताकार रूप में दिखाई देता है जो अस्थिमय नली की दिवालों के बीच ऊपरी भाग में एक छोटा क्षेत्र को छोड़कर कस कर तना रहता है। इस छोटे क्षेत्र को श्रैपनेल की शिथिल झिल्ली-[Flacced-फ्लैक्सिड Membrane of Shrapnell -(श्रैपनेल एक अंग्रेज शल्य चिकित्सक तथा मानव-रचना विज्ञानी-1761-1841 ई० था)] कहते हैं। इस शिथिल झिल्ली को कर्ण दर्शी (Auriscope-ऑरिस्कोप) की मदद से हम देख सकते हैं कि यह लाल होती है। कभी-कभी गम्भीर कर्णशोथ (Acute otitis अक्यूट ओटाइटिस) के रोगियों में यह सूजा (या फूला) हुआ देखने को मिलता है। कुछ रोगियों में यह छेद बनाती है तथा पीप (या पीब Pus पस) भी इससे निकलती है जो बहकर बाह्य श्रवण नली में आती है।

3. आंतरिक कर्ण (Internal Ear इन्टर्नल इअर)

आंतरिक कर्ण को लैबिरिन्थ आंतरकर्ण (Labyrinth) भी कहते हैं। इसमें अनियमित कोटरिकाओं (Cavities) की एक श्रृंखला होती है जो शंखास्थि (Temparal bone) के पथरीला (Petrous पेट्रस) क्षेत्र में रहती है। इन कोटरिकाओं द्वारा अस्थिमय आंतरककर्ण (Bony or osseous labyrinth-ऑसिअल लैबिरिंस) का निर्माण

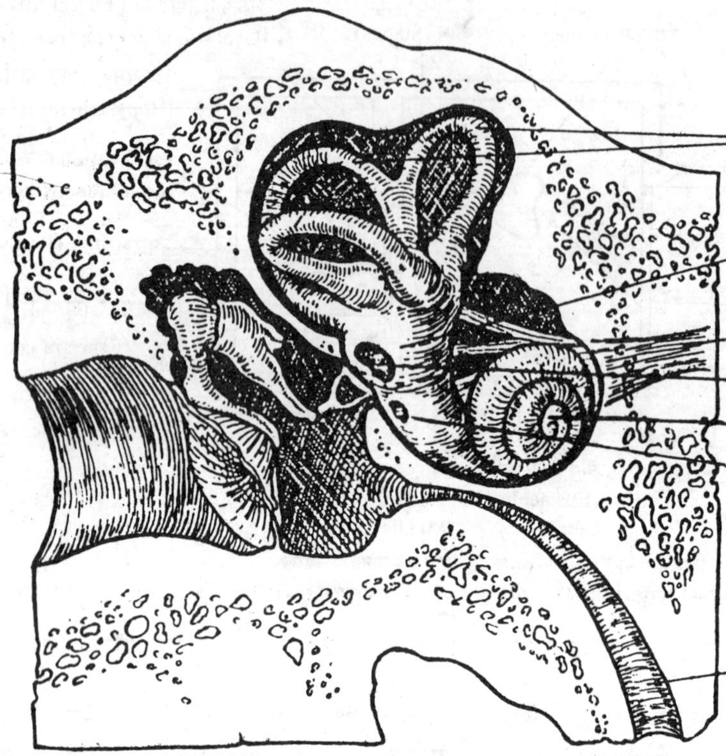

चित्र 48 (**vii**) - अस्थिमय आंतर कर्ण का वर्णनात्मक आरेख
(Diagram showing the osseous labyrinth)

होता है। इन अस्थिमय दिवालों के अंदर एक झिल्लीमय संरचना होती है जो कमोवेश (या लगभग) अस्थिमय आंतरकर्ण के आकार को ग्रहण करती है जिसे झिल्लीमय आंतरकर्ण (Membranous labyrinth मम्ब्रेनस लैबिरिन्थ) कहा जाता है। देखें चित्र 48 (vii)।

अस्थिमय अंतर कर्ण (Osseous labyrinth) में निम्नलिखित भाग होते हैं-

1. प्रधान (Vestibule) या प्रवेश द्वार (Entrance) जो निम्न दो संरचनाओं के साथ संचारित करता है।
2. कर्णावर्त्त (Cochlea कॉक्लिआ) या लघु शुक्ति (Small shell) या श्रवण के अंग (Organ of hearing) आगे में तथा
3. पीछे से अर्धवृत्ताकार नलियाँ (Semicircular canals behind)। इन नलियों का सम्बंध संतुलन स्थिति का बोध (Equilibrium and the sense of position) के साथ रहता है।

प्रधान (Vestibule वेस्टिब्यूल) का घनिष्ठ सम्बन्ध मध्यकर्ण के साथ रहता है। जहाँ से यह झिल्ली द्वारा अच्छादित अण्डाकार खिड़की (Membrane covering the fenestra vestibuli) द्वारा अलग होती है। यही खिड़की रकाब (Stapes स्टेपीज) के चरण-पट्ट के साथ संलग्न रहती है।

कर्णावर्त (Cochlea-कॉक्लिआ) या आंतरकर्ण (Labyrinth) के अग्र क्षेत्र में श्रवण का अंग रहता है। कुछ पहलुओं में यह एक लघु घोंघा (Snail) के समान होता है तथा खण्ड में यह एक अस्थिमय संरचना के साथ एक सर्पिल सीढ़ी (Spiral staircase) के समान प्रतीत होता है जिसे मध्याक्ष (Modiolus मोडिओलस) कहा जाता है। इस मध्याक्ष (मोडिओलस) से बाहरी दिवाल पर लम्बे उभारें (Ridges-रिजेज) निकले रहते हैं। कर्णावर्त्त का झिल्लीमय भाग जिसे कर्णा वर्त्त की नलिका (Duct of cochlea) कहते हैं, वह इसके अस्थिमय दिवालों के अन्दर रहता है तथा इसमें संरचना का एक महत्वपूर्ण भाग रहता है जिसे कोर्टि का अंग (Organ of Corti- कोर्टि इटली का एक ऊतक विज्ञानी, 1822-1888 था) कहा जाता है। यह श्रवण का वास्तविक अंतिम अंग (True end-organ) होता है।

कोर्टि का अंग (Organ of Corti) एक सर्पिल संरचना है जिसमें झिल्लीमय आंतरकर्ण (Membranous labyrinth) होता है जो कर्णावर्त्त के आकार का अनुसरण करता है तथा अंतर्लसीका (Endolymph) में डूबा रहता (या तैरता) है। इसमें विशेष उपकला कोशिकाएँ (Ephithelial एपिथीलिअल cells) रहती हैं जिन्हें कोर्टि का दण्ड (Rods of Corti) कहते हैं। इन दण्डों के प्रत्येक ओर कोशिकाओं (या रोमों) की परतें (Layers of cells) रहती हैं जिनकी स्वतंत्र सतह पर रोम के समान प्रवर्धक (Hair like processes) होते है। यही वे कोशिकाएँ हैं जिनके चारों ओर से 8 वीं कपालीय तंत्रिका (Cranial nerve) के श्रवण (या कर्णावर्त) भाग के रेशे (Fibres) उत्पन्न होते (या निकलते) हैं। तंत्रिका कोशिकाओं के पिण्ड (Bodies of nerve cells) मध्याक्ष (Modiolus) के अंदर सर्पिल गुच्छिका (Spiral ganglion-स्पाइरल गैंग्लिऑन) में स्थित रहते हैं।

श्रवण का क्रिया-तंत्र (Mechanism मेकैनिज्म of Hearing हिअरिंग)

वायु में कंपनों (Vibrations) या तरंगों (Waves) के कारण ध्वनि (Sound) उत्पन्न होती है जिसकी तीन मुख्य विशेषताएँ (Qualities) होती हैं-

1. **तारत्व (Pitch पिच)**- यह कंपनों की आवृत्ति (Frequency) पर निर्भर करती है। आवृत्ति जितनी अधिक शीघ्र (Rapid) होगी, स्वर-ध्वनि (Note) उतनी ऊँची उत्पन्न होगी।

2. **प्रबलता (Intensity इन्टेन्सिटि of loudness)**- यह कम्पनों की विस्तीर्णता (Amplitude ऐम्प्लिटयूड) पर निर्भर करती है।

3. **गुणवत्ता (Quality क्वालिटि)**- यह विभिन्न कम्पनों के संयोजन के कारण होता है।

   कंपनों (Waves vibrations) के संयोग से सुस्वरता (Harmony हार्मोन) या संगीत (Music म्यूजिक) उत्पन्न होता है जबकि संयोजन में विफलता के कारण विस्वरता (Discord डिस्कॉर्ड) या शोर (Noise नॉइज) की उत्पत्ति होती है।

वायु में ध्वनि-तरंगों (Sound waves) का संग्रह कर्णपालि (Pinna) द्वारा किया जाता है तथा उन्हें बाह्य श्रवण नली (External acoustic meatus) से होकर कर्णपटही झिल्ली (Tympanic membrane) में भेजे जाते हैं जिससे झिल्ली में कम्पन होता है। कंपनों को मध्य कर्ण के पार मुद्‌गरास्थि (मैलियस), स्थूणकास्थि (इनकस) तथा रकाबास्थि (स्टेपीज) की गतियों द्वारा अंडाकार खिड़की के आवरण-झिल्ली (Membrane covering the fenestra vestibuli) को संचारित किये जाते हैं। झिल्ली की आंतरिक सतह प्रघान (Vestibule) में परिलसीका (Perilymph) के साथ संपर्क में रहती है जो कंपनों को उठाती है तथा उन्हें अन्तर्लसीका (Endolymph) को बढ़ा देती है। जिसके द्वारा वे कोर्टि के अंग (Organ of Corti) में पहुँचाये जाते हैं।

इस प्रकार उद्दीपक (Stimulus) जो कोर्टि के अंग में पहुँचता है उसे 8 वीं कपाली (Cranial) या प्रधान-कर्णावर्त्त (Vestibulo-cochlear वेस्टिब्यूलो-कॉक्लिअर) तंत्रिका के कर्णावर्त क्षेत्र द्वारा ले जाया जाता है जो एक रन्ध्र (Foramen) से होकर शंखास्थि (Temporal bone) के पथरीला क्षेत्र को छोड़ता है तथा मस्तिष्क-नलिका (Brainstem) में पहुँचता है। रेशे को तब मस्तिष्क के श्रवण क्षेत्रों (Acoustic areas) में ले जाया जाता है जो दूसरी तरफ (Opposite side) की शंख-पालि (Temporal lobe) में स्थित होते हैं।

श्रवण-संवेद का सारांश (Summary समरी of Sense of Hearing)

ध्वनि तरंगें (Sound waves) ⇛ कर्णपालि (Pinna) ⇛ बाह्य श्रवण नली (External acoustic meatus) ⇛ कर्णपटही झिल्ली (Tympanic membrane) ⇛ मुदगरास्थि (Malleus) ⇛ स्थूणकास्थि (Incus) ⇛ रकाबास्थि (Stapes) ⇛ अण्डाकार खिड़की (Fenestra vestibuli) ⇛ प्रघान (Vestibule) ⇛ कर्णावर्न (Cochlea) ⇛ परिलसीका ⇛ अंतर्लसीका (Perilymph + Endolymph) ⇛ कोर्टि का अंग (Organ of Corti) ⇛ 8 वीं कपालीय तंत्रिका (8th cranial nerva) ⇛ दूसरी ओर के मस्तिष्क की शंख - पालि (Temporal lobe of brain of opposite side)।

श्रवण-क्षति (Loss of hearing) का वर्गीकरण चालकीय (Conductive) तथा संवेदीतंत्रिकीय (Sensori- neural सेन्सरिन्युअरल) रूप में किया जा सकता है। चालक बहरापन (Conductive deafness) में ध्वनि का संचरण (Transmission) कर्णावर्त्त (कॉक्लिआ) में नहीं होता है क्योंकि बाह्य श्रवण नली या मध्य कर्ण की क्षति होती है। संवेदी तंत्रिकीय बहरापन (Sensorineuron deafness) में कर्णा वर्त्त (Cochlea) या तंत्रिका (Neural) की क्षति होती है जिसके कारण 8वीं कपालीय तंत्रिका (Cranial nerve) या कर्णावर्त्त से लेकर शंख पालि तक का मार्ग (Pathway from cochlea to temporal lobe) प्रभावित होता है।

एक इलेक्ट्रानिक श्रव्यता मापी (Electronic audiometer

ऑडियोमीटर) द्वारा श्रव्यतामिति (Audiometry) का उपयोग करके श्रवण-क्षमता (Hearing acuity हिअरिंग ऐक्वेटी) की माप की जाती है तथा उस क्षेत्र को निर्धारित किया जाता है जहाँ क्षति हुई है तथा जिसके कारण श्रवण प्रभावित हुआ है।

अर्ध वृत्ताकार नलियाँ (Semicircular Canals-सेमिसर्क्यूलर कनैल्स)

अर्ध वृत्ताकार नलियों की संख्या तीन (3) होती है जो अस्थिमय आंतरकर्ण (Bony labyrinth) के पश्च भाग में रहती हैं तथा एक दूसरे से एक समकोण पर लगी रहती है। वे अग्र (या ऊपरी), पश्च तथा पार्श्विक नलियाँ होती हैं। अस्थिमय दिवालों के अंदर झिल्लीमय नलिकाएँ (Membranous aucts) रहती हैं जिसके चारों ओर परिलसीका (Perilymph) होती है। इन नलियों में अंतर्लसीका (Endolymph) रहती है। प्रत्येक नलिका एक छोर पर विस्तारित होती है जिसे कलशिका (Ampulla- ऐम्पुला) कहते हैं जहाँ पर विशेष तंत्रिका रेशे (Nerve fibres) कोशिकाओं के चारों ओर अपने को समाप्त प्रकार देते हैं।

कलशिका पर कोमल रोम (Hair) के समान प्रबधंक (Processes) होते हैं। सिर की गतियों से या उसकी स्थिति में परिवर्तन होने से अर्ध वृत्ताकार नलियों की अंतर्लसीका में गति उत्पन्न होती है। द्रव (अंतर लसीका) की यह गति कलशिकाओं (Ampullae ऐम्पुली) में तंत्रिका-छोरों के लिए उद्दीपक (Stimulus) का कार्य करती है तथा प्रणोदों (Impulses) को मस्तिष्क (प्रमस्तिष्क-Cerebrum तथा अनुमस्तिष्क Cerebellum - दोनों) में कपालीय तंत्रिका भेजती है। तंत्रिका के इस क्षेत्र में किसी प्रकार की क्षति (या चोट या घाव) होने से भ्रमि (Vertigo वर्टिगों या Dazziness डैजिनेस) की उत्पत्ति होती है।

अर्धवृत्ताकार नलिकाओं (Ducts) की कलशिकाओं (Ampullae) का मुख एक थैली में खुलता है। इस थैली को दृति या यूट्रिकॅल (Utricle) कहते हैं। इस थैली के तल का मोटा भाग तथा पार्श्विक (Lateral) दिवाल को धब्बा या मैक्युला (Macula) या कर्णाश्म-अंग (Otolithic organ ओटोलिथिक आर्गन) कहा जाता है। इसमें रोम कोशिकाएँ (Hair cells) रहती हैं जो रेशों (Fibres) द्वारा अनुप्राणित (Innervate) होते हैं जो कलशिकाओं के होते हैं जिनके साथ संयोजित होकर प्रधान तंत्रिका (Vestibular nerve) का निर्माण करते हैं। रोम कोशिकाओं तथा उनके समर्थक कोशिकाओं को एक झिल्ली आच्छादित करती (या ढकती) है जिसमें कर्णाशम या ओटोलिथ (Otoliths) रहते हैं जो कैल्सियम कार्बोनेट ($CaCO_3$) के रवे (Crystals) होते हैं।

अर्धवृत्ताकार नलियाँ मस्तिष्क को सिर की गति (Movement) के बारे में सूचना प्रदान करती हैं। कर्णाश्म अंग (Otolith organs) मस्तिष्क को सिर की स्थिति (Position) के बारे में सूचना प्रदान करते हैं।

यहाँ यह स्मरण (या उल्लेख) करना आवश्यक है कि संतुलन और स्थिति के संवेद (Sense of equilibrium and position) की निर्भरता उन प्रणोदों (Impulses) पर होती है जो नेत्रों से तथा पेशियों और संधियों (Muscles and joints) से प्राप्त किये जाते हैं जिनमें ग्राही अंग (Receptor organs) रहते हैं। इन ग्राह्यी अंगों को ऊतक संवेदी (Proprioceptive प्रोप्राइओसेप्टिव) कहते हैं।

कर्ण सम्बद्ध रोगजनक टिप्पणी (Clinical Notes on Ear)

कर्ण में संक्रमण (Infection of the ear)- कर्ण की बाह्य श्रवण नली ब्रणोत्पति का स्थल (Site of furunculosis फ्यूरनक्यूलोसिस) बन सकता है। इस नली में एक या बहुत से व्रणों (फुंसियाँ-Furuncle फ्यूरन्कल) के उत्पन्न होने से कर्ण में अत्यधिक दर्द होता है। इसमें प्रतिजैविक दवा (Antibiotic medicine) या हल्का ताप से सेंकने से इस दर्द से राहत मिलती है।

संक्रमण (Infection) के कारण या ग्रंथाभों (Adenoids ऐडिनॉइड्स) की उपस्थिति के कारण कंठ-कर्ण नली (Eustachian tube) अवरुद्ध हो जाती है।

मध्य कर्ण में संक्रमण (इन्फेक्शन) के कारण कर्णशोथ या ओटाइटिस (Otitis) का भी जन्म होता है जिसके बाद प्रतिश्याय (इन्फ्लुएन्जा-Influenza), खसरा या मीजल्स (Measles) तथा कोटर शोथ (Sinusitis साइनसाइटिस) का आगमन होता है।

कर्णशोथ (ओटाइटिस) का अनुगमन "कर्णमूल प्रवर्धक शोथ" या मैस्टॉइडाइटिस (Mastoiditis) के बाद है। इसमें कर्णमूल प्रबर्धक (Mastoid मैस्टॉइड) भंगुर (Tender), कष्टदायक (Painful) तथा सूजा हुआ (Swollen) रहता है तथा रोगी का तापक्रम बढ़ जाता है और नब्ज की गति (Pulse rate) में वृद्धि होती है। यह अपेक्षाकृत कम होता है। परन्तु इसके होने पर प्रतिजैविक दवा (Antibiotie treatment) का प्रभाव नगण्य होता है और इसको दूर करने के लिए शल्य चिकित्सा (Surg:cal treatment) की आवश्यकता होती है।

आंतरिक कर्ण (Inner ear)- इसमें दो प्रकार की स्थितियों (या रोगों) का उल्लेख किया जा सकता है। पहला है- आंतर कर्णशोथ या लैबिरिन्थाइटिस (Labyrinthitis) जो सामान्यत: मध्यकर्ण में संक्रमण के कारण फैलता है। इसके अधिकतर रोगियों में सिर चक्कर

(Giddiness गिडिनिस), वमन (Vomiting-वोमिटिंग) तथा बहरापन (Deafness) के लक्षण (Symptoms) पाये जाते हैं।

दूसरी स्थिति है-मनयइर रोग (Meniere's disease मनयइर फ्राँस का एक चिकित्सक, 1799-1862 था)। इस रोग के होने का कारण सम्भवत: आंतरिक कर्ण की अर्ध वृत्ताकार नली में रक्त का बहाव है। इस रोग के लक्षण (Symptoms) हैं- सिर चकराना (Vertigo वर्टिगो), मिचली आना (Nausea नौसिआ), वमन या उल्टी होना (Vomiting), कर्णक्वेड या कर्ण झनझनाहट (Tinnitiss टिनाइटस) तथा क्रमश: बहरापन (Deafness) आना। अनेक उदाहरणों (या रोगियों) में हल्की अवसादक दवा (Mild sedation) लेने तथा जीवन-निर्वाह पर ध्यान देने से इसे नियंत्रण में रखा जा सकता है।

बहरापन (या बधिरता-Deafness डेफनेस) के अनेक कारण होते हैं जिनका यहाँ उल्लेख करना आवश्यक नहीं है। इसके इलाज का केन्द्र बिन्दु है- कारण जानकर उसकी स्थिति को बदतर (या खराब) होने से बचाना है।

दर्शन (साइट) का संवेद-दृष्टि (विजन)

(Sense of Sight-Vision)

दृष्टि का अंग नेत्र (Eye- आइ) है जिसके द्वारा व्यक्ति किसी वस्तु को देखता (या दर्शन करता) है। कपाल के कक्षीय कोटर (Orbital cavity ऑर्बिटल कैविटि) में नेत्र रहता है जिसे इसकी अस्थिमय दिवालें (अग्र पक्ष को छोड़कर) रक्षा प्रदान करती है।

दर्शन तंत्र (Visual apparatus विज्युअल ऐपरेटस) के आवश्यक अंगों, जैसे नेत्र गोलक (Eyeball आइबॉल), दृक्-तंत्रिका (Optic nerve ऑप्टिक नर्व) तथा मस्तिक, में दृष्टि-केन्द्रों (Visual centres विज्युअल सेन्टर्स)-के अतिरिक्त कुछ उपांगों (Accessory organs-ऐक्सेसॅरि ऑर्गन्स) होते हैं जो नेत्र की सुरक्षा और कार्य के लिए अनिवार्य समझे जाते हैं। इनमें निम्न उपांगें शामिल होते हैं-

(i) भौंहे (या भृकुटियाँ-Eye brows आइब्रोज) (ii) नेत्र पलक या नेत्रच्छद (Eyelids आइलिड्स) (iii) नेत्र श्लेष्मा (Conjunctiva - कॉन्जंक्टाइवा) (iv) अश्रु तंत्र (Lacrimal or lacrymal apparatus लैक्रिमल रेपरेटस) तथा (v) नेत्र-पेशियाँ (Muscles-मसल्स of the eye)।

इन अंगों और उपांगों (Organs and accessory organs) का यहाँ वर्णन किया गया है।

नेत्र के उपांग या सहायक अंग (Accessory ऐक्सेसरि Organs आर्गन्सन of the Eye)

(i) भौंहे (या भृकुटियाँ-Eye brows आइब्रोज)

भौंहों का निर्माण उस त्वचा द्वारा होता है जो ललाटास्थि (Frontal bone) के नेत्र कोटर प्रबर्धक (Orbital process) को आच्छादित करती है। यह अपनी प्राकृतिक अवस्था में लघु मोटा रोमों (Hairs) की प्रचुर आपूर्ति करती है। इनका मुख्य कार्य रक्षात्मक होता है और इनकी आकृत्ति भौंह (Brow) के स्वेद (या पसीना) को नेत्र में बहनें से रोकती है।

(ii) पलक या नेत्रच्छद (Eyelids आइलिड्स)

नेत्र के ऊपर और नीचे एक-एक चल परत (Movable layer) होती है जो नेत्र के अग्र रक्षण (Anterior protection) का निर्माण करती है। ऊपरी और निचली परत को ही पलक (या नेत्रच्छद-Eyelid) कहते हैं। ऊपरी परत निचली की अपेक्षा अधिक बड़ी और अधिक गतिशील होती है जबकि आंतरिक्त सतह में श्लेष्मल झिल्ली (Mucous membrane) होती है जिसे नेत्र श्लेष्मा (Conjunctiva) कहते हैं। इन परतों (Layers) के बीच रेशेदार ऊतक का एक घना प्लेट (Dense plate) रहता है जिसे नेत्रच्छद (या पलक) पट्टिका या टार्सस (Tarsus) कहते हैं। ऊपरी पलक की पट्टिका (Tarsus) में पेशी जो इसे ऊपर उठाती है, वह उसमें निविष्ट (Inserted) रहती है। दोनों पलकों (Lids) को चारों ओर से एक वृत्ताकार अवरोधिनी पेशी घेरे रखती है। इस पेशी को नेत्र-मंडलिका (Orbicularis oculus ऑबिक्यूलरिस ओक्यूलस) कही जाती है जो पलकों को बंद करती और खोलती है जिससे नेत्र बंद होता और खुलता है। यह मंडलिका जब पूर्णत: संकुचित होती है तो उन्हें यह दबाती है।

बरौनी (Eyelashes आइलैश)- प्रत्येक नेत्रपलक के स्वतंत्र किनारा से कुछ मोटे रोमों (Thick hairs) की एक पंक्ति बाहर निकली रहती है जिन्हें बरौनी (Eyelashes) कही जाती हैं। बरौनियों (आइलैशेज) के ठीक पीछे नेत्रच्छद (या पलक) पट्टिका की ग्रन्थियों (Tarsal glands) के क्रमबद्ध मुखें (Arranged openings) होते हैं जो संशोधित (या परिष्कृत) वसामय ग्रन्थियाँ (Modified sebaceous-सिबेशस glands) हैं और कभी-कभी वे लघु कृमि कोषों (Cysts सिस्ट्स) का स्थल बन जाते हैं। बरौनिओं की रोम पुटिकाओं (Hair follicles) में संक्रामक रोग होने से एक प्रचलित स्थिति बनती है जिसे गुहेरी (Stye स्टाई) कहते हैं।

(iii) नेत्र श्लेष्मा (Conjunctiva कन्जंक्टाइवा)

नेत्र श्लेष्मा एक कोमल श्लेष्मल झिल्ली (Delicate mucous membrane) है जो नेत्र पलकों (Eyelids) की आंतरिक सतह को स्तरित करती है और फिर नेत्र गोलक की बाहरी सतह पर परावर्तित होती (या पलट जाती) है। दो परतों के बीच स्थान को नेत्र श्लेष्मा-थैली (Conjunctival sac कंजंक्टाइवल सैक) कहते हैं।

(iv) अश्रु तंत्र या लैक्रिमल ऐपरेटस (Lacrimal Apparatus)

अश्रुतंत्र का संबंध अश्रुओं के निर्माण के साथ होता है जिसमें तीन संरचनाएँ (Structures) सम्मिलित होती हैं, वे है-

(a) **अश्रु ग्रन्थि (Lacrimal glans)**- ये ग्रन्थियाँ नेत्र कोटर (Orbital cavity) के ठीक ऊपर नेत्र के पार्श्विक कोण पर स्थित रहती हैं। प्रत्येक अश्रु ग्रन्थि बादाम के आकार (Almond-shaped) की होती है तथा ललाटास्थि (Frontal bone) के नेत्र कोटर प्लेट में अवनमन (Depression-डिप्रेशन) की अवस्था में रहती है। इस ग्रन्थि से अनेक नलिकाएँ आगे जाती हैं तथा नेत्र श्लेष्मा थैली (Conjunctival sac) के पार्श्विक कोण में पहुँचती हैं।

(b) **अश्रु नलिका (Lacrimal लैक्रिमल canaliculi कनैलि क्यूलि**- इसका एकवचन Canaliculus कनैलिक्यूलस है)- यदि प्रत्येक नेत्र पलक का मध्य छोर (Medial end) को ध्यानपूर्वक अवलोकन किया जाए तो एक अतिलघु नलिका (Duct) के रन्ध्र (Orifice-ऑरिफिस) को देखा जा सकता है। इस रंध्र (या मुख) से अश्रु नलिका (Lacrimal canaliculus) अंदर जाती है तथा अश्रु-थैली (Lacrimal sac) में प्रवेश करती है।

(c) **अश्रु थैली तथा नासिका-अश्रु नलिका (Lacrimal sac सैक and nasolacrimal नेजोलैक्रिमल duct डक्ट)**- अश्रु-थैली को नासिका-अश्रु नलिका का ऊपरी विस्तारित भाग माना जा सकता है जो नीचे की ओर नासिका - कोटर (Nasal cavity नेजल कैविटि) के अस्थिमय दिवाल के अंदर जाती है तथा नासिका (Nose) की निचली नली में खुलती है।

अश्रु (Tears) एक हल्का क्षारीय जलीय द्रव (Slight alkaline watery fluid) होता है जिसमें अल्प मात्रा में सोडियम क्लोराइड (Sodium chloride-NaCl) रहता है जिसके कारण इसका स्वाद

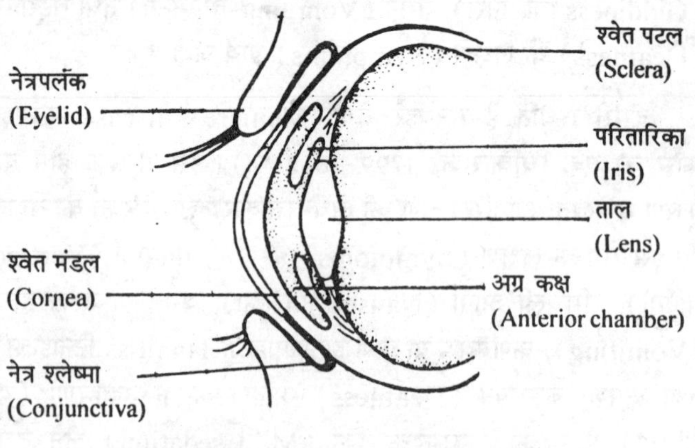

चित्र 48(viii) - नेत्र श्लेष्मा का आरेख
(Diagram of the conjunctiva.)

नमकीन (Salty) होता है। सामान्यत: अश्रु ग्रन्थियों से श्राव निरंतर होता है जो नेत्र श्लेष्मा थैली के अंत: स्तर को आर्द्र (या गीला) रखने तथा धूल से स्वतंत्र रखने के लिए पर्याप्त होता है। नेत्र पलकों की बार-बार गति होने से अश्रु नेत्र के आगे पार्श्विक से मध्यवर्ती क्षेत्र में जाता है जहाँ से वह अश्रु नलिकाओं (Lacrimal canaliculi) के रंध्रों (मुखों) में जाता है। यहाँ से नासिका-अश्रु नलिकाओं (Nasolacrimal duct) द्वारा नासिका में बहकर यह अश्रु (Tears) नासिका के श्राव में मिल जाता है।

नेत्र पलक के मध्य कोनों पर अश्रु नलिकाओं के अतिलघु मुखों (Minute openings) का अवलोकन करने से यह स्पष्ट होता है कि अश्रु के किसी अत्यधिक अश्रु (Any excess of tears) को नेत्र श्लेष्मा (कंजंक्टाइबल सैक) से अतिबहाव द्वारा नीचे कपोल (Cheek) पर आ जाना चाहिए। अश्रु का कुछ भाग फिर भी नलिकाओं (Ducts) द्वारा नीचे आ जाता है तथा नासिका से जलीय श्राव की अधिकता के लिए वह जिम्मेवार होता है। एक व्यक्ति जब रोता या चिल्लाता है तो यह अश्रु नासिका से बहता है। इसे साफ रखने के लिए वह रुमाल (Handkerchief हैण्डकरचिफ) रखता है या फिर नासिका में आने पर जलीय द्रव को साँस लेकर (या सूँ-सूँ करके) अंदर खींच लेता है।

अश्रुओं का श्राव किसी बाहरी पदार्थों (जैसे-कीट, धूलकण आदि) का नेत्र में प्रवेश करने के कारण बढ़ता है तथा इन कीटाणुओं तथा किसी उत्तेजक वाष्प कणों के कारण नेत्र में सूजन भी आ सकती है। नासिका की श्लेष्मल झिल्ली में उत्तेजन होने से या अत्यधिक तेज प्रकाश के परावर्तन से भी श्राव की वृद्धि होती है। जब व्यक्ति अतिसांवेगिक (Emotional) जैसे अत्यधिक प्रसन्न होना या दुखी होना- होता है तो इसमें अश्रुओं का श्राव होता है।

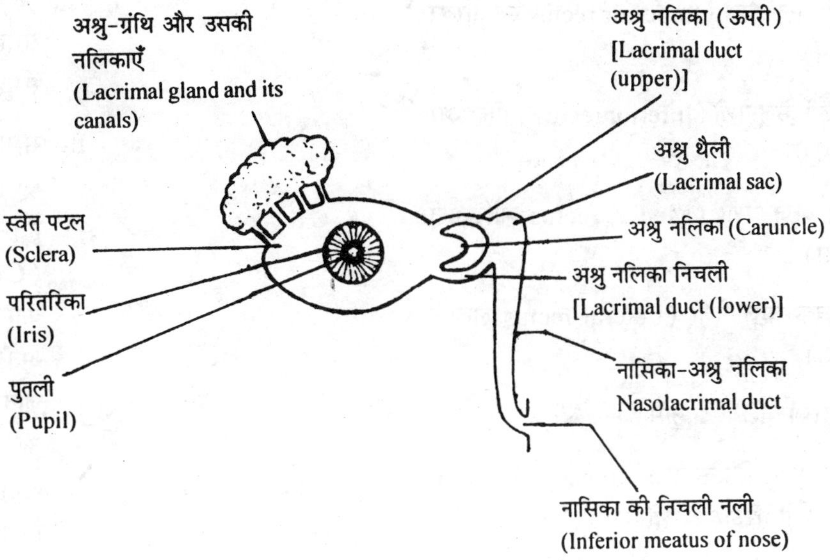

चित्र 48(ix) - अश्रु-तंत्र (The lacrimal apparatus)

अश्रु के कार्यों (Functions of tears) को इस प्रकार संक्षेप में वर्णन किया जा सकता है-

(a) नेत्रों को गीला (आर्द्र) रखना (To keep the eyes moist) जिसके कारण नेत्रपलकों की स्वंतत्र गति होती है।

(b) नेत्रों से बाहरी पदार्थों (जैसे-धूल, कण, कीट तथा उत्तेजक वाष्प या गैस) को बाहर निकालना (To remove foreign bodies such as dust particles, insects and other irritating vapour and gas)।

(c) अल्प विषाणु रोधी के रूप में कार्य करना (To act as a mild anticeptic ऐन्टिसेप्टिक) तथा

(d) संवेग या दर्द की अभिव्यक्ति करना (Expressing emotion or pain)

(v) नेत्र की पेशियाँ (Muscles of the Eye) या एक्सट्रा ऑक्यूलर मसल्स ऑफ आइ (Extraocular Muscle of Eye)

प्रत्येक नेत्र गोलक (Eyeball) पेशियों द्वारा गतिशील होता है जो अस्थिमय नेत्र कोटर (Orbit) की पश्च दिवाल से निकलती है तथा दृक्-तंत्रिका (Optic nerve) के प्रवेश-द्वार के समीप होती है। ये पेशियाँ नेत्र के बाह्य रेशेदार आवरण (जिसे श्वेत पटल-Sclera स्क्लीरा कहते हैं) में निविष्ट (Inserted) रहती हैं। एक पेशी जो नेत्र के ऊपरी पलक (Upperlid) को ऊपर उठाती (Elevate) है उसे ऊपरी नेत्रच्छद उत्थापक (Levator palpebrae superioris लिवेटर पैलपिब्री स्यूपीरिअरिस) कहते हैं। इसके अतिरिक्त चार (4) सीधी (या ऋजु) तथा दो (2) तिर्यक पेशियाँ होती हैं। देखें चित्र 48 (x)।

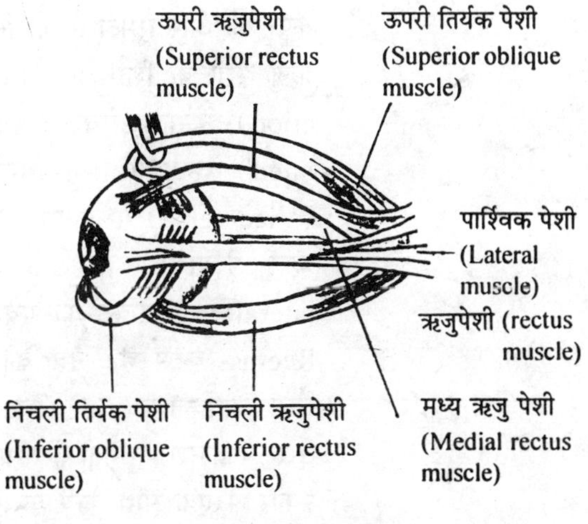

चित्र 48(x) - नेत्र पेशियों का आरेख-बायाँ नेत्र-कोटर (पार्श्विक पक्ष)
(Diagram of eye muscles left orbit (lateral aspect))

चार सीधी पेशियों के नाम इस प्रकार हैं -

(1) ऊपरी ऋजु पेशी (Superior rectus स्यूपीरियर रेक्टस)

(2) निचली ऋजु पेशी (Inferior rectus इन्फीरिअर रेक्टस)

(3) मध्य ऋजु पेशी (Medial rectus मीडिअल रेक्टस)

(4) पार्श्विक ऋजु पेशी (Lateral rectus लैटरल रेक्टस)

दो तिरछी पेशियों के नाम हैं -

(i) ऊपरी तिर्यक पेशी (Superior oblique स्यूपीरिअर ऑब्लीक)

(ii) निचली तिर्यक पेशी (Infeior oblique इन्फीरिअर ऑबलीक)

नेत्रगोलक (Eyeball) के साथ इन पेशियों के संबंध की स्थिति (Position) इनके नाम से ही सूचित होता (या संकेत मिलता) है। इन पेशियों की क्रिया (Action) को समझना कठिन नहीं है यदि निम्न दो तथ्यों (Facts) को याद रखी जाय-

I. यदि एक अकेला नेत्र पर विचार किया जाता है तो ऊपरी ऋजु पेशी के संकुंचन (Contraction) से नेत्र ऊपर की ओर घूमता है जो निचली ऋजु पेशी के शिथिलन (Relaxation) के साथ सम्बद्ध (Associated) रहता है तथा विलोमत: (Vice-versa) मध्य और पार्श्विक ऋजु पेशियाँ (Medial and lateral recti-रेक्टि का एकवचन Rectus-रेक्टस है) नेत्र को एक सिरा [या किनारा (side)] या दूसरे सिरा में क्रमश: घुमाती है तथा इसी प्रकार से एक साथ कार्य करती हैं। यह क्रिया प्रबाहु (Forearm) की आकुंचनी (Flexor) तथा प्रसारक (Extensor) पेशियों की विरोधी क्रिया की तरह होती है। जब एक समूह संकुंचित होता है तो विरोधी समूह शिथिल होता है।

II. सामान्य दर्शन (या देखने) में (Vision) दोनों नेत्रें एक साथ चलते हैं जिसे संयुग्म विचलन (Conjugate deviation - कॉन्जुगेट डीविएशन) कहा जाता है। अत: नेत्रों को यदि ऊपर ले जाया जाता है तो दोनों दाहिनी और बायी ऊपरी ऋजु पेशियाँ (Superior recti) संकुचित होंगी तथा दोनो निचली ऋजु पेशियाँ (Inferior recti) शिथिल होगी। दूसरी ओर यदि दोनों नेत्र दाहिनी तरफ घूमती है तो इस स्थिति में दाहिनी पार्श्विक (Lateral) ऋजु पेशी तथा बायीं मध्य (Medial) ऋजु पेशी संकुंचित होगीं जबकि दाहिनी मध्य ऋजु पेशी और बायीं पार्श्विक ऋजु पेशी शिथिल होगी। इसके विपरीत स्थिति सत्य है यदि नेत्रें बायीं तरफ घूमता है। यह सरल है यदि एक पाठक इन तथ्यों को स्वयं ही पढ़ और समझकर अपने मस्तिष्क में धारित करता है।

दो तिर्यक पेशियों में से ऊपरी तिर्यक पेशी (Superior oblique) इस प्रकार क्रमबद्ध (Arranged) रहती है कि वह नेत्र को नीचे और बाहरी तरफ संचालित करती है। निचली तिर्यक पेशी (Inferior oblique) नेत्र को ऊपर तथा बाहरी तरफ घुमाती है।

नेत्र की पेशियों को तीसरी, चौथी तथा छठी-कपालीय तंत्रिकाएँ (Cranial nerves)- आपूर्ति करती है। पार्श्विक ऋजुपेशी (Lateral rectus) में छठी (या अपवर्तनी - Abducens ऐब्डयुसेन्स) तंत्रिका आपूर्ति करती है।

ऊपरी तिर्यक पेशी (Superior oblique) में संवेदों की आपूर्ति 4 थी (या चक्रक - Trochlear ट्रॉक्लिअर) तंत्रिका करती है। अन्य सभी पेशियों (जैसे - ऊपरी नेत्रच्छद उत्थापक - Levator palpebrae superioris, मध्य ऋजु पेशी-Medial rectus, निचली ऋजु

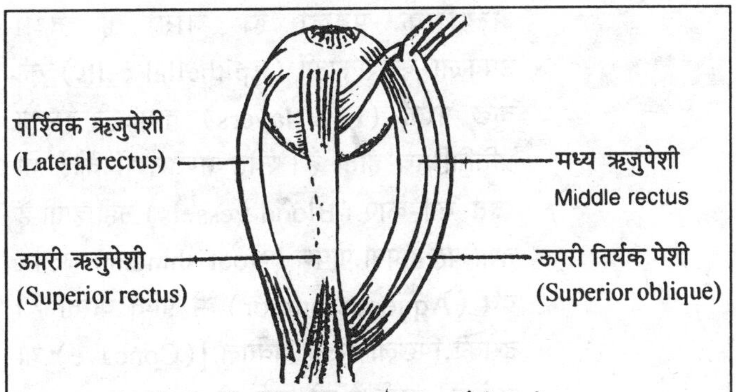

चित्र 48(xi) - नेत्र पेशियों का आरेख-बायाँ नेत्र कोटर
[Diagram of eye muscles. Left orbit from above]

पेशी-Inferior rectus, निचली तिर्यक पेशी-Inferior oblique तथा ऊपरी ऋजु पेशी-Superior rectus) की आपूर्ति 3री (नेत्र चालक Oculomotor ऑक्यूमोटर) तंत्रिका करती है। इन सभी पेशियों (Extraocular nerves) को कभी-कभी नेत्र की बाह्य पेशियों (Extrinsic muscles एक्सट्रिन्सिक मसल्स) के नाम से भी उल्लेख किया जाता है।

विरोधी पेशियों के बीच संतुलन की अपूर्णता के कारण एक प्रचलित अवस्था का जन्म होता है जिसे भेंगापन (Squint - स्क्विन्ट) कहा जाता है। इस भेंगापन को दूर करने के लिए शल्य-क्रिया के द्वारा उचित पेशियों को आवश्यकता अनुसार लघु (Short) या दीर्घ (Long) किया जाता है।

नेत्र का मुख्य (या आवश्यक) अंग-नेत्र गोलक (या नेत्र का बल्ब) (Essential Organ of Eye आइबॉल or Bulb of the Eye)

नेत्र को आयुर्विज्ञान की भाषा में ऑक्यूलस (Oculus इसका बहुवचन Oculi ऑक्यूलि) कहा जाता है जिसमें नेत्र गोलक (Eyeball or bulbus oculi बल्बस ऑक्यूलि) होता है जिसे कुछ सहायक (या अतिरिक्त) अंगें या उपांगें-(Accessory organs) जैसे भौहें (Eyebrows), नेत्र-पलकें (Eyelids), नेत्र-श्लेष्मा (Conjunctiva), अश्रुतंत्र (Lacrimal apparatus) तथा नेत्र-पेशियाँ (Muscles of the eye)-चारों ओर से घेरे रखती हैं।

नेत्र गोलक आकार में लगभग गोलाकार (Spherical) होता है तथा नेत्र कोटर (Eye-socket) के अग्रभाग में स्थित रहता है। नेत्र गोलक (Eyeball) के चारों ओर वसा की एक गद्दी (Pad of fat) होती है।

नेत्र की संरचना को निम्नलिखित रूप से समझा जा सकता है-

I. नेत्र गोलक के आवरण (Coats कोट्स or Tunics टयूनिक्स of Eyeball आइबॉल)

नेत्र गोलक में उसके आंतरिक केन्द्रक (Inner nucleus) के चारों ओर तीन आवरण (Coats or tunics) रहते हैं जिनके नाम हैं-

1. रेशेदार आवरण (Fibrous coat or tunica fibrosa)- बाह्य परत

   (फाइब्रस कोट या टयूनिका फाइब्रोसा)

   इस आवरण में भी दो भाग होते हैं:

   (a) श्वेत पटल (Sclera स्कलीरा)

   (b) श्वेतमण्डल (Cornea कार्निआ)

2. संवहनी आवरण (Vascular coat or tunica vasculosa) - मध्य परत वैसक्यूलर कोट या टयूनिका वैस्कुलोसा)

   इसमें तीन भागों होते हैं:

   (a) रंजित पटल (Choroid कोरॉइड or chorioidea कोरिओइडीआ)

   (b) रोमक पिण्ड (Cilliary boddy सिलिअरिबॉडि or corpus ciliare कॉर्पस सिलिएयर)

   (c) परितारिका (Iris इरिस)

3. तंत्रिकीय आवरण (Nervous coat नर्वस कोट) या आंतरिक परत-यह आवरण दृष्टि पटल (Retina) या रेटिना का होता है।

II. प्रकाश पारगमन रचना तंत्र (Light Transmitting Mechanism) लाइट ट्रान्समिटिंग मेकैनिज्म)

इसमें तीन भाग होते हैं-

1. जलीय द्रव (Aqueous humor एक्विअस ह्यूमर)
2. ताल (Lens) या लेन्स
3. काचाभ पिण्ड (Vitreous body विट्रिॲस बॉडि)

I. (1) रेशेदार आवरण (Fibrous Coats फाइब्रस कोट्स)

(a) श्वेत पटल (Sclera स्क्लीय) or sclerotic coat-स्क्लीरोटिकोट)

नेत्रगोलक की बाहरी परत का पश्च पाँच-छठे (Five-sixth) भाग (83%) में सुदृढ़ अपारदर्शी रेशेदार ऊतक (Strong,opaque ओपेक

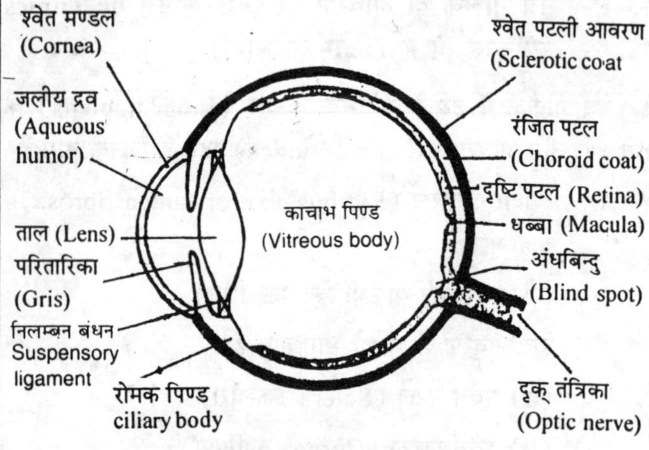

चित्र 48(xii) - ऊपर देखने पर नेत्र गोलक के अंदर का भाग
(Section through eyeball viewed from above.)

fibrous tissue) होता है। जिसे श्वेत पटल (Sclera) कहा जाता है। इसका कार्य रक्षात्मक (Protective) होता है जो नेत्र गोलक के आकर को बनाये रखने में मदद करता है। आगे से देखने पर यही वह भाग है जिसे "श्वेत नेत्र" (White of the eye) के रूप में उल्लेख किया जाता है। तथा इस स्थिति में नेत्रश्लेष्मला (Conjunctiva) द्वारा ढका (या आच्छादित) रहता है। पीछे से इससे होकर दिक्-तंत्रिका (Optic nerve) नेत्र के अंदर दृष्टि पटल (रेटिना) पर पहुँचती है तथा नेत्र-कोटर (या नेत्रगुहा-Orbit) में तंत्रिका की सुरक्षा रेशेदार ऊतक का एक आवरण (Sheath of fibrous tissue) करता है जो श्वेत पटल के साथ निरंतर रहता है।

(b) श्वतेमण्डल (Cornea कार्निआ)- नेत्र गोलक की बाहरी सतह का अग्र छठा भाग (लगभग 16 या 17%) में रहता है। यह पारदर्शी (Transparent) होता है जिसके कारण प्रकाश को नेत्र के अंदर जाने की अनुमति मिल जाती है। श्वेतमण्डल को कभी-कभी "नेत्र की खिड़की" (Window of the eye) के रूप में वर्णन किया जाता है। इसकी अग्र सतह (Anterior surface) थोड़ा वक्र (Curved) या पारदर्शी (Transparent) होता है। श्वेतमण्डल (कार्निआ) के ऊपर नेत्र श्लेष्मा (कंजंक्टाइवा) अत्यधिक पतली हो जाती है तथा उपकला-कोशिकाओं (Epithelial cells) की कुछ परतों (Few layers) द्वारा ही इसका प्रतिनिधित्व होता है। श्वेत मण्डल में कोई भी रक्त-वाहिकाएँ (Blood-vessels) नहीं होती हैं तथा यह अपना पोषण (Nourishment) जलीय द्रव (Aqueous humor) से प्राप्त करता है। इसकी पिछली सतह अवतल [(Concave) या नतोदर] होती है जो घड़ी के काँच (Glass of the watch) के समान अपने किनारों के द्वारा श्वेतपटल (Sclera) के अग्र खण्ड में ठीक बैठ जाती (या फिट हो जाती) है।

I. (2) संवहनी आवरण (Vascular coat वैसक्यूलर कोट)

यह नेत्र का मध्य आवरण (या परत) है। इसमें अनेक रक्त-वाहिकाएँ (Blood-Vessels) और कोशिकाएँ (Capillaries) होती है जो आंतरिक ग्रीवा धमनी (Carotid artery) की नेत्र-शाखा (Ophthalmic branch ऑफ्थैल्मिक ब्रांच) से उत्पन्न होती हैं तथा ये रंजित (Pigmented) होती हैं। रंजित पटल (Choroid), रोमक पिण्ड (Ciliary boddy) तथा परितालिका (Iris) आपस में मिलकर नेत्र की मध्य-परत क्षेत्र का निर्माण करते हैं जिसे यूवियल क्षेत्र (Uveal tract) या यूविया (Uvea) कहा जाता है। अत: परितारिका की शोथ (Inflammation of the iris) तथा उसके साथ निरंतर संरचनाओं के शोथ के लिए शब्द यूवियाशोथ या यूवीआइटिस (Uveitis) का उपयोग किया जाता है। इसे हम "असित पटल शोथ" भी कह सकते हैं। केवल परितारिका की शोथ को आइरिटाइटिस (Iritis) कहते हैं।

(a) रंजित (या कृष्ण) पटल (Choroid कोरॉइड)- यह एक पतली रंजित झिल्ली (Pigmented membrane) होती है जो गहरे भूरे रंग की होती है जो नेत्र के पश्च कक्ष (या खण्ड) को स्तरित करती है। यह पटल (कोरॉइड) श्वेत पटल (Sclera स्क्लीरा) तथा दृष्टिपटल (Retina) की आंतरिक सतह के बीच स्थित रहता है। यह पटल संवहनी आवरण का सर्वाधिक वृहत् खण्ड है।

(b) रोमक पिण्ड (Ciliary body सिलिअरि बॉडि)- यह एक वृत्ताकार संरचना है जो रंजित पटल (कोरॉइड) के अग्र भाग के साथ निरंतर रहता है। यह पिण्ड श्वेतमण्डल (कार्निया) के बाहरी किनारा के ठीक पीछे परितारिका (Irish) की बाहरी सतह (Periphery) को चारों ओर से घेरता है। देखें चित्र 48 (xii)। इसमें पेशी के रेशे रहते हैं जिसे रोमक पेशी (Ciliary muscle) कहते हैं जो बंधन (Ligament) के साथ संलग्न रहती है। यह पेशी ताल (Lens) को उचित स्थिति में लटकाने में मदद करती हैं।

(c) परितारिका (Iris आरिस)- यह एक रंजित झिल्ली होती है जो नेत्र की पुतली (Pupil प्यूपिल) को घेरती है। यह रोमक पिण्ड के किनारा से निकलती (या उत्पन्न होती) है तथा ताल (Lens) के ठीक सामने एक काला केन्द्रीय मुख (पुतली) के साथ मध्य पट (Diaphragm डायाफ्राम) का निर्माण करती है। नेत्र का रंग परितारिका (आइरिस) में रंजक (या रंग द्रव्य) पर निर्भर होता है। काला नेत्रों (Dark eyes) में रंजक की प्रचुरता होती है लेकिन नीले नेत्रों (Blue eyes) में इसकी कमी होती है।

परितारिका (Iris) में पेशी-रेशे के दो समूह (Sets) रहते हैं। एक समूह में अवरोधिनी पुतलीकार (Sphincter pupillae स्फिन्कटर प्यूपिली- इसका एकवचन Pupulla प्यूपिला है) होती हैं जो पुतली (Pupil) को घेरती हैं तथा जब पुतली संकुचित (Contracted) होती हैं तो उसके आकार को कम करती हैं। दूसरे समूह के रेशे को विस्तारक नेत्र-पुतली (Pilator pupillae डाइलेटर प्यूपिली) कहते हैं जो परितारिका (Iris) के बाहरी किनारा से पुतली (Pupil) के बाहरी छोर तक एक अरीय दिशा (Radial direction) में जाती हैं। अरीय रेशों के संकुचन से पुतली के आकार में वृद्धि होती है, अत: इन्हें विस्तारक (Dilators) कहा जाता है। ये रोमक पेशी (Ciliary muscle) के साथ मिलकर नेत्र की आंतरिक पेशियों (Intrinsic muscles) का निर्माण करती हैं।

परितारिका (Iris) का कार्य नेत्र के पश्च भाग में पहुँचने वाला प्रकाश के परिमाण (Amount of light) को व्यवस्थित करना है। इस प्रकार जब कोई तेज प्रकाश दृष्टि-पटल पर चमकता है तो परितारिका संकुचित होती है।

परितारिका का नियंत्रण स्वचालित तंत्रिका-तंत्र (Autonomic nervous system) करता है। अनुकम्पी उद्दीपन [या उत्तेजन (Sympathetic stimulation)] के प्रभाव से पुतली का विस्तार (Pupillary dilation प्यूपिलरि डाइलेशन) होता है जिसे तारा (या पुतली) विस्फार [माइड्रिऐसिस (Mydriasis)] कहा जाता है। परानुकम्पी उद्दीपन (Parasympathetic stimulation) के कारण पुतली का संकीर्णन (Papillary constriction) होता है जिसे तारा-संकुचन या माइओसिस (Miosis or myosis) कहते हैं। अत: प्रतिपित्त जनक दवा (Anticholinergic ऐन्टिकोलिनर्जिक drugs), जैसे- ऐट्रोपिन (Atropine) लेने से परानुकम्पी अवरोध (Parasympathetic blockage) के कारण पुतलियों का विस्तार होता है। वैसी दवा (Drugs) जो पुतलियों का विस्तार करती है, उसे "तारा-विस्फार औषध" या माइड्रिऐटिक्स (Mydriatics) कहते हैं। एक औषध जो बहुधा एक स्थानिक घोल (द्रव की अल्प मात्रा-drops) के रूप में उपयोग किया जाता है उसे प्रतिपित्तजनक अभिकर्ता (एन्टिकोलिनर्जिक एजेन्ट) कहा जाता है, जैसे-साइक्लोपेन्टोलेट (Cyclopentolate)। वह औषधि (या दवा) जो ऐसीटिलकोलीन (Acetylcholine) [अर्थात् परानुकम्पी अनुकरणात्मक दवा (Parasympathomimetic पैरासिम्पैथोमाइमेटिक drugs)] के समान क्रिया करती हैं, वह पुतली (Pupil) को संकुचित करती है। एक उदाहरण फिजोस्टिगमाइन (Physostigmine) है जो किण्वक (Enzyme) कोलीनस्टरेस (Cholinesterase) को अवरूद्ध करता है जो सामान्यत: ऐसीटिलकोलीन की क्रिया को समाप्त कर देता है। अत: फिसोस्टिगमाइन कोलीनस्टरेस (Anticholinesterase) का एक उदाहरण है।

I. (3) तंत्रिकीय आवरण (Nervous coat)- दृष्टिपटल (Retina- रेटिना)

दृष्टिपटल (रेटिना) नेत्र का आंतरिक आवरण (Innermost coat) होता है। यह पश्च कक्ष (Posterior chamber) को स्तरित (Lining) करता है तथा रोम पिण्डक (Ciliary body) के किनारा पर आगे से इसका अंत हो जाता है। यह एक संवेदनशील (या कोमल) झिल्ली (Delicate membrane) है जिसमें तंत्रिका-कोशिका (Neurons) तथा तंत्रिका रेशे (Nerve fibres) रहते हैं जिसके साथ विशेष संरचना के दण्डों (Rods) तथा शंकुओं (Cones) की एक परत होती है। ये दृष्टिपटल (रेटिना) की बाहरी सतह पर रहते हैं जबकि तंत्रिका-रेशे आंतरिक सतह पर नेत्र के कक्ष के सामने होते हैं। ये दण्ड तथा शंकुएँ (Receptors) ही हैं जो उनके पास पहुँचकर प्रणोदों

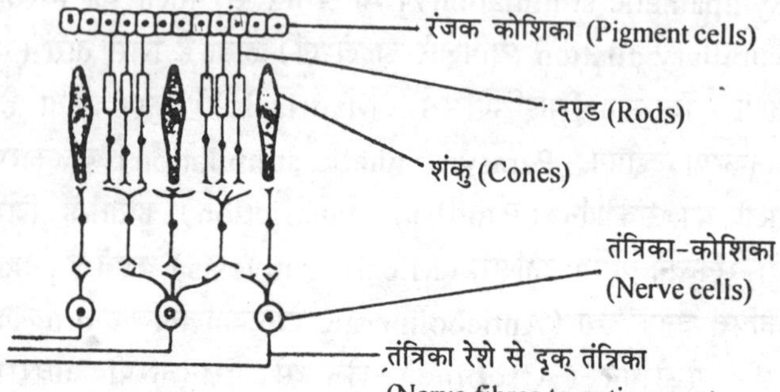

चित्र 48(xiii) – दृष्टिपटल की परतों का वर्णनीय आरेख
(Diagram illustrating the layers of the retina)

(Impulses) को स्थापित करते हैं, जिन्हें तंत्रिकाओं को भेजे जाते हैं। दण्डों और शंकुओं में फोटो संवेदी रंजक (Photosensitive pigment) पर प्रकाश की क्रिया द्वारा प्रणोदों (Impulses) की उत्पत्ति होती है। दण्डों में रंजक को पाटल वर्ण या रोडोप्सिन (Rhodopsin) या बैंगनी दृष्टि (Visual purple विज्युअल पर्पल) कहते हैं। शंकुएँ रंग-दृष्टि (Colour vision) के लिए उत्तरदायी होते हैं। दण्ड केवल एक वर्णी दृष्टि (Monochromatic मोनोक्रोमेटिक Vision) अर्थात् सफेद पर काला रंग (Black and white ब्लैक एन्ड व्हट) देखने की दृष्टि देते हैं, परन्तु उनकी अति संवेदनशीलता के कारण अति अल्प प्रकाश (या लगभग अंधेरा) में भी देखने में व्यक्ति समर्थ होते हैं।

दृष्टि-पटल (Retina) नेत्र का तंत्रिका-भाग (Nervous portion) होता है और इसलिए इसे दृष्टि का वास्तविक अंतिम अंग (True end-organ) भी कहा जाता है। दृक्-तंत्रिका (Optic ऑप्टिक nerve) के रेशे दृष्टिपटल की कोशिकाओं (Cells of retina) में से निकलती है तथा नेत्र गोलक (Eyeball) के सर्वाधिक पश्च भाग के ठीक मध्य में एक बिन्दु पर जमा होती हैं जहाँ वे रंजित (या रंगीना) पटल (Choroid) तथा श्वेत पटल (Sclera) को पार करते (या वेधित करते) हैं तथा पीछे की ओर दिक् तंत्रिका के रूप में नेत्र कोटर (Orbit) से होकर दृस्क्-व्यत्यासिका (Optic chiasma ऑप्टिक काइऐज्मा) तथा मस्तिष्क में पहुँचते हैं। देखें चित्र 48 (xiii)।

जिस बिन्दु पर सभी दृक्-तंत्रिका रेशे अभिसरित (Converge) होते हैं, उसमें कोई भी तंत्रिका कोशिका (Nerve cells or neurons) तथा दण्ड (Rod) और शंकु (Cone) नहीं होते। अत: यह प्रकाश के लिए असंवेदनशील (Insensitive) होता है जिसे अंध बिन्दु (Blind spot) कहा जाता है।

दृष्टि पटल (रेटिना) में रक्त की आपूर्ति नेत्र-धमनी (Ophthalmic artery ऑफ्थैल्मिक आर्टरि) की एक शाखा करती है जो नेत्र में दिकतंत्रिका (Optic nerve) के साथ प्रवेश करती है जिसे दृष्टि पटल की केन्द्रीय धमनी (Central artery of the retina) कहते हैं। दृष्टिपटल का एक अति संवेदनशील लघु भाग होता है जो नेत्र के पश्च भाग के पूर्णत: केन्द्र पर स्थित रहता है या दृक्-तंत्रिका के निर्गम-द्वार (Exit) के ठीक पार्श्विक किनारा (Lateral side) पर रहता है जिसे धब्बा या मैक्युला (Macula) कहा जाता है। इसी धब्बा (मैक्युला) पर किसी वस्तु का प्रतिबिम्ब (Image) बनता है। इस भाग में कोई भी दण्ड (Rod) नहीं होते, परन्तु शंकुओ (Cones) की संख्या अनेक होती है।

दृष्टि पटल (रेटिना) विशेष स्थिति में जैसे-निकट दृष्टिता (Myopia-shortsightedness)-आंशिक रूप में रंजित पटल से असम्बद्ध (या अलग) हो जाता है।

II. प्रकाश पारगमन रचना-तंत्र (Light Transmitting Mechanism)

इस रचना तंत्र के तीन भाग होते हैं-

1. जलीय द्रव (एक्विअस ह्यूमर Aqueous Humor)

श्वेतमण्डल (कॉर्निआ) के समाने तथा परितारिका और रोमक पिण्ड (Irish and ciliary body) के पीछे के बीच नेत्र का अग्र कक्ष (Anterior chamber) होता है। इस कक्ष में एक स्वच्छ जलीय द्रव रहता है जिसे आयुर्विज्ञान में एक्विअस फ्लुइड (Aqueous fluid) कहा जाता है।

2. ताल (Lens- लेन्स)

यह एक दृढ़ पारदर्शक संरचना (Transparant structure) जो आकार में उत्तल [या उन्नतोदर (Convex)] होता है तथा अपनी संपुटिका (Capsule कैप्स्यूल) से एक बंधन (Ligament) द्वारा रोम पिण्ड (Ciliary body) के साथ संलग्न रहता है। यह नेत्र की

परितारिका (Irish) तथा पुतली (Pupil) के ठीक पीछे रखा होता है। इसका कार्य प्रकाश की किरण को पुतली (Pupil) से होकर दृष्टि पटल (रेटिना) पर केन्द्रित (या फोकस) करना है।

3. **काचाभ पिण्ड (Vitreous Body विट्रिअल बॉडि)**

काचाभ पिण्ड (विट्रिअल बॉडि) एक रंगहीन (Colourless), पारदर्शी (Transparent) तथा अवलेह के समान पदार्थ है जो नेत्र के पश्च भाग का चार या पांचवा भाग (80% भाग) में भरा रहता है। यह नेत्र गोलक (Eyeball) के गोलाकार आकृत्ति को बनाये रखने में तथा दृष्टिपटल (Retina) को सहारा देने में मदद करता है।

नेत्र के भीतरी भाग को द्रव (Fluid) तथा अर्ध द्रव (Semifluid) या श्लिषि (Gel जेल) की उपस्थिति से उसके आकार को उसकी दिवालों पर निरंतर (या स्थिर) दबाव रखकर बनाये रखा जाता है। इस दबाव को अंतरा-नेत्रीय तनाव (Intraocular tension इन्ट्राऑक्यूलर टेन्शन) कहा जाता है।

कुछ स्थितियों में द्रव का निष्कासन (Drainage) कम हो सकता है जिसके कारण अंतरा-नेत्रीय तनाव में वृद्धि होती है इसका गम्भीर परिणाम होता है- दृष्टि पटल (रेटिना) के पोषण का बाधित होना। जो अंधापन (Blindness) की ओर अग्रसर होता है। इसे सबलबाय या ग्लॉकोमा (Glaucoma) कहा जाता है। इसका इलाज दवा से या शल्य क्रिया द्वारा किया जा सकता है जो इस प्रकार है-(i) नेत्र में दवा (द्रव) के कुछ बूंदों (Drops) को टपकाना जिसके कारण पुतली (Pupil) में संकुचन (Contraction) होता है। इस दवा को तारा-संकुचन औषध (Miotic-माइओटिक) कहते हैं, जैसे-फिजोस्टिगमाइन (Physostigmine)। इससे उन नलियों (Canals) को खोलने में मदद मिलती है जो परितारिका (Iris) का रोमक पिण्ड (Ciliary body) के साथ संयोजन बिन्दु पर स्थित होती है जहाँ द्रव की अधिकता सामान्यत: परिवहन (Circulation) में बह जाती है।

(ii) श्वेतपटल (Sclera) से होकर एक लघु छिद्र नेत्र के अग्र कक्ष में बनाया जाता है जिससे कि नेत्र श्लेष्मा (Conjunctiva) के नीचे से द्रव का निकास हो सके। इससे नेत्रगोलक (Eyeball) के अंदर तनाव से मुक्ति (या राहत) मिलती है।

अंत:-नेत्र तनाव (Intraocular tension) में कमी के उदाहरण तीव्र सदमा या प्रघात (Severe shock) तथा शरीर से अंकित द्रव-क्षति (Marked fluid loss) देखने को मिलती है। मनुष्य की मृत्यु के बाद तनाव की पूर्ण क्षति होती है।

दृष्टि का क्रिया-तंत्र (Mechanism मैकेनिज्म of Sight साइट)

संरचना के विचार से नेत्र को एक कैमरा (Camera) के साथ तुलना की जा सकती है। नेत्र-पलक (Eyelids) एक शटर (Shutter) के रूप में कार्य करती हैं। प्रकाश के लिए प्रवेश-खिड़की (Entrance window) का कार्य श्वेतमण्डल (Cornea कोर्निआ) करता है। परितारिका (Iris) एक डायाफ्राम (या मध्यच्छद-Diaphragm) के रूप में छिद्र (Aperture) को व्यवस्थित (Regulate) करके प्रकाश के परिमाण को प्रवेश करने की अनुमति देती है। ताल (Lens लेन्स) प्रतिबिम्ब को केन्द्रित (Focus the image) करता है तथा रंजित पटल (Choroid कोरॉइड) द्वारा अंधेरा अंतस्थ (Darkened interior) का निमार्ण किया जाता है। दृष्टि-पटल (Retina रेटिना) एक प्रकाश-संवेदनशील प्लेट (Light sensitive plate) होता है जो प्रतिबिम्ब को ग्रहण करता है।

दिक्-तंत्रिका (Optic nerve) और उसके संयोजकों (Connections) द्वारा प्रतिबिम्ब के विस्तारों (Details of the image) को प्रमस्तिष्क-प्रांतस्था (Cerebral cortex) के पश्चकपाल क्षेत्र (Occipital region) में भेजा जाता है जहाँ चेतना (Consciusness) में पहुँचने के पहले संसाधित (Processing) होते हैं।

दृष्टि-दर्शन (Vision) को समझने के लिए यह आवश्यक है कि प्रकाश और तालों की क्रिया (Action of lenses) के बारे में कुछ जानकारी प्राप्त की जाए। प्रकाश में विद्युत-चुम्बकीय तरंगें (Electromagnetic waves) होते हैं जो ब्रह्माण्ड (Universe) में किसी भी वस्तु से अधिक तेज चलते हैं। इनकी गति 186,000 मील प्रति सेकण्ड (Miles per second) होती है।

कुछ वस्तुएँ (Objects), जैसे-सूर्य (Sun), विद्युत-प्रकाश (Electric light) या मोमबत्ती (Candle) या दीप (Lamp)- प्रकाश की किरणों को विस्तारित करती हैं और वे प्रकाश स्वयं-प्रदीप्त (Self luminous) साधन होते हैं। अन्य वस्तुएँ जिन्हें हम देखते हैं, वे अन्य साधनों से प्राप्त प्रकाश को परावर्तित करती हैं। यदि प्रकाश का कोई साधन नहीं हो तो दुनिया में सम्पूर्ण अंधकार हो जाएगा तथा किसी भी वस्तु को हम नहीं देख सकेंगे।

प्रकाश की किरणों का गमन सीधी रेखा में होता है। एक ताल (लेन्स) जिसे मोटे तौर पर एक वक्र पारदर्शी संरचना के रूप में परिभाषित किया जाता है, उसमें प्रकाश की किरणों को मोड़ने

(Bending or refracting) की क्षमता होती है। एक ताल जिसका केन्द्र (Centre) परिधि की अपेक्षा अधिक मोटा (Thicker) होता है, उसे उन्नतोदर ताल (Convex lense) कहा जाता है और जिसका केन्द्र परिधि की तुलना में पतला (Thinner) होता है, उसे नतोदर ताल (Concave lens) कहते हैं।

एक उन्नतोदर ताल में प्रकाश-किरणों को मोड़ने की क्षमता होती है जिससे किरणें अभिमुख (Converge) होकर ताल के पीछे एक बिन्दु पर मिलती हैं। ताल जितना अधिक शक्तिशाली होगा उतना ही अधिक अपनी सतह पर किरणों को मोड़ने की क्षमता उसमें होती है, अर्थात् वह नाभीय या केन्द्रीय बिन्दु (Focal point) के उतना ही अधिक समीप (Nearer) होता है। दूसरी ओर एक नतोदर ताल में किरणें मुड़ती हैं तथा वे अपसरित (Diverge-विभिन्न दिशाओं में जाना) हो जाती हैं और वे तल के पीछे केन्द्रित (Focus) नहीं होते। नेत्र का ताल उन्नतोदर (Convex) होता है तथा उससे होकर जाने वाली किरणें (Rays) दृष्टि पटल (रेटिना) पर केन्द्रित (Focus) होती हैं। वास्तव में जो प्रतिबिम्ब (Image) दृष्टिपटल पर पहुँचता है वह उल्टा (Inverted) होता है परन्तु मस्तिष्क में दृष्टि-प्रांतस्था (Visual cortex) द्वारा सही (वास्तविक) रूप में घुमाया जाता है।

समायोजन (या अनुकूलन) (Accommodation अकॉमोडेशन)

दूर की वस्तुओं से प्रकाश की किरणें सभी प्रायोगिक प्रयोजनों के लिए समानान्तर (Parallel) होती हैं और इसलिए वे किरणें ताल (Lins) के उदग्र अक्ष से समकोणों (Right angles) पर टकराती हैं। नेत्र अपने को इस प्रकार व्यवस्थित करता है कि ये किरणें ताल (लेन्स) द्वारा अपवर्तित होकर (मुड़कर) वास्तव में दृष्टि-पटल (रेटिना) पर केन्द्रित (Focused) हो सकें जिस पर एक तेज प्रतिबिम्ब (Sharp image) का निर्माण होता है। समीप की एक वस्तु (जैसे 25 सेंटीमीटर या 10 इंच) से प्रकाश की करणें अपसारी (Divergent) होता हैं तथा ताल (Lens) से तिर्यक रूप में टकराती हैं। इन किरणों को दृष्टिपटल (रेटिना) पर वास्तविक रूप में केन्द्रित (Focused) करने के लिए ताल (Lense) को अधिक शक्तिशाली होना चाहिए जिसके लिए उसे अपनी वक्रता (Curvature- कर्वेचर) में वृद्धि करनी चाहिए अर्थात् अपने को अधिक उन्नतोदर (Convex) बनाना चाहिए। यह रोमक पेशियों (Ciliary muscles) की क्रिया द्वारा निष्पादित होती है। फिर भी प्रतिबिम्ब को साफ (या स्पष्ट) होने के लिए किरणों की संख्या को जो नेत्र में प्रवेश करती हैं, कम करने की आवश्यकता होती है जो परितारिका (Iris) के संकुचन (Contraction) द्वारा होता है। ताल (लेन्स) की आकृति (Shape) को परिवर्तित करने की क्रिया को ही समायोजन (अनुकूलन-Accommodation) कहा जाता है। यह समीप

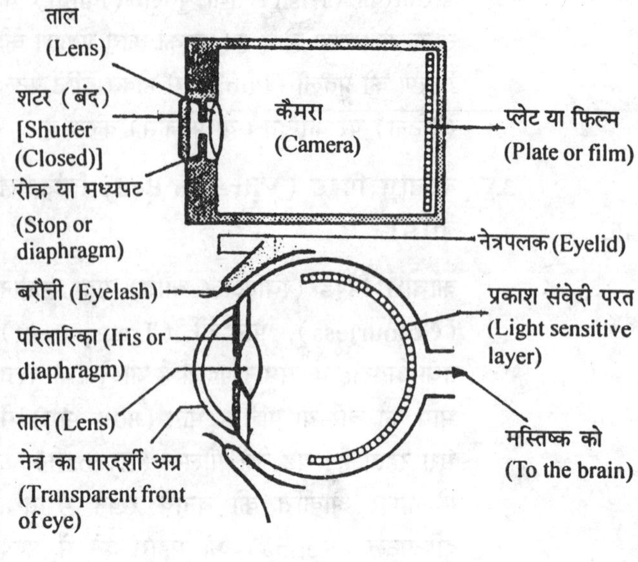

चित्र 48(xiv) - नेत्र की तुलना कैमरा के साथ
(The eye compared with a camera)

वस्तु को देखने के लिए हर समय परिचालित होता है। जिस सर्वाधिक समीप बिन्दु पर एक वस्तु को समायोजन द्वारा स्पष्टत: किरण-केन्द्र (Focus-फोकस) पर लाया जाता है उसे निकट-बिन्दु (Near point) कहा जाता है।

10 वर्ष की आयु के सामान्य बालक (या बालिका) का निकट-बिन्दु (Near point) लगभग 9 सेंटीमीटर (या 3.5 इंच) होता है परन्तु जीवन के सम्पूर्ण काल में यह पीछे हटता है। जब एक व्यक्ति 45 वर्ष की आयु का होता है तो इसकी दूरी इतना अधिक हो जाती है कि चश्मा (Spectacle- स्पेक्टकल) के बिना पढ़ना कठिन होता है। आयु के बढ़ने के साथ समायोजन में कमी का कारण ताल के लचीलापन (Elasticity of the lens) की कमी होना है जिसे "जरा दूरदृष्टि" या प्रेजबिओपिआ या दूर दृष्टि दोष (Presbyopia) कहते हैं।

जब एक वस्तु को नेत्र के समीप रखी जाती है तो नेत्र के दृष्टि-पटल (Retinae रेटिनी - इसका एकवचन Retina) पर चित्र को स्पष्ट और साफ केन्द्रित (या फोकस) करने के लिए नेत्र को एक दूसरे की ओर थोड़ा अंदर लाना पड़ता है। इसे अभिसरण या अभिमुखता (Convergence कॅनवर्जेन्स) कहते हैं। अभिमुखता की पराकाष्ठा को "नासिका के छोर" को नीचे की ओर झुकाकर प्रदर्शित किया जा सकता है।

त्रिपक्षीय अनुक्रिया (Triple response of accommodation)- समायोजन (Accommodation), अभिमुखता (Convergence) तथा तारा-संकुचन (Pupillary constriction)-

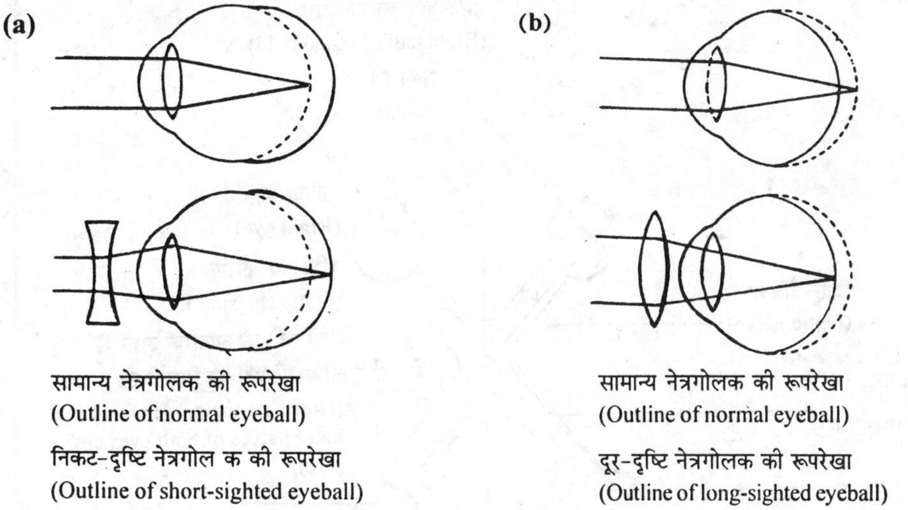

चित्र 48 (xv) (a) निकट - दृष्टिता और उसमें सुधार [Myopia (short sight) and its correction] (b) दूर-दृष्टिता और उसमें सुधार [Hypermetropia (Long sight) and its correction

को निकट-अनुक्रिया (Near response) कही जाती है।

यहाँ पर दृष्टि के कुछ सामान्य दोषों का उल्लेख करना आवश्यक (या महत्वपूर्ण) है जिसमें चश्मा का उपयोग (Use of spectcles) किया जाता है। चूँकि सामान्य नेत्र लगभग गोलाककार (Practicallly spherical) होता है, अत: कुछ लोगों में यह थोड़ा दीर्घवत् (या लम्बा-Elongated) हो जाता है तथा अन्य लोगों में इसका आकार चपटा (Flattend) हो जाता है। दूसरे शब्दों में पहली स्थिति (दीर्घवत्) में दृष्टिपटल (रेटिना) से ताल (लेन्स) की दूरी बढ़ जाती है जबकि बाद की स्थिति (चपटाकार) में यह दूरी कम हो जाती है। इसके फलस्वरूप ताल (लेन्स) सही रूप में दृष्टिपटल (रेटिना) पर प्रतिबिम्ब को केन्द्रित (फोकस) नहीं कर सकेगा। पहली स्थिति में निकट दृष्टि (Short sighted myopia) का दोष होता है जिसमें प्रतिबिम्ब (Image) नेत्रपटल के आगे (In front of retina) बनता है जबकि दूरदृष्टि (Longsight or hypermetropia हाइपरमेट्रोपिआ) के नेत्र में प्रतिबिम्ब दृष्टिपटल (रेटिना) के पीछे बनता है। इन दोनों उदाहरणों में वस्तुओं को नेत्र धुंधला (Blurred) या अस्पष्ट देखता है या केन्द्र (फोकस) के बाहर देखता है।

ये दोनों - निकट दृष्टि (Myopia-shortsightedness) तथा दूरदृष्टि (Hypermetropia or hypertropia-longsightedness) नेत्र के दोष होते हैं जिसमें चश्मा लगाने (या अतिरिक्त ताल या लेंस का उपयोग करने) से दोष दूर हो सकते हैं। देखें चित्र. (xv)

निकट-दृष्टि नेत्र (Myopic eye) के आगे नतोदर काँच का ताल (Concave glass lens) को रखने से प्रकाश की किरणें ताल (नेत्र) में पहुँचने के पहले अपसारी (Divergent) हो जाती हैं ताकि इसके केन्द्र - बिन्दु (Point of focus) पीछे की ओर दृष्टिपटल (रेटिना) पर खिसक सके।

दूर-दृष्टिक नेत्र (Hypermetropic हाइपरमेट्रोपिक eye) के सामने एक उन्नतोदर ताल (Convex lens) रखने से प्रतिबिम्ब नेत्र के सामने के और अधिक समीप बनेगा जो किरणों के अभिसरण (Convergence) में वृद्धि के कारण होता है। इसमें किरणें दृष्टिपटल (रेटिना) पर केन्द्रित (Focused) होती हैं।

दृष्टि (Vision-विजन) या देखने की क्रिया (Act of Seeing)

किसी दृश्यमान वस्तु (Visible object) से प्रकाश की किरणें परावर्तित होती हैं, वे दृष्टिपटल (रेटिना) पर पड़ती (या गिरती) हैं तथा दृष्टि (Vision) के समीप में धब्बा या मैक्यूला (Macula) पर केन्द्रित (Focused) होती हैं। प्रकाश जो दृष्टिपटल (रेटिना) पर पड़ता है तो वह कुछ रासायनिक परिवर्तनों को उत्पन्न करता है जो दिक्-तंत्रिका (Optic nerve) के छोरों को उत्तेजित (या उद्दीपित- Stimulate) करता है। इन उद्दीपकों (Stimuli) को दिक् तंत्रिका द्वारा दिक् (या दृष्टि)-व्यत्यासिका (Optic chiasma काइऐज्मा) में पहुँचाया जाता है जहाँ रेशों में से कुछ रेशे (Fibres) पार कर जाते हैं और तब पीछे की ओर पश्चकपाल पिण्डक (Occipital; lobe) की प्रांतस्था (Cortex) में पहुँचते हैं और चेतना (या चेतना-मन Consciousness) में उसकी विवेचना होती है और निष्कर्ष में व्यक्ति यह जानता है कि यह अमुक

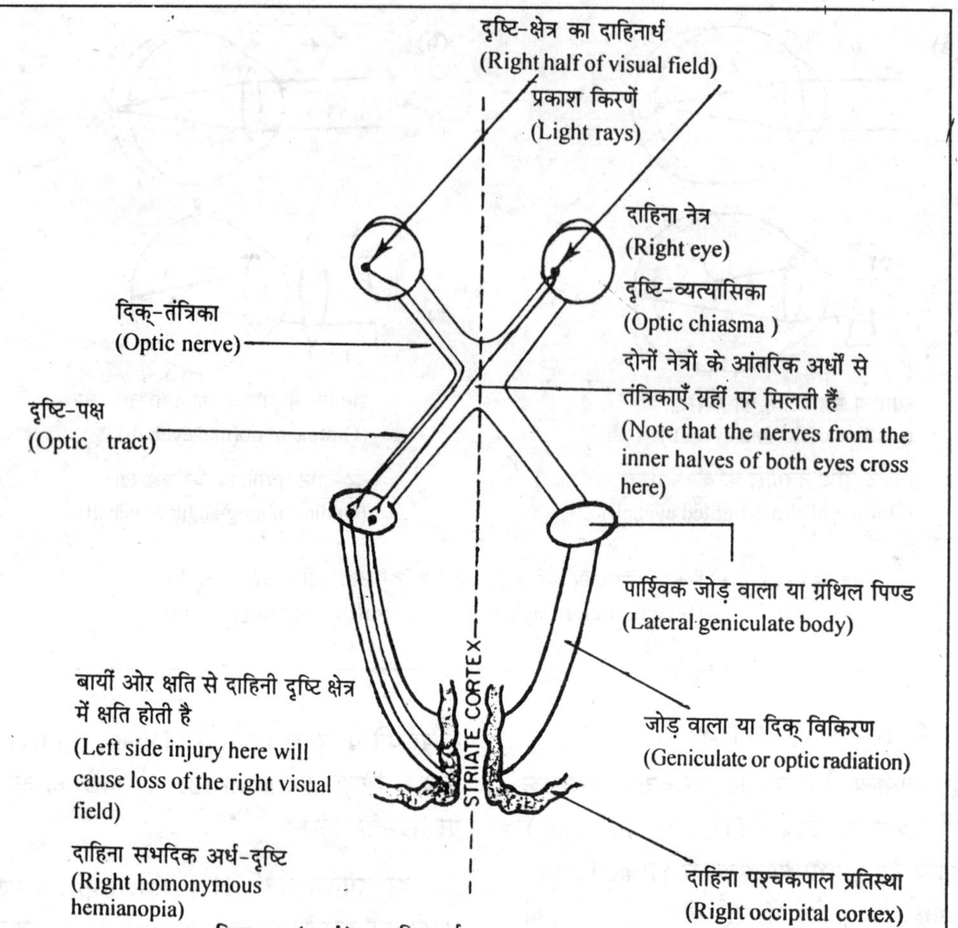

चित्र 48 (xvi) - दृष्टि मार्ग या पथ (The visual pathways)

वस्तु (Particular object) है। इसे हम दृष्टि (Vision) या देखने की क्रिया (Act of seeing) कहते हैं।

द्विनेत्री दृष्टि (Binocular Vision-बाइनॉक्क्युलर विजन)

दृष्टि (या दृश्य) के संवेद (Sense of sight) को समझने में यह स्मरण (या उल्लेख) करना आवश्यक है कि यद्यपि एक व्यक्ति किसी वस्तु को प्रत्येक नेत्र से पृथक रूप में देखता है, फिर भी दोनों नेत्रों का एक साथ उपयोग करके सामान्य त्रिविम दृष्टि (Stereoscopic vision - स्टीरियोस्कॉपिक विजन) को प्राप्त किया जाता है।

प्रकाश की किरणें सभी दिशाओं से दृष्टि पटल (रेटिना) पर पड़ती हैं। किरण जो शरीर के बाम हस्तपक्ष (Left hand side) से आती हैं, वे बायाँ नेत्र के दृष्टिपटल (रेटिना) के नासिका-पक्ष (Nasal side) तथा दायाँ नेत्र के शंख-पक्ष (Temporal side) पर पड़ती हैं। वे प्रतिबिम्बें जिसे वस्तुओं द्वारा शरीर के बायीं ओर बनाये जाते हैं, उन्हें अंततः मस्तिष्क के दाहिनी ओर पश्चकपाल पिण्डक (Occipital lobe) द्वारा प्राप्त किये जाते हैं। यह स्पष्ट करता है कि दिक् -व्यत्यासिका (Optic chiasma काइऐज्मा) में दिक् तंत्रिका (Optic nerve) के निश्चित रेशे पारगमन (Crossing) करते हैं। यह उस सिद्धान्त के अनुसार होता है कि शरीर के एक पक्ष (Side) का नियंत्रण दूसरे (विपरीत) पक्ष के प्रमस्तिकीय गोलार्ध (Cerebral hemisphere) द्वारा होता है। इन तथ्यों को चित्र 48 (xvi) में समझा जा सकता है।

दृष्टि के संवेद का सांराश (Summary of the Sense of Sight)

प्रकाश तरंग (Light waves) ⇒ श्वेत मण्डल (Cornea) ⇒ जलीय द्रव (Agueous humor) ⇒ ताल (Lens) ⇒ काचाभ पिण्ड (Vitreous body) ⇒ दृष्टि पटल (Retina) ⇒ दिक्तंत्रिका (Optic nerve) ⇒ दिक्-व्यत्यासिका (Optic chiasma) ⇒ मस्तिष्क का पश्चकपाल पिण्ड (Occipital lobe of brain) ⇒ दृष्टि (Vision)।

नेत्र सम्बद्ध रोगजनक टिप्पणी (Clinical Notes Concerning Eyes)

नेत्र संबंधित अनेक रोग पाये जाते हैं जो नेत्र के क्षति ग्रस्त होने से या

उनके अंगों में शोथ (Inflammation) होने या संक्रामक (Infective) होने या अन्य किसी कारण से होते हैं। यहाँ कुछ रोगों और उनके कारणों तथा इलाज का उल्लेख किया जा रहा है।

नेत्रपलक (Eyelids) संक्रमण का क्षेत्र हो सकता है। एक नेत्र बरौनी-कूप (Eyelash follicle) के संक्रामक होने से गुहांजनी या गुहरी (Sty स्टाइ or hordeolum हॉर्डिओलम) होती हैं। इसके इलाज के लिए बरौनी (Eyelash) को अलग किया जाता है तथा संक्रमित (या क्षतिग्रस्त) क्षेत्र की सेकाई (Heat) होती है। पलकों के किनारे वसामय कृमिकोष (Sebaceous cyst) या नेत्रच्छद पट्टिका में कृमि कोष या पूयकोष (Meibomion cyst मिबोमिअन सिस्ट) होता है जिसे बाहर निकालने तथा उसका उचित इलाज करने की आवश्यकता होती है।

नेत्र-पलक के किनारे में शोथ (या सूजन-Inflammation of the margins of eyelids) को नेत्रपलक शोथ या ब्लेफराइटिस (Blepharitis) कहते हैं जिसमें पलकें लाल (Red), पीड़ादायी (Sore सॉर) तथा लसलसा (Sticky स्टिकि) हो जाती है। इसमें इलाज के पहले सभी पपड़ियों (Crusts क्रस्ट्स) को गर्म (आवश्यकतानुसार) चमची (Hot spoons) से निकाली जाती है।

नेत्र-पलकों में व्रणोत्पत्ति (Ulceration अल्सरेशन) या अन्य किसी प्रकार की क्षति होने के कारण पलकों में वहिर्वलन (Eversion इवर्सन of lids or ectropion एक्ट्रोपियन) होता है। व्रणोत्पति या घायल (चोट आने या छिल जाने आदि) होने के बाद नेत्रपलकों में संकुचन होने से व्युत्क्रमण (Inversion of lids इनवर्सन) या अंतर्वलन (Entropion एन्ट्रोपियन) होता है। इसमें नेत्र में जलन (Irritation) होती है जिसके कारण दर्द होता है।

नेत्र-श्लेष्मलीय द्रव (Conjunctival fluid कंजंक्टाइवल फ्लुइड) का कपोल (Cheek) पर बहकर गिरने को "नेत्र-अश्रु का अति बहाव" या एपिफोरा (Epiphora) कहा जाता है।

इसके होने के कारण-अश्रु-अवरोध (Lacrimal obstruction), नेत्रपलकों का अंदर की ओर उलटना या अन्तर्वलन (Inversion of eyelids) तथा नेत्र-श्लेष्मला शोथ (Conjunctivitis कंजंक्टिवाइटिस)। नेत्र के ऊपरी पलक भी लटक जाती (Drooping) है जिसे वर्त्मपात (Ptosis टॉसिस) कहते हैं।

नेत्र-श्लेष्मला शोथ (Conjunctivitis or inflammation of conjunctiva) गंभीर या स्थायी (Acute or chronic) हो सकती है जो विशेष प्रकार के जीवाणु (Koch-Weeks bacillus कोख विक्स बैसिलस - Koch, Robert कोख, रॉबर्ट- 1843-1910 जर्मनी का जीवाणु-वैज्ञानिक-Bacteriologist बैक्टीरिओलॉजिस्ट था) के कारण होता है। इसमें निम्न लक्षणों (Syndromes) का अवलोकन किया जा सकता है- आँखों का गुलाबी होना (Pinky eyes) नेत्रों में जलन होती है (Eyes feet hot) तथा कणमय (Gritty ग्रिटि) हो जाते हैं, पलकों (Eyelids) में सूजन होती है, नेत्रों से जल के समान द्रव गिरता है तथा प्रकाश असह्य (Intolerable) होता है, नेत्र श्लेष्मला लाल हो जाती है (Conjunctiva is red)। इसमें उपयुक्त औषधि का उपयोग किया जाता है।

श्वेतमण्डल (Cornea) में भी संक्रामण (Infections) या सूजन (Inflammation) हो सकती है। श्वेत पटल (कॉर्निअल) में अल्प क्षति (Minor) होने से उसे सावधानी से देख-रेख करने पर वह ठीक हो सकता है। परन्तु गम्भीर स्थिति होने से श्वेतमण्डली व्रणोत्पत्ति (Corneal ulceration कॉर्निअल अल्सरेशन) होती है जो अत्यधिक पीड़ादायी होती है। इसमें उचित इलाज तथा सुरक्षा की आवश्यकता होती है। श्वेत मण्डल में सूजन को फुल्ली रोग या किरेटाइसिस (Keratitis-श्वेतमण्डल शोथ) कहा जाता है। यदि श्वेत मण्डल व्रण चिन्ह युक्त (Scarred स्कार्ड) या धब्बेदार तथा धुंधला (Opaque ओपेक-अपारदर्शी) हो जाता है तो इसे निकालकर एक सामान्य व्यक्ति के श्वेतमण्डल (कॉर्निआ) को उसमें आरोपित (Grafted) किया जा सकता है।

नेत्र के ताल (Lens) में धुंधलापन को मोतियाबिन्द (Cataract-कैटरेक्ट) कहते हैं। सामान्य: 50 वर्ष की आयु के बाद ही लोगों में मोतियाबिन्द होता है। इसका इलाज शल्य-चिकित्सा से ही होता है। मधुमेह (Diabetes-डायबीटीज) की जटिलता से मोतिया बिन्द रोग का जन्म होता है।

नेत्र में दृष्टि दोषों-दूर दृष्टि (Hypermetropia) तथा निकट दृष्टि (Myopia) का उल्लेख किया जा चुका है।

नेत्र में तनाव (Tension) की वृद्धि होने से एक अवस्था का जन्म होता है जिसे सबलबाय (Glaucoma ग्लॉकोमा) कहा जाता है। यह तीव्र (Acute) या दीर्घकालिक (Chronic) होता है। इसमें रोगी क्रमश: अंधापन की ओर अग्रसर होता है।

अंधापन (Blindness): भारत में एक अनुमान के अनुसार अंधे व्यक्तियों की संख्या एक करोड़ (या दस मिलियन-10 Millions) से अधिक है। ऐसा समझा जाता है कि यदि समय पर इसका आधुनिक उपचार (शल्य-चिकित्सा और औषधि का उपयोग) किया गया होता तो इनमें से आधे से अधिक लोगों को अंधा होने से रोका जा सकता था। इस देश में अंधापन का सबसे बड़ा कारण सरल सबलबाय (Simple glaucoma) तथा विटामिन A का अभाव है। अंधापन के अन्य कारण हैं- रोहा या ट्रेकोमा (Trachoma-नेत्र पलकों में विषाणुक शोथ -Viral inflammation of the eyelids), चेचक (Smallpox), आदि। अंधापन के कई प्रकार होते हैं जिनका उल्लेख करना यहाँ आवश्यक नहीं है।

***

परिशिष्ट - I (APPENDIX - I)

शरीर-रचना और शरीर-क्रिया विज्ञान में व्यवहृत शब्दावली

(Terms Used in Anatomy and Physiology in English to Hindi)

A (ए)

1. Anatomy: (ऐनाटोमि)= शरीर-रचना विज्ञान, संरचना, शरीर

   Anatomist (ऐनाटैमिस्ट)= शरीर-रचना विज्ञानी या शारीरज्ञ, शरीर-रचना शास्त्री

   Anatomical (ऐनाटोमिकल)= शरीर-रचना संबंधी, संरचनात्मक, शारीरिक

2. Artery (आर्टरि)= धमनी (इसका बहुवचन Arteries आर्टरीज=धमनियाँ)

   - Arteriole (आर्टरिओल)= धमनिका
   - Arterial (आर्टीरिअल)= धमनीय, धमनी संबंधी
   - Arterial system (आर्टीरिअल सिस्टम)= धमनी तंत्र
   - Arterial blood (आर्टीरिअलब्लड)= धमनीय रक्त

   Arteriography आर्टरिओग्रफि = धमनी चित्रण

3. Aorta (एओर्टा) = महाधमनी

4. Absorption (अबसॉर्पशन)= अवशोषण या अवचूषण

   Absorptive (अबसॉर्प्टिव)= अवशोषी

   Absorb (अबसॉर्ब)= अवशोषण करना, सोख लेना या चूस लेना

5. Albumen (ऐल्बुमेन)= श्वेतक

6. Anterior (ऐन्टिरिअर)= अग्र (या पूर्व)

   Anterior part (ऐन्टिरिअर पार्ट)= अग्रभाग

7. Anabolism (अनैबॉलिज्म)=उपचय,

   Anabolic (अनैबौलिक)= उपचयी

8. Articular (आर्टियुलर)= संघाई, संधि-, संधिका

   Articulation (आर्टिक्युलेशन)= संधिया जोड़ या संधियोजन

   Articulate (आर्टिक्युलेट) = जोड़ना या जोड़ से मिलाना

   Articulator (आर्टिक्युलेटर)= संधि (या अस्थि) योजक

9. Alveolus (ऐल्विओलस)= कूपिका, वर्त्स्य, वायु कोश-इसका Plural है-Alveoli ऐल्वियोलि

   Alveolar (ऐल्विओलर)= कूपिका संबंधी या कूपिका

   Alveolar nerve (ऐल्विओलर नर्व)= वर्त्स्य तंत्रिका या गर्त (या कूपिक) तंत्रिका

   Alveolar cavity (ऐल्विओलर कैविटि)= कूपिका

   Alveolar process (ऐल्विओलर प्रॉसेस)= वर्त्स्य प्रबर्धक

   Alveolar capillary block (ऐल्विओलर कैपिलरि ब्लॉक)= वर्त्स्य कोशिका अवरोध

   Alveolar cell (ऐल्विओलर सेल) = वर्त्स्य कोशिका

10. Adipose (ऐडिपोस)= वसा या चर्बी, वसामय

    Adipose tissue (ऐडिपोस टिशू)= वसामय ऊतक.

11. Adrenal (ऐड्रीनल)= अधिवृक्क

    Adrenal medulla (ऐड्रीनल मेडुला)= अधिवृक्क प्रांतस्था

    Adrenal gland or addreraline (ऐड्रीनलग्लैन्ड या ऐड्रिनलिन)= अधि वृक्क ग्रन्थि

    Adrenaline (ऐड्रिनलिन)= अधिवृक्क ग्रन्थि द्वारा स्रावित एक हार्मोन-ऐड्रिनलिन

    Adrenergic (ऐड्रिनर्जिक)= अधिवृक्क ग्रन्थि उद्दीपक (या उत्तेजक)

    Adreno-cortical hormone (ऐड्रीनोकॉर्टिकल हार्मोन)= अधिवृक्क प्रांतस्था का हार्मोन

Adreno-cortico - trophin Hormone (ACTH) = एक हार्मोन (ऐक्थ) जो ग्लाइकोजेन (एक स्टार्च) से ग्लूकोस में परिवर्तन की क्रिया का वर्धक है।

ऐड्रीना - कॉर्टिको-ट्रॉफिन हार्मोन (एसीटीएच)

12. Alimentary (ऐलिमेन्टरी)= आहार संबंधी, आहार, पोषणात्मक

Alimentary tract (ऐलिमेन्टरी ट्रैक्ट)= आहार-मार्ग या आहार-क्षेत्र

Alimentary canal (ऐलिमेन्टरी कनैल)= आहार-नली (या भोजन-नली)

Alimentary system (ऐलिमेन्टरी सिस्टम)= आहार-तंत्र

Aliment (ऐलिमेन्ट)= आहार, भोजन, पोषण

Alimentation (ऐलिमेन्टेशन)= भरण-पोषण या संभरण

13. Actin (ऐक्टिन)= प्रोटीन का एक प्रकार जो माइओसिन (Myosin) के साथ मिलकर पेशी के संकुचनशील ऊतक का निर्माण करता है। ऐक्टिन एक पेशी-प्रोटीन है।

14. Auditory (ऑडिटरि)= श्रवण संबंधी, श्रवण

Auditory tube or canal (ऑडिटरि टयूब या कनैल)= श्रवण-नली

15. Anastomose (अनैस्टोमोस)= शाखा-मिलन - इसका बहुवचन Anastomosing (अनैस्टोमोसिंग)

Anastomosis (अनैस्टोमोसिस) शाखा-मिलन-[इसका बहुवचन Anastomoses (अनैस्टोमोसेस) है।]

Anastomosing (अनैस्टोमोसिंग) = शाखा-मिलन

16. Areolar tissue (अरिओलर टिशु)= क्षेत्रिका - ऊतक

17. Appositional growth (ऐपोजिशनल ग्रोथ)= बाहर से वृद्धि

18. Axon (ऐक्सॉन)= अक्षतुंत

Axon terminal ऐक्सॉन टर्मिनल = अक्षतंतु छोर

19. Anisotropic (A)-band (ऐनिसोट्रॉपिक या ए-बैण्ड)= पेशी रेशे-समूह की एक पट्टी

20. Atlas (ऐटलस)= शीर्षधरास्थि

Atlas vertebra (ऐटलस बर्टिब्रा)= शीषधर कशेरूका

21. Axis bone (ऐक्सिस बोन)= अक्षास्थि

22. Autonomic nervous system (ऑटोनॉमिक नर्वस सिस्टम)= स्वचालित तंत्रिका-तंत्र

23. Autonomic reflex response (ऑटोनॉमिक रिफ्लेक्स रिस्पॉन्स)= स्वचालित प्रतिवर्त अनुक्रिया

24. Automatic rhythmatic contraction (ऑटोमेटिक रिदमेटिक कॉन्ट्रैक्शन) = स्वचालित स्पंद-संकुचन

25. Acromion (ऐक्रोमियन)= स्कंद सिरा, अंसकूट

Acromion-clavicular joint (ऐक्रोमियन क्लैविकुलर ज्वाइंट)= स्कंद सिरा-जत्रुकीय संधि

26. Ampulla (ऐम्पुला)= कलशिका

27. Abduction (ऐब्डक्शन)= अपावर्तन

Abductor (ऐब्डक्टर)= अपवर्तनी

Abducent (ऐब्डयूसेन्ट)= अपवर्तक

28. Adduction (ऐडक्शन)= अभिवर्तन

Adductor (ऐडक्टर)= अभिवर्तनी (पेशी)

29. Accessory organ (ऐक्सेसरि आर्गन)= सहायक अंग या उपांग

Accessory nerve (ऐक्सेसरि नर्व)= सहायक तंत्रिका

30. Annular ligament (ऐन्युलर लिगामेंट)= छल्लेदार अस्थिबंध

31. Ankle (ऐन्कल)= टखना या गुल्फ

Ankle joint (ऐंकल ज्वाइंट)= गुल्फ (या टखना)-संधि

Ankle oedema (ऐंकल इडिमा)= टखना (या गुल्फ)-शोथ

Ankylosing spondylitis (ऐंकिलोसिंग स्पॉन्डिलाइटिस)= संधिग्रह कशेरुका संधिशोथ

Ankylosis (or anchylitis) ऐंकिलोसिस या ऐन्किलाइटिस= संधिग्रह या संधिकाठिन्य

32. Arthritis (आर्थाइटिस)= गठिया या संधिशोथ

Arthology (आर्थोलॉजि)= संधि-विज्ञान

33. Atrophy (ऐट्रॉफि)= क्षीणता या अपक्षय

34. Adam's apple (ऐडम्स ऐपल)= कंठमणि, टेंटुआ, अवटु उद्वर्ध

35. Aperture (ऐपर्चर)= छिद्र या मुख

36. Antrum (ऐन्ट्रम)= गुहा या कोटर (Cave केव), गह्वरे

Antral part (ऐन्ट्रल पार्ट)= गुहा क्षेत्र

37. Afferent (ऐफरेन्ट)= अभिवाही।

Afferent vessel ऐफरेन्ट वेसल = अभिवाही वाहिका

38. Appetite (ऐपिटाइड)= क्षुधा या भूख

39. Angina pectoris (ऐन्जाइना पेक्टोरिस)= हृदय शूल (एक रोग)

40. Alkaline (ऐल्कलाइन)= क्षारीय

Alkali (ऐल्कलाइ)= क्षार

Alkaloid (ऐल्केलॉइड)= क्षारोद, क्षाराभ

Alkalinity (ऐल्कलिनिटि)= क्षारता

Alkaline dye (ऐल्कलाइन डाइ)= क्षारीय रंजक

41. Antacid (ऐन्टैसिड)= प्रतिअम्ल (या प्रत्यम्ल)

42. Amino acid (ऐमीनो ऐसिड)= ऐमीनो अम्ल - ये 21 प्रकार के होते हैं। सूची के लिए पृष्ठ 291 देखें।]

43. Acoustic meatus (अकूस्टिक मिएटस)= श्रवण नली

44. Angular vein (ऐन्युलर वेन)= कोणिक (या कोणीय) शिरा

45. Addison's disease (ऐडिसन्स डिजीज)= ऐडीसन रोग जो अधिवृक्क-ग्रन्थियों (Adrenal glands) का रोग है जिसमें सामान्य दुर्बलता, रक्त क्षीणता (Anaemia), निम्न रक्त-चाप (Low blood pressure), त्वचा का पीला और फिर भूरा होना आदि के लक्षण होते हैं। [ऐडीसन एक चिकित्सक था]

46. Alpha rhythm (ऐल्फा - α रिदम)= ऐल्फा स्पंद-लय

47. Aqueduct (ऐक्विडक्ट)= जलसेतु

48. Arch (आर्क)= चाप या तोरण

49. Anaemia (ऐनीमिया)= रक्तक्षीणता (अल्परक्तता)

Anaemic (अनीमिक)= अरक्त

50. Anaesthesia (ऐनिस्थीजिआ)= बेहोशी, संवेदनाहरण, निश्चेतना

51. Asthma (ऐस्थमा या ऐस्मा)= दमा, श्वासरोग

Asthmatic patient (ऐस्थमेटिक या ऐस्मेटिक पेशन्ट)= दमा ग्रस्त रोगी

Asthmatic bronchitis (ऐस्थमेटिक ब्रोंकाइटिस)= श्वासनली (श्वसनी) शोथ

52. Ascites (असिटेज)= जलोदर

53. Adenoid (ऐडिनॉइड)= ग्रन्थाभ या लसीकाभ, ग्रन्थिल

Adenoids (ऐडिनॉइड्स)= कंठ-शूल, ऐडिनॉइड

54. Abscess (ऐब्सिस)= फोड़ा, विद्रधि

55. Appendix (अपेन्डिक्स या ऐपेन्डिक्स)= पुच्छ, उण्डुक-पुच्छ

56. Auto-immuno process (ऑटो-इम्यूनो प्रॉसेस)= स्वप्रतिरक्षित प्रक्रिया या क्रिया

57. Adam's apple (ऐडम्स ऐपल)= टेंटुआ, अवटु उद्वर्ध (उत्+वर्ध)

58. Areola (अरीओला)= गर्तिका

59. Apnoea (ऐप्नीया)= श्वास-रोध

Anal sphincter (ऐनल स्फिंक्टर)= मलद्वार अवरोधिनी

60. Anus (ऐनस)= गुदा, मलद्वार/Anal (ऐनल)= गुदा संबंधी, गुदा

Anal canal (ऐनल कनैल)= गुदा-नली या मलद्वार नली

61. Aponeurosis (ऐपोन्यूरोसिस)= कंडरा-कला

इसका बहुवचन (Plural) Aponeuroses (ऐपोन्यूरोसेस) होता है।

62. Agonist (ऐगोनिस्ट)= प्रथम चालक

63. Antagonist (ऐन्टैगोनिस्ट)= प्रतिचालक

64. Abdomen (ऐब्डोमेन)= उदर, जठर

Abdominal cavity (ऐब्डॉमिनल कैविटि)= उदर-कोटर

65. Ala of sacrum (ऐला ऑफ सैक्रम)= त्रिकास्थि पक्षक

66. Apomorphin (ऐपोमार्फिन)= वमन (या उल्टी) करने की एक दवा-ऐपोमॉर्फिन

67. Acute appendicitis (अक्यूट ऐपेंडिसाइटिस)= अतिपाती उण्डुकपुच्छ-शोथ

Appendicitis (ऐपेंडिसाइटिस)= उण्डुक पुच्छ-शोथ

68. Alcohol (ऐल्कोहॉल)= मद्यसार, शराब, ऐल्कोहॉल

69. Ampula of Vater (ऐम्पुला ऑफ वेटर)= वेटर की कलशिका

अब्राहम वेटर (Abraham Vater) जर्मनी का शरीर-रचना विज्ञानी (Anatomist) था।

70. Anchor (ऐन्कर)= स्थिरक

71. Ascending colon (असेंडिन्ग कोलॉन)= आरोही वृहदांत्र

72. Appendix epiploica (ऐपेन्डिक्स एपिप्लॉइका)= अधिवपा पुच्छ

73. Abortion (अबॉर्शन)= गर्भपात, गर्भ स्राव, पूर्वपात

74. Amylase (ऐमिलेस)= ऐमिलेस-एक पाचक किण्वक (एन्जाइम) जो शरीर में कार्बोहाइड्रेट (Carbohydrate) को पचाता है

75. Antibiotic (ऐन्टिबायोटिक)= प्रति जीवाणु

Antibiotics (ऐन्टिबायोटिक्स)= प्रतिजैविकी

76. Antibody (ऐन्टिबॉडि)= रोग प्रतिकारक, प्रतिरक्षी, प्रतिपिण्ड

77. Anti-anaemic (ऐन्टि अनीमिक)= अल्परक्तता रोधी, प्रतिअरक्तक

78. Abdominal aorta (ऐब्डॉमिनल एओर्टा)= उदरीय महाधमनी

Abdominal viscera (ऐबडॉमिनल विसरा)= उदरीय आँत या उदरीय अंत्र

79. Alpha cell (ऐल्फा सेल)= ऐल्फा कोशिका

80. Acinus (एसिनस)= गुच्छ कोष्ठिका, कोष्ठक

81. Acinar cell (एसिनर सेल)= गुच्छ कोष्ठिका कोशिका, कोष्ठक कोशिका

82. Anorexia (अनॉरेक्सिआ)= क्षुधानाश, क्षुधा-अभाव (भूख नहीं लगती)

83. Aerobic (एरोबिक)= वातापेक्षी (आक्सीय), वायुजीवी

84. Anaerobic (अनेरोबिक)= वात निरपेक्षी (अनॉक्सीय), अवायुजीवी

85. Anion (ऐनायन)= ऋणायन

86. Atherosclerosis (ऐथिरोस्क्लिरोसिस)= धमनी-अवरोधन

87. Aldosterone (ऐल्डोस्टेरोन)= एक हार्मोन-ऐल्डोस्टेरोन जिसे अधिवृक्क ग्रन्थि की प्रांतस्था (Cortex of adrenal gland) स्रावित करती है और जो सोडियम (Na) और पोटेशियम (K) के संतुलन को शरीर में बनाये रखने में मदद करता है तथा शरीर में द्रव के परिणाम का भी संतुलन करता है।

88. Adenosine triphosphate ऐडिनोसिन ट्राइफास्फेट -ATP

Adenosine Diphosphate ऐडिनोसिन डाइफॉस्फेट - ADP

Adenosine monophosphate ऐडिनोसिन मोनोफॉस्फेट- AMP

ये तीनों ऊर्जा को यौगिक (रसायन) हैं जो कोशिकाओं (cell) में पाये जाते हैं।

89. Amphetamine (ऐम्फेटैमीन - $C_9H_{12}N$ या इसके सल्फेट या फॉस्फेट)

नासिका-संकुलन (Nasal constriction) दूर करने की एक दवा जो एक नशीला पदार्थ होता है।

90. Acetyle coenzyme (ऐसीटिल कोएन्जाइम)- ऐसीटिल सह-किण्वक

91. Agranulocytosis (अग्रान्यूलोसाइटोसिस)- श्वेताणु अतिअल्पता

92. Ascorbic acid (ऐस्कॉर्बिक ऐसिड)- प्रतिस्कर्वी (ऐस्कॉर्बिक) अम्ल-यह विटामिन C है। यह एक रवेदार (Crystal) पदार्थ है जिसका सूत्र $C_6H_8O_6$ है जो जल और ऐल्कॉहल में घुलनशील हैं। यह एक शक्तिशाली अवकारक अभिकर्ता (Reducing agent) है जिसे भोज्य पदार्थ में प्रति - उपचायक या ऑक्सीकारक (Antioxidant) के रूप में उपयोग किया जाता है।

इसका उपयोग स्कर्वी (Scurvy) रोम के इलाज में या उसके रोकने में किया जाता है। यह गंधहीन होता है जिसका द्रवणांक (Melting point) 190 ^{0}C होता है।

93. Acromegaly (ऐक्रोमेगेली)- अतिकायता (एक रोग)

94. Adenohypophysis (ऐडिनोहाइपोफिसिस)- अग्रपिण्डक

95. Androgen (ऐन्ड्रोजेन)- ऐन्ड्रोजेन पुरुष यौन हार्मोन है जो पुरुषत्व की क्षमता में वृद्धि करता है।

96. Achilles (ऐकिलेश)- पार्ष्णिका

97. Abductor longus (ऐब्डक्टर लॉन्गस)- लम्बी अभिवर्तनी

Abductor magnus(ऐब्डक्टर मैग्नस)-मैग्नस की अभिवर्तनी (Magnus, Rudolph मैग्नस रुडोल्फ-जर्मनी का शरीर शास्त्री Physiologist था)

98. Anterolateral (ऐन्टिरो लैटरल)- अग्रपार्श्विक

99. Anterior superior spine (ऐन्टिरिअर स्यूपीरिअर स्पाइन)- अग्र ऊपरी कंटक

100. Albumin (ऐल्बूमिन)- ऐल्बूमिन एक सामान्य प्रोटीन है जो जल में घुलनशील है।

101. Anoxia (एनाक्सिआ)- ऊत्तकों में ऑक्सीक्षीणता, अवायुजीवी

102. Antilymphatic serum (ऐन्टिलिम्फैटिक सीरम-ALS) - प्रतिलसीका रक्तोद

103. Agglutinin (एग्लूटिनिन)- समूहनिन या समूहिका (रक्तोद या सीरम में कोशिकाओं को एक साथ समूह में बनाने वाला कारक)

Agglutinogen (एग्लूटिनोजेन)- समूहजन

Agglutinate (एग्लूटिनेट)- समूहन करना, समूहित होना

Anti Rh factor ऐन्टि आरएच फैक्टर=आरएच विरोधी कारक

104. Anti Rh (Rhesus-रीसस)- ऐन्टि आर एच= प्रति आर एच

105. Addison's anaemia (ऐडीसन्स अनीमिया)= घातक रक्त

क्षीणता या ऐडीसन रक्तक्षीणता (Perricious anaemia)

106. Atrium (ऐट्रिअम)= अलिंद, (इसका बहुवचन Atria एट्रिआ है।

107. Atrio-ventricular groove (एट्रिओवेन्ट्रिक्यूलर ग्रूव)- अलिन्द-निलयीय खाँचा या नली

108. Activation (ऐक्टिवेशन)- उत्प्रेरण, सक्रियन

109. Ambilicus (अम्बिलिकस)- नाभि

110. Aneurism (ऐन्यूरिज्म)- धमनी - विस्फार, अपवृद्धि

111. Axilla (ऐक्सिला)- काँख या कक्षा

Axillary (ऐक्सिलरि)= कक्षवर्ती

Axillar ऐक्सिलर = कक्षीय

Axil ऐक्सिल = कक्ष

112. Arm (आर्म)- बाहु, भुजा, बाजू

113. Aft (आफ्ट)- पिछला, पीछे

114. Achondroplasia (एकॉन्ड्रोप्लाजिआ)- बौनापन, उपास्थि-अविकसन

115. Atlas vertebra (ऐटलस वर्टिब्रा)- शीर्षघर कशेरुका

116. Arachnoid granulation (ऐरेकनॉइड ग्रेन्यूलेशन)- जालतानिका (लूताभ) कणिकानयन

117. Angiotensin (ऐन्जिओटेन्सिन)- उच्च रक्तचाप का एक कारक-ऐन्जिओटेंसिन

118. Antidiuretic hormone (ऐन्टिडाइयूरेटिक हार्मोन)- ADH= मूत्रवर्धक रोधी हार्मोन

119. Acidosis (ऐसिडोसिस)- अम्लरक्तता

Acidic (ऐसिडिक)- अम्लीय

Acidity (एसिडिटि)- अम्लता

120. Alkalosis (ऐल्कलोसिस)- क्षाररक्तता

121. Aromatic (ऐरोमेटिक)- सुरभित, सुंगधित, ऐरोमेटिक

122. Androstenedion (ऐन्ड्रोस्टेनीडिओन)- एक पुरुष यौन हार्मोन-ऐन्ड्रोस्टेनीडिओन

Androgen (ऐन्ड्रोजेन)- एक पुरुष यौन हार्मोन-ऐन्ड्रोजन

123. Autosome (ऑटोसोम)- अलिंग सूत्र

124. Apocrine gland (ऐपोक्राइन ग्लैन्ड)- ऐपोक्राइन ग्रन्थि (यह स्वेद ग्रन्थि-Sweat gland का एक प्रकार है जिसकी ग्रन्थि से कोशिकाएँ cells टूटककर स्रावों-Secretions के साथ मिल जाती हैं। इसके कारण ही स्वेद (या पसीना) में गंध होता है।

125. Anteflexion (ऐन्टीफ्लेक्शन)- पूर्व आकुंचन, पूर्वनमन

126. Anteversion (ऐन्टीवर्शन)- पूर्व गर्भवर्तन

127. Asymmetry (एसिमेट्रि)- विषमता, असमानता

128. Athetosis (ऐथिटोसिस)- वलन रोग (शरीर के अंगों की बारंबार मन्द गतियाँ जो मस्तिष्क के व्यक्तिक्रम-Disorder, (जैसे-प्रमस्तिष्कीय पक्षाघात-Cerebral palsy - सेरिब्रल पाल्जि) के कारण होती हैं

129. Apex (ऐपेक्स)- शिखर

130. Aneurism or Aneurysm (ऐन्युरिज्म या ऐन्जुरिज्म)- नाड़ी-अर्बुद

131. Arrector pili (muscle) - अरिक्टर पाइलि (मसल)- रोम उत्थापक लघु पेशी

Arrector pilorum - (अरिक्टर पिलोरम) = रोम-उत्थापक

132. Arterio-venous anastomose (आर्टिरिओ-वेनस अनैस्टोमोस)- धमनी-शिरीय शाखा-मिलन

133. Apocrine gland (एपोक्राइन ग्लैन्ड)- गंधजनक स्वेद (ऐपोक्राइन) ग्रन्थि

134. Auto-immunity (ऑटोइम्यूनिटि)- स्वरोध क्षमता

135. Androgenetic alopeccia (ऐन्ड्रोजिनेटिक ऐलोपीशिया)- जनपिक पुलिंग गंजापन

136. Aetiology (इटिओलॉजि)- हैतुकी (रोग हेतु विज्ञान)

137. Acne vulgaris (ऐक्नि बल्गारिस)- वसामय ग्रन्थियों की उत्तेजनशीलता - ऐक्विन वल्गारिस

138. Angina (ऐन्जाइन)- कण्ठशूल

139. Animal parasite (एनिमल पैरासाइट)- पशु परजीवी

140. Allergy (ऐलर्जि)- प्रत्यूर्जता, एलर्जि

141. Amnion (ऐम्निओन)- उल्व (एक पतली थैली जो गर्भ में अनजन्मा शिशु को ढकती है) जिसमें उल्वी द्रव रहता है।

Amniotic cavity (ऐम्निओटिक कैविटि)- उल्वी कोटर

142. Anosmia (अनॉस्मिआ)- घ्राण (सूँघने की शक्ति) नाश या घ्रणहानि

143. Auditory apparatus (ऑडिटरि ऐपरेटस)- श्रवण तंत्र

Auditory cell (ऑडिटरि सेल)- श्रवण-कोशिका

144. Auricle (ऑरिकल)- कर्णपालि

145. Anvil (ऐन्विल)- स्थूलकास्थि (Incus इन्कस)

146. Acute otitis (अक्यूट ओटाइटिस)- गम्भीर कर्ण-शोथ

147. Amplitude (ऐम्पिटयूड)- विस्तीर्णता
148. Adenoid (ऐडिनॉइड)- ग्रन्थाभ, ग्रन्थिल
149. Abducens (ऐब्डयुसेन्स)- अपवर्तनी
150. Aqueous humor (ऐक्विअस ह्यूमर)- जलीय द्रव
151. Anticholinergic drug (ऐन्टिकोलिनर्जिक ड्रग)- पित्त प्रतिरोधी दवा जैसे-ऐट्रोपिन (Atropine)
152. Anticholinergic agent (ऐन्टिकोलिनर्जिक एजेन्ट)-पित्त प्रतिरोधी अभिकर्ता जैसे-साइक्लोपेन्टोलेट (Cyclopentolate)
153. Appendectomy (अपेन्डेक्टोमि)- उण्डुक पुच्छोच्छेद

    Appendicitis (अपेन्डिसाइटिस)- उण्डुकपुच्छ शोथ, अपेन्डिसाइटिस
154. Ataxia (अटैक्सिआ)- गतिभ्रंश, गतिभ्रम
155. Arachnoid mater (अरैकनॉइड मेटर)- जाल तानिका (तानिका की मध्य सतह)
156. Axial skeleton (ऐक्सिअल स्केलिटन)- अक्षीय कंकाल
157. Acute lymphoblastic leukaemia (अक्यूट लिम्फोब्लास्टिक ल्यूकीमिआ)- अतिपाती (या गम्भीर) लसीका अपकोशीय श्वेतरक्तता
158. Artifical ventillation (आर्टिफिशल वेन्टिलेशन)- कृत्रिम संवातन (या आक्सीजन देना)
159. Antagonist muscle (ऐन्टोगनिस्ट मसल)- प्रतिरोधी (या प्रतिचालक) पेशी
160. Analgesic therapy (ऐनैल्जेसिक थिरैपि)- पीड़ाहारी चिकित्सा
161. Analgesics (ऐनैल्जेसिक्स)- पीड़ाहर-औषधि
162. Anosmia (अनॉस्मिआ)- घ्राणशक्ति-ह्रास या गंध-अग्राहिता
163. Adenoma (ऐडिनोमा)- ग्रन्थार्बुद, ग्रन्थिका अर्बुद
164. Acoustic neuroma (अकूस्टिक न्यूरोमा)- श्रवण तंत्रिका-अर्बुद
165. Annulus fibrous (ऐन्युलस फाइब्रस)- रेशेदार छल्ला या वलयिका
166. Alkali (ऐल्कली)- क्षार

    Alkaline (ऐल्कलाइन)- क्षारीय, खारा

    Alkaloid (ऐल्केलॉइड)- क्षारोद, क्षाराभ
167. Acetabulum (ऐसिटैब्यूलम)- (श्रोणि) उलूखल
168. Amphiarthrosis (ऐम्फिआर्थोसिस)- उपास्थीय संधि जोड़
169. Achilles - Tendon (एकिलिस टेन्डन)- एड़यस्थि (या पार्ष्णिका) कंडरा
170. Anterior Inferior spine (ऐन्टिरिअर इन्फीरिअर स्पाइन)- अग्र आंतरिक कंटक
171. Arterivenous Anastomosis (आर्टरिवेनॅस अनैस्टोमोसिस)- धमनी-शिरीय शाखा-मिलन
172. Albuminuria (ऐलबूमिन्यूरिआ)- ऐल्बूमिनमेह (मूत्र में ऐल्बुमिन का आना) [ऐल्बुमिन (Albumin) जल में घुलनशील एक प्रोटीन है।]

B (बी)

173. Basal germinative layer (बेसल जर्मिनेटिव लेयर)- बीजगर्भित परत

    Basal ganglion (बेसल गैंग्लिओन)- आधारिक गुच्छिका (Ganglion का बहुवचन Ganglia होता है)

    Basal metabolic rate (बेसल मेटाबॉलिक रेट)- BMR = आधारिक चयापचयी गति (दर)

    Basal metabolism (बेसल मेटाबॉलिज्म)- आधारिक चयापचय

    Basal narcosis (बेसल नार्कोसिस)- प्रारम्भिक सुषुप्ति

    Basal nuclei (बेसल न्यूक्लिआइ)- धूसर (ग्रे) पदार्थ का पिण्ड (जो प्रत्येक प्रमस्तिष्कीय गोलार्ध Cerebral hemisphere के तल पर होता है।)
174. Balbourethral (or Cowper's) gland (बल्बोयूरेथ्रल या कॉवपर्स ग्लैन्ड)- बल्बाकार मूत्रमार्गीय (या कॉवपर) ग्रन्थि (कॉवपर, विलियम Cowper, William एक अंग्रेज शरीर-रचना विज्ञानी English anatomist - 1666-1709 था जो बाद में लंदन में शल्य चिकित्सक बना। उसने मूत्र-मार्ग में एक बल्ब के समान एक ग्रन्थि का उल्लेख किया था और उसी के नाम से यह ग्रन्थि कॉवपर ग्रन्थि के नाम से प्रचलित हुई।)
175. Baroreceptor (बेरोरिसेप्टर)- वायु दाब ग्राह्मी
176. Basement (बेसमेंट)- तहखाना, तलघर, आधारक।
177. Bacillus (बैसिलस)- दण्डाणु या कोई जीवाणु। (इसका

बहुवचन Bacilli बैसिली हैं।)

178. Basilic vein (बेसिलिक वेन)- अंतर्बाहु शिरा

179. Bartholine's gland (बार्थोलिन्स ग्लैन्ड)- बार्थोलिन की ग्रन्थि (बार्थोलिन, थॉमस-Bartholin, Thomas डेनमार्क का शरीर-रचना विज्ञानी-Danish anatomist था - 1616-1680) या प्रद्यानी (Vestibular) ग्रन्थि

180. Basophil (बेसोफिल) or basophilic granulocyte (बेसोफिलिक ग्रैन्यूलोसाइट)- कणिकामय श्वेताणु

181. Bean (बीन)- सेम

182. Beat (बीट)- स्पंद, स्पंदन

183. Bed-sore (बेड-सोर)- शय्या-व्रण

184. Bed-wetting (बेड वेटिंग)- शय्या-लेदन (निद्रा में शय्या पर मूत्रण)

185. Band or bandage (बैन्ड या बैन्डिज)- पट्टी, पट्टी बाँधना

186. Belly (बेलि)- तुंदा, गर्भाशय (या कोख), तोंद

187. Beta hydroxy butyric acid (बीटा हाइड्रॉक्सी ब्यूटिरिक ऐसिड)- हाइड्रोक्सी ब्यूटिरिक अम्ल जिसमें β (बीटा)- कार्बन अणु (C-atom) हाइड्रोक्सिल समूह (Hydroxyl group) का वहन होता है।

188. Belching (बेल्चिंग)- डकार, डकार लेना

189. Bell's palsy (बेल्स पाल्जि)- बेल (एक शरीर-क्रिया विज्ञानी Physiologist का पक्षाघात या अंगघात या मुखीय (एक पक्षीय) का अंगघात या लकवा (मुखीय लकवा)

190. β (Beta)-receptor blocking agent (बीटा-रिसेप्टर ब्लॉकिन्ग एजेन्ट)- बीटा-ग्राही रोधी अभिकर्ता

191. B-Receptor stimulant (बीटा-रिसेप्टर स्टिम्यूलेन्ट) - बीटा-ग्राही उद्दीपक या उत्तेजक

192. Bicepts (बाइसेप्स)- द्विशिर पेशी

Bicipital tubercle (बाइसिपिटल टयूबर्कल)- द्विशिरस्की गुलिका

193. Bile (बाइल)-पित्त

Bill acid (बाइल ऐसिड) = पित्ताम्ल

Biliary System (बिलिअरि सिस्टम)- पित्त-तंत्र

Biliary Colic (बिलिअरि कॉलिक)- पित्तीय उदर - शूल

Bilirubin (बिलिरूबिन)- पित्त में रक्त रंजक (या रक्त वर्णक)- विलिरूबिन

Biliverdin (बिलिवर्डिन)- पित्त में हरित वर्णक, बिलिवर्डिन

Bile canaliculi (बाइल कनैलिक्युलि)- पित्त नलिकाएँ (Canaliculi) का एक वचन Canaliculus-कनैलिक्युलस है।

194. Biopsy (बाइऑप्सि)- जीवोति-परीक्षा

195. Bitemporal hemi-anopia (बाइटेम्पोरल हेमिऐनॉपिआ)- द्वि-शंख अर्धान्धत

Binocular vision (बाइनोक्युलर विजन)- द्वि- नेत्री दृष्टि

196. Blister (ब्लिस्टर)- छाला, फफोला

197. Blepharitis (ब्लेफैराइटिस)- नेत्र-पलक शोथ

199. Blushing (ब्लसिंग)- मुख पर लालिमा (आना)

200. Bladder (ब्लैडर)- मूत्राशय

201. Blastocyst (ब्लास्टोसिस्ट)- भ्रूण-कलिका

202. Bio-chemical change (बायोकेमिकल चेंज)- जीव-रासायनिक परिवर्तन

203. Blood (ब्लड)- रक्त, रूधिर

Blood-circulation - रक्त-परिवहन

Blood-corpuscle (ब्लड कॉर्पसल)- रक्त कणिका (Corpuscle को corpuscule कॉर्यसक्यूल भी कहते हैं)

Blood-coagulation or clotting (ब्लड-कोऐग्युलेशन या क्लॉटिंग)- रक्त-स्कंदन या रक्त का थक्का बनना

Blood-plasma (ब्लड प्लैज्मा)- रक्त - प्लाविका

Blood-pressure (ब्लड प्रेशर)- रक्त - चाप, रक्त-दाब

Blood-stained (ब्लड स्टेन्ड)- रक्त - रंजित

Blood-stream (ब्लड स्ट्रीम)- रक्त - धारा, रक्त-प्रवाह

Blood-transfusion (ब्लड ट्रान्सफ्यूजन)- रक्त - आधान, रक्ताधान (शरीर में रक्त देना)

Blood-test (ब्लड टेस्ट)- रक्त - जाँच

Blood-poisoning (ब्लड पॉइजनिंग)- रक्त - विषायण

204. Blanch (ब्लान्च)- पीला (पड़ना), विवर्ण (होना)

205. Bernhardt's disease (बर्नाहार्ड्टस डिजीज)- बर्नाहार्डट का रोग जिसमें उरू (या जंघा) के ऊपरी भाग में दर्द होता हैं तथा त्वचा की संवेदनशीलता क्षीण होती है।

206. Bolus (बोलस)- आहार-गोलिका

207. Bone (बोन)- अस्थि, हड्डी

Bone-marrow (बोन मैरो)- अस्थि-मज्जा

Bony trabecula (बोनि ट्रेबीक्यूला)- अस्थिल रज्जु

208. Bowman's capsule (बाउमैन्स कैप्स्यूल)- बाउमैन की संपुटिका

(or glomerular capsule ग्लोमेरूलर कैप्स्यूल)- कोशिका-गुच्छ संपुटिका)

209. Bowel (बॉवेल)- आँत, अंतड़ी, अंत्र

210. Blind end (ब्लाइन्ड एन्ड)- बंद-छोर

211. Booster dose (बूस्टर डोस)- वर्धक खुराक

212. Brain (ब्रेन)- मस्तिष्क

Brain abscess (ब्रेन ऐब्सिस)- मस्तिष्क-फोड़ा

Brain-fever (ब्रेन-फीवर)- मस्तिष्क-ज्वर

Brain-gut (ब्रेन-गट)- मस्तिष्क-नली

Brain-stem (ब्रेन-स्टेम)- मस्तिष्क-नलिका

Brain-haemorrhage (ब्रेन हेमरिज)- मस्तिष्क रक्तस्राव

Brain-death (ब्रेन-डेथ)- मस्तिष्क-मृत्यु-इस अवस्था में मस्तिष्क नलिका में तंत्रिकाएँ मृत हो जाती हैं और रोगी को मृत घोषित किया जाता है।

213. Brachium (ब्रेकिअम)- प्रगण्ड, बाहु- इसका बहुवचन Brachia ब्रेकिआ है।

Brachialis (ब्रेकिअलिस)- बाहु-पेशी

Brachial artery (ब्रेकिअल आर्टरि)- बाहु-धमनी

Brachio-cephalic artery (ब्रेकिओ-सिफैलिक आर्टरि)- बाहु-शीर्ष धमनी

Brachio-cephalic vein (ब्रेकिओ-सिफैलिक वेन)- बाहु-शीर्ष शिरा

Brachial-plexus (ब्रेकिअल प्लेक्सस)- बाहु (या प्रगण्ड) जालिका

Brachio-radialis (or supinator longus स्यूपिनेटर लॉन्गस)- बेकिओ-रेडियलिस- बाहु बहिः प्रकोष्ठिक (उत्साननी) पेशी

214. Bradycardia (ब्रेडिकार्डिआ)- हृद्-मंदता

215. Breast (ब्रेस्ट)- वक्षस्थल, स्तन, छाती, सीना

216. Brim (ब्रिम)- किनारा या मुँह

217. Bridge of nose (ब्रिज ऑफ नोज)- बाँसा, नासिका - सेतु

218. Bronchus (ब्रोंकस)- श्वसनी श्वास- नली इसका बहुवचन Bronchia ब्रोंकिआ है।

Bronchial tree (ब्रोंकिअल ट्री)- श्वसनी वृक्ष

Bronchitis (ब्रोंकाइटिस)- श्वसनी शोथ

Bronchial tube (ब्रोंकिअल टयूब)- श्वसनी, श्वास-नली

Bronchiole (ब्रोंकिओल)- श्वसनिका, श्वास-नलिका

Broncho-dilation (ब्रोंको-डाइलेशन)- श्वसनी-प्रसरण, श्वसनी विस्तारण

219. Brunner's gland (ब्रूनर्स ग्लैन्ड)- ब्रूनर की ग्रन्थि (ब्रूनर एक जर्मन शरीर-रचना विज्ञानी-Anatomist था) - यह ग्रहणी या लध्वान्त्राग्र (Duodenum) तथा मध्यांत्र (Teyunum) में ग्रन्थियाँ हैं। जिसका सर्वप्रथम उल्लेख ब्रूनर ने किया था।

220. Bulbar paralysis (बल्बर परैलिसिस) or bulbar palsy (पाल्जि)= प्रेरक (या चालक) तंत्रिका - कोशिका (Motor neurone) का एक रोग जो मुँह, जबड़ा (या हनु-Jaw) तथा कंठ की पेशियों को प्रभावित करता है।

221. Broca's area (ब्रोकाज एरिया)- बोका का क्षेत्र अर्थात् कथन के चालक (या प्रेरक-Motor) - नियंत्रक का प्रांतस्था (Cortex) क्षेत्र

(Broca, Pierre Paul- ब्रोका, पिएरे पॉल एक फ्रांसीसी शल्य-चिकित्सक था)

222. Buccal cavity (बॅकल कैविटि)- कपोल (या मुख) कोटरिका

223. Buffer (बफर)- प्रतिरोधक, बफर

224. Bruise (ब्रूज)- चोट लगाना, चोट

225. Bursa (बर्सा)- श्लेष पुटी, प्रपुटी-इसका बहुवचन Bursae बर्सी है।

226. Bulbus oculi (बल्बस ऑक्यूलि)- नेत्रगोलक (Eye-ball)

227. By-product (बाइ-प्रोडक्ट)- उपोत्पाद, उपजात

C (सी)

228. Calcium (कैल्सियम)- एक धात्विक रासायनिक तत्व-कैल्सियम जो अस्थियों तथा दांतों का एक प्रमुख अवयव है तथा शरीर की विभिन्न क्रियाओं, जैसे रक्त-स्कंदन (Blood-

clotting) के लिए आवश्यक होता है। इसके अतिरिक्त Ca संतुलित आहार (Balanced diet) का एक महत्वपूर्ण अवयव है जिसकी प्राप्ति के मुख्य स्रोत दूध, अण्डा, पनीर (Cheese चीज) हैं। कैल्सियम की कमी जब होती है तो पीड़ित व्यक्ति (रोगी) को कैल्सियम लवणों की सुई दी जाती है।

Calcified (कैल्सिफाइड)- कैल्सिभूत

Calcify (कैल्सिफाइ)= कैल्सीभूत होना, कैल्सीकरण करना

Calcinosis (कैल्सिनोसिस)-कैल्सियम का अपसामान्य जमाव।

229. Calcitonin (कैल्सिटोनिन)- कैल्सिटोनिन एक हार्मोन है जिसकी उत्पत्ति अबुट ग्रंथि (Thyroid gland) की C-कोशिकाओं (Cells) से होती है।

230. Calculus (कैलक्यूलस)- पथरी या अश्मरी (Stone) इसका बहुवचन (Plural) Calculi (कैलक्यूलि) है।

231. Carcinoma (कार्सिनोमा)- कर्कट रोग (ग्रन्थियों या उपकला - Epithelium का कैंसर रोग)

232. Calcarine sulcus (कैल्करिन सल्कस)- कंटवर्धी विदर

233. Calf (काफ)- पिण्डली

234. Cardia (कार्डिआ)- हृदय, हृद्-रंध्र

Cardiac (कार्डिऐक)- हृदयी, हृदय का, हृदय-, हृद्

Cardiac plexus (कार्डिऐक प्लेक्सस)- हृदयी (या उदर) जालिका

Cardiac output (कार्डिऐक आउटपुट)- हृद्-बहि र्वेश

Cardiac sinus (कार्डिऐक साइनस)- हृद्-खातिका

Cardiac or heart failure (कार्डिऐक फेल्यर)- हृद्-गति की असमर्थता

Cardiac arrest (कार्डिऐक अरेस्ट)- हृद्-गति का रुकना

Cardiogram (कार्डिओग्राम)- हृद्-लेख

Cardiology (कार्डिओलॉजि)- हृदय-लेख-विज्ञान

Cardiologist (कार्डिओलॉजिस्ट)- हृदयविज्ञानी, हृदय (रोग) विशेषज्ञ

Carditis (कार्डाइटिस)- हृदय- शोथ

Cardiac patient (कार्डिऐक पेशन्ट)- हृदय का रोगी, हृद्-रोगी

Cardiovascular disorder (कार्डिओवैसक्यूलर डिसॉर्डर)- हृदय - संवहनी व्यवधान

Cardiac centre (कार्डिऐक सेन्टर)- हृद्-केन्द्र

Cardiac cell (कार्डिऐक सेल)- हृद्-कोशिका

Cardiac rhythm (कार्डिऐक रिद्म)- हृद्-स्पंदलय

Cardiac effusion (कार्डिऐक एफ्यूश्जन)- हृद्-स्यंदन

Cardiac vascular disease (कार्डिऐक-वैसक्यूलर डिजीज)- हृदय-संवहनी रोग।

Cardiomegaly (कार्डिओमेगैलि)- हृदय-स्थूलता

Cardialgia (कार्डिऐल्जिआ)- हृद्-प्रदाह

Cardiograph (कार्डिओग्राफ)- हृद्-गतिलेख

Cardiographer (कार्डिओग्राफर)- हृद्-ग्रति लेखक

Cardioid (कार्डिऑइड)- हृदयाभ, हृदयाकार

235. Carbuncle (कार्बन्कल)- फोड़ा

236. Caecum (सीकम)- उण्डुक, अंधांत्र, अंधनाल

237. Canine (केनाइन)- श्वदंत, रदनक, श्वानीय, श्वान संबंधी

238. Cancer (कैन्सर)- कर्कट रोग, कर्कटाबुर्द, कैंसर

Cancerous cell (कैन्सरस सेल)- कैंसरी कोशिका या कर्करी कोशिका

239. Caries (कैरीज)- अस्थिक्षय, अस्थिक्षरण

240. Canine fossa (केनाइन फोसा)- श्वानीय खात, रदनक-खात

241. Cage (केज)- पिंजरा

242. Capillary (कैपिलरि)- केशिका, कैपिलरि

243. Cannula (कैन्यूला)- प्रवेशिनी (प्रवेश नली जिसमें छिद्र-यंत्र लगा रहता है जिससे होकर शरीर के अंदर द्रव को भेजा जाता है।)

244. Carrot (कैरॅट)- गाजर

Cardinal ligament - (कार्डिनल लिगामेंट) मूलभूत (मुख्य)- अस्थिबंध

245. Calibre (कैलिबर)- बल, सामर्थ्य, क्षमता

246. Cartilage (कार्टिलिज)- उपास्थि, कार्टिलेज

Cartilaginous कार्टिलेजिनंस = उपास्थीय, उपास्थियुक्त

247. Calyx (कैलिक्स)- पुटक। इसका बहुवचन Calyces- कैलिसेज है।

248. Capitate (कैपिटेट)- शीर्षाभास्थि, समुंडिका

249. Capitulum (कैपिटुलम)- मुंडक (अस्थि का वृत्ताकार सिर

या छोर)

250. Callus (कैलस)- नयी अस्थि, नवास्थि

251. Carpus (कार्पस)- कलाई

Carpal bone (कार्पल बोन)- कलाई- अस्थि

Carpus tunnel (कार्पस टनेल)- कलाई-सुरंग

Carpus groove (कार्पस ग्रूव)- कलाई-खाँच, कलाई-नली

Carpal tunnel syndrome (कार्पल टनेल सिन्ड्रोम)- कलाई-सुरंग संलक्षण (एक रोग)

252. Capsule (कैप्स्यूल)- संपुटिका

253. Caput (कैप्यूट)- सिर, मुंड, शीर्ष, मुंडिका

(इसका बहुवचन Capita-कैपिटा है।)

Caput succedaneum (कैप्युट सक्सिडेनिअम)- सिर अनुकल्प

254. Carbohydrate (कार्बोहाइड्रेट)- कार्बोहाइड्रेट एक कार्बनिक यौगिक है जो चीनी या शर्करा (Sugar) पाया जाता है। यह C (Carbon- कर्बन), H (Hydrogen-हाइड्रोजन) तथा O (Oxygen-ऑक्सीजन) का यौगिक है। यह आहार का एक मुख्य अवयव (Main ingredient or component of food) है जो शरीर को ऊर्जा (Energy) प्रदान करता है।

255. Canal (कनैल)- नली

Canaliculus (कनैलिक्यूलस)- नलिका, सूक्ष्म-नलिका

इसका बहुवचन Canaliculi - कनैलिक्यूलि है-नलिकाएँ

256. Calvaria (कैल्वेरिया)- मस्तिष्क-संदूक, मस्तिष्क-कक्ष

257. Calori (कैलोरी)- ताप के मापन की इकाई-कैलोरी

258. Calcaneum (कैल्केनियम)- एड़ी, पार्ष्णिका

Calcaneus (कैल्केनियस)- or heel bone (हील बोन)- एड़ी-अस्थि

259. Carotid (कैरोटिड)- ग्रीवा

Carotid artery (कैरोटिड आर्टरि)- ग्रीवा-धमनी

Carotid sinus syncopy (कैरोटिड साइनस सिन्कपि)- ग्रीवा-खातिका मूर्च्छा या बेहोशी

260. Carotine (कैरोटिन)- पर्ण पीतक or carotene (कैरोटीन)

261. Catarrh (कैटा)- नजला, जुकाम, प्रतिश्याय

Catarrhal condition (कैटोरहल कंडिशन)- नजलावस्था, जुकाम की स्थिति

262. Catabolism (कैटाबॅलिज्म)- अपचय, कैटाबॉलिज्म

263. Catheter (कैथिटर)- नाल-शलाका, कैथीटर

Catheterization (कैथिटराइजेशन)- नाल-शलाकीकरण

264. Caudal (कॉडल)- पुच्छीय, पुच्छ

Caudate lobe (कॉडेट लोब)- पुच्छ-पिण्डक, पुच्छिल पिण्डक

265. Cauda equina (कॉडा इक्विना)- तंत्रिका-समूह (जो सुषम्ना - spinal cord से कटि-क्षेत्र--Lumbar region तथा अनुत्रिक - Coccyx में जाता है।)

266. Cavernous space (कैवनर्स स्पेस)-

Sinus (साइनस)- खातिका

Cavity (कैविटि)- गुहिका, कोटर, कोटरिका, विवर, गुहा, गड्ढा, छिद्र

267. Cancellous bone (कैन्सिलस बोन)- सुषिरास्थि या स्पंजी अस्थि, विरल अस्थि

268. Carrying angle (कैरिइंग ऐन्गल)- वहन कोण

269. Casein (केसीन)- केसीन (छेना) एक प्रोटीन है जो दूध में पाया जाता है। दूध जब एक अम्ल (Acid) के साथ संपर्क में आता है तो कैसीन अवक्षेप (Precipitate) बनकर जम जाता है तथा दूध को पनीर (Cheese) बना देता है। इसे जब सुखाया जाता है तो यह सफेद चूर्ण (Powder) हो जाता है जो जल में अघुलनशील (Insoluble) होता है परन्तु तनु क्षारीय द्रव (Dilute allkaline) में घुलनशील (Soluble) होता है।

270. Caseinogen (केसीनोजेन)- केसीनोजेन भी दूध में पाये जाने वाले प्रोटीनों में एक प्रोटीन है। यह जब किण्वक (Enzyme) - रेनिन (Rennin) के साथ क्रिया करता है तो केसीनोजेन का परिवर्तन केसीन में होता है। इसे घुलनशील (जल में) केसीन भी कहा जाता है।

271. Cell (सेल)- कोशिका।

Cellular (सेल्यूलर)- कोशिकीय, कोशिका, कोशिक

Cell division (सेल डिविजन)- कोशिका जनन, कोशिका विभाजन

Cell-station (सेल स्टेशन)- कोशिका-केन्द्र

Cell membrane (सेल-मेम्ब्रेन)- कोशिका झिल्ली

272. Cell of Paneth (सेल ऑफ पैनिथ)- पैनिथ की कोशिका [पैनिथ जॉसेफ (Peneth Joseph) एक शरीर-शास्त्री

(Physiologist) था जिसने सन् 1887 ई० में आंत्र श्लेष्मा झिल्ली (Intestinal mucosa) में "सीधी कोशिकाओं" (Straight cells) का वर्णन सर्वप्रथम किया था, अतः इन कोशिकाओं को पैनिथ की कोशिका कहते हैं।]

273. Cellule (सेल्यूल)- लघु कोशिका

Cellulose (सेलुलोज)- सेलुलोज एक कार्बोहाइड्रेट है जो वनस्पति पदार्थ के वृहत भाग का निर्माण करता है।

Cellulitis (सेलुलाइटिस)- कोशिका-शोथ

274. Celsius (सेल्सियस)- सेल्सियस तापक्रम मापन का पैमाना है जहाँ जल का हिमांक (Freezing point) 0^0 तथा क्वथनांक (Boiling point) 100^0 होता है।

275. Cephal (सिफैल)- शीर्ष,मुंड, सिरा

Cephalic vein (सिफैलिक वेन)- शीर्ष शिरा

Cephalic phase (सिफैलिक फेज)- शिरस्य अवस्था

276. Cellular enzyme (सेल्यूलर एन्जाइम)- कोशिकीय किण्वक

277. Cellular tissue (सेल्यूली टिशू)- कोशिकीय ऊतक

278. Cereal (सीरिअल)- अन्न, अनाज, खाद्यान्न

279. Central nervous system (सेन्ट्रल नर्वस सिस्टम)- CNS - केन्द्रीय तंत्रिका तंत्र

280. Centriole (सेन्ट्रिओल)- केन्द्रिका

281. Cerebellum (सेरिबेलम)- अनुमस्तिष्क

Cerebral (सेरिब्रल)- प्रमस्तिष्कीय, प्रमस्तिष्क

282. Cerebellar peduncle (सेरिबेलर पिडंग्कल)- अनुमस्तिष्क वृंतक

Cerebellopontine angle (सेरिबेल पॉन्टिन ऐंगल)- अनुमस्तिष्क निसेतु कोण

283. Cerebralhemisphere (सेरिब्रलो हेमिस्फिअर)- प्रमस्तिष्क गोलार्ध

284. Cerebrospinal nervous system (सेरिब्रोस्पाइनलनर्वस सिस्टम)- प्रमस्तिष्क-मेरु तंत्रिका तंत्र

Cerebrovascular (सेरिब्रोवेस्क्यूलर)- प्रमस्तिष्क संवहनी

Cerebrospinal fluid (सेरिब्रोस्पाइनल फ्लुइड)- CSF- प्रमस्तिष्क-मेरु द्रव-यह मस्तिष्क और सुषम्ना (स्पाइनल कार्ड) के चारों ओर होता है। CSF Rhinorrhoea (राइनोरीआ)- प्रमस्तिष्क-मेरु द्रव नासास्राव

285. Ceruminus gland (सिरूमिनस ग्लैन्ड)- कर्णमलीय ग्रन्थि

286. Cerumen (सिरूमेन)- कर्णमल

287. Cervix (सर्विक्स)- ग्रीवा (विशेषकर गर्भाशय-ग्रीवा)

Cervical (सर्विकल)- ग्रैव, ग्रीवा। Cervical tube (सर्विकल ट्यूब)- ग्रीवा नली

288. Cervical gland (सर्विकल ग्लैन्ड)- ग्रैव ग्रन्थि, ग्रीवा-ग्रन्थि

289. Cervical ganglion (सर्विकल गैंग्लिओन)- ग्रीवा-गुच्छिका

290. Cerebral ischaemia (सेरिब्रल इस्कीमिआ)- प्रमस्तिष्कीय स्थानिक अरक्तता

291. Cerebral cortex (सेरिब्रल कॉर्टेक्स)- प्रमस्तिष्क प्रांतस्था

292. Cervical vertebra (सर्विकल वर्टिब्रा)- ग्रीवा कशेरुका

293. Chemical transmitter (केमिकल ट्रान्समीटर)- रसायन संचारी

294. Cheek (चीक)- कपोल, गाल

295. Channel (चैनेल)- प्रणालिका, माध्यम

296. Chemo-receptor (केमो रिसेप्टर)- रसायन ग्राही

297. Chew (चू)- चबाना, चर्वण करना।

Chewing (चूइंग)- चर्वण

298. Chisel (चिजल)- छेनी

299. Chin (चिन)- चिबुक, ठुड्डी, ठोड़ी

300. Choler (कोलर)- पित्त।

Choleric (कोलेरिक)- पित्त से भरा

Cholic (कोलिक)- पित्तीय, पैत्तिक, पित्त संबंधी

301. Cholecystitis (कोलिसिस्टाइटिस)- पित्ताशय-शोथ

302. Cholecystokinin (कोलिसिस्टोकाइनिइन)- श्लेष्मा का एक हार्मोन-कोलिसिस्टोकाइनिन

303. Cholinergic (कोलिनर्जिक)- पित्तजनक

304. Cholinesterase (कोलिनएस्टरेस)- कोलिनएस्टरेस एक किण्वक (Enzyme) है जो पित्त (Choline कोलिन) और एस्टर (Ester-एक कार्बनिक यौगिक) को भंजित करता है। यह किण्वक नाशक है।

305. Chorea (कोरिआ)- ऐंठन।

Chorion (कोरिओन)- जरायु (गर्भ के बाहर की झिल्ली)

306. Chloasma (क्लोआस्मा)- क्लोआस्मा (एक चर्म रोग जिसमें त्वचा पर भूरे रंग के धब्बे या चित्तियाँ प्रकट होती हैं)

307. Chorda tendina (कॉर्डा टेन्डिना)- हृदय-पेशी रज्जु

308. Choroid (कोरॉइड)- (नेत्र का) रंजित पटल

Choroid plexus (कोरॉइड प्लेक्सस)- रक्त जालिका

309. Chromosome (क्रोमोसोम)- गुण-सूत्र, क्रोमोसोम

310. Cholecalciferol (कोलिकैल्सिफेरोल)- कोलीकैल्सिफेरॉल विटामिन-D का यौगिक है। यह विटामिन D_3 है।

311. Chondrocyte (कॉन्ड्रोसाइट)- उपास्थि-कोशिका

312. Chyme (काइम)- अन्नाम्ल, काइम

313. Chymotropsin (काइमोट्रॉप्सिन)- काइमोट्रॉप्सिन (एक सक्रिय किण्वक - Active enzyme प्रोटीन है जो प्रोटीन को पचाता है)

314. Chymotrypsinogen (काइमोट्रिप्सिनोजेन)- काइमोट्रिप्सिनोजेन (यह एक निष्क्रिय किण्वक Inactive enzyme प्रोटीन है)

315. Cilia (सिलिआ) or cilium (सिलिअम)- रोमक, रोमिका, बरौनी, लोम

Ciliary (सिलिअरि)- रोमक, रोमक संबंधी

Ciliated (सिलिएटेड)- रोम (या रोमिका) मय, लोमश

316. Circumflex (or axillary) nerve (सर्कमफ्लेक्स या ऐक्सिलरि नर्व)- परिवेष्टक (या कक्षीय) तंत्रिका। Circumflex artery (सर्कमफ्लेक्स आर्टरि)- परिवेष्टक धमनी

317. Circumduction (सर्कमडक्शन)- आंशिक चक्रन

318. Cholesterol (कोलेस्ट्रॉल)- कोलेस्ट्रॉल (एक पित्तीय रासायनिक यौगिक तथा वसामय पदार्थ है जो वसा-Fats तथा तेलों (Oils) में पाया जाता है जिसकी उत्पत्ति यकृत-Liver द्वारा होती हैं तथा यह सभी कोशिकाओं - Cells का अनिवार्य भाग है।)

319. Cistern puncture (सिस्टर्न पंक्चर)- कुण्डभेदन

320. Cisterna magna (सिस्टर्ना मैग्ना)- द्रव कुण्ड

321. Circadian rhythm (सर्केडियन रिद्म)- जैव चक्रीय लय

322. Ciliary ganglion (सिलिअरि गैंग्लिओन)- रोमक-गुच्छिका

Ciliary body (सिलिअरि बॉडि)- रोमक पिण्ड

323. Cherry red (चेरी रेड)- सूर्ख लाल

324. Circumcision (सर्कमसिंजन)- खतना या परिच्छेदन

325. Ciliated columnar epithelium (सिलिएटेड कॉलमनर एपिथीलियम)- रोमक (लोमश) स्तम्भाकार उपकला

326. Central lacteal (सेन्ट्रल लैक्टिअल)- केन्द्रीय अंकुर-लसीका वाहिनी

327. Chyle (काइल)- वसा-लसीका। इसका बहुवचन Chyli काइलि है।

328. Chylomicron (काइलोमाइक्रोन)- वसा-लसीका कण, वसा-लसीकाणु - इसका बहुवचन Chylomicra (काइलोमाइक्रा) है।

329. Cistern chyle (सिस्टर्न काइल)- वसा-लसीका कुंड

330. Citric acid cycle (सिट्रिक एसिड साइकॅल)- सिट्रिक अम्ल चक्र (इसे क्रेब्स चक्र - Krebs cycle भी कहा जाता है)

331. Cirrhosis (सिरोसिस)- सूत्रण रोग (एक अवस्था जिसमें यक्रत-Liver की कुछ कोशिकाएँ-Cells नष्ट होकर कठोर रेशेदार ऊतक-Hard fibrous tissue बन जाती हैं।), सिरोसिस

332. Circle of Willis (सर्कल ऑफ विलिस)- विलिसका चक्र (चक्रीय धमनी) [विलिस थॉमस - Willis, Thomas इन्गलैण्ड का एक चिकित्सक (1621-1675) था।

333. Cavernous sinus thrombosis (कैवर्नस साइनस थ्रॉबोसिस)- गूहा-नासूर धनास्त्रता

334. Circulation (सर्क्यूलेशन)- परिसंचरण, परिवहन

335. Clinic (क्लिनिक)- चिकित्सालय, निदानशाला

Clinical (क्लिनिकल)- चिंकित्सीय, नैदानिक, रोग संबंधी, लाक्षणिक

336. Clitoris (क्लिटोरिस)- भग-शिश्न

337. Cluster (क्लस्टर)- गुच्छा, गुच्छ

338. Clonic spasm (क्लोनिक स्पैज्म)- पेशियों में ऐंठन

339. Climacteric (क्लाइमैक्टेरिक)- रजोनिवृत्ति (या जनन-निवृत्ति) काल

340. Cleft palate (क्लेफ्ट पैलिट)- विदीर्ण तालु

341. Clavicle (क्लैविकॅल)- जत्रुक, हँसुली

342. Coagulant (कोऐग्युलेंट)- स्कंदक, जामन (रक्त का)

Coagulate (कोऐग्युलेट)- जमना, स्कंदित हो जाना, रक्त का थक्का बनना

Coagulation (कोऐग्युलेशन)- स्कंदन, जमाव

343. Cochlea (कॉक्लिआ)- कर्णावर्त

Cochlear nerve (कॉक्लियर नर्व)- कर्णावर्त-तंत्रिका

344. Catecholamine (कैटेकोलामाइन)- कैटेकोलामाइन-एक हार्मोन है जिसे अधिवृक्क ग्रन्थि (Adrenal gland) स्रावित करती है।

345. Coat (कोट)- आवरण, परत, सतह

346. Coccyx (कॉकिक्स)- अनुत्रिक-यह मेरुदण्ड या रीढ़ (Backbone) में सबसे नीचे की अस्थि हैं जो चार अस्थियों के मिल जाने से एक त्रिभुज के आकार की अस्थि में परिवर्तित हो जाती हैं।

347. Coeliac (सेलिऐक)- उदर से संबंधित, उदरीय, उदर, खोखला

Coeliac axis (सेलिऐक ऐक्सिस)- उदरीय अक्ष

Coeliac plexus (सेलिऐक प्लेक्सस)- उदर-जालिका

Coeliac trunk (सेलिऐक ट्रंक)- उदरीय महावाहिनी

348. Colic (कोलिक)- आंत्र या उदर- शूल, शूल

349. Collapsible (कोलैप्सिबॅल)- दबनेवाला, सिमटने वाला, सिमटवाँ

350. Colliculus (कॉलिक्युलस)- उपगिरि

Colliculus-inferior (कॉलिक्युलस इन्फिरिअर)- निचला उपगिरि

Colliculus-superior (कॉलिक्युलस-स्युपीरिअर)- ऊपरी उपगिरि इसका बहुवचन Colliculi (कॉलिक्युली) है।

351. Collagen (कोलैजेन)- कोलैजेन-प्रोटीन रेशे के समूह

352. Collecting duct (कलेक्टिंग डक्ट)- संग्रही नलिका

353. Colon (कोलोन)- वृहदांत्र

354. Colloid (कोलॉइड)- कलिल, कोलॉइड

355. Column (कॉलम)- स्तम्भ।

Columnar (कॉलमनर)- स्तम्भाकार

356. Colostrum (कोलोस्ट्रम)- नवदुग्ध (प्रसव के बाद स्तन से स्रावित द्रव जो दूध निकलने के पहले आता है।)

357. Clinoid process (क्लिनॉइड प्रोसेस)- चारपाई आकार के प्रबर्धक

358. Commissural fibre (कॉमिस्यूरल फाइबर)- संधाई (संयुक्त) रेशा

Commissural (or associated) nerve fibre कॉमिस्यूरल (या असोसिएटेड) नर्व फाइबर= संधाई (संयुक्त) तंत्रिका रेशा

359. Coma (कोमा)- मूर्च्छित (या बेहोशी) की अवस्था, मर्च्छा

360. Comatose (कोमाटोस)- मूर्च्छित

361. Common bile duct (कॉमन बाइल डक्ट)- सामूहिक पित्त नलिका

362. Common iliac artery (कॉमन इलिऐक आर्टरि)- सामूहिक श्रोणीय धमनी

363. Communicating artery (कम्यूनिकेटिंग आर्टरि)- संचारी धमनी

364. Compact bone (कम्पैक्ट बोन)- सघनास्थि

365. Compound (कम्पाउन्ड)- यौगिक-दो या दो से अधिक तत्वों के मेल से बना रासायनिक पदार्थ

366. Computer (कम्प्यूटर)- कम्प्यूटर, परिकलक

Computerize (कम्प्यूटराइज)- कम्प्यूटर का उपयोग करना, कम्प्यूटीकृत करना

Computerization (कम्प्यूटराइजेशन)- कम्प्यूटरीकरण

Computerized tomography (CT) scanning कम्प्यूटराइज्ड टोमोग्राफी (सीटी) स्कैनिंग- कम्प्यूटरीकृत विकिरण चित्रांकन

367. Concave (कॉन्केव)- अवतल या नतोदर

Concave lens (कॉन्केव लेंस)- नतोदर ताल

Concavity (कॉन्कैविटि)- अवतलता, आंतरिक कोटरिका

368. Concomitant (कॉन्कमिटेंट)- सहगामी, सहवर्ती

369. Concentrate (कॉन्सनट्रेट)- सान्द्र, सार, सान्द्र करना (या बनाना), केन्द्रित करना

Concentrated (कॉन्सनट्रेटेड)- सांद्रित, केन्द्रित

Concentration (कॉन्सनट्रेशन)- सान्द्रता, सान्द्रण, एकाग्रता

370. Conception (कॉन्सेप्शन)- गर्भ-धारण

Conceive (कॅन्सीव)- गर्भ धारण करना

371. Concha (कोंका)- शुक्तिका, वहिष्कर्ण [इसका बहुवचन Conchae कोंकी हैं।]

Conchitis (कोंकाइटिस)- कर्णशोथ

372. Conduction (कन्डक्शन)- परिचालन

373. Condyle (कॅन्डाइल)- स्थूलक, अस्थि का गोलाकार छोर या

पोर, गोलोत्सेघ

Condylar joint (कॅन्डाइलर ज्वाइंट)- पोर संधि

374. Congenital (कैन्जेनिटल)- जन्मजात

Congenital abnormality (कैंन्जेनिटल ऐब्नॉर्मलिटि)- जन्मजात अपसामान्यता

Congenital heart disease (कॅन्जेनिटल हार्ट डिजीज)- जन्मजात हृदय रोग

Congenital hernia (कॅन्जेनिटल हर्निया)-जन्मजात अंत्रवृद्धि या हर्निया

375. Congugate deviation (कॉन्जुगेट डीविएशन)- संयुग्म विचलन

376. Conjunctiva (कॅन्जंक्टाइवा)- नेत्र-श्लेष्मला

Conjunctival sac (कॅन्जंक्टाइवल सैक)-नेत्र-श्लेष्मल थैली

Conjunctivitis (कॅन्जंक्टिवाटिस)- नेत्र-श्लेष्मल शोथ

377. Connective tissue (कैनेक्टिव टिशू)- संयोजी ऊतक

378. Conscious control (कॅन्शस कन्ट्रोल)- चेतन नियंत्रण

379. Constipation (कॅन्सटिपेशन)- कब्ज, मलबंध

Constipated stool (कॅन्सटिपेटेड स्टूल)- कसा हुआ (या कड़ा) मल

380. Conservation (कॅन्जर्वेशन)- संरक्षण, परिरक्षण

381. Constriction (कन्स्ट्रिक्शन)- संकीर्णन, संकुचन

Constrictor (कन्स्ट्रिक्टर)- संकीर्णक

Constrictor muscle (कन्स्ट्रिक्टर मसल)- संकीर्णक पेशी

382. Contractility (कॉन्ट्रैक्टिलिटि)- संकुचनशीलता

Contraction (कॉन्ट्रैक्शन)- संकुचन

383. Contraindicate (कॉन्ट्राइन्डिकेट)- परहेज बताना, निषिद्ध करना

384. Contralateral hand (कॉन्ट्रा लैटरल हैन्ड)- प्रति पार्श्विकहस्त

385. Cone (कोन)- शंकु

Conus medullaris (कोनस मेडुलरिस)- शंक्वाकार अंतस्था

Conic or conical (कोलिक या कोनिकल)- शंकुरूप, शंक्वाकार

Conoid (कोनॉइड)- शंकुभ, शंक्वाकार

386. Contraceptive pill (कॉन्ट्रासेप्टिव पिल)- गर्भ-निरोधक गोली

387. Convection (कन्वेक्शन)- परिवहन, संवहन

388. Convergent squint (कन्वर्जेन्ट स्क्विंट)- अभिसारी भेंगापन

389. Convex (कन्वेक्स)- उत्तल, उन्नतोदर

Convex lens (कन्वेक्स लेन्स)- उन्नतोदर ताल

Convexity (कन्वेक्सिटि)- उत्तलता

390. Convolute (कॉन्वॅलूट)- लपेटा हुआ, कुण्डलित

Convoluted (कॉन्वॅलूटेड)- कुण्डलित

Convolution (कॉन्वॅलूशन)- कुण्डलीकरण, कुण्डलन

391. Cells of Leydig (सेल्स ऑफ लिडिग)- लिडिग की कोशिका (लिडिग एक जर्मन शरीर-रचना विज्ञानी-(Anatomist) था)

392. Compound tubulo alveolar tissue (कम्पाउन्ड टयूब्यूलो ऐल्विओलर टिशू)- संयुक्त नलिका-कूपिका ऊतक

393. Consonant (कॉन्सोनेन्ट)- व्यंजन

394. Circumvallate papilla (सर्कमवैलेट पैपिला)- परिभित्तिक अंकुरक

395. Coraco-clavicular ligament (कोरैको-क्लैविक्युलर लिगामेंट)- स्कंध-जत्रुक अस्थिबंध

396. Coraco- branchialus (कोरैको ब्रैन्कियलस)- स्कंध-बाहु पेशी

397. Cord (कॉर्ड)- रज्जु

398. Cornea (कॉर्निआ)- श्वेत (या स्वच्छ) मण्डल

Corneal ulceration (कार्निअल अल्सरेशन)- श्वेतमण्डली व्रणोत्पत्ति

399. Corium (कोरिअम)- अंत: त्वचा

400. Cornu (कॉर्न्यू)- शृंग

401. Coronary artery (कोरोनरि आर्टरि)- हृद् (या चक्रीय) धमनी

402. Coronal suture (कोरोनल स्यूचर)- किरीटी (शिरोबंध) संधि

403. Coronal plane (कोरोनल प्लेन)- किरोटी तल

404. Corona radiata (कोरोना रेडिएटा)- विकिरणकारी शृंग

405. Corniculate cartilage (कोर्निक्युलिट कार्टिलिज)- शृंगी

उपास्थि

406. Coronoid process (कोरोनॉइड प्रोसेस)- चंचुभ प्रबर्धक

407. Corona (कोरोनो)= किरीट, कपोत शृंग, कोरोना

408. Corpus albicans (कॉर्पस ऐल्बिकैन्स)- धब्बेदार ऊतक

409. Corpus spongiosum (कॉर्पस स्पॉन्जिओसम)- स्पंजी पिण्ड

410. Corpus callosum (कॉर्पस कैलोसम)- संयोजी ऊतक (कठोर पिण्ड)

411. Corpus cavernosa (कॉर्पस कैवरनोसा)- खोखला शिश्न पिण्ड

412. Corpus luteum (कॉर्पस ल्यूटिअम)- पीत पिण्ड

413. Corticoid (कॉर्टिकॉइड)- प्रांतस्था (Cortex) श्रेणी का समूह

414. Cortisol (कॉर्टिसोल)- कॉर्टिसोल (यह प्रांतस्था - Cortex की शर्करा श्रेणी का एक हार्मोन है जिसे अधिवृक्क ग्रन्थियों की प्रांतस्था स्रावित करती हैं।)

415. Corticosterone (कॉर्टिकोस्टेरोन)- खनिज प्रान्तस्था समूह (Mineral corticoid) के कम महत्व का एक हार्मोन कोर्टिकोस्टेरोन

416. Corticosteroid (कॉर्टिकोस्टेरॉइड)- कॉटिकोस्टेरॉइड एक हार्मोन है जिसे अधिवृक्क ग्रन्थियों की प्रांतस्था (Cortex of adrenal glands) स्रावित करती हैं। यह वर्धक खुराक (Booster dose बूस्टर डोस)- के रूप में उन रोगियों को दिया जाता है जो अल्प अधिवृक्क स्राव (Hypoadrenal secretion) से पीड़ित होते हैं।

417. Corticofugal fibre (कार्टिको फ्युगल फाइबर)- अप प्रान्तस्थीय रेशा

418. Corticospinal tract (कॉर्टिको स्पाइनल ट्रैक्ट)- प्रांतस्था-मेरु मार्ग या प्रांतस्था-मेरु क्षेत्र। Corticospinal fibre (कॉर्टिको-स्पाइनल फाइबर)- प्रांतस्था-मेरु रेशा

419. Corticotrophin (कॉर्टिकोट्रॉफिन)- यह ACTH (Adreno-cortico-trophine hormone ऐड्रीनो- कॉटिको-ट्रॉफिन हार्मोन) है जिसका स्राव अग्र पीयूष ग्रन्थि (Anterior pituitary gland) करती है।

420. Coracoid (कोराकॉइड)- अंसतुण्ड

421. Cortex (कॉर्टेक्स)- प्रांतस्था, बाह्यक

421. Costa clavicular ligament (कॉस्टा-क्लैविक्युलर लिगामेंट)- पर्शुकी-जत्रुक अस्थि बंध

422. Coughing (कफिंग)- खाँसना, खाँसी

423. Course (कोर्स)- रूखडा, रद्दा

424. Cowper's glands (कॉवपर्स ग्लैन्ड्स)- बल्बाकार मूत्रीय मार्गी ग्रन्थियाँ या कॉव पर की ग्रन्थियाँ (कॉवपर, विलियम-Cowper William एक अंग्रेजी शरीर-रचना विज्ञानी-Anatomist था।)

425. Cranium (क्रेनिअम)- करोटी, कपाल, खोपड़ी (Skull)

Cranial (क्रेनिअल)- कपालीय, कपाल

Cranial cavity (क्रेनिअल कैविटि)- कपाल-कोटर, कपाल गुहिका

Cranial fossa (क्रेनिअल फोसा)- कपाल-खात

Cranial nerve (क्रेनिअल नर्व)- कपाल-तंत्रिका

Craniology (क्रेनिओलॉजि)- कपाल-विज्ञान

Craniotomy (क्रेनिओटॉमि)- कपाल-छेदन

426. Crest (क्रेस्ट)- शिखर, चोटी

427. Crator (क्रेटर)- चपक

428. Cretinism (क्रेटिनिज्म)- अबटु-वामन, बौनापन

429. Cricoid (क्राइकॉइड)- वलयाकार, वलय

Cartilage - मुद्रिका (या वलयाकार) उपास्थि

Cricoid cartilage क्राइकॉइड कार्टिलेज = वलयाकार (मुद्रिका) उपास्थि

430. Crescent (क्रेसेन्ट) = अर्धचन्द्र

Crescentric arc (क्रेसेन्ट्रिक आर्क)-अर्धचन्द्राकार चाप

Crescentric mass (क्रेसेन्ट्रिक मैस)- अर्धचन्द्राकार पिण्ड या पुंज

431. Cribiform plate (क्रिब्रिफार्म प्लेट)- चालनीरूप (सुषिर) प्लेट

432. Cricothyroid (क्राइकोथाइरॉइड)- वलय-अवटु

Cricothyroid muscle (क्राइकोथाइरॉइड मसल)- मुद्रिका (या वलय)- अवटु पेशी

433. Cruciform suture (क्रुसिफॉर्म स्यूचर)- स्वस्तिक संधि, क्रूसाकार संधि, स्वस्तिकाकार संधि

434. Crown part (क्राउन पार्ट)- शीर्षभाग

435. Crus or crura (क्रस या क्रूरा)- पाद या मध्यच्छद पेशी का लम्बा प्रक्षेप। [Crus का बहुवचन Crura है।]

Crus cerebrum (क्रस सेरिब्रम)- प्रमस्तिष्क पाद

Cruras cerebri (क्रूरा सेरिब्रीम)- प्रमस्तिष्कों के पादें

Crura of diaphragm (क्रूरा ऑफ डायाफ्राम)- मध्यच्छद-प्रक्षेपें

436. Cross-bridge (क्रॉस- ब्रिज)- क्रूसाकार सेतु

Cross-matching (क्रॉस- मैचिंग)- प्रतिमिलन

437. Cross-section (क्रॉस- सेक्शन)- अनुप्रस्थ काट

438. Crypt (क्रिप्ट)- गुहिका, तहखाना

439. Cubical epithelium (क्यूबिकल एपिथीलियम)- घनाकार उपकला

440. Cuboid (क्यूबॉइड)- घनाभ, घनास्थि

Cuboid bone (क्यूबॉइड बोन)- घनास्थि

441. Cumulus oophorous (क्यूम्यूलस ओअफोरस)- अण्डाशयी संचय

442. Cunate (क्यूनेट)- फानाकार

443. Curdle (कर्डल)- थक्का (बनना), धनीभूत करना

444. Curvature (कर्वेचर)- वक्रता (वक्र)

Greater curvature (ग्रेटर कर्वेचर)- महावक्र

Lesser curvature (लेसर कर्वेचर)- लघुवक्र

445. Cushoin (कुशन)- उपधानी

446. Cusp (कस्प)- नोक, सिरा

447. Cushing's disease (कशिंग्स डिजीज)- कशिंग का रोग जिसमें स्थूलता (या मोटापन), मधुमेह (Diabetes), उच्च रक्तचाप, अस्थिक्षीणता, कूबड़ापन आता है।

446. Cutis (क्यूटिस)- त्वचा

447. Cutaneous (क्यूटेन्यस)- त्वचीय

Cutaneous arteriole (क्यूटेन्यस आर्टिरिओल)- त्वचीय धमनिका

Cutaneous nerve (क्यूटेन्यस नर्व)- त्वचीय तंत्रिका

Cutaneous tactile receptor (क्यूटेन्यस टैक्टाइल रिसेप्टर)- त्वचीय स्पर्श ग्राह्यी।

Cutaneous sensation (क्यूटेन्यस सेन्सेशन)- त्वचीय संवेदन

448. Cuticle (क्यूटिकल)- उपत्वचा-त्वचा की बाहरी परत या इपिडर्मिस (Epidermis)

449. Cyanosis (सायनोसिस)- नीलिया (एक रोग), श्यावता, नीलिमा (रोग)

450. Cyanocobalamin (सायनोकोबालैमिन)- यह विटामिन B_{12} है।

451. Cyclitis (साइक्लाइटिस)- नेत्र-रोमक पिण्ड की शोथ

452. Cyclotomy (साइक्लोटोमि)- नेत्र-रोमक पिण्ड छेदन

453. Cyesis (साइएसिस)- गर्भावस्था (Pregnancy)

454. Cyst (सिस्ट)- कृमि-कोश, पूय-कोश, पुटी, पित्ताशयी

455. Cystic duct (सिस्टिक डक्ट)- पयू-कोश (या कृमि कोश) नलिका

456. Cystoscope (सिस्टोस्कोप)- मूत्राशय दर्शी

457. Cystitis (सिस्टाइटिस)- वस्ति-शोथ, मूत्राशय-शोथ

458. Cystomy (सिस्टोमि)- मूत्राशय-छेदन

459. Cyte (साइट)- कोशिका, सेल (Cell)

Cytogenesis (साइटोजेनिसिस)- कोशिकोत्पत्ति, कोशिका की उत्पत्ति

Cytoid (साइटॉइड)- कोशिकाभ

Cytologist (साइटोलॉजिस्ट)- कोशिका-विज्ञानी

Cytology (साइटोलॉजि)- कोशिका-विज्ञान

Cytolysis (साइटोलिसिस)- कोशिकालयन, कोशिका-भंजन

Cytoplasm (साइटोप्लैज्म)- कोशिका-द्रव्य

Cytopenia (साइटोपेनिआ)- कोशिका-तत्वों की अपर्याप्तता (रक्त या ऊतक में)

Cytochemistry (साइटोकेमिस्ट्रि)- कोशिका-रसायन

D (डी)

460. Dairy product (डेअरि प्रोडक्ट)- डेरी (दुग्धगार) उत्पाद

461. Damper (डैम्पर)- अवमंदक

462. Darker hue (डार्कर ह्यू)- गहरा रंग

463. Dazziness (डैजिनेस)- भ्रमि (Vertigo वर्टिगो)

464. Deamination (डिऐमिनेशन)- विऐमीनीकरण या "ऐमिनो समूह का निष्कासन"

Deaminated (डिऐमिनेटेड)- विऐमीनोकृत

465. Dartos muscle (डार्टोस मसल)- त्वचीय पेशी

466. Debilitate (डिबिलिटेड)- दुर्बल (या कमजोर) कर देना

Debilitating disease (डिबिलिटेटिंग डिजीज)- दुर्बलन रोग

Debility (डिबिलिटि)- (सामान्य) दुर्बलता

467. Deafness (डेफनेस)- बहरापन, वधिरता

468. Debris (डेब्रिस)- कचरा या मलवा

469. Decay (डिके)- अपक्षय, सड़न, क्षय होना, सड़ना

Decayed tooth (डिकेड टूथ)- जर्जर (अपक्षयित) दंत

470. Decussate (डिकसिट)- चतुष्क (क्रॉस) का निशान लगाना

Decussated (डिकसिटेड)- क्रॉस लगाया हुआ, क्रॉसित

Decussation (डिकसेशन)- क्रॉस-अंकन, व्यत्यसन

471. Decidua (डिसिडयुआ)- पतनिका (वह झिल्ली जो निषेचन-Fertilization के बाद गर्भाशय को स्तरित करती है।)

472. Deep dorsal vein (डीप डॉर्सल वेन)- गहरी पृष्ठीय शिरा

473. Deep fascia (डीप फैशिआ)- अध:स्थ प्रावरणी

474. Deep rhomboid (डीप रॉम्बॉइड)- अध:स्थ चौकोरिका

475. Defaecation (डेफिकेशन)- मल-त्याग, मलोत्सर्ग, शुद्धीकरण (Or defecation)। Defecate (डेफिकेट)- मलत्याग करना, शुद्ध करना

476. Deferent duct (डेफरेन्ट डक्ट)- प्रवाही नलिका

477. Degenerative change (डिजेनरेटिव चेन्ज)- अपकर्षक (ह्रासी) परिवर्तन

478. Dehydration (डिहाइड्रेशन)- निरार्द्रीकरण, व्युदकन, निर्जलीकरण

479. 7-dehydroxy cholesterol (डिहाइड्रॉक्सी कोलेस्ट्रॉल)- 7-डिहाइड्रॉक्सी कोलेस्टॉल त्वचा में विद्यमान एक पदार्थ है जो सूर्य की किरण (Ultraviolet ray-पराबैंगनी किरण)- के साथ क्रिया करके विटामिन D की उत्पत्ति करता है।

480. Dehydroepiandrosterone (डिहाइड्रोएपिऐन्ड्रोस्टेरोन)- डिहाइड्रोएपिऐन्ड्रोस्टेरोन एक पुरुष यौन हार्मोन (Sex hormone) है।

481. Degrading (डिग्रेडिंग)- अवक्रमण

482. Deltoid muscle (डेल्टॉइड मसल)- अंसच्छ पेशी, कंधे की तिकोनी पेशी, त्रिकोणाकार गण्डक

483. Deltoid tuberosity (डेल्टॉइड टयूबरोसिटि)- तिकोनी अस्थि प्रोत्थ, त्रिकोणाकार गण्डक

484. Delivery (डेलिवरि)- प्रसव

485. Demyelination (डिमाइलिनेशन)- मज्जा (माइलिन-Myelin) आवरण की क्षीणता या नाशन (यह सिर में चोट लगने या क्षति होने या बहुल ऊतक-दृढन - multiple sclerosis स्क्लेरोसिस के कारण होता है)

486. Dental decay (डेन्टल डिके)- दंत क्षय

Dental surgeon (डेन्टल सर्जन)- दंत चिकित्सक

Dentiform (डेन्टिफॉर्म)- दंत रूप , दंताकार

Dentilingual (डेन्टिलिंग्वल)- दंतजिह्वीय, दंतजिह्वा

Dentine (डेन्टीन)- दंतधातु

487. Dendrite (डेन्ड्राइट)- द्रुमाश्क, द्रुमाकृति or Dendron या पार्श्वतंतु या तंत्रिकाणु का शाखित प्रबर्ध

Dendroid (डेन्ड्रॉइड)- द्रुमाभ

Dendrology (डेन्ड्रोलॉजि)- द्रुम-विज्ञान

Dendrometer (डेन्ड्रोमीटर)- द्रुममापी।

Dendron (डेन्ड्रान)- द्रुम प्रवर्धक

488. Depression (डिप्रेशन)- अवनमन, गर्त, अवसाद (उदासी)

489. Deplete (डिप्लीट)- क्षीण होना, कम करना

Depleted (डिप्लीटेड)- क्षीण, नि:शेष

Depletion (डिप्लीशन)- क्षीणता, नि:शेषण

490. Dermis (डर्मिस)- अंत: त्वचा,

Dermal डर्मल,

Dermic डर्मिक

Dermatitis डर्माटाइटिस= त्वचाशोथ

491. Dermal markers of malignancy (डर्मल मार्कर्स ऑफ मैलिग्नेन्सि)- घातक त्वचीय लक्षणें

492. Denervated heart (डिनर्वेटेड हार्ट)- वितंत्रिकायन हृदय

493. Desiduous tooth (or milk- tooth) (डिसिडयुअस टूथ या मिल्क-टूथ) - दूध के दाँत, पातुक- दंत

494. Desynchronise (डिसिन्क्रोनाइज)- अनियमित (या असमक्रमित) या (असमकालिक) होना

Desynchronised (डिसिन्क्रोनाइज्ड)- असमक्रमित या अनियमित

Desynchronisation (डिसिन्क्रोनाइजेशन)- असमक्रमण, अनियमितता

495. Detrusor muscle (डिट्रूजर मसल)- अवपाती पेशी

496. Dextrocardia (डेक्स्ट्रोकार्डिया)- हृद्-शिखर

497. Dextrin (डेक्सट्रिन)- स्टार्च (श्वेतसार) से बना एक पदार्थ (गोंद)

498. Descending colon (डिसेंडिन्ग कोलोन)- अवरोही वृहदांत्र

499. Detoxication (डिट्रॉक्सिशन)- अविषाक्तीकरण, निर्विषीकरण

500. Deoxyribo - nucleic acid (डिऑक्सीराइबो - न्यूक्लीइक एसिड)- DNA - DNA एक न्यूक्लीइक अम्ल है जो प्रत्येक कोशिका के केन्द्रक (Nucleus) में मूल जननिक सामग्री (Basic genetic material) है।

Deoxygenated blood (डिऑक्सीजिनटेड ब्लड)-विऑक्सीकृत रक्त

501. Deoxyribonuclease (डिऑक्सीराइबोन्यूक्लिएस)- यह एक किण्वक (एन्जाइम) हो जो DNA का भंजन (Break drown) करता है डिऑक्सीराइबोन्यूक्लिएस

502. Diabetes mellitus (डायबिटीज मेलिटस)- मधुमेह (रोग) या डायबिटीज

503. Dialysis (डायलिसिस)- अपोहन, विलगन

504. Diaphragm (डायाफ्राम)- मध्यच्छद, डायाफ्राम

Diaphragmatitis (डायाफ्रामेटाइटिस)- तनुपट शोथ

505. Diarrhoea (डायरिया)- अतिसार, दस्त-रोग, डायरिया

506. Diarthrosis or synovial joint (डायर्थोसिस या सिनोविअल ज्वाइंट)- चल-संधि या श्लेषक-संधि

507. Diagnosis (डायग्नोसिस)- रोग-निदान,

Diagnose (डायग्नोज)- रोग-निदान करना

Diagnostic test (डायग्नोस्टिक टेस्ट)- रोग-निदान परीक्षण

Diagnostics (डायग्नोस्टिक्स)- निदान-शास्त्र, नैदानिकी

508. Diaphysis (डायफिसिस)- अस्थिवर्ध, अस्थि दण्ड

509. Diastole (डाइऐस्टेली)- अनुशिथिलन, प्रसारण

Diastolic blood pressure (डाइऐस्टोलिक ब्लडप्रेशर)- अनुशिथिलनी रक्त-चाप

510. Digest (डाइजेस्ट)- पचाना, पचना, आत्मसात करना

Digestible (डाइजेस्टबॅल)- पचनीय, सुपाच्य, ग्राह्य

Digestion (डाइजेस्चन)- पाचन, पाचन-शक्ति, आत्मसात्करण

Digestive (डाइजेस्टिव)- पाचक

Digested (डाइजेस्टेड)- पचित

Digestive juice (डाइजेस्टिव जूस)- पाचक रस

Digestive system (डाइजेस्टिव सिस्टम)- पाचनतंत्र

511. Digastric (डाइगैस्ट्रिक)- द्विस्थूली, द्वितुन्दी

512. Digit (डिजिट)- अंगुलि, उँगली, पादांगुलि

Digital (डिजिटल)- आंगुलिक, अंगुलि सम्बंधी

Digital branches (डिजिटल ब्रांचेज)- आंगुलिक शाखाएँ

Digitorum (डिजिटोरम)- अंगुलि (या पादांगुलि)

513. Digestive enzyme (डाइजेस्टिव एन्जाइम)- पाचक किण्वक पाचक किण्वकों की संख्या 4 होती है जो अग्नाशयीरस (Pancreatic guive) में पाये जाते हैं, वे हैं- एमिलेस (Amylase), लाइपेस (Lipase), ट्रिप्सिनोजन (Trypsinogen) तथा काइमोट्रिप्सिनोजन (Chymotrypsinogen)

514. Diencephalon (डाइएनकेफैलोन)- अन्तः अग्रमस्तिष्क [यह अग्र मस्तिष्क का केन्द्रीय भाग है जिसका निर्माण चेतक (Thalamus), अवचेतक (Hypothalamus), पानियल ग्रन्थि (Pineal gland) तथा तृतीय निलय (Third ventricle) द्वारा होता है।]

515. Dichloro-diphenyl-trichloroethane or DDT (डाइक्लोरो-डाइफेनिल-ट्राइक्लोरोइथेन)-DDT एक अति विषैला कीटनाशी रासायनिक पदार्थ है जिसका उपयोग कीटाणुओं को नष्ट करने में होता है। परन्तु अब अनेक देशों में इसके उपयोग को निषिद्ध (Banned) किया गया है।

516. Diet (डायट)- आहार, पथ्य, भोजन, पथ्य देना

Balanced diet (बैलेन्स्ड डायट)=संतुलित आहार

Diabetic diet (डायबेटिक डायट)- मधुमेही आहार-इसमें चीनी और कार्बोहाइड्रेट की अल्प मात्रा होती है।

517. Diffusion (डिफ्यूश्जन)- विस्तरण, विकिर्णन, प्रसारण

518. Dilate (डाइलेट)- विस्तार करना, विस्तृत हो जाना, फैलना, बढ़ना

Dilatation (डाइलेटेशन)- विस्तारण, वितनन, विस्फारण

Dilator (डाइलेटर)- विस्तारक, विस्फारिणी

Dilatable (डाइलेटेबल)- विस्तार्थ

Dilation of pupil (डाइलेशन ऑफ प्यूपिल)- पुतली (तारा) का विस्तारण या विस्फारण

Dilator pupilla (डाइलेटर पुपिला)- विस्तारक तारा (या पुतली)

Dilated pouch (डाइलेटेड पाउच)- विस्तृत (या विस्तारित) थैली

Dilation of colon (डाइलेशन ऑफ कोलोन)- वृहदांत्र का विस्तारण

519. Dilute (डाइल्यूट)- तनु (या पतला) करना, जल मिलाना, तनु, हल्का

Diluted (डाइल्यूटेड)- तनु

Dilution (डाइलूशन)- तनुकरण, तनुकृत (घोल)

520. Dimple (डिम्पल)- गर्तिका, गर्त, गड्ढा

521. Diploe (डिप्लोई)- स्पंजी अस्थि-सतह (कपाल की आंतरिक और बाहरी सतह के बीच की सतह जिसमें लाल अस्थि-मज्जा - Red bone marrow होती है।) या द्विपत्रकमध्या, डिप्लोई

522. Diphtheria (डिप्थीरिआ)- रोहिणी (रोग)

523. Disarthia (डिसर्थिया)- उच्चारण-रोध

524. Disphonia (डिस्फोनिआ)- ध्वनि-उत्पादन कष्ट

525. Dissection (डिसेक्शन)- विच्छेदन

526. Dissipation (डिस्पेशन)- क्षय, छितराव।

Dissociation (डिसोसिएशन)- विघटन

527. Discord (डिस्कॉर्ड)- विस्वरता या शोर (Noise नॉइज)

528. Distend (डिस्टेन्ड)- फैला देना, फूलना या फुलाना

Distension (डिस्टेंशन)- प्रसार, फैलाव, फुलाव

529. Diplopia (डिप्लोपिआ)- द्विदृष्टिता (किसी वस्तु को दो देखना)

530. Distal (डिस्टल)- दूरस्थ

Distal phalanges (डिस्टल फैलेन्जेज)- दूरस्थ अंगुल्यस्थियाँ

Distal convoluted tubule (डिस्टल कॉन्वॅलूटेड टयूब्यूल)- दूरस्थ संवलित (या कुण्डलित) नलिका

Distal interphalangeal joint (डिस्टल इन्टरफैलेन्जियल ज्वाइंट)- DIP joint दूरस्थ अन्तर्अंगुल्यस्थीय संधि.

531. Domshaped (डोमशेप्ड)- गुम्बदाकार

532. Donor (डोनर)- दाता (रक्तदाता)

533. Dorsal (डॉर्सल)- पृष्ठीय, पृष्ठ

Dorsiflexion (डॉर्सिफ्लेक्शन)- पृष्ठीय आकुंचन

Dorsiflexor (डॉर्सिफ्लेक्सर)- पृष्ठीय आकुंचक

Dorsal vertebra (डॉर्सिल वर्टिब्रा)- पृष्ठ-कशेरुका

Dorsum sella (डॉर्सम सेला)- पृष्ठीय गद्दी

Dorsum of foot (डॉर्सम ऑफ फूट)- पाद का पृष्ठ

Dorsum of coccyx (डॉर्सम ऑफ कॉक्सिक्स)- पृष्ठीय अनुत्रिक

Dorsal suture (डॉर्सल स्यूचर)- पृष्ठीय सीवन या संधि

Dorso ventral (डॉर्सो वेन्ट्रल)- पृष्ठीय उदर

534. Diurnal rhythm (डाइअर्नल रिद्म)- दैनिक लय

535. Diuretic (डाइयुरेटिक)- मूत्रवर्धक, मूत्रल

Diuresis (डाइयुरेसिस)- मूत्रता

536. DÖderlein's bacillus (डीडरलिन्स बैसिलस)- डोडरलिन का दण्डाणु (या जीवाणु)- (डीडरलिन, अलबर्ट (DÖderlein, Albert) जर्मनी का एक प्रसुति- विशेषज्ञ (Obstetrician), योणि-जीवाणु

537. Dopamine (डोपामाइन)- डोपामाइन अधिवृक्क ग्रन्थि की अंतस्था (Medulla of adrenal gland) का एक पदार्थ है जो तंत्रिका-संचारी के रूप में भी कार्य करता है जिसके अभाव में पार्किन्सन का रोग हो सकता है।

538. Dorsalis pedis artery (डॉर्सलिस पेडिस आर्टरि)- पृष्ठीय पाद धमनी

539. Drowsy (ड्राउजि)- निद्रालु

540. Drainage (ड्रेनिज) निकास

541. Drug (ड्रग)- औषध, संवेदक, दवा

542. Droop (ड्रूप)- लटक जाना, शिथिल होना

543. Droplet (ड्रॉपलेट)- बिन्दुक

544. Duct (डक्ट)- नलिका, वाहिनी

Ductless (डक्टलेस)- वाहिनी हीन

545. Duramater (डयुरामेटर)- दृढ़ तानिका

546. Dream sleep (ड्रीम स्लीप)- स्वप्न निद्रा

547. Dysphasia (or dysphagia) (डिस्फेजिआ)-क्रमबद्ध कथन रोध

548. Duodenal ulcer (डयूओडीनल अल्सर)- ग्रहणी व्रण

549. Duodenum (डयुओडीनम)- ग्रहणी या लध्वांत्राग्र (लघुअंत्र

अग्र)

550. Dye (डाई)- रंजक, रंजित करना, वर्ण, रंग

551. Dyspepsia (डिस्पेप्सिआ)- अपच, मन्दाग्नि, बदहजमी

552. Dysphagia (डिस्फैजिआ)- निगरणकष्ट

553. Dyspnoea or dyspnea (डिस्प्नीआ)- कष्टश्वास

E (इ)

554. Ear (इअर)- कर्ण, कान, श्रवण

External ear (एक्सटर्नल इअर)- बाह्य कर्ण (Pinna पिना)

Middle ear (मिडॅल इअर)- मध्य कर्ण

Internal ear (इन्टर्नल इअर)- आंतरिक (या अंत:) कर्ण

Ear drum (इअर ड्रम)- कर्ण-पटल (Tympanum टिम्पैनम)

Ear lobe (इअर लोब)- कर्णपालि, लोलकी

Earacher (or otalgia) - इअरेकर या ओटैल्जिआ - कर्णशूल, कान का दर्द

Ear canal (इअर कनैल)- कर्णनली

Ear (or auditory) ossicle (इअर या ऑडिटरि ऑसिकल)- कर्ण अस्थिका

Ear wax (इअर बैक्स) or cerumen (सिरूमेन)- कर्णमल (कान की मैल)

Ear shaped facet (इअर शेप्ड फैसिट)- कर्णाकार फलिका

555. Ectropian (एक्ट्रॉपिअन)- बर्हिवलन

556. Eczema (एक्जिमा)- छाजन,पामा, एकजिमा

557. Echo (एको)- प्रतिध्वनि, इको

Echoless (इकोलेस)- प्रतिध्वनिरहित

Echoed (एकोड)- प्रतिध्वनित

Echoic (इकोइक)- प्रतिध्वनिक

558. ECG-Echocardiogram (इकोकार्डिओग्राम)- प्रतिध्वनि हृद्‌गति लेख

Echocardiography (इकोकार्डिओग्राफि)- प्रतिध्वनि हृदगति लेखी, हृद-स्पंद प्रतिध्वनि विज्ञान

559. Echography (इकोग्राफी)- पराध्वनिक लेखी (हृद्-स्पंद का)

560. Electroencephalogram (इलेक्ट्रोएन्केफैलोग्राम)- EEG = वैद्युत - प्रमस्तिष्क आलेख

561. Electrophoresis (इलेक्ट्रोफोरेसिस)- विद्युत-कण संचलन

562. Encephallon (एन्केफैलोन)- मस्तिष्क, प्रमस्तिष्क

Encephalic (एन्केफैलिक)- मस्तिष्कीय, मस्तिष्क

Encephalitis (एन्केफलाइटिस)- मस्तिष्क-शोथ

563. Eccrine gland (एक्क्राइन ग्लैन्ड)- स्वेद (पसीना) स्राव ग्रन्थि, एक्क्राइन ग्रन्थि

564. Effusion (एफ्यूश्जन)- स्पंदन, निस्सरण, बहाव

565. Elbow (एलबो)- कोहनी

566. Ejection (इजेक्शन)- उत्क्षेपन, निष्कासन

Blood-ejection (ब्लड इजेक्शन)- रक्तोत्क्षेपन

Ejaculatory duct (इजैक्यूलेटरि डक्ट)- स्खलन (उद्‌गार) नलिका

567. Egestion (इजेस्चन)- बहि: क्षेपण, मलत्याग, मल

Egest (इजेस्ट)- (बाहर) निकालना

568. Egg yolk (एग योक)- अंडपीतक (अण्डा की जरदी)

569. Elevation (एलिवेशन)- उत्सेघ, उत्थापन, उन्नयन

570. Elephantiasis (एलिफैन्टायसिस)- हाथी पाँव, श्लीपद

571. Electrolyte (इलेक्ट्रोलाइट)- विद्युत-अपघटय

Electrolytic (इलेक्ट्रोलिटिक)- विद्युत-अपघटनी

Electrolysis (इलेक्ट्रोलिसिस)- विद्युत-अपघटन

572. Ectoderm (एक्टोडर्म)- बर्हिजनस्तर या बाह्य त्वचा

573. Electronic audiometer (इलेक्ट्रॉनिक ऑडियोमीटर)- इलेक्ट्रॉनिक श्रव्यमापी

574. Efferent (एफरेन्ट)- अपवाही

Efferent duct (एफरेन्ट डक्ट)- अपवाही नलिका

Efferent vessel (एफरेन्ट वेसल)- अपवाही वाहिका

Efferent fibre (एफरेन्ट)- अपवाही रेशा

575. Emblic myrobaran (एम्ब्लिक माइरोबरन)- आँवला

576. Embryo (एम्ब्रिओ)- भ्रूण

Embryology (एम्ब्रिओलॉजि)- भ्रूण-विज्ञान

Embryonic (एम्ब्रिऑनिक)- भ्रूणीय, भ्रूण, प्रारम्भिक,

अविकसित

Embryonal (एम्ब्रिओनल)- भ्रूणिक

Embryonic plate (एम्ब्रिओनिक प्लेट)- भ्रूणीय पट

577. Elastin (एलैस्टिन)- एलैस्टिन-एक प्रोटीन (जो लचीले रेशे में पाया जाता है।)

578. Eleidin (एलीडिन)- एलीडिन-एक अभिरंजक पदार्थ (Staining substance) - संभवत: हायलिन (Hyalin) जो बाह्य त्वचा (Epidermis) की स्तर-झिल्ली (Stratum granulosum) की कणिकाओं (Granules) का निर्माण करता है।

579. Eminence (एमिनेंस)- उत्सेघ (उभार)

580. Embryonic nervous system (एम्ब्रिओनिक नर्वस सिस्टम)- भ्रूणीय तंत्रिका तंत्र

581. Emetic drug (इमेटिक ड्रग)- वामक (उल्टी कराने वाली) औषधि या दवा

582. Emulsify (इमल्सिफाइ)- पायस बनाना

Emulsified fat (इमल्सिफाइड फेट)- पायसीकृत वसा

Emulsification (इमल्सिफिकेशन)- पायसीकरण

583. Emission (इमिशन)- स्वप्न दोष (स्राव, नि:सरण, उत्सर्जन)

584. Enclosed (इन्क्लोज्ड)- परिवद्ध (चारों ओर से घिरा हुआ), बंद

585. Endocrine (एन्डोक्राइन)- अंत:स्रावी

586. Endocardium (एन्डोकार्डिअम)- अंतर्हद्स्तर

587. Endoplasm (एन्डोप्लैज्म)- अंत: प्रद्रव्य, अंतर्द्रव्य

Endoplasmic reticulum (एन्डोप्लाज्मिक रिटिक्यूलम)- आंतरिक जालीय तंत्र

588. Endoderm (एन्डोडर्म)- अंत:त्वचा

589. Endomorphic (एन्डोमॉर्फिक)- अंत:रूपी / Endomorphy (एन्डोमॉर्फि)- अंत:रूप

590. Endometrium (एन्ड्रोमेट्रिअम)- गर्भाशय अंत:स्तर, अंतगर्भाशय कला

Endometritis (एन्डोमेट्राइटिस)- अंतर्गर्भाशय शोथ

591. Endolymph (एन्डोलिम्फ)- अन्तर्लसीका

592. Endothelium (एन्डोथीलियम)- अंत: स्तर

593. Endocrine glandular secretion (एन्ड्रोक्राइन ग्लैन्डयूलर सिक्रीशन)- अंत:स्रावी ग्रंथिल स्राव

594. Enamel (इनेमल)- तामचीनी, दन्तवल्क

595. Endochondral (एन्डोकॉन्ड्रल)- अंत: उपास्थि

Endogenous (एन्डोजिनस)- अंतर्जनित

596. Encapsulated nerve ending (एन्कैप्स्यूलेटेड नर्व एन्डिन्ग)- संपुटित तंत्रिका छोर

597. Entrapment (एन्ट्रैपमेंट)- पाशबद्धता (फँसाने का कार्य)

598. Embryonic ectoderm (एम्ब्रिऑनिक एक्टोडर्म)- भ्रूणीय बर्हिजन स्तर

599. Entropian (एन्ट्रॉपियन)- अंतर्वलन

600. Enterogastric (एन्टेरोगैस्ट्रिक)- आंत्र-जठर

601. Enterokinase (एन्टेरोकाइनेस)- आंत्र-किण्वक

602. Enteritis (एन्टेराइटिस)- आंत्र-शोथ

603. Enema (एनीमा)- गुदवस्ति, एनीमा

604. Energy (एनर्जी)- ऊर्जा

605. Engorgement (एन्गॉर्जमेंट)- अधिरक्तता, रक्त-संकुलता, अतिपूरण

606. Entrapment neuropathy (एन्ट्रैपमेन्ट न्यूरोपैथि)- पाशबद्धता तंत्रिका (या स्नायु) रोग

607. Endomysium (एन्डोमाजिअम)- पेशी-रेशे का अंत: आवरण

608. ENT Specialist (ear, nose and throat) इएनटी स्पेशलिस्ट (इअर, नोज, ऐण्ड थ्रोट)- नाक-कान-गला विशेषज्ञ

609. End-organ (एण्ड आर्गन)- अंत्यांग (अंत्य+अंग), अंतिम अंग

610. Eosinophil (इओसिनोफिल)- इओसिनोफिल-यह कोशिका (cell) का एक प्रकार है जो लाल रंग के साथ अभिरंजित होती है।

611. Enzyme (एन्जाइम)- किण्वक, एन्जाइम-मानव शरीर में अनेक विभिन्न प्रकार के किण्वकें (एन्जाइम Enzymes) विद्यमान रहते हैं जो पाचक-तंत्र (Digestive system), चयापचयी क्रियाओं (Metabolic processes) में कार्य करते हैं तथा कुछ निश्चित यौगिकों (Compounds) के संयोजन (या संश्लेषण - Synthesis) में या विघटन (Breakdown) में मदद करते हैं।

612. Epicentre (एपिसेन्टर)- अधिकेन्द्र, उत्केन्द्र

613. Epicardium (एपिकार्डिअम)- हृदयावरण (Pericardium) की आंतरिक परत, एपिकार्डिअम

614. Epidemic (एपिडेमिक)- महामारी, [संक्रामक रोग जो संक्रामण के कारण वृहत् क्षेत्र में तेजी से फैलता है जिसे महामारी कहते हैं। जैसे प्लेग]

615. Epicondyle (एपिकॉन्डाइल)- अधिस्थूलक

616. Epidermis (एपिडर्मिस) or cuticle (क्यूटिकॅल)- अधिचर्म या बाह्य त्वचा

617. Epididymis (एपिडाइडिमिस)- अधिद्विपरत नलिका (यह अण्ड ग्रन्थियों की उत्सर्जन नलिका का प्रथम कुण्डलित भाग है।)

618. Epididymitis (एपिडाइडिमाइटिस)- अधिद्विपरत नलिका शोथ

619. Epidural (एपिडयूरल)- अधिदृढ़तानिका

Epidural anaesthesia (एपिडयूरल ऐनिस्थीजिआ)- शरीर के (सुषम्ना नाड़ी के) निम्न भाग का संवेदनाहरण (या निश्चेतन)

Epidural space (एपिडयूरल स्पेस)- अधिदृढ़ तानिका स्थान

620. Epigastric (एपिगैस्ट्रिक)- अधिजठर

621. Epiglottis (एपिग्लोटिस)- कंठच्छद, उपजिह्वा

622. Epilepsy (एपिलेप्सि)- मिरगी, अपस्मार

Epileplic (एपिलेप्टिक)- अपस्मारी, मिरगी का रोग (या रोगी)

623. Epimysium (एपिमाइजिअम)- पेशी-रेशे का अधिआवरण या पेशी-रेशे का संयोजी ऊतक बंधन

624. Epinephrine (एपिनेफ्रीन)- एपिनेफ्रीन एक हार्मोन (जिसका स्राव अधि वृक्क ग्रन्थियों की प्रान्तस्था-Cortex of adrenal gland करती हैं) है जिसे ऐड्रिनलिन-Adrenaline भी कहा जाता है।

625. Epiphysis (एपिफिसिस)- अधिवर्ध, अधिप्रवर्धक

626. Epiphyseal (एपिफिजिअल)- अधिवर्ध से संबंधित, अधिवर्धीय

Epiphyseal cartilage (एपफिजिअल कार्टिलिज)- अधिवर्धीय उपास्थि

Epiphyseal line (एपिफिजिअल लाइन)- अधिवर्ध-रेखा

627. Epithalamus (एपिथैलमस)- अधिचेतक (अग्रमस्तिष्क-Forebrain का वह भाग जिसमें शंकुरूप पिण्ड या ग्रन्थि-Pineal body or gland रहती हैं)

628. Epithelium (एपिथीलियम)- उपकला (कोशिकाओं की परत या परतें जो एक अंग-Organ को ढकती है। जैसे-त्वचा, खोखला कोटर-Hollow cavity

Epithelial layer (एपिथीलिअल लेअर)- उपकला परत

Epithelial tissue (एपिथीलिअल टिशू)- उपकला ऊत्तक (उपकला की कोशिकाओं से बनी निरंतर क्रमबद्ध परतों या परत का आवरण)

629. Episiotomy (एपिसिओटोमि)- भगोच्छेदन

630. Eosinophil (इओसिनोफिल)- लाल रंजक प्रेमी कोशिका-इओसिनोफिल

631. Erection (इरेक्शन)- उत्थापन, उद्धर्षण

Erectile (इरेक्टाइल)- उत्थानशील, उद्धर्षी, सीधा

Erector (इरेक्टर)- उत्थापक, उद्धर्षी

632. Erectile tissue (इरेक्टाइल टिशू)- उद्धर्षी (उत्थानशील) ऊत्तक

633. Erector spine (इरेक्टर स्पाइन)- उद्धर्षी कंटक

634. Ergocalciferol (अर्गो कैल्सिफेरोल)- विटामिन D का एक यौगिक D_2 जिसे अर्गोकैल्सिफेरोल कहा जाता है।

635. Erythroblast (एरिथ्रोब्लास्ट)- अपरिपक्व लोहिताणु

636. Erythrocyte (एरिथ्रोसाइट)- लोहिताणु, लाल कणिका, लाल कोशिका

637. Erythropoiesis (एरिथ्रोपोइसिस)- लोहित कोशिका जनन

638. Erythropoietin (एरिथ्रोपोइटिन)- एरिथ्रोपोइटिन [एक हार्मोन है जो लोहिताणुओं (Red blood cells - RBC) के उत्पादन को व्यवस्थित करता है।]

639. Ethmoid bone (इथमॉइड बोन)- झर्झरिकास्थि, नासामूलीय अस्थि

Ethmoidal (इथमॉइडल)- झर्झरिकास्थि, चलनी की तरह

Ethmoidal sinus (इथमॉइडल साइनस)- झर्झरिका-खातिका

640. Euchromatic (यूक्रोमेटिक)- सुवर्णिक, उत्तम रंगीन

641. Eustachian tube (यूस्टेश्यन टयूब)- कंठ-कर्ण नली

642. Eversion (इवर्सन)- बहिर्वर्तन

643. Excision (एक्सिश्जन)- उच्छेदन, उन्मूलन

644. Excreta (एक्सक्रीटा)- मलमूत्र, मलोत्सर्ग, उत्सर्ग, विष्ठा

Excrete (एक्सक्रीट)- उत्सर्जित करना, मलोत्सर्ग करना,

निकालना

Excretion (एक्सक्रीशन)- उत्सर्जन, मलोत्सर्जन, मलत्याग, उत्सर्ग

Excretory (एक्सक्रीटिरि)- मलोत्सर्ग संबंधी, उत्सर्गी, उत्सर्जक, उत्सर्जन

Excretory system (एक्सक्रीटरि सिस्टम)- उत्सर्जन-तंत्र

645. Exanthem (एक्सैन्थीम) or exanthema (एक्सैन्थीमा)- स्फोटक, स्फोटक ज्वर

Exanthematic or exanthematous (एक्सैन्थीमेटिक या एक्सैनथीमेटस)- स्फोटकीय, स्फोटक ज्वर संबंधी

646. Exocrine (एक्ससोक्राइन)- बर्हिस्राव

Exocrine gland (एक्ससोक्राइन ग्लैन्ड)- बर्हिस्रावी ग्रन्थि, जैसे - यकृत (Liver), स्वेद ग्रन्थि (Sweat glands), अग्न्याशय (Pancreas) लाला-ग्रन्थि (Salivary glands).

647. Exogenous (एक्सोजिनस)- बहिर्जात, बहिर्जनित, विकासशील

Exogenous chemical (एक्सोजिनस केमिकल) - बहिर्जात रसायन

Exogenous food (एक्सोजिनस फूड) - बहिर्जनित आहार

648. Exit valve (एक्सिट वाल्व)- निर्गत-कपाट या निकास-कपाट

649. Exophthalmic goitre or Graves disease (एक्सॉफ्थैल्मिक गॉइटर या ग्रेब्स डिजीज) - नेत्रोत्सेधी गलगण्ड या घेघा या ग्रेव का रोग (ग्रेव्स, रॉबर्ट- Graves, Robert - 1796-1853आयरलैन्ड का चिकित्सक- Irish physician था।)

650. Expire (एक्सपायर) - सांस निकालना, श्वास छोड़ना, मरना

Expiration (एक्सपाइरेशन)- निःश्वसन, निःश्वसन, मुत्यु या अवसान

651. Exposed surface atrophy (एक्सपोज्ड सर्फेस ऐट्रॉफि)- उद्भासित (या प्रकट) सतह क्षीणता

652. Extensive plexus (एक्सटेन्सिव प्लेक्सस)- विस्तृत (या विस्तीर्ण) जालिका (या जालक)

653. Extensor (एक्सटेन्सर)- प्रसारक, प्रसरिणी, वितानक

654. Extensor carpi-ulnaris (एक्सटेन्सर कार्पि उल्नरिस)- कलाई की अंत:प्रकोष्ठिक प्रसरिणी

655. Extensor digitorum (एक्स्टेन्सर ड्रिजिटोरम)- आंगुलिक प्रसरिणी (या प्रसारक)

656. Extensor digitorum longus (एक्सटेन्सर डिजिटोरम लॉन्गस)- अंगुली की लम्बी प्रसरिणी

657. Extensor hallucis longus (एक्सटेन्सर हैलुकिस लॉन्गस) - ढीली लम्बी प्रसरिणी

658. Exterior (एक्सटीरिअॅर) - बाह्य, बाहरी

or External (एक्सटर्नल) or Extrinsic (एक्सट्रिन्सिक)- बाह्य

659. External acoustic meatus (एक्सटर्नल अकूस्टिक मीटस)- बाह्य श्रवण-नली

660. Extra-cellular fluid (एक्सट्रा सेल्युलर फ्लुइड) - कोशिका-बाह्य द्रव

661. Extra-ocular muscles (or eye-muscles)- (एक्सट्रा-ऑक्यूलर मसल्स या आइ-मसल्स) - नेत्र की पेशियाँ

662. Extroceptor (एक्सट्रोसेप्टर) - बाह्य संवेदक

663. Eye (आई) - नेत्र, चक्षु, आँख, नयन, अक्षि

Eye-ball (आई बॉल) - नेत्रगोलक

Eye-brow (आई ब्रो) - भौंह, भृकुटि

Eye-lash (आई लैश) - बरौनी

Eye-lid (आई लिड) - पलक, नेत्रच्छद

Eye-orbit or Eye-socket (आई ऑर्बिट या आइसॉकिट) - नेत्रकोटर, नेत्रगुहा

Eye-specialist (आई स्पेशलिस्ट) - नेत्र-विशेषज्ञ

F (एफ)

664. Facet (फैसिट) - फलिका

665. Facial (फेशल) - मुखीय, आननी, आनन, मुख

Facial bone (फेशल बोन) - आननास्थि, आननी अस्थि, मुखीय अस्थि

Facial artery (फेशल आर्टरि) - आननी (मुखीय) धमनी

Facial nerve (फेशल नर्व) - आननी (मुखीय) तंत्रिका

Facial palsy or Bell's palsy (फेशल पाल्जि या बेल्स

पाल्जि) - मुखीय अंगघात या आननी पक्षाघात

Facial vein (फेशल वेन) - मुखीय (आननी) शिरा

666. Faeces (फीसिज) - मल, विष्ठा

Faecal (फीकल) - मल संबंधी, मलीय, मल

Faecal material (फीकल मैटरिअल) - मल-सामग्री

Faecal matter (फीकल मैटर) - मलीय पदार्थ

667. Fahrenheit (फारेनहाइट - ^{0}F) - फारेनहाइट - तापक्रम - मापन की इकाई

668. Falciform (फैल्सिफॉर्म) or Falcate (फैल्केट) - दात्राकार, हँसियाकार

Falciform ligament (फैल्सिफॉर्म)-दात्राकार (हँसियाकार) अस्थिबंध, दात्राकार बंधन

Falcula (फैल्क्यूला) - वक्र (या दात्राकार) पंजा

669. False (फॉल्स) - अवास्तविक (कृत्रिम), अपूर्ण

False capsule (फॉल्स कैप्स्यूल) - अपूर्ण संपुटिका

False pain (फॉल्स पेन) - अवास्तविक (भ्रामक) दर्द (जो गर्भावस्था में अनुभव किया जाता है।)

False pelvis (फॉल्स पेल्विस) - अपूर्ण श्रोणि

(True pelvis - ट्रू पेल्विस - पूर्णश्रोणि)

False rib (फॉल्स रिब) - अपूर्ण पर्शुका या पसली

670. Falx (फैल्क्स) - फैल्क्स, दृढ़तानिका (Dura mater) का दात्राकार अंश

Falx cerebri (फैल्क्स सेरिब्रि) - प्रमस्तिष्क गोलार्धों (Cerebrum hemispheres) के बीच की दृढ़तानिका-परत

(Cerebri का एकवचन Cerebrum सेरिब्रम है।)

671. Fallopian tube (फैलोपिअन ट्यूब) or uterine tube (यूटरिन ट्यूब) or oviduct (ओविडक्ट) - डिम्बवाही नली

672. Fascia (फैशिया) - प्रावरणी, पट्टी

Fasciated (फैशिएटेड) - संपट्टित

Fasciation (फैशिएशन) - संपट्टन

Fascia lata (फैशिया लेटा) - उरु (या जंघा) प्रावरणी

673. Fasciculus (फैसिकयूलस) - पूलिका, गुच्छा

(इसका बहुवचन Faciculi - फैसिक्यूलि है।)

674. Fat (फैट) - वसा, चरबी

Fatal (फैटल) - घातक, सांघातिक, प्राणहर

Fatigue (फैटिग) - थकान

Fatty (फैटि) - बसीय, चरबीदार, चर्बीला, वसायुक्त

Fatty acid (फैटि एसिड) - वसीय अम्ल

Fatty matter (फैटि मैटर) - वसीय पदार्थ

Fat deposition (फैट डिपोजिशन) - वसा-निक्षेपण

675. Fauces (फॉसीज) - गलद्वार

576. Feed (फीड) - आहार (या भोजन) देना, खिलाना, पोषण करना

Feedback (फीड बैक) - पृष्ठपोषण, पुन:पोषण

Feeding centre (फीड सेन्टर) - आहार केन्द्र

677. Felon (फेलॉन) - गलका (whitlow), अर्बुद, फोड़ा फुन्सी

678. Femur (फीमर) या

Femoris (फेमोरिस) - उर्विका, उर्वस्थि, जाँघ की हड्डी (या अस्थि), जांघास्थि

Femoral (फैमोरल) - उरु - ,. जाँघ

Femoral artery (फेमोरल आर्टरि) - उरु-धमनी

Femoral canal (फेमोरल केनल) - उरु-नली

Femoral hernia (फेमोरल हर्निया) - उरु-अंत्र (या आंत) वृद्धि

Femoral nerve (फेमोरल नर्व) - उरु-तंत्रिका

Femoral triangle or Scarpa's triangle (फैमोरल ट्रैंगल या स्कार्पाज ट्रैंगल)

- उरु-तिकोना या स्कार्पा का त्रिभुज (या तिकोना)

(स्कार्पा, ऐन्टोनिओ - Scarpa, antonio ब्रिटेन का एक शरीर-रचना विज्ञानी तथा विकलांग विज्ञानी, हड्डी-विशेषज्ञ था।)

Femoral node (फेमोरल नोड) - उरु-गाँठ, उरु-ग्रन्थि

679. Fenestra (फिनेस्ट्रा) - गवाक्ष, खिड़की

Fenestra cochlea (फिनेस्ट्रा कॉक्लिआ)

- गोल खिड़की (या गवाक्ष घोंघामुख)

Enestra vestibula (फिनेस्ट्रा वेस्टिब्यूला)

- अण्डाकर खिड़की (या गवाक्ष प्रवेश-द्वार)

680. Ferment (फर्मेन्ट) - खमीर, किण्व, फर्मेन्ट

Fermentation (फर्मेन्टेशन) - किण्वन, किण्वन होना या करना, खमीर उठना या उठाना

Fermented (फर्मेन्टेड) - किण्वित

Fermentative (फर्मेन्टेटिव) - किण्वक, खमीर उठाने वाला

681. Fertilization (फर्टिलाइजेशन) - निषेचन, गर्भाधान

Fertilize or fertilise (फर्टिलाइज) - निषेचन (या गर्भाधान) करना

Fertiliz (or) er (फर्टिलाइजर) - निषेचक, उर्वरक

Fertility (फर्टिलिटि) - जनन-क्षमता, उर्वरता

682. Fetus or foetus (फीटस) - भ्रूण, गर्भ

683. Fever (or pyrexia) (फीवर या पाइरेक्सिआ) - ज्वर, बुखार

Feverish (फीवरिस) - ज्वरग्रस्त, ज्वरित, बुखार से पीड़ित

684. Fibre (फाइबर) - रेशा, तंतु

Fibril (फाइब्रिल) - रेशक (अतिलघु रेशा), तंतुक (अतिलघु तंतु)

Fibrillation (फाइब्रिलेशन) - रेशेकीकरण

Fibrin (फाइब्रिन) - फाइब्रिन, तांत्विन (यह एक प्रोटीन है जिसका उत्पादन फाइब्रिनोजेन करता है। यह प्रोटीन रक्त को थक्का बनाने में मदद करता है।)

Fibrinogen (फाइब्रिनोजन) - फाइब्रिनोजन (रक्तप्लाविका (Blood-plasma) में विद्यमान यह एक ग्लोबुलिन (एक प्रोटीन) है जो शुद्ध जल में अघुलनशील है तथा थ्रॉम्बिन (Thrombin-an enzyme) द्वारा उत्प्रेरित किये जाने पर फाइब्रिन का उत्पादन करता है। इस फाइब्रिन के कारण ही रक्त का थक्का (Blood-clotting) बनता है जिससे रक्त का बहना रुक जाता है।

Fibroblast (फाइब्रोब्लास्ट) - फाइब्रोब्लास्ट यानि लम्बी-चिपटी कोशिका जो संयोजी ऊतक (Connective tissue) में पायी जाती है जो कोलाजेन (Collagen- प्रोटीन रेशों के पुंजें या समूहें) में विकसित होती हैं।

Fibrocartilage (फाइब्रोकार्टिलिज) - रेशा-उपास्थि (या मेरुदण्ड - Spine की चकतियों - discs में पायी जाती है जो उपास्थि की तरह लचीली - elastic तथा रेशा की तरह नमनशील अर्थात झुकनेवाली - Pliable होती है

Fibrocyte (फाइब्रोसाइट) - रेशा-कोशिका (जो फाइब्रोब्लास्ट-लम्बी-चिपटी कोशिका से उत्पन्न होती है।

Fibrosis (फाइब्रोसिस) या

Fibrositis (फाइब्रोसाइटिस) - तंतु-शोथ

Fibro-elastic tissue (फाइब्रोइलैस्टिक टिशू) - रेशेदार लचीला ऊतक

Fibroelastic stroma (फाइब्रोइलैस्टिक स्ट्रोमा) - रेशेदार लचीला पीटिका

Fibro-serous (फाइब्रो सीरस) - रेशेदार सीरमी या रक्तोदी

Fibrous (फाइब्रस) - रेशेदार

Fibrous septum (फाइब्रस सेप्टम) - रेशेदार पट

685. Filament (फिलामेन्ट) - तंतु

Filiform papilla (फिलिफॉर्म पैपिला) - तंतुरूपी अंकुरक

686. Fibula (फिब्यूला) - बहिर्जन्धिका

Fibular notch (फिब्यूलर नॉच) - बहिर्जन्धिका खाँच या नलिका

687. Filaria (फाइलेरिया) - फाइलेरिया-(मच्छड़ों के काटने से रक्त में उत्पन्न विशेष कृमि (Parasite worm) के कारण एक रोग)

Filariasis (फाइलेरिऐसिस) - फाइलेरिया रोग

688. Filum terminale (फाइलम टर्मिनली)- सुषम्ना की मृदुतानिका - Pia-mater of spinal cord पतला रज्जु सिरा का)

689. Fimbria (फिम्ब्रिआ) - झालर

Fimbria ovarica (फिम्ब्रिआ ओवरिका) - अण्डाशय संलग्न झालर

690. Fissure (फिशर) - विदर, दरार

691. Fissure of Rolando or central sulcus (फिशर ऑफ रोलैन्डो या सेन्ट्रल सल्कस) - रोलैन्डो का विदर या केन्द्रीय विदर

रोलैन्डो, लुइगी (Rolando, Luigi) इटली का शरीर-रचना विज्ञानी (Anatomist) था। उसी के नाम से मस्तिष्क के केन्द्रीय विदर का नामकरण हुआ तथा सन् 1839 से इसे रोलैन्डो का विदर कहा जाने लगा।

692. Fissure of Sylvius or lateral sulcus (फिशर ऑफ सिल्वियस या लैटरल सल्कस) - सिल्विअस का विदर या पार्श्विक विदर

[सिल्वियस, जैकोबस (Sylvius Jacobus) फ्राँस (France) की राजधानी पेरिस (Paris) में शरीर-रचना विज्ञान का प्रोफेसर था। उसने शरीर की संरचना के अनेक अंगों का उल्लेख सर्वप्रथम किया था। हृदय के कपाटों, भ्रूणीय हृदय में अण्डाशय-छिद्र आदि का उल्लेख किया था। प्रत्येक प्रमस्तिष्क गोलार्ध (Cerebral hemisphere) के किनारे एक खाँचा या नलिका (Groove) होती है जिसे पार्श्विक विदर या खाँचा (Lateral sulcus or fissure) कहते हैं। इस पार्श्विक विदर को ही सिल्वियस का विदर (Fissure of Sylvius) कहा जाता है।]

693. Longitudinal Fissures (लॉन्गिटयूडिनल फिशर) - अनुदैर्ध्य (या अनुलम्ब) विदर-यह एक खाँचा (Groove ग्रूव) होता है। जो दो प्रमस्तिष्क गोलार्धों को अलग करता है।

694. Horizontal and oblique fissures (हॉरिजंटल एण्ड ऑब्लिक फिशर्स) - क्षितिज और तिर्यक विदरें - ये विदरें (या खाँचे) फुफ्फुसों के पिण्डकों (Lobes of lungs) के बीच रहते हैं।

695. Anal fissure or rectal fissure (ऐनल फिशर या रेक्टल फिशर) - यह मलद्वार (या गुदा)-विदर या मलाशयी विदर (मलद्वार या गुदानली की झिल्ली-दिवाल में एक दरार (या विदर) है।)

696. Fist (फिस्ट) - मुट्ठी, मुष्टि, मुक्का

697. Fistula (फिस्टयुला) - नलिका (दो अंगों के बीच बनी असामान्य विदर या छिद्र)

698. Fixation muscle (फिक्सेशन मसल) - स्थिरण पेशी

699. Flat foot (फ्लैट फूट) - चिपटा पाद या चरण

700. Flaccid (फ्लैक्सिड) - शिथिल, कोमल, श्लथ, ढीला

[Flaccid membrane of Shrapnell (फ्लैक्सिड मेम्ब्रेन ऑफ श्रेपनेल) - श्रेपनेल की कोमल (या शिथिल) झिल्ली - श्रेपनेल, हेनरि जोन्स (Shrapnell, Henry Jones) एक अँग्रेज शल्यचिकित्सक था जिसके नाम को कनपटही झिल्ली (Tympanic membrane) के साथ सम्बद्ध किया गया। कनपटही झिल्ली के कोमल (या शिथिल) भाग को श्रेपनल की कोमल झिल्ली कहते हैं।]

701. Flavum (फ्लेवम) - पीला (yellow) - इसका बहुवचन Flava - फ्लेवा है।

Ligament flava (लिगोमेंट फ्लेवा) - पीला बन्धनें या अस्थिबंधें

702. Flex (फ्लेक्स) - आकुंचन करना, झुकाना, मोड़ना

Flexed (फ्लेक्स्ड) - आकुंचित

Flexion (फ्लेक्सन) - आकुंचन

Flexor (फ्लेक्सर) - आकुंचनी

Flexure (फ्लेक्स्यूर) - आनति, नमन, मोड़

703. Flexor carpi radialis (फ्लेक्सर कार्पि रेडिअलिस) - कलाई-बहि:प्रकोष्ठिक आकुंचनी

Flexor carpi ulnaris (फ्लेक्सर कार्पि अल्नरिस) - कलाई-अंत:प्रकोष्ठिक आकुंचनी

704. Flexor digitorum longus (फ्लेक्सर डिजिटोरम लॉन्गस) - दीर्घ (या लम्बी) आंगुलिक आकुंचनी

Flexor digitorum profundus (फ्लेक्सर डिजिटोरम प्रोफंडस) - आंगुलिक रक्तवाहिका आकुंचनी

Flexor sublimis digitorum (फ्लेक्सर सब्लिमिस डिजिटोरम) - उपरिस्थ आंगुलिक आकुंचनी

705. Flocculus (फ्लोक्यूलस) - गुच्छा, लच्छा

Floccular nodular lobe (फ्लोक्यूलर नॉडयूलर लोब) - गुच्छीय ग्रन्थिल (या पर्विल) पिण्डक

706. Flavour (फ्लेवर)-सुगंध, सुरुचिका, सुवास, खूशबू, महक

707. Flexor retinaculum (फ्लेक्सर रेटिनाकयूलम) - परिवाहक आकुंचनी

708. Flexor tendon (फ्लेक्सर टेन्डन) - कंडरा (या नस) आकुंचनी

709. Fluoroscope (फ्लूओरोसकोप) - प्रतिदीप्ति दर्शी

710. Fluoresce (फ्लूओरेस) - प्रतिदीप्त होना

Fluorescence (फ्लूओरेसन्स) - प्रतिदीप्त

711. Flux (फ्लक्स) - बहाव (शरीर से द्रव का अति उत्पादन)

712. Flap (फ्लेप) - पल्ला

713. Follicle (फॉलिकल) - पुटिका, पुटक, रोमकूप, गर्त, कूप

Follicular cell (फॉलिक्यूलर सेल) - कूप (या गर्त) युक्त कोशिका

Follicle stimulating hormone (फॉलिकल स्टिम्यूलेटिंग हार्मोन)

or FSH- पुटिका उद्दीपक हार्मोन

714. Foetus (or fetus) (फीटस) - भ्रूण।

Foetal (or fetal) sac (फीटल सैक) - भ्रूण थैली

715. Fold (फोल्ड) - तह, परत

716. Fontanelle (फॉन्टैनील) - कोमल उपास्थि

717. Food poisoning (फूड पॉइजनिंग) - आहार-विषायन

Foodstuff (फूडस्टफ) - खाद्य (या भोज्य) पदार्थ

718. Folic acid (फोलिक एसिड) - फोलिक अम्ल या विटामिन B

Folate (फॉलेट) - फोलिक अम्ल का एक लवण

719. Foot (फूट) - पाद, चरण, पैर का निचला भाग

Foot bone (फूट बोन) - पादास्थि, चरणास्थि

(Foot का बहुवचन Feet - फीट होता है।)

720. Foramen (फोरामेन) - रंध्र, रंध्रक

(इसका बहुवचन Foramina-फोरामिना है।)

Foramen magnum (फोरामेन मैग्नम) - महारंध्र

Foramen ovale (फोरामेन ओवली) - अण्डाशय-रंध्र (एक भ्रूण या फीटस में हृदय के दो भागों के बीच रंध्रक)

Foramen of Magendie (फोरामेन ऑफ मझनडे) - मझनडे का रंध्र

[मझनडे, फ्रेन्कोइस (Magendie, Francois) फ्रांस का एक शरीर-क्रिया विज्ञानी (Physiologist) था जिसके नाम को निचला अंतस्थीय कोमल तालु (Inferior medullary velum- वीलम) के मध्य भाग में छिद्र (Aperture) के साथ सम्बद्ध किया गया है।]

721. Fore (फोर)-अग्र, अग्रभाग, आगे का

Forearm (फोरआर्म) - प्रबाहु, प्रकोष्ठ, अग्रबाहु, हाथ

Forebrain (फोरब्रेन) - अग्रमस्तिष्क

Forefinger (फोरफिंगर) - तर्जनी (अंगूठा के पहले की अंगुलि)

Foregut (फोरगट) - अग्रांत्र (अग्र अंत्र या आंत)

Forehead (फोरहेड) - ललाट, मस्तक

Foreskin (फोरस्किन) - शिश्नाग्रच्छद, खलड़ी

722. Fornix (फोर्निक्स) - चापिका

(इसका बहुवचन Fornices-फॉर्निसेज है।)

723. Forceps (फार्सेप्स) - चिमटी, संड़सी, फोरसेप्स

724. Fossa (फोसा) - खात (एक अस्थि में छिछला खोखला)

Fossa navicularis (फोसा नैविक्यूलरिस) - नौकाभ खात

725. Forensic work (फोरेन्सिक वर्क) - विधि (न्यायालयी) चिकित्सा जाँच-कार्य

726. Fourchette (फोरशेट) - शाखित वस्तु

727. Fragile (फ्रैजाइल) - भुरभुरा, भंगुर

728. Frenulum lingua (फ्रेनुलम लिंगुआ)-जिह्वा का श्लेष्मल बंधन

729. Frequency (फ्रीक्वेन्सि) - आवृति

730. Fringe like process (फ्रिंज लाइक प्रोसेस)-झब्बा समान प्रवर्धक

731. Frontal (फ्रंटल) - ललाट, अग्रीय, लालाटिक, ललाटिका

Frontal bone (फ्रंटल बोन) - ललाटास्थि

Frontal lobe (फ्रंटल लोब) - (प्रमस्तिष्क गोलार्ध) का अग्र पिण्डक, ललाट-पिण्डक

Frontal sinus (फ्रंटल साइनस) - ललाट-खातिका, ललाट-विवर

Frontalis (फ्रंटलिस) - Frontal (फ्रंटल) - ललाट

732. Fructose (फ्रूक्टोस)-फल-शर्करा, फ्रक्टोस-एक कार्बोहाइड्रेट जो फल में पाया जाता है

Fructosuria (फ्रूक्टोस्यूरिआ) - मूत्र में फल-शर्करा (फ्रक्टोस) की उपस्थिति, फलशर्करायुक्त मूत्र

733. Fumaric acid (फ्यूमेरिक एसिड) - फ्यूमेरिक अम्ल-एक असंतृप्त (Unsaturated) डाईकार्बोक्सिलिक अम्ल $(C_2H_2O_2)_2$

734. Funny bone (फनिबोन) - कोहनी-अस्थि, कोहनी-नस

735. Fuel food (फ्यूअल फूड) - इंधन-आहार, कोयला

736. Fungus (फंगस) - फफूंद, कवक, खुमी, छत्रक, फंगस

(इसका बहुवचन Fungi फंगाई है।)

737. Fungiform papilla (फंगाइफॉर्म पैपिला) - कंवक (छत्रक) रूपी अंकुरक

738. Funicle (फ्यूनिकल) or funiculus (फ्यूनिक्यूलस) - रज्जुका, वृन्तिका

(Funiculus का बहुवचन funiculi - फ्यूनिक्यूलि है।)

739. Fur (फॅर) - लोम, फर, लोमचर्म

740. Furrow (फॅरो) - खाँच, खाँचा, शिकन, झुर्री, खातिका

741. Furuncle (फ्यूरंकल) - फोड़ा, व्रण

742. Furunculosis (फ्यूरंकूलोसिस) - व्रणोत्पत्ति

743. Fibula (फिब्यूला) - बहिर्जन्धिका, फिबुला, उपजंघिका

G (जी)

744. Galactose (गैलेक्टोस) - दुग्ध-शर्करा या गैलेक्टोस-यह दुध का एक शर्करा-भाग (Sugar part) है जिसे यकृत (Liver) ग्लुकोस (Glucose) में परिवर्तित करता है।

745. Gallbladder (गॉलब्लैडर) - पित्ताशय

Gall (गॉल) - पित्त, बाइल (Bile)

Gall-duct (गॉल डक्ट) - पित्त नलिका, पित्तवाहिनी

Gallstone (गॉलस्टोन) - पित्त-अश्मरी, पथरी (Calculus - कैल्क्यूलस)

746. Gamete (गैमीट) - युग्मक

Gametic (गैमेटिक) - युग्मकी

Gametocyte (गैमीटोसाइट) - युग्मक कोशिका - यह एक कोशिका (Cell) है जो युग्मक में विकसित होती है।

Gametogenesis (गैमीटोजेनिसिस) - युग्मक जनन

747. Ganglion (गैंग्लिओन) - गुच्छिका, गण्डिका

Gangliform (गैंगिफॉर्म) - गुच्छिका रूपी

748. Gastrin (गैस्ट्रिन) - गैस्ट्रिन - यह आमाशय (Stomach) द्वारा श्रावित एक हार्मोन है।

749. Gastric (गैस्ट्रिक) - आमाशयी, जठरीय, आमाशय, जठर

Gastric acid (गैस्ट्रिक एसिड) - जठरीय अम्ल

Gastric artery (गैस्ट्रिक आर्टरि) - जठर-धमनी

Gastric juice (गैस्ट्रिक जूस) - आमाशय-रस, जठर-रस

Gastric gland (गैस्ट्रिक ग्लैन्ड) - जठर-ग्रन्थि

Gastric ulcer (गैस्ट्रिक अल्सर) - आमाशय-व्रण, जठर-व्रण

Gastritis (गैस्ट्राइटिस) - जठर-शोथ

750. Gastro- , Gastero- , Gastr- (गैस्ट्रो- , गैस्टेरो- , गैस्ट्र-)=जठर, आमाशय

Gastralgia (गैस्ट्रेल्जिआ) - जठर-शूल (पेट में दर्द)

Gastrectomy (गैस्ट्रेक्टोमि) - जठरोच्छेदन, आमाशय-निष्कासन

Gastro-enemius (गैस्ट्रो एनिमियस) - परापिण्डिका

Gastro-enteric (गैस्ट्रो एन्टेरिक) - जठरांत्रीय

Gastro-enteritis (गैस्ट्रो एन्टराइटिस) - जठरांत्र-शोथ

Gastro-intestinal (गैस्ट्रो इन्टेस्टिनल) - जठरांत्र (जठर या आमाशय तथा आंत्र) संबंधी, जठरांत्रीय

Gastro-intestinal colic (गैस्ट्रो इन्टेस्टिनल कोलिक) - जठरांत्र शूल

Gastro-hepatic omentum (गैस्ट्रो हिपैटिक ओमेन्टम) - जठर-यकृत वपा

Gastroscope (गैस्ट्रास्कोप) - आमाशय मापी यंत्र

751. Gait (गेट) - चाल

Ataxic gait (अटैक्सिक गेट) - गतिभ्रंशी चाल

Cerebellar gait (सेरिबेलर गेट) - घुमनी चाल (अनुमस्तिष्क का रोग - Disease of cerebellum होने के कारण)

Spastic gait (स्पैस्टिक गेट) - संस्तंभी चाल (इसमें पैर नहीं मुड़ता है बल्कि सीधा पैर को उठाकर चला जाता है।

752. Gene (जीन) - जीन, पित्रैक - एक गुणसूत्र (Chromosome) पर DNA (Deoxyribo-nucleic acid डिऑक्सीराइबो न्यूक्लीइक एसिड) की इकाई (Unit)

Generation (जेनरेशन) - प्रजनन, उत्पत्ति

Genesis (जेनिसिस) - उत्पत्ति, जनन

Genetic (जिनेटिक) - उत्पत्ति संबंधी, जननिक, जनन-, आनुवंशिक

Genetics (जिनेटिक्स) - उत्पत्ति (या प्रजनन) विज्ञान, आनुवंशिकी

753. Genital (जेनिटल) - जननिक, जननांगीय

Genital material (जेनिटल मैटीरिअल) - जननिक सामग्री

Genito-urinal tract (जेनिटो-यूरिनल ट्रैक्ट) - जनन-मूत्रीय क्षेत्र

Genito-urinary system (जेनिटो-यूरिनल सिस्टम) - जनन-मूत्रीय तंत्र

754. Genial tubercle (जीनिअल टयूबर्कल) - ठुड्डी गोलिका या यक्ष्मिका

Genio-glossus (जीनिओ-ग्लोसस) - ठुड्डी (चिबुक)-जिह्वा पेशी

755. Genu (जीन्यू) - जानूका

756. German measles (जर्मन मीजल्स) - खसरा

757. Germinal (जर्मिनल) - जननिक, भ्रूणीय

Germinal epithelium (जर्मिनल एपिथीलियम) - जननिक (भ्रूणीय) उपकला

Germinal matrix (जर्मिनल मैट्रिक्स)= जननिक (भ्रूणीय) गर्भाशय, जननिक उत्पत्ति-स्थान, जननिक आधात्री

758. Gestation (जेस्टेशन) - सगर्भता, गर्भावस्था

Gestation period (जेस्टेशन पीरियड) - गर्भावस्था की अवधि

759. Gigantism (जाइगैन्टिज्म) - महा (या अति) कायता, भीमकायता

760. Gland (ग्लैन्ड) - ग्रन्थि, गिलटी

Glandular (ग्लैन्डयूलर) - ग्रन्थि, ग्रन्थिल, ग्रन्थि -

Glandular fever (ग्लैन्डयूलर फीवर) - ग्रन्थिल ज्वर-[यह एक संक्रमक रोग है जहाँ शरीर में श्वेताणुओं (White blood cells) की संख्या अत्यधिक हो जाती है। यह रोग वाइरस के संक्रमण (Infection of virus) द्वारा होता है जिसे संक्रामक एकल केन्द्रकाणुता (Infectious mononucleosis) भी कहते हैं।

761. Glans (ग्लैन्स) or glans penis (ग्लैन्स पीनिस) - मुंड (या शिश्न मुंड)

762. Glaucoma (ग्लॉकोमा) - सबलबाय

763. Glenoid cavity (ग्लीनॉइड कैविटि) or glanoid fossa (ग्लीनॉइड फोसा) - स्कंध (कंधा या अंस) संधि की गर्तिका (Socket - कोटर) जिसमें प्रगण्डिका (Humerus) का सिर ठीक बैठ जाता (फिट हो जाता) है।

Glenoid labrum (ग्लीनॉइड लैब्रम) - स्कंध-संधि का किनारा

764. Glisson's capsule (ग्लिसन्स कैप्स्यूल) - ग्लिसन की संपुटिका

[ग्लिसन, फ्रांसिस (Glisson, Francis) एक अंग्रेज शरीर-रचना विज्ञानी (Anatomist) था जिसने यकृत (Liver) में रेशेदार संपुटिका का सर्वप्रथम उल्लेख किया।]

765. Globin (ग्लोबिन) - ग्लोबिन एक प्रोटीन है जो अन्य पदार्थों (या तत्वों) के साथ मिलकर यौगिकों (Compounds) का निर्माण करता है। जैसे - हीमोग्लोबिन (Haemoglobin), माइओग्लोबिन (Myoglobin)

766. Glomerulus (ग्लोमेरुलस) - केशिका-गुच्छा

Glomerular filtrate (ग्लोमेरुलर फिल्ट्रेट) - पुंजित (केशिका गुच्छीय) निस्यंद

Glomerular capsule (ग्लोमेरुलर कैप्स्यूल) - पुंजित संपुटिका-वृक्कीय नलिका का प्रसारित छोर जिसे बाउमैन की संपुटिका (Bowman's capsule) कहते हैं।

767. Globulin (ग्लोबुलिन) - ग्लोबुलिन-यह रक्तप्लाविका (Blood plasma) का एक हार्मोन है।

768. Glide (ग्लाइड) - सरकना

769. Glosso-pharyngeal (ग्लॉसो-फैरिन्जीअल) - जिह्वा-ग्रसनी

Glosso-pharyngeal nerve (ग्लॉसो-फैरिन्जीअल नर्व) - जिह्वा-ग्रसनी तंत्रिका

770. Glottis (ग्लॉटिस) - कंठद्वार

771. Glucagon (ग्लुकागॉन) - ग्लुकागॉन (अग्न्याशय - Pancreas द्वारा श्रावित एक हार्मोन)

772. Gluco-corticoid (ग्लूको-कोर्टिकॉइड) - ग्लूको कोर्टिकॉइड (एक वर्धक हार्मोन है जो ग्लाइकोजेन को ग्लूकोस में परिवर्तन करने की क्रिया का वर्धन करता है।)

773. Glucogenesis (ग्लूकोजेनिसिस) - ग्लूकोजेन-उत्पत्ति

774. Gluconeogenesis (ग्लूकोनिओजेनिसिस)- ग्लूकोस-नव-उत्पत्ति

775. Glucose (ग्लूकोज) - ग्लूकोस, द्राक्षा-शर्करा

776. Gluteal muscle (ग्लूटीअल मसल) or gluteus (ग्लूटीअस)

- नितम्ब-पेशी, नितम्बिका

नितम्ब पेशी (Gluteus) तीन होती है -

(i) Gluteus maximus (ग्लूटीअस मैक्सिमस) - दीर्घतम (पश्च) नितम्बिका

(ii) Gluteus medius (ग्लूटीअस मीडियस) - मध्यमा नितम्बिका

(iii) Gluteus minimus (ग्लूटीअस मिनिमस) - लघु (अंतर-अग्र पश्च) नितम्बिका

777. Glycerol (ग्लिसरोल) or glycerine (ग्लिसरीन) - मधुरि, ग्लिसरीन (या ग्लिसरोल) एक रंगहीन, मीठा स्वाद तथा लसीला तरल पदार्थ है जो सभी वसाओं (Fat) में पाया जाता है।

778. Glycogen (ग्लाइकोजेन) - ग्लाइकोजेन एक स्टार्च (श्वेतसार -Starch) है जो ग्लूकोस से इन्सुलिन (Insulin- मधुसूदनी) की क्रिया द्वारा परिवर्तित होता है। यह यकृत (Liver) में ऊर्जा स्रोत के रूप में संग्रहित होता है।

Glycogenolysis (ग्लाइकोजेनोलिसिस) - ग्लाइकोजेन-विघटन (यह एक क्रिया है जिसमें ग्लाइकोजेन का विघटन होने से वह ग्लूकोस में परिवर्तित होता है।)

779. Glycolysis (गलाइकोलिसिस) - ग्लूकोस-अपक्षय या ग्लाइकोलिसिस

780. Glycosuria (ग्लाइकोस्यूरिया) - मधुमेहता, शर्करा-मेह

781. Globule (ग्लोब्यूल) - गोलिका

Girdle गर्डल=मेखला, पर्याणिका

782. Pelvic or hip girdle (पेल्विक या हिप गर्डल) - श्रोणि-मेखला

Pectoral (or shoulder) girdle - अंस-मेखला

783. Gel (जेल) - श्लिषि या जेली (Jelly), जेल

Gelation (जिलेशन) - हिमायन, जेलीकरण

784. Gnawing sensation (नॉइंग सेन्सेशन) - सताने का संवेदन

785. Goblet (गॉब्लिट) - चषक, गॉब्लिट

Goblet cell (गॉब्लिट सेल) - चषक कोशिका

786. Goitre (गॉइटर) - गलगण्ड, घेघा (एक रोग)

Goitrogen (गॉइट्रोजेन) - घेघा-उत्पत्ति का पदार्थ-गॉइट्रोजेन

787. Golgi cell (गॉल्गि सेल) - गॉल्गि कोशिका

Golgi corpuscle (गॉल्गि कॉर्पसल) - गॉल्गि कणिका

Golgi apparatus (गॉल्गि ऐपरेटस) - गॉल्गि-तंत्र

[- गॉल्गि कैमिलो (Golgi, Camillo) इटली का एक शरीर-रचना विज्ञानी था जिसने कोशिका, कणिका, रंजित तंत्रिका-रेशे का वर्णन करने के लिए एक विधि (ऑस्मिओ बाइक्रोमेट घोल - Osmiobichromate solution) का उपयोग किया था।]

788. Gomphosis (गॉम्फोसिस) - दंतमूल (या फानाकार) संधि

789. Gonad (गोनैड) - जननग्रन्थि, यौन ग्रन्थि

790. Gonadotrophin (गोनैडोटॉफिन) - जनन ग्रन्थि पोषणज हार्मोन समूह- इन हार्मोनों का श्राव पीयूष ग्रन्थि (Pituitary gland) करती है जो यौवनारम्भ के समय यौन ग्रन्थियों को उद्दीपित (Stimulate) करती है। ये ग्रन्थियाँ हैं -

GSH-Gonado Stimulating Hormone (गोनैडो स्टिम्यूलेटिंग हार्मोन)

- यौनग्रन्थि उद्दीपक हार्मोन

GnRH - Gonadotrophin releasing hormone (गोनैडोट्रॉफिन रिलिजिंग हार्मोन)

- यौनग्रन्थि पोषणज मुक्तायन हार्मोन

LH - Luteinizing hormone (लुटीनाइजिंग हार्मोन)

- पीतिकाकारक हार्मोन

791. Gracile (ग्रेसाइल)-पतला, सुकोमल

792. Graafian follicle (ग्राफियन फॉलिकल) - ग्राफ की पुटिका या गर्त

[- ग्राफ, रेगिनएर डे (Graff, Regnier De) हालैण्ड का शरीर-रचना विज्ञानी (Dutch anatomist) - 1641-1673 था जिसने जनन-अंगों के कार्य में अंडाणुयुक्त पुटिका (Egg-containing follicle) का सर्वप्रथम उल्लेख किया था।]

793. Granule (ग्रैन्यूल) - कणिका

794. Granulosa (ग्रैनुलोसा) - पुटिका भित्ति (झिल्ली)

Granulosa cell (ग्रैनुलोसा सेल) - झिल्ली (पुटिका भित्ति) कोशिका

795. Grasp (ग्रास्प) - ग्रहण (या आत्मसात) करना

796. Greater curvature (ग्रेटर कर्वेचर)= महावक्र

Greater circulation (ग्रेटर सर्कुलेशन) = महापरिसंचरण, महापरिवहन

Greater omentum (ग्रेटर ओमेन्टम) - महावपा

Greater vestibular gland (ग्रेटर वेस्टिब्यूलर ग्लैन्ड) - वृहत् प्रधान-ग्रन्थि

797. Grey matter (ग्रे मैटर) - धूसर पदार्थ (केन्द्रीय तंत्रिका तंत्र

में पाया जाने वाला गहरा धुँधला या धूसर रंग का तंत्रिका ऊतक - Nervous tissue जिसका निर्माण कोशिका पिण्डों या समूहों - Cell bodies द्वारा होता है।)

798. Grinding (ग्रिन्डिंग) - पीसना, पोषण करना, पोषण

799. Grip (ग्रिप) - पकड़, जकड़, कसकर पकड़ना, नियंत्रित करना

800. Groove (ग्रूव) - खाँच, खाँचा, नली

801. Groin (ग्राॅइन) - उरु (जाँघ)

802. Grotesque (ग्राॅटस्क) - विरुप, विकृत आकृति, भद्दा, भोंड़ा

803. Gum (गम) - मसूड़ा, दंतमांस, नेत्र का कीचड़, वर्त्स

804. Gut (गट) - अंत्र, अँतड़ी, आँत, आहार-नली

805. Gutteral (गटरल) - कंठय अक्षर, कंठय-ध्वनि, कंठय

806. Gyrus (गाइरस) - कर्णक, जाइरस, मस्तिष्क की ऐंठन-इसका बहुवचन Gyri (गाइरी) है

807. g or gm - Gram (ग्राम) - ग्राम - तौल की एक इकाई (Unit of weight)

808. GABA - Gamma amino butyric acid (गामा ऐमीनो ब्यूटिरिक एसिड) - यह तंत्रिका-संचारी (Nerve transmitter) है। - गामा ऐमीनो ब्यूटिरिक अम्ल

809. GHRF - Growth hormone releasing factor (ग्रोथ हार्मोन रिलीसिंग फैक्टर)

- वर्धक हार्मोन मुक्तायन कारक

810. GHRIH - Growth hormone releasing-inhibiting hormone

(ग्रोथ हार्मोन रिलीसिंग - इंहिबिटिंग हार्मोन)

- वर्धक-हार्मोन मुक्ति निरोधक हार्मोन

811. Gynaeco or Gyno or Gyneco (गाइनिको या गाइनो) - स्त्री, नारी

Gynaecology (गाइनिकोलॉजि)-स्त्री यौनांग और रोग विज्ञान

Gynaecologist (गाइनिकोलॉजिस्ट) - स्त्री-रोग विशेषज्ञ

H (एच)

812. Haem, Haemat, Haemo (हीम, हीमैट, हीमो) - रक्त, रुधिर, खून

813. Haemochromatisis (हीमोक्रोमैटोसिस) - यकृत-विकार

Haemoglobin (हीमोग्लोबिन) - रुधिर वर्णिका या हीमोग्लोबिन-वह कण-द्रव्य है जिसमें लौह (Inron-Haemo) तथा प्रोटीन (Protein-Globin) होता है जिसे रक्तक्षीणता (Anaemia) के रोगी को दिया जाता है।

Haemolysis (हीमोलिसिस्) - रक्त संलयन (लोहिताणुओं - Red blood cells का नाशन)

Haemolytic anaemia (हीमोलिटिक अनीमिया) - अति (या अत्यधिक) रक्तक्षीणता

Haemopoiesis (हीमोपोइसिस) - रक्त (कोशिका - Blood cells तथा बिम्बाणु-Blood platelets) निर्माण क्रिया

Haemophilic (हीमोफिलिक) - अधिरक्तश्राव

Haemorrhage (हीमरिज) - रक्तश्राव

Brain haemorrhage (ब्रेन हीमरिज) - मस्तिष्क रक्तस्राव

Haemorrhoid (हेमोरॉइड) - बवासीर, अर्श (एक रोग) - Pile

Haemorrhoidal plexus (हेमोरॉइडल प्लेक्सस) - अर्श-जालिका, बवासीर जालिका

Haemosiderosis (हेमोसिडरोसिस) - अतिलौह ऊतक विकार

Haemotoma (हेमोटोमा) - अधोचर्म रक्त पिण्ड

Haemo-pneumothorax (हीमो-न्यूमोथोरैक्स) - रक्तवात पक्ष

814. Halve (हाव)-अर्ध, गोलार्ध।

Halving (हाविंग) - अर्धन

815. Hamate (हैमेट) - हुकदार, अंकुशाकार

Hamate bone (हैमेट बोन) - अंकुशास्थि, मुड़ी हुई अस्थि, पुट्टास्थि

816. Hamstring (हैमस्ट्रिंग) - पश्च घुटना शिरा या घुटने के पीछे की नस

Hamstring muscle (हैमस्ट्रिंग मसल) - पश्च घुटना शिरा पेशी

817. Haploid (हैप्लॉइड) - अगुणित, मूलसंख्यक

818. Harmony (हार्मोनि) - सुस्वरता

819. Harelipped (हेयरलिप्ड) - होठ कटा

820. Hearing acuity (हिअरिंग ऐक्वीटि) - श्रवण क्षीणता

821. Heart (हार्ट) - हृदय, हृद्, उदर, अंत:भाग

Heart attack (हार्ट अटैक) - हृद्घात

Heart - beat (हार्ट बीट) - हृद्-स्पंद

Heart disease (हार्ट डिजीज) - हृद्य रोग

Heart failure (हार्ट फेल्योर) - हृद्पात, हृदय-गति का रुक जाना

Heart - rate (हार्ट रेट) - हृद् - गति, हृद्-गति दर

822. Heat insulation (हीट इन्स्यूलेशन) - ताप-रोधन

823. Heel (हील) - एड़ी

Heel bone or calcaneus (हील बोन या कैल्केनिअस) - एड़ी-अस्थि

824. Hemiparesis (हेमिपैरिसिस) - अर्ध आंशिक घात

825. Hemisphere (हेमिस्फिअर) - गोलार्ध

826. Henle's loop (हेन्लेज लूप) - हेन्ले का फन्दा या पाश

[- हेन्ले, फ्रेड्रिक गुस्ताव (Henle, Freidrich Gustav) जर्मनी का एक शरीर-रचना विज्ञानी (Anatomist) था जिसने वृक्क की नलिका (Kindey tubule) में U- आकार के फन्दा या पाश (Loop) का उल्लेख सर्वप्रथम किया था। अत: इस फंदा को हेन्ले का फंदा कहा जाता है।]

827. Hepatic (हिपैटिक) - यकृती, यकृत-, यकृत (Liver) से संबंधित

Hepatic artery (हिपैटिक आर्टरि) - यकृती धमनी

Hepatic cell (हिपैटिक सेल) - यकृती कोशिका

Hepatic cirrhosis (हिपैटिक सिरोसिस) - यकृत सूत्रणरोग

Hepatic duct (हिपैटिक डक्ट) - यकृती-नलिका, यकृती वाहिनी

Hepatic flexure (हिपैटिक फ्लेक्सर) - यकृती आनति

Hepatic portal system (हिपैटिक पोर्टल सिस्टम) - यकृत निर्वाहिका-तंत्र

Hepatic vein (हिपैटिक वेन) - यकृती शिरा।

Pepatitis - (हेपटाइटिस) - यकृत शोथ

828. Hernia (हार्निया) - अंत्रवृद्धि, आँत उतरना, हर्निया

Hiatus (or hiatal) hernia (हायटस या हायटल हार्निया) - प्रांतराल (या रिक्ति) आंत्रवृद्धि

829. Hexagonal globule (हेक्सागोनल ग्लोब्यूल) - षटकोणीय (षटभुजाकार) गोलिका

830. Hiccup or hiccough (हिकॅप) - हिचकी, हिचकी लेना, हिक्का

831. Hiatus (हायटस) - रिक्ति, दरार, छिद्र, प्रांतराल, मध्यच्छद-मुख

832. Hindbrain (or Rhomb-encephalon) - हिन्डब्रेन, रॉम्बएन्केफैलोन - पश्चमस्तिष्क, पश्चमस्तलुंग

833. Hilum (हाइलम) - नाभिका

834. Hip (हिप) - नितम्ब, श्रोणि, कूल्हा, पुट्ठा

Hip-bone (हिप-बोन) - नितम्ब-अस्थि

Hip-joint (हिप-ज्वाइंट) - श्रोणि-संधि, नितम्ब-संधि

835. Histamine (हिस्टामिन) - हिस्टामिन-एक उद्दीपक (या उत्तेजक) पदार्थ जिसे सम्पूर्ण शरीर में मस्तुल (स्तन) कोशिकाएँ (Maast cells) मुक्त करती हैं जो ऊतकों (Tissues) को विविध प्रकार से उद्दीपित (या उत्तेजित) करता है। हिस्टामिन की अधिकता होने से ऊतकों में सूजन या शोथ होती है।

836. Histo-chemical technique (हिस्टोकेमिकल टेकनिक) - रसायन वृतांत विधि

837. Hodgkin's disease (हॉज्किन्स डिजीज) - हॉज्किन का रोग [हॉज्किन एक अंग्रेज चिकित्सक था जिसने नाभीय लसीका (Hilar lymph nodes) गाँठों में अपवृद्धि से होने वाले एक रोग का उल्लेख किया था जिसे हाज्किन्स डिजीज या हॉजकिन का रोग कहा जाता है।]

838. Hog liver (हॉग लिवर) - सूअर (या खस्सी) का जिगर

839. Homologus or homologous (होमोलोगस) - समधर्मी, सजातीय, सदृश्य जैसे - सजातीय गुणसूत्रें (Chromosomes) एक युग्म या युगल (Pair) का निर्माण करते हैं, अत: इन गुणसूत्रों (क्रोमोसोम्स) को समधर्मी या सजातीय कहा जाता है।

840. Homonymous (होमोनिमस) - समनामी, समप्रभावी जैसे - दो नेत्र (या कर्ण) होते हैं और दोनों को नेत्र (या कर्ण) कहा जाता है।

कोई रोग जो दोनों नेत्रों को समान रूप से प्रभावित होते हैं, जैसे - Homonymous hemianopia (होमोनिमस हेमिऐनोपिआ) - समअर्धान्धता अर्थात् दोनों नेत्रों में समान अर्धान्धता (या अंधापन)

841. Homostatic response (होमोस्टैटिक रिस्पॉन्स) - समान स्थिर अनुक्रिया

842. Homeostatis (होमियोस्टैटिस) - शरीर क्रिया-रसायन स्थिरीकरण

843. Hoarse (होर्स) - कर्कश

844. Homunculus (होमनक्युलस) - बौना
- इसका बहुवचन Homunculi-होमनक्युलि -बौने है।

845. Hoop (हूप) - छल्ला, चक्करदार पट्टी
Whooping cough(हूपिंग कॉफ) - कुकुर-खाँसी, कुकास

846. Horizontal plane (हॉरिजंटल प्लेन) - क्षैतिज तल

847. Hormone (हॉर्मोन) - हार्मोन, अंत:श्राव - यह एक रासायनिक तरल पदार्थ है जिसके अनेक प्रकार हैं तथा उनके कार्यों में भी विविधता होती है जिसका उत्पादन (या श्राव) शरीर के एक अंत:भाग में होता है, विशेषकर अंतश्रावी ग्रन्थियों (Endocrine glands) द्वारा तथा उनका परिवहन रक्त प्रवाह (Blood stream) द्वारा शरीर के दूसरे भाग में होता है जहाँ उसका विशेष प्रभाव (Effects) या कार्य (Functions) होता है। जैसे - यौन हार्मोन (Sex hormone), वर्धक हार्मोन (Growth hormone-GH), पीतकारक हार्मोन (Luteining hormone - LH), स्तनवृद्धि का हार्मोन (Mammogenic hormone) आदि।

848. Horn (हॉर्न) - शृंग, शृंगिका, नोक, सिरा, सींग
Horny tissue (हॉर्नि टिशू) - शृंगी (या शृंगमय) ऊतक
Horny layer (हॉर्नि लेयर) - शृंगी परत

849. Housemaid's knee (हाउसमेड्स नी) or Prepatellar's bursitis (प्रिपटेलर बर्साइटिस)
- पूर्व जानु प्रपटु (या श्लेषपुटी) शोथ

850. Humerus (ह्यूमरस) - प्रगण्डिका
इसका बहुवचन Humeri - ह्यूमरि है।

851. Humour (ह्यमर) - द्रव, तरल पदार्थ, शरीर का द्रव (Body fluid)
Aqueous humour (एक्विअँस ह्यूमर) - जलीय द्रव - यह द्रव ताल (Lens) और श्वेतमण्डल (Cornea) के बीच में रहता है।
Vitreous humour (विट्रिअस ह्यूमर) - काचाभ द्रव - यह अवलेह या जेलि (Jelly) की तरह होता है जो नेत्र में ताल (लेंस) के पीछे रहता है।

852. Humidity of air (ह्यूमिडिटि ऑफ एअर) - वायु की आर्द्रता या नली

853. Humpness (हम्पनेस) - कूबड़ापन, कूबरता

854. Human chorionic gonadotrophin (-hCG) hormone (ह्यूमैन कोरिओनिक गोनैडोट्रॉफिन हार्मोन)
- मानव उल्वी जनक हार्मोन - hCG हार्मोन का उत्पादन अपरा (प्लेसेन्टा) द्वारा होता है जो महिला के सामान्य मासिक (या रजो) श्राव को होने से गर्भावस्था के दौरान रोकता है।

855. Human placental lactogen (HPL) hormone (ह्यूमन प्लेसेन्टल लैक्टोजेन हार्मोन)- मानव अपरा -लैक्टोजेन हार्मोन - अपरा (Placenta) द्वारा इस हार्मोन का श्राव गर्भावस्था (Pregnancy) के 5वें सप्ताह में होता है।

856. Hunter's canal (हन्टर्स कनैल) or adductor canal (ऐडॅक्टर कनैल) - अभिवर्तनी नली

857. Hyaline (हाइअलिन या हायलिन)- काचाभ, काँच के समान, पारभासक

858. Hydrocephalus (हाइड्रोसेफैलस)- जलशीर्ष, शिर-शोथ, जलकपाल, कपालोद्‌वृद्धि

859. Hydrops fetalis (हाइड्रॉप्स फीटलिस)- भ्रूण जल शोथ

860. Hydrostatic pressure (हाइड्रोस्टैटिक प्रेशर)- द्रव स्थैतिक दबाव

861. Hypoxia (हाइपॉक्सिआ)- आक्सीजन की अपर्याप्तता (Anoxia)

862. Hymen (हाइमेन)- योनिच्छद, झिल्ली (जो एक कुँआरी - Virgin या अक्षत योनि के योनि-मार्ग को अंशत: आच्छादित करती है।) [कुंआरी का एक पुरुष के साथ यौन संबंध (प्रथम) होने से यह झिल्ली (हाइमेन) फट या भंग हो जाती है।]

863. Hydatid cyst (हाइडैटिड सिस्ट)- जलपुटी कृमिकोष

864. Hyoid (हाइऑइड)- कण्डिका
or Hyoid bone (हाइऑइड बोन)- कण्डिकास्थि

865. Hyper (हाइपर)- अति, अत्यधिक

Hyperglycaemia (हाइपरग्लाइकीमिआ)- रक्त मधुमेहता

Hyperkinetic movement (हाइपरकाइनेटिक मुवमेंट)- अति गति संचालन

Hypermetropia (हाइपरमेट्रॉपिआ)- दूरदृष्टिता (Longsightedness)

Hypermetropic eye (हाइपरमेट्रॉपिक आइ)- दूर दृष्टिक नेत्र

Hyperhidrosis (हाइपरहिड्रोसिस)- अतिस्वेदन, अत्यधिक पसीना आना

Hyperosmolity (हाइपरऑस्मोलिटि)- अति पारसरणी सान्द्रता

Hyperparathyroidism (हाइपरपैराथाइरॉइडिज्म)- अति-परावटु ग्रंथि सक्रियता, अवटु-अतिक्रियता

Hyperpyrexia (हाइपर पाइरेक्सिया)- अति ज्वर

Hypernoea (हाइपरनीया)- अति श्वसन

Hyperphagia (हाइपरफेजिया)- अतिआहारी

Hypertension (हाइपरटेन्शन)- अति रक्तचाप

Hypertonic or spastic (हाइपर टोनिक या स्पैस्टिक) - अति तानात्मक

Hypertrophy (हाइपरट्राफि)- अति वृद्धि

Hypervolemia (हाइपरवोलीमिया)- अति-रक्त प्रवाह

866. Hypo (हाइपो)- अल्प, अपर्याप्त, अधो, उप, अपूर्ण

Hypoadrenal crisis (हाइपोऐड्रीनल क्राइसिस)
- अधिवृक्क श्राव की अल्पता का संकट

Hypochondriac (हाइपोकॉन्ड्रिऐक)- रोगभ्रमी

Hypocondrium (हाइपोकॉन्ड्रिअम)- रोगभ्रम

Hypoderma (हाइपोडर्मा) or

Hypodermis (हाइपोडर्मिस) - अधोत्वचा, अधश्चर्म

Hypodermic (हाइपोडर्मिक)- अधोत्वचीय, अधश्चर्मीय

Hypogastrium (हाइपोगैस्ट्रिअम)- अधोजठर (क्षेत्र)

Hypogastric (हाइपोगैस्ट्रिक)- अधोजठरी

Hypoglossal nerve (हाइपोग्लॉसल नर्व)-अधोजिह्वा तंत्रिका

Hypoglossal muscle (हाइपोग्लॉसल मसल)-अधोजिह्वा पेशी

Hypoglycaemia (हाइपोग्लाइकीमिआ)- अल्प मधुमेहता

Hypohidrosis (हाइपोहिड्रोसिस)- अल्प स्वेदन, कम पसीना आना

Hypophyseal (हाइपोफिजीअल) or Hypophysis (हाइपोफिसिस)
- अधोवृद्धि, Hypophyseal stalk = अधोवृद्धि डंठल (Stalk) है जो पीयूष ग्रन्थि (Pituitary gland) को अवचेतक (Hypothalamus) से सम्बद्ध करता है।

Hyposecretion (हाइपोसेक्रीशन)- अल्पश्राव

Hypotension (हाइपोटेन्शन)-निम्न रक्त चाप (Low blood pressure)

Hypotensive (हाइपोटेन्सिव)- निम्न रक्त चापी

Hypothalamus (हाइपोथैलमस)- अवचेतक

Hypothalamus medius (हाइपोलमस मीडिअस)- मध्यवर्ती अवचेतक

Hypothalamus lateral (हाइपोथैलमस लैटरल)- पार्श्विक अवचेतक

Hypothalamic obesity (हाइपो ओबीसिटि)
- अवचेतकीय स्थूलता

Hypothalamic pituitary adrenal (HPA) axis (हाइपोथैलमिक पिट्यूटरि ऐड्रीनल ऐक्सिस)
- अवचेतक-पीयूष-अधिवृक्क अक्ष

Hypothenar (हाइपोथीनर) - अधोहथेली

Hypothenar eminence (हाइपोथीन एमिनेन्स)
- अधोहथेली उत्सेध

Hypothenar muscle (हाइपोथीनर मसल)-अधोहथेली पेशी

Hypothermia (हाइपोथर्मिआ) - अत्यल्प ज्वर

Hypothermic (हाइपोथर्मिक) - अत्यल्प ज्वर पीड़ित

Hypotonia (हाइपोटोनिआ) - अंग तानाभाव

Hypotonic (हाइपोटोनिक) - अंगतानाभाव पीड़ित, अल्प पौष्टिक

Hypotrophy (हाइपोट्राफि) - अल्पवृद्धि

Hypotropia (हाइपोट्रोपिआ) - भेंगा का एक प्रकार

Hypothyroidism (हाइपोथाइरॉइडिज्म) - अवटु अल्पक्रियता

Hypoparathyroidism (हाइपोपैराथाइरॉइडिज्म) - परावटु अल्पक्रियता

Hypovolemia (हाइपोवोलीमिआ) - अल्प (यो मंद) रक्त-प्रवाह

Hypoxic stimulus (हाइपॉक्सिक स्टिम्यूलस) - ऑक्सीक्षीण उद्दीपन

I (आइ)

867. ICSH - Interstitial cell stimulating hormone (इन्टरस्टिशल सेल स्टिम्यूलेटिंग हार्मोन) - अंतरालीय कोशिका उत्तेजक हार्मोन

868. Icterus (इक्टेरस) - पीलिया, कामला (एक रोग) - Jaundice

Icterus gravis neonatorum (इक्टेरस ग्रेविस निओनेटोरम)=गम्भीर श्वसन-रोध पीलिया

869. Ile (इली या इलि) - Ileum -इलिअम का उपसर्ग (Prefix)

Ileum (इलिअम) - क्षुदांत्र, शेषांत्र (शेष+आंत्र), इलियम

870. Ilium (इलिअम) - श्रोणि-फलक, श्रोणि-अस्थि, इलियम (अस्थि)

Iliac (इलिऐक) - श्रोणि-, श्रोणीय

Iliac fossa (इलिऐक फोसा)- श्रोणीय खात, श्रोणि-खात

Ilio-pectineal line (इलिओ-पेक्सिनीअल लाइन) - श्रोणि-स्कंध रेखा

Ileo-caecal valve (इलीओ-कीकल वैल्व).- क्षुद्रांत्र-अण्डुक कपाट

Ileostomy (इलीओस्टोमि)- श्रोणी-शल्यक्रिया

Iliofemoral ligament (इलिओ फेमोरल लिगामेंट) - श्रोणि-उर्विका अस्थिबंध (या बंधन)

871. Immunity mechanism (इम्यूनिटि मेकैनिज्म) - प्रतिरक्षित (या असंक्राम्य) क्रिया (या रचना) यंत्र

Immunoglobulin (इम्यूनोग्लोबुलिन)- प्रतिरक्षित (असक्राम्य) ग्लोबुलिन

872. Imperforate (इम्फरफरिट)- अछिद्री, रंध्रहीन

873. Impermeable (इम्परमिएबल)- अभेद्य, अपारगम्य

874. Impulse (इम्पल्स)- स्पंद, प्रणोद

875. Impetigo (इम्पेटिगो)- त्वचापूथ, छाजन, पामा

876. Incus (इन्कस)- स्थूँणकास्थिका, स्थूणकास्थि [मध्यकर्ण की तीन अस्थिकाओं - (Ossicles) में एक अस्थिका जो निहाई - Anvil के समान होती है।]

877. Iliacus (इलिऐकस) or tendon of psoas (टेन्डन ऑफ सोऐस) - कटिलंबिनी पेशी का नस (या कंडरा)

878. Incisor (इन्सिजर)- कृंतक

879. Inferior (इन्फीरिअर)- निम्न, निचला

Inferior aspect (इन्फीरिअर ऐस्पेक्ट)- निम्न पक्ष या पहलू या क्षेत्र

Inferior ramus (इन्फीरिअर रैमस)- निचली शाखा

Inferior rectus (इन्फीरिअर रेक्टस)- निचली ऋजु पेशी

Inferior oblique (इन्फीरिअर ऑब्लिक)- निचली तीर्यक् पेशी

Inferior vena cava-IVC (इन्फीरिअर वेना कैवा)- निचली महाशिरा

880. Infertility (इन्फर्टिलिटि)- अनुर्वरता, बांझपन

881. Inferolateral (इन्फेरोलैटरल)- निम्न पार्श्विक

882. Inflammation (इन्फ्लेमेशन)- शोथ, सूजन, जलन, प्रदाह

Inflammatory change (इन्फ्लैमेटरि चेन्ज) - प्रदाहक परिवर्तन, शोथीय परिवर्तन

883. Infraction (इन्फ्रैक्शन)- व्यतिक्रम, बाधा

884. Influenza (इन्फ्लुएन्जा)- प्रतिश्याय, इन्फ्लुएन्जा

885. Infraspinatus (इन्फ्रास्पाइनेटस)- अधोकंटक पेशी

Infraorbital (इन्फ्राऑर्बिटल)- अधो नेत्रकोटर

886. Infundibulum (इन्फन्डिब्यूलम)- कीपाकार

887. Infusion (इन्फ्यूश्जन)- तर करना, अंदर पानी डालना, निषेचन, अनुप्रेरण

888. Ingestion (इन्जेश्चन)- अंतर्ग्रहण

889. Inguinal (इन्विनल) - वंक्षण, उरु-मूल

Inguinal canal (इन्विनल कनैल) - वंक्षण-नली

Inguinal ligament (इन्विनल लिगामेंट) - वंक्षण अस्थि-बंध

or Poupart's ligament = पौपार्टस लिंगामेंट

Inguinal region (इन्गिवनल रीजिअन) - वंक्षण क्षेत्र

Inguinal ring (इन्गिवनल रिंग) - जंक्षण वलय या वंक्षण चक्रिका

890. Inhibitory (इन्हिबिटरि) - निरोधी

Inhibitory (or vagas) nerve (इन्हिबिटरि या वेगस नर्व) - निरोधी या वेगस तंत्रिका

891. Implantation (इम्पलांटेशन) - रोपन, निविष्टीकरण

892. Impression (इम्प्रेशन) - निशान, प्रभाव

893. Infection febrile illness (इन्फेक्शन फीब्राइल इलनेस) - संक्रामक ज्वरजन्य रोग

894. Inner cell (इनर सेल) - आंतरिक (या अंतस्थ) कोशिका

895. Innervate (इनर्वेट) - तंत्रिका (चालक और संवेदी दोनों) की आपूर्ति करना

Innervation (इनर्वेशन) - तंत्रिकोत्तेजन, तंत्रिकायन, तंत्रिका-आपूर्ति

896. Innominate (इनॉमिनेट) - अनाम, बेनाम

Innominate (or Brachio-cephalic) artery (इनॉमिनेट (या ब्रेकिओं-सेफैलिक आर्टरि)- अनाम (प्रगण्ड-शिरस्य) धमनी

Innominate bone (इनॉमिनेट बोन)- अनामास्थि

Innominate vein (इनॉमिनेट वेन)- अनाम शिरा

897. Insect (इन्सेक्ट)- कीट, कीड़ा

898. Insertion (इन्सर्शन)- अन्तर्विष्ट

899. Insipidus diabetes (इन्सिपिडस डायबीटीज)- उदक मेह इस रोग से पीड़ित व्यक्ति की पीयूष ग्रन्थि (Pituitary gland) में व्यतिक्रम (बाधा) हो जाता है जिसके कारण उसका मूत्र-उत्सर्जन अधिक होता है तथा वह एक सामान्य व्यक्ति से अधिक पानी पीता है।

900. Insominia (इन्सोम्निआ)- अनिद्रा (एक रोग)

Insomniac (इन्सोम्निऐक)- अनिद्रा रोग ग्रस्त

Insomnious (इन्सोम्निअॅस)- अनिद्रा-ग्रस्त या अनिद्रा-पीड़ित

901. Insula (इन्स्यूला)- द्वीपिका।

Insulator (इन्स्यूलेटर) - (उष्मा या विद्युत) रोधी, इन्सुलेटर

902. Insulin (इन्स्यूलिन)- इन्सुलिन [अग्न्याशय - (Pancreas) द्वारा श्रावित एक हार्मोन]

903. Impregnate (इम्प्रेग्नेट) - संसेचित करना, गर्भाधान करना, गर्भवती बनाना

Impregnation (इम्प्रेग्नेशन)- गर्भाधान, संसेचन, अंतर्वेशन

904. Ischial ramus (इस्किअल रेमस)- आसन शाखा, श्रोणि-शाखा

Ischial spine (इस्किअल स्पाइन)- आसन-कंटक, श्रोणि-कंटक

Ischium (इस्किअम)- आसनास्थि, श्रोणि-खण्ड

905. Intensity (इन्टेन्सिटि)- प्रबलता, तीव्रता (Loudness)

906. Intention (इन्टेन्शन)- प्रयोजन, उपचार योजना

Intention tremor (इन्टेन्शन ट्रेमर)- प्रयोजन कंपन

907. Inter (इन्टर)-अंतरा, अंतराल, बीच में (In between), अंतर

Intercellular (इन्टरसेल्यूलर)-अंतराकोशिकीय, अंतराकोशिक

908. Intercostal (इन्टरकॉस्टल) - अंतरापर्शुक, अंतराशिरीय

Intercostal nerve (इन्टरकॉस्टल नर्व) - अंतरापर्शुक (या शिरीय) तंत्रिका

Intercostal muscles (इन्टरकॉस्टल मसल्स) - अंतरापर्शुक पेशियाँ

- अंतरापर्शुक पेशियाँ ही वक्ष (Thorax) के प्रसारित और सुंकुचित करती हैं जिसके कारण वक्ष के दबाव में परिवर्तन होता है और व्यक्ति साँस लेने और साँस छोड़ने में समर्थ हो जाता है।

Intercostal arteries (इन्टरकॉस्टल आईरीज)- अंतरापर्शुक धमनियाँ (Arteries का एकवचन Artery आर्टरि=धमनी है)

909. Interlobular (इन्टरलोब्यूलर)-अंतरा पिंडिका (या पालि)

Interlobular arteries (इन्टरलोब्यूलर आर्टरीज) - अंतरापिण्डिका धमनियाँ

Interlobular veins (इन्टरलोब्यूलर वेन्स)-अंतरापिण्डिका शिराएँ

910. Interior (इन्टीरिअर) - आंतरिक, अंतस्थ

911. Intermediate (इन्टरमीडिएट) - मध्यवर्ती, मध्यम, मध्य

Intermediate metabolism (इन्टरमीडिएट मेटाबॉलिज्म)

– मध्यवर्ती चयापचय

912. Intermetatarsal (इन्टरमेआटार्सल) – अंतराप्रपादास्थि (पादांगुली-गुल्फ)

Intermetatarsal joint (इन्टरमेआटार्सल ज्वाइंट)

– अंतरा प्रपादास्थि संधि

913. Interphalangeal (इन्टरफैलेन्जीअल) – अंतरा अंगुल्यस्थिक

Interphalangeal joint (इन्टरफैलेन्जीअल ज्वाइंट)

– अंतरा अंगुल्यस्थिक संधि

914. Intermingled (इन्टरमिन्गल्ड) or Interlaced (इन्टरलेस्ड) – मिश्रित, अंतर्ग्रन्थिल

915. Interoceptor (इन्टरोसेप्टर) – अंत:संवेदक

916. Interosseus (इन्टरऑसिअस) – अन्तरा अस्थिक

Inter osseus talocalcaneal ligament (इन्टर ऑसिअस टैल्को-कैल्केनीअल बोर्डर) – अन्तरा अस्थि-गुल्फ-एड़ी बंधन

Inter osseus border (इन्टर ऑसिअस बोर्डर) – अंतराअस्थिक किनारा

Interosseus membrane (इन्टरऑसिअस मेम्ब्रेन) – अंतराअस्थिक झिल्ली

917. Interstitial (इन्टरस्टिशल) – अन्तरा अस्थिक or Intramural (इन्ट्राम्यूरल)

– अंतरालीय या आंतरिक भित्ति

Interstitial cell (इन्टरस्टिशल सेल) – अंतरालीय कोशिका or Leydig's cells (लिडिग्स सेल्स) – लिडिग की कोशिकाएँ

Interstitial tissue (इन्टरस्टिशल टिशू) or Leydigs's tissue (लिडिग्स टिशू)

– अंतरालीय ऊतक या लिडिग का ऊतक

[लिडिग, फ्रैंज वोन (Leydig, franz von) जर्मनी का ऊतक-विज्ञानी (Histologist) था जिसने सर्वप्रथम अण्ड ग्रन्थि की अंतरालीय ऊतक तथा अंतरालीय कोशिकाओं का उल्लेख किया था। अत: इन कोशिकाओं और ऊतक को उनके नाम से ही जाना जाता है।]

Interstitial cells stimulating hormone - ICSH (इन्टरस्टिशल सेल्स स्टिम्यूलेटिंग हार्मोन)-अन्तरालीय कोशिका उत्तेजक हार्मोन

918. Interstice (इन्टरस्टिस)- दरार, अंतराल, अंतराकाश, अंतरावकाश

919. Intertarsal (इन्टरटार्सल)- अंतरा गुल्फ या टखना

Intertarsal bone (इन्टरटार्सल बोन) – अंतरा गुल्फ अस्थि

920. Intertrochanter (इन्टरट्रोकैन्टर)- अंतरा शिखर

Intertrochanter crest (इन्टरट्रोकैन्टर क्रेस्ट) – अंतरा शिखरीय चोटी या श्रृंग

921. Intertubercular (इन्टरटयूबरक्युलर)- अंतरा गुलिका

922. Interventricular (इन्टरवेन्ट्रिक्युलर)- अंतर्निलय, अंतरानिलयीय

923. Intervertebra (इन्टरवर्टिब्रा)- अंतरा कशेरुका, अंतर्कशेरुका

Intervertebral disc (इन्टरवर्टिब्रल डिस्क) – अंतर्कशेरुक चक्रिका (डिस्क)

924. Intra (इन्ट्रा)- अंत:, आंतरिक (Inside-अंदर)

Intraabdominal (इन्ट्रा-ऐब्डोमिनल)- अंत:उदरीय

Intraabdominal pressure (इन्ट्राऐब्डोमिनल प्रेशर) – अंत:उदरीय दबाव

925. Intra arterial (इन्ट्रा आर्टीरिअल)- अंत: धमनीय

926. Intracardiac (इन्ट्राकार्डिऐक)- अंत:हृद्, अंत: हृदयी

Intracardiac shunt (इन्ट्राकार्डिऐक शन्ट)- अंत:हृद् पार्श्वपथ

927. Intracellular (इन्ट्रासेल्यूलर)- अंत:कोशिकीय, अंत: कोशिकी, अंत:कोशिका

Intracellular fluid (इन्ट्रासेल्यूलर फ्लुइड)- अंत:कोशिकीय द्रव

928. Intracranial (इन्ट्राक्रेनिअल)- अंत:कपालीय

Intracranial course (इन्ट्राक्रेनिअल कोर्स)- अंत:कपालीय मार्ग

Intracranial pressure (इन्ट्राक्रेनिअल प्रेशर)- अंत:कपालीय दबाव

929. Intracutaneous (इन्ट्राक्यूटेनीअस) or intradermal (इन्ट्राडर्मल)

– अंत:त्वचीय

930. Intramuscular (इन्ट्रामस्क्यूलर) – अंत:पेशीय

Injection (इन्जेक्शन) – सुई

931. Intramural (इन्ट्राम्युरल) - अंत:भित्तिक

932. Intralobular ductule (इन्ट्रालोब्युलर डक्ट्यल) - अंत:पिण्डिका लघु नलिका

933. Intraocular (इन्ट्राऑक्यूलर) - अंत:नेत्रीय

Intraocular lens (इन्ट्राऑक्यूलर लेन्स) - अंत:नेत्र-ताल

934. Intrapleural pressure (इन्ट्राप्लूरल प्रेशर) - अंत:फुफ्फुसीय दबाव

935. Intrathecal (इन्ट्राथीकल) - अंत:प्रावरकीय (आवरण के अंदर)

Intrathecal dosage (इन्ट्राथीकल डोसीज) - अंत:प्रावरकीय खुराक

Intrathecal injection (इन्ट्राथीकल इन्जेक्शन) - अंत:प्रावरक-सुई

936. Intrathorasic pressure (इन्ट्राथोरैसिक प्रेशर) - अंत:वक्षीय दबाव

937. Intravenous (इन्ट्रावेनस) - अंत:शिरा -, अंत:शिरीय

Intravenous (IV) injection (इन्ट्रावेनस इन्जेक्शन) - अंत:शिरीय-सुई

Intravenous urogram (इन्ट्रावेनस यूरोग्राम) - अंत:शिरीय X किरण चित्र

938. Intravesical portion (इन्ट्राविसिकल पोर्शन) - अंत:आशयी (अन्तराआशयी) भाग

939. Intrinsic factor (इन्ट्रिन्सिक फैक्टर) - अंतरस्थ (मूलभूत) कारक,

[आंतरिक कारक-प्रोटीन शरीर का आंतरिक (मूलभूत) कारक है जिसकी उत्पत्ति जठर ग्रन्थियों (Gastric glands) से होती है जो बाह्य कारक (Extrinsic factor) के साथ अभिक्रिया करता है (Reacts)। यदि ऐसा नहीं होता या इसकी कमी होती है तो इससे घातक रक्तक्षीणता (Pernicious anaemia) होती है।]

Intrinsic muscle (इन्ट्रिन्सिक मसल) - अंतरस्थ (या आंतरिक) पेशी

940. Invagination (इन्वैजिनेशन) - अंतर्वलन, अन्तर्वेशन

941. Inversion (इन्वर्शन) - उत्क्रमण, व्युत्क्रमण, प्रतिलोमता (विलोम)

942. Iodine (आयोडीन) - एक रासायनिक तत्व [(जो शरीर के लिए अत्यावश्यक है, विशेषकर अबटु ग्रन्थि (Thyroid gland) के कार्य करने में। इसका संकेत (Symbol) - I है।]

- शरीर में आयोडीन की कमी से घेघा या गलगण्ड (Goitre - गॉइटर) रोग होता है।

943. Ion (आयन) - एक परमाणु जिसमें विद्युत आवेश (Electric charge) होता है।

धन आवेश (Positive charge) के आयनों को केटायान (Cation) या धनायन तथा ऋण आवेश को ऋणायन या ऐनिओन (Anion) कहा जाता हैं।

944. Iris (इरिस) - परितारिका (नेत्र का रंगीन मण्डल या चक्र जिसके केन्द्र में पुतली होती है)

945. Irritation (इरिटेशन) - प्रदाह, जलन, अतिसंवेदन

946. Irreversible brain damage (इरिवर्सिबलब्रेन डैमिज) - अपरिवर्तनीय मस्तिष्क क्षति

947. Ischaemia (इस्कीमिआ) - स्थानिक अरक्तता, रक्तावरोध

948. Ischium (इस्किअम) - आसनास्थि

Ischio-femoral ligament (इस्किओ-फीमोरल लिगामेंट) - आसनास्थि - उर्वस्थि बंधन

949. Islets of Langerhans (आइलिट्स ऑफ लैंगरहैंस)

[- लैंगरहैन्स की द्वीपिकाएँ Islet cells (आइलिट सेल्स) = द्वीपिका की कोशिकाएं

लैंगरहैन्स, पॉल (Langerhans, Paul) जर्मन का शरीर-रचना विज्ञानी तथा रोगविज्ञानी (Anatomist and pathologist) था जिसने अग्न्याशय (Pancreas) में कोशिकाओं के लघु समूहों का उल्लेख किया था। ये कोशिकाएँ एक हार्मोन-इन्सुलिन (Insulin) का श्राव करती हैं। कोशिकाओं के इन समूहों को लैंगहैंस की द्वीपिकाएँ कहते हैं।]

950. Isometric contraction (आइसोमेट्रिक कॉन्ट्रैक्शन) - सममिति संकुचन

Isotonic contraction (आइसोटोनिक कॉन्ट्रैक्शन) - समतानिक संकुचन

951. Isocitric acid (आइसोसिट्रिक एसिड) - समसिट्रिक अम्ल

952. Isotropic band or I-band (आइसोट्रॉपिक बैन्ड) - रेशा-पट्टी

953. Isthmus (इस्थमस) = इस्थमस, अंग का संकीर्ण भाग, स्थल, संयोजक

J (जे)

954. Jaundice (जॉन्डिस) - पीलिया, कमला, कमलवाय (एक रोग)

955. Jaw (जॉ) - जबड़ा, हनु

Jaw bone (जॉ बोन) - हन्वस्थि (हनु+अस्थि), मुख की हड्डियाँ, जबड़ा-अस्थि

956. Jelly (जेलि) - अवलेह, जेली

957. Joint (ज्वाइंट) - संधि, जोड़, संधि-स्थल

958. Joule (जूल) - J-ताप (ऊर्जा) की एक मापन-इकाई

959. Jugal bone (जुगल बोन) - गण्डिका

960. Jugular (जग्युलर) - कण्ठय, ग्रैव, ग्रीवा-

Jugular nerve (जग्युलर नर्व) - ग्रीवा-तंत्रिका

Jugular foramen (जग्युलर फोरामेन) - ग्रीवा-रंध्र

Jugular vein (जग्युलर वेन) - ग्रीवा-शिरा

Jugulo-digastric (जग्युलर-डाइगैस्ट्रिक) - ग्रीवा-द्वितुंदी

961. Jejunum (जिजूनम) - मध्यांत्र, क्षुद्रांताग्र (अग्र क्षुद्रांत्र)

962. Jerk (जर्क) - झटका, धक्का

963. Juice (जूस) - रस, सार

964. Junction (जंक्शन) - मिन-बिन्दु, मिलन-स्थल

965. Juxta (जक्सटा) -- समीप, निकटतर, निकटवर्ती, समीपवर्ती, सन्निकट

Juxta-glomerular apparatus (जक्सटाग्लोमेरुलर ऐपरेटस)

- सन्निकट केशिका-गुच्छ तंत्र

K (के)

966. Kerat (केरैट, किरेट) - शृंग से संबंधित, शृंग-, श्वेतमण्डल (Cornea)-

Keratoid (केरैटॉइड) - शृंगाकार

Keratin (किरेटिन) - किरेटिन एक प्रोटीन जो शृंगी ऊतक - (Horny tissue) में पाया जाता है।

Keratinise (किरेटिनाइज) - किरेटिन होना (या करना या बनाना)

Keratinised (किरेटिनाइज्ड) - किरेटिन कृत

Keratinis (or z) ation (किरेटिनाइजेशन) - किरेटिनीकरण

Keratitis (किरेटाइटिस) - श्वेतमण्डल शोथ

967. Keratohyaline (केरेटोहायलिन) or

Eleidin (एलीडिन) = करैटोहायलिन या एलीडिन

- एक गहरा रंजित (वर्णक) पदार्थ (जो बाह्य त्वचा के कणिकामय स्तर का निर्माण करता है।)

968. Ketone (कीटोन) - कीटोन-एक कार्बनिक यौगिक

Ketoacid (कीटोएसिड) - कीटो अम्ल

Ketoacidosis (कीटोएसिडोसिस) - कीटोन पिण्डों (Ketone bodies) का संग्रहण (जो मधुमेह-diabetes) की स्थिति में ऊतक में होता है।), कीटोनता-अम्लता

इसके कारण अम्लरक्ता (Acidosis) तथा अतिकीटोनता (Ketosis) का जन्म होता है।

Ketosis (कीटोसिस)-कीटो संग्रहण या संचयन, अतिकीटोनता

Ketoglutaric acid (कीटोग्लुटैरिक एसिड) - कीटोग्लुटैरिक अम्ल

969. Kidney (किडनी) - वृक्क, गुरदा

970. Knee (नी) - जानु, घुटना, कोहनी

Knee cap (नी कैप) or kkee-pan (नी पैन) - चपनी, जानु-फलक

Knee joint (नी ज्वाइंट)-जानु-संधि

971. Koch's bacillus (कोस'स वैसिलस) - कोख का दण्डाणु (विशेष प्रकार का जीवाणु जिसके कारण यक्ष्मा (Tuberculosis) होता है। इस दण्डाणु का नाम है - माइकोवैक्टीरिअम (*Mycobacterium*)

972. Krebs' Cycle (क्रेब्स साइकल) or citric acid cycle (सिट्रिक एसिड साइकेल)

- क्रेब्स चक्र या सिट्रिक अम्ल चक्र

973. Kupffer's cells (कूप्फेर्स सेल्स) - कूप्फेर की कोशिकाएँ [कूप्फेर, कार्ल विल्हेल्प (Kupffer, Karl Wilhelm) एक जर्मन शरीरशास्त्री था।]

974. Kyphosis (काइफोसिस) - कूबड़ापन, कुब्जता

Kyphotic (काइफोटिक) - कूबड़ा, कुब्ज

Kyphos (काइफोस) - कूबर, अपवृद्धि, पिण्डक

L (एल)

975. Labium (लेबिअम) or lip (लिप) - ओष्ठ, होंठ, ओंठ इसका बहुवचन Labia (लेबिआ) होता है।

Labial (लेबियल) - ओष्ठय, ओष्ठ - ओंठ से संबद्ध

Labia majora (लेबिया मेजोरा) - वृहत् योनि-ओष्ठें

Labia minora (लेबिया माइनोरा) -- लघु योनि-ओष्ठें

976. Labour (लेबर) - प्रसव (करना)

977. Labyrinth (लैबिरिन्थ) - अंतर-संयोजी नलियाँ, आंतर (या आंतरिक) कर्ण

Bony (or osseous) labyrinth (बोनि या ओसियस लैबिरिन्थ) -अस्थिमय संयोजी नलियाँ (जो कर्ण की झिल्लीमय नलियों को घेरे रहती हैं।)

Membranous labyrinth (मेम्ब्रेनस लेबिरिन्थ) - झिल्लीमय नलिकाओं का समूह (जिसे अस्थिमय) संयोजी नलियाँ घेरकर रखता है।), झिल्लीमय नलिका-समूह

Labyrinthitis (लेबिरिन्थाइटिस) - आंतर कर्ण शोथ or otitis inflammation (ओटाइसिस इन्फ्लेमेशन)= आंतर कर्ण शोथ

978. Lacerate (लैसीरेट) - फाड़ना, विदीर्ण करना, चिरा-फटा

Lacerant (लैसीरेन्ट) or Lacerative (लैसीरेटिव) - विदारक

Laceration (लैसीरेशन) - विदारण

979. Lachrymal or Lacrimal (लैक्रिमल) - अश्रु संबंधी, अश्रु

Lacrimal apparatus (लैक्रिमल ऐपरेटस) - अश्रुतंत्र

Lacrimal bones (लैक्रिमल बोन्स) - अश्रु अस्थियाँ - [ये दो लघु

अस्थियाँ हैं जो एक दूसरे से मिलकर नेत्र-कोटरों (Orbits) का निर्माण करती हैं।]

Lacrimal canaliculus (लैक्रिमल कनैलिक्यूलस) - अश्रु की सूक्ष्म नलिका (जो अश्रु-थैली में अश्रु या आँसु को बहा देती है।)

Lacrimal duct (लैक्रिमल डक्ट) - अश्रु-वाहिनी, अश्रु-नलिका (जो अश्रु को अश्रु-थैली से लेकर नासिका-Nose में पहुँचाती है।)

Lacrimal (or tear) gland (लैक्रिमल ग्लैन्ड) - अश्रु-ग्रंथि (जो अश्रु का श्राव करती है।)

Lacrimal puncta (लैक्रिमल पंक्टा) - अश्रु-द्वारकें (नेत्रों के कोनों पर अश्रु की सूक्ष्म नलिकाओं के द्वारकें या मुखें हैं जिनसे होकर अश्रु का बहाव नासिका में होता है।) Lacrimal sac (लैक्रिमल सैक) - अश्रु-थैली

Lacrimation (लैक्रिमेशन)-अश्रु-जनन (रोने से अश्रु का उत्पादन)

Lacrimator (लैक्रिमेटर) or lacrimatory substance (लैक्रिमेटरि सब्सटैन्स) - अश्रु जनक पदार्थ (जो नेत्रों में जलन पैदा करके अश्रु को बहाता है।)

980. Lact (लैक्ट) - दुग्ध (या दूध) से संबंधित उपसर्ग (Prefix)

Lactase (लैक्टेज) - लैक्टेज (लध्वांत्र - Small intestine द्वारा श्रावित यह एक किण्वक - Enzyme है जो दुग्ध-शर्करा को ग्लूकोस और गैलक्टोस में परिवर्तित करता है।)

Lactation (लैक्टेशन)-दुग्धश्रवण (जो शिशु के जन्म लेने के बाद माता के स्तनों से होता है।), स्तन्य-श्रवण

Lactation period (लैक्टेशन पीरिअड) - स्तन्य-काल

Lactic acid (लैक्टिक एसिड) - दुग्धाम्ल

Lacteal (लैक्टिअल) - दुग्धीय, दुग्ध संबंधी, दुग्ध वाहिनी, वसा-लसीका वाहिनी

Lactose (लैक्टोज) or milk-sugar (मिल्क सुगर) - दुग्ध-शर्करा, लैक्टोज (शर्करा या चीनी जो दूध में पायी जाती है।)

981. Lacuna (लैक्यूना) - गर्तिका, लघुकोटर, रिक्ति

Lamboidal suture लैम्बॉइडल स्यूचर=लैम्डा (λ) आकार की संधि

982. Lamella (लैमेला) - पटलिका, ऊतक की पतली परत

983. Lamina (लैमिना) - स्तरिका, पटल, पतली झिल्ली, लैमिना, जिह्वोपाग्र

Laminate (लैमिनेट) - पटल बनाना, परतदार बन जाना

Lamination (लैमिनेशन) - स्तरण, स्तरिकायन, पटलीकरण, पटल

984. Large intestine (लार्ज इन्टेस्टाइन) - वृहदांत्र

985. Larynx (लैरिन्क्स) - कंठ, स्वरयंत्र, काकल, लैरिंक्स

इसका बहुवचन Larynxes या Larynges लैरिन्जेज होता है।

Laryngeal (लैरिन्जिअल) - कंठय, कंठ संबंधी

Laryngitis (लैरिन्जिाइटिस) - स्वर-यंत्र शोथ, कंठशोथ, काकल-शोथ

Laryngoscope (लैरिनगोस्कोप) - कंठदर्शी, स्वर-यंत्र दर्शी

Laryngotomy (लैरिन्गोटॉमि) - कंठोच्छेदन, स्वर-यंत्र उच्छेदन

986. Lateral (लैटरल) - पार्श्विक, पार्श्वीय, पार्श्व-, शरीर के एक तरफ या पक्ष या क्षेत्र (One side of the body) से सम्बंधी

Lateral aperture (लैटरल ऐपर्चर)-पार्श्विक पार्श्विक छिद्र या रंध्र या छेद

Lateral aspect (लैटरल ऐस्पेक्ट)-एक पक्षीय दृष्टि (शरीर की),

पार्श्विक पहलू या क्षेत्र, पार्श्विक पक्ष

Lateral geniculate body (लैटरल जेनिक्यूलिट बॉडि) - पार्श्विक जानुनतपिण्ड

Lateral malleolus (लैटरल मलीओलस) - गुल्फ (या टखना) संधि- उत्सेध (बाहरी सतह पर का संधि-उत्सेध)

Lateral recess (लैटरल रिसेस) - पार्श्विक रिक्ति या गर्तिका

Lateral rectus (लैटरल रेक्अस) - पार्श्विक ऋजु-पेशी

Lateral squint (लैटरल स्क्विंट) - पार्श्विक भेंगापन

Lateral ventricle (लैटरल वेंट्रिकल) - पार्श्विक निलय

987. Latissimus dorsi (लैटिसिमस डोर्सि) - चपटी त्रिकोर पेशी (जो कटिक्षेत्र-निम्न वक्षस्थल (Lumbar region and lower part of chest) को आच्छादित करती है।

988. Laxity (लैक्सिटि) - शिथिलता, ढीलापन

989. Lamboid (लैम्बॉइड) -A- आकार की दो अस्थियों की संधि

990. Leaflet (लीफलिट) - पत्रक, पर्णक

991. Leash (लीश) - पट्टा, पट्टे से बाँधना, बांधना

992. Leg (लेग) - पैर, पाँव, टांग

993. Lemnicus (लेम्निकस) - पट्टी

994. Lesser curvature (लेसर कर्वेचर) - लघु वक्र

Lesser pelvis (लेसर पेल्विस) - लघु श्रोणि

Lesser vestibular gland (लेसर वेस्टिब्यूलर ग्लैन्ड) - लघु प्रधानी ग्रन्थि

995. Leucocyte (ल्यूकोसाइट) - श्वेताणु

Leucocytosis (ल्यूकोसाइटोसिस) - श्वेताणु बहुलता

Leucopoenia (ल्यूकोपीनिआ) - श्वेताणु अल्पता (Leucopenia)

Leukaemia or leuchaemia ल्यूकीमिया = अधिश्वेतरक्तता

Leuco or leuko (ल्यूको) - श्वेत या सफेद

996. Levator (लिवेटर) - उत्थापक, उन्नायक, उन्नयनी (एक शल्यक औजार जिसके द्वारा खण्डित अस्थियों टुकड़ों को उठाया जाता है या पेशी जो शरीर के एक अंग या भाग को ऊपर उठाता है।)

Levator palpebra superioris (लिवेटर पैल्पिब्रा स्यूपीरिओरिस) - ऊपरी नेत्रच्छद (पलक) उत्थापक

997. Lever (लीवर) - उत्तोलक, उठाना

998. Lesion (लीशन) - चोट, घाव, क्षत, क्षति

999. Lentiform nucleus (लेन्टिफार्म न्यूक्लिअस) - मसूराकार केन्द्रक

1000. Levodopa (लेवोडोपा) or L-dopa - लेवोडोपा (एक औषधिहै जिसका उपयोग पार्किन्सन के रोग (कंपनशील लकवा) में होता है।

1001. Ligament (लिगामेंट)- अस्थिबंध, स्नायु, बंधन

Ligamentum anteriosum (लिगामेंटम ऐन्टीरिओसम) - अग्र संकलन अस्थिबंध

Ligamentum patella (लिगामेंटम पटेला) - जानुका अस्थिबंध, चपनी-अस्थिबंध, जानु-फलक अस्थिबंध

Ligamentum teres (लिगामेंटम टेरेस) - स्नायु पुंजस्कंध पेशी

1002. Light transmitting mechanism (लाइट ट्रान्समिटिंग मेकैनिज्म) - प्रकाश पारगमन रचना-तंत्र

1003. Lignocaine (लिग्नोकैनी) - लिग्नोकैनी-एक स्थानिक संवेदनहारी औषधि

1004. Limb (लिम्ब) - अंग, अवयव, शाखा

Limbic cortex (लिम्बक कॉर्टिक्स) - अंगीय प्रान्तस्था

1005. Line (लाइन) - रेखा, सीमा-रेखा (किनारा), पंक्ति, अस्तर लगाना

Linea aspera (लिनिआ ऐस्परा) - रुखड़ी पतली रेखा

Linear (लिनिअर) - रेखीय, रैखिक

Linea alba (लिनिआ ऐल्बा) - पतली कंडरा

Linea negra (लिनिआ नीग्रा) - त्वचा पर गाढ़ा रेखा चिन्ह

Lining (लाइनिंग) - अस्तर

1006. Lingua (लिंग्युआ) - जिह्वा, जीभ, जिह्वाकार वस्तु

Lingual (लिंग्युअल या लिंगग्वल) - जिह्वीय, जिह्वा -

Lingula (लिंगग्युला) - जिह्विका

1007. Lip (लिप) - ओंठ, ओष्ठ, होंठ, अधर

1008. Lipase (लाइपेस) - लाइपेस - एक किण्वक (Enzyme) जो वसा (Fat) को आंत्र (Intestine) में भंजित (या विघटित या खण्डित) करता है।

1009. Lipid (लिपिड) - वसा, स्नेह (जीवद्रव्य - plasma का एक अवयव)

1010. Liquid retention (लिक्विड रिटेन्शन) - द्रव-धारण

1011. Liquor amnii (लिकर ऐमनाई) - उल्वी रस

[Amnion (ऐम्निओन) - उल्व]

1012. Little fingure (लिटल फिंगर) - कनिष्ठिका (हाथ की सबसे छोटी अंगुली)

Little toe (लिटल टो) - पैर की सबसे छोटी अंगुली या पाद-कनिष्ठिका

1013. Leiberkuhn's crypts (लिबरकुन्स क्रिप्ट्स) - लिबरकुन की गुहिका

[लिबरकुन, जोहान (Lieberkuhn, Johann) जर्मनी का शरीर-रचना विज्ञानी (Anatomist) था जिसने आंत्र में खुलने वाली नलिकाकार ग्रन्थियों का उल्लेख सर्वप्रथम 1745 ई. में किया था जिन्हें लिबरकुन की गुहिका कहते हैं।]

1014. Lobe (लोब)-पिण्डक, लोलकी, पालि

Lobule (लोब्यूल) - पिण्डिका, पालिका

Lobulated tuff (लोब्यूलेटेड टफ) - खण्डक गुच्छा

1015. Longitudinal arch (लॉन्जिटयूडिनल आर्क) -अनुदैर्ध्य (या अनुलम्ब) चाप (या तोरण या मेहराब)

1016. Loop (लूप) - पाश, फंदा

Loop of Henle (लूप ऑफ हेनले) - हेनले का पाश (या फंदा) [हेनले, फ्रेड्रिक गुस्ताव जैकब (Henle, Friedrich Gustave Jacob) जर्मनी का शरीर-रचना विज्ञानी था जिसने सर्वप्रथम वृक्क की नलिका (Tubule of kidney) में U- आकार के फंदा का उल्लेख किया था, अतः इस फंदा (या पाश) को हेनले का पाश कहा जाता है।]

1017. Lordosis (लॉर्डोसिस) - अग्रकुब्जता

1018. Lucidem (लूसिडेम) - स्वच्छ

1019. Lubricant (लूब्रिकैन्ट) - चिकनाई, स्नेहक, ओंगन

1020. Lumbar (लम्बर) - कटि (या कमर) से संबंधी, कटि - (Loin - लॉइन - कमर, कटि)

Lumbar artery (लम्बर आर्टरि) - कटि-धमनी

Lumbar cistern (लम्बर सिस्टर्न) - कटि-कुण्ड

Lumbar plexus (लम्बर प्लेक्सस) - कटि-जालिका

Lumbar region (लम्बर रीजिअन) - कटि-प्रदेश, कटि-क्षेत्र

Lumbar vertebra (लम्बर वर्टिब्रा) - कटि-कशेरुका

1021. Lumbrical muscle (लम्ब्रिकल मसल) - अनुकंडरिका

1022. Lunar (लूनर) - चन्द्र संबंधी, चन्द्र-, चान्द्र-

Lunate bone (लूनेट बोन) - अर्धचन्द्राकार अस्थि

Lunule (लून्यूल) - अर्धचन्द्रक

1023. Lung (लंग) - फुफ्फुस, फेफड़ा

1024. Lumen (लूमेन) - अवकाशिका, पुटी, नलिका-अवकाश

1025. Luteinizing hormone (लूटीनाइजिंग हार्मोन) -पीतिका (या पीत) हार्मोन

Luteinization (लूटीनाइजेशन) - पीतिकाकरण

1026. Lymph (लिम्फ) - लसीका

Lymph node or lymphatic gland (लिम्फ नोड या लिम्फैटिक ग्लैन्ड) - लसीका-गाँठ या लसीका-ग्रन्थि

Lymphatic nodule (लिम्फैटिक नोडयूल) - लसीका ग्रन्थिका या पर्विका

Lymphatic system (लिम्फैटिक सिस्टम) - लसीका-तंत्र

Lymphocytosis (लिम्फोसाइटोसिस) - लसीकाणुओं की बहुलता

Lymphocyte (लिम्फोसाइट) - लसीका कोशिका, लसीकाणु

Lymphoid (लिम्फॉइड) - लसीकाभ।

Lymphoid tissue (लिम्फॉइड टिशू) - लसीकाभ ऊतक

Lymphangitis (लिम्फैनगाइटिस) - लसीका-वाहिनी शोथ, लसीकायनी शोथ

Lymph oedema (लिम्फ इडीमा) - लसीका-शोथ

Lymph vessel (लिम्फो वेसल) - लसीका-वाहिनी, लसीका-नलिका

Lymphogranuloma (लिम्फोग्रैन्युलोमा) - लसीका-कणिका ऊतक पिण्ड-इसका निर्माण कमर (कटि) क्षेत्र के पास होता है जिससे वहाँ सूजन होती है यह एक यौन (या रति) रोग (veneral disease) है जो उष्ण प्रदेशों (Tropical countries) में होते हैं।

1027. Lypolysis (लिपोलिसिस)-वसा-भंजन की क्रिया, वसा-अपघटन वसा-अपक्षय

Lypolytic (लिपोलिटिक) - वसा-भंजक

M (एम)

1028. Macrophage (मैक्रोफेज) - मैक्रोफेज - एक दीर्घ भक्षकाणु

Macrocephalic (मैक्रोसिफैलिक) - वृहत्-शीर्ष, वृहत्-शिरस्क

Macrocyte (मैक्रोसाइट) - वृहत् लोहिताणु

Macrogamete (मैक्रोगैमीट) - गुरु बीजाणु, गुरु-युग्मक

1029. Macula (मैक्यूला) - धब्बा, दाग।

Macular vision (मैक्यूलर विजन) - धब्बेदार दृष्टि

1030. Magendie's foramen (मझह्नडे'ज फोरामेन) - मझह्नडे का रंध्र

[मझह्नडे, फ्रैंकोइस (Magendie, Francois) फाँस का एक शरीर शास्त्री (Physiologist) था जिसने मस्तिष्क के चतुर्थ निलय (4th ventricle) में मुख या छिद्र का उल्लेख किया था जिससे होकर प्रमस्तिक-मेरु द्रव (cerebro-spinal fluid) बहता (या निकलता) है।]

1031. Magnum (मैग्नम) - महामणिबंध, महा

जैसे - Foramen magnum (फोरामेन मैग्नम) - महारंध्र

1032. Malar (मेलर) - कपोल (या गाल) संबंधी, गण्ड-, कपोल-

Malar bone (मेलर बोन) - कपोलास्थि, गण्डास्थि

1033. Malaria (मलेरिया) - मलेरिया (एक रोग) [जो एक मच्छर (मादा ऐनोफिलीज) के काटने से उसके रोगाणु (Parasite plasmodium - पैरासाइट प्लैजमोडिअम) के रक्त में मिलने से होता है।]

1034. Malfunction (मैलफंक्शन) - अपक्रिया

1035. Malignant (मैलिग्नेंट) - घातक, विषालु, सांघातिक

Malignant tumour (मैलिग्नेंट ट्यूमर)- घातक अर्बुद [जो अन्य ऊतक (tissue) में फैलकर कैंसर (Cancer कर्कटार्बुद) का रूप लेता है।]

Malignant cerebellar tumour (मैलिग्नेंट सेरिबलर ट्यूमर) - घातकअनुमस्तिकीय अर्बुद

1036. Malleolus (मलीओलस) - गुल्फ, गुल्फिका, गुल्फ-वर्ध

1037. Malleus (मैलिअस) - मुद्गरक (हथौड़ा), मुद्गरास्थि (Hammer bone)

1038. Malnutrition (मैलन्युट्रिशन) - कुपोषण

1039. Male pronucleus (मेल प्रोन्यूक्लिअस) - पुरुष पूर्वकेन्द्रक

Male sex hormone (मेल सेक्स हार्मोन) - पुरुष यौन-हार्मोन

Male sex organ (मेल सेक्स ऑर्गन) - पुरुष यौनांग

1040. Malic acid (मैलिक एसिड) - मैलिक अम्ल या हाइड्रोक्सी सक्सिनिक (Hydrosuccinc) अम्ल, सूत्र = $C_2H_3O_2$-$C_2H_3O_3$ - यह अम्ल मुख्यत: सेव (Apples) तथा अन्य कडुआ (तीखे) फलों (Tart fruits) में पाया जाता है।

1041. Maltase (माल्टेस) - माल्टेस (यह लध्वांत्र - Small intestine में एक किण्वक-Enzyme है जो मालटोस - Maltose को ग्लूकोस Glucose में परिवर्तित करता है।)

1042. Maltose (माल्टोस) - यव-शर्करा, माल्टोस (यह एक शर्करा - Sugar है जिसका निर्माण स्टार्च - Starch या ग्लाइकोजेन - Glycogen को पचाने (या गलाने या विशेषण

करने) से होता है।

1043. Mammal (मैमल) - स्तन-धारी (जीव)

Mammary (मैमरि) - स्तनीय, स्तन संबंधी

Mammary gland (मैमरि ग्लैन्ड) - स्तन-ग्रंथि, स्तन (Breast)

- यह महिला की ग्रन्थि है जिससे दूध की उत्पत्ति (दूग्ध श्राव) होती है।

1044. Mandible (मैंडिबल) - जबड़ा, अधोहनु, चिबुक

Mandibular bone (मैंडिब्यूलर बोन) - अधोहनु-अस्थि, चिबुकास्थि

Mandibular fossa (मैंडिब्यूलर फोसा) - चिबुक (अधोहनु) खात

Mandibular nerve (मैंडिब्यूलर नर्व) - चिबुक (अधोहनु) तंत्रिका

-संवेदी तंत्रिका (sensory nerve) जो निचला जबड़ा के दाँतों को आपूर्ति करती है।

1045. Manubrium sterni (मैनुब्रियम स्टर्नि) - उरोस्थि मुष्टि

1046. Margarine (मार्जरीन) - मार्जरीन, कृत्रिम मक्खन, वनस्पति वसा

1047. Marrow (मैरो) - मज्जा

Marrow bone (मैरो बोन) - मज्जा-अस्थि

1048. Margin (मार्जिन) - सीमा-रेखा, किनारा, सीमान्त

1049. Mask of pregnancy (मास्क ऑफ प्रेग्नन्सि) - गर्भावस्था का आच्छादन, गर्भाधानच्छद, गभावरण

1050. Masculine (मैसक्यूलिन)-पुंजातीय, पुरुषवत, पुरुष (या नर)

Masculinus (मैसक्यूलिनस) = पुरुष

Masculinise (मैसक्यूलिनाइज) पुरुष-लक्षण विकसित होना या करना

Masculinisation (मैसक्यूलिनाइजेशन) पुरुष-लक्षणायन

1051. Mass (मैस) - पिण्ड, पुंज, मात्रा, राशि

1052. Masseter (muscle) - (मैसेटर (मसल) - चर्वणी (पेशी), चर्वणिका

1053. Mast (मास्ट) - मस्तुल, स्तन संबंधी

Mastalgia (मास्टैल्जिआ) - स्तन में दर्द

Mast cell (मास्ट सेल) - स्तन (मस्तुल) कोशिका

Mastectomy (मास्टेक्टोमि) - स्तन-उन्मूलन, स्तन-विच्छेदन

1054. Masticate (मैस्टिकेट) - चर्वण करना, चबाना

Mastication (मैस्टिकेशन) - चर्वण

Masticator (मैस्टिकेटर) - चर्वक

1055. Mastitis (मस्टाइटिस) - स्तन-शोथ, उधशोथ

1056. Mastoid (मैस्ट्रॉइड) - स्तनाकार, स्तनाभ, चुचुकाकार, कर्णमूल प्रवर्धक

Mastoid antrum (मैस्ट्रॉइड ऐन्ट्रम) - चुचुकाकार गुहा

Mastoid (air) cells (मैस्ट्रॉइड (एअर) सेल्स) - चुचुकाकार (वायु) कोशिकाएँ

Mastoid process (मैस्ट्रॉइड प्रोसेस) - चुचुकाकार, कर्णमूल प्रवर्धक

Mastoiditis (मैस्ट्रॉइडाइटिस) - कर्णमूल प्रवर्धक (चुचुक या स्तन) शोथ

Mastoidectomy (मैस्ट्रॉइडेक्टोमि) - चुचुकोच्छेदन, चुचुक-उन्मूलन

1057. Maternal blood sinus (मैटर्नल ब्लड साइनस) - मातृ (या मातृक) रक्त खातिका

1058. Matrix (मैट्रिक्स) - अधात्री, उत्पत्ति-स्थान, आधार-द्रव्य

1059. Maxilla (मैक्सिला) - जंभिका, उर्ध्व हनु, जंभिकास्थि

Maxilla bone (मैक्सिला बोन) - जंभिकास्थि (उर्ध्वहनु-अस्थि)

1060. Maximus (मैक्सिमस) - नितम्ब पेशी

1061. Meatus (मीटस) - नली (या नाली), द्वार

1062. Medial (मीडियल) - मध्य, मध्यवर्ती, मध्यम

Medial malleolus (मीडियल मैलिओलस) - मध्यवर्ती गुल्फ (गुल्फिका)

Medial frontal gyrus (मीडियल फ्रंटल गाइरस) - मध्य ललाट-कर्णक

Medial plane (मीडियल प्लेन) - मध्यतल

Medial rectus (मीडियल रेक्टस) - मध्य ऋजु-पेशी

Medial nerve (मीडियल नर्व) - मध्यवती तंत्रिका

Median aperture (मीडियन ऐपर्चर) - मध्य छिद्र या रंध्र

Median cubital vein (मीडियन क्यूबिटल वेन)-माध्यिक अंत:प्रकोष्ठिक शिरा

Medialis or medius (मीडियलिस या मीडिअस) - उरु पेशी (इस पेशी के तीन चौथाई भाग को मीडियलिस कहा जाता है। इसे वास्टस इन्टरमीडिअस - Vastus intermedius या वास्टस मीडियलिस - Vastus medialis भी कहते हैं।

1063. Mediastinum (मीडियास्टिनम)-मध्यस्थानिका (फुफ्फुसों - Lungs के बीच का वक्ष-स्थल का भाग)

1064. Medical science (मेडिकल सायंस) - आयुर्विज्ञान, चिकित्सा-शास्त्र

1065. Medulla (मेडुला) - अंतस्था, मज्जका

Medulla-blastoma (मेडुला ब्लास्टोमा) - अंतस्था-प्रकोप

Medulla oblongata (मेडुला ऑब्लॉन्गाटा) - दीर्घवत अंतस्था

Medulla cavity (मेडुला कैविटि) - अंतस्था कोटरिका या कोटर

1066. Median ante-brachial vein (मीडियन ऐन्टिब्रेकियल वेन) - माध्यिक पूर्व अंत:प्रकोष्ठिक (या प्रगण्ड) शिरा

1067. Mechanism of smell (मेकैनिज्म ऑफ स्मेल) - गंध का क्रिया-तंत्र

1068. Measles (मीजल्स) - खसरा

1069. Magnus muscle (मैग्नस मसल) - मैग्नस की पेशी या अभिवर्तनी पेशी (Adductor muscle)। [मैग्नस, रुडोल्फ (Magnus Rudolph) जर्मनी का शरीर-शास्त्री था जिसने इस पेशी का उल्लेख सर्वप्रथम किया था।]

1070. Mega (मेगा) or megalo (मेगैलो) - वृहत, महा, स्थूल, दसलाख

Megacephalic (मेगासिफैलिक) or megacephalus (मेगासिफेलस) - वृहत शिरस्क

Mega-joule (मेगाजूल) - दस लाख (एक मिलिअन) जूल

(ताप-मापन की एक इकाई का नाम जूल है। (संकेत-M)

Megakaryocyte (मेगाकार्योसाइट) - महाकेन्द्रक-कोशिका

Megalocyte (मेगैलोसाइट) - अपसामान्य वृहत लोहिताणु-मेगैलोसाइट

जो घातक रक्तक्षीणता (Anaemia) में पाया जाता है।

1071. Meibomian cyst (माइबोमिअन सिस्ट) - कृमि (या पूय) कोश

Meibomian gland (माइबोमिअन ग्लैन्ड)-वसामय ग्रंथि

1072. Meiosis (माइओसिस) - अर्धसूत्रण

Meiotic division (माइओटिक डिविजन)-अर्धसूत्री विभाजन

1073. Melanin (मेलानिन) - कृष्ण (या काला) रंजक

Melanocyte (मेलानोसाइट)-कृष्णवर्णीय (या काली) कोशिका

Melanocyte stimulating hormone or MSH (मेलानोसाइट स्टिम्यूलेटिंग हार्मोन) - कृष्णवर्णीय कोशिका उत्तेजक हार्मोन

Melanoma (मेलानोमा) - काला अर्बुद

Malignant melanoma (मैलिग्नेंट मेंलानोमा) - विषालु (या घातक) काला अर्बुद

1074. Mellitus (मेलिटस) - मधु (Honey)

Mellitus diabetes (मेलिटस डायबीटीज)-मधुमेह, डायबिटीज (एक रोग)

1075. Membrane (मेम्ब्रेन) - झिल्ली

Membrane granulosa (मेम्ब्रेन ग्रेनुलोसा) - पुटिका-भित्ति की झिल्ली

1076. Menadione (मेनाडिओन) - मेलाडिओन - विटामिन K_3

Menadiole (मेनाडिओल) - मेलाडिओल - विटामिन K_4

1077. Menarche (मेनार्क) - प्रथम मासिक (रजो) श्राव, प्रथम रजोधर्म

1078. Meniere's disease (मनयइर'स डिजीज) - मनयइर का रोग

[यह मध्यकर्ण का रोग है जिसमें पीड़ित व्यक्ति को चक्कर (घुमड़ी) आता है, कर्ण में झन-झनाहट होता है, उल्टी भी हो सकती है और क्रमश: बहरापन की ओर अग्रसर होता है। रोगी की कर्ण-नली में रक्त का बहाव होता है। इस रोग का उल्लेख सर्वप्रथम फाँस का चिकित्सक मनयइर (Meniere) ने किया था। अत: इस रोग को मनयइर का रोग कहा जाता है।]

1079. Meninx (मेनिक्स) - तानिका, मस्तिष्क-आवरण (Mening - मेनिन्ज)

इसका बहुवचन Meninges - मिनिन्जीज = तानिका

Meningeal (मेनिन्जीयल) - तानिका संबंधी, तानिकीय, तानिका-

Meningitis (मेनिनजाइटिस) - तानिका शोथ, मस्तिष्कावरण शोथ

1080. Meniscus (मिनिसकस) - नवचन्द्रक उपास्थि-इसका बहुवचन Menisci मिनिस्कि है।

1081. Menopause (मेनोपॉज) - रजोनिवृत्ति

1082. Menorrhagia (मेनोरेजिआ) - अतिरजोश्राव, अत्यार्त्तव

1083. Menses (मेन्सीज) - रजोधर्म, रजोदर्शन, मासिक धर्म, आर्त्तव

1084. Menstrual (मेन्सट्रूअल) - मासिक, रजोधर्म विषयक, रजो-

Menstrual fluid (मेन्सट्रूअल फ्लुइड)- रजो-द्रव, रज

Menstrual cycle (मेन्सट्रूअल साइकल)- मासिक चक्र, रजो-चक्र

Menstruate (मेन्सट्रूएट)- मासिक श्राव होना, रजोधर्म होना

Menstruation (मेन्सट्रूएशन)- रजो (या मासिक) श्राव (या धर्म), आर्त्तव

Mental foramen (मेन्टल फोरामेन)- अधोहनु-नली का मुख

1085. Meralgia (para-esthetica) मेराल्जिआ (पैराएस्थीटिका) - उरु (या जांघ) शीर्ष दर्द

1086. Mercury column (मरक्यूरि कॉलम)- पारा (या पारद) स्तम्भ mm Hg (एम एम एचजी) - मिलिमीटर पारा (पारा का संकेत Hg है।)

- यह पारास्तम्भ की माप की इकाई है।

1087. Mercury pressure gauge (मरक्यूरि प्रेशर गेज) - पारा दबाव मापी

1088. Mesencephalon (मेसएन्केफैलोन) or midbrain (मिडब्रेन)

- मध्यमस्तिष्क

1089. Mesenchym (मेसेन्काइम) - माध्यिक निषेचन, मध्य अम्लान्न

1090. Mesentery (मेसेन्टरि) - आंत्र-योजनी

Mesenteric (मेसेन्टरिक) - आंत्र-योजनी संबंधी, आंत्र-योजन

Superior or inferior mesenteric artery (स्यूपीरिअर या इन्फीरिअर मेसेन्टरिक आर्टरि)

- ऊपरी या निचली आंत्र-योजनी धमनी

Mesenteric vein (मेसेन्टरिक वेन) - आंत्र-योजनी शिरा

1091. Mesocephalic (मेसोसिफैलिक) - मध्य शिरस्क

1092. Mesocolon (मेसोकोलोन) - मध्य वृहदांत्र

1093. Mesoderm (मेसोडर्म) - मध्यजन सतर, मेसोडर्म

1094. Mesovarium (मेसोवेरिअम) - उदरावरणी संयोजी परत

1095. Metabolism (मेटाबॉलिज्म) - चयापचय

Metabolic (मेटाबॉलिक) - चयापचयी

Basal metabolic rate or BMR (बेसल मेटाबॉलिक रेट) - आधारिक चयापचयी गति (दर)

1096. Metacarpus (मेटाकार्पस) - करभ, करभास्थियाँ (हाथ की अंगुलियों और कलाई के बीच की पाँच अस्थियाँ)

Metacarpal or metacarpal bone (मेटाकार्पेल या मेआकार्पेल बोन) - करभास्थि

1097. Metacarpo-phalangeal (MCP or MP) Joint (मेटाकार्पो फैलेन्जीअल ज्वाइंट) - करभास्थि-अंगुल्यस्थि संधि

1098. Metatarsus (मेटाटार्सस) - प्रपादास्थियाँ (पैर के टखना या गुल्फ-tarsus तथा पादांगुलियों के बीच की पाँच लम्बी अस्थियाँ

Metatarsal or metatarsal bone (मेटाटार्सल या मेटाटार्सल बोन) - प्रपादास्थि, प्रपदिका

1099. Metatarso-phalangeal joint (मेटाटार्सो फैलेन्जीअल ज्वाइंट)

- प्रपादास्थि-अंगुल्यस्थि संधि

1100. Microorganism (माइक्रोऑर्गनिज्म) - सूक्ष्म जीव

1101. Microsome (माइक्रोसोम) - कणिका [जीवद्रव्य - (protoplasm) की या कणिका वसा की] माइक्रोसोम

Micturition मिक्टयूरिशन = मूत्रण, मूत्रोत्सर्जन

1102. Midbrain (मिडब्रेन) - मध्य मस्तिष्क

1103. Mild sedation (माइल्ड सिडेशन) - हल्का अवसादन (औषध)

1104. Milk-tooth (मिल्क टूथ) - दूध-दाँत, पातुक-दंत

1105. Mineralo-corticoids (मिनरलो कोर्टिकॉइड्स) - खनिज प्रान्तस्था-समूह

1106. Miotic drug (माइओटिक ड्रग) - तारा (पुतली) संकुचन औषधि
जैसे - Physostigmine (फिसोस्टिगमाइन)

1107. Middle ear (मिडल इअर) - मध्य कर्ण

1108. Microscope (माइक्रोसकोप) - सूक्ष्मदर्शी, माइक्रोसकोप

1109. Miosis (माइओसिस) or myosis - तारा (पुतली) का संकुचन

1110. Miscarriage (मिसकैरिज) - गर्भपात, गर्भस्राव (Abortion)

1111. Mitochondrion (मिटोकोन्ड्रिओन) - सूत्र-कणिका
इसका बहुवचन mitochondria (मिटोकोन्ड्रिया) है।

1112. Mitosis (मिइटोसिस) - सूत्री विभाजन।
Miotic (माइओटिक) - सूत्री विभाजनी

1113. Mitral valve (मिट्रल वैल्व) or bicuspid valve (बाइकस्पिड वैल्व) - द्विकपर्दी कपाट या वाल्व

1114. Metallic prosthesis (मेटैलिक प्रोस्थीसिस) - धातुक कृत्रिम अंग
इसका बहुवचन Metallic prostheses (प्रोस्थीसेस) है।

1115. Milli osmoles per litre or M. osm/l
(मिलि ऑजमोल्स पर लीटर)-दस लक्ष (दस लाख) ऑज्मोल प्रति लीटर
- यह मूत्र-सान्द्रता माप की एक इकाई है।

1116. Molar (मोलर) - चर्वण-दंत, चर्वणक

1117. Molecule (मॉलिक्यूल) - अणु

1118. Monochromatic vision (मोनोक्रोमेटिक विजन) - एक वर्णी दृष्टि

1119. Moist (मॉइस्ट) - आर्द्र, गीला, नम, तर
Moisture (मॉस्चर) - आर्द्रता, नमी, सील, सीड़

1120. Mons veneris (मॉन्स वेनीरिस) - वसा गद्दी (जंघावरण)

1121. Morning sickness (मार्निन्ग सिकनेस)
- (गर्भाघात की आरम्भिक अवस्था की) मिचली, मतली

1122. Morula (मोरुला)-भ्रूण-कलक

1123. Montgomery's glands (मान्गोमेरि'ज ग्लैन्डस)
- मॉंग्गोमेरि की ग्रन्थियाँ (चूचुंक-Nipple की गर्तिका में वर्धित वसामय ग्रन्थियों का उल्लेख आयरलैण्ड का चिकित्सक मान्गोमेरि ने किया था। ये प्रारम्भिक गर्भावस्था के दौरान चूचुक की गर्तिका- Areola पर थोड़ी वर्धित वसामय ग्रन्थियाँ हैं।)

1124. Mosaic (मोजेइक)-पच्चीकारी, मोजक, कुट्टिम, मोजेइक

1125. Motility of organ (मोटिलिटि ऑफ ऑर्गन)
- अंग की गतिशीलता या चलनशीलता

1126. Motion sickness (मोशन सिकनेस) - (यात्रा के दौरान बस या मोटर या रेलगाड़ी में) मिचली या उल्टी

1127. Motor (मोटर) - चालक, प्रेरक
Motor nerve (मोटर नर्व) - प्रेरक (या चालक) तंत्रिका
Motor neurone (मोटर न्यूरॉन) - प्रेरक तंत्रिका-कोशिका
Motor aphasia (मोटर ऐफेजिआ) - प्रेरक (या चालक) वाचाघात

1128. Mouth (माउथ) - मुँह, मुख

1129. Mucin (म्यूसिन) - श्लेष्म-रस, म्यूसिन

1130. Mucoid (म्यूकॉइड) - श्लेष्माभ

1131. Mucosa or mucous membrane (म्यूकोसा या म्यूकस मेम्ब्रेन) - श्लेष्मल झिल्ली

1132. Mucus (म्यूकस) - श्लेष्मा
Mucous (म्यूकस) - श्लेष्मा संबंधी, श्लेष्मल, श्लेष्मा-

1133. Mucosal cell (म्यूकोसल सेल)-श्लेष्मल झिल्ली-कोशिका

1134. Muscle (मसल) - पेशी, माँस-पेशी, मसल
Muscle contraction (मसल कॉन्ट्रेक्शन) पेशी-संकुचन
Muscle fibre (मसल फाइबर) - पेशी-रेशा
Muscle spasm (मसल स्पैज्म) - पेशी का अतिसंकुचन
Muscle spindle (मसल स्पिन्डल) - तर्कु-पेशी
Muscle tendon (मसल टेन्डन) - पेशी-कंडरा, पेशी-नस

1135. Muscular (मसक्यूलर) - (माँस) पेशीय, पेशी-
Muscular rheumatism (मसक्यूलर रुमैटिज्म)
- पेशीय गठिया, पेशीय संधि-वात
Muscular system (मसक्यूलर सिस्टम) - पेशी-तंत्र,

पेशीय तंत्र

Muscular tissue (मसक्यूलर टिशू) - पेशीय ऊतक

Muscularis (मसक्यूलरिस) - पेशीय परत (जो एक आंतरिक अंग की सतह होती है।)

Muscular sheath (मसक्यूलर शीथ) - पेशीय आवरण या छादन

1136. Mushroom (मशरुम) - छत्रक, कुकुरमत्ता, खुमी

1137. My (माइ) or myo (माइओ या मायो) - उपसर्ग (Prefix) पेशी का

Myalgia (माइऐल्जिआ) - पेशी-दर्द, पेशी-शूल

Myasthenia (माइऐस्थीनिया) or myasthenia gravis (माइऐस्थीनिया ग्रैविस) - पेशी-दुर्बलता

Myocardial infraction (मायोकार्डियल इन्फ्रैक्शन) - हृद्-पेशी व्यतिक्रम।

Myocarditis (मायोकार्डाइटिस) - हृद्-पेशी शोथ

Myofibril (मायोफाइब्रिल) - लघु पेशी-रेशक

Myofilament (मायोफिलामेंट) - लघु पेशी तंतुक

Myoglobin (मायाग्लोबिन) - पेशी की रुधिर वर्णिका (इसे पेशी का हीमोग्लोबिन - Haemoglobin of muscle भी कहते हैं।), मायोग्लोबिन

Myology (मायोलॉजी)- पेशी-विज्ञान।

Myometrium (मायोमेट्रिअम)- (गर्भाशय में) पेशीय ऊतक, मध्य परत

Myosin (मायोसिन)- पेशी-रेशे का प्रोटीन-मायोसिन (यह पेशी को लचीला - elastic बनाता है।)

1138. Mydriasis (माइड्रिऐसिस)- तारा (या पुतली) - विस्फार (या वर्धन)

Mydriatic (माइड्रिऐटिक)- तारा विस्फारक औषधि (दवा)

1139. Myeline (माइलिन) - मज्जा, अस्थि-मज्जा

Myeline sheath (माइलिन शीथ) - मज्जा-आवरण

Myelinated (माइलिनेटेड) - मज्जायुक्त, मज्जाआच्छादित

Myelinated nerve-fibre (माइलिन नर्व फाइबर)- मज्जायुक्त तंत्रिका-रेशा।

Myelitis (माइलाइटिस) - मज्जा-आवरण

1140. Myloblast (माइलोब्लास्ट) - प्राक् श्वेताणु

Mylohoid line - (माइलोहॉइड लाइन) - कंठिका-रेखा

1141. Myopia (मायोपिया) or shortsightedness (शॉर्ट साइटेडनेस) - निकट दृष्टिता

1142. Myosis (माइओसिस) - तारा (या पुतली) संकुचन

1143. Myositis (मायोसाइटिस) - पेशी-शोथ, पेशी-विकृति

1144. Myxoedema (मिक्सिडीमा) - अवटु-अल्पश्राव अवस्था, मिक्सिडीमा

- [यह एक अवस्था या रोग है जिसमें अवटु ग्रन्थि (Thyroid gland) पर्याप्त हार्मोन (या श्राव) का उत्पादन नहीं करती जिसके कारण शरीर में विशेष लक्षणों का जन्म होता है। जैसे - मंदता, स्थूलता (मोटापा), त्वचा में रुखापन, शरीर के तापक्रम का असामान्य होना, नब्ज (Pulse) की गति में कमी होना आदि।]

1145. Minute Intercellular bridge (माइन्यूट इन्टर सेल्युलर ब्रिज) = अतिलघु अंतर्कोशिका सेतु

1146. Myringa (मिरिन्गा) - कर्णपटह (Eardrum)

Myringitis (मिरिंगाइटिस) - कर्णपटह-शोथ

N (एन)

1147. Nail (नेल) or unguis (ॲन्ग्विस)- नख, नखर, नाखून

Nail bed (नेल बेड)- नख-शैय्या (नख के नीचे की खाल)

Nail biting (नेल बाइटिंग)- नख-कृंतन (दाँत से नख काटना)

Nail fold (नेल फोल्ड)- नख-तह

Nail groove (नेल ग्रूव)- नख-खाँचा, नख-नलिका

Nail matrix (नेल मैट्रिक्स)- नख-आधार, नख-आधात्री

Nail plate or body (नेल प्लेट या बॉडि) - नख-पिण्ड या प्लेट

1148. Narcotic (नार्कोटिक)- स्वापक या संवेदन मंदन औषधि, नार्कोटिक, उपविष

Narcosis (नार्कोसिस)- निद्रावहन, संवेदन मंदता, नार्कोसिस, स्वापक सुप्ति

1149. Nare (नेरी)- नासा-छिद्र, नथना, नासा-रंध्र

इसका बहुवचन Nares (नेरीज)- नथना, नासा-छिद्र है।

1150. Nasal (नेजल)-नासीय, नाक का, नासा-, नासिका-

Nasal bone (नेजल बोन) - नासास्थि (नाक की हड्डी)

Nasal cavity (नेजल कैविटि) - नासिका-विवर, नासा-गुहिका, नासा-पुट

Nasal chamber (नेजल चैम्बर) - नासा-कक्ष

1151. Naso-lacrimal duct (नेजो-लैक्रिमल डक्ट) - नासा-अश्रु नलिका

1152. Nausea (नॉसिआ) - मिचली

Nauseate (नॉसिएट) - मिचली आना

1153. Near response (निअर रिस्पॉन्स) - निकट अनुक्रिआ - त्रिपक्षीय अनुक्रिया (Triple response of accommodation) अनुकूलन या समायोजन (Accommodation- अकोमोडेशन), अभिसरण या अभिविन्दुता (Convergence- कन्वर्जेन्स), तारा (या पुतली) संकीर्णन (Pupillary constriction प्यूपिलरि कंस्ट्रिक्शन)

1154. Neck (नेक)- ग्रीवा, गर्दन

1155. Naso-pharynx (नेजो-फैरिंक्स) - नासिका-ग्रसनी

Naso-pharyngeal tissue (नेजो-फैरिन्जीअल टिशू)- नासिका-ग्रसनी ऊतक

1156. Necrosis (नेक्रोसिस) - ऊतकक्षय, अस्थिक्षय, परिगलन, शरीर के किसी एक भाग का क्षय

Necrotic (नेक्रोटिक) - ऊतक क्षयी, परिगलित

Necrotic layer (नेक्रोटिक लेअर) - परिगलित परत

1157. Nephron (नफ्रोन) - सूक्ष्म वृक्कीय संरचना, सूक्ष्मवृक्क

Nephritic (नफ्रिटिक) - वृक्क (किडनी) संबंधी, वृक्क

Nephritis (नफ्राइटिस) - वृक्क-शोथ

Nephralgia (नफ्रैल्जिआ) - वृक्क-पीड़ा, वृक्कार्ति

1158.. Navicular bone (नैविक्यूलर बोन) - नौकाभास्थि

1159. Nerve (नर्व) - तंत्रिका, स्नायु, नस

Nerve block (नर्व ब्लॉक) - तंत्रिका अवरोध

Nerve cell (नर्व सेल) or Neurone (न्यूरॉन) - तंत्रिका-कोशिका, तंत्रिकाणु

Nerve centre (नर्व सेन्टर) - तंत्रिका केन्द्र (वह बिन्दु जहाँ सभी तंत्रिकाएँ आपस में एक साथ मिलती हैं।)

Nerve ending (नर्व एन्डिंग) - तंत्रिका छोर, तंत्रिका-सिरा

Nerve fibre (नर्व फाइबर) - तंत्रिका-रेशा

Nerve impulse (नर्व इम्पल्स) - तंत्रिका-प्रणोद

Nerve root (नर्व रुट) - तंत्रिका-मूल (तंत्रिका का प्रथम भाग)

Nerve tissue (नर्व टिशू) - तंत्रिका ऊतक

1160. Nervous system (नर्वस सिस्टम) - तंत्रिका-तंत्र, स्नायु-तंत्र

1161. Neural (न्यूरल) - तंत्रिकीय, तंत्रिका

Neural canal (न्यूरल कनैल) - तंत्रिका-नली

Neural crest (न्यूरल क्रेस्ट) - तंत्रिका-शीर्ष या शिखा

1162. Neurilemma (न्यूरिलीमा) - तंत्रिकाच्छद।

Neurite (न्यूरिट) - अक्ष-शाखा या प्रवर्धक

1163. Neuro-chemical (न्यूरो-केमिकल) - तंत्रिका-रसायन

Neuro-fibril (न्यूरो-फाइब्रिल) - तंत्रिका-रेशक

Neuroblast (न्यूरोब्लास्ट) - तंत्रिका-कोशिकाप्रसू

Neuroglia (न्यूरोग्लिया) - तंत्रिबंध, तंत्रिका-गण्डिका

Neuritis (न्यूराइटिस) - तंत्रिका-शोथ

Neurology (न्यूरोलॉजि) - तंत्रिका-विज्ञान

Neurone (न्यूरॉन) - तंत्रिका-कोशिका, तंत्रिकाणु

1164. Neuro-muscular (न्यूरो-मस्क्यूलर) - तंत्रिका-पेशीय

Neuro-muscular joint (न्यूरो-मस्क्यूलर ज्वाइंट) - तंत्रिका-पेशीय संधि

Neuro-muscular symptom (न्यूरो-मस्क्यूलर सिम्पटम) - तंत्रिका-पेशीय (रोग) लक्षण

1165. Neuro-hypophysis (न्यूरो-हाइपोफिजिस) - तंत्रिका-अधोवृद्धि, पीयूष ग्रन्थि के पृष्ठ (पीछे) का पिण्डक (जो ऑक्सीटोसिन -हार्मोन तथा वैसोप्रेसिन-हार्मोन का श्राव करता है।

1166. Neuro-transmitter (न्यूरो-ट्रान्समीटर) - तंत्रिका संचारी

1167. Neuro-vascular (न्यूरो-वैस्क्यूलर) - तंत्रिका-संवहनी

Neuro-vascular bundle (न्यूरो-वैस्क्यूलर बंडल)

– तंत्रिका-संवहनी समूह

1168. Neutrophil (न्यूट्रोफिल) – बहुरूपी श्वेताणु

Neutropenia (न्यूट्रोपीनिआ) – बहुरूपी श्वेताणु (न्यूट्रोफिल) की अपर्याप्तता

1169. Niacin (निआसीन) or nicotinic acid (निकोटिनिक ऐसिड)

– निआसीन या विटामिन B_3, निकोटिनिक अम्ल – $C_6H_5NO_2$

1170. Nicotinamide (निकोटिनामाइड) – निकोटिनिक ऐसिड एमाइड, निकोटिन का एक पदार्थ, निकोटिनामाइड एमाइड का सूत्र – $RCONH_2$ है।

1171. Night-blindness (नाइट-ब्लाइंडनेस) – रतौंधी, निशान्धता

1172. Node (नोड) – ग्रन्थि, गाँठ

Nodes of Ranvier (नोड्स ऑफ रनविएर) – रनविएर की ग्रन्थि (या गाँठ)

– [एक तंत्रिका की लम्बाई के पथ पर बिन्दुओं की शृंखला जहाँ तंत्रिका-रेशा के चारों ओर मज्जा-आवरण (Myeline sheath) का अंत होता है तथा संयोजी ऊतक (Connective tissue) अक्षतंतु (Axon) को स्पर्श करता है। इस शृंखला का उल्लेख सर्वप्रथम फाँस का ऊतक विज्ञानी (French histologist) रनविएर ने किया था। अत: इसे रनविएर की ग्रंथि कहते हैं।]

Nodule (नोडयूल) – ग्रन्थिका, पर्विका

1173. Nipple (निपल) – चूचुक, स्तनाग्र

1174. Nocturnal enuresis (नॉक्टर्नल एन्यूरीसिस) or bed wetting (बेड वेटिंग) – शैय्या (या निद्रा) क्लेदन, शैय्या-मूत्रश्राव (निद्रावस्था में बिछापन पर पेशाब करना), शैय्या-मूत्रण

1175. Non-motile (नॉन मोटाइल) – गतिहीन, अगतिशील

Non-nucleated (नॉन न्यूक्लिएटेड) – केन्द्रकहीन

1176. Noradrenaline (नोरऐड्रिनलिन) – नॉरऐड्रिनलिन

– [यह एक हार्मोन है जिसका श्राव अधिवृक्क ग्रन्थि की प्रांतस्था (Medulla of adrenal glands) द्वारा होता है। यह एक वाहिका-संकीर्णक (Vasoconstrictor) के रूप में कार्य करता है जो सदमा (Shock), अल्प रक्तचाप (Hypotension), रक्तश्राव (Haemorrhage) की स्थिति में रक्तचाप (Blood pressure) को बनाये रखने में मदद करता है।]

1177. Normoblast (नॉर्मोब्लास्ट) – प्रारम्भिक लोहिताणु

Normocyte (नॉर्मोसाइट) – सामान्य लोहिताणु (Normal R.B.C.)

1178. Nose (नोज) – नासा, नासिका, नाक

Nostirl (नॉस्ट्रिल) – नथना, नासारंध्र

1179. Nucleus (न्यूक्लिअस) – केन्द्रक [इसका बहुवचन Nuclei - न्युक्लिआइ है]

1180. Nucleolus (न्यूक्लीओलस) – केन्द्रिका

1181. Note (नोट) – स्वर-ध्वनि, स्वर-संकेत, स्वर

1182. Nurse (नर्स) – परिचारिका, धात्री, नर्स

1183. Nutrition (न्यूट्रिशन) – पोषण, आहार

Nutritional diet (न्यूट्रिशनल डाइअट) – पौष्टिक आहार

Nutrient (न्यूट्रिएन्ट) – पोषक, पौष्टिक

1184. Nystagmus (निस्टैग्मस) – अक्षि दोलन (नेत्रों की ऊपर-नीचे, इधर-उधर तीव्र गति)

O (ओ)

1185. Obesity (ओबीसिटि) – मोटापा, स्थूलता

1186. Oblique (ऑब्लिक / ॲब्लिक) – तिर्यक, तिरछा

Oblique fissure (ऑब्लिक फिशर) – तिर्यक विवर या दरार

Oblique muscle (ऑब्लिक मसल) – तिर्यक पेशी

1187. Oblong or oblongata (ऑब्लॉन्ग या ऑब्लॉन्गाटा) – दीर्घवत, दीर्घायात, आयताकार, अण्डाकार जैसे-Medulla oblongata (मेडुला ऑब्लॉन्गाटा) – दीर्घवत अंतस्था

1188. Obstetrics (ऑब्स्टेट्रिक्स) – प्रसुति-विज्ञान

Obstetrical (ऑब्स्टेट्रिकल) – प्रासविक, प्रसुति,

Obstetric (ऑब्स्टेट्रिक) – प्रासविक, प्रसुति संबंधी, प्रसुति,

Obstetrician (ऑब्स्ट्रिशन) – प्रसुति-विज्ञानी, प्रसुति-विशेषज्ञ, प्रसुति-विशेषज्ञा (यदि महिला हो)

1189. Obturator (ऑब्ट्युरेटर) - अवरोधक, श्रोणि (Pelvis) की एक पेशी, गवाक्ष या मुख बंद करने का एक उपाय

Obturator foramen (ऑब्टयुरेटर फोरामेन) - अवरोधक रंध्र

Obturator membrane (ऑब्ट्युरेटर मेम्ब्रेन) - अवरोधक झिल्ली

Obturator nerve (ऑब्ट्युरेटर नर्व) - अवरोधक तंत्रिका

1190. Occipitalis (ऑक्सिपिटलिस) - पश्चकपाल

Occipital (ऑक्सिपिटल) - पश्चकपाल संबंधी, पश्चकपाल-

Occipital bone or occipital (ऑक्सिपिटल बोन या ऑक्सिपिटल) - पश्चकपालास्थि अर्थात् पश्चकपाल की अस्थि

Occipital condyle (ऑक्सिपिटल कॉन्डाइल) - पश्चकपाल स्थूलक या अस्थिकंद

Occipital lobe (ऑक्सिपिटल लोब) - पश्चकपाल लोलक या पिण्डक

Occipital notch (ऑक्सिपिटल नॉच) - पश्चकपाल खाँचा या खाँच या नलिका

Occipito-anterior (ऑक्सिपिटो ऐन्टीरिऑर) - अग्र पश्चकपाल

(जन्म के समय शिशु की स्थिति जिसमें वह माँ के अग्र (पेट)की ओर मुख होता है)

1191. Occiput (ऑक्सिपुट)-अनुकपाल

1192. Oculus (ऑक्युलस)-नेत्र। इसका बहुवचन Oculi ऑक्यूलि है।

Ocular (ऑक्युलर) - नेत्र-सम्बंधी, नेत्र-, नेत्राकार

Ocular muscle (ऑक्युलर) - नेत्र-पेशी

Oculist (ऑक्यूलिस्ट) - नेत्र-विशेषज्ञ, नेत्र-चिकित्सक

Oculomotor (ऑक्यूलोमोटर) - नेत्रगोलक (Eyeball) चालक

Oculomotor nerve (ऑक्यूलोमोटर नर्व) - नेत्रगोलक चालक तंत्रिका

1193. Oedema or edema (इडीमा) - शोथ, सूजन,

1194. Oesophagus or esophagus (इसोफेगस) - ग्रसिका, ग्रास-नली

Oesophageal (इसोफैजिअल) - ग्रसिका संबंधी, ग्रसिका-

Oesophageal hernia (इसोफैजिअल हर्निया) - ग्रसिका व्यवधान अंत्रवृद्धि

Oesophageal varices (इसोफैजिअल वैरिसेज) - ग्रसिका शिरा-स्फीति

Oesophagitis (इसोफेगाइटिस) - ग्रसिका (या ग्रास-नली) शोथ

1195. Oestrogen (इस्ट्रोजेन) - इस्ट्रोजेन एक यौन (Sex) हार्मोन है जिसका श्राव यौन-ग्रन्थि करती हे। यह स्टेरॉइड यौगिकों (Steroid compounds)

जैसे - इस्ट्राडिओल (Oestradiol), इस्ट्रिओल (Oestriol) तथा इस्ट्रोन (Oestrone) का एक सामूहिक नाम है। इस्ट्राडिओल (Oestradiol) भी एक यौन हार्मोन (महिला में) है जिसका श्राव अण्डाशय-पुटिका (Ovarian follicle) करती है जो द्वितीयक यौन लक्षणों के विकास को तारुण्य (या यौवनारम्भ) के समय उद्दीपित (या प्रोत्साहित) करती है। इसका निर्माण कृत्रिम रूप में भी किया जाता है जिसे इस्ट्रोजेन की अपर्याप्ता की स्थिति में तथा मासिक (या रजो) धर्म संबंधी रोगों में रोगी को दिया जाता है।

इस्ट्रिओल (Oestriol) एक अपरा-हार्मोन (Plecental hormone) है जो गर्भवती महिला के मूत्र में पाया जाता है जिसमें इस्ट्रोजेन के सभी गुण होते हैं।

इस्ट्रोन (Oestrone)-यह एक सफेद गंधहीन रवेदार (Crystaline) स्टेरॉइड यौगिक है जो अण्डाशय (Ovary - डिम्बग्रन्थि) में पाया जाता है। यह गर्भवती महिला के मूत्र में भी होता है। इसका उपयोग रजो-निवृत्ति लक्षणों (Menopausal symptoms) तथा अन्य इस्ट्रोजेन-अपर्याप्तता संबंधी स्थितियों में, सूजाकी योनि-शोथ (Gonorrheal veginitis - गनोरीयल वेजिनाइटिस) में किया जाता है।

1196. Oily fish (ऑइलि फिश) - तेलही मछली

1197. Olecranon (ओलिक्रेनन) - कर्पूर

1198. Olfaction (ऑल्फैक्शन) - घ्राण, सूँघना, घ्राणशक्ति

Olfactory (ऑल्फैक्टरि) - घ्राण विषयक, घ्राण-, नासिका संबंधी, गंध-, गंधिक

Olfactory bulb (ऑल्फैक्टरि बल्ब) - घ्राण-बल्ब, गंधिक बल्ब

Olfactory cell (ऑल्फैक्टरि सेल) - घ्राण-कोशिका, गंधिक कोशिका

Olfactory nerve (ऑल्फैक्टरि नर्व) - घ्राण-तंत्रिका, गंधिक तंत्रिका

Olfactory opening (ऑल्फैक्टरि ओपेनिंग) - घ्राण-मुख या द्वार, गंधिक क्षेत्र या मार्ग

Olfactory tract (ऑल्फैक्टरि ट्रैक्ट) - घ्राण-क्षेत्र, घ्राण-मार्ग

1199. Omentum (ओमेन्टम) - वपा, ओमेन्टम। इसका बहुवचन Omenta - ओमेंटा

1200. Omohoid (ओमोहॉइड) - स्कंध-कंठ संयोजी पेशी

1201. Oogonium (ओअगोनिअम) - डिम्बाडु प्रसुजन, डिम्ब-जननी

इसका बहुवचन Oogonia - ओअगोनिया है।

Oogenisis (ओअजेनिसिस) - डिम्ब (या अण्डाणु) जनन

Oology (ओअजॉजि) - डिम्ब-विज्ञान

Oocyte (ओअसाइट) - डिम्ब-कोशिका, डिम्बाणु

1202. Opaque (ऑपेक) - अपारदर्शी।

Opacity (ओपैसिटि) - धुंधलापन

1203. Ophth (ऑफ्थ) - उपसर्ग (Prefix) नेत्र से संबंधी या Ophthalm

Ophthalmectomy (ऑफ्थैल्मेक्टोमि) - नेत्रोच्छेदन, नेत्र-उन्मूलन

Ophthalmia (ऑफ्थैल्मिआ) - नेत्र-शोथ, नेत्र-प्रदाह

Ophthalmic (ऑफ्थैल्मिक) - नेत्र, नेत्रप्रदाह ग्रस्त, नेत्र संबंधी

Ophthalmic artery (ऑफ्थल्मिक आर्टरि) - नेत्र-धमनी

Ophthalmic division (ऑफ्थल्मिक डिविजन) - नेत्रीय विभाजन

Ophthalmic nerve (ऑफ्थल्मिक नर्व) - नेत्र-तंत्रिका

Ophthalmitis (ऑफ्थैल्माइटिस) - नेत्र-शोथ, नेत्रप्रदाह

Ophthalmoscope (ऑफ्थैल्मोस्कोप) - नेत्र (या दृष्टि) पटल दर्शी

Ophthalmoscopy (ऑफ्थैल्मोस्कोपि) = नेत्र पटल दर्शन

1204. Optic (ऑप्टिक) - दृष्टि, प्रकाशिक, दृक्, नेत्र-,अक्षि-, प्रकाशीय

Optic chiasma (ऑप्टिक काइऐज्मा) - नेत्र-व्यत्यासिका, नेत्र-काइऐज्मा नेत्र-व्यतिक्रम, नेत्र में क्रूसाकार रेशे।

Optic disc (ऑप्टिक डिस्क) - नेत्र (दृष्टि) चक्रिका

Optic nerve (ऑप्टिक नव्र) - नेत्र-तंत्रिका ।

Optic radiation (रेडिएशन) - दृष्टि विकिरण या प्रसारण

Optic neuritis (ऑप्टिक न्यूराइटिस) - नेत्र-तंत्रिका शोथ

1205. Opioid peptide (ओपिऑइड पेप्टाइड) - संश्लिष्ट यौगिकों का आवरण

(इसका प्रभाव अफीम के क्षाराभों - Alkaloids के समान होता है)

जैसे - एन्केफैलिन (Enkephalins), डाइनॉर्फिन (Dynorphins), एन्डॉर्फिन (Endorphins)

1206. Oral cavity (ओरल कैविटि) - मुँह या मुख (Mouth)

1207. Orbicular (ऑर्बिक्यूलर) - गोलाकार, वृत्ताकार, वर्तुलाकार, वर्तुल

Orbicularis (ऑर्बिक्यूलरिस) - (मुँह में) वृत्ताकार पेशी, मंडलिका

Orbicularis oculi (ऑर्बिक्यूलरिस ओक्युलि) - नेत्रों की मण्डलिका,

नेत्रों की वर्तुलाकार पेशी, वर्तुल नेत्रिका (Oculus-नेत्र का बहुवचन Oculi है।)

Orbicularis oris (ऑर्बिक्युलरिस ओरिस) - वर्तुल ओष्ठिका, ओष्ठ-मंडलिका (वह पेशी जो होठों या ओष्ठों (Lips) को कसकर बंद करती है।)

1208. Orbit or eye-socket (ऑर्बिट या आइ सॉकिट)- नेत्र-कोटर, नेत्र-गुहा

Orbital cavity (ऑर्बिटल कैविटि) - नेत्रगुहा, -नेत्र-विवर

Orbital process (ऑर्बिटल प्रोसेस) - नेत्रगुहा-प्रवर्धक

1209. Organ of Corti (आर्गन ऑफ कोर्टि) - कोर्टि का अंग

[कोर्टि, मार्किज अलफोन्सो (Corti, Marchese Alfonso) इटली का ऊतक-विज्ञानी (Histologist) था जिसने कर्णावर्त्त (Cochlea-कॉक्लिा) की आधार झिल्ली पर स्थित एक अंग का उल्लेख सर्वप्रथम किया था जिसमें कर्णावर्त की तंत्रिका के अंतिम अंग (End organs) होते हैं। इस अंग को ही कोर्टि का अंग कहा जाता है।]

1210. Organic (ऑर्गनिक) - कार्बिनिक, जैव, जैविक

Organic disorder (ऑर्गनिक डिसऑर्डर) - (शरीर में) जैविक व्यतिक्रम या विकार

Organelle (ऑर्गनील) - कोशिकांग, अंगक

1211. Organism (ऑर्गनिज्म) - जीव (प्राणी या वनस्पति)

1212. Orientation (ओरिएन्टेशन) - दिग्-विन्यास, अनुकूलन, अभिमुखीकरण

1213. Origin (ऑरिजिन) - मूलबंध, श्रोत, उद्गम (या मूल) स्थान

1214. Orifice (ऑरिफिस) - छिद्र, रंध्र, मुख

Cardiac orifice (कार्डिऐक ऑरिफिस) - हृद्-मुख

Pyloric orifice (पाइलोरिक ऑरिफिस) - जठर-निर्गम मुख

1215. Oropharynx (ओरोफैरिंक्स) - मुखी-ग्रसनी

1216. Osmolality (ऑज्मोललिटि) - परासरणी सांद्रता

Osmoreceptor (ऑज्मोरिसेप्टर) - परासरण ग्राही

Osmosis or osmose (ऑज्मोसिस या ऑज्मोस)- परासरण (रसाकर्षण)

Osmotic (ऑज्मोटिक) - परासरणी

Osmotic pressure (ऑज्मोटिक प्रेशर) - परासरणी दबाव

1217. Osseus (ओसिअस) - अस्थिमय, अस्थि-,

Osseus labyrinth (ओसिअस लेबिरिन्थ) - अस्थिमय आंतरकर्ण

Ossicle (ऑसिकल) - अस्थिका

Ossification (ऑसिफिकेशन) - अस्थिभव, अस्थि-विकास या निर्माण अस्थिकीकरण

Ossify (ऑसिफाइ) - अस्थि बनना या बनाना, कठोर या कड़ा बनना

1218. Osteitis (ओस्टिआइटिस) - अस्थि-शोथ या सूजन

Osteitis fibrosa (ओस्टिआइटिस फाइब्रोसा) - अस्थि-दुर्बलता

1219. Osteoarthritis (ओस्टिओआर्थ्राइटिस) - अस्थि-गठिया

Osteoblast (ओस्टिओब्लास्ट) - अस्थि-कोशिकाप्रसू

Osteocyte (ओस्टिओसाइट) - अस्थि-कोशिका

Osteomalacia (ओस्टिओमैलेशिया) - अस्थि-मृदुता, अस्थि-कोमलता

Osteoporosis (ओस्टिओपोरोसिस) - अस्थि-क्षीणता

Osteogenic cell (ओस्टिओजीनिक सेल) - अस्थि निर्माण की कोशिका

Osteoid (ओस्टिऑइड) - अस्थि-कल्प

1220. Otolith (ओटोलिथ) - कर्णाश्म।

Otitis (ओटाइटिस) - कर्णशोथ

Otolithic organ (ओटोलिथिक ऑर्गन) - कर्णाश्म अंग

Otologist (ओटोलॉजिस्ट) - कर्ण (Ear) विज्ञानी

Otology (ओटोलॉजि) - कर्ण विज्ञान

1221. Oval (ओवल) - अण्डाकार

Oval window (ओवल विन्डो) or fenestra ovalis (फिनेस्ट्र ओवलिस) - अण्डाकार खिड़की या गवाक्ष

Ova (ओवा) - अण्डाणु या डिम्ब (इसका एकवचन Ovam - ओवम - अण्डाकार है।)

Ovary (ओवरि) - अण्डाशय, डिम्बग्रन्थि

Ovariotomy (ओवरिओटोमि) - डिम्ब-ग्रन्थि उच्छेदन, अण्डाशय-उन्मूलन

Ovaritis (ओवराइटिस) or oophoritis (ओंअफोराइटिस) - डिम्बग्रन्थि (या अण्डाशय) शोथ (या सूजन)

Ovarian artery (ओवैरिअन आर्टरि) - अण्डाशयी-धमनी

Ovarian cyst (ओवैरिअन सिस्ट) - अण्डाशयी पुटी या कृमिकोष

Ovarian follicle (ओवैरिअन फॉलिकल) - अण्डाशय पुटिका या गर्त

(इसे Graafian follicle भी कहते हैं। देखें G-792 में)

Ovarian cycle (ओवैरिअन साइकल) - अण्डाशय-चक्र

Ovarian vein (ओवैरिअन वेन) - अण्डाशय-शिरा

Ovarian vessel (ओवैरिअन वेसल)-अण्डाशय-वाहिका

Ovoid (ओवॉइड) - अण्डाकार, अण्डाभ

Ovulation (ओव्युलेशन) - अण्डोत्सर्ग, डिम्बोत्सर्ग

1222. Overeating (ओवर इटिंग) - अतिभक्षण

Overheating (ओवर हिटिंग) = अतितापन

Over secretion (ओवर सिक्रीशन) - अति श्राव, अधिक श्रवण

1223. Oxalo-acetic acid (ऑक्सैलो-ऐसीटिक ऐसिड) - ऑक्सैलोऐसीटिक अम्ल या कीटोसक्सिनिक अम्ल (Ketosuccinic acid) जिसका सूत्र है - HOOC-$COCH_2COOH$ जो कीटोडाइकार्बोक्सिलिक अम्ल है। यह अम्ल ट्राइकार्बोक्सिलिक अम्ल चक्र (Tricarboxylic acdi cycle) में एक महत्वपूर्ण मध्यस्त (Intermediate) के रूप में कार्य करता है।

1224. Oxidation (ऑक्सिडेशन) - ऑक्सीकरण

Oxidised (ऑक्सिडाइज्ड) - ऑक्सीकृत

1225. Oxytocin (ऑक्सीटोसिन) - ऑक्सीटोसिन एक हार्मोन (पीयूष हार्मोन)

1226. Oxygenate (ऑक्सिजिनेट) - आक्सीजनीकरण करना, आक्सीजनयुक्त करना

Oxygenated (ऑक्सिजिनेटेड) - ऑक्सीजनकृत

Oxygenation (ऑक्सिजिनेशन) - ऑक्सीजनीकरण

Oxygen (ऑक्सिजन) - आक्सीजन-एक रासायनिक तत्व, गैस (O_2)

P (पी)

1227. Pallor (पैलर) - पीलापन या फीकापन

1228. Palate (पैलिट) - तालु

Palatine (पैलेटाइन) - तालु संबंधी, तालब, तालु-

Palatine bone (पैलेटाइन बोन) - तात्वस्थि (तालु+अस्थि)

1229. Palsy (पाल्जि) - पक्षाघात, अंगाघात

1230. Palm (पाम) - हथेली, करतल

Palmar (पैल्मर) - करतल-, हथेली-, हथेली संबंधी

Palmar cutaneous branch (पैल्मर क्यूटेन्यस ब्रांच)-करतल (हथेली) की त्वचीय शाखा।

Palmaris longus (पैल्मरिस लॉन्गस) - हथेली की दीर्घ पेशी

1231. Pale clay (पेल क्ले) - मटियार (रंग)

1232. Palpation (पैल्पेशन) - परिस्पर्शन, स्पर्श-परीक्षण

1233. Palpitation (पैल्पिटेशन) - धड़कन, स्पंदन

1234. Pampiniform plexus (पैम्पिनिफॉर्म प्लेक्सस)-द्राक्षालता पर्णाकार जालिका

1235. Pancreas (पैन्क्रिअस) - अग्न्याशय

Pancreatic (पैन्क्रिऐटिक) - अग्न्याशयी, अग्न्याशय-

Pancreatic duct (पैन्क्रिऐटिक डक्ट) - अग्न्याशयी वाहिनी या नलिका

Pancreatic juice (पैन्क्रिऐटिक जूस) or pancreatin (पैन्क्रिऐटिन)

- अग्न्याशयी रस

Pancreatitis (पैन्क्रिऐटाइटिस) - अग्नाशय जलन (या शोथ)

Pancreatotmy (पैन्क्रिएटोटमि) or pancreatotomy (पैन्क्रिएटॅटोमि)

- अग्नाशय उच्छेदन

1236. Panhypopituitarism (पैनहाइपोपिटयूटरिज्म) or Simmond's disease (सिमन्डं'स डिजीज) - सामान्य अल्प पीयूषवाद या सिमण्ड का रोग (यह महिला की वह अवस्था या स्थिति होती है जब पीयूष ग्रन्थि-Pituitary gland की क्रिया में कमी आती है जिसके फलस्वरूप ऊतक tissue का क्षय होता है, अस्थि में भुर भुरापन - Brittling in bones तथा असमय बुढ़ापा Senility आती है। इसका कारण शिशु-जन्म के बाद रक्त का अधिक श्राव होना है। रक्त के इस अधिकश्राव को PPH (Postpartum haemorrhage-पोस्ट पार्टम हेमरिज) कहा जाता है।)

1237. Papilla (पैपिला) - अंकुरक, पैपिला

Papillary muscle (पैपिलरि मसल) - अंकुरक पेशी

Papilla form (पैपिला फॉर्म) - अंकुराकार, पैपिला-रूप

Papillitis (पैपिलाइटिस) - अंकुरक (पैपिला) शोथ

1238. Papilloedema (पैपिलीडीमा) - (नेत्र के पीछे) दृष्टि-चक्रिका (Optic disc) में शोथ या सूजन

1239. Pantothenic acid (पैन्टोथेनिक ऐसिड) - पैन्टोथेनिक अम्ल, विटामिन-B समूह (Vit. B complex) का एक सदस्य। यह अम्ल खमीर (Yeast यीस्ट) के उत्पादन के लिए तथा निश्चित जीवाणुओं (Bacteria-बैक्टीरिया) की उत्पत्ति के लिए अत्यावश्यक है। आहार में इसकी कमी होने से त्वचा शोथ (Dermatitis) होती है।

1240. Paralysis (पैरालिसिस) - लकवा, अंगघात, पक्षाघात

1241. Paraplegia (पैराप्लीजिया) - अधरांग घात, पैरों की

फालिज

1242. Parasite (पैरासाइट) - परजीवी, पराश्रयी

Parasitism (पैरासाइटिज्म) - परजीविता

1243. Parasympathetic (पैरासिम्पैथेटिक) - परानुकम्पी

Parasympathetic nerve (पैरासिम्पैथेटिक नर्व) - परानुकम्पी तंत्रिका

Parasympathetic nerve system (पैरासिम्पैथेटिक नर्व सिस्टम) - परानुकम्पी तंत्रिका-तंत्र

1244. Parathormone (पैराथॉर्मोन)-पैराथॉर्मोन (जो परावटु ग्रंथि का एक हार्मोन है तथा वह विटामिन D के निर्माण क्रिया में शामिल होता है।

1245. Parathyroid (पैराथॉइरॉइड) or parathyroid gland - परावटु-ग्रन्थि

1246. Parenteral (पैरेन्टरल) - आन्त्रेतर

Parenteral nutrition or feeding (पैरेन्टरल न्यूट्रिशन या फीडिंग) - आन्त्रेतर पोषण

1247. Paresis (पैरीसिस) or partial paralysis (पार्शल पैरालिसिस) - आंशिक अंगघात, अधलकवा, आंशिक घात

1248. Parietal (पराइटल) - भित्तिक, भित्तीय, पार्श्विक

Parietal bone (पराइटल बोन) - भित्तिकास्थि

Parietal cell (पराइटल सेल) or oxintic cell (ऑक्सिंटिक सेल) - भित्तिक कोशिका, भित्तिकाणु

Parietal lobe (पराइटल लोब) - प्रमस्तिष्क गोलार्ध - (Cerebral hemisphere) का मध्य पिण्डक या भित्तिक पिण्डक

1249. Parkinsonism (पार्किन्सनिज्म) or Parkinson's disease - पार्किन्सनवाद (क्रमिक चिरकारी व्यतिक्रम जो प्रौढ़ व्यक्ति को प्रभावित करता है। या पार्किन्सन का रोग [जिसमें मस्तिष्क के अंगें प्रभावित होते हैं जो व्यक्ति की गति को नियंत्रित करते हैं। इस रोग के लक्षण हैं - अंगों में कंपन (या थर थराहट), पैर को घसीटकर चलना, बोलने में कठिनाई होना। इस रोग का उल्लेख सर्वप्रथम पार्किन्सन, जेम्स (Parkinson James) - एक अंग्रेज चिकित्सक ने सन् 1817 ई० में किया था। अत: इस रोग को पार्किन्सन का रोग या इस स्थिति को पार्किन्सनवाद कहा जाता है], कंपनशील लकवा

1250. Parotid (पैरोटिड) - कर्णमूल, कर्णपूर्व

Parotid salivary glands (पैरोटिड सैलिवरि ग्लैन्डस) or parotids (पैरोटिड्स)= कर्णमूल (या कर्ण पूर्व) ग्रन्थियाँ

Parotitis (पैरोटाइटिस) - कर्णमूल ग्रन्थि-शोथ

1251. Paroxysmal nocturnal dispnoea (पैरॉक्सिमल नॉक्टर्नल डिस्नीआ) - उद्वेष्टी रात्रिक कष्ट श्वास

1252. Patch (पैच) - चकती (दाग), फाहा, मरहम-पट्टी, धब्बा

Patchy pigmentation (पैचि पिग्मेन्टेशन) - रंगीन चकती धब्बा, चकती रंजकता

1253. Patella (पटेला) or Knee-cap (नी कैप) - चपनी, जानु-फलक, जानुका

1254. Pathogen (पैथोजेन) - रोग (या रोगाणु या जीवाणु) जनक

Pathogenic condition (पैथोजेनिक कन्डिशन) - रोगजनक स्थिति

Pathogenisis (पैथोजेनिसिस) - रोग (या रोगाणु या जीवाणु) जनन

Pathology (पैथोलॉजि) - रोग (या रोगाणु) विज्ञान

1255. Patient (पेशन्ट) - रोगी, मरीज

1256. Pectineus (पेक्टिनीअस) - स्कंध (या कंधा) पेशी

1257. Pectoral (पेक्टोरल) - अंसीय, वक्ष संबंधी, स्कंधीय

Pectoral girdle (पेक्टोरल गर्डल) - अंस (या स्कंध) मेखला

Pectoral muscle (पेक्टोरल मसल) - अंस (या स्कंध) पेशी

Pectoralis (पेक्टोरलिस) - वक्ष-पेशी

Pectoralis major (पेक्टोरलिस मेजर) - वक्ष की दीर्घ-पेशी

Pectoralis minor (पेक्टोरलिस माइनर) - वक्ष की लघु-पेशी

1258. Pedicle (पेडिकल) or peduncle (पिडन्कल) - वृंतक

1259. Pediculosis (पेडिक्यूलोसिस) - जूँ-आधिक्य (जूँ की बहुलता)

1260. Pedis (पेडिस) - पाद

1261. Pea (पी) - मटर

1262. Pellagra (पेलाग्रा) - चर्मग्राह, पेलाग्रा (एक रोग) यह रोग विटामिन B-समूह (Vit. B-complex)- B_3 की

कमी से होता है। इसमें रोगी त्वचा-शोथ, मिचली (Nausea), अतिसार (Diarrhea), क्षुधा-अभाव (Anorexia) से पीड़ित होता है।

1263. Pelvis (पेल्विस) - श्रोणि, श्रोणि-प्रदेश

Pelvis of kidney (पेल्विस ऑफ किडनी) or renal pelvis (रीनल ऑफ पेल्विस) - वृक्कद्रोणि

Pelvic (पेल्विक) - श्रोणि संबंधी, श्रोणीय श्रोणि-

Pelvic cavity (पेल्विक कैविटि) - श्रोणि-कोटर

Pelvic canal (पेल्विक कनैल) - श्रोणि नली

Pelvic fascia (पेल्विक फैशिया) - श्रोणिय प्रावरणी

Pelvic girdle (पेल्विक गर्डल) - श्रोणि-मेखला या चाप (Arch)

Pelvic neoplasm (पेल्विक नीओप्लैज्म) - श्रोणीय अर्बुद

Pelvic injury (पेल्विक इन्जुरि) - श्रोणि-क्षति, श्रोणि-इन्जुरि

1264. Pellucid (पेल्यूसिड) - पारभासी, स्वच्छ

Pellucidum (पेल्यूसिडम) - पारभासी

Pellucidum septum (पेल्यूसिडम सेप्टम) - पारभासी पट

1265. Penis (पेनिस) - शिश्न, लिंग

Penile (पेनाइल) - शिश्न संबंधी, शिश्नीय, शिश्न-

Penile urethra (पेनाइल यूरीथ्रा) - शिश्न-नली (जिससे होकर मूत्र और वीर्य बाहर निकलते या जाते हैं।)

Penile arteriole (पेनाइल आर्टरिओल) - शिश्न-धमनिका

1266. Pepsin (पेप्सिन) - पेप्सिन (पाचक रस) - आमाशय (उदर) का एक किण्वक (Enzyme) जो आहार के प्रोटीनों को भंजित (या विश्लेषित) करके पेप्टोन (Peptones - एक पदार्थ) में परिवर्तित करता है।)

Pepsinogen (पेप्सिनोजेन) - पेप्सिन का निष्क्रिय रूप (जिसका श्राव जठर-ग्रंथि - gastric gland करती है।)

1267. Peptic (पेप्टिक) - पेप्टिक, पाचक, पाचक-तंत्र संबंधी

Peptic ulcer (पेप्टिक अल्सर) - पेट का फोड़ा, पेप्टिक-व्रण, पेप्टिक अल्सर

Peptic ulceration (पेप्टिक अल्सरेशन) - पेप्टिक-व्रणोत्पत्ति

1268. Peptidase (पेप्टिडेज) - पेप्टिडेस - एक किण्वक (Enzyme) जो आंत्र (Intestine) में प्रोटीन को भंजित करके ऐमीनो अम्ल में परिवर्तित करता है।

1269. Peptide (पेप्टाइड)-ऐमीनो अम्लों का यौगिक-पेप्टाइड

1270. Peptone (पेप्टोन)-पेप्टोन एक पदार्थ-द्वितीयक प्रोटीन है जो जल में घुलनशील है तथा इसका उत्पादन आहार में प्रोटीन पर पेप्सिन की क्रिया द्वारा होता है। पानी में घुलनशील होने के कारण शरीर के अंदर इसका प्रसार होता है।

1271. Perforate (पर्फोरेट)-छेदित या छिद्रिल या वेधित करना, छेद (छिद्र) बनाना, वेधना

Perforated (पर्फोरेटेड) - छेदित छिद्रित या छिद्रिल या वेधित

Perforation (पर्फोरेशन) - छेदन वेधन, छिद्रण

1272. Perfusion (पर्फ्यूजन) - आप्लावन, छिड़काव, द्रव-निवेशन

1273. Periarteriole sheath (पेरिआर्टरिओल शीथ)-परिधमनिका आवरण

1274. Perichondrium (पेरिकॉन्ड्रिअम)-पर्युपास्थि (परिउपास्थि)

1275. Perimetrium (पेरिमेट्रिअम) - गर्भाशय बहिःस्तर

1276. Perimysium (पेरिमिजिअम) - पेशी-रेशे का वहिःआवरण

1277. Perineum (पेरिनीअम) - मूलाधार

Perineum body (पेरिनीअम बॉडि) - मूलाधार पिण्ड या काया

1278. Pericardium (पेरिकार्डियम) - हृदयावरण, परिहृद

Pericardial (पेरिकार्डियल) or pericardian (पेरिकार्डियन) or pericardiac (पेरिकार्डिऐक)- हृदयावरणी, परिहृदयीय, हृदयावरण-

Pericarditis (पेरिकार्डाइटिस) - हृदयावरण-शोथ, परिहृद्-शोथ

1279. Periderm (पेरिडर्म) - परित्वचा, बाह्य वल्क

Peridermic (पेरिडर्मिक) - परित्वचीय, परित्वचा-

1280. Periosteum (पेरिओस्टिअम) - परिअस्थिक कला

Periphery (पेरिफरि) - परिधि, बाह्य सतह, परिसर, परिरेखा

Peripheral (पेरिफरल) - परिधीय, बाह्य

Peripheric (पेरिफरिक) - बाह्य, परिधीय

Peripheral nerve (पेरिफरल नर्व) - परिधीय (या बाह्य) तंत्रिका

Peripheral nervous system (पेरिफरल नर्वस सिस्टम) - परिधीय तंत्रिका-तंत्र

Peripheral vision (पेरिफरल विश्जन) - परिधीय (बाह्य) दृष्टि

1281. Peristalsis (पेरिस्टैलसिस) - क्रमाकुंचन, लहरी गति

Peristaltic contration (पेरिस्टैल्टिक कॉन्ट्रैक्शन) - लहरी गति का संकुचन

Peristaltic movement (पेरिस्टैल्टिक मुवमेंट) - क्रमाकुंचन की गति

1282. Peritoneum (पेरिओनीअम) - उदरावरण, पर्युदर्या

Peritoneal (पेरिटोनियल) - उदरावरण-, पर्युदर्या-

Peritoneal cavity (पेरिटोनियल कैविटि) - पर्युदर्या-कोटर

Peritonitis (पेरिटोनाइटिस) - पर्युदर्या-शोथ, उदरावरण शोथ

1283. Perivascular tissue (पेरिवैस्क्यूलर टिशू) - परिसंवहनी ऊतक

1284. Permeability (पर्मिएबिलिटि) - पारगम्यता

Permeable (पर्मियबल) - पारगम्य, प्रवेश्य, मेद्य

Permeable membrane (पर्मियबल मेम्ब्रेन) - पारगम्य झिल्ली

1285. Pernicious anaemia (पर्निशस अनीमिआ) - घातक रक्तक्षीणता

1286. Peroneal (पेरोनीअल) - बहिर्जंघिका संबंधी, पैर की बाह्य-सीमा

Peron (पेरोन) - बहिर्जंघिका

Peroneal fibula (पेरोनीअल फिब्यूला) - बहिर्जंघिका संबंधी

Peroneal muscle (पेरोनीअल मसल) - बहिर्जंघिका पेशी

1287. Perspire (पर्सपायर) - पसीना आना या बहना या बहाना

Perspiration (पर्सपाइरेशन) - पसीना, स्वेद, स्वेदन

1288. Pes cavus (पेस कैवस) - चाप-पाद (Claw foot क्लॉफूट)

Pes planus (पेस प्लेनस) - सपाट-पाद (Flat foot क्लॉफूट)

1289. Peyer's patches (पियर्स पैचेज) - पियर के पैबन्दें या चकते या पियर की ग्रन्थियाँ। [जोहान कॉनरैड पियर (Johann Conrad Peyer) स्विट्जरलैण्ड का शरीर-विज्ञानी (Swiss anatomist) था जिसने सन् 1673 ई. में सर्वप्रथम लघ्वात्र (Small intestine) में लसीका ऊतक की संकलित ग्रन्थिकाओं का उल्लेख किया था।]

1290. Periodontal membrane (पेरिओडॉन्टल मेम्ब्रेन) - परिदंतिका झिल्ली

1291. Petrous portion (पेट्रस पोर्शन) - पथरीला हिस्सा (या भाग)

1292. Phagocyte (फैगोसाइट) - भक्षकाणु, भक्षक-कोशिका

Phagocytosis (फैगोसाइटोसिस) - भक्षकाणु-क्रिया, जीवाणु-कोशिका तथा बाह्य पदार्थों का नाशन (Destruction of bacterial cell and foreign bodies)

Petromastoid (पेट्रोमैस्टॉइड) - स्थूल स्तनाकार

1293. Phalanx (फैलेन्क्स) or phalange (फैलेन्ज)- अंगुल्यस्थि, अंगुली अस्थि। इसका बहुवचन Phalanges (फैलेन्जेज) - अंगुल्यास्थियाँ

Phalangitis (फैलेन्गाइटिस) - अंगुली-शोथ या सूजन

Pharynx (फैरिंक्स) - ग्रसनी

1294. Phetonadine (फीटोनाडाइन) - विटामिन K_4

1295. Phonation (फोनेशन) - ध्वनि-उच्चारण, स्वनन

1296. Pharmacology (फार्मोकोलॉजि) -औषधि विज्ञान

1297. Phosphatase (फॉस्फैटेस) - फॉस्फैटेस-किण्वकों (Enzymes) का समूह जो शरीर की अस्थियों के कैल्सीकरण तथा पेशी-संकुचन के चक्र (Cycle) में उपयोगी होता है।

1298. Phospholipid (फॉस्फोलिपिड) - स्फुर-वसा या फॉस्फोलियिड (compound with fatty acids) - यह झिल्लीमय ऊतक का एक मुख्य अवयव है।

1299. Photic regulation (फोटिक रेग्युलेशन) - प्रकाशीय व्यवस्थापन या समायोजन

1300. Phrenic (फ्रेनिक) - मध्यच्छद (Diaphragm) संबंधी,

बुद्धि या मन संबंधी (Referring to the mind or intellect), मध्यच्छद-

Phrenic nerve (फ्रेनिक नर्व) - मध्यच्छद-तंत्रिका

1301. Physiology (फिजिओलॉजि) - शरीर-क्रिया विज्ञान

Physiologist (फिजिओलॉजिस्ट) - शरीर-क्रिया विज्ञानी

1302. Physiotherapy (फिजिओथेरैपि) - भौतिक-चिकित्सा

Physiotherapist (फिजिओथेरैपिस्ट) - भौतिक-चिकित्सक

1303. Pia mater (पाया मेटर) - मृदतानिका (यह तानिका - Meninges की आंतरिक सतह है।)

1304. Pigment (पिग्मेन्ट) - रंजक, वर्णक, रंगद्रव्य

Pigmentation (पिग्मेन्टेशन) - रंजकता, वर्णकता

Pigmented (पिग्मेन्टेड) - रंजित

Pigment cell (पिग्मेन्ट सेल) - रंजक कोशिका

Pigmented epithelium (पिग्मेन्टेड एपिथीलियम)- रंजित उपकला।

Pigment melanin (पिग्मेन्ट मेलानिन) - काला रंजक

1305. Piles (पाइल्स) or haemorrhoids (हेमरॉइड्ज) - बवासीर, अर्श

1306. Pill (पिल) - गोली (दवा की), गोली खिलाना

Pilo-sebaceous unit (पाइले-सिबेशस यूनिट) - रोमवसामय इकाई

1307. Pimple (पिम्पल) - फुंसी, मुहाँसा, पिटिका

1308. Pinna (पिना) or auricle (ऑरिकल) - बाह्यकर्ण, कर्णपालि

1309. Pine (पाइन) - चीड़ (एक पेड़, लकड़ी)।

Pine-apple - (पाइन-ऐपल) - अनन्नास, भुईकटहल

Pineal (पाइनीअल) - शंकु-रूप, शंक्वाकार

Pineal body or gland (पाइनीअल बॉडि या ग्लैन्ड)- शंक्वाकार (प्रमस्तिकीय) पिण्ड या ग्रन्थि

1310. Pisiform (पिसिफॉर्म) - मटर-आकार, मटर-नुमा, वर्तुल, वर्तुलिका

Pisiform bone (पिसिफॉर्म बोन) - वर्तुलिकास्थि

1311. Pitch (पिच) - तारता, तारत्व, स्वर-मान

1312. Pituitary (पिटयूटरि) - पिटयूटरि, पीयूष, श्लेष्मीय

Pituitary body (पिटयूटरि बॉडि) - पीयूष (या श्लेष्मीय) काय (या पिण्ड)

Pituitary gland (पिटयूटरि ग्लैन्ड) - पीयूष ग्रन्थि।

Pituitary tumour पिटयूटरि ट्यूमर - पीयूष अर्बुद

1313. Placenta (प्लेसेन्टा) - अपरा, पुरइन।

hormone - अपरा हार्मोन

1314. Planta (प्लैन्टा) - तलवा, पादतल

Plantar (प्लैन्टर) - पाद (या पद) तल संबंधी, पादतल-

Plantar arch (प्लैन्टर आर्क) - पादतल-चाप

Plantar fascia (प्लैन्टर फैशिया) - पादतल-प्रावरणी

Plantar flexion (प्लैन्टर फ्लेक्शन) - पादतल-आकुंचन

1315. Plasm (प्लैज्म) - जीवद्रव्य, प्लाज्म

Plasma (प्लैज्मा) - प्लाविका, प्लैज्मा (या प्लाज्मा)

Plasma protein (प्लैज्मा प्रोटीन) - प्लाविका में प्रोटीन, जैसे - ऐल्बूमिन (Albumin), गामा (γ) ग्लोबुलिन (Gamma globulin) तथा फाइब्रिनोजन (Fibrinogen)

1316. Plaster (प्लास्टर) - पलस्तर, प्लास्टर, मरहम (लगाना)

Plaster of paris (प्लास्टर ऑफ पेरिस) - पेरिस-प्लास्टर

1317. Plate (प्लेट) - पट्ट, पट्टिका, प्लेट

जैसे- Dental plate (डेन्टल प्लेट) - दंत-पट्ट, दाँत का प्लेट

1318. Platelet (प्लेटलिट) - बिम्बाणु, लघु (चक्रिक) रक्त-कोशिका (Thrombocyte - थ्रॉम्बोसाइट)

1319. Platinum (प्लेटिनम) - प्लैटिनम- एक बहुमूल्य धातु (Metal)

1320. Plegia (प्लेजिआ) or paralysis - लकवा, अंगघात, फालिज

1321. Pleura (प्लूरा) - फुफ्फुसावरण (फुफ्फुस का आवरण), पार्श्वक

Pleural effusion (प्लूरल एफ्यूश्जन) - फुफ्फुसावरण का निस्सरण या स्पंदन

Pleural fluid (प्लूरल फ्लुइड) - फुफ्फुसावरण-द्रव

Pleural membrane (प्लूरल मेम्ब्रेन) - प्लूरा (फुफ्फुसावरण) झिल्ली

Pleuritis (प्लूराइटिस) - फुफ्फुसावरण शोथ

1322. Plexus (प्लेक्सस) - जालिका, जालक, जाल-रचना

1323. Pliable (प्लायबल) - नमनशील, नम्य, नमनीय

Pliability (प्लायबिलिटि) - लोच, नम्यता, लचीलापन

Pliant (प्लायंट) - लोचमय, लचकदार, लचीला, नमनीय

1324. Plica (प्लाइका) - वलन, पुटक (Fold)

इसका बहुवचन Plicae - प्लाइकी है।

Plica circulare (प्लाइका सर्क्युलेअर) - वर्तुल वलन

1325. Plug (प्लग) - डाट, प्लग

1326. Pole (पोल) - ध्रुव, छोर

Polarization (पोलराइजेशन) - ध्रुवण

Depolarization (डिपोलराइजेशन) - विध्रुवण

Repolarization (रिपोलराइजेशन) - पुनर्ध्रुवण

1327. Pollen (पोलेन) - पराग, परागकण।

Poliomyelitis (पोलिओमाइलिटिस) - पोलियो (एक रोग)

1328. Polyhedron (पॉलिहेड्रोन) - बहुफलक

Polypeptide (पॉलिपेप्टाइड) - बहुपेप्टाइड या पॉलिपेप्टाइड-एक प्रोटीन इसका निर्माण संबंधित ऐमिनो अम्लों द्वारा होता है।

Polymorpho nuclear leukocyte (पॉलिमॉर्फो न्यूक्लिअर ल्युकोसॉइट) - बहुरूपी केन्द्रक कोशिका।

Polyneuritis (पॉलिन्यूराइटिस) - बहुतंत्रिका शोथ

1329. Poisoning (पॉइजनिंग) - विषायन

1330. Pons (पॉन्स) - निसेतु

Pontine reticular formation (पॉन्टिन रीटिक्यूलर फॉर्मेशन) - निसेतु-जालिका निर्माण

1331. Popliteus (पॉप्लिटीअस) - जानु-पृष्ठ (Back of the knee)

Popliteal (पॉप्लिटीअल) or poplitic (पॉप्लिटिक) - जानु-पृष्ठीय, जानुपृष्ठ-, जानुपृष्ठ (या जानु-पश्च) संबंधी

Popliteal artery (पॉप्लिटीअल आर्टरि) - जानुपृष्ठ-धमनी

Popliteal fossa or space (पॉप्लिटीअल फोसा या स्पेस) - जानुपृष्ठ-खात या जानुपश्च-अवकाश

Popliteal muscle (पॉप्लिटीअल मसल) - जानु-पृष्ठ की पेशी

इसे Popliteus (पॉप्लिटीअस) भी कहते हैं।

1332. Pore (पोर) - छिद्र, रंध्र, लधु संचारी पथ, रोमकूप

Porous (पोरस) - रंध्रमय, सूक्ष्म-रंध्र, छिद्रिल, छिद्रमय

1333. Porta (पोर्टा) - निर्वाहिका-विवर

Porta hepatis (पोर्टा हिपैटिस) - यकृत का निर्वाहिका-विवर या द्वार

Portal fissure (पोर्टल फिशर) - निर्वाहिका-विवर या दरार

Portal venous system (पोर्टल वेनस सिस्टम) - निर्वाहिका-तंत्रिका तंत्र

Portal vein (पोर्टल वेन) - निर्वाहिका-शिरा

1334. Posterior (पॉस्टीरिअर) - पश्च, पिछला

Posterior aspect (पॉस्टीरिअर ऐस्पेक्ट) - पश्च क्षेत्र (दर्शन)

Posterior chamber of eye (पॉस्टीरिअर चेम्बर ऑफ आई)

- पश्च परितारिका (या तारामंडल-Iris) का द्रवीय कक्ष

Posterior superior spine (पॉस्टीरिअर स्यूपीरिअर स्पाइन) - पश्च ऊपरी कंटक Posterior abdominal wall (पॉस्टीरिअर ऐब्डोमिनल वाल) - पश्च उदर दिवाल

1335. Postcentral gyrus (पोस्टसेन्ट्रल जाइरस)-पश्चकेन्द्रीय कर्णक या जाइरस

1336. Posture (पोस्चर) - आसन, अंगविन्यास (करना) संस्थिति

1337. Pneumonia (न्यूमोनिया) - फुफ्फुसप्रदाह, न्युमोनिया, निमोनिया

Pneumonitis (न्यूमोनाइटिस) - फुफ्फुस (Lungs) शोथ

Pneumothorax (न्यूमोथेरैक्स) - वातवक्ष

1338. Potential space (पोटेन्शल स्पेस) - सम्भाव्य (या गर्भित) स्थान

1339. Precentral gyrus (प्रीसेन्ट्रल जाइरस) - अग्र केन्द्रीय कर्णक

1340. Precursor (प्रीकर्सर) - पूर्वगामी, अग्रदूत

1341. Prednisolone and prednisone (प्रेडनिसोलन एण्ड प्रेडनिसोन)- ये दोनों ही संश्लेषक पदार्थ है जिसका उपयोग

सूजन को रोकने में किया जाता हैं।

1341. Prefrontal (प्रीफ्रंटल) - ललाटाग्र

1342. Preganglionic fibre (प्रीगैंग्लिओनिक फाइबर) - प्राक् (या पूर्व) गुच्छिका-रेशा

1343. Pregnancy (प्रेग्नेन्सि) - गर्भावस्था, गर्भ, गर्भकाल

1344. Prepatella (प्रीपटेला) - पूर्वजानुका

Prepatellar bursa (प्रीपटेलर बर्सा) - पूर्व जानु-प्रपुटी

Prepatellar bursitis (प्रीपटेलर बर्साइटिस) - पूर्व जानु-प्रपुटीशोथ

1345. Prepuce (प्रीप्यूस) - शिश्न-मुण्डच्छद

1346. Presbyopia (प्रेज्विओपिया) - जरा दूरदृष्टि

1347. Pretracheal fascia (प्रीट्रेकीअल फैशिया) - पूर्व श्वासनली प्रावरणी

1348. Pricle cell (प्रिकल सेल) - कण्टक कोशिका

1349. Primary oocyte (प्राइमरि ओअसाइट) - मूल (अपरिपक्व) डिम्बाणु कोशिका

1350. Primary spermatocyte (प्राइमरि स्पर्मेटोसाइट) - प्राथमिक (या मूल) शुक्राणु-कोशिका

1351. Primitive male gamete (प्रिमिटिव मेल गैमीट) - मूल पुरुष-युग्मक

1352. Primigravida (प्राइमिग्रैविडा) - प्रथम गर्भवती महिला

1353. Primordial follicle (प्राइमॉर्डियल फॉलिकल) - अण्डाशय- पुटिका की मूल (प्रथम) अवस्था

1354. Proerythroblast (प्रोएरिथ्रोब्लास्ट) - प्राक् लोहिताणु (या मातृकोशिका-एरिथ्रोब्लास्ट के अग्रगमन की अवस्था)

1355. Profile (प्रोफाइल) - रुपरेखा, चित्र, पार्श्वचित्र

1356. Profused haemorrhage (प्रोफ्यूज्ड हेमरिज) - अत्यधिक रक्तश्राव

1357. Progesterone (प्रोजेस्टेरोन) - मासिक (रजो) धर्म का एक हार्मोन-प्रोजेस्टेरोन (इसका उत्पादन मासिक या रजोचक्र के द्वितीय भाग में पीत-पिण्ड - Corpus luteum द्वारा होता है जो अपरा - Placenta के निर्माण को प्रोत्साहित करता है, यदि एक डिम्ब - Ovum निषेचित - Fertilised होता है।)

1358. Progestogen (प्रोज़ेस्टोजेन) - कोई पदार्थ जो प्रोजेस्टेरोन के समान प्रभाव रखता हो। प्राकृतिक प्रोजेस्टेरोन गर्भावस्था के दौरान अण्डोत्सर्जन (Ovulation) को रोकता है। कृत्रिम रूप से निर्मित प्रोजेस्टोजेन का उपयोग गर्भनिरोधन गोली (Contraceptive pill) बनाने में किया जाता है।

1359. Prolactin (प्रोलैक्टिन) or lactogenic hormone (लैक्टोजेनिक हार्मोन) - दुग्ध-श्रवण हार्मोन - प्रोलैक्टिन इसे पीयूष ग्रन्थि - (Pituitary gland) श्रावित करती है जो मातृ-दुग्ध का उत्पादन करता है।

Prolactin inhibiting factor - PIF (प्रोलैक्टिन इन्हिबिटिंग फैक्टर) - प्रोलैक्टिन रोधी कारक

1360. Programmed motor impulse (प्रोग्रैम्ड मोटर इम्पल्स) - अभिक्रमिक चालक प्रणोद

1361. Proliferation (प्रोलिफरेशन) - प्रचुर जनन या उद्भव या उत्पत्ति

1362. Pronate (प्रोनेट) - हथेली को उल्टा (या अधोवर्तित) करना

Pronation (प्रोनेशन) - अधोवर्तन, अवतानन

Pronator (प्रोनेटर) - अवतानक, अधोवर्तक, अवताननी

Pronator quadratus (प्रोनेटर क्वाड्रेटस) - चौकोर अवताननी

Pronator teres (प्रोनेटर टिरेस) - बेलनाकार अवताननी

1363. Promontary of sacrum (प्रोमोन्टरि ऑफ सैक्रम) - त्रिकास्थि का प्रोत्तुंग

1364. Pronucleus (प्रोन्यूक्लिअस) - अग्रकेन्द्रक

1365. Proprioceptive information (प्रोप्राइओसेप्टिव इन्फॉर्मेशन) - ऊतक-संवेदी सूचना

1366. Proprioceptive impulse (प्रोप्राइओसेप्टिव इम्पल्स)- स्वस्थितिग्राही प्रणोद

1367. Proprior receptor (प्रोप्राइओर रिसेप्टर) - स्वस्थिति ग्राही

1368. Prominence (प्रॉमिनेन्स) - उभार, प्रक्षेप, ऊँचा स्थान, उत्सेध

1369. Propulsive (प्रोपल्सिव) - नोदक, प्रणोदी

1370. Protective lubricant (प्रोटेक्टिकेंट) - संरक्षी स्नेहक या चिकनाई

1371. Prostate (प्रोस्टेट) - पुरस्थ, प्रोस्टेट (पुरस्थ) ग्रन्थि

1372. Proteolytic enzyme (प्रोटीओलिटिक एन्जाइम) or protease (प्रोटिएस) - प्रोटीन अपघटक किण्वक-प्रोटिएस

1372. Prostration (प्रोस्ट्रेशन) - प्रणिपात

1373. Prothrombine (प्रोथ्रॉम्बिन) - रक्त (प्लाविका) का एक प्रोटीन प्रोथ्रॉम्बिन (जो रक्त के थक्का बनने या रक्त-स्कंदन में मदद करता है।)

1374. Protrusion of eyeball (प्रोट्रूशन ऑफ आइबाल) - नेत्र-गोल का बहिर्क्षेपण या वहि:सरण या नेत्र बाहर निकला हुआ

1375. Protuberance (प्रोटयूबरेन्स) - प्रक्षेप, उभार

1376. Proximal (प्रॉक्सिमल) - समीपस्थ, निकटस्थ, समीपवर्ती

Proximal convoluted tubule (प्रॉक्सिमल कॉनवॉल्यूटेड टयूब्यूल) - निकटस्थ कुण्डलित नलिका [वृक्क निस्यन्दक तंत्र - (Kidney filtering system) का एक भाग या अंग)]

Proximal interphalangeal (PIP) joint (प्रॉक्सिमल इन्टर-फैलेन्जीअल ज्वाइंट) - निकटस्थ अंतरा अंगुल्यस्थिक संधि

1377. Pseudo-unipolar neuron (स्यूडोयूनिपोलर न्यूरॉन) - छद्म (या आभासी) - एक ध्रुवीय तंत्रिका-कोशिका

1378. Psoas (सोंअस) - कटिलम्बिनी पेशी

Psoas major (सोअस मेजर) - कटिलम्बिनी दीर्घ पेशी

Psoas minor (सोअस माइनर) - कटिलम्बिनी लघु पेशी

1379. Pseudostratified columnar epithelium (स्यूडोस्ट्रेटिफाइडकॉलम्नर एपिथीलिअम) - आभासी स्तरित स्तम्भाकार उपकला

1380. Psoriasis (सोरायसिस) - छाल रोग

1381. Psychiatrist (साइकिएट्रिस्ट) - मनोरोग चिकित्सक

1382. Premolar (प्रीमोलर) - अग्र चर्वणक, अग्र चर्वणदंत

1383. Ptyaline (टयालिन) - लार (या लाला) का एक किण्वक (Enzyme) - टयालिन (जो मुँह को साफ रखता है तथा स्टार्च को शर्करा - Sugar में परिवर्तित करता है।)

1384. Pterygo palatine ganglion (टेरिगो पैलेटाइन गैंग्लिओन) - पक्षतालु गुच्छिका

1385. Pterion (टेरिओन) - पक्षक मिलन-बिन्दु (वह बिन्दु जहाँ कपाल की चार अस्थियाँ - Frontal - ललाटास्थि, Parietal - भित्तिकास्थि, Temporal - शंखास्थि तथा Sphenoid - स्फीनॉइड-जातुकास्थि-मिलती हैं।)

1386. Pterygoid (टेरिगॉइड) - पंखाकार, पक्षाभ, त्रिअंगिका

Pterygoid bone (टेरिगॉइड बोन) - त्रिअंगिकास्थि

Pterygoid plate (टेरिगॉइड प्लेट) - पक्षाभ पट्टिका

Pterygoid process (टेरिगॉइड प्रोसेस) - पक्षाभ प्रवर्धक

Pterygoid plexus (टेरिगॉइड प्लेक्सस) - पक्षाभ जालिका

1387. Ptosis (टॉसिस) - वर्त्मपात (एक अंग का भ्रंश या अंग भ्रंश)

1388. Puberty (प्यूबर्टि) - यौवनारम्भ, तारुण्य

Pubertal (प्यूबर्टल) or puberal (प्यूबरल) growth (ग्रोथ) - यौवन का विकास, तरुण का विकास

1389. Pubes (प्यूबीज) - जघन (या जाँघ)

Pubic (प्यूबिक) - जघन (या जाँघ) । ~arc आर्क - जघन-चाप ~spine स्पाइन-जघनकंटक

Pubic bone (प्यूबिक बोन) or pubis (प्यूबिस) - जघनास्थि

Pubic crest (प्यूबिक क्रेस्ट) - जघन-शिखा

Pubic tubercle (प्यूबिक टयूबर्कल) - जघन-गुलिका (Pubis का बहुवचन Pubes है)।

Pubic symphysis - (प्यूबिक सिम्फिसिस) - जघन संधि

Pubic-femoral ligament (प्यूबो फीमोरल लिगामेंट)-जघन-उरु अस्थिबंध

1390. Pudendum (प्यून्डेन्डम) - उपस्थ (महिला का बाह्य जननिक अंग)

इसका बहुवचन (Pudenta- प्यूडेन्टा है।)

Pudendal (प्यून्डेन्डाल) - उपस्थीय, उपस्थ संबंधी, उपस्थ-,

1391. Pulmonary (पल्मोनरि) - फुफ्फुस (Lungs) संबंधी, फुफ्फुसीय, फुफ्फुस- जैसे - Pulmonary arteries (पल्मोनरि आर्टरीज) - फुफ्फुसीय धमनियाँ

Pulmonary circulation (पल्मोनरि सर्क्यूलेशन) - फुफ्फुसीय परिवहन या परिसंचरण

1392. Pulp (पल्प) - मज्जा, गुदा

Pulp cavity (पल्प कैविटि) - मज्जा, गुहा

1393. Pulse (पल्स) - नाड़ी,' नब्ज

Pulsate (पल्सेट) - धड़कना, स्पंदित होना

Pulsation (पल्सेशन) - स्पंदन, धड़कन, कंपन

1394. Pus (पस) - मवाद, पीब, पीप, पूय

1395. Pupil (प्यूपिल) - पुतली, तारा, कनीनिका

Pupillary (प्यूपिलरिं) - तारा (या पुतली) संबंधी, तारा-

Pupillary reaction (प्यूपिलरि रिऐक्शन) or light reflex (लाइट रिफ्लेक्स) - तारा अभिक्रिया या प्रकाश-प्रतिवर्त (प्रतिवर्त या प्रतिवर्ती क्रिया जहाँ प्रकाश की राशि जो नेत्र में जाती है, उसके अनुसार तारा आकारों में परिवर्तन करता है।)

1396. Putmen (प्यूटमेन)-अष्टि, कवच, बाह्य आवरण

1397. Puncture (पंक्चर) - छेदन, वेधन, छेद करना, वेधना

जैसे-Lumbar puncture (लम्बर पंक्चर) - कटि-छेदन या वेधन

Sternal puncture (स्टर्नल पंक्चर) - उरोस्थि-छेदन

1398. Pyaemia (पाईमिआ) - पूयरक्तता (जीवाणुओं द्वारा रक्त में संक्रमण जिसके कारण शरीर के विभिन्न भागों में अनेक लघु फोड़े निकलते हैं।)

1399. Pyelitis (पाइएलिटिस) - गोणिका शोथ

1400. Pyelo-nephritis (पाइएलो-नेफ्राइटिस) - गोणिका-वृक्क शोथ (वृक्क की श्रोणि-Renal pelvis को गोणिका-Pyolo पाइएलो या Pyel-पाइएल कहते हैं।)

1401. Pylorus (पाइलोरस) - जठर-निर्गम

Pyloric (पाइलोरिक) - जठर-निर्गमी, जठरनिर्गम संबंधी, जठरनिर्गम- Pyloric antrum (पाइलोरिक ऐन्ट्रम) - जठरनिर्गमी गुहा

Pyloric orifice (पाइलोरिक ऑरिफिस) - जठरनिर्गमी मुख या छिद्र

Pyloric sphincter (पाइलोरिक स्फिंक्टर) - जठरनिर्गमी-अवरोधिनी पेशी

Pyloric stenosis (पाइलोरिक स्टेनोसिस) - जठरनिर्गमी कब्ज, कब्ज, जठरनिर्गम-संकीर्णता

1402. Pyogenic (पाइओजेनिक) - पूय (पस) जनक

Pyogenic meningitis (पाइओजेनिक मेनिन्जाइटिस)- पूय (पस) जनक तानिका-शोथ

1403. Pyramid (पिरैमिड) - पिरामिड, शरीर का शंक्वाकार भाग या प्रक्षेप

Pyramidal (पिरैमिडल) - पिरामिडी, पिरामिडीय, शंक्वाकार

Pyramidal cell (पिरैमिडल सेल) - पिरामिडी कोशिका

Pyramidal fibre (पिरैमिडल फाइबर) - पिरामिडी रेशा

1404. Pyrexia (पाइरेक्सिआ) - ज्वर, बुखार (Fever)

1405. Pyridoxine (पिरिडॉक्सीन) - विटामिन B_6

1406. Pyriform (पाइरिफार्म) - तुम्बीरुप, नाशपाती-आकार

Pyriformis (पाइरिफार्मिस) - तुम्बीरुप पेशी

1407. Pyrogen (पाइरोजेन) - रोगजनक

1408. Pyrosis (पाइरोसिस) - हृद-दाह (हृदय में जलन)

1409. Pyruvic acid (पाइरुविक एसिड) - पाइरुविक अम्ल-कीटोनिक (कार्बन यौगिक) अम्ल (Ketonic acid) जिसका सूत्र - CH_3-CO-COOH है। यह एक रंगहीन द्रव है जिसका गंध ऐसीटिक अम्ल (Acetic acid) के समान होता है। जब पेशी-ग्लाइकोजेन (Muscle glycogen) का भंजन ऊर्जा को मुक्त करने के लिए होता है तो इस क्रिया में पाइरुविक अम्ल बनता है।

Q (क्यू)

1410. Quadrate lobe (क्वाड्रेट लोब) - चौकोर पिण्डक

1411. Quadratus lumborum (क्वाड्रेटस लम्बोरम) - चौकोर कटिपेशी

1412. Quadriceps (क्वाड्रिसेप्स) - चतु:शिरस्थ पेशी

1413. Quadriplegia (क्वाड्रिप्लेजिआ) - चतु:अंगघात

1414. Queckensteidt's test (क्वेकेन्स्टेट'स टेस्ट) - क्वेकेन्टस्टेट का परीक्षण [क्वेकेन्स्टेट, हैंस (Queckensteidt's Hans) एक जर्मन चिकित्सक था। उसने मस्तिष्क-मेरु द्रव (Cerebro-spinal fluid) के दबाव की माप के लिए एक परीक्षण का निर्माण किया था।]

1415. Quinsy (क्विन्जि) - कंठप्रदाह (या दाह)

R (आर)

1415. Racemose (रेसमोस) or compound saccular gland (कम्पाउन्ड सैक्यूलर ग्लैन्ड) - गुच्छित ग्रन्थि, गुच्छेदार

1416. Radius (रेडिअस) - बहि:प्रकोष्ठिका

Radial (रेडिअल) - बहि:प्रकोष्ठिक, बहि:प्रकोष्ठिका संबंधी

Radial artery (रेडिअल आर्टरि) - बहि:प्रकोष्ठिक तंत्रिका

1417. Radiation (रेडिएशन) - विकिरण

Radiography (रेडिओग्राफी) - विकिरण (या एक्सरे) चित्रण, रेडियोग्राफी

1418. Radio-ulnar joint (रेडियो-उल्नर ज्वाइंट)- बहि:प्रकोष्ठिक-अंत:प्रकोष्ठिक संधि

Radio-opaque dye (रेडियो-ओपेक डाई) - अपारदर्शी विकिरण रंजन

1419. Ramus (रैमस) - (धमनी, तंत्रिका या शिरा vein की) शाखा - इसका बहुवचन Rami रैमि है।)

1420. Rapid roving movement (रैपिड रोविंग मुवमेंट)- तीव्र घुमने की गति।

1420. Rash (रैश)- ददोरा, पित्तिका

1421. Razor (रेजर)- उस्तरा, क्षुर (या छुरा)

1422. Reabsorb (रीऐब्सॉर्ब)- पुन:अवशोषण, (या पुन: आत्मसात) करना

Reabsorption (रीऐब्सॉर्पशन) - पुन:अवशोषण, पुन: आत्मसातीकरण

1423. Recess (रिसेस)- अवकाश, रिक्ति, एक अंग का खोखला भाग

1424. Receptor (रिसेप्टर)- ग्राही, अभिग्राहक

1425. Rectum (रेक्टम)- मलाशय, रेक्टम

Rectal (रेक्टल)- मलाशय संबंधी, मलाशय-, मलाशयी

Rectal artery (रेक्टल आर्टरि) - मलाशय-धमनी

Rectal fissure (रेक्टल फिशर) - मलाशय-दरार या विदर

Rectal prolapse (रेक्टल प्रोलैप्स) - मलाशयी भ्रंश

Rectal temperature (रेक्टल टेम्परेचर) - मलाशय का तापक्रम

Rectal thermometer (रेक्टल थर्मामीटर) - मलाशय तापक्रममापी

Rectal (orAnal) triangle (रेक्टल या ऐनल ट्राइऐन्गल) - मलाशय-तिकोना

1425. Rectile tissue (रेक्टाइल टिशू) - उद्धर्षी ऊतक

1426. Recessus sacciformis (रिसेसस सैक्सिफार्मिस)- पुटाकार गर्तिका या विदर या गड्ढा

1427. Rectoscope (रेक्टोसकोप) - मलाशय-दर्शी (उपकरण), रेक्टोसकोप

1428. Recto-vesical (रेक्टोवेसिकल) - मलाशय तथा मूत्राशय संबंधी

Recto-vesical pouch (रेक्टोवेसिकल पाउच) - मलाशय-मूत्राशय थैली

1429. Recto-uterine pouch of Douglas (रेक्टो-यूटरिन पाउच ऑफ डगलस)

- डगलस की मलाशय-गर्भाशय थैली

[डगलस, जेम्स (Douglas, James) स्काटलैण्ड का शरीर-रचना तथा शरीर-क्रिया विज्ञानी (Scottish antomist and physiologist) था। उसने सर्वप्रथम सन् 1707 ई० में मलाशय-गर्भाशय थैली का उल्लेख किया था। अत: इस थैली को डगलस की मलाशय-गर्भाशय थैली कहते हैं।

1430. Rectitis (रेक्टाइटिस) - मलाशय शोथ

1431. Rectus (रेक्टस) - सीधी पेशी या ऋजु-पेशी, रेक्टस

Rectus femoris (रेक्टस फेमोरिस) - उरु (या जघन) की ऋजु-पेशी

1432. Red blood cell or corpuscle - RBC (रेड ब्लड सेल या कॉर्पसल) - लाल रक्त कोशिका या कणिका, लोहिताणु

1433. Reflex action (रिफ्लेक्स ऐक्शन) - प्रतिवर्ती क्रिया, प्रतिवर्त

Reflex nerve impulse (रिफ्लेक्स नर्व इम्पल्स) - प्रतिवर्त तंत्रिका-प्रणोद

Reflex stimulation (रिफ्लेक्स स्टिम्यूलेशन) - प्रतिवर्त उद्दीपन

1434. Regurgitate (रिगर्जिटेट) - उल्टा बहना, उगलना

Regurgitation (रिगर्जिटेशन) - प्रत्यावहन, उद्‌गिरण, प्रतिक्षेपन

1435. Reflux (रिफ्लक्स)- प्रतिवाह, अधोवाह

1436. Relic (रेलिक)- स्मृति-शेष, अवशेष

1437. Recurrent laryngeal branch (रेकरेन्ट लैरिन्जीअल

ब्रांच) - आवर्ती कण्ठय शाखा

1438. Rarefaction (रिअरिफैक्शन)- विरलन, विरलता, विरलीकरण

1439. Radiation sickness (रेडिएशन सिकनेस)- रेडियोधर्मी रोग

1440. Regenerate (रिजेनरिट)- पुन:उत्पन्न (पुन:उत्पत्ति) करना

Regeneration (रिजेनरेशन)- पुन:उत्पत्ति, पुन:उद्भव, पुन:उत्पादन

1441. Regulate (रेग्यूलेट)- व्यवस्थित (या समंजित, नियंत्रित) करना, नियमित करना

Regulation (रेग्युलेशन)- व्यवस्थापन, सभंजन, नियंत्रण

REM sleep (स्लीप)- तीव्र नेत्र गति निद्रा (Rapid eye movement = REM)

1442. REM = Rapid eye movement (रैपिड आइ मुवमेंट)- नेत्र की तीव्र गति, तीव्र नेत्र-संचलन

1443. Renal (रीनल)- वृक्क (Kedneys) संबंधी, वृक्कीय, वृक्क- Renal artery (रीनल आर्टरि)- वृक्क-धमनी, वृक्कीय धमनी

Renal calculus (रीनल कैलक्युलस)- वृक्कीय अश्मरी या पथरी

Renal capsule (रीनल कैप्स्यूल)- वृक्क-पुटी

Renal corpuscle (रीनल कॉर्पसल)- वृक्क-कणिका [वृक्क के नेफ्रोन का एक भाग (नेफ्रोन वृक्क की सूक्ष्म संरचना है।)]

Renal colic (रीनल कोलिक) - वृक्की शूल

Renal cortex (रीनल कॉर्टेक्स) - वृक्क की प्रांतस्था (बाह्य आवरण)

Renal disease (रीनल डिजीज) - वृक्क संबंधी रोग, वृक्कीय रोग

Renal medulla (रीनल मेडुला) - वृक्क की अंतस्था

Renal pelvis (रीनल पेल्विस) - वृक्क-श्रोणि

Renal sinus (रीनल साइनस) - वृक्क-खातिका

Renal threshold (रीनल थ्रेशोल्ड) - वृक्कीय प्रभाव-सीमा

Renal transplantation (रीनल ट्रेन्सप्लान्टेशन) - वृक्क का प्रतिरोपण या आरोपन

Renal tubule (रीनल टयूब्यूल) or uriniferous tubule (यूरिनिफेरस टयूब्यूल) - वृक्क-नलिका (नेफ्रोन का एक भाग)

Renal failure (रीनल फेल्योर) - वृक्क-कार्य की असफलता

1444. Renin (रेनिन) - रेनिन-एक वृक्क-किण्वक (Enzyme secreted by kidney) - यह किण्वक शरीर में सोडियम (Na) की क्षति को रोकता है तथा रक्त-चाप (B.P.) को भी प्रभावित करता है।

Renin-angiotensin system (रेनिन-ऐन्जिओटेन्सिन सिस्टम) - रेनिन-अतिरक्तदाब (ऐन्जिओटेन्सिन) तंत्र

1445. Rennin (रेनीन) - रेनीन-आमाशय का एक किण्वक (Gastric enzyme) - यह किण्वक आमाशय में दूध को थक्का बनाता है।

1446. Reproduce (रीप्रोडयूस) - प्रजनन (या जनन या उत्पन्न) करना

Reproduction (रीप्रोडक्शन) - प्रजनन, जनन संतानोत्पत्ति

Reproductive (रीप्रोडक्टिव) - प्रजननीय, प्रजनक-, जननीय, जनन-, प्रजनक, उत्पादक

Reproductivity (रीप्रोडक्टिविटि) - प्रजननशीलता

Reproductive organ (रीप्रोडक्टिव ऑर्गन) - प्रजनन (या जनन)-अंग

Reproductive system (रीप्रोडक्टिव सिस्टम) - प्रजनन (या जनन)-तंत्र

Reproductive tract (रीप्रोडक्टिव ट्रैक्ट) - प्रजनन (या जनन)-क्षेत्र

Resilience (रिजिलिएन्स) - प्रतिस्कंदन (उत्थानशक्ति), लोच

1447. Resorption (रिसॉपर्शन) - अवशोषण, पुन:ग्रहण या पुन:शोषण

1448. Respiration (रेस्पिरेशन) - श्वसन (इसकी क्रिया Respire - रिस्पायर - सांस लेना)

Respiratory (रेस्पिरेटरि) - श्वसन संबंधी, श्वसन-

Respiratory system (रेस्पिरेटरि सिस्टम) - श्वसन-तंत्र

Respiratory rhythm generator (रेस्पिरेटरि रिदम

जेनरेटर) - श्वसन-लय उत्पादक

1449. Reservoir (रेजरवॉयर) - हौज, कुण्ड, जलाशय, द्रव-भण्डार

1450. Resonance (रेजोनेन्स) - अनुकम्पन, प्रतिध्वनि, संस्पंदन

1451. Rete testis (रेटे टेस्टिस) - वाहिका-जालिका

Testis (टेस्टिस) का बहुवचन Testes टेस्टेस है।

1452. Reticle (रेटिकल) - जालिका, जाली

Reticular (रेटिक्यूलर) - जालवत्, जालिका-, जाल-

Reticular fibre (रेटिक्यूलर फाइबर) - जालिका-रेशा

Reticular formation (रेटिक्यूलर फॉर्मेशन) - जालिका-निर्माण

Reticular tissue (रेटिक्यूलर टिशू) - जालिका-ऊतक

Reticulin (रेटिक्युलिन) - रिटिक्युलिन-रेशेदार प्रोटीन (जो जालिका रेशे का सर्वाधिक महत्वपूर्ण अवयव है।)

Reticular activating system - RAS (रेक्टियूलर ऐटिवेटिंग सिस्टम) - जालिका-उत्प्रेरण तंत्र

1453. Retina (रेटिना) - दृष्टि पटल

Retinal artery (रेटिनल आर्टरि) - दृष्टिपटल-धमनी

Retinaculum (रेटिनाक्युलम) - परिवाहक, रेटिनाकुलम, उपबंधनी

Retinitis (रेटिनाइटिस) - दृष्टिपटल-शोथ

1454. Retinol (रेटिनोल) - विटामिन A को रेटिनोल कहा जाता है।

1455. Retroactive (रिट्रोऐक्टिव) - पृष्ठोन्मुख, पूर्वव्यापी, पूर्वप्रभावी

Retroactive process (रिट्रोऐक्टिव प्रोसेस) - पृष्ठोन्मुख क्रिया, पूर्वप्रभावी क्रिया या प्रक्रिया

Retrobulbar (रिट्रोबल्बर) - नेत्रगोलक पश्ची

Retrobulbar neuritis (रिट्रोबल्बर न्यूराइटिस) - नेत्र-तंत्रिका शोथ (नेत्रगोलक पश्ची तंत्रिका-शोथ)

Retro-lentiform part (रिट्रोलेन्टिफॉर्म पार्ट) -पश्च मसूकार भाग

Retrograde Pyelogram (रिट्रो पाइएलोग्राम) - प्रतिभागी एक्स-किरण (X-ray) का चित्र या आलेख

Retroversion (रिट्रोवर्शन) - पश्चनमन, पश्चनति

Retroverted (रिट्रोवर्टिड) - पश्चनत

1456. Reuptake (रिअपटेक) - पुन:उद्ग्रहण (करना)

1457. Rh=Rhesus (रीसस) - लघुपुच्छ बानर

Rh factor (आरएच फैक्टर) - रक्त-समूह का एक अवयव, लोहिताणुओं (Red blood cels) में प्रतिजनन (antigen-ऐन्टिजेन)। प्रतिजन (ऐन्टिजेन) शरीर में जीवाणु (Germ) या वाइरस (Virus) से लड़ने के लिए प्रतिरक्षी (Antibody) के रूप में कार्य करता है।

Rh-Negative (आरएच निगेटिव) - रक्त के लोहिताणुओं में प्रतिजनों (Rh-factor) की अनुपस्थिति

Rh-Positive (आरएच पॉजिटिव) - रक्त के लोहिताणुओं में प्रतिजनों (Rh-factor) की उपस्थिति

1458. Rhinen-encephalon (राइनेन एनकेफैलोन) - ध्राण-मस्तिष्क

Rhomb encephalon (रॉम या रॉम्ब एनकेफैलोन) - समचुर्भुज प्रमस्तिष्क या मस्तिष्क

Rhodopsin (रोडोप्सिन), or visual purple (विजुअल पर्पल) - पाटल वर्ण

Rhomboid (रॉम्बॉइड)- समचतुर्भुज फलक।

Rhomboideus (रॉम्बॉइडिअस) - पीठ के ऊपरी भाग की पेशी

1459. Rhythm (रिदम) - लय, ताल, स्पंद-लय

Rhythmic (रिदमिक) - स्पंद-लयात्मक

Rhythmic contraction (रिदमिक कान्ट्रेक्शन) - स्पंद-लयात्मक संकुचन

Rhythmic control (रिदमिक कन्ट्रोल) - स्पंद-लयात्मक नियंत्रण

1460. Rheumatism (रुउमैटिज्म) - गठिया, संधिवात, आमवात

Rheumatoid (रुमैटॉइड) - गठियाग्रस्त, गठिया का

Rheumatoid (or rheumatic) patient (रुमैटॉइड या रुमैटिक पेशन्ट)

- गठियाग्रस्त, (या गठिया का) या आमवातिक या संधिवातीय रोगी

Rheumatoid arthritis (रुमैटॉइड आर्थ्राइटिस)- दर्दनाक संधि के साथ गठिया या चिरकालिक गठिया

1461. Rib (रिब) - पर्शुका, पसली

Ribonucleic acid - RNA (राइबोन्यूक्लीइक ऐसिड)-राइबोन्यूलीइक अम्ल - यह अम्ल सभी कोशिकाओं (cells) में रहता है जो DNA (Deoxyribonucleic acid-डिऑक्सी राइबोन्यूक्लीइक एसिड) से संकेती सूचना लेता है और उसे विशिष्ट किण्वकों (Specific enzymes) तथा प्रोटीनों में परिवर्तित करता है।

Riboflavin (राइबोफ्लेविन) - विटामिन B_2

Ribosome (राइबोसोम) - राइबोसोम शर्करा (Sugar) का एक रूप है जो RNA (राइबोन्यूक्लीइक ऐसिड) में पाया जाता है।

1462. Rickets (रिकेट्स) - सुखण्डी या सूखा रोग - Rachitis (रैकाइटिस)

1463. Rignworm (रिंगवर्म) - दाद, दद्रु (एक चर्मरोग)

1464. Ridge (रिज) - उद्रेख, शिखर (अस्थि या अंग की सतह पर एक वर्धित भाग)

1465. Right h(a)emonymous hemianopia (राइट हेमोनिमस हेमिऐनोपिआ) - रक्त-अर्धांध, रक्त-अर्धदृष्टि

1466. Rim (रिम) - किराना, घेरा

1467. Ring finger (रिंग फिंगर) - अनामिका (चौथी अंगुली-अंगूठा से आरम्भ करके)

1468. Rodent ulcer (रोडेन्ट अल्सर) - कृंतक फोड़ा, चेहरा पर घातक अर्बुद

1469. Root (रुट) or radix (रैडिक्स) - मूल, आरम्भ बिन्दु या क्षेत्र

Root canal (रुट कनैल)- मूलनली (दाँत के मूलाधार की नली जिससे होकर तंत्रिकाएँ nerves तथा रक्त वाहिकाएँ - Blood-vessles गुजरती हैं।)

1470. Rotation (रोटेशन) - घूर्णन, परिक्रमण, घुमाव

1471. Rudimentary (रुडिमेन्टरि) - अल्पविकसित, आद्य (या प्राथमिक) रूप

1472. Ruga (रुगा) - झुर्री, वली या वलि

1473. Rupture (रप्चर) - फटना, फूटना, फोड़ना, फूटन, फटन

Ruptured spleen (रप्चर स्पलीन) - फटी (या भंजित) प्लीहा

1474. Ripening (राइपनिंग) = परिपक्वन, पक्वन

S (एस)

1475. Sac (सैक) - थैली

Amniotic sac (सैक) - उल्वी थैली

Hernial sac (हर्निअल सैक) - वर्ध्म (अंत्रवृद्धिया हर्निआ) थैली

Pericardial sac (पेरिकार्डियल सैक) - परिहृद-थैली

1476. Saccharide (सैकैराइड) - सैकैराइड-कार्बोहाइड्रेट का रूप

Mono and Disaccharide (मोनो एण्ड डाइसैकैराइड) - एकल और द्वि सैकैराइड-ग्लूकोस (Glucose)

Poly saccharide (पॉली सैकैराइड) - बहु - सैकैराइड-ग्लाइकोजेन (Glycogen) जो स्टार्च (श्वेतसार) का एक रूप है।

1477. Sacrum (सैक्रम) - त्रिकास्थि (इसका बहुवचन Sacra सैक्रा है।)

Sacral (सैक्रल) - त्रिकास्थि संबंधी, त्रिकास्थि-, त्रिक

Sacral foramina (सैक्रल फोरामिना) - त्रिकास्थि-रंध्रें {Foramina का एकवचन Foramen-फोरामेन है।}

Sacral nerve (सैक्रल नर्व) - त्रिक-तंत्रिका

Sacral plexus (सैक्रल प्लेक्सस) - त्रिक-जालिका (यह जालिका श्रोणि-Pelvis के अंदर तंत्रिकाओं का समूह है जो नितम्बों को तंत्रिकाओं की आपूर्ति करती है।)

Sacral vertebrae (सैक्रल वर्टिब्री) - त्रिक-कशेरुकाएँ (मेरुदण्ड-spine के निचले भाग में 5 कशेरुकाएँ आपस में मिलकर त्रिकास्थि-sacrum का निर्माण करती है।)

1478. Sacro-iliac joint (सैक्रो-इलिऐक ज्वाइंट) - त्रिकास्थि-श्रोणि संधि

Sacro-pelvic surface (सैक्रो-इलिऐक सर्फेस) - त्रिकास्थि-श्रोणि सतह

1479. Saccular gland (सैकयूलर ग्लैन्ड) - थैलारुप (पुटसमान) ग्रन्थि

1480. Sagittal (सैजिटल) - सममितार्धी (समान माप का अर्धक)

Sagittal plane (सैजिटल प्लेन) or median plane (मीडियन प्लेन) - सममितार्धी तल

Sagittal section (सैजिटल सेक्शन) - सममितार्धी (या पार्श्विक) खण्ड

Sagittal sinus (सैजिटल साइनस) - सममितार्धी खातिका

Sagittal sulcus (सैजिटल सल्कस) - सममितार्धी विदर

Sagittal suture (सैजिटल स्यूचर) - सममितार्धी सीवन

1481. Saliva (सलाइवा) - लार, लाला

Salivary gland (सेलिवरि ग्लैन्ड) - लाला-ग्रन्थि, लार-ग्रन्थि

1482. Salmonella (साल्मोनेला) - विषाक्त कीटाणुओं का वंश

1483. Salpingitis (सैल्पिन्गाइटिस) - डिम्ब वाहिनी शोथ

1484. Saphenous nerve (सैफीनस नर्व) - सतही तंत्रिका (यह तंत्रिका उरु-तंत्रिका-Femoral nerve की एक शाखा है. जो पैर के निचले भाग की त्वचा में संवेदी-तंत्रिकाओं-sensory nerves के साथ मिलती है।)

Saphenous vein (सैफीनस वेन) - सतही शिरा

1485. Sarcolemma (सार्कोलेमा) - पेशी-रेशे की प्रतिवेशी झिल्ली

1486. Sarcomere (सार्कोमीअर) - पेशी-रेशेक में तन्तु (Filament in myofibril) - पेशी के दो रेशों के बीच रिक्त-स्थान

1487. Sarcoplasm (सार्कोप्लैज्म) or myoplasm (माइओप्लैज्म) - पेशी का कोशिंका-द्रव्य (Cytoplasm)

1488. Sarcoplasmic reticulum (सार्कोप्लैज्मिक रीटिकयूलम) - पेशी-जीवद्रव्य जालिका

1489. Sartorius (सार्टोरिअस) - दीर्घतम पेशी (जो अग्रश्रोणीय मेरुदण्ड-Anterior iliac spine से आरम्भ होकर उरु (Thigh) को पार करती हुई नीचे अंतर्जंघिका-Tibia तक जाती है।

1490. Satiety centre (सटाइटि सेन्टर) - परितृप्ति केन्द्र

1491. Saturation (सैचुरेशन) - संतृप्ति, संतृप्तता

1492. Sap (सैप) - रस (निकालन), सार

1493. Scabies (स्केबीज) - खाज, खुजली, खारिश

Scurby (स्कर्बी) - स्कर्वी (एक रोग जो विटामिन C की कमी के कारण होता है।)

1494. Scalene (स्केलीन) or scalenus (स्केलीनस)- विषमिका, त्रिकोर पेशी

- (ग्रीवा में पेशियों के समूह की एक पेशी जो ग्रीवा को आगे की ओर तथा इधर उधर झुकाती है।),

Scalene tubercle (स्केलीन टयूबर्कल) - त्रिकोर गुलिका

1495. Scanning speech (स्कैनिंग स्पीच) - दोषपूर्ण कथन या बोली

1496. Scaphoid (स्कैफॉइड) or scaphoid bone (स्कैफॉइड बोन) - नौकाभास्थि (कलाई में आठ अस्थियों में एक अस्थि)

1496. Scapula (स्कैप्युला) - स्कंधास्थि, अंसफलक

1497. Scaly (स्केली) - पपड़ीदार, शल्की

1498. Scalp (स्कैल्प) - शिरोवल्क, सिर की खाल

1499. Sciatica (साइऐटिका) - गृध्रसी, साइऐटिका, नितम्ब के पास दर्द (Sciatic pain साइऐटिक पेन)

Sciatic foramen (साइऐटिक फोरामेन) - नितम्ब-रंध्र

Sciatic nerve (साइऐटिक नर्व) - नितम्ब-तंत्रिका

1500. Sclera (स्क्लीरा) - श्वेतपटल (नेत्र गोलक का सख्त सफेद आवरण) जिसे Sclerotic coat - स्क्लीरोटिक कोट भी कहा जाता है।

1501. Scoliosis (स्कॉलिओसिस) - (मेरुदण्ड की) पार्श्वकुब्जता

1502. Scrotum (स्क्रोटम) - अण्ड-कोश, वृषण-कोष, फोता

Scrotal raphe (स्क्रोटल रेफी) - अण्डकोशीय सीवनी या संधिरेखा

1502. Scratal skin (स्क्रेटल स्किन) - अण्डकोशीय त्वचा

1503. Sea-fish (सी फिश) - समुद्री मछली या मीन

1504. Sebaceous (सिबेशस) - वसामय

Sebaceous cyst (सिबेशस सिस्ट) - वसामय पुटी {जब वसामय ग्रन्थि अवरुद्ध हो जाती है तो इस पुटी (या कृमि-कोष) का निर्माण होता है।}

Sebaceous gland (सिबेशस ग्लैन्ड) - वसामय ग्रन्थि (त्वचा में यह ग्रन्थि होती है जो प्रत्येक रोम-गर्तया कूप-Hair follicle के तल पर तेलीय पदार्थ (सीबम-Sebum) का श्राव करती है।)

Sebum (सीबम) - त्वचा-वसा, सीबम (एक तेलीय पदार्थ जिससे त्वचा चिकनी रहती है)

Sebus (सीबस) - वसा या च्बर्बी।

Sebaceous duct (सिबेशस डक्ट) - वसा नलिका

1505. Secrete (सिक्रीट) - श्रावित (या निस्सारित) करना, श्राव करना

Secretin (सेक्रेटिन) - सेक्रेटिन-श्लेष्मा का एक हार्मोन (जिसे ग्रहणी या लघ्वांत्राग्र -Duadenum श्रावित करता है। यह हार्मोन अग्नाशयी रस-Pancreatic juice के निर्माण को प्रेरित करता है।)

Secretion (सिक्रीशन) - श्राव, श्रवण, श्रावण

Secretory (सिक्रीटरि) - श्रावी, श्रावक, श्राव-

Secretory acini (सिक्रीटरि एसिनाइ) - श्रावी गुच्छों की कोशिकाएँ

(Acini का एकवचन -singular है - Acinus एसिनस)

Secreting coil (सिक्रीटिन कॉइल) - श्रावी (या श्रावणशील) लच्छा

1505. Sedative medicine (सिडेटिव मेडिसिन) - अवसादक औषधि या दवा

1506. Sedentary worker (सेडेन्टरि वर्कर) - आसीन कार्यकर्ता - बैठकर कार्य करने वाला व्यक्ति

1507. Sella turnica (सेला तुर्कीसा) - पीयूषिका खात or pituitary fossa (पिट्यूटरि फोसा)

1508. Semen (सीमेन) - वीर्य, शुक्र

Semenal vesicle (सीमिनल वेसिकल) - वीर्य-कोश, अण्डाशय

1509. Semi (सेमि) - अर्ध, आधा

Semicircular (सेमिसर्क्युलर) - अर्धवृत्ताकार, अर्धवर्तुल

Semiconscious (सेमिकॉन्शस)- अर्ध चेतन

Semilunar (सेमिलूनर)- अर्धचन्द्राकार, अर्धचन्द्र

Semimembranosus (सेमिमेम्ब्रनोसस)- अर्ध-झिल्ली

Semisolid mass (सेमिसॉलिड मैस)- अर्ध-ठोस पिण्ड या द्रव्य

(अर्ध-ठोस का अर्थ है-आधा ठोस और आधा द्रव)

Semitendinosus (सेमिटेन्डिनोसस)- अर्ध-कंडरा

Semitranslucent (सेमिट्रैन्स्लूसेन्ट)- अर्ध पारभासी

1510. Seminiferous tubule (सीमिनिफेरस टयूब्यूल) - वीर्य-वाहक नलिका

1511. Sense (सेन्स)- संवेद, चेतना, बोध

Sensation (सेन्सेशन)- संवेदन

Sense of hearing (सेन्स ऑफ हिअरिंग)- श्रवण-संवेद

Sense of sight (सेन्स ऑफ साइट)- दृष्टि-संवेद

Sense of smell (सेन्स ऑफ स्मेल)- गंध-संवेद

Sense of test (सेन्स ऑफ टेस्ट)- स्वाद-संवेद

Sensory (सेन्सॅरि) - संवेदी, संवेदिक, संवेदक

Sensory nerve (सेन्सॅरि नर्व)- संवेदी-तंत्रिका

Sensory nerve fibre (सेन्सॅरि नर्व फाइबर). - संवेदी-तंत्रिका-रेशा

Sensory neuron (सेन्सॅरि न्यूरॉन)- संवेदी तंत्रिका-कोशिका

Sensory reseptor (सेन्सॅरि रिसेप्टर)- संवेदी ग्राही या अभिग्राहक

Sense or sensory organ (सेन्स या सेन्सॅरि ऑर्गन) - संवेदांग, ज्ञानेन्द्रिय

1512. Septum (सेप्टम)- पट, सेप्टम

Septum pellucidum (सेप्टम पेल्युसिडम)- पारभासी पट

1513. Septicaemia (सेप्टिकीमिआ) - रक्त विषायन, पूतिजीवरक्तता, विषाक्त रक्तता

1514. Serrates (सेरेट) or serriform (सेरिफॉर्म)- क्रकची, दन्तुर दांतेदार (बनाना)

Serratus (सिरैटस) - क्रकची-पेशी, क्रकाचिनी, दाँतेदार पेशी, दंतुर पेशी

Serratus anterior (सिरैटस ऐन्टीरिअर) - क्रकाचिनी-अग्र, अग्रदंतुक-पेशी

1515. Sesmoid (सेसमॉइड) or sesamoid bone (सेसमॉइड बोन)- वर्तुलिका या वर्तुलिकास्थि

1516. Sex (सेक्स) - लिंग, यौन, कामुकता, कामवासना, रत्यात्मकता, सेक्स

Sex-cell (सेक्स सेल) - लिंग (या यौन)- कोशिका

Sex-chromosome (सेक्स क्रोमोसोम)- लिंग-गुणसूत्र या क्रोमोसोम

Sex-determination (सेक्स डिटर्मिनेशन)- लिंग निर्धारण

Sex-hormone (सेक्स हार्मोन)- लिंग-हार्मोन या यौन-हार्मोन

Sexology (सेक्सोलॉजि)- यौन विज्ञान, यौनिकी

Sexual (सेक्शुअल)- लैंगिक, लिंग-, यौन-, यौन

Sexual act (सेक्शुअल एक्ट) or sexual intercourse (सेक्शुअल इन्टरकोर्स) - यौन (या संभोग) क्रिया, मैथुन-क्रिया

Sexual organs (सेक्शुअल ऑर्गन्स) - जननेन्द्रियाँ

Sexual reproduction (सेक्शुअल रिप्रोडक्शन) - लिंग-प्रजनन। इसमें दो व्यक्तियों (एक पुरुष और एक महिला) के युग्मक (Gametes - गैमीट्स) आपस में मिलते (Fuse) या निषेचित होते हैं।

Secondary sexual characteristics (सेकण्डरि सेक्शुअल कैरिक्टरिस्टिक्स)- द्वितीयक लैंगिक (यौन) लक्षण

1517. Shaft (शाफ्ट) - दण्ड (डंडा), स्तम्भ, काण्ड, उद्धर्षी (साधा) शिश्न का मुख, केन्द्रीय खण्ड (Main central section of erect penis)

1518. Shaking (शेकिन्ग) - कँपकँपी

Shallowness (शैलोनेस) - उथलापन, छिछलापन

1519. Shivering (शिवरिन्ग) - सिहरन

1520. Shell (शेल) - शंख, शुक्ति

1521. Sheath (शीथ) - आवरण, छादन

1522. Shoulder (शोल्डर) - स्कंध, अंस, कंधा

Shoulder blade (शोल्डर ब्लेड) - अंस फलक, स्कंधास्थि (Scapula)

Shoulder bone (शोल्डर बोन) - स्कंधास्थि

Shoulder (or pectoral) girdle (शोल्डर या पेक्टोरल गर्डल)- अंस मेखला

Shoulder joint (शोल्डर ज्वाइंट)- अंस (या स्कंध) संधि

Shoulder knot (शोल्डर नॉट)- अंस (या स्कंध) ग्रन्थि, स्कंधिका

1523. Shuffling gait or walk (शफलिंग गेट या वाक) -पैर को घसीटकर चलना, पैर-रगड़न चाल (जैसा कि पारकिन्सन के रोग में होता है।)

1524. Sigh (साइ) - आह, आह भरना, ठंड़ी साँस (लेना), उच्छ्वास

1525. Sight (साइट) - दृष्टि, दृश्य, दर्शनीय स्थान, दर्शन

1526. Sigmoid (सिग्मॉइड) - सिग्मा (Σ - यूनानी - Greek वर्णमाला का 18 वाँ अक्षर) आकार, सिग्माय

Sigmoid or sigmoid colon (सिग्मॉइड कोलन) - or sigmoid flexure (सिग्मॉइड फ्लेक्सर) सिग्माभ वृहदांत्र, सिग्माभ आनति - यह वृहदांत्र (Colon or large intestine) का चतुर्थ खण्ड है जो मलाशय - (Rectum) से संयुक्त होता है।

Sigmoid sinus (सिग्मॉइड साइनस) - सिग्माभ (या अवग्रहांत्र) खातिका (या विदर)

1527. Signet (सिग्निट) - मुद्रा, मुहर

1528. Single celled (सिंग्ल सेल्ड) - एकल कोशिकीय

1529. Sinus (साइन्स) खातिका /

Sinusitis (साइनसाइटिस)= खातिका (या शिरानाल) शोथ

Sinusitis (साइनसॉइड) - शिरानालाभ

Sino-atrial node (साइनोऐट्रिअल नोड) - खातिका-अलिन्दीय ग्रन्थि or S-A node

1530. Skeleton (स्कलिटन) - कंकाल, अस्थि-पंजर

Skeletal (स्कैलिटल) - कंकाली, कंकाल

Skeletal muscle (स्कैलिटल मसल) or voluntary muscle (वॉलन्टिरि मसल) - कंकाली (स्वैच्छिक) पेशी

Skeletogenous (स्कैलिटोजीनस)- कंकाल-जनक

1531. Skene's glands (स्कैनेज ग्लैन्ड्स) - स्कैने की ग्रन्थियाँ (जो परा-मूत्र-मार्गीय ग्रन्थियाँ महिलाओं में होती हैं - Para-urethral glands)

[स्कैने, ऐलिग्जान्डर जॉन्सटन कैलमेर्स (Skene, Alexander Johnston Chalmers) अमेरिका का स्त्री-रोग विशेषज्ञ (1839-1900) था। उसने महिलाओं के परामूत्रीय मार्ग (Paraurethral) में उपस्थित ग्रन्थियों का उल्लेख 1880 ई० में किया था। अत: इन ग्रन्थियों को स्कैने की ग्रन्थियाँ कही जाती हैं। ये लघु ग्रन्थियाँ श्लेष्मल होती हैं।]

1532. Skew eyed (स्क्यू आइड) - घेंघा

1533. Skin (स्किन) - त्वचा, चर्म

Skin desease (स्किन डिजीज) - चर्म-रोग

Skin appandages (स्किन अपेन्डेजेज) - त्वचा-उपांगे

Skinny (स्किनी) - पतला, त्वचीय

1534. Skull (स्कल) - कपाल, खोपड़ी

Skull cap (स्कल कैप) - कपाल-टोपी, कपाल-छत्रक

1535. Sleep spindle (स्पीप स्पिंडल) - निद्रा-तर्कु या तकुआ

Sleep walking (स्लीप वाकिंग) or Somnambulism (सॉम्नैम्ब्यूलिज्म)- निद्राभ्रमण, निद्राचार (नींद में चलन)

1536. Slender (स्लेन्डर) - छरहरा, पतला-लम्बा

1537. Sludge (स्लज)- पंक, गाढा पदार्थ

1538. Sluggish (स्लगिस)- मंद, निस्तेज, सुस्त

1539. Sliding hiatus hernia (स्लाइडिंग हायटस हर्निया)- सरकवाँ (या सर्पी) प्रान्तराल अंत्रवृद्धि (या वर्ध्म, हर्निया)

1540. Slow wave sleep (स्लो वेव स्लीप)- मंद तरंग निद्रा

1541. Slurred voice (स्लर्ड वॉयस)- अस्पष्ट (उच्चारण का) स्वर

1542. Small intestine (स्मॉल इन्टेस्टिन)- लध्वांत्र

1543. Smell (स्मेल)- गंध

Sniffing (स्निफिंग)- सुड़कन (नापक से सुड़कना)

1544. Socket (साकिट)- कोटर, गर्तिका, कूप, साकेट

जैसे- Eye-socket (आई सॉकिट) - नेत्र-कोटर

1545. Soleus (सॉलियस)- पिण्डिका

1546. Soluble (सॉल्यूबल)- घुलनशील, विलयशील

Solute (सॉल्यूट)- विलेय, घुल्यपदार्थ

Solvent (सॉल्वेन्ट)- विलायक, घोलक

Solution (सॉल्यूशन)- घोल, विलयन

1547. Somatic (सोमैटिक)- कायिक, दैहिक

Somatic nerves (सोमैटिक नर्वज) - कायिक तंत्रिकाएँ (संवेदी और चालक तंत्रिकाएँ - Sensory and motor nerves जो कंकाल (या शरीर की) पेशियों को नियंत्रित करती हैं।

1548. Somatostatin (सोमैटोस्टैटिन) - सोमैटोस्टैटिन - यह अग्नाशय (Pancreas) का तृतीय हार्मोन है।

Somatotrophin (सोमैटोट्राफिन) or somatotrophic hormone (सोमैटोट्राफिक हार्मोन) - सोमैटोट्राफिन - एक वर्धक हार्मोन (Growth hormone) जिसे पीयूष ग्रन्थि (Pituitary gland) श्रावित करती है। यह हार्मोन दीर्घ अस्थियों की वृद्धि को उद्दीपित (या प्रेरित) करती है।

1549. Sound (साउन्ड) - ध्वनि, आवाज

Sound-wave (साउन्ड वेव) - ध्वनि-तरंग

1550. Spasm (स्पैज्म) - ऐंठन, जकड़, अतिसकुंचन, आकर्ष

Spasmodic (स्पैज्मोडिक) - आकर्षी, अनियमित, तरंगी, अतितान

Spasmodic pain (स्पैज्मोडिक पेन) - ऐंठन (तरंगी) दर्द

Spastic (स्पैस्टिक) or spasmodic - आकर्षी, अतितान

Spastic hemiplegia (स्पैस्टिक हेमिप्लेजिआ) - अतितान अर्धांगघात

Spastic paralysis (स्पैस्टिक परैलिसिस) - अतितान अंगघात या लकवा

Spastic paraplegia (स्पैस्टिक पैराप्लेजिआ) - अतितान अधरांग घात

Spastic torticollis (स्पैस्टिक टॉर्टिकॉलिस) - आकर्षी (या अतितान) मन्यास्तम्भ (मन्यास्तम्भ का अर्थ है - ग्रीवा की विकृति या विकलांगता के कारण सिर का एक ओर ऐंठन या मुड़ना)

1551. Specific gravity (स्पेसिफिक ग्रैविटि) - विशिष्ट गुरुत्व या घनत्व

1552. Spatial comprehension (स्पेशल कॉम्प्रिहेन्सन)- स्थानिक (या अवकाशिक) धारणा (या समक्ष)

1553. Sperm (स्पर्म) - शुक्राणु, शुक्र

Spermatic (स्पर्मैटिक) - शुक्र (या शुक्राणु) संबंधी, शुक्र

Spermatic artery (स्पर्मैटिक आर्टरि) - शुक्र-धमनी

Spermatic cord (स्पर्मैटिक कॉर्ड) - शुक्र-रज्जु

Spermaduct (स्पर्माडक्ट) or spermiduct (स्पर्मिडक्ट)- शुक्र-वाहिनी

Spermary (स्पर्मरि) or spermarium (स्पर्मैरियम)- शुक्र-ग्रन्थि

Spermatid (स्पर्मैटिड) - प्राक् शुक्राणु या "अपरिपक्व शुक्र कोशिका"

Spermatocyte (स्पर्मैटोसाइट) - शुक्राणु-कोशिका

Spermatogenesis (स्पर्मैटोजेनिसिस) - शुक्र (या शुक्राणु) जनन

Spermatogonium (स्पर्मैटोगोनिअम) - शुक्राणु जन (कोशिका जो शुक्राणु-कोशिका-spermatocyte का निर्माण करती है।) इसका बहुवचन spermatogonia (स्पर्मैटोगोनिआ) है।

Spermatorrhoea (स्पर्मैटोरिया) - शुक्र-पात, वीर्यपात,

वीर्य-स्खलन

Spermatozoon (स्पर्मैटोजून) or sperm - स्पर्मैटोजून का संक्षिप्त रूप स्पर्म है। जिसका अर्थ शुक्राणु है।

Spermatozoon का बहुवचन (Plural) spermatozoa स्पर्मैटोजोआ है।

1554. Sphenoid bone (स्फीनॉइड बोन) - जातुकास्थि (जातुक-अस्थि)

Sphenoidal sinus (स्फीनॉइडल साइनस) - जातुक-खातिका

1555. Sphincter (muscle) स्फिंक्टर (मसल) - अवरोधिनी (पेशी)

1556(A). Spine (स्पाइन) - मेरु-दण्ड, रीढ़, कंटक, शूल

Spinal (स्पाइनल) - मेरुदण्ड संबंधी, मेरु

Spinal column (स्पाइनल कॉलम) - मेरुदण्ड, रीढ़

Spinal cord (स्पाइनल कॉर्ड) - मेरुरज्जु, सुषम्ना

Spinal tumour (स्पाइनल ट्यूमर) - मेरु-अर्बुद

Spinatus (स्पाइनेटस) or spinous (स्पाइनस)- कंटकाकार, काँटेदार

Spinous ligament (स्पाइनस लिगामेंट) - कंटकाकार अस्थि-बंध, कंटक-बंधन

Spinothalamic tract (स्पाइनोथैल्मिक ट्रैक्ट) - सुषम्ना-चेतक क्षेत्र या पथ

Spinous process (स्पाइनस प्रोसेस) - कंटकाकार प्रवर्धक, कंटक-प्रवर्ध

1556(B). Spinach (स्पाइनैक) or spinage (स्पिनिज) - पालक (एक वनस्पति)

1557. Spindle (स्पिन्डल) - तर्कु, तकली, तकुआ, तकुआ-आकृति, तर्कुरुप

Spindleshaped (स्पिंडल शेप्ड) - तर्कुरूप, तकलीनुमा

Spindle fibre (स्पिन्डल फाइबर) - तर्कुरूप रेशा

1558. Spiral (स्पाइरल) - सर्पिल, कुण्डलित, पेंचदार, शुण्डाकार

Spiral ganglion (स्पाइरल गैंग्लिओन) - सर्पिल गुच्छिका

Spiral groove (स्पाइरल ग्रूव) - सर्पिल खाँच

Spiral organ (or organ of Corti) स्पाइरल आर्गन - सर्पिल अंग, कोर्टी का अंग

1559. Spleen (स्प्लीन) - प्लीहा, तिल्ली

Splenectomy (स्प्लेनेक्टॉमि) - प्लीहोच्छेदन, प्लीहा-उन्मूलन

Splenic (स्प्लेनिक) - प्लीहा संबंधी, प्लीहा

Splenic anaemia (स्प्लेनिक अनीमिआ) or Banti's syndrom (बैन्टि'ज सिन्ड्रोम) or Banti's desease (बैन्टि'ज डिजीज) - प्लीहा-रक्तक्षीणता या बैन्टी का संलक्षण या बैन्टी का रोग-[इसमें रोगी की प्लीहा में वृद्धि होता है, उच्चरक्तचाप होता है तथा यकृत में सूत्रणरोग (Cirrhosis - सिरोसिस) होने के कारण रक्त-श्राव होता है। इन लक्षणों (या रोग) का उल्लेख सर्वप्रथम बैन्टी, गुइडो (Banti [Guido) - 1853-1925, इटली का एक चिकित्सक ने किया था। अत: इसे बैंटी का संलक्षण या रोग कहा जाता है।]

Splenic flexure (स्प्लेनिक फ्लेक्सर) - प्लीहा-आननी, वृहदांत्र-मोड़- [जिसे अनुप्रस्थ वृहदांत्र (Transverse colon) मुड़कर अवरोही वृहदांत्र (Descending colon) के साथ मिल जाता है।]

Splenitis (स्प्लेनाइटिस) - प्लीहा शोथ

Splenius capitis (स्प्लेनिअस कैपिटिस) - प्लीहा-किरीट (या श्रृंग)

1560. Splint (स्प्लिंट) - खपची (बांधना)।

Splint bone (स्प्लिन्ट बोन) - बेर-हड्डी

1561. Sprain (स्प्रेन) - मोच, मुचड़ना

Sprained ankled (स्प्रेन्ड ऐन्कल्ड) - मोचदार टखना या गुल्फ

1562. Stain (स्टेन) - अभिरंजन (करना), अभिरंजक, रंगना, धब्बा (डालना)

Stained (स्टेन्ड) - अभिरंजित, धब्बादार

Staining (स्टेनिंग) - अभिरंजन, रंजन

1563. Stasis (स्टेसिस) - (द्रव या रक्त प्रवाह में) अवरोध, परिवहन-रोध, गतिहीनता

1564. Starch (स्टार्च) - श्वेतसार, स्टार्च, माँड़ी

1565. Starvation (स्टार्वेशन) - भूखमरी, क्षुधा, अतृप्ति

1566. Stenses's duct (स्टेन्सन'स डक्ट) - स्टेन्सन की नलिका या वाहिनी [निकोलस, स्टेन्शन (Nicholous, Stensen) डेनमार्क का शरीर-रचना विज्ञानी (Danish anatomist)

था जिसने सन् 1661 ई. में उस नलिका (या वाहिनी) का सर्वप्रथम उल्लेख किया था जो लार (या लाला) को कर्णमूल ग्रन्थि (Parotid gland) से ले जाती है। अत: इसे स्टेन्सन की नलिका कहते हैं।]

1567. Stenosis (स्टेनोसिस) - कब्ज, संकीर्णता, स्टेनोसिस (एक रोग)

1568. Sterile (स्टेराइल) - रोगाणुरहित, बांझ या बंध्य (महिला), अप्रजायी (वीर्य)

Sterility (स्टर्लिटि) - बांझपन (महिला), अप्रजायिता (पुरुष), रोगाणुहीनता

Sterilisation (स्टेरिलाइजेशन) - रोगाणुनाशन, वंध्यीकरण विसंक्रमण, निष्कीटन

Sterilise (स्टेरिलाइज) - बांझ या बंध्य बनाना, रोगाणु (या जीवाणु) हीन करना

Sterilised (स्टेरिलाइज्ड) - वंध्यीकृत, निष्कीटित, विसंक्रमित

Steriliser (स्टेरिलाइजर) - विसंक्रामक यंत्र, निष्कीटक

1569. Sternum (स्टर्नम) - उरोस्थि (उरु+अस्थि)-Breast bone)

Sternal (स्टर्नल) - उरोस्थि संबंधी, उरोस्थि-, उरु-अधरकीय, अधरक-

Sternal angle (स्टर्नल ऐन्गल) - अधरक कोण (अस्थि का शिखर जहाँ उरोस्थिमुष्ठि - Manubrium उरोस्थि के पिण्ड-Body of sternum के साथ संयोजित होता है।)

Sternal puncture (स्टर्नल पंक्चर) - उरोस्थि-छेदन या वेधन

1570. Sterno-cleido-mastoid muscle (स्टर्नो-क्लिडो-मैस्टॉइड मसल)- उर्विका-जत्रुक-स्तनाभ पेशी

1571. Sterno-deltoid muscle (स्टर्नो-डेल्टॉइड मसल)-उरु-त्रिकोणिका, उरु-त्रिकोर पेशी

1572. Sterno-hyoid muscle (स्टर्नो-हाइऑइड मसल)-उरु-कण्ठिका पेशी

1573. Sterno-mastoid muscle (स्टर्नो-मैस्टॉइड मसल)-उरोस्थि-स्तनाभ पेशी

1574. Sterno-clavicular muscle (स्टर्नो-क्लैविक्युलर मसल) - उरोस्थि-जत्रुक पेशी

Sterno-clavicular joint (स्टर्नो-क्लैविक्युलर ज्वाइंट)-उरोस्थि-जत्रुक संधि

1575. Steatorrhoea (स्टीऐटोरीया) - वसोत्सर्ग-यह एक रोग है जिसमें वसा का उत्सर्जन मल के साथ होता है।

1576. Sterocobilin (स्टेरोकोबिलिन) - भूरा रंजक (जो मल - Faeces को रंगीन बनाता है।) को स्टोरोकोबिलिन कहते हैं।

1577. Sterol (स्टेरॉल) - स्टेरॉल-यह एक अघुलनशील रासायनिक यौगिक है जो शरीर की क्रिया को प्रभावित करता है। यह स्टीरॉइड ऐल्कोहल समूह का सदस्य है। जैसे - कोलेस्ट्रॉल (Cholesterol)

1578. Steroid (स्टेरॉइड) - स्टेरॉइड-यह एक रासायनिक पदार्थ है जिसमें कुछ हार्मोनों, जैसे-यौन हार्मोन, अधिवृक्क हार्मोन (Sex and adrenal hormones), तथा पित्त-अम्ल (Bile acids) आदि रहते हैं। इसे शरीर की शक्ति को बढ़ाने में विशेषकर खिलाड़ियों के लिए) काम में लाया जाता है। आजकल इसके प्रयोग को वर्जित कर दिया गया है।

1579. Steroid therapy (स्टेरॉइड थेरैपि) - स्टेरॉइड-चिकित्सा

1580. Stereoscope (स्टीरिओस्कोप) - त्रिविमदर्शी, स्टीरिओस्कोप

Stereoscopic depth (स्टीरिओस्कोपिक डेप्थ)- त्रिविम सघनता या गहनता

1581. Stethoscope (स्टेथोस्कोप) - परिश्रावक, स्टेथोस्कोप

Stethoscopic sound (स्टेथोस्कोपिक साउंड) - परिश्रावक ध्वनि

1582. Sticky (स्टिकि) - चिपचिपा, लसलसा, स्टिकि

Sticky eye (स्टिकि आइ) - चिपचिपा नेत्र (नेत्र श्लेष्मला या कंजंक्टिविटीस - conjunctivities की स्थिति में चिपचिपा नेत्र होता है।)

1583. Stiffness (स्टिफनेस) - कड़ापन, अकड़न

Stiffness of neck (स्टिफनेस ऑफ नेक) - ग्रीवा में अकड़न या कड़ापन- इसके कारण ग्रीवा को घुमाने या चालित करने में दर्द होता है।

1584. Stimulate (स्टिम्यूलेट) - उद्दीपित (या उत्तेजित) करना

Stimulus (स्टिम्यूलस) - उद्दीपक

(इसका बहुवचन Stimuli - स्टिम्यूलि है।)

1585. Stinger (स्टिंगर) - दंशक (कीड़ा, कीट या जीव)

1586. Stirrup (स्टिरप) or stapes (स्टेपीज) - रकाब, मध्यकर्ण की तीन अस्थिकाओं - Ossicles में से एक अस्थिका, मध्यकर्ण-अस्थिका

1587. Stomach (स्टॉमक) - उदर, आमाशय, जठर, पेट

1588. Stratify (स्ट्रैटिफाइ) - स्तरण (या स्तरीकरण) करना

Stratified (स्ट्रैटिफाइड) - स्तरित

Stratified squamous (or squamose) epithelium (स्ट्रैटिफाइड स्क्वैमस या स्क्वैमोस एपिथीलियम) - स्तरित शल्की उपकला

Stratification (स्ट्रैटिफिकेशन) - स्तरण, स्तर-विन्यास, स्तर

Stratum (स्ट्रेटम) - स्तर

1588. Strabismus (स्ट्रैबिस्मस) - भेंगा

1589. Stretching (स्ट्रेचिंग) - तनन, पसरन

1590. Striate (स्ट्राइइट) or striated (स्ट्राइएटिड)- धारीदार, रेखित

Striation (स्ट्राइएशन) - रेखांकण, रेखा, धारी

Striatum (स्ट्राइएटम) or striature (स्ट्राइएचर या स्ट्राइऐट्यूर)

- रेखांकण (Stria स्ट्राइआ या स्ट्राया - रेखा, धारी, खाँचा)

1591. Stroke value (स्ट्रोक वॉल्यूम) - प्रघातमान या मूल्य

1592. Stroma (स्ट्रोमा) - पीठिका, स्ट्रोमा

1593. Stye (स्टाइ) - गुहरी, स्टाइ - Hordeolum (होर्डिओलम)

1594. Structure (स्ट्रक्चर) - संरचना, बनावट

1595. Styloid (स्टाइलॉइड) - शर, नुकीला, नोकदार, शूकाभ

Styloid process (स्टाइलॉइड प्रॉसेस) - नुकीला प्रवर्धक, शूकाभप्रवर्ध

Stylopharyngeal (स्टाइलोफैरिन्जीअल) - नुकीला (या शर) ग्रसनी, शूकाभ ग्रसनी

1596. Strut (स्ट्रट) - टेक (लगाना), थाम, स्तम्भ

Weight bearing strut (वेट बेअरिंग स्ट्रट) - भार सहन टेक या स्तम्भ

1597. Styloglossus (Styloid + Glossa) (स्टाइलोग्लोसस) - जिह्वा-शूकाभ पेशी

1598. Stylopharyngeus (स्टाइलोफैरिन्जीअस) - शूकाभ-ग्रसनी पेशी

Stylohyoid (स्टाइलो-हाइऑइड) - शूकाभ कंठिका पेशी

1599. Striae gravidarum (स्ट्राइए ग्रैविडेरम) - गर्भ की धारियाँ - यह धारियाँ बाहरी त्वचा पर निकलती हैं। {Striae का एकवचन Stria- स्ट्राया}

1600. Sub-arachnoid (सब ऐरकनॉइड) - अवजालतानिका

Sub-arachnoid haemorrhage (सब ऐरकनॉइड हेमरिज)- अवजालतानिका का रक्तश्राव (प्रमस्तिष्क-मेरु द्रव में)

Sub-arachnoid space (सब ऐरकनॉइड स्पेस)- अवजालतानिका स्थान

1601. Subclavian (सबक्लेविअन) - अवजत्रुक, अधोजत्रुक

Subclavian artery (सबक्लेविअन आर्टरि) - अधोजत्रुक धमनी

Subcortical (सबकॉर्टिकल) - अधोप्रान्तस्था

Subcostal (सबकॉस्टल) - उपपर्शुक, उपपर्शुकी

Subcostal plane (सबकॉस्टल प्लेन) - उपपर्शुक तल {काल्पनिक सीधी रेखा जो उदर के आगे तथा पसलियों (Ribs-पर्शुकाओं) के नीचे खींची जाती है।}

Subcutaneous (सबक्यूटेनीअस) - अधो (या अव) त्वचीय, उपत्वचीय

Subcutaneous oedema (सबक्यूटेनीअस इडीमा)- अधोत्वचीय शोथ, उपत्वचीय शोथ

Subcutaneous tissue (सबक्यूटेनीअस टिशू)- अधोत्वचीय ऊतक (त्वचा के नीचे वसामय ऊतक)

Subdural (सबडयूरल) - {अवजालिका (Arachnoid) तथा दृढ़तानिका (Dura mater) के बीच} अधोदृढ़तानिका

Sublingual (सबलिंग्वल) - अधोजिह्वा (जीभ के नीचे)

Sublingual gland (सबलिंग्वल ग्लैन्ड) - अधोजिह्वा ग्रंथि

Submandibular gland (सबमैंडिब्यूलर ग्लैन्ड)- अधोहनु (या जबड़ा)-ग्रन्थि

Submucous coat (सबम्यूकस कोट) - अधोश्लेष्मल परत या आवरण

Subphrenic (सबफ्रेनिक) - अधोमध्यच्छद (Under diaphragm)

Subphrenic abscess (सबफ्रेनिक ऐब्सिस) - अधोमध्यच्छद फोड़ा

(मध्यच्छद या डायाफ्राम के नीचे घाव या फोड़ा)

Submucous resection - SMR (सबम्यूकस रिसेक्शन) - अधोश्लेष्मल उच्छेदन (नासिका-Nose में पट-septum से मुड़ी हुई उपास्थि-cartilage का शल्यक्रिया द्वारा उन्मूलन)

Subscapilaris muscle (सबस्कैपिलरिस मसल) - अधोस्कंध पेशी

Substantia gelatinosa (सब्सटैन्शिआ जिलेटिनोसा) - श्लेष्मक पदार्थ

Subtalor joint (सबटैलर ज्वाइंट) - अधो गुल्फ (या टखना) संधि

1602. **Succinic acid (सक्सिनिक एसिड) - सक्सिनिक अम्ल - [यह एथिलीन डाइकार्बोक्सिलिक अम्ल (Ethylene - dicarboxylic acid) है जिसका सूत्र $COOH(CH_2)_2COOH$ है। यह रंगहीन रवों (Crystals) के रुप में मिलता है। इसे तृणमणि या कहरुवा (Amber-ऐम्बर) का भंजक आसवन (Distriactive distilation) द्वारा तथा वसाओं (Fats) पर नाइट्रिक अम्ल (HNO_3) का प्रयोग करने पर प्राप्त किया जाता है। इसके अनेक लवणों का उपयोग औषध निर्माण में किया जाता है।]**

1603. **Succus (सक्सस) - (शरीर के किसी अंग द्वारा श्रावित) रस, ग्रन्थिश्राव इसका बहुवचन Succi- है।**

Succus entericus (सक्सस एन्टरिकस) - किण्वक-रस (इसका उत्पादन आन्त्र (Intestine) में होता है। यह रस पाचन-क्रिया में मदद करता है।) इसे आन्त्रीय हार्मोन रस - Intestinal hormone juice कहा जाता है।

1604. **Sulcus (सल्कस) - खातिका, विदर, खाँचा**

1605. **Superficial (स्यूपरफिशल) - सतही, आभासी**

Superficial fascia (स्यूपरफिशल फैशिया) - सतही प्रावरणी

Superficial vein (स्यूपरफिशल वेन) - सतही शिरा

Superficial lymphatic vessel (स्यूपरफिशल लिम्फैटिक वेसल)- सतही लसीका-वाहिनी

1606. **Superior (स्यूपीरिअर) - ऊपरी, ऊर्ध्ववर्ती, अंग का ऊपरी भाग**

Superior aspect (स्यूपीरिअर ऐसपेक्ट) - ऊपर से अंग का अवलोकन या दर्शन, ऊपरी क्षेत्र दर्शन, ऊपरी क्षेत्र या पहलू

Superior oblique (स्यूपीरिअर ऑब्लिक) - ऊपरी तिर्यक पेशी

Superior ramus (स्यूपीरिअर रैमस) - ऊपरी शाखा (Ramus का बहुवचन Rami रैमि होता है।)

Superior rectus (स्यूपीरिअर रेक्टस) - ऊपरी ऋजुपेशी

Superior vena cava (स्यूपीरिअर वेना कैवा) - ऊपरी महाशिरा

Superior medullary velum (स्यूपीरिअर मेडुलरि वेलम) - ऊपरी अंतस्थीय (मज्जा-) आवरण

1607. **Supinate (स्यूपिनेट) - हथेली ऊपर करना**

Supination (स्यूपिनेशन) - उत्तानन

Supinator (स्यूपिनेटर) - उत्तानी, सुपीनेटर

Supinator longus (स्यूपिनेटर लॉन्गस)- बाहु की बहि:प्रकोष्ठिक उत्ताननी

1608. **Supra-chiasmatic nucleus (स्यूप्रा काइऐज्मेटिक न्यूक्लिअस)- अधि-व्यत्यासिका केन्द्रक**

Supra-patellar bursa (स्यूप्रापटेलर वर्सा) - अधिजानुका श्लेषपुटी

1609. **Supra-renal gland (स्यूप्रारीनल ग्लैण्ड) or Adrenal gland -अधिवृक्क ग्रंथि**

1610. **Supra-spinatus muscle (स्यूप्रास्पाइनेटस मसल)- अधिमेरु पेशी**

1611. **Surface tension (सर्फेस टेन्शन) - पृष्ठ-तनाव**

1612. **Surfactant (सर्फैक्टेन्ट) - पृष्ठ (या तल) सक्रियन**

1613. **Susceptible (ससेप्टिबल) - सुग्राही, अतिसंवेदनशील**

1614. **Suppleness (सपलनेस) - लचीलापन, ग्रहणशीलता**

1615. **Surgical neck (सर्जिकल नेक) - शल्यक ग्रीवा (प्रगण्डिका - Humerus का ऊपरी संकीर्ण भाग जहाँ पर बाहु आसानी से टूट सकती है।)**

1616. **Suspensory ligament (सस्पेन्सरि लिगामेंट) - निलंबक अस्थिबंध**

1617. **Sustentaculum (सस्टेन्टैक्यूलम) - पोषक या सहायक भूमिका**

Sustentacular (सस्टेन्टैक्यूलर) - पोषक, सहायक

Sustentacular cells of Sertoli (सस्टेन्टैक्यूलर सेल्स ऑफ सर्टोलि) - सर्टोली की पोषक कोशिकाएँ - [सर्टोलि, एनरिको (Sertoli Enrico) इटली का ऊतक-विज्ञानी (Histologist) था जिसने वीर्यवाहक नलिकाओं की उपकला (Epithelium of the seminiferous tubules) की सहायक या पोषक कोशिकाओं का सर्वप्रथम उल्लेख सन् 1865 ई. में किया था। अत: इन कोशिकाओं को सर्टोली की पोषक कोशिकाएँ कही जाती हैं।]

1618. Suture (स्यूचर) - सीवन, संधि, टाँका

1619. Sweat (स्वेट) - स्वेद, पसीना

Sweating(स्वेटिंग) - स्वेदन

Sweat gland (स्वेट ग्लैन्ड) - स्वेद ग्रन्थि

Sweat pore (स्वेट पोर) - स्वेद रंध्र या छिद्र

1620. Swallow (स्वालो) - निगलना, निगरण

Swallowing (स्वालिइंग) - निगरण

Swallowing centre (स्वालिइंग सेन्टर) - निगरण केन्द्र

1621. Swelling (स्वेलिंग) - सूजन या शोथ-[यह एक स्थिति है जहाँ ऊतक (Tissue) में द्रव का जमाव होता है जिससे ऊतक में वृद्धि होती है।]

1622. Symbiosis (सिम्बिओसिस) - सहजीविता, सहजीवन

1623. Sympathetic (सिम्पैथेटिक) - अनुकंपी, अनुसंवेद्री

Sympathetic nerve (सिम्पैथेटिक नर्व) - अनुकंपी तंत्रिका

Sympathetic nerve fibre (सिम्पैथेटिक नर्व फाइबर) - अनुकंपी तंत्रिका-रेशा

Sympathetic nervous system (सिम्पैथेटिक नर्वस सिस्टम)- अनुकंपी तंत्रिका-तंत्र

1624. Symphysis (सिम्फिसिस)- संधानक, संधि

1625. Symphysis pubis (सिम्फिसिस प्यूबिस) - जघन (जाँघ) संधि

1626. Symptom (सिम्पटम) - रोगलक्षण, लक्षण

1627. Synapse (सिनैप्स) - अंतर्ग्रन्थनी, सूत्रयुग्मन

Synaptic (सिनैप्टिक) - अंतर्ग्रन्थनी, अंतर्ग्रन्थन-

Synaptic connection (सिनैप्टिक कनेक्शन) अंतर्ग्रन्थन-संबंध, अंतर्ग्रन्थन-संयोजन।

1628. Synaptic transmitter (सिनैप्टिक ट्रांसमीटर) - अंतर्ग्रन्थनी संचारी

Synaptic cleft (सिनैप्टिक क्लेफ्ट) - अंतर्ग्रन्थनी विदर या दरार

Synaptic gutter (सिनैप्टिक गटर) - अंतर्ग्रन्थनी नली या नली

1629. Synarthrosis (सिनार्थ्रोसिस) - अचलसंधि, अचलतंतुमय बंधन

1630. Synchondrosis (सिन्कोन्ड्रोसिस) - उपास्थीय संधि

1631. Synergist (सिनर्जिस्ट) - सहकारी, योगवाही

Synergistic muscle (सिनर्जिस्टिक मसल) - सहकारी पेशी (जो एक दूसरे के साथ होकर प्रभाविता में वृद्धि करती है।)

1632. Synkamin (सिन्कैमिन) - विटामिन K_5

1633. Syncope (सिन्कोप) - Fainting - मूर्च्छा, बेहोशी

1634. Synovia (सिनोविआ) or synovial fluid (सिनोविअल फ्लुइड)- श्लेषक (या स्नेहक) - द्रव

Synovial gland (सिनोविअल ग्लैन्ड) - श्लेषक ग्रन्थि

Synovial sac (सिनोविअल सैक) - श्लेषक-थैली

Synovial joint (सिनोविअल ज्वाइंट) - श्लेषक-संधि

Synovial membrane (सिनोविअल मेम्ब्रेन) - श्लेषक-झिल्ली

Synovitis (सिनोवाइटिस) - श्लेषक झिल्ली शोथ, संधि-झिल्ली शोथ, श्लेषक-कला शोथ

1635. Syrup (सिरप) - शीरा

1636. System (सिस्टम) - तंत्र, जैसे - Nervous system - तंत्रिका-तंत्र

1637. Systole (सिस्टोली) - प्रकुंचन, सिस्टोली

1638. Systolic blood pressure (सिस्टोलिक ब्लड प्रेशर) - प्रकुंचनी रक्त-चाप

1639. Systemic (सिस्टेमिक) - दैहिक, कायिक, सर्वांगी

Systemic circulation (सिस्टेमिक सर्क्यूलेशन) - दैहिक, (या सर्वांगी) परिवहन (रक्त-परिसंचरण)

Systemic disease (सिस्टेमिक डिजीज) - दैहिक योग

T (टी)

1640. Talus (टेलस) or ankle bone (ऐन्कलबोन) - घुटिकास्थि (यह गुल्फ या टखना (Ankle) की सात लघु अस्थियों में शीर्ष (Top) की अस्थि है जो अन्तर्जंन्धिका (Tibia) तथा वहिर्जंन्धिका (Fibula) के साथ जुड़ती (या संयोजित) होती है।)

1641. Tarsus (टार्सस) - गुल्फ की सात अस्थियों का समूह, टार्सस, गुल्फास्थि

Tarsal (टार्सल) - गुल्फास्थि संबंधी, गुल्फ संबंधी, गुल्फ-

Tarsal bone (टार्सल बोन) - Tarsus – गुल्फास्थि,

Tarsal gland (टार्सल ग्लैन्ड) - गुल्फ-ग्रन्थि

Tarsus (टार्सस) - नेत्रच्छद (पालक) - पट्टिका (यह संयोजी ऊतक - connective tissue है जो पलक को थामे रखता है।)

1642. Talo-crural joint (टेलो-क्रूरल ज्वाइंट) - गुल्फ-जघन संधि

1643. Tarso-metatarsal joint (टार्सो-मेटाटर्सल ज्वाइंट)- गुल्फ-प्रपादास्थि संधि

1644. Taste (टेस्ट) - स्वाद

1645. Taste-bud (टेस्ट बड) - स्वाद-कलिका

1646. Taste-pore (टेस्ट पोर) - स्वाद-मार्ग या स्वाद लघुसंचारी पथ

1647. Tauntness (टॉन्टनेस) - तनन

1648. Tear (टिअर) - अश्रु, अश्रुजल, आँसू (Lacrimal लैक्रिमल)

Tear duct (टिअर डक्ट) - अश्रु वाहिनी

Tear gland (टिअर ग्लैन्ड) - अश्रु ग्रन्थि

1649. Teeth - टीथ (Plural of tooth) - दाँत

1650(A). Tactile (टैक्टाइल) - स्पर्शी, स्पर्शग्राह्य, स्पर्शिक

Tactile anaesthesia (टैक्टाइल ऐनिस्थीजिआ)- स्पर्शी-असंवेदनता

1650(B). Tegmentum (टेगमेन्टम) - छादिका

1651. Telereceptor (टेलिरिसेप्टर) - दूरग्राही, दूरप्रापक

1652. Telachoroidal (टेलाकोरॉइडल) - जाला (या जाली) रक्तक

1653. Temperature regulating centre (टेम्परेचर रेग्युलेटिंग सेंटर) - तापक्रम (या ताप) नियंत्रक केन्द्र

1654. Temple (टेम्पल) - कनपटी, शंख, गण्डस्थल (कर्ण-नेत्र शीर्ष तथा सिर के बीच का चपटा किनारा)

Telodendria (टेलोडेन्ड्रिआ) - द्रुमाश्क (डेन्ड्राइट) का छोर

1655(A). Temporal (टेम्पोरल) - शंख या शंखास्थि संबंधी, कपाल- कनपटी का, शंख-, शंखास्थि, टेम्पोरल

Temporal bone (टेम्पोरल बोन) - शंखास्थि

Temporal lobe (टेम्पोरल लोब) - शंख-पिण्डक

Temporalis or temporal muscle (टेम्पोरलिस या टेम्पोरल मसल) - शंख-पेशी

Temporal gyrus (टेम्पोरल जाइरस) - शंख (या कपाल) कर्णक

Temporal-mandibular joint (टेम्पोरल मैन्डिब्यूलर ज्वाइंट) - शंख-अधोहनु संधि

1655(A). Tenosynovitis (टेनोसिनोवाइटिस) - कंडरा श्लेषकला शोथ

1656. Tender (टेन्डर) - सुकोमल, मुलायम

1657. Tendon (टेन्डन) - कंडरा, नस

1658. Tenis leg (टेनिस लेग) - पेशी-भंजित पैर

1659. Tenis elbow (टेनिस एलबो) - पिण्डली-पेशी भंजित कोहनी

1660. Tensile force (टेन्साइल फोर्स) - तनन-बल

1661. Tensor tympanum (टेन्सर टिम्पैनम) - कर्णपटह तानिका (Tympanum का बहुवचन Tympani - टिम्पैनि होता है।)

1662. Teres (टिरेस) - बेलनाकार पेशी (दो स्कंध-पेशियों में से एक)

Teres major (टिरेस मेजर) - स्कंध की दीर्घ बेलनाकार पेशी

Teres manor (टिरेस माइनर) = स्कंध की लघु बेलनाकार पेशी

1663. Testosterone (टेस्टोस्टेरोन) - पुरुष शुक्राणु का एक हार्मोन

1664. Testis (टेस्टिस) - अण्डग्रन्थि या Testicle (टेस्टिकल)

(Testis का बहुवचन Testes - टेस्टीस है।)

1665. Tetany (टेटनि) - पेशी-तनाव, अपतानिका

1666. Tendon apparatus (टेन्डन ऐपरेटस) - कंडरा (या नस) तंत्र

Tendon sheath (टेन्डन शीथ) - कंडरा-आकरण

Tendon of Achilles (टेन्डन ऑफ ऐकिलीस) - पृष्ठ टखना का पेशी बंधनी

1667. Tentorium cerebelli (टेन्टोरिअम सेरिबेली) - अनुमस्तिष्क छदि (दृढ़तानिका - Duramater का वह भाग जो अनुमस्तिष्क - cerebellum को प्रमस्तिष्क गोलार्धों - cerebral hemispheres से अलग करता है।)

1668. Tachycardia (टैकिकार्डिआ) - हृद्क्षिप्तता (हृदय का तीव्र धड़कन या विस्पंदन)

1669. Tenacious mucous (टीनेशस म्यूकस) - लसलसा श्लेष्मा

1670. Tegmentum (टेगमेन्टम) - छादिका, चर्मावरण

1671. Testicular hormone (टेस्टिक्यूलर हार्मोन) - टेस्टोस्टेरॉन (पुरुष यौन हार्मोन)

Testicular artery (टेस्टिक्यूलर आर्टरि) - अण्ड ग्रन्थि की धमनी

Testicular vein (टेस्टिक्यूलर वेन) - अण्डग्रन्थि-शिरा

1672. Thalamus (थैलमस) - चेतक, थैलम {मस्तिष्क का वह स्थान या धूसर पदार्थ जहाँ से संवेदी तंत्रिका-कोशिकाएँ (Neurons) को प्रमस्तिक-प्रांतस्था (cerebral cortex) में भेजी जाती है।}

Thalamic radiation (थैलमिक रेडिएशन) - चेतक-प्रसारण

Thalamo-cortical tract (थैल्मो-कॉर्टिकल ट्रैक्ट)- चेतक-प्रान्तस्था पथ (वह पथ या क्षेत्र जिसमें तंत्रिका-रेशे-Nerve fibres रहते हैं जो चेतक से संवेदी प्रान्तस्था में चलते हैं।)

1673. Theca (थीका) - प्रावरक, ऊतक-खोला

Theca-interna (थीका इन्टर्ना) - आंतरिक प्रावरक

Theca-externa (थीका एक्सटर्ना) - बाह्य प्रावरक

1674. Thenar (थीनर) - हथेली, तलवा (या पादतल)

Thenar muscle (थीनर मसल) - हथेली (या करतल) - पेशी

1675. Thermal (थर्मल) - ताप (या उष्मा) संबंधी, तापीय (या उष्मीय), or thermo (थर्मो) - ताप-, उष्मा

Thermogenesis (थर्मोजेनिसिस) - ताप-उत्पत्ति, उष्माजनन

Thermostat (थर्मोस्टैट) - तापस्थापी

Thermo-receptor (थर्मोरिसेप्टर) - ताप-ग्राही, ताप-प्रापक

1676. Thaimine (थायामिन) - विटामिन B_1

1677. Thigh (थाइ) - उरु, जंघा, जाँघ, रान

Thigh bone (थाइ बोन) or femur (फीमर)- उर्वस्थि (उरु+अस्थि), उर्विका

1678. Thorax (थोरैक्स) - वक्ष, छाती, सीना

Thoracic (थोरैसिक) - वक्ष संबंधी, वक्षीय, वक्ष-

Thoracic cavity (थोरैसिक कैविटि) - वक्ष-कोटर (जिसमें मध्यच्छद-Diaphragm, हृदय-Heart तथा फुफ्फुस- Lungs रहते हैं।)

Thoracic nerve segment (थोरैसिक नर्व सेगमेन्ट)- वक्षीय तंत्रिका खण्ड

Thoracic spine (थोरैसिक स्पाइन) - वक्षीय मेरुदण्ड

Thoracic vertebra (थोरैसिक वर्टिब्रा) - वक्षीय कशेरुका

Thoraco-lumbar component (थोरैको-लम्बर कम्पोनेन्ट)- वक्ष-कटि अवयव

1679. Threshold value (थ्रेसहोल्ड वैल्यू) - प्रभावसीमा मूल्य

1680. Throat (थ्रोट) - कंठ, गला

Throat sound (थ्रोट साउन्ड) - कंठयस्वर, गला की आवाज, फटी आवाज (Hoarse sound)

1681. Thrombosis (थ्रॉम्बोसिस) - घनाश्रता, शिरावरोध (रक्त-स्कंदन के कारण), थ्रॉम्बोसिस

Thrombophlebitis (थ्रॉम्बोफ्लीबाइटिस) - घनाश्र शिराशोथ

Thrombopenia (थ्रॉम्बोपीनिआ) - रक्त में बिम्बाणुओं (Platelets or thrombocytes) की अल्पता

1682. Thumb (थम्ब) - अँगूठा, अंगुष्ठ

1683. Thymus gland (थाइमस ग्लैन्ड) or endocrine gland

(एन्ड्रोक्राइन ग्लैण्ड) - अंन्त:श्रावी ग्रन्थि, बाल्यग्रन्थि, थाइमस

1684. Thyroid (थाइरॉइड) or thyroid gland (थाइरॉइड ग्लैन्ड)- अवटु ग्रन्थि, थाइरॉइड, अवटु

Thyroiditis (थाइरॉइडाइटिस) - अवटु ग्रन्थि (या गलग्रन्थि) शोथ

Thyroid cartilage (थाइरॉइड कार्टिलिज)- अवटु-उपास्थि, टेंटुआ

Thyroid dysfunction (थाइरॉइड डिस्फंक्शन) - अवटु-अपसामान्य क्रिया

Thyroid extract (थाइरॉइड एक्सटैक्ट) - अवटु-सार

Thyroid hormone (थाइरॉइड हार्मोन) - अवटु-हार्मोन

TSH - Thyroid or thyrotrophin stimulating hormone (थाइरॉइड स्टिम्यूलेटिंग हॉर्मोन)- अवटु उद्दीपक हार्मोन

TRH - Thyroid releasing hormone (थाइरॉइड रिलीजिंग हॉर्मोन)- अवटु-मुक्तक हार्मोन

Thyroglobulin (थाइरोग्लोबुलिन) - थाइरोग्लोबुलिन {यह एक प्रोटीन है जो अवटु-ग्रन्थि में जमा होता है जो थायरॉक्सिन (Thyroxine) में भंजित होता है।}

Thyrotrophin (थाइरोट्रॉफिन) - थाइरोट्रॉफिन यह पीयूष-ग्रन्थि - Pituitary gland द्वारा श्रावित यह एक हार्मोन है जो अवटु-ग्रन्थि को उद्दीपित या उत्तेजित करता है।)

Thyroxine (थायरॉक्सिन) - थायरॉक्सिन (अवटु-ग्रन्थि द्वारा श्रावित यह एक हार्मोन है जो शरीर के चयापचय-Metabolism को नियंत्रित करता है तथा आहार-Food को ताप में परिवर्तित करता है।)

Thyro-hyoid membrane (थाइरो-हाइऑइडमेम्ब्रेन) - अवटु-कण्ठिका झिल्ली

Thyrotoxicosis (थाइरोटॉक्सिकोसिस) or exophthalmic goitre (एक्सोपथैल्मिक गॉइटर) or Grave's disease (ग्रेव्ज डिजीज)-नेत्रोत्सेधी घेघा गलगण्ड या ग्रेव्स का रोग (यह एक प्रकार का घेघा या गलगण्ड रोग है जिसके उत्पन्न होने का कारण अवटु-ग्रन्थि का अतिश्राव होना है। इस रोग में हृद-स्पंदों - Heart-beats में तीव्रता होती है, अवटु-ग्रन्थि में सूजन आ जाती है, रोगी कँपकँपी का अनुभव करता है, तथा उसके नेत्र-गोलक-Eyeball बाहर निकले होते हैं। इस रोग का उल्लेख सर्वप्रथम ग्रेव्स, रॉबर्ट जेम्स - Graves, Robert James ने सन् 1835 में किया था जो आयरलैण्ड का चिकित्सक था। अत: इस रोग को ग्रेव्स का रोग भी कहा जाता है।)

1685. Tibia (टिबिआ) - अंतर्जन्धिका

Tibial arteries (टिबियल आर्टरीज) - अंतर्जन्घिक-धमनियाँ

(Arteries का एकवचन artery आर्टरि-धमनी है।)

Tibialis (टिबियलिस) - अंतर्जन्धिक पेशी (अंतर्जन्धिक-पाद पेशी)

Tibial nerve (टिबियल नर्व) - अंतर्जन्धिक-तंत्रिका

Tibialis anterior (टिबियलिस ऐन्टीरिअर)- अंतर्जन्धिका की अग्र पेशी

1686. Tide (टाइड) - ज्वार, बहाव

1687. Tissue (टिशू) - ऊतक

1688. Tingling sensation (टिंगलिंग सेन्सेशन) - झुनझुनी, रोमांच, रोमान्चकारी संवेदन

1689. Toadstool (टोडस्टूल) - छत्रक, कुकुरमुत्ता

1690. Tocopherol (टोकोफेरॉल) - विटामिन E

1691. Tone (टोन) - स्वर, तान

1692. Tongue (टंग) or Glossa (ग्लोसा) - जिह्वा, जीभ

1693. Tonus (टोनस) - पेशी-संकोच

1694. Tonsil (टॉन्सिल) - गलतुण्डिका, टॉन्सिल

Tonsilitis (टॉन्सिलाइटिस) - तुण्डिका शोथ

1695. Tooth (टूथ) - दंत, दाँत (इसका बहुवचन Teeth टीथ है।)

1696. Torticollis (टॉर्टिकोलिस) - मन्यास्तम, टेढ़ीगर्दन (Wry neck - राई नेक) - ग्रीवा की विरुपता जिसमें उर्विका-जत्रुक-स्तनाभ पेशी (देखें 1570) के संकुचन द्वारा सिर एक ओर मुड़ जाता है।

1697. Tortuous (टार्टयूअस) - चक्करदार, टेढा-मेढा

1698. Toxic (टॉक्सिक) - विषैला, वैषिक, विष-जन्य

1699. Toxin (टॉक्सिन) - जीव-विष

1700. Toxic degeneration (टॉक्सिक डिजेनरेशन)-वैषिक अपभ्रंशन

1701. Toe (टो) - पादांगुली, पैर की अंगुली

1702. Torcular herophili (टार्क्यूलर हेरोफिलि)or confluence sinuum (कॉन्फ्लुएन्स साइन्यूम)

or Confluence of sinuses (कॉन्फ्लुएन्स ऑफ साइनसेज) - विदरों (या खातिकाओं) का संयम,

- आंतरिक पश्चकपाल-उत्सेध (Internal occipital protuberance) पर दृढ़-तानिका (Dura mater) की ऊपरी सममितार्धी (Superior sagittal), सीधी, पश्चकपाली तथा दो अनुप्रस्थ (Transverse) खातिकाओं का मिलन स्थान।

1703. Trabecula (ट्रैबीक्युला) - ऊतक की कड़ी पतली रज्जु, ट्रैबीक्यूला (इसका बहुवचन Trabeculae ट्रैबीक्यूली है।)

Trabeculated (ट्रैबीक्यूलेटेड) - बंधकमय

1704. Trachea (ट्रेकिआ) or windpipe (विन्ड पाइप) - श्वास-नली, श्वास-प्रणाल

Tracheitis (ट्रेकिआइटिस) - श्वासनली शोथ

1705. Transfusion of blood (ट्रैन्सफ्यूजन ऑफ ब्लड) - रक्त-आधान (शरीर में बाहर से रक्त देना)

1706. Transducer (ट्रैन्सडयूकर) - पारक्रमण यंत्र, पारक्रमित्र

Transduction (ट्रैन्सडक्शन) - पारक्रमण (सूक्ष्म जीवों के बीच जननिक या आनुवंशिक निर्धारित गुणों का स्थानांतरण)

1707. Transitional epithelium (ट्रैन्जिशनल एपिथीलियम)- परिवर्ती (या संक्रान्तिक) उपकला

1708. Transudation of lymph (ट्रैन्स्यूडेशन ऑफ लिम्फ) - लसीका का पारश्रावण, लसीका-श्राव

1709. Transverse colon (ट्रैन्सवर्स कोलोन) - अनुप्रस्थ वृहदांत्र

1710. Transverse section - TS (ट्रैन्सवर्स सेक्शन) - अनुप्रस्थ खण्ड या क्षेत्र

1711. Transplantation (ट्रैन्सप्लान्टेशन) - प्रतिरोपन - शरीर से एक अंग (जैसे- वृक्क-kidney) को निकालकर उसमें किसी अन्य व्यक्ति (या प्राणी) के अंग (वृक्क) को लगाना या रोपित करना।

जैसे- Transplantation of heart (ट्रैन्सप्लान्टेशन ऑफ हार्ट) - हृदय का प्रतिरोपन

1712. Trapezium (ट्रैपीजिअम) - (कलाई की आठ अस्थियों में एक) समलम्बास्थि-ट्रेपीजिअम

1713. Trapezius (ट्रैपीजिअस) - (पीठ और गर्दन के ऊपरी भाग की) त्रिकोर पेशी

1714. Trapezoid (ट्रैपीजॉइड) - (कलाई की आठ अस्थियों में एक) विषमलम्बास्थि-ट्रेपीजॉइड

1715. Trauma (ट्रॉमा) - सदमा, मानसिक आघात, प्रघात, चोट, घाव, क्षत

1716. Tremor (ट्रेमर) - कँपकँपी, कंपन, रोमांच

1717. Triceps (ट्राइसेप्स) - त्रिशिरस्क

1718. Tricuspid valve (ट्राकस्पिड वैल्व) - त्रिवलन कपाट या बाल्व

1719. Trigeminal or trigeminal nerve (ट्राइजेमिनल नर्व) - त्रिक-तंत्रिका, त्रिशाख, त्रिशाखी

1720. Trigeminal neuralgia (ट्राइजेमिनल न्यूरल्जिआ)- त्रिक-तंत्रिका शूल या शोथ

1721. Trinitrin (ट्राइनाइट्रिन) - ट्राइनाइट्रिन एक औषध (दवा) है जिसका उपयोग कण्ठ-शूल (Angina - ऐनजाइना) के इलाज में किया जाता है।

1722. Tripsinogen (ट्रिप्सिनोजन) - ट्रिप्सिनोजन (अग्न्याशय - Pancreas द्वारा लघ्वांत्राग्र या ग्रहणी-Duodenum में श्रावित) एक निष्क्रिय किण्वक-Enzyme

Tripsin (ट्रिप्सिन) - ट्रिप्सिन (यह एक सक्रिय किण्वक है जो ग्रहणी द्वारा ट्रिप्सिनोजेन से परिवर्तित होकर प्राप्त होता है तथा प्रोटीन को अवशोषित - Absorb करता है।)

1723. Triquetrum (ट्राइक्वेट्रम) or triquetral bone (ट्राइक्वेट्रल बोन) - त्रिकोरास्थि

1724. Tri-iodo-thyronine (ट्राइ-आयोडो-थाइरोनीन) - ट्राइआयोडोथाइरोनीन (एक हार्मोन है जो शरीर में थायरॉक्सिन-Thyroxine से संश्लेषित होता है तथा अवटुग्रन्थि - Thyroid gland द्वारा श्रावित होता है।

1725. Trivial trauma (ट्रिविअल ट्रॉमा) - हल्का आघात या सदमा

1726. Trocar (ट्रोकर) - छिद्रक यंत्र-ट्रोकार जिसका उपयोग शल्यक्रिया में किया जाता है।

1727. Trochanter (ट्रोकैन्टर) - शिखरक, ट्रोकैन्टर

1728. Trophoblast (ट्रोफोब्लास्ट) - भ्रूण (Foetus) पोषक ऊतक-ट्रोफोब्लास्ट

1729. Trigon (ट्राइगॉन) - ट्राइगॉन, मूत्राशय-दिवाल का त्रिकोर खण्ड

1730. Truncal vagotomy (ट्रन्कल वेगोटॉमि) - रुण्डीय (धड़) घुमंतु तंत्रिका का उच्छेदन

1731. Trunk (ट्रन्क) - धड़, रुण्ड

1732. Tryptophane (ट्रिप्टोफेन) - एक अत्यावश्यक ऐमीनो अम्ल-ट्रिप्टोफेन

1733. True pelvis (ट्रू पेल्विस) - पूर्ण श्रोणि।

False pelvis (फाल्स पेल्विस) - अपूर्ण श्रोणि

1734. Trachoma (ट्रैकोमा) - रोहा (पलक-शोथ) - एक रोग

1735. Trachostomy or trachotomy (ट्रैकोस्टेमि या ट्रैकोटेमि) - श्वास-नली उच्छेदन

1736. Trochlea (ट्रोक्लीआ) - चक्रक

1737. Tubercle (टयूबरकल) - गुलिका

1738. Tuberculosis (टयूबरक्यूलोसिस) - यक्ष्मा, टीबी (एक रोग)

1739. Tubal pregnancy (टयूबल प्रेग्नेन्सि) - नली-गर्भाधान

1740. Tuberosity (टयूबरोसिटि) - अस्थिप्रोत्थ, गण्डक

1741. Tunic (टयूनिक) or coat (कोट) - परत, आवरण, सतह

1742. Tunica adventicia (टयूनिका ऐडवेन्टिसिआ) - बाह्य धमनिक सतह

Tunica media (टयूनिका मीडिया) - मध्य धमनिक सतह

Tunica intima (टयूनिका इन्टिमा) - अंत: धमनिक सतह

1743. Tunica albuginea (टयूनिका ऐल्बुगिनीआ) - श्वेत ऊतकावरण

Tunica fibrosa (टयूनिका फाइब्रोसा) - रेशेदार आवरण या परत

Tunica vasculosa (टयूनिका वैसक्यूलोसा) - संवहनी-समूह का आवरण

1744. Turbid (टर्बिड) - गंदला

1745. Turkish saddle (टर्किस सैडल) - तुर्की-आसन या गद्दी (जिसका उपयोग घोड़ा की पीठ पर बैठने के लिए किया जाता है)

1746. Tympanic branch (टिम्पैनिक ब्रान्च) - कर्णपटही शाखा

Tympanic cavity (टिम्पैनिक कैविटि) - कर्णपटह-कोटरिका

Tympanic membrane (टिम्पैनिक मेम्ब्रेन) - कर्णपटही झिल्ली

1747. Tyrosine (टाइरोसीन) - टाइरोसीन (यह प्रोटीन में एक ऐमीनो अम्ल है जो थायरॉक्सिन या "अवटु-ग्रन्थि के रस" का एक अवयव है।)

Tyrosinase enzyme (टाइरोसिनेस एन्जाइम) - टाइरोसीन (या ऐमीनो अम्ल) का किण्वक

1748. Trophic (ट्रॉफिक) - पोषणज

U (यू)

1749. Ulcer (अल्सर) - व्रण, फोड़ा (एक रोग)

Ulceration (अल्सरेशन) - व्रणोत्पत्ति

1750. Ulcerative colitis (अल्सरेटिव कोलाइटिस) - व्रणकारी वृहदांत्र शोथ

1751. Ulna (उल्ना) - अंत:प्रकोष्ठिका, अंत:प्रकोष्ठास्थि

Ulnar (उल्नर) - अंत:प्रकोष्ठिक

Ulnar artery (उल्नर आर्टरि) - अंत:प्रकोष्ठिक धमनी

Ulnar nerve (उल्नर) - अंत:प्रकोष्ठिक तंत्रिका

1752. Ultrasound (अल्ट्रासाउन्ड) - पराध्वनि, अतिस्वन

Ultrasonic (अल्ट्रासोनिक) - पराध्वनिक, पराश्रव्य, कर्णातीत

Ultrasonograph (अल्ट्रासोनोग्राफ) - पराध्वनिक चित्र या दर्शी

Ultrasonography (अल्ट्रासोनोग्राफि) - पराध्वनिकी चित्रण

Ultrasonics (अल्ट्रासोनिक्स) - पराध्वनिकी, पराध्वनिक विज्ञान

1753. Ultraviolet (or UV) rays (अल्ट्रावाइअलिट रेज) - पराबैंगनी किरणें

1754. Umbillicus (अम्बिलिकस) or navel (नैवेल) or omphalus (ओमफेलस) - नाभि, नाभिका, केन्द्रगर्त, गर्त

Umbilical (अम्बिलिकल) - नाभि सम्बंधी, नाभि

Umbilical cord (अम्बिलिकल कॉर्ड) - नाभि-रज्जु

1755. Under secretion (अन्डर सिक्रीशन) - अल्पश्राव,

अल्पश्रावण

1756. Under surface (अन्डर सर्फेस) - अधोतल

1757. Undifferentiated mesenchymal cells (अनडिफरेन्शिएटेड मेसेनकाइमल सेल्स)- समरूप आंत्र-योजनी अम्लान्न कोशिकाएँ [Mesen (Mesentery) + Chymal - आंत्र योजनी - अम्लान्न]

1758. Undigested (अनडाइजेस्टेड) - अपचित

1759. Unilateral facial paralysis (यूनिलैटरल फेशल पैरेलिसिस) - एक पार्श्विक मुखीय (या आननी) अंगघात

1760. Uraemia (यूरीमिआ) - मूत्र-रक्तदोष, मूत्ररक्तता

1761. Urate (यूरेट) - (मूत्र में पाये जाने वाले मूत्रअम्ल के लवण)-यूरेट

1762. Urea (यूरिआ)-यूरिया (एक रासायनिक पदार्थ जिसका उत्पादन यकृत-Liver में अत्यधिक ऐमीनो अम्लों की उपस्थिति के कारण होता है तथा वृक्कों-Kidneys द्वारा मूत्र में उत्सर्जित होता है। यह एक खाद (Fertilizer) या उर्वरक के रूप में उपयोग में लाया जाता है।)

1763. Ureter (यूरीटर) - मूत्रवाहिनी

1764. Urethra (यूरीथ्रा) - मूत्रमार्ग

Urethritis (यूरेथ्राइटिस) - मूत्रमार्ग शोथ

1765. Urine (यूरिन) - मूत्र, पेशाब, मूत

Urinary (यूरिनरि) - मूत्रीय, मूत्र-

Urinary bladder (यूरिनरि ब्लैडर) - मूत्राशय

Urinary system (यूरिनरि सिस्टम) - मूत्र-तंत्र

Urinate (यूरिनेट) - मूत्रत्याग करना, पेशाब करना, मूत्रोत्सर्ग करना

Urination (यूरिनेशन) - मूत्रत्याग, मूत्रोत्सर्ग, मूत्रोत्सर्जन

Uriniferous duct (यूरिनिफेरस डक्ट) - मूत्रवाही नलिका

1766. Urogenital (यूरोजेनिटल) or urino-genital (यूरिनो जेनिटल)- मूत्र-जननिक

Urogenital system (यूरोजेनिटल सिस्टम) - मूत्र-जननिक तंत्र

1767. Urobilin (यूरोबिलिन) - यूरोबिलिन, एक पीला रंजक - [जब यूरोबिलिनोजन हवा के सम्पर्क में आता है तब यूरोबिलिन (पीला रंजक) का निर्माण होता है जिसके कारण मूत्र पीला होता है।]

Urobilinogen (यूरोबिलिनोजेन) - यूरोबिलिनोजेन (यह एक रंगहीन रंजक है जिसका निर्माण आंत्र-Intestine में बिलिरुबिन-Bilirubin में परिवर्तन के कारण होता है। बिलिरुबिन पित्त - Bile में एक लाल रंजक है।)

1768. Uterus (यूटरस) - गर्भाशय

Uterine (यूटरिन) - गर्भाशय संबंधी, गर्भाशय-

Uterine tube (यूटरिन ट्यूब) or Fallopian tube (फैलोपिअन ट्यूब) - गर्भाशय-नली

Uteritis (यूटेराइटिस) - गर्भाशय-शोथ

1769. Utero-sacral ligament (यूटरो-सैक्रल लिगामेन्ट) - गर्भाशय-त्रिकास्थि अस्थिबंध

1770. Uterus masculus (यूटरस मैस्क्यूलस) - पुरुष-गर्भाशय

1771. Utricle (यूट्रिकल) or utriculus (यूट्रिक्यूलस)- दृति, यूट्रिकल (यह कर्ण-Ear के प्रधान-Vestibule के अंदर एक दीर्घ थैली है जो सिर की खड़ी (या लम्बवत) स्थिति को मस्तिष्क के साथ सूचना को संबंधित करता है।)

1772. Uvea (यूविया)-असित पटल (नेत्र के श्वेतपटल-sclera के नीचे), यूविया

Uveal tract (यूवियल ट्रैक्ट) - असित पटल क्षेत्र

Uveitis (यूविआइटिस) - असित पटल शोथ

1773. Uvula (यूवुला) - अलिजिह्वा, युवुला

Uvulitis (यूवुलाइटिस) - अलिजिह्वा शोथ, युवुला में सूजन

V (वी)

1774. Vacuole (वैक्यूओल) - रिक्तिका (कोशिका-झिल्ली की एक परत में स्थान)

1775. Vagus (वेगस) or vagus nerve (वेगस नर्व) - घुमंतु तंत्रिका, वेगस तंत्रिका, 10वीं कपालीय तंत्रिका (10th cranial nerve)

Vagal nerve (वेगल नर्व) - घुमंतु (वेगस) तंत्रिका

1776. Vagina (वेजाइना) - योनि ।

Vaginal discharge (वेजिनल डिस्चार्ज) - योनि-श्राव

Vaginal orifice (वेजिनल ओरिफिस) - योनि-मुख,

योनि-छिद्र

Vaginal epithelium (वेजिनल एपिथीलियम) - योनि-उपकला

Vaginitis (वैजिनाइटिस) - योनि-शोथ

Vaginectomy (वैजिनेक्टोमि) - योनि-उच्छेदन

1777. Valve (वैल्व) - कपाट, वाल्व, कपाटिका

Valvelet (वैल्वलीट) or

Valvule (वैल्व्युल) - लघुकपाट, कपाटिका

Valvula conniventes (वैल्व्यूला कनाइवेन्टिस) - अग्रस्पर्शी कपाट

1778. Vault (वॉल्ट) - चाप-छत, कक्ष, तहखाना

1779. Vas (वैस) - वाहिनी, नलिका

Vas deferens (वैस डीफेरेन्स) - शुक्रवाहक

Vas efferens (वैस ऐफरेन्स) - शुक्र-वाहिका

1780. Vascular (वैस्क्यूलर) - संवहनी, संवहन-

Vascular system (वैस्क्यूलर सिस्टम) - संवहन-तंत्र

1781. Vasectomy (वैसेक्टोमि) - शुक्र-वाहिका उच्छेदन, नसबंदी

1782. Vascular trabucular bone (वैस्क्यूलर ट्रेबिक्युलर बोन)- संवहनी ऊतक पट्टी अस्थि, संवहनी बंधक अस्थि

1783. Vasomotor (वैसोमोटर) - वाहिका-प्रेरक, वाहिका-चालक

Vasomotor centre (वैसोमोटर सेन्टर) - वाहिका-प्रेरक, (या चालक) केन्द्र

Vaso-constriction (वैसो-कंस्ट्रिक्शन) - वाहिका-संकीर्णन

Vaso-dilator (वैसो-डाइलेटर) - वाहिका-प्रसारक

Vasomotor system (वैसोमोटर सिस्टम) - वाहिका प्रेरक (या चालक) तंत्र

1784. Vesico prostatic plexus (वेसिको प्रोस्टैटिक प्लेक्सस) - मूत्राशय-पुरस्थ जालिका

Vesico prostatic venous plexus (वेसिको प्रोस्टैटिक वेनस प्लेक्सस) - मूत्राशय-पुरस्थ शिरीय जालिका

Vesico-ureteric reflux (वेसिको-यूरेटरिक रिफ्लक्स) - मूत्राशय-मूत्रवाहिनी प्रतिवाह

1785. Vasopressin (वैसोप्रेसिन) or antidiuretic hormone (ADH)- मूत्रवर्धक रोधी हार्मोन (वैसोप्रेसिन एक हार्मोन है जिसे पीयुष-ग्रन्थि - Pituitary gland श्रावित करती है। यह वृक्कों - Kidneys पर क्रिया करके शरीर के द्रवों - Fluids तथा मूत्र के परिमाण को नियंत्रित करता है जो वृक्कों द्वारा उत्सर्जित होता है।)

1786. Vasa vasorum (वैसा वेसोरम) - (वृहत रक्तवाहिकाओं में) सूक्ष्मवाहिनी-तंत्र

1787. Vastus intermedius (वास्टस इन्टरमीडिअस) or vastus medialis (वास्टस मीडियलिस)

or Vastus lateralis (वास्टस लैटरलिस) - विशाल मध्यमिका या पार्श्विका

1788. Varicose vein (वैरिकोस वेन) - स्फीत शिरा (शिरा में ऐंठन और सूजन)

Varicose eczema (वैरिकोस एक्जिमा) - स्फीत पामा या एक्जिमा

Varicose ulcer (वैरिकोस अल्सर) - स्फीत व्रण या फोड़ा

1789. Vater's ampulla (वेटर'स ऐम्पुला) - वेटर की कलशिका या तुम्बिका [वेटर, अब्राहम - Vater, Abraham जर्मनी का शरीर-रचना विज्ञानी था। उसने सर्वप्रथम सन् 1710 ई. में लध्वांत्राग्र-अंकुरक-Duodenum papilla का वर्णन किया था। अतः इस अंकुरक को वेटर का अंकुरक या तुम्बिका या कलशिका - Vater's ampulla कहते हैं।]

1790. Vein (वेन) - शिरा, नस

Venous compression (वेनस कम्प्रेशन) - शिरा संपीडन

Venous pulsation (वेनस पल्सेशन) - शिरा-कंपन या स्पंदन

Venous pressure (वेनस प्रेशर) - शिरा-दबाव

Venous plexus (वेनस प्लेक्सस) - शिरा-जालिका

Venous system (वेनस सिस्टम) - शिरा-तंत्र

Venous statis (वेनस स्टैटिस) - शिरा-शोथ या सूजन

Venous drainage (वेनस ड्रेनिज) - शिरा अपवहन या निष्कास

1791. Venule (वेन्यूल) - लघु-शिरा, शिरिका

1792. Velvety (वेल्वीटि) - मखमली

1793. Vena cava (वेना कैवा) - महा शिरा

Vena (वेना) - शिरा। इसका बहुवचन "Venae - वेनी" है।)

1794. Ventral (वेन्ट्रल) - उदर संबंधी, उदर-, शरीर का अग्रभाग, अधर

Ventral Hippocampus (वेन्ट्रल हिप्पोकैम्पस) - (मस्तिष्क का) अधर वक्र प्रांतस्था {Hippocampus - अधर मस्तिष्क में लम्बा गोलाकार प्रक्षेप या उत्सेध}

1795. Ventrobasal (वेन्ट्रोबेसल) - उदर-तल, आधारिक उदर

1796. Ventral or anterior funiculus (वेन्ट्रल या ऐन्टीरिअर फ्यूनिक्यूलस)- अग्र रज्जुका

1797. Ventricle (वेन्ट्रिकल) - निलय, एक अंग (विशेषकर हृदय या मस्तिष्क) में कोटर या गुहा-cavity in an organ

Ventricular (वेन्ट्रिक्यूलर) - निलयी, निलय

Ventricular fibrillation (वेन्ट्रिक्यूलर फाइब्रिलेशन) - निलयी रेशकीकरण या तन्तुकीकरण

1798. Vermiform (वर्मिफॉर्म) - कृमिरूप

1799. Vermis (वर्मिस)- अनुमस्तिष्क - (cerebellum) का केन्द्रीय भाग, (अनुमस्तिष्क के गोलार्धों के बीच) मध्यक्षेत्र, वर्मिस

1800. Vertebra (वर्टिब्रा)-कशेरुका, रीढ़ (या मेरुदण्ड-Backbone) की 24 छल्लाकार हड्डियों में से एक जो सभी आपस में मिलकर रीढ़ या मेरुदण्ड - Spinal column का निर्माण करते हैं। {इसका बहुवचन Vertebrae (वर्टिब्री) है।)

Vertebral (वर्टिब्रल) - कशेरुकी, कशेरुका

Vertebral artery (वर्टिब्रल आर्टरि) - कशेरुकी धमनी

Vertebral canal (वर्टिब्रल कनैल) - कशेरुकी नली

Vertebral column (वर्टिब्रल कॉलम) Backbone (बैकबोन) - कशेरुका दण्ड, मेरुदण्ड, रीढ़ की हड्डी (अस्थियों तथा चक्रिकाओं-Discs की शृंखला से मिलकर बना लचीला दण्ड या स्तम्भ जिसका आरम्भ कपाल के आधार से होता है और उसका अंतिम छोर श्रोणि-Pelvis तक जाता है।)

Vertebral disc (वर्टिब्रल डिस्क) - कशेरुकी चक्रिका (उपास्थिका मोटा खण्ड जो दो कशेरुकाओं-vertebrae - वर्टिब्री के बीच होता है तथा एक उपधानी-लचीली गद्दी-cushion के रूप में कार्य करती है।)

Vertebral foramen (वर्टिब्रल फोरामेन) - कशेरुका रंध्र या छिद्र (कशेरुका के बीच में एक छिद्र जो अन्य के साथ सम्बद्ध होकर कशेरुकी नली का निर्माण करता है।)

Vertebrate (वर्टिब्रेट) - कशेरुका, मेरुदण्डी, रीढ़दार

1801. Vertex (वर्टेक्स) - शीर्ष, शिखर

1802. Vertigo (वर्टिगो) - भ्रमि (Dizziness)

1803. Vesical (वेसिकल) - Bladder या आशय संबंधी, आशयिक, आशय (मूत्राशय) -

1804. Vesica (विसाइका) or vesicle (वेसिकॅल) - फफोला, छाला, आशय, कोश, पुटी (vesicula)

1805. Vesico (वेसिको) - मूत्राशय (urinary bladder) संबंधी, मूत्राशय - Vesicotomy (वेसिकोटोमि) or systotomy (सिस्टोटोमि) - मूत्राशय छिद्रीकरण, सिस्टोटोमि

1806. Vessel (वेसल) - वाहिका, नलिका, बर्तन या पात्र

1807. Vestibule (वेस्टिब्यूल) - प्रधान, प्रकोष्ठ

Vestibular auditory receptor (वेस्टिब्यूलर ऑडिटरि रिसेप्टर) - प्रधान-श्रवण ग्राही

Vestibular ganglion (वेस्टिब्यूलर गैंग्लिओन) - प्रधान-गुच्छिका

Vestibular nucleus (वेस्टिब्यूलर न्यूक्लिस) - प्रधान-केन्द्रक

Vestibular nerve (वेस्टिब्यूलर नर्व) - प्रधान-तंत्रिका

Vestibulo-cochlear nerve (वेस्टिब्यूलर-कोक्लिअर नर्व) - प्रधान-कर्णावर्त तंत्रिका

Vestibular-spinal tract (वेस्टिब्यूलर-स्पाइनल ट्रैक्ट) - प्रधान-मेरु पथ या क्षेत्र

1808. Viable (वायबल) - जीवनक्षम, व्यवहार्य

1809. Vibration (वाइब्रेशन) - कंपन

1810. Viscera (विसरा) - आंतें, अँतड़ियाँ, अंत्र

Visceral centre (विसरल सेन्टर) - अंत्र-केन्द्र

Visceral peritoneum (विसरल पेरिटोनिअम) - अंत्रिक उदरावरण, अंत्रिक पर्युदर्या, अंत्र-पर्युदर्या

Visceral receptor (विसरल रिसेप्टर) - अंत्र-ग्राही

1811. Viscid (विसिड) - लसीला, लसलसा, चिपचिपा, श्यान

Viscid alkaline (विसिड ऐल्कालाइन) - लसीला क्षार

1812. Villus (विलस) - अंकुर, रसांकुर, दीर्घरोम, उद्वर्ध (इसका बहुवचन Villi विलि है।)

1813. Virus (वाइरस) - विषाणु, वाइरस, रोगजनक सूक्ष्म कीटाणु

Viral (वाइरल) - विषाणुक

1814. Visual (विजुअल) - दृष्टि-, दर्शन-, दृष्टिगोंचर, दृश्य, चाक्षुष,

Visual apparatus (विजुअल ऐपरेटस) - दृष्टि-तंत्र

Visual area (विजुअल एरिया) - दृष्टि-क्षेत्र

Visual centre (विजुअल सेन्टर) - दृष्टि-केन्द्र

Visual cortex (विजुअल कॉर्टेक्स) - दृष्टि-प्रांतस्था

Visual receptor (विजुअल रिसेप्टर) - दृष्टि (या दृश्य) ग्राही

1815. Vital (वाइटल) - प्राणाधार, अत्यावश्यक, जैव

Vital centre (वाइटल सेन्टर) - प्राणाधार केन्द्र (यह मस्तिष्क में रहता है।)

1816. Vitreous body(विट्रिअस बॉडि) - काचाभ काया या पिण्ड

1817. Vital capacity (वाइटल कपैसिटि) - प्राणाधार क्षमता (वायु का अधिकतम परिमाण - quantity जिसे एक व्यक्ति अपने श्वास से निकाल सकता है।

Vital organs (वाइटल आर्गन्स) - प्राणाधार (अत्यावश्यक) अंग (जिसके बिना मनुष्य जीवित नहीं रह सकता, जैसे-हृदय-Heart, फुफ्फुस-Lungs, मस्तिष्क-Brain)

Vital signs (वाइटल साइनस) - प्राणाधार संकेत (जिसकी माप करके प्राण के अस्तित्व को जाना जाता है, जैसे - नब्ज-Pulse, श्वसन-Breathing, तापक्रम- Temperature)

1818. Vocal (वोकल) - स्वर (voice) संबंधी, स्वर, वाक्-, वाचिक, मुखर

Vocal cords or folds (वोकल कॉर्ड्स या फोल्ड्स) - वाक्-तंतु

1819. Voice (वॉइस) - वाणी, स्वर, आवाज, वाक्

1820. Voluntary (वॉलन्टरि) - ऐच्छिक, स्वैच्छिक

Voluntary control (वॉलन्टरि कन्ट्रोल) - ऐच्छिक नियंत्रण

Voluntary muscles (वॉलन्टरि मसल्स) - ऐच्छिक पेशियाँ

Voluntary movement (वॉलन्टरि मुवमेंट) - ऐच्छिक गति (जैसे - चलना, बोलना, लिखना आदि)

1821. Vomer (वोमर) - सीरिका (नासिका-पट में सीधी अस्थि), सीरिकास्थि

1821. Vomiting (वोमिटिन्ग) - वमन या उल्टी

1822. Vowel (वॉवेल) - स्वर

1823. Vulva (वल्वा) - भग

Vulvitis (वल्वाइटिस) - भग-शोथ, भग में सूजन

W (डबल्यू)

1824. Waist (वेस्ट) - कमर, कटि

1825. Warm blooded animal (वार्म ब्लडेड एनिमल) - उष्ण रक्त प्राणी (मनुष्य)

1826. Walnut (वाल्नट) - अखरोट (एक सूखा फल)

1827. Water diuresis (वाटर डाइयुरीसिस)- जल मूत्रलता

1828. Water tight (वाटर टाइट) - जलरोधी, जलरुद्ध

1829. Watery (वाटरि) - जलीय

Watery offensive stool (वाटरि ऑफेन्सिव स्टूल) - बदबूदार जलीय मल

1830. Wasp (वास्प) - ततैया (एक जीव), बर्रे

1831. Weave (वीव) - बुनना, बुनावट

1832. Wear and tear (वेअर ऐण्ड टिअर) - टूट-फूट

1833. Wedge (वेज) - फान, फन्नी, पच्चर

Wedge-shaped (वेज शेप्ड) - फानाकार

1834. Whisper (विस्पर) - फुसफुसाना, कानाफूसी करना, फुसफुसाहट, फुसफुस, सरसराहट

Whispering (विस्परिंग) - फुसफुसाहट

1835. White cells or corpuscles (ह्वाइट सेल्स या कॉर्पसल्स) - श्वेताणु, श्वेत कोशिकाएँ या कणिकाएँ

White blood cell (ह्वाइट ब्लड सेल) or leukocyte - WBC - श्वेताणु, श्वेत रक्त कोशिका

1836. White matter (ह्वाइट मैटर) - सफेद पदार्थ (यह केन्द्रीय तंत्रिका-तंत्र में तंत्रिका ऊतक है जिसमें अधिक मज्जा-Myelin होती है।), तंत्रिका रेशे का पिण्ड

1837. White of eye (ह्वाइट ऑफ आइ) - नेत्र का सफेद या मुख्य भाग, नेत्र का श्वेत भाग, श्वेतनेत्र

1838. Wharton's duct (ह्वार्टन्स डक्ट) - ह्वार्टन की नलिका

[ह्वार्टन, थॉमस-(Wharton Thomas) एक अँग्रेज शरीर-रचना विज्ञानी तथा चिकित्सक था। उसने सन् 1665 ई. में सर्वप्रथम "अधोहनु नलिका" या उपचिबुक वाहिनी (Submardibular duct) का उल्लेख किया था। अत: इसे ह्वार्टन की नलिका कहते हैं।]

1839. Whole meal flour (होल मील फ्लावर) - गेहूँ का आटा

1840. Wind pipe (विन्ड पाइप) - श्वासनली (Trachea)

1841. Window of eye (विन्डो ऑफ आइ) - नेत्र-खिड़की, चक्षु गवाक्ष

1842. Wrist (रिस्ट) - कलाई, मणिबंध

1843. Writhing movement (राइदिंग मुवमेंट) - छटपटाहट या तड़पन की गतियाँ

1844. Wisdom tooth (विजडम टूथ) - प्रज्ञा-दंत, अकिल-दाढ़, प्रौढज-दंत

1845. Womb (वूम) or uterus (यूटरस) - गर्भाशय

1846. Worm (वर्म) - कृमि, कीड़ा

1847. Wound (वून्ड) - घाव, जखम, ऊतक-क्षति

Wounded (वून्डेड) - जख्मी, घायल, आहत

1848. Wrinkle (रिंग्कल) - झुर्री, शिकन, सिलवट

1849. Wry (राइ) - टेढ़ा, वक्र, तिरछा

Wry neck (राइ नेक) - गर्दन ऐठा, वक्रग्रीवा

X (एक्स)

1850. Xanthine (जैन्थीन) - जैन्थीन-रक्त का एक रासायनिक घटक

1851. Xerosis (जीरोसिस) - (त्वचा या श्लेष्मल झिल्ली की) शुष्कता

1852. Xerostomia (जीरोस्टोमिया) - (लाला या लार की कमी के कारण) मुँह की शुष्कता

1853. Xiphisternum (जिफिस्टर्नम) or xiphoid process (जिफॉइड प्रॉसेस) or xiphoid cartilage (जिफॉइड प्रॉसेस) - पश्च उरोस्थि, जिफिस्टर्नम

Xiphoid (जिफॉइड) - उरोस्थि का निचला भाग, जिफॉइड, असिरूप

1854. X-ray (एक्स-रे) - एक्स-किरण, एक्सरे

X-ray image intensifier (एक्स-रे इमेज इन्टेन्स्फायर)- एक्स-किरण प्रतिबिम्ब तीव्रकारी

1855. X-chromosome (एक्स-क्रोमोसोम) - एक्स-गुणसूत्र (यह यौन-हार्मोन है। X- गुणसूत्र में महिला के लक्षण होते हैं।)

Y (वाइ)

1856. Yawn (यॉन) - जंभाई, जंभाई लेना मुँह फैलाना।

Yawning (यॉनिंग) - जंभाई

1857. Yaws (यॉज) - यॉज-एक तीव्र संक्रामक चर्मरोग

1858. Y-chromosome (वाइ क्रोमोसोम) - Y - गुणसूत्र - यह एक यौन हार्मोन है। Y-गुणसूत्र में पुरुष का लक्षण होता है। एक सामान्य पुरुष में गुणसूत्रों के XY युग्म (XY pair of chromosomes) होते हैं जबकि महिला में गुणसूत्रों के XX युग्म होते हैं।

1859. Yeast (यीस्ट) - खमीर, यीस्ट

1860. Yolk (योक) - पीतक, (अण्डा की) जरदी

Yolk sac (योक सैक) - पीतक झिल्ली

Z (जेड)

1861. Zona (जोना) - क्षेत्र, मेखला, कटिबंध

Zona reticularis (जोना रिटिक्युलरिस) - मेखला-जालिका-प्रांतस्था की आंतरिक सतह

Zona fasciculate (जोना फैसिक्यूलेट) - मेखला गुच्छा (प्रान्तस्था की मध्य सतह या आंतरिक और बाह्य के बीच की सतह)

Zona glomerulosa (जोना ग्लोमेरुलोसा) - मेखला पुंज (प्रान्तस्था या कॉर्टेक्स की बाह्य सतह)

परिशिष्ट - II (APPENDIX - II)

शरीर-रचना और शरीर-क्रिया विज्ञान में व्यवहृत नाम श्रोतीय शब्दावली

(Eponymous Terms Used in Anatomy and Physiology)

Eponymous (एपोनिमस) - व्यक्ति नामक, नामआधारीय, नामश्रोतीय, वह व्यक्ति जो किसी रोग या अंग का उल्लेख चिकित्सा-शास्त्र (Medical science) में सर्वप्रथम किया है, उस रोग या रोगलक्षण या अंग को उसी व्यक्ति का नाम दिया गया है।

(1) **Addison's disease (ऐडीसन्स डिजीज) - ऐडीसन का रोग**

- थॉमस, ऐडीसन (Addison, Thomas-1793-1860) वह एक अंग्रेज चिकित्सक (Guy's Hospital) तथा अंत:श्राव विज्ञान (Endocrinology-एन्डोक्राइनोलॉजि) या अंत:श्राविकी का संस्थापक था। उसने सर्वप्रथम सन् 1849 ई. में एक ऐसे रोग का वर्णन किया था जिसके लक्षण (Symptoms) हैं -

त्वचा में पीलापन आना (Yellowness in skin) तथा बाद में गहरा भूरा होना, सामान्य दुर्बलता या कमजोरी (General weakness), रक्तक्षीणता (Anaemia), निम्न रक्त-चाप (Low blood pressure) आदि।

यह अधिवृक्क ग्रन्थियों (Adrenal glands) का रोग है। इसे घातक रक्तक्षीणता (Pernicious anaemia) या ऐडीसन्स एनीमिआ (Addison's anaemia) भी कहा जाता है।

(2) **Adam's apple (ऐडम'स ऐपल) - कण्ठ-मणि, अवटु उद्वर्ध, टेंटुआ, अवटु-उत्सेध**

- ऐडम (Adam) आदि-मानव (या मूलपुरुष) है जिसे एक सामान्य व्यक्ति की संज्ञा दी गयी है। उसके कण्ठ में एक सेव के समान अवटु-उपास्थि (Thyroid cartilage) का एक उत्सेध (या उद्वर्ध - process) है जो "स्वर-यंत्र" या कंठ (voice box) को घेरे रखता है। यह उत्सेध ठुड्डी (chin - चिबुक) के नीचे गर्दन से बाहर निकला होता है। अत: इस कंठ-उत्सेध को ऐडम का सेव (Adam's apple) कहा जाता है। इस सेव के बारे में यह मान्यता है कि वह ऐडम के लिए वर्जित है। वह सेव खाता है तथा सेव का एक टुकड़ा उसके गला (Throat) में अटक गया है और उत्सेध (या प्रक्षेप या उभार) के रूप में विद्यमान है।

(3) **Bartholin's glands (बार्थोलिन'स ग्लैन्ड्स) - बार्थोलिन की ग्रन्थियाँ या प्रधानी ग्रन्थियाँ (Vestibular glands)**

- बार्थोलिन, थॉमस (Bartholin, Thomas-1616-1680) डेनमार्क का गणितज्ञ (Mathematician) तथा बाद में शरीर-रचना विज्ञानी (Danish anatomist) था। वह कोपेनहेगन विश्वविद्यालय (Copenhagen university) में शरीर-रचना विज्ञान का प्रसिद्ध प्राध्यापक था। उसने वक्ष-नलिका (Thoracic gland) और लसीका-तंत्र (Lymphatic system) की खोज सन् 1653 ई. में की थी। इस खोज के संदर्भ में उसने वृहतर प्रधानी ग्रन्थि (Larger vestibular gland) का उल्लेख किया था जिसे अभी तक बार्थोलिन की ग्रन्थि कही जाती है।

(4) **Bell's palsy (वेल्स पाल्जि) - बेल का अंगघात**

या लकवा, मुखीय (या आननी) लकवा

- बेल, सर चार्ल्स (Bell Sir Charles) स्कॉटलैण्ड का प्रसिद्ध शरीर-रचना विज्ञानी (Scottish anatomist, 1774-1842) जो बाद में शरीर-क्रिया (या शरीर) विज्ञानी (Physiologist) के रूप में लोकप्रिय हुआ। उसने यह सर्वप्रथम पता लगाया था कि सुषम्ना (Spinal cord) के पश्च तंत्रिका मूल (roots) की पेशियों को मरोड़े बिना काटा जा सकता है। उसने इस तथ्य (Fact) को स्थापित किया था कि ये पश्च तंत्रिका-मूलें संवेदी (Sensory) होते हैं तथा अग्र मूल प्रेरक (या चालक Motor) होते हैं। वह सन् 1836 ई. में एडिनवर्ग विश्वविद्यालय (University of Edinburgh) में शल्य-विज्ञान (Surgery) का प्रोफेसर बना। उसके नाम को मुखीय तंत्रिका (Facial nerve) के निम्न प्रेरक तंत्रिका-कोशिका अंगघात (Lower motor neurone paralysis) के साथ सम्बद्ध किया जाता है। इसे ही बेल का अंगघात (या लकवा) कहा जाता है। Bell's nerve (बेल्'स नर्व) - बेल की तंत्रिका-क्रकचिनी अग्रपेशी (Serratus anterior muscle) की तंत्रिका को बेल की दीर्घ वक्ष-तंत्रिका (Long thoracic nerve) कहते हैं। मध्यच्छद तंत्रिका (Phrenic nerve) को बेल का आंतरिक श्वसन-तंत्रिका (Internal respiratory nerve of Bell) कहते हैं।

(5) Bellini ducts (बेलीनि डक्ट्स)

- बेलीनि की वाहिनियाँ या नलिकाएँ। बेलानि लॉनेन्टिओ या लॉरेन्जो (Bellini Lorentzo or Bellini Lorenzo-1643-1704)-इटली का शरीर-रचना विज्ञानी और चिकित्सक (Italian anatomist and physician) था। उसने चिकित्सा-शास्त्र में गणितीय सिद्धांतों का प्रयोग करने का असफल प्रयास किया जिसके बाद वह शरीर-रचना विज्ञान के क्षेत्र में प्रवेश किया तथा पिसा (Pisa) में शरीर-रचना विज्ञान का प्रोफेसर बन गया। उसने उन्नीस (19) वर्ष की आयु में यह अवलोकन किया था कि वृक्क (Kidney) की नलिकाओं (Tubules) के छोरों पर वाहिनियों का संग्रहण (Terminal collecting ducts) होता है। अतः इनको उसके नाम के साथ संबद्ध किया जाता है और इन्हें बेलानि की नलिकाएँ (Bellini ducts) कहते हैं।

(6) Bowman's capsule (बोमैन'स कैप्स्यूल) - बोमैन की संपुटिका या केशिका-गुच्छिका या गुच्छा सम्पुटिका (Glomerular capsule)

- बोमैन, सर विलियम पैजिट (Bowman Sir William Paget-1816-1892) एक अंग्रेज शरीर रचना विज्ञानी (English anatomist) था। वह किंग्स कालेज, लंदन (King's College, London) में शरीर-रचना विज्ञान का प्रोफेसर था। उसने वृक्कों (Kidneys) तथा नेत्र-विज्ञान (Ophthalmology) क्षेत्र में उल्लेखनीय कार्य किया था। उसने सन् 1842 ई. में सर्वप्रथम वृक्क-नलिका (Renal tubule) के प्रसारित छोर पर केशिका-गुच्छा की संपुटिका का उल्लेख किया था जिसे बोमैन की संपुटिका (Bowman's capsule) कहते हैं।

(7) Brunner's glands (बूनर'स ग्लैन्ड्स) - बूनर की ग्रन्थियाँ या लध्वांत्राग्र (ग्रहणी) - मध्यांत्र की ग्रन्थियाँ (Duodenum- Jejunum glands)

- ब्रूनर, जॉसेफ कॉनरैड (Brunner, Joseph Conrad -1653-1727) - वह स्विट्जरलैण्ड का शरीर-रचना विज्ञानी (Swiss anatomist) था। वह हाइडलबर्ग (Heidelberg) में तथा बाद में स्ट्रैसवाउर्ज (Strasbourg) में शरीर-रचना विज्ञान का प्रोफेसर था। उसने सर्वप्रथम सन् 1687 ई. में लध्वांत्राग्र (या ग्रहणी) तथा मध्यांत्र की ग्रन्थियों का वर्णन किया था, अतः इन ग्रन्थियों को ब्रूनर की ग्रन्थियाँ कही जाती हैं।

(8) Broca's area (ब्रोका'ज एरिया) - ब्रोका का क्षेत्र अर्थात् कथन के प्रेरक-नियंत्रक का प्रांतस्था क्षेत्र (Cortex area of motor control of speech)

- इसे सामान्यतः "प्रेरक-कथन केन्द्र" (Motor speech centre) के रूप में समझा जाता है। इस क्षेत्र का सर्वप्रथम उल्लेख बोका, पिएरे पॉल (Broca, Pierrre Paul-1824-1880) ने सर्वप्रथम सन् 1861 ई. में किया था। उसने बायाँ

प्रमस्तिष्क-गोलार्ध (Left cerebral hemisphere) के निम्न कपाल-कर्णक (Inferior frontal gyrus) क्षेत्र का वर्णन किया था। अत: इसे ब्रोका का क्षेत्र कहा जाता है। वह फ्रांस की राजधानी पेरिस (Peris) में एक शल्य-चिकित्सक था। वह उन शल्यचिकित्सकों में एक शल्यचिकित्सक था जिसने शरीर-संरचनात्मक सिद्धान्तों (Anatomical principles) की मदद से प्रमस्तिष्क-रोग (Cerebral disease) का निदान किया था। वह एक प्रसिद्ध मानव-शास्त्री (Anthropologist) भी था। वह तंत्रिका-शल्यचिकित्सा (Neuro-surgery) का प्रवर्तक (Pioneer) था तथा अनेक चिकित्सा-उपकरणों का आविष्कार उसने किया था।

(9) Banti's disease or Banti's syndrome (बेन्टी'ज डिजीज या बैन्टी'ज सिन्ड्रौम)

- बैन्टी का रोग या बैन्टी का संलक्षणय या प्लीहा-रक्तक्षीणता या स्प्लेनिक अनीमिआ (Splenic anaemia)
- बैन्टी, गुइडो (Banti, Guido-1853-1925) इटली के फ्लोरेंस नामक स्थान का रोग विज्ञानी तथा चिकित्सक (Florentine pathologist and physician) था। उसने सन् 1882 ई. में एक रोग और उसके संलक्षण का उल्लेख सर्वप्रथम किया था। इस रोग के रोगी में निम्न लक्षणों का उसने अवलोकन किया था - रोगी में उच्च रक्तचाप (Hypertension), प्लीहा में वृद्धि (Increase in spleen), यकृत (Liver) में सूत्रण-रोग या सिरोसिस (Cirrhosis) होने के कारण रक्तश्राव होना। इसके अतिरिक्त अनेक उदाहरणों में पीलिया (या पाण्डुरोग-Jaundice), जलोदर (Ascites), श्वेताणु-अल्पता (Leukopenia), रक्त में बिम्बाणु (Platelets) की अल्पता या कमी भी देखी गयी है। इस संलक्षण या रोग को बैन्टी का संलक्षण या बैन्टी का रोग कहा जाता है।

(10) Corti's organ (कोर्टी'ज आर्गन) or Organ of Corti (आर्गन ऑफ कोर्टि)

- कोर्टी का अंग या कर्णावर्त-झिल्ली (Membrane in cochlea)

कोर्टी, मार्कीज अल्फॉन्सो (Corti, Marchese Alfonso-1822-1888) इटली का शरीर-रचना विज्ञानी तथा ऊतक विज्ञानी (Italian anatomist and histologist) था। उसने सन् 1851 ई. में कर्णावर्त (Cochlea) की आधार-झिल्ली पर स्थित एक अंग का वर्णन सर्वप्रथम किया था। इस अंग में कर्णावर्त-तंत्रिका (Cochlear nerve) के अंतिम अंग (End-organs) होते हैं। इस अंग को ही कोर्टी का अंग कहा जाता है।

(11) Cowper's glands (कॉवपर्स ग्लैण्ड्स) - कॉवपर की ग्रन्थि या बल्बाकार मूत्र-मार्ग ग्रन्थि (Bulbo-urethral glands)

कॉवपर, विलियम (Cowper, William-1666-1709) एक अंग्रेज शरीर-रचना विज्ञानी (English anatomist) था जो बाद में लंदन में शल्यचिकित्सक बना। उसने शरीर-रचना संबंधी कार्य का प्रकाशन कराया जो अपने काल का उत्कृष्ट कार्य था। यह शरीर की पेशियों से मुख्यतः सम्बद्ध था। इसका उपयोग लियडन का चिकित्सक डा० बिडलू (Dr. Bidloo of Leydon) द्वारा किया गया जो परस्पर विवाद का कारण बन गया तथा लैटिन के अधिकांश क्षेत्रों में आरोप-प्रत्यारोप लगने लगे। उसने इस ग्रन्थि का उल्लेख सन् 1700 ई. में किया था जिसके कारण इसे कॉवपर की ग्रन्थि कही जाती है। यह ग्रन्थि महिला की बार्थोलिन ग्रन्थि के समान (या सदृश्य या अनुरूप) होती है। कॉवपर ग्रन्थि का मूल आविष्कार करने वाली महिला जीनमेरि (Jean Mery) - 1645-1722 है।

(12) Döderlein's bacillus (डेडरलीन'स बैसिलस)

- डेडरलीन का दण्डाणु या योनि-जीवाणु (Bacterium in vagina) डेडरलीन, अलबर्ट सिगमण्ड गुस्ताव (Döderlein, Albert Siegmund Gustav - 1860-1941) -जर्मन का एक प्रसूति-विशेषज्ञ तथा स्त्रीरोग विशेषज्ञ (German obstetrician and Gynaecologist) था। उसने सर्वप्रथम योनि (वेजाइन) में पाये जाने वाले दण्ड आकार के जीवाणुओं की खोज की थी। अत: इन्हें डेडरलीन का दण्डाणु या बैसिलस कहा जाता है।

(13) Douglas-Recto-uterine pouch of Douglas रेक्टो-यूटरिन पाउच ऑफ डॉगलस) - डॉगलस की मलाशय-गर्भाशय थैली

- डॉगलस, जेम्स (Douglas, James 1675-1742) स्काटलैण्ड का शरीर-रचना तथा शरीर-क्रिया विज्ञानी (Scottish anatomist and physiologist) था। उसने अपना अधिकांश समय लंदन में ही बिताया। उसने सन् 1707 ई. में पेशियों (Muscles) पर महत्वपूर्ण कार्य किया जिसे प्रकाशित भी किया गया। यह कार्य शरीर-रचना विज्ञानी की शब्दावली या नामावली (Nomenclature) के निर्माण में महत्वपूर्ण सिद्ध हुआ। उसने बाद में उदरावरण (Peritoneum-पर्युदर्या) पर कार्य किया तथा इसमें मलाशय-गर्भाशय थैली का उल्लेख किया जिसे डॉगलस की मलाशय-गर्भाशय थैली कही जाती है।

(14) Uustachian tube (यूस्टेकिअन या यूस्टेश्यन टयूब)

- यूस्टेकिओ की नली या कंठ-कर्ण नली (Pharyngo-tympanic tube)
- कंठ-कर्ण नली का उल्लेख सर्वप्रथम यूस्टेकिओ, बार्टोलोमिओ (Eustachio, Bartolomeo) - 1520-1574 ने सन् 1562 ई. में किया था। वह पोप (Pope - ईसाई धर्मगुरु) का चिकित्सक तथा रोम (इटली की राजधानी - Rome) में शरीर-रचना विज्ञान का प्रोफेसर था। इस उल्लेख के सौ वर्ष बाद वैलसैल्वा (Valsalva) ने इस नली को यूस्टेकिअन (या यूस्टेश्यन) नली कहा जिसके बाद इसे यूस्टेकिअन नली कही जाने लगी।

(15) Fallopian tube (फैलोपिअन टयूब) - फैलोपिओ (Fallopio) की नली या डिम्बवाही नली

- फैलोपिओ, गैब्रिएल (Fallopio, Gabriele-1523-1563) इटली का चिकित्सा शास्त्री था। पैडुआ (Padua) नामक शहर में वह शल्य-चिकित्सा (Surgery) तथा शरीर-रचना विज्ञान (Anatomy) का प्रोफेसर था, जहाँ वह वनस्पति विज्ञान (Botany) का भी प्रोफेसर था। उसने सन् 1561 ई. में उस नली का वर्णन किया था जो गर्भाशय (Uterus) को अण्डाशयों (Ovaries) से जोड़ती है जिसे डिम्बवाही नली कहते हैं। इस नली को ही फैलोपियन टयूब कहते हैं।

(16) Glisson's capsule (ग्लिसन् 'स कैप्स्यूल) - ग्लिसन की संपुटिका या यकृत की रेशेदार संपुटिका

- ग्लिसन, फ्रान्सिस (Glisson' Francis -1597-1677) एक अंग्रेज शरीर-रचना विज्ञानी था जिसने कृमिकोष वाहिनी (systic duct) तथा सुखण्डी रोग (Rickets) का वर्णन किया था। सुखण्डी रोग (रिकेट्स) को बाद में "इंग्लिस डिजीज" के नाम से जाना गया। उसने यकृत (Liver) की रेशेदार संपुटिका का भी उल्लेख किया था जिसे ग्लिसन की संपुटिका कही जाने लगी।

(17) Golgi apparatus (गोल्गि ऐपरेटस) - गोल्गीतंत्र

- गोल्गि, कैमिलो (Galgi, Camillo -1844-1926) इटली का शरीर-रचना विज्ञानी तथा ऊतक-विज्ञानी (Italian anatomist and histologist) था जो बाद में पैविआ विश्वविद्यालय (University of Pavia) का अध्यक्ष या रेक्टर (Rector) बना। उसे 1906 ई. मं तंत्रिका-तंत्र (Nervous system) पर उल्लेखनीय कार्य करने के कारण नोबेल पुरस्कार मिला। उसने एक कोशिका के जीव द्रव्य (Cytoplasm of a cell) पर सिल्वर नाइट्रेट ($AgNO_3$) या ऑस्मियम टेट्रॉक्साइड (Osmium tetroxide) का प्रयोग करक तंतुओं के तंत्र (Network of threads) का अवलोकन किया था। तंतुओं के तंत्र (या कार्यजाल) को गोल्गी का तंत्र कहते हैं।

(18) Graaffian follicle(ग्राफियन फॉलिकल) - ग्राफ का कूप या गर्त या पुटिका

- ग्राफ, रेग्निएर डे (Graaff, Regnier De-1641-1672) हालैण्ड का शरीर-रचना विज्ञानी (Dutch anatomist) था। उसने प्रजनन अंगों (Generative organs) के कार्य पर महत्वपूर्ण बातें लिखी थी जिसमें डिम्ब रखने वाली पुटिका (Egg containing follicle) का उल्लेख किया गया था जिसे उस समय से ही ग्रार्फ की पुटिका(Graaffian follicle) कही जाती है। उसके नाम को अधिक सही रूप में पीतपिण्ड (Corpus luteum) का उसके अवलोकन के साथ सम्बद्ध किया जाना चाहिए।

(19) Graves' disease (ग्रेव'ज डिजीज) or exophthalmic goitre (एक्सोफ्थैल्मिक गॉइटर) or thyrotoxicosis (थाइरोटॉक्सिकोसिस)

- ग्रेव्सका रोग, नेत्रोत्सेधी घेघा या गलगण्ड
- ग्रेव्स, रॉबर्ट जेम्स (Graves, Robert James-1796-1853) आयरलैण्ड का चिकित्सक (Irish physician) था। मीथ हॉस्पिटल, डुब्लिन (Meath Hospital) में वह एक चिकित्सक के रूप में कार्य करता था। चिकित्सा-शिक्षार्थियों (M.B.B.S. पाठ्यक्रम) के लिए अस्पताल-रोगी कक्ष कार्य (क्लिनिकल वार्ड वर्क) का आरम्भ करने का श्रेय उसी को जाता है। अवटु ग्रन्थि (Thyroid gland) में अतिश्राव होने के कारण उत्पन्न रोग का उल्लेख उसने सन् 1835 में सर्वप्रथम किया था। इस रोग में रोगी का नेत्रगोलक (Eyeball) बाहर निकल (Protrude) आते हैं, अवटु ग्रन्थि में सूजन आती है, कँपकँपी भी आती है तथा हृदय की गति में भी वृद्धि होती है। इस रोग को नेत्रोत्सेधी घेघा या गलगल या गलगंड कहा जाता है। इस रोग की खोज ग्रेव्स द्वारा करने के कारण इसे ग्रेव्स का रोग (Grave's disease) भी कहते हैं।

(20) Henle - Loop of Henle (लूप ऑफ हेनले) - हेनले का पाश या फंदा, वृक्क-नलिका में U -आकार का फन्दा

- हेनले फ्रेड्रिल गुस्ताव जैकब (Henle Friedrich Gustav-1809-1885) - जर्मनी का एक शरीर-रचना विज्ञानी (Anatomist), ऊतक विज्ञानी (Histologist) तथा रोग विज्ञानी (Pathologist) था। वह गोटिन्जेन (Göttingen) नामक शहर में शरीर-रचना विज्ञानी का प्रोफेसर था। उसने केश के आवरणों (Sheaths of hair), आहार-नली की उपकला (Epithelium of alimentary canal) तथा रक्त-वाहिकाओं के अंत:स्तर (Endothelium of blood vessels) का सर्वप्रथम वर्णन किया था। उसने 1862 ई. में वृक्क-नलिका (Tubule of kidney) में U-आकार के पाश (Loop-फंदा या लूप) का वर्णन किया था। अत: इस फंदा को हेनले का लूप (या पाश) कहा जाता है।

(21) Herophilus (हेरोफिलस)-Torcular Herophili (टॉर्क्यूलर हेरोफिलि) - हेरोफिलस का विदर-संगम, आंतरिक पश्चकपाल उत्सेध पर दृढ़-तानिका (Dura mater) की खातिकाओं (या विदरों-Sinuses) का मिलन बिन्दु या स्थान।

- हैरोफिलस (Herophilus) यूनान (Greece) के सिकन्दरिया शिक्षालय (Alexandria school), सिरका (Circa) में-350 वर्ष ईसा पूर्व (B.C.) एक चिकित्सक था। वह अपने युग का महान चिकित्सक था। उसने मस्तिष्क (Brain), तानिका (Meninges) तथा निलयों (Ventricles) के मुख्य अंगों का वर्णन किया था तथा उन्हें श्रेणीवद्ध किया था। वह मानव-शरीर का सर्वप्रथम विच्छेदन (Dissection) करने वालों में से एक था। उसने मस्तिष्क की वृहत् तंत्रिकाओं तथा मेरु-तंत्रिकाओं (Spinal nerves) का वर्णन किया था तथा प्रेरक ओर संवेदी तंत्रिकाओं (Motor and sensory nerves) में भेद बताया था। उसने प्रमस्तिष्क-खातिका (Cerebral sinus) का सर्वप्रथम उल्लेख किया था जिसे टॉर्क्यूलर हेरोफिलि कहा जाता है। नब्ज (Pulse) की गणना उसने जलघड़ी (Waterclock) की मदद से की थी जो अपने आप में एक आश्चर्यजनक कार्य था। उस युग के लिए अद्वितीय उपलब्धि थी।

(22) Hunter's canal (हन्टर्स कनैल) - हन्टर की नली, अभिवर्तनी नली (Adductor canal)

- हन्टर जॉन (Hunter John-1728-1793). हन्टर मूलतः स्कॉटलैन्ड (Scotland) का निवासी था। वह अपने भाई विलियम (William) की मदद करने हेतु अपना देश छोड़कर शरीर-रचना विज्ञान का अध्ययन करने के लिए लंदन आया। उसने तेजी से प्रगति करके उस विषय को पढ़ाने लगा। बेल उपद्वीप (Bell Islet) की खोज-यात्रा तथा ब्रिटेन की सेना के साथ पुर्तगाल (Purtugal) में सेवा के बाद वह पुन: लंदन लौटकर शल्य विज्ञान (Surgery) तथा शरीर-रचना विज्ञान (Anatomy) में निजी कक्षाओं (Private classes) को पढ़ाने लगा। उसे संग्रह

करने का शौक था जिसके कारण वह अपनी वाटिका (या बाग) के तालाब में कपालों (Skulls) का संग्रहन किया जो अपने युग में प्रसिद्ध हुआ। वह संत जॉर्ज अस्पताल (St. George's Hospital) में 25 वर्षों तक शल्य चिकित्सक था। वह अपने समय का महान शल्य चिकित्सक था और संभवत: वैज्ञानिक शल्यचिकित्सा का संस्थापक भी था। वह नाड़ी-अर्बुद की शल्य-क्रिया (Operations on Aneurism - ऐन्यूरिज्म) में अत्यधिक निपुण माना जाता था। वह अपने सम्पूर्ण जीवन-काल में अपने संग्रहालय के लिए शरीर-संरचना विच्छेदनों (Anatomical dissections), नमूने (Specimens) तथा रोगात्मक वस्तुओं (Pathological curious-क्यूरिओस-Gurio-दुर्लभ वस्तु) का संग्रह करता रहा।

हन्टर के संग्रहालय की प्रसिद्ध वस्तु "दैत्य ओ' ब्रिएन का कंकाल" (Skeleton of Giant O' Brien) थी जिसकी ऊँचाई 7 फीट 7 ईन्च (लगभग 237 सें. मी.) थी। उसकी मृत्यु के बाद इस संग्रहालय को ब्रिटिश सरकार को दिया गया। परन्तु सरकार की इसमें कोई रुचि नहीं थी, अत: "रोयाल कालेज ऑफ सर्जन्स" ने अपने अधिकार में लिया। दुर्भाग्य से सन् 1941 में लंदन में बमबारी होने से इस संग्रहालय की अनेक दुर्लभ वस्तुएँ नष्ट हो गयीं।

हंटर ने ही सर्वप्रथम उपदीर्घतम नली (अभिवर्तनी नली) का वर्णन किया था जो नाड़ी-अर्बुद में उरु-धमनी (Femoral artery) का बंधन है। इसलिए इस नली को हन्टर की नली (Hunter's canal) कहते हैं।

(23) Hodgkin's desease (हॉज्किन्स डिजीज) - हाज्किन रोग, लसीका ग्रन्थियों में अत्यधिक वृद्धि के कारण घातक रोग

- हॉज्किन थॉमस (Hodgkin, Thomas-1798-1866) लंदन (London in U.K.) का चिकित्सक था जिसने नाभीय लसीका ग्रन्थियों (Hilar lymph nodes, Hilar शब्द Hilum - हाइलम से बना है जिसे हिन्दी में नाभिका कहते हैं।) में अपवृद्धि से होने वाला एक रोग का उल्लेख सन् 1832 ई. में किया था। इस रोग को हॉल्किन का रोग कहा जाता है। यह एक घातक रोग (Malignant disease) है जिसमें लसीका-ग्रन्थियाँ इतना अधिक बढ़ जाती हैं कि इसके कारण यकृत (Liver), प्लीहा (Spleen) तथा अन्य अंगों के लसीकाभ ऊतकों (Lymphoid tissues) में भी वृद्धि होती है।

(24) Koch Week's bacillus (कोख वीक्'स बैसिलस) - कोख का दण्डाणु जिससे नेत्र श्लेष्मला-शोथ (Conjunctivitis) होता है। Koch's bacillus (कोख'स बैसिलस)

- कोख का दण्डाणु या विशेष प्रकार का जीवाणु जिसके कारण यक्ष्मा (टीबी) रोग होता है।

  कोख रॉबर्ट (Koch Robert-1843-1910) कोख जर्मनी का जीवाणु वैज्ञानिक (Bacteriologist - बैक्टीरिओलॉजिस्ट) था तथा बर्लिन (Berlin) में स्वास्थ्य विज्ञान (Hygiene) का प्रोफेसर था। वह बाद में संक्रामक रोग के लिए संस्थान (Institute for Infectious Disease) का निर्देशक बना। उसने जीवाणुओं पर विशेष उल्लेखनीय कार्य किया था जिसके कारण उसे जीवविज्ञान (Biology) में वर्ष 1905 ई. के लिए नोबेल पुरस्कार (Nobel prize) भी मिला था।

  सन् 1882 ई. में उसने एक दण्डाणु या विशेष प्रकार के जीवाणु (Bacillus) की खोज की थी जिसका नाम माइक्रोबैक्टीरिअम ट्यूबरक्यूलोसिस (Mycobacterium tuberculosis) है। इस माकोबैक्टीरिअम के कारण ही यक्ष्मा (Tuberculosis) रोग का जन्म होता है। इस दण्डाणु को कोख का बैसिलस या दण्डाणु (Koch's bacillus) कहा जाता है।

  कोख (Koch) ने एक अन्य दण्डाणु (Bacillus) का भी पता लगाया था जिससे नेत्र-श्लेष्मला शोथ (Conjunctivitis) होता है। इस दण्डाणु को वीक्स कोख का बैसिलस (Koch's Weeks bacillus) कहा जाता है।

(25) Kupffer's cells (कूप्फेर्स सेल्स) - कूप्फेर की कोशिकाएँ या वृहत् विशेषीकृत यकृत कोशिकाएँ

(Large specialized liver cells) जो हीमोग्लोबिन को भंजित (या विघटित) करके पित्त (Bile) में परिवर्तित करती हैं।

- कुप्फेर कार्ल विल्हेल्म (Kupffer Karl Wilhelm 1829-1902) जर्मनी का शरीर-रचना विज्ञानी (German anatomist) था जिसने यकृत शिरानालाओं (Liver sinusoids) की दिवालों में अंतरालों पर भक्षक-कोशिकाओं (Phagocytic cells) का सर्वप्रथम सन् 1876 ई. में उल्लेख किया था। इन कोशिकाओं को ही कूफ्फेर की कोशिकाएँ कही जाती हैं। ये कोशिकाएँ दीर्घाकार होती हैं जो जालिका-अंत:स्तरीय तंत्र का अंग बनती हैं तथा हेमोग्लोबिन (Haemoglobin) को विघटित करके पित्त (Bile) में परिवर्तित करती हैं।

(26) Langerhans-Islets of Langerhangs (आइलिट्स ऑफ लैंगरहैंस) - लैंगरहैंस की द्वीपिकाएँ, अग्न्याशय की कोशिकाओं के लघु-समूहें जो इन्स्यूलिन (Insulin) हार्मोन का श्राव करते हैं।

- लैंगरहैन्स पॉल (Langerhans Paul -1847-1888) जर्मनी का शरीर-रचना विज्ञानी तथा रोग-विज्ञानी (German anatomist and pathologist) था तथा फ्रेबर्ग (Freiburg) में शरीर-रचना विज्ञान का प्रोफेसर था। उसने 1869 ई. में अग्न्याशय में कोशिकाओं के लघु समूहों का उल्लेख सर्वप्रथम किया था। अत: कोशिकाओं के इन लघु-समूहों को लैंगरहैंस की द्वीपिकाएँ (Islets) कही जाती हैं। ये समूहें अग्न्याशय (Pancreas) में इन्स्यूलिन हार्मोन का उत्पादन करती हैं।

(27) Leydig Cells and tissue (लिडिग सेल्स एण्ड टिशू)

- लिडिग की कोशिकाएँ और ऊतक, अंतरालीय कोशिकाएँ या ऊतक, अंडाशय (Testis) में नलिकाओं के बीच टेस्टोस्टेरोन (यौन हार्मोन) उत्पादक कोशिकाएँ

  लिडिग, फ्रैंज वोन (Leydig, Franz Von-1821-1908) जर्मनी का ऊतक विज्ञानी (German histologist) था तथा विर्जबर्ग (Würzburg), तिबिन्जेन (Tübingen) तथा बॉन (Bonn) में क्रमश: ऊतक विज्ञान (Histology) का प्रोफेसर था। उसने सन् 1850 ई. में सर्वप्रथम अंडाशय की अंतरालीय ऊतक और उसकी कोशिकाओं का वर्णन किया था। अत: इन ऊतक और कोशिकाओं को उसने नाम से ही जाना जाता है और उन्हें लिडिग का ऊतक और कोशिकाएँ कहते हैं। लिडिग को सम्भवत: प्रथम ऊतक विज्ञानी समझा जाता है।

(28) Lieberkühn's gland or Crypts of Lieberkühn (लिबरकुन्स ग्लैन्ड या क्रिप्ट्स ऑफ लिबरकुन)

- लिबरकुन की ग्रन्थि या गुहिकाएँ, सामान्य नलिकाकार ग्रन्थि

  लिबरकुन, जोहान (Lieberkühn, Johann Nathaniel-1711-1756) जर्मनी का शरीर-रचना विज्ञानी था। सन् 1745 ई. में उसने आंत्र (Intestine) में खुलने वाली सरल नलिकाकार ग्रन्थियों का सर्वप्रथम उल्लेख किया था जिसे लिबरकुन की ग्रन्थि या गुहिकाएँ कही जाती हैं। इस ग्रन्थि को Glandula Intestinales - ग्लैन्डुला इन्टेस्टिनलीस या Intestinal gland इन्टेस्टिनल ग्लैन्ड भी कहते हैं।

(29) Magendie's foramen (मझहन्डे'ज फोरामेन) - मझहन्डे का रंध्र, मस्तिष्क के चतुर्थ निलय (Ventricle) का मुख (जिससे प्रमस्तिष्क-मेरु द्रव - Cerebro-spinal fluid बाहर निकलता है।)

- मझहन्डे फ्रैंकोइस (Magendie Francois-1783-1855) फ्रांस का एक शरीर शास्त्री (Physiologist) था। इसके साथ ही वह एक उत्साही यंत्रकार (Mechanist) तथा प्रयोगकर्ता (Experimentalist) था जो स्वयं को कबाड़िया (Rag-picker - रैगपिकर) कहता था जो किसी भी तथ्य या सत्य को उठाने को उत्सुक रहता है जो उसके सामने आता है। उसने पश्च तंत्रिका मूलों (Posterior nerve roots) को काटकर अलग किया तथा यह पाया -

  "कटी तंत्रिकाओं के अनुरूप शाखा (अंगच्छेद) सम्पूर्ण

गतिहीन (या अशक्त-Paralysed) हो जाती है। यह पिन की चुभनों (Pinpricks) तथा प्रबल दबाव के प्रति संवेदनहीन (Insensibel) होती है। मुझे ऐसा लगता है कि यह निश्चल (Immobile) है, परन्तु तुरंत ही इसमें स्पष्टतया गति आ गयी जो कि मेरे लिए आश्चर्य की बात है, यद्यपि इसमें संवेदन नहीं था। सम्भव: मेरु तंत्रिका (Spinal nerve) के पश्चमूलों के कार्य अग्रमूलों से पृथक हैं तथा उनके सम्बंध असाधारण रूप से संवदेन के साथ रहते हैं।"

मझहन्डे की खोज के साथ सर चार्ल्स बेल (Sir Charle's Bell) की खोज (1820 ई.) को मिलाकर "बेल-मझहनडे का सिद्धांत" (Bell-Magendie Law) का निर्माण हुआ। इस सिद्धान्त के अनुसार - "अग्रतंत्रिका-मूलें कार्य में प्रेरक (Motor) होते हैं जबकि पश्च तंत्रिका मूलें कार्य में संवेदी (Sensory)" मझह्न्डे के नाम को निम्न मज्जक (या अन्तस्था-Medullary) तालु (Velum) के मध्य भाग में छिद्र (Aperture) के साथ भी सम्बद्ध किया जाता है जिससे होकर चतुर्थ निलय (4th ventricle) से प्रमस्तिष्क-मेरु द्रव अवजालिका स्थान (Subarachnoid space) में जाता है। इस छिद्र या रंध्र का वर्णन उसने 1828 ई. में किया था, अत: इसे मझह्न्ड़े का रंध्र (Magendie's foramen) कहा जाता है।

(30) Meibomian glands (माइबोमियन ग्लैन्ड्स)

- माइबोम की ग्रन्थियाँ or Tarsal glands (टार्सल ग्लैन्ड) - गुल्फ या टखना (Knee) की ग्रन्थियाँ, संयोजी ऊतकों (Tarsi - यह Tarsus - संयोजी ऊतक का बहुवचन है।) तथा पलकों की नेत्रश्लेष्मला (Conjunctiva of the eyelids) के बीच वसामय पुटकें या कूपें (Sebaceous follicles) - माइबोम हेनरिक (Meibom, Heinrich), 1638-1700, एक जर्मन शरीर-रचना विज्ञानी (Anatomist) था। उसने नेत्र-पलकों (Eye-lids) तथा नेत्र-श्लेष्मला (कन्जंक्टाइवा) के बीच वसामय कूपों का उल्लेख सर्वप्रथम सन् 1666 ई. में किया था। अत: इन वसामय कूपों को माइबोमियन की ग्रन्थियाँ कही जाती हैं।

(31) Meniere's disease (मनयइर'स डिजीज) - मनयइर का रोग, मध्यकर्ण का रोग **(Desease of middle ear)**

- मनयइर, प्रॉस्पर (Meniere, Prosper – 1799-1862) फ्रांस (पेरिस) का चिकित्सक था। उसने सन् 1861 ई. में एक रोग का सर्वप्रथम उल्लेख किया था जिसे मनयइर का रोग या संलक्षण (Meniere's desease or Maniere's syndrome) कहा जाता है। इस रोग में निम्न संलक्षण हैं - सिर चकराना या भ्रमि (Vertigo), मिचली आना (Nausea), उल्टी (या कै या वमन) होना (Vomiting), कर्ण (या कान) में झनझनाहट होना या कर्ण क्ष्वेड (Tinnitus or Ringing in ears) जो बहरापन के लिए संभावित चेतावनी है।

  मनयइर के रोग होने का कारण (संभवत:) आंतरिक कर्ण की अर्धवृत्ताकार नली में रक्त या द्रव का बहना है।

(32) Montgomery's glands (मॉनगोमेरि'ज ग्लैन्ड्स)- मॉन्गोमेरि की ग्रन्थियाँ, चूचुक (Nipple) की गर्तिका में वर्धित वसामय ग्रन्थियाँ

- मॉन्गोमेरि विलियम फेदर्सटन (Montgomery William Fetherston-1797-1850) आयरलैण्ड का प्रसुति-विशेषज्ञ (Obstetrician) था। उसने महिला की प्रारम्भिक गर्भावस्था के दौरान चूचुक की गर्तिका (Areola of nipple) में वर्धित वसामय ग्रन्थियों का उल्लेख सर्वप्रथम किया था। अत: इन ग्रन्थियों को मॉन्गोमेरि की ग्रन्थियाँ कही जाती हैं।

(33) Magnus's sign of death (मैग्नस'स साइन ऑफ डेथ)

- मैगनस का एक अंग या उसकी शाखा का संकीर्णन जिसमें दूरस्थ भाग का शिरीय रक्त संकुलता नहीं होती, मैगनस की अभिवर्तनी पेशी का संकुचन

  मैगनस रुडोल्फ (Magnus Rudolph – 1873-1927) जर्मनी का शरीर-क्रिया विज्ञानी था। उसने सर्वप्रथम अभिवर्तनी पेशी (Adductor muscle) का उल्लेख किया था जो शरीर की मध्यरेखा से शरीर के एक अंग को दूर खींचती (या तानती) है या एक भाग से दूसरे (विपरीत) भाग की ओर तानती है।

(34) Paneth's cells (पहनैट'स सेल्स) - पैनिथ की कोशिकाएँ, आंत्र की श्लेष्मल झिल्ली (Intestinal mucosa) की कोशिकाएँ

- पहनैट जॉसेफ (Paneth Joseph 1857-1890) पहनैट (Paneth) जर्मनी का चिकित्सक था। वह ब्रेसलाउ (Breslau) तथा वियेना (Vienna) में शरीर-क्रिया विज्ञान (Physiology) का प्रोफेसर था। उसने सर्वप्रथम सन् 1887 ई. में लध्वांत्र (Small intestine) तथा उण्डुक पुच्छ (Appendix) की नलिकाकार ग्रन्थियों के बुध्न (Fundus) में कणिकीय कोशिकाओं (Granular cells) का अवलोकन किया था। अत: इन्हें पहनैट की कोशिकाएँ कही जाती हैं।

(35) Parkinson's disease or Parkinsonism (पार्किन्सन'स डिजीज या पार्किन्सनिज्म)

- पार्किन्सन का रोग या पार्किन्सनवाद, कंपनशील लकवा पार्किन्सन, जेम्स (Parkinson, James-1755-1824) एक अंग्रेज चिकित्सक था। उसने सन् 1827 ई. में सर्वप्रथम परैलिसिस ऐजिटैन्स (Paralysis agitans) या उत्तेजक लकवा - एक रोग का वर्णन किया था। यह लकवा (या अंगघात) का एक प्रकार है जिसकी सम्बद्धता अंगों की जड़ता या कड़ापन (Rigidity of limbs) तथा कँपकँपी (Tremor) के साथ रहती है जो प्रमस्तिष्क गोलार्ध (Corpus striatum) में बाधा होने के कारण होता है। पार्किन्सन रोग से मस्तिष्क के अंगें प्रभावित होते हैं जो गति को नियंत्रित करते हैं। इस रोग के लक्षण (Symptoms) हैं - अंगों में कंपन (या थर-थराहट) होना (Trembling of the limbs), पैर को घसीटकर चलना (Shuffling walk) तथा बोलने में कठिनाई (Difficulty in speaking) होना।

(36) Peyer's patches (पियर'स पैचेज) - पियर के पैबंदें, लध्वांत्र में लसीका-ऊतक के एकल और सामूहिक ग्रन्थिका

- पियर, जोहान कॉनरैड (Peyer, Johann Conrad-1653-1712) स्विटजरलैण्ड का शरीर-रचना विज्ञानी (Swiss anatomist) था तथा स्कैफहॉसिन (Schaffhausen) के विश्वविद्यालय में साहित्य शास्त्र (Rhetoric-रेटॉरिक), तर्कशास्त्र (Logic) तथा चिकित्साशास्त्र (Medicine) का प्रोफेसर था। उसने सन् 1677 ई. में लघुअंत्र या अँतड़ी (Small bowel) के निचले भाग पर लसीका ऊतक (Lymphatic tissue) की संकलित ग्रन्थिका (Nodules) का अवलोकन किया था तथा सर्वप्रथम उसका वर्णन भी किया था। अत: इस ग्रन्थिका को पियर के पैबंद कहते हैं।

(37) Poupart's ligament (पॉपार्ट्स लिगामेंट) - पॉपार्ट का अस्थिबंध या स्नायुबंध या वंक्षन-बंधन

- पॉपार्ट फ्रैंकोइस (Poupart Francois -1616-1708) फ्रांस (पेरिस) का शल्य चिकित्सक (French surgeon) तथा शरीर-रचना विज्ञानी (Anatomist) था। उसे सन् 1695 में वंक्षण-बंधन (Inguinal इन्गग्विन ligament) का वर्णन के लिए जाना जाता है। यद्यपि इसका वर्णन उसके पहले के शरीर-रचना वैज्ञानिकों, जैसे-फैलोपिअस (Fallopius) के लिए ज्ञात था परन्तु पॉपार्ट ने इसका वर्णन सर्वप्रथम सही रूप में किया था। इसी कारण से इस बंधन को पॉपार्ट का अस्थिबंध कहा जाता है। यह वंक्षणं-बंधन उरु-मूल (Groin-ग्रॉइन) में होता है जो मेरुदण्ड (Spine) से लेकर श्रोणि (Pelvis) तक चलता है।

(38) Purkenje cells (पुर्किन्झेह सेल्स) - पुर्किन्झेह की कोशिकाएँ (मस्तिष्क की)

- Purkenje fibres (पुर्किन्झेह फाइबर्स - पुर्किन्झेह के रेशे (हृदय के) पुर्किन्झेह, जोहान्स ईवैन्जेलिस्टा वोन (Purkinje Johannes Evangelista Von-1787-1869) चेकोस्लोवाकिया का शरीर-रचना तथा शरीर-क्रिया विज्ञानी (Bohemian anatomist and physiologist) था। वह विश्व का प्रथम व्यक्ति था जिसने औपचारिक शरीर-क्रियात्मक प्रयोगशाला (Official physiological laboratory) की स्थापना 1842 ई. में की थी। वह एक महान सूक्ष्मदर्शक (Microscopist) था। उसने अन्य वस्तुओं के अलावा अनुमस्तिष्क (Cerebellum) की कोशिकाओं (Cells) का उल्लेख सन् 1837 ई. में तथा हृदय (Heart) में रेशों (Fibres) का वर्णन

सन् 1839 में किया था। इसके कारण इन कोशिकाओं और रेशों को सन् 1845 ई. से उसके नाम से ही जाना जाता है तथा उन्हें पुर्किन्झेह की कोशिकाएँ तथा पुर्किन्झेह के रेशे कहते हैं।

पुर्किन्झेह पहला व्यक्ति था जो हाथ से उस्तरा (Razor) का उपयोग विच्छेदन (Sections) करने के बजाय सूक्ष्मकर्तनी (Microtome-माइक्रोटोम) से विच्छेदन (या खण्डन) किया था। इसके अतिरिक्त ग्लास स्लाइडों (Glass slides) पर खण्डों (Sections) को चिपकाने (Mounting) के लिए उसने मलहम (Balsam - बाल्सैम) का उपयोग किया था। उसने गाल्टन (Galtan) - अंग्रेज वैज्ञानिक (1822-1911) के बहुत पहले ही अंगुलि-छापों (Fingerprints) के महत्व को (सन् 1823 ई. में ही) मान्यता दी थी।

(39) Queckenstedt's test (क्वेकेन्स्टेट'स टेस्ट) - क्वेकेन्स्टेट का परीक्षण

- क्वेकेन्स्टेट, हैन्स (Queckenstedt, Hans-1887-1918) जर्मनी का एक चिकित्सक (German physician) था। उसने सन् 1916 ई. में सर्वप्रथम प्रमस्तिष्क-मेरु द्रव (Cerebro spinal Fluild) के दबाव की माप के लिए एक परीक्षण का निर्माण किया था जिसे क्वेकेन्स्टेट का परीक्षण कहा जाता है। इस परीक्षण द्वारा कटि-छेदन या वेधन (Lumbar puncture) के दौरान जहाँ कण्ठय शिराओं (Jugular veins) पर दबाव का प्रयोग किया जाता है, उसमें यह देखा जाता है कि क्या प्रमस्तिष्क-मेरु द्रव का बहाव सही रूप में (Correctly) हो रहा है।

(40) Ranvier (रोनवेआ) - Nodes of Ranvier (ronve-a) (नोड्स ऑफ रोनवेआ) - रोनवेआ की ग्रन्थियाँ, रोनवेआ की गाँठें

- रोनवेआ, लुइस ऐन्टोइन (Ranvier, Louis Antoine-1835-1922) फ्रेंच का एक ऊतक विज्ञानी (French histologist) था। उसने परिधीय तंत्रिकाओं (Peripheral nerves) तथा जालिका-अंत:स्तर तंत्र (Reticulo-endothelium system) की कुछ निश्चित कोशिकाओं पर विशेष अध्ययन किया था। उसने यह अवलोकन किया (या पता लगाया) था कि तंत्रिका के मार्ग पर .5 mm के अंतरालों (Intervals) पर मज्जा-आवरण (Myelin sheath) में बाधाएँ (या क्रमभंगें) उत्पन्न होती हैं। इन क्रमभंग अंतरालों में प्रत्येक अंतराल पर तंत्रिका के लम्बाई-पथ पर बिन्दुओं की एक शृंखला होती है जहाँ तंत्रिका-रेशा के चारों ओर मज्जा-आवरण की सीमा का अंत होता है तथा संयोजी ऊतक अक्षतंतु (Axon) को स्पर्श करता है। इस बिन्दु-शृंखला (क्रमभंग) को ही रोनवेआ की ग्रंथि या गाँठ (Node of Ranvier) कही जाती है।

(41) Rolando (रोलैन्डो)-Fissure of Ralando (फिशर ऑफ रोलैण्डो)- फिशर का विदर (या दरार), मस्तिष्क का केन्द्रीय विदर

- रोलैन्डो, लुइगि (Rolando, Luigi -1773-1831) इटली का शरीर-रचना विज्ञानी (Italian anatomist) था तथा तुरिन (Turin) में शरीर-रचना विज्ञान का प्रोफेसर था। उसके मुख्य कार्य मस्तिष्क पर ही थे तथा मस्तिष्क के कुछ अंगों के साथ उसके नाम को सम्बद्ध किया गया है जिसमें केन्द्रीय विदर (Centrel fissure) उल्लेखनीय है। उसकी मृत्यु के बाद मस्तिष्क के केन्द्रीय विदर को सन् 1839 में रोलैन्डो का विदर कहा गया जो आज तक इसी नाम से जाना जाता है।

(42) Scarpa's triangle (स्कार्पा'ज ट्राइऐंग्गल या ट्रैन्गल)- स्कार्पा का त्रिभुज, उरु-त्रिभुज (Femoral - फेमोरल triangle)

- स्कार्पा, ऐन्टोनिओ (Scarpa, Antonio-1747-1832) वह इटली का शरीर-रचना विज्ञानी तथा शल्य-चिकित्सक (Italion anatomist and surgeon) था। वह आयुर्विज्ञान का एक विख्यात कलाकार (Medical artist) था तथा मोरगहनये (Morgagni- 1682-1771) इटली का शरीर-रचना विज्ञानी तथा रोग विज्ञानी- Anatomist and Pathologist-का शिष्य था। अंत्रवृद्धि या हर्निया (Hernia) की शल्यक्रिया, विकलांग-विज्ञान (Orthopaedics-ऑर्थोपीडिक्स) तथा नेत्र विज्ञान (Ophthalmology - ऑफथैल्मोलॉजि) के क्षेत्र में स्कार्पा के अनेक योगदान (कार्य) हैं। उसके नाम को

उरु-त्रिभुज (Femoral triangel) के साथ सन् 1817-19 से तथा सतही उदर-प्रावरणी (Superficial abdominal fascia) की झिल्लीमय परत के साथ सन् 1809 ई. से सम्बद्ध किया गया। उरु-त्रिभुज को ही स्कार्पा का त्रिभुज कहा जाता है।

(43) **Sertoli cells (सर्टोलि सेल्स) - सर्टोलि की कोशिकाएँ,**

- (अंडाशय (Testis) में शुक्रजनक नलिकाओं (Seminiferous tubules) की समर्थक-कोशिकाएँ (Supporting cells) सर्टोलि, एन्रिको (Sertoli, Enrico-1842-1910) इटली का ऊतक विज्ञानी (Italian histologist) था तथा मिलन (Milan) में प्रायोगिक शरीर-क्रिया विज्ञान (Experimental physiology) का प्रोफेसर था। उसने सन् 1865 ई. में शुक्रजनक नलिकाओं की उपकला (Epithelium) की पोषक कोशिकाओं ("Nurse" cells) क उल्लेख सर्वप्रथम किया था, अत: इन कोशिकाओं को सर्टोलि की कोशिकाएँ (Sertoli cells) कही जाती हैं।

(44) **Shrapnell's membrane (श्रैपनेल'स मेम्ब्रेन) or Pars (Part) flaccida (soft) of Tympanic membrane (पार्स फ्लैक्सिडा ऑफ टिम्पैनिक मेम्ब्रेन)**

- श्रैपनेल, हेनरि जोनस (Shrapnell, Henry Jones-1761-1841) श्रैपनेल ब्रिटेन की सेना में एक सर्जन तथा अंग्रेज शरीर-रचना विज्ञानी (English army surgeon and anatomist) था। उसके नाम को कर्ण-पटह झिल्ली के कोमल भाग से सम्बद्ध किया जाता है क्योंकि सन् 1832 ई. में उसने सर्वप्रथम इस झिल्ली का उल्लेख किया था। इस झिल्ली को तब से श्रैपनेल की झिल्ली कही जा रही है।

(45) **Skene's glands (स्कीन'स ग्लैन्ड्स) - स्कीन की ग्रन्थियाँ, सहमूत्रमार्ग ग्रन्थियाँ (Paraurethral glands) स्कीन, ऐलिग्जान्डर जॉन्सटन कैल्मेर्स (Skene, Alexander Johnston Chalmers-1838-1900)**

- वह अमेरिका का स्त्री-रोग विज्ञानी या विशेषज्ञ (Gynaecologist) था। वह मूलत: स्कॉटलैण्ड का निवासी था, परन्तु अमेरिका के न्यूयार्क में जाकर बस गया एवं न्यूयार्क (New York) में ही स्त्री-रोग विशेषज्ञ बनकर कार्य करने लगा। उसने महिला के मूत्रमार्ग में लघु श्लेष्मल ग्रन्थियों (Small mucous glands in urethra) की खोज सन् 1880 ई. में की थी, अत: इन ग्रन्थियों को स्कीन की ग्रन्थियाँ (Skene's glands) कही जाती है।

(46) **Stensen's duct (स्टेन्सन्'स डक्ट) - स्टेन्सन की नलिका या वाहिनी या कर्णमूल (या कर्णपूर्व) वाहिनी (Parotid duct)**

- स्टेन्सन निकोलॉस (Stensen Nicolaus -1638-1686) डेनमार्क का चिकित्सक, पादरी, शरीर-रचना विज्ञानी, शरीर-क्रिया विज्ञानी तथा ईसाई धर्मविज्ञानी (Danish physician, priest, anatomist, physiologist and theologian) था। उसने यूरोप (Europe) के विभिन्न देशों में व्यापक रूप से यात्रा की थी तथा विविध व्यक्तियों (प्रसिद्ध) के सम्पर्क में आये। जैसे - सिल्वियस (Silvius), स्वैमरडैम (Swammerdam), स्पिनोजा (Spinoza) तथा मैलूपिगी (Malpighi)। मैलपिगी के प्रभाव में आकर उसने ईसाई धर्म (कैथोलिक) स्वीकार किया। उसने विज्ञान की खोज को कुछ वर्षों तक ईसाई बनने के बाद त्याग दिया तथा गिरजाघर (चर्च) में प्रवेश किया। सन् 1667 ई. में वह टिटिओपॉलिस का धर्माध्यक्ष या बिशॅप (Bishop of Titiopolis) बन गया एवं पूर्ण उत्साह से ऊत्तरी यूरोप को ईसाई धर्म में परिवर्तित करने में लग गया। गिरजाघर में पादरी बनने के पहले सन् 1660 ई. में उसने कर्णमूल (या कर्णपूर्व) वाहिनी या नलिका (Parotid duct) की खोज की थी जिसे स्टेन्सन की नलिका (Stensen's duct) कहते हैं।

(47) **Sylvius (सिल्वियस) - Fissure of sylvius (फिशर ऑफ सिल्वियस)- सिल्वियस का विदर, मस्तिष्क में पार्श्विक विदर**

- सिल्वियस फ्रांसिसकस (Sylvius Franciscus-1614-1672) {Francois de le Boe (फ्रैन्कोइस डे ले बी) एक फ्रॉसीसी शब्द है जिसका लैटिन रूप Franciscus है}

सिल्वियस फ्रांस का शरीर-रचना विज्ञानी (French anatomist) था तथा लिडेन (Leyden) के विश्वविद्यालय में चिकित्सा-शास्त्र (Medicine) का प्रोफेसर था। उसने सन् 1641 ई. में मस्तिष्क में पार्श्विक विदर (Lateral fissure) की खोज की थी। अत: इस विदर को सिल्वियस का विदर (Fissure of Sylvius) कहा जाता है।

(48) **Thebasian Veins and Valve (थीबेसियन वेन्स एण्ड वैल्व) - थीबेसय की शिराएँ और कपाट, हृदय की रक्त-शिराएँ तथा शिरोबंध-कपाट**

- थीबेसियस ऐडम क्रिस्टियन (Thebesius Adam Christian-1686-1732) जर्मनी के लिडेन विश्वविद्यालय में थीबेसियस एक शरीर-रचना विज्ञानी तथा रोग-विज्ञानी (German anatomist and pathologist in the University of Leyden) था। उसकी विशेष रुचि हृदय के रक्त-परिवहन में थी। उसने हृदय की शिराओं तथा हृद्-खातिका के कपाट (Coronary veins and valve) का वर्णन सर्वप्रथम सन् 1708 में किया था। अत: इन्हें थीबेसस की शिराएँ और कपाट (Thebesian veins and valve) कहा जाता है।

(49) **Vater's papilla (वेटर'स पैपिला) - वेटर का अंकुरक या पैपिला, ग्रहणी-अंकुरक (Duodenal papilla)**

- वेटर अब्राहम (Vater, Abraham-1684-1751) वह जर्मनी में वनस्पति विज्ञान (Botany) तथा शरीर-रचना विज्ञान (anatomy) का आचार्य (Professor) था तथा बाद में विटेनबर्ग (Wettenberg) में रोगविज्ञान (Pathology) तथा भौतिक चिकित्सा (Therapeutics) का आचार्य बना। उसने सन् 1710 ई. में सर्वप्रथम ग्रहणी या लध्वांत्रार्ग (Duodenum) के अंकुरक (Papilla) का वर्णन किया था। अत: इसे वेटर का अंकुरक (Vater's Papilla) कहा जाता है। वह विश्व का प्रथम व्यक्ति था जिसने त्वचा में संवेदी तंत्रिका छोर (Sensory nerve ending) की खोज की थी जो स्पर्श तथा कंपन के प्रति संवेदी होता है। इसे पैसिनियन कणिकाएँ (Pacinian corpuscles-फिलिपो पैसिनी, 1812-1883 जर्मनी का शरीर-रचना विज्ञानी) कहते हैं।

(50) **Wernicke's area (वर्नेकेह'ज एरिया) - वर्नेकेह का क्षेत्र,**

- प्रमस्तिष्क गोलार्ध (Cerebral hemisphere) के द्वितीय प्रेरक कथन क्षेत्र (Second motor speech area) वर्नेकेह, कार्ल (Wernicke, Karl-1848-1905) जर्मनी का तंत्रिका-विज्ञानी (Neurologist), मनोरोग-विज्ञानी (Psychiatrist) था। उसने प्रमस्तिष्क गोलार्ध में द्वितीय प्रेरक (या चालक) कथन क्षेत्र की खोज की थी। अत: इस क्षेत्र को उसी के नाक से जाना जाता है तथा इसे वर्नेकेह का क्षेत्र (Wernicke's area) कहते हैं।

(51) **Wharton's duct (ह्वार्टन'स डक्ट) - ह्वार्टन की नलिका (या वाहिनी), अधोहनु (या जबड़ा) की वाहिनी (Submandibular duct)**

- ह्वार्टन थॉमस (Wharton Thomas-1616-1673) ब्रिटेन का एक चिकित्सक तथा शरीर-रचना विज्ञानी (English physician and anatomsit) था तथा संत जॉसेफ अस्पताल, लंदन में ऐतिहासिक प्लेग की महामारी के दौरान कार्यरत था। उसने ग्रन्थियों, विशेषकर अग्न्याशय (Pancreas) तथा लाला ग्रन्थियों (Salivary glands) पर अनेक शोध कार्य किया था। इसमें उसने अधोहनु वाहिनी (submandibular duct) की खोज सन् 1656 ई. में की थी जिसे ह्वार्टन की वाहिनी या नलिका (Wharton's duct) कहते हैं। यह नलिका लार (या लाला) को लाला-ग्रन्थियों (Saliva glands) से ले जाकर अधोहनु (जबड़ा के नीचे) के पास पहुँचाती है। उसने नाभि-रज्जु में जेली (या अवलेह) के समान ऊतक (Jelly-like tissue in the umbilical cord) का भी आविष्कार किया था जिसे ह्वार्टन की जेली (Wharton's jelly) कहते हैं।

(52) **Schwann's cell (स्वान'स सेल)**

- **स्वान की कोशिका, तंत्रिका रेशा के चारों ओर का मज्जावरण जिसका निर्माण ये कोशिकाएँ करती हैं।**

स्वान थीओडॉर फ्रैड्रिक (Schwaan Theodor Friedrich-1810-1882) जर्मनी का शरीर-रचना विज्ञानी (German anatomist) था जिसने सन् 1839 ई. में सर्वप्रथम तंत्रिका-रेशे के बाहर उन कोशिकाओं का उल्लेख किया था जिनके द्वारा मज्जावरण का निर्माण होता है।

शब्द-सूची (Index)

य

र

ल